ATUALIZAÇÃO TERAPÊUTICA

URGÊNCIAS E EMERGÊNCIAS

A886 Atualização terapêutica de Prado, Ramos e Valle : urgências e emergências / Presidente da comissão editorial, Emilia Inoue Sato. – 3. ed. – São Paulo : Artes Médicas, 2018.
xxii, 762 p. : il. ; 28 cm.

ISBN 978-85-367-0270-4

2. Medicina de urgência. 2. Atualização – Urgência. 3. Atualização – Emergência. I. Sato, Emilia Inoue.

CDU 616-07-043.84

Catalogação na publicação: Poliana Sanchez de Araujo – CRB 10/2094

ATUALIZAÇÃO TERAPÊUTICA

AT

FELÍCIO CINTRA DO PRADO // JAIRO DE ALMEIDA RAMOS // JOSÉ RIBEIRO DO VALLE

URGÊNCIAS E EMERGÊNCIAS

3ª EDIÇÃO

artes médicas

2018

@ Artes Médicas Ltda, 2018

Gerente editorial: *Letícia Bispo de Lima*

Colaboraram nesta edição:

Capa e projeto gráfico: *Tatiana Sperhacke*

Editoração: *Clic Editoração Eletrônica Ltda.*

Ilustrações: *Gilnei Cunha*

Preparação de originais/leitura final e processamento pedagógico: *Viviane Rodrigues Nepomuceno, Magda Regina Schwartzhaupt*

Nota: A medicina é uma ciência em constante evolução. À medida que novas pesquisas e a própria experiência clínica ampliam o nosso conhecimento, são necessárias modificações na terapêutica, onde também se insere o uso de medicamentos. Os autores desta obra consultaram as fontes consideradas confiáveis, em um esforço para oferecer informações completas e, geralmente, de acordo com os padrões aceitos à época da publicação. Entretanto, tendo em vista a possibilidade de falha humana ou de alterações nas ciências médicas, os leitores devem confirmar estas informações com outras fontes. Por exemplo, e em particular, os leitores são aconselhados a conferir a bula completa de qualquer medicamento que pretendam administrar, para se certificar de que a informação contida neste livro está correta e de que não houve alteração na dose recomendada nem nas precauções e contraindicações para o seu uso. Esta recomendação é particularmente importante em relação a medicamentos introduzidos recentemente no mercado farmacêutico ou raramente utilizados.

Editora Artes Médicas Ltda.
Rua Dr. Cesário Mota Jr., 63 – Vila Buarque
CEP 01221-020 – São Paulo – SP
Tel.: (11) 3221-9033 – Fax: (11) 3223-6635

Unidade Porto Alegre
Av. Jerônimo de Ornelas, 670 – Santana
90040-340 – Porto Alegre – RS
Fone: (51) 3027-7000 – Fax: (51) 3027-7070

SAC 0800 703-3444 – www.grupoa.com.br

IMPRESSO NO BRASIL
PRINTED IN BRAZIL

PRESIDENTE DA COMISSÃO EDITORIAL

■ EMILIA INOUE SATO

Reumatologista. Professora titular Livre-Docente de Reumatologia da Escola Paulista de Medicina/Universidade Federal de São Paulo (EPM/Unifesp). Especialista em Reumatologia: Doenças Autoimunes. Doutora em Reumatologia pela EPM/Unifesp.

COORDENAÇÃO

■ ÁLVARO NAGIB ATALLAH

Nefrologista. Professor titular de Medicina de Urgências e Medicina Baseada em Evidências da EPM/Unifesp. Mestre e Pós-Doutor em Epidemiologia Clínica pela Universidade da Pensilvânia, EUA. Doutor em Nefrologia e Livre-Docente em Clínica Médica pela EPM/Unifesp. Fundador e Diretor do Centro Cochrane do Brasil.

■ ANGELO AMATO V. DE PAOLA

Cardiologista. Professor titular Livre-Docente da Disciplina de Cardiologia do Departamento de Medicina da EPM/Unifesp. Doutor em Medicina: Cardiologia pela EPM/Unifesp. Pós-Doutor pela Universidade Hahnemann, Filadélfia, EUA.

■ LYDIA MASAKO FERREIRA

Cirurgiã plástica. Professora titular de Cirurgia Plástica da EPM/Unifesp. Pesquisadora CNPq 1A. Coordenadora da Medicina III da CAPES. Doutora em Cirurgia Plástica pela EPM/Unifesp. Pós-Doutora em Cirurgia Plástica pela Universidade da Califórnia, EUA. Diretora do Departamento Científico da Sociedade Brasileira de Cirurgia Plástica (SBCP).

AUTORES

Adauto Castelo Filho: Infectologista. Professor associado. Chefe do Ambulatório de Hepatites Virais da Disciplina de Infectologia da EPM/Unifesp. Mestre pela Universidade McMaster, Hamilton, Canadá. Doutor em Infectologia pela EPM/Unifesp.

Adenauer Marinho de Oliveira Góes Junior: Cirurgião geral e vascular. Professor adjunto de Habilidades Médicas: Semiologia da Faculdade de Medicina da Universidade Federal do Pará (UFPA). Professor de Habilidades Cirúrgicas, preceptor do Internato de Clínica Cirúrgica (Cirurgia Vascular) e coordenador do Internato de Clínica Cirúrgica da Faculdade de Medicina do Centro Universitário do Estado do Pará (CESUPA). Especialista em Cirurgia Vascular e certificado de área de atuação em Angiorradiologia e Cirurgia Endovascular pela Sociedade Brasileira de Angiologia e Cirurgia Vascular (SBACV). Mestre e Doutor pelo Programa de Pós-Graduação em Ciência Cirúrgica Interdisciplinar da EPM/Unifesp. Diretor científico da SBACV-PA e membro da Comissão Científica Nacional da SBACV (Departamento de Trauma Vascular).

Adriana Maria Porro: Dermatologista. Professora adjunta do Departamento de Dermatologia da EPM/Unifesp. Mestre em Dermatologia pela EPM/Unifesp. Doutora em Ciências da Saúde pela Unifesp.

Adriano Morita Fernandes da Silva: Hematologista. Professor de Hematologia da Faculdade de Medicina da Pontifícia Universidade Católica do Paraná (PUC-PR). Doutorando do Programa de Pós-Graduação em Medicina: Hematologia da EPM/Unifesp.

Aecio Flavio T. de Gois: Médico emergencista. Especialista em Clínica Médica e Cardiologia pela Faculdade de Medicina da Universidade de São Paulo (FMUSP). Coordenador da Graduação de Medicina da EPM/Unifesp. Coordenador da Residência de Clínica Médica e Urgência da EPM/Unifesp. Chefe do Pronto-Socorro de Clínica Médica da EPM/Unifesp, da UTI e da Enfermaria do Pronto-Socorro/Cuidados Paliativos. Doutor em Cardiologia pela FMUSP.

Agessandro Abrahão: Neurologista. Especialista em Doenças Neuromusculares e Eletroneuromiografia pela Universidade de Toronto. Especialista em Eletroneuromiografia pela Sociedade Canadense de Neurofisiologia Clínica. Especialista pela Academia Brasileira de Neurologia. Médico do Pronto-Socorro de Neurologia da EPM/Unifesp. Mestre em Ciências: Neurologia/Neurociências pela EPM/Unifesp.

Alan Hatanaka: Ginecologista, obstetra e fetólogo. Médico da Equipe do Ambulatório de Triagem do Parto Pré-Termo da EPM/Unifesp. Fetólogo em consultório particular e no Laboratório Fleury. Mestre em Ciências pela Unifesp.

Albert Santos: Oftalmologista.

Alberto Goldenberg: Professor titular da Disciplina de Gastrenterologia Cirúrgica do Departamento de Medicina da EPM/Unifesp. Especialista em Cirurgia Gastrenterológica pela EPM/Unifesp. Mestre e Doutor em Ciências pela Unifesp.

Alberto Sissao Sato: Médico perito. Ex-plantonista/preceptor e pesquisador do Centro de Informação e Assistência Toxicológica (CIATBH), Unidade de Toxicologia do Hospital João XXIII-FHEMIG. Médico perito efetivo do INSS e atividades de consultoria técnica para a Diretoria de Vigilância Sanitária de Alimentos (SES/MG) em animais peçonhentos.

Alexandre Francisco de Lourenço: Médico assistente da Disciplina de Ortopedia Pediátrica da EPM/Unifesp. Doutor em Medicina.

Aline Turbino Neves Martins da Costa: Neurologista. Professora e chefe do Setor de Cefaleia e Dor Orofacial do Serviço de Neurologia do Hospital Santa Marcelina, SP. Especialista em Neurociências pela EPM/Unifesp.

Altair da Silva Costa Jr.: Cirurgião torácico. Professor da Disciplina de Cirurgia Torácica da Faculdade de Medicina do ABC (FMABC). MBA em Gestão e Economia em Saúde pela EPM/Unifesp. Mestre em Ciências pela EPM/Unifesp. Doutor em Ciências pela EPM/Unifesp.

Álvaro Nagib Atallah: Nefrologista. Professor titular de Medicina de Urgências e Medicina Baseada em Evidências da EPM/Unifesp. Mestre e Pós-Doutor em Epidemiologia Clínica pela Universidade da Pensilvânia, EUA. Doutor em Nefrologia e Livre-Docente em Clínica Médica pela EPM/Unifesp. Fundador e Diretor do Centro Cochrane do Brasil.

Ana Carolina Morais Fernandes: Cirurgiã plástica. Especialista em Atendimento a Queimados pela EPM/Unifesp.

Ana Cristina Chaves: Psiquiatra. Coordenadora do Programa de Pesquisa e Atendimento de Primeiro Episódio Psicótico (PEP) do Departamento de Psiquiatria da EPM/Unifesp. Coordenadora do Programa de Residência Médica em Psiquiatria da EPM/Unifesp. Professora afiliada da EPM/Unifesp. Doutora em Psiquiatria pela EPM/Unifesp. Doutorado sanduíche no Mount Sinai Hospital da Universidade de Toronto. Pós-Doutora pelo Clarke Institute da Universidade de Toronto.

Ana Cristina de Castro Amaral: Médica assistente da Disciplina de Gastrenterologia da EPM/Unifesp. Doutora em Medicina pela EPM/Unifesp.

Ana Laura Albertoni Giraldes: Anestesiologista. Especialista em Dor pela EPM/Unifesp. Mestre e Doutora em Ciências pela Unifesp.

Ana Luisa Godoy Fernandes: Pneumologista. Livre-Docente do Departamento de Medicina: Pneumologia da EPM/Unifesp.

Ana Luisa Höfling-Lima: Oftalmologista. Mestre em Oftalmologia pela EPM/Unifesp. Doutora em Medicina pela EPM/Unifesp.

Anarégia de Pontes Ferreira: Pneumologista. Especialista em Broncoscopia pelo Instituto do Coração do Hospital das Clínicas da FMUSP.

André Miotto: Cirurgião torácico. Mestrado Profissional pela EPM/Unifesp.

Andrea Feijó de Mello: Psiquiatra do Programa de Atendimento e Pesquisa em Violência (PROVE) do Departamento de Psiquiatria da EPM/Unifesp. Mestre em Psiquiatria e Psicologia Médica pela EPM/Unifesp. Doutora e Pós-Doutora em Ciências da Saúde pela Unifesp.

Andrea Fernandes de Oliveira: Cirurgiã plástica. Coordenadora da Unidade de Tratamento de Queimaduras da Disciplina de Cirurgia Plástica da EPM/Unifesp. Mestre em Ciências da Saúde pelo Programa de Pós-Graduação em Cirurgia Translacional pela EPM/Unifesp. Secretária da Sociedade Brasileira de Queimaduras – Regional São Paulo. Titular da SBCP.

Angelo Amato V. de Paola: Cardiologista. Professor titular Livre-Docente da Disciplina de Cardiologia do Departamento de Medicina da EPM/Unifesp. Doutor em Medicina: Cardiologia pela EPM/Unifesp. Pós-Doutor pela Universidade Hahnemann, Filadélfia, EUA.

Angelo Paulo Ferrari: Médico gastrenterologia pela EPM/Unifesp. Mestre, Doutor e Livre-Docente em Gastrenterologia pela EPM/Unifesp.

Antonio Carlos Carvalho: Médico. Especialista em Clínica Médica e Cardiologia pela Faculdade de Ciências Médicas e Biológicas de Botucatu. Doutor em Cardiologia e Livre-Docente pela EPM/Unifesp.

Antonio Fernandes Moron: Professor titular do Departamento de Obstetrícia da EPM/Unifesp. Coordenador do Departamento de Medicina Fetal do Hospital e Maternidade Santa Joana. Pós-Doutor pela Escola de Medicina da Universidade de Wisconsin, EUA. Livre-Docente em Saúde Fetal pela Faculdade de Saúde Pública da USP. Diretor científico do Centro Paulista de Medicina Fetal.

Arthur Sevalho Gonçalves: Anestesiologista.

Artur Filhou José: Psiquiatra. Coordenador do Ambulatório Longitudinal do Departamento de Psiquiatria da Unifesp/Hospital São Paulo (HSP). Supervisor do Setor de Interconsulta Psiquiátrica e Medicina Psicossomática (INTERMEP). Supervisor da Residência Médica do Sono da Unifesp/HSP.

Ary de Andrade Junior: Especialista em Clínica Médica pela EPM/Unifesp. Professor de Clínica Médica da EPM/Unifesp. Especialista em Terapia Intensiva pela Associação de Medicina Intensiva Brasileira (AMIB).

Bruna Morhy Borges Leal Assunção: Cardiologista. Especialista em Ecocardiografia pela EPM/Unifesp. Pós-graduanda do Serviço de Cardiologia da EPM/Unifesp.

Bruno Guimarães Silvado: Médico broncoscopista do Setor de Endoscopia do HSP/Unifesp. Especialista em Pneumologia e Broncoscopia pela EPM/Unifesp.

Camila Arai Seque: Dermatologista. Médica do Departamento de Dermatologia da EPM/Unifesp. Especialista em Dermatoscopia pela EPM/Unifesp.

Camila Melo de Oliveira Costa: Pneumologista. Pós-graduanda do Setor de Doenças da Circulação Pulmonar da Disciplina de Pneumologia da EPM/Unifesp.

Carlos Alberto Balda: Nefrologista. Professor afiliado da Nefrologia da EPM/Unifesp. Médico técnico administrativo da Nefrologia da EPM/Unifesp.

Carlos Haruo Arasaki: Médico. Professor adjunto da Disciplina de Gastrenterologia Cirúrgica do Departamento de Cirurgia da EPM/Unifesp. Especialista em Cirurgia Geral pelo Colégio Brasileiro de Cirurgiões (CBC), com área de atuação em Cirurgia Bariátrica, bem como em Gastrenterologia Cirúrgica pela EPM/Unifesp. Mestre e Doutor em Ciências pela Unifesp.

Carlos Toshinori Maeda: Cirurgião do aparelho digestivo. Mestre pela EPM/Unifesp.

Carolina Frade Magalhães Girardin Pimentel: Gastrenterologista e hepatologista. Professora adjunta de Medicina de Urgências e Medicina em Evidências da EPM/Unifesp. Especialista em Gastrenterologia pela Federação Brasileira de Gastrenterologia e em Hepatologia pela Sociedade Brasileira de Hepatologia. Doutora em Ciências pela Disciplina de Gastrenterologia da EPM/Unifesp.

Caroline de Pietro Franco Zorzenon: Neurologista. Pós-graduanda em Neurologia pela EPM/Unifesp. Especialista em Distúrbios do Movimento pela EPM/Unifesp.

Célia Mallart Llarges: Pneumologista. Mestre em Pneumologia pela EPM/Unifesp.

Celso Arrais: Hematologista e hemoterapeuta. Professor adjunto da Disciplina de Hematologia e Hemoterapia da EPM/Unifesp. Médico hematologista do Centro de Oncologia do Hospital Sírio Libanês. Doutor em Ciências pela Unifesp. Pós-Doutor pela Universidade Paris VII.

Celso F. H. Granato: Infectologista e patologista clínico. Livre-Docente de Infectologia da EPM/Unifesp.

Claudio De Luca: Gastrocirurgião. Mestre em Gastrocirurgia pela EPM/Unifesp.

Claudio E. Kater: Endocrinologista. Especialista em Doenças Adrenais e Hipertensão Endócrina. Mestre e Doutor pela EPM/Unifesp. Pós-Doutor pela Universidade da Califórnia, San Francisco.

Claudio Emilio Bonduki: Ginecologista e obstetra. Professor adjunto do Departamento de Ginecologia da EPM/Unifesp. Mestre e Doutor em Medicina pelo Departamento de Ginecologia da EPM/Unifesp.

Clineu de Mello Almada Filho: Geriatra. Coordenador da Unidade Hospitalar Geriátrica da Disciplina de Geriatria e Gerontologia da EPM/Unifesp. Mestre e Doutor EPM/Unifesp.

Daniel Balbachevsky: Ortopedista e traumatologista. Chefe do Setor de Trauma da Disciplina de Traumatologia do Departamento de Ortopedia e Traumatologia (DOT) da EPM/Unifesp. Especialista em Traumatologia Ortopédica pela EPM/Unifesp. Mestre em Ciências Aplicadas ao Aparelho Locomotor pela EPM/Unifesp.

Daniel Born: Cardiologista responsável pelo Setor de Cardiopatia e Gravidez da EPM/Unifesp.

Dante Langhi: Médico. Professor adjunto da Disciplina de Hematologia e Oncologia da Faculdade de Ciências Médicas da Santa Casa de São Paulo (FCMSCSP). Professor afiliado do Departamento de Oncologia Experimental da EPM/Unifesp. Professor orientador pleno do Programa de Mestrado Profissionalizante em Hemoterapia e Biotecnologia da Faculdade de Medicina de Ribeirão Preto da Universidade de São Paulo (FMRP/USP). Mestre e Doutor em Medicina pela EPM/Unifesp.

David Del Curto: Ortopedista. Especialista em Cirurgia da Coluna pelo DOT da EPM/Unifesp. Mestre em Ciências pela EPM/Unifesp.

David Pares: Professor adjunto da Disciplina de Medicina Fetal da EPM/Unifesp. Chefe dos Setores de Rastreamento de Aneuploidias no Primeiro Trimestre da Gestação e de Acompanhamento Aloimunizada da EPM/Unifesp. Chefe do Departamento de Obstetrícia da EPM/Unifesp. Mestre e Doutor pelo Departamento de Obstetrícia da EPM/Unifesp.

David Szpilman: Médico emergencista. Especialista em Terapia Intensiva e em Clínica Médica. Diretor Médico da Sociedade Brasileira de Salvamento Aquático.

Dayse Maria Lourenço: Médica. Professora associada Livre-Docente da Disciplina de Hematologia e Hemoterapia da EPM/Unifesp. Responsável pelo Setor de Hemostasia e Trombose da Disciplina de Hematologia e Hemoterapia da EPM/Unifesp. Coordenadora do Curso de Medicina da Faculdade de Medicina do Centro Universitário São Camilo. Mestre e Doutora em Hematologia e Hemoterapia pela EPM/Unifesp. Pós-Doutora em Hemostasia e Trombose pelo Hospital Hôtel-Dieu, Paris, França.

Delio Campolina: Médico clínico e patologista clínico. Professor convidado de Toxicologia Médica da Faculdade de Medicina da Universidade Federal de Minas Gerais (FMUFMG). Médico coordenador da Unidade de Toxicologia do Hospital João XXIII-CIAT. Especialista em Toxicologia Médica. Mestre em Infectologia e Medicina Tropical pela FMUFMG.

Denise de Freitas: Oftalmologista. Professora adjunta Livre-Docente, chefe do Departamento de Oftalmologia da EPM/Unifesp. Especialista em Doenças Externas Oculares e Córnea e Urgências e Traumas Oculares.

Denise Lembi Ferreira: Nefrologista.

Diego Adão: Cirurgião geral e cirurgião do aparelho digestivo. Colaborador e mestrando do Grupo de Parede Abdominal, Urgências e Trauma da Gastrenterologia Cirúrgica da EPM/Unifesp.

Dirceu Rodrigues Almeida: Professor da Disciplina de Cardiologia da EPM/Unifesp. Responsável pela Unidade de Insuficiência Cardíaca e Transplante Cardíaco da EPM/Unifesp.

Edgard Torres dos Reis Neto: Reumatologista. Assistente da Disciplina de Reumatologia da EPM/Unifesp. Doutor em Ciências da Saúde Aplicadas à Reumatologia pela EPM/Unifesp.

Edson J. Lobo: Médico. Professor assistente da Disciplina de Gastrenterologia Cirúrgica do Departamento de Cirurgia da EPM/Unifesp. Chefe do Grupo de Vias Biliares e Pâncreas da Disciplina de Gastrenterologia Cirúrgica da EPM/Unifesp. Especialista em Gastrenterologia Cirúrgica pela EPM/Unifesp.

Edson Khodor Cury: Professor adjunto da Disciplina de Cirurgia Pediátrica da EPM/Unifesp.

Eduardo Barros Puertas: Ortopedista. Professor associado de Ortopedia pela EPM/Unifesp. Professor titular da EPM/Unifesp. Especialista em Cirurgia da Coluna. Mestre e Doutor em Ortopedia pela EPM/Unifesp.

Eduardo de Souza: Obstetra. Professor associado Livre-Docente da EPM/Unifesp. Especialista em Ginecologia e Obstetrícia. Mestre e Doutor em Obstetrícia pela EPM/Unifesp.

Eduardo G. Chamlian: Cirurgião cardiovascular. Médico assistente da Disciplina de Cirurgia Cardiovascular da EPM/Unifesp. Especialista pela Sociedade Brasileira de Cirurgia Cardiovascular. Mestre em Pesquisa em Cirurgia pela FCMSCSP.

Eduardo Iwanaga Leão: Médico da Disciplina de Cirurgia Torácica do Departamento de Cirurgia da EPM/Unifesp.

Eduardo Macoto Kosugi: Otorrinolaringologista. Professor adjunto do Setor de Rinologia da EPM/Unifesp. Coordenador da Especialização (*Fellowship*) em Rinologia da EPM/Unifesp. Mestre e Doutor em Ciências pela Unifesp.

Eduardo Schor: Professor afiliado Livre-Docente, chefe do Setor de Algia Pélvica e Endometriose do Departamento de Ginecologia da EPM/Unifesp.

Ektor Tsuneo Onishi: Otorrinolaringologista. Professor afiliado da Disciplina de Otologia e Otoneurologia da EPM/Unifesp. Responsável pelo Ambulatório de Zumbido da Disciplina de Otologia e Otoneurologia da EPM/Unifesp. Especialista em Otorrinolaringologia pela Associação Brasileira de Otorrinolaringologia e Cirurgia Cérvico Facial (ABORL-CCF) e Associação Médica Brasileira (AMB). Mestre em Otorrinolaringologia e Cirurgia de Cabeça e Pescoço pela EPM/Unifesp. Doutor em Ciências pela EPM/Unifesp.

Elaudelino Cruz Filho: Cirurgião plástico. Médico plantonista do Pronto-Socorro de Cirurgia Geral do HSP/Unifesp. Membro associado da SBCP.

Elesiario Marques Caetano Junior: Colaborador da Disciplina de Gastrocirurgia da EPM/Unifesp. Mestre e Doutor em Gastrocirurgia pela EPM/Unifesp. Titular do CBC, do Colégio Brasileiro de Cirurgia Digestiva (CBCD), da Sociedade Brasileira de Videocirurgia (Sobracil), da Sociedade Brasileira de Cirurgia Bariátrica e Metabólica (SBCBM) e da Sociedade Brasileira de Endoscopia Digestiva (Sobed).

Elisabeth Nogueira Martins: Oftalmologista. Chefe do Ambulatório de Trauma Ocular e da Enfermaria da Oftalmologia da EPM/Unifesp. Doutora em Ciências pela EPM/Unifesp. Pós-Doutora em Retina e Vítreo pela Universidade da Califórnia, EUA.

Emilia Inoue Sato: Reumatologista. Professora titular Livre-Docente de Reumatologia da EPM/Unifesp. Especialista em Reumatologia: Doenças Autoimunes. Doutora em Reumatologia pela EPM/Unifesp.

Ermelindo Della Libera Jr: Endoscopista do HSP, Fleury Medicina e Saúde e do Hospital de Transplantes Euryclides de Jesus Zerbini, SP. Coordenador da Residência Médica em Endoscopia Digestiva do HSP/Unifesp. Professor afiliado da Disciplina de Gastrenterologia da EPM/Unifesp. Especialista em Gastrenterologia e Endoscopia Digestiva. Doutor em Gastrenterologia pela EPM/Unifesp.

Ernesto Evangelista Neto: Médico da Disciplina de Cirurgia Torácica da EPM/Unifesp.

Evandro Penteado Villar Felix: Neurologista e neurofisiologista. Preceptor dos alunos e residentes do Serviço de Emergências Neurológicas do HSP/Unifesp. Colaborador do GVsaúde, Centro de Estudos em Planejamento e Gestão de Saúde da Fundação Getulio Vargas (FGV). Gerente executivo de Planejamento e Qualidade do Hospital do Coração (HCor), SP. MBA pela FGV. Mestre pela EPM/Unifesp. Doutor em Administração de Empresas pela Escola de Administração de Empresas de São Paulo (EAESP)/FGV. Pesquisador visitante na Universidade Georgetown, Washington-DC, EUA.

Évelyn Traina: Ginecologista e obstetra do Hospital Israelita Albert Einstein. Mestre e Doutora em Obstetrícia pela EPM/Unifesp. Membro da Federação Brasileira das Associações de Ginecologia e Obstetrícia (Febrasgo).

Fabiana Stanzani: Médica da Disciplina de Pneumologia da EPM/Unifesp.

Fabiano R. T. Canto: Ortopedista. Especialista, Mestre e Doutor em Ortopedia pela FMRP/USP. Professor adjunto de Ortopedia Universidade Federal de Uberlândia (UFU).

Fabio A. Vieira: Ortopedista. Especialista em Cirurgia da Coluna pela EPM/Unifesp. Mestre em Ortopedia pela EPM/Unifesp.

Fábio Veiga de Castro Sparapani: Neurocirurgião. Professor adjunto da Disciplina de Neurocirurgia do Departamento de Neurologia e Neurocirurgia da EPM/Unifesp. Especialista em Cirurgias de Nervos Periféricos. Mestre em Medicina: Neurologia pela USP. Doutor em Ciências pela USP.

Fabricio Correa Lamis: Neurocirurgião do Grupo de Neurocirurgia Vascular da EPM/Unifesp.

Fabrício Nogueira Furtado: Cardiologista.

Fatima Dumas Cintra: Cardiologista. Professora Livre-Docente em Cardiologia pela EPM/Unifesp. Especialista em Arritmia Cardíaca. Doutora em Ciências pela EPM/Unifesp.

Felipe Augusto Garcez de Campos: Ortopedista. Especializando em Patologias da Coluna Vertebral pelo DOT da EPM/Unifesp.

Felipe Augusto Vigarinho Jorge: Neurologista. Especialista em Doenças Desmielinizantes.

Felipe Bouchabki de A. Guardini: Neurocirurgião. Pós-graduando em Neurocirurgia Vascular pela EPM/Unifesp.

Felipe C. Isoldi: Cirurgião plástico. Preceptor dos Residentes em Cirurgia Plástica da EPM/Unifesp.

Felipe Favorette Campanharo: Ginecologista e obstetra. Médico do Departamento de Obstetrícia da EPM/Unifesp. Especialista em Medicina Fetal e em Clínica Médica pela EPM/Unifesp. Mestre em Ciências da Saúde pela Unifesp.

Feres Chaddad-Neto: Neurocirurgião. Professor adjunto de Neurocirurgia da EPM/Unifesp. Chefe da Disciplina de Neurocirurgia da EPM/Unifesp. Especialista em Neurocirurgia Vascular pelo Instituto de Ciências Neurológicas de São Paulo (ICNE) e pela Universidade da Califórnia-São Francisco (UCSF) e em Anatomia Microcirúrgica pela Universidade da Flórida. Mestre e Doutor em Neurologia pela Universidade Estadual de Campinas (Unicamp).

Fernanda Prata Martins: Gastrenterologista. Médica endoscopista do Hospital Israelita Albert Einstein e da Unidade Itaim do Hospital Sírio Libanês. Especialista em Endoscopia Digestiva. Doutora em Medicina pela EPM/Unifesp.

Fernanda Vieira Lins Arcoverde: Ginecologista e obstetra. Pós-graduanda em Endoscopia Ginecológica do Hospital Pérola Byington.

Fernando Baldy dos Reis: Ortopedista e traumatologista. Professor Livre-Docente pela EPM/Unifesp. Especialista, Mestre e Doutor em Ortopedia e Traumatologia pela EPM/Unifesp.

Fernando F. Ganança: Otorrinolaringologista. Professor adjunto, chefe do Ambulatório de Otoneurologia da EPM/Unifesp. Mestre, Doutor e Pós-Doutor pela EPM/Unifesp.

Fernando G. Almeida: Professor Livre-Docente em Urologia pela EPM/Unifesp. Pós-Doutor pela Universidade da Califórnia-Los Angeles (UCLA).

Flavio Faloppa: Ortopedista e traumatologista. Professor titular de Ortopedia da EPM/Unifesp. Doutor pela EPM/Unifesp.

Franz Jooji Onishi: Neurocirurgião. Chefe do Grupo de Coluna da Neurocirurgia da EPM/Unifesp. Especialista pela Sociedade Brasileira de Neurocirurgia (SBN) e pela Sociedade Brasileira de Coluna (SBC).

Franz Robert Apodaca Torrez: Cirurgião. Professor adjunto da Disciplina de Gastrenterologia Cirúrgica – Grupo de Vias Biliares e Pâncreas da EPM/Unifesp. Mestre e Doutor em Ciências pelo Programa de Pós-Graduação em Gastrenterologia Cirúrgica da EPM/Unifesp.

Frederico J. N. Mancuso: Médico assistente da EPM/Unifesp. Doutor em Cardiologia pela EPM/Unifesp.

Gabriel Bienes: Neurologista. Especialista em Distúrbios do Movimento pela EPM/Unifesp.

Gabriel Lopes da Silva: Neurologista. Plantonista do Pronto-Socorro de Neurologia do HSP/Unifesp.

Gabriel Teixeira Montezuma Sales: Nefrologista. Preceptor da Residência de Nefrologia da EPM/Unifesp. Especialista em Nefrologia pela Sociedade Brasileira de Nefrologia (SBN).

Gilmar Fernandes do Prado: Professor associado Livre-Docente da Disciplina de Neurologia da EPM/Unifesp.

Giovana Rabitti: Ginecologista e obstetra. Especialista em Sexualidade Humana.

Gisele Sampaio Silva: Neurologista. Especialista pela EPM/Unifesp. Mestre pela Harvard School of Public Health. Doutora pela EPM/Unifesp.

Guilherme Boni: Ortopedista e traumatologista. Especialista em Traumatologia pela EPM/Unifesp. Professor de Ortopedia da Universidade Nove de Julho (Uninove).

Guilherme Bricks: Infectologista.

Gustavo Freschi: Urologista. Assistente do Grupo de Litíase e Endourologia da EPM/Unifesp.

Gustavo Tadeu Sanchez: Ortopedista. Especialista em Trauma Ortopédico. Médico assistente do Grupo de Trauma da EPM/Unifesp.

Hugo Leonardo Doria-Netto: Neurocirurgião vascular da EPM/Unifesp. Neurocirurgião vascular do Hospital de Transplantes Euryclides de Jesus Zerbini. *Fellowship* em Neurocirurgia Vascular na UCSF. Especialista em Microcirurgia Vascular.

Irapuá Ferreira Ricarte: Neurologista clínico. Pós-graduando do Setor de Neurologia Vascular do Departamento de Neurologia/Neurocirurgia da EPM/Unifesp. Especialista em Neurologia Vascular e Doppler Transcraniano pela EPM/Unifesp.

Ita Pfeferman Heilberg: Nefrologista. Professora associada da Disciplina de Nefrologia da EPM/Unifesp. Mestre em Nefrologia e Doutora em Nefrologia pela EPM/Unifesp.

Italo Capraro Suriano: Neurocirurgião. Coordenador do Pronto-Socorro de Neurocirurgia do HSP/Unifesp. Coordenador do grupo Neurotraumabrasil. Secretário Geral da SBN. Mestre em Neurocirurgia pela EPM/Unifesp.

Jaquelina Sonoe Ota-Arakaki: Pneumologista. Professora adjunta da Disciplina de Pneumologia da EPM/Unifesp. Coordenadora do Setor de Cirurgia Pulmonar da EPM/Unifesp. Doutora em Ciências pela EPM/Unifesp.

João Aléssio Juliano Perfeito: Médico. Professor associado da Disciplina de Cirurgia Torácica do Departamento de Cirurgia da EPM/Unifesp. Especialista em Cirurgia Torácica pela Sociedade Brasileira de Cirurgia Torácica (SBCT). Doutor pela EPM/Unifesp.

João Mangussi-Gomes: Otorrinolaringologista. Especialista em Rinologia e Cirurgia Endoscópica da Base do Crânio pelo Centro de Base de Crânio de São Paulo (CBC-SP). Mestrado Profissional em Tecnologias e Atenção à Saúde pela EPM/Unifesp.

João Roberto de Sá: Endocrinologista. Supervisor do Programa de Residência Médica em Endocrinologia e Metabologia da EPM/Unifesp. Especialista em Endocrinologia e Metabologia. Mestre e Doutor em Endocrinologia pela EPM/Unifesp.

Jorge Eduardo de Amorim: Médico. Especialista em Cirurgia Vascular e Endovascular. Mestre em Cirurgia Vascular pela EPM/Unifesp. Doutor em Medicina pela EPM/Unifesp.

Jorge Luis Wilson Junior: Médico assistente do Setor de Uro-oncologia da Disciplina de Urologia da EPM/Unifesp.

Jose Carlos Costa Baptista Silva: Médico. Professor titular Livre-Docente da Disciplina de Cirurgia Vascular e Endovascular do Departamento de Cirurgia da EPM/Unifesp.

José Cássio do Nascimento Pitta: Psiquiatra. Professor assistente do Departamento de Psiquiatria da EPM/Unifesp. Mestre em Psiquiatria pela EPM/Unifesp.

José Eduardo de Sá Pedroso: Coordenador do Ambulatório de Laringe e Voz da EPM/Unifesp. Chefe do Ambulatório de Tumores Iniciais de Laringe e Estenose Laringotraqueal. Mestre e Doutor pela EPM/Unifesp.

José Ernesto Succi: Cirurgião. Especialista em Cirurgia Torácica pela SBCT. Professor assistente e chefe de Clínica da Disciplina de Tórax da EPM/Unifesp.

José Orlando Bordin: Professor titular da Disciplina de Hematologia e Hemoterapia do Departamento de Oncologia Clínica e Experimental da EPM/Unifesp.

Jose Ricardo Gurgel Testa: Otorrinolaringologista. Professor adjunto do Departamento de Otorrinolaringologia e Cirurgia de Cabeça e Pescoço (ORL-CCP) da EPM/Unifesp. Mestre em Otorrinolaringologia e Cirurgia de Cabeça e Pescoço pela EPM/Unifesp. Doutor em Medicina: Otorrinolaringologia pela EPM/Unifesp.

José Roberto Ferraro: Cirurgião geral. Professor da Disciplina de Gastrenterologia Cirúrgica do Departamento de Cirurgia da EPM/Unifesp. Superintendente do HSP/Unifesp. Especialista em Gastrenterologia Cirúrgica. Vice-Presidente da Associação Brasileira de Hospitais Universitários e de Ensino (ABRAHUE).

Joyce Campodonio: Ginecologista e obstetra. Pós-graduanda em Endoscopia Ginecológica pela EPM/Unifesp. Mestranda em Tecnologias e Atenção à Saúde pela EPM/Unifesp.

Julio Elito Junior: Ginecologista e obstetra. Professor associado do Departamento de Obstetrícia da EPM/Unifesp. Especialista em Reprodução Humana. Mestre em Ciências pelo Departamento de Obstetrícia da EPM/Unifesp. Doutor em Obstetrícia pelo Departamento de Obstetrícia da EPM/Unifesp.

Júlio José Geminiani: Urologista. Chefe do Grupo de Urologia Reconstrutiva da EPM/Unifesp. Especialista em Urologia Reconstrutiva.

Karen de Carvalho Lopes: Otorrinolaringologista. Especialista em Otoneurologia pela EPM/Unifesp. Mestre e Doutor em Otorrinolaringologia pela EPM/Unifesp.

Karen de Lima Souza Ortiz: Ginecologista e obstetra com ano opcional com ênfase em Reprodução Humana da EPM/Unifesp.

Karen Vieira de Gennaro: Psiquiatra. Coordenadora da Interconsulta e Saúde Mental do HSP/Unifesp. Especialista em Medicina Psicossomática e Interconsulta pela EPM/Unifesp.

Laercio Lourenço: Médico. Chefe do Serviço de Cirurgia do Aparelho Digestivo do Hospital do Rim e Hipertensão. Coordenador do Centro de TNE e GIST do Hospital Alemão Oswaldo Cruz. Especialista em Cirurgia Geral e em Gastrenterologia Cirúrgica pela EPM/Unifesp.

Larissa Fogaça Doreto: Psiquiatra. Preceptora dos Residentes da EPM/Unifesp. Chefe de Plantão de Emergências Psiquiátricas no Pronto-Socorro da EPM/Unifesp.

Layon Campagnaro: Nefrologista.

Leonardo de Mello Del Grande: Gastrocirurgião. Membro do Grupo de Estômago, Esôfago e Intestino Delgado da Disciplina de Gastrenterologia Cirúrgica da EPM/Unifesp. Mestre em Ciências Cirúrgicas.

Leonardo Haddad: Otorrinolaringologista. Professor adjunto do Departamento de ORL-CCP da EPM/Unifesp. Especialista em Otorrinolaringologia e Cirurgia de Cabeça e Pescoço. Mestre e Doutor pela EPM/Unifesp.

Liliam Cristine Rolo: Ginecologista e obstetra. Professora adjunta de Obstetrícia na EPM/Unifesp. Especialista em Medicina Fetal pela EPM/Unifesp. Mestre e Doutora em Ciências pela EPM/Unifesp. Pós-Doutora em Obstetrícia pela EPM/Unifesp e pela Universidade de Roma Tor Vergata.

Lilian S. Ballini Caetano: Médica assistente da Disciplina de Pneumologia e coordenadora do Ambulatório de Asma da EPM/Unifesp. Doutora em Medicina pela Disciplina de Pneumologia da EPM/Unifesp.

Lillian Abreu Dias: Oftalmologista. Especialista em Retina Clínica e Cirúrgica. Doutoranda em Retina Cirúrgica pela EPM/Unifesp.

Lix Alfredo Reis de Oliveira: Professor assistente do Departamento de Coloproctologia da Pontifícia Universidade Católica de Campinas (PUC-Campinas). Titular e coordenador da Comissão de Prevenção de Câncer Colorretal da SOBED.

Lucas Cese Marchetti: Psiquiatra. Diretor técnico do Hospital Lacan.

Luciane F. F. Botelho: Professora assistente da Universidade Federal de São Carlos (Ufscar). Especialista em Dermatologia pela EPM/Unifesp. Mestre em Ciências pela EPM/Unifesp.

Luciano Lobato Gregorio: Otorrinolaringologista. Pós-graduando do Departamento de ORL-CCP da EPM/Unifesp. Especialista em Rinologia pela EPM/Unifesp.

Luciano Marcondes Machado Nardozza: Fetólogo. Especialista em Ginecologia e Obstetrícia pela Febrasgo. Mestre em Ciências pela EPM/Unifesp. Doutor em Obstetrícia pela EPM/Unifesp. Professor associado Livre-Docente da EPM/Unifesp.

Luciano Rodrigues Neves: Otorrinolaringologista. Professor afiliado do Departamento de ORL-CCP da EPM/Unifesp. Professor de Otorrinolaringologia da Uninove. Especialista em Otorrinolaringologia pela ABORL-CCF. Mestre em Otorrinolaringologia pela EPM/Unifesp. Doutor em Ciências pela EPM/Unifesp. Presidente da Academia Brasileira de Laringologia e Voz (ABLV).

Luciano Teixeira e Silva: Urologista. Especialista em Disfunções Miccionais e Urologia Feminina. Doutorando da EPM/Unifesp.

Luis Arthur Flores Pelloso: Hematologista e hemoterapeuta. Professor afiliado da Disciplina de Hematologia e Hemoterapia do Departamento de Oncologia Clínica e Experimental da EPM/Unifesp. Especialista em Clínica Médica pela EPM/Unifesp. Doutor em Ciências pela Disciplina de Hematologia e Hemoterapia. Pós-Doutor pela Universidade de Chicago. *Senior Medical Director* PPD, Inc.

Luís César Fernandes: Médico assistente da Disciplina de Gastrenterologia Cirúrgica do Departamento de Cirurgia da EPM/Unifesp. Coronel médico do Exército Brasileiro. Mestre em Gastrenterologia Cirúrgica e Doutor em Medicina pela EPM/Unifesp. Titular do CBC e do CBCD.

Luis Otavio Caboclo: Neurologista e neurofisiologista clínico. Coordenador do Departamento de Neurofisiologia Clínica do Hospital Israelita Albert Einstein. Mestre em Ciências e Doutor em Neurologia: Neurociências pela EPM/Unifesp.

Luis Renato Nakachima: Ortopedista. Chefe do Grupo de Cirurgia da Mão e supervisor do Programa de Residência Médica da Disciplina de Cirurgia da Mão e Membro Superior do DOT da EPM/Unifesp. Especialista em Cirurgia da Mão pela EPM/Unifesp. Mestre e Doutor em Ortopedia e Traumatologia.

Luiz Eduardo Villaça Leão: Médico. Professor titular Livre-Docente da Disciplina de Cirurgia Torácica do Departamento de Cirurgia da EPM/Unifesp.

Luiz Fernando Cocco: Pós-graduando e médico adjunto da Disciplina de Traumatologia do Departamento de Ortopedia da EPM/Unifesp. Especialista em Trauma Ortopédico e Cirurgia de Ombro e Cotovelo.

Luiz Fernando dos Reis Falcão: Anestesiologista. Professor adjunto de Anestesiologia da EPM/Unifesp. Doutor pela EPM/Unifesp. Pós-Doutor pela Universidade de Harvard. Diretor científico do Grupo de Anestesiologistas Associados Paulista (GAAP).

Luiz Hirotoshi Ota: Médico. Professor adjunto da Cirurgia Torácica do Setor de Endoscopia Respiratória da EPM/Unifesp. Doutor em Medicina pela EPM/Unifesp.

Luiz Samuel G. Machado: Reumatologista. Mestre em Ciências da Saúde Aplicadas à Reumatologia.

Lydia Masako Ferreira: Cirurgiã plástica. Professora titular de Cirurgia Plástica da EPM/Unifesp. Pesquisadora CNPq 1A. Coordenadora da Medicina III da CAPES. Doutora em Cirurgia Plástica pela EPM/Unifesp. Pós-Doutora em Cirurgia Plástica pela Universidade da Califórnia, EUA. Diretora do Departamento Científico da Sociedade Brasileira de Cirurgia Plástica (SBCP).

Magali Pacheco Simões: Psiquiatra. Coordenadora da equipe do Pronto-Socorro de Psiquiatria do HSP/Unifesp. Especialista em Psicanálise pelo Sedes Sapientae. Mestre em Ciências da Saúde pela Unifesp.

Maíra Thomazini Rodrigues: Pneumologista. Especialista em Pneumologia pela EPM/Unifesp.

Marair Gracio Ferreira Sartori: Professora associada Livre-Docente do Departamento de Ginecologia da EPM/Unifesp. Vice-chefe do Departamento de Ginecologia da EPM/Unifesp. Chefe da Enfermaria de Ginecologia do HSP/Unifesp.

Marcela Fernandes: Ortopedista e traumatologista. Médica assistente da Disciplina de Cirurgia da Mão da EPM/Unifesp. Especialista em Cirurgia da Mão e Microcirurgia. Mestre e Doutora pelo DOT da EPM/Unifesp.

Marcelo de Melo Aragão: Neurologista e neuropediatra. Preceptor da Residência de Neurologia Infantil da EPM/Unifesp.

Marcelo Feijó Mello: Professor Livre-Docente do Departamento de Psiquiatria da EPM/Unifesp. Coordenador do PROVE.

Marcelo Moura Linhares: Professor adjunto Livre-Docente e chefe do Grupo de Cirurgia do Fígado da Disciplina de Gastrenterologia Cirúrgica da EPM/Unifesp. Mestre, Doutor e Pós-Doutor em Medicina pelo Programa de Pós-Graduação em Ciência Cirúrgica Interdisciplinar da EPM/Unifesp.

Marcelo Ribeiro de Araujo: Psiquiatra. Diretor do Centro de Referência de Álcool, Tabaco e outras Drogas (CRATOD)/SES. Especialista em Dependência Química pela Unidade de Pesquisa em Álcool e Drogas (UNIAD) da EPM/Unifesp. Mestre e Doutor em Ciências pela EPM/Unifesp.

Marcelo Rodrigo de Souza Moraes: Médico chefe do Plantão do Pronto-Socorro de Cirurgia do HSP/Unifesp. Titular da SBACV.

Marcia Maiumi Fukujima: Neurologista. Chefe de Plantão do Pronto-Socorro de Neurologia do HSP/Unifesp. MBA em Gestão em Saúde pelo Insper. Mestre em Medicina pela EPM/Unifesp. Doutora em Ciências pela EPM/Unifesp.

Marcio Abrahão: Otorrinolaringologista e cirurgião de cabeça e pescoço. Professor, Doutor e Livre-Docente do Departamento de ORL-CCP da EPM/Unifesp.

Marco Aurélio Marchetti Filho: Cirurgião torácico da Disciplina de Cirurgia Torácica da EPM/Unifesp. Professor assistente de Cirurgia Torácica da Universidade de Santo Amaro (Unisa). Médico preceptor da Residência Médica em Cirurgia Torácica do Hospital do Servidor Público Estadual, SP. Doutor em Ciências pela EPM/Unifesp.

Marcos Devanir Silva da Costa: Neurocirurgião. Assistente do Setor de Neurocirurgia do Instituto de Oncologia Pediátrica (IOP) do Grupo de Apoio ao Adolescente e à Criança com Câncer (GRAACC). Especialista em Neurocirurgia Pediátrica. Mestre em Tecnologia e Atenção à Saúde pela EPM/Unifesp.

Marcos Luiz Antunes: Otorrinolaringologista. Professor adjunto do Departamento de ORL-CCP da EPM/Unifesp. Professor titular do Centro Universitário São Camilo. Especialista em Otologia. Mestre em Medicina pela EPM/Unifesp. Doutor em Ciências da Saúde pela Unifesp.

Maria de Lourdes Chauffaille: Hematologista e hemoterapeuta. Professora associada da Disciplina de Hematologia e Hemoterapia da EPM/Unifesp. Assessora médica para Hematologia e Citogenética do Fleury Medicina e Saúde. Mestre, Doutora e Livre-Docente pela Hematologia da EPM/Unifesp.

Maria Elisabeth M. R. Ferraz: Médica da Disciplina de Neurologia da EPM/Unifesp. Coordenadora do Pronto-Socorro de Neurologia da EPM/Unifesp.

Maria Gabriela Baumgarten Kuster: Ginecologista e obstetra com ano opcional com ênfase em Ginecologia Oncológica. Especialista em Ginecologia e Obstetrícia pela Febrasgo. Mestranda do Departamento de Ginecologia da EPM/Unifesp. Membro da Sobracil e da Associação de Obstetrícia e Ginecologia de São Paulo (Sogesp).

Maria Rita de Souza Mesquita: Ginecologista e obstetra. Médica técnica administrativa em saúde ligada ao Departamento de Obstetrícia da EPM/Unifesp. Coordenadora da Comissão de Valorização do Tocoginecologista da Sogesp. Membro da Comissão de Defesa Profissional da Febrasgo. Especialista Ginecologia e Obstetrícia pela Febrasgo. Mestre e Doutora em Ciências pela EPM/Unifesp.

Maria Stella Figueiredo: Professora associada Livre-Docente da Disciplina de Hematologia e Hemoterapia da EPM/Unifesp.

Mariana Rangel Maciel: Psiquiatra. Médica colaboradora do PROVE da EPM/Unifesp. Especialista em Transtornos da Personalidade pelo Departamento de Psiquiatria da EPM/Unifesp. Mestre em Ciências pela EPM/Unifesp.

Mario Kondo: Professor adjunto de Gastrenterologia da EPM/Unifesp.

Maris Salete Dmuner: Cirurgiã geral e pediátrica. Professora afiliada de Ensino do Departamento de Cirurgia da EPM/Unifesp. Preceptora e plantonista do Pronto-Socorro de Cirurgia Geral do HSP/Unifesp. MBA em Gestão Hospitalar. Doutora em Medicina pela EPM/Unifesp.

Mariza H. Prado-Kobata: Cirurgiã do aparelho digestivo, coloproctologista, colonoscopista. Professora assistente do Grupo de Coloproctologia da Disciplina de Gastrenterologia Cirúrgica da EPM/Unifesp. Mestre em Ciências Médicas: Gastrocirurgia pela EPM/Unifesp. Titular da Sociedade Brasileira de Coloproctologia (SBCP), da Federação Brasileira de Gastrenterologia e da TCBC-SP.

Martin Marcondes Castiglia: Cirurgião geral e cirurgião pediátrico. Médico assistente e supervisor do Pronto-Socorro de Cirurgia Geral do HSP/Unifesp. Preceptor dos Residentes de Cirurgia Geral do Pronto-Socorro de Cirurgia do HSP/Unifesp.

Mary Uchiyama Nakamura: Ginecologista e obstetra. Professora titular de Obstetrícia Fisiológica e Experimental da EPM/Unifesp. Especialista em Antroposofia na Saúde. Mestre e Doutora em Ciências pela EPM/Unifesp.

Matheus C. Franco: Endoscopista. *Advanced Endoscopy Fellowship* na Cleveland Clinic, Ohio, EUA. Especialista em Endoscopia Oncológica pelo Instituto do Câncer do Estado de São Paulo (Icesp). Mestre pela EPM/Unifesp.

Matheus Porto Sticca: Oftalmologista.

Matheus Vescovi Gonçalves: Hematologista. Doutor em Ciências pela EPM/Unifesp.

Maurício Pichler Ricci: Cirurgião geral e cirurgião do aparelho digestivo. Chefe de Plantão do Pronto-Socorro de Cirurgia do HSP/Unifesp. Mestre em Cirurgia pela EPM/Unifesp.

Mauricio Takashi de Lima Uyeda: Ortopedista.

Max Domingues Pereira: Especialista e titular em Cirurgia Plástica pela SBCP. Titular e ativo da Associação Brasileira de Cirurgia Craniomaxilofacial e da Sociedade Internacional de Cirurgia Craniofacial. Mestre e Doutor em Cirurgia Plástica pela EPM/Unifesp. Coordenador do Setor de Cirurgia Craniomaxilofacial e orientador do Programa em Cirurgia Translacional da Disciplina de Cirurgia Plástica da EPM/Unifesp. Coordenador do Pronto-Socorro de Trauma da Face do HSP/Unifesp.

Maysa S. Cendoroglo: Geriatra. Professora adjunta da EPM/Unifesp. Especialista em Geriatria pela Sociedade Brasileira de Geriatria e Gerontologia/AMB. Mestre em Epidemiologia e em Ciências pela EPM/Unifesp.

Melca M. O. Barros: Hematologista e hemoterapeuta. Médica da Disciplina de Hematologia e Hemoterapia da EPM/Unifesp. Especialista em Hematologia e Hemoterapia pela EPM/Unifesp. Doutora em Hematologia pela EPM/Unifesp.

Michel Eid Farah: Mestre, Doutor e Livre-Docente pela EPM/Unifesp. Professor associado e coordenador da Pós-Graduação da EPM/Unifesp.

Miguel R. Jorge: Professor associado Livre-Docente do Departamento de Psiquiatria da EPM/Unifesp. Ex-presidente da Associação Brasileira de Psiquiatria e Ex-secretário de Seções da Associação Mundial de Psiquiatria. Diretor da AMB e da Associação Médica Mundial (AMM).

Milton Rodrigues Junior: Pneumologista. Coordenador da Unidade de Terapia Intensiva da Disciplina de Pneumologia da EPM/Unifesp.

Milton Scalabrini: Professor assistente da Disciplina de Gastrenterologia Cirúrgica da EPM/Unifesp. Chefe do Grupo Gastro geral da Disciplina de Gastrenterologia Cirúrgica da EPM/Unifesp. Coordenador geral do Pronto-Socorro do HSP/Unifesp.

Milton Skaff Junior: Coordenador do Núcleo de Disfunções Miccionais do Hospital São José e da Beneficência Portuguesa de São Paulo. Doutor em Urologia pela EPM/Unifesp.

Moisés Cohen: Ortopedista. Especialista em Cirurgia de Joelho. Doutor em Ortopedia e Traumatologia.

Nancy Bellei: Infectologista. Professora afiliada Departamento de Medicina da EPM/Unifesp. Especialista em Virologia Clínica e Mestre e Doutora em Doenças Infecciosas.

Natália Monteiro Cordeiro: Ginecologista e obstetra.

Neila Maria de Góis Speck: Ginecologista e patologista do trato genital inferior e colposcopia. Professora adjunta do Departamento de Ginecologia da EPM/Unifesp. Mestre e Doutora pela EPM/Unifesp. Membro da Diretoria da Associação Brasileira de Patologia do Trato Genital Inferior e Colposcopia (ABPTGIC). Presidente da Comissão Nacional Especializada do Trato Genital Inferior da Febrasgo.

Nelson Americo Hossne Junior: Cirurgião cardiovascular. Professor adjunto da Disciplina de Cirurgia Cardiovascular da EPM/Unifesp. Especialista e Doutor em Cirurgia Cardiovascular pela EPM/Unifesp.

Nelson Gattás: Chefe do Grupo de Litíase e Endourologia da EPM/Unifesp.

Nelson Sass: Ginecologista e obstetra. Professor associado Livre-Docente do Departamento de Obstetrícia da EPM/Unifesp. Coordenador didático, científico e assistencial da Maternidade Escola de Vila Nova Cachoeirinha da SMS-SP. Especialista em Ginecologia e Obstetrícia pela EPM/Unifesp. Mestre em Obstetrícia pela EPM/Unifesp. Doutor em Medicina pela EPM/Unifesp. Representante do Brasil no *International Board* da International Society for the Study of Hypertension in Pregnancy (ISSHP).

Nestor Schor: Professor titular de Medicina: Nefrologia da EPM/Unifesp. Titular da Academia Brasileira de Ciências (ABC) e da Academia Nacional de Medicina (ANM).

Newton de Barros Junior: Professor associado da Disciplina de Cirurgia Vascular e Endovascular do Departamento de Cirurgia da EPM/Unifesp.

Nilton Amorim: Neurologista. Médico da Unidade de Emergências do HSP e do Setor de Doenças Desmielinizantes da Disciplina de Neurologia da EPM/Unifesp. Mestre em Neurologia pela EPM/Unifesp.

Nilva S. B. Moraes: Oftalmologista. Professora afiliada do Departamento de Oftalmologia da EPM/Unifesp. Especialista em Retina e Vítreo e Trauma Ocular. Mestre em Oftalmologia pela EPM/Unifesp. Doutora em Ciências Visuais pela EPM/Unifesp.

Norma de Oliveira Penido: Otorrinolaringologista. Professora adjunta e coordenadora do Programa de Pós-Graduação em Medicina: Otorrinolaringologia da EPM/Unifesp. Especialista em Otologia pela Universidade do Sul da Califórnia/House Ear Institute. Mestre em Otorrinolaringologia pela EPM/Unifesp. Doutora em Medicina pela EPM/Unifesp.

Olívia Oléa Cisnero Fernandes: Ginecologista e obstetra. Especialista em Sexualidade Humana pela USP.

Onivaldo Cervantes: Professor associado Livre-Docente do Departamento de ORL-CCP da EPM/Unifesp.

Orlando Ambrogini Junior: Professor afiliado da Disciplina de Gastrenterologia da EPM/Unifesp. Doutor em Medicina pela EPM/Unifesp.

Oscar Pavão: Professor adjunto Livre-Docente de Nefrologia da EPM/Unifesp.

Osmar Colás: Médico. Responsável pelo Programa de Violência Sexual e Aborto previsto em Lei da EPM/Unifesp. Especialista em Tocoginecologia. Mestre em Obstetrícia. Ex-presidente da Comissão Nacional de Violência Sexual e Aborto Previsto em Lei – Febrasgo.

Osvaldo Shigueomi Beppu: Pneumologista. Professor associado da EPM/Unifesp. Chefe da Disciplina de Pneumologia da EPM/Unifesp. Doutor em Pneumologia pela EPM/Unifesp.

Osvladir Custódio: Psiquiatra. Mestre em Psiquiatria pela EPM/Unifesp.

Oswaldo Laércio M. Cruz: Otorrinolaringologista. Professor afiliado do Departamento de ORL-CCP da EPM/Unifesp. Doutor em Medicina pela FMUSP.

Patrícia Nunes Bezerra Pinheiro: Hematologista. Pós-graduanda da Disciplina de Hematologia e Hemoterapia do Departamento de Oncologia Clínica e Experimental da EPM/Unifesp.

Paulo Cezar Feldner Jr.: Professor afiliado Doutor do Departamento de Ginecologia da EPM/Unifesp.

Paulo Henrique Mendes Rodstein: Psiquiatra e neuropsicogeriatra. Coordenador médico do CRATOD. Nucleador do Internato de Saúde Mental do Curso de Medicina da Uninove.

Paulo Schor: Professor chefe do Departamento de Oftalmologia e Ciências Visuais da EPM/Unifesp. Mestre, Doutor e Livre-Docente pela EPM/Unifesp. Pesquisador visitante da Harvard Medical School e do Instituto de Tecnologia de Massachusetts (MIT).

Rafael Amorim Ribeiro: Anestesiologista.

Ramiro Colleoni: Professor adjunto da Disciplina de Gastrenterologia Cirúrgica da EPM/Unifesp.

Regina do Carmo Silva: Endocrinologista. Médica assistente da Disciplina de Endocrinologia da EPM/Unifesp. Especialista em Endocrinologia. Mestre em Endocrinologia pela EPM/Unifesp. Doutora em Medicina pela EPM/Unifesp.

Regina S. Moisés: Endocrinologista. Professora associada Livre-Docente da Disciplina de Endocrinologia da EPM/Unifesp. Especialista em Clínica Médica, Mestre em Endocrinologia e Doutora em Ciências pela EPM/Unifesp.

Reginaldo Raimundo Fujita: Otorrinolaringologista. Professor adjunto da EPM/Unifesp. Especialista, Mestre e Doutor pela EPM/Unifesp.

Reinaldo Teixeira Ribeiro: Neurologista. Responsável pelo Ambulatório de Cefaleia da FMABC. Especialista em Neurologia pela Academia Brasileira de Neurologia. Doutor em Neurologia: Neurociências pela EPM/Unifesp.

Renato A. Lupinacci: Cirurgião geral e proctologista. Membro do Grupo de Doença Inflamatória Intestinal, Disciplina de Gastrenterologia Clínica e Gastrenterologia Cirúrgica da EPM/Unifesp. Mestre e Doutor pela EPM/Unifesp.

Renato Duffles Martins: Gastrenterologista. Médico da Disciplina de Gastrenterologia da EPM/Unifesp. Doutor em Medicina pela EPM/Unifesp.

Renato Hiroshi Salvioni Ueta: Ortopedista. Especialista em Cirurgia da Coluna Vertebral. Mestre em Ciências pela EPM/Unifesp.

Ricardo Baladi R. Pereira: Nefrologista. Coordenador do Pronto-Socorro de Clínica Médica do HSP/Unifesp. Doutor em Medicina pela EPM/Unifesp.

Ricardo Tadayoshi Akiba: Cirurgião do aparelho digestivo, assistente do Grupo de Coloprocotologia da EPM/Unifesp. *International member* da American Society of Colon and Rectal Surgeon (ASCRS) e da Society of American Gastrointestinal and Endoscopic Surgeons (SAGES). *Fellow* da Cleveland Clinic, Flórida.

Rioko Kimiko Sakata: Professora associada e coordenadora do Setor de Dor da EPM/Unifesp.

Rita M. A. M. Moura Franco: Médica assistente da Disciplina de Gastrocirurgia da EPM/Unifesp. Supervisora de Ensino do Módulo Digestório da Disciplina de Gastrocirurgia da EPM/Unifesp. Especialista em Cirurgia Geral pelo CBC e em Cirurgia do Aparelho Digestivo pelo CBCD. Mestre e Doutora pela EPM/Unifesp.

Roberto José de Carvalho Filho: Gastrenterologista. Professor adjunto de Gastrenterologia da EPM/Unifesp. Doutor em Gastrenterologia. Pós-Doutor em Hepatologia do Service d'Hépatologie, Hôpital Beaujon, Université Denis Diderot-Paris 7.

Roberto Massao Takimoto: Cirurgião de cabeça e pescoço. Médico assistente da Disciplina de Cirurgia de Cabeça e Pescoço do Departamento de ORL-CCP da EPM/Unifesp. Mestre e Doutor em Ciências pelo Programa de Pós-Graduação em Medicina: Otorrinolaringologia da EPM/Unifesp.

Roberto S. T. Canto: Ortopedista e traumatologista. Professor de Ortopedia da UFU. Especialista em Cirurgia Geral pela FMRP/USP. Pós-Doutor pela Universidade de Liverpool, Inglaterra.

Rodrigo Caetano de Souza: Cirurgião torácico do HSP/Unifesp. Mestre em Ciências Cirúrgicas pela EPM/Unifesp.

Rodrigo de Paula Santos: Médico. Chefe de clínica do Setor de Rinologia e Cirurgia Endoscópica de Base de Crânio da EPM/Unifesp. Mestre e Doutor em Otorrinolaringologia pela EPM/Unifesp. *Fellow* em Rinologia pela Universidade de Graz, Áustria.

Rodrigo José Nina Ferreira: Cirurgião torácico.

Rodrigo Vaez: Hematologista.

Rogerio Aoki Fuziy: Cirurgião do aparelho digestivo. Auxiliar de Ensino da Disciplina de Gastrenterologia Cirúrgica da EPM/Unifesp. Especialista em Cirurgia do Fígado, Vias Biliares e Pâncreas pela EPM/Unifesp. Mestre em Cirurgia pela EPM/Unifesp.

Ronaldo Laranjeira: Professor titular do Departamento de Psiquiatria da EPM/Unifesp. Coordenador da UNIAD da EPM/Unifesp. Investigador principal do Instituto Nacional de Políticas de Álcool e Drogas (INPAD) do Conselho Nacional de Pesquisas (CNPQ). PHD em Psiquiatria pela Universidade de Londres.

Roney Cesar Signorini Filho: Ginecologista e obstetra. Especialista em Ginecologia Oncológica. Assistente do Departamento de Obstetrícia da EPM/Unifesp. Diretor do Núcleo de Oncologia Cirúrgica do Hospital Pérola Byington.

Rosali Teixeira da Rocha: Pneumologista. Médica coordenadora da Unidade de Atendimento Respiratório da Disciplina de Pneumologia da EPM/Unifesp. Doutora em Ciências Médicas pela EPM/Unifesp.

Roseli Nomura: Advogada. Professora adjunta da EPM/Unifesp. Especialista em Obstetrícia e Ginecologia. Especialista em Direito Médico. Mestre e Doutora em Obstetrícia pela FMUSP. Livre-Docente em Obstetrícia pela FMUSP.

Rosiane Mattar: Obstetra. Professora associada Livre-Docente do Departamento de Obstetrícia da EPM/Unifesp.

Rui M. B. Maciel: Endocrinologista. Professor titular de Endocrinologia da EPM/Unifesp. Especialista em Clínica Médica pela EPM/Unifesp. Especialista em Endocrinologia e Endocrinologia Pediátrica pela AMB. Mestre em Ciências e Doutor em Endocrinologia pela EPM/Unifesp.

Samoaliza Braz Ayres Barbosa: Especialista em Ginecologia e Obstetrícia pela EPM/Unifesp.

Sandro Luiz A. Matas: Neurologista. Chefe do Setor de Neuroinfecção da Disciplina de Neurologia EPM/Unifesp. Coordenador do Setor de Líquido Cefalorraquiano da Disciplina de Medicina Laboratorial do Departamento de Medicina da EPM/Unifesp.

Sarhan Sydney Saad: Professor associado Livre-Docente da Disciplina de Gastrenterologia Cirúrgica da EPM/Unifesp. Chefe do Grupo de Coloproctologia da Disciplina de Gastrenterologia Cirúrgica da EPM/Unifesp. Titular da SBCP.

Sender J. Miszputen: Professor associado da Disciplina de Gastrenterologia da EPM/Unifesp.

Sergio A. Dib: Professor associado Livre-Docente da Disciplina de Endocrinologia do Centro de Diabetes da EPM/Unifesp. Mestre e Doutor em Ciências pela EPM/Unifesp.

Sergio Cavalheiro: Neurocirurgião. Professor titular da Disciplina de Neurocirurgia da EPM/Unifesp. Chefe do Setor de Neurocirurgia Pediátrica da EPM/Unifesp. Chefe do Setor de Neurocirurgia Pediátrica do Hospital e Maternidade Santa Joana (Promatre). Assistente estrangeiro da Universidade de Marselha, França. Especialista em Neurocirurgia Pediátrica. Mestre em Neurocirurgia pela EPM/Unifesp. Doutor em Medicina pela EPM/Unifesp. Livre-Docente em Neurocirurgia pela EPM/Unifesp.

Shirley Shizue Nagata Pignatari: Otorrinolaringologista. Professora adjunta do Departamento de ORL-CCP da EPM/Unifesp. Especialista, Mestre e Doutora em Otorrinolaringologia pela EPM/Unifesp. *Fellowship* em Otorrinolaringologia na Universidade de Iowa, EUA.

Silvia Herculano Shida: Oftalmologista. Especialista em Estrabismo e Oftalmopediatria.

Simone de Campos Vieira Abib: Professora adjunta Livre-Docente do Departamento de Cirurgia Pediátrica da EPM/Unifesp. Chefe do Serviço de Cirurgia Oncológica Pediátrica do GRAACC/EPM/Unifesp. Presidente da ONG Criança Segura – Safe Kids Brasil.

Sue Yazaki Sun: Doutora em Ciências pelo Departamento de Obstetrícia da EPM/Unifesp.

Sun Rei Lin: Cirurgião geral. Coordenador do Pronto-Socorro de Cirurgia Geral do HSP/Unifesp. Responsável técnico na Clínica Dr. Sun. Especialista em Cirurgia Geral, em Gastrenterologia Cirúrgica e em Trauma. Titular do CBC.

Susan Chow Lindsey: Endocrinologista. Doutora em Endocrinologia pela EPM/ Unifesp.

Tarsila C. R. Ribeiro: Gastrenterologista. Professora adjunta da Universidade Federal de Juiz de Fora (UFJF). Mestre e Doutora em Ciências da Saúde pela Unifesp.

Thais Nemoto Matsui: Nefrologista do Centro de Diálise Einstein do Hospital Israelita Albert Einstein.

Thaís Rodrigues Villa: Neurologista e neuropediatra. Professora afiliada do Departamento de Neurologia e Neurocirurgia da EPM/Unifesp. Chefe do Setor de Cefaleias da EPM/Unifesp. Doutora em Ciências pela Unifesp. Pós-Doutora pela UCLA.

Thiago Salati: Neurocirurgião. Chefe do Serviço de Neurocirurgia do Hospital Geral de Pirajussara. Especialista em Cirurgia de Coluna e Neuroemergências pela EPM/Unifesp.

Thiago Souza Coelho: Médico. Embaixador da British Medical Journal.

Tiago Munhoz Vidotto: Endocrinologista. Especialista em Clínica Médica. Chefe de Plantão do Pronto-Socorro da Clínica Médica do HSP/Unifesp.

Valdir Ambrósio Moises: Médico. Professor adjunto Livre-Docente da Disciplina de Cardiologia da EPM/Unifesp. Responsável Setor de Doenças Valvares.

Vanessa de Albuquerque Citero: Psiquiatra. Professora afiliada do Departamento de Psiquiatria da EPM/Unifesp. Mestre e Doutora em Ciências pelo Departamento de Psiquiatria da EPM/Unifesp.

Vinicius de Meldau Benites: Neurocirurgião.

Vinicius Fontanesi Blum: Gastrenterologista. Médico técnico administrativo de Ensino da Disciplina de Gastrenterologia da EPM/Unifesp. Especialista pela EPM/ Unifesp. Mestre em Gastrenterologia pela EPM/Unifesp.

Vitor Guo Chen: Otorrinolaringologista. *Fellowship* em Otorrinolaringologia Pediátrica pela EPM/Unifesp. Preceptor chefe do Programa de Residência em Otorrinolaringologia da EPM/Unifesp. Mestre em Ciências pela EPM/Unifesp.

Walter J. Gomes: Professor titular da Disciplina de Cirurgia Cardiovascular da EPM/Unifesp. Doutor em Cirurgia Cardiovascular da Disciplina de Cirurgia Cardiovascular da EPM/Unifesp.

Zsuzsanna Ilona Katalin De Jármy-Di Bella: Ginecologista e obstetra. Professora adjunta da EPM/Unifesp. Mestre em Ciências e Doutora em Ginecologia pela EPM/Unifesp.

APRESENTAÇÃO

O conhecimento na área médica se renova com grande velocidade, sendo fundamental para o profissional se manter atualizado através de artigos científicos da área. Mas também é muito importante possuir um livro-texto que permita uma consulta rápida dos conhecimentos consolidados e avaliados por professores com experiência na área de atuação.

Atualização terapêutica: urgências e emergências foi elaborado com esse objetivo, tendo sido escrito em linguagem clara e de fácil entendimento. A grande maioria dos autores e coautores pertence à Escola Paulista de Medicina e ao Hospital São Paulo, ambos ligados à Universidade Federal de São Paulo. Atualizado para refletir o que é praticado na área, o livro aborda aspectos fisiopatológicos, manifestações clínicas e de exames subsidiários que permitam o diagnóstico e o tratamento baseado na melhor evidência científica disponível. Completam o texto referências e leituras sugeridas indicadas para aqueles que quiserem aprofundar o conhecimento sobre o tema abordado.

Esta 3ª edição (impressa e no formato *e-book*) foi reestruturada para congregar de forma sinérgica autores que, além de grande vivência em ensino e pesquisa, possuíssem a insubstituível experiência clínica que torna mais didática e cristalina a compreensão translacional dos complexos fenômenos médicos emergenciais. Contribuíram para essa coordenação temática Álvaro Nagib Atallah, Angelo Amato V. de Paola e Lydia Masako Ferreira, professores titulares da EPM/Unifesp, apoiados pelas lideranças médicas clínicas e cirúrgicas de todas as Disciplinas e Departamentos da nossa Instituição. Aproveitamos para agradecê-las pelas colaborações feitas para esta edição, citando seus nomes nas aberturas de Partes desta obra.

O atendimento de urgência e emergência deve ser feito por profissionais capacitados e com experiência na área, e, quando feito por pessoas em treinamento, deve ter a supervisão de profissionais competentes – diferentemente do atendimento ambulatorial, na sala de emergência há necessidade de decisões rápidas e precisas. Assim, o melhor conhecimento técnico é fundamental para que possamos proporcionar a melhor assistência possível ao paciente, que muitas vezes se encontra em estado crítico.

Esperamos que esta nova edição auxilie na formação e atualização do médico que atua em urgência e emergência.

Profa. Dra. Emilia Inoue Sato

Diretora da EPM/Unifesp

Presidente da Comissão Editorial do AT

LISTA DE SIGLAS

99mTc tecnécio-99m
β-hCG gonadotrofina coriônica humana beta
AAA aneurisma de aorta abdominal
AAAR aneurisma de aorta abdominal roto
AAH abdome agudo hemorrágico
AAV abdome agudo vascular
ACD adenocarcinoma ductal
ACE aspiração de corpo estranho
AChR receptores de acetilcolina pós-sinápticos (do inglês *acetylcholine receptor*)
ACTH hormônio adrenocorticotrófico (do inglês *adrenocorticotropic hormone*)
ADA adenosina deaminase
ADH hormônio antidiurético (do inglês *antidiuretic hormone*)
ADP difosfato de adenosina (do inglês *adenosina diphosphate*)
ADT antidepressivos tricíclicos
AESP atividade elétrica sem pulso
Aids síndrome da imunodeficiência adquirida (do inglês *acquired immunodeficiency syndrome*)
AINE anti-inflamatório não esteroide
AINH anti-inflamatórios não hormonais
AIT ataque isquêmico transitório
ALB albumina sérica
ALT alanina aminotransferase
AMI artéria mesentérica inferior
AMIU aspiração materna intrauterina
AMP adenosina monofosfato
AMPc adenosina monofosfato cíclico
AMS artéria mesentérica superior
ANCA anticorpo anticitoplasma de neutrófilo (do inglês *anti-neutrophil cytoplasmic antibodies*)
Anti-AChR anticorpos contra AChR
Anti-MUSK anticorpos contra cinase musculoespecífica (do inglês *muscle-specific kinase*)
AOS apneia obstrutiva do sono
APACHE avaliação de fisiologia aguda e saúde crônica (do inglês *acute physiology chronic health evaluation*)
APG antipsicóticos de primeira geração
APS atenção primária à saúde
AR artrite reumatoide
ARV antirretroviral
ASG antipsicóticos de segunda geração
AST aspartato aminotransferase
ATB antibioticoterapia
ATLS suporte avançado de vida no trauma (do inglês *advanced trauma life support)*
ATM articulação temporomandibular
ATP adenosina trifosfato (do inglês *adenosine triphosphate*)
ATR acidose tubular renal
AVC acidente vascular cerebral
AVCh acidente vascular cerebral hemorrágico
AVCi acidente vascular cerebral isquêmico
AVK antagonista da vitamina K
BAV bloqueio atrioventricular
BE excesso de base (*do inglês base excess)*
BHE barreira hematencefálica
BIA balão intra-aórtico
BMM bloqueio maxilomandibular
BNP peptídeo natriurético tipo B (do inglês *B-type natriuretic peptide*)
BRA bloqueadores do receptor de angiotensina
BRD bloqueio de ramo direito
BRE bloqueio de ramo esquerdo
BSB balão de Sengstaken-Blokemore
BT bilirrubinemia total
BTD7 bilirrubinemia total no sétimo dia de corticoterapia
BTDO bilirrubinemia total no dia do início da corticoterapia
BVM bolsa-válvula-máscara
BxH biópsia hepática
CAD cetoacidose diabética
CAM método de avaliação de confusão (do inglês *confusion assessment method*)
CA-MRSA *S. aureus* resistente à meticilina adquirido na comunidade (do inglês *community-associated methicillin-resistant Staphylococcus aureus*)
CCP complexo protrombínico
CE corpo estranho
CEIO corpo estranho intraocular
CHC carcinoma hepatocelular (também HCC – hepatocarcinoma)
CIVD coagulação intravascular disseminada
CK-MB isoenzima MB da creatinocinase (do inglês *creatine kinase MB isoenzyme*)
CLCr *clearance* de creatinina
CMV citomegalovírus
COC contraceptivo oral combinado
COD controle ortopédico de danos
CP crioprecipitado
CPAP pressão positiva contínua na via aérea (do inglês *continuous positive airway pressure*)
CPRE colangiopancreatografia retrógrada endoscópica
CPT Child-Pugh-Turcot
Cr creatinina
CRF capacidade residual funcional
CRNM colangiorressonância magnética
CrS creatinina sérica
CTVA cirurgia torácica videoassistida
D7 sétimo dia de corticoterapia
DAC doença arterial coronariana
DB descompressão abdominal
DC débito cardíaco
DD D-dímero
DEA desfibrilador externo automático
DEGE desvascularização esôfago-gástrica com esplenectomia
DHB oxigênio hiperbárico
DHEA desidroepiandrosterona
DHEL distúrbios hidreletrolíticos
DHL desidrogenase láctica
DHRF desidrofalato redutase (do inglês *dihydrofolate reductase*)
DII doença inflamatória intestinal
DIP doença inflamatória pélvica
DIU dispositivo intrauterino
DM diabetes melito
DNA ácido desoxirribonucleico (do inglês *deoxyribonucleic acid*)
DP derrame pleural
DPOC doença pulmonar obstrutiva crônica
DPP descolamento prematuro de placenta
DRC doença renal crônica
DRGE doença do refluxo gastresofágico
DST doença sexualmente transmissível
DUM data da última menstruação
DVE derivação ventricular externa
EA eventos adversos
EAP edema agudo pulmonar
EBV vírus Epstein-Barr
ECA enzima conversora de angiotensina
$ECCO_2R$ remoção extracorpórea de gás carbônico (do inglês *extracorporeal carbon dioxide removal*)
ECG eletrocardiograma
ECMO oxigenação de membrana extracorpórea
ECT eletroconvulsoterapia
EDA endoscopia digestiva alta
EE estado epiléptico
EEH estado hiperglicêmico hiperosmolar
EH encefalopatia hepática
EIMs erros inatos do metabolismo
Elisa enzimaimunoensaio
EM espaço morto
ENMG eletroneuromiografia
EP embolia pulmonar
EPAP pressão positiva expiratória na via aérea (do inglês *expiratory positive airway pressure*)
EPR edema pulmonar de reexpansão
EQU exame qualitativo de urina
ESR estigmas de sangramento recente
ET estenose traqueal
EV endovenosa
FA fibrilação atrial
FAN fator antinuclear
FAST ultrassonografia abdominal focada para trauma (do inglês *focused assessment with sonography for trauma*)
FC frequência cardíaca
FCF frequência cardíaca fetal
FDA Food and Drug Administration
FDM função discriminante de Maddrey
Fe fração de ejeção
FENa fração de excreção de sódio
FiO_2 fração inspirada de oxigênio
FISH hibridização *in situ* por fluorescência (do inglês *fluorescence in situ hybridization*)
FMO falência múltipla de órgãos
FSC fluxo sanguíneo cerebral
FTA-ABS teste de absorção do anticorpo antitreponêmico fluorescente (do inglês *fluorescent treponemal antibody-absorption*)
FV fibrilação ventricular
GA gasometria arterial
GASA gradiente soro-ascite de albumina
GE gravidez ectópica
GGT gama glutamiltransferase
GH hormônio de crescimento (do inglês *growth hormone*)
GIST tumores do estroma gastrintestinal
GnRH hormônio liberador de gonadotrofina (do inglês *gonadotropin-releasing hormone*)
GP inibidores da glicoproteína
HA hepatite alcoólica
HAS hipertensão arterial sistêmica
HAV vírus da hepatite A
HBPM heparina de baixo peso molecular
HBV vírus da hepatite B
HCC hepatocarcinoma
hCG gonadotrofina coriônica humana (do inglês *human chorionic gonadotropin*)
HCV vírus da hepatite C
HDA hemorragia digestiva alta
HDAV hemorragia digestiva alta varicosa
HDB hemorragia digestiva baixa
HDI hemorragia digestiva intermédia
HDO hemorragia digestiva obscura
HEV vírus da hepatite E
HIA hipertensão intra-abdominal
HIC hipertensão intracraniana
HIP hemorragia intraparenquimatosa
HIV vírus da imunodeficiência humana (do inglês *human immunodeficiency virus*)
HNF heparina não fracionada
HPV papilomavírus humano
HSA hemorragia subaracnóidea
Ht hematócrito
HTG hipertrigliceridemia
HV hemoventrículo
HVE hipertrofia de ventrículo esquerdo
IAM infarto agudo do miocárdio
IAO insuficiência aórtica
IAV isquemia aguda visceral
IBPs inibidores da bomba de prótons
IC insuficiência cardíaca
ICP intervenção coronariana percutânea
ICT índice cardiotorácico
IECA inibidores da enzima conversora de angiotensina
IET intubação endotraqueal
IGF fator de crescimento insulina-símile
IH insuficiência hepática
IHA insuficiência hepática aguda
IHF insuficiência hepática fulminante
IM intramuscular
IMAOs inibidores da monoaminoxidase
IMC índice de massa corporal

INR índice de normalização internacional
IOT intubação orotraqueal
IP inibidor de protease
IPAP pressão positiva inspiratória na via aérea (do inglês *inspiratory positive airway pressure*)
IR insuficiência renal
IRC insuficiência renal crônica
IRp insuficiência respiratória
IRpA insuficiência respiratória aguda
ISRS inibidores seletivos de recaptação da serotonina
ISRSN inibidores seletivos da recaptação da serotonina e norepinefrina
ITB índice tornozelo-braquial
ITU infecção do trato urinário
IV intravenosa
IVAS infecção em vias aéreas superiores
JNM junção neuromuscular
LA líquido amniótico (também líquido ascético)
LBA lavado broncoalveolar
LCS líquido cerebrospinal
LEMP leucoencefalopatia multifocal progressiva
LES lúpus eritematoso sistêmico
LGV linfogranuloma venéreo
LIFT *ligation of intersphincteric fistula tract*)
LRA lesão renal aguda
MAO monoaminoxidase
MAV malformação arteriovenosa
ME morte encefálica
MEC matriz extracelular
MG miastenia grave
MGAA miastenia grave adquirida
MH mola hidatiforme
MHC mola hidatiforme completa
MHP mola hidatiforme parcial
MMII membros inferiores
MMSS membros superiores
MNTB micobactérias não tuberculosas
MOE musculatura ocular extrínseca
MTX metrotrexate
NAATs testes de amplificação de ácidos nucleicos
NAC N-acetilcisteína
NAVA ventilação assistida ajustada neuralmente
NEM1 neoplasia endócrina múltipla tipo 1
NOAC anticoagulante oral não antagonista de vitamina K
NTA necrose tubular aguda
OA obstrução aguda
OIC orifício interno do colo
OMS Organização Mundial da Saúde
PA pressão arterial
PAAF punção aspirativa com agulha fina
PAC pneumonia adquirida na comunidade
$PaCO_2$ pressão parcial arterial de gás carbônico
PAD pressão no átrio direito/pressão arterial diastólica
PAF fator ativador de plaquetas (do inglês *platelet-activating factor*)
PAM pressão arterial média
PAMC potencial de ação muscular composto
PaO_2 pressão parcial arterial de oxigênio
PAS pressão arterial sistólica
PAV ventilação assistida proporcional (do inglês *proportional assist ventilation*)
PAVM pneumonia associada à ventilação mecânica
PBE peritonite bacteriana espontânea
PBF perfil biofísico fetal
PBS peritonite bacteriana secundária
PCP pneumocistose
PCR reação em cadeia da polimerase (do inglês *polymerase chain reaction*)
PdAP pressão diastólica
PDIA polirradiculoneuropatia desmielinizante inflamatória aguda
PDIC polirradiculoneuropatia desmielinizante inflamatória crônica
PEEP pressão positiva ao final da expiração (do inglês *positive end-expiratory pressure*)
PESS potencial evocado somatossensitivo
PFC plasma fresco congelado
PIA pressão intra-abdominal
PIC pressão intracraniana
PIV pressão intravesical
PL punção lombar
PmAP pressão média
PO pós-operatório
POAP pressão de oclusão da artéria pulmonar
PPA pressão de perfusão abdominal
PPC pressão de perfusão cerebral
PPO posição primária do olhar
PPP pressão proporcional de pulso
PSAP pressão sistólica na artéria pulmonar
PSV ventilação de pressão de suporte
PTH paratormônio
$PtiO_2$ pressão tissular de oxigênio
PTX pentoxifilina
PVC pressão venosa central
RCP ressuscitação cardiopulmonar
RCU retocolite ulcerativa
RHA ruídos hidroaéreos
RM ressonância magnética
R-tPA ativador do plasminogênio tecidual recombinante (do inglês *recombinant tissue plasminogen activator*)
RVP resistência vascular pulmonar
RVS resistência vascular sistêmica
SAPS II escore fisiológico agudo simplificado II
$SatO_2$ saturação de oxigênio
SAVC suporte avançado de vida cardiovascular
SC subcutâneo
SCA síndrome coronariana aguda/síndrome compartimental aguda
SCQ superfície corporal queimada
SDHEA sulfato de desidroepiandrosterona
SDRA síndrome do desconforto respiratório agudo
SE serviço de emergência
SEP sintomas extrapiramidais
SF solução fisiológica
SFA sofrimento fetal agudo
SHPNI síndrome hipoglicêmica pancreatógena não insulinoma
SHR1 síndrome hepatorrenal tipo 1
SIRI síndrome inflamatória da reconstituição imune
SIRS síndrome da resposta inflamatória sistêmica
SNA sistema nervoso autônomo
SNC sistema nervoso central
SNG sonda nasogástrica
SNM síndrome neuroléptica maligna
SNP sistema nervoso periférico
SNS sistema nervoso simpático
SOFA *sequential organ failure assessment score*
SOP síndrome dos ovários policísticos
SpO_2 saturação periférica da hemoglobina pelo oxigênio
SRAA sistema renina-angiotensina--aldosterona
SS síndrome serotoninérgica
SUA sangramento uterino anormal
SUAa sangramento uterino anormal agudo
SUAc sangramento uterino anormal crônico
SUA-L sangramento uterino anormal por leiomioma
SUS Sistema Único de Saúde
$SvcO_2$ saturação venosa mista central de oxigênio
SvO_2 saturação venosa de oxigênio
T_3 tri-iodotironina
T_4L tiroxina livre
TA taquicardia atrial
TAB transtorno afetivo-bipolar
TAG transtorno de ansiedade generalizada
TARV terapia antirretroviral
TAV taquicardia por reentrada atrioventricular
Tb tuberculose pulmonar
TC tomografia computadorizada
TCC terapia cognitivo-comportamental
TCE trauma cranioencefálico
TCSC tecido celular subcutâneo
TEA transtorno de estresse agudo
TEC tempo de enchimento capilar
TEP tromboembolia pulmonar
TEPT transtorno de estresse pós--traumático
TET tubo endotraqueal
TEV tromboembolia venosa
TFG taxa de filtração glomerular
TGF fator de crescimento transformador (do inglês *transforming growth factor*)
TGI trato gastrintestinal
TGO transaminase glutâmico-oxalética
TGP transaminase glutâmico-pirúvica
THE transplante hepático emergencial
TIPS derivação portossistêmica intra-hepática transjugular (do inglês *transjugular intrahepatic portosystemic shunt*)
TNF fator de necrose tumoral (do inglês *tumor necrosis factor*)
TNFα fator de necrose tumoral alfa
TnI troponina I
TnT troponina
TOC transtorno obsessivo-compulsivo
TOTG teste oral de tolerância à glicose
TP tempo de protrombina
TPSV taquicardia paroxística supraventricular
TQT traqueostomia
TRM trauma raquimedular
TRN taquicardia por reentrada nodal
TRS terapia renal substitutiva
TSH tireotrofina
TTPA tempo de tromboplastina parcial ativada
TV taquicardia ventricular
TVP trombose venosa profunda
UP úlcera péptica
US ultrassonografia
USTV ultrassonografia transvaginal
UTI unidade de terapia intensiva
UVA radiação ultravioleta A
UVB radiação ultravioleta B
VAC fechamento assistido a vácuo (do inglês *vacuum assisted closure*)
VAI via aérea inferior
VC volume corrente
VCI veia cava inferior
VCS veia cava superior
VD ventrículo direito
VDRL *Veneral Disease Research Laboratory*
VE ventrículo esquerdo
VEF_1 volume expiratório forçado no primeiro segundo
VEG varizes esôfago-gástricas
VHS velocidade de hemossedimentação
VILI lesão pulmonar induzida pela ventilação
VM ventilação mecânica
VMI ventilação mecânica invasiva
VMNI ventilação mecânica não invasiva
VO via oral
VPN valor preditivo negativo
VPP valor preditivo positivo
VPP ventilação com pressão positiva
VSR vírus sincicial respiratório

SUMÁRIO

PARTE 17 CIRURGIA TORÁCICA

LUIZ EDUARDO VILLAÇA LEÃO

PARTE 18 CIRURGIA VASCULAR

JORGE EDUARDO DE AMORIM // NEWTON DE BARROS JUNIOR

PARTE 19 GASTROCIRURGIAS NÃO TRAUMÁTICAS

GASPAR DE JESUS LOPES FILHO // MARCELO MOURA LINHARES

PARTE 20 GASTROCIRURGIAS TRAUMÁTICAS

GASPAR DE JESUS LOPES FILHO // SIMONE DE CAMPOS VIEIRA ABIB

PARTE 21 GINECOLOGIA

MARAIR GRACIO FERREIRA SARTORI

PARTE 26 OTORRINOLARINGOLOGIA E CIRURGIA DE CABEÇA E PESCOÇO

MARCIO ABRAHÃO // ONIVALDO CERVANTES

PARTE 27 UROLOGIA

NESTOR SCHOR

PARTE

1

ESTADOS EMERGENCIAIS DE FALÊNCIA SISTÊMICA

Álvaro Nagib Atallah // Angelo Amato V. de Paola

1

CHOQUE

■ THIAGO SOUZA COELHO
■ AECIO FLAVIO T. DE GOIS
■ ÁLVARO NAGIB ATALLAH

■ DEFINIÇÃO

O choque define-se como a síndrome decorrente de situações que levam à má perfusão tecidual. A pressão arterial (PA), em geral, se encontra reduzida, mas poderá estar normal ou até aumentada.

O choque pode ser classificado em: hipovolêmico; cardiogênico; séptico; e neurogênico.

O choque hipovolêmico é caracterizado pela diminuição da volemia por diversas causas, como hemorragia, diarreia e trauma (Tabela 1.1).

O choque cardiogênico tem como principal causa o infarto agudo do miocárdio (IAM) (38% dos casos), as cardiomiopatias (32% dos casos), a TEP (6-8% dos casos) e o tamponamento. Recentemente, há um aumento de casos de TEP e tamponamento como manifestação oncogênica, seja pela própria doença, ou por toxicidade da quimioterapia.

Hemodinamicamente, o choque cardiogênico é definido como:

- Pressão arterial sistólica (PAS) < 90mmHg por 30 minutos ou queda mais de 30 mmHg do Basal;
- Frequência cardíaca (FC) > 60 bpm;
- Débito urinário < 30 mL/h;
- Índice cardíaco reduzido (< 2,2 L/min/m²);
- Pressão de oclusão da artéria pulmonar (POAP) elevada (>15 mmHg);

ATENÇÃO!

O choque séptico é definido como sepse com alterações circulatória e metabólica (celulares) graves, levando ao aumento da mortalidade.

O critério atual de choque séptico é sepse com necessidade de terapia com vasopressor para manter pressão arterial média (PAM) > 65 mmHg e lactato > 2 mmol/L (18mg/dL) após uma adequada ressuscitação volêmica. A perfusão periférica pode aparentar aumentada no início do choque, porém, há sua diminuição com o desenvolvimento do choque.

Para os critérios de sepse, tem-se utilizado o *Sequential organ failure assesment score* (SOFA):

- Frequência respiratória ≥ 22/min;
- Alteração mental;
- PAS 100 mmHg.

Quando se preenchem dois desses critérios, sugere-se infecção, e o diagnóstico de sepse ocorre quando se pontua ≥ dois pontos no escore de SOFA, em que se avalia o sistema respiratório (pressão parcial arterial de oxigênio/fração inspirada de oxigênio [PaO_2/FiO_2]), hematológico (número de plaquetas), neurológico (escala de coma de Glasgow [ECG]), renal (creatinina [Cr] e oligúria) e hemodinâmica (hipotensão e vasopressores).

O choque neurogênico caracteriza-se pela vasoplegia, com perda do controle vasomotor. Isso pode ocorrer por lesão do SNC, que atinge o centro vasomotor no 4° ventrículo, ou a medula espinal, ou, ainda, por bloqueio anestésico (raquídeo ou epidural).

■ QUADRO CLÍNICO

Hipotensão, oligúria, pele fria e pegajosa, alteração do estado mental e acidose metabólica são achados comuns em todos os tipos de choques.

Apesar de a hipotensão ser encontrada na maioria dos pacientes com choque, não deve ser encarada como sinônimo deste. Ela pode levar à hipoperfusão tecidual, devendo ser restaurada o mais precocemente possível.

A oligúria é decorrente da redistribuição do fluxo sanguíneo, com desvio do fluxo renal para órgãos vitais; da depleção do volume intravascular; ou ambos. É um sinal relativamente precoce nos estados de choque, e a melhora no débito urinário pode ser um parâmetro para avaliar a terapêutica empregada. Considera-se oligúria como débito urinário inferior a 0,5 mL/kg/h.

As alterações observadas na pele (pele fria e pegajosa, sudorese, cianose e livedo reticular) também decorrem de vasoconstrição cutânea excessiva, com a finalidade de priorizar o fluxo sanguíneo para órgãos

TABELA 1.1 ■ Classificação do choque hipovolêmico

	CLASSE I	CLASSE II	CLASSE III	CLASSE IV
Perda volêmica	< 15% < 750 mL	15-30% 750-1.500 mL	30-40% 1.500-2.000 mL	> 40% > 2.000 mL
FC	< 100 bpm	> 100 bpm	> 120 bpm	> 140 bpm
PA	Sem alterações	Sem alterações	Hipotensão	Hipotensão
Preenchimento capilar	Sem alterações	Prolongado	Prolongado	Prolongado
Frequência respiratória	< 20 irpm	20-30 irpm	30-40 irpm	35 irpm
Débito urinário	30 mL/h	20-30 mL/h	5-20 mL/h	Desprezível
Nível de consciência	Pouco ansioso	Ansioso	Ansioso-confuso	Confuso-letárgico
Reposição volêmica	Cristaloides	Cristaloides	Cristaloides + transfusão concentrado de hemácias	Cristaloides + transfusão concentrado de hemácias

FC, frequência cardíaca; PA, pressão arterial.

vitais. Não são vistas em todos os pacientes com choque, inclusive, muitos podem apresentar rubor e hiperemia cutânea, especialmente em fases iniciais de choque distributivo e em choque terminal. Quando surge, a hipoperfusão cerebral é marcada pelas alterações neurológicas: inquietação, agitação, confusão, *delirium*, obnubilação e coma.

A acidose metabólica aparece com a progressão do estado de choque, devido ao incremento na produção de lactato pelo metabolismo anaeróbio, associado à redução no *clearance* da substância pelo fígado, rins e musculatura esquelética. Outros sinais de hipoperfusão periférica, que podem ser encontrados, são: taquicardia (bradicardia pode ocorrer em casos de choque neurogênico, pacientes em uso de antiarrítmicos, β-bloqueadores ou antagonistas de canais de cálcio), tempo de enchimento capilar aumentado, taquipneia, desconforto respiratório, estase gástrica, hipomotilidade intestinal, desconforto abdominal, plaquetopenia, coagulopatia e icterícia.

Os sinais e sintomas dependem do tipo de choque, sua causa e fase de apresentação. História de trauma, hematoquezia, hematêmese, melena, vômitos e diarreia sugerem choque hipovolêmico. Podem-se encontrar, nesses casos: mucosas secas, redução do turgor da pele, hipotensão postural e diminuição da pressão venosa jugular. Em casos de choque cardiogênico, o paciente pode referir precordialgia, palpitações e dispneia. Sinais de congestão pulmonar podem estar presentes no exame físico e na radiografia torácica, além de ser possível detectar a terceira bulha cardíaca e turgência jugular.

O choque varia nas suas manifestações clínicas, dependendo da causa – hipoxemia grave sem causa aparente sugere TEP, a tríade de Beck (hipotensão, turgência jugular e abafamento de bulhas cardíacas) sugere tamponamento cardíaco. Em caso de choque séptico, pode haver taquicardia, febre, calafrios, além de sinais e sintomas referentes ao foco infeccioso.

ATENÇÃO!

Hipotensão, com bradicardia e pele quente e seca, sugere choque neurogênico; placas urticariformes sugerem anafilaxia e rash cutâneo sugere síndrome do choque tóxico.

Muitas vezes, é difícil distinguir, pela história, qual é o tipo de choque apresentado pelo paciente, entretanto, a pressão de pulso PAS-PAD (pressão arterial diastólica) é uma boa arma para diferenciar choque hiperdinâmico (séptico) do choque cardiogênico, já que a pressão de pulso tende a ser maior do que 40 no hiperdinâmico e menor do que 20 no cardiogênico. A outra estratégia que sugere choque cardiogênico é utilizar a fórmula da pressão proporcional de pulso (PPP = [PAS – PaD]/PAS), sendo que, quando é menor do que 25%, sugere índice cardíaco < 2,2, que também tem correlação com o pulso pedioso diminuído. O agravamento da perfusão, independentemente do choque, pode levar a uma translocação bacteriana intestinal, e, assim, evoluir para características sépticas.

DIAGNÓSTICO E MONITORIZAÇÃO

O diagnóstico de choque é eminentemente clínico, com base na história e nos exames clínicos, que devem ser realizados de forma minuciosa, abrangendo aspectos gerais e especiais, tanto no interrogatório e na anamnese, quanto no exame físico geral e especial. Alguns exames gerais devem ser solicitados em todos pacientes que apresentam choques e incluem: hemograma, eletrólitos, glicemia, urina 1, radiografia torácica e eletrocardiografia. De acordo com a suspeita clínica, quanto à causa do choque, podem ser solicitados: marcadores de necrose miocárdica, ecocardiografia, culturas de diversos sítios e exames de imagem. Para avaliação fisiológica, inflamatória e de disfunções orgânicas, solicitam-se: hemograma, Cr, ureia, bilirrubina total e frações, tempo de protrombina (TP), tempo de tromboplastina parcial ativada (TTPA), proteína C-reativa ou procalcitonina e gasometria arterial (GA). A avaliação global da perfusão tecidual pode ocorrer de maneira não invasiva ou invasiva e inclui: lactato, *base excess* (BE), diferença venoarterial de CO_2, saturação venosa mista central de oxigênio ($SvcO_2$). É controverso o uso de acesso venoso central para o diagnóstico, apesar de auxiliar em diagnóstico diferencial, como embolia pulmonar (EP).

1 | A mensuração do nível sérico de lactato é importante, por ser um bom indicador da perfusão global, e um dos melhores para avaliar o metabolismo celular. Com o predomínio do metabolismo anaeróbio, devido à hipóxia tecidual, ocorre um aumento na sua produção, além de as disfunções renal e hepática, possivelmente presentes, poderem reduzir a excreção de lactato. Assim, em estados de choque, observa-se um aumento no lactato sérico, e a mensuração precoce dos níveis dessa substância pode ajudar a identificar pacientes em choque com PA normal.

2 | O BE, obtido de GA, pode estimar a intensidade da acidose em pacientes com choque, já que corresponde à quantidade de íons que seria necessária para normalização do pH sérico. A definição do BE tem-se mostrado superior ao valor do pH para avaliação da reversão da acidose metabólica (seus níveis se normalizam com a restauração do metabolismo aeróbio) e na predição de complicações secundárias à acidose, além de seus valores se correlacionarem com a gravidade do choque.

3 | A diferença venoarterial de CO_2 (ΔPCO_2) corresponde à diferença entre a PCO_2 no sangue venoso e arterial, sendo seu valor normal 2 a 5 mmHg. A ΔPCO_2 é utilizada na avaliação da perfusão tecidual, como marcador de adequação do débito cardíaco (DC) às necessidades metabólicas, sendo seu valor inversamente proporcional ao DC. Um aumento da ΔPCO_2 pode sugerir que o DC não é suficiente para suprir as necessidades metabólicas globais, já que o CO_2 produzido pelos tecidos periféricos não está sendo totalmente eliminado. Esse indicador se altera precocemente em situações de hipoperfusão, previamente ao aumento da FC, à queda da PA e ao aumento dos níveis de lactato.

4 | $SvcO_2$, expressa, de modo indireto, o consumo de O_2 pelos tecidos, refletindo a relação entre a oferta e o consumo, sendo seu valor normal 65 a 75%. Valores inferiores à normalidade associam-se a comprometimento na oferta de oxigênio, principalmente em condições de baixo DC e, também, ao aumento na taxa de extração de O_2 (os quadros hipodinâmicos aumentam o tempo de trânsito das hemácias na microcirculação). Os valores superiores à normalidade associam-se a quadros hiperdinâmicos.

No contexto do choque cardiogênico, o ecocardiograma e, em especial, a cineangiocoronariografia são extremamente importantes para as avaliações e as intervenções a serem realizadas nos pacientes com esse tipo de choque.

Os marcadores de necrose miocárdica (troponina) e os de disfunção ventricular (peptídeo natriurético tipo B [BNP] e peptídeo natriurético pró-B aminoterminal [NtproBNP]) favorecem o diagnóstico e estabelecem o prognóstico das disfunções cardíacas, predominantes do ventrículo esquerdo (VE). Nos pacientes com TEP, esses marcadores estabelecem o prognóstico.

ATENÇÃO!

Os dois fatores de maior importância na terapêutica do estado de choque são o reconhecimento precoce e a rapidez no combate eficaz à causa.

TRATAMENTO

"Reconhecer rapidamente e tratar adequadamente o choque no departamento de emergência é de suma importância, pois quanto mais precoce a abordagem melhor o prognóstico."

No paciente que se apresenta em choque, independentemente do tipo (único ou predominante), a sistematização do atendimento inicial é fundamental. Dá-se prioridade sempre ao "ABCD": A corresponde ao acesso às vias aéreas, de modo a mantê-las pérvias e protegê-las contra obstrução; B está relacionado à ventilação e à oxigenação; C, à manutenção da circulação; e D, aos medicamentos(medicamentos vasoativos tendem a ser usados somente após a ressuscitação volêmica ou como ponte, enquanto esta é feita e a PA estiver muito baixa).

Falência respiratória deve ser tratada com oxigenoterapia suplementar, e pacientes gravemente acometidos devem ser submetidos à intubação traqueal e ao acoplamento à ventilação mecânica (VM), para diminuição do consumo de energia. Deve ser obtido acesso venoso calibroso, optando-se pela administração de cristaloide (preferencialmente Ringer-lactato e/ou solução fisiológica [SF] 0,9%), dado que este não é inferior aos coloides e seu custo é significativamente menor. Tal ação se justifica pela necessidade de aumento da pré-carga, pois, na grande maioria dos casos de choque, cursam com hipovolemia absoluta ou relativa – esse aumento é feito com uma reposição volêmica agressiva, sendo indicado quantidade inicial de líquidos de 30 mL/kg. Essa reposição deve ser avaliada por meio de parâmetros clínicos de perfusão, como diurese, PA, melhora do nível neurológico e diminuição da taquicardia.

A precocidade das intervenções é a base do tratamento do choque séptico. A reversão precoce da hipotensão e da hipoperfusão, com expansão volêmica e/ou vasopressores, melhora o prognóstico; quanto menos tempo o paciente ficar com PAS < 90 mmHg, melhor é o prognóstico e a evolução dele.

A aplicação precoce do antibiótico adequado no choque séptico, preferencialmente em menos de 1 hora, também impacta no prognóstico e na evolução. A intervenção cirúrgica em pacientes com choque séptico deve ser o mais precoce, possivelmente antes de seis horas e aceitável até 12 horas.

O lactato é um marcador de hipoperfusão tecidual que deve ser mensurado em todos pacientes com sepse, sendo, atualmente, critério de choque séptico e de prognóstico, tendo em vista que, com a normalização ou clareamento do lactato em pelo menos 10%, já há relação com melhora clínica.

No atendimento do choque séptico, é fortemente recomendado coletar culturas apropriadas antes da administração da antibioticoterapia, se não houver atraso além de 45 minutos.

A recomendação atual é que nas 3 primeiras horas do atendimento de sepse/choque séptico, deve-se:

1 | Medir lactato;

2 | Obter culturas antes de administrar o antibiótico de largo espectro;

3 | Administrar o antibiótico de largo espectro;

4 | Administrar 30 mL/kg de cristaloide para hipotenso ou lactato > 4 mmol/L.

Na era da medicina baseada em evidências, é necessário que haja mais estudos que confirmem a importância da albumina no arsenal terapêutico do choque: em pacientes críticos, não há diferença; nos queimados, há aumento da mortalidade com uso de albumina humana.

Estudos que compararam manter a PAM em torno de 80 a 85 mmHg *versus* 65 a 75 mmHg, às custas de medicação vasoativa, não mostraram diferença na sobrevivência em até 90 dias.

A droga vasoativa que tem benefício comprovado no choque séptico é a norepinefrina, sendo a mais utilizada no cotidiano. Outras medidas importantes no contexto do choque séptico são: ventilação protetora e controle glicêmico com insulinoterapia. Deve-se evitar o *early goal* (terapia guiada por metas) baseada em saturação venosa de oxigênio (SvO_2), já que os últimos estudos foram negativos para esta intervenção; além do uso de coloide e de sedação profunda, que não demonstrou benefícios.

ATENÇÃO!

A intervenção mais importante no choque cardiogênico secundário a IAM é a revascularização precoce, sendo importante também, para minimizar a lesão miocárdica em curso, identificar e tratar as complicações mecânicas, adequando a oferta de O_2.

A infusão de cristaloide pode ser benéfica no choque cardiogênico, mas deve-se atentar para grandes variações de PD2VE, com pequenos ganhos no débito, seguindo a lei de Frank Starling.

MEDICAÇÕES VASOATIVAS

Dobutamina

Efeito inotrópico: positivo/potencial hipotenso.

Dose: 2 a 20 mcg/kg/min.

Efeitos adversos: arritmia ventricular, taquicardia e infiltração miocárdica eosinofílica (evento raro, dose-dependente).

Norepinefrina

Vasopressor de escolha no choque cardiogênico com dose 0,2 a 1 mcg/kg/min.

Milrinona

Inibidor de fosfodiesterase, aumenta o AMPc, levando ao aumento de cálcio no citosol. Apresenta efeito inotrópico positivo e deve ser ajustada para função renal, e a dose varia de 0,125 a 0,75 mcg/kg/min.

Levosimendan

Pode causar hipotensão por vasodilatação pulmonar e sistêmica, com dose de 0,1 mcg/kg/min.

Nitroprussiato

Usado em 0,3 mcg/kg/min por via intravenosa (IV), inicialmente, com incrementos de 0,5 mcg/kg/min. Quando superior a 400 mcg/minuto, não há muitos efeitos diferenciais adicionais, além de aumentar o risco de toxicidade ao tiocianato.

Os vasodilatadores no choque cardiogênico são uma medida temerária, apresentando indicações particulares.

A terapia de reperfusão é a mais importante, o maior benefício ocorre em paciente com menos de 75 anos sem IAM prévio e abordado dentro de 6 horas do início dos sintomas. Contudo, também apresenta benefícios para maiores de 75 anos.

As perspectivas para o tratamento são moduladores de inflamação, terapia anti-interleucina (IL-6) e TNFα, além de hipotermia terapêutica.

Os estudos com balão intraórtico (BIA) demonstram que alguns choques cardiogênicos refratários não melhoram com o uso deste, sendo necessários dispositivos de assistência circulatória, como Tandem Heart® e Impella®.

PROGNÓSTICO

Estimam-se 1:400 mortes por dia por choque séptico no mundo. Porém, a mortalidade vem caindo em alguns lugares, como Austrália e Nova Zelândia, chegando a 20%. Em outros, a mortalidade chega a mais de 50%.

O choque cardiogênico apresenta maior taxa de mortalidade, chegando a 80%. Entretanto, com intervenções cada vez mais precoces de revascularização no choque cardiogênico pós-IAM, encontra-se uma mortalidade em torno de 25% na região de Boston.

REVISÃO

- O choque, síndrome decorrente da má-perfusão tecidual, pode ser hipovolêmico (diminuição da volemia); cardiogênico (queda abrupta do DC); séptico (estado hiperdinâmico); ou neurogênico (vasoplegia).
- O reconhecimento e a rapidez no combate eficaz da causa são fundamentais na terapêutica do choque. A história do paciente e o exame físico podem confirmar a presença ou ausência de hemorragia, cardiopatia, predisposição a arritmias, infarto ou EP, febre e focos infecciosos (exames de imagem e de laboratório costumam ser suficientes para o diagnóstico etiológico definitivo), abdome agudo, TCE, anestesia raquiana.
- Reposição de volume da substância perdida; uso de antibióticos, de corticosteroides, de medicações vasoativas e diuréticas; estabelecimento do equilíbrio acidobásico; e o controle da hipocalcemia e da hipoglicemia são contemplados no tratamento do choque.
- Estudos buscam medicamentos mais eficazes para novas abordagens do choque, mas são a precocidade no diagnóstico e a rapidez no tratamento, além da atuação de médicos e paramédicos competentes e a prevenção de infecções, especialmente as hospitalares, as medidas mais importantes na terapêutica do choque.

LEITURAS SUGERIDAS

Ahmad Y, Sen S, Shun-Shin MJ, Ouyang J, Finegold JA, Al-Lamee RK, et al. Intra-aortic balloon pump therapy for acute myocardial infarction: a meta-analysis. JAMA Intern Med. 2015;175(6):931-9.

Brierley J, Carcillo JA, Choong K, Cornell T, Decaen A, Deymann A, et al. Clinical practice parameters for hemodynamic support of pediatric and neonatal septic shock: 2007 update from the American College of Critical Care Medicine. Crit Care Med. 2009;37(2):666-88.

Caleman G, Morais JF, Puga ME, Riera R, Atallah AN. Use of albumin as a risk factor for hospital mortality among burn patients in Brazil: non-concurrent cohort study. Sao Paulo Med J. 2010;128(5):289-95.

De Backer D, Biston P, Devriendt J, Madl C, Chochrad D, Aldecoa C, et al. Comparison of dopamine and norepinephrine in the treatment of shock. N Engl J Med. 2010;362(9):779-89.

Diament D, Salomão R, Rigatto O, Gomes B, Silva E, Carvalho NB, et al. Guidelines for the treatment of severe sepsis and septic shock: management of the infectious agent – diagnosis. Rev Bras Ter Intensiva. 2011;23(2):134-44.

McMurray JJ, Adamopoulos S, Anker SD, Auricchio A, Böhm M, Dickstein K, et al. ESC Guidelines for the diagnosis and treatment of acute and chronic heart failure 2012: The Task Force for the Diagnosis and Treatment of Acute and Chronic Heart Failure 2012 of the European Society of Cardiology. Developed in collaboration with the Heart Failure Association (HFA) of the ESC. Eur Heart J. 2012;33(14):1787-847.

Roberts I, Blackhall K, Alderson P, Bunn F, Schierhout G. Human albumin solution for resuscitation and volume expansion in critically ill patients.Cochrane Database Syst Rev. 2011;(11):CD001208.

Simons FE, Ardusso LR, Bilò MB, Dimov V, Ebisawa M, El-Gamal YM, et al. 2012 update: World Allergy Organization Guidelines for the assessment and management of anaphylaxis. Curr Opin Allergy Clin Immunol. 2012;12(4):389-99.

Surviving Sepsis Campaign. Surviving Sepsis Campaign responds to Sepsis-3 [Internet]. Mount Prospect: SCCM; 2016 [capturado em 23 out. 2016]. Disponível em: http://www.survivingsepsis.org/SiteCollectionDocuments/SSC-Statements-Sepsis-Definitions-3-2016.pdf.

2 PARADA CARDIORRESPIRATÓRIA

■ FABRÍCIO NOGUEIRA FURTADO

■ ANTONIO CARLOS CARVALHO

A parada cardiorrespiratória é definida como a perda abrupta de consciência causada pela falta de perfusão cerebral decorrente da perda da função mecânica contrátil do coração. O sucesso da reanimação cardiopulmonar (RCP) depende do cenário em que a parada cardiorrespiratória ocorreu, o mecanismo que levou ao colapso e a situação clínica basal do paciente,[1,2] além da qualidade do atendimento prestado.

Com incidência estimada, nos Estados Unidos, em torno de 1 a 2 casos de morte súbita para cada 1.000 habitantes, é responsável anualmente por cerca de 300 mil óbitos naquele país. Dados estatísticos nacionais de boa qualidade são escassos, porém alguns estudos ajudam a entender o panorama nacional atual da RCP. Registro nacional realizado na cidade de Porto Alegre no ano de 2008, por exemplo, detectou sucesso inicial da RCP em 20% dos casos de parada cardiorrespiratória extra-hospitalares, sendo que 3,9% dos pacientes receberam alta hospitalar, e apenas 2,3% não tiveram disfunção neurológica significativa.[3,4] A implementação de um programa de treinamento e atendimento da parada cardiorrespiratória com disponibilidade rápida de desfibrilador externo automático (DEA) na cidade de São Paulo foi relacionada à sobrevida com mínima disfunção neurológica de 26% dos pacientes com parada cardiorrespiratória confirmada, demonstrando a importância do treinamento e da pronta disponibilidade do DEA.[2] Assim, entende-se que o treinamento das habilidades do suporte básico de vida deve fazer parte da formação de todo cidadão, e as abordagens do suporte avançado são necessárias e prioritárias na formação dos profissionais de saúde.

QUADRO CLÍNICO

Todo paciente que apresenta colapso súbito, seguido de ausência de movimentos respiratórios, deve ser considerado como tendo uma potencial parada cardiorrespiratória e deve ter prioridade máxima no atendimento. Pacientes em sedação contínua e com instabilidade hemodinâmica devem ser reavaliados constantemente quanto à manutenção da perfusão sistêmica, seja por métodos invasivos, como a pressão arterial invasiva, seja pela avaliação clínica do pulso central. Movimentos tônicos pré-parada cardiorrespiratória, erros na identificação do pulso, uso de marca-passo transvenoso provisório ou definitivo, *gasping* e outros reflexos são responsáveis por atraso no reconhecimento da parada cardiorrespiratória e no início da RCP.

Ao identificar um paciente sem resposta e sem respiração, é necessário avaliar duas situações possíveis:

- parada respiratória – o paciente apresenta perfusão sistêmica, porém não respira.
- parada cardiorrespiratória – o paciente não apresenta perfusão sistêmica e não respira.

(Essa diferenciação se dá pela palpação do pulso carotídeo.)

A checagem de pulso deve ser realizada em 10 segundos, no máximo. Um estudo experimental mostrou que a mediana de atraso para diagnóstico da ausência de pulso entre primeiros socorristas é de 30 segundos, sendo que apenas 2% identificam corretamente a ausência de pulso em 10 segundos. Checagens de pulso demoradas retardam o início do tratamento.

ATENÇÃO!

Em situações de dúvida quanto à presença de pulso, as condutas devem ser tomadas como se o pulso estivesse ausente.

Após início das manobras de RCP, deve-se classificar o paciente de acordo com o ritmo apresentado ao monitor ou DEA, separando estes pacientes daqueles que apresentam ritmos chocáveis e não chocáveis.

- ritmos chocáveis: fibrilação ventricular (FV) e taquicardias ventriculares (TV). Eles devem receber desfibrilação imediata.
- ritmos não chocáveis: englobam a assistolia, em que não há atividade elétrica e/ou mecânica do coração, e a atividade elétrica sem pulso (AESP), em que há atividade elétrica organizada, porém não há contração muscular cardíaca suficiente para gerar um pulso palpável.

Após o reconhecimento da parada cardiorrespiratória e desfibrilação inicial nos pacientes em ritmo chocável, o profissional deve usar todas as ferramentas disponíveis para o diagnóstico de sua causa. A história clínica e o exame físico são parte fundamental desta abordagem e devem ser direcionados para afastar ou identificar as causas mais comuns de parada cardiorrespiratória, conforme Quadro 2.1.

Na história clínica de pacientes em parada cardiorrespiratória, alguns pontos devem ser checados para que seja avaliada a indicação do início ou manutenção dos esforços de reanimação. Pacientes que apresentaram parada cardiorrespiratória extra-hospitalar e não receberam nenhuma RCP até a chegada do atendimento avançado e/ou não apresentaram ritmo chocável em nenhum momento do atendimento e/ou apresentam comorbidades graves têm pequena chance de alta hospitalar sem sequelas neurológicas significativas. Os benefícios da realização/manutenção da RCP por períodos prolongados nestes pacientes devem ser cuidadosamente avaliados.

TRATAMENTO

Reconhecimento rápido e pronto acionamento do serviço de emergência, realização de manobras de RCP eficazes, desfibrilação precoce, disponibilidade de suporte avançado de vida e realização de cuidados após parada cardiorrespiratória são os elos da cadeia de sobrevivência e a chave para o atendimento adequado de pacientes em parada cardiorres-

QUADRO 2.1 ■ História clínica e exame físico na parada cardiorrespiratória

CAUSA DE PARADA CARDIORRESPIRATÓRIA	HISTÓRIA CLÍNICA	EXAME FÍSICO
Hipovolemia	Sangramentos recentes, uso de anticoagulantes, hepatopatia crônica, doenças hematológicas e outras condições associadas a sangramento	Sangramento visível, equimose periumbilical, hematoma em flancos e em locais de punção recente
Hipóxia	Dispneia antecedendo o evento, asma, DPOC, edema agudo de pulmão prévio	Cianose, formato tórax, baqueteamento digital
Acidose	Diabetes descompensado, sepse grave, IR, intoxicação exógena	Fístula para diálise
Hipercalemia	IR, uso de medicamentos associados a hipercalemia e insuficiência renal	Fístula para diálise
Hipocalemia	Uso de diuréticos em doses altas, perdas anormais de potássio, fraqueza e vômitos intensos	
Hipotermia	Exposição ao frio-desabrigados, águas geladas	Pele fria, porém avaliar temperatura central, se disponível
Pneumotórax	Dispneia antes da parada cardiorrespiratória, realização de procedimentos recentes (p. ex.: punção venosa central), trauma torácico	Sons respiratórios assimétricos, enfisema SC, desvio de traqueia, tórax hipertimpânico
Tamponamento cardíaco	Uremia, neoplasia, procedimento invasivo recente (p. ex.: estudo eletrofisiológico, cirurgia cardíaca)	Distensão venosa excessiva
Toxinas	Garrafas ou caixas de remédio vazias no local, ideal suicida	Arritmias
Trombose pulmonar	Trombose prévia, paciente com mobilidade reduzida e sem profilaxia para TVP	Edema assimétrico de membros inferiores
Infarto agudo do miocárdio	Dor torácica, fatores de risco para insuficiência coronariana	

piratória, sendo a compressão torácica e a desfibrilação precoce as ações com maior impacto na sobrevida.

RECONHECIMENTO RÁPIDO E PRONTO ACIONAMENTO DO SERVIÇO DE EMERGÊNCIA

A população e os profissionais de saúde devem estar prontos para o reconhecimento imediato da parada cardiorrespiratória, pois ele desencadeia todas as outras etapas do atendimento. No ambiente extra-hospitalar, o serviço de emergência local deve ser ativado imediatamente e um DEA deve ser solicitado. No ambiente intra-hospitalar, ativa-se o time de resposta rápida ou a equipe responsável pelo atendimento à parada cardiorrespiratória e o carrinho de emergência com desfibrilador deve ser imediatamente disponibilizado.

MANOBRAS DE REANIMAÇÃO CARDIOPULMONAR EFICAZES

A RCP consiste na realização de 30 compressões torácicas fortes e rápidas intercaladas com duas ventilações em pacientes sem via aérea avançada. Interrupções na compressão torácica devem ser realizadas apenas para ventilação em pacientes sem via aérea avançada, avaliação do ritmo no monitor/DEA e aplicação de desfibrilação. Todas as outras intervenções devem ser realizadas enquanto se realizam compressões torácicas.

ATENÇÃO!

Quando uma via aérea avançada estiver posicionada, as compressões devem ser realizadas ininterruptamente e apenas uma ventilação a cada 6 segundos deve ser realizada.

Técnica de compressão torácica (Figuras 2.1 e 2.2):

- as mãos devem estar sobrepostas, e os braços, esticados.
- utilizar o peso do corpo, e não a força dos braços, para comprimir.
- as compressões devem ser realizadas com a região hipotenar da mão que estiver sobre o tórax do paciente.
- manter um ângulo de 90 graus entre o plano do paciente e os braços do socorrista.

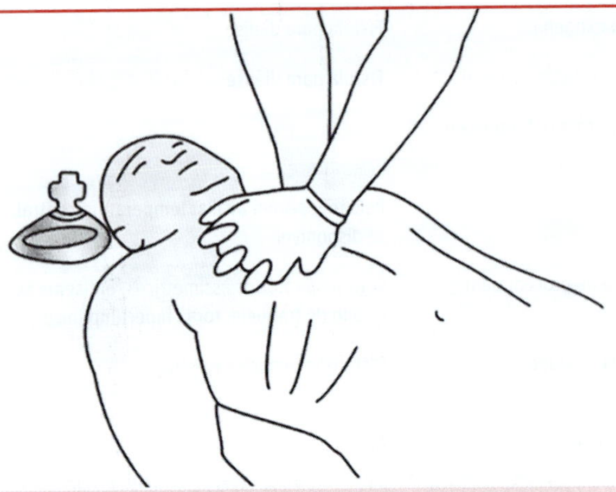

FIGURA 2.1 ■ Posição das mãos para compressão torácica.

Fonte: Adaptada de American Heart Association.[5]

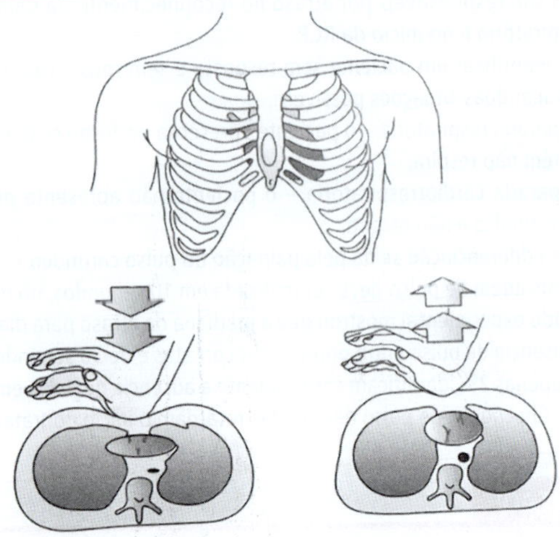

FIGURA 2.2 ■ Técnica de compressão torácica.

Fonte: Adaptada de American Heart Association.[5]

- comprimir o terço inferior do esterno, não comprimindo o processo xifoide.
- frequência de 100 a 120 compressões por minuto.
- profundidade entre 5 e 6 cm.

A monitoração da frequência pode ser realizada por um metrônomo, ao passo que a monitoração da profundidade necessita de mecanismos de *feedback* em tempo real para ser realizada. Compressões com profundidade maiores do que 6 cm estão associadas a maiores taxas de complicações (fratura de costela, pneumotórax, ruptura miocárdica, entre outras).[4]

Técnica de ventilação com boca-dispositivo de proteção:

- Acoplar o dispositivo (máscara) utilizando uma mão para vedar a parte superior e o polegar para vedar a parte inferior da máscara.
- Elevar o queixo do paciente. Na presença de trauma e/ou suspeita de trauma cervical, realizar a elevação da mandíbula.
- Realizar uma inspiração normal antes de aplicar a ventilação.
- Aplicar duas ventilações de 1 segundo cada.
- Não interromper a compressão por mais do que 10 segundos para realizar a ventilação.
- A elevação visível do tórax é a melhor maneira de determinar a eficácia da ventilação.
- Caso não haja elevação visível do tórax nas duas ventilações, retornar às compressões torácicas e tentar ventilar novamente apenas após 30 compressões.

Técnica de ventilação com dispositivo bolsa-valva-máscara (BVM):

- Acoplar a máscara utilizando uma mão para vedar a parte superior e inferior da mascara.
- Elevar o queixo do paciente. Na presença de trauma e/ou suspeita de trauma cervical, realizar a elevação da mandíbula.
- Pressionar a bolsa por 1 segundo até que haja elevação visível do tórax.
- Aplicar duas ventilações de 1 segundo cada.
- Não interromper por mais do que 5 segundos para realizar a ventilação.
- A elevação visível do tórax é a melhor maneira de determinar a eficácia da ventilação.
- Caso não haja elevação visível do tórax nas duas ventilações, retornar às compressões torácicas e tentear ventilar novamente apenas após 30 compressões.

ATENÇÃO!

Quando não houver socorristas treinados recentemente em ventilação, deve-se manter a via aérea pérvia durante as compressões realizando a elevação do queixo ou da mandíbula nos casos com suspeita de trauma cervical.

DESFIBRILAÇÃO PRECOCE

A desfibrilação interrompe a atividade elétrica do coração com objetivo de eliminar as arritmias associadas à parada cardiorrespiratória e restabelecer o ritmo sinusal. Ela está indicada em pacientes que apresentam parada cardiorrespiratória em FV ou TV. Deve ser realizada o mais rápido possível, pois o atraso na sua realização está associado a pior prognóstico (Figura 2.3).

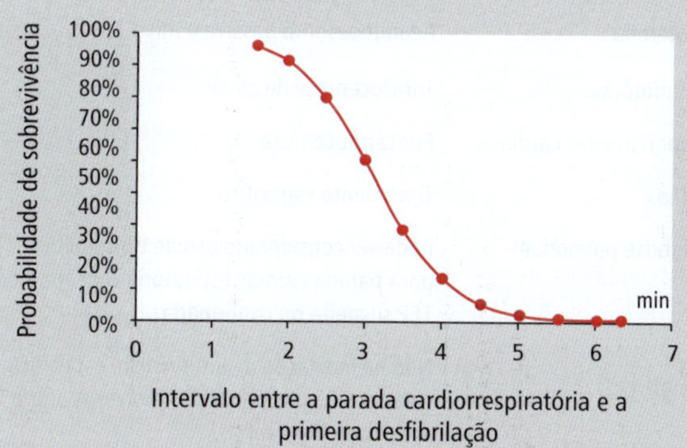

FIGURA 2.3 ■ Associação entre a probabilidade de sobrevivência e o intervalo entre a parada cardiorrespiratória e a primeira desfibrilação.

Fonte: Gianotto-Oliveira e colaboradores.[2]

No ambiente extra-hospitalar, pode ser realizada por pessoas leigas por meio do DEA. Este aparelho possui algoritmos automáticos que analisam o ritmo e indicam através de sinais sonoros se há indicação de choque. Após a desfibrilação, reiniciam-se as compressões torácicas imediatamente.

No intra-hospitalar, o ritmo é avaliado por meio de um desfibrilador manual e a carga de choque é escolhida conforme o tipo de onda do aparelho.

- desfibriladores monofásicos – 360 J.
- desfibriladores bifásicos – 120 a 200 J (seguir recomendação do fabricante).

Para que o choque seja efetivo e seguro, siga as orientações do Quadro 2.2.

SUPORTE AVANÇADO DE VIDA

As abordagens de suporte avançado de vida incluem:

- Avaliação da necessidade de estabelecer uma via aérea avançada: não há consenso em relação ao melhor momento para se garantir uma via aérea definitiva. Pacientes em ritmo chocável têm como prioridade a desfibrilação, podendo a via aérea avançada ser realizada em ciclos subsequentes de RCP. Pacientes em ritmo não chocável podem se beneficiar de uma via aérea precoce desde que não haja comprometimento da realização de compressões torácicas.

QUADRO 2.2 ■ Características de uma desfibrilação efetiva e segura

CHOQUE EFETIVO	CHOQUE SEGURO
▪ Aplicar pressão de cerca de 13 kg sobre o tórax ▪ Utilizar gel condutor ▪ Posicionar uma das pás na região paraesternal direita e a outra na linha axilar média esquerda, próxima do ápice do coração	▪ Afastar as fontes de oxigênio do tórax do paciente. Não administrar o choque em ambientes ricos em oxigênio ▪ Isolar o paciente e a maca de toda a equipe/pessoas ▪ Garantir visualmente que não há nenhum membro da equipe encostando na maca ou no paciente, incluindo a pessoa que for administrar a carga

- Garantir uma oxigenação adequada: manter oxigênio com fração inspirada de oxigênio (FiO_2) de 100% durante a reanimação e monitorar a posição do tubo endotraqueal (TET) por meio de métodos clínicos ou, preferencialmente, por meio da capnografia com formato de onda contínua
- Avaliar indicação de nova desfibrilação, garantir acesso venoso e administração de medicamentos – epinefrina está indicada assim que diagnosticada a parada cardiorrespiratória em ritmo não chocável e, nos pacientes em ritmo chocável, deve ser administrada se houver refratariedade da arritmia após a primeira desfibrilação. A epinefrina deve ser administrada nos dois tipos de parada cardiorrespiratória (chocável e não chocável) a cada 3 a 5 minutos. Pacientes em ritmo chocável refratário a duas desfibrilações devem receber amiodarona EV 300 mg em bólus. Uma segunda infusão de amiodarona 150 mg pode ser realizada se houver refratariedade da arritmia aos choques sucessivos (Fluxogramas 2.1 e 2.2).
- A busca pela causa do colapso do paciente deve ser realizada durante todo o atendimento. Aliada à RCP de qualidade, é a principal ação para reverter a parada cardiorrespiratória que ocorre em ritmo não chocável. As causas mais comuns e seus respectivos tratamentos estão no Quadro 2.3. Os medicamentos mais usados no atendimento da parada cardiorrespiratória estão no Quadro 2.4.

CUIDADOS PÓS PARADA CARDIORRESPIRATÓRIA

Após o estabelecimento da circulação espontânea, é necessário criar um ambiente propício à adequada recuperação sistêmica dos danos causados pela parada cardiorrespiratória. Tais cuidados são separados didaticamente como se seguem:

- Suporte ventilatório: garantir a adequada oxigenação e evitar a hiperventilação. Os níveis ideais de $PaCO_2$ são entre 35 e 40 mmHg, e a $SatO_2$, em 94%.
- A PAM deve ser mantida acima de 65 mmHg. Para isso, é recomendada a reposição volêmica, ou em casos refratários, medicamentos vasoativos. Nos casos em que não se têm estabelecida a causa da parada cardiorrespiratória, a coronariografia deve ser precoce, mesmo que não haja alterações no ECG.
- O controle direcionado da temperatura central entre 32 e 36° C por no mínimo 24 horas está associado a menor sequela neurológica decorrente da parada cardiorrespiratória e está indicado para pacientes comatosos no período após parada cardiorrespiratória.
- O controle metabólico com monitoração e correção dos níveis glicêmicos, iônicos e acidobásico deve ser realizado.

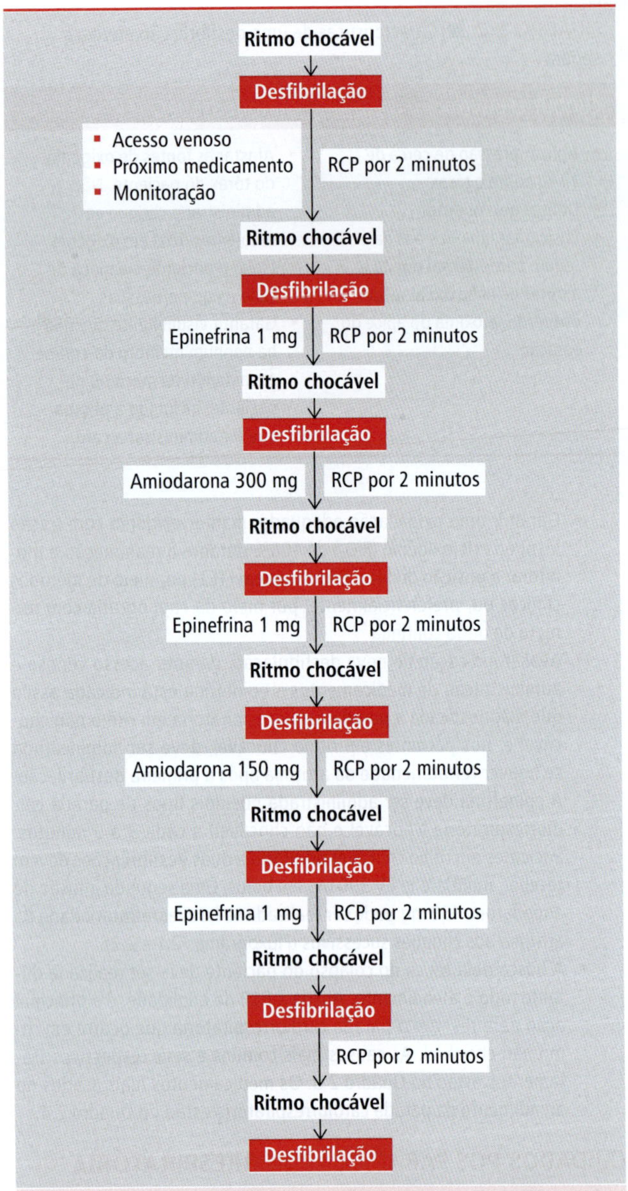

FLUXOGRAMA 2.1 ■ Tratamento de pacientes em parada cardiorrespiratória por ritmos chocáveis.

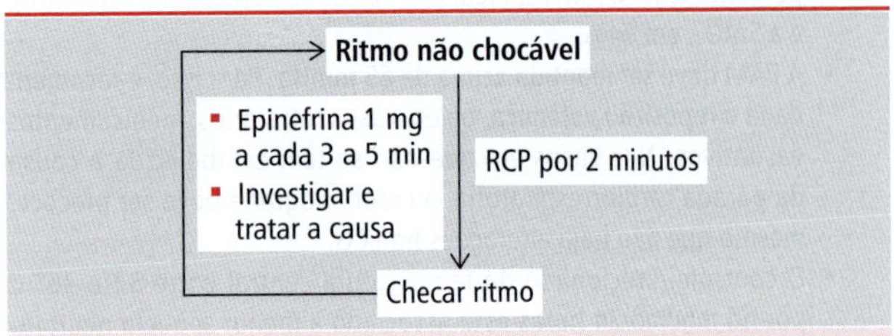

FLUXOGRAMA 2.2 ■ Tratamento de pacientes em ritmo não chocável.

QUADRO 2.3 ■ Causas mais frequentes de parada cardiorrespiratória e tratamentos

CAUSA DE PARADA CARDIORRESPIRATÓRIA	TRATAMENTO
Hipovolemia	Reposição com SF ou Ringer-lactato
Hipóxia	Garantir via aérea avançada e ventilar com oxigênio a FiO_2 de 100%
Acidose	Bicarbonato de sódio 8,4% – 1 mEq/kg
Hipercalemia	Gluconato ou cloreto de cálcio Bicarbonato de sódio 8,4% – 1 mEq/kg (em acesso venoso diferente do gluconato)
Hipocalemia	Não há indicação de reposição rápida de potássio na parada cardiorrespiratória Sulfato de magnésio 1-2 g
Hipotermia	Reaquecimento passivo e ativo
Pneumotórax	Toracocentese de alívio
Tamponamento cardíaco	Pericardiocentese
Toxinas	Tratamento específico
Trombose pulmonar	Pode ser considerado uso de trombolítico para parada cardiorrespiratória causada por TEP suspeita ou confirmada
IAM	Não há indicação de intervenção específica. realizar ECG pós parada cardiorrespiratória assim que possível

QUADRO 2.4 ■ Medicamentos mais utilizados no atendimento à parada cardiorrespiratória

MEDICAMENTO	INDICAÇÃO	DOSE
Epinefrina	Parada cardiorrespiratória em ritmos chocáveis refratários ao choque Parada cardiorrespiratória em ritmos não chocáveis assim que diagnosticados	1 mg a cada 3-5 mg, seguido de *flush* de 20 mL de SF Doses maiores (até 0,2 mg/kg) podem ser usadas para *overdose* de betabloqueador ou bloqueador de canais de cálcio
Amiodarona	Parada cardiorrespiratória em FV e TV sem pulso refratária a duas desfibrilações e ao vasopressor	Primeira dose: 300 mg em bólus Segunda dose: 150 mg em bólus
Bicarbonato de sódio 8,4%	Parada cardiorrespiratória por acidose ou hipercalemia	1 mEq/kg
Sulfato de magnésio	Parada cardiorrespiratória por hipomagnesemia ou torsades de pointes	1-2 g diluídos em 10 mL de SF ou glicosado

- Profilaxias contra úlceras de estresse e de decúbito, pneumonia associada à ventilação e tromboembolia venosa devem ser introduzidas.

CONCLUSÃO

O atendimento do paciente em parada cardiorrespiratória demanda integração da sociedade com os sistemas de emergência locais, assim como equipe devidamente treinada. Desta maneira, os elos da cadeia de sobrevivência podem funcionar de maneira sinérgica, oferecendo aos pacientes as melhores condições para recuperação não apenas de seus sinais vitais, mas também de sua independência.

REVISÃO

- A parada cardiorrespiratória é definida como a perda abrupta de consciência causada pela falta de perfusão cerebral decorrente da perda da função mecânica contrátil do coração.
- O sucesso da RCP depende do cenário em que a parada cardiorrespiratória ocorreu, o mecanismo que levou ao colapso e a situação clínica basal do paciente, além da qualidade do atendimento prestado.
- Todo paciente que apresenta colapso súbito, seguido de ausência de movimentos respiratórios, deve ser considerado como tendo uma potencial parada cardiorrespiratória e deve ter prioridade máxima no atendimento.
- Após início das manobras de RCP, deve-se classificar o paciente de acordo com o ritmo apresentado ao monitor ou DEA, separando estes pacientes daqueles que apresentam ritmos chocáveis e não chocáveis.
- A desfibrilação está indicada em pacientes que apresentam parada cardiorrespiratória em FV ou TV. Ela deve ser realizada o mais rápido possível, pois o atraso na sua realização está associado a pior prognóstico.
- Após o estabelecimento da circulação espontânea, é necessário criar um ambiente propício à adequada recuperação sistêmica dos danos causados pela parada cardiorrespiratória.

REFERÊNCIAS

1. Mann DL, Zipes DP, Libby P, Bonow RO, editors. Braunwald's heart disease: a textbook of cardiovascular medicine. 10th ed. Philadelphia: Elsevier Saunders; 2014.
2. Gianotto-Oliveira R, Gonzalez MM, Vianna CB, Monteiro Alves M, Timerman S, Kalil Filho R, et al. Survival after ventricular fibrillation cardiac arrest in the Sao Paulo metropolitan subway system: first successful targeted automated External Defibrillator (AED) program in Latin America. J Am Heart Assoc. 2015;4(10):e002185.
3. Semensato G, Zimerman L, Rohde LE. Avaliação inicial do Serviço de Atendimento Móvel de Urgência na cidade de Porto Alegre. Arq Bras Cardiol. 2011;96(3):196-204.
4. Hellevuo H, Sainio M, Nevalainen R, Huhtala H, Olkkola KT, Tenhunen J, et al. Deeper chest compression: more complications for cardiac arrest patients? Resuscitation. 2013;84(6):760-5.
5. 2005 American Heart Association Guidelines for Cardiopulmonary Resuscitation and Emergency Cardiovascular Care. Circulation. 2005;112 (24 Suppl):IV1-203.

LEITURAS SUGERIDAS

2015 American Heart Association Guidelines Update for Cardiopulmonary Resuscitation and Emergency Cardiovascular Care. Circulation. 2015;132 (18 Suppl 2):S312-S589.

Sociedade Brasileira de Cardiologia. Treinamento de emergências cardiovasculares básico: TECA B. São Paulo: Manole; 2013.

PARTE 2

EMERGÊNCIAS EM CARDIOLOGIA

Angelo Amato V. de Paola

3 SÍNDROME CORONARIANA AGUDA

■ FABRÍCIO NOGUEIRA FURTADO

■ ANTONIO CARLOS CARVALHO

A SCA é o termo utilizado para definir casos de angina instável e IAM (com ou sem supradesnivelmento do segmento ST).[1] Angina instável é caracterizada pela ocorrência de sintomas e sinais compatíveis com isquemia coronariana, sem evidência de necrose miocárdica. O diagnóstico de IAM necessita detecção da elevação e queda dos biomarcadores cardíacos acima do percentil 99 da normalidade para o teste, associado a, ao menos, um dos seguintes critérios:[2]

- Sintomas de isquemia.
- Alterações novas ou presumivelmente novas do segmento ST ou BRE novo.
- Surgimento de ondas Q patológicas no ECG.
- Exame de imagem evidenciando nova perda de miocárdio viável, ou alteração da contratilidade segmentar nova.
- Identificação de trombo intracoronário na cineangiocoronariografia ou na autópsia.

ATENÇÃO!

A necrose miocárdica é o evento final de vários processos patológicos, como vasoespasmo, aumento da demanda de oxigênio pelo miocárdio e erosão ou ruptura de uma placa aterosclerótica levando à formação aguda de trombo e consequente morte celular.

O IAM pode ocorrer por oclusão total da artéria coronária ou por trombos suboclusivos. As SCA sem supra de ST ocorrem geralmente por eventos não trombóticos que desencadeiam isquemia miocárdica e, em alguns casos, necrose miocárdica. As SCA com supra de ST são decorrentes de oclusão total do vaso por um trombo formado após ruptura de uma placa aterosclerótica.[3]

■ QUADRO CLÍNICO

Pacientes com SCA apresentam desconforto torácico tipo opressivo com duração superior a 20 minutos e sem melhora com repouso ou nitratos. A irradiação da dor costuma ser para mandíbula, membros superiores, dorso ou mesmo sem irradiação. Sudorese, náuseas, dispneia e síncope podem acompanhar o quadro. No entanto, o sintoma nem sempre é exuberante, o que frequentemente atrasa a procura por atendimento médico pelos pacientes. Registro nacional identificou que os principais fatores de atraso na procura por atendimento médico em pacientes com IAM estão relacionados com o desconhecimento das características da dor isquêmica.[4]

Três características devem obrigatoriamente ser avaliadas em todos os pacientes com dor torácica, pois caracterizam a dor como angina de esforço típica:

- localização retroesternal;
- desencadeada pelo esforço;
- melhora com repouso ou nitrato.

A presença de apenas duas características classifica o quadro como angina atípica. A ausência de todas as características deve ser considerada dor torácica não anginosa.

Mulheres, idosos, diabéticos e pacientes com IRC apresentam, com frequência, sintomas atípicos, como dispneia sem dor torácica, epigastralgia isolada,sudorese intensa sem razão aparente, ou tontura forte, síncope. Tais sintomas são chamados de equivalentes isquêmicos e podem ocorrer na vigência de IAM ou angina instável nesta população (Quadro 3.1).

Algumas características do quadro clínico e da apresentação também auxiliam a tornar o diagnóstico de IAM menos provável. Dor torácica pleurítica e dor que é reproduzida à palpação raramente estão associadas à SCA.[5]

As alterações no exame físico de pacientes com SCA variam de acordo com a extensão do território isquêmico. Pacientes com áreas isquêmicas restritas à pequena região do miocárdio podem se apresentar com exa-

QUADRO 3.1 ■ Probabilidade de sinais e sintomas serem devidos à síndrome coronariana aguda

VARIÁVEIS	PROBABILIDADE ALTA	PROBABILIDADE INTERMEDIÁRIA	PROBABILIDADE BAIXA
História	Sintomas sugestivos de isquemia miocárdica prolongada (> 20 minutos), em repouso, ou dor similar a quadro anginoso prévio. História de DAC, incluindo IAM	Sintomas sugestivos de isquemia miocárdica como principal manifestação. Idade > 70 anos. Diabetes melito. Doença vascular periférica	Sintomas não sugestivos de isquemia miocárdica. Uso recente de cocaína
Exame físico	Insuficiência mitral transitória, hipotensão sudorese, edema pulmonar ou estertores		Desconforto torácico, reproduzido pela palpação
ECG	Infradesnível do segmento ST (> 0,5 mm) novo ou pressumivelmente novo, ou inversão onda T > 2 mm com sintomas	Presença de ondas Q. Segmento ST ou ondas T anormais antigas	Achatamento ou inversão da onda T em derivações com ondas R predominantes. ECG normal
Marcadores bioquímicos	TnT, TnI ou CK-MB elevados.	Marcadores normais	Marcadores normais

TnT, troponina T; TnI, troponina I.
Fonte: Sociedade Brasileira de Cardiologia.[6]

me físico sem alterações. Isquemias extensas se relacionam a mal estado geral, hipotensão, sinais de choque, 3ª ou 4ª bulhas à ausculta e sinais de congestão pulmonar e sistêmica decorrentes da disfunção ventricular esquerda.

A classificação de Killip utiliza sinais clínicos para avaliar o estado do paciente na internação e permite avaliar o prognóstico conforme mostra a Tabela 3.1.

TABELA 3.1 ■ Classificação de Killip

PARÂMETROS	CLASSE	RISCO DE ÓBITO (%)
Sem sinais de insuficiência cardiaca	I	2-3
Insuficiência cardiaca discreta (estertores nas bases e presença de terceira bulha)	II	8-10
Edema agudo de pulmão	III	20-25
Choque cardiogênico	IV	45-70

IC, insuficiência cardíaca.
Fonte: Avezum Jr e colaboradores.[7]

A anamnese e o exame físico detalhado são essenciais para se determinar a repercussão sistêmica da lesão isquêmica, mas também para realizar o diagnóstico diferencial com outras doenças que possam apresentar quadro clínico semelhante, como pericardite, TEP, dissecção de aorta, valvopatias, pneumotórax, esofagite e úlcera péptica.

■ TRATAMENTO

O tratamento da SCA pode ser dividido em três grupos: SCA com supradesnivelamento de ST; SCA sem supradesnivelamento de ST/Angina instável risco moderado e alto; angina instável de baixo risco. A diferenciação entre estes três grupos é prioritária na avaliação inicial do paciente e é realizada por meio de análise do ECG, dosagem de marcadores de necrose miocárdica e estratificação de risco do evento.

ELETROCARDIOGRAMA

O ECG deve ser realizado o mais rápido possível em pacientes com SCA, idealmente nos primeiros 10 minutos de atendimento, com objetivo de diferenciar pacientes que serão tratados com SCA, com ou sem supradesnivelamento de ST, além de identificar outros sinais sugestivos de isquemia. O desnível deve ser medido no início do segmento ST (ponto J), e o ponto de corte da normalidade varia de acordo com a derivação eletrocardiográfica avaliada, o sexo e a idade.

Deve ser considerado supradesnivelamento de ST compatível com IAM quando as seguintes alterações ocorrem em duas derivações contíguas, na ausência de hipertrofia ventricular esquerda (HVE) ou BRE:[8]

- Homem com menos de 40 anos: supradesnivelamento maior ou igual a 0,25 mV em V2 e V3 e/ou maior ou igual a 0,10 mV nas demais derivações.
- Homem com mais de 40 anos: supradesnivelamento maior ou igual a 0,2 mV em V2 e V3 e/ou maior ou igual a 0,10 mV nas demais derivações.
- Mulheres: supradesnivelamento maior ou igual a 0,15mV em V2 e V3 e/ou maior ou igual a 0,10 mV nas demais derivações.

A realização de ECG com avaliação de derivações direitas (V3R e V4R) é essencial nos pacientes com supradesnivelamento de ST nas derivações inferiores, para avaliar IAM de VD. O infradesnivelamento de ST de V1 a V3 com a fase terminal da onda T positiva sugere IAM da parede posterior, que pode ser confirmado com a realização de ECG das derivações V7 e V8, em que o supradesnivelamento maior ou igual a 0,1 mV confirma a suspeita.

O BRE dificulta a análise do segmento ST. Supradesnivelamento em derivações em que o QRS é positivo é o melhor marcador de IAM nestes pacientes.

ATENÇÃO!

Em pacientes com suspeita clínica de IAM e BRE, o tratamento deve ser realizado conforme protocolo para SCA com supradesnivelamento de ST.

O BRD não afeta de maneira significativa a avaliação do segmento ST para o diagnóstico de IAM com supra.

Nos casos em que o ECG não apresenta critérios diagnósticos para supradesnivelamento de ST, devem-se procurar outros sinais de isquemia, como infradesnivelamento de ST maior ou igual a 0,05 mV e inversão profunda de onda T (maior do que 0,2 mV), além de ECG com avaliação de V3R, V4R, V7 e V8.

É importante lembrar que até 50% dos pacientes com SCA sem supra de ST definida não apresentam alteração eletrocardiográfica. Pacientes com ECG inicial não diagnóstico devem ter o exame repetido 2 a 4 vezes na primeira hora de atendimento para identificar alterações dinâmicas do traçado não presentes no ECG inicial; a realização de ECG sequenciais aumenta a capacidade diagnóstica do método para 80 a 85%.

MARCADORES CARDÍACOS

Os biomarcadores cardíacos complementam a avaliação e são úteis para diferenciar pacientes com IAM sem supradesnivelamento de ST daqueles com angina instável, além de terem implicação prognóstica. Devem ser avaliados em todo paciente com suspeita de SCA.

A TnT é o marcador mais sensível para detecção de necrose miocárdica, sendo indicado para detecção de IAM. Sua dosagem deve ser realizada no momento da internação e, ao menos, mais uma vez 6 a 9 horas após (preferencialmente 9-12 horas após o início dos sintomas). A isoenzima MB da creatinocinase (CK-MB) também detecta necrose miocárdica, porém sua importância tem sido reduzida com a disponibilidade cada vez maior da TnT. Diretrizes americanas já classificam o uso da CK-MB como não indicada para detecção de IAM por não haver benefício de sua utilização na disponibilidade de TnT. No entanto, a dosagem seriada de CK-MB também pode ser utilizada quando a TnT não estiver disponível. A TnT ultrassensível consegue detectar a presença de necrose miocárdica nas primeiras 6 horas do início do quadro e pode ser utilizada na tomada de conduta com protocolos que utilizam sua dosagem na internação e após 3 horas, conforme algoritmo na Figura 3.1.

ESTRATIFICAÇÃO DE RISCO CARDIOVASCULAR E RISCO DE SANGRAMENTO

Os escores de TIMI e GRACE devem ser utilizados para estimar o prognóstico do evento isquêmico e auxiliar na definição da conduta nos pacientes com angina instável.

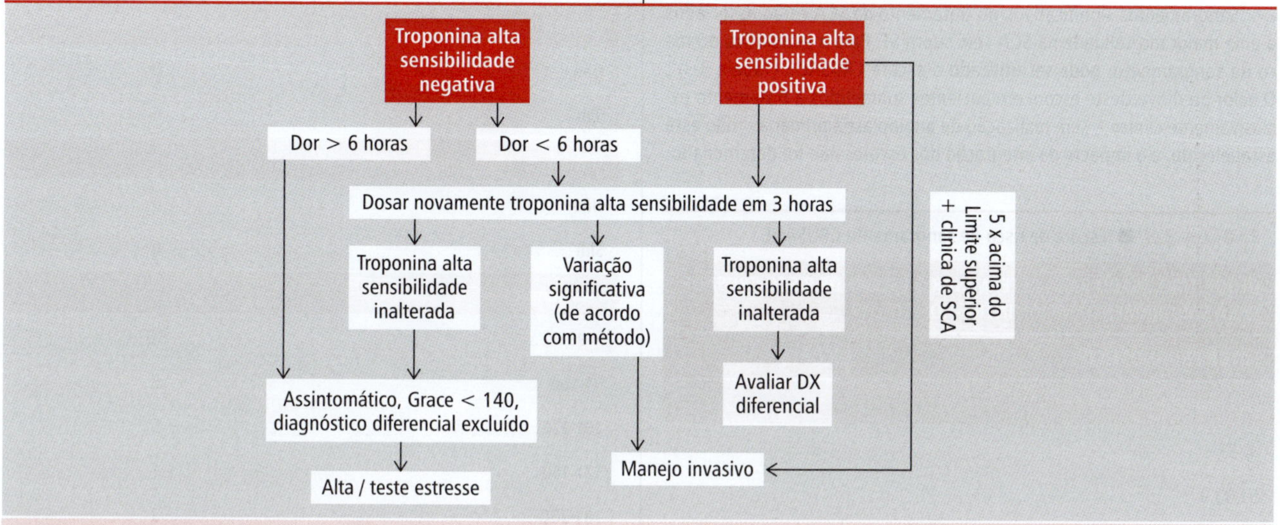

FIGURA 3.1 ■ Troponina ultrassensível no diagnóstico do IAM.

Fonte: Roffi e colaboradores.[2]

O escore de TIMI pode ser calculado de maneira simples nos pacientes com SCA sem supradesnivelamento de ST, somando um ponto para cada característica presente (Quadro 3.2). São considerados de baixo risco os pacientes com escore de 2 ou menos pontos, pois estão associados a índices menores do que 10% para morte, IAM novo ou recorrente e isquemia recorrente severa necessitando revascularização em 14 dias.

QUADRO 3.2 ■ Escore de TIMI para SCA sem supra de ST (soma-se um ponto a cada característica presente)

Idade igual ou maior do que 65 anos
Três ou mais fatores de risco cardiovascular
Estenose coronária prévia conhecida de 50% ou mais
Desvio do segmento ST
Dois ou mais episódios de angina nas últimas 24 horas
Uso de ácido acetilsalicílico na última semana
Elevação de marcadores miocárdicos

Os escores de Grace (Tabela 3.2) e Grace 2 têm acurácia maior do que o escore de TIMI para diferenciar eventos com risco baixo e alto, porém necessitam de computador ou aplicativo em um dispositivo móvel para sua determinação. O Grace possibilita avaliar o risco de morte intra-hospitalar (pontuação abaixo de 108 está associado a baixo risco e acima de 140 é considerado alto risco, com mortalidade estimada em mais de 3% em pacientes com SCA sem supra de ST), e o Grace 2 identifica o risco de mortalidade intra-hospitalar, em 6 meses, um 1 e 3 anos por meio dos seguintes parâmetros: idade, PAS, FC, creatinina sérica (CrS), classificação de Killip, parada cardíaca na internação, elevação do segmento ST e elevação de marcadores cardíacos.

ATENÇÃO!

O Grace também estima o risco dos eventos combinados óbito/IAM em 1 ano.*

TABELA 3.2 ■ Escore de risco GRACE

ESTRATIFICAÇÃO DE RISCO		
Risco	**Pontos**	**% Morte hospitalar**
Baixo	1-108	< 1
Intermediário	109-140	1-3
Alto	> 140	> 3
Idade (anos)		– 0-100
FC		– 0-46
PAS (mmHg)		– 58-0
Cr (mg/dL)		– 1-28
ICC (Killip)		– 0-59
Proteína C-reativa na admissão		– 39
Desvio de ST		– 28
Elevação dos marcadores de necrose		1 – 372

Cr, creatinina.
Fonte: Nicolau e colaboradores.[9]

*Pode ser calculado em http://www.gracescore.org.

Sangramentos significativos no tratamento da SCA estão associados a uma maior mortalidade na SCA sem supra ST. Para a estimativa do risco de sangramento, pode ser utilizado o escore CRUSADE (Tabela 3.3)*. O valor preditivo deste escore em pacientes submetidos a tratamento exclusivamente clínico – sem realização de angioplastia primária – não está estabelecido, e o impacto da integração dos escores não foi determinado.

TABELA 3.3 ■ Escore de risco de sangramento CRUSADE

ALGORITMO USADO PARA DETERMINAR O ESCORE DE RISCO CRUSADE PARA SANGRAMENTO MAIOR INTRA-HOSPITALAR	
FATOR PROGNÓSTICO	**ESCORES**
Ht basal (%)	
< 31	9
31-33,9	7
34-36,9	3
37-39,9	2
> 40	0
***Clearance* de Cr (mL/min)**	
< 15	39
16-30	35
31-60	28
61-90	17
91-120	7
> 120	0
FC (bpm)	
< 70	0
71-80	1
81-90	3
91-100	6
101-110	8
111-120	10
> 120	11
Sexo	
Masculino	0
Feminino	8
Sinais de IC na apresentação	
Não	0
Sim	7
Doença vascular prévia	
Não	0
Sim	6
DM	
Não	0
Sim	6
PAS (mmHg)	
<90	10
91-100	8
101-120	5
121-180	1
181-200	3
> 200	5

CRUSADE: can Rapid risk stratification of Unstable angina patients Supress Adverse outcomes with Early implementation of the American College of Cardiology/guidelines; IC, insuficiência cardíaca; Ht, hematócrito; Cr, creatinina; FC, frequência cardíaca; PAS, pressão arterial sistólica; DM, diabetes melito.
1-20 risco muito baixo (3,1%)
21-30 risco baíxo (5,5%)
31-40 risco moderado (8,6%)
41-50 risco alto (11,9%)
51-91 risco muito alto (19,5%)
Fonte: Nicolau e colaboradores.[9]

*Disponível em: http://www.crusadebleedingscore.org.

Os escores são importantes ferramentas clínicas que podem ser utilizadas na determinação do risco em uma população, porém eles não substituem uma avaliação clínica criteriosa.

MEDIDAS DE SUPORTE CLÍNICO PARA SÍNDROME CORONARIANA AGUDA

O tratamento inicial dos pacientes com SCA envolve o manejo da dor, da isquemia e da ansiedade, além do suporte clínico, com monitoração eletrocardiográfica, estabelecimento precoce de acesso venoso e suporte de oxigênio (Tabela 3.4). O objetivo é reduzir a demanda miocárdica por oxigênio e aumentar o fluxo sanguíneo coronário.

INFARTO AGUDO DO MIOCÁRDIO COM SUPRADESNIVELAMENTO DE ST

A prioridade no tratamento do IAM com supradesnivelamento de ST é a reperfusão precoce do vaso ocluído. Em hospitais com serviço de hemodinâmica disponível, a angioplastia primária é o tratamento de escolha e o tempo entre a chegada do paciente e a abertura da artéria não deve ultrapassar 60 minutos.

ATENÇÃO!

Em serviços em que não há hemodinâmica disponível, o tempo máximo tolerável entre o primeiro contato médico e a insuflação do balão é de 120 minutos.

Se não for possível cumprir esses tempos, a trombólise química deve ser realizada em até 30 minutos da chegada do paciente ao serviço médico (Fluxograma 3.1).

TABELA 3.4 ■ Medidas de suporte para pacientes com síndrome coronariana aguda

INTERVENÇÃO	SCA COM SUPRA ST	SCA SEM SUPRA ST	COMENTÁRIOS
Oxigênio	Pacientes com saturação de oxigênio $<$ 94% ou desconforto respiratório	Pacientes com saturação de oxigênio $<$ 90% ou desconforto respiratório	
Nitratos	5 mg de dinitratro de issorbida sublingual deve ser administrado a cada 5 minutos para pacientes com dor torácica anginosa. Dose máxima de 15 mg	5 mg de dinitratro de issorbida sublingual devem ser administrados a cada 5 minutos para pacientes com dor torácica anginosa. Dose máxima de 15 mg	Contraindicados em pacientes que utilizaram sildenafil ou vardenafil nas últimas 24 horas ou tadalafil nas últimas 48 horas. Nitroglicerina EV pode ser utilizada para dor refratária. Contraindicados em pacientes com hipotensão arterial e/ou IAM de VD
Sulfato de morfina	2-4 mg a cada 5 minutos até, no máximo, 25 mg para dor refratária a nitrato. Não utilizar em pacientes com IAM de parede inferior pelo risco de hipotensão arterial grave e refratária	2-4 mg a cada 5 minutos até, no máximo, 25 mg para dor refratária a nitrato.	Efeitos adversos são a hipotensão arterial e a depressão respiratória
AINE (exceção de ácido acetilsalicílico)	Contraindicado	Contraindicado	
Benzodiazepínicos	Diazepam 10 mg pode ser empregado para redução da ansiedade	Diazepam 10 mg pode ser empregado para redução da ansiedade	Não utilizar de rotina. Estudo randomizado não comprovou benefício de sua utilização na redução da ansiedade, porém é considerada pela Diretriz Brasileira de IAM sem supra e angina instável

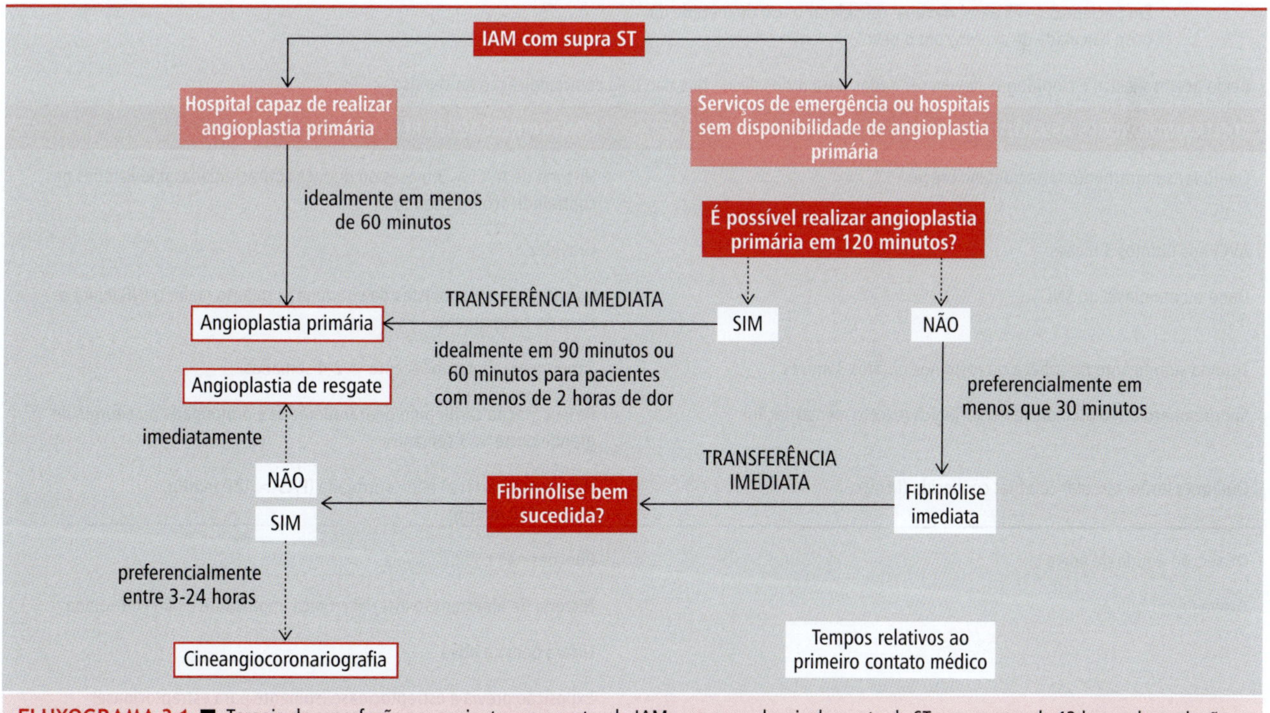

FLUXOGRAMA 3.1 ■ Terapia de reperfusão em pacientes apresentando IAM com supradesnivelamento de ST com menos de 12 horas de evolução ou mais que 12 horas e sinais de isquemia persistente, como dor torácica e/ou supradesnivelamento de ST.

Fonte: Steg e colaboradores.[8]

A fibrinólise pode ser realizada em até 12 horas após o início dos sintomas, porém a maior redução de mortalidade ocorre quando realizada em até 2 horas do início dos sintomas. Estreptocinase (sendo removida do mercado), alteplase e tenecteplase são os fibrinolíticos disponíveis no Brasil (Tabela 3.5).

A fibrinólise é considerada efetiva quando há diminuição de pelo menos 50% do supradesnivelamento de ST 60 minutos após o início de sua infusão e/ou diminuição acentuada da dor precordial inicial. A tenecteplase é o único trombolítico que permite utilização pré-hospitalar por ser utilizada em bólus, como uma simples injeção EV, e é associada a uma taxa de abertura da artéria em torno de 65 a 70% dos casos, bem maior do que a obtida com a estreptoquinase (30-40%).

Nos últimos anos, a chamada Estratégia Fármaco Invasiva (combinação do uso de tenecteplase), associada a um cateterismo cardíaco diagnóstico em 3 a 24 horas, com angioplastia da artéria culpada, se necessário, passou a ser empregada em inúmeros países ou centros que não têm condições de realizar angioplastia primária dentro do prazo curto especificado pelas Diretrizes. Os resultados têm sido próximos aos da angioplastia primária, como os estudos FAST e CAPTIM e o randomizado STREAM demonstraram. Em casos (em torno de 30%) de insucesso do trombolítico, a angioplastia é feita imediatamente, sendo chamada de angioplastia de resgate. Esta combinação de terapêuticas é mais fácil de ser realizada em países não desenvolvidos sem redes de infarto que funcionem 24/7.

TABELA 3.5 ■ Fibrinolíticos para uso no infarto agudo do miocárdio com supradesnivelamento de ST

AGENTE	TRATAMENTO	TERAPIA ANTITROMBÓTICA
SK	1,5 milhões UI em 100 mL de SG 5% ou SF 0,9% em 30-60 minutos	HNF ajustada ao peso por 48 horas ou enoxaparina por até 8 dias
tPA	15 mg EV em bólus, seguidos por 0,75 mg/kg em 30 minutos e, então, 0,50 mg/kg em 60 minutos A dose total não deve exceder 100 mg	HNF ajustada ao peso por 48 horas ou enoxaparina por até 8 dias
TNK-tPA	Bolo único: ▪ 30 mg se < 60 kg ▪ 35 mg se entre 60 kg e menor do que 70 kg ▪ 40 mg se entre 70 kg e menor do que 80 kg ▪ 45 mg se entre 80 kg e menor do que 90 kg ▪ 50 mg se maior que 90 kg de peso Em pacientes > 75 anos, deve-se considerar o uso de metade da dose calculada de acordo com o peso*	HNF ajustada ao peso por 48 horas ou enoxaparina por até 8 dias
Ácido acetilsalicílico e clopidogrel devem ser dados para todos desde que não haja contraindicação ao seu uso.		

CONTRAINDICAÇÕES ABSOLUTAS	CONTRAINDICAÇÕES RELATIVAS
Qualquer sangrarnento intracraniano prévio	História de AVCi > 3 meses ou doenças intracranianas não listadas nas contraindicações absolutas
AVCi nos últimos 3 meses	Gravidez
Dano ou neoplasia no SNC	Uso atual de antagonistas da vitamina K: quanto maior o INR maior o risco de sangramento
Trauma significante na cabeça ou rosto nos últimos 3 meses	Sangramento interno recente < 2-4 semanas
Sangramento ativo ou diátese hemorrágica (exceto menstruação)	Ressuscitação cardiopulmonar traumática e prolongada ou cirurgia de grande porte < 3 semanas
Qualquer lesão vascular cerebral conhecida (MAV)	Hipertensão arterial não controlada (PAS > 180 mmHg; PAD > 110 mmHg)
Dissecção aguda de aorta	Punções não compressiveis
Discrasia sanguínea	História de hipertensão arterial crônica importante e não controlada
	Úlcera péptica ativa
	Exposição prévia à estreptocinase (somente para estreptocinase)

*Após os resultados do estudo STREAM, tem sido recomendada a utilização de metade da dose habitualmente calculada pelo peso em pacientes com idade superior a 75 anos que serão submetidos à administração de TNK-tPA [174]. SK, estreptocinase; tPA, alteplase; TNK-tPA, tenecteplase.
Fonte: Avezum Jr e colaboradores.[7]

Além da terapia de reperfusão miocárdica, o paciente com IAM com supradesnivelamento de ST deve receber dupla antiagregação (ácido acetilsalicílico associado a clopidogrel nos pacientes submetidos à trombólise e ácido acetilsalicílico associado a ticagrelor, prasugrel ou clopidogrel em pacientes submetidos à angioplastia primária) e heparinização plena conforme Tabela 3.6.

TABELA 3.6 ■ Antiagregação e anticoagulação no IAM com supradesnivelamento de ST

TERAPIA ADJUNTA AO PACIENTE SUBMETIDO À TROMBÓLISE
Antiagregação plaquetária
Contraindicada em pacientes com alergia conhecida, sangramento ativo ou suspeita de dissecção aórtica.
Ácido acetilsalicílico – 162-300 mg em dose de ataque, com dose de manutenção de 81-100 mg ao dia.
Clopidogrel 300 mg, em adição ao ácido acetilsalicílico, como dose de ataque, em pacientes com menos de 75 anos submetidos à terapia trombolítica há menos de 24 horas e seguem a estratégia invasiva e ICP. Manutenção de 75 mg ao dia.
Clopidogrel 600 mg, em adição ao ácido acetilsalicílico, em pacientes com menos de 75 anos submetidos à terapia trombolítica há mais de 24 horas e seguem a estratégia invasiva e ICP. Manutenção de 75 mg ao dia
Clopidogrel 75 mg ao dia, em adição ao ácido acetilsalicílico, em pacientes com mais de 75 anos submetidos à terapia trombolítica
Anticoagulação
Identificar a melhor opção com base em dados clínicos do paciente. Contraindicada em pacientes com alergia conhecida, sangramento ativo ou suspeita de dissecção aórtica.
Opção 1: HNF 60 UI/kg EV (ataque), máximo 4.000 UI, seguido por infusão contínua de 12 UI/kg/hora, máximo de 1.000 UI/hora, inicialmente. Manter por um período mínimo de 48 horas com ajustes na infusão para que o TTPA permaneça entre 1,5 e 2 vezes o controle
Opção 2: Enoxaparina 30 mg EV em bólus, seguida de 1 mg/kg SC a cada 12 horas durante 8 dias em casos sem reperfusão ou até a alta hospitalar em pacientes com menos de 75 anos. Ela é interrompida após o uso de angioplastia da artéria culpada com sucesso. Não administrar a dose EV em pacientes acima de 75 anos e manter enoxaparina 0,75 mg/kg SC a cada 12 horas. Utilizar 1 mg/kg ao dia com depuração de Cr ≤ 30 mL/min
Opção 3: Fondaparinux 2,5 mg EV seguido de 2,5 mg SC uma vez ao dia durante 8 dias ou até a alta hospitalar (interromper após angioplastia como na opção 2)
PACIENTE SUBMETIDO À ANGIOPLASTIA PRIMÁRIA
Antiagregação plaquetária
Identificar a melhor opção com base em dados clínicos do paciente. Contraindicada em pacientes com alergia conhecida, sangramento ativo ou suspeita de dissecção aórtica.
Ácido acetilsalicílico (162 a 300 mg em dose de ataque, com dose de manutenção de 81 a 100 mg ao dia) em todos os pacientes associado a ticagrelor, prasugrel ou clopidogrel
Opção 1: Ticagrelor 180 mg de ataque seguido, em adição ao ácido acetilsalicílico, por 90 mg a cada 12 horas em pacientes submetidos à ICP primária
Opção 2: Prasugrel 60 mg de ataque, em adição ao ácido acetilsalicílico, seguido por 10 mg uma vez ao dia em pacientes virgens de tratamento com clopidogrel, com anatomia coronária conhecida, submetidos à ICP primária e sem fatores de risco para sangramento [≥ 75 anos de idade, < 60 kg, AVC ou AIT]
Opção 3: Clopidogrel 600 mg, em adição ao ácido acetilsalicílico, em pacientes submetidos à ICP primária. Manutenção de 75 mg ao dia.
Inibidores da IGP IIb/IIIa em pacientes sob uso de dupla antiagregação plaquetária submetidos à ICP primária em situações especiais (alta carga de trombo, *slow/no reflow* e outras complicações trombóticas).
Anticoagulação
Identificar a melhor opção com base em dados clínicos do paciente. Contraindicada em pacientes com alergia conhecida, sangramento ativo ou suspeita de dissecção aórtica.
Opção 1: HNF ajustada pelo TC A durante a ICP primária, associada ou não a inibidores da GP IIb/IIIa
Opção 2: Enoxaparina 0,5 mg/kg EV (ataque) associada ou não a inibidores da GP IIb/IIIa em substituição à HNF. Manter enoxaparina 1 mg/kg SC a cada 12 horas após a ICP primária a critério clínico

ATENÇÃO!

Betabloqueadores, IECA ou BRA e estatinas devem ser iniciados durante a internação dos pacientes com SCA com supradesnivelamento de ST (Tabela 3.7).

TABELA 3.7 ■ Betabloqueadores, IECA, BRA no IAM com supradesnivelamento de ST

BETABLOQUEADOR
Betabloqueador oral nas primeiras 24 horas em pacientes sem sinais de IC, evidência de baixo débito, risco aumentado de choque cardiogênico, ou com outras contraindicações clássicas ao uso do medicamento
Pacientes com contraindicação inicial ao betabloqueador devem ser reavaliados posteriormente para rever a sua eligibilidade
Betabloqueador IV em pacientes com hipertensão arterial ou isquemia recorrente, desde que não apresentem contraindicação ao seu uso
Betabloqueadores IV não devem ser utilizados de rotina
IECA
Uso em todos os pacientes com evidência de IC, Fe ≤ 40%, diabetes ou infarto anterior

Uso de rotina em todos os pacientes, desde as primeiras 24 horas do quadro, a não ser que o paciente apresente hipotensão importante
BRA
Indicado nos pacientes com contraindicação a IECA.
ESTATINA
Iniciar e continuar com altas doses de estatina após internação de pacientes com IAM com ST, exceto se houver contraindicação
Dose máxima de estatina de alta potência na internação hospitalar com ajuste posterior para LDL-c < 70 mg/dL

INFARTO AGUDO DO MIOCÁRDIO SEM SUPRADESNIVELAMENTO DE ST E ANGINA INSTÁVEL DE RISCO MODERADO/ALTO

Este grupo de pacientes não se beneficia da terapia fibrinolítica e não há indicação de angioplastia primária de urgência rotineira. A cineangiocoronariografia deve ser realizada precocemente quando ocorre instabilidade hemodinâmica e/ou elétrica, refratariedade ao tratamento medicamentoso otimizado e recorrência de isquemia (Tabela 3.8).

TABELA 3.8 ■ Antiagregação, anticoagulação e betabloqueadores no infarto agudo do miocárdio sem supradesnivelamento de ST e angina instável de risco moderado/alto

ANTIAGREGAÇÃO PLAQUETÁRIA
Identificar a melhor opção com base em dados clínicos do paciente. Contraindicada em pacientes com alergia conhecida, sangramento ativo ou suspeita de dissecção aórtica.
Uso de ácido acetilsalicílico (162-300 mg em dose de ataque, com dose de manutenção de 81-100 mg/dia) em todos os pacientes, salvo contraindicações, independentemente da estratégia de tratamento, continuando por tempo indeterminado e associado a clopidogrel, ticagrelor ou prasugrel.
Opção 1: Clopidogrel (300 mg em dose de ataque, com dose de manutenção de 75 mg/dia)
Opção 2: Ticagrelor (180 mg de ataque seguidos por 90 mg duas vezes ao dia)
Opção 3: Prasugrel 60 mg de ataque, em adição ao ácido acetilsalicílico, seguido por 10 mg uma vez ao dia em pacientes virgens de tratamento com clopidogrel, com anatomia coronária conhecida, submetidos à ICP primária e sem fatores de risco para sangramento [≥ 75 anos de idade, < 60 kg, AVC ou AIT]
Abciximabe (se realizada angioplastia) ou tirofiban em pacientes de alto risco quando se opta por não administrar clopidogrel, ticagrelor ou prasugrel.
Adição de um inibidor da GP IIb/IIIa em pacientes com baixo risco hemorrágico, sob dupla antiagregação plaquetária, submetidos à ICP de alto risco
ANTICOAGULAÇÃO
Identificar a melhor opção com base em dados clínicos do paciente. Contraindicada em pacientes com alergia conhecida, sangramento ativo ou suspeita de dissecção aórtica.
Opção 1: HNF 60-70 UI/kg EV (ataque), máximo 5.000 UI, seguido por infusão contínua de 12-15 UI/kg/hora, máximo de 1.000 UI/hora, inicialmente. Manter por um período mínimo de 48 horas, com ajustes na infusão para que o TTPA permaneça entre 1,5 e 2,5 vezes o controle;
Opção 2: Enoxaparina 1 mg/kg SC a cada 12 horas ou 0,75 mg/kg SC a cada 12 horas em pacientes com mais de 75 anos. Utilizar 1 mg/kg ao dia se depuração de Cr ≤ 30 mL/min
Opção 3: Fondaparinux 2,5 mg SC uma vez ao dia
Considerar interrupção da anticoagulação após angioplastia, exceto se houver outra indicação para mantê-la.
BETABLOQUEADOR
Administrar betabloqueadores VO em doses baixas e progressivas no paciente estável

Após estabilização clínica, a investigação invasiva de isquemia com cineangiocoronariografia deve ser realizada nos pacientes com IAM sem supradesnivelamento de ST e para aqueles com angina instável de alto risco. Pacientes com angina instável de risco intermediário podem ser submetidos a teste invasivo ou provocativo de isquemia, como teste ergométrico, ecodopplercardiograma de estresse e cintilografia miocárdica para determinar a necessidade de prosseguir investigação invasiva de insuficiência coronariana.

ATENÇÃO!

Betabloqueadores, IECA e estatinas devem ser considerados no tratamento adjunto destes pacientes.

ANGINA INSTÁVEL DE RISCO BAIXO

O uso de ácido acetilsalicílico está indicado até que se afaste a doença coronária como causa dos sintomas. A investigação de insuficiência coronariana deve ser realizada por meio de teste provocativo de isquemia, como teste ergométrico ou cintilografia miocárdica/ecodopplercardiograma de estresse para aqueles pacientes que não conseguem realizar ergometria. O uso de angiotomografia coronária também é útil neste grupo de pacientes, podendo excluir DAC de maneira rápida e com adequada acurácia.

■ CONCLUSÃO

A SCA é prevalente e primeira causa de mortalidade no mundo. Sistemas de saúde organizados e treinamento adequado dos profissionais de saúde aliados à educação da população quanto ao reconhecimento dos sintomas da SCA são essenciais para redução de sua morbimortalidade.

REVISÃO

- A SCA é o termo utilizado para definir casos de angina instável e IAM (com ou sem supradesnivelmento do segmento ST).
- O IAM pode ocorrer por oclusão total da artéria coronária ou por trombos suboclusivos.
- As SCA sem supra de ST ocorrem geralmente por eventos não trombóticos que desencadeiam isquemia miocárdica e, em alguns casos, necrose miocárdica. As SCA com supra de ST são decorrentes de oclusão total do vaso por um trombo formado após ruptura de uma placa aterosclerótica.
- Três características devem obrigatoriamente ser avaliadas em todos os pacientes com dor torácica, pois caracterizam a dor como angina de esforço típica:localização retroesternal; desencadeada pelo esforço; melhora com repouso ou nitrato. A presença de apenas duas características classifica o quadro como angina atípica. A ausência de todas as características deve ser considerada dor torácica não anginosa.
- A classificação de Killip utiliza sinais clínicos para avaliar o estado do paciente na internação e permite avaliar o prognóstico.
- A diferenciação entre os grupos de SCA é prioritária na avaliação inicial do paciente e é realizada por meio de análise do ECG, dosagem de marcadores de necrose miocárdica e estratificação de risco do evento.
- O tratamento inicial dos pacientes com SCA envolve o manejo da dor, da isquemia e da ansiedade, além do suporte clínico, com monitoração eletrocardiográfica, estabelecimento precoce de acesso venoso e suporte de oxigênio.
- Pacientes com IAM com supradesnivelamento de ST devem ter a estratégia de reperfusão definida o mais rápido possível para reduzir o tempo total de isquemia.

REFERÊNCIAS

1. Amsterdam EA, Wenger NK, Brindis RG, Casey DE Jr, Ganiats TG, Holmes DR Jr, et al. 2014 AHA/ACC 2014 AHA/ACC guideline for the management of patients with non-ST-elevation acute coronary syndromes: executive summary: a report of the American College of Cardiology/American Heart Association Task Force on Practice Guidelines. Circulation. 2014;130(25):e344-e426.
2. Roffi M, Patrono C, Collet JP, Mueller C, Valgimigli M, Andreotti F, et al. 2015 ESC Guidelines for the management of acute coronary syndromes in patients presenting without persistent ST-segment elevation: Task Force for the Management of Acute Coronary Syndromes in Patients Presenting without Persistent ST-Segment Elevation of the European Society of Cardiology (ESC). Eur Heart J. 2016;37(3):267-315.
3. Robert P. Giugliano, Christopher P. Cannon and Eugene Braunwald. Non–ST Elevation Acute Coronary Syndromes. In: Mann DL, Zipes DP, Libby P, Bonow RO, Braunwald E. Braunwald's heart disease : a textbook of cardiovascular medicine. 10th ed. Philadelphia: Saunders; 2015. p. 1155-1181.
4. Fonseca EKUN, Oliveira AP, Vicentini GPl, Ferreira L, Protetti N, Ribeiro KJ, et al. Fatores de demora na busca por atendimento médico em pacientes com dor torácica. In: Anais do 35. Congresso da Sociedade de Cardiologia do Estado de São Paulo; 2014 mar 21-23; São Paulo; 2014.
5. Cayley WE Jr. Diagnosing the cause of chest pain. Am Fam Physician. 2005;72(10):2012-21.
6. Sociedade Brasileira de Cardiologia. Guidelines for Unstable Angina and Non-ST-Segment Elevation Myocardial Infarction of the Brazilian Society of Cardiology (II Edition,2007). Arq Bras Cardiol. 2007;89(4):e89-131.
7. Avezum Jr Á, Feldman A, Carvalho AC, Sousa AC, Mansur AP, Bozza AE, et al. V Diretriz da Sociedade Brasileira de Cardiologia sobre tratamento do infarto agudo do miocárdio com supradesnível do segmento ST. Arq Bras Cardiol. 2015;105(2 Suppl 1):1-105.
8. Steg PG, James SK, Atar D, Badano LP, Blömstrom-Lundqvist C, Borger MA, et al. ESC Guidelines for the management of acute myocardial infarction in patients presenting with ST-segment elevation. Eur Heart J. 2012;33(20):2569-619.
9. Nicolau JC, Timerman A, Marin-Neto JA, Piegas LS, Barbosa CJ, Franci A, et al. Guidelines of Sociedade Brasileira de Cardiologia for Unstable Angina and Non-ST-Segment Elevation Myocardial Infarction (II Edition, 2007) 2013-2014 Update. Arq Bras Cardiol. 2014;102(3 Suppl 1):1-61.

4 ARRITMIAS CARDÍACAS

FATIMA DUMAS CINTRA

ANGELO AMATO V. DE PAOLA

As anormalidades do ritmo cardíaco podem representar condições benignas, como a taquicardia sinusal, ou estarem associadas ao risco iminente de morte cardíaca súbita, como a TV, em pacientes cardiopatas.

As formas mais comuns de TPSV em serviços de pronto atendimento são a TRN e a TAV por via acessória. Geralmente não existe cardiopatia estrutural associada. Apesar da presença de pré-excitação no ECG de 12 derivações em 0,1 a 0,3% da população, nem todos desenvolverão TPSV durante sua vida.

A prevalência da fibrilação atrial (FA) na população geral foi estimada entre 0,5 e 2%. Além da idade, outros fatores, como o uso de álcool, a obesidade e a AOS, parecem contribuir para a sua prevalência crescente. Na presença de cardiopatia, hipertensão, diabetes e doenças vasculares, a FA está associada a fenômenos tromboembólicos.

As arritmias ventriculares também apresentam comportamento idade-dependente, com prevalência de 2,2% dos indivíduos com idade superior a 50 anos.

ATENÇÃO!

Na presença de cardiopatia estrutural, as arritmias ventriculares não sustentadas e principalmente as sustentadas estão associadas a maior risco de morte súbita.

MECANISMOS DE ARRITMOGÊNESE

Os mecanismos são geralmente divididos em distúrbios da formação, da condução do impulso ou, na combinação entre esses dois fenômenos, de distúrbios mistos. O exemplo clássico do distúrbio da condução do estímulo é a reentrada. As anormalidades na formação do impulso incluem a automaticidade normal, a automaticidade anormal e a atividade deflagrada.

QUADRO CLÍNICO

A avaliação do paciente com arritmia cardíaca no serviço de emergência deve incluir o tempo do início dos sintomas, o diagnóstico prévio de arritmias e a presença de estabilidade hemodinâmica. Os medicamentos também devem ser investigados, especialmente aqueles com potencial de aumento do intervalo QT pelo risco de TV polimórfica, como antibacterianos (azitromicina, claritromicina), antifúngicos (cetoconazol, fluconazol), diuréticos (furosemida) e medicações citotóxicas. A história familiar de anormalidade do ritmo ou de morte cardíaca súbita normalmente está presente na síndrome de Brugada, na síndrome do QT longo e em algumas arritmias associadas à cardiomiopatia hipertrófica.

Os sintomas mais comumente observados nas arritmias cardíacas são palpitação, dor torácica, síncope e pré-síncope. As palpitações têm apresentação muito variável. O início abrupto é uma característica importante da palpitação associada a episódios de TPSV ou mesmo de TV. Palpitação referida na região do pescoço pode sugerir TRN. A síncope associa-se especialmente à TV ou a bradiarritmias primárias ou secundárias a anormalidades autonômicas.

DIAGNÓSTICO E TRATAMENTO DAS PRINCIPAIS ANORMALIDADES DO RITMO

TAQUICARDIA PAROXÍSTICA SUPRAVENTRICULAR

A TPSV engloba anormalidades do ritmo cardíaco, caracterizadas pela presença de taquicardia rápida e regular com início e término súbito, em que a FA ou fibrilação ventricular (FV) supera 100 batimentos/minuto (bpm). Compreendem a TRN, a TAV e a taquicardia atrial (TA) (Figura 4.1). Diante de uma taquicardia com QRS largo, a diferenciação entre a TPSV com condução aberrante e a TV deve ser feita no SE, uma vez que são entidades com abordagens terapêuticas e prognósticos distintos. De um modo geral, essa diferenciação pode ser feita por meio do ECG. Os critérios de Brugada (Tabela 4.1) e de Vereckei (Tabela 4.2) são utilizados com essa finalidade.

TABELA 4.1 ■ Critérios de Brugada, em que a presença de qualquer item indica o diagnóstico de taquicardia ventricular

CRITÉRIOS DE BRUGADA
Ausência de complexos RS de V1 a V6
Intervalo RS > 100 ms em qualquer derivação precordial
Dissociação atrioventricular
Morfologia de BRD com R ou qR em V1, ou rS ou Qs em V6
Morfologia de bloqueio de ramo esquerdo com entalhe na onda S ou onda R > 30 ms ou > 60 ms até nadir do S ou presença Q, QR ou QS em V6

TABELA 4.2 ■ Critérios de Vereckei, em que a presença de qualquer item indica o diagnóstico de taquicardia ventricular

CRITÉRIOS DE VERECKEI
Onda R inicial em aVR
Onda R ou Q inicial em aVR com duração > 40 ms
Entalhe na fase negativa inicial do complexo QRS em aVR
Velocidade de ativação inicial ≤ velocidade de ativação terminal em aVR

O tratamento agudo das TPSV dependerá das condições clínicas do paciente (Figura 4.2). O reconhecimento da origem e os mecanismos de arritmia pode auxiliar na condução do caso. As manobras vagais e o uso da adenosina constituem a primeira linha de tratamento. A massagem do seio carotídeo pode ser realizada nos pacientes sem antecedentes de doença vascular cerebral. Outra possibilidade nesses casos é a manobra de Valsalva. Se não houver resposta, está indicado o uso da adenosina, 6 mg, EV, em infusão rápida (bólus), seguido de 20 mL de SF 0,9% e elevação do membro.

ATENÇÃO!

Na ausência de reversão da TSV, uma segunda dose de adenosina, 12 mg, pode ser utilizada. Ela não deve ser utilizada no paciente com história de broncoespasmo.

A cardioversão sincronizada, com choque bifásico de 100 J, deve ser utilizada nos pacientes instáveis hemodinamicamente ou naqueles em que a terapia medicamentosa foi ineficaz, conforme demonstrado na Figura 4.2. Além da adenosina, os outros medicamentos que podem ser utilizados para a reversão da TPSV são listados Na Tabela 4.3.

TABELA 4.3 ■ Medicamentos utilizados na reversão de taquicardia paroxística supraventricular

Diltiazem 0,25 mg/kg, EV, em 5-10 min
Verapamil 2,5-5 mg, EV, em 5-10 min
Metoprolol 5 mg, EV, em 5-10 min

Os medicamentos são normalmente diluídos em 50 mL de SF. A amiodarona é uma alterativa em casos refratários e deve ser utilizada na dose de 150 mg, EV, diluída em soro glicosado 5% com infusão em 10 minutos.

FIBRILAÇÃO E *FLUTTER* ATRIAL

A frequência atrial maior do que 300 bpm e a contração atrial ineficiente são as características da FA, em que o ritmo desordenado ocasiona a irregularidade RR, associada à ausência de onda p (Figura 4.3). O *flutter* atrial é caracterizado por uma macrorreentrada no átrio direito delimitado pelo anel tricúspide e válvula de Eustáquio, que pode circular em sentido anti-horário (*flutter* típico) ou horário (*flutter* atípico). A macrorreentrada revela ondas eletrocardiográficas típicas em serrote, idênticas, demonstrando atividade elétrica contínua em uma frequência entre 250 e 350 bpm (Figura 4.4).

ATENÇÃO!

A cardioversão faz parte do tratamento agudo da FA nos pacientes que necessitam de retorno imediato ao ritmo sinusal por IC aguda, hipotensão, síncope ou aparecimento de angina em pacientes com DAC.

Nos pacientes com duração da arritmia inferior a 24 horas sem repercussão hemodinâmica, pode-se optar pelo controle da FC e heparina (enoxparina 1 mg/kg SC de 12 em 12 horas), uma vez que a reversão espontânea é frequente nesses casos. Caso não ocorra, a cardioversão química ou elétrica está indicada. Pacientes com FA de duração ≥ 48 horas

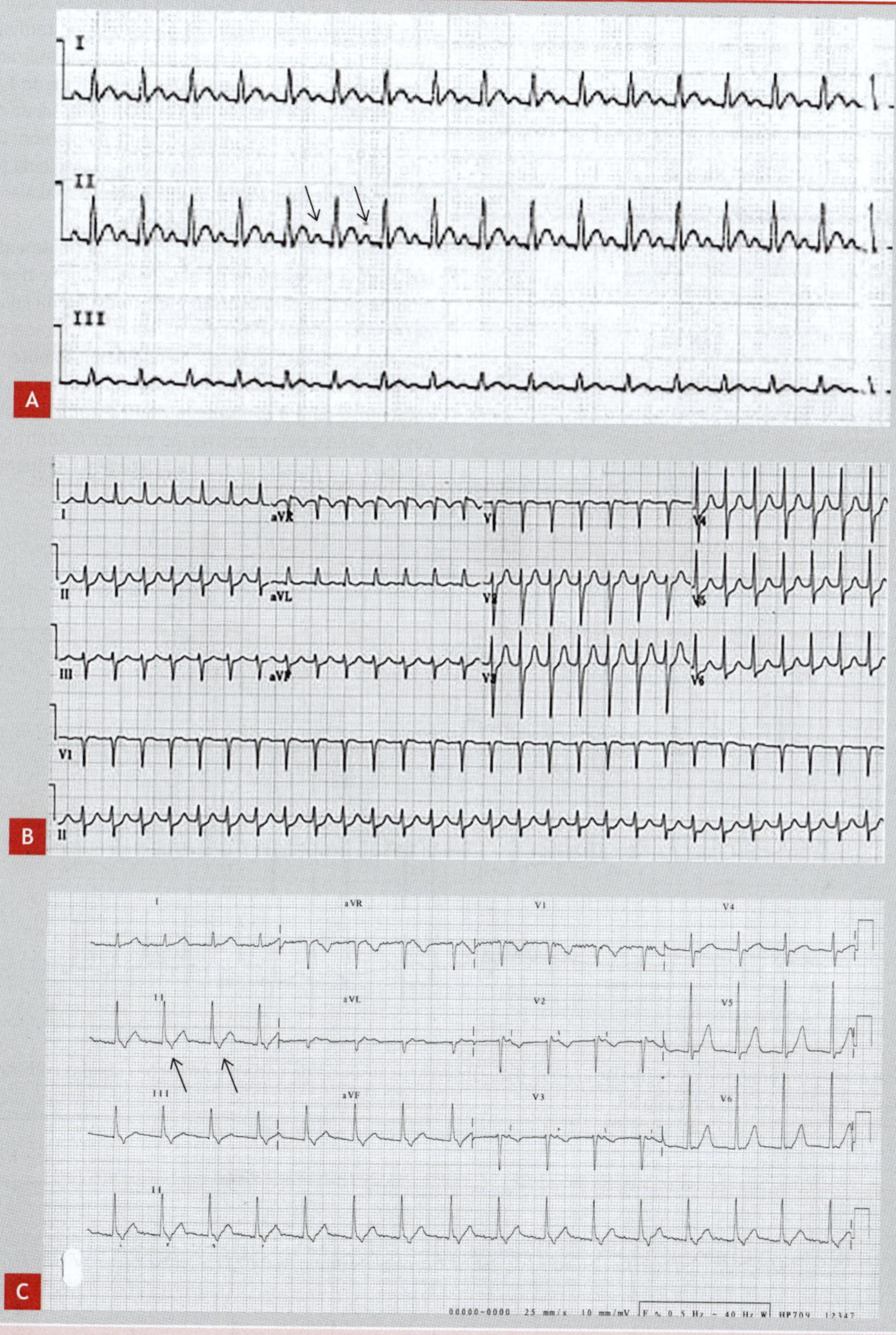

FIGURA 4.1 ■ Formas de apresentação das taquicardias paroxísticas supraventriculares. (A) taquicardia atrial sustentada com presença de ondas p antecedendo o complexo QRS (setas), normalmente separadas por linha isoelétrica e morfologia distinta da onda p sinusal. (B) TRN, em que a ativação atrial e a ventricular são simultâneas, gerando intervalos rp' < 70 ms, que, por serem muito curtos, dificultam a visualização das ondas p em 60% dos casos, conforme demonstrado no exemplo. (C) TRA caracterizada por ativação atrial retrógrada e ondas p negativas nas derivações d2, d3 e AVF (setas) e intervalo rp´superior a 70 ms.

ou de tempo indeterminado devem iniciar anticoagulação imediatamente na emergência com heparina IV, SC, ou com os novos anticoagulantes orais (Tabela 4.4), além do controle da resposta ventricular, seguida de planejamento sobre as estratégias de controle do ritmo ou da frequência no longo prazo. A cardioversão elétrica pode ser realizada por choques bifásicos ou monofásicos iniciais de 100 a 200 J, respectivamente. Tanto a propafenona (300 mg, VO, 12/12 horas) quanto a amiodarona podem ser utilizadas para a cardioversão farmacológica de FA, sendo a amiodarona a

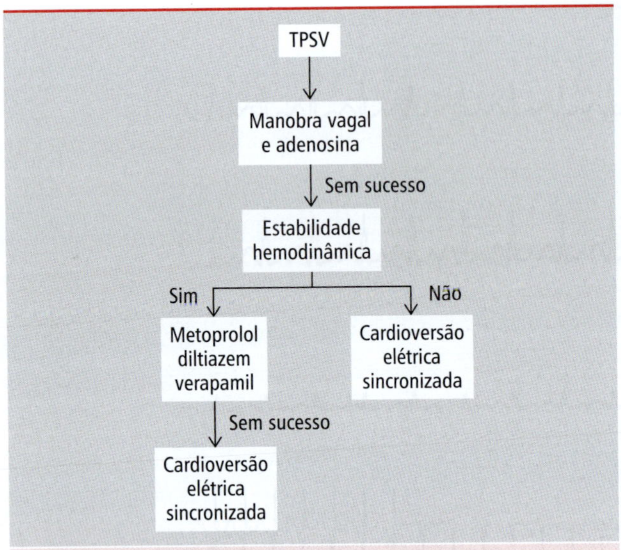

FIGURA 4.2 ■ Algoritmo de tratamento da TPSV.

opção mais segura nos casos com cardiopatia estrutural. A quinidina prescrita até recentemente para os pacientes sem cardiopatia estrutural está atualmente em desuso. A dose de amiodarona utilizada para cardioversão farmacológica de FA em pacientes internados é de 1,2 a 1,8 g/dia em doses divididas até o total de 10 g ou 30 mg/kg, sendo que nas primeiras 24 horas, a reversão não é muito diferente do placebo. Dose de manutenção é de 200 a 400 mg/dia, com monitoração clínica da toxicidade tiroidiana, pulmonar e dermatológica. A medicação vernakalant é mais eficaz, mas ainda está indisponível em nosso meio.

O *flutter* atrial apresenta racional de tratamento semelhante à FA, incluindo a necessidade de anticoagulação. Se houver repercussão hemodinâmica, a cardioversão elétrica está indicada, sendo geralmente necessária apenas a metade da energia utilizada pelos pacientes com FA. Nos pacientes estáveis hemodinamicamente, deve-se optar pela estratégia de controle do ritmo ou da frequência. O tratamento medicamentoso para o controle do ritmo é normalmente ineficaz e, nesses casos, opta-se pela cardioversão elétrica. O controle da frequência pode ser feito com betabloqueadores, diltiazem, verapamil ou amiodarona.

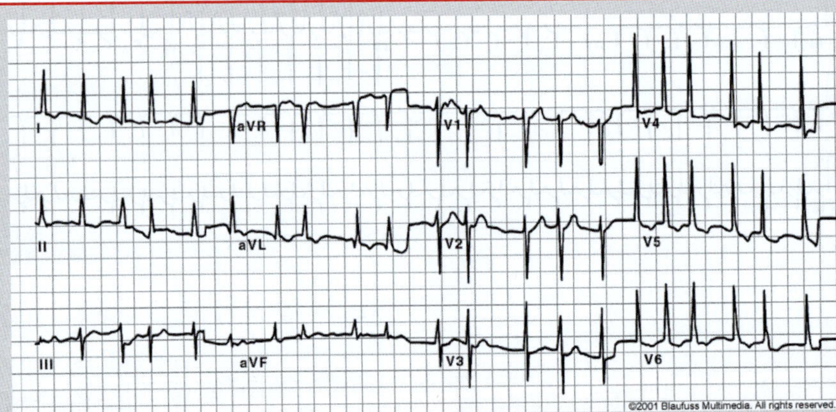

FIGURA 4.3 ■ Traçado eletrocardiográfico de fibrilação atrial (FA). Observarse ausência da onda p e oscilações rápidas com morfologias diferentes associadas à irregularidade do intervalo RR.

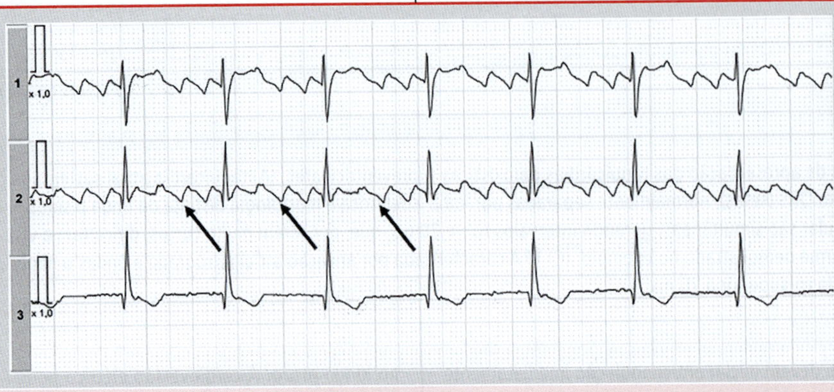

FIGURA 4.4 ■ Traçado eletrocardiográfico de *flutter* atrial típico (rotação anti-horária) demonstrando atividade elétrica contínua em formato de serrote (setas).

TABELA 4.4 ■ Novos anticoagulantes utilizados para prevenção de fenômenos tromboembólicos na fibrilação atrial

NOVOS ANTICOAGULANTES	DOSE	DOSE NA DISFUNÇÃO RENAL
Dabigatrana	150 mg, 2 vezes ao dia	110 mg, 2 vezes ao dia
Rivaroxabana	20 mg, 1 vez ao dia	15 mg, 1 vez ao dia
Apixabana	5 mg, 2 vezes ao dia	2,5 mg, 2 vezes ao dia
Enoxabana	60 mg, 1 vez ao dia	30 mg, 1 vez ao dia

TAQUICARDIAS VENTRICULARES

As arritmias ventriculares podem se apresentar como extrassístoles isoladas, em ciclos de bigeminismo, pareadas ou na forma de taquicardias sustentadas ou não. A classificação de acordo com a morfologia também é utilizada. A origem normalmente é distal ao feixe de Hiss no próprio sistema de condução, no músculo ou em ambos os locais. Em geral, o prognóstico e o tratamento da arritmia ventricular dependerão da doença cardíaca subjacente, com exceção dos pacientes com doenças dos canais iônicos, nos quais existe o risco de morte cardíaca súbita, mesmo sem cardiopatia estrutural. A síndrome do QT longo, a síndrome de Brugada e a TV polimórfica catecolaminérgica são exemplos dessas condições.

ATENÇÃO!

O reconhecimento eletrocardiográfico da TV é feito pela ocorrência de ritmo regular com QRS alargado (> 120 ms) com FC superior a 100 bpm e ondas p que, quando identificadas, estão dissociadas do complexo QRS.

A TV em pacientes com cardiomiopatia isquêmica é geralmente monomórfica, podendo, entretanto, ocorrer o aparecimento de duas ou mais morfologias. Por outro lado, a ocorrência de TV polimórfica está associada à presença de isquemia aguda (Figura 4.5).

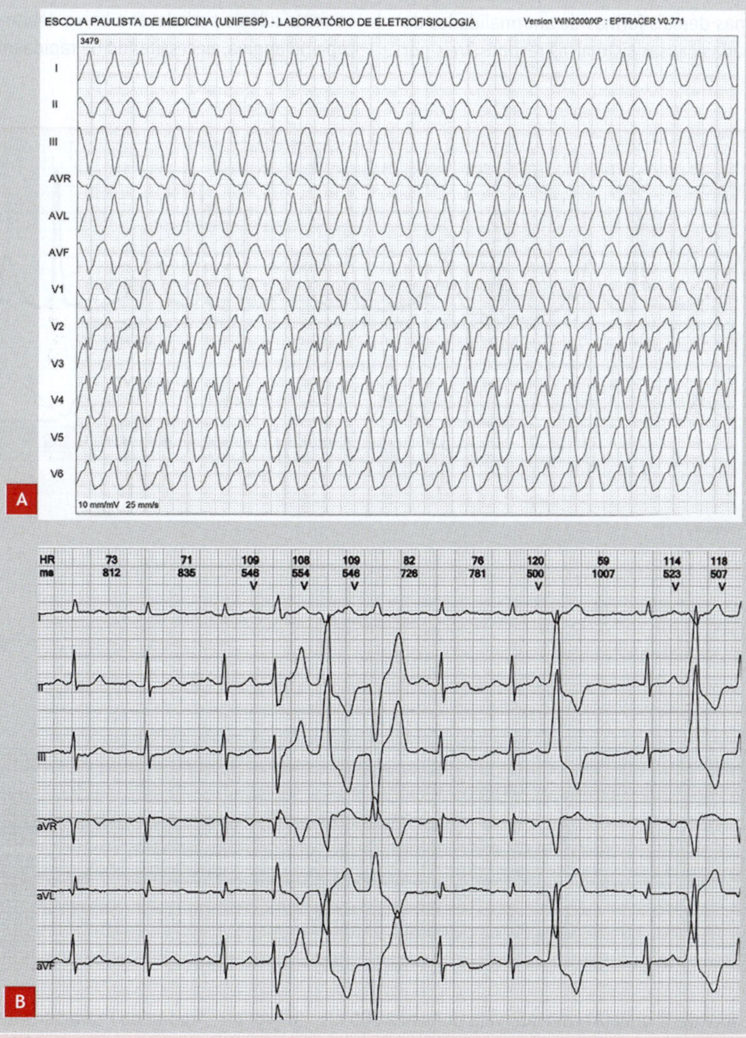

FIGURA 4.5 ■ (A) taquicardia ventricular monomórfica caracterizada por QRS largo e ritmo regular (B) taquicardia ventricular não sustentada, polimórfica com três complexos sucessivos.

A TV e a FV são as formas mais frequentes de apresentação das arritmias ventriculares na SE. A TV com estabilidade hemodinâmica pode ser tratada com medicamentos antiarrítmicos e monitoração cardíaca; entretanto, na vigência de sinais de baixo débito, é necessária a cardioversão elétrica imediata não sincronizada. Entre os medicamentos utilizados para tratamento da TV, a amiodarona é a mais indicada. Outras opções são lidocaína, procainamida e sotalol. Vale lembrar que a procainamida não deve ser utilizada em pacientes com IC ou insuficiência renal, sendo nesses casos indicada a amiodarona. A dose de ataque da amiodarona é de 15 mg/min por 10 minutos seguido de infusão de 1 mg por minuto por 6 horas e dose de manutenção de 0,5 mg por minuto. Hipotensão arterial é observada em alguns casos durante a infusão da amiodarona e, em geral, responde à diminuição da velocidade de infusão.

O tratamento da fibrilação ou *flutter* ventricular deve seguir as diretrizes para o SAVC, e o choque elétrico imediato e não sincronizado de 200 a 400 J é obrigatório.

BRADICARDIAS

As bradicardias são definidas pela FC abaixo de 60 bpm. Alguns casos podem ser fisiológicos, quando elas são relacionadas ao sono ou em atletas de alto desempenho. Como nas demais formas de anormalidades do ritmo, também devem ser analisadas causas sistêmicas responsáveis por quadros importantes de bradicardia, como a hiperpotassemia, a hipotermia e o hipotiroidismo.

ATENÇÃO!

A bradicardia sinusal e a pausa sinusal são os representantes clássicos das anormalidades do nó sinusal.

Em algumas situações, essas alterações são desencadeadas pela influência do SNA, como no reflexo vasovagal ou na hipersensibilidade do seio carotídeo.

O BAV de 1º grau é caracterizado por aumento no intervalo PR superior a 200 ms, sendo todos os impulsos conduzidos para os ventrículos. São classificados como BAV de 2º grau quando existe alguma falha na transmissão dos impulsos atriais para os ventrículos. O BAV de 2º grau tipo I (Wenckebach) é caracterizado pelo prolongamento progressivo do intervalo PR, apresentando geralmente caráter intermitente e evolução benigna. No BAV de 2º grau tipo II, o intervalo PR permanece constante antes da onda p bloqueada e associa-se a bloqueios abaixo do feixe de Hiss (Figura 4.6). O BAV total ocorre quando nenhuma atividade atrial é conduzida pela os ventrículos e pode levar a baixo débito cardíaco (DC), síncope, pré-síncope ou angina, necessitando de rápida intervenção médica.

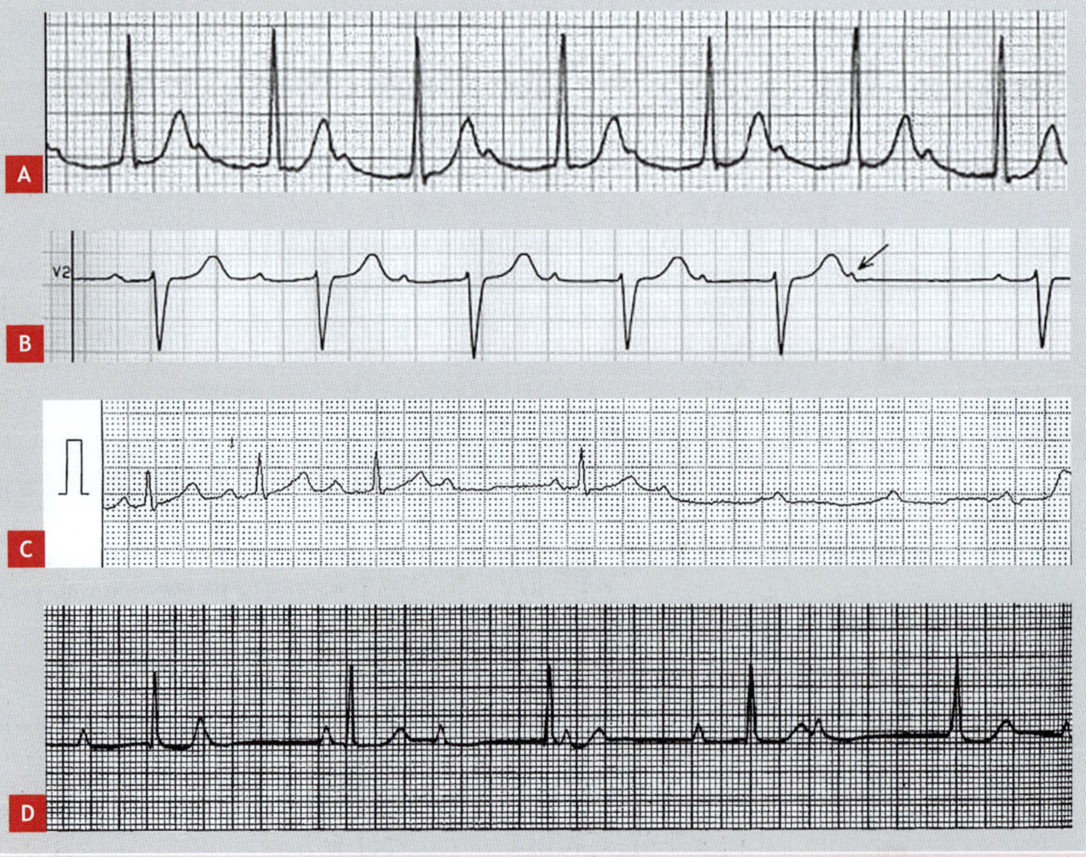

FIGURA 4.6 ■ Presença de BAV de 1º grau (A) com intervalo pr igual a 280 ms. (B) BAV de 2º grau tipo I caracterizado pelo incremento progressivo do intervalo PR, culminando com o bloqueio e seguido por recuperação na condução. (C) presença de várias ondas p bloqueadas sucessivas compatíveis com BAV de grau avançado. (D) BAV total.

O tratamento das bradicardias dependerá de suas repercussões clínicas. De modo geral, na bradicardia sinusal não há necessidade de tratamento se não ocorrerem sintomas clínicos evidentes. Pacientes com sintomas de baixo débito ou IC podem necessitar de marca-passo, uma vez que não há, até o momento, medicamentos testados que ofereçam resultados seguros e eficazes em longo prazo. O sulfato de atropina (0,5-2 mg, EV, ou endotraqueal) e o isoproterenol (0,02,-0,06 mg, EV, ou infusão EV de 5 mcg/min) podem ser utilizados transitoriamente como suporte cronotrópico.

ATENÇÃO!

O marca-passo provisório (transvenoso ou transcutâneo) deve ser utilizado apenas no atendimento emergencial em situações de bradiarritmias severas que não respondem às medicações inotrópicas, ou nos casos de BAV sem ritmo de escape adequado.

Uma indicação de exceção é a dos casos com arritmias ventriculares polimórficas e tempestades elétricas associadas a bradicardias ou pausas prolongadas, como nos casos de torsade de pointes em pacientes com síndrome do QT longo. Dependendo da experiência do médico, a veia subclávia esquerda ou a veia jugular interna direita podem ser utilizadas. Pela possibilidade de compressão externa, a veia jugular é empregada nos pacientes que utilizaram trombolíticos ou naqueles com maior risco de pneumotórax.

Quando a indicação de marca-passo definitivo estiver estabelecida, todos os esforços devem ser feitos para a colocação do implante definitivo sem a necessidade de implante provisório.

REVISÃO

- As formas mais comuns de TPSV em serviços de pronto-atendimento são a TRN e a TAV por via acessória.
- Os sintomas mais comumente observados nas arritmias cardíacas são palpitação, dor torácica, síncope e pré-síncope.
- O tratamento agudo das TPSV dependerá das condições clínicas do paciente, e o reconhecimento da origem e dos mecanismos de arritmia pode auxiliar na condução do caso.
- O *flutter* atrial apresenta racional de tratamento semelhante à FA, incluindo a necessidade de anticoagulação. O tratamento medicamentoso para o controle do ritmo é normalmente ineficaz, optando-se, nesses casos, pela cardioversão elétrica.
- Pacientes com sintomas de baixo débito ou IC podem necessitar de marca-passo, uma vez que não há, até o momento, medicamentos testados que ofereçam resultados seguros e eficazes em longo prazo.

LEITURAS SUGERIDAS

Magalhães LP, Figueiredo MJO, Cintra FD, Saad EB, Kuniyishi RR, Teixeira RA, et al. II Diretrizes Brasileiras de Fibrilação Atrial. Arq Bras Cardiol. 2016;106(4 Supl 2):1-22.

Martinelli Filho M, Zimerman LI, Lorga AM, Vasconcelos JTM, Rassi A Jr. Guidelines for implantable electronic cardiac devices of the Brazilian Society of Cardiology. Arq Bras Cardiol. 2007;89(6):e210-e38.

Page RL, Joglar JA, Caldwell MA, Calkins H, Conti JB, Deal BJ, et al. 2015 ACC/AHA/HRS Guideline for the Management of Adult Patients With Supraventricular Tachycardia: Executive Summary: A Report of the American College of Cardiology/American Heart Association Task Force on Clinical Practice Guidelines and the Heart Rhythm Society. J Am Coll Cardiol. 2016;67(13):1575-623.

Pedersen CT, Kay GN, Kalman J, Borggrefe M, Della-Bella P, Dickfeld T, et al. EHRA/HRS/APHRS expert consensus on ventricular arrhythmias. Heart Rhythm. 2014;11(10):e166-96.

Zimerman LI, Fenelon G, Martinelli Filho M, Grupi C, Atié J, Lorga Filho A, et al. Diretrizes Brasileiras de Fibrilação Atrial. Arq Bras Cardiol. 2009;92 (6 Supl 1):1-39.

5 INSUFICIÊNCIA CARDÍACA DESCOMPENSADA

DIRCEU RODRIGUES ALMEIDA

DEFINIÇÃO

IC aguda ou descompensada é definida como o início rápido ou a mudança clínica dos sinais e sintomas de IC, resultando na necessidade urgente de terapia e frequentemente de hospitalização. A IC aguda pode ser nova ou ser devida à piora de uma IC preexistente (IC crônica descompensada).

EPIDEMIOLOGIA

No Brasil, dados do DATASUS[1] revelam 298.751 internações por IC ao custo de 224,57 milhões de reais/ano. A IC é a principal causa de hospitalização por doença cardiovascular e a terceira causa entre todas as doenças que demandam hospitalização em paciente acima dos 60 anos. Nos Estados Unidos, ao redor de um milhão de internações por IC ocorrem anualmente, sendo a principal causa de hospitalização em pacientes acima de 65 anos, e com aumento expressivo após os 70 anos, tanto em homens como em mulheres, e com taxas de reinternações de 25% em 30 dias. Os especialistas sabem que as internações repetidas são um fator de rápida progressão da doença, de deterioração da função ventricular e do progressivo e cumulativo risco de morte. A mortalidade hospitalar varia de 5 a 15% e atinge taxas de 30% em 6 meses nos pacientes com múltiplas hospitalizações

Grandes registros mundiais recentes de pacientes com IC descompensada e o Registro Brasileiro (BREATHE)[2] forneceram dados importantes sobre a demografia dos pacientes com esta patologia. A média de idade dos pacientes internados varia entre 70 e 75 anos, havendo distribuição idêntica entre homens e mulheres, sendo que 70 a 80% destes já apresentaram pelo menos um episódio de descompensação prévia. Metade dos pacientes possuem ICFEP, sintoma mais frequente é a dispneia como apresentação clínica de congestão predominante que motiva a hospitalização em 80 a 90% dos casos.

No registro brasileiro,[2] patologias determinantes da etiologia ou associadas, a DAC esteve presente em 30% dos casos; A HAS, em 20%; a miocardiopatia dilatada, em 15%; a doença valvar, em 12%; e a doença de Chagas, em 11%. Entre as comorbidades mais frequentes se destacam o diabetes melito (DM), em 40%, a fibrilação atrial (FA), em 30%, a IRC moderada ou grave, em 20 a 30%, a DPOC, em 20%, e o etilismo, em 30%, dos pacientes internados.

FISIOPATOLOGIA

A IC aguda ou descompensada é um estado hemodinâmico em que o sistema cardiocirculatório se encontra incapaz de suprir as necessidades metabólicas dos tecidos devido à desestabilização das complexas interações fisiológicas entre o coração, os vasos periféricos e seus sistemas de suporte neuro-hormonal, que estão maximamente ativados, sendo responsáveis pelas lesões estruturais e como determinantes dos sintomas. A ativação neuro-hormonal patológica é mediada pela atividade simpática aumentada com elevação de catecolaminas, que determinam taquicardia, vasoconstrição, aumento da resistência sistêmica e pulmonar, arritmias ventriculares redução do débito com hipoperfusão e isquemia de órgãos-alvos, como rins, fígado e coração. Paralela e concomitantemente e com uma grande interdependência, existe também a ativação intensa do SRAA e arginina-vasopressina, que determinam os mesmos efeitos deletérios das catecolaminas. As ativações persistentes desses sistemas determinam, ainda, estímulos permanentes para retenção de sódio e água e consequente congestão pulmonar e sistêmica. O estimulo neuro-hormonal intenso e persistente determina o processo de remodelação ventricular desfavorável, com dilatação e deterioração progressivas da função ventricular. Isso se manifesta por sintomas decorrentes da congestão, como dispneia, ortopneia, dispneia paroxística noturna, fadiga, redução da capacidade funcional e consequente congestão pulmonar, edema periférico e sinais de baixo débito cardíaco (DC), com redução da perfusão tecidual (Figura 5.1).

CAUSAS E FATORES PRECIPITANTES

Na avaliação destes pacientes nos serviços de emergência, é muito importante a identificação de fatores precipitantes e/ou agravantes da descompensação da IC. Os principais fatores relacionados à instabilidade clínica dos pacientes com IC são:

- Ingestão excessiva de sal e água.
- Falta de aderência e/ou falta de acesso ao medicamento.
- Prescrição inadequada ou em doses insuficientes das medicações.
- Infecções pulmonares.
- Isquemia miocárdica.
- Fibrilação atrial.
- Bradiarritmias ou BAV.
- Hipertensão arterial descontrolada.
- Trombolia pulmonar.
- Anemia.
- Alcoolismo, uso de drogas ilícitas.
- Insuficiência renal.
- Fármacos (AINH, corticosteroide ou fármacos cardiotóxicos).

Em nosso meio, a má aderência à terapia medicamentosa, a prescrição de doses insuficientes da medicação e a ingestão excessiva de sódio e água são as principais causas de descompensação clínica, seguidas pela infecção pulmonar.

DIAGNÓSTICO CLÍNICO

O diagnóstico de IC aguda é feito com base em sinais e sintomas clínicos e apoiado por exames complementares. O principal sintoma que leva o paciente a procurar atendimento hospitalar é a dispneia. Como este é um sintoma também observado em outras afecções, como doenças pulmonares, pneumonia, TEP, tal sintoma deve ser acompanhado de outras características clínicas, para tornar o diagnóstico mais provável.

ATENÇÃO!

A presença de uma história prévia de cardiopatia torna o diagnóstico de IC mais provável. A presença de ortopneia e de dispneia paroxística noturna também favorece o diagnóstico de IC. Outros sintomas incluem cansaço, fadiga e sintomas digestivos, como anorexia, distensão abdominal e diarreia (em casos de isquemia ou congestão visceral).

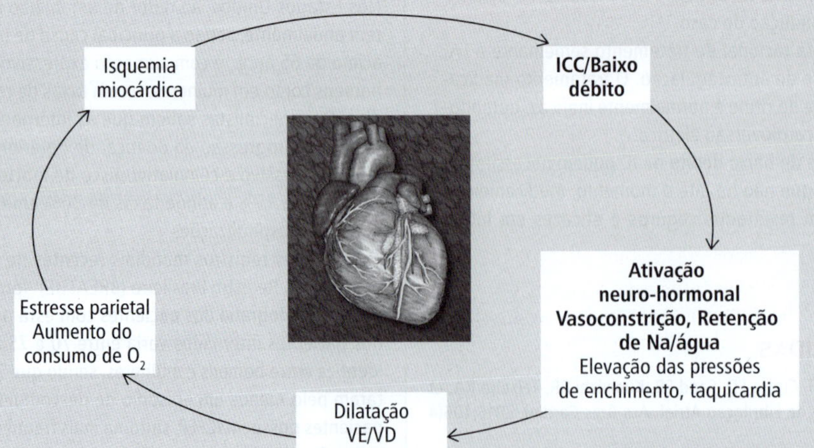

FIGURA 5.1 ■ Fisiopatologia da ICA: baixo débito, vasoconstrição e hipervolemia.

Os sintomas de IC nem sempre se correlacionam com a gravidade da disfunção cardíaca. A severidade dos sintomas na maioria das vezes é avaliada por meio da classificação funcional da NYHA. Apesar da subjetividade, essa classificação é simples e largamente utilizada na prática clínica.

Deve-se proceder a um cuidadoso exame físico, avaliando-se sinais que indiquem pressões de enchimentos aumentadas, congestão pulmonar e sistêmica e sinais de baixo débito cardíaco. Entre os sinais de exame físico, aqueles com maior especificidade para IC são a presença de terceira bulha e a turgência jugular. Entretanto, a sensibilidade desses sinais é baixa e sua ausência não exclui o diagnóstico de IC. Outros sinais observados incluem edema de membros inferiores, hepatomegalia, ascite e taquicardia. Em pacientes em estágios avançados, pode-se observar caquexia. Sinais típicos de baixo débito cardíaco incluem hipotensão arterial, alteração do sensório, oligúria, pulso filiforme e extremidades frias. A pressão de pulso, muitas vezes avaliada em forma de pressão de pulso proporcional (PPP = pressão sistólica – pressão diastólica/pressão sistólica), tem sido usada como um indicador de baixo DC com alta especificidade.

A ausculta cardíaca pode demonstrar a presença de sopros sistólicos ou diastólicos, que podem indicar valvulopatias ou complicações mecânicas de um IAM como causa da IC. Insuficiência mitral é frequentemente encontrada na fase aguda, podendo resultar de um quadro de isquemia miocárdica ou da dilatação do anel mitral em pacientes com miocardiopatia dilatada. A presença de congestão pulmonar pode ser avaliada pela presença de estertores pulmonares ou sibilos decorrentes de constrição por edema de bronquíolos terminais, indicando pressões de enchimento de VE elevadas. No entanto, a presença de estertores nem sempre indica hipervolemia efetiva, pois, às vezes, ocorre redistribuição de fluxo da periferia para o pulmão, devido à vasoconstrição venosa e arterial, promovendo congestão pulmonar em um paciente previamente euvolêmico. As pressões de enchimento de VD devem ser estimadas pela avaliação do enchimento venoso jugular. Derrame pleural é comum em pacientes com IC crônica descompensada.

ATENÇÃO!

Assim como os sintomas, os sinais físicos de IC às vezes podem ser difíceis de interpretar, principalmente em pacientes idosos e em obesos, necessitando, eventualmente, do apoio de exames complementares para confirmar uma suspeita clínica de IC.

O diagnóstico de IC descompensada se baseia em sinais e sintomas clínicos. As razões mais comuns para procura hospitalar são sintomas congestivos e menos frequentemente os relacionados à hipoperfusão decorrente de baixo DC. Em relação às queixas congestivas, deve-se atentar para dispneia aos esforços, dispneia paroxística noturna, ortopneia, tosse. Estertores crepitantes, sibilos e derrame pleural devem ser avaliados à ausculta pulmonar. Edema periférico (pernas, pés e região sacral) e desconforto abdominal também são achados significativos. Nestes casos, geralmente, haverá queixas de plenitude pós-prandial, dor no quadrante superior direito e presença de ascite, secundários à congestão hepática, gerando hepatomegalia e icterícia. Esplenomegalia também pode estar presente em casos de hipervolemia crônica. Fundamental é o aumento rápido do peso corporal e a presença de pressão venosa jugular elevada (estase ou ingurgitamento das veias jugulares), ressaltando-se que a estase jugular tem alta especificidade para o diagnóstico de IC.

Para a avaliação de hipoperfusão tecidual, queixas de fadiga, alteração do sensório, sonolência diurna, confusão mental, dificuldade de concentração, tontura, síncope, geralmente, associam-se a sinais de extremidades frias, palidez cutaneomucosa e pressão de pulso diminuída.

A pressão arterial nem sempre é um indicador confiável de perfusão periférica, pois metade dos pacientes com baixo débito cardíaco mantém PAS normal devido à intensa vasoconstrição, sendo que pacientes com grave disfunção sistólica associada à terapia otimizada podem apresentar-se hipotensos, porém com boa perfusão periférica.

O Consenso Brasileiro de IC Aguda (SBC-2009)[3] recomenda o uso dos critérios de Boston ou Framingham (Tabelas 5.1 e 5.2) com o intuito de organizar os achados clínicos e pontuá-los, fornecendo maior acurácia ao diagnóstico clínico.

TABELA 5.1 ■ Critérios de Boston para diagnóstico de insuficiência cardíaca

O diagnóstico de IC é classificado como "definitivo" com uma pontuação entre 8 e12 pontos; "possível", com uma pontuação entre 5 e 7 pontos; e "improvável" se a pontuação for de 4 ou menos.
CRITÉRIO PONTOS
Categoria I: história
▪ Dispneia em repouso: 4 ▪ Ortopneia:4 ▪ Dispneia paroxística noturna: 3 ▪ Dispneia ao caminhar no plano: 2 ▪ Dispneia ao subir escadas: 1
Categoria II: exame físico
▪ FC (1 ponto se FC 91 a 110 bpm; 2 pontos,se FC > 110 bpm): 1 ou 2. ▪ Turgência jugular (2 pontos se > 6 cm H2O; 3 pontos se > 6 cm H_2O mais hepatomegalia ou edema): 2 ou 3 ▪ Crepitantes pulmonares (1 ponto se restrito às bases; 2 pontos se mais do que apenas nas bases): 1 ou 2 ▪ Sibilos: 3 ▪ Terceira bulha cardíaca: 3
Categoria III: radiografia torácica
▪ Edema pulmonar alveolar: 4 ▪ Edema pulmonar intersticial: 3 ▪ Derrame pleural bilateral: 3 ▪ Índice cardiotorácico > 0,50: 3 ▪ Redistribuição de fluxo para lobos superiores: 2

Fonte: Montera e colaboradores.[3]

Troponina. Pode-se evidenciar pequena elevação de troponina em 20 a 50 % dos casos de IC descompensada. O aumento justifica-se pelas elevadas pressões de enchimento ventricular e pela hipoperfusão coronariana gerada pela queda do débito e a congestão venosa cardíaca, levando à lesão miocárdica. A elevação da troponina T > 0,1 micrograma é um preditor independente de mortalidade neste cenário. Cabe ressaltar que a doença coronariana é a etiologia mais frequente da disfunção ventricular, e a isquemia miocárdica pode ser um fator de descompensação da IC em pacientes coronarianos.

TABELA 5.2 ■ Critérios de Framingham para o diagnóstico de insuficiência cardíaca

O diagnóstico de IC requer a presença simultânea de pelo menos dois critérios maiores ou um critério maior em conjunto com dois critérios menores.
Critérios maiores:
a | Dispneia paroxística noturna b | Turgência jugular c | Crepitações pulmonares d | Cardiomegalia (à radiografia torácica) e | Edema agudo de pulmão f | Terceira bulha (galope) g | Aumento da PVC (> 16 cmH_2O no átrio direito) h | Refluxo hepatojugular i | Perda de peso > 4,5 kg em 5 dias em resposta ao tratamento.
Critérios menores:
a | Edema de tornozelos bilateral b | Tosse noturna c | Dispneia a pequenos esforços d | Hepatomegalia e | Derrame pleural f | Diminuição da capacidade funcional em um terço da máxima registrada previamente g | Taquicardia (FC > 120 bpm)
Exames que devem ser solicitados na internação:
Todas as diretrizes preconizam a realização de exames laboratoriais básicos que são importantes para avaliar as repercussões em órgãos-alvo e diagnosticar comorbidades importantes que podem estar presentes durante a descompensação.
▪ Hemograma ▪ Eletrólitos: Sódio, Potássio ▪ Função renal: Ureia e Cr ▪ Função hepática: AST, ALT, albumina sérica, bilirrubinas, fosfatase alcalina, GGT ▪ Função tiroidiana: TSH e T_4L ▪ Urina I ▪ Troponina ▪ BNP ou NT-pró-BNP

T_4L, tiroxina livre; BNP, peptídeo natriurético tipo B.; PVC, pressão venosa central.
Fonte: Montera e colaboradores.[3]

Peptídeos natriuréticos. O BNP e seu precursor NTpró-BNP são sintetizados por miócitos ventriculares nas situações de estresse hemodinâmico (distensão ventricular por sobrecarga de volume ou pressão). Auxiliam no diagnóstico diferencial da causa de dispneia aguda na emergência, com acurácia diagnóstica próxima a 90% e excelente VPN para excluir o diagnóstico de IC em pacientes com dispneia aguda. Independente de sensibilidade e especificidade elevadas para o diagnóstico de IC, os peptídeos se encontram em concentrações mais elevadas em idosos, pretos, mulheres e pacientes com IRC.

ATENÇÃO!

Peptídeos natriuréticos elevados no momento da internação estão relacionados a uma pior evolução hospitalar. Além disso, a dosagem por ocasião da alta hospitalar apresenta importante valor prognóstico a curto e longo prazo, assim como o percentual de queda de BNP entre internação e alta hospitalar.

Eletrocardiograma. Ferramenta diagnóstica essencial na avaliação do paciente com IC aguda. Deve ser obtido na internação por fornecer informações importantes sobre a FC, o ritmo, as alterações no sistema de condução, as alterações do segmento ST sugestivas de isquemia ou sobrecarga ventricular, as bradiarritmias, as taquiarritmias. Hipertrofias, bloqueios de ramos e QT prolongado também podem ser achados relevantes no ECG de repouso. Por meio de determinadas alterações eletrocardiográficas é possível não só suspeitar da etiologia da IC, como também da causa da descompensação A presença de um ECG normal é incomum. No estudo EFICA,[4] envolvendo cerca de 600 pacientes internados em UTI com IC aguda, com 60 centros participantes, apenas 13% dos ECG foram normais. As alterações isquêmicas foram as mais prevalentes (29%), seguidas da FA (25%) e do BRE (17%). Em nosso meio, a presença de BRD e hemibloqueio anterior esquerdo é sugestivo da miocardiopatia de etiologia chagásica. O VPN de um ECG normal para excluir disfunção sistólica do VE é superior a 90%. Na doença isquêmica, a presença de ondas "q" na parede anterior e o BRE são bons preditores de uma reduzida fração de ejeção do VE. A contribuição diagnóstica das anormalidades eletrocardiográficas aumenta muito na presença de sinais e sintomas de IC.

Radiografia torácica. A radiografia torácica é facilmente obtida e deve ser realizada em todo o paciente com suspeita de IC aguda. Ela permite avaliação da congestão pulmonar e ajuda na diferenciação de causas pulmonares da dispneia (pneumonias, pneumopatias, fibrose pulmonar, pneumotórax). Porém, deve-se ter em mente que uma radiografia normal não afasta IC, e o VPP torna-se mais importante na presença de sinais e sintomas. Estudos mostram que dois terços dos pacientes com IC têm algum grau de aumento cardíaco, avaliado pelo índice cardiotorácico (ICT) ≥ 0,5. Todavia, somente um terço tem aumento inequívoco da área cardíaca (ICT > 0,55). Cabe ressaltar que ICT não tem boa correlação com os diâmetros ventriculares avaliados pela ecocardiografia.

ATENÇÃO!

Outros sinais radiológicos, como derrame pleural, sinais de congestão pulmonar, edema intersticial, podem ser úteis. A presença de derrame pleural mostrou-se altamente sugestiva de IC aguda, porém com baixa sensibilidade (25%).

No registro ADHERE,[5] um em cada cinco pacientes com IC aguda não apresentavam sinais de congestão na radiografia. Nas cardiopatias com grave disfunção ventricular direita (p.ex.: cardiopatia chagásica), é frequente a presença de cardiomegalia e ausência de sinais clínicos e radiológicos de congestão pulmonar.

Ecocardiograma. A ecocardiografia é uma ferramenta diagnóstica de grande acurácia nos pacientes com IC. De uma maneira simples e rápida, fornece medidas da função ventricular e avalia causas de doença cardíaca estrutural, derrame pericárdico e tamponamento cardíaco. No contexto da IC aguda, pode detectar e definir alterações hemodinâmicas, quantificando as pressões intracavitárias e guiando a terapêutica. Existem parâmetros de avaliação direta, como o diâmetro da VCI e a sua variação inspiratória (grau de colapso) – tais variáveis determinarão a pressão no átrio direito (PAD). A VCI ingurgitada e/ou reduzido colapso inspiratório indicam PAD elevada. Com o cálculo da área na via de saída do VE(πr^2) e a integral velocidade-tempo do fluxo aórtico (doppler), determinando o volume sistólico (VS) do VE. Se multiplicar o VS pela FC, pode-se estimar o DC.

A estimativa da pressão sistólica na artéria pulmonar (PSAP) requer a presença de regurgitação tricúspide, e as pressões média e diastólica (PmAP e PdAP) requerem a presença de regurgitação pulmonar. A estimativa das pressões em cavidades esquerdas é realizada pela avaliação conjunta do fluxo transmitral e do doppler tecidual. Pela relação entre a velocidade diastólica inicial no fluxo transmitral (onda E) e a velocidade diastólica no doppler tecidual (onda E'), portanto, a variável E/E', obtém-se o melhor parâmetro ecocardiográfico isolado na determinação da pressão atrial esquerda.

O ecocardiograma hemodinâmico é uma modalidade diagnóstica de grande valor, assim como contribui para o manejo clínico dos pacientes com IC descompesada. O exame pode oferecer informações relativas à: avaliação de função sistólica, diastólica (E/E´), estimando as pressões de enchimento, diâmetro e colapso inspiratório da VCI (avaliação direta de volemia), valor da pressão sistólica de artéria pulmonar e DC.

Caracterização do perfil hemodinâmico. O perfil hemodinâmico dominante dos pacientes com IC aguda é de congestão em cerca de 80% dos pacientes, 20% apresentam sinais de baixo débito e 7 a 10% apresentam-se hipovolêmicos.

A caracterização do perfil clínico hemodinâmico tem como objetivo definir as condições de volemia e de perfusão nos pacientes com IC aguda. A estimativa da condição hemodinâmica é feita por meio da avaliação de sinais e sintomas de hipervolemia ou hipovolemia e de baixa perfusão periférica à beira do leito. Portanto, há quatro situações possíveis de perfis de pacientes:

1 | Congesto sem baixo débito: Quente-Úmido – Perfil B
2 | Congesto com baixo débito: Frio-Úmido – Perfil C
3 | Sem congestão com baixo débito: Frio-Seco – Perfil D
4 | Sem congestão e sem baixo débito: Quente-Seco- Perfil A

A identificação do perfil clínico-hemodinâmico na internação hospitalar tem importância na determinação da estratégia terapêutica, e o perfil hemodinâmico é que determinará a necessidade ou não de inotrópicos, diuréticos e vasodilatadores (Figura 5.2).

ATENÇÃO!

A avaliação clínico-hemodinâmica, embora tenha importante papel na definição da estratégia terapêutica a ser adotada nos pacientes com IC aguda, apresenta uma acurácia de 50 a 60% na capacidade de estimar a real condição hemodinâmica, como evidenciada quando comparada com parâmetros hemodinâmicos invasivos.

A reduzida acurácia deve-se ao fato de o diagnóstico basear-se na avaliação clínica por anamnese e exame físico, os quais apresentam geralmente uma baixa sensibilidade na estimativa diagnóstica. Portanto, por vezes, necessita-se complementar a avaliação clínico-hemodinâmica com outros métodos não invasivos de estimativa hemodinâmica, como BNP, eco hemodinâmico, para melhor estabelecer a estratégia da terapêutica. Assim, evita-se a utilização inadequada de diuréticos ou vasodilatadores em excesso em pacientes não congestos ou deixando de utilizar inotrópicos em pacientes com reconhecido baixo DC.

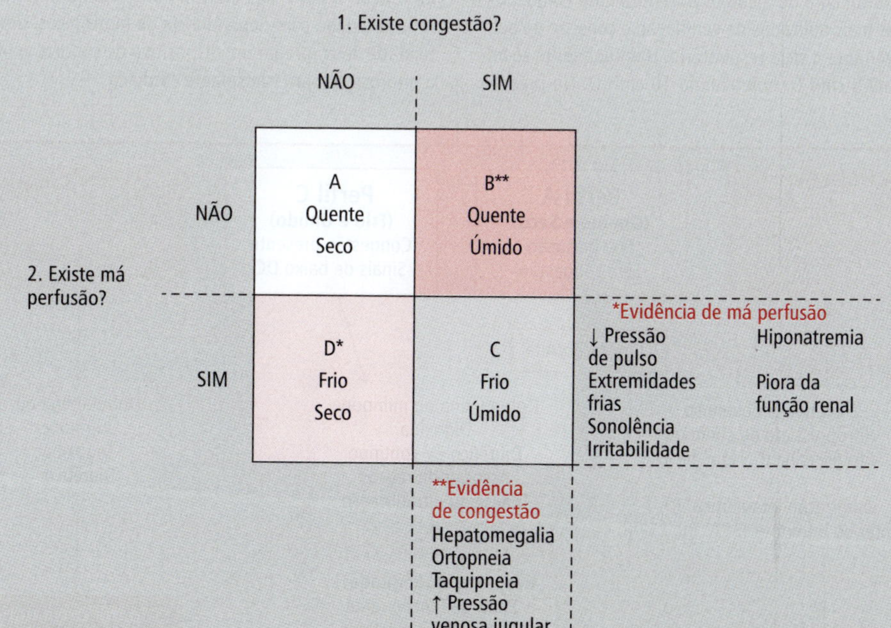

FIGURA 5.2 ■ Caracterização do perfil hemodinâmico na ICA.

■ TRATAMENTO

Na abordagem inicial de um paciente com IC descompensada existem etapas a serem cumpridas com brevidade, como realização do diagnóstico correto, caracterização do perfil hemodinâmico, decisão pela necessidade ou não de hospitalização e instituição rápida da terapêutica para estabilização hemodinâmica e avaliação dos resultados da intervenção. Todos esses passos devem ser feitos com brevidade, visto que pode haver deterioração progressiva e risco de morte.

1. MEDIDAS GERAIS

- Peso na internação e diário.
- Cabeceira elevada a 45°
- Restrição hidrossalina (800-1.000 mL/24 horas) – se congestão grave
- Acesso venoso periférico (não é necessário acesso venoso central)
- Monitoração eletrocardiográfica
- Oximetria de pulso – gasometria, se houver hipoxemia grave
- Monitoração de PA não invasiva
- Monitoração de diurese (evitar sondagem vesical por risco de trauma uretral e infecção urinária)
- Profilaxia para TVP (enoxaparina 40-60 mg/dia SC)

2. SUPORTE VENTILATÓRIO

A oxigenoterapia deve ser iniciada imediatamente. Enquanto o material para VNI é preparado, deve-se oferecer oxigênio através de cateter nasal, visando à saturação de oxigênio ($SatO_2$) acima de 92%. A correção da hipoxemia causa diminuição da PA pulmonar média e aumento do DC. A VMNI deve ser usada precocemente, pois mostrou melhora dos parâmetros clínicos, apesar de não ter demonstrado redução na mortalidade ou na necessidade de intubação traqueal. Ocorre redução da pré e pós-carga melhorando o desempenho cardíaco e aumentando a complacência pulmonar devido ao recrutamento de alvéolos anteriormente colabados. A CPAP é uma das formas mais utilizadas de ventilação e consiste na aplicação de pressão única durante o ciclo respiratório. Habitualmente se inicia com pressões de 5 a 7,5 cmH_2O, objetivando 10 cmH_2O. Na pressão positiva em dois níveis (BiPAP), há alternância de pressão positiva menor durante a expiração e uma pressão positiva maior durante a inspiração. Apresenta como vantagem teórica o menor esforço respiratório. Não há diferença significativa entre BiPAP x CPAP. Ambos os métodos estão indicados quando o paciente não apresenta sinais de rebaixamento do nível de consciência e risco iminente de broncoaspiração.

A intubação traqueal (orofaringe ou nasofaringe) está indicada quando não há possibilidade de se manter uma boa oxigenação do paciente, apesar das medidas citadas.

ATENÇÃO!

A indicação da intubação baseia-se em sinais clínicos de fadiga da musculatura respiratória, sinais de rebaixamento do nível de consciência, hipoxemia refratária e situações de grave instabilidade hemodinâmica (choque e arritmias complexas).

3. SUPORTE HEMODINÂMICO

Os princípios que regem o tratamento da IC descompensada e alívio da congestão pulmonar e sistêmica com diuréticos, redução da pré e pós-carga com vasodilatadores e aumento do DC com os inotrópicos. Com esses princípios e com a correta caracterização do perfil hemodinâmico, pode-se seguir com um fluxograma de tratamento, com escolha do esquema terapêutico inicial de acordo com o perfil hemodinâmico em que se encontra o paciente, com escalonamento progressivo ou com associação de medicações, procurando a otimização hemodinâmica e promovendo a descongestão, a redução da resistência periférica e o aumento do DC (Figura 5.3). É evidente que a cada intervenção se deve fazer uma reavaliação do paciente com monitoração constante dos sinais de congestão e/ou baixo débito, monitoração da PA, do volume urinário, do peso diário, da função renal e dos eletrólitos. Havendo deterioração progressiva ou refratariedade com dependência de inotrópicos, deve-se pensar na possibilidade de empregar um dispositivo de suporte ventricular mecânico e/ou a priorização para transplante cardíaco.

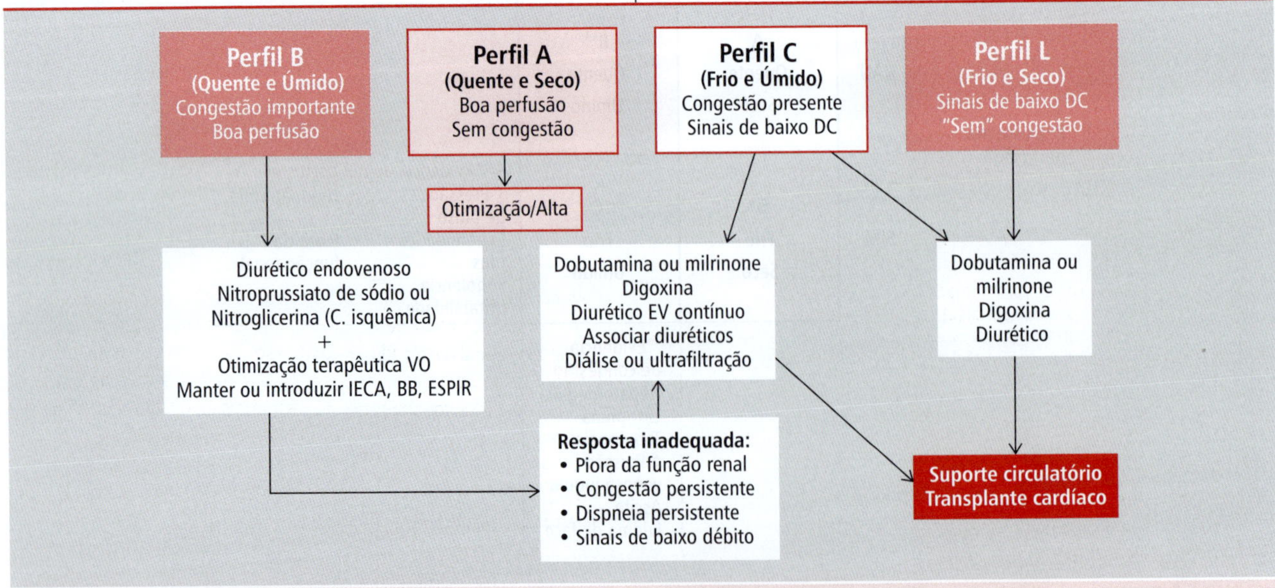

FIGURA 5.3 ■ Algoritmo para emprego de terapia intravenosa na IC descompensada (guiada pelo perfil hemodinâmico).

I-DESCONGESTÃO

Diuréticos. No quadro clínico predominantemente congestivo, faz-se necessária a terapia recentemente denominada "descongestão agressiva", principalmente à luz dos estudos atuais demonstrando que a hipertensão venosa renal (indiretamente representada pela elevada pressão atrial direita), e não o DC reduzido, como outrora se pensava, é o principal fator de piora da função renal na IC descompesada. Além disso, dados de uma análise recente do estudo ESCAPE[6] apontam para uma menor mortalidade em longo prazo dos pacientes submetidos a esta terapia independentemente de uma piora da função renal intra-hospitalar.

A medicação de escolha para a descongestão é o diurético de alça furosemida administrada via EV. A dose inicial é de 1 mg/kg. O efeito inicia-se imediatamente após a administração e a diurese se inicia em torno de 30 minutos após e seu pico de ação ocorre em 2 horas. Cabe ressaltar que a furosemida deve ser utilizada em doses repetidas em curto intervalo de tempos (de 4/4 ou 6/6 horas) devido à sua meia-vida ser curta. Um estudo recente[7] comparou maneiras (IV intermitente x infusão contínua) e dosagens (altas doses x baixas doses) diferentes de administração da furosemida, não evidenciando diferença estatística em mortalidade entre as formas. Com doses altas e via EV contínua, verificaram-se maior volume urinário e menor tempo para alívio da congestão. Importante ressaltar, porém, que pacientes com disfunção renal, uso de medicações inotrópicas e PAS < 90 mmHg não foram incluídos no estudo.

Nos pacientes com congestão severa, insuficiência renal e uso crônico de diuréticos de alça, é fundamental avaliar a possível resistência ao diurético, causada por hipertrofia do túbulo distal do nefro e consequente aumento da capacidade absortiva de sódio e água e diminuição da natriurese.

O manejo deste quadro faz-se com infusão contínua de furosemida na dose de 20 a 80 mg/hora e bloqueio sequencial do nefro com associação de espironolactona e hidroclortioazida. Nos casos de anasarca ou ascite refratária e hiponatremia severa, a solução hipertônica de cloreto de sódio pode ser importante para aumentar a taxa de enchimento plasmático mobilizando líquido do meio extracelular para o intracelular. Quando houver indicação de diálise, associa-se a esta a ultrafiltração (Figura 5.4).

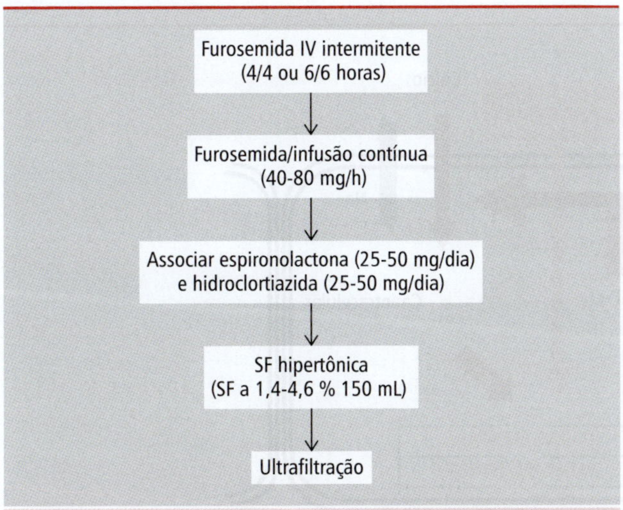

FIGURA 5.4 ■ Fluxograma para manejo da congestão grave ou refratária em pacientes com insuficiência cardíaca descompensada.

> **ATENÇÃO!**
>
> A utilização da ultrafiltração isolada não se mostrou superior aos diuréticos na descongestão e evolução dos pacientes descompensados, além de ter maior potencial de complicações.

SOLUÇÃO FISIOLÓGICA HIPERTÔNICA

Apesar dos grandes avanços no tratamento da IC crônica, muitos pacientes persistem com sintomas refratários à terapêutica otimizada. Isso se deve principalmente à resistência aos diuréticos. Estratégias para corrigir essa situação envolvem uso de altas doses de diurético; infusão contínua de diurético e associação de diferentes classes de diuréticos.

Estudos recentes trouxeram uma nova terapêutica para pacientes com IC crônica hiponatrêmicos e refratários ao tratamento clínico. Trata-se do uso de solução hipertônica (150 mL de 1.4-4,6% NaCl por dia) associada a altas doses de furosemida (500-1.000 mg/dia). O racional para seu uso envolve a mobilização instantânea do líquido extravascular para o intravascular por ação osmótica da solução hipertônica e a rápida excreção deste volume por ação da infusão de furosemida IV. Estudos têm demonstrado que o uso de SF tem boa tolerabilidade e segurança e também mostraram que o uso de solução hipertônica pode estar relacionado à prevenção de insuficiência renal nestes pacientes. Em um estudo randomizado[8] e duplo-cego, foi demonstrada uma rápida compensação do quadro clínico destes pacientes, associada à redução do tempo de hospitalização; menor taxa de reinternação hospitalar e redução mais acentuada dos níveis de BNP em 30 dias. O uso de solução hipertônica, portanto, pode ser uma alternativa ao tratamento de pacientes com IC e congestão refratária.

II-VASODILATADORES

Os principais vasodilatadores disponíveis são o nitroprussiato de sódio e a nitroglicerina. A PAS deixou de ser fator impeditivo para o uso, principalmente do nitroprussiato, após estudos em pacientes com disfunção sistólica severa que demonstram que baixas doses (0,5-2 mcg/kg/min) melhoraram parâmetros hemodinâmicos, como queda das pressões de enchimento, aumento do DC e mesmo elevação da PA após alívio da vasoconstrição periférica. Cabe ressaltar que é a medicação de escolha no tratamento do edema pulmonar agudo associado à hipertensão arterial.

> **ATENÇÃO!**
>
> A nitroglicerina deve ser utilizada principalmente na IC associada à insuficiência coronariana, com efeito de venodilatação predominante e aumento do fluxo coronariano.

III-DIGITAL (DIGOXINA)

Embora os digitálicos tenham sido um dos primeiros tratamentos propostos para IC, a busca de evidências quanto à sua real eficácia começou apenas no final da década de 1970, restringindo-se ao contexto da IC crônica. Essas evidências apontaram para redução na taxa de reinternação por IC em pacientes sintomáticos portadores de disfunção sistólica (fração de ejeção [FE] < 40%), sem interferência na mortalidade.

Além de suas propriedades inotrópicas, a digoxina possui propriedades inotrópicas positivas, vagomiméticas, simpaticoinibitórias e bloqueio neuro-hormonal, o que permite que, além de efeitos hemodinâmicos benéficos, a sua associação aos betabloqueadores torne o controle da FC mais eficaz, sobretudo nos pacientes com FA. Embora não testados em estudos clínicos randomizados, os digitálicos têm sido recomendados como auxílio aos betabloqueadores, ou mesmo antes de sua introdução, no controle da FC em pacientes com IC descompensada com disfunção sistólica, portadores de FA e resposta ventricular elevada. Como a concentração sérica da medicação interfere no seu benefício terapêutico, esforços devem ser efetuados para que eles se mantenham na faixa entre 0,5 e 0,9 ng/mL. Pacientes com idade inferior a 70 anos e função renal normal (*Clearance* de Cr > 60 mL/min) poderão fazer uso da dose de 0,25 mg/dia, ao passo que que idosos e portadores de disfunção renal deverão utilizar metade ou um quarto dessa dose.

IV-INOTRÓPICOS E INODILATADORES

Em pacientes com baixo DC, com ou sem congestão, o emprego de terapia inotrópica pode ser necessário para melhorar a perfusão tecidual e preservação de função de órgãos vitais. Apesar de essas medicações terem sido usadas efetivamente para aumentar a perfusão e o DC, esses parâmetros hemodinâmicos não estão associados a melhores desfechos em pacientes com IC. De fato, os agentes inotrópicos têm sido associados a aumento de isquemia e predisposição a arritmias, e seu uso de forma intermitente não está recomendado.

Esses agentes são mais apropriados para terapia de curta duração em pacientes com rápida deterioração hemodinâmica, bem como em pacientes com IC crônica e níveis basais elevados de escórias nitrogenadas e que não alcançaram diurese satisfatória, apesar do uso de diuréticos de alça e vasodilatadores. São também eficazes em suporte hemodinâmico temporário em pacientes à espera de transplante cardíaco.

Tais agentes são divididos em três grupos (Figura 5.5), quais sejam os agonistas beta-adrenérgicos (dobutamina), os inibidores da fosfodiesterase III (milrinona) e os sensibilizadores de cálcio (levosinmedam)

A medicação mais amplamente utilizada em nosso meio é a dobutamina um agonista beta-adrenérgico, com posologia cômoda, que proporciona melhora hemodinâmica com aumento do DC. A dose recomendada varia de 5 a 15 mcg/kg/min. Como efeitos adversos, podem ocorrer arritmias ventriculares e isquemia miocárdica. É a medicação de escolha nos pacientes mais hipotensos ou em choque cardiogênico. Cabe ressaltar que a dobutamina exerce o seu efeito terapêutico benéfico mesmo na concomitância do uso de doses plenas de betabloqueadores.

A milrinona (inibidor da enzima fosfodiesterase III) é denominada inodilatadora por seus efeitos duplos (inotropismo positivo e vasodilatação), aumentando o DC e ocasionando queda da RVP e RVS, sem aumentar, contudo, o consumo de oxigênio miocárdico. Deve ser utilizada na dose de 0,25 a 0,75 mcg/kg/min e sem dose de ataque nos pacientes hipotensos. Como efeitos adversos, podem ocorrer hipotensão, arritmias ventriculares e elevação de enzimas hepáticas. Por não depender do receptor adrenérgico, teria vantagem sobre a dobutamina nos pacientes em uso de betabloqueadores.

O levosimendan, agente sensibilizador da troponina C ao cálcio, traz melhora da contratilidade miocárdica. As doses recomendadas de manutenção são 0,1 a 0,2 mcg/kg/min, devendo ser evitada em pacientes hipotensos. Apenas para pacientes com pressão sistólica acima de 110 mmHg se deve fornecer dose de ataque, que deve estar entre 6 e 12 mcg/kg em 10 minutos. Estudos comparados ao placebo e à dobutamina mostraram maior frequência de arritmias e hipotensão, porém sem resultado significativo na redução da mortalidade.

Na escolha do inotrópico a ser utilizado, deve-se levar em consideração a experiência do centro, a disponibilidade da medicação, o custo, a tolerância, os efeitos adversos e principalmente a PA inicial. Existe consenso que nos pacientes mais hipotensos a escolha recai sobre a dobutamina.

Um alerta importante é que não se deve suspender o betabloqueador na vigência da descompensação.

A milrinone pode ser interessante nos pacientes com hipertensão pulmonar e em uso de betabloqueador, e o levosimendam só deve ser a eleição nos pacientes com pressão sistólica acima de 110 mmHg (Figura 5.6).

V-SÍNDROME CARDIORRENAL

A presença de insuficiência renal ou a piora da função renal na evolução da IC tem emergido como uma potente e independente preditora de mortalidade em pacientes hospitalizados com IC aguda. Quando esse fenômeno ocorre em pacientes hospitalizados por IC, recebe a denominação de "síndrome cardiorrenal" e está presente em 50 a 70% dos pacientes hospitalizados com IC aguda. Os mecanismos etiopatogênicos envolvidos na síndrome cardiorrenal são pouco conhecidos e provavelmente resultam da interação de múltiplos fatore. Classicamente, o mecanismo etiopato-

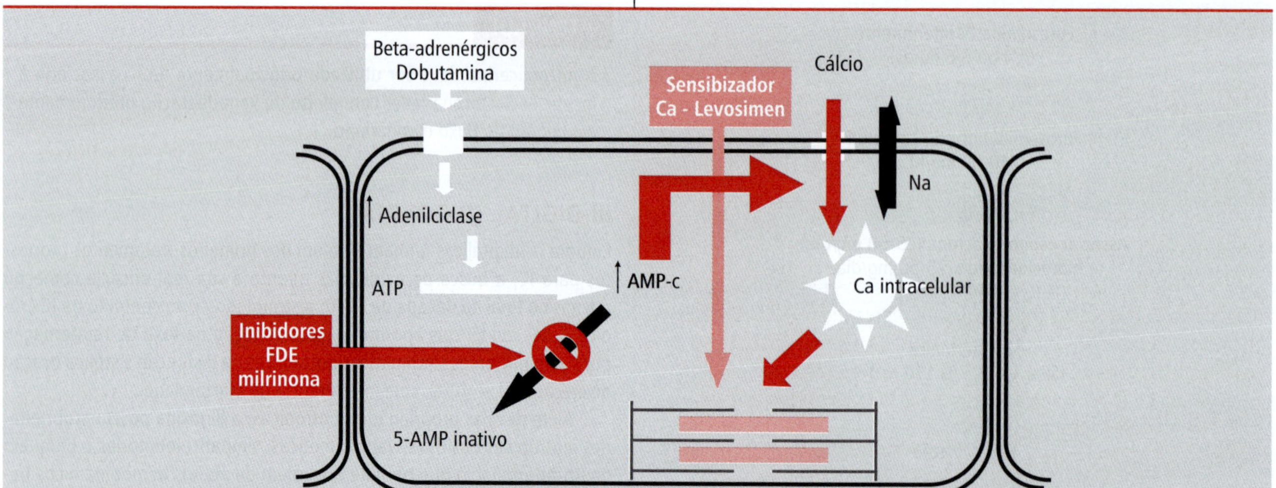

FIGURA 5.5 ■ Mecanismos de ação dos fármacos inotrópicos positivos.

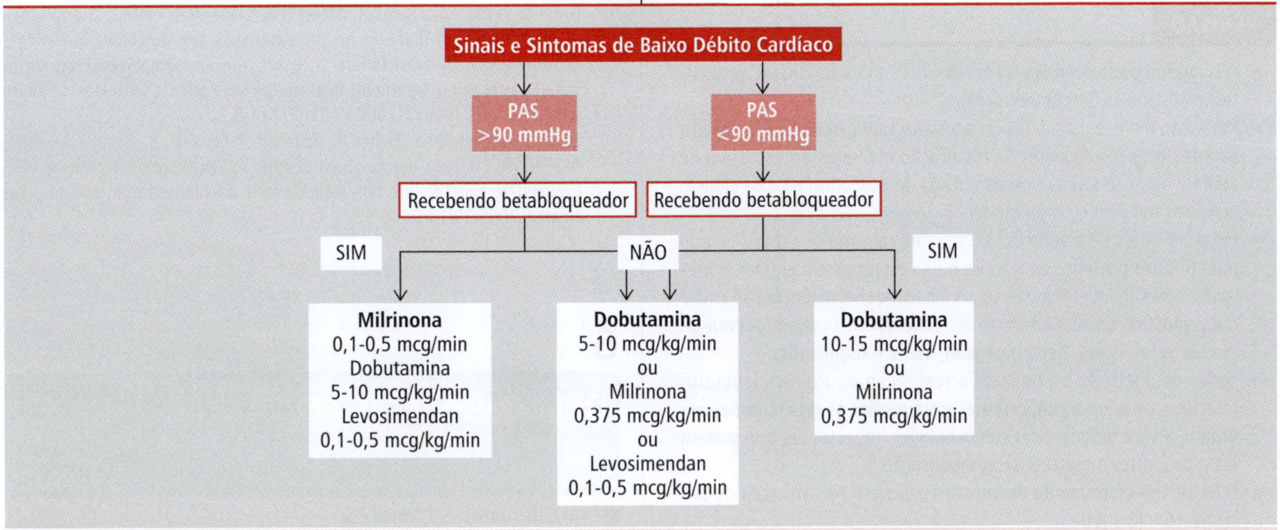

FIGURA 5.6 ■ Manejo do baixo debito cardíaco.

gênico mais conhecido é a piora de perfusão renal secundária à queda do DC, a vasoconstrição renal decorrente da ativação neuro-hormonal e hipovolemia secundária ao uso de diuréticos. Mais recentemente vem ganhando grande relevância outro mecanismo etiopatogênico, a hipertensão venosa renal secundária à congestão sistêmica grave. Na congestão sistêmica grave, existe uma grande hipertensão venosa renal com redução significativa do gradiente pressórico entre o sistema arteriolar e venoso e consequente queda da pressão de filtração glomerular e piora da função renal. Essa situação é agravada também pelo aumento da pressão intra-abdominal, principalmente quando existe ascite associada. Vários estudos têm encontrado forte correlação entre a elevação da PVC e a presença de insuficiência renal. Nessa situação, também existe queda adicional do desempenho cardíaco determinado por mais dilatação ventricular, aumento dos refluxos atrioventriculares, aumento da tensão parietal e queda do DC. Nessa situação clínica, verifica-se, com frequência, o fenômeno denominado resistência ao diurético.

No tratamento da síndrome cardiorrenal, são necessárias várias intervenções, como otimização do DC com medicações inotrópicas, uso EV contínuo de diuréticos, combinação de diuréticos e, às vezes, a ultrafiltração. Portanto, a presença da síndrome cardiorrenal é a tradução de uma situação clínica de maior gravidade, com necessidade de intervenções complexas que têm grandes implicações no prognóstico. Várias séries clínicas e os registros de IC descompensada demonstram elevada mortalidade nos pacientes com síndrome cardiorrenal.

VI-MANUSEIO DA MEDICAÇÃO DE BASE

Atualmente, as diretrizes recomendam que as medicações de base que interferem na redução de mortalidade devem ser mantidas ou introduzidas e otimizadas durante a hospitalização por IC descompensada. A manutenção do betabloqueador alcança cada vez mais evidência na literatura. A diminuição em 50% da dose prévia é uma estratégia válida, porém sabe-se que a retirada abrupta do betabloqueador foi associada à isquemia miocárdica, à hipertensão, a arritmias ventriculares e à morte súbita. Segundo dados do estudo OPTIMIZE-HF[9] e do registro sueco, a suspensão dos betabloqueadores esteve associada a maior risco de morte durante a hospitalização e após a alta hospitalar. O estudo Bi-Convinced,[10] apesar da crítica com relação ao fato de 50% dos pacientes estarem usando menos do que metade da dose recomendada de betabloqueador, demonstrou que manter a medicação na hospitalização melhora a aderência na continuidade do tratamento sem aumentar o tempo de internação ou efeitos colaterais. A introdução do fármaco em pacientes não usuários deve ser feita de forma precoce, ainda durante a internação hospitalar, após a estabilização da fase hiperaguda de descompensação.

A insuficiência renal ou a piora da função renal que acompanha até 60% dos pacientes com IC aguda parece estar mais relacionada à congestão renal, e não ao baixo DC isoladamente e muito menos à utilização dos bloqueadores do SRAA. Dessa forma, a espironolactona e os IECA ou bloqueadores dos receptores de angiotensina II devem ser mantidos ou introduzidos durante a hospitalização. Somente a hipercalemia grave deve motivar a suspensão transitória destas medicações.

VII-PREVENÇÃO DE REINTERNAÇÃO POR INSUFICIÊNCIA CARDÍACA AGUDA

Além das elevadas taxas de mortalidade hospitalar, a IC aguda está acompanhada de altas taxas de re-hospitalização em 3 e 6 meses, eventos que se associam a um enorme risco cumulativo de morte e a elevados custos no tratamento da doença. Portanto, prevenir novos eventos agudos é mandatório, e sabe-se que várias medidas devem ser implementadas durante a hospitalização para a prevenção de novos eventos. Entre as mais importantes estão a correta identificação e o tratamento da etiologia e do fator de descompensação, a correção de lesões valvares orgânicas, a revascularização miocárdica, o controle das comorbidades, a completa descongestão e a compensação hemodinâmica, a otimização das medicações que reduzem a mortalidade, o controle da FC, a identificação dos pacientes com potencial benefício para implante de dispositivos (cardiodesfibrilador e/ou ressincronização cardíaca) e a educação do paciente e familiares a respeito da importância da dieta hipossódica, da restrição hídrica e da atividade física. Assegurar um retorno rápido ao ambulatório ou ao consultório do médico assistente e, principalmente, encaminhar os pacientes mais graves para o especialista em IC, que irá deliberar sobre a necessidade e o momento de indicar tratamentos intervencionistas, como transplante cardíaco.

REVISÃO

- A IC aguda pode ser nova ou ser devido à piora de uma IC preexistente (IC crônica descompensada).
- Em nosso meio, a má aderência à terapia medicamentosa, a prescrição de doses insuficientes da medicação e a ingestão excessiva de sódio e água são as principais causas de descompensação clínica, seguidas pela infecção pulmonar.
- Entre os sinais de exame físico, aqueles com maior especificidade para IC são a presença de terceira bulha e a turgência jugular. Entretanto, a sensibilidade desses sinais é baixa e sua ausência não exclui o diagnóstico de IC. Outros sinais observados incluem edema de membros inferiores, hepatomegalia, ascite e taquicardia.
- Todas as diretrizes preconizam a realização de exames laboratoriais básicos que são importantes para avaliar as repercussões em órgãos-alvo e diagnosticar comorbidades importantes que podem estar presentes durante a descompensação.
- O ECG é uma ferramenta diagnóstica essencial na avaliação do paciente com IC aguda.
- Estudos têm demonstrado que o uso de SF tem boa tolerabilidade e segurança e também mostraram que seu uso parece estar relacionado à prevenção de insuficiência renal nestes pacientes.
- Na escolha do inotrópico a ser utilizado, deve-se levar em consideração a experiência do centro, a disponibilidade da medicação, o custo, a tolerância, os efeitos adversos e principalmente a PA inicial.
- Além das elevadas taxas de mortalidade hospitalar, a IC aguda está acompanhada de altas taxas de re-hospitalização em 3 e 6 meses, eventos que se associam a um enorme risco cumulativo de morte e a elevados custos no tratamento da doença. Portanto, prevenir novos eventos agudos é mandatório.

REFERÊNCIAS

1. Brasil. Ministério da Saúde. Indicadores e dados básicos: IDB Brasil 2006 [Internet]. Rio de Janeiro: DATASUS; 2006 [capturado em 25 de jul. 2016]. Disponível em: http://tabnet.datasus.gov.br/cgi/idb2006/matriz.htm.
2. Albuquerque DC, Neto JD, Bacal F, Rohde LE, Bernardez-Pereira S, Berwanger O, et al. Investigadores Estudo BREATHE. I Registro Brasileiro de Insuficiência Cardíaca: aspectos clínicos, qualidade assistencial e desfechos hospitalares. Arq Bras Cardiol. 2015;104(6):433-42.
3. Montera MW, Almeida RA, Tinoco EM, Rocha RM, Moura LZ, Réa-Neto A, et al. Sociedade Brasileira de Cardiologia. II Diretriz Brasileira de Insuficiência Cardíaca Aguda. Arq Bras Cardiol.2009;93(3 Supl 3):1-65.
4. Zannad F, Mebazaa A, Juillière Y, Cohen-Solal A, Guize L, Alla F, et al. Clinical profile, contemporary management and one-year mortality in patients with severe acute heart failure syndromes: The EFICA study. Eur J Heart Fail. 2006;8(7):697-705.
5. Collins SP, Lindsell CJ, Storrow AB, Abraham WT; ADHERE Scientific Advisory Committee, Investigators and Study Group: prevalence of negative chest radiography results in the emergency department patient with decompensated heart failure. Ann Emerg Med. 2006;47(1):13-8.
6. Goyal M, Demchuk AM, Menon BK, Eesa M, Rempel JL, Thornton J, et al. Randomized assessment of rapid endovascular treatment of ischemic stroke. N Engl J Med. 2015;372(11):1019-30.
7. Felker GM, Lee KL, Bull DA, Redfield MM, Stevenson LW, Goldsmith SR, et al. Diuretic strategies in patients with acute decompensated heart failure. N Engl J Med. 2011;364(9):797-805.
8. Gandhi S, Mosleh W, Myers RB. Hypertonic saline with furosemide for the treatment of acute congestive heart failure: a systematic review and meta-analysis. Int J Cardiol. 2014;173(2):139-45.
9. Greenberg BH, Abraham WT, Albert NM, Chiswell K, Clare R, Stough WG, et al. Influence of diabetes on characteristics and outcomes in patients hospitalized with heart failure: a report from the Organized Program to Initiate Lifesaving Treatment in Hospitalized Patients with Heart Failure (OPTIMIZE-HF). Heart J. 2007;154(2):277.e1-8.
10. Jondeau G, Neuder Y, Eicher JC, Jourdain P, Fauveau E, Galinier M, et al. B-CONVINCED: beta-blocker CONtinuation Vs. INterruption in patients with Congestive heart failure hospitalizED for a decompensation episode. Eur Heart J. 2009;30(18):2186-92.

6 DESCOMPENSAÇÃO VALVAR

VALDIR AMBRÓSIO MOISES

A maioria das doenças valvares se apresenta de forma crônica, com sintomas que podem progredir conforme a história natural da doença. Durante esta evolução, podem ocorrer momentos de descompensação em função de arritmias, disfunção ventricular, hipertensão pulmonar, acentuação da disfunção valvar ou, ainda durante a gestação, hipertiroidismo, anemia ou infecções.

ATENÇÃO!

Entretanto, algumas doenças valvares podem se apresentar como emergências médicas e requerem tratamento rápido e eficaz.

A principal emergência entre as doenças das valvas nativas é a insuficiência aguda, particularmente das valvas mitral e aórtica. As disfunções das próteses, como a ruptura de folheto de prótese biológica ou a trombose, também são consideradas emergências valvares. Outras emergências são a tromboembolia e as taquiarritmias supraventriculares, que não serão revistas neste capítulo.

INSUFICIÊNCIA AGUDA DA VALVA AÓRTICA

A insuficiência aguda da valva aórtica pode ser decorrente de dissecção da aorta com comprometimento da aorta ascendente, de endocardite infecciosa, de trauma fechado de tórax ou de complicações de procedimentos percutâneos por cateter da aorta ou da valva aórtica. No paciente sem disfunção valvar prévia, a ocorrência de IAO aguda de grau moderado ou importante implica grande sobrecarga de volume ao VE. Como o refluxo se estabelece de forma rápida, o VE, com dimensões e complacência normais, não tem tempo para adaptar-se, e, por isso, pode haver aumento expressivo da pressão diastólica e consequente hipertensão venocapilar e congestão pulmonar. Nas formas mais graves, não é possível manter o débito cardíaco (DC), apesar da taquicardia desencadeada como resposta à alteração hemodinâmica.

QUADRO CLÍNICO

A apresentação clínica mais comum é a IC com congestão ou edema pulmonar; nos casos mais graves, pode ocorrer choque cardiogênico. O diagnóstico deve ser considerado na vigência dos sintomas em pacientes com suspeita clínica ou confirmada de uma das causas de IAO aguda, ECG com taquicardia sinusal e radiografia torácica com área cardíaca normal e congestão pulmonar. Em geral, não se observam pulsos amplos e aumento da diferença de pressão, como ocorre na IAO crônica. O sopro diastólico é de curta duração e de baixa intensidade, o que dificulta a ausculta. O ecocardiograma permite identificar a IAO aguda, a causa, bem como avaliar o grau de refluxo e a repercussão hemodinâmica (Figura 6.1).

ATENÇÃO!

Se a imagem por via transtorácica não for adequada e a suspeita diagnóstica persistir, pode ser necessário o ecocardiograma transesofágico, que pode ser substituído pela tomografia na suspeita clínica de dissecção da aorta, dependendo da condição clínica do paciente (acho que deve ser mantido).

Nos pacientes com IAO aguda por endocardite infecciosa e com instabilidade clínica e hemodinâmica, o uso da aortografia e da coronariografia por cateterismo cardíaco deve ser indicado apenas se a possibilidade de doença coronariana for alta. Além do risco de mobilização da vegetação por estar próxima ao seio de Valsalva, a realização do cateterismo pode retardar o tratamento cirúrgico da IAO.

■ TRATAMENTO

Devido à gravidade da doença, o tratamento é cirúrgico e, se indicado, deve ser o mais breve possível. Enquanto se aguarda a cirurgia, deve-se buscar a estabilização do paciente com uso de medicamentos. Nos casos mais graves, são recomendados medicamentos por via IV, como os diuréticos de alça (furosemida na dose inicial de 40 mg ou mais), os vasodilatadores, como o nitroprussiato de sódio (0,5-10 mcg/kg/min, conforme a resposta clínica), e os inotrópicos, como a dobutamina na dose inicial de 2,5 mcg/kg/min, se houver hipotensão. O suporte hemodinâmico com balão intra-aórtico (BIA) pode aumentar o refluxo e, portanto, não deve ser indicado. Como a taquicardia é um dos mecanismos de compensação, a utilização dos betabloqueadores deve ser cuidadosa, mesmo se a causa for dissecção da aorta. Os pacientes que, pelo quadro de congestão pulmonar, desenvolvem hipoxemia podem ter melhora com suporte ventilatório com pressão positiva, inicialmente com sistemas não invasivos, como a pressão positiva contínua na via aérea (CPAP, do inglês *continuous positive airway pressure*), ou, se não houver resposta adequada, com IET.

Nas situações com repercussão clínica menos acentuada, a melhora clínica pode ser obtida com diuréticos (VO ou injetável) e vasodilatadores orais.

■ INSUFICIÊNCIA MITRAL AGUDA

A insuficiência mitral aguda pode ocorrer por diversas condições; as mais comuns são: endocardite infecciosa (perfuração ou ruptura de corda), ruptura de cordas tendíneas em valvas com prolapso, insuficiência mitral isquêmica e ruptura de músculo papilar parcial ou completa por infarto do miocárdio ou trauma torácico fechado. Ela pode ocorrer também durante procedimentos percutâneos, como valvotomia com cateter balão ou ablação de fibrilação atrial (FA). Em pacientes sem lesão valvar expressiva prévia, o átrio e o VE são normais. A insuficiência mitral aguda de grau importante impõe intensa sobrecarga de volume nestas câmaras que não conseguem se adaptar rapidamente e sofrem aumento importante da pressão que, retrogradamente, atinge a circulação pulmonar, causando hipertensão venocapilar e congestão pulmonar.

■ QUADRO CLÍNICO

Manifesta-se com dispneia de graus variáveis que pode evoluir com edema pulmonar e, por vezes, hipotensão. A doença deve ser considerada se estes sintomas ocorrem em pacientes com antecedentes ou quadro de uma das condições que causam insuficiência mitral. Além dos sinais de IC, o exame clínico pode revelar sopro em foco mitral de baixa intensidade; o sopro é mais evidente nos pacientes com ruptura de corda tendínea por prolapso da valva mitral. O eletrocardiograma revela taquicardia, e nos pacientes com infarto, o padrão clássico. À radiografia torácica, notam-se

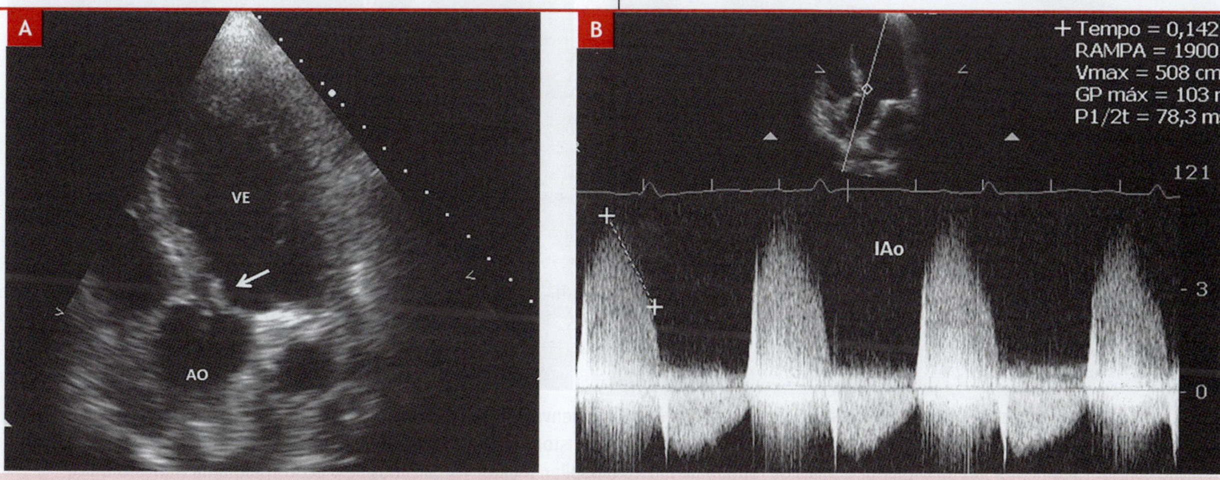

FIGURA 6.1 ■ Mulher de 52 anos com história recente de febre prolongada por mais de 10 dias e dispneia há 2 dias. A) o ecocardiograma transtorácico (janela apical) identificou deslocamento (seta) de um dos folhetos da valva aórtica em direção à via de saída do ventrículo esquerdo. B) curva de velocidade do refluxo aórtico com rampa de desaceleração rápida que sugere insuficiência importante.

sinais de congestão pulmonar e área cardíaca normal (Figura 6.2A). Assim como na insuficiência mitral crônica, o ecocardiograma confirma o diagnóstico e identifica a causa da insuficiência mitral, avalia o grau de refluxo, bem como a pressão pulmonar e a função sistólica dos ventrículos direito (VD) e esquerdo (VE) (Figura 6.2B).

ATENÇÃO!

Quando as imagens com o ecocardiograma transtorácico são limitadas e a suspeita clínica persiste, deve-se utilizar o ecocardiograma transesofágico, se o paciente não tiver contraindicação para a realização deste procedimento.

A cineangiocoronariografia deve ser indicada aos pacientes com indicação de cirurgia e suspeita clínica forte de doença coronariana, considerando-se a condição clínica, o atraso do tratamento e as possíveis complicações.

■ TRATAMENTO

Nos pacientes com sintomas leves, o tratamento inicial com diuréticos (furosemida) por via EV e vasodilatadores (IECA, VO) em ambiente hospitalar podem estabilizar rapidamente os pacientes.

ATENÇÃO!

Se a insuficiência mitral aguda for importante e o paciente se apresentar com dispneia intensa, edema pulmonar e/ou choque, pode ocorrer óbito.

Na situação de risco de óbito, o tratamento cirúrgico deve ser implementado o mais breve possível, considerando as condições clínicas do paciente. Até a realização da cirurgia, no entanto, o tratamento medicamentoso deve ser intenso, com diuréticos de alça, em geral furosemida, na dose inicial de 40 mg, por via IV, seguida de outras doses, dependendo da resposta, e vasodilatadores por via venosa, como o nitroprussiato de sódio com dose de 0,5 a 10 mcg/kg/min ajustada conforme a resposta clínica. Alguns pacientes com hipotensão podem se beneficiar de dobutamina iniciada com 2,5 mcg/kg/min. Além disso, deve-se manter o tratamento da doença que originou a insuficiência mitral aguda, como a SCA ou a endocardite infecciosa. Caso haja necessidade, a ventilação assistida, preferencialmente não invasiva e com pressão positiva, deve ser indicada, assim como o BIA, nos casos mais graves como adjuvante ao tratamento clínico.

DISFUNÇÕES DE PRÓTESE

Sempre devem ser consideradas em pacientes com prótese valvar de qualquer tipo ou posição que apresentam piora aguda ou recente do quadro de IC. As formas mais comuns são por trombose ou alteração estrutural.

Disfunção estrutural. Ocorre raramente em próteses mecânicas, mas é mais frequente nas biológicas. O tipo de disfunção mais comum nas próteses biológicas é a degenerativa, que, em geral, ocorre de forma lenta e progressiva, mas mais precoce e rápida nos pacientes mais jovens e naqueles com DRC. Caracteriza-se por aumento da espessura, calcificação e rigidez dos folhetos, com consequente estenose. Se houver retração associada, pode cursar com insuficiência predominante ou associada à estenose. Nas fases mais avançadas, pode desencadear IC progressiva com sopro cardíaco de regurgitação, estenose ou dupla disfunção. Os exames complementares, particularmente o ecocardiograma com Doppler, auxiliam no diagnóstico.

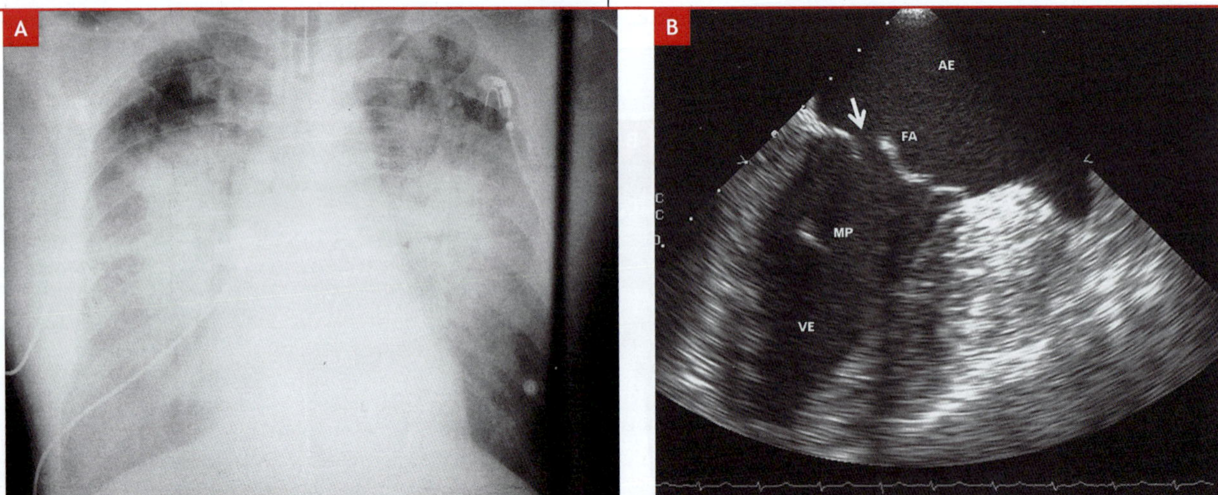

FIGURA 6.2 ■ Paciente com infarto do miocárdio inferior e lateral inferior desenvolveu dispneia intensa que necessitou intubação traqueal. Com a história clínica e devido ao achado radiológico, realizou-se ecocardiograma transtorácico, que identificou ventrículo esquerdo hiperdinâmico, com alteração contrátil segmentar lateral e inferior e sinais de ruptura de músculo papilar, melhor visibilizados pelo ecocardiograma transesofágico.
A) radiografia torácica demonstrando área cardíaca normal com grande congestão pulmonar. B) imagem de ecocardiograma transesofágico demonstrando o folheto anterior (FA) deslocado para o átrio esquerdo (AE) com grande orifício de refluxo (seta), e fragmento pequeno de músculo papilar (MP) no ventrículo esquerdo (VE).

Em outro tipo de disfunção estrutural, as próteses biológicas podem ter ruptura parcial de um dos folhetos. Não tem relação com o tempo de implante da prótese e ocorre de forma súbita, em geral com sintomas, principalmente dispneia, que dependem da gravidade do refluxo. Não é incomum o relato de vibração no tórax. Se a prótese em questão for mitral, palpa-se frêmito sistólico intenso no ápice e ausculta de sopro holossistólico intenso em foco mitral com irradiação para mesocárdio, axila esquerda e dorso; às vezes, com componente agudo. Se a prótese estiver na posição aórtica, o sopro deve ser holodiastólico em foco aórtico e aórtico acessório. O ecocardiograma com Doppler transtorácico ou o transesofágico, se necessário, confirmam o diagnóstico.

O tratamento inicial é clínico com diuréticos e vasodilatadores, se necessário. Em alguns pacientes com refluxo leve ou moderado, o tratamento medicamentoso pode nem ser necessário no início. Por outro lado, pacientes com refluxos mais intensos podem necessitar internação e tratamento intensivo para compensação, conforme descrito para insuficiência aguda das valvas mitral e aórtica.

ATENÇÃO!

A cirurgia deve ser indicada para todos os pacientes. Nos pacientes com sintomas intensos e de difícil controle clínico, a cirurgia deve ser recomendada com urgência.

Trombose de prótese. Embora possa ocorrer em pacientes com prótese biológica, é mais comum naqueles com prótese mecânica, em particular na posição mitral e nos em ritmo de FA. Um fator de risco importante é a anticoagulação inadequada com níveis baixos da INR e deve ser suspeitada nos pacientes com prótese mitral ou aórtica que rapidamente iniciam ou pioram os sintomas de IC. Pacientes com maior tempo de implante da prótese têm maior frequência de associação com *pannus*. Alguns pacientes podem ter edema pulmonar e choque. O ecocardiograma transtorácico pode ser útil ao identificar função sistólica do VE preservada, redução do movimento dos elementos móveis da prótese, elevação dos gradientes de pressão transvalvares com redução da área valvar e refluxo. O ecocardiograma transesofágico é muitas vezes importante para o diagnóstico, em particular nas próteses em posição mitral, e pode diferenciar entre trombo (mais móveis e menos densos) de *pannus* (fixos e mais densos).

A cirurgia é a primeira opção terapêutica nos pacientes em classe funcional III ou IV, ou com trombos móveis ou com tamanho de pelo menos 0,8 cm^2 (ou 1,0 cm de diâmetro); esta condição é considerada classe I de indicação em diretriz recente. Nos pacientes com história inferior a 14 dias, classe funcional II e trombos $< 0,8$ cm^2 e fixos ou pouco móveis, e naqueles com trombose de prótese em valva tricúspide ou pulmonar, a recomendação é iniciar HNF na dose inicial de 80 UI/kg, seguida de infusão contínua de 18 UI/kg/h, a fim de manter tempo de TTPA na razão de 1,5 a 2,5 do controle. Na ausência de resposta clínica ou diminuição do trombo, após vários dias, considerar uso de agentes fibrinolíticos; entre estes, preferencialmente o *recombinant tissue plasminogen activator* (R-tPA), por via IV, com dose inicial em bólus de 10 mg, seguida de infusão de 90 mg, por 2 horas. Na escolha entre as estratégias terapêuticas, considerar antecedentes recentes e/ou do risco de hemorragia e das potenciais complicações cirúrgicas.

Abscessos ou deiscências. Podem ocorrer como complicações de endocardite infecciosa em próteses. A resposta ao tratamento clínico com antibióticos em geral não é boa e os pacientes podem precisar de cirurgia com substituição da prótese.

Outras situações de urgência ou emergência em doenças valvares. Não é incomum os pacientes com doença valvar se apresentarem com IC, seja por interrupção ou irregularidade no tratamento medicamentoso, aparecimento de arritmia, progressão da lesão valvar ou disfunção ventricular secundária à história natural da doença, além de hipertensão pulmonar.

Pacientes com estenose ou insuficiência importantes da valva aórtica podem apresentar IC com disfunção do VE secundária à doença valvar. Aqueles com estenose aórtica grave, além da dispneia, podem ter angina ou síncope desencadeadas ao mínimo esforço; edema de pulmão ou hipotensão podem ocorrer. O tratamento deve ser clínico no início, mas a intervenção deve ser sempre considerada. A cirurgia com implante de prótese é a opção mais adequada. Entretanto, em pacientes idosos com comorbidades e risco cirúrgico muito elevado, o implante percutâneo de prótese biológica tem sido muito utilizado na estenose aórtica. As contraindicações também devem ser consideradas.

ATENÇÃO!

A simples valvotomia com cateter balão pode aliviar a gravidade da estenose, mas tem risco de complicações, como embolia e a reestenose; esta é frequente seis meses após o procedimento. Muitos consideram a valvotomia apenas um procedimento paliativo, adjuvante ao tratamento clínico, até que o paciente possa ser submetido à correção com prótese por cirurgia ou implante por via percutânea.

Muitas vezes, em situações clínicas difíceis, uma equipe multidisciplinar em cardiologia deve ser consultada para encontrar a melhor opção para o paciente.

Nos pacientes com estenose mitral, geralmente de evolução lenta e progressiva, podem apresentar episódios de piora clínica ou eventos cardiovasculares que necessitam tratamento de urgência. O mais comum é o aparecimento de FA aguda com alta resposta ventricular e IC. Nestes pacientes, o tratamento clínico com redução da frequência cardíaca (FC) com betabloqueador ou digital, e uso de diuréticos são necessários, além do início de heparinização e posteriormente anticoagulação oral. Nos pacientes com FC muito elevada e hipotensão, a cardioversão elétrica ou farmacológica imediata pode ser necessária, devendo ser considerada a duração da FA devido ao risco de tromboembolia, a gravidade da estenose e o tamanho do átrio esquerdo.

Estes pacientes com estenose mitral podem também iniciar sintomas ou ter episódios de piora em outras situações hiperdinâmicas, ou que requerem aumento do débito cardíaco (DC), como infecções, anemia ou hipertiroidismo. As gestantes podem iniciar ou piorarem dos sintomas previamente existentes, em geral no segundo trimestre da gestação. O tratamento clínico com diuréticos, VO ou IV, e betabloqueadores, em geral, aliviam os sintomas. Entretanto, algumas pacientes com estenose importante não têm o resultado esperado e podem necessitar de intervenção. Preferencialmente, deve ser a valvotomia com cateter-balão, que é um procedimento bem estabelecido, com ótimos resultados durante a gestação. A indicação depende da ausência de refluxo mitral associado maior que leve e de trombo em átrio e/ou apêndice atrial esquerdo; o resultado depende do aspecto morfológico e funcional da valva mitral (escore de Wilkins).

Vale lembrar que na história natural dos pacientes com insuficiência mitral crônica importante, pode ocorrer disfunção ventricular, que se expressa clinicamente com IC importante, com necessidade de hospitalização. Isto se deve possivelmente a não realização da cirurgia de correção no momento adequado. Estes pacientes podem apresentar outras intercorrências com piora clínica que necessitam de tratamento urgente, como o aparecimento de FA com IC.

CONSIDERAÇÕES FINAIS

A suspeita clínica de insuficiência aguda das valvas mitral e aórtica deve ser feita nos pacientes com quadro de IC importante e história clínica recente de infarto do miocárdio, endocardite infecciosa, dissecção da aorta ou trauma de tórax, com sopro cardíaco e área cardíaca preservada com congestão pulmonar à radiografia torácica. A avaliação clínica deve incluir o ecocardiograma transtorácico com Doppler, ou por via transesofágica, para confirmar ou afastar a disfunção valvar, além da avaliação da doença causadora da disfunção valvar. Todos os pacientes necessitam de tratamento clínico o mais breve possível. A cirurgia é a melhor opção terapêutica para os pacientes com insuficiência aguda grave das valvas mitral ou aórtica. Nos pacientes com prótese valvar e quadro de IC, a disfunção da prótese deve ser considerada e investigada o mais breve possível. Se confirmada, a cirurgia precoce é a melhor opção terapêutica.

REVISÃO

- A principal emergência entre as doenças das valvas nativas é a insuficiência aguda, particularmente das valvas mitral e aórtica.
- Nas formas mais graves, não é possível manter o débito cardíaco (DC), apesar da taquicardia desencadeada como resposta à alteração hemodinâmica.
- Devido à gravidade da doença, o tratamento é cirúrgico, e, se indicado, deve ser o mais breve possível. Enquanto se aguarda a cirurgia, deve-se buscar a estabilização do paciente com uso de medicamentos.
- Se a insuficiência mitral aguda for importante e o paciente se apresentar com dispneia intensa, edema pulmonar e/ou choque, pode ocorrer óbito. Nesta situação, o tratamento cirúrgico deve ser implementado o mais breve possível, considerando as condições clínicas do paciente.
- Muitas vezes, em situações clínicas difíceis, uma equipe multidisciplinar em cardiologia deve ser consultada para encontrar a melhor opção para o paciente.

LEITURAS SUGERIDAS

Hamirani YS, Dietl CA, Voyles W, Peralta M, Begay D, Raizada V. Acute aortic regurgitation. Circulation. 2012;126(9):1121-6.

Nishimura RA, Otto CM, Bonow RO, Carabello BA, Erwin JP 3rd, Guyton RA, et al. 2014 AHA/ACC guideline for the management of patients with valvular heart disease: a report of the American College of Cardiology/American Heart Association Task Force on Practice Guidelines. J Thorac Cardiovasc Surg. 2014;148(1):e1-e132.

Stout KK, Verrier ED. Acute valvular regurgitation. Circulation. 2009;119(25): 3232-41.

Tarasoutchi F, Montera MW, Grinberg M, Barbosa MR, Piñeiro DJ, Sánchez CRM, et al. Brazilian Guidelines for Valve Disease – SBC 2011 / I Guideline Inter-American Valve Disease – 2011 SIAC. Arq Bras Cardiol. 2011;97 (5 Suppl 1):1-67.

Unal M, Demirsoy E, Gogus A, Arbatli H, Hamzaoglu A, Sonmez B. Acute aortic valve regurgitation secondary to blunt chest trauma. Tex Heart Inst J. 2001;28(4):312-4.

Vahanian A, Ducrocq G. Emergencies in valve disease. Curr Opin Crit Care. 2008; 14(5):555-60.

PARTE

3

EMERGÊNCIAS EM PNEUMOLOGIA

Ana Luisa Godoy Fernandes

7 PNEUMONIAS

ANA LUISA GODOY FERNANDES
ROSALI TEIXEIRA DA ROCHA

DEFINIÇÃO

Pneumonia é uma doença inflamatória aguda que compromete as vias aéreas inferiores e o parênquima pulmonar. As causas mais comuns são: vírus, bactérias e outros organismos.[1]

As pneumonias podem ser classificadas em PAC; pneumonias associadas à assistência à saúde (pneumonia hospitalar), PAVM e pneumonia no imunocomprometido.

ATENÇÃO!

A PAC é definida pela presença de tosse e um ou mais dos seguintes sintomas: expectoração, falta de ar e dor torácica. Achados focais no exame do tórax e pelo menos um achado sistêmico: confusão mental, cefaleia, sudorese calafrios, mialgias, febre (≥ 37,8° C).

A pneumonia hospitalar é aquela que ocorre após 48 horas da internação hospitalar não relacionada à IOT e VM.[2]

A PAVM é definida como uma infecção pulmonar que surge 48 a 72 horas após IET e instituição da VMI.[3] A suspeita de PAVM ocorre no aparecimento de infiltrado pulmonar novo ou progressivo à radiografia torácica, associado à presença de sinais clínicos e alterações laboratoriais definidos, como: febre (≥ 38° C), leucocitose (> 10.000/mm^3) ou leucopenia (< 4.000/mm^3) e presença de secreção traqueal purulenta.

A pneumonia no imunocomprometido é uma infecção no trato respiratório inferior em pacientes com Aids, transplantados, portadores de neoplasia ou em vigência de quimioterapia, imunodeficiências congênitas ou doenças crônicas, tais como diabetes, cirrose, colagenose, etc.[4]

EPIDEMIOLOGIA

A PAC é uma doença muito comum e potencialmente grave. Continua a ser a principal causa de morbidade e mortalidade. Acomete todas as idades, mas os óbitos são mais frequentes em menores de 4 anos e maiores de 60 anos. A incidência mundial é de 12/1.000 habitantes/ano. No Brasil, a PAC é a segunda causa de internação hospitalar, sendo a mortalidade hospitalar em torno de 3%.

A pneumonia hospitalar e a associada à VM são complicações frequentes em pacientes hospitalizados, principalmente naqueles internados em UTI, atingindo 10 a 25% desses pacientes.

PATOGÊNESE

A microaspiração de material contaminado é o mecanismo mais comum por meio do qual o patógeno alcança os pulmões. A disseminação por contiguidade ou via hematogênica é rara.

DIAGNÓSTICO CLÍNICO

Os pacientes com PAC, em 80%, apresentam sintomas respiratórios: tosse, produção de escarro, dispneia e febre. O idoso geralmente tem menos sintomas respiratórios, e a pneumonia pode se apresentar como confusão mental, delírios, quedas, alteração da capacidade funcional ou descompensação de doença crônica preexistente.

A presença de opacidade na radiografia torácica é considerada o padrão-ouro para o diagnóstico de pneumonia. As características de imagem são úteis na suspeita do agente etiológico. Os achados radiográficos compreendem consolidação lobar, infiltrados intersticiais e cavitações.

ATENÇÃO!

A TC não é recomendada de rotina e está reservada para outras definições anatômicas posteriores, como detectar cavitação, adenopatia ou massa pulmonar associada.

MICROBIOLOGIA

Os agentes microbianos relacionados a pneumonias são bactéria, vírus, fungos e parasitas. O patógeno mais comum é o *Streptococcus pneumoniae*. Os agentes atípicos *M. pneumoniae*, *Legionella* sp., *C. pneumoniae*, *C. psottaci* não são identificados na prática clínica por não existirem testes rápidos de identificação.[5] Outros patógenos importantes são: vírus influenza, VSR, vírus parainfluenza e menos frequentes o adenovírus e o coronavírus.

H. influenza, Staphylococcus aureus, Enterobacteriaceae e Pseudomonas aeruginosa são frequentes em pacientes pós-influenza, doenças pulmonares e infecções prévias.

TESTES PARA DIAGNÓSTICO ETIOLÓGICO NA PNEUMONIA ADQUIRIDA NA COMUNIDADE

A grande maioria dos pacientes com PAC recebe tratamento empírico. A necessidade de diagnóstico etiológico se justifica quando o resultado do teste mudará o manejo do antibiótico.[6]

- **Hemocultura.** Positiva em 5 a 14% dos pacientes internados com PAC. Indicada em pacientes com PAC grave e imunodeprimidos.
- **Escarro.** Exame que exige medidas apropriadas de coleta, de transporte e de processamento, para garantir a qualidade dos resultados. A sensibilidade e a especificidade da bacterioscopia pelo método de Gram variam substancialmente. A cultura deve ser interpretada com base na quantificação de crescimento (leve, moderada ou intensa) e se estabelecer uma correlação com o Gram.
- **Testes de antígeno urinário.** Testes complementares para detecção do *S. pneumoniae* e da *Legionella pneumophila*.
- **PCR.** Pode melhorar a acurácia do diagnóstico microbiológico. Mais útil na detecção de vírus e atípicos.
- **Sorologia.** Realizada, mais comumente, para diagnóstico de atípicos *C. pneumoniae, M. pneumoniae, Legionella* sp. Na convalescença, considera-se a quadruplicação do título como positiva.

Os testes diagnósticos etiológicos são indicados na PAC nas seguintes condições clínicas:

- **Pacientes internados em UTI.** Cultura de sangue e de escarro (quantitativa), antígeno urinário para *Legionella* e pneumococo, aspirado endotraqueal, e se intubado, LBA.
- **Falência de tratamento ambulatorial.** Bacterioscópico e cultura de escarro, antígeno urinário para *Legionella* e pneumococo.

- **Infiltrados cavitários.** Hemocultutas, cultura de escarro para fungos e tuberculose.
- **Leucopenia.** Hemocultura e antígeno urinário para pneumococo.
- **Abuso de álcool ativo.** Hemoculturas, bacterioscópico e cultura de escarro, antígeno urinário para Legionella e pneumococo.
- **Hepatopatia crônica grave.** Hemocultura e antígeno urinário para pneumococo.
- **DPOC.** Bacterioscópico e cultura de escarro.
- **Derrame pleural.** Hemoculturas, bacterioscópico e cultura de escarro, antígeno urinário para Legionella e pneumococo, toracocentese e cultura do líquido pleural.
- **Viagens recentes (duas semanas).** Sorologias e cultura para agentes suspeitos.

CRITÉRIOS DE GRAVIDADE NA PNEUMONIA ADQUIRIDA NA COMUNIDADE

A avaliação da gravidade deve ser realizada em todo paciente com diagnóstico clinicorradiológico de PAC.

De acordo com a gravidade, haverá a orientação para o local de tratamento, estratégia diagnóstica e orientação do antibiótico inicial.

ATENÇÃO!

Vários sistemas de escore foram criados e validados para predizer o risco de morte dos pacientes com PAC e eles têm sido aplicados para guiar medidas e orientar o local de tratamento: domicílio, enfermaria ou UTI.

Os escores mais estudados é o PSI (*pneumonia severity index*), e o CURB-65 (do inglês, *confusion, urea, respiratory rate, body preassure, idade ≥ 65 anos).*[7] O PSI é mais complexo e foi desenvolvido para identificar pacientes com baixo risco de mortalidade, o CURB-65 é mais simples e foi desenvolvido para identificar pacientes mais graves.

O PSI foi desenvolvido por Fine e colaboradores,[8] em 1997. É também conhecido como critérios de FINE. Ele estratifica os pacientes em cinco grupos, com diferentes expectativas de risco de morte.

A pontuação do PSI é estabelecida conforme os itens apresentados na Figura 7.1.

O escore de CURB-65 dá 1 ponto para presença de cada item, sendo ureia ≥ 50 mg/dL; frequência respiratória (FR) ≥ 30 ciclos/min; pressão arterial sistólica (PAS) < 90 mmHg Ou pressão arterial diastólica (PAD) < 60 mmHg e idade ≥ 65 anos.

Na Figura 7.2, apresenta-se a estratificação dos pacientes conforme a pontuação, a estimativa de risco de mortalidade e a indicação de local de tratamento conforme o escore obtido pelo PSI e o CUSB-65.

CRITÉRIOS DE GRAVIDADE PARA INTERNAÇÃO EM TERAPIA INTENSIVA

Além dos critérios de PSI e CURB-65 com escores altos, a internação em UTI está indicada na presença de dois dos seguintes critérios menores: PAS ≤ 90 mmHg, doença multilobar, $PaO_2/FiO_2 \leq 250$ e um dos dois critérios maiores: necessidade de VM ou choque séptico.

TRATAMENTO

Princípios do tratamento antimicrobiano

A seleção do antibiótico a ser utilizado para tratamento empírico se baseia em diversos fatores, que incluem avaliar o patógeno mais provável, o local de tratamento (Figura 7.3), conhecer a eficácia do antibiótico em ensaios clínicos, levar em conta os fatores de risco para resistência bacteriana dos agentes, a presença de comorbidades que aumente a ocorrência de patógeno específico. A farmacocinética e a farmacodinâmica, o perfil de segurança e os custos também devem ser avaliados.[1,9]

O principal objetivo do tratamento antimicrobiano é reduzir ou erradicar a carga bacteriana, evitando a ocorrência de resistência devido à utilização de dose inadequada.[10]

O início do tratamento é de extrema importância, a primeira dose deve ser administrada o mais rapidamente possível e que não seja postergada em função de coleta de exames ou transferência para o local de tratamento.

Tratamento ambulatorial

Os patógenos mais frequentes em pacientes que fazem tratamento ambulatorial são *S. pneumoniae, M. pneumoniae, C. pneumoniae, H. influenzae* e vírus (influenza, parainfluenza e VSR).[1]

Para pneumonias não complicadas com indicação de tratamento ambulatorial e sem comorbidades, é recomendado o uso de macrolídeos, que

Fatores demográficos	
Idade	
Homens	1 ponto/ano de idade
Mulheres	idade −10
Procedentes de asilos	idade +10
Comorbidades	
Neoplasia	+30
Doença hepática	+10
ICC	+10
Doença cerebrovascular	+10
Doença renal	+10

Achados laboratoriais e radiológicos	
pH < 7,35	+30
Ureia > 65 mg/dL	+20
Sódio< 130 mEq/L	+20
Glicose > 250 mg/dL	+10
Hematócrito < 30%	+10
PO_2 < 60 mmHg	+10
Derrame pleural	+10
Exame físico	
Alteração do estado mental	+20
F. respiratória > 30 ciclos/min	+20
PA sistólica < 90 mmHg	+20
Temperatura < 35°C ou > 40°C	+15
Pulso ≥ 125 bpm	+10

FIGURA 7.1 ■ Pontuação de acordo com a ocorrência dos dados demográficos, clínicos e laboratoriais para cálculo do escore de FINE e colaboradores.

PSI – Pneumonia Severity Index

Classe	Pontos	Mortalidade (%)	Local sugerido de tratamento
I	–	0.1%	Ambulatório
II	≤ 70	0.6%	Ambulatório
III	71-90	2.8%	Ambulatório ou internação breve
IV	91-130	8.2%	Internação
V	> 130	29.2%	Internação

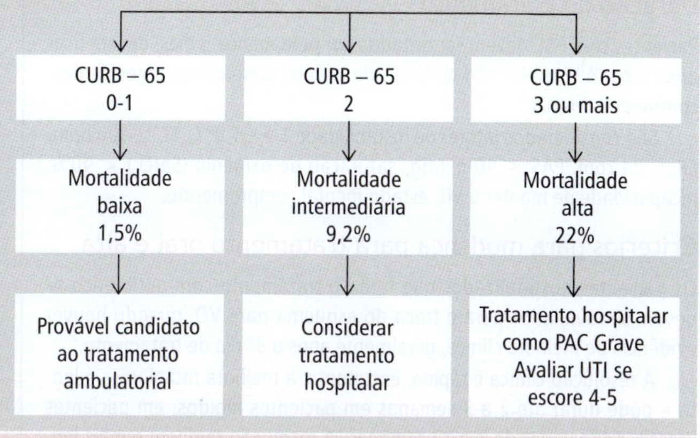

FIGURA 7.2 ■ Escore de gravidade PSI e CURB-65: pontuação, estimativa de mortalidade e indicação de local de tratamento.

é efetivo contra *S. pneumoniae* e atípicos, uma outra opção é o uso de betalactâmico como única medicação; entretanto, é importante lembrar-se de que não dá cobertura para atípicos.

Para pacientes com DRC, doenças cardíaca e pulmonar associadas ao diabetes melito, alcoolismo, neoplasia, asplenia, condições de imunossupressão ou uso prévio de antibiótico nos últimos 3 meses ou risco de infecção por *S. pneumoniae*, resistente, a recomendação é o uso da fluorquinolona respiratória (moxofloxacino, gemifloxacino ou levofloxacino), ou betalactâmico associado a macrolídeo.

ATENÇÃO!

O uso indiscriminado de fluorquinolonas tem sido desencorajado por promover o desenvolvimento de resistência bacteriana, sendo também contraindicado em pacientes com suspeita de tuberculose.

Tratamento em pacientes internados em enfermaria

As etiologias mais frequentes são: *S. pneumoniae, M. pneumoniae, C. pneumoniae, H. influenzae, Legionella* sp. e vírus (influenza, parainfluenza e VSR). Há recomendação de terapia intravenosa (IV), monoterapia com fluorquinolona ou associação de betalactâmico com macrolídeo.[5]

Tratamento em pacientes internados em unidade de terapia intensiva

Para pacientes internados em UTI, deve-se assegurar a cobertura para *S. pneumoniae* usando-se betalactâmico potente associado a um macrolídeo ou a uma fluorquinolona. A terapia isolada com fluorquinolona na PAC grave não está bem estabelecida, pois a mortalidade é menor quando se utiliza a associação em comparação com monoterapia. No caso de risco para *P. aeruginosa*, está indicado o uso de betalactâmico antipneumococo e antipseudomonas (piperacilina-tazobactam, cefepima, imipenem ou meropenem) associado a ciprofloxacino ou levofloxacino com dose de 750 mg ou betalactâmicos citados em associação a um aminiglicosídeo e macrolídeo.[3]

Local de tratamento	Recomendação terapêutica
Paciente ambulatorial sadio sem terapia prévia	Macrolídeo: azitromicina 500 mg VO 1x/dia por 5 dias ou azitromicina 500 mg VO no primeiro dia seguido por 250 mg por 4 dias; claritromocina 500 mg, VO a cada 12 h por 7 dias, amoxacilina 500 mg a cada 8 h por 7 dias.
Terapia recente ou doença associada: DPOC, DM, ICC, neoplasia	Fluorquinolona: levofloxacino 750 mg/dia por 5 dias; moxifloxacino 400 mg/dia por 5-7 dias; gemifloxacino 320 mg por 5 dias.
Impossibilidade de uso de fluorquinolona/alergia à penicilina	Betalactâmico + macrolideo/aztreonam.
Paciente internado em enfermaria sem terapia prévia	Levofloxacino 750 mg/dia IV ou moxifloxacino 400 mg/dia, ou cefrotriaxone 500 mg IV 2x/dia; + claritromocina 500 mg, VO ou IV 2x/dia por 7 dias ou cada 12 h ou azitromicina 500 mg /dia VO ou IV por 5 dias.
Paciente internado em UTI	Cefrotriaxone 1g IV 2x/dia + claritromocina 500 mg, IV 2x/dia por 7-10 dias ou + azitromicina 500 mg/dia IV por 5 dias; ou cefrotriaxone 1g IV 2x/dia + levofloxacino 750 mg/dia IV por 5 dias ou moxifloxacino 400 mg/dia.
Cobertura para *P aeruginosa*: pacientes com bronquiectasias, DPOC grave, uso crônico de corticoide	Ceftazidima 2 g IV a cada 8 horas, ou cefepime 2 g IV 3x/dia ou piperacilina-tazobactan 4,5 g 4x/dia ou imipenem 500 mg IV, 4x/dia ou meropenem 1 g, IV 3x/dia, + ciprofloxacino 400 mg IV 3x/dia ou amicacina 500 mg IV 2x/dia.
Risco de CA-MRSA	Vancomicina ou linezolida.

FIGURA 7.3 ■ Indicação de antibióticos segundo o local de tratamento.

Duração do tratamento

Pacientes com PAC devem ser tratados por pelo menos 5 dias, devem ficar afebris por 48 horas e não ter sinais de instabilidade clínica antes de descontinuar a terapia.[3]

São considerados fatores de instabilidade T ≥ 37,8° C, FC ≥ 100 bpm, FR > 24 rpm, PAS ≤ 90 mmHg, saturação de oxigênio ($SatO_2$) < 90%, incapacidade de manter a VO, estado mental comprometido.

Critérios para mudança para tratamento oral e alta

Os pacientes hospitalizados que farão o tratamento com antibiótico IV devem ser avaliados para a troca do esquema para VO, quando houver evidência de melhora clínica, geralmente após o 3° dia de tratamento.[3]

A resolução clínica é rápida, entretanto, a melhora radiológica é lenta e pode durar até 2 a 3 semanas em pacientes hígidos; em pacientes idosos, pode variar de 3 a 12 semanas. A resolução também é mais lenta quando ocorre em pacientes com doenças associadas, há bacteremia, comprometimento de múltiplos lobos e pneumonia por bacilo gram-negativo entérico.

Falência terapêutica

Identificada quando ocorre persistência ou progressão da infecção, resultando em piora dos sintomas, que pode conduzir à disseminação da infecção, ao surgimento de complicações e até morte.[11]

Para pacientes ambulatoriais, é considerada falência terapêutica a necessidade de internação e/ou troca de antibiótico. Para pacientes hospitalizados, o período de 72 horas é o tempo necessário para alcançar a estabilidade clínica e reduzir a concentração bacteriana local.

Dois padrões podem ser identificados:

- *Pneumonia progressiva (falência precoce):* quando há deterioração clínica com insuficiência respiratória aguda e necessidade de VM e/ou choque séptico nas primeiras 72 horas de internação hospitalar.
- *Pneumonia que não responde (falência tardia)*: quando há persistência de sintomas e febre, sem alcançar estabilidade em 72 horas de evolução.

A abordagem das principais causas de falência terapêutica são:

- *Infecciosas (40%): S. pneumoniae, Legionella* sp., *S. aureus* e *Pseudomonas aeruginosa* têm sido identificadas como causa de falência. CA-MRSA, bacilo gram-negativo e *Pseudomonas aeruginosa* são mais frequentes em idosos institucionalizados. Causas menos frequentes incluem*: M. tuberculosis, Nocardis* sp., fungos, *P. Jiroveci.*
- *Não infecciosas*: algumas doenças imitam a PAC. Entre elas, estão: hemorragia alveolar, bronquiolite obliterante com pneumonia em organização, doença tromboembólica, pneumonia eosinofílica, pneumonia de hipersensibilidade e neoplasia. Reação a medicamentos, edema pulmonar cardiogênico e aspiração de conteúdo gástrico.
- *Causas relacionadas à gravidade inicial da infecção*: comprometimento bilateral ou multilobar à radiografia torácica, hipoxemia grave, choque séptico costumam ter pior resposta o tratamento. Quanto maior a gravidade pelos critérios de Fine, maior o tempo necessário para alcançar a estabilidade clínica.
- *Causas relacionadas ao hospedeiro*: doenças associadas e fatores genéticos relacionados à resposta contra a infecção.[12]

AVALIAÇÃO DIAGNÓSTICA DA FALÊNCIA TERAPÊUTICA

A abordagem da falência requer a avaliação dos fatores do hospedeiro que possam justificar a resolução demorada, observar a gravidade clínica e a evolução da progressão doa infecção. Deve ser realizada nos primeiros 3 dias de tratamento, se não houver falência precoce.[11]

A abordagem mais agressiva é necessária quando não há um agente etiológico identificado e não há fatores do hospedeiro que justifiquem a demora na resolução. Esses casos requerem estudos radiológicos mais detalhados, como a TC de tórax que pode sugerir alguns micro-organismos específicos. A TC é útil para investigar complicações, como empiema septado, abscesso pulmonar, neoplasia, infecção por fungos, pneumopatias intersticiais e vasculite. A angiotomografia está indicada na suspeita de embolia pulmonar.

ATENÇÃO!

A coleta de escarro está indicada para bacterioscopia e cultura para agentes bacterianos, micobactérias, fungos, hemoculturas, urina, para identificação de Legionella, e líquido pleural para cultura de aeróbios e anaeróbios.

Broncoscopia e obtenção de LBA podem auxiliar na identificação do agente etiológico. O estudo de contagem celular com eosinófilo > 20% sugere pneumonia eosinofílica, infecção por fungos, pneumonite por medicamentos, a presença de sangue ou > 20% de macrófagos com hemossiderina sugere hemorragia; o aumento de linfócitos pode sugerir pneumonia de hipersensibilidade, sarcoidose, fibrose pulmonar.

A biópsia transbrônquica não está bem estabelecida. Ela é útil para identificação de causas não infecciosas, incluindo neoplasia, BOOP e granulomatose de células de Langerhans.

A biópsia pulmonar aberta está indicada quando todos os outros métodos diagnósticos foram esgotados e a insuficiência respiratória progride rapidamente.

REVISÃO

- Pneumonia é uma doença inflamatória aguda que compromete as vias aéreas inferiores e o parênquima pulmonar. As causas mais comuns são: vírus, bactérias e outros organismos.
- As pneumonias podem ser classificadas em PAC; pneumonias associadas à assistência a saúde (pneumonia hospitalar), PAVM e pneumonia no imunocomprometido.
- A PAC é uma doença muito comum, potencialmente grave, e continua a ser a principal causa de morbidade e mortalidade. Acomete todas as idades, mas os óbitos são mais frequentes em menores de 4 anos e maiores de 60 anos.
- A presença de opacidade na radiografia torácica é considerada o padrão-ouro para o diagnóstico de pneumonia.
- O início do tratamento é de extrema importância, a primeira dose deve ser administrada o mais rapidamente possível, não devendo ser postergada em função de coleta de exames ou transferência para o local de tratamento.

REFERÊNCIAS

1. Correa Rde A, Lundgren FL, Pereira-Silva JL, Frare e Silva RL, Cardoso AP, Lemos AC, et al. Brazilian guidelines for community-acquired pneumonia in immunocompetent adults. J Bras Pneumol. 2009;35(6):574-601.
2. de Roux A, Ewig S, Garcia E, Marcos MA, Mensa J, Lode H, et al. Mixed community-acquired pneumonia in hospitalised patients. Eur Respir J. 2006;27(4):795-800.

3. Toufen Junior C, Hovnanian AL, Franca SA, Carvalho CR. Prevalence rates of infection in intensive care units of a tertiary teaching hospital. Rev Hosp Clin Fac Med Sao Paulo. 2003;58(5):254-9.
4. Ewig S, Torres A, Woodhead M. Assessment of pneumonia severity: a European perspective. Eur Respir J. 2006;27(1):6-8.
5. Gutierrez F, Masia M, Rodriguez JC, Mirete C, Soldan B, Padilla S, et al. Community-acquired pneumonia of mixed etiology: prevalence, clinical characteristics, and outcome. Eur J Clin Microbiol Infect Dis. 2005;24(6): 377-83.
6. Niederman MS. Biological markers to determine eligibility in trials for community-acquired pneumonia: a focus on procalcitonin. Clin Infect Dis. 2008;47 Suppl 3:S127-32.
7. Ewig S, de Roux A, Bauer T, Garcia E, Mensa J, Niederman M, et al. Validation of predictive rules and indices of severity for community acquired pneumonia. Thorax. 2004;59(5):421-7.
8. Fine MJ, Auble TE, Yealy DM, Hanusa BH, Weissfeld LA, Singer DE, et al. A prediction rule to identify low-risk patients with community-acquired pneumonia. N Engl J Med. 1997;336(4):243-50.
9. Mandell LA, Wunderink RG, Anzueto A, Bartlett JG, Campbell GD, Dean NC, et al. Infectious Diseases Society of America/American Thoracic Society consensus guidelines on the management of community-acquired pneumonia in adults. Clin Infect Dis. 2007;44 Suppl 2:S27-72.
10. Woolfrey KG. Pneumonia in adults: the practical emergency department perspective. Emerg Med Clin North Am. 2012;30(2):249-70.
11. Menendez R, Torres A. Treatment failure in community-acquired pneumonia. Chest. 2007;132(4):1348-55.
12. Mason CM, Nelson S. Pulmonary host defenses and factors predisposing to lung infection. Clin Chest Med. 2005;26(1):11-7.

8

CRISE DE ASMA

■ ANA LUISA GODOY FERNANDES
■ LILIAN S. BALLINI CAETANO
■ FABIANA STANZANI

Asma é uma doença inflamatória crônica de múltiplas etiologias caracterizada por dispneia, tosse e chiado intermitente. O quadro respiratório funcional se caracteriza por obstrução reversível. O processo inflamatório está presente nas vias aéreas e representa a principal alteração da doença. O tratamento deve visar **ao controle dos sintomas e** à redução do risco futuro de exacerbações. Por definição, uma exacerbação em qualquer semana é indicativa de asma não controlada.

- **Exacerbação asmática grave**. Deve incluir pelo menos um dos critérios: 1) uso de corticosteroide sistêmico (comprimido, suspensão ou injetável), ou aumento da dose do CO de manutenção por pelo menos 3 dias (pulsos de corticosteroide separados por 1 semana ou mais devem ser interpretados como eventos diferentes); 2) hospitalização ou ida ao pronto-socorro devido à asma, requerendo uso de corticosteroide sistêmico.
- **Exacerbação asmática moderada**. Deve incluir pelo menos um dos critérios seguintes: 1) piora dos sintomas respiratórios; 2) piora da função pulmonar; 3) aumento do uso de bombinha de alívio. Esse quadro deve durar pelo menos 2 dias, mas sem gravidade suficiente para usar corticosteroide sistêmico. Ir ao pronto-socorro e não receber corticosteroide sistêmico deve ser considerado exacerbação moderada.

CRISE DE ASMA

As crises de exacerbação são caracterizadas por dispneia, sensação de opressão torácica, tosse e sibilos. O exame físico auxilia na avaliação da gravidade do episódio de insuficiência respiratória obstrutiva associada à exacerbação dos sintomas, sendo importante ressaltar que a diminuição da ausculta do murmúrio vesicular e a ausência de ruídos adventícios podem ser sinais indiretos de insuficiência respiratória na obstrução grave ao fluxo aéreo.

ATENÇÃO!

Asfixia, ainda, é a principal causa da morte por asma e decorre, provavelmente, do não reconhecimento da gravidade da crise por parte dos pacientes e dos médicos. No Brasil, 80% dos óbitos por asma ocorrem em pacientes internados, tratados em enfermaria.[1]

AVALIAÇÃO DA GRAVIDADE

Alguns dados da história do paciente estão associados a um maior risco para ele:

1 | crise grave prévia com necessidade de internação em UTI ou VM – fatores de risco mais fortemente associados a crises fatais ou quase-fatais;
2 | três ou mais visitas à emergência, ou duas ou mais hospitalizações por asma no último ano;
3 | uso frequente de corticosteroide sistêmico;
4 | uso de dois ou mais frascos de aerossol dosimetrado de broncodilatador por mês;
5 | problemas psicossociais (p. ex.: ansiedade, depressão, transtorno obscessivo-compulsivo, baixo nível socioeconômico, dificuldade de acesso à assistência, falta de adesão ao tratamento e tabagismo);
6 | presença de comorbidades (doença cardiovascular ou psiquiátrica);
7 | asma lábil, com marcadas variações de função pulmonar (> 30% do PFE ou do VEF_1);
8 | má percepção do grau de obstrução.

Sendo assim, na história clínica do atendimento de emergência, devem-se revisar data do diagnóstico da asma, comorbidades, medicação de manutenção em uso, visitas ao pronto-socorro no último ano, internações por asma e necessidade de IOT, uso de corticosteroide oral ou parenteral/ ano e uso de broncodilatador de alívio no último mês.

Dados objetivos do exame físico auxiliam na classificação de gravidade, como apresentados no Quadro 8.1.

EXAMES COMPLEMENTARES

O diagnóstico da crise de asma é clínico, atentando-se para aspectos relevantes da história clínica, como antecedente de alergias e história familiar positiva. Os exames complementares ficam reservados para classificar a gravidade e avaliar fatores precipitantes associados, bem como complicações:

- **SpO_2.** Verificar em todos os pacientes. Nos pacientes adultos, a meta é manter a saturação de oxigênio no sangue arterial ≥ 92%, sendo que em gestantes, em pacientes com doenças cardiovasculares e em crianças, o objetivo é mantê-la ≥ 95%.
- **Radiografia torácica.** Solicitar quando a resposta ao tratamento inicial não for adequada, para poder afastar uma comorbidade que possa estar limitando a resposta ao tratamento. Está, portanto, in-

QUADRO 8.1 ■ Classificação de gravidade da crise de asma

	LEVE	MODERADA	GRAVE	PCR IMINENTE
Geral	Normal ou agitado	Agitado	Agitado	Confuso ou sonolento
Dispneia	Com atividade física	Falando	Em repouso	
Posição corporal	Consegue deitar	Prefere ficar sentado	Não consegue deitar	
Fala	Frases completas	Frases incompletas	Palavras	Não consegue falar
FR	Normal ou aumentada	Aumentada	> 30 irpm	
Musculatura acessória	Normalmente não utiliza	Geralmente utiliza	Utiliza	Respiração paradoxal
Ausculta	Sibilos expiratórios moderados	Sibilos expiratórios difusos	Sibilos inspiratórios e expiratórios difusos	Sem sibilos
FC	< 100 bpm	100-120 bpm	> 120 bpm	Bradicardia relativa
Pulso paradoxal	< 10 mmHg	10-25 mmHg	> 25 mmHg	
PaO_2	Normal	> 60 mmHg	< 60 mmHg	
$PaCO_2$	< 45 mmHg	< 45 mmHg	45 mmHg	
VEF_1 ou PFE (previsto)	> 80%	60-80%	< 60%	< 30%
SpO_2	> 95%	91-95%	< 90%	

dicada, se houver necessidade de internação, nos casos de melhora parcial ao tratamento e na possibilidade de pneumonia, derrame pleural ou pneumotórax, por exemplo.

- **Gasometria arterial (GA).** Coletar em pacientes com desconforto respiratório importante ou hipoventilação, VEF_1 ou PFE < 30% do previsto.
- **Hemograma.** Solicitar se houver suspeita de infecção (febre, tosse com expectoração purulenta).
- **Eletrólitos.** Indicados nos pacientes com necessidade de internação, auxiliando na monitoração de complicações do uso de beta-2-agonistas (hipocalemia), e na coexistência com doenças cardiovasculares e uso de diuréticos.
- **Prova de função pulmonar e PFE.** Importantes na monitoração do paciente em crise.
- **ECG.** Pode ser solicitado nos casos de pacientes com idade superior a 50 anos, com doença cardíaca ou concomitância com DPOC.

O reconhecimento da gravidade de uma crise aguda de asma e a rápida instituição da melhor terapêutica, descrita nos tópicos a seguir, aceleram a recuperação e diminuem a necessidade de internação.

Após a avaliação clínica e funcional, deve-se iniciar terapêutica por via inalatória com beta-2-agonistas de curta ação, 4 doses de salbutamol 100 mcg/dose a cada 15 minutos, e observar a resposta. A monitoração do PFE está indicada e deve objetivar atingir 70% do valor de PFE previsto para o paciente.

ATENÇÃO!

Se o paciente estiver em exaustão ou com cianose e confuso, iniciar oxigenoterapia e cuidados intensivos.

No Quadro 8.2, é apresentado o algoritmo de avaliação da crise de asma na emergência.

QUADRO 8.2 ■ Algoritmo de avaliação após o tratamento inicial

Boa: PFE > 70% Ausência de sinais gravidade	Prednisona, VO, 40 mg no pronto-socorro Prednisona 40 mg, VO, 5-10 dias CI (budesonida 400-800 mcg/d) + LABA ou beta-agonista de curta duração na dependência da gravidade do caso
Parcial: PFE 50-70% Redução da gravidade	Manter observação no pronto-socorro Beta-2-agonita a cada 30-60 min até 4 h Adicionar brometo de ipratrópio Prednisona, VO, 40 mg
Ausente ou pequena: PFE 35-50% Persistência de desconforto respiratório	Avaliar IRpA/comorbidade Beta-2-agonista a cada 20-30 min até 4 h Adicionar brometo de ipratrópio Corticoterapia sistêmica Monitoração Nunca sedar Indicação de suporte ventilatório, se necessário
Piora: PFE < 35% ou não mensurável Piora da gravidade	Cuidados intensivos Avaliar IRpA/comorbidades Monitoração da IRpA Budesonida e corticoide parenteral

TRATAMENTO

Beta-2-agonistas de curta ação

São os medicamentos de escolha para alívio dos sintomas de broncoespasmo durante as exacerbações agudas. O beta-2-agonista mais disponível no Brasil é o fenoterol, em aerossol de 100 mcg/dose para uso com espaçador, ou 10 a 20 gotas diluídas em 3 a-5 mL de SFa 0,9% para nebulização. Há também o salbutamol, em aerossol de 100 mcg/dose ou 10 a 20 gotas diluídas em 3 a 5 mL de SF a 0,9% para nebulização. Recomendam-se três inalações na primeira hora de internação no pronto-socorro, reavaliando, depois, o paciente e a frequência das inalações. Caso seja utilizada, o aerossol com espaçador é recomendado de 4 a 8 jatos a cada 20 minutos na primeira hora. Os efeitos colaterais mais frequentes são taquicardia, palpitação, tremores, ansiedade e hipocalemia.

ATENÇÃO!

O uso por via parenteral, disponível para terbutalino e salbutamol, é medicação de exceção e está indicada somente quando o paciente não consegue utilizar a via inalatória, o que é raro.

A via sistêmica acarreta mais efeitos colaterais, sem melhora em parâmetros clínicos ou funcionais, sendo reservado para os casos de broncoespasmo grave e na ausência de resposta às medidas inalatórias (dose IM ou SC: 500 mcg/mL – 150-250 mcg).

Anticolinérgicos inalatórios

O brometo de ipratrópio pode ser usado no tratamento das exacerbações graves de asma, associado ao beta-2-agonista de curta duração, ou em sua substituição, como no caso de arritmia cardíaca como efeito colateral (dose: 40 gotas). Os principais efeitos colaterais são secura da mucosa oral, glaucoma e retenção urinária. Está indicado nas crises graves e muito graves.

Glicocorticosteroides sistêmicos

Estão indicados no tratamento das exacerbações que não apresentam boa resposta ao tratamento inicial com broncodilatadores. Promovem resolução mais rápida da obstrução ao fluxo aéreo e diminuem a taxa de recidiva. Devem ser administrados em pulso para pacientes em tratamento com corticosteroide inalatório durante a exacerbação, no momento da alta dos serviços de emergência e após exacerbação grave, em cursos de cinco a 14 dias (dose: 1-2 mg/kg/dia, máximo de 60 mg), sem necessidade de desmame. Os principais efeitos colaterais ocorrem após o uso prolongado e/ou doses elevadas, destacando-se hipertensão arterial, osteoporose, alterações no metabolismo da glicose, retenção de líquidos, fácies cushingoide, ganho de peso e necrose asséptica da cabeça do fêmur. As doses de glicocorticosteroides sistêmicos são:

- Prednisona: 1-2 mg/kg/dia (40-60 mg), ou prednisolona
- Metilprednisolona: 40 mg, IV, e, após, a cada 6 horas (evitar doses maiores do que 160 mg/dia)
- Hidrocortisona: 200-300 mg, IV, e, após, 100-200 mg a cada 6 horas (evitar doses maiores do que 800 mg/dia)

ATENÇÃO!

Após a alta do pronto-socorro, o corticosteroide inalatório deve ser prescrito em pacientes com asma persistente, associado ao corticosteroide oral. O paciente também deve ser orientado a procurar o tratamento regular ambulatorial o mais rápido possível (preferivelmente em 1 semana), de preferência, um especialista.

Sulfato de magnésio

Reduz a necessidade de internação nos casos mais graves ($VEF_1 < 30\%$, falência em melhorar após a primeira hora – $VEF_1 > 60\%$). Não há efeitos colaterais significativos (dose: 1,2-2 g, IV, em 20 a 30 minutos).

Oxigênio

Deve ser utilizado nas crises moderadas e graves. Nos pacientes adultos, o objetivo é manter a saturação arterial de oxigênio ≥ 92%, sendo que em gestantes, em pacientes com doenças cardiovasculares e em crianças, a meta é mantê-la ≥ 95%.

Metilxantinas

Não há evidência de benefício do seu uso na terapêutica da crise aguda de asma.

Sedativos

Seu uso deve ser criterioso quando não houver necessidade de IOT, já que podem levar o paciente à apneia.

Ventilação invasiva

Pacientes internados com alteração do sensório (agitação ou sonolência), bradicardia ou iminência de parada cardiorrespiratória, devem ser submetidos imediatamente a suporte ventilatório com VNI ou IOT. Esta também deve ser considerada durante a evolução clínica do paciente, não devendo ser adiada quando indicada.

REVISÃO

- Asma é uma doença inflamatória crônica de múltiplas etiologias caracterizada por dispneia, tosse e chiado intermitente.
- Na história clínica do atendimento de emergência, devem-se revisar: data do diagnóstico da asma, comorbidades, medicação de manutenção em uso, visitas ao pronto-socorro no último ano, internações por asma e necessidade de IOT, uso de corticosteroide oral ou parenteral/ano e uso de broncodilatador de alívio no último mês.
- O tratamento deve visar ao controle dos sintomas e à redução do risco futuro de exacerbações; por definição, uma exacerbação em qualquer semana é indicativa de asma não controlada.
- As crises de exacerbação são caracterizadas por dispneia, sensação de opressão torácica, tosse e sibilos.
- Os principais efeitos colaterais ocorrem após o uso prolongado e/ou doses elevadas, destacando-se: hipertensão arterial, osteoporose, alterações no metabolismo da glicose, retenção de líquidos, fácies cushingoide, ganho de peso e necrose asséptica da cabeça do fêmur.

REFERÊNCIA

1. The ENFUMOSA cross-sectional European multicentre study of the clinical phenotype of chronic severe asthma. European Network for Understanding Mechanisms of Severe Asthma. Eur Respir J. 2003;22(3):470-7.

LEITURAS SUGERIDAS

Bateman ED, Hurd SS, Barnes PJ, Bousquet J, Drazen JM, FitzGerald M, et al. Global strategy for asthma management and prevention: GINA executive summary. Eur Respir J. 2008;31(1):143-78.Deykin A, Wechsler ME, Boushey HA, Chinchilli VM, Kunselman SJ, Craig TJ, et al. Combination therapy with a long-acting beta-agonist and a leukotriene antagonist in moderate asthma. Am J Respir Crit Care Med. 2007;175(3):228-34.

Diretrizes para o Manejo da Asma da Sociedade Brasileira de Pneumologia e Tisiologia. J Bras Pneumol. 2012;38(supl 1):S1-S46.

Franco R, Nascimento HF, Cruz AA, Santos AC, Souza-Machado C, Ponte EV, et al. The economic impact of severe asthma to low-income families. Allergy. 2009;64(3):478-83.

Holgate ST. Pathogenesis of asthma. Clin Exp Allergy. 2008;38(6):872-97.

O'Byrne PM, Reddel HK, Eriksson G, Ostlund O, Peterson S, Sears MR, et al. Measuring asthma control: a comparison of three classification systems. Eur Respir J. 2010;36(2):269-76.

Pearce N, Ait-Khaled N, Beasley R, Mallol J, Keil U, Mitchell E, et al. Worldwide trends in the prevalence of asthma symptoms: phase III of the International Study of Asthma and Allergies in Childhood (ISAAC). Thorax. 2007;62(9):758-66.

Reddel HK, Taylor DR, Bateman ED, Boulet LP, Boushey HA, Busse WW, et al. An official American Thoracic Society/European Respiratory Society statement: asthma control and exacerbations: standardizing endpoints for clinical asthma trials and clinical practice. Am J Respir Crit Care Med. 2009;180(1):59-99.

Rodrigo GJ. Predicting response to therapy in acute asthma. Curr Opin Pulm Med. 2009;15(1):35-8.

Santos LA, Oliveira MA, Faresin SM, Santoro IL, Fernandes AL. Direct costs of asthma in Brazil: a comparison between controlled and uncontrolled asthmatic patients. Braz J Med Biol Res. 2007;40(7):943-8.

Sole D, Camelo-Nunes IC, Wandalsen GF, Pastorino AC, Jacob CM, Gonzalez C, et al. Prevalence of symptoms of asthma, rhinitis, and atopic eczema in Brazilian adolescents related to exposure to gaseous air pollutants and socioeconomic status. J Investig Allergol Clin Immunol. 2007;17(1):6-13.

Taylor DR, Bateman ED, Boulet LP, Boushey HA, Busse WW, Casale TB, et al. A new perspective on concepts of asthma severity and control. Eur Respir J. 2008;32(3):545-54.

9

TROMBOEMBOLIA PULMONAR AGUDA

■ CAMILA MELO DE OLIVEIRA COSTA

■ MAÍRA THOMAZINI RODRIGUES

■ JAQUELINA SONOE OTA-ARAKAKI

A TEP aguda é uma doença comum com apresentações clínicas variáveis, desde indivíduos assintomáticos até casos fatais. Corresponde à principal causa potencialmente evitável de morte no ambiente intra-hospitalar.

Diversas condições clínicas e cirúrgicas estão associadas ao aumento da probabilidade no desenvolvimento da doença (Quadro 9.1). As cirurgias de grande porte, em especial as ortopédicas de quadril e as oncológicas, a imobilidade e a gestação são alguns fatores de risco já bem estabelecidos na literatura. Importante ainda ressaltar que esses fatores podem se somar.

■ QUADRO CLÍNICO

A doença possui amplo espectro clínico com sintomas e sinais inespecíficos. A dispneia, frequentemente de início súbito, é o sintoma mais comumente relatado. Outros achados também frequentes são a dor pleurítica, a taquipneia e a taquicardia. Tosse, hemoptise, febre e sinais de TVP podem estar presentes.

QUADRO 9.1 ■ Fatores de risco para eventos tromboembólicos

FATORES DE RISCO FORTES (*ODDS RATIO* > 10)
Fratura de membros inferiores
Internação por IC ou fibrilação/*flutter* atrial nos últimos 3 meses
Artroplastia de quadril ou joelho
Grande trauma e/ou cirurgia
Infarto do miocárdio nos últimos três meses
TEV prévio
Lesão espinal
FATORES DE RISCO MODERADOS (*ODDS RATIO* 2-9)
Cirurgia artroscópica de joelho
Doenças autoimunes
Transfusão sanguínea
CVC
Quimioterapia
ICC ou respiratória
Terapia de reposição hormonal (estrogênios)
FIV
Infecção (em especial pneumonia, ITU)
Câncer (risco aumentado na doença metastática)
DII
Trombofilia
Uso de anticoncepcional oral
Puerpério
Trombose venosa superficial
AVC com paralisia
FATORES DE RISCO FRACOS (*ODDS RATIO* < 2)
Restrição ao leito > 3 dias
DM
Hipertensão pulmonar
Imobilidade em viagens longas
Obesidade
Veias varicosas
Gestação
Idade avançada
Cirurgia laparoscópica

Casos mais graves podem se apresentar com instabilidade hemodinâmica e choque. A repercussão clínica da doença vai depender do grau da extensão da obstrução vascular e da reserva cardiopulmonar.

■ DIAGNÓSTICO

ESCORES DE PROBABILIDADE CLÍNICA E ORIENTAÇÃO DE INVESTIGAÇÃO DIAGNÓSTICA

Os escores de predição clínica são ferramentas criadas com o intuito de facilitar a avaliação dos pacientes com suspeita de TEV. A experiência clínica muitas vezes pode dispensar a utilização desses escores. Entretanto, para profissionais em fase inicial, o seu uso apresenta alta acurácia e é recomendado. Os escores de Wells e o de Genebra (Quadro 9.2), na forma simplificada, são os mais utilizados na prática clínica.

QUADRO 9.2 ■ Escores de predição clínica para tromboembolia venosa

	PONTOS	
ESCORE DE WELLS	**ORIGINAL**	**SIMPLIFICADO**
TVP ou TEP prévias	1,5	1
FC > 100 bpm	1,5	1
Imobilização nas últimas 4 semanas	1,5	1
Hemoptise	1	1
Neoplasia maligna ativa	1	1
Sinais clínicos de TVP	3	1
Diagnóstico alternativo menos provável que TEP	3	1
Probabilidade clínica		
Baixa	0-1	–
Intermediária	2-6	–
Alta	≥ 7	–
Ou		
TEP improvável	0-4	0-1
TEP provável	≥ 5	≥ 2
ESCORE DE GENEBRA	**ORIGINAL**	**SIMPLIFICADO**
TVP ou TEP prévias	3	1
FC		
75-94 bpm	3	1
≥ 95 bpm	5	2
Cirurgia ou fratura nas últimas 4 semanas	2	1
Hemoptise	2	1
Neoplasia maligna ativa	2	1
Dor unilateral em membro inferior	3	1
Dor à palpação profunda e edema unilateral em membro inferior	4	1
Idade > 65 anos	1	1
Probabilidade clínica		
Baixa	0-3	0-1
Intermediária	4-10	2-4
Alta	≥ 11	≥ 5
Ou		
TEP improvável	0-5	0-2
TEP provável	≥ 6	≥ 3

O PERC (Pulmonary Embolism Rule-out Criteria) foi desenvolvido como ferramenta para avaliar, entre os pacientes de baixa probabilidade clínica, os que não necessitariam prosseguir com a investigação, pelo baixo risco-benefício. São avaliados oito itens: idade < 50 anos, pulso > 100 bpm, saturação de pulso de oxigênio > 94%, ausência de edema assimétrico de membros inferiores, ausência de hemoptise, nenhum trauma ou cirurgia recente, ausência de TEV prévio e o não uso de estrogênio. Para o paciente ser considerado como negativo, ele deve preencher todos os critérios. Nesses indivíduos, a chance de TEP é menor do que 1%.

ATENÇÃO!

A estratégia a ser usada para os pacientes com uma probabilidade clínica moderada de TEV é a mensuração do D-dímero (DD), que, se positiva, será seguida de angiotomografia computadorizada de tórax (angio-TC), na ausência de contraindicação. Os pacientes com probabilidade clínica alta devem ser submetidos diretamente à angio-TC.

EXAMES COMPLEMENTARES AUXILIARES

A radiografia torácica é um exame essencial para avaliar possíveis diagnósticos diferenciais. Os achados encontrados são inespecíficos, sendo as alterações mais frequentes o derrame pleural e as atelectasias laminares. Sinais de oligoemia regional (sinal de *Westmark*), opacidades pulmonares de base pleural (corcova de *Hampton*) e proeminência das artérias pulmonares podem ser observadas. Pode ser normal em até 12% dos casos.

O ECG tem a principal função no auxílio da exclusão de outras etiologias. O padrão S1Q3T3, apesar de não ser comum, está presente nos casos graves. Importante ressaltar que essa alteração pode ser encontrada em outras situações que ocorra *cor pulmonale* agudo. Outros sinais de sobrecarga de câmaras direitas podem estar presentes, como o desvio do eixo para a direita, a onda P *pulmonale* e o bloqueio de ramo direito.

A gasometria arterial pode evidenciar alterações de trocas gasosas, como a hipoxemia e a hipocapnia. A ausência dessas alterações, no entanto, não exclui o diagnóstico. Alguns biomarcadores cardíacos, como troponina I, peptídeo natriurético tipo B (BNP) e NT pró-BNP, apesar de não serem úteis para o diagnóstico de TEP propriamente dito, têm importância no estabelecimento de diagnósticos diferenciais e papel relevante como marcadores prognósticos, uma vez que podem ser indicadores de disfunção das câmaras direitas.

O D-dímero (DD) é um produto de degradação da fibrina, podendo estar elevado no TEP devido à ativação simultânea da fibrinólise durante a formação dos trombos. Não é específico de processos tromboembólicos, sendo comum seu aumento em situações como gestação e puerpério, doença vascular periférica, câncer, período pós-operatório, IR, sepse e em várias doenças inflamatórias. Além disso, ocorre o seu aumento com o avançar da idade. O valor do DD corrigido pela idade pode ser calculado por meio da seguinte fórmula: 10 mcg/L x idade (p. ex.: um paciente de 65 anos terá um valor de corte de 10 mcg/L x 65 = 650 mcg/L). Por possuir alta sensibilidade e alto valor preditivo negativo (VPN), é um bom exame de rastreamento para pacientes com suspeita de TEP aguda. Apresenta sensibilidade e especificidades distintas, na dependência do método utilizado. O método com maior sensibilidade (> 95%) é o ELISA ou ELISA rápido quantitativo. Um resultado negativo associado à probabilidade clínica baixa ou intermediária é capaz de excluir o diagnóstico de TEP, sem nenhum exame complementar, em aproximadamente 30% dos pacientes que chegam ao setor de emergência com sintomas sugestivos. Os demais métodos (aglutinação pelo látex quantitativo ou semiquantitativo ou aglutinação do sangue total) mostraram sensibilidade inferior a 95%. Em pacientes com alta probabilidade clínica, outros exames serão necessários e não é recomendada a dosagem do DD, uma vez que, mesmo negativo, não exclui com segurança o diagnóstico, e seu resultado positivo não contribui na investigação diagnóstica.

EXAMES DIAGNÓSTICOS

A ecocardiografia transtorácica é um exame de grande valia no diagnóstico de TEP aguda com instabilidade hemodinâmica, uma vez que os achados de sinais de sobrecarga ou disfunção do VD e/ou sinais de hipertensão pulmonar podem ajudar na definição do diagnóstico e também da conduta. Um exame normal em um paciente instável torna o diagnóstico improvável. Além disso, é um importante exame para avaliação do prognóstico desses pacientes.

ATENÇÃO!

A ecocardiografia à beira do leito pode ser considerada teste de primeira escolha para o diagnóstico de TEP aguda em pacientes instáveis.

A US com doppler venoso de membros inferiores apresenta alta sensibilidade e especificidade nos pacientes com sinais e sintomas de TVP. Nos casos em que o DD for positivo, a US poderá ser realizada como segundo passo da estratégia diagnóstica, caso o paciente não apresente condições de realizar a angio-TC de tórax. Se positivo, interrompe-se a investigação e institui-se o tratamento. É importante ressaltar que, apesar de a US confirmar o diagnóstico, ela não substitui o exame de imagem pulmonar na avaliação da extensão e da gravidade da TEP.

A angio-TC de tórax aumentou consideravelmente a incidência de TEP após sua introdução como estratégia diagnóstica. Tornou-se o exame de escolha na investigação de TEP aguda, com alta sensibilidade e especificidade (98 e 94%, respectivamente). A sua acurácia é influenciada pelo tipo de tomógrafo utilizado. Os aparelhos com multidetectores aumentaram a sensibilidade na detecção de trombos por permitirem melhor visualização de artérias pulmonares segmentares e subsegmentares (Figura 9.1).

Outra vantagem do uso da angio-TC é a possibilidade de avaliar o parênquima pulmonar e sinais indiretos de hipertensão pulmonar. Achados como aumento do tamanho das câmaras cardíacas D, retificação ou desvio do septo interventricular para a E, aumento do diâmetro do tronco e das artérias pulmonares e o refluxo de contraste para o leito hepático podem estar presentes, sugerindo sobrecarga de câmaras D. As limitações do exame encontram-se nos pacientes com doença renal ou naqueles alérgicos ao contraste iodado.

A cintilografia de V/Q baseia o diagnóstico de TEP por meio dos padrões de V/Q, analisados após a inalação de radioisótopo e a injeção IV de albumina marcada respectivamente. A presença de falhas de perfusão segmentares com preservação da ventilação (*mismatching*) é a base do diagnóstico. Em pacientes com radiografia torácica normal, pode ser realizada somente a cintilografia de perfusão, diminuindo a radiação do exame e a exposição ao radioisótopo.

Por usar uma dose menor de radiação, comparativamente à angio-TC, seu uso é recomendado e preferido em gestantes, jovens e pacientes com contraindicação à angio-TC.

A interpretação da cintilografia V/Q para a probabilidade de TEP aguda pode ser classificada em: normal (probabilidade muito baixa); inconclusiva (probabilidade intermediária ou baixa); e alta probabilidade. Nos casos inconclusivos, é necessário prosseguir com a investigação. Atualmente, seu uso na investigação de TEP aguda é indicado apenas na impossibilidade de realizar angio-TC.

ATENÇÃO!

A angiografia pulmonar convencional é o método padrão-ouro para o diagnóstico de TEP aguda. Entretanto, é um método invasivo e pode apresentar discordância entre observadores, em especial nos casos subsegmentares. Seu uso, na prática clínica, encontra-se limitado devido à existência de outros métodos não invasivos e com alta acurácia para o diagnóstico de TEP.

A investigação diagnóstica deve ser sempre orientada conforme a probabilidade clínica de TEP aguda e presença ou não de instabilidade hemodinâmica, definida como PAS < 90 mmHg, por período superior a 15 minutos, com necessidade de medicações vasoativas e exclusão de outras causas para o choque (Figura 9.2).

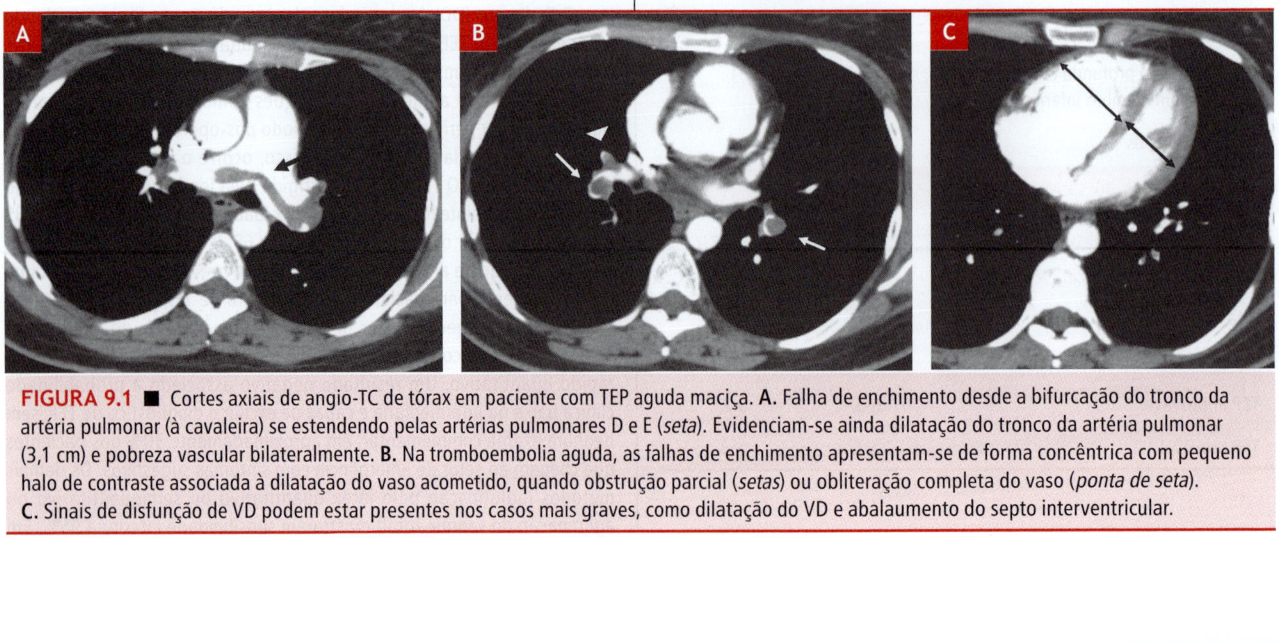

FIGURA 9.1 ■ Cortes axiais de angio-TC de tórax em paciente com TEP aguda maciça. **A.** Falha de enchimento desde a bifurcação do tronco da artéria pulmonar (à cavaleira) se estendendo pelas artérias pulmonares D e E (*seta*). Evidenciam-se ainda dilatação do tronco da artéria pulmonar (3,1 cm) e pobreza vascular bilateralmente. **B.** Na tromboembolia aguda, as falhas de enchimento apresentam-se de forma concêntrica com pequeno halo de contraste associada à dilatação do vaso acometido, quando obstrução parcial (*setas*) ou obliteração completa do vaso (*ponta de seta*). **C.** Sinais de disfunção de VD podem estar presentes nos casos mais graves, como dilatação do VD e abalaumento do septo interventricular.

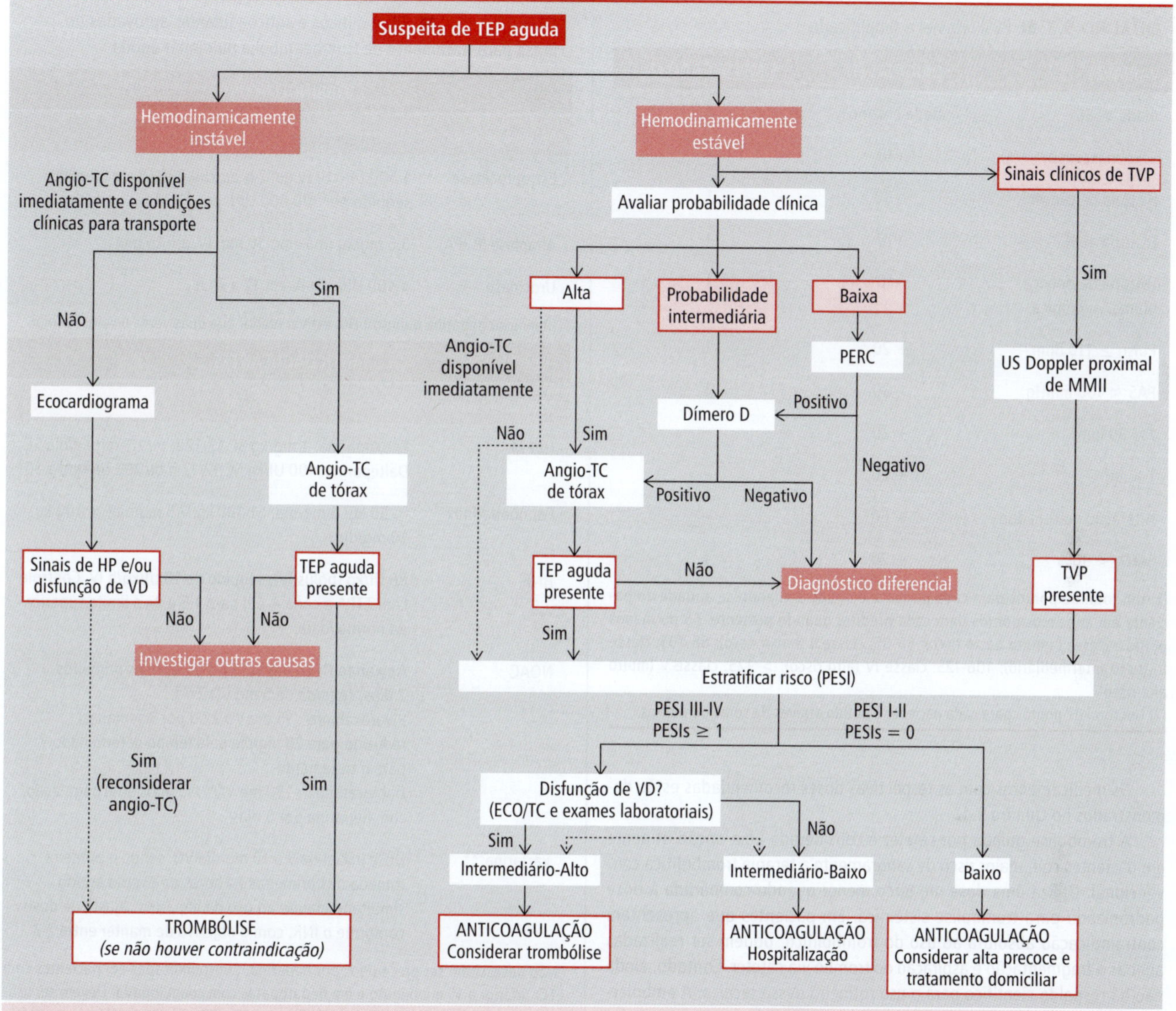

FIGURA 9.2 ■ Algoritmo de diagnóstico e tratamento da TEP aguda.

*Os pacientes de risco intermediário com sinas de disfunção de VD, tanto em exames de imagem (ecocardiograma e/ou angio-TC de tórax) quanto em exames laboratoriais (aumento de troponina e/ou NT-pró-peptídeo natriurético tipo B (BNP)/BNP), são considerados de risco intermediário-alto. Os que apresentam sinais de disfunção em apenas um dos exames (de imagem ou laboratorial) são considerados de risco intermediário-baixo.

■ TRATAMENTO

AVALIAÇÃO DE GRAVIDADE E DEFINIÇÃO TERAPÊUTICA

O tratamento deve ser guiado considerando-se a gravidade e o risco de sangramento (Figura 9.2). Dessa forma, a estratificação de risco no atendimento inicial ao paciente torna-se imprescindível. Entre os escores de prognóstico, destaca-se o índice de gravidade da embolia pulmonar (PESI – *pulmonary embolism severity index*). A sua versão simplificada apresenta a mesma acurácia prognóstica que a versão original, sendo uma boa ferramenta, principalmente para identificar pacientes com baixo risco que poderiam receber alta precoce ou um manejo extra-hospitalar de TEP (Quadro 9.3).

ALTO RISCO (pacientes com instabilidade hemodinâmica). Na presença de instabilidade hemodinâmica, a administração de trombolíticos está formalmente indicada e pode ser realizada até o 14º dia do evento, desde que não haja contraindicações para o uso desses medicamentos. Entre as contraindicações absolutas do uso de trombolíticos, estão incluídas a presença de doença estrutural intracraniana, AVCi nos últimos 3 meses, AVCh prévio, sangramento ativo conhecido, cirurgia do SNC recente e/ou cirurgia da coluna vertebral, TCE recente com fratura ou lesão cerebral e coagulopatia. PAS superior a 180 mmHg ou PAD maior do que 110 mmHg, história de hemorragia recente (não intracraniana) ou cirurgia recente, AVCi há mais de 3 meses, ressuscitação cardiopulmonar (RCP) traumática prévia, uso de anticoagulantes (antagonistas de vitamina K – AVK), pericardite ou derrame pericárdico, retinopatia diabética, idade > 75 anos, baixo peso (< 60 kg) e gravidez são considerados contraindicações relativas ao uso do trombolítico.

QUADRO 9.3 ■ PESI original e simplificado

VARIÁVEL	ORIGINAL (1)	SIMPLIFICADO (2)
Idade > 80	Idade em anos	1
Sexo masculino	+10	–
História de câncer	+ 30	1
História de IC	+10	1
História de doença pulmonar crônica	+10	1
Pulso ≥ 110 bpm	+ 20	1
PAS < 100 mmHg	+ 30	1
f ≥ 30 ipm	+ 20	–
T < 36°C	+ 20	–
Alteração do sensório	+ 60	–
$SatO_2$ < 90%	+ 20	1

(1) Um total de pontos para cada paciente é obtido somando-se a idade do paciente em anos e os pontos para cada preditor quando presente. 65 ou menos pontos: classe I (muito baixo risco); 66-85: classe II (baixo risco); 86-105: classe III (risco intermediário); 106-125: classe IV (alto risco); > 125: classe V (muito alto risco).
(2) Um total de pontos para cada paciente é obtido através da soma de pontos.

Os medicamentos com as respectivas doses recomendadas estão demonstrados no Quadro 9.4.

A trombólise guiada por cateter é considerada uma opção atraente em pacientes com maior risco de sangramento à terapia trombolítica convencional. Utiliza uma dose um terço menor quando comparada à dose padronizada para trombólise sistêmica. Em pacientes que apresentam contraindicação absoluta ao uso do trombolítico, podem ser realizadas apenas a fragmentação e aspiração do trombo via cateter. Contudo, ainda não há respaldo científico para o uso rotineiro dessa técnica. A embolectomia cirúrgica é uma alternativa terapêutica em pacientes com contraindicação para o uso de trombolíticos. Apresenta alta mortalidade na TEP aguda e só deve ser realizada em centros com experiência nesse procedimento.

RISCO INTERMEDIÁRIO-ALTO (pacientes sem choque ou hipotensão, mas com alto risco de mortalidade – PESI classe III-V ou PESIs ≥ 1 – e com sinais de disfunção de VD (imagem e biomarcadores cardíacos). O uso de trombolíticos nesses casos ainda é controverso. O estudo PEITHO incluiu 1.006 pacientes com TEP de risco intermediário-alto e comparou o uso de tecneplase *versus* anticoagulação com HNF.[1] Houve benefício no desfecho primário combinado (mortalidade em sete dias e deterioração hemodinâmica) no grupo submetido a trombólise, no entanto, isso ocorreu devido às maiores taxas de sangramentos (2% *versus* 0,2%). É importante citar que a maior faixa etária dos pacientes incluídos no estudo (média de 70 anos) pode ter influenciado esse resultado. Os desfechos relacionados ao possível benefício da trombólise em prevenir o desenvolvimento de hipertensão pulmonar tromboembólica crônica nessa população ainda não foram publicados.

Desse modo, a recomendação atual é de anticoagulação plena com HNF e monitoração em UTI. Caso o paciente evolua com instabilidade hemodinâmica e/ou deterioração clínica, a trombólise deve ser realizada.

QUADRO 9.4 ■ Fibrinolíticos e anticoagulantes aprovados no Brasil para tratamento da tromboembolia pulmonar aguda

FIBRINOLÍTICOS	
Medicamento	**Dose**
Estreptocinase	1.500.000 UI IV em 2 h *ou* 250.000 UI em 30 min, seguido por 100.000 UI/h por 12-24 h
Altaplase (R-tPA)	0,6 mg/kg (máximo 50 mg) IV, em 15 min
Urocinase	4.400 UI/kg/h IV em 12 a 24 h

**(Re)iniciar heparina quanto TTPA estiver menor que duas vezes o valor normal.

ANTICOAGULANTES	
Medicamento	**Dose**
HBPM	Enoxaparina: 1 mg/kg SC 12/12 h *ou* 1,5 mg/kg/dia SC Dalteparina: 100 UI/kg SC 12/12 h *ou* 200 UI/kg/dia SC
Foundaparinax	< 50 kg: 5 mg/dia; 51-100 kg: 7,5 mg/dia; > 100 kg: 10 mg/dia
HNF	80 UI/kg (bólus IV), seguido de 18 UI/kg/h IV. Controle com TTPA a cada 4-6 h para 1,5 a 2x o limite superior da normalidade
NOAC	Apixabana*: 10 mg VO 2x/d durante os primeiros 7 dias, seguida de 5 mg VO 2x/d.: Rivaroxabana*: 15 mg VO 2x/d por 3 semanas, reduzido para 20 mg/dia pelo tempo determinado para o tratamento Dabigratana**: 150 mg VO 2x/d após anticoagulação com heparina por 5 dias
Varfarina***	Dose inicial de 5 a 10 mg/dia VO, sendo a primeira tomada nas primeiras 24 horas do evento agudo, simultaneamente ao uso da heparina. Ajuste de dose conforme o INR, com o objetivo de manter entre 2-3.

*Não necessitam ser precedidos por heparina. Contraindicadas em pacientes com CLCr inferior a 15 mL/minuto e em hepatopatas com coagulopatia. Devem ser usadas com cautela em pacientes com CLCr entre 15 e 30 mL/minuto. Não é necessário ajuste de dose para peso e idade. **Contraindicado na IR grave (CLCr < 30 mL/minuto) e pacientes que desenvolverem LRA devem descontinuar o tratamento. A presença de fatores de risco como idade < 75 anos, comprometimento renal moderado (CLCr 30-50mL/minuto) ou sangramento gastrintestinal prévio podem aumentar o risco de sangramento. Não é necessário o ajuste de dose quando apenas um fator de risco está presente. Por outro lado, se houver a coexistência de múltiplos fatores de risco, a dabigratana deve ser administrada se o benefício superar os riscos de sangramento. ***A heparina deve ser mantida simultaneamente com a varfarina por pelo menos 5 dias e após dois dias consecutivos com INR adequado. Existe interação medicamentosa com vários fármacos, havendo necessidade de maior vigilância.

RISCO INTERMEDIÁRIO-BAIXO (pacientes sem choque ou hipotensão, mas com baixo a alto risco de mortalidade – PESI classe I-II ou III-IV/PESIs ≥ 0 – com ou sem um dos indicadores de disfunção de VD). O tratamento inicial é feito com o início simultâneo de heparina e anticoagulante oral (antivitamina K) e deve ser realizado em ambiente hospitalar. Os NOAC são uma opção terapêutica, mas vale ressaltar que os estudos com apixabana,[2] dabigatrana[3] e rivaroxabana[4] não avaliaram a disfunção de VD por imagem. O estudo com a edoxabana[5] (ainda não aprovada no Brasil) incluiu aproximadamente 35% dos pacientes com disfunção de VD (avaliada por angio-TC de tórax).

RISCO BAIXO (pacientes sem choque ou hipotensão, com PESI classe I-II/PESIs = 0, sem sinais de disfunção de VD). Devem receber anticoagulação plena, com possibilidade de alta hospitalar precoce ou tratamento domiciliar, desde que haja segurança quanto à adesão ao tratamento.

ANTICOAGULAÇÃO INICIAL

Em pacientes com TEP aguda confirmada, a anticoagulação deve ser prontamente instituída. Naqueles casos não confirmados, mas com alta suspeita clínica e baixo risco de sangramento, a anticoagulação empírica está indicada até a definição diagnóstica.

Estudos com a HBPM demonstraram superioridade em relação à HNF, com menores taxas de recorrência, de sangramento maior e de mortalidade. A sua eficácia é incerta na obesidade, baixo peso (< 45 kg), idosos e na IR com *clearance* de creatinina (CLCr) < 30 mL/minuto – situações nas quais a dosagem do fator Xa é recomendada.

ATENÇÃO!

O fondaparinux, outro inibidor do fator Xa, apesar do número reduzido de estudos quando comparados à HBPM e à HNF, apresenta eficácia e segurança semelhante à HBPM. Também não deve ser administrado em pacientes com CLCr inferior a 30 mL/minuto e, naqueles com CLCr entre 30 e 50 mL/minuto, a dose precisa ser reduzida em 50%.

A HNF é preferível nos casos em que existe alto risco de sangramento pela disponibilidade do antídoto (protamina), pacientes com risco intermediário-alto e é o anticoagulante de escolha em pacientes com CLcr < 30mL/minuto.

A apixabana e rivaroxabana tiveram sua eficácia e segurança avaliadas no tratamento de TEP aguda, sem o uso prévio de heparina, e a dabigatrana e edoxabana foram introduzidas após pelo menos 5 dias de heparina.

ANTICOAGULAÇÃO DE MANUTENÇÃO

Anticoagulantes não antagonistas da vitamina K

De acordo com a diretriz de 2016 *da* ACCP para tratamento de TEV, em pacientes com TEP aguda (sem câncer associado), os NOAC (apixabana, dabigratana, edoxabana e rivaroxabana) são os mais recomendados para terapia a longo prazo (Grau 2B).[6] Essa orientação foi baseada em diversos estudos realizados com esses medicamentos demonstrando não inferioridade com relação à eficácia (recorrência de TEV) e segurança (sangramentos) quando comparados à terapia convencional (heparina associado a antagonistas de vitamina K). Os NOAC têm a vantagem de dose fixa (Quadro 9.4), sem a necessidade de controle laboratorial, porém têm custo mais elevado quando comparados à varfarina. As funções renal e hepática devem ser consideradas. Estudos com moléculas que inibem especificamente os NOAC estão em andamento: idarucizumab,[7] para a dabigatrana; o andaxaneralfa, para apixabana e rivaroxabana; e aripazina, que bloqueia a ligação ao fator Xa e trombina.

VARFARINA

Os AVK ainda são os fármacos mais utilizados para manutenção prolongada após evento agudo de TEP no nosso meio. Apesar da necessidade de controle laboratorial, em pacientes que apresentam adesão adequada, são uma boa alternativa, pois, além da boa eficácia e segurança, fácil acesso na rede pública de saúde.

A varfarina deve ser administrada na dose inicial de 5 a 10 mg/dia, sendo a primeira tomada nas primeiras 24 horas do evento agudo, simultaneamente ao uso da HNF ou HBPM. O seu pico de ação ocorre em 36 a 72 horas, portanto a titulação da dose sequencial deve ocorrer a partir do terceiro dia de uso, objetivando manter o INR do TP entre 2 a 3. A HNF ou HBPM deve ser mantida simultaneamente com a varfarina por pelo menos 5 dias e após 2 dias consecutivos com INR adequado (Quadro 9.4). Existe interação medicamentosa com vários fármacos, havendo necessidade de maior vigilância.

DURAÇÃO DA ANTICOAGULAÇÃO

O tempo de anticoagulação depende dos fatores de risco para o episódio trombótico. Caso sejam transitórios, ela deve permanecer por pelo menos 3 meses. Porém, caso o fator de risco não seja identificado, de acordo com a diretriz da ACCP de 2016, a recomendação é de que seja mantida por tempo indeterminado. Nessa situação, aconselha-se seguimento ambulatorial do paciente, com reavaliação anual do risco *versus* benefício da manutenção da anticoagulação, com decisão compartilhada com o paciente. Se escolhida a suspensão, nesses casos, o ácido acetilsalicílico estaria indicado, desde que o paciente não apresente contraindicação para o seu uso (Grau 2B).[6]

ATENÇÃO!

Nos pacientes que apresentam um segundo episódio de TEP não provocado e/ou trombofilia de alto risco, a anticoagulação deve ser mantida em longo prazo. Em portadores de neoplasia, o anticoagulante não deve ser suspenso enquanto a doença estiver ativa.

Em pacientes com contraindicação absoluta para anticoagulação ou recorrência de TEP na vigência de anticoagulação adequada, o filtro de VCI encontra-se indicado.

SITUAÇÕES ESPECIAIS

- **Comprometimento da função renal.** Todos os NOAC têm excreção renal; dessa forma, devem ser utilizados ou contraindicados na presença de IR (Quadro 9.4). A opção é por HNF na fase inicial e AVK de manutenção, situações em que é possível a monitoração e ajuste da antioagulação.
- **Câncer.** O medicamento de escolha é a HBPM.[6] Todos os estudos com NOAC incluíram número limitado de pacientes com câncer.
- **Trombofilias.** Os dados disponíveis com os NOAC são limitados.
- **Gestação.** O medicamento de escolha é a HBPM. AVK e NOAC são contraindicados. Durante a lactação, HBPM, HNF e AVK podem ser utilizados.

REVISÃO

- A TEP aguda é uma doença comum com apresentações clínicas variáveis, desde indivíduos assintomáticos até casos fatais. Ela corresponde à principal causa potencialmente evitável de morte no ambiente intra-hospitalar
- A dispneia, frequentemente de início súbito, é o sintoma mais comumente relatado. Outros achados também frequentes são a dor pleurítica, a taquipneia e a taquicardia. Tosse, hemoptise, febre e sinais de TVP podem estar presentes.

- Os escores de Wells e o de Genebra, na forma simplificada, são os mais utilizados na prática clínica para predição clínica de TEV.
- A ecocardiografia transtorácica é um exame de grande valia no diagnóstico de TEP aguda com instabilidade hemodinâmica.
- A US com doppler venoso de membros inferiores apresenta alta sensibilidade e especificidade nos pacientes com sinais e sintomas de TVP. Nos casos em que o DD for positivo, a US poderá ser realizada como segundo passo da estratégia diagnóstica, caso o paciente não apresente condições de realizar a angio-TC de tórax.
- A angio-TC de tórax aumentou consideravelmente o diagnóstico de TEP após sua introdução como estratégia diagnóstica. Tornou-se o exame de escolha na investigação de TEP aguda.

REFERÊNCIAS

1. Meyer G, Vicaut E, Danays T, Agnelli G, Becattini C, Beyer-Westendorf J, et al. Fibrinolysis for patients with intermediate-risk pulmonary embolism. N Engl J Med. 2014;370(15):1402-11.
2. Agnelli G, Buller HR, Cohen A, Curto M, Gallus AS, Johnson M, et al. Oral apixaban for the treatment of acute venous thromboembolism. N Engl J Med. 2013;369(9):799-808.
3. Schulman S, Kearon C, Kakkar AK, Mismetti P, Schellong S, Eriksson H, et al. Dabigatran versus warfarin in the treatment of acute venous thromboembolism. N Engl J Med. 2009;361(24):2342-52.
4. EINSTEIN–PE Investigators, Büller HR, Prins MH, Lensin AW, Decousus H, Jacobson BF, et al. Oral rivaroxaban for the treatment of symptomatic pulmonary embolism. N Engl J Med. 2012;366(14):1287-97.
5. Hokusai-VTE Investigators, Büller HR, Décousus H, Grosso MA, Mercuri M, Middeldorp S, et al. Edoxaban versus warfarin for the treatment of symptomatic venous thromboembolism. N Engl J Med. 2013;369(15):1406-15.
6. Kearon C, Akl EA, Ornelas J, Blaivas A, Jimenez D, Bounameaux H, et al. Antithrombotic therapy for VTE disease: CHEST guideline and expert panel report. Chest. 2016;149(2):315-52.
7. Pollack CV Jr, Reilly PA, Eikelboom J, Glund S, Verhamme P, Bernstein RA, et al. Idarucizumab for dabigatran reversal. N Engl J Med. 2015;373(6):511-20.

10 INSUFICIÊNCIA RESPIRATÓRIA AGUDA

- OSVALDO SHIGUEOMI BEPPU
- CÉLIA MALLART LLARGES
- MAÍRA THOMAZINI RODRIGUES

Os pulmões são reservatórios de sangue, por meio de recrutamento dos novos capilares ou pela distensão dos capilares funcionantes. Essa função é importante, principalmente durante a realização de exercício físico ou na ocorrência de IC. Os pulmões atuam também como um filtro, evitando, por exemplo, que trombos alcancem a circulação sistêmica e causem a obstrução dos sistemas coronariano e cerebral. Outras funções importantes são o de mecanismo de defesa contra as infecções, principalmente respiratórias, e a função metabólica, como a síntese de surfactante pulmonar, um elemento vital da manutenção da estabilidade alveolar. Essas funções são muito importantes, mas, sem dúvida alguma, a troca de oxigênio e gás carbônico na membrana alvéolo-capilar representa a função mais vital.

Para que ocorra essa troca gasosa, duas fases são fundamentais: a ventilação pulmonar conduzindo o oxigênio até o nível da membrana alvéolo-capilar e a circulação sistêmica trazendo oxigênio e gás carbônico até este nível. Quando essas funções estão prejudicadas, tem-se a insuficiência respiratória.

Com base nos valores de PaO_2 e $PaCO_2$, pode-se classificar a insuficiência respiratória em:

- tipo I – $PaO_2 < 60$ mmHg e $PaCO_2 < 50$ mmHg;
- tipo II – $PaO_2 < 60$ mmHg e $PaCO_2 \geq 50$ mmHg.

A insuficiência respiratória tipo I engloba principalmente os processos pulmonares agudos, e a tipo II engloba os processos crônicos. No entanto, essa divisão não deve ser tão rígida, pois pacientes com processos agudos podem reter CO_2 (p. ex.: insuficiência respiratória provocada pela depressão do centro respiratório), bem como pacientes com doenças crônicas (p. ex.: fibrose pulmonar) podem apresentar-se sem retenção de CO_2.

Outro modo de classificar a insuficiência respiratória sem levar em consideração a alteração gasométrica baseia-se em alterações da mecânica respiratória. A equação de movimento do sistema respiratório é a seguinte:

Pressão muscular (PM) = Press. de resistência + Press. de elasticidade + autoPEEP

Situações em que a PM pode estar alterada (Figura 10.1).

1. ALTERAÇÃO DO COMANDO RESPIRATÓRIO	**2. ALTERAÇÃO DO SISTEMA NEUROMUSCULAR E CAIXA TORÁCICA**
Intoxicação por drogas Infecções (poliomielite) Lesões anatômicas do centro respiratório Alterações metabólicas (mixedema, alcalose metabólica)	Lesão do nervo frênico Polirradiculoneurite Miastenia grave Fraturas costais Alterações pleurais
3. ALTERAÇÕES DA ELASTICIDADE PULMONAR	**4. ALTERAÇÃO DA RESISTÊNCIA DAS VIAS AÉREAS**
Fibrose pulmonar Hemorragia alveolar Edema pulmonar cardiogênico Atelectasia SDRA AutoPEEP DPOC e asma	DPOC agudizado Crise de asma brônquica **5. autoPEEP** DPOC Asma

FIGURA 10.1 ■ Situações de alteração da pressão muscular.

INSUFICIÊNCIA RESPIRATÓRIA. MONITORAÇÃO

Pacientes submetidos à VM, para o acompanhamento, devem ser monitorados tanto do ponto de vista de gasometria arterial (GA) como de mecânica respiratória.

- **Gasometria arterial.** Monitora a ventilação e a oxigenação pulmonar.

- **Ventilação pulmonar.** Deve-se monitorar a ventilação pulmonar (volume-minuto) que é o produto de volume corrente (VC) e frequência respiratória (FR). É importante o acompanhamento da ventilação alveolar [(VC-EM) x FR)], em que EM = espaço morto. Devido à dificuldade e ao trabalho para calcular a ventilação alveolar, usa-se a seguinte fórmula, assumindo que a produção de CO_2 se mantenha constante:

$PaCO_2$ = Produção de CO_2/ Ventilação alveolar, ou seja, a ventilação alveolar é dada pelos valores de $PaCO_2$ = pressão parcial venosa de gás carbônico ($PACO_2$).

Hoje, uma das prioridades da VM é evitar a lesão pulmonar induzida pela ventilação (VILI) e/ou VALI, de modo que, para não se utilizarem VC elevados, admite-se a hipercapnia permissiva. Apesar de não existir a concordância em relação a que níveis de PH deve ocorrer a correção, a maioria dos autores aceita que esteja abaixo de 7,10.

- **Oxigenação.** Monitora-se a oxigenação pela relação PaO_2/fração inspirada de oxigênio (FiO_2), como sugerido pelo consenso de Berlim.[1] Pode-se utilizar, para acompanhamento do paciente, a SpO_2.
- **Mecânica respiratória.** Apesar de haver pouca relação entre mortalidade e a medida da mecânica respiratória, ela é importante para acompanhar a evolução da doença e também para verificar-se a resposta a procedimentos ou medicamentos utilizados.

Mecânica respiratória:

- Complacência estática (C) = VC/P. elástica
- Resistência das vias aéreas = Pressão/Fluxo
- PEEP e ou autoPEEP

Em pacientes que se encontram em VM, tais parâmetros podem ser medidos pelos métodos de oclusão inspiratória e expiratória. Deixa-se o paciente em ventilação volume controlado durante um período de 10 a 20 minutos, utilizando os seguintes parâmetros ventilatórios:

- VC = 6 a 8 mL/kg
- FR = 10 rpm
- Fluxo inspiratório constante (quadrado) 60 l/ segundo
- PEEP de 5,0 cmH_2O
- Pausa inspiratória de 1 a 2 segundos

Complacência (mL/cmH_2O) =
VC/pressão de platô ($P_{platô}$) PEEP e/ou autoPEEP
Resistência inspiratória ($cmH_2O/L/seg$) =
P_{pico}-$P_{platô}$/fluxo inspiratório

Valores normais

- Complacência = *50-70 $cmH_2O/L/seg$*
- Resistência = *2 a 5 $cmH_2O/L/seg$*

Os parâmetros gasométricos e mecânicos que se sugere que sejam mantidos em VM são os seguintes:

PaO_2 = 55 a 80 mmHg, $SatO_2$ = 92-95%, pode-se admitir de 88 a 92%; FiO_2 = menor de 0,5; $PaCO_2$ não definida, depende da ocorrência de VILI e/ou VALI; Pplatô < 27 cmH_2O, o menor possível; *drive pressure* (Pplatô- PEEP) < 15 cmH_2O, segundo alguns autores; VC, geralmente menor do que 6 mL/kg do peso predito para determinar Pplatô < 27 cmH_2O.

Entre todas as etiologias de insuficiência respiratória, será abordada em particular a SDRA, não somente por apresentar maiores particularidades, mas também por ser aquela que determina níveis elevados de mortalidade.

ATENÇÃO!

A SDRA foi descrita pela primeira vez por Ashbaugh e colaboradores,[2] em 1967, e é reconhecida clinicamente como uma síndrome que leva à piora progressiva e rápida da troca gasosa acompanhada na radiografia torácica de infiltrado difuso bilateral e com alteração da mecânica respiratória com queda principalmente da complacência respiratória.

Um grupo de pesquisadores reunidos em Berlim,[1] em 2011, trouxe uma nova definição de SDRA que mostrava melhor correlação com a gravidade da doença (Figura 10.2).

Tempo de início		Dentro de 1 semana após a lesão clínicao conhecida ou nova piora dos sintomas respiratórios
Imagem torácica		Opacidades bilaterais não explicadas por DP, colapso lobar ou do pulmão, ou nódulos
Origem do edema		Falência respiratória não explicada por falência cardíaca ou sobrecarga hídrica. Necessita de ecocardiograma para excluir edema hidrostático, se fator de risco não estiver presente
Oxigenação	Leve	200 mmHg < PaO_2/FiO_2 ≤ 300 mmHg com PEEP ≥ 5 cmH_2O
	Moderada	100 mmHg < PaO_2/FiO_2 ≤ 200 mmHg com PEEP ≥ 5 cmH_2O
	Severo	$PaO2/FiO_2$ < 100 mmHg com PEEP ≥ 5 cmH_2O

FIGURA 10.2 ■ Definição de Berlim para síndrome do desconforto respiratório agudo.

PaO_2/FiO_2, se altitude maior do que 1.000 m, corrigir (PaO_2/FiO_2 x PB/760).
PaO_2, pressão parcial arterial de oxigênio; FiO_2, fração inspirada de oxigênio; PEEP, pressão positiva ao final da expiração.
Fonte: ARDS Definition Task Force e colaboradores.[1]

Aplicando essa definição, 22% se enquadravam na SDRA leve; 50%, moderada; e 28%, severa.

A mortalidade na SDRA ocorre em 27% dos casos leves; 32%, dos moderados; e 45%, dos graves.

- **Incidência.** Apesar de a incidência variar de local para local, o que se sabe é que ela vem decaindo nos últimos anos. Levantamento realizado em um centro dos Estados Unidos demonstrou que ela vem decaindo principalmente pela SDRA adquirida dentro do hospital, não variando aquela adquirida no âmbito domiciliar. Investigam-se quais fatores determinaram esta queda de incidência dentro do hospital e será comentado mais adiante quando se mencionar a prevenção desta síndrome.
- **Etiologia.** A SDRA pode ocorrer a partir de uma série de condições que agridem isolada ou conjuntamente o pulmão e outros tecidos, lesando no pulmão, inicialmente, o endotélio capilar (extrapulmonar) ou o epitélio alveolar (pulmonar).[3] Apesar de não haver ainda uma noção clara da utilidade dessa divisão em termos de evolução e prognóstico, ela tem implicações clínicas e fisiopatológicas diferentes (Figura 10.3).

	Pulmonar	Extrapulmonar
Patologia	Dano epitelial, menos edema	Dano endotelial, mais edema
TC de tórax	Consolidação, menos vidro fosco	Predomina vidro fosco
Mecânica	Aumento maior da elasticidade do pulmão Resposta menor à PEEP e à posição prona	Elasticidade pulmonar e da caixa torácica aumentam proporcionalmente Resposta maior à PEEP e à posição prona
Mortalidade	Indiferente	Indiferente
Etiologia	Pneumonia, aspiração gástrica, contusão pulmonar, embolia gordurosa, quase afogamento, inalação de substâncias tóxicas, edema de reperfusão	Sepse, politrauma com choque com transfusões múltiplas, CEC, *overdose* por drogas, pancreatite aguda, transfusão de sangue

FIGURA 10.3 ■ Características da síndrome do desconforto respiratório agudo pulmonar e extrapulmonar.

Fonte: Pelosi e colaboradores.[3]

- **Etiopatogenia.** Estudos clínicos e experimentais apontam uma série de mediadores inflamatórios liberados pelos macrófagos pulmonares, como as citocinas, que iniciarão ou amplificarão a resposta inflamatória. Ao que tudo indica, as células epiteliais e endoteliais não são simplesmente alvos de lesão, mas provavelmente participam ativamente do processo inflamatório. Uma célula importante para a gênese da lesão é o neutrófilo pulmonar, que libera radicais livres de oxigênio, enzimas proteolíticas e substâncias derivadas do acido aracdônico. No LBA dos pacientes com SDRA, há abundância de neutrófilos, entretanto, certamente, outras células ou mediadores encontram-se envolvidos, visto que há ocorrência de SDRA na vigência de neutropenia. Entre os mediadores inflamatórios, o cenário é muito mais complexo. No LBA, vários mediadores encontram-se presentes e/ou aumentados, mas o verdadeiro papel desses mediadores não é bem determinado. Entre esses mediadores, podem-se citar ILl-1, IL-6, IL-8, IL-10, TNF, leucotrienos, proteases, espécies reativas de oxigênio, moléculas de adesão, produtos de coagulacão, interferon beta, fator estimulador de colônias. O sistema surfactante também está alterado.

ATENÇÃO!

Com base na participação destas células e mediadores, vários medicamentos foram testados, porém sem sucesso. Além disso, até hoje, não é possível detectar um marcador que possa prever a ocorrência da SDRA.

Os fatores descritos aumentam a permeabilidade endotélio-epitelial, determinando a presença de edema rico em proteínas. O próprio edema pode determinar a atelectasia pulmonar, que é amplificada pela alteração do surfactante. O edema e a atelectasia determinam diminuição da complacência do sistema respiratório e hipoxemia predominante por *shunt* pulmonar (Figura 10.4).

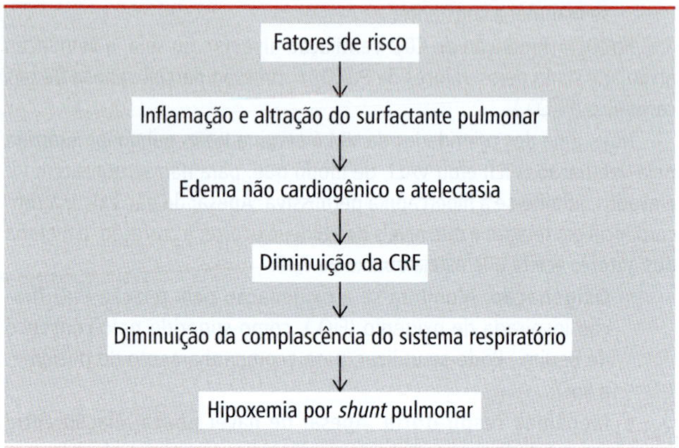

FIGURA 10.4 ■ Fatores de risco do sistema respiratório.

Existem também as alterações na circulação pulmonar. A hipertensão pulmonar é uma complicação comum na SDRA[4] e decorre tanto da vasoconstrição hipóxica como da ação vasoconstritora de mediados inflamatórios liberados na evolução da doença. Ainda contribuem para a hipertensão pulmonar, o edema alveolar e a pressão positiva da VM.

- **Histologia**. O aspecto histopatológico típico, na fase inicial, é conhecido como dano alveolar difuso (exsudativa) e é caracterizado pelo edema alveolar rico em proteínas e a presença das células inflamatórias. Durante esta fase, há também desenvolvimento de atelectasia pulmonar. Esta fase é manifestada por hipoxemia intensa e queda da complacência. Geralmente, dura de 1 a 3 dias e é seguida pelas fases fibroproliferativa e proliferativa. Apesar de haver, na maioria das vezes, correlação entre a fase histológica e a fase clínica da doença, esta divisão não deve ser rigorosa. Por exemplo, a fase fibroproliferativa pode começar logo no início da SDRA.
- **Fatores prognósticos.** Há uma série de situações clínicas e funcionais que podem contribuir para o pior prognóstico da SDRA: idade acima de 65 anos, etiologia séptica, falência de múltiplos órgãos, doença hepática crônica, PaO_2/FiO_2 menor, PaO_2/FiO_2 que não melhora até o 2° e o 3° dias, aumento do EM.
- **Tratamento**. Envolve medidas gerais suportivas necessárias para todo paciente crítico, combinado com estratégia ventilatória própria e administração de alguns medicamentos. O tratamento pode ser classificado em três etapas:

  a | preventivo;
  b | farmacológico;
  c | ventilatório.
  c_1 – VNI;
  c_2 – ventilação invasiva.

  a | **Preventivo.** Como foi dito, a incidência desta síndrome vem diminuindo, principalmente na SDRA adquirida dentro do hospital. Embora as causas dessa queda não estejam comprovadas, pode-se especular que ela decorra de uma série de fatores que foram minimizados ou evitados:

  a_1 – A adoção de manejo restritivo de líquidos, diminuindo o edema.

a_2 – A adoção de protocolo para diagnóstico e tratamento precoce da sepse, como o início de manobras de ressuscitação rápida e vigorosa da hipovolemia e hipotensão, administração precoce de antibióticos.

a_3 – A estratégia conservadora de transfusão, como aceitar pacientes com níveis de hemoglobina (Hb) 7 g/dL, uso cuidadoso de plasma e plaquetas e escolha adequada de doadores de sangue.

a_4 – Medidas para a prevenção de aspiração de conteúdo gástrico, bem como da PAVM (posição corporal, antissépticos orais e evolução diária da possibilidade de desmame da VM).

a_5 – Talvez uma das medidas mais importantes seja a utilização da ventilação protetora (baixo VC, baixa Pplatô) principalmente em pessoas ventiladas com pulmão sem lesão, como ocorre, por exemplo, no ato anestésico.

a_6 – Monitoração da VM para minimizar a ocorrência da VILI.

a_7 – Reconhecimento precoce de pacientes com risco para desenvolver SDRA.

ATENÇÃO!

Existem vários escores para predizer pacientes que desenvolverão SDRA, mas ainda precisam ser validados em populações maiores. Esta seria sem dúvida uma das medidas mais importantes.

b | Farmacológico. Como demonstrado na etiopatogenia, diversos mediadores inflamatórios e não inflamatórios e também alterações do surfactante estão presentes na gênese de SDRA, de modo que diversos fármacos opondo-se a estes elementos foram testados. Os resultados até agora são desalentadores, de modo que a farmacologia tem um papel limitado no tratamento desta síndrome. A impressão tirada de diversos estudos é que o medicamento dado após a instalação do quadro praticamente não apresenta nenhum aspecto terapêutico. Daí a importância de se tentar descobrir mediadores ou escores que façam predizer a ocorrência desta síndrome. Assim, foram testados surfactante exógeno, óxido nítrico, prostanoide, cetoconazol, lisofilina e pentoxifilina, antioxidantes, rosuvastatina, aspirina, beta-2-estimulantes, etc. Em relação ao tratamento farmacológico, há ainda controvérsia sobre a administração de corticosteroides e bloqueadores neuromusculares.

Em pacientes ventilados com SDRA, os bloqueadores neuromusculares, junto com sedação profunda, podem melhorar a oxigenação, diminuir o consumo de oxigênio, melhorar a sincronia paciente-ventilador, diminuir VILI. Contudo, tais agentes podem causar uma série de complicações, como fraqueza muscular, prolongar o tempo em VM, de modo que o seu uso deve ser feito criteriosamente. Papazian e colaboradores[5] constataram a evolução clínica após 2 dias de terapia com cisatracúrio e sedação profunda, constatando a melhora da sobrevida em 90 dias, bm como dias livres de VM, sem aumentar a incidência de neuromiopatia. A recomendação, no presente momento, é a indicação de sua administração, mas acredita-se que outros trabalhos, principalmente multicêntricos e com um número maior de pacientes, necessitam ser realizados para que essa evidência tenha maior robustez. Caso se opte pela sua administração, ela deve ser limitada a um período de 2 dias e sem o uso de corticosteroide.

A SDRA, como se afirmou, é caracterizada por exuberante inflamação, de modo que a administração de corticosteroide (um poderoso agente anti-inflamatório) deveria ser eficaz.

ATENÇÃO!

Há inúmeros trabalhos publicados usando corticosteroide antes, durante, mais precoce e mais tardiamente, mas, com os resultados obtidos, não há autorização para recomendar a sua administração como tratamento rotineiro nesta síndrome.

Foi utilizado como prevenção em quatro estudos sem resultados positivos. O seu uso nos primeiros dias da SDRA foi testado em três trabalhos, sendo que o único que mostrou resultado positivo foi o de Meduri e colaboradores,[6] mostrando diminuição na mortalidade em uma população de 91 pacientes com corticosteroide administrado nos 3 primeiros dias. A mortalidade foi de 43% no grupo placebo e de 24%, no grupo corticosteroide, mas sem alcançar significância estatística. A administração de corticosteroide após 7 dias na SDRA foi também publicada por Meduri e colaboradores[6] e, nesse trabalho, houve uma diminuição significativa da mortalidade. Posteriormente, em um estudo conduzido pelo National Health Institute of USA para a fase tardia da SDRA, não demonstrou efetividade e o único resultado importante é que a medicação, quando administrada após 14 dias, aumenta a mortalidade. Há também diversas metanálises, todas sem demonstrar a diminuição da mortalidade. Embora o colégio americano de cuidados intensivos preconize o uso de corticosteroide em SDRA não resolvida antes de 14 dias, acredita-se que, para a administração rotineira, não se dispõe de nenhuma evidência clínica.

b_1 – Balanço hídrico. O balanço positivo de líquidos é associado à piora do prognóstico de pacientes com SDRA, portanto a nossa orientação é mantê-lo equilibrado, o mais próximo de zero. Há alguma evidência de que, em pacientes hipoproteinêmicos, existe o benefício de terapia com albumina combinada com diuréticos. Esta conduta auxilia na remoção de líquidos e na melhora da oxigenação. Em relação ao liquido infundido, de coloide ou de cristaloide, não há diferença significativa entre eles.

c | Ventilatório

c_1 – VNI. Não se mostrou eficaz como estratégia ventilatória na SDRA. A resposta terapêutica, ou seja, evitar a intubação, é pouco provável. Pode ser tentada em SDRA leve, mas a resposta da sua eficácia deve ser avaliada precocemente dentro de 1 a 2 horas. Se neste período, não houver a melhora da hipoxemia arterial e do desconforto respiratório, a intubação deve ocorrer imediatamente. Na SDRA severa, a VNI deve ser evitada, pois a taxa de falência é proibitivamente elevada.

c_2 – VM invasiva. A estratégia ventilatória preconizada é a protetora, baseada na ocorrência de VILI ou associada à VM. Nessa modalidade ventilatória, preconiza-se não provocar lesão inflamatória no pulmão com propagação para outros órgãos, em detrimento de ter uma gasometria dentro dos limites da normalidade. A VILI e/ou VALI é provocada principalmente por dois mecanismos:

- Hiperdistensão alveolar que na prática clínica é monitorada pela Pplatô do ventilador.
- Colabamento alveolar com abertura e fechamento cíclico dos alvéolos, que é monitorado pelos níveis de PEEP.

A lesão pulmonar é determinada pelo estresse ou *strain* aplicado ao alvéolo pulmonar. Estresse e *strain* podem ser descritos pela relação:

$$Pl\ (\text{estresse}) = \text{elastância específica do pulmão} \times \Delta v/CRF,$$

em que, pl = pressão transalveolar e Δv é a alteração de volume acima da CRF de repouso com a adição de PEEP e VC. A elastância específica do pulmão é constante, de 13,5 cmH_2O. Um limiar perigoso de *strain* é acima de 2; assim, o limiar perigoso de *stress* é de 27 cmH_2O, de modo que se deve ventilar com Pplatô menor do que 27 cmH_2O. Estudos mostram que quanto menor for o Pplatô, menor será a mortalidade na SDRA. Recentemente, Amato e colaboradores[7] publicaram trabalho demonstrando que a mortalidade na SDRA estava relacionada a *drive pressure*, definida como a quantidade de deformação cíclica imposta ao pulmão normal ventilado.

Drive pressure = Pplatô-PEEP, para realizar o cálculo, o paciente não pode realizar esforço inspiratório. Também em paciente com complacência da caixa torácica baixa, como em obesos, esse cálculo pode não ser válido. O valor encontrado pelos autores para limitar a ocorrência de *drive pressure* foi de 15 cm H_2O. Embora esse valor possa ser facilmente calculado à beira do leito, trabalhos randomizados precisam ser realizados para sua comprovação. Até que novos trabalhos apareçam, propõe-se que ela seja utilizada para evitar a VILI, realçando novamente que o paciente não pode realizar esforço inspiratório.

Será feita a seguinte proposição para a VM na SDRA:

- Modo: pressórica ou volumétrica.[8] Não há vantagem de uma sobre outra modalidade. Deve-se utilizar aquela a que o médico está mais afeito.
- VC: apesar de se saber que a hiperdistensão leva à VILI, não existe um valor estabelecido que determine a sua ocorrência. Preconiza-se iniciar com VC em torno de 6 mL/kg de peso ideal

  Homem – 50,0 + 0,91x (altura em cm – 152,4)

  Mulher – 45,5 + 0,91x (altura em cm – 152,4)

  Pode-se guiar o nível de VC tomando como base uma Pplatô < 27 cmH_2O ou *driving pressure* < 15 cm H_2O (Pplatô – PEEP). Enfatizar que se utilize o menor VC possível.

ATENÇÃO!

Há grupos utilizando em torno de 3 a 4 mL/kg, e como esse volume causa aumento de $PaCO_2$, mesmo utilizando FR elevada, utiliza-se um dispositivo extracorpóreo para extrair CO_2.

- FR: a constante de tempo (Complacência X Resistência) é baixa na SDRA, além de utilizar VC, a FR deve estar elevada, geralmente entre 25 e 35 rpm (até um nível que não cause auto-PEEP).
- FiO_2: não há certeza de que níveis de FiO_2 são lesivos ao pulmão, a maior parte dos pesquisadores acredita que deve ser igual ou superior a 0,5, de modo que se devem utilizar níveis de FiO_2 abaixo desse valor. A PaO_2 deve manter-se entre 55 e 80 mmHg, e a saturação, entre 88 e 92%.
- PEEP: na SDRA, a CRF está diminuída a níveis de 30 a 40% da CRF normal (responsável pela hipoxemia e diminuição da complacência pulmonar). É fundamental aumentar a CRF, e uma das melhores maneiras para alcançar esse objetivo é utilizando PEEP.[8] Além disso, a PEEP colabora para a diminuição da VILI. Há diversas maneiras de calcular a PEEP, mas aqui também não há consenso sobre qual é o melhor método. Como regra geral, pode-se preconizar:
  - PEEP baixo de 10 a 15 cmH_2O para SDRA com lesão localizada na TC de tórax ou SDRA leve.
  - PEEP acima de 15 a 20 cmH_2O em lesão difusa ou padrão "patch" na TC de tórax ou SDRA severa.

  Uma forma prática e de fácil aplicação e que se recomenda até que se chegue ao consenso do melhor PEEP consiste em utilizar a tabela FiO_2 x PEEP:

FiO_2	0,3	0,3	0,4	0,4	0,5	0,5-0,8	0,8	0,9	1,0
PEEP	12	14	14	16	16	20	22	22	22-24

- Manobra de recrutamento alveolar: refere-se a um processo dinâmico para abrir alvéolos colapsados, através do aumento transitório intencional da pressão inspiratória, acima daquela alcançada pela ventilação com VC. Tem importância em prevenir a VILI, como demonstrado em estudos experimentais. Além disso, também melhora a hipoxemia arterial. Estudos clínicos têm demonstrado que a manobra melhora a oxigenação arterial, mas sem reduzir a mortalidade. Basicamente, aplica-se um aumento da pressão inspiratória em níveis de 50 a 60 cmH_2O por um determinado período de tempo. Há várias maneiras de se aumentar essa pressão inspiratória, mas não há um consenso sobre qual é o melhor método. O mais utilizado é o de manter um Δp (incremento) de 15 cmH_2O e aumentar a PEEP cada 2 minutos até atingir a pressão inspiratória de 50 a 60 cm de cmH_2O. Para manter o pulmão recrutado, é necessário manter PEEP elevada, geralmente em torno de 20 cmH_2O. Apresenta complicações, sendo principalmente de natureza hemodinâmica com hipotensão, que, entretanto, é transitória, melhorando logo após a manobra. Dessa maneira, para realizar essa manobra, é fundamental que o estado volêmico esteja adequado. Pode causar pneumotórax e VILI. Acredita-se que ainda não haja evidência clínica para a sua introdução como rotina no tratamento da SDRA. Pode, em determinadas situações de hipoxemia refratária, ser usada para melhorar a oxigenacão arterial.
- Posicão prona: tem sido utilizada desde os anos de 1970 para combater a hipoxemia severa em SDRA, e a melhora de oxigenação ocorre em torno de 70 a 75% de pacientes, com níveis de aumento da PaO_2 de 60 a 70% em comparação com a posição supina. Deve ser instalada mais precocemente possível, pois a resposta terapêutica é mais favorável e também mais intensa em pacientes com SDRA moderada a severa (PaO_2/FiO_2 < 150) após a otimização da VM. Recente publicação do estudo PROSEVA[9] e várias metanálises têm mostrado redução da mortalidade quando a posição prona é aplicada diariamente pelo menos por um período de 16 a 20 horas e precocemente. Contudo, mesmo em algumas situações de aplicação tardia, há melhora na oxigenação, de modo que ela deve ser sempre tentada em situação de hipoxemia refratária. A melhora da PaO_2 geralmente acontece em um período de 1 a 2 horas no máximo após colocação em decúbito prona. Há vários mecanismos para explicar a melhora da oxigenação, como melhora na relação V/Q. Há também um grande aumento na drenagem de secreção pulmonar, e a necessidade de aspiração endotraqueal aumenta, de modo que o pessoal paramédico deve estar atento para este fato.

As complicações decorrentes da colocação em posição prona são, na maioria das vezes, de aspecto benigno. Podem ocorrer edema e úlcera de face (29 a 49%), obstrução de TET por aumento da drenagem da secreção. O risco de desenvolver complicações cardíacas é muito pequeno. A incidência de instabilidade hemodinâmica é de 1 a 3%, a dessaturação, de 6 a 8%, perda de acesso vascular, de 1 a 3%, e extubação acidental, de 1 a 3%.

Alguns pesquisadores sugeriram que a posição em decúbito prona fosse indicada como a preferencial no tratamento da SDRA. Sugere-se a colocação dos pacientes em posição prona:

- Precocemente (72 horas), com hipoxemia após a otimização da VM.
- Pacientes com PaO_2/FiO_2 < 150.

- Necessidade de PEEP elevada por problema hemodinâmico.
- Tempo de manutenção de 16 a 20 horas.
- Critérios de descontinuação com $PaO_2/FiO_2 > 150$ com $FiO_2 < 0,5$ e PEEP < 10 cmH_2O; PaO_2 entre 55 e 80 mmHg.

Suporte de vida extracorpórea:

- ECMO (oxigenação de membrana extracorpórea).
- $ECCO_2R$ (remocão extracorpórea de CO_2).
- ECMO: foi utilizada muitos anos atrás para o tratamento da SDRA por Zapol e colaboradores,[10] mas foi deixada de lado pelo alto índice de mortalidade e também devido às dificuldades técnicas e complicações. A mortalidade neste trabalho foi em torno de 90%. A técnica passou a ser novamente aventada depois dos resultados do Trial Cesar (suporte ventilatório convencional x ECMO) para insuficiência respiratória severa e também na pandemia da gripe H1N1. O estudo CESAR foi um trabalho multicêntrico conduzido por Peek e colaboradores.[11] Este estudo englobou 180 pacientes de 68 centros no Reino Unido. A maioria dos pacientes foi tratada com *bypass* venovenoso. A VM foi conduzida com pressão inspiratória de 20 cmH_2O, PEEP de 10 cmH_2O e FR de 10 rpm e FiO_2 de 30%. O *bypass* foi empregado em média por 9 dias, e os resultados mostraram uma significante alta na taxa de sobrevida sem doença (63% x 47%) após 6 meses.

ATENÇÃO!

A ECMO foi utilizada para tratamento da SDRA secundária à gripe H1N1 nos centros na Austrália e nova Zelândia[12] em 68 pacientes. O grupo-controle constou de 133 pacientes em ECMO e a taxa de sobrevida foi de 77% no grupo ECMO e 91% no grupo sem ECMO. Os dias fora do ventilador foram maiores no grupo ECMO.

- $ECCO_2R$: Terragni e colaboradores[13] empregaram esta técnica, que é basicamente para a remoção de CO_2 em técnica de ventilação protetora, para diminuir a VILI, usando VC baixos em torno de 4 mL/kg. Esta técnica de $ECCO_2R$ apresenta número de complicações menores, porque o fluxo sanguíneo do *bypass* é menor, em torno de 1 a 2 L, diferente do ECMO em que o fluxo sanguíneo é em torno de 5 L/minuto.

O uso de suporte extracorpóreo é um arsenal terapêutico revivido nos dias de hoje e, com o domínio maior desta técnica, sem dúvida, é mais uma nova arma no tratamento da SDRA. Por enquanto, ela é utilizada como terapia de resgate, mas, no futuro, com a melhoria de técnicas, maior domínio e também com diminuição das complicações, será utilizada mais frequente e precocemente no tratamento da SDRA.

REVISÃO

- A troca de oxigênio e gás carbônico na membrana alvéolo-capilar representa a função mais vital. Para que ocorra essa troca gasosa, duas fases são fundamentais: a ventilação pulmonar conduzindo o oxigênio até o nível da membrana alvéolo-capilar e a circulação sistêmica trazendo oxigênio e gás carbônico até este nível. Quando estas funções estão prejudicadas, tem-se a insuficiência respiratória.
- A insuficiência respiratória tipo I engloba principalmente os processos pulmonares agudos, e a tipo II engloba os processos crônicos.
- Pacientes submetidos à VM, para o acompanhamento, devem ser monitorizados tanto do ponto de vista de GA como de mecânica respiratória.
- No LBA dos pacientes com SDRA, há abundância de neutrófilos, entretanto, certamente, outras células ou mediadores encontram-se envolvidos, visto que há ocorrência de SDRA na vigência de neutropenia.
- Há uma série de situações clínicas e funcionais que podem contribuir para o pior prognóstico da SDRA: idade acima de 65 anos, etiologia séptica, falência de múltiplos órgãos, doença hepática crônica, PaO_2/FiO_2 menor, PaO_2/FiO_2 que não melhora até o 2° e o 3° dias, aumento do EM.
- O tratamento envolve medidas gerais suportivas necessárias para todo paciente crítico, combinado com estratégia ventilatória própria e administração de alguns medicamentos. O tratamento pode ser classificado em três etapas: a) preventivo; b) farmacológico; c) ventilatório (VNI e VM invasiva).

REFERÊNCIAS

1. ARDS Definition Task Force, Ranieri VM, Rubenfeld GD, Thompson BT, Ferguson ND, Caldwell E, et al. Acute respiratory distress syndrome: the Berlin definition. JAMA. 2012;307(23):2526-33.
2. Ashbaugh DG, Bigelow DB, Petty TL, Levine BE. Acute respiratory distress in adults. Lancet. 1967;2(7511):319-23.
3. Pelosi P, D'Onofrio D, Chiumello D, Paolo S, Chiara G, Capelozzi VL, et al. Pulmonary and extra pulmonary acute respiratory distress syndrome are different. Eur Respir J Suppl. 2003;42:48s-56s.
4. Ryan D, Frohlich S, McLoughlin P. Pulmonary vascular dysfunction in ARDS. Ann Intensive Care. 2014;4:28.
5. Papazian L, Forel JM, Gacouin A, Penot-Ragon C, Perrin G, Loundou A, et al. Neuromuscular blockers in early acute respiratory distress syndrome. N Engl J Med. 2010;363(12):1107-16.
6. Meduri GU, Golden E, Freire AX, Taylor E, Zaman M, Carson SJ, et al. Methilprednisolona infusion in early severe ARDS, results of randomized controlled trial. Chest. 2007;131(4):954-63.
7. Amato MBP, Meade MO, Slutsky AS, Brochard L, Costa EL, Schoenfeld DA, et al. Driving pressure and survival in the acute respiratory distress syndrome. N Engl J Med. 2015;372(8):747-55.
8. Ventilation With lower tidal volume as compared with traditional tidal volumes for acute lung injury and the acute respiratory distress syndrome. N Engl J Med. 2000;342(18):1301-8.
9. Guérin C, Reignier J, Richard JC, Beuret P, Gacouin A, Boulain T, et al. Prone position in severe acute respiratory distress syndrome. N Engl J Med. 2013;368(23):2159-68.
10. Zapol WM, Snider MT, Hill JD, Fallat RJ, Bartlett RH, Edmunds LH, et al. Extracorporeal membrane oxygenation in severe acute respiratory failure. JAMA. 1979;242(20):2193-6.
11. Peek GJ, Mugford M, Tiruvoipati R, Wilson A, Allen E, Thalanany MM, et al. Efficacy and economic assessment of conventional ventilatory support versus extracorporeal membrane oxygenation for severe adult respiratory failure (CESAR): a multicentre randomised controlled trial. Lancet. 2009;374(9698):1351-63.
12. Australia and New Zealand Extracorporeal Membrane Oxygenation (ANZ ECMO) Influenza Investigators1, Davies A, Jones D, Bailey M, Beca J, et al. Extracorporeal membrane oxygenation for 2009 Influenza A(H1N1) acute respiratory distress syndrome. JAMA. 2009;302(17):1888-95.
13. Terragni PP, Del Sorbo L, Mascia L, Urbino R, Martin EL, Birocco A, et al. Tidal volume lower than 6ml/Kg enhances lung protection: role of extracorporeal carbon dioxide removal. Anesthesiology. 2009;111(4):826-35.

11 VENTILAÇÃO MECÂNICA NÃO INVASIVA

■ MILTON RODRIGUES JUNIOR
■ MAÍRA THOMAZINI RODRIGUES

A VMNI refere-se à utilização da ventilação mecânica sem a necessidade de uma via aérea artificial (tubo endotraqueal ou cânula de traqueostomia). Desde o início da década de 1980, a VMNI com pressão positiva suplantou os aparelhos de pressão negativa devido à sua maior conveniência, ao fácil manejo e ao transporte.

A VMNI é uma alternativa à VMI para o manejo da insuficiência respiratória aguda (IRpA) e crônica, em casos selecionados, cursando com menores taxas de complicações, principalmente as infecciosas. Além disso, o tubo endotraqueal, na visão do paciente, é desconfortável e o impede de comer e se comunicar, gerando angústia, ansiedade e maior necessidade do uso de sedativos podendo postergar, assim, o desmame, aumentando o tempo em ventilação mecânica.

O uso desse tipo de suporte ventilatório reduz o trabalho respiratório por aumentar a pressão transpulmonar, além de melhorar a troca gasosa, aumentando a capacidade residual funcional (CRF), com consequente melhora da complacência pulmonar e da oxigenação. O uso da pressão positiva ao final da expiração (PEEP) também diminui a pré-carga e a pós-carga, melhorando o débito cardíaco (DC), assim como contrabalança a autoPEEP.

SELEÇÃO DO PACIENTE

A escolha criteriosa do paciente é um fator determinante para o sucesso da VMNI. O uso desse procedimento necessita da colaboração do mesmo, além de uma habilidade preservada para eliminar as secreções pulmonares e se prevenir contra aspiração. Além disso, é importante lembrar que, nos casos em que há indicação de IOT, esta não deve ser postergada. Nessa situação, insistir na VMNI, acarretando atraso na obtenção de uma via aérea definitiva, está associado à mortalidade mais elevada. As contraindicações para a VMNI estão esumidas no Quadro 11.1.

QUADRO 11.1 ■ Contraindicações para a ventilação mecânica não invasiva

CONTRAINDICAÇÃO ABSOLUTAS	CONTRAINDICAÇÃO RELATIVAS
▪ Instabilidade hemodinâmica ▪ PCR ▪ Obstrução de vias aéreas superiores ▪ Necessidade de intubação ▪ Paciente não colaborativo ou com rebaixamento do nível de consciência ▪ HDA ▪ Trauma facial	▪ Confusão mental ▪ Deformidade facial ▪ Reflexo de tosse pouco eficaz ▪ Pós-operatório de cirurgia abdominal alta ou facial ▪ Hipersecreção

INDICAÇÕES CLÍNICAS

Exacerbação da doença pulmonar obstrutiva crônica

A VMNI é considerada uma terapia de primeira linha para o tratamento na DPOC agudizada. Seu uso está associado com menores taxas de mortalidade, redução da necessidade de intubação, melhora clínica mais rápida e redução das complicações do tratamento e da duração da internação. Quando aplicada nessa situação, apresenta uma alta taxa de sucesso (80-85%).

A indicação de VMNI nesse grupo é a ausência de contraindicações e a presença de acidose respiratória (pH $\leq$ 7,35 e/ou pressão parcial arterial de gás carbônico ($PaCO_2$) $\geq$ 45 mmHg) e/ou dispneia intensa com sinais clínicos sugestivos de fadiga da musculatura respiratória, aumento do trabalho respiratório, ou ambos (como uso de músculos acessórios ou movimento paradoxal abdominal). Seu objetivo é o de reduzir a hipercapnia, diminuindo o trabalho dos músculos respiratórios e aumentando a ventilação alveolar. Dessa forma, ocorre uma melhora da acidose respiratória até que o problema de base seja revertido por meio de outras medidas, como o uso de broncodilatadores e antibioticoterapia.

Inúmeros estudos randomizados e controlados foram feitos para avaliar o papel da VMNI na exacerbação da DPOC. Bott e colaboradores[1] randomizaram 60 pacientes com DPOC para receber VMNI, com uso de máscara nasal, ou tratamento convencional. Nas primeiras horas de uso de VMNI, a $PaCO_2$ reduziu-se de 65 para 55 mmHg, além da redução da dispneia em comparação com o grupo-controle. Além disso, houve redução da mortalidade de 30 para 10% (grupo com tratamento convencional *versus* VMNI, respectivamente).

Um estudo grande e mais recente, realizado no Reino Unido, analisou 236 pacientes com DPOC agudizada e pH entre 7,25 a 7,35.[2] Os pacientes tratados com VMNI, quando comparados com o grupo-controle, tiveram menores taxas de IOT (15 x 27%) e melhora mais rápida da frequência respiratória (*f*) e do pH. Foi observado também que pacientes com pH < 7,3 tiveram maior mortalidade do que os com pH mais altos. Pacientes com pH < 7,3 na internação devem, preferencialmente, receber tratamento em uma UTI.

ATENÇÃO!

pH baixo, alterações acentuadas no estado mental, presença de comorbidades e escore de gravidade alto (APACHE) estão associados a maiores taxas de insucesso com a VMNI.

Crise asmática

Apesar de se esperar que a crise asmática responda favoravelmente à VMNI por compartilhar alguns aspectos fisiopatológicos com a DPOC, não há muitas evidências que suportem essa indicação.

A crise de asma raramente progride a ponto de necessitar de IOT e VM, que, em geral, o uso da VMNI objetiva evitar. Consequentemente, os estudos sofrem com números pequenos de pacientes e a falta de dados relevantes para avaliar desfechos clínicos significantes. Uma revisão da Cochrane avaliou cinco ensaios clínicos randomizados com um total de 203 pacientes avaliando o emprego da VMNI no tratamento da crise asmática.[3] Todos os estudos concluíram que a adição de VMNI à terapia convencional pode ser benéfica, no entanto, esses resultados não se refletiram na mortalidade e na taxa de IOT.

Até o momento, há pouca evidência disponível para suportar seu uso rotineiro no tratamento das exacerbações graves por asma, apesar dos resultados promissores. Todavia, um teste terapêutico com VMNI pode ser tentado naqueles pacientes que não responderam à terapia convencional, desde que o paciente seja monitorado e reavaliado para identificar possível falha e necessidade de intubação.

Edema agudo pulmonar cardiogênico

As evidências das vantagens do uso de CPAP (do inglês *continuous positive airway pressure*) (10-12 cmH_2O) no tratamento do EAP cardiogênico foram mostradas em diversos estudos. Um dos primeiros trabalhos publicado sobre o tema, realizado por Räsänen e colaboradores,[4] demonstrou uma melhora na oxigenação, uma redução do trabalho respiratório e uma tendência a menores taxas de intubação. Desde então, vários estudos corroboraram esses achados.

O principal benefício fisiológico desse grupo com o uso do CPAP está relacionado à diminuição da pré-carga do ventrículo esquerdo decorrente do aumento da pressão intratorácica, resultando em um melhor desempenho cardíaco. Além disso, a pressão positiva aumenta a CRF, reabrindo alvéolos colapsados, com consequente melhora na oxigenação.

A VMNI com dois níveis de pressão (*bi-level*: pressão de suporte + PEEP) em EAP também tem sido estudada e comparada com a utilização de CPAP. Os desfechos clínicos entre essas duas modalidades são semelhantes, sendo que o *bi-level* possui um maior efeito na redução da $PaCO_2$.

A recomendação no manejo do EAP é que o CPAP (10 cmH_2O) deve ser a primeira modalidade não invasiva oferecida. Deve-se considerar a mudança para um *bi-level* em caso de persistência da taquipneia ou hipercapnia. Pacientes com IRp grave ou em choque cardiogênico devem ser imediatamente intubados.

Insuficiência respiratória hipoxêmica

Nos pacientes com IRp hipoxêmica, a proporção daqueles que apresentam falha com a VMNI, necessitando de IOT, é elevada. Um ensaio clínico com pacientes com pneumonia grave mostrou uma taxa de intubação menor no grupo de VMNI (21 x 50%).[5] No entanto, uma importante observação dos dados desse estudo foi que esse benefício foi evidenciado apenas em um subgrupo de pacientes com DPOC concomitante. O uso dessa modalidade ventilatória não apresenta uma vantagem estabelecida nos pacientes com pneumonia grave e sem DPOC. Seu emprego deve ser criteriosamente avaliado e feito com extrema cautela.

A SDRA é descrita como um importante preditor para falha da VMNI, principalmente na presença de acidose metabólica, choque e hipoxemia acentuada. Um estudo multicêntrico avaliou 479 pacientes com SDRA, sendo que desses, 147 pacientes foram elegíveis (sem IOT inicial) para receber a VMNI como primeira linha de tratamento.[6] Nesse ensaio, a VMNI evitou a intubação em 54% desses pacientes, e esse grupo apresentou melhores desfechos clínicos. O escore prognóstico SAPS II (escore fisiológico agudo simplificado) basal ≤ 34 e uma relação de pressão parcial arterial de oxigênio/fração inspirada de oxigênio (PaO_2/FiO_2) > 175 após a primeira hora de VMNI foram associados a uma maior taxa de sucesso da VMNI.

Um estudo recente unicêntrico mostrou que o uso de capacete como interface, ao invés da máscara facial total, pode ser mais benéfico nesse grupo, com menores taxas de IOT e mortalidade.[7] Mais estudos são necessários para confirmar tais achados.

ATENÇÃO!

Nas situações em que uma tentativa de VMNI seja iniciada nesses pacientes, deve-se prosseguir com intubação, sem atraso, caso apresentem deterioração do quadro ou ausência de melhora suficiente.

Pacientes imunocomprometidos

O uso de VMNI a fim de evitar IOT em pacientes imunocomprometidos tem o importante aspecto positivo de diminuir as complicações infecciosas relacionadas a esse procedimento. Estudos relatam redução do número de intubações em pacientes com HIV e pneumonia por *Pneumocystis jiroveci*, com doenças hematológicas e nos transplantados de órgãos sólidos e que desenvolveram IRp.

Antonelli e colaboradores[6] randomizaram 40 pacientes com IRp após transplante de órgãos sólidos para receber tratamento com VMNI ou tratamento-padrão. A utilização de VMNI apresentou redução da IOT (20 x 70%), de dias de internação e de mortalidade na UTI (20 x 50%).

O uso da VMNI é fortemente suportado como tratamento da IRp hipoxêmica nos pacientes imunocomprometidos. A VMNI deve ser iniciada precocemente, antes que o paciente piore, sendo que o mesmo deve ser monitorizado de perto e, a qualquer sinal de deterioração clínica, intubado imediatamente.

Pós-operatórios de grandes cirurgias torácica e abdominal

Durante o período pós-operatório de grandes cirurgias torácicas e abdominais, há uma incidência relevante de complicações pulmonares, como hipoxemia, atelectasia e pneumonia, e necessidade de reintubação. O emprego de CPAP (10 cmH_2O) nas 24 horas pós-cirurgia mostrou uma redução dessas complicações.

Além do uso profilático, essa modalidade também pode ser usada cautelosamente no tratamento da IRp hipoxêmica no pós-operatório. Auriant e colaboradores[8] mostraram que o uso de VMNI em pacientes pós-ressecção pulmonar reduziu a necessidade de intubação (21 x 50%) e a taxa de mortalidade, quando comparado com o grupo de tratamento-padrão.

Como o risco de complicações cirúrgicas induzidas pela pressão positiva não está bem definido, o ideal é manter os valores pressóricos para o menor nível efetivo possível. As diretrizes brasileiras de VM orientam um nível de pressão positiva expiratória na via aérea (EPAP) < 8 cmH_2O e de pressão positiva inspiratória na via aérea (IPAP) < 15 cmH_2O. Além disso, acredita-se que a VMNI não deve ser usada no PO imediato de esofagectomia ou naqueles pacientes com distensão abdominal, náuseas e vômitos, deiscências, perfurações ou outras complicações operatórias do trato gastrintestinal.

Trauma torácico

Em pacientes com contusão pulmonar e persistência de hipoxemia, mesmo após analgesia adequada, é recomendado o uso de VMNI. Um ensaio clínico randomizado unicêntrico avaliou pacientes pós-trauma torácico e $PaO_2/FiO_2 < 200$ por mais de oito horas, e, quando comparado com o grupo com suporte de oxigênio por máscara de alto fluxo, o uso da VMNI reduziu o número de intubações (12 x 40%).[9]

Desmame da ventilação mecânica

O uso da VMNI no desmame ventilatório em pacientes com intubação prolongada pode ser benéfico. No entanto, os resultados dessa manobra nos estudos são contraditórios. Alguns pacientes apresentaram redução dos dias do uso da VMI, bem como suas complicações, no entanto, sem mudança na mortalidade e no tempo de internação.

A grande maioria dos estudos se volta aos pacientes com DPOC, pois esses apresentam maiores dificuldades na descontinuação da VMI. É recomendado que essa estratégia seja tentada em pacientes criteriosamente selecionados, ou seja, pacientes com DPOC, que não apresentam via aérea difícil e que ficam confortáveis com níveis de pressão de suporte no ventilador que podem ser usados nas máscaras de VMNI.

Outro uso potencial da VMNI é após a extubação, a fim de evitar a reintubação. Seu uso logo após a extubação em pacientes de alto risco (com DPOC, ICC e/ou hipercapnia) mostrou redução na taxa de reintubação.

ATENÇÃO!

Quando há falência respiratória pós-extubação, a VMNI se torna um procedimento desnecessário e que pode atrasar a intubação e aumentar a mortalidade.

Pacientes que não desejam ser intubados

Um dos usos da VMNI é em pacientes que não desejam IOT, assim como em pacientes não candidatos à VMI. A conduta de usar a VMNI como teto para o tratamento é bem aceita nesses casos. Existem poucas informações a respeito sobre o uso da VMNI em cuidados paliativos, com o intuito de aliviar a dispneia.

ASPECTOS PRÁTICOS E TÉCNICOS

Modalidade ventilatória

Nenhum estudo mostrou superioridade entre uma modalidade e outra, devendo ser escolhida a que o profissional tiver maior experiência. Em terapia intensiva, os ventiladores mecânicos, quando utilizados para realizar VMNI, são mais eficientes do que os portáteis, por apresentarem mais alarmes e maiores pressões de ajuste. Os ventiladores portáteis apresentam, entretanto, compensação de escape de ar e diferentes rampas inspiratórias que proporcionam mais conforto aos pacientes.

Ambas as modalidades, tanto a limitada por volume quanto a limitada por pressão, são aceitas e com taxas de sucesso parecidas. A PSV está associada a um maior conforto para o paciente. Outras modalidades, como a PAV e a NAVA, podem ser empregadas.

Apesar de não ser um modo de suporte ventilatório propriamente dito, o CPAP, por meio da aplicação de um nível constante de pressão, auxilia na ventilação por reduzir o trabalho respiratório e melhorar a troca gasosa. É muito utilizado, de modo especial em pacientes com EAP: uma de suas vantagens é que não há assincronia ventilador-paciente com seu uso.

Interfaces

A VMNI apresenta diversas interfaces (Quadro 11.2), desde máscaras nasais até capacetes, visando a uma melhor adaptação ventilador-paciente. Ela proporciona maior conforto ao paciente, menores complicações, sem aumentar os custos comparativamente à VMI. A escolha da interface é importante, pois a intolerância à máscara é considerada uma causa comum de insucesso da VMNI. Algumas particularidades po-

QUADRO 11.2 ■ Vantagens e desvantagens dos diversos tipos de interfaces para ventilação mecânica não invasiva

MÁSCARA	VANTAGENS	DESVANTAGENS
Nasal	▪ Menor risco de aspiração ▪ Permite a fala, a expectoração e a alimentação ▪ Menor claustrofobia ▪ Fácil manuseio ▪ Menor espaço morto ▪ Confortável para uso prolongado	▪ Escape de ar pela boca ▪ Despressurização oral ▪ Irritação nasal ▪ Limitação de uso em pacientes com obstrução nasal ▪ Ressecamento oral
Facial (nariz e boca)	▪ Menor escape de ar pela boca ▪ Mais apropriada para condições agudas, por permitir maiores fluxos e pressões	▪ Maior chance de úlcera, pressão nasal ou pontos de apoio ▪ Maior claustrofobia ▪ Maior risco de aspiração ▪ Atrapalha a alimentação, a expectoração e a fala ▪ Risco de asfixia com mau funcionamento do ventilador
Facial total	▪ Confortável para uso prolongado ▪ Fácil de ajustar ▪ Menor risco de lesão cutânea facial ▪ Mínimo vazamento	▪ Maior espaço morto ▪ Não deve ser utilizada associada à terapia com aerossóis ▪ Maior claustrofobia ▪ Maior risco de aspiração ▪ Atrapalha a alimentação, a expectoração e a fala
Capacete	▪ Confortável para uso prolongado ▪ Não oferece risco de lesão cutânea facial	▪ Maior espaço morto ▪ Risco maior de reinalação de CO_2 ▪ Favorece assincronia entre paciente e ventilador ▪ Risco de asfixia com mau funcionamento do ventilador ▪ Não pode ser utilizada associada à terapia de aerossóis ▪ Alto ruído interno e maior sensação de pressão na orelha ▪ Maior claustrofobia ▪ Necessidade de pressões mais altas para compensação do espaço morto ▪ Pode haver lesão cutânea nas axilas ▪ Atrapalha a alimentação, a expectoração e a fala

Fonte: Adaptada de Associação de Medicina Intensiva Brasileira, Sociedade Brasileira de Pneumologia e Tisiologia.[10]

dem contribuir para isso: fixação apertada, escapes de ar, assincronia paciente-ventilador e claustrofobia.

Parâmetros iniciais do ventilador

Há duas abordagens descritas: 1) Iniciar com pressão inspiratória elevada (20-25 cmH_2O) e ir reduzindo caso o paciente seja intolerante; 2) Iniciar com pressão inspiratória baixa (8-10 cmH_2O) e aumentar conforme a tolerância do paciente e até atingir um adequado volume corrente (VC) (6-8 mL/kg). A primeira abordagem visa à rápida melhora do estresse respiratório, e a segunda prioriza o conforto do paciente. Na modalidade a volume, devem-se utilizar valores maiores de VC (10-15 mL/kg) para compensar o escape aéreo através da máscara. O valor da PEEP utilizada dependerá da oxigenação e da presença de autoPEEP, e inicia-se geralmente com valores próximos a 5 e 6 cmH_2O.

COMPLICAÇÕES DA VMNI

A VMNI é bem tolerada e segura desde que adequadamente ajustada ao paciente e às suas necessidades. Suas complicações são poucas e infrequentes, sendo que a principal está associada ao uso da máscara, que pode levar a lesões cutâneas (máscara de tamanho adequado, rodízio de interfaces e máscaras faciais totais ou capacetes podem reduzir sua ocorrência). Distensão gástrica, otalgia e irritação ocular são outras complicações citadas. A hipotensão e a asfixia por aspiração são complicações potencialmente graves.

DESFECHOS

Um dos fatores cruciais que determinam o sucesso da VMNI é a monitoração do paciente. O reconhecimento precoce da falha é extremamente importante para que a intubação não seja postergada.

ATENÇÃO!

É importante que o paciente esteja em observação, pelo menos até que ele se encontre clinicamente estável.

A ausência de melhora da *f* e/ou do pH e da $PaCO_2$ após 30 a 120 minutos de VMNI são sinais de falência. O Quadro 11.3 lista os principais fatores preditores para o sucesso da VMNI.

QUADRO 11.3 ■ Fatores preditores para o sucesso e o insucesso na ventilação mecânica não invasiva

PREDITORES DE SUCESSO	PREDITORES DE INSUCESSO
▪ Idade jovem ▪ Menor gravidade (APACHE) ▪ Sincronia com ventilador ▪ Menor escape aéreo ▪ Taquipneia > 24 e< 35 ipm ▪ Hipercapnia > 45 e < 92 mmHg ▪ Acidose não grave > 7,1 e < 7,35 ▪ Melhora na FC, *f* e trocas gasosas nas primeiras 2 horas	▪ pH < 7,1 ▪ Ausência de melhora na *f* e pH com 30-120min ▪ Escape de ar significativo ▪ Paciente hipersecretivo ▪ Assincronia com o ventilador ▪ Intolerância a máscara

FC, frequência cardíaca; *f*, frequência respiratória.

REVISÃO

- A VMNI refere-se à utilização da ventilação mecânica sem a necessidade de uma via aérea artificial (tubo endotraqueal ou cânula de traqueostomia).
- O uso do procedimento necessita da colaboração do paciente, além de uma habilidade preservada para eliminar as secreções pulmonares e se prevenir contra aspiração.
- A VMNI é considerada uma terapia de primeira linha para o tratamento na DPOC agudizada.
- Até o momento, há pouca evidência disponível para suportar o uso rotineiro de VMNI no tratamento das exacerbações graves por asma, apesar dos resultados promissores.
- As evidências das vantagens do uso de CPAP (10-12 cmH_2O) no tratamento do EAP cardiogênico foram mostradas em diversos estudos.
- Nos pacientes com IRp hipoxêmica, a proporção daqueles que apresentam falha com a VMNI, necessitando de IOT, é elevada.
- Como o risco de complicações cirúrgicas induzidas pela pressão positiva não está bem definido, o ideal é manter os valores pressóricos para o menor nível efetivo possível.
- Nenhum estudo mostrou superioridade entre uma modalidade e outra, devendo ser escolhida a que o profissional tiver maior experiência. Em terapia intensiva, os ventiladores mecânicos, quando utilizados para realizar VMNI, são mais eficientes do que os portáteis, por apresentarem mais alarmes e maiores pressões de ajuste.
- A VMNI é bem tolerada e segura, desde que adequadamente ajustada ao paciente e às suas necessidades. Suas complicações são poucas e infrequentes, a principal delas estando associada ao uso da máscara, que pode levar a lesões cutâneas.

■ REFERÊNCIAS

1. Bott J, Carroll MP, Conway JH, Keilty SEJ, Ward EM, Brown AM, et al. Randomised controlled trial of nasal ventilation in acute ventilatory failure due to chronic obstructive airways disease. Lancet. 1993;341(8860):1555-57.
2. Plant PK, Owen JL, Elliott MW. Early use of non-invasive ventilation for acute exacerbations of chronic obstructive pulmonary disease on general respiratory wards: a multicentre randomised controlled trial. Lancet. 2000;355(9219):1931-35.
3. Lim WJ, Mohammed Akram R, Carson KV, Mysore S, Labiszewski NA, Wedzicha JA, et al. Non-invasive positive pressure ventilation for treatment of respiratory failure due to severe acute exacerbations of asthma. Cochrane Database Syst Rev. 2012;12:CD004360.
4. Räsänen J, Heikkilä J, Downs J, Nikki P, Väisänen I, Viitanen A. Continuous positive airway pressure by face mask in acute cardiogenic pulmonary edema. Am J Cardiol. 1985;55(4):296-300.
5. Confalonieri M, Potena A, Carbone G, Porta RD, Tolley EA, Umberto Meduri G. Acute respiratory failure in patients with severe community-acquired pneumonia. A prospective randomized evaluation of noninvasive ventilation. Am J Respir Crit Care Med. 1999;160(5 Pt 1):1585-91.
6. Antonelli M, Conti G, Esquinas A, Montini L, Maggiore SM, Bello G, et al. A multiple-center survey on the use in clinical practice of noninvasive ventilation as a first-line intervention for acute respiratory distress syndrome. Crit Care Med. 2007;35(1):18-25.
7. Patel BK, Wolfe KS, Pohlman AS. Effect of noninvasive ventilation delivered by helmet vs face mask on the rate of endotracheal intubation in patients with acute respiratory distress Syndrome a Randomized Clinical Trial. JAMA. 2016;315(22):2435-41.

8. Auriant I, Jallot A, Herve P, Cerrina J, Le Roy Ladurie F, Fournier J, et al. Noninvasive ventilation reduces mortality in acute respiratory failure following lung resection. Am J Respir Crit Care Med. 2001;164(7):1231-35.
9. Hernandez G, Fernandez R, Lopez-Reina P, Cuena R, Pedrosa A, Ortiz R, et al. Noninvasive ventilation reduces intubation in chest trauma-related hypoxemia: a randomized clinical trial. Chest. 2010;137(1):74-80.
10. Associação de Medicina Intensiva Brasileira, Sociedade Brasileira de Pneumologia e Tisiologia. Diretrizes brasileiras de ventilação mecânica – 2013. J Bras Pneumol. 2013;39(Supl 1S):1-136.

LEITURAS SUGERIDAS

Brochard L, Adler D, Cordioli RL, Akoumianaki E. Noninvasive ventilation. In: Broaddus VC, Mason RJ, Ernst JD, King Jr. TE, Lazarus SC, Murray JF, et al, editors. Murray & Nadel's textbook of respiratory medicine. 6th ed. Philadelphia: Saunders; 2015. p. 1778-93.

Hill NS. Noninvasive positive pressure ventilation. In: Tobin MJ, editor. Principles and practice of mechanical ventilation. 3rd ed. New York: McGraw-Hill; 2012. p. 447-91.

Schettino GPP, coordenador. III Consenso brasileiro de ventilação mecânica. Ventilação mecânica não invasiva com pressão positiva. J Bras Pneumol. 2007;33(Supl 2):92-105.

EMERGÊNCIAS EM GASTRENTEROLOGIA E HEPATOLOGIA

Maria Lúcia G. Ferraz

PARTE

4

12

HEMORRAGIA DIGESTIVA ALTA

ERMELINDO DELLA LIBERA JR.
MATHEUS C. FRANCO

HDA é o sangramento intraluminal proximal ao ligamento de Treitz (demarcação anatômica da junção duodenojejunal). É dividida em HDA varicosa (devido a varizes esofágicas, gástricas ou duodenais) e HDA não varicosa (lesões da mucosa esofágica, gástrica e/ou duodenal).[1,2]

Em geral, a causa da HDA pode ser identificada em 80% dos casos. As causas mais comuns incluem úlcera gástrica e duodenal, erosões gastroduodenais, varizes esofagogástricas. Outras menos frequentes incluem: tumores benignos e malignos do esôfago, estômago e duodeno, síndrome de Mallory-Weiss (laceração da mucosa na transição esofagogástrica após náuseas/vômitos repetidos), malformações vasculares (síndrome de Dieulafoy, angiodisoplasias e angiomas), esofagites e úlceras de esôfago, úlceras de Cameron, gastropatia hipertensiva portal e ectasia vascular antral, lesões de mucosa por infecções (CMV e herpes), fistula aortoentérica, hemobilia e sangramento pancreático.[1]

ATENÇÃO!

HDA é a emergência mais comum na gastrenterologia, com significativas repercussões clínicas e econômicas, com incidência de 0,7 a 1,5 casos a cada 1.000 habitantes da população geral, anualmente, nos Estados Unidos da América, e cerca de 250.000 a 300.000 hospitalizações por ano.[2]

A mortalidade é de 3,5 a 10% em pacientes com HDA não varicosa e de 15 a 20% em até 6 semanas após HDA varicosa (até 40% nos casos com cirrose avançada).[3,4]

AVALIAÇÃO INICIAL

A avaliação inicial dos pacientes deve incluir história médica atual e pregressa, exame físico e testes laboratoriais. Os objetivos são avaliar precocemente a gravidade do sangramento, identificar a sua provável etiologia e fornecer a terapia inicial. Hematêmese e melena são sinais e/ou sintomas gerais da HDA. Melena ocorre em cerca de 75% dos casos e hematêmese, em 50%. Hematêmese com sangue vermelho-vivo sugere sangramento moderado a grave, e o vômito com sangue escuro, com aspecto em "borra-de-café", sugere sangramento autolimitado. O achado de melena é devido a um sangramento proximal ao ângulo de Treitz em 90% dos casos, e em 10%, devido a sangramento localizado no intestino delgado ou no colo direito. Hematoquezia (sangue com coloração vermelho-vivo pelo reto) é geralmente devido à HDB, mas cerca de 10% dos pacientes podem ter uma fonte alta de sangramento.

ANAMNESE

Pacientes devem ser questionados sobre as características do sangramento atual e episódios prévios, uma vez que cerca de 60% apresentam recidiva do sangramento com a mesma etiologia do episódio anterior. Alguns diagnósticos podem ser sugeridos conforme a história clínica e o exame físico:

- **Doença ulcerosa péptica**. Infecção pelo *Helicobacter Pylori*, tabagismo, dor epigástrica.;
- **Erosões ou úlceras esofágicas**. Odinofagia, disfagia, pirose e regurgitação.
- **Síndrome de Mallory-Weiss**. Náuseas, vômitos antes da hematêmese.
- **Sangramento varicoso.** Cirrose, alcoolismo, icterícia, ascite e confusão mental.
- **Neoplasia maligna.** Disfagia, emagrecimento e caquexia.

Recomenda-se investigação sobre o uso de medicações: ácido acetilsalicílico e outros AINH, antiagregantes plaquetários e anticoagulantes.

EXAME FÍSICO

O grau de perda sanguínea pode ser inferido por meio de parâmetros hemodinâmicos:

- **Leve a moderada**. Taquicardia ao repouso.
- **Moderada** (perda de pelo menos 15% da volemia sanguínea). Hipotensão ortostática.
- **Grave** (perda de pelo menos 40% da volemia sanguínea). Hipotensão em posição de decúbito.

ATENÇÃO!

No exame físico, atenção aos seguintes achados: nível de consciência, mucosas, enchimento capilar, sinais clínicos de doença hepática, ascite, linfonodos e massa abdominal palpável, fígado e baço palpáveis, avaliação cardiorrespiratória, inspeção anal e toque retal.

EXAMES LABORATORIAIS

Devem-se realizar hemograma completo, Hb seriada, TP e TTPA, sódio, potássio, ureia, creatinina (Cr) e tipagem sanguínea. Pacientes idosos ou com antecedente de doença coronária devem realizar marcadores de isquemia/necrose miocárdica e ECG.

ESTRATIFICAÇÃO DE RISCO

São considerados fatores clínicos de risco para pior evolução, necessidade de cirurgia e mortalidade: idade maior do que 60 anos, choque hipovolêmico, hematêmese ou hematoquezia, varizes esofagogástricas como causa do sangramento, doenças crônicas associadas (ICC, IRC, DPOC, neoplasia), sangramento recorrente, pacientes internados que desenvolvem HDA, uso pregresso de ácido acetilsalicílico, antiagregantes plaquetários e anticoagulantes.

ATENÇÃO!

A estratificação do risco permite identificar o grupo com maior chance para piores desfechos, bem como selecionar os casos de baixo risco que podem receber alta hospitalar precoce. Para isso, utilizam-se escalas prognósticas que levam em consideração achados clínicos, laboratoriais e endoscópicos.[5,6]

O escore de Rockall (ER) se baseia em três achados clínicos (idade, choque e comorbidades) que corresponde ao ER de internação e dois endoscópicos (diagnóstico e estigmas de sangramento), caracterizando então o escore completo ou pós-endoscopia. Os riscos de mortalidade e sangramento recorrente são diretamente crescentes com o valor do escore (Tabela 12.1).[5]

Pacientes com ER completo (pós-endoscopia) ≤ 2 são de baixo risco e podem receber alta hospitalar precoce após a EDA.

Outro escore é o de Glasgow-Blatchford (EGB), desenvolvido para predizer o risco de morte e a necessidade de intervenção (hemotransfusão, tratamento endoscópico ou cirúrgico) na internação hospitalar. Ele considera apenas dados clínicos e laboratoriais (Tabela 12.2).[6]

Pacientes com EGB ≥ 1 são considerados de alto risco. Os pacientes de baixo risco (EGB = zero ou ER na internação pré-endoscopia = zero) podem receber alta precoce, com posterior realização da EDA.[5,6]

ATENÇÃO!

Em nosso meio, pode ser recomendável que todos os pacientes internados com HDA realizem a EDA antes da alta hospitalar devido a dificuldades de aderência e seguimento ao tratamento.

CLASSIFICAÇÃO ENDOSCÓPICA DE FORREST

A presença de estigmas de sangramento ativo ou recente na úlcera péptica (UP) hemorrágica está correlacionada com o risco de recorrência do sangramento (Tabela 12.3).[7]

TABELA 12.2 ■ Escore de Glasgow-Blatchford

FATORES DE RISCO	ACHADOS	PONTUAÇÃO
Ureia (mg/dL)	< 39	0
	≥ 39 e < 48	2
	≥ 48 e < 60	3
	≥ 60 e < 150	4
	≥ 150	6
Hb (g/dL)	Homem ≥ 13	0
	Homem ≥ 12 e < 13	1
	Homem ≥ 10 e < 12	3
	Mulher ≥ 12	0
	Mulher ≥ 10 e < 12	1
	Homem ou mulher < 10	6
PAS (mmHg)	≥ 110	0
	100-109	1
	90-99	2
	< 90	3
Pulso (bpm)	< 100	0
	≥ 100	1
Melena	Não	0
	Sim	1
Apresentação com síncope	Não	0
	Sim	2
Cirrose	Não	0
	Sim	2
IC	Não	0
	Sim	2

PAS, pressão arterial sistólica.
Fonte: Blatchford e colaboradores.[6]

TABELA 12.1 ■ Escore de Rockall

PONTOS	0	1	2	3
Idade	< 60	60-79	≥ 80	–
Choque	FC < 100 PAS ≥ 100	FC ≥ 100 PAS ≥ 100	PAS < 100	–
Comorbidades	Sem comorbidades maiores	–	ICC, DAC, outras comorbidades maiores	IR, IH, neoplasia metastática
Diagnóstico	Síndrome de Mallory Weiss, sem outras lesões	Outros diagnósticos	Neoplasia do TGI alto	
ESR maiores	Nenhum	–	Sangue no TGI alto, coágulo aderido, vaso visível ou com sangramento	

PAS, pressão arterial sistólica.
Fonte: Rockall e colaboradores.[5]

TABELA 12.3 ■ Classificação de Forrest para úlcera péptica hemorrágica

	CLASSIFICAÇÃO	PREVALÊNCIA (%)	SANGRAMENTO RECORRENTE (%)
Sangramento ativo	IA – Sangramento em jato	10	90
	IB – Sangramento em babação	10	10-20
Estigmas de sangramento recente	IIA – Vaso visível sem sangramento ativo	25	50
	IIB – Coágulo aderido	10	25-30
	IIC – Hematina na base	10	7-10
	III – Base limpa	35	3-5

Fonte: Katschinski e colaboradores.[7]

As úlceras com sangramento ativo em jato (Forrest IA) e babação (Forrest IB), vaso visível (Forrest IIA) e coágulo aderido (Forrest IIB) são agrupadas como alto risco de sangramento recorrente. As úlceras com base com hematina (Forrest IIC) ou limpa (Forrest III) são de baixo risco.[7]

■ TRATAMENTO CLÍNICO INICIAL

Preferencialmente, o tratamento dos pacientes deve ser feito em UTI para paciente idoso, com doenças associadas, suspeita de etiologia varicosa, apresentação inicial com sangramento ativo e/ou instabilidade hemodinâmica. Deve-se manter o paciente em jejum pela necessidade de realizar EDA e pela possibilidade de intervenção cirúrgica.[1,4] Pacientes com sangramento volumoso, hematêmese, choque, insuficiência respiratória, rebaixamento do nível de consciência (incluindo encefalopatia hepática) devem ser considerados para IOT e ventilação mecânica (VM) para proteção das vias aéreas, adequada oxigenação tecidual; e como medida preventiva antes da EDA, para evitar aspiração.[1]

■ RESSUSCITAÇÃO VOLÊMICA

Restauração dos parâmetros hemodinâmicos antes da EDA é prioritária e reduz a mortalidade. Devem-se obter dois acessos venosos periféricos calibrosos para infusão de soluções cristaloides com o objetivo de alcançar uma PAS de 90 a 100 mmHg e FC abaixo de 100 bpm.[1,8]

■ CORREÇÃO DOS NÍVEIS HEMATIMÉTRICOS E DOS DISTÚRBIOS DE COAGULAÇÃO

A indicação de transfusão sanguínea deve levar em consideração a presença de doenças associadas e a condição hemodinâmica. É recomendada a transfusão de hemácias para manter a Hb entre 7 e 8 g/dL.[4] Pacientes idosos ou cardiopatas podem necessitar de níveis mais elevados de Hb. Anticoagulantes de ação direta ou antagonistas da vitamina K (varfarina) devem ser suspensos, assim como os antiagregantes plaquetários. Transfusão de plaquetas e a correção da coagulação, com uso de PFC, vitamina K ou sulfato de protamina, devem ser consideradas nos pacientes com sangramento grave, especialmente nos casos em que a endoscopia identifica um elevado risco de ressangramento. Em geral, é recomendado um valor de INR $< 2,5$ para a realização da endoscopia. Entretanto, essas medidas não devem postergar a realização da EDA.[8,9]

ATENÇÃO!

Nos pacientes cirróticos com HDA, não há consenso para a correção da coagulopatia e plaquetopenia. O TP e o INR não refletem com segurança o *status* de coagulação nos cirróticos. Entretanto, no sangramento varicoso ativo com plaquetopenia ($< 50.000/\mu L$) ou coagulopatia (INR $> 1,5$) a transfusão de plaquetas e/ou plasma pode ser considerada.[9]

■ LAVAGEM GÁSTRICA COM SONDA NASOGÁSTRICA

A lavagem gástrica com SNG é controversa. A única vantagem é reduzir o tempo de realização da EDA quando há suspeita de quantidade significativa de resíduo, coágulos e sangue no estômago. Entretanto, esta conduta não reduz mortalidade e necessidade de transfusão ou cirurgia.[8]

■ MEDICAMENTOS PROCINÉTICOS

Tais medicamentos têm o objetivo de esvaziar o estômago antes da EDA, para auxiliar na identificação de lesões e reduzir a necessidade de uma segunda EDA. A eritromicina promove o esvaziamento gástrico e reduz a necessidade de uma segunda EDA. Recomenda-se o uso da eritromicina na dose 250 mg por via IV diluída em 100 mL de SF, 30 a 120 minutos antes da EDA.[8]

■ INIBIDORES DA BOMBA DE PRÓTONS

A infusão IV de IBP em altas doses (bólus de 80 mg, seguido por 8 mg/h por 72 horas), em pacientes com HDA por UP com estigmas endoscópicos de alto risco, reduz significativamente o sangramento recorrente, a necessidade de cirurgia e a mortalidade. É recomendado iniciar IBP em altas doses em todos os pacientes com suspeita de HDA não varicosa antes da endoscopia.

ATENÇÃO!

Após o diagnóstico endoscópico, o uso continuado e a dose do IBP deverão ser ajustados.[8]

HEMORRAGIA DIGESTIVA ALTA E *HELICOBACTER PYLORI*

Infecção por *Helicobacter pylori* é o principal fator etiológico da UP e sua erradicação diminui a taxa de ressangramento. Nos casos de HDA por UP, está recomendado pesquisar o *Helicobacter pylori* durante a endoscopia, sempre que possível. O tratamento para erradicação está sempre indicado, assim que possível, após controle do sangramento.[8]

ANTIBIOTICOPROFILAXIA

O uso de antibióticos profiláticos em pacientes cirróticos com HDA, com ou sem ascite, é fundamental no tratamento e reduz a incidência de infecções bacterianas, tempo de internação, sangramento recorrente e mortalidade. Pode ser usado norfloxacino 400 mg de 12/12 horas ou ciprofloxacino 500 mg de 12/12 horas, VO por 7 dias, para cirróticos (classificação de Child-Pugh). Ceftriaxona 1 g 1 vez/dia por via EV por 7 dias deve ser indicada para pacientes com cirrose hepática avançada, pacientes em uso prévio de quinolonas ou nos hospitais com elevada prevalência de resistência às quinolonas.[9]

MEDICAMENTOS VASOATIVOS

Medicamentos vasoativos agem direta ou indiretamente, diminuindo o fluxo sanguíneo varicoso por meio da constrição dos vasos mesentéricos e esplâncnicos. Na suspeita de sangramento varicoso, esses medicamentos devem ser iniciados assim que possível, antes da endoscopia. A vasopressina está associada a eventos adversos graves. A somatostatina e o octreotide apresentam um ótimo perfil de segurança. A terlipressina, um derivado sintético da vasopressina, apresenta menor frequência e gravidade de efeitos colaterais. É o único utilizado que promove redução na mortalidade, sendo o medicamento preferencial para HDA varicosa. É usada com dose de ataque IV de 2 mg, seguido de manutenção a cada 4 horas conforme o peso corporal: 1 mg (até 50 kg), 1,5 mg (entre 50-70 kg) ou 2 mg (mais de 70 kg). Deve ser mantida até que o sangramento tenha sido controlado por 24 horas, e a duração da terapia poderá estender-se por até 5 dias.[4,9]

ENDOSCOPIA

A EDA é o método de escolha para o diagnóstico e tratamento na HDA e deve ser realizada logo após estabilização hemodinâmica.

HEMORRAGIA DIGESTIVA ALTA NÃO VARICOSA

A EDA deve ser realizada nas primeiras 24 horas na suspeita de HDA não varicosa, pois possibilita alta hospitalar precoce nos pacientes de baixo risco, e nos pacientes de alto risco, está associada a melhor prognóstico. Nos pacientes com elevado risco, deve ser feita, assim que possível, nas primeiras 12 horas após estabilização clínica.

Nos casos de UP hemorrágica, a terapia endoscópica está indicada quando há sangramento ativo (Forrest IA e IB) ou vaso visível (Forrest IIA). Naqueles com úlcera e coágulo aderido (Forrest IIB), a terapia deve ser considerada de forma individualizada. Úlcera com base com hematina (Forrest IIC) ou limpa (Forrest III) não necessitam de terapia endoscópica.

> **ATENÇÃO!**
>
> A terapia endoscópica deve ser feita com a combinação de duas técnicas: injeção de solução de epinefrina ou agente esclerosante, associada a um segundo método, que pode ser térmico (eletrocoagulação) ou mecânico (hemoclipe). A terapia combinada está relacionada a melhores resultados terapêuticos.

O *second-look* endoscópico ou repetição de rotina da EDA nas primeiras 24 horas após a terapia endoscópica inicial não está indicada, exceto na suspeita clínica de sangramento recorrente ou nos casos em que a terapia de hemostasia endoscópica não foi adequadamente realizada no primeiro procedimento.[4,8]

Pacientes com outras causas de HDA não varicosa (neoplasias, síndrome de Dieulafoy, malformações vasculares, ectasia vascular antral) podem também se beneficiar com a terapia endoscópica. Outras causas, como esofagites, síndrome de Mallory-Weiss, erosões gástricas e duodenais, geralmente são autolimitadas e não necessitam de terapia endoscópica específica.

HEMORRAGIA DIGESTIVA ALTA VARICOSA

O tamanho ou calibre da variz, a gravidade da doença hepática (classificação de Child-Pugh) e a presença de sinais endoscópicos da cor vermelha são preditores independentes de sangramento. As varizes gástricas ocorrem em até 25% dos pacientes com hipertensão portal e, na maioria das vezes, acompanham as varizes esofágicas. O sangramento por varizes gástricas é menos frequente, entretanto, é geralmente mais grave do que o sangramento por varizes esofágicas.

A EDA na suspeita de HDA varicosa deve ser realizada, assim que possível, após a internação e dentro das primeiras 12 horas, principalmente no paciente que se apresenta com instabilidade hemodinâmica, uma vez que a sua realização de forma tardia é um fator de risco independente de mortalidade.[9]

Endoscopia digestiva alta na hemorragia digestiva alta varicosa por varizes esofágicas

O tratamento endoscópico das varizes esofágicas na urgência deve ser feito, preferencialmente, por ligadura elástica (LE) ou, na sua impossibilidade, por escleroterapia (EE). As duas técnicas são eficazes, com controle imediato do sangramento em mais de 90% dos casos e com redução significativa da recorrência do sangramento. A LE com colocação de anéis de borracha na variz de esôfago leva à oclusão imediata do vaso com parada do sangramento. Posteriormente, os anéis levam à formação de úlcera local, à fibrose tecidual da mucosa adjacente e, finalmente, à erradicação das varizes. A ligadura é superior em relação à EE (menor taxa de complicações, sangramento recorrente e mortalidade) e é o método de escolha. O princípio da EE consiste na injeção de uma substância esclerosante (indutora de trombose vascular e inflamação do tecido adjacente) no interior da variz e/ou adjacente a ela.[4,9,10]

Endoscopia digestiva alta na hemorragia digestiva alta varicosa por varizes gástricas

A terapia endoscópica com injeção de um adesivo tecidual (cianoacrilato) é recomendada para o sangramento agudo das varizes gástricas isoladas sem varizes esofágicas (tipo IGV) e para as varizes de fundo gástrico associadas com varizes esofágicas (tipo GOV2). A injeção do cianoacrilato na variz induz imediata trombose e consequente interrupção do sangramento, com sucesso em aproximadamente 90% dos casos.[9]

Prevenção secundária da hemorragia digestiva alta varicosa

Após o controle do episódio agudo de HDA varicosa, os pacientes devem receber profilaxia secundária, uma vez que a recorrência e a mortalidade sem tratamento são elevadas.[4] Preferencialmente, deve ser feita com sessões repetidas de LE até a erradicação das varizes esofágicas associadas com medicamento betabloqueador, o qual deve ser iniciado assim que haja compensação hemodinâmica e clínica do paciente.[9,10]

■ SANGRAMENTO PERSISTENTE E RECORRENTE

Até 20% dos pacientes apresentam falha ao tratamento (sangramento não controlado após terapia endoscópica) ou sangramento recorrente (novo sangramento dentro de 30 dias após controle endoscópico inicial). Um segundo tratamento endoscópico deve ser feito.

ATENÇÃO!

Nos casos sem resposta ao segundo tratamento endoscópico, devem-se realizar medidas de resgate.[4,9]

■ MEDIDAS DE RESGATE NA HEMORRAGIA DIGESTIVA ALTA NÃO VARICOSA

CIRURGIA

A cirurgia é uma alternativa para pacientes com HDA não varicosa refratária ao tratamento endoscópico. Ela apresenta alta taxa de sucesso na parada do sangramento, porém pode apresentar elevada mortalidade.[8]

ARTERIOGRAFIA INTERVENCIONISTA

Assim como a cirurgia, embolização transarterial é uma alternativa terapêutica nos casos de HDA não varicosa refratários à terapia endoscópica, especialmente para pacientes com alto risco anestésico e cirúrgico.[8,10]

■ MEDIDAS DE RESGATE NA HEMORRAGIA DIGESTIVA ALTA VARICOSA

BALÃO DE TAMPONAMENTO

O balão de tamponamento (balão de *Sengstaken-Blakemore)* tem alta efetividade no controle imediato do sangramento varicoso, com sucesso em 80% dos casos. No entanto, deve ser usado apenas de forma temporária (máximo de 24 horas) e na ausência de outras opções terapêuticas, devido a elevada taxa de recorrência do sangramento e complicações potencialmente letais.[4] A IOT para proteção de vias áreas é recomendada antes da utilização do balão.[4,9,10]

TRANSJUGULAR INTRAHEPATIC PORTOSYSTEMIC SHUNT

O TIPS é atualmente recomendado como terapia de resgate de eleição no sangramento varicoso com taxa de sucesso em cerca de 90% dos casos.[4] Também pode ser indicado para cirróticos (Child B com sangramento ativo ou Child C até 14 pontos) com HDA varicosa, após terem sido tratados com medicações vasoativas e EDA terapêutica. Devido ao elevado risco de ressangramento e à falha de tratamento nestes pacientes, pode ser indicada a inserção precoce do TIPS recoberto nas primeiras 72 horas após a EDA, com redução da recorrência do sangramento e da mortalidade.[9]

CIRURGIA

Raramente derivações cirúrgicas portossistêmicas são utilizadas como forma de resgate para tratamento do sangramento varicoso em pacientes cirróticos. Embora apresentem alta taxa de sucesso no controle do sangramento, apresentam elevada taxa de morbidade e mortalidade.

PRÓTESES METÁLICAS AUTOEXPANSIVAS

Dados recentes sugerem que a colocação de próteses metálicas recobertas autoexpansivas em casos de HDA por varizes esofágicas refratárias ao tratamento endoscópico é uma medida temporária eficaz, assim como o balão, para o controle do sangramento, servindo como uma terapia de "ponte" até uma medida mais definitiva.[9]

■ PÓ HEMOSTÁTICO

Resultados promissores foram observados no controle da HDA varicosa e não varicosa com o uso de um pó (Hemospray®) com efeito hemostático imediato, administrado durante a endoscopia e aplicado diretamente no local do sangramento. Entretanto, ainda existe pouca experiência com esta nova técnica.[11]

Por fim, o estabelecimento correto das medidas de suporte e terapêutica específica, o atendimento de pacientes selecionados em UTI e o uso de fluxograma de atendimento estão associados com redução da mortalidade e do tempo de internação hospitalar. Franco e colaboradores[10] propõem um fluxograma de atendimento da HDA, que pode ser observado na Figura 12.1.

REVISÃO

- Em geral, a causa da HDA pode ser identificada em 80% dos casos. As causas mais comuns incluem úlcera gástrica e duodenal, erosões gastroduodenais, varizes esofagogástricas.
- Pacientes devem ser questionados sobre as características do sangramento atual e episódios prévios; recomenda-se investigação sobre o uso de medicações: ácido acetilsalicílico e outros AINH, antiagregantes plaquetários e anticoagulantes
- Preferencialmente, o tratamento dos pacientes deve ser feito em UTI para paciente idoso, com doenças associadas, suspeita de etiologia varicosa, apresentação inicial com sangramento ativo e/ou instabilidade hemodinâmica.
- O *second-look* endoscópico ou repetição de rotina da EDA nas primeiras 24 horas após a terapia endoscópica inicial não está indicada, exceto na suspeita clínica de sangramento recorrente ou nos casos em que a terapia de hemostasia endoscópica não foi adequadamente realizada no primeiro procedimento.
- O estabelecimento correto das medidas de suporte e terapêutica específica, o atendimento de pacientes selecionados em UTI e o uso de fluxograma de atendimento estão associados com redução da mortalidade e do tempo de internação hospitalar.

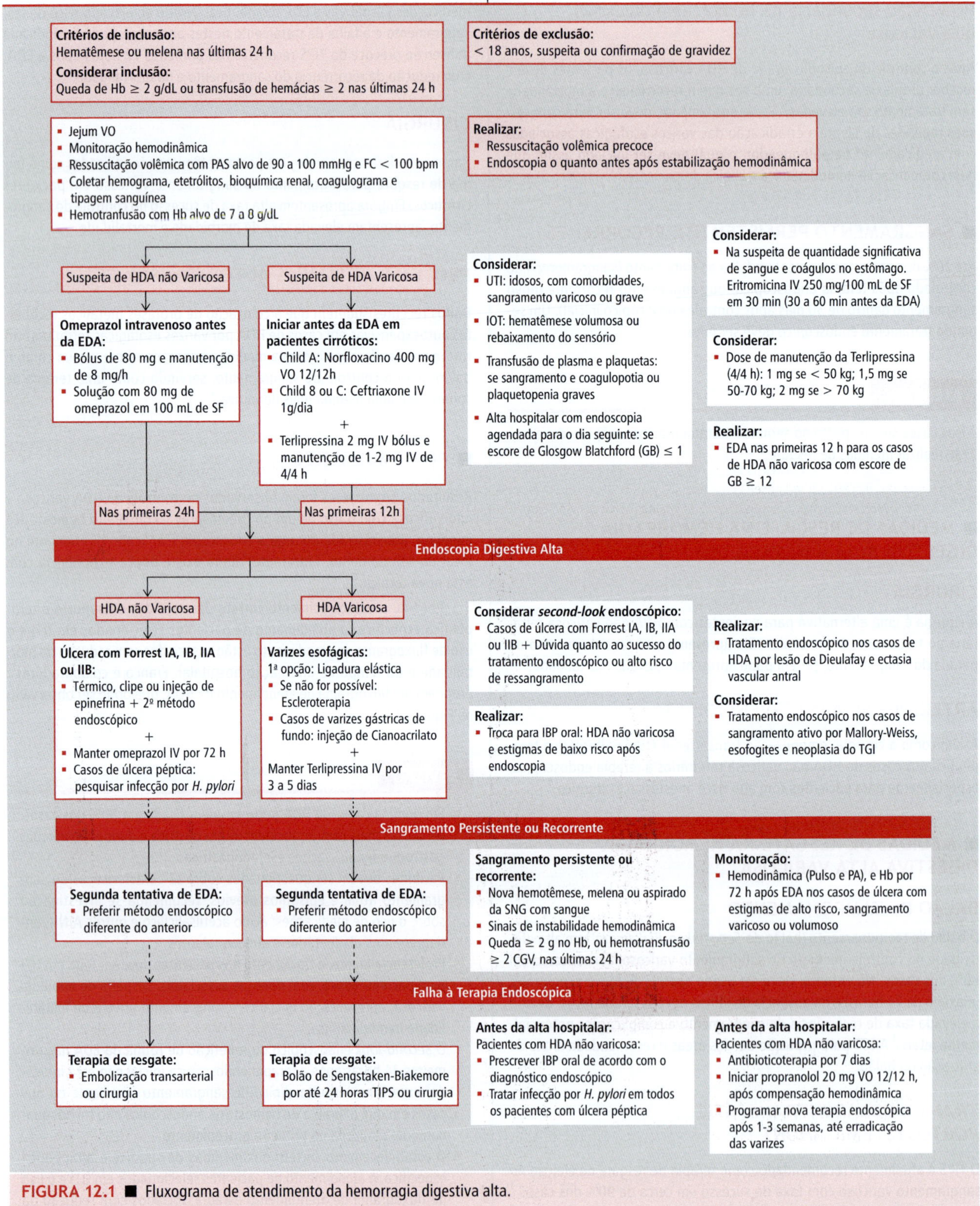

FIGURA 12.1 ■ Fluxograma de atendimento da hemorragia digestiva alta.

PA, pressão arterial; PAS, pressão arterial sistólica.
Fonte: Franco e colaboradores.[10]

REFERÊNCIAS

1. Cappell MS, Friedel D. Initial management of acute upper gastrointestinal bleeding: from initial evaluation up to gastrointestinal endoscopy. Med Clin North Am. 2008;92(3):491-509.
2. Pfau PR, Cooper GS, Carlson MD, Chak A, Sivak MV, Gonet JA, et al. Success and shortcomings of a clinical care pathway in the management of acute nonvariceal upper gastrointestinal bleeding. Am J Gastroenterol. 2004;99(3):425-31.
3. Hwang JH, Fisher DA, Ben-Menachem T, Chandrasekhara V, Chathadi K, Decker GA, et al. The role of endoscopy in the management of acute non-variceal upper GI bleeding. Gastrointest Endosc. 2012;75(6):1132-8.
4. Garcia-Tsao G, Sanyal AJ, Grace ND, Carey W. Prevention and management of gastroesophageal varices and variceal hemorrhage in cirrhosis. Hepatology. 2007;46(3):922-38.
5. Rockall TA, Logan RF, Devlin HB, Northfield TC. Risk assessment after acute upper gastrointestinal haemorrhage. Gut. 1996;38(3):316-21.
6. Blatchford O, Murray WR, Blatchford M. A risk score to predict need for treatment for upper-gastrointestinal haemorrhage. Lancet. 2000;356(9238):1318-21.
7. Katschinski B, Logan R, Davies J, Faulkner G, Pearson J, Langman M. Prognostic factors in upper gastrointestinal bleeding. Dig Dis Sci. 1994;39(4):706-12.
8. Laine L, Jensen DM. Management of patients with ulcer bleeding. Am J Gastroenterol. 2012;107(3):345-360.
9. De Franchis R. Expanding consensus in portal hypertension: report of the Baveno VI Consensus Workshop: Stratifying risk and individualizing care for portal hypertension. J Hepatol. 2015;63(3):743-52.
10. Franco MC, Nakao FS, Rodrigues R, Maluf-Filho F, de Paulo GA, Libera ED. Proposal of a clinical care pathway for the management of acute upper gastrointestinal bleeding. Arq Gastroenterol. 2015;52(4):283-92
11. Sulz MC, Frei R, Meyenberger C, Bauerfeind P, Semadeni GM, Gubler C. Routine use of Hemospray for gastrointestinal bleeding: prospective two-center experience in Switzerland. Endoscopy. 2014;46(7):619-24.

13 HEMORRAGIA DIGESTIVA BAIXA

- FERNANDA PRATA MARTINS
- ANGELO PAULO FERRARI
- LIX ALFREDO REIS DE OLIVEIRA

A HDB é definida como sangramento intestinal, de origem distal ao ceco, na maioria das vezes manifestada por enterorragia. Sua incidência anual é estimada de 20 a 27 casos por 100.000 adultos da população de risco (pacientes idosos) nos Estados Unidos.

A HDB responde por um quarto dos sangramentos digestivos. É mais comum no homem e há aumento da incidência com a idade, sendo 200 vezes mais comum na nona, se comparada com a terceira década de vida.

As causas de HDB podem se divididas nas seguintes categorias: anatômicas (diverticulose), vasculares (angiodisplasias, lesões isquêmicas ou induzidas por radiação), inflamatórias (DII, infecciosa), neoplásica (pólipos, adenocarcinoma), pós-intervenções terapêuticas (polipectomia, mucosectomia, dissecção endoscópica) e outras (hemorroidas, úlcera retal). Na maioria das séries, a diverticulose é a principal causa da HDB, respondendo por 15 até 55% dos casos. A angiodisplasia parece ser a etiologia mais frequente em pacientes acima de 65 anos, e as hemorroidas são a principal fonte de sangramento em pacientes abaixo de 50 anos.

A hemorragia digestiva grave, manifestada por enterorragia, apresenta as seguintes localizações mais frequentes: colo (79,2%), TGI superior (12,2%), intestino delgado (4,4%) e de causa indeterminada (4,2%). O choque hipovolêmico é menos comum na HDB em comparação à HDA. O sangramento cessa espontaneamente em cerca de 80 a 85% dos casos.

A mortalidade é estimada em 2 a 4%, sendo maior nos pacientes que apresentam HDB durante internação por outras causas.

QUADRO CLÍNICO

O sangramento digestivo baixo pode apresentar-se como hematoquezia (sangue vivo ou coágulos pelo ânus), podendo mais raramente ocorrer melena. O sangramento pode ocorrer antes, durante ou após a evacuação, ou mesmo ser notado no momento da higiene anal. Pode vir precedido de dor em cólica no abdome, dor anal durante a evacuação ou sem nenhuma manifestação dolorosa. É importante também estar atento à presença de comorbidades, uso de AINH, uso de anticoagulantes e antiplaquetários.

Os quadros de sangramento ao final da evacuação, no momento da higiene anal e dor à evacuação traduzem normalmente doenças orificiais, como hemorroidas (sem dor) ou fissura anal (evacuação dolorosa).

ATENÇÃO!

A história clínica de evacuação com laivos de sangue nas fezes, acompanhado de sensação de evacuação incompleta, puxo e tenesmo, com alterações do hábito intestinal podem sugerir neoplasias benignas ou malignas. Porém, se acompanhado do aumento do número e volume das evacuações, é mais sugestivo de DII.

Outro diagnóstico diferencial a ser considerado é a colite isquêmica, principalmente em pacientes com fatores de risco, tais como diabetes ou arritmias.

A gravidade da HDB por ser classificada em leve (sem repercussão hemodinâmica), moderada (podendo haver hipotensão postural) e grave (choque ou pré-choque). Normalmente, as doenças orificiais, neoplasias benigna e maligna, colites específicas e doença inflamatória intestinal se manifestam com sangramento leve ou moderado. Nas situações de HDB grave, os diagnósticos mais frequentes são doença diverticular do colo ou ectasias vasculares (angiodisplasias).

Os fatores de risco preditivos de ruim prognóstico incluem instabilidade hemodinâmica, sangramento persistente, comorbidades associadas, idade avançada, uso de ácido acetilsalicílico, TP prolongado, anemia, abdome tenso à palpação, pacientes hospitalizados, antecedente de HDB por divertículo ou angiodisplasia, uremia e leucopenia.

A incidência estimada das causas de HDB grave é: doença diverticular (26%), ectasia vascular (14%), hemorroidas internas (13%), colite isquêmica (11%), úlcera retal (7%), DII e outras colites (7%) e outras causas (22%).

A HDA pode ser causa de enterorragia, porém, estes pacientes, em geral, apresentam repercussão hemodinâmica. Nos casos de hemorragia leve ou moderada, não é necessária a preocupação inicial com doenças do trato superior.

■ DIAGNÓSTICO

Na abordagem inicial do paciente com hemorragia digestiva grave, é importante saber que a sequência ou o algoritmo para o diagnóstico pode ser alterado, dependendo do local de atendimento, dos métodos disponíveis e da sua praticidade.

A avaliação inicial inclui história clínica, exame físico, testes laboratoriais e, em alguns pacientes, a passagem de sonda nasogástrica (SNG) e EDA. O objetivo é identificar se o sangramento é de fato uma HDB, determinar a sua gravidade e prover medidas de suporte e ressuscitação. Uma vez que esses passos estejam completos, métodos diagnósticos adicionais podem ser utilizados (Figura 13.1).

No manuseio da HDB, alguns procedimentos fazem parte da abordagem do paciente, como ressuscitação volêmica, preparo do colo, anuscopia, sigmoidoscopia, colonoscopia, cintilografia, angiotomografia, arteriografia, enteroscopia e cirurgia (Quadro 13.1).

A primeira consideração no diagnóstico diferencial é a exclusão da HDA, uma vez que 10 a 15% dos pacientes com enterorragia grave têm a origem do sangramento acima do ângulo de Treitz. Os achados que sugerem HDA incluem instabilidade hemodinâmica, hipotensão postural e uremia. Uma abordagem que pode ser realizada nesses casos é a passagem da SNG; se houver retorno biliar sem sangue, é pouco provável que o trato digestório superior seja o local de origem do sangramento. A SNG pode ainda ser utilizada nos casos de choque para administração do preparo para a limpeza do colo.

Colonoscopia. A colonoscopia deve ser realizada na sequência diagnóstica, após a limpeza mecânica do colo. Quando realizada em caráter de urgência, o diagnóstico final de lesão cólica é feito em 45 a 90% dos pacientes. A precisão diagnóstica da colonoscopia é superior aos demais métodos quando realizada após o preparo do colo, e a taxa de complicações reportada está abaixo de 2% dos exames realizados na vigência do sangramento digestório baixo.

Os critérios colonoscópicos para diagnóstico da topografia do sangramento são: identificação do sangramento ativo, presença de vaso visível, coágulo aderente, sangue vivo localizado apenas em um segmento cólico, ulceração em divertículo com sangue vivo neste segmento ou ausência de sangue no íleo terminal e sangue vivo no colo.

Métodos radiológicos de imagem. Uma vantagem desses métodos é a possibilidade de avaliação de todo o trato digestório, incluindo o intestino delgado. Por outro lado, todos eles requerem uma condição de sangramento ativo para detecção do sítio.

A cintilografia é capaz de detectar sangramentos ativos a uma taxa de 0,1 a 0,5 mL/min, sendo o método radiográfico mais sensível para diag-

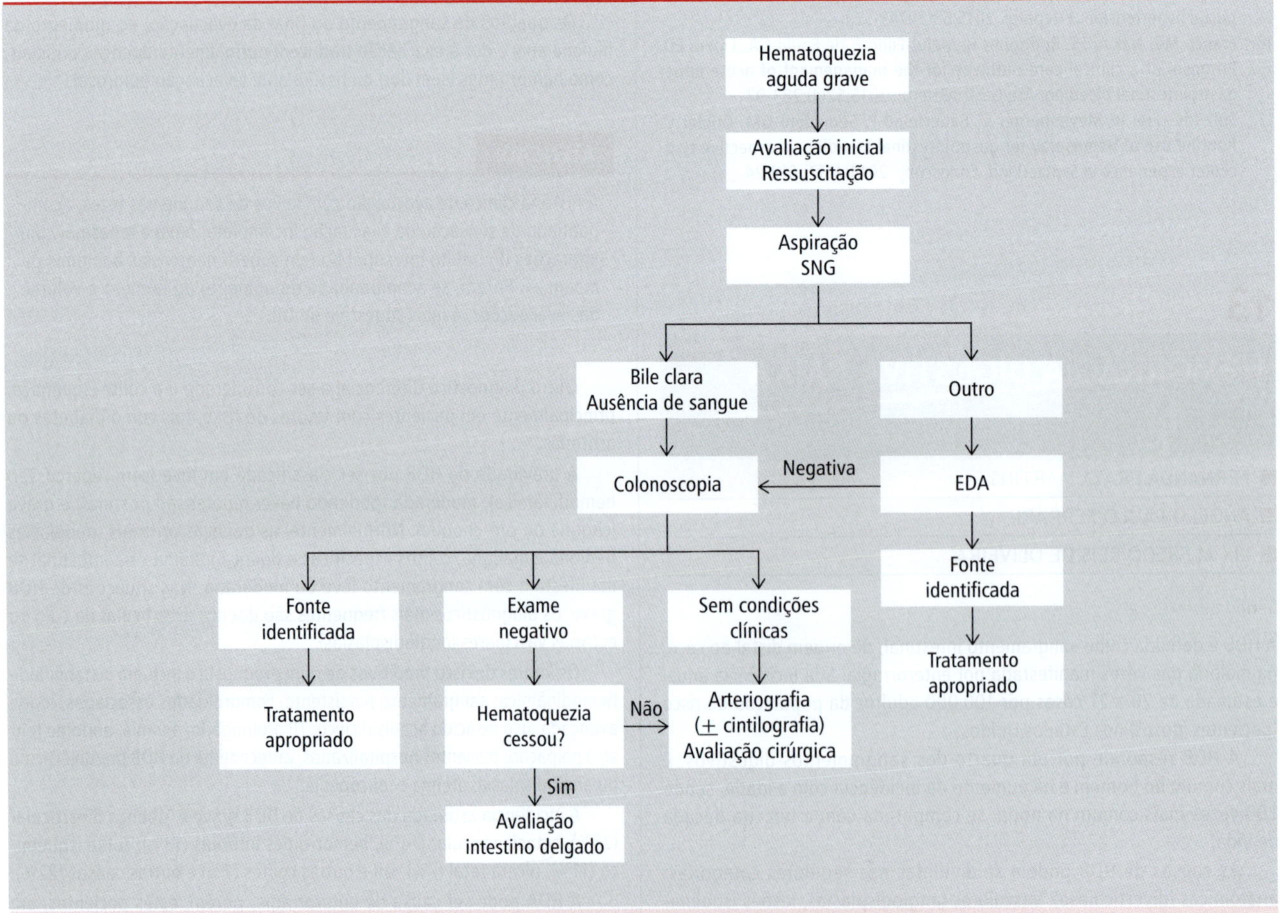

FIGURA 13.1 ■ Algoritmo de avaliação do paciente com hemorragia digestiva baixa.

Fonte: Adaptada de Strate.[1]

QUADRO 13.1 ■ Procedimentos utilizados na avaliação da hemorragia digestiva baixa

MÉTODO	VANTAGENS	DESVANTAGENS
Colonoscopia	Diagnóstico do tipo de lesão e da localização Terapêutica	Requer preparo do colo Invasiva Risco cardiorrespiratório
Angiotomografia	Não invasiva Localização precisa do sítio de sangramento Detalhes anatômicos	Requer sangramento ativo Não terapêutica Radiação Contraste EV
Angiografia	Localização precisa do sítio de sangramento Terapia possível com embolização seletiva Dispensa preparo do colo	Requer sangramento ativo Contraste EV Invasiva (risco de complicações)
Cintilografia	Não invasiva Sensível a baixos volumes de sangramento Pode ser repetida em sangramento intermitente	Requer sangramento ativo Não localiza o sítio de sangramento Não terapêutica Não amplamente disponível

nóstico da HDB. Tem como vantagem ser um método não invasivo, porém não é capaz de precisar o local do sangramento, delimitando apenas uma região topográfica no abdome. A localização do ponto de origem do sangramento é comprometida, pois o sangue pode se mover em sentido peristáltico ou não. Ademais, a localização de uma área no abdome não é equivalente à identificação de um sítio específico. Sua acurácia é, portanto, bastante variável, com índices de 24 a 91%. Em centros onde é viável a realização da cintilografia de urgência, ela funciona como marcador para a arteriografia seletiva.

A angiotomografia pode detectar sangramentos a uma taxa de 0,3 a 0,5 mL/min com sensibilidade descrita de 85% e especificidade de 92%. Dentre suas vantagens, podem-se citar a ampla disponibilidade, o curto tempo de exame e a baixa invasividade, fornecendo informações sobre anatomia que podem ser úteis para orientar eventuais procedimentos terapêuticos futuros. Em contrapartida, carece de capacidade terapêutica, requer exposição à radiação e utiliza contraste EV, associado à nefrotoxicidade e a reações alérgicas.

A arteriografia requer uma situação de perda sanguínea ativa, com fluxo de 0,5 a 1,0 mL/min para que o ponto de origem do sangramento seja identificado. Em geral, o método é reservado para os pacientes com sangramentos maciços, com instabilidade hemodinâmica, ou após falha da colonoscopia.

O estudo é iniciado geralmente pela artéria mesentérica superior, a menos que haja algum estudo prévio sugerindo outra localização para fonte do sangramento. A arteriografia permite realizar o tratamento por embolização do local do sangramento com partículas de álcool polivinílico, *microcoils*, ou mesmo a injeção de vasopressina.

ATENÇÃO!

A injeção de vasopressina leva à parada do sangramento em 70 a 90% dos casos, mas o ressangramento é muito frequente, além de complicações cardiovasculares relacionadas à medicação (hipertensão arterial, angina, arritmias ventriculares e infarto do miocárdio). Os *microcoils* estão se tornando o agente de embolização de escolha, com taxas de sucesso variando de 25 a 70%.

O ponto do sangramento pode não ser evidenciado em alguns pacientes, independente da investigação pelos métodos diagnósticos citados. Nesses casos, a enteroscopia alta deve ser considerada em pacientes com sangramento ativo grave, uma vez que até 15% deles apresentam HDA.

Cirurgia. Os pacientes que não apresentam sucesso após a terapêutica angiográfica ou endoscópica normalmente requerem tratamento cirúrgico. Esta deve ser considerada na HDB grave na qual há a necessidade de mais de seis unidades de transfusão de sangue em 24 horas ou na recorrência do sangramento.

Quando é possível determinar o ponto preciso, ou pelo menos a região do sangramento, a colectomia segmentar é indicada. Nos casos em que não é possível determinar o local exato do sangramento, a colectomia subtotal deve ser a melhor conduta, desde que o colo seja o local da hemorragia. A mortalidade cirúrgica varia de 5 a 10%.

■ COLONOSCOPIA DE URGÊNCIA E A TERAPÊUTICA COLONOSCÓPICA

A colonoscopia de urgência é definida como aquela realizada até 48 horas da admissão hospitalar do paciente. Como na HDA, alguns trabalhos mostraram que quanto mais precoce se faz a colonoscopia, menores as taxas de ressangramento e mais curta a internação hospitalar. Após a estabilização hemodinâmica do paciente, a preparação do colo deve ser realizada, para otimizar a segurança e a acurácia do exame.

A preparação rápida pode ser realizada com várias substâncias. A solução de polietilenoglicol necessita da ingestão de grande volume (4 L), sendo necessárias quatro horas para o preparo. A solução de manitol a 10%, no total de 1 a 1,5 L, tomados em duas horas, é a alternativa mais usada no Brasil. Um procinético (acelera o esvaziamento gástrico) deve ser administrado para evitar vômitos e consequentemente preparo inadequado.

As técnicas de hemostasia na colonoscopia são guiadas pelos estigmas endoscópicos de sangramento. As principais técnicas colonoscópicas para hemostasia são: injeção local de fármacos (solução de epinefrina, álcool absoluto, oleato de etanolamina), métodos térmicos (eletrocoagulação mono ou bipolar, *heater probe*, APC) e métodos mecânicos (*endoclip*, *endoloop*, ligadura elástica).

Os casos nos quais se detecta sangramento ativo, em jato ou em babação, devem ser tratados endoscopicamente. Os vários métodos de terapia endoscópica podem ser utilizados de maneira indiferente, porém a associação de dois deles mostrou-se mais efetiva do que qualquer um deles aplicado isoladamente. Os mais utilizados são: a injeção de solução de epinefrina 1:20.000 associada a um método mecânico (*endoclip*) ou térmico.

A presença de vaso visível pode ser tratada com injeção de esclerosante ou álcool absoluto, métodos mecânicos ou térmicos, estes os mais recomendados na literatura atual.

ATENÇÃO!

Coágulos aderentes devem ser removidos após prévia injeção de solução de epinefrina. Uma vez removido o coágulo, deve-se avaliar a base da lesão para identificar a presença de vaso visível ou sangramento ativo. Caso algum deles seja identificado, deve se proceder a terapia endoscópica apropriada.

Após o tratamento de um divertículo, recomenda-se a tatuagem com tinta da índia, para que em caso de ressangramento, o local seja facilmente identificado na cirurgia.

O diagnóstico definitivo da causa do sangramento agudo do colo pode ser problemático. Alguns estudos relatam que a colonoscopia de urgência mostra estigmas endoscópicos em apenas 20 a 25% dos pacientes. Às vezes, é possível o diagnóstico presuntivo nos casos em que a colonoscopia mostra sangramento no colo e doença diverticular como únicos achados. Também pode ser considerado como diagnóstico presuntivo o achado de ectasia vascular, sem enfermidade diverticular associada.

A doença diverticular é o achado incidental em 50% dos pacientes com HDB grave. O ressangramento na doença diverticular ocorre em 67% dos pacientes com sangramento ativo, quando apenas tratamento de suporte é realizado, em 50% com vaso visível e em 43% com coágulo aderente. O tratamento endoscópico diminui o ressangramento, o tempo de internação hospitalar e a necessidade de cirurgia.

Apesar de não haver na literatura grandes séries de estudos controlados comparando a colonoscopia a outros métodos para diagnóstico e tratamento da HDB, há algumas evidências de que o seu papel diagnóstico e terapêutico seja tão importante quanto a endoscopia digestiva nas HDA.

REVISÃO

- As causas de HDB podem se divididas nas seguintes categorias: anatômicas (diverticulose), vasculares (angiodisplasias, lesões isquêmicas ou induzidas por radiação), inflamatórias DII, infecciosa), neoplásica (pólipos, adenocarcinoma), pós-intervenções terapêuticas (polipectomia, mucosectomia, dissecção endoscópica) e outras (hemorroidas, úlcera retal).
- A gravidade da HDB por ser classificada em leve (sem repercussão hemodinâmica), moderada (podendo haver hipotensão postural) e grave (choque ou pré-choque).
- A avaliação inicial inclui história clínica, exame físico, testes laboratoriais e, em alguns pacientes, a passagem de SNG e EDA.
- A doença diverticular é o achado incidental em 50% dos pacientes com HDB grave. O ressangramento na doença diverticular ocorre em 67% dos pacientes com sangramento ativo, quando apenas tratamento de suporte é realizado, em 50% com vaso visível e em 43% com coágulo aderente. O tratamento endoscópico diminui o ressangramento, o tempo de internação hospitalar e a necessidade de cirurgia.

REFERÊNCIA

1. Strate L. Approach to acute lower gastrointestinal bleeding in adults [Internet]. Waltham: UpToDate; 2016 [capturado em 22 ago. 2016]. Disponível em: http://www.uptodate.com/contents/approach-to-acute-lower-gastrointestinal-bleeding-in-adults.

LEITURAS SUGERIDAS

Cappell MS, Friedel D. Initial management of acute upper gastrointestinal bleeding: from initial evaluation up to gastrointestinal endoscopy. Med Clin North Am. 2008;92(3):491-509

Jacovides CL, Nadolski G, Allen SR, Martin ND, Holena DN, Reilly PM, et al. Arteriography for Lower Gastrointestinal Hemorrhage: Role of Preceding Abdominal Computed Tomographic Angiogram in Diagnosis and Localization. JAMA Surg. 2015;150(7):650-6.

Laine L, Shah A. Randomized trial of urgent vs. elective colonoscopy in patients hospitalized with lower GI bleeding. Am J Gastroenterol. 2010 Dec;105(12):2636-41.

Navaneethan U, Njei B, Venkatesh PG, Sanaka MR. Timing of colonoscopy and outcomes in patients with lower GI bleeding: a nationwide population-based study. Gastrointest Endosc. 2014;79(2):297-306.e12.

Strate LL, Gralnek IM. ACG clinical guideline: management of patients with acute lower gastrointestinal bleeding. Am J Gastroenterol. 2016;111(5):755.

Strate LL, Naumann CR. The role of colonoscopy and radiological procedures in the management of acute lower intestinal bleeding. Clin Gastroenterol Hepatol. 2010;8(4):333-43

Zink SI, Ohki SK, Stein B, Zambuto DA, Rosenberg RJ, Choi JJ, et al. Noninvasive evaluation of active lower gastrointestinal bleeding: comparison between contrast-enhanced MDCT and 99mTc-labeled RBC scintigraphy. AJR Am J Roentgenol. 2008;191(4):1107-14.

14 PANCREATITE AGUDA

RENATO DUFFLES MARTINS

A pancreatite aguda é a principal causa de internação por doença gastrenterológica em hospitais americanos, com 40 a 60 novos casos por 100.000 habitantes/ano. Mesmo com avanços no suporte clínico, na imagem e nos procedimentos diagnósticos e terapêuticos, a taxa de mortalidade varia de 8 a 39%. Esta taxa depende do grau de necrose do órgão e das complicações locais e sistêmicas. Outro importante fator, determinante com relação ao prognóstico dos pacientes mais graves, é a estrutura médico-hospitalar de atendimento.

Na Inglaterra, a frequência da doença dobrou nas últimas duas décadas, grande parte em decorrência do aumento da prevalência da obesidade e do aumento do consumo de álcool. A incidência da doença é similar em ambos os sexos, com predomínio da causa biliar nas mulheres e do álcool para os homens. A prevalência da pancreatite aguda em pretos é três vezes maior do que em brancos.

ATENÇÃO!

Além do álcool e dos cálculos, está claro o poder tóxico do tabagismo. O hábito de fumar é responsável por aumentar o risco de pancreatite aguda em 50 a 70%. Este aumento não é exclusivo, mas ocorre principalmente na pancreatite aguda alcoólica.

Fatores genéticos predisponentes podem contribuir, configurando a pancreatite como uma doença de causa multifatorial, com diversos fatores de risco e a suscetibilidade individual. Independente do binômio álcool-biliar, triglicérides acima de 1.000 mg/dL, drogas, vírus e etiologia autoimune são causas importantes a serem pesquisadas.

A pancreatite aguda idiopática, sem diagnóstico etiológico, ainda é responsável por cerca de 10 a 15% dos casos mesmo após investigação detalhada. Parte deste grupo de pacientes é portadores de microlitíase, cálculos menores do que 2 mm ou microcristais, a bile litogênica. Estes pacientes podem apresentar vários episódios de recorrência da pancreatite aguda. O US endoscópico, que amplia e aproxima a imagem da vesícula, e a análise microscópica da bile são os melhores recursos disponíveis para confirmar este diagnóstico.

FISIOPATOLOGIA

Os eventos iniciais da pancreatite aguda decorrem da ativação intrapancreática das enzimas digestivas, acarretando lesão tecidual e liberação de mediadores inflamatórios pelos macrófagos locais e células acinares. Na sequência, ocorre liberação de citocinas também no fígado, nos pulmões e no baço. A liberação de mediadores sistêmicos mais remotos completa o quadro que culmina com a SIRS. Estes eventos associados indicam a existência de um intrincado balanço entre lesão tecidual e citocinas pró-inflamatórias *versus* resposta sistêmica anti-inflamatória, desencadeada para reduzir o dano.

DIAGNÓSTICO

A apresentação clínica inicial, que faz o paciente procurar atendimento, é a dor abdominal de início súbito e de forte intensidade no epigástrio acompanhada de náuseas e vômitos. A suspeita de pancreatite aguda com este quadro não traz dificuldades, mas deve-se fazer o diagnóstico diferencial com outras doenças, como infarto agudo, isquemia mesentérica, perfuração, colecistite aguda e outros.

A revisão do Consenso de Atlanta,[1] publicada em 2012, deu mais clareza à definição de aspectos da doença, como nomenclatura, classificação e critérios prognósticos.

Para confirmar o diagnóstico, é necessária a presença de dois dos itens a seguir:

- Dor abdominal (inicio súbito, epigástrica com ou sem irradiação dorsal).
- Lipase sérica (ou amilase) no mínimo três vezes o limite superior normal. A dosagem da lipase sérica isolada é suficiente. Seu aumento ocorre nas primeiras horas do quadro de pancreatite aguda e persiste mais tempo elevada do que a amilase.
- Achados característicos de pancreatite aguda na TC ou na RNM.

Recomendações adicionais no diagnóstico:

- US abdominal no quadrante superior direito deve ser realizado no atendimento inicial, em todos pacientes com suspeita de pancreatite aguda. O US tem sensibilidade máxima de 95% para detectar cálculos na vesícula.
- A CRNM está indicada quando houver elevação das enzimas hepáticas e não foi possível visualizar adequadamente o colédoco ou ainda com colédoco de aspecto normal na US, persistindo a hipótese de colangite por cálculos. A CRNM permite ainda analisar a anatomia do sistema ductal bíleo-pancreático e pode auxiliar no diagnóstico de complicações como pseudocistos, fístulas, variações anatômicas ductais e outros.
- A TC é útil em pacientes com suspeita de complicações locais da pancreatite aguda, instabilidade hemodinâmica, ou com achados suspeitos na US. É o exame de escolha para avaliar o parênquima pancreático. Para melhor avaliação das complicações, a primeira tomografia deve ser realizada com 48 a 72 horas do início do quadro. Após hidratação e estabilização do paciente e não havendo contraindicação, a tomografia deve ser feita com contraste EV para acessar e quantificar adequadamente áreas de necrose. É importante para avaliar se há predomínio de necrose peripancreática ou pancreática.
- Nos quadros de dor abdominal de forte intensidade com outras suspeitas clínicas, como perfuração ou isquemia, a tomografia pode ser realizada de imediato.

AVALIAÇÃO DA GRAVIDADE

Até o momento, não está claro por que alguns indivíduos evoluem com resposta inflamatória sistêmica intensa, falência de órgãos e complicações locais. A ausência de tratamento etiológico específico difundiu a filosofia do controle de danos. Nesta abordagem, as ações devem se iniciar no atendimento inicial, para melhorar a sobrevida dos pacientes mais graves.

> **ATENÇÃO!**
>
> As primeiras 12 a 24 horas de internação são críticas devido ao índice de disfunção de órgãos, como rins e pulmões.

Apesar do VPP para pancreatite aguda grave ser menor do que 50% nas primeiras 24 horas, o APACHE ainda é o melhor de todos os escores. APACHE maior do que 8 pontos, nos 3 primeiros dias, indica evolução desfavorável e grave da pancreatite aguda. Apesar do hábito de aplicar os critérios de Ranson em nosso meio, o APACHE II é superior e deve ser adotado.

A quantificação da necrose pela tomografia e a estratificação da gravidade com o escore de Balthazar-Ranson (Tabelas 14.1 e 14.2), a localização (pancreática, peripancreática, mista) e a integridade do ducto pancreático principal são três parâmetros úteis para avaliar a gravidade e o prognóstico destes pacientes.

Proteína C-reativa. O pico da proteína C-reativa ocorre em 36 a 72 horas após o início da pancreatite aguda, e seu nível sérico aumenta ou diminui conforme a gravidade da pancreatite aguda. Proteína C-reativa maior ou igual a 150 mg/dL já no atendimento inicial é indicativo de pancreatite grave. É um exame simples e de baixo custo. Pode ser dosada diariamente.

Falência de órgãos, mesmo após hidratação adequada, que persiste por 48 horas ou mais, indica prognóstico desfavorável. É comum a disfunção de múltiplos órgãos e a evolução para SDRA. Por outo lado, quando a falência é reversível neste período, a mortalidade cai para menos de 5%, mas a atenção deve se voltar para possíveis complicações locais.

A pancreatite aguda tende a ser mais grave após 60 anos, na presença de comorbidades e atenção especial para indivíduos obesos, com IMC $\geq$ 30, com risco significativamente maior de pancreatite aguda grave, maior taxa de complicações locais e sistêmicas e maior mortalidade.

Novos marcadores, como IL-6 e HLA-DR, podem contribuir no futuro para avaliar risco de progressão para formas graves, disfunção de órgãos e infecção do tecido necrótico.

CLASSIFICAÇÃO

- **Pancreatite leve**. Nenhuma falência de órgão, sem complicações sistêmicas ou locais.

TABELA 14.1 ■ Sistema de escore Balthazar-Ranson

GRAU	ÍNDICE MORFOLÓGICO DE BALTHAZAR	PONTOS
A	Pâncreas de aspecto normal	0
B	Aumento focal ou difuso do órgão	1
C	Alterações do parênquima e inflamação peripancreática leve	2
D	Coleção líquida única (mais frequente no espaço pararrenal anterior)	3
E	Duas ou mais coleções líquidas peripancreáticas ou presença de gás em área pancreática ou peripancreática	4
NECROSE PANCREÁTICA		
Achado tomográfico		**Pontos**
Ausência de necrose		0
Menos de 30% de necrose		2
Necrose entre 30 e 50%		4
Mais de 50% de necrose		6

TABELA 14.2 ■ Interpretação

PONTUAÇÃO TOTAL	MORBIDADE	MORTALIDADE
0-3	8%	3%
4-6	35%	6%
7-10	92%	17%

- **Pancreatite moderada**. Falência de órgão que resolve nas primeiras 48 horas. Complicações locais ou sistêmicas podem estar presentes, sem falência de órgão.
- **Pancreatite grave.** Falência de órgão que persiste após 48 horas.

ou

- **Pancreatite edematosa**, Inflamação pancreática e peri-pancreática sem sinais de necrose
- **Pancreatite necrosante.** Inflamação associada a sinais de necrose do parênquima ou de áreas adjacentes

FALÊNCIA DE ÓRGÃOS

- **Respiratório.** Pressão parcial arterial de oxigênio (PaO_2)/fração inspirada de oxigênio (FiO_2) $\leq$ 300.
- **Cardiovascular.** Pressão sistólica menor do que 90 mmHg, sem resposta à reposição hídrica (sem medicações vasoativas) ou pH < 7,3.
- **Renal.** Creatinina (Cr) ≤a 1,92 (170 mmol/L).

COMPLICAÇÕES LOCAIS MAIS FREQUENTES

- **Precoces**. Coleção líquida aguda peripancreática, coleção necrótica aguda.
- **Mais tardias (3 a 4 semanas).** Pseudocistos, coleção necrótica circunscrita e delimitada.

■ SUPORTE CLÍNICO

O atendimento inicial destes pacientes deve ser feito no serviço de emergência. Confirmado o diagnóstico, deve-se prosseguir com a estratificação do risco, hidratação agressiva e controle da dor. Antes da transferência, é necessário avaliar a resposta à hidratação e se existem sinais clínicos e laboratoriais de disfunção de órgão.

ATENÇÃO!

A hidratação agressiva é um dos principais recursos terapêuticos da pancreatite aguda. Em alguns pacientes, entretanto, esta medida precisa ser monitorada. Hidratação insuficiente está associada a aumento da área de necrose. Hidratação excessiva, por outro lado, pode resultar em complicação pulmonar.

Hidratação com solução de Ringer-lactato e controle da dor são procedimentos básicos do tratamento inicial da pancreatite aguda leve e moderada. A solução de Ringer-lactato nas primeiras 24 horas reduz a taxa de SIRS e falência de órgãos.

O controle da dor é parte importante do tratamento de suporte da pancreatite aguda. A hidratação e a dieta enteral são importantes para reduzir a necessidade de medicação analgésica. Recomenda-se um regime multimodal progressivo de analgesia que parte de analgésicos comuns e antissecretórios análogos da somatostatina. A seguir, opioides, como cloridrato de tramadol ascendendo até o fentanil em bomba de infusão periférica. Em raros casos, de dor de difícil controle, pode-se recorrer à analgesia peridural contínua.

A decisão de transferir para unidades com monitoração depende da percepção clínica de piora do paciente e do uso dos critérios expostos.

Pacientes obesos, com IMC ≥ 30 (≥ 25 em asiáticos), devem ser acompanhados com atenção, pelo risco aumentado de evolução para pancreatite aguda grave.

Hemoconcentração acentuada, Ht acima de 50, é um alerta para transferir o paciente para unidade com suporte para hidratação mais agressiva, principalmente quando há comorbidades.

■ NUTRIÇÃO

Nutrição oral ou enteral não está associada a efeitos adversos e contribui significativamente para diminuir a intensidade da dor, o uso de opiáceos e o tempo de internação. Seu efeito benéfico é maior quando iniciada nas primeiras 48 horas de internação. Nos casos de pancreatite aguda leve, não há evidências que demonstrem que a dieta oral hipogordurosa é melhor do que dieta com aporte normal de gorduras, proteínas e carboidratos. Nestes pacientes, uma dieta branda deve ser prescrita já na internação. Se a dieta não for bem tolerada devido à dor abdominal, náuseas, vómitos ou íleo, pode-se escalonar conforme aceitação.

Nos pacientes com pancreatite aguda grave, a nutrição enteral deve ser iniciada o mais breve possível, nas 48 horas iniciais. Diminuem as complicações locais, a infecção, a SIRS e a taxa de mortalidade. Se houver dificuldade para locar a sonda no jejuno proximal, recomenda-se sonda gástrica. O importante é não protelar esta medida fundamental. Nutrição parenteral só em último caso.

Nutrição enteral semielementar, com componentes imunológicos ou probióticos, são promissoras e podem ser usadas, mas não há estudos conclusivos.

■ ANTIBIÓTICO PROFILÁTICO

Não há estudos que demonstram benefício estatísticamente significativo em usar antibiótico profilático. É necessário levar em consideração as consequências do uso prolongado de antibióticos, como seleção de micro-organismos resistentes, infecção fúngica por *Candida albicans* e diarreia por *Clostridium difficile*.

■ COMPLICAÇÕES LOCAIS

As tomadas de decisão para abordagem das complicações exige atuação de equipe multidisciplinar, em centros com experiência no tratamento intensivo da doença.

ATENÇÃO!

Endoscopia terapêutica, radiologia intervencionista, cirurgiões e clínicos com experiência na pancreatite aguda grave são instrumentos necessários para aumentar a sobrevida destes pacientes.

Coleção líquida peripancreáticas, envolvimento de víscera maciça (infarto esplênico, espaço pararenal), de víscera oca (duodeno, jejuno), omento, ligamentos, mesentério, complicações vasculares (trombose, pseudoaneurismas), ascite pancreática e obstrução biliar e gastreintestinal são mais bem avaliadas com tomografia.

A repetição de exame tomográfico está justificada, dentre outras possibilidades quando houver:

- Suspeita de novo foco infeccioso (febre, leucocitose).
- Piora clínica com instabilidade hemodinâmica.
- Ddificuldade persistente de progressão da dieta.
- Área extensa de necrose (> 50%) que não tem melhora clínica após manejo inicial adequado.

Quadro clínico estável ou necrose estéril devem ser conduzidos com suporte clínico, sem cirurgia, procedimento invasivo ou antibiótico. Coleção líquida aguda ou áreas de necrose, sem sinal radiológico ou clínico de infecção, devem ser observadas. A maioria dos pacientes com necrose estéril responde bem ao tratamento conservador. Debridamento precoce e outros procedimentos invasivos na área de necrose, percutâneos ou endoscópicos, devem ser evitados ou postergados ao máximo. É uma medida para evitar a infecção do tecido necrótico.

Pacientes submetidos a procedimentos invasivos, como colangiopancreatografia endoscópica, punções aspirativas, drenagens percutâneas ou endoscópicas que evoluem com piora clínica, têm indicação de antibióticos o mais precoce possível. Com sinais radiológicos de infecção das coleções, das áreas de necrose mal definidas ou já circunscritas, deve-se iniciar o antibiótico de imediato. A escolha do antimicrobiano depende da cultura do material aspirado e deve ser modificada de acordo com os parâmetros clínicos, das culturas e do acompanhamento por imagem.

A introdução de antibióticos empíricos pode ser feita enquanto se aguarda o resultado final da cultura. Ele deve agir contra as principais bactérias que habitam a necrose pancreática infectada (*Escherichia coli*, bacteroides, enterobacter, *klebsiella* e *Streptococos fecalis*, *Staphylococcus epidermidis* e *Staphylococcus aureus*). Imipenem, ertapenem e moxifloxacino penetram bem o tecido pancreático e as coleções líquidas. Eles atingem a concentração inibitória mínima, já na primeira dose, para a maioria das bacterias citadas.

Elevação na contagem de leucócitos e febre na primeira semana são decorrentes de, processo inflamatório, podendo acontecer na necrose estéril, semelhante ao que ocorre na necrose infectada. Com o passar do tempo, a partir da segunda semana, torna-se necessário distinguir estas duas condições. A punção aspirativa guiada por imagem está bem indicada.

ATENÇÃO!

Na presença de instabilidade clínica, com suspeita de sepse e sem foco determinado, está indicado o uso de antibióticos de amplo espectro. Tomografia, cultura para bactérias e fungos devem ser providenciadas.

Em pacientes com necrose infectada, a avaliação cirúrgica deve ser feita precocemente. Entretanto, quanto mais tardia a intervenção melhor, para que a área necrótica fique claramente demarcada. A partir da quarta Semana, os procedimentos menos invasivos estão bem indicados, por via endoscópica ou percutânea. Pode ser necessário complementar os procedimentos iniciais com necrosectomia por via retroperitoneal. Esta abordagem progressiva reduz o desenvolvimento do diabetes, a necessidade de enzimas, e a taxa de mortalidade e o custo final são menores.

A mortalidade de pacientes com necrose infectada é de 30 a 80%, piorando quando há comprometimento sistêmico e sepse. A mortalidade é de 100% nos casos com falência de múltiplos órgãos e sem debridamento da necrose infectada.

Pseudocistos pancreáticos assintomáticos não precisam de intervenção. Eles demoram de três a quatro semanas para ficarem circunscritos pelo tecido de granulação. O tratamento endoscópico é a primeira opção e está indicado nos casos de infecção, sangramento, aumento abrupto de tamanho, compressão de estruturas e quando fica claro para a equipe que a dor abdominal decorre desta complicação e não tem outra causa. Drenagem percutânea e cirurgica são outras opções terapêuticas.

■ CONDUTA NA PANCREATITE AGUDA BILIAR

Mais comum em mulheres, a pancreatite guda biliar representa 40% de todos os casos. O mecanismo mais aceito é o de lesão acinar por obstrução mecânica ao fluxo de bile. A epidemia mundial de obesidade está relacionada ao aumento da incidência da doença. Cálculos menores do que 5 mm aumentam quatro vezes o risco de pancreatite aguda. A CPRE deve ser feita em 24 a 48 horas após o diagnóstico, em pacientes com colangite ascendente ou obstrução do colédoco por cálculos. Há redução significativa da mortalidade e das complicações. Nos casos de pancreatite aguda grave sem sucesso na CPRE, pode-se apelar para drenagem percutânea da vesícula biliar.

Recomenda-se colecistectomia na mesma internação em pacientes com pancreatite aguda leve. A recorrência da pancreatite aguda biliar em pacientes que não são colecistectomizados após o primeiro episódio é de cerca de 20% em dois meses. Na pancreatite aguda grave, a cirurgia será mais segura após a completa resolução do quadro. CPRE com esfincterotomia é opção em pacientes com pancreatite aguda biliar e comorbidades que impeçam a cirurgia e pode reduzir a taxa de recorrência da pancreatite aguda a níveis próximos de zero.

■ CONDUTA POR HIPERTRIGLICERIDEMIA

A hipertrigliceridemia (HTG) é um fator etiológico de importância crescente, atinge 10% do total de casos de pancreatite aguda em alguns centros de tratamento. Níveis elevados de triglicérides, acima de 600 mg/dL, alertam para a necessidade de redução imediata. Pode ser considerada a causa da pancreatite aguda quando ultrapassa 1.000 mg/dL. O exato mecanismo não é conhecido, mas está relacionado à hidrólise dos triglicérios pela lipoproteína lipase em ácidos graxos livres, tóxicos para o endotélio capilar e células acinares. A hiperviscosidade aumentada pelos quilomícrons levaria à acidose e à isquemia, potencializando a toxicidade local dos ácidos graxos.

A principal estratégia de tratamento é a redução rápida dos níveis, para abaixo de 500 mg/dL. Restrição dietética e medicações hipolipemiantes (fibratos, niacina) são pouco eficazes para o tratamento emergencial. A primeira escolha deve ser a associação de HBPM e a insulina. Este esquema aumenta a liberação e a atividade da lipoproteína lipase, que é capaz de intensificar a degradação dos quilomícrons e reduzir os níveis de triglicerídeos.

ATENÇÃO!

Em situações mais graves, com alto risco de pancreatite aguda, a redução dos triglicerídeos pode ser acelerada com plasmaférese e hemofiltração.

CONCLUSÃO

Apesar dos inúmeros passos já dados, muito terá de ser feito para melhorar o tratamento e o prognóstico dos pacientes com pancreatite aguda. Algumas áreas cruciais terão mais atenção. Alguns exemplos seriam: prevenção, descobertas de marcadores mais precisos de gravidade, novas medicações para deter a pancreatite aguda nas fases mais precoces e como impedir a sua progressão para pancreatite crônica.

REVISÃO

- A incidência da pancreatite aguda é similar em ambos os sexos, com predomínio da causa biliar, nas mulheres, e do álcool, nos homens.
- Fatores genéticos predisponentes podem contribuir, configurando a pancreatite como uma doença de causa multifatorial, com diversos fatores de risco e suscetibilidade individual.
- A ausência de tratamento etiológico específico difundiu a filosofia do controle de danos. Nesta abordagem, as ações devem se iniciar no atendimento inicial, para melhorar a sobrevida dos pacientes mais graves.
- Proteína C-reativa maior ou igual a 150 mg/dL já no atendimento inicial é indicativa de pancreatite grave.
- A maioria dos pacientes com necrose estéril responde bem ao tratamento conservador. Debridamento precoce e outros procedimentos invasivos na área de necrose, percutâneos ou endoscópicos, devem ser evitados ou postergados ao máximo.
- Na pancreatite aguda grave, a cirurgia será mais segura após a completa resolução do quadro.

REFERÊNCIA

1. Kadiyala V, Suleiman SL, McNabb-Baltar J, Wu BU, Banks PA, et al. The Atlanta Classification, Revised Atlanta Classification, and determinant-based classification of acute pancreatitis: which is best at stratifying outcomes? Pancreas. 2016;45(4):510-5.

LEITURAS SUGERIDAS

Banks PA. Acute pancreatitis: Landmark studies, management decisions, and the future. Pancreas. 2016;45(5):633-40.

Coté GA, Smith J, Sherman S, Kelly K. Technologies for imaging the normal and diseased pancreas. Gastroenterology. 2013;144(6):1262-71.e1.

Minkov GA, Halacheva KS, Yovtchev YP, Gulubova MV. Pathophysiological mechanisms of acute pancreatitis define inflammatory markers of clinical prognosis. Pancreas. 2015;44(5):713-7.

Wu BU, Banks PA. Clinical management of patients with acute pancreatitis. Gastroenterology. 2013;144(6):1272-81.

15 DIARREIAS NO PRONTO-SOCORRO

VINICIUS FONTANESI BLUM

CARACTERÍSTICAS EPIDEMIOLÓGICAS[1-3]

Segundo a Organização Mundial de Gastroenterologia (WGO),[1] diarreia aguda é a passagem de uma quantidade maior do que o normal de fezes amolecidas, além do aumento do número de evacuações, que durem menos de 14 dias.

Estudos relatam taxas de 3 a 7% de adultos com diarreia mensal nos Estados Unidos e resultados semelhantes na Alemanha. Nos Estados Unidos, 83% dos casos de morte por diarreia aguda ocorrem entre idosos acima de 65 anos. Quadros associados ao *Clostridium difficile* estão entre os principais relacionados com letalidade, seguidos pelas infecções pelo norovirus.

CLASSIFICAÇÃO[1,2]

Do ponto de vista de diagnóstico diferencial, podemos abordar os casos de diarreia aguda dentro dos cinco principais grupos, conforme o Quadro 15.1.

QUADRO 15.1 ■ Diagnóstico etiológico das diarreias agudas

- **Infecção**
  - Bactérias
  - Parasitas
  - Protozoários
  - Viroses
- **Alergia alimentar**
- **Intoxicação alimentar**
- **Medicamentos**
- **Quadro inicial de diarreia crônica**

Fonte: Schiller e Sellin.[4]

DIARREIAS AGUDAS INFECCIOSAS[1-3]

Frequentemente, nos quadros infecciosos, estão envolvidos microrganismos não invasivos, que são especialmente ativos no intestino, causando diarreia aquosa. Esses microrganismos levam à diarreia através de interações variadas com a mucosa intestinal.

Por exemplo, a *E. coli* enterotóxica e o *Vibrio cholerae* não se disseminam além da mucosa intestinal e causam o quadro sem qualquer invasão do epitélio intestinal, através da produção de enterotoxinas, que induzem à secreção de fluidos.

Apesar de menos comuns, alguns casos são por microrganismos invasivos. Estes penetram o epitélio intestinal, resultando em distúrbio inflamatório. O melhor exemplo é o da infecção por shigela.

O Quadro 15.2 ilustra as principais causas infecciosas dos quadros diarreicos agudos.

QUADRO 15.2 ■ Principais causas infecciosas das diarreias

- **Bacterianas**
  - *Aeromonas* sp.
  - *Campylobacter* sp.
  - *Clostridium djfficile*
  - *Escherichia coli* (êntero-hemorrágica, enterotoxigênica, enteroinvasiva)
  - *Plesiomonas* sp.
  - *Salmonella* sp.
  - *Shigella* sp.
- **Virais**
  - Adenovírus
  - Norovírus
  - Rotavírus
- **Parasitas ou protozoários**
  - *Criptosporidia*
  - *Cyclospora*
  - *Entamoeba histolytica*
  - *Giardia lamblia*
  - *Microsporidia*

Fonte: Schiller e Sellin.[4]

Em virtude de sua importância e prevalência, especialmente em nosso meio, as causas infecciosas devem sempre vir à mente e figurar como uma das primeiras opções dentre os possíveis diagnósticos diferenciais.

São considerados fatores de risco para a doença: viagem recente (especialmente para países em desenvolvimento e áreas tropicais); alimentos ou circunstâncias alimentares incomuns (frutos do mar, especialmente crus; refeições em restaurantes ou lanchonetes); homossexualidade, atividade sexual remunerada, uso de drogas intravenosas (pessoas em risco de infecção por HIV e de desenvolvimento de Aids); uso recente de antibióticos.

As associações mais clássicas entre veículo de contaminação e patógeno estão dispostas no Quadro 15.3.

DIARREIA AGUDA DE ETIOLOGIA VIRAL[1-3]

A maioria dos casos de gastrenterite é causada por vírus, como observado em estudos que avaliaram coproculturas de pacientes com diarreia aguda. Apenas 1,5% a 5,6% das coproculturas foram positivas.

Rotavírus

É responsável de um terço das hospitalizações por diarreia e de 500.000 mortes em nível mundial a cada ano. Geralmente é associado com gastrenterite de severidade acima da média. É a principal causa de gastrenterite severa, que produz desidratação nas crianças.

Quase todas as crianças, tanto nos países industrializados como em desenvolvimento, terão sofrido infecção por rotavírus com 3 a 5 anos de idade, com seu pico clínico entre 4 e 23 meses. As infecções neonatais são comuns, mas frequentemente assintomáticas.

Calicivírus humano (HuCVs)

Pertencem à família *Caliciviridae*, os norovírus e sapovírus (anteriormente chamado "vírus tipo Norwalk" e "vírus tipo Sapporo."). Os norovírus são a causa mais comum de surtos de gastrenterite, afetando todas as faixas etárias.

Mais de 90% dos surtos de gastrenterite viral nos Estados Unidos são causados por norovírus. Os cenários são os mais variados possíveis, tais como cruzeiros, asilos e quartéis. Dentre os métodos diagnósticos, a microscopia eletrônica é considerada o padrão-ouro, porém é um exame

QUADRO 15.3 ■ Correlação entre veículos e agentes etiológicos das diarreias agudas

VEÍCULO	PATÓGENO CLÁSSICO
Água	*Vibrio cholerae*, agente Norwalk, *Giardia* sp. e *Cryptosporidium* sp.
Alimentos	
Aves domésticas	*Salmonella*, *Campylobacter* e *Shigella* sp.
Carne bovina	*E. coli* êntero-hemorrágica, *Taenia saginata*
Carne suína	Tênia
Frutos do mar	*Vibrio cholerae*, *Vibrio parahaemolyticus* e *Vibrio vulnificus*; *Salmonella* sp.; tênia e anisaquíase
Queijo	*Listeria* sp.
Ovos	*Salmonella* sp.
Alimentos contendo maionese	Intoxicações alimentares por *Staphylococcus* e *Clostridium*; *Salmonella*
Tortas	*Salmonella*, *Campylobacter*, *Cryptosporidium* e *Giardia* sp.
Zoonoses (animais de estimação e gado)	Maioria das bactérias, vírus e parasitas entéricos
Interpessoal (incluindo contato sexual)	
Creches	*Shigella*, *Campylobacter*, *Cryptosporidium* e *Giardia* sp.; vírus; *Clostridium difficile*
Hospital, antibióticos ou quimioterapia	*Clostridium difficile*
Piscina	*Giardia* e *Cryptosporidium* sp.
Viagem internacional	*E. coli* de vários tipos; *Salmonella*, *Shigella*, *Campylobacter*, *Giardia* e *Cryptosporidium* sp.; *Entamoeba histolytica*

caro, sendo mais indicado para pesquisa. Outro exame caro, apesar de sua boa sensibilidade e especificidade, é a análise por PCR. Assim sendo, os métodos imunológicos de diagnóstico são os mais valorizados na prática clínica. São capazes de diagnosticar infecções pelos três principais agentes com sensibilidade entre 80 e 90% e especificidade de 98%.

DIARREIA AGUDA DE ETIOLOGIA BACTERIANA[1-3]

As gastrenterites bacterianas apresentam prevalência de aproximadamente 2 bilhões de casos/ano e são a segunda causa de morte em menores de cinco anos.

Nos países em desenvolvimento, as bactérias e parasitas entéricos são mais predominantes do que os vírus e habitualmente alcançam seu ponto máximo durante o verão.

Escherichia coli diarreiogênica

A distribuição varia de um país para o outro, mas a *E. coli* entero-hemorrágica (ECEH, incluindo *E. coli* O157:H7) é o agente que mais comumente causa patologia nos países em desenvolvimento.

A ECET provoca a diarreia do viajante, enquanto a ECEP raramente provoca diarreia em adultos.

A ECEI provoca diarreia sanguinolenta e mucoide (disenteria); é comum provocar febre, comportamento semelhante ao da ECEH, que provoca diarreia sanguinolenta, colite hemorrágica severa e síndrome hemolítico-urêmica em 6 a 8% dos casos.

A *E. coli* enteroagregativa (ECEAg) causa diarreia aquosa em crianças pequenas; diarreia persistente em crianças e adultos com vírus da imunodeficiência humana (VIH).

Campylobacter

A infecção assintomática é muito comum nos países em desenvolvimento e está associada com a presença de gado perto das moradias. O *Campylobacter jejuni* apresenta frequência duas e sete vezes maior do que a *Salmonella* sp. e a *Shigella* sp., respectivamente, como agente etiológico de diarreia aguda.

A infecção é acompanhada de diarreia aquosa e, às vezes, de disenteria.

A síndrome Guillain-Barré afeta 1 em cada 1.000 pessoas com colite por Campylobacter; pensa-se que é a causa desencadeante de cerca de 20 a 40% de todos os casos de Guillain-Barré.

As aves são uma fonte importante de Campylobacter nos países desenvolvidos, e sua frequência está aumentando também nos países em desenvolvimento com a rápida proliferação da indústria avícola.

Espécies *Shigella*

A hipoglicemia, que é acompanhada de taxas muito elevadas de letalidade aparece com mais frequência do que em outros tipos de doença diarreica.

- A *S. sonnei* ocorre com maior frequência nos países desenvolvidos; os casos são leves, mas pode provocar surtos em populações institucionalizadas.
- A *S. flexneri* é um agente endêmico em muitos países em desenvolvimento e provoca sintomas de disenteria e de doença persistente; é infrequente nos países desenvolvidos.
- A *S. dysenteriae* tipo 1 (Sd1) é o único sorotipo que produz a shiga-toxina (igual à ECEH). Trata-se também do sorotipo epidêmico que pode causar numerosos surtos epidêmicos com taxas de letalidade próximas a 10%.

Vibrio cholerae

São muitas as espécies de vibrium que provocam diarreia nos países em desenvolvimento. Todos os sorotipos (> 2.000) são patogênicos para os humanos.

Os sorogrupos O1 e O139 do *V. cholerae* são os únicos que provocam um quadro severo, grandes surtos e epidemias.

Na ausência de uma reidratação rápida e adequada, a desidratação severa pode causar choque hipovolêmico e a morte dentro das 12 a 18 horas seguintes à instalação do primeiro sintoma.

As fezes são aquosas, incolores, e apresentam grumos de muco; são frequentemente descritas como fezes com aspecto de "água de arroz". É frequente apresentar vômitos, a febre é rara.

Salmonella

Nos casos de *Salmonella entérica*, sorotipo Typhi e Paratyphi A, B, ou C (febre tifoide); nota-se febre que dura 3 semanas ou mais; os pacientes podem apresentar trânsito intestinal normal, constipação ou diarreia.

Os animais são o principal reservatório de Salmonellae, mas os humanos são os únicos portadores de *Salmonella* tifoide.

Na salmonelose não tifoide (gastroenterite por Salmonella), existe um rápido início da sintomatologia: náuseas, vômitos e diarreia (que pode ser aquosa ou disentérica) em um pequeno número de casos.

Os idosos, e as pessoas com sistema imunológico comprometido (como transtornos hepáticos e linfoproliferativos, anemia hemolítica), são os grupos de maior risco.

Clostridium

Em relação às diarreias nosocomiais e institucionais, o *Clostridium difficile* é o agente bacteriano que merece maior destaque. A transmissão deste bacilo gram-positivo é feita por mãos contaminadas, e a infecção está fortemente relacionada ao uso de antibióticos.

Os esporos sobrevivem por longos períodos no ambiente e são extremamente resistentes, inclusive à higienização com álcool gel. O controle ambiental deve ser feito com solução de hipoclorito. Um novo ribotipo foi detectado no Canadá e nos Estados Unidos a partir de 2003, o *Clostridium difficile ribotipo-PCR 027.*

O diagnóstico para esta infecção é geralmente feito pela pesquisa das toxinas. Apesar de ter sensibilidade variável, este é o teste mais usado, por ser mais rápido e mais disponível do que a cultura.

Ainda no contexto das diarreias hospitalares, cabe ressaltar que estudos recentes vêm demonstrando uma etiologia polimicrobiana para estes casos.

DIARREIA DOS VIAJANTES[1-3]

A diarreia é o principal problema de saúde durante viagens, afetando 10 a 50% dos viajantes. Anualmente, um número estimado de 10 milhões de pessoas – 20 a 50% dos viajantes internacionais – desenvolve a doença. O termo "diarreia dos viajantes" define um grupo de doenças resultante da ingestão de água e alimentos contaminados por agentes infecciosos e que tem a diarreia como manifestação principal. O início dos sintomas se dá, geralmente, na primeira semana de viagem. Contudo, eles podem surgir em qualquer momento, e até após o retorno.

O maior fator de risco para o desenvolvimento da patologia é o local da viagem.

Os países da América Latina, da África, do Oriente Médio e da Ásia são destinos com maior risco associado. Dentre os fatores de risco populacionais específicos, adultos jovens, pessoas imunocomprometidas, portadores de doenças inflamatórias intestinais, diabetes e indivíduos em uso de inibidores da bomba de prótons e/ou antiácidos representam grupos de maior risco.

As bactérias são responsáveis por cerca de 80% dos casos. Entre elas, o agente causal mais isolado tem sido a *Escherichia coli* enterotoxigênica (ETEC). Esta cepa chega a ser responsável por 25 a 50% dos casos, seguida em frequência por espécies de *Shigella*, *Salmonella* e

Campylobacter. Os vírus (adenovírus, astrovírus, rotavírus e calicivírus) podem ser causa significativa de diarreia em viajantes, e surtos em navios causados pelo norovírus (um dos calicivírus) são relativamente comuns.

Os parasitas intestinais (*Giardia lamblia*, *Entamoeba histolytica*, *Cryptosporidium parvum* e *Cyclospora cayetanensis*) geralmente são os responsáveis pelas diarreias mais prolongadas, com duração superior 14 dias. As principais causas de intoxicações alimentares são as enterotoxinas produzidas por *Staphylococcus aureus* e *Bacillus cereus* (toxina emética e toxina diarreica), bactérias que podem contaminar os alimentos antes, durante ou depois da preparação. A influência do consumo de bebidas alcoólicas, do estresse e da mudança na dieta como causas de diarreia ainda não está claramente definida e, provavelmente, estes fatores são responsáveis por uma parcela dos casos leves que evoluem sem febre ou comprometimento significativo da saúde do viajante.

DIARREIA AGUDA DE ETIOLOGIA PARASITÁRIA[1,2]

As diversas formas de infecções parasitárias são responsáveis por grande parte dos casos de diarreia aguda, especialmente em regiões com más condições higiênico-sanitárias. De acordo com a OMS, anualmente ocorrem 50 milhões de casos e 10 mil mortes por causa da amebíase.

Devido à imensa diversidade epidemiológica e aos diferentes ciclos de vida apresentados pelos parasitas intestinais, o principal enfoque do presente texto será em medidas diagnósticas, bem como nas suas características.

Também merecem destaque a giardíase e a estrongolidíase como fatores causais, ambos com algumas dificuldades técnicas para o diagnóstico. Segundo a OMS, existem cerca de 100 milhões de pessoas infectadas por estrongiloides em todo o mundo. O contágio se dá pela penetração das larvas na pele. A localização preferencial deste nematóde no trato gastrintestinal é no duodeno e jejuno proximal. Isso confere enorme importância à doença, quer pela multiplicidade de sintomas, quer pela dificuldade no diagnóstico diferencial.

O Quadro 15.4 resume as principais etiologias da diarreia aguda infecciosa.

QUADRO 15.4 ■ Principais etiologias da diarreia aguda infecciosa

BACTÉRIAS	VÍRUS	PARASITAS
▪ *Escherichia coli* produtora de diarreia ▪ *Campylobacter jejuni* ▪ *Vibrio cholerae O1* ▪ *V. cholerae O139** ▪ Espécie *Shigella* ▪ *V. parahaemolyticus* ▪ *Bacteroides fragilis* ▪ *C. coli* ▪ *C. upsaliensis* ▪ *Salmonellae* não tifoide ▪ *Clostridium difficile* ▪ *Yersinia enterocolitica* ▪ *Y. pseudotuberculosis*	▪ Rotavírus ▪ Norovírus (calicivírus) ▪ Adenovírus (sorotipo 40/41) ▪ Astrovírus ▪ Citomegalovírus*	**Protozoários** ▪ *Cryptosporidium parvum* ▪ *Giardia intestinalis* ▪ *Microsporida** ▪ *Entamoeba histolytica* ▪ *Isospora belli** ▪ *Cyclospora cayetanensis* ▪ *Dientamoeba fragilis* ▪ *Blastocystis hominis* **Helmintos** ▪ *Strongyloides stercoralis* ▪ *Angiostrongylus costaricensis* ▪ *Schistosoma mansoni, S. j aponicum*

DIARREIA AGUDA NO IDOSO[1-6]

Devido às peculiaridades fisiológicas consequentes ao envelhecimento, relacionadas com a homeostase da água e redução na percepção da sede, os idosos são particularmente propensos a desidratação. Eles também são mais sensíveis às consequências da depleção de volume, como distúrbios eletrolíticos, acidose, delírio, hipotensão ortostática (podendo levar a quedas e fraturas) e falência renal.

Apesar desse conhecimento, a diarreia permanece como importante causa de morbimortalidade em idosos mesmo em países desenvolvidos.

A grande maioria dos casos são de causa bacteriana ou virótica, podendo haver etiologia medicamentosa em alguns casos e infestações por protozoários em uma minoria dos diagnósticos. O uso indevido de laxantes e antiácidos aparece como causa a se considerar, principalmente em países desenvolvidos. Diarreia do diabético, tireotoxicose, alimentação enteral e causas isquêmicas aparecem como diagnósticos diferenciais. Nos pacientes hospitalizados uma das principais causas é a infecção pelo *C. difficile*, com elevadas taxas de letalidade.

A diarreia pode se manifestar como primeiro sinal de impactação fecal em idosos, uma condição que deve ter abordagem objetiva e rápida, devido aos riscos de complicações. A ausência de ruídos abdominais e distensão, com ou sem alteração do estado mental, devem suscitar a hipótese de impactação fecal num quadro de diarreia. O toque retal e a radiografia simples de abdome podem rapidamente esclarecer o diagnóstico. O uso indevido de um anti diarreico nesses quadros pode agravar muito as condições do paciente

DIARREIA ASSOCIADA A MEDICAMENTOS[1-6]

Não somente em pacientes idosos algumas medicações podem desencadear quadros diarreicos. Os possíveis mecanismos de ação são diversos e nem todos totalmente conhecidos. A toxicidade direta na mucosa como no caso dos anti neoplásicos, o efeito vasoconstritor dos digitálicos e as alterações da flora local como no uso de antibióticos são exemplos claramente definidos.

A diarreia é descrita em pacientes com alimentação enteral por sonda em até 39% dos casos de enfermaria e até 63% em terapia intensiva. O uso de fibras nas dietas reduz a incidência de diarreias e melhora a consistência fecal de forma global. Foi definido que muitos casos de diarreia por dietas enterais havia baixa concentração de ácidos graxos de cadeia curta nas fezes, os quais sabidamente exercem efeitos tróficos benéficos na mucosa intestinal e aumentam a absorção de água pela mesma. A suplementação de fibras melhora, por ação na flora local, a síntese de tais componentes e favorece a homeostase intestinal.

O Quadro 15.5 ilustra algumas causas frequentes de diarreias relacionadas com medicações.

CONDIÇÕES ASSOCIADAS A DIARREIAS INFECCIOSAS[1,2,5,6]

Artrite reativa pode seguir quadros de infecção por *Salmonella*, *Shigella* e *Yersinia* devido a respostas autoimunes direcionadas a epítopos comuns entre os patógenos e tecidos articulares.

Doenças intestinais funcionais, incluindo a síndrome do intestino irritável (SII) pós infecciosa ocorrem em 5 a 10% dos pacientes com infecções entéricas bacterianas, sendo menos frequentes por vírus e infestações parasitárias.

A síndrome de Guillain-Barré ocorre cerca de dois meses após infecções por campylobacter em cerca de 1 a 2 casos por 10,000 pacientes, como resultado da reação cruzada do agente com epítopos de gangliosídeos neurais. Fatores genéticos e virulência da infecção são determinantes.

QUADRO 15.5 ■ Principais causas medicamentosas de diarreia
Redutores da secreção ácida (p. ex.: antagonistas H2, IBPs)
Antiácidos
Antiarrítmicos
Antibióticos
Anti-inflamatórios (AINEs)
Anti-hipertensivos
Antineoplásicos
Antirretrovirais
Colchicina
Metais pesados
Análogos da prostaglandina (p. ex.: misoprostol)
Suplementos vitamínicos e minerais

Fonte: Schiller e Sellin.[4]

ABORDAGEM DIAGNÓSTICA[1-6]

Na abordagem do paciente com quadro de diarreia aguda, a anamnese e o exame físico são fundamentais. Não só pela contribuição para a suspeição quanto a determinados agentes etiológicos, mas também na orientação das próximas medidas diagnósticas a serem instituídas. A solicitação de exames laboratoriais não é custo-efetiva; assim, a maioria dos pacientes não necessita deles. De forma geral, podemos estabelecer algumas informações importantes para a avaliação clínica / etiológica dos pacientes, conforme listado no Quadro 15.6.

A presença de pelo menos um dos "sinais de alarme" expostos a seguir justifica a solicitação de exames laboratoriais:

1 | Desidratação grave e/ou repercussões sistêmicas (taquicardia, hipotensão ortostática, redução da diurese, letargia).

QUADRO 15.6 ■ Abordagem clínica dos pacientes com diarreia aguda

HISTÓRICO DO PACIENTE

- Forma de início, frequência das fezes, tipo e volume
- Presença de sangue
- Vômitos
- Medicamentos recebidos
- Antecedentes médicos
- Condições de base
- Indícios epidemiológicos

EXAME FÍSICO

- Peso corporal
- Temperatura
- Pulso/frequência cardíaca e respiratória
- Pressão arterial

Detalhes pediátricos: Evidência de problemas associados nas crianças

2 | Idade maior ou igual a 70 anos.
3 | Diarreia por mais de 3 ou 7 dias (apesar de adequadamente tratada).
4 | Sangue/muco nas fezes.
5 | Imunossupressão (por droga/HIV).
6 | Dor abdominal em paciente com mais de 50 anos.
7 | Temperatura axilar maior ou igual a 38,5°C.
8 | Mais de 6 a 10 evacuações/dia.
9 | Diarreia do viajante (se cursar com disenteria).
10 | Diarreias nosocomiais e/ou institucionais.

A presença de sangue visível em pacientes febris geralmente indica infecção causada por patógenos invasores, como *Shigella*, *Campylobacter jejuni*, *Salmonella*, ou *Entamoeba histolytica*. Habitualmente não são necessárias coproculturas nos pacientes imunocompetentes que apresentam diarreia aguda aquosa, mas talvez seja necessário identificar *Vibrio cholerae* quando há suspeita clínica e/ou epidemiológica de cólera, particularmente durante os primeiros dias de um surto/epidemia (também para

QUADRO 15.7 ■ Correlações epidemiológicas com os principais agentes

DETALHES DO HISTÓRICO DO PACIENTE	CAUSAS DE DIARREIA AGUDA			
Surto de infecção transmitida por alimentos	*Salmonella*	*E. coli* Shiga toxigênica	*Yersinia*	*Cyclospora*
Transmissão hídrica	*Vibrio*	*Giardia intestinalis*	*Cryptosporidium*	
Mariscos, crustáceos	*Vibrio*	Norovírus	*Salmonella*	
Aves de capoeira	*Campylobacter*	*Salmonella*		
Carne de vaca; brotos de sementes cruas	*E. coli* produtora de shiga-toxina (ECTS)	*E. coli* entero-hemorrágica		
Ovos	*Salmonella*			
Maionese e creme	*Staphylococcus*	*Clostridium perfringens?*	*Salmonella*	
Tortas	*Salmonella*	*Campylobacter jejuni*	*Cryptosporidium*	*Giardia intestinalis*
Antibióticos, quimioterapia	*Clostridium difficile*			
De pessoa a pessoa	*Shigella*	Rotavírus		

determinar a sensibilidade antimicrobiana) e para identificar o patógeno que provoca a disenteria.

Existem certas pistas epidemiológicas que podem orientar sobre a origem da diarreia infecciosa, considerando fatores como o período de incubação, antecedente de viagens recentes e a prevalência regional de diferentes patógenos, alimentos, ou relação com a ingestão de alimentos não habituais, riscos profissionais, uso recente de agentes antimicrobianos, institucionalização, e riscos de infecção por VIH.

Do ponto de vista de características epidemiológicas, o Quadro 15.7 ilustra alguns aspectos relevantes no diagnóstico.

O período de incubação dos quadros diarreicos pode ser útil no diagnóstico diferencial, conforme ilustrado no Quadro 15.8, considerando as diferentes possibilidades de toxinas pé formadas ou dependentes de colonização intestinal.

O Quadro 15.9 ilustra as principais características clínicas dos agentes etiológicos mais frequentes nas diarreias agudas.

Quando a solicitação de exames se fizer necessária, devem ser priorizadas as pesquisas de coprocultura, pesquisa de leucócitos fecais, testes imunológicos (ELISA) e a pesquisa de sangue oculto nas fezes. Conforme previamente exposto, a solicitação de coprocultura de rotina não se justifica, já que apresentaria diversos fatores negativos, como positividade menor do que 10%. Vale ressaltar também que o custo do exame de rotina não se justifica, frente à baixa positividade em relação ao número de solicitações possíveis.

Uma vez solicitado o exame de coprocultura, é importante que a coleta do material seja apropriada, bem como a entrega, que deve ser feita em até duas horas, para análise. Além disso, é de grande valia o conhecimen-

QUADRO 15.8 ■ Períodos de incubação

PERÍODO DE INCUBAÇÃO	CAUSAS PROVÁVEIS DE DIARREIA			
< 6 h	Toxina pré-formada de *S. aureus* e *Bacillus cereus*			
6-24 h	Toxina pré-formada de *C. petfringens* e *B. cereus*			
16-72 h	Norovírus, *ECET*, *Vibrio*, *Salmonella*	*Shigella*, *Campylobacter*, *Yersinia*	*E. coli* produtora de *shiga-toxina*, *Giardia*	*Cyclospora*, *Cryptosporidium*

QUADRO 15.9 ■ Resumos das principais características clínicas dos principais agentes etiológicos das diarreias infecciosas

PATÓGENOS	CARACTERÍSTICAS CLÍNICAS					
	DOR ABDOMINAL	FEBRE	EVIDÊNCIA DE INFLAMAÇÃO EM FEZES	VÔMITOS, NÁUSEAS	FEZES HEMEPOSITIVAS	FEZES SANGUINOLENTAS
Shigella	++	++	++	++	+/–	+
Salmonella	++	++	++	+	+/–	+
Campylobacter	++	++	++	+	+/–	+
Yersinia	++	++	+	+	+	+
Norovírus	++	+/–	–	++	–	–
Vibrio	+/–	+/–	+/–	+/–	+/–	+/–
Cyclospora	+/–	+/–	–	+	–	–
Cryptosporidium	+/–	+/–	+	+	–	–
Giardia	++	–	–	+	–	–
Entamoeba histolytica	+	+	+/–	+/–	++	+/–
Clostridium difficile	+	+	++	–	+	+
Escherichia coli						
Produtora de *shiga-toxina* (inclui 0157 H7)	++	0	0	+	++	++

Palavra-chave: ++, comum; +, ocorre; +/–, variável; –, não comum; 0, atípico/não frequente.

to de uma possível deficiência do método, mesmo que sejam respeitadas todas as medidas ideais de coleta.

Os germes pesquisados variam entre os diferentes laboratórios e, em muitos casos, o *Campylobacter jejuni* e a *E. coli O157 H7* não são pesquisados.

A solicitação do exame parasitológico de fezes também não deve ser feita rotineiramente, sendo sua indicação reservada a casos especiais, como diarreia persistente ou diarreia do viajante (*Giardia, Cryptosporidium, Entamoeba histolytica, Cyclospora*); cuidadores de crianças em escolas ou creches (*Giardia, Cryptosporidium*); surto diarreico associado à água contaminada; diarreia hemorrágica com pouco ou nenhum leucócito nas fezes (amebíase).

É importante o conhecimento não só de algumas de suas limitações, mas também da forma correta de coleta. O exame deve ser feito com múltiplas coletas, para que haja boa sensibilidade e, com isso, maior valor diagnóstico. Idealmente, devem ser colhidas 3 a 6 amostras, consecutivas ou não, em até 10 dias.

O EPF não é mais considerado o teste de primeira escolha para o diagnóstico da amebíase. Apesar de mais caros, os métodos de PCR (sensibilidade entre 98 e 100% e especificidade de 100%) e os testes imunológicos de pesquisa de antígenos fecais (sensibilidade de 95 e 100% e especificidade de 100%) têm maior valor, já que são capazes de fazer a diferenciação entre a *E. histolytica* e a *E. dispar*.

Para o correto diagnóstico da giardíase por EPF geralmente são necessárias 5 a 6 amostras. Existem dois fatores associados a essa dificuldade: são expelidos nas fezes em ciclos e são organismos aderidos à mucosa através do "disco sugador".

O diagnóstico com testes imunológicos é mais simples, rápido e menos dependente do observador. Apresenta sensibilidade entre 95 e 100% e especificidade de 98%.

Convém ressaltar que, nos casos de elevada suspeição, pode ser necessário mais de um teste para a confirmação diagnóstica.

Com relação ao diagnóstico de estrongiloidíase, devemos solicitar teste pelo método de Baermann-Moraes, com pelo menos, três amostras.

ABORDAGEM TERAPÊUTICA[1-11]

Na abordagem terapêutica, a principal medida a ser instituída é a terapia de reidratação.

Independentemente de sua etiologia e forma de apresentação clínica, as medidas de suporte são fundamentais para o manejo adequado da doença. De acordo com orientação da OMS, a terapia de reidratação deve ser por VO, sempre que possível.

A determinação do grau de desidratação clínica deve ser o orientador para a forma de reposição a ser instituída, como podemos observar no quadro abaixo.

A terapia de reidratação oral (TRO) consiste na administração de soluções apropriadas por boca para evitar ou corrigir a desidratação produzida pela diarreia. A TRO é um método custo/efetivo para o manejo da gastroenterite aguda, e reduz a necessidade de internação tanto nos países desenvolvidos como nos países em desenvolvimento.

Os sais de reidratação oral (SRO) usadas na TRO contêm quantidades específicas de sais importantes perdidas nas evacuações diarreicas. A nova TRO (recomendada pela OMS e a UNICEF) tem menos osmolaridade, menores concentrações de sódio e glicose e provoca menos vômitos, diminui as evacuações e as probabilidades de apresentar hipernatremia e diminui a necessidade de infundir soluções intravenosas, comparado com a SRO padrão (Quadro 15.10). Esta formulação está recomendada independentemente da idade do indivíduo e do tipo de diarreia, inclusive a cólera.

A TRO consiste em:

- Reidratação – administram-se água e eletrólitos para repor as perdas.
- Terapia líquida de manutenção para compensar as perdas que persistem após alcançar a reidratação (acompanhada de uma nutrição apropriada).

O uso da TRO está contraindicado no manejo inicial da desidratação severa e em crianças com íleo paralítico, vômitos frequentes e persistentes (mais de quatro episódios por hora), e afecções bucais dolorosas tais como um quadro moderado ou severo de candidiase oral. No entanto, a administração de uma solução SRO por via nasogástrica pode salvar a vida quando não é possível realizar uma reidratação intravenosa.

A SRO à base de arroz mostrou-se superior à SRO padrão para adultos e crianças com cólera; mas não se mostrou superior à SRO padrão no tratamento de crianças com diarreia aguda não colérica, especialmente quando são administrados alimentos pouco depois da reidratação, tal como é recomendado para evitar a desnutrição.

TRATAMENTO SUPLEMENTAR COM ZINCO, MULTIVITAMINAS, E MINERAIS EM CRIANÇAS

A deficiência de zinco é muito comum nas crianças nos países em desenvolvimento.

QUADRO 15.10 ■ Terapia de reidratação oral

AVALIAÇÃO	PLANO A	PLANO B	PLANO C
1 Estado geral 2 Olhos 3 Mucosa 4 Sede 5 Pulso radial 6 Turgidez da pele	Normal Normal Normais Normal Normal Normal	Irritável/hipoativo* Fundos Secas Sedento Volume baixo* Reduzida*	Letárgico/comatoso* – – Incapaz de beber* Ausente/incontável* –
Diagnóstico	Não há desidratação	Certa desidratação. Observam-se pelo menos *dois* sinais, incluindo no mínimo *um* sinal-chave (*)	Desidratação severa. Observam-se sinais de "certa desidratação", no mínimo *um* sinal-chave (*)
Tratamento	Evitar a desidratação Reavaliar periodicamente	Reidratar com SRO, exceto se não puder beber Reavaliação frequente	Reidratar com líquidos IV e SRO Reavaliação mais frequente

*Sinais-chave.

Adicionada à TRO, a terapia rotineira com zinco resulta útil; reduz modestamente a severidade, mas o mais importante é que reduz os episódios de diarreia infantil nos países em desenvolvimento. É recomendado administrar 20 mg de zinco por dia durante 10 dias a todos as crianças com diarreia. Os lactentes de 2 meses ou menores deveriam receber 10 mg por dia durante 10 dias.

DIETA

A prática de interromper a administração de alimentos durante mais de 4 horas é incorreta. Recomenda-se continuar com a alimentação normal nos casos nos quais não há sinais de desidratação, e reintroduzi-la apenas seja corrigida a desidratação moderada ou severa, o que habitualmente leva de 2 a 4 horas, empregando TRO ou reidratação intravenosa.

O quadro 15.11 ilustra algumas recomendações importantes em pacientes com diarreia aguda.

Convém ressaltar que é de fundamental importância que os antidiarreicos (por exemplo, a loperamida) não sejam administrados nos casos de diarreia com sangue ou na suspeita de infecção por *E. coli*, sob risco de desenvolvimento de complicações, como o megacolo tóxico e a síndrome hemolítico-urêmica.

Além da loperamida, outro antidiarreico que pode ser utilizado atualmente é o racecadotril. Este é um fármaco que age como inibidor da encefalinase e se mostrou eficaz na redução do tempo da terapia de reposição hídrica em adultos e crianças com diarreia aguda.

Em média, apenas 1 a 5% dos casos necessitarão de antibióticos. A imensa maioria dos pacientes responde à terapia de reposição hidreletrolítica adequada em 3 a 7 dias, com melhora evidente nas primeiras 48 horas. Com isso, os antibióticos devem ser indicados para pacientes que cursem com: 6 a 10 evacuações diárias; diarreia com sangue, muco ou pus; pesquisa de polimorfonucleares positiva nas fezes; presença de dor abdominal significativa; repercussões sistêmicas e/ou instabilidade hemodinâmica; sintomas há mais de 48 horas; diarreia dos viajantes em casos moderados a graves; presença de focos metastáticos extraintestinais; necessidade de internação hospitalar e/ou pacientes imunocomprometidos.

QUADRO 15.11 ■ Recomendações na diarreia aguda

Administrar:

- Uma dieta apropriada para a idade – independentemente do líquido utilizado para a TRO ou a manutenção.
- Refeições frequentes e levianas distribuídas ao longo do dia (seis refeições/dia), particulannente no caso de lactentes e crianças pequenas.
- Alimentos ricos em energia e micronutrientes; alimentos combinados (grãos, ovos, carnes, frutas e hortaliças).
- Depois do episódio diarreico e, dependendo da tolerância, ir aumentando a ingestão energética.
- Detalhes pediátricos. Os lactentes devem ser colocados no peito ou deve lhes ser oferecida a mamadeira com maior frequência – não é preciso recorrer a fórmulas ou diluições especiais. As crianças maiores e adultos devem receber sua alimentação e seguir suas vidas normais. As crianças, particularmente as pequenas, devem receber uma refeição adicional após a resolução da diarreia, para poder recuperar seu crescimento.

Evitar:

- Sucos de fruta enlatados – são hiperosmolares e podem agravar a diarreia

Para a maioria dos pacientes com 18 anos ou mais, está indicada a terapia com ciprofloxacino (500 mg, de 12/12 horas) ou azitromicina (500 mg, de 24/24 horas), por 3 a 5 dias. O esquema com sulfametoxazol 800 mg-trimetoprima 160 mg a cada 12 horas não deve ser recomendado empiricamente, sobretudo nos casos graves, em função da crescente resistência bacteriana.

Convém ressaltar que nos últimos anos o padrão de resistência às fluoroquinolonas vem aumentando e, por isso, é importante observar o padrão local antes de decidir a medicação a ser prescrita.

A nitazoxanida, fármaco da classe das tiazolidas (*nitro-drug family*), possui amplo espectro de ação documentado contra parasitas (sobretudo protozoários e helmintos) e bactérias aeróbicas. Diferentemente da maioria dos fármacos de sua classe, a NTZ é estável (do ponto de vista metabólico) e não é reduzida como parte do mecanismo de ação. Assim, esse fármaco representa um avanço significativo no tratamento das infecções parasitárias intestinais em todo o mundo.

Estudos têm demonstrado atividade antivirótiva do fármaco, voltada particularmente para rotavirus, norovirus e alguns vírus respiratórios. Ações diretas em vias celulares responsáveis pela síntese de proteínas dos vírus parecem ser o mecanismo proncipal de ação.

O Quadro 15.12 relaciona alguns dos principais agentes etiológicos e a orientação terapêutica específica.

QUADRO 15.12 ■ Principais agentes etiológicos e terapêutica específica

CAUSA	TERAPIA
Shigelose grave	Ciprofloxacino 500 mg 2x/d, 3 dias
Salmonella paratyphi	Ciprofloxacino 500 mg 2x/d, 10 dias (primeira escolha); amoxicilina 750 mg 4dd, 14 dias (alternativa 1); cotrimoxazol 960 mg 2x/d, 14 dias (alternativa 2)
Outras salmoneloses	Ciprofloxacino 500 mg 2x/d, 10 dias (1ª escolha); amoxicilina 750 mg 4dd, 14 dias (alternativa 1); cotrimoxazol 960 mg 2x/d, 14 dias (alternativa 2)
Campylobacter (queixas graves e persistentes)	Eritromicina 250 mg 4x/d, 5 dias; claritromicina 250 mg 4x/d, 5 dias
Yersinia	Doxiciclina 200 mg no 1º dia, depois 100 mg 1x/d, 4 dias; cotrimoxazol 960 mg 2x/d, 5 dias (alternativa 1); ciprofloxacino 500 mg 2x/d, 5 dias (alternativa 2)
Disenteria amebiana	Tinidazol 2 g 1x/d, 3 dias; metronidazol 750 mg 3dd, 5 dias (seguida de furoato de diloxanida 500 mg 3x/d, 10 dias); Nitazoxanida 500 mg 2x/dia 3 dias
Vibrio cholerae	Ciprofloxacino 1 g dose única; doxiciclina 300 mg dose única, azitromicina 1 g dose única
Giardia lamblia	Nitazoxanida 500 mg 2x/dia 3 dias; Tinidazol 2 g dose única
Schistosoma sp.	Praziquantel 40 mg/kg dose única

Strongyloides stercoralis	Albendazol 400 mg 1x/d, 3 dias; ivermectina 150-200 mcg/kg dose única; tiabendazol 25 mg/kg 2x/d, 2 dias (máximo 1.500 mg por dose); Nitazoxanida 500 mg 2x/dia 3 dias
Trichuris trichiura	Mebendazol 100 mg 2x/d, 3 dias; Nitazoxanida 500 mg 2x/dia 3 dias
Criptosporidiose; recuperação espontânea em imunocompetentes; se imunocomprometido com diarreia persistente	Paromomicina 500-1.000 mg 3x/d, 14 dias; azitromicina 500 mg 1x/d, 3 dias; Nitazoxanida 500 mg 2x/dia pelo menos 14 dias
Cyclospora	Sulfametoxazol + trimetoprima 960 mg 3x/d, 14 dias
Isospora belli	Sulfametoxazol + trimetoprima 960 mg 3x/d, 14 dias; Nitazoxanida 500 mg 2x/dia 3 dias
Clostridium difficile – pode haver recuperação espontânea após suspensão dos antibióticos	Metronidazol 500 mg 3x/d, 7-10 dias vancomicina 125 mg 4x/d, 7-10 dias (alternativa)
Rotavírus, norovírus	Nitazoxanida 500 mg 2x/dia 3 dias

A azitromicina e a rifaximina, essa ainda não presente em nosso mercado, não parecem induzir a formação de shiga-toxina, podendo ser opções importantes para infecções por *E. coli* produtora da mesma.

PROBIÓTICOS PARA O TRATAMENTO DA DIARREIA AGUDA[1, 4, 6,9]

Os probióticos têm sido cada vez mais valorizados em diversas áreas da Gastrenterologia e, nos casos de diarreia aguda, vêm sendo alvo de muitos estudos. Em revisão sistemática publicada em 2010, o fungo *S. boulardii* foi fortemente recomendado para prevenção dos casos de diarreia associada ao uso de antibiótico e diarreia dos viajantes.

Foi confirmada a existência de outras diferentes cepas de bactérias probióticas incluindo *L. reuteri*, *L. rhamnosus L. casei* úteis para reduzir a gravidade e a duração da diarreia aguda infecciosa e pós-antibioticoterapia. Segundo várias publicações, a administração oral de probióticos abrevia aproximadamente em 1 dia a duração da doença diarreica aguda principalmente em crianças.

Foram publicadas várias metanálises de ensaios clínicos controlados em revisões sistemáticas que mostram resultados consistentes, sugerindo que os probióticos são seguros e eficazes. A evidência que surge dos estudos sobre gastrenterite viral é mais convincente que aquela que surge das infecções bacterianas ou parasitárias. Os mecanismos de ação dependem da cepa, havendo evidências de eficácia de diferentes cepas de lactobacilos e bifidobactérias. No entanto, os efeitos descritos são específicos para cada cepa, portanto é preciso verificar a eficácia de cada cepa individual em estudos em humanos. Não é possível fazer uma extrapolação dos resultados de cepas, nem sequer em cepas muito parecidas.

Na prevenção das diarreias agudas, os probióticos foram, segundo recente metanálise, eficazes considerando-se diferentes espécies como *Saccharomyces boulardii*, *Lactobacillus rhamnosus* GG, *Lactobacillus acidophilus*, *Lactobacillus bulgaricus*, entre outras; tanto de forma isolada quanto em diferentes composições.

Na diarreia secundária aos antibióticos, existe uma forte evidência em favor da eficácia de *S. boulardii* ou *L. rhamnosus* em adultos ou crianças. Um estudo indicou que *L. casei* DN-114 001 é eficaz para evitar a diarreia associada a antibióticos e a diarreia por *C. difficile* em pacientes adultos internados.

Em recente metanálise em pediatria, o uso de probióticos se mostrou eficaz, reduzindo um caso em cada sete que desenvolveriam o problema.

TRATAMENTO INESPECÍFICO DA DIARREIA

Nenhum desses medicamentos ataca as causas etiológicas da diarreia, podendo reduzir as consequências do quadro (perda de água, eletrólitos e nutrientes). Habitualmente, os antieméticos resultam desnecessários no manejo da diarreia aguda; alguns desses agentes que têm efeitos sedativos podem dificultar a TRO.

Fármacos antissecretores como o crofelemer e o racecadotril, o primeiro ainda não presente no nosso meio, podem agregar novas opções ao tratamento de suporte nos pacientes com diarreias agudas de diferentes etiologias.

REVISÃO

- Segundo a WGO, diarreia aguda é a passagem de uma quantidade maior do que o normal de fezes amolecidas, além do aumento do número de evacuações, que durem menos de 14 dias.
- Do ponto de vista de diagnóstico diferencial, os casos de diarreia aguda são classificados considerando cinco grupos principais: infecção, alergia alimentar, intoxicação alimentar, medicamentos, quadro inicial de diarreia crônica.
- Na abordagem do paciente com quadro de diarreia aguda, a anamnese e o exame físico são fundamentais não só pela contribuição para a suspeição quanto a determinados agentes etiológicos, mas também na orientação das próximas medidas diagnósticas a serem instituídas.
- Na abordagem terapêutica, a principal medida a ser instituída é a terapia de reidratação: independentemente de sua etiologia e forma de apresentação clínica, as medidas de suporte são fundamentais para o manejo adequado da doença.

REFERÊNCIAS

1. Farthing M, Salam MA, Lindberg G, Dite P, Khalif I, Salazar-Lindo E, et al. Acute diarrhea in adults and children: a global perspective. J Clin Gastroenterol. 2013;47(1):12-20.
2. Moraes AC, Castro FMM. Diarreia aguda. J Bras Med. 2014;102(2):21-8.
3. DuPont HL Acute Infectious diarrhea in immunocompetent. N Engl J Med. 2014;370(16):1532-40.
4. Schiller LR, Sellin JH. Diarrhea. In: Feldman M, Friedman LS, Brandt. LJ. Sleisenger and Fordtran's gastrointestinal and liver disease. 9th ed. Philadelphia: Saunders; 2010. p. 211-32.
5. Pawlowski SW, Warren CA, Guerrant R. Diagnosis and treatment of acute or persistent diarrhea. Gastroenterology. 2009;136(6):1874-86.
6. Kent AJ, Banks MR. Pharmacological management of diarrhea.Gastroenterol Clin North Am. 2010;39(3):495-507.
7. DuPont HL. Clinical practice. Bacterial diarrhea.N Engl J Med. 2009;361(16):1560-9.

8. Rossignol JF, El-Gohary YM. Nitazoxanide in the treatment of viral gastroenteritis: a randomized double-blind placebo-controlled clinical trial. Aliment Pharmacol Ther. 2006;24(10):1423-30.
9. Allen SJ, Martinez EG, Gregorio GV, Dans LF. Probiotics for treating acute infectious diarrhea. Cochrane Database Syst Rev. 2010;(11):CD003048.
10. Koo H.L,DuPont, H. Rifaximin: a unique gastrointestinal-selective antibiotic for enteric diseases. Curr Opin Gastroenterol. 2010;26(1):17-25.
11. Tradtrantip L, Namkung W, Verkman AS. Crofelemer, an antisecretory antidiarrheal proanthocyanidin oligomer extracted from Croton lechleri, targets two distinct intestinal chloride channels. Mol Pharmacol. 2010;77(1):69-78.

LEITURAS SUGERIDAS

Blacklow NR, Greenberg HB. Viral gastroenteritis. N Engl J Med. 1991;325(4): 252-64.

Hodges K, Gill R. Infectious diarrhea: Cellular and molecular mechanisms. Gut Microbes. 2010;1(1):4-21.

Sazawal S, Hiremath G, Dhingra U, Malik P, Deb S, Black RE. Efficacy of probiotics in prevention of acute diarrhoea: a meta-analysis of masked, randomised, placebo-controlled trials. Lancet Infect Dis. 2006;6(6):374-82.

Szajewska H, Ruszczyński M, Radzikowski A. Probiotics in the prevention of antibiotic associated diarrhea in children a meta-analysis of randomized controlled trials. J Pediatr. 2006;149(3):367-372.

16

COMPLICAÇÕES AGUDAS DAS DOENÇAS INFLAMATÓRIAS INTESTINAIS

SENDER J. MISZPUTEN

ORLANDO AMBROGINI JUNIOR

RETOCOLITE ULCERATIVA

Sangramento incontrolável, em consequência de maior área de ulcerações, e dilatação aguda do colo são as principais urgências relacionadas à RCU.

HEMORRAGIA

Habitualmente, nesta inflamação, a perda sanguínea é crônica, em volumes pequenos, permitindo razoável adaptação do organismo ao estado de anemia que se instala. Entretanto, a crise de atividade inflamatória pode se exteriorizar por sangramento agudo significativo, resultando em uma das complicações evolutivas mais importantes, conhecida como colite grave ou fulminante, necessitando de atendimento médico imediato, de preferência multidisciplinar. Traduz-se, clinicamente, por múltiplas evacuações diárias, com presença de sangue em quase todas elas, temperatura acima de 37,8° C, sinais de anemia e de toxemia, frequência cardíaca (FC) superior a 90 bat/min e, eventualmente, hipotensão arterial.

Seu manejo requer hospitalização e avaliação das prováveis repercussões hemodinâmicas, intestinais e sistêmicas.

> **ATENÇÃO!**
>
> Na investigação laboratorial, a gravidade do quadro clínico identifica taxas de Hb abaixo de 10,5 g/dL e VHS acima de 30 mm na 1ª hora.[1]

É preciso ressaltar que apresentações graves da RCU podem não ser devidas, obrigatoriamente, à reativação inflamatória, mas decorrentes de processos infecciosos, cuja incidência, comprovadamente, é maior nesses pacientes. Recomenda-se sempre o diagnóstico diferencial, principalmente com as infecções causadas pelo *Clostridium difficile* ou CMV. Para tanto, devem ser realizados métodos de detecção nas fezes das toxinas A e B do *C. difficile* e retoscopia com biópsia para a virose.[2]

Radiografias simples de abdome são obrigatórias no primeiro atendimento e, de acordo com a evolução, nos dias subsequentes, para controle de possível distensão do colo, que caracterizaria a complicação conhecida como megacolo tóxico. Colonoscopia ou enema opaco nessa situação estão contraindicados. Retoscopia é permitida para avaliação da intensidade da inflamação e obtenção de material para análise do CMV.

Manter a estabilidade hemodinâmica deve ser a primeira preocupação, com reposição sanguínea, se necessária. Se não houver infecção concomitante, inicia-se o tratamento com hidratação venosa, reposição de eletrólitos e corticosteroideterapia parenteral (metilprednisolona 1 mg/kg/dia ou hidrocortisona 300 mg/dia *em* bólus). O uso de antibióticos pode ficar na dependência do grau de toxemia, na presença de febre e dos resultados da investigação complementar, mas é uma conduta considerada de segurança. Ciprofloxacina (1 g/dia) e o metronidazol (500 mg 3x/dia) são os antimicrobianos mais utilizados, sempre por via venosa, já que, em quadros graves, se prefere deixar o paciente em jejum, pelo menos até ele demonstrar melhora da sua condição clínica geral e intestinal.

Após 3 dias de corticosteroide EV, alguma resposta é esperada, como diminuição do sangramento, do número de evacuações e melhora da toxemia. Se nenhum desses parâmetros for atingido, o tratamento pode ser mantido por mais 2 dias, tempo para planejar outro esquema terapêutico. Nesse sentido, recomenda-se iniciar nova investigação laboratorial, prevendo a possível necessidade do uso de inibidores da calcineurina ou imunobiológico, pelas dosagens de creatinina (Cr), colesterol, radiografia torácica, PPD, sorologia para hepatite B e avaliação de função cardíaca.[3]

Com 5 a 7 dias de tratamento sem resposta, abrem-se três opções terapêuticas: ciclosporina, infliximabe e cirurgia. A ciclosporina A (CsA), na dose de 4 mg/kg/dia, em infusão contínua, consegue remover o paciente do quadro grave em aproximadamente 66% dos casos, porém pode apresentar efeitos colaterais significativos, como hipertensão arterial, IR ou convulsões. Ciclosporinemias de repetição são obrigatórias para avaliação do nível sérico da medicação, a ser mantido acima de 200 ng/mL. A melhora é esperada em até 5 dias. Na passagem da CsA para VO, sua dose deve ser ajustada para manter nível um terapêutico adequado, em geral, o dobro daquela que foi utilizada pela via venosa, mas se sabe que, em torno de 3 meses, sua eficácia diminuirá. Por esse motivo, antes da alta hospitalar, deve-se associar outro imunossupressor (azatioprina, 2-2,5 mg/kg, ou 6-mercaptopurina, 1,5 mg/kg, ambas VO), medicações cujo pico de ação deverá coincidir com o início da redução do efeito da ciclosporina.

Outra opção de tratamento é o infliximabe. Esse anticorpo monoclonal (anti-TNF) tem ação rápida e consegue evitar colectomia em aproximadamente dois terços dos pacientes. A dose é a mesma que em pacientes em tratamento ambulatorial, de 5 mg/kg em infusão venosa em 2 horas, nas semanas 0, 2 e 6, e, a seguir, se não houver perda de resposta, manutenção a cada 8 semanas. Essa medicação não deve ser utilizada em pacientes com tuberculose, mesmo na sua forma latente, com sorologia para hepatite B reagente ou com IC, tendo como principais efeitos colaterais a reação alérgica durante a infusão e infecções secundárias.[3]

ATENÇÃO!

A escolha entre ciclosporina e Infliximabe deve basear-se na preferência e na experiência do médico que conduz o caso, pois os resultados se mostraram semelhantes nos trabalhos publicados.

A cirurgia é a alternativa para a não resposta ao tratamento clínico, devendo ser considerada o mais precocemente possível, por ser um procedimento de maior risco quando o paciente apresenta outras complicações.[4]

MEGACOLO TÓXICO

Outra complicação aguda que pode seguir o quadro de atividade grave ou fulminante da RCU é o megacolo tóxico. Há uma diminuição abrupta da motilidade cólica, com consequente dilatação e toxemia por translocação bacteriana, pelas úlceras, perda líquida, de eletrólitos, albumina e iminência de choque séptico. Fatores relacionados à doença não podem servir como desencadeantes: realização de enema ou colonoscopia, parada abrupta de corticosteroide, administração de narcóticos, anticolinérgicos ou antidiarreicos e infecções associadas, como a colite *por Clostridium difficile* ou por CMV.

Os sinais descritos para a colite grave, acrescidos de nítida distensão abdominal e com ruídos metálicos ou até ausentes, são verificados. O quadro toxêmico é mais evidente, assim como as repercussões sistêmicas: desidratação, taquicardia, alterações respiratórias, hipotensão ou choque e confusão mental, em razão do distúrbio metabólico que o acompanha.

A radiografia simples do abdome constitui o melhor método diagnóstico, com o achado de dilatação do colo transverso maior ou igual a 6 cm. Valores limítrofes devem ser avaliados nos dias seguintes, para otimizar a conduta clínica ou indicação de tratamento cirúrgico.[4]

O tratamento desta condição deve ser vigoroso e rápido, inicialmente medicamentoso e por no máximo 72 horas, podendo-se decidir pela cirurgia mesmo antes de completar esse período, na dependência do estado do paciente. Hidratação, correção de eletrólitos e antibioticoterapia de largo espectro são sempre recomendados. Jejum oral, SNG aberta, associados a corticosteroide por via parenteral, ciclosporina ou infliximabe são alternativas, da mesma forma como indicados, porém com maior rapidez de escolha. A não melhora em 48 a 72 horas é indicativa da colectomia; havendo regressão parcial da dilatação, acompanha-se sua evolução. Se, em algum momento, suspeitar-se de perfuração, ou houver dilatação progressiva do colo (> 10 cm), ou, ainda, sangramento importante, a cirurgia deve ser imediata.[5]

■ DOENÇA DE CROHN

As complicações da doença de Crohn, que levam a situações que necessitam de atendimento de urgência, dependem da localização anatômica das lesões e da forma de apresentação do processo inflamatório: penetrante (fistulizante), estenosante e não penetrante, não estenosante (inflamatória).

HEMORRAGIA

O sangramento intestinal agudo na doença de Crohn, que leva o paciente para atendimento de urgência, na prática clínica, tem preferência para sua localização colônica, comportamento que se assemelha, portanto, àquele observado na RCU.

Métodos diagnósticos são idênticos aos descritos para a RCU, no caso da doença de Crohn colônica. Na dependência do local do sangramento, doença localizada no intestino delgado que não vier a ser identificado pela colonoscopia, a angiografia e a enteroscopia intraoperatória terão a responsabilidade de reconhecê-lo.

ATENÇÃO!

A conduta terapêutica será definida de acordo com a área da hemorragia, desde a tentativa de cauterização endoscópica, até cirurgia.

MEGACOLO TÓXICO

A doença de Crohn, mesmo de localização colônica, está menos sujeita a esta complicação em razão das características deste processo inflamatório, em que o comprometimento crônico das camadas mais profundas da parede doente lhe confere uma "proteção" fibrótica, condição que dificulta a invasão bacteriana, responsável pela dilatação aguda do megacolo tóxico. Também nesta situação, os procedimentos diagnósticos e do tratamento não diferem dos recomendados para a RCU.[3]

ESTENOSES

São mais comuns na doença de Crohn, particularmente quando a inflamação compromete o intestino delgado. O colo também poderá ser sede desta complicação, e ambas as situações são passíveis de atendimento de urgência pelo quadro clínico de suboclusão intestinal. Elas representam uma das mais graves complicações da doença de Crohn, por pressuporem indicação de ressecção cirúrgica de segmentos intestinais e, como consequência, um novo desenho anatômico do canal alimentar, na maioria das vezes com perda do seu estado fisiológico. Elas tanto se originam em alças íntegras como em anastomoses pós-ressecção, podendo variar quanto ao número de segmentos estenóticos.

A prática clínica demonstra que o tratamento do tipo inicialmente inflamatório nem sempre previne sua progressão para uma cicatriz fibrosa, a qual se torna a mais frequente das indicações de cirurgias de ressecção na doença de Crohn. De qualquer forma, alguns estudos concluem que a prescrição precoce de medicamentos imunomoduladores tem o potencial de alterar o curso da doença.[4]

Dor abdominal recorrente é a queixa predominante, que se associará, nos episódios agudos, com distensão e diminuição na frequência das evacuações, para as estenoses ileocólicas ou com vômitos de estase na hipótese de obstrução alta, jejunoileal.

A radiografia simples de abdome é bastante esclarecedora nesses casos, pelo encontro de alças distendidas e níveis hidroaéreos em quantidade anormal, assim como da presença de pneumoperitônio, no caso de perfuração. Enterorressonância magnética ou por tomografia são opções de procedimentos de imagem recomendados, por acrescentarem a informação da existência do componente inflamatório agudo a participar da área estenótica e sua diferenciação com a fibrose estabelecida. Evidentemente, o laboratório é fundamental para as necessárias correções da hidratação e do estado metabólico. Provas de atividade inflamatória, alteradas em particular à dosagem da proteína C-reativa, corroboram a participação da inflamação aguda na lesão obstrutiva.

Deve-se manter o paciente hospitalizado, em jejum oral, com SNG aberta e reposição hidreletrolítica parenteral. Antibioticoterapia, por meio da ciprofloxacina e do metronidazol, se impõe pela possibilidade de translocação bacteriana, que ocorre secundariamente à estase do conteúdo entérico. Na evidência de sinais radiográficos de inflamação aguda contribuindo para a suboclusão, o emprego de anti-inflamatórios de ação rápida, caso dos corticosteroides ou medicações anti-TNF, é uma medida para o alívio da passagem da área estenosada, por redução do edema de fase aguda, que ocorre nestas situações (mesmas doses descritas para RCU, acrescentando-se aqui o outro imunobiológico disponível para doença de Crohn, o adalimumabe, na dose de 160 mg na semana zero, 80 mg na semana 2 e a partir daí 40 mg a cada 2 semanas por via SC).

ATENÇÃO!

Por melhor que seja a resposta a essas condutas, o paciente deverá ser referenciado ao cirurgião para o tratamento definitivo da(s) estenose(s), de forma eletiva, em condições clínicas mais favoráveis.

Dilatação do estreitamento por balão hidrostático, via colonoscopia, também pode apresentar bom resultado, principalmente em estenoses curtas (até 5 cm) e em estenoses pós-cirúrgicas.[6]

FÍSTULAS

Fístulas são complicações da doença de Crohn que acometem um grande número de pacientes durante sua evolução. Elas têm evolução clínica variável, dependente de sua localização e complexidade. São classificadas como internas, quando se comunicam com órgãos vizinhos, entre alças intestinais, as mais comuns, as do delgado e colo para bexiga, útero, vagina, as mais difíceis de fechamento com tratamento medicamentoso; como externas, que representam a maioria, quando seu trajeto se abre na pele, como as entero e colocutâneas ou peroistomais, ou ainda na região perianal.

As externas se tornam atendimento urgente na formação de abscessos, o que ocorre praticamente só na fístula perianal. Em relação às internas, se comunicadas entre vísceras ocas, é mais difícil a possibilidade para criar coleções que possam se infectar. São exceção a este comportamento as fístulas com a bexiga, que podem ser acompanhadas de queixas como pneumatúria e/ou fecalúria ou, ainda, infecções urinárias de repetição e as que se comunicam com o útero, vagina ou genitais externos reconhecidas pela eliminação de material fecaloide por essa via, ou formando abscessos nos grandes lábios.

Algumas fístulas enterais ou cólicas não se exteriorizam e podem terminar em fundo cego, levando à formação de abscesso fechado intracavitário, abdominal ou pélvico, entre alças. Dor na área da coleção e febre são os sintomas de fístulas infectadas de qualquer localização.

Métodos de imagem são os procedimentos diagnósticos complementares mais precisos para definir este tipo de lesão, permitindo avaliar o trajeto, o calibre, as ramificações e as relações da fístula com outras estruturas: US endoscópica, RNM ou TC do abdome e da pelve fornecem as informações necessárias, a fim de não retardar a decisão do tipo de terapêutica mais apropriada para resolução desta complicação. Naquelas da região perianal, o exame proctológico sob sedação é sempre indicado, para melhor análise das estruturas envolvidas no processo, até da sua funcionalidade, auxiliando também na escolha da conduta terapêutica mais adequada.[6]

A presença de abscessos pressupõe, como tratamento imediato, sua drenagem cirúrgica e coleta de material para análise bacteriológica e antibiograma. Colocação de sedenhos, se necessário, e tratamento medicamentoso, além dos antibióticos, envolvem imunossupressores e biológicos, nas mesmas vias e doses já referidas. Os de localização intracavitária, se acessíveis, podem ser drenados pela via percutânea, através de punção guiada por exame de imagem. Os da região perianal e perineal serão tratados com cirurgia local.

Essas manobras devem ser complementadas pelo tratamento com antibióticos por tempo prolongado, de preferência ciproflaxacina e metronidazol. A indicação de laparotomia ou videolaparoscopia ficará reservada para a presença de abscessos múltiplos ou que não tenham respondido ao tratamento conservador.

O tratamento clínico, associado com imunossupressores e imunobiológicos, deve sempre ser indicado para complementação terapêutica, nas mesmas doses já referidas, assim que o processo infeccioso estiver controlado.

PERFURAÇÃO

É um evento pouco frequente, que pode ocorrer em ambas as doenças. Na RCU, esta complicação geralmente se origina na presença de megacolo tóxico. Na doença de Crohn, em razão das úlceras serem profundas, elas podem alcançar e serosa e perfurarem o segmento doente, abrindo-se livremente no peritônio, desde que não haja bloqueio pelas estruturas vizinhas.

ATENÇÃO!

É preciso mencionar, embora raras, as perfurações ocasionadas durante colonoscopia, pelo próprio equipamento ou durante manobras de dilatação de estenoses.

Dor abdominal contínua, desaparecimento da macicez hepática, musculatura abdominal contraída e descompressão dolorosa. Microperfurações poderão ter um comportamento sintomático diferente, dificultando o diagnóstico clínico.

Nas perfurações colônicas, a radiografia simples do abdome identifica a presença de ar extraluminal com facilidade. A TC é considerada o procedimento de maior acurácia nesta complicação, pois não só tem maior poder de confirmação do pneumoperitônio, como também diagnostica o segmento onde ela se origina.

A indicação de tratamento operatório para as perfurações dessas doenças é a única conduta. A ressecção do segmento perfurado é a regra. Caberá ao cirurgião decidir pelas condições intra-abdominais, se a recomposição do trânsito intestinal puder ser executada no mesmo tempo cirúrgico, ou pelas ostomias de segurança, que deverão postergá-la para uma segunda etapa.

URGÊNCIAS EXTRAINTESTINAIS

Vasculares. O risco natural para TEV que acompanha os pacientes com DII aumenta muito durante as fases de atividade inflamatória, especialmente nas suas formas graves, com incidência variável de 1 a 6% dos pacientes, podendo chegar a 39% em estudos feitos em necropsia. O diagnóstico dependerá da localização da trombose ou, indiretamente, da embolia que provoca. Na investigação complementar, estão indicados todos os procedimentos habitualmente utilizados para o diagnóstico desta complicação em outras doenças: dosagem sanguínea do D-Dímero, US com doppler da área suspeita, angiotomografia ou angiorressonância.

O tratamento segue o mesmo protocolo de anticoagulação de qualquer paciente, mesmo sem doença intestinal, não havendo contraindicação, inclusive naqueles com sangramento ativo pelo processo inflamatório. Ao gastrenterologista cabe reconhecer precocemente este tipo de complicação, preveni-la com doses profiláticas de anticoagulante, principalmente em pacientes graves que ficarão hospitalizados e acamados por muito tempo e solicitar acompanhamento por cirurgião vascular.[5,6]

Hepatobiliares. Uma parcela de pacientes com DII, especialmente aqueles com RCU, associam uma doença hepatobiliar representada pela colangite esclerosante. A estase da bile, nos ductos intra e extra-hepáticos, promovida pelo seu estreitamento favorece a infecção e a formação de cálculos. A colangite aguda se manifesta clinicamente, com icterícia, podendo acompanhar dor abdominal no quadrante superior direito, febre e calafrios. Laboratorialmente, observa-se aumento nas taxas das bilirrubinas e das enzimas colestáticas, assim como das hepatocelulares. Obrigatoriamente o diagnóstico deve ser confirmado pela colangiografia por RM, para avaliação dos níveis anatômicos de obstrução biliar. Se ela se localizar nos canais extra-hepáticos, necessita ser abordada por colangiografia endoscópica, para remoção de cálculo, se houver, ou no caso de estenose do hepatocolédoco, manobra de dilatação, se possível.

ATENÇÃO!

Antibióticos sistêmicos de largo espectro, inclusive para anaeróbios, fazem parte do tratamento, havendo ou não intervenção endoscópica ao sistema biliar.

Infecciosas. Infecções virais, bacterianas, parasitarias ou fúngicas, além das citadas por *Clostridium* e CMV, são urgências inerentes aos indivíduos comprometidos nas suas defesas imunológicas, inatas ou adquiridas. Agentes do vírus da varicela-zóster (VVZ), vírus herpes simples (HSV), mononucleose, tuberculose, da criptosporidiose, entre outros, promovem manifestação clínica específica, na maioria das vezes sugestiva do local e do tipo da infecção, permitindo investigação e tratamento direcionados. Especial atenção deve ser dada à tuberculose, mesmo na ausência de antecedentes, com radiografia torácica prévia normal e intradermo reação (PPD) negativa.[7]

REVISÃO

- A crise de atividade inflamatória pode se exteriorizar por sangramento agudo significativo, resultando em uma das complicações evolutivas intestinais mais importantes, conhecida como colite grave ou fulminante, necessitando atendimento médico imediato, de preferência multidisciplinar.
- É preciso ressaltar que apresentações graves da RCU podem não ser devidas, obrigatoriamente, à reativação inflamatória, mas decorrentes de processos infecciosos, cuja incidência, comprovadamente, é maior nesses pacientes.
- A cirurgia é a alternativa para a não resposta ao tratamento clínico medicamentoso, devendo ser considerada o mais precocemente possível, por ser um procedimento de maior risco quando o paciente apresenta outras complicações.
- Evidentemente, o laboratório é fundamental para as necessárias correções da hidratação e do estado metabólico. Provas de atividade inflamatória, alteradas em particular à dosagem da proteína C-reativa, corroboram a participação da inflamação aguda na lesão obstrutiva.

REFERÊNCIAS

1. Peyrin-Biroulet L, Panés J, Sandborn WJ, Vermeire S, Danese S, Feagan BG, et al. Defining disease severity in inflammatory bowel diseases: current and future directions. Clin Gastroenterol Hepatol. 2016;14(3):348-354.e17.
2. Berg AM, Kelly CP, Farraye FA. Clostridium difficile infection in the inflammatory bowel disease patient. Inflamm Bowel Dis. 2013;19(1):194-204.
3. Kedia S, Ahuja V, Tandon R. Management of acute severe ulcerative colitis. World J Gastrointest Pathophysiol. 2014;5(4):579-88.
4. Ferrer Márquez M, Hernández Martínez Á, Reina Duarte Á, Rosado Cobián R. Current status of the treatment of fulminant colitis. Cir Esp. 2015;93(5): 276-82.
5. Laharie D, Bourreille A, Branche J, Allez M, Bouhnik Y, Filippi J, et al. Ciclosporin versus infliximab in patients with severe ulcerative colitis refractory to intravenous steroids: a parallel, open-label randomised controlled trial. Lancet. 2012;380(9857):1909-15.
6. Solina G, Mandalà S, La Barbera C, Mandalà V. Current management of intestinal bowel disease: the role of surgery. Updates Surg. 2016;68(1):13-23.
7. Chebli JM, Gaburri PD, Chebli LA, da Rocha Ribeiro TC, Pinto AL, Ambrogini Júnior O, et al. A guide to prepare patients with inflammatory bowel diseases for anti-TNF-α therapy. Med Sci Monit. 2014;20:487-98.

17 INSUFICIÊNCIA HEPÁTICA AGUDA

MARIO KONDO

TARSILA C. R. RIBEIRO

CAROLINA FRADE MAGALHÃES GIRARDIN PIMENTEL

A IHA ou IHF é uma condição rara (ocorrendo em uma proporção inferior a 1:10 milhões de indivíduos/ano) que acomete geralmente indivíduos jovens (25 a 35 anos), previamente hígidos e com alta taxa de mortalidade. A melhor compreensão dessa síndrome multissistêmica, o tratamento clínico agressivo, o avanço nas técnicas terapêuticas, a criação de centros especializados e o advento do transplante hepático aumentaram a taxa de sobrevida em até 85%. Os indivíduos que sobrevivem voltam a ter estrutura e função hepáticas normais.

Trey e Davidson[1], em 1970, definiram a falência hepática como o surgimento de encefalopatia hepática em até 8 semanas do início dos sintomas associada à disfunção hepatocelular. Atualmente, a definição amplia para o surgimento de coagulopatia e encefalopatia para até 26 semanas após o início da icterícia. Várias são as tentativas de tornar seu diagnóstico mais rápido e preciso, e algumas classificações foram descritas para facilitar o reconhecimento da síndrome (Quadro 17.1).[2,3]

QUADRO 17.1 ■ Definições de insuficiência hepática aguda baseada no tempo entre surgimento da icterícia e instalação da encefalopatia

AUTORES	CLASSIFICAÇÕES	TEMPO (SEMANAS)
Bernuau e colaboradores[2] (Paris)	Fulminante	2
	Subfulminante	2-12
	Hiperaguda	1
O'Grady e colaboradores[3] (Londres)	Aguda	1-4
	Subaguda	5-12

■ AVALIAÇÃO INICIAL E PROGNÓSTICO

Todos os pacientes com quadro de hepatite aguda devem ter o TP medido e a observação cuidadosa de alterações neurológicas. Caso haja INR ≥ 1,5 e alteração do sensório, o diagnóstico de IHA está estabelecido, e a internação, preferencialmente em UTI, deve ser providenciada. Se o paciente estiver fora de um centro de transplante hepático, uma vez feito o diagnóstico, ele deve ser prontamente transferido para um serviço com esta capacidade terapêutica (em especial, na vigência de encefalopatia maior ou igual a II), já que caso a evolução seja desfavorável, o transporte em situações de coagulopatia e HIC pode ser proibitivo.

A utilização do tempo entre o surgimento da encefalopatia e a identificação da icterícia, usada nas classificações de Bernuau e colaboradores[2] e O'Grady e colaboradores,[3] facilitou o diagnóstico, uma vez que a icterícia pode ser prontamente reconhecida por familiares ou pelo próprio paciente (Quadro 17.1).

ATENÇÃO!

O valor prognóstico do intervalo entre o surgimento da icterícia e a instalação da encefalopatia continua sendo alvo de discussão.

No entanto, acredita-se que esse intervalo seja inversamente proporcional ao prognóstico, ou seja, portadores da forma hiperaguda teriam uma maior sobrevida. Isso se explica pelo fato de que as formas hiperagudas são geralmente causadas por intoxicação por paracetamol e hepatite isquêmica, naturalmente de melhor prognóstico. A presença de edema cerebral é mais comum na forma aguda e hiperaguda. Ao contrário, nas formas subagudas, a presença de IR e hipertensão portal são mais frequentes.

A história clínica deve ser direcionada para possíveis fatores de risco, sendo os mais comuns as infecções virais, as exposições a medicamentos ou a outras toxinas (Quadro 17.2). O exame físico deve buscar estigmas de doença hepática crônica e avaliar o estado neurológico. Achados referentes à consistência e ao tamanho do fígado são muitas vezes inespecíficos.

Os exames laboratoriais de rotina a serem solicitados são apresentados no Quadro 17.3. A biópsia hepática, quando indicada, deve ser realizada por via transjugular (para minimizar os riscos de sangramento relacionados ao procedimento). Seu uso pode ser útil na exclusão de quadros neoplásicos associados (metástases e linfoma).

A utilização da dosagem de amônia sérica de rotina é um tópico ainda controverso. Mas há indícios de que sua concentração possa estar liga-

QUADRO 17.2 ■ Causas de insuficiência hepática aguda

INFECÇÕES VIRAIS
Vírus hepatotrópicos: vírus da hepatite A, B, D e E Outros vírus: CMV, EBV, HSV, VVZ, adenovírus, vírus da febre hemorrágica
MEDICAMENTOS E OUTRAS TOXINAS
Dose-dependente (hospedeiro-independente): paracetamol, tetracloreto de carbono, *Amanita phalloides*, toxina do *Bacillus cereus*, AINH, sulfonamidas, tetraciclina e outros antimicrobianos, *ecstasy*, remédios à base de ervas. Idiossincrásico (hospedeiro dependente): halotano, isoniazida, rifampicina, ácido valproico, dissulfiram.
CARDIOVASCULARES
IC direita, síndrome de Budd-Chiari, doença veno-oclusiva.
METABÓLICAS
Esteatose hepática aguda da gravidez, doença de Wilson, síndrome de Reye, galactosemia, intolerância hereditária à frutose, tirosinemia.
MISCELÂNEA
Infiltração hepática maligna (metástases ou linfoma), hepatite autoimune.
CRIPTOGÊNICA

HSV, vírus herpes simples.

QUADRO 17.3 ■ Avaliação laboratorial na insuficiência hepática aguda

ANÁLISE LABORATORIAL INICIAL
INR /TP
Bioquímica: Na, K, Cl, Cai, Mg, P, Glicose, Bicarbonato AST, ALT, Fosfatase alcalina, GGT, Bilirrubinas, Cr, Ureia, Albumina
GA
Lactato arterial
Hemograma
Tipagem sanguínea e Rh
Dosagem de paracetamol
Exames toxicológicos
Sorologias para hepatites virais: Anti-HAV IgM, HBsAg, Anti-HBc IgM, Anti-HEV (se suspeita), Anti-HCV, HCV-RNA (não como causa direta da IHA), HSV-IgM, VVZr
Ceruloplasmina
Teste de gravidez

Dosagem de amônia
Marcadores de autoimunidade: Antimitocôndria, Antimúsculo liso, Igs
HIV-1, HIV-2
Amilase e lipase

HCV, vírus da hepatite C; HAV, vírus da hepatite A; HEV, vírus da hepatite E; GA: gasometria arterial.

da ao surgimento de HIC, principalmente em níveis superiores a 150-200 µmol/L.

O prognóstico dos pacientes com IHA nem sempre pode ser previsto adequadamente, mas parece estar intimamente relacionado à etiologia da IHA, que deve ser buscada e, sempre que possível, tratada. De forma geral, as variáveis mais relacionadas a esta recuperação são: TP, idade e causa da IHA. Essas variáveis fazem parte dos Critérios de Prognóstico do King`s College, os mais utilizados na prática clínica para definição de IHA e indicação de transplante, apresentado no Quadro 17.4. Tal critério apresenta baixo VPN, o que o torna o melhor método para detecção de pacientes com pior prognóstico, em vez de predizer uma boa evolução.

O Critério de Clichy, desenvolvido em uma coorte francesa de pacientes com hepatite B aguda, utiliza o nível de Fator V, < 20% em menores de 30 anos, e fator V < 30% em maiores que 30 anos, em qualquer paciente com encefalopatia grau III ou IV, e prediz mortalidade com VPP de 82% e VPN de 98% (Quadro 17.5).[2]

QUADRO 17.4 ■ Critérios prognósticos do King's College

INTOXICAÇÃO POR PARACETAMOL	IHA NÃO RELACIONADA AO PARACETAMOL
pH < 7,3 – independente do grau de encefalopatia	TP > 100 s (INR > 6,5) – independente do grau de encefalopatia
Ou todos os critérios a seguir: – Encefalopatia grau III e IV – TP > 100 s (INR > 6,5) – CrS > 3,4 mg/dL	*Ou todos os critérios abaixo*: – Idade < 10 a ou > 40 anos – Etiologia: hepatite não-A, não-B, reação idiossincrássica por halotano, Doença de Wilson – Intervalo icterícia-encefalopatia > 7 dia – TP > 50 s (INR > 3,5) – Bilirrubina > 17,5 mg/dL

QUADRO 17.5 ■ Critérios prognósticos de Clichy

ENCEFALOPATIA HEPÁTICA:
Nível de Favor V < 20% em pacientes com < 30 anos
Nível de Fator V < 30% em pacientes com ≥ 30 anos

Fonte: Bernuau e colaboradores.[2]

A probabilidade de recuperação da função hepática é inversamente proporcional ao grau de encefalopatia (65 a 70%, nos graus I e II, e < 20%, no grau IV). Outras variáveis podem predizer a probabilidade de recuperação, mas seu papel ainda não está bem definido, entre elas: bilirrubinas, pH arterial, resposta inflamatória sistêmica, baixos níveis de fosfato sérico, níveis de amônia (> 150- 200 µmol/L estariam relacionados à herniação cerebral), altos níveis de α-fetoproteína (marcador indireto de regeneração).

ATENÇÃO!

Valores aumentados de forma sustentada de lactato sérico, após correção do distúrbio circulatório, parecem ser úteis para a identificação de pacientes candidatos ao transplante hepático.

■ ETIOLOGIA

A etiologia está diretamente relacionada à localização geográfica. No Brasil, apesar de não existirem dados estatísticos precisos, as etiologias viral e medicamentosa correspondem a cerca de 60% dos casos de IHA, embora em 25 a 30% dos pacientes, o diagnóstico etiológico não possa ser determinado.

Diversos vírus, hepatotrópicos ou não, podem estar relacionados ao desenvolvimento de IHA. A hepatite A, embora seja a causa mais comum de hepatite aguda, raramente evolui para IHA (0,35% dos casos). O vírus B é provavelmente o mais relacionado com casos de hepatite fulminante (1% dos casos agudos). Pode ocorrer no contexto de infecção aguda ou reativação em portadores submetidos à imunossupressão (quimioterapia, HIV ou pós-transplante). Por isso, nesses pacientes, a profilaxia com análogos nuclos(t)ídeos é recomendada. O vírus da hepatite delta é restrito a áreas endêmicas da Amazônia e ocorre comumente em situações de coinfecção ou superinfecção pelo vírus B. A hepatite E é mais relacionada, na sua forma grave, a mulheres infectadas durante a gestação, apresentando taxa de mortalidade de 10 a 15%. O vírus da hepatite C tem sido vinculado à IHA apenas em relatos de casos e geralmente associado a outras infecções virais.

A infecção sistêmica por outros vírus (não hepatotrópicos) pode ainda levar à IHA. São eles: EBV, vírus herpes simples, CMV, vírus da febre hemorrágica e vírus da dengue.

O vírus da dengue pode apresentar uma série de manifestações gastrintestinais, sendo que o aumento leve a moderado das aminotransferases é um achado frequente. No entanto, o aumento significativo (acima de 10 vezes o limite superior da normalidade) tem sido relatado, assim como a ocorrência de IHA. Sua incidência é mais frequente em crianças abaixo de 12 anos, com taxa de mortalidade de cerca de 50%. Em adultos, o prognóstico parece ser mais favorável. A patogênese da IHA nos casos de dengue ainda não está definida, acreditando-se ser multifatorial (efeito direto do vírus, resposta imune alterada, hipóxia e hepatotoxicidade das medicações utilizadas).

ATENÇÃO!

Com o aumento na incidência dos casos de dengue nos últimos anos, o médico deve estar atento para possíveis sinais de IHA em pacientes portadores de dengue, principalmente nas formas graves da doença.

A IHA por medicamentos pode ocorrer de forma previsível (dose-dependente e hospedeiro-independente) ou não (idiossincrásica e hospedeiro-dependente) (Quadro 17.6). A forma idiossincrásica tem sido identificada como a mais comum. Medicações usadas há mais de 1 ou 2 anos menos provavelmente são responsáveis. Aquelas com menos de 6 meses de utilização devem ser sempre suspeitas. O questionamento dirigido para medicamentos é essencial na suspeita de IHA. Perguntas relacionadas a agentes anorexígenos, formulações com ervas e suplementos alimentares devem fazer parte da anamnese. As medicações mais relacionadas são agentes antibióticos, anti-inflamatórios e anticonvulsivantes (Quadro 17.2). O exemplo mais conhecido de reação dose-dependente é a IHA causada pelo uso de paracetamol (acetaminofeno), muito prevalente em países como Inglaterra e Estados Unidos (tentativa de autoextermínio). O paracetamol é um potente analgésico, amplamente usado, que requer um consumo de 150 mg/kg (cerca de 10 g/dia) para o surgimento de lesões hepáticas significativas em indivíduos saudáveis. Algumas condições podem predispor à toxicidade com doses menores desse fármaco, como o alcoolismo crônico, a desnutrição e o uso concomitante de indutores do sistema P-450 (anticonvulsivantes), em que doses de até 4 g/dia podem estar relacionadas à falência hepática.

A intoxicação por cogumelos "venenosos" (*Amanita phalloides*) também tem sido relatada como agente etiológico da IHA, principalmente em países de clima temperado. O quadro clínico inicia-se cerca de 6 a 10 horas após sua ingestão e pode manifestar-se com diarreia aguda, náusea, vômitos e dor abdominal em cólica. O acometimento hepático, no entanto, poderá surgir após 3 a 4 dias do início do quadro gastrintestinal. A utilização de medicações com potencial de interromper a captação hepática das amantoxinas deve ser realizada idealmente dentro das primeiras 24 horas, embora ainda possa ser usada em casos que procurem mais tardiamente o atendimento médico. Entre essas medicações, estão carvão ativado, silibina, 20 a 40 mg/kg/dia, venoso ou oral, por 3 a 4 dias, ou, na sua ausência, doses altas de penicilina G (300.000-1.000.000 UI/kg/dia).

QUADRO 17.6 ■ Principais medicações e ervas associadas à insuficiência hepática fulminante

IDIOSSINCRÁSICAS		DOSE-DEPENDENTE	ERVAS
Isoniazida	Isoflurano	Paracetamol	Kava-kava
Sulfonamida	Lisinopril	Tetracloreto de carbono	Confrei
Fenitoína	Ácido nicotínico	*Bacillus cereus*	Germander
Estatinas	Imipramina	AINE	Chaparral
Propiltiouracil	Gemtuzumab	Sulfonamidas	Jin Bu Huan
Halotano	Anfetamina	Tetraciclina	*Senecio*
Dissulfiram	Ecstasy		Ma Huang
Acido valproico	Etoposídeo		He shon hu
Amiodarona	Flutamida		Herbalife®
Dapsona	Tolcapone		
Didanosina	Efavirenz		
Metformina	Alopurinol		
Troglitazona	Cetoconazol		
Diclofenaco	Ofloxacino		
	Metildopa		

A doença de Wilson, doença metabólica causada pela deficiência no metabolismo do cobre, é responsável por cerca de 2 a 3% na estatística americana de IHA e acomete principalmente indivíduos jovens entre 15 e 20 anos. Sua identificação rápida é essencial, já que a forma fulminante é fatal na maioria dos casos quando o transplante não é realizado. Caracteriza-se por hiperbilirrubinemia associada à anemia hemolítica (Coombs negativo), podendo a fração indireta estar anormalmente mais elevada devido à hemólise, a fosfatase alcalina pode estar muito reduzida. A presença do Anel de Kayser-Fleisher pode ocorrer em até 50% dos casos. O diagnóstico é feito principalmente pela excreção urinária do cobre, pelo cobre sérico livre ou pela medida do cobre no tecido hepático. A dosagem sérica de ceruloplasmina não é um bom marcador diagnóstico, podendo estar diminuída em qualquer etiologia de IHA pelo comprometimento da síntese hepática (50% dos casos). O comprometimento renal frequentemente está presente, muitas vezes associados ao dano tubular secundário à excreção excessiva de cobre.

ATENÇÃO!

Alguns pacientes que desenvolvem IHA podem ser portadores crônicos de hepatite autoimune sem diagnóstico prévio, principalmente mulheres jovens.

A isquemia hepática aguda pode ser secundária a quadros de hipoperfusão grave (pós-parada cardíaca, IC descompensada, grandes queimados, choque hipovolêmico ou hemorrágico) ou uso de drogas, como cocaína e anfetaminas. Apresenta-se com elevação importante das transaminases e caracteriza-se por rápida resolução com a melhora da hemodinâmica. Muitos desses pacientes apresentam cardiopatia de base, e a evolução em longo prazo muitas vezes é desfavorável.

A esteatose hepática aguda da gravidez ocorre em torno de 0,008% das gestações, principalmente no terceiro trimestre, e associa-se à pré-eclâmpsia em metade dos casos.

Outras causas relacionadas ao desenvolvimento de IHA são a síndrome de Budd-Chiari com trombose aguda, dor abdominal, ascite e hepatomegalia. Infiltração maligna, principalmente pelas neoplasias de mama, carcinomas de pequenas células pulmonares, linfoma, melanoma e mieloma. Nessas situações, o transplante não é uma opção, e a biópsia hepática tem um papel fundamental no diagnóstico.

Em cerca de 30% dos casos de IHA, a etiologia não pode ser identificada, sendo dita criptogênica. Acredita-se que esses casos estejam associados a vírus (p. ex.: as mutações pré-core e pré-S da hepatite B), hepatite autoimune com autoanticorpos negativos (30% dos casos) e uso de medicações não conhecidas. Nessa situação, a utilização da biópsia transjugular pode fornecer informações importantes para o início do tratamento ou contraindicação ao transplante hepático.

■ QUADRO CLÍNICO

As manifestações iniciais da IHA são inespecíficas e assemelham-se às de qualquer hepatite aguda. Habitualmente há astenia, dor abdominal, náuseas e vômitos. O prurido, quando presente, está mais associado à etiologia medicamentosa. Na fase inicial da doença, a persistência por mais de 2 dias de febre, anorexia e vômitos pode associar-se à má evolução.

O aparecimento da icterícia é súbito, como nas formas benignas de hepatite. No início do quadro, o fígado é aumentado e doloroso e, com a evolução da doença, pode haver diminuição progressiva do seu tamanho por necrose hepática maciça.

Alguns pacientes podem apresentar uma evolução mais insidiosa, com desenvolvimento de encefalopatia graus I e II, sem edema cerebral. Esta apresentação está associada à icterícia mais acentuada, IR e coagulopatia. Esses pacientes apresentam pior prognóstico do que aqueles com a forma hiperaguda, e o transplante hepático é o único tratamento efetivo.

Laboratorialmente, observa-se elevação nas aminotransferases em níveis superiores a 40 vezes o normal. Durante a evolução, ocorre queda brusca dessas enzimas (de até 60% em período de 12 a 72 horas), com predomínio da AST sobre a ALT, e tal queda não deve ser erroneamente interpretada como melhora do quadro. As bilirrubinas elevam-se continuamente, chegando a níveis de 30 mg/dL. A GGT e a fosfatase alcalina encontram-se moderadamente elevadas. Uma razão bilirrubina total/fosfatase alcalina > 2 é um indicador indireto, porém confiável, da doença de Wilson.

É de extrema importância atentar que a IHA é uma doença multissistêmica que acomete vários órgãos e sistemas como: rins, pulmões, medula óssea, sistema circulatório e sistema imunológico, predispondo tais pacientes às infecções e à instabilidade hemodinâmica (Quadro 17.7).

ACOMETIMENTO NEUROLÓGICO

A encefalopatia hepática é sinal característico da IHA, apresenta caráter progressivo na maioria dos casos e sua fisiopatologia ainda não está bem definida. Acredita-se que possa ser multifatorial: distúrbios osmóticos, perda da regulação de fluxo cerebral e ação de citocinas inflamatórias e infecção sistêmica.

A ocorrência de edema cerebral reduziu significativamente nas três últimas décadas e, em alguns centros, tem sido relatada em menos de 25% dos pacientes, mesmo na presença de encefalopatia hepática avançada. Sua presença está diretamente relacionada ao grau da encefalopatia, raramente vista nos graus I e II. Esta representa a principal complicação e causa de morte nesses pacientes. A perda da autorregulação vascular cerebral, o aumento da reatividade ao CO_2 (potente vasodilatador) e o aumento na concentração de amônia seriam, talvez, os principais responsáveis por essa complicação. A concentração de amônia em estudos experimentais foi correlacionada ao risco de herniação cerebral, sendo este mais frequente quando > 150 a 200 μmol/L e raramente ocorrendo quando se encontra < 75 μmol/L.

ATENÇÃO!

O diagnóstico clínico pode ser tardio, e o método de imagem de escolha é a RM, que apresenta alta sensibilidade e especificidade.

O desenvolvimento de HIC tem sido relatado em 10 a 20% dos pacientes. Pode ser consequente à sobrecarga de volume (tentativa de manter um volume circulante efetivo adequado) ou pelo aumento na PIC > 20 mmHg). A HIC pode complicar-se com isquemia (redução da pressão de perfusão cerebral) ou herniação do tronco cerebral (causa de morte em 30 a 50% dos casos). É importante lembrar que a ausência de correlação entre a HIC e sua expressão clínica (reflexo de Cushing, postura de rigidez de descerebração, perda de reflexos pupilares e desvio conjugado do olhar) torna, muitas vezes, necessária a monitoração invasiva da PIC como única forma de detecção. Métodos não invasivos para a monitoração da PIC, tais como o doppler transcraniano, a pupilometria, a saturação venosa do bulbo jugular e a tomografia computadorizada cerebral seriada ainda não foram validados na IHA. A tomografia computadorizada cerebral consegue identificar apenas 10% dos casos de edema cerebral, mas está indicada para diagnóstico de eventuais complicações de HIC (herniação de tronco), ou outras causas de comprometimento do SNC que levam o indivíduo ao coma (trauma craniano com fraturas ósseas, HIC). A indicação de monitoração invasiva de PIC está indicada em casos específicos e com maior potencial de gravidade. Sua monitoração torna-se importante diante da necessidade de identificar casos de HIC refratária ou queda mantida da PCC, que pode ser uma contraindicação à realização do transplante hepático.

ACOMETIMENTO HEMODINÂMICO

A instabilidade hemodinâmica encontrada com frequência nesse grupo de pacientes contribui diretamente para a hipoperfusão tecidual periférica, com lesão cerebral e de outros órgãos, principalmente os rins.

A liberação de citocinas inflamatórias e de inúmeros vasodilatadores, como o óxido nítrico, induz a vasodilatação esplâncnica e periférica, acarretando aumento do débito cardíaco (DC), redução da PAM, redução da resistência vascular periférica e instalação de uma circulação hipercinética. Há ainda redução da PVC e pressão capilar pulmonar, colocando o paciente em uma situação de hipovolemia relativa. Essa disfunção circulatória pode ser a causa de óbito em 70% dos casos.

O surgimento de arritmias cardíacas pode estar relacionado à hipoxemia, à hipotensão, à infecção e a distúrbios hidreletrolíticos, devendo ser identificados e corrigidos precocemente.

O alvo terapêutico nessa situação é manter a volemia adequada objetivando PPC entre 60 e 80 mmHg e PAM acima de 75 mmHg. A solução de escolha são cristaloides e, se necessário, vasopressores, como a norepinefrina podem ser administrados.

A ocorrência de insuficiência suprarrenal tem sido frequentemente relatada e pode ser uma causa de resposta inadequada aos vasopressores. Quando doses fisiológicas de hidrocortisona (200-300 mg/dia) são administradas, a resposta à norepinefrina é reestabelecida.

A elevação de troponina tem sido observada em 60 a 70% dos portadores de IHA e, provavelmente, está mais relacionada ao estresse sistêmico, e não à lesão miocárdica. Sua elevação está relacionada à necessidade de vasopressores e IR. No entanto, não apresenta significado prognóstico.

ACOMETIMENTO RENAL

A IR ocorre em 56 a 68% dos pacientes com IHA. Dois padrões distintos de lesão renal podem ocorrer. O primeiro é causado pela toxicidade direta do fator etiológico da IHA (p. ex.: paracetamol/ *Amanita* sp.), apresentando características de NTA. O segundo padrão ocorre nos casos graves de IHA e assemelha-se à síndrome hepatorrenal observada em pacientes cirróticos. Nesses casos, a IR ocorre em um momento mais tardio da doença e é secundária à importante vasodilatação sistêmica, à disfunção circulatória com DC inadequado e à intensa vasoconstrição arteriolar renal. Medicamentos nefrotóxicos (p. ex.: aminoglicosídeos, AINEs) e contrastes venosos devem ser evitados.

QUADRO 17.7 ■ Complicações e principais intervenções nos casos de insuficiência hepática aguda

SISTEMA	ESTRATÉGIAS TERAPÊUTICAS

Neurológico	▪ IOT precoce em pacientes com encefalopatia graus III e IV
	▪ Cabeceira elevada 20-30°
	▪ Monitoração invasiva de PIC em pacientes de alto risco de edema cerebral (cateter epidural)
	▪ Manter PPC $\geq$ 60 mmHg e PIC $\leq$ 20 mmHg
	▪ Evitar aumento da PIC: diminuir estímulos externos, aspiração orotraqueal repetida, febre.
	▪ Manter sedação contínua quando em VM – medicação de escolha propofol (diminuir metabolismo cerebral) ou baixas doses de fentanil
	▪ Anticonvulsivante: fenitoína – medicação de escolha. Casos refratários: Tiopental (cuidado com hipotensão)
	▪ Lactulose: pouco benefício clínico, quando usada, preferir via nasoentérica ou retal em pacientes com alteração do sensório (evitar broncoaspiração)
	▪ **Tratamento HIC**:
	  ▪ Cabeceira elevada a 30°
	  ▪ Sódio sérico: 145-155 mEq/L
	  ▪ Infusão contínua: SF hipertônica – NaCl 30% 5-20 mL/h; NaCl 3% 30-100 mL/h
	  ▪ Bólus intermitente: NaCl 30% (20 mL); NaCl 3% (200 mL)
	  ▪ Manitol: 0,5- 1g/kg nos casos de aumento de PIC. Evitar se osmolaridade plasmática > 320 mOsm/L ou *gap* osmótico > 20 mOsm/L
	  ▪ Hipotermia moderada (35° C)
	  ▪ Hiperventilação: intermitente com alvo de $PaCO_2$: 25-30 mmHg
	  ▪ Coma barbitúrico
	  ▪ Indometacina/Diclofenaco (cautela com disfunção renal)

Respiratório	▪ Proteção de vias aéreas com IOT de pacientes em encefalopatia III e IV ▪ Estratégias de VM (baixo volume corrente/evitar PEEP alta) ▪ $PaCO_2$: manter entre 25-30 mmHg (hipercapnia está associada à hiperemia cerebral)
Cardiovascular	▪ Excluir sepse e garantir enchimento intravascular adequado (cristaloides, coloides) ▪ Medidas não invasivas: manter PAM 80 mmHg ▪ Medida invasiva*: manter PPC $\geq$ 60 mmHg com uso de norepinefrina, se necessário ▪ PVC < 20 mmHg (elevações de PVC impedem retorno venoso cerebral). Manter normovolemia. ▪ Choque refratário – avaliar necessidade de hidrocortisona e troca plasmática (diminuição de citocinas inflamatórias) ▪ NAC na intoxicação por paracetamol – melhora hemodinâmica, oferta de O_2 e sobrevida ▪ Prostaciclinas – podem melhorar a oferta de O_2 ▪ Terlipressina – não deve ser usada (aumenta fluxo sanguíneo cerebral e HIC)
Renal	▪ TRS precoce (mantém euvolemia, correção de distúrbios hidreletrolíticos e acidobásicos) ▪ Manter sódio sérico entre 145-155 mEq/L quando em TRS ▪ Correção de distúrbios hidreletrolíticos e acidobásicos (cuidado hiponatremia, hipocalemia e acidose ou alcalose metabólica)
Gastrintestinal	▪ Lactulose – quando administrada, cuidado com a VO, se encefalopatia hepática avançada ▪ Prevenção de úlcera de estresse: IBPs ou sucralfato
Endócrino	▪ Cuidado com hipoglicemia. Iniciar dextrose a 10 ou 20%
Hematológico e Infeccioso	▪ Em casos de CIVD, considerar repetir TC de crânio (hemorragia intracerebral espontânea) ▪ Transfusão profilática de plaquetas: < 10.000/mm^3 ▪ Transfusão de plaquetas (< 50.000 mm^3) ou PFC (INR > 1,5) quando houver sangramento ativo ▪ Rastreamento frequente (culturas) ▪ Antibioticoterapia precoce – ao menor sinal de infecção

*Em pacientes com monitoração invasiva de PIC.
NAC, N-acetilcisteína.

Potássio, sódio, magnésio, cálcio e fosfato sérico estão diminuídos. A hipofosfatemia é caracteristicamente observada em pacientes intoxicados pelo paracetamol.

ACOMETIMENTO PULMONAR

O desenvolvimento de insuficiência respiratória aguda (IRpA) está intimamente relacionado à IHA, no entanto, com a melhora dos cuidados de terapia intensiva, sua incidência tem diminuído, sendo relatada em cerca de 21% dos casos. A ocorrência de SDRA pode agravar o quadro. Hipocapnia, hiperventilação, pneumonia aspirativa, hemorragias intrapulmonares e atelectasias basais são complicações frequentes. Atenção especial deve ser dada à utilização de PEEP, que em níveis muito altos pode piorar o edema cerebral.

ACOMETIMENTO DO SISTEMA IMUNOLÓGICO E INFECÇÕES

Os portadores de IHA apresentam maior susceptibilidade a infecções devido ao comprometimento do sistema imune do hospedeiro (defeitos de opsonização, alteração na capacidade fagocitária das células de Kupffer e adesão dos neutrófilos, comprometimento da síntese hepática do complemento, etc.), associado à necessidade de procedimentos invasivos.

As infecções bacterianas ou fúngicas são a terceira causa de óbito e podem, quando fora de controle clínico, contraindicar o transplante hepático. A translocação bacteriana em nível intestinal também está aumentada nestes pacientes.

O agente etiológico da infecção pode e deve ser determinado por meio das culturas (até 80% dos casos), sendo os sítios mais comuns: o pulmão e o trato geniturinário. Cocos gram-positivos (*Staphylococcus aureus e Streptococcus* sp.), fungos (espécies de Candida) e bastonetes gram-negativos (*Escherichia coli, Klebsiella* sp.) são os microrganismos mais comuns.

ATENÇÃO!

Pelo menos um terço dos pacientes pode apresentar processos infecciosos na ausência de sinais clássicos, como febre e leucocitose, exigindo da equipe alto índice de suspeição e o uso de culturas seriadas de sangue, urina e secreção traqueal, para que o diagnóstico seja estabelecido precocemente.

Entre as potenciais complicações associadas à presença de infecção na IHA está a sua relação com o desenvolvimento de SIRS, piora progressiva do grau da encefalopatia e, em última instância, piora do edema e de HIC. Por esse motivo, muito se discute o uso de antibióticos profiláticos nesse grupo de pacientes, com o objetivo de reduzir o número de infecções e tais complicações desfavoráveis. Contudo, ainda não há benefício relacionado à sobrevida, e sua recomendação rotineira não tem embasamento científico.

ACOMETIMENTO DO SISTEMA DE COAGULAÇÃO

O fígado é responsável pela síntese de fatores de coagulação e anticoagulação (II, V, VII, IX, proteína C e S, antitrombina III) que estarão prejudicadas na vigência de IHA. A deficiência de fatores de coagulação pode ser evidenciada pelo alargamento do TP. A dosagem seriada do TP é um bom marcador da recuperação da capacidade sintética hepática, quando não tiverem sido realizadas transfusões com PFC.

Os sangramentos espontâneos costumam ocorrer a partir do quinto dia de icterícia, mas são raros.

Outro distúrbio possível é a CIVD. Esta pode ser diagnosticada por meio da diminuição do fibrinogênio, mas principalmente pelo aumento dos produtos de degradação de fibrina/fibrinogênio e trombocitopenia. A CIVD parece ser mais grave em pacientes com IHA relacionada à gestação.

A deficiência dos fatores de anticoagulação pode levar a fenômenos trombóticos nos circuitos de diálise, além da ocorrência concomitante de fenômenos hemorrágicos. A identificação de micropartículas derivadas de plaquetas pode ser responsável pela plaquetopenia observada nesses pacientes, mas principalmente parece estar associada a esse estado de hipercoagulabilidade e fenômenos trombóticos.

Como o déficit de fatores pró e anticoagulantes ocorre simultaneamente, os testes de coagulação não fornecem informações seguras sobre a real tendência de sangramento. Por esse motivo, transfusões devem ser feitas com cautela, não só pelos riscos relacionados à transfusão (TRALI, sobrecarga de volume), como também pela interferência na utilização do INR como exame de acompanhamento da recuperação/piora da síntese hepática.

A deficiência de vitamina K é observada em pacientes com IHA e, portanto, a reposição deve ser rotineira.

ACOMETIMENTO NUTRICIONAL E METABÓLICO

A necessidade energética está aumentada em até 60% nos quadros de IHA, podendo alcançar níveis ainda maiores na vigência de infecção. O déficit hepático de gluconeogênese e o de armazenamento de glicogênio levam ao uso de formas alternativas de produção energética (consumo lipídico e proteico), o que pode explicar em parte o emagrecimento comumente observado. Porém, o principal responsável pelo consumo da massa muscular nestes pacientes, parece ser a produção diminuída do fator de crescimento "insulina-*like*"-1. Há diminuição no colesterol sérico.

A hipoglicemia é evento precoce e pode ser grave em até 40% dos casos.

O aumento nos níveis de amônia e de aminoácidos de cadeia aromática pode estar envolvido na fisiopatologia da encefalopatia hepática.

Outros distúrbios hidreletrolíticos observados são: hipofosfatemia, hipocalemia e hipomagnesemia em pacientes com débito urinário preservado. As alterações ácido-básicas mais comuns são a acidose metabólica decorrente da hipóxia tecidual e aumento da produção de lactato e alcalose respiratória. A ocorrência de acidose metabólica pode ser um evento precoce na IHA por paracetamol e seu mecanismo não é bem definido.

ACOMETIMENTO DO TRATO GASTRINTESTINAL

A manifestação mais comum é a HDA. Na maioria das vezes, o sangramento é secundário a microcapilares da mucosa ou por úlcera de estresse. A hemorragia pode ser grave em até 30% dos casos. Apesar de ser possível o surgimento de varizes esofágicas nos quadros agudos, raramente a hemorragia digestiva é secundária à sua ruptura.

MISCELÂNEA

Nos quadros de má evolução, há também diminuição da albumina sérica e da α_1-globulina associada à elevação da γ-globulina. O complemento total pode estar diminuído, principalmente a fração C_3.

A hipertensão portal caracteriza-se por ascite, que aparece geralmente entre a 3ª e a 4ª semanas após o início da icterícia, e pela HDA.

Pancreatite aguda pode estar presente e deve ser diagnosticada pela elevação da amilase e da lipase séricas. Alguns estudos demonstram ocorrência de até 44% em pacientes submetidos à necropsia. Sua fisiopatologia parece estar associada à isquemia do órgão, e a ocorrência não deve ser considerada contraindicação ao transplante hepático, exceto nos casos de pancreatite necrosante.

■ TRATAMENTO

Há pelo menos três possíveis evoluções para os portadores de IHA. Um grupo de pacientes evolui para a cura, e outro (constituído por pacientes sem reserva hepática), independentemente do tratamento clínico efetuado, evolui para o óbito. Há ainda um grupo intermediário que, uma vez submetido à assistência médica intensiva, pode evoluir para a cura, pois é constituído por pacientes que ainda possuem algum grau de reserva hepática. É neste grupo intermediário que a atuação criteriosa das equipes deve centrar-se, ao passo que, naqueles sem reserva hepática, o encaminhamento precoce a um centro especializado de transplante hepático emergencial é imperativo.

ATENÇÃO!

O tratamento do paciente com IHA é de suporte, para que haja tempo de ocorrer regeneração hepática e consequente recuperação do órgão ou, então, de encontrar um doador para que o transplante hepático possa ser realizado.

O tratamento pode ser dividido em: medidas gerais, tratamento das manifestações sistêmicas, tratamento específico, suporte hepático e transplante hepático. O prognóstico, em última análise, dependerá da adequada aplicação de tais medidas.

MEDIDAS GERAIS

ATENÇÃO!

O diagnóstico de IHA deve ser o mais precoce possível, assim como a procura do fator etiológico e encaminhamento daqueles com indicação de transplante hepático para centros especializados. Estas são as únicas medidas capazes de alterar a mortalidade que, apesar de estar em declínio, ainda permanece alta.

Os pacientes devem ser submetidos a exames laboratoriais de rotina, para evidenciar alterações na coagulação, distúrbios metabólicos, hidroeletrolíticos ou ácido-básicos. A função renal deve ser avaliada diariamente.

TRATAMENTO DAS MANIFESTAÇÕES SISTÊMICAS

Suporte nutricional

O suporte nutricional é fundamental nesses pacientes e deve ser iniciado precocemente, visando reduzir o catabolismo de estoques corporais, além da redução do risco de sangramentos gastrointestinais. Deve-se evitar a restrição proteica, mantendo um suporte diário de 60 g de proteínas. O suprimento energético deve ser de 35 a 50 kcal/kg/dia. Não há vantagem na administração de solução de aminoácidos ramificados na IHA, pois o aminograma, ao contrário do que acontece com os portadores de cirrose hepática, está pouco alterado. Pacientes com encefalopatia hepática III-IV devem receber este suporte via sonda nasoenteral e essa passada com o paciente intubado ou sedado, evitando-se estímulos que possam prover aumento da PIC.

TRATAMENTO DA ENCEFALOPATIA HEPÁTICA

Embora o mecanismo da encefalopatia hepática não seja bem compreendido, ela é uma das características definidoras da IHA. Contudo, até o momento, nenhum tratamento é comprovadamente eficaz no tratamento dessa manifestação, e restrições severas de proteína devem ser evitadas. O uso de lactulona é comumente utilizado em pacientes com cirrose hepática, ao passo que seu uso no contexto da IHA é controverso. Embora um estudo tenha relatado um pequeno benefício no prolongamento da sobrevida, não houve diferença na gravidade da encefalopatia hepática e na sobrevida. Além disso, seu uso é associado à distensão intestinal, que pode resultar em dificuldades técnicas durante o transplante hepático. O uso de neomicina deve ser evitado neste contexto dado ao seu potencial nefrotóxico, e o benefício do uso de rifaximina não tem comprovação científica até o momento.

Flumazenil (EV, 0,3-2 mg), antagonista dos receptores benzodiazepínicos, pode ser usado como medida diagnóstica e terapêutica da encefalopatia. Essa dose provoca melhora rápida no nível de consciência, que se prolonga por uma a duas horas. Se houver melhora nos sinais e sintomas da encefalopatia com a medicação, ela pode ser mantida em infusão contínua de 5 a 10 mg/dia.

TRATAMENTO DO EDEMA CEREBRAL

Com relação ao manejo do edema cerebral, diversos pontos devem ser considerados, muitos relacionados à fisiopatologia envolvida na desregulação da microcirculação encefálica e consiste em corrigir os fatores precipitantes ou agravantes.

A hiponatremia é um importante fator contribuinte para o edema cerebral. A restrição do paciente ao leito, evitando períodos de agitação ou a ocorrência de hipertermia, é uma medida importante, no entanto, o uso de sedativos e hipnóticos que pioram a encefalopatia deve ser evitado. Nos casos de agitação intensa, mínimas doses de benzodiazepínicos de curta ação, como midazolam (1 mg), podem ser usadas. Em casos com necessidade de sedação contínua, deve-se preferir benzodiazepínicos, barbitúricos e propofol. O uso de opioides deve ser evitado devido à potencial redução do limiar convulsivante.

A manutenção de uma PPC adequada é de suma importância, tendo como alvo terapêutico a obtenção de uma PPC (diferença entre PAM e PIC) entre 50 e 60 mmHg, a fim de evitar-se a isquemia ou a hiperemia cerebral, respectivamente, além de PIC entre 20 a 25 mmHg. Atenção deve ser dada aos pacientes com IR, pelo risco de balanço hídrico positivo e aumento indireto da PIC; nestes casos, o uso precoce de TRS pode ser necessário. Em alguns centros, uma PPC inferior a 40 mmHg por período superior a 2 horas tem sido considerada uma contraindicação ao transplante hepático, embora tais valores não devessem ser utilizados como pontos de corte mandatórios para a suspensão do procedimento.

Uma medida simples é a elevação da cabeceira do leito a 30 graus. Contudo, nos casos em que a elevação promova redução da PPC, esta medida não deve ser realizada.

O sódio sérico deve ser mantido entre 145 e 155 mEq/L em pacientes com alto risco de herniação cerebral (encefalopatia hepática, IV, amônia > 150 μmol/L, LRA e pacientes em uso de vasopressores). Para isso, SF hipertônicos (SF a 3%) podem ser usadas de forma contínua ou intermitente, com diminuição da incidência e da gravidade de HIC, embora sem impacto estabelecido na sobrevida.

O manitol (EV, 0,5-1 g/kg, 5 min, repetir se necessário) é a medicaçao de escolha nas elevações na PIC. Deve-se ter em mente que o benefício de seu uso é transitório e geralmente não reduz a PIC para níveis satisfatórios (< 25 mmHg) em pacientes com quadro graves (PPC < 60 mmHg). A função renal deve ser cuidadosamente monitorada (débito urinário, pressão arterial e osmolaridade plasmática, não devendo ultrapassar 320 mOsm). Deve-se ter cautela no uso em pacientes com IR, muitas vezes podendo precipitar a hemodiálise por hipervolemia.

A utilização de hipocapnia permissiva (pressão parcial arterial de gás carbônico [$PaCO_2$] 25-30 mmHg) pode ser utilizada em casos graves refratários às medidas anteriores. Embora a hiperventilação influencie positivamente a restauração da autorregulação do fluxo sanguíneo cerebral (provoca vasocontrição cerebral), em portadores de IHA, retardando o desenvolvimento de herniação cerbral, existem evidências que esta medida possa ser deletéria, com risco de piora do edema cerebral secundário ao mecanismo de hipóxia. Por esse motivo, seu uso rotineiro como tratamento da HIC neste grupo não é indicada. Fica reservada apenas para quadros agudos, com risco de herniação cerebral, com PIC > 20 mmHg e enquanto outras medidas estão em curso.

A hipotermia moderada (temperatura corporal 33-34° C) teoricamente está associada à redução da amônia plasmática e PIC e durante muito tempo foi considerada uma possível ponte para a realização do transplante hepático. Estudos com pacientes com IHA são controversos, alguns demonstrando benefício e outros sem resultados claros quanto à validade. Portanto, tendo em vista os riscos e benefícios dessa terapia, acredita-se que um alvo de 35° C possa ser objetivado nos casos de HIC ou hiperamonemia refratárias.

Caso não se reduza a pressão em nível satisfatório com a utilização das medidas anteriores, preconiza-se a indução de coma barbitúrico utilizando tiopental sódico (EV, 3-8 mg/kg, 15 minutos, e *infusão* contínua 1-3 mg/kg/h). A medicação com frequência causa hipotensão arterial, devendo-se, portanto, monitorar cuidadosamente a PA e utilizar vasopressores, se necessário. Nos indivíduos que apresentam comprometimento da função renal, utiliza-se hemofiltração, associada ao manitol. Em pacientes com IHA, a meia-vida da medicação é prolongada, e sua utilização pode dificultar a avaliação do nível neurológico.

ATENÇÃO!

As crises convulsivas são comuns, especialmente na forma subclínica, devendo ser pesquisadas, de rotina, com o emprego de eletrencefalograma (intermitente ou contínuo, quando disponível).

O uso de anticonvulsivantes profiláticos, como a fenitoína, foi sugerido como forma de reduzir a epilepsia subclínica e consequentemente o edema cerebral. Dois estudos recentes demonstram resultados contraditórios com relação à redução da incidência de edema. Contudo, ambos os trabalhos não demonstraram benefício com relação à sobrevida entre os grupos avaliados. Nos quadros de crises convulsivas clinicamente evidentes, a pesquisa de fatores desencadeantes e seu tratamento direcionado são fundamentais (aumento da PIC, hipóxia e distúrbios hidreletrolíticos). O tratamento é feito com benzodiazepínicos (diazepam e oxazepam em mínimas doses, 1-3 mg), atenção deve ser dada a hipotensão relacionada a seu uso. Não existem estudos que suportem o uso de fenitoína profilática nesses pacientes.

Alguns poucos estudos relatam o uso de indometacina (EV, 25 mg em 1 minuto) ou mesmo o diclofenaco de sódio para pacientes com HIC refratária às demais medidas clínicas. A diminuição da PIC seria secundária à vasoconstrição cerebral com queda aguda da pressão. Sua indicação rotineira ainda requer mais dados, restringindo-se a casos de HIC refratária. Deve-se ter cuidado com a ação nefrotóxica desses agentes.

ANORMALIDADES CARDIOVASCULARES

Distúrbios cardiovasculares são corrigidos com a utilização de expansores volumétricos, como albumina ou coloides sintéticos. Com base na fisiopatologia da disfunção circulatória, caracterizada por vasodilatação e aumento do DC, acredita-se que a norepinefrina seja a melhor escolha, devido a sua menor frequência de taquicardia relacionada ao seu uso.

Deve-se, entretanto, ter em mente que o uso de vasopressores está associado a uma queda na taxa de extração de oxigênio, podendo piorar a hipóxia tecidual e o dano aos demais órgãos. Por isso, devem ser utilizados com cautela. A vasopressina pode ser utilizada como terapia de segunda linha. No entanto, a terlipressina, medicação comprovadamente benéfica no tratamento da síndrome hepatorrenal, está associada ao aumento do edema cerebral e de HIC e, portanto, deve ser evitada.

Em pacientes com choque refratário, a presença de insuficiência suprarrenal deve ser considerada. Muitas vezes, a administração de doses fisiológicas de hidrocortisona (200-300 mg/dia) pode restaurar a resposta a vasopressores nesses pacientes.

O uso de prostaglandinas e N-acetilcisteína (NAC) para melhora hemodinâmica ainda é discutido. Sabe-se que há melhora hemodinâmica e de HIC após retirada do fígado nativo, pela diminuição da liberação sistêmica de citocinas. Dessa forma, algumas vezes, recomenda-se hepatectomia para estabilização de quadros de disfunção circulatória grave e HIC descontrolada. É uma terapia de última escolha, para quadros muito graves e de preferência com a perspectiva do transplante hepático para curtíssimo prazo.

A pressão capilar pulmonar deve ser monitorada com a finalidade de mantê-la entre 10 a 12 mmHg, pois valores superiores podem precipitar edema cerebral, pela perda da autorregulação das arteríolas cerebrais.

As arritmias, após correção dos distúrbios hidreletrolíticos, podem ser tratadas com antiarrítmicos convencionais.

ASSISTÊNCIA RESPIRATÓRIA

A hipoxemia é corrigida, inicialmente, com a utilização de cateter ou de máscara de oxigênio. Nos casos de hipoxemia grave, IRpA ou presença de encefalopatia avançada (grau III ou IV da encefalopatia) preconiza-se a IOT e a assistência ventilatória mecânica precoce. O uso de PEEP, geralmente usada para melhorar a oxigenação, pode, na verdade, comprometer o DC e a liberação de oxigênio, resultando em um aumento da PIC e piorando a congestão hepática. Nestes casos, o tratamento com altas frações de oxigênio parece ser mais apropriado.

A sedação deverá ser realizada, preferencialmente, com uso de propofol (6 mg/kg/h) que reduz o fluxo sanguíneo cerebral através de supressão metabólica. Bloqueadores neuromusculares (curares) podem ser utilizados, quando indicados.

ATENÇÃO!

A VM está relacionada ao maior número de aspirações traqueais, movimentação do paciente com maior estímulo álgico e outros eventos relacionados ao aumento da pressão intratorácica que podem ocasionar oscilações da PIC e à instalação ou aumento do edema cerebral.

DISTÚRBIOS RENAIS E DO EQUILÍBRIO ÁCIDO-BÁSICO E ELETROLÍTICO

Devem-se evitar medicações nefrotóxicas e corrigir possíveis fatores agravantes da função renal, como infecções, hipotensão e hipovolemia. O fluxo renal deve ser mantido por expansão volumétrica associada medicações vasopressoras, mantendo-se a PAM em torno de 75 mmHg. Entre os pacientes com IHA por paracetamol, a incidência de IR pode ser reduzida pela administração de NAC (150 mg/kg/d, EV), mesmo após a instalação da lesão hepática.

A TRS com hemofiltração venovenosa contínua é preferida à hemodiálise intermitente, que se associa a maior índice de hipotensão e consequente redução no fluxo sanguíneo cerebral, com aumento no edema cerebral. Sua indicação precoce tem sido recomendada pelos benefícios de correção de sobrecarga volêmica e distúrbios hidreletrolíticos e ácido-básicos, assim como redução da amônia plasmática. As indicações para início da TRS são: baixo volume urinário, independente de ressuscitação volêmica adequada, sobrecarga volêmica e aumento da creatinina sérica (CrS) de 0,3 mg/dL da Cr basal.

A correção de distúrbio ácido-básico e hidreletrolítico é de suma importância, tendo em vista sua associação com a piora de HIC.

Hipocalemia é comum, e sua correção reduz indiretamente o risco de piora da encefalopatia. Com a hipocalemia, geralmente associada à alcalose metabólica e aumento da conversão de $NH4^+$ em NH3, este último capaz de ultrapassar a barreira hematencefálica (BHE) e piorar o edema e alterações neurológicas.

Hiponatremia é mais frequente em quadros subfulminantes e hipofosfatemia, especialmente em IHA após uso de paracetamol. A presença de hipofosfatemia pode estar relacionada ao consumo celular relacionado a uma maior demanda diante de regeneração hepática, sugerindo um bom prognóstico.

INFECÇÕES

Pacientes com IHA apresentam alto risco de infecções. São importantes os cuidados para evitar contaminações, como: higiene, mudança de decúbito e limpeza brônquica (embora esta última possa precipitar HIC e deva ser utilizada com cautela). Coletas de rastreamento de sangue, urina, cateteres, sondas e secreções para cultura devem ser realizadas para identificação de agentes infecciosos (bactérias e fungos), além de radiografias torácicas e punção de líquido ascítico se necessário. Embora recomendada pelo guia americano, não há estudos que comprovem este benefício.

Da mesma forma, não há estudos que comprovem que a utilização de antibioticoterapia profilática tenha impacto na sobrevida de pacientes com IHA. Estudos sugerem que o uso de antibióticos profiláticos não apresentou benefícios, sem reduzir a incidência de infecções ou mortalidade em 21 dias. No entanto, o limite entre o que é realmente profilaxia e tratamento precoce é sempre muito tênue. Há uma clara associação entre infecção e/ou SIRS e a progressão da encefalopatia hepática. Acredita-se, portanto, que o uso precoce de antimicrobianos possa reduzir o edema cerebral, diminuindo, consequentemente, a progressão da encefalopatia hepática e a febre, também associada ao aumento da PIC. Resumindo, acredita-se que o início de antibioticoterapia deva ser realizado diante da evidência de infecção, culturas positivas, deterioração clínica, progressão da encefalopatia hepática ou evidência de SIRS. Além disso, é importante considerar precocemente a cobertura para infecções fúngicas em pacientes predispostos, como aqueles com internações prolongadas, recebendo hemodiálise ou em uso de antibióticos ou corticoides prévios.

Devem-se evitar aminoglicosídeos, devido à nefrotoxicidade, e medicamentos com potencial hepatotóxico. O uso de regimes antimicrobianos de amplo espectro – ceftriaxona (2 g/d) + ampicilina (8 g/d) ou piperacilina + tazobactam (3,375 g IV a cada 6 horas). Na suspeita de infecções fúngicas, pode-se optar por micafungina (100 mg/dia, com menor nefrotoxicidade) ou anfotericina B (0,5-1 mg/kg/dia), por via parenteral. As infecções comprovadas por cultura devem ser tratadas de acordo com a sua sensibilidade *in vitro*.

A ocorrência de infecções fúngicas invasivas necessita de tratamento parenteral e deve ser suspeitada sempre que o paciente estiver em uso de esquema antimicrobiano de amplo espectro e mantiver picos febris e/ou leucocitose associada à piora da função neurológica, após uma melhora inicial.

O uso de antagonistas dos receptores H2 ou inibidores da bomba de prótons, antibióticos de largo espectro, nutrição parenteral, cateteres centrais e procedimentos dialíticos corroboram com o aumento da incidência de infecções fúngicas, assim como por *Clostridium difficile*.

COAGULOPATIA

A coagulopatia apresentada por pacientes com IHA não deve ser apenas orientada pela medida do INR, uma vez que os mecanismos de perda de coagulabilide são mais complexos, incapazes de serem expressos apenas pela análise da via extrínseca da coagulação. Pacientes com necessidade de reposição de fatores de coagulação deveriam, idealmente, ser avaliados com dosagem de fibrogênio, tromboeslastografia e/ou tromboelastometria. Nos distúrbios de coagulação, a reposição deverá ser efetuada apenas nos casos de sangramento ativo, com utilização de fatores de coagulação e plaquetas ou quando diante da realização de procedimentos invasivos. Não se deve corrigir alteração laboratorial sem manifestações clínicas concomitantes. Além dos riscos associados à transfusão de hemoderivados, a suplementação plasmática limita a confiabilidade dos parâmetros de coagulação, subestimando a gravidade da falência hepática e aumentando a sobrecarga de volume, podendo levar a maior risco de edema cerebral.

Dessa forma, pacientes com quadro de sangramento vigente ou que serão submetidos a procedimentos invasivos deverão receber suporte transfusional. Pacientes com INR superior a 1,5 deverão receber PFC. O emprego do fator VII recombinante (rFVIIa, 40 mcg/kg IV) pode ser usado para correção da coagulopatia sem sobrecarga de volume, podendo, no entanto, estar associado a eventos trombóticos. Durante sangramento ativo, recomenda-se transfusão de plaquetas sempre que a contagem seja inferior a 50.000/mm^3.

Preconiza-se, no sentido de reposição, a administração diária de vitamina K (EV, 5-10 mg). O nível sérico de plaquetas, a ser instituído como o limite para a realização de transfusão profilática, ainda é motivo de controvérsia entre especialistas. A partir de estudos realizados em outros tipos de distúrbios plaquetários, observa-se que os pacientes toleram bem níveis > 10.000/mm^3. No entanto, alguns recomendam a transfusão profilática em todo paciente com plaquetas abaixo desse limite, principalmente quando houver infecção ou sepse associadas, mesmo na ausência de sangramento.

SANGRAMENTO

As hemorragias ocorrem principalmente no trato digestório alto e os principais fatores de risco associados a essa complicação são: VM por períodos maiores do que 48 horas, coagulopatia, IR e IH, infecção e choque séptico. Vários estudos demonstravam a superioridade do uso do sucralfato (4 g/d) nestes pacientes, por estar associado a um menor índice de pneumonia associada à ventilação mecânica (PAVM), quanto comparada aos bloqueadores H_2. No entanto, estudo clínico bem delineado avaliou 1.200 pacientes em VM e demonstrou a superioridade da utilização de bloqueadores H_2 na diminuição do risco de sangramento, sem, no entanto, aumentar o risco de PAVM.

ATENÇÃO!

O uso de bloqueadores de bomba de próton na profilaxia da úlcera de estresse apresenta resultados favoráveis, constituindo o grupo de escolha para a situação na prática clínica diária.

TRATAMENTO ESPECÍFICO

Embora, para a IHA, a medida terapêutica mais eficaz seja o transplante hepático, algumas medidas específicas podem conseguir algum sucesso na recuperação desses pacientes. Nos casos de intoxicação por paracetamol, a administração de compostos sulfidrílicos (p. ex.: NAC), que repõem as reservas de glutationa hepática, podem ser usados como antídotos e permitem a prevenção do dano hepático. A NAC (dose de ataque: 150 mg/kg, 15 minutos; seguido de 50 mg/kg em 4 horas e 100 mg/kg em 16 horas) é mais efetiva, se administrada até 24 horas após a ingestão do paracetamol. Efeitos adversos associados incluem náusea e, ocasionalmente, arritmia cardíaca. Outras medidas, como lavagem gástrica até 4 horas após ingestão, hemofiltração contínua e hemoperfusão com carvão ativado, estão também indicadas.

O uso de NAC em pacientes com IHA não relacionada à intoxicação por paracetamol é controverso, contudo, estudos sugerem benefício em pacientes que não são candidatos ao transplante, naqueles que não é possível excluir a contribuição da intoxicação por paracetamol e em pacientes com quadros indeterminados.

O uso de análogos núcleos(t)ídeos nos casos em que a etiologia é o vírus da hepatite B tem sido estimulado. A lamivudina (150 mg/d) ou outros análogos específicos para hepatite B (entecavir ou tenofovir) tem sido estimulado, o mais precocemente possível, por inibir a replicação viral sem efeitos colaterais. No entanto, não existem ensaios clínicos que avaliem o uso dessas medicações nos casos de doença aguda. Nos casos de IHA, a utilização de agentes antivirais não é consenso, contudo, acredita-se que o uso desses agentes (sendo o mais estudado a lamivudina), possa trazer benefício pela redução da carga viral daqueles que evoluam para a necessidade de transplante hepático. Da mesma forma, pacientes que são efetivamente transplantados podem ser considerados para o tratamento com imunoglobulina (Ig), dada a incerteza da negativação da carga viral pré-transplante (fato que ocorre espontaneamente, mais encontrada em pacientes com IHA que nos casos crônicos).

Nos casos de infecção pelos vírus do grupo herpes, usa-se o aciclovir (5-10 mg/kg a cada 8 horas corrigido para a função renal) e, nos casos de CMV, o ganciclovir (5 mg/kg/dose corrigido pela função renal). A hepatite fulminante de causa viral não é contraindicação de transplante hepático, apesar da possibilidade de persistência da virose após o transplante, com reinfecção do enxerto.

A esteatose hepática aguda da gravidez é quadro raro, mas bastante grave, e a interrupção da gestação é a conduta indicada. Na doença de Wilson com apresentação fulminante, o tratamento clínico é, na maioria das vezes, ineficaz, sendo possível a realização de plasmaférese com medida temporária para a redução do cobre. O transplante hepático emergencial é o único tratamento disponível, independentemente de qualquer outra variável.

Nos casos de hepatite autoimune, existe controvérsia do benefício de uso de corticoides. Geralmente, utiliza-se prednisona ou prednisolona (40-60 mg/dia) por um período de até duas semanas para avaliação de resposta. O uso de corticoterapia é associado a complicações como sepse, devendo ser monitoradas de perto as alterações do quadro clínico sugestivas de infecção. A indicação de transplante não pode ser postergada mesmo durante o tratamento com corticoide.

SUPORTE HEPÁTICO TEMPORÁRIO

O desenvolvimento de máquinas capazes de substituírem, mesmo que temporariamente, a função hepática é complexo. Até o momento, nenhum sistema provou ser plenamente capaz de realizar tal papel, e a baixa disponibilidade na maioria dos centros impossibilita a experiência prática e aplicação rotineira dessa tecnologia.

Sistemas de suporte hepático ajudam na remoção de metabólitos tóxicos circulantes. Isto mantém os pacientes vivos o tempo necessário para que ocorra regeneração hepática e consequente recuperação, ou, ainda, para que se encontre um fígado para a realização do transplante hepático. Esses suportes podem ser ditos artificiais ou "não celulares" (ausência de componente biológico) ou bioartificiais (presença de células hepáticas humanas ou suínas associadas a filtros).

Os suportes artificiais consistem na realização de plasmaférese, hemodiálise ou hemoperfusão com carvão ativado acoplado a membranas ou resinas adsorventes. O carvão ativado é útil na remoção de toxinas hidrossolúveis, porém incapaz de remover algumas toxinas ligadas à albumina. Vários modelos que utilizam o carvão ativado foram testados, e os estudos demonstram uma melhora importante no perfil metabólico e na encefalopatia hepática, não apresentando, entretanto, influência na sobrevida desses pacientes (p. ex.: BioLogic-DT).

Um desses sistemas é capaz de remover toxinas ligadas à albumina e cujos resultados são mais promissores. Conhecido como MARS (*molecullar adsorbents recycling system*), este sistema apresenta a vantagem de remover compostos que não são eliminados pelo sistema convencional por conter uma membrana perfundida com albumina (com sítios livres) que absorve as toxinas (entre elas a amônia) para o meio dialítico e as conduz a uma nova etapa de filtração. A experiência com MARS para o tratamento de doença hepática aguda ou crônica demonstra melhora neurológica por meio de sessões sucessivas, no entanto, seu uso é limitado devido ao alto custo (equipamento em si e quantidade de albumina necessária).

Nos últimos anos, tem-se dado especial atenção aos chamados "fígados artificiais", ou *liver assistant devices* (LAD). São dispositivos pelos quais o sangue do paciente passa não só por filtros ou resinas, mas também por colunas revestidas de hepatócitos (humanos ou suínos), com o intuito de promover tanto a retirada de substâncias tóxicas como de ajudar na síntese de proteínas e outras substâncias. É uma forma de tratamento sofisticada e dispendiosa, disponível apenas em alguns poucos centros especializados.

Esses sistemas bioartificiais ainda são alvos de ensaios clínicos para comprovação de sua real eficácia e principalmente para determinação do custo-benefício. Revisão sistemática, incluindo 12 estudos controlados e randomizados (com 483 pacientes), concluiu que, de uma maneira geral, o uso desses dispositivos não apresenta benefício na mortalidade comparada à terapia convencional.

Outra modalidade terapêutica em estudo nos últimos anos, e com resultados iniciais promissores quanto à possibilidade de clareamento de citocinas inflamatórias e amônia, é um tipo de plasmaférese em que é estabelecida uma troca de cerca 8 a 12 ou 15% do peso corporal ideal com plasma fresco. No entanto, estudo com 182 portadores de IHA não demostrou benefício desta técnica quando comparada à terapia clínica convencional.

TRANSPLANTE HEPÁTICO EMERGENCIAL

A realização com sucesso do transplante hepático emergencial (THE) em pacientes com IHA foi o procedimento terapêutico de maior impacto nesta condição, com taxas de sobrevida variando entre 80 e 90% em um ano. A otimização dos resultados requer do serviço de captação de órgãos a localização, o mais breve possível, de potenciais doadores. A IHA tem sido considerada causa de THE em 8% dos casos nos Estados Unidos e na Europa.

Embora o THE tenha sido proposto como terapia ideal, a maioria dos centros seleciona pacientes com base em critérios associados ao pior prognóstico, já que alguns pacientes podem reverter o quadro com o tratamento de suporte adequado. O desenvolvimento de encefalopatia graus III ou IV, associado à piora progressiva da coagulação, é o critério de indicação empregado na maioria dos centros de transplante que realizam esse procedimento em caráter de emergência.

Na França, o critério de indicação de transplante é a piora na coagulação avaliada pela dosagem do fator V associada à faixa etária (critério de Clichy). Autores ingleses propuseram um modelo para indicação do THE na IHA mais prático, que usa parâmetros facilmente disponíveis na maioria dos hospitais. A etiologia (paracetamol ou não), a idade, o tempo entre aparecimento da icterícia e desenvolvimento da encefalopatia são as variáveis estáticas. Estas, combinadas a duas variáveis dinâmicas (nível de bilirrubina sérica e TP), completam o modelo (critério prognóstico de Kings College)

ATENÇÃO!

Em casos de intoxicação pelo paracetamol, o pH arterial adquire importante valor preditivo. Se menor do que 7,3, sugere prognóstico reservado, e o transplante está indicado em caráter emergencial. Nos pacientes em que a acidose não se desenvolve, TP > 100 s (INR > 6,7), CrS > 3,4 mg/dL e grau de encefalopatia III ou IV sugerem prognóstico ruim.

Estes critérios estão esquematizados no Quadro 17.4.

Algumas vezes, apesar da indicação do transplante em caráter de emergência, não se consegue doador compatível. Dessa forma, alternativas estão disponíveis diante da previsão de falta de órgãos. Uma delas é o transplante com doador vivo. Este tema ainda é muito debatido, principalmente no que diz respeito à necessidade de rapidez da avaliação do doador diante do quadro crítico do receptor e as possíveis falhas secundárias a esta avaliação rápida. Outra opção é a utilização de transplante hepático com fígado auxiliar, em que o fígado do doador é deixado no lugar e implantado o lobo esquerdo ou direito do doador, permitindo tempo para recuperação do fígado lesado. Nesses casos, há relatos de sobrevida de 60 a 65% e retirada de imunossupressores em 65 a 85% dos casos após um ano com a recuperação completa do fígado nativo. Embora esta modalidade seja muito difundida na Inglaterra, nos últimos anos, o número de procedimentos com esta técnica caiu (de 4 para 2% do total de transplantes neste país).

Outras terapias ainda em estudo são a utilização de transplante de hepatócitos e o xenotransplante. A utilização de transplante de hepatócitos envolve a injeção de hepatócios do doador no fígado e/ou baço. Estas células teriam a capacidade de restaurar a função hepática, sendo este tratamento menos agressivo que o transplante em si. A massa de hepatócitos geralmente é obtida de fígados marginais, que não seriam utilizados para o transplante, segmentos não utilizados de fígados reduzidos e de doadores após parada cardíaca (método não utilizado ainda em nosso país). Estudos com xenotransplante (transplante de fígado não humano) indicam que esta pode ser uma alternativa futura para a falta de órgãos.

O edema cerebral pode persistir após o THE, e a PIC deve ser monitorada até a melhora do quadro. Em alguns casos, apesar do sucesso do transplante, não se observa recuperação do déficit neurológico, situação que no pré-operatório parecia reversível. O risco de septicemia persiste, incluindo infecção por fungos, e os mesmos cuidados recomendados no pré-THE devem ser observados.

A taxa de sobrevida no THE emergencial é inferior àquela obtida nos transplantes eletivos, apesar da faixa etária ser menor, principalmente no primeiro ano pós-transplante. Alguns autores relacionam os piores resultados ao grau avançado de encefalopatia (IV) pré-THO (sobrevida de 25 a 30%). Outras situações que poderiam estar relacionadas ao pior prognóstico seriam o nível de bilirrubina sérica pré-THE, episódios de sangramento e necessidade de TRS.

Diante da rápida deterioração clínica observada em muitos casos de IHA, é fundamental a reavaliação constante das condições clínicas para a realização do transplante. É necessário, dessa forma, avaliar a futilidade do procedimento em pacientes considerados com prognóstico ruim. Diversas variáveis são consideradas como relacionadas a uma má evolução pós-transplante e devem ser consideradas como alerta para a não realização da cirurgia:

- Pacientes com evidência de comprometimento da função neurológica.
- Pacientes com infecção fúngica invasiva confirmada.
- Pacientes com aumento rápido e progressivo de vasopressores e medicações inotrópicas.
- Pacientes com pancreatite grave (geralmente relacionada ao uso de paracetamol).
- Pacientes com instabilidade clínica e enxerto considerado esteatótico, *Split*, ou de grupo ABO diferente.

Outras contraindicações devem ser pesquisadas, como doença cardiovascular de base, infecção/sepse não controlada (mesmo após 48 horas de antibiótico adequado), uso/abuso de drogas e álcool, doença psiquiátrica não compensada e suporte familiar inadequado. Lembrar sempre que o transplante hepático é a terapia de escolha para estes pacientes, mas não deve ser indicado de forma indiscriminada, uma vez que este grupo está sujeito a complicações graves ou irreversíveis que tornariam o transplante uma terapia fútil. Esta conscientização deve fazer parte da avaliação diária no manejo desses pacientes.

REVISÃO

- A IHA, ou IHF, é uma condição rara (ocorrendo em uma proporção inferior a 1:10 milhões de indivíduos/ano) que acomete geralmente indivíduos jovens (25 a 35 anos), previamente hígidos e com alta taxa de mortalidade.
- Todos os pacientes com quadro de hepatite aguda devem ter o TP medido e a observação cuidadosa de alterações neurológicas. Caso haja uma INR $\geq$ 1,5 e alteração do sensório, o diagnóstico de IHA está estabelecido, e a internação, preferencialmente em UTI, deve ser providenciada.
- A história clínica deve ser direcionada para possíveis fatores de risco, sendo os mais comuns as infecções virais, as exposições a medicamentos ou a outras toxinas.
- Alguns pacientes que desenvolvem IHA podem ser portadores crônicos de hepatite autoimune sem diagnóstico prévio, principalmente mulheres jovens.

- As manifestações iniciais da IHA são inespecíficas e assemelham-se às de qualquer hepatite aguda. Habitualmente há astenia, dor abdominal, náuseas e vômitos. O prurido, quando presente, está mais associado à etiologia medicamentosa. Na fase inicial da doença, a persistência por mais de dois dias de febre, anorexia e vômitos pode associar-se à má evolução.
- É de extrema importância atentar que a IHA é uma doença multissistêmica que acomete vários órgãos e sistemas. como: rins, pulmões, medula óssea, sistema circulatório e sistema imunológico, predispondo tais pacientes às infecções e à instabilidade hemodinâmica.
- Há pelo menos três possíveis evoluções para os portadores de IHA. Um grupo de pacientes evolui para a cura, e outro (constituído por pacientes sem reserva hepática), independentemente do tratamento clínico efetuado, evolui para o óbito. Há ainda um grupo intermediário que, uma vez submetido à assistência médica intensiva, pode evoluir para a cura, pois é constituído por pacientes que ainda possuem algum grau de reserva hepática.
- O tratamento pode ser dividido, em medidas gerais, em: tratamento das manifestações sistêmicas, tratamento específico, suporte hepático e transplante hepático. O prognóstico, em última análise, vai depender da adequada aplicação de tais medidas.

REFERÊNCIAS

1. Trey C, Davidson CS. The management of fulminant hepatic failure. Prog Liver Dis. 1970;3:282-98.
2. Bernuau J, Goudeau A, Poynard T, Dubois F, Lesage G, Yvonnet B, et al. Multivariate analysis of prognostic factors in fulminant hepatitis B. Hepatology. 1986;6(4):648-51.
3. O'Grady JG, Schalm SW, Williams R. Acute liver failure: redefining the syndromes. Lancet. 1993;342(8866):273-5.

LEITURAS SUGERIDAS

Bernal W, Lee WM, Wendon J, Larsen FS, Williams R. Acute liver failure: a curable disease by 2024? J Hepatol. 2015;62(1 Suppl):S112-20.

Bernal W, Wendon J. Acute liver failure. N Engl J Med. 2013;369(26):2525-34.

Du WB, Pan XP, Li LJ. Prognostic models for acute liver failure. Hepatobiliary Pancreat Dis Int. 2010;9(2):122-8.

Kandiah PA, Olson JC, Subramanian RM. Emerging strategies for the treatment of patients with acute hepatic failure. Curr Opin Crit Care. 2016;22(2):142-51.

Karvellas CJ, Todd Stravitz R, Battenhouse H, Lee WM, Schilsky ML; US Acute Liver Failure Study Group. Therapeutic hypothermia in acute liver failure: a multicenter retrospective cohort analysis. Liver Transpl. 2015;21(1):4-12.

Larson AM. Diagnosis and management of acute liver failure. Curr Opin Gastroenterol. 2010;26(3):214-21.

Lee WM, Larson AM, Stravitz RT. AASLD position paper: the management of acute liver failure: update 2011 [Internet]. Alexandria: AASLD; 2011 [capturado em 18 jun. 2016]. Disponível em: https://www.aasld.org/sites/default/files/guideline_documents/alfenhanced.pdf.

Lee, WM, Larson AM, Stravitz RT. Introduction to the revised American Association for the Study of Liver Diseases Position Paper on acute liver failure 2011. Hepatology. 2012;55(3):965-7.

Pathikonda M, Munoz SJ. Acute liver failure. Ann Hepatol. 2010;9(1):7-14.
Steadman RH, Van Rensburg A, Kramer DJ.Transplantation for acute hepatic failure. Curr Opin Organ Transplant. 2010;15(3):368-73

18 CIRROSE HEPÁTICA DESCOMPENSADA

ROBERTO JOSÉ DE CARVALHO FILHO

ANA CRISTINA DE CASTRO AMARAL

A cirrose é o resultado final da ação persistente de diferentes mecanismos de lesão hepática que levam à necroinflamação e à fibrogênese (deposição excessiva de matriz extracelular [MEC]). Trata-se de uma les ão crônica do fígado decorrente de destruição e regeneração das células hepáticas, ocasionando, do ponto de vista histológico, a formação de septos fibrosos que ligam os tratos portais entre si e com as veias centro-lobulares. Assim, há distorção nodular difusa (hepatócitos ilhados por tecido fibrótico), com consequente desorganização da arquitetura lobular e vascular do órgão. Em consequência, há progressivo prejuízo das funções hepatocelulares, hipertensão porta e o desenvolvimento do CHC.

Em conjunto, o desarranjo estrutural da doença hepática avançada, a disfunção endotelial e o aumento do tônus vascular hepático levam ao aumento da resistência ao fluxo sanguíneo hepatopetal. Além disso, as fases avançadas da cirrose apresentam um estado de circulação hiperdinâmica global, secundária a diversos fatores, tais como vasodilatação esp lâncnica intensa, vasodilatação arterial sistêmica, *shunts* portossistêmicos e expansão plasmática (secundária à retenção renal de água e sódio). O aumento da resistência intra-hepática e o desenvolvimento da circulação hiperdinâmica culminam na hipertensão porta e suas complicações, com grande impacto negativo na evolução dos indivíduos com cirrose. Dessa forma, o manejo terapêutico ideal das complicações da cirrose deve envolver estratégias que atuem o mais seletivamente possível nas circulações intra-hepática e esp lâncnica.

EPIDEMIOLOGIA E ETIOLOGIA

A prevalência exata da cirrose no mundo é desconhecida, e a sua distribuição global parece independer de raça, idade e gênero. Estima-se uma prevalência que varia entre 4,5 e 9,5%, de acordo com estudos de necropsias, o que poderia corresp onder a cerca de 100 milhões de pessoas acometidas em todo mundo. A cirrose hepática é mais comum no gênero masculino, e a idade da morte é significativamente menor nos pacientes com cirrose por álcool.

Sabe-se que, no mundo desenvolvido, a cirrose está se tornando uma causa de morbimortalidade crescente. Globalmente, é a décima-quarta causa de morte em adultos, ocupando a quarta posição na Europa Central. No Brasil, informações sobre prevalência, etiologia e mortalidade da cirrose são escassas. Estudos realizados no estado do Esp írito Santo e na EPM-UNIFESP mostraram que a doença hepática alcoólica (DHA) e a hepatite C crônica são as causas mais comuns de cirrose em nosso meio.

ATENÇÃO!

A determinação da causa da cirrose é importante, porque pode influenciar na decisão terapêutica, no aconselhamento dos familiares e na predição do prognóstico do paciente.

Os principais agentes etiológicos causadores da cirrose podem ser classificados como:

- Distúrbios metabólicos: erros inatos, ou adquiridos, do metabolismo, como ocorre na doença de Wilson, na hemocromatose, na deficiência de alfa-1-antitripsina, na esteatose hepática metabólica, entre outras.
- Infecções virais crônicas: por vírus da hepatite B (HBV) (associado ou não à infecção pelo vírus da hepatite delta) e vírus da hepatite C (HCV).
- DHA.
- Lesões hepáticas induzidas por xenobióticos: metrotexato, diclofenaco, alfametildopa, entre outras.
- Hepatopatias imunomediadas: hepatite autoimune, colangite biliar primária (previamente conhecida como cirrose biliar primária), colangite esclerosante primária.
- Hepatopatias vasculares: síndrome de Budd-Chiari e síndrome de obstrução sinusoidal (anteriormente chamada de doença veno-oclusiva).
- Cirrose criptogênica (sem causa aparente): apesar no progresso da identificação dos fatores causais da cirrose, cerca de 5 a 10% das cirroses permanecem sem etiologia definida, em todo o mundo. Depois da descoberta do HCV e da descrição da então chamada esteato-hepatite não alcoólica em pacientes com síndrome metabólica, a proporção de pacientes com diagnóstico de cirrose criptogênica reduziu drasticamente.

HISTÓRIA NATURAL

A cirrose é o estádio final de toda doença crônica do fígado. Sua história natural é caracterizada por uma fase assintomática, conhecida como cirrose compensada, seguida por uma fase rapidamente progressiva, caracterizada pelo desenvolvimento de complicações secundárias à hipertensão porta e à IH, conhecida como cirrose descompensada. A transição da forma compensada para a descompensada é estimada em 5 a 7% ao ano. A descompensação geralmente ocorre por um fator precipitante, incluindo infecção bacteriana, estresse cirúrgico, trombose da veia porta ou desenvolvimento de CHC. Uma vez que a descompensação ocorre, independentemente da etiologia, a mortalidade é maior do que 85% nos próximos 5 anos.

ATENÇÃO!

Modelos prognósticos são úteis para estimar o grau de gravidade das entidades mórbidas e as taxas de sobrevida e mortalidade, podendo ainda ser usadas para basear decisões médicas em relação às condutas a serem tomadas.

Em relação à cirrose, alguns modelos com base em variáveis clínicas e laboratoriais são bastante utilizados na prática clínica para caracterizar o grau de lesão hepática e predizer o prognóstico desses pacientes. Os mais usados são a classificação de Child-Pugh-Turcot (CPT) (Tabela 18.1) e o Modelo de doença terminal do fígado (MELD) (Tabela 18.2).

Pela sua simplicidade e alto valor preditivo, a classificação de CPT é uma das mais usadas; tem como variáveis os níveis de bilirrubina total, albumina, atividade de protrombina (AP) ou INR, a presença e os graus de encefalopatia e de ascite. O escore de CPT varia de 5 a 15 pontos. Pacientes com 5 ou 6 pontos são classificados como Child A (cirrose compensada), e aqueles com graduação de 7 a 9 são considerados como Child B (comprometimento significativo da função hepática) e aqueles com 10 a 15 pontos são chamados de Child C (cirrose descompensada). A classificação de CPT prediz de forma acurada o desenvolvimento de complicações e a sobrevida em um ano dos pacientes cirróticos. A sobrevida de um ano para pacientes classe A, B e C é de 100, 80 e 45%, respectivamente.

Inicialmente proposto para predizer a evolução após a colocação de TIPS, o escore MELD tem sido amplamente utilizado como base para a política de alocação de órgaos no contexto do transp lante hepático, já que se mostrou acurado para predizer a mortalidade em curto prazo relacionada à causa hepática, dando prioridade aos pacientes mais graves na fila do transp lante hepático. O modelo se baseia nas variáveis creatinina (Cr), bilirrubina total e INR.

TABELA 18.1 ■ Classificação de Child-Pugh-Turcotte

FATOR	1 PONTO	2 PONTOS	3 PONTOS
Bilirrubina sérica (mg /dL)	< 2	2-3	> 3
Albumina sérica (g/dL)	> 3,5	2,8-3,5	< 2,8
Ascite	Nenhuma	Facilmente controlada	Mal controlada
Encefalopatia	Nenhum	Graus 1 ou 2	Graus 3 ou 4
TP (segundos de prolongamento) ou INR	0-3 segundos ou < 1,7	4-6 segundos ou 1,7 a 2,3	> 6 segundos ou > 2,3

TOTAL DE PONTOS	CLASSE CPT
5-6	A
7-9	B
10-15	C

CPT, Child-Pugh-Turcot.

TABELA 18.2 ■ Fórmula do MELD

$$\text{MELD} = 3{,}8 \times \log_e(\text{bilirubina [mg/dL]}) + 11{,}2 \times \log_e(\text{INR}) + 9{,}6 \times \log_e(\text{creatinina [mg/dL]}) + 6{,}4$$

ATENÇÃO!

Uma das fragilidades do escore MELD como base para a alocação de órgãos é a possibilidade de variação artificial dos seus componentes na manipulação terapêutica dos indivíduos, tais como reposição de albumina, paracentese evacuadora ou uso de diuréticos.

DIAGNÓSTICO E TRATAMENTO DAS COMPLICAÇÕES

A seguir, são descritos os principais indícios clínicos e achados de exames complementares, bem como as medidas terapêuticas fundamentais para o manejo das complicações da cirrose mais frequentes.

HEMORRAGIA DIGESTIVA ALTA VARICOSA

A. Diagnóstico

- Hematêmese e/ou melena são sinais clássicos, mas não são raros os pacientes oligossintomáticos, que se apresentam apenas com indícios de encefalopatia hepática. Nestes casos, a identificação de sangram ento recente pode ser feito pelo achado de melena ao toque retal e/ou pelo aspirado de SNG.
- Enterorragia pode ocorrer em alguns casos.
- Síncope, precordialgia, PAS inferior a 90 mmHg e frequência cardíaca (FC) superior a 100 bpm são critérios de maior gravidade.

B. Tratamento (Figura 18.1)

- Ressuscitação inicial padrão: *airway*, *breathing*, *circulation* (ABC).
- Consideração de IOT se encefalopatia hepática graus III ou IV, HDAV ativa e volumosa.
- Obtenção de dois acessos venosos periféricos calibrosos (16-18 gauge) para expansão volêmica inicial. Considerar acesso venoso central se houver instabilidade hemodinâmica ou história/indícios de IC ou renal (IR).
- Reposição volêmica inicial: cristaloides são equivalentes a coloides; como diretriz geral, recomenda-se infusão de solução fisiológica (SF) a 0,9% (ou Ringer-lactato) 500 mL em 30 minutos, com infusão de 2 a 3 L nas primeiras 24 horas da internação. Objetivo: manter PAS entre > 90 mmHg e FC < 100 bpm. Hipervolemia deve ser evitada, pois aumenta o risco de ressangram ento.
- Medidas gerais: manter jejum por VO e cabeceira elevada; monitoração contínua de sinais vitais; oximetria e suplementação de oxigênio; ECG (e enzimas cardíacas, se indicado); exames laboratoriais gerais, incluindo tipagem sanguínea ABO/Rh, hemograma, testes hepáticos, eletrólitos e função renal.
- Transfusão de concentrado de hemácias: indicada para manter nível de hemoglobina (Hb) entre 7 e 9 g/dL, exceto na presença de hemorragia ativa e volumosa e/ou em pacientes com comorbidades cardiovasculares, quando o alvo deverá ser um nível de Hb > 10 g/dL.
- Manejo da coagulopatia: não há indicação para o uso rotineiro de PFC ou de crioprecipitado com o objetivo de reduzir os alargamentos do TP e do INR, frequentemente encontrados em portadores de doença hepática avançada. Entretanto, o uso de PFC (10-20 mL/kg de peso corporal) ou CP (1 unidade/10 kg de peso corporal) deve ser considerado em pacientes com hemorragia volumosa não controlada, particularmente naqueles com INR > 2.
- Transfusão de concentrado de plaquetas: o uso de 1 unidade de concentrado/10 kg de peso corporal deve ser considerado na presença de plaquetopenia inferior a $40.000/mm^3$, embora não existam evidências científicas que deem suporte a esta conduta.
- Esvaziamento gástrico reduz risco de asp iração e facilita terapia endoscópica. Pode ser realizado por SNG e/ou pelo uso de eritromicina IV (125 a 250 mg, 20 a 30 minutos antes da endoscopia).

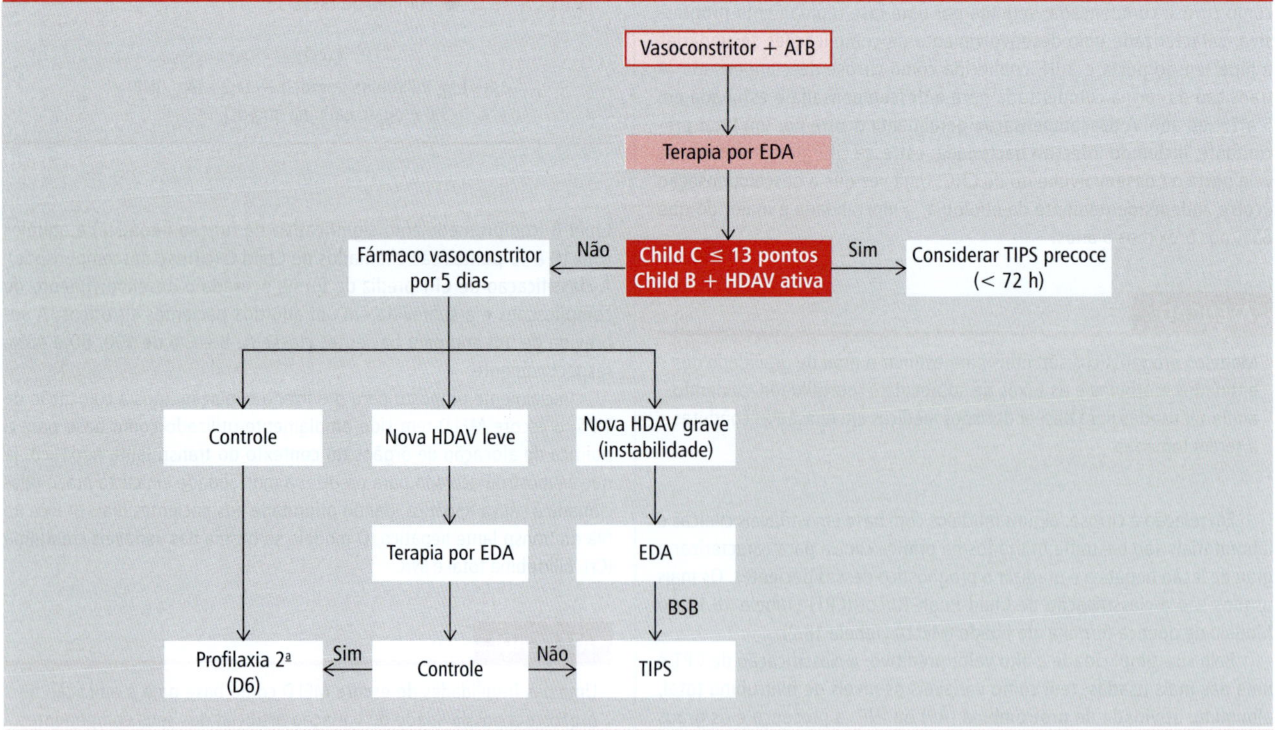

FIGURA 18.1 ■ Algoritmo para o tratamento da hemorragia digestiva aguda varicosa.

ATB, profilaxia antibacteriana com norfloxacina ou ceftriaxone. BSB, balão de Sengstaken Blakemore.

- Rastreamento sistemático de infecções: infecções bacterianas estão presentes em 20% dos casos de HDAV no momento da internação e devem ser sistematicamente rastreadas. Devem ser realizados: exame da cavidade oral e da pele; urina tipo I e urocultura; radiografia torácica; paracentese diagnóstica; e hemoculturas, em casos selecionados.
- Profilaxia antibacteriana: tem indicação rotineira (mesmo na ausência de ascite), já que reduz a incidência de infecções bacterianas e aumenta a sobrevida em pacientes com HDAV. Norfloxacina 400 mg 12/12 horas por VO ou SNG por pelo menos 7 dias e ceftriaxone 1 a 2 g/dia IV constituem as principais opções. Ceftriaxone é a medicação indicada para pacientes em uso prévio profilático de norfloxacina e naqueles com critérios de maior gravidade, tais como encefalopatia, ascite, desnutrição grave ou bilirrubinemia total superior a 3 mg /dL.
- Lactulose: indicada para o tratamento da encefalopatia hepática (EH), na dose habitual de 30 mL a cada 8 a 6 horas (por VO ou SNG) até o fim da eliminação de melena, com posterior ajuste até a obtenção de duas a três evacuações amolecidas. O uso profilático de lactulose ainda é controverso.
- Terapia vasoconstritora: o uso precoce de medicações vasoativas com ação vascontritora esplâncnica, iniciadas anteriormente à endoscopia, reduz a incidência de sangram ento ativo, facilita a terapia endoscópica e aumenta a probabilidade de hemostasia. Embora a eficácia hemostática seja comparável entre os fármacos, apenas o uso de terlipressina foi associado à maior sobrevida na HDAV. A terapia vasoconstritora deve ser feita sempre em combinação com a terapia endoscópica e mantida por cinco dias, com o objetivo de reduzir o risco de ressangramento. As doses preconizadas para o uso destes fármacos são descritas na Tabela 18.3.

TABELA 18.3 ■ Doses recomendadas para o tratamento farmacológico da hemorragia digestiva alta varicosa

FÁRMACOS*	DOSE DE ATAQUE	DOSE ENTRE D1 E D2#	DOSE ENTRE D3 E D5#
Octreotide	50-100 mcg	50 mcg/h	50 mcg/h
Somatostatina	250-500 mcg	250-500 mcg/h	250-500 mcg/h
Terlipressina	2 mg	> 70 kg: 2 mg 4/4 h 50-70 kg: 1,5 mg 4/4 h < 50 kg: 1 mg 4/4 h	1 mg 4/4 h

*Octreotide e somatostatina são administradas em infusão IV contínua; e terlipressina é administrada em bólus.

#Para octreotide e somatostatina, a dose de manutenção é iniciada imediatamente após a dose de ataque. Para terlipressina, a dose de manutenção é iniciada 4 horas após a dose de ataque.

- Terapia endoscópica: ligadura elástica deve ser realizada na presença de varizes esofágicas com sangramento ativo no momento da endoscopia, quando há sinais de hemorragia recente ou ainda quando não houver outras fontes prováveis de sangramento. Escleroterapia pode ser usada como alternativa, em casos de dificuldades técnicas. Injeção de cianoacrilato é o procedimento mais indicado para o tratamento de HDAV por varizes gástricas.
- Nutrição: desnutrição é comum e aumenta o risco de infecções. Assim, é importante iniciar precocemente dieta por VO, em geral 48 horas após o controle do sangram ento.
- Paracentese de alívio: se ascite volumosa, recomenda-se retirar até 5 L de líquido ascítico.
- TIPS: indicado como terapia de resgate em pacientes com CPT < 13 pontos, obtendo hemostasia em 90 a 100% dos casos. O uso precoce de TIPS (entre 24 e 72 horas da internação) deve ser considerado para indivíduos com CPT classe C ou CPT classe B com sangram ento ativo na endoscopia inicial.
- Balão de Sengstaken-Blakemore (BSB): possui duas indicações: 1) HDAV ativa e volumosa, até que sejam instituídas as terapêuticas farmacológica e endoscópica adequadas; e 2) Sangramento recorrente, como medida temporária até a colocação de TIPS. Usar sempre após IOT e manter insuflado por até 24 horas, no máximo. Hemostasia é alcançada em 80 a 90% dos casos, mas com até 50% de incidência de ressangram ento após retirada e 30% de complicações graves (perfuração esofágica, pneumonia asp irativa, etc.).
- Profilaxia secundária: o uso de betabloqueadores não seletivos (propranolol ou nadolol) deve ser iniciado logo após o término do tratamento farmacológico com vasoconstritor esplâncnico.
- Prótese esofágica autoexpansível: resultados iniciais bastante promissores como terapia provisória em substituição ao BSB, mas ainda pouco disponível em nosso meio.
- Derivações portossistêmicas cirúrgicas: substituídas pelo TIPS raramente são indicadas no contexto do evento agudo de HDAV.

ASCITE

A. Diagnóstico

- O diagnóstico de ascite é clínico e/ou ultrassonográfico. A ascite é classificada de acordo com o volume em grau 1 (detectável apenas por US), grau 2 (moderada, com evidente distensão do abdome) e grau 3 (de grande volume, com intensa distensão abdominal).
- Paracentese diagnóstica com análise do líquido ascítico (LA) é fundamental em todos os pacientes com ascite, sem diagnóstico etiológico, ou ascite recém-instalada, ou que voltou a aparecer após mobilização para excluir outras causas que não a cirrose e a presença de PBE.
- Os exames de rotina a serem solicitados são a contagem de células com diferencial, proteínas totais e albumina. Se o diagnóstico de cirrose não for evidente, o gradiente soro-ascite de albumina (GASA = albumina sérica – albumina do LA) maior do que 1,1 g/dL tem acurácia de 97% para predizer hipertensão porta como causa da ascite.
- Se houver susp eita de infecção (PBE ou peritonite secundária), a amostra de líquido enviada para cultura deve ser inoculada em frasco de hemocultura à beira do leito.

B. Tratamento

- O tratamento da ascite não complicada (não infectada ou associada à SHR) se baseia em restrição dietética de sódio e terapia diurética.
- Dieta hipossódica: recomenda-se ingestão maxima de 88 mEq de sódio ou 2 g de cloreto de sódio ao dia. É a restrição de sódio, e não de água, que resulta em perda de peso. Restrição hídrica é desnecessária na grande maioria dos pacientes. A hiponatremia crônica

geralmente não é sintomática, e apenas cerca 6% dos pacientes com cirrose e ascite têm sódio sérico menor do que 125 mEq/L.

- Diureticoterapia: o regime usual de diuréticos é com dose única matinal de espironolactona associada ou não à furosemida. As doses iniciais são de 100 mg e 40 mg, respectivamente. Os aumentos são feitos gradual e simultaneamente, mantendo-se esta relação (100 mg:40 mg) a cada 5 a 7 dias, se a perda de peso e a natriurese são insuficientes. As doses devem ser ajustadas para obtenção de perda de peso de até 500 g/dia em pacientes sem edema periférico e até 1 kg/dia naqueles com edema. As doses máximas são de 160 mg de furosemida e 400 mg de espironolactona. Pacientes com DRC toleram doses menores de espironolactona. A amilorida é uma opção em caso de ginecomastia dolorosa associada à espironolactona. No Brasil, encontra-se disponível em associação com a furosemida.
- A monitoração da excreção urinária de sódio auxilia no manejo dos pacientes com perda insuficiente de peso. Pode ser feita pela quantificação em urina de 24 horas ou em amostra isolada de urina, através da relação sódio/potássio (Na/K). Relação Na/K > 1 indica natriurese superior a 78 mEq/dia, a qual sugere dieta inadequada em indivíduos sem perda adequada de peso.
- Paracentese de grande volume: tratamento inicial de escolha para pacientes com ascite tensa, sempre em associação com diureticoterapia. A remoção de grandes volumes de líquido sem adequada expansão plasmática está associada à ocorrência de disfunção circulatória pós-paracentese, que, por sua vez, leva à rápida recorrência da ascite e lesão renal. A melhor maneira de prevenir a disfunção circulatória pós-paracentese é a reposição de albumina, na dose de 6 a 8 g por litro retirado, quando a retirada for maior do que 5 L de ascite.
- Suspensão de fármacos nefrotóxicos: AINH, IECA, BRA II e aminoglicosídeos.
- Ascite refratária: é caracterizada por perda de peso insuficiente (menos de 200 g/dia) e recorrência precoce da ascite, sendo observada em menos de 10% dos pacientes com cirrose. Existem dois tipos de ascite refratária: 1) ascite refratária diurético-resistente: mobilização insuficiente de sódio com dieta hipossódica adequada e doses máximas de diuréticos; 2) ascite refratária diurético-intratável: mobilização insuficiente de sódio por desenvolvimento de complicações relacionadas à terapia diurética (EH, lesão renal, hiponatremia ou hipercalemia). As opções terapêuticas são as paracenteses de repetição, o TIPS e o transplante hepático. Nos pacientes com ascite refratária e hipotensão arterial, a suspensão do uso de betabloqueadores deve ser considerada.

PERITONITE BACTERIANA ESPONTÂNEA

A. Diagnóstico

- Clinicamente, pacientes com PBE podem se apresentar de forma assintomática ou com quadros sintomáticos que combinam indícios clínicos de peritonite (dor abdominal, descompressão brusca dolorosa, vômitos, íleo paralítico), sinais de inflamação sistêmica, hiper ou hipotermia, calafrios, leucocitose, taquicardia e/ou taquipneia, piora da função renal, hipotensão arterial ou choque, piora da função hepática, EH ou HDAV.
- Paracentese diagnóstica: a PBE é definida como a infecção espontânea do LA sem um foco infeccioso abdominal evidente. O diagnóstico é feito com contagem de neutrófilos igual ou superior a 250/mm^3 no LA.
- Cultura do LA: é positiva em cerca de 40% dos casos, e os patógenos mais comuns são os bacilos gram-negativos entéricos (sobretudo, *Escherichia coli*, *Klebsiella pneumoniae* e *Enterobacter* sp.) e cocos gram-positivos (principalmente *Streptococcus* sp. e *Enterococcus* sp.). Pacientes com cultura negativa devem ser tratados da mesma maneira que aqueles com cultura positiva. Bacterascite é definida por cultura positiva com menos de 250 neutrófilos/mm^3 no LA. Pacientes sintomáticos com bacterascite devem ser tratados com antibióticos, e aqueles assintomáticos devem ser novamente submetidos à paracentese diagnóstica e tratados com antibióticos se apresentarem contagem de neutrófilos superior a 250/mm^3 no LA.
- Peritonite bacteriana secundária (PBS) ocorre em uma pequena parcela de pacientes, devido à inflamação ou perfuração de um órgão intra-abdominal. PBS deve ser suspeitada em pacientes com sintomas e sinais de irritação peritoneal, mais de um organismo na cultura do LA, proteína total > 1 g/dL no LA, celularidade muito elevada e glicose < 50 mg /dL no LA.

B. Tratamento

- Antibioticoterapia: terapia empírica deve ser prontamente iniciada após a paracentese diagnóstica em pacientes com suspeita de PBE.
  - PBE adquirida na comunidade: cefalosporinas de 3ª geração (ceftriaxone 1 a 2 g IV a cada 24 horas ou cefotaxima 2 g IV a cada 8 a 12 horas) constituem opções de 1ª escolha. Amoxicilina-clavulanato (1 g IV a cada 8 horas) e ciprofloxacina (400 mg IV a cada 12 horas) são alternativas. A duração do tratamento é de pelo menos 5 dias. Quinolonas não são recomendadas para pacientes que evoluem com PBE na profilaxia com norfloxacina.
  - PBE nosocomial: predominam as infecções por gram-positivos, ao contrário das adquiridas na comunidade, e a antibioticoterapia empírica depende dos padrões epidemiológicos locais de resistência. Se enterobactérias produto ras de betalactamases de espectro estendido (ESBL, do inglês *extended-spectrum beta-lactamases*) forem frequentes, os carbapenêmicos ou a tigeciclina são opções válidas.
- Paracentese de controle após 48 horas de tratamento não é necessária para todos os pacientes, podendo ser facultativa naqueles com boa evolução clínica. Para pacientes com PBE nosocomial, a paracentese de controle deve ser sempre realizada.
- Albumina IV: a infusão IV de albumina (dose de 1,5 g/kg de peso no D1 de tratamento e 1 g/kg de peso no D3) reduz a incidência de SHR1 e a mortalidade, sobretudo em pacientes com bilirrubinas > 4 mg/dL e creatinina sérica (CrS) > 1 mg/dL.
- Profilaxia secundária: em pacientes que já apresentaram um episódio de PBE, a chance de recorrência em um ano é de ~70%, estando, portanto, indicada a profilaxia secundária com norfloxacina 400 mg/dia (1ª opção). Ciprofloxacina 750 mg por semana ou sulfametoxazol/trimetoprima 800/160 mg, 5 dias por semana são outras opções.

SÍNDROME HEPATORRENAL TIPO 1

A. Diagnóstico (Tabela 18.4)

- A SHR1 é uma condição potencialmente reversível caracterizada por IR funcional que se instala em pacientes com IH aguda ou crônica, na ausência de qualquer outra causa identificável de doença renal estrutural ou não estrutural (p. ex.: pré-renal).

TABELA 18.4 ■ Critérios diagnósticos de síndrome hepatorrenal
1 | Cirrose hepática associada à ascite.
2 | Aumento da CrS igual ou superior a 0,3 mg/dL em 48 horas OU aumento da CrS igual ou superior a 50% em 7 dias, em relação ao valor basal da creatinina.
3 | Ausência de melhora sustentada da CrS (> 1,5 mg/dL) após pelo menos 48 horas de suspensão de diuréticos e expansão plasmática com albumina (1 g/kg de peso/dia; máximo de 100 g/dia).
4 | Ausência de choque.
5 | Ausência de uso recente de medicações nefrotóxicas ou vasodilatadoras.
6 | Ausência de indícios de nefropatia preexistente: proteinúria > 500 mg /dia e/ou micro-hematúria (> 50 hemácias/campo de grande aumento) e/ou US anormal de vias urinárias.

- É importante ter em mente que a SHR1 é responsável por 17 a 25% dos casos de LRA em pacientes cirróticos. Assim, deve-se fazer diagnóstico diferencial com outras causas de LRA em pacientes cirróticos.
- O diagnóstico de SHR1 deve ser considerado em todo portador de cirrose hepática com um aumento da CrS ≥ 0,3 mg/dL ou uma elevação da CrS superior a 50% do nível basal. Em geral, os níveis de CrS estão em torno de 3,5 mg/dL e raramente ultrapassam 6 mg/dL. Hiponatremia e PAM baixa estão comumente presentes.
- O diagnóstico diferencial entre SHR1 e NTA pode ser difícil. A presença de indícios de hipovolemia/choque, sedimento urinário com cilindros granulosos, sódio urinário > 40 mEq/L, fração de excreção de sódio (FENa) > 1 e osmolalidade urinária > 350 mOsm/kg, embora não sejam achados totalmente específicos, sugerem o diagnóstico de NTA. Além disso, pacientes com SHR1 prolongada podem evoluir para NTA.
- Os principais fatores precipitantes de SHR1 são: infecções bacterianas (PBE, pneumonias, infecções urinárias e infecções cutâneas); paracenteses de grande volume sem expansão plasmática; hemorragias gastrintestinais (principalmente HDAV); e depleção do volume intravascular causada por diuréticos, diarreia profusa, vômitos, etc.

B. Tratamento

- Tentar identificar o nível basal de Cr em exames anteriores. Em geral, deve ser considerado o valor mais baixo dos últimos 3 meses.
- Suspender diuréticos, lactulose, vasodilatadores, IECA, bloqueadores dos receptores 1 do angiotensinogênio II, AINE e eventuais medicações potencialmente nefrotóxicas. Deve-se considerar a suspensão progressiva do uso de betabloqueadores.
- Identificar e tratar precocemente possíveis fatores precipitantes da SHR.
- Controle rigoroso da diurese é indicado. Sondagem vesical de demora deve ser considerada apenas na presença de oligoanúria ou quando há susp eita de obstrução urinária.
- Iniciar antibioticoterapia pertinente na presença de infecção bacteriana associada. O uso profilático de antibióticos não foi devidamente avaliado em ensaios clínicos e não pode ser recomendado rotineiramente. Entretanto, um alto índice de suspeição para infecções é preconizado.
- Hidratação venosa com cristaloides poderá ser necessária e deverá ser individualizada conforme o grau de desidratação, o débito urinário, o edema e o *status* cardiorrespiratório.
- Restrição hídrica (800-1.000 mL/dia) poderá ser necessária na presença de hiponatremia dilucional grave (Na < 120 mEq/L).
- Iniciar expansão volumétrica com albumina humana a 20% na dose de 1 g/kg/dia (dose máxima diária de 100 g) nos 2 primeiros dias, seguida de 20 a 40 g/dia nos dias subsequentes. Pode-se considerar a interrupção da administração de albumina quando a albuminemia for > 4,5 g/dL, reduzir sua dose se pressão venosa central (PVC) > 15 cmH_2O e deve-se suspendê-la na presença de indícios de edema pulmonar ou PVC > 18 cmH_2O.
- Não é indicada a monitoração rotineira da PVC, sendo o acompanhamento clinicorradiológico suficiente na maioria dos casos. Considerar o uso de monitorizaç ão invasiva em pacientes instáveis, na presença de IC associada ou em indivíduos que não responderam à expansão volumétrica empírica (sem redução significativa da Cr). Nesses casos, medidas devem ser tomadas pelo menos a cada 8 horas. Valores de PVC entre 10 e 15 cmH_2O e saturação venosa mista central de oxigênio ($SvcO_2$) ≥ 70% indicam perfusão adequada.
- Pressão arterial média (PAM) ≥ 70 mmHg e débito urinário ≥ 0,5 mL/kg/h são outros objetivos comumente preconizados, embora estes alvos nunca tenham sido adequadamente avaliados, em particular em portadores de cirrose hepática.
- Paracentese evacuadora: não há consenso sobre o volume de LA a ser removido. Em pacientes com ascite tensa, indica-se a retirada de 2 a 5 L de LA, associada à reposição de 6 a 8 g de albumina para cada litro removido. Recomenda-se manter a pressão intra-abdominal < 20 mmHg, embora este ponto de corte não tenha sido validado em cirróticos com ascite e LRA.
- Entretanto, o uso IV de furosemida deve ser evitado, já que se associa a risco aumentado de piora hemodinâmica em portadores de cirrose hepática, com consequente piora da função renal.
- Nos casos de sobrecarga volumétrica sintomática e/ou na presença de PVC > 18 cmH_2O, pode ser usada em bólus IV.
- Vasoconstritores: com o uso de terlipressina ou norepinefrina, são necessários: monitoração cardíaca contínua; sinais vitais a cada 4 horas; quantificação da diurese (pelo menos a cada 8 horas) e ECG diário. Os vasoconstritores devem ser mantidos até a reversão da SHR1 (idealmente até Cr entre 1 a 1,2 mg/dL) ou até o máximo de 14 dias de terapia. No Brasil, os fármacos disponíveis para o tratamento da SHR1 são:
  - Terlipressina: a dose inicial é de 0,5 a 1 mg a cada 4 a 6 horas, em bólus IV. A cada 2 dias, a dose pode ser ajustada conforme a dosagem de Cr: não havendo redução > 25% da dosagem anterior, pode-se dobrar a dose até o limite máximo de 12 mg/dia (2 mg a cada 4 horas).
  - Norepinefrina: a dose inicial é de 0,5 mg/hora (equivalente a 0,1 mcg/kg/min), em infusão IV contínua. A cada 4 horas, a dose pode ser ajustada conforme a PAM e o débito urinário: não havendo aumento da PAM ≥ 10 mmHg em relação à basal ou aumento do débito urinário > 200 mL/4 horas, pode-se aumentar a dose em etapas de 0,5 mg /hora (0,1 mcg/kg/min) até o limite máximo de 3 mg /hora (0,7 mcg/kg/min).
- Terapia dialítica: as principais indicações de hemodiálise na SHR1 são encefalopatia urêmica, hiperpotassemia acentuada, acidose metabólica intratável, oligoanúria persistente, edema pulmonar,

derrame pericárdico, hiperfosfatemia, hipermagnesemia e ausência de resposta ao uso de vasoconstritor e albumina. Devem-se preferir terapias contínuas de hemodiálise, com menor risco de instabilidade hemodinâmica (hemodiafiltração venovenosa contínua ou hemofiltração venovenosa contínua). Outros métodos de terapia dialítica, como os sistemas MARS™ e Prometheus™, têm mostrado resultados preliminares promissores. Entretanto, estudos adicionais com casuísticas maiores são necessários para avaliar a eficácia destes métodos no contexto da SHR1. O uso de terapia dialítica é questionável em pacientes com IH terminal com contraindicação irreversível para transplante hepático.

- TIPS: considerando-se os riscos potenciais (encefalopatia hepática, IC, anemia hemolítica, infecção relacionada a vegetações no *stent*, etc.), o impacto incerto na sobrevida e as frequentes contraindicações à sua colocação, o uso de TIPS em pacientes com SHR1 deve ser reservado para os candidatos a transplante hepático que não responderam ao tratamento com vasoconstritor e albumina, como ponte para o transplante.
- Transplante hepático: o transp lante hepático constitui o tratamento de eleição para a SHR1. Assim, após a confirmação do diagnóstico de SHR1, pacientes aptos para o transplante hepático devem ser imediatamente listados. A eventual melhora da função renal e a consequente redução do escore MELD obtidas com o tratamento da SHR1 não devem mudar a decisão de indicar transplante hepático, já que o prognóstico destes pacientes permanece ruim.

ENCEFALOPATIA HEPÁTICA

A. Diagnóstico

- O padrão de EH mais frequentemente encontrado no contexto dos serviços de emergência é a EH aparente (identificável ao exame clínico), tipo C (associada à cirrose), episódica ou recorrente. Lentificação motora (incluindo fala arrastada), desorientação temporoespacial e *flapping* (ou asterix) constituem os achados clínicos mais comuns.
- O diagnóstico de EH é realizado com base nos dados da história clínica e exame físico e pela exclusão de outras causas de alteração mental. São observadas diversas manifestações neurológicas e psiquiátricas que se apresentam de maneira espectral, desde alterações subclínicas, indetectáveis ao exame clínico detalhado, até coma (Quadro 18.1).
- Exames complementares: embora o diagnóstico de EH seja eminentemente clínico, exames laboratoriais e de imagem podem ser úteis para excluir outras causas de encefalopatia e para identificar fatores precipitantes de EH.
  - Exames laboratoriais: hemograma, dosagem de eletrólitos e avaliação da glicemia e da função renal podem sugerir processo infeccioso em atividade, HDAV, distúrbios hidreletrolíticos, hipoglicemia e IR, condições frequentes em cirróticos com EH. Dosagem de amônia não é necessária para o diagnóstico e apresenta baixa correlação com a evolução da EH.
  - Exames de imagem: TC ou RM do encéfalo podem ser indicados em casos selecionados, para excluir outras causas de alteração do sensório.
- O diagnóstico diferencial deve ser feito com as seguintes situações:
  - Encefalopatias metabólicas: hipóxia, narcose por CO_2, azotemia, diabetes descompensada (cetoacidose, estado hiperosmolar, acidose láctica, hipoglicemia), hiponatremia, hipercalcemia
  - Encefalopatias tóxicas: intoxicação alcoólica aguda, psicotrópicos, opioides, salicilatos, metais pesados.
  - Encefalopatias infecciosas: meningite, meningoencefalite, abscesso cerebral.

QUADRO 18.1 ■ Critérios de West Haven para classificação da encefalopatia hepática de acordo com a gravidade

GRAU	ACHADOS NEUROPSIQUIÁTRICOS
I	Alterações leves de comportamento e de funções biorregulatórias, como alternância do ritmo do sono, transtornos discretos do comportamento, como riso e choro "fáceis", hálito hepático.
II	Letargia ou apatia, lentidão nas respostas, desorientação no tempo e espaço, alterações na personalidade, comportamento inadequado, fala arrastada e *flapping* evidente.
III	Sonolência e torpor com resposta aos estímulos verbais, desorientação grosseira, agitação psicomotora, rigidez muscular, hiper-reflexia, *clonus* e desaparecimento do *flapping*.
IV	Coma não responsivo aos estímulos verbais, resposta flutuante à dor e postura de descerebração.

  - Lesões intracranianas: hemorragia intracerebral, subdural ou subaracnoide; AVCi, neoplasias, traumas, hidrocefalia de pressão normal.
  - Transtornos neuropsiquiátricos: epilepsia não convulsiva, esquizofrenia, síndrome de abstinência, síndrome de Wernicke-Korsakoff, *delirium*, demência.

B. Tratamento

- Identificação e manejo dos fatores precipitantes: a maioria dos episódios de EH nos pacientes com cirrose é devida a um ou mais fatores desencadeadores (Quadro 18.2). O tratamento destes eventos, por si só, se associa à melhora do quadro de EH e deve ser prontamente instituído. No caso da EH episódica ou recorrente, os dois fatores desencadeantes mais comuns são as infecções bacterianas e a HDAV.
- Recomendações nutricionais: a ingestão calórica diária deve ser de 35 a 40 kcal/kg de peso ideal. A ingestão proteica diária deve ser de 1,2 a 1,5 g/kg de peso ideal. Pequenas refeições frequentes (~ 3 horas) e lanche noturno com 50 g de carboidratos complexos.
- Tratamento farmacológico: as medicações específicas atualmente disponíveis para o tratamento da EH baseiam-se nas hipóteses de patogênese. Assim sendo, a maioria das opções terapêuticas visa à redução da produção, o aumento na fixação e/ou excreção de amônia tem ação neurológica direta, modifica níveis de aminoácidos circulantes ou atua nas colaterais portossistêmicas. Os principais agentes terapêuticos utilizados no tratamento da EH são:
  - Lactulose: é a base do tratamento da EH. Existem três esquemas de administração: 1) esquema *step-up*: dose inicial de 25 mL a cada 12 horas por VO ou SNG, titulando-se a dose até 15-45 mL a cada 8-12 horas, com o objetivo de obter 2 a 3 evacuações amolecidas ao dia; 2) esquema *top-down* (apenas para EH grau II ou em pacientes em VM): dose inicial de 45 mL por VO ou SNG, com doses adicionais de 45 mL a cada hora até a primeira evacuação amolecida, quando a dose é titulada até a obtenção de 2 a 3 evacuações amolecidas ao dia. 3) enema (apenas em EH graus III ou IV): 100 a 300 mL de lactulose diluídos em 300 a 700 mL de água, retidos por 1 hora em posição de Trendelenburg. Os principais efeitos colaterais são náuseas, flatulência, distensão abdominal, diarreia e distúrbios hidreletrolíticos.

- Polietilenoglicol (PEG): dose de 4 L por VO ou por SNG, administrados em 4 horas. Causa menos síndrome gasosa e distúrbios hidreletrolíticos, mas pode causar diarreia profusa e deve ser opção apenas em pacientes com baixo risco de aspiração.
- Antibióticos: geralmente são usados em associação à lactulose no caso de não resposta ou resposta parcial. São opções:
  - Neomicina: dose de 1 a 1,5 g a cada 6 horas, por VO ou SNG (cápsulas manipuladas de 500 mg). Há potencial de ototoxicidade e nefrotoxicidade, o que limita seu uso em longo prazo.
  - Metronidazol: dose de 250 a 500 mg a cada 8 horas, por VO ou SNG. Deve ser usado por curto período, pelo risco de neuropatia periférica.
  - Rifaximina: dose de 550 mg a cada 12 horas, por VO ou SNG. Pode ser usado cronicamente e possui melhor perfil de segurança quando comparado ao metronidazol e à neomicina, mas possui alto custo e ainda não é disp onível no Brasil.
- L-ornitina-Lasp artato (LOLA): apenas a apresentação oral mostrou benefícios, na dose diária de 20 g (4 ampolas de 5 g/10 mL) diluídos em 250 mL de SF a 5%, infundidos por via IV durante 4 horas. Constitui alternativa em casos refratários, habitualmente como adjuvante.
- Flumazenil (ampola 0,5 mg /5 mL): dose de 1 a 2 mg diluídos em 20 mL de SF 0,9%, em infusão IV durante 3 a 5 minutos. Possui efeito transitório, mas pode ser útil em pacientes com EH graus III ou IV que não responderam à lactulose ou quando há susp eita de uso recente de benzodiazepínicos.

QUADRO 18.2 ■ Fatores precipitantes de encefalopatia hepática em cirróticos

- Hemorragia gastintestinal.
- Infecções: infecção urinária, pneumonia, PBE, celulite, etc.
- Desidratação: diureticoterapia, diarreia, vômitos, ingestão insuficiente, etc.
- Constipação ou íleo paralítico.
- Hipo ou hipernatremia.
- Hipo ou hipercalemia.
- Alcalose ou acidose metabólica.
- Intervenções cirúrgicas e outros procedimentos invasivos (p. ex.: TIPS).
- Uremia.
- Susbtâncias psicoativas: benzodiazepínicos, narcóticos, álcool, etc.
- Lesão hepatocelular: trombose da veia porta, carcinoma hepatocelular, hepatite alcoólica, etc.
- Má adesão ao tratamento da EH.

■ ABORDAGEM GLOBAL DO PACIENTE COM CIRROSE DESCOMPENSADA

Considerando-se que pacientes com cirrose frequentemente se apresentam com múltiplas descompensações coexistentes, sugerem-se as seguintes medidas gerais, que devem ser adotadas na internação:

- Considerar IOT e VM se: EH graus III ou IV, HDAV volumosa (com ou sem uso de BSB), agitação motora refratária, insuficiência respiratória ou choque.
- Avaliação neurológica detalhada, considerando diagnósticos diferenciais de EH, incluindo TCE, encefalopatias tóxico-metabólicas e infecções de SNC.
- Toque retal para pesquisa de melena.
- Rastreamento precoce sistemático de infecções: exame da cavidade oral e da pele; urina tipo I e urocultura; radiografia torácica; paracentese diagnóstica.
- Avaliar exames complementares anteriores à descompensação atual e registrar valores basais de CrS, Hb, leucócitos e plaquetas. Avaliar também eventuais exames de imagem e endoscopias realizadas previamente à internação.
- Solicitar US de abdome superior com *doppler*, à procura da confirmação de hepatopatia avançada e identificação de ascite, CHC e trombose da veia porta.
- Considerar EDA na suspeita de HDAV.
- Se etiologia alcoólica: identificar risco e monitorar indícios de síndrome de abstinência e intervir precocemente; repor tiamina IV; identificar e corrigir possíveis hipocalemia e hipofosfatemia.
- Considerar contato com equipe de transplante hepático: o transplante constitui opção terapêutica fundamental para os pacientes com doença hepática crônica terminal (assim como para aqueles com CHC ou IH aguda). Em razão da grande desproporção entre o número de casos com indicação de transplante e a oferta de órgãos disponíveis, a listagem e A priorização em fila são decididas de acordo com a gravidade da IH, medida com o auxílio de escores específicos compostos por certos testes laboratoriais. O escore mais usado no mundo é o escore MELD, e portadores de cirrose descompensada com escore MELD igual ou superior a 15 devem ser considerados para o transplante hepático.

REVISÃO

- A cirrose é uma lesão crônica do fígado decorrente de destruição e regeneração das células hepáticas, ocasionando, do ponto de vista histológico, a formação de septos fibrosos que ligam os tratos portais entre si e com as veias centrolobulares.
- As fases avançadas da cirrose apresentam um estado de circulação hiperdinâmica global, secundária a diversos fatores, tais como vasodilatação esplâncnica intensa, vasodilatação arterial sistêmica, *shunts* portossistêmicos e expansão plasmática (secundária à retenção renal de água e sódio). O aumento da resistência intra-hepática e o desenvolvimento da circulação hiperdinâmica culminam na hipertensão porta e suas complicações, com grande impacto negativo na evolução dos indivíduos com cirrose.
- A cirrose hepática é mais comum no gênero masculino, e a idade da morte é significativamente menor nos pacientes com cirrose por álcool.
- Os principais agentes etiológicos causadores da cirrose podem ser classificados como: EIM, como ocorre na doença de Wilson, na hemocromatose, na deficiência de alfa-1 antitripsina, na esteatose hepática metabólica, entre outras; infecções virais crônicas: por vírus da hepatite B (HBV) (associado ou não à infecção pelo vírus da hepatite delta) e vírus da hepatite C (HCV); HDA; lesões hepáticas induzidas por xenobióticos: metrotexato, diclofenaco, alfametildopa, entre outras; hepatopatias imunomediadas: hepatite autoimune, colangite biliar primária (previamente conhecida como cirrose biliar primária), colangite esclerosante primária; hepatopatias vasculares: síndrome de Budd-Chiari e síndrome de obstrução sinusoidal (anteriormente chamada de doença veno-oclusiva); cirrose criptogênica (sem causa aparente): apesar do progresso na identificação dos fatores causais da cirrose, cerca de 5 a 10% das cirroses permanecem sem etiologia definida, em todo o mundo.

- A abordagem terapêutica deve considerar, entre outros, IOT e VM, se EH graus III ou IV, HDAV volumosa (com ou sem uso de BSB), agitação motora refratária, insuficiência respiratória ou choque; avaliação neurológica detalhada; toque retal para pesquisa de melena; rastreamento precoce e sistemático de infecções; avaliação de exames complementares anteriores à descompensação atual, etc.

LEITURAS SUGERIDAS

Angeli P, Ginès P, Wong F, Bernardi M, Boyer TD, Gerbes A, et al. Diagnosis and management of acute kidney injury in patients with cirrhosis: revised consensus recommendations of the International Club of Ascites. J Hepatol. 2015;62(4):968-74.

D'Amico G, Garcia-Tsao G, Pagliaro L. Natural history and prognostic indicators of survival in cirrhosis: a systematic review of 118 studies. J Hepatol. 2006;44(1):217-31.

de Franchis R; Baveno VI Faculty. Expanding consensus in portal hypertension: Report of the Baveno VI Consensus Workshop: Stratifying risk and individualizing care for portal hypertension. J Hepatol. 2015;63(3):743-52.

European Association for the Study of the Liver. EASL clinical practice guidelines on the management of ascites, spontaneous bacterial peritonitis, and hepatorenal syndrome in cirrhosis. J Hepatol. 2010;53(3):397-417.

Garcia-Pagan JC, Gracia-Sancho J, Bosch J. Functional aspects on the pathophysiology of portal hypertension in cirrhosis. J Hepatol. 2012;57(2): 458-61.

Nadim MK, Durand F, Kellum JA, Levitsky J, O'Leary JG, Karvellas CJ,et al. Management of the critically ill patient with cirrhosis: a multidisciplinary perspective. J Hepatol. 2016;64(3):717-35.

Runyon BA, AASLD. Introduction to the revised American Association for the Study of Liver Diseases Practice Guideline management of adult patients with ascites due to cirrhosis 2012. Hepatology. 2013;57(4):1651-3.

Schuppan D, Afdhal NH. Liver cirrhosis. Lancet 2008;371(9615):838-51.

Trautwein C, Friedman SL, Schuppan D, Pinzani M. Hepatic fibrosis: Concept to treatment. J Hepatol. 2015;62(1 Suppl):S15-24.

Vilstrup H, Amodio P, Bajaj J, Cordoba J, Ferenci P, Mullen KD, et al. Hepatic encephalopathy in chronic liver disease: 2014 Practice Guideline by the American Association for the Study of Liver Diseases and the European Association for the Study of the Liver. Hepatology. 2014;60(2):715-35.

19 HEPATITE ALCOÓLICA

ROBERTO JOSÉ DE CARVALHO FILHO

ANA CRISTINA DE CASTRO AMARAL

A HA constitui uma síndrome clinicolaboratorial caracterizada por desenvolvimento recente de icterícia e elevações moderadas de aminotransferases em indivíduo com história de uso abusivo de bebidas alcoólicas. Embora a HA esteja classicamente inserida como forma intermediária no espectro de gravidade da doença hepática alcoólica (entre a esteatose e a cirrose alcoólica), a própria HA se apresenta de maneira espectral, variando desde casos leves até formas graves, com alta mortalidade.

Ainda que a apresentação clínica possa ser abrupta, o termo "HA aguda" não é adequado, já que a condição representa uma exacerbação de uma hepatopatia tóxica crônica, geralmente subjacente por vários anos. De fato, mais de 50% dos casos de HA exibem cirrose coexistente à biópsia hepática.

A real incidência da HA em nosso meio permanece desconhecida, ao passo que estudos prévios identificaram prevalência de critérios histológicos de HA em 10 a 35% dos pacientes etilistas hospitalizados.

DIAGNÓSTICO

Além da presença de icterícia, pacientes com HA em geral apresentam astenia e hepatomegalia dolorosa. Febre (com ou sem infecção ativa), perda ponderal e desnutrição são também encontradas. Pacientes com quadros mais graves podem apresentar indícios de descompensação, tais como ascite, encefalopatia hepática, hemorragia varicosa e graus variados de disfunção renal; estes indivíduos comumente evoluem com infecções bacterianas e síndrome hepatorrenal tipo 1, com impacto negativo sobre a evolução.

Laboratorialmente, elevações de AST entre duas e oito vezes o limite superior da normalidade, relação AST/ALT superior a 2, bilirrubinemia total superior a 3 mg/dL, hipoalbuminemia e alargamento de INR são achados típicos. Leucocitose e neutrofilia são comuns, mesmo na ausência de processo infeccioso.

ATENÇÃO!

A biópsia hepática é útil para confirmar o diagnóstico e também para fins prognósticos; entretanto, a ocorrência frequente de coagulopatia e/ou ascite demanda a via transjugular, o que limita sobremaneira a disponibilidade do procedimento.

Por outro lado, o diagnóstico de HA com base unicamente em parâmetros não invasivos resulta em erro em 10 a 50% dos casos. Recentemente, um grupo de especialistas propôs um conjunto de critérios para normatizar o diagnóstico e o desenho de ensaios clínicos; esses critérios são descritos na Tabela 19.1.

TABELA 19.1 ■ Proposta de critérios diagnósticos para a hepatite alcoólica

Critérios diagnósticos para a HA
1 | Icterícia (bilirrubinemia > 3 mg/dL) de início recente (em até 8 semanas de evolução)
2 | Consumo etílico abusivo e recente, definido como: 2.1 | Ingestão > 40 g/d para mulheres ou > 60 g/d para homens, por pelo menos 6 meses e 2.2 | Duração de abstinência inferior a 2 meses, antes da identificação da icterícia.
3 | AST > 50 UI/L, com razão AST/ALT > 1,5 e níveis absolutos < 400 UI/L
4 | Biópsia hepática é necessária apenas na presença de possíveis fatores de confusão: 4.1 | Abuso etílico incerto 4.2 | Testes hepáticos atípicos e/ou 4.3 | Indícios de outras hepatopatias: lesão hepática induzida por xenobióticos, hepatopatia isquêmica ou hepatites virais crônicas.

TRATAMENTO

MEDIDAS GERAIS

Após a identificação de critérios suficientes para o diagnóstico de HA, hidratação e suporte nutricional devem ser iniciados. Recomenda-se instituir aporte calórico de 35 a 40 kcal/kg/dia e ingestão proteica de 1,2 a 1,5 g/kg/dia, por via oral, VO, ou por sonda nasoentérica. Em paralelo, propedêutica complementar deve ser providenciada, com pesquisa de distúrbios hidreletrolíticos (desidratação, hipocalemia e hipomagnesemia são frequentes), sorologias para hepatites virais (A, B e C), US abdominal com *Doppler* (para excluir obstruções biliares, doenças vasculares ou carcinoma hepatocelular) e rastreamento de infecções (particularmente, infecção urinária, pneumonia e peritonite bacteriana espontânea).

Complicações da cirrose devem ser manejadas conforme o padrão de conduta habitual (ascite, hemorragia varicosa, encefalopatia, LRA, etc.). Atenção particular deve ser dada ao diagnóstico diferencial e manejo específico de alterações neuropsiquiátricas, as quais podem estar associadas a diversas condições, tais como encefalopatia hepática, síndrome de abstinência alcoólica, síndrome de Wernicke-Korsakoff, infecções no SNC ou hematoma subdural crônico.

A indução e a manutenção da abstinência são fundamentais para o prognóstico de portadores de HA. Naltrexone, acamprosato, topiramato e baclofeno são as principais opções farmacológicas, sendo que apenas o baclofeno teve sua eficácia e segurança avaliadas em portadores de doença hepática avançada. Além disso, suporte psicoterápico e assistência social devem ser instituídos precocemente, com o objetivo de manter a abstinência após a alta hospitalar.

TERAPIAS ESPECÍFICAS

Medidas terapêuticas específicas para HA estão indicadas para as formas graves da doença, com alta mortalidade precoce, as quais podem ser identificadas com a utilização de certos escores prognósticos, descritos na Tabela 19.2.

Pentoxifilina

A pentoxifilina é um inibidor da fosfodiesterase com ação inibitória sobre o TNF e outras citocinas. Seu efeito benéfico seria mediado primariamente pela redução da incidência de síndrome hepatorrenal. Exibe impacto incerto sobre a evolução da HA, já que dois estudos sugeriram melhor evolução quando comparado ao placebo e à corticoterapia e outros dois ensaios não mostraram benefícios adicionais. Não há evidências que sugiram maior eficácia da pentoxifilina sobre a corticoterapia em pacientes com LRA no momento da internação.

ATENÇÃO!

O uso combinado de pentoxifilina e corticosteroides ou a utilização da medicação como resgate de indivíduos não respondedores à corticoterapia não parece ser efetivo. A dose preconizada é de 400 mg a cada 8 horas, por 28 dias.

Corticosteroideterapia

Desde sua primeira proposta de uso na HA, em 1971, diversas metanálises demonstraram que os efeitos anti-inflamatórios dos corticosteroides exercem impacto positivo sobre a sobrevida de portadores de HA grave. Assim, as diretrizes americana e europeia preconizam o seu uso em pacientes com HA que se apresentam com critérios de gravidade e alta mortalidade, conforme os diversos escores prognósticos já descritos neste contexto (ver Tabela 19.2).[1,2]

Embora as presenças de hemorragia digestiva, de disfunção renal ou de infecção ativa na internação tenham sido classicamente consideradas

TABELA 19.2 ■ Escores prognósticos para a hepatite alcoólica

ESCORE	CÁLCULO				INDICA PROGNÓSTICO RUIM, SE
Função discriminante de Maddrey (FDM)	$FDM = 4,6 \times (TP_{paciente} - TP_{controle}) + BT$				≥ 32
Modelo de doença terminal do fígado (MELD)	$MELD = 3,8 \times \log_e(BT) + 11,2 \times \log_e(INR) + 9,6 \times \log_e(Cr) + 6,4$				≥ 21
Escore de Glasgow para hepatite alcoólica (GAHS)	Pontos	1	2	3	≥ 9
	Idade (anos)	< 50	≥ 50	–	
	Leucometria (x $10^3/mm^3$)	< 15	≥ 15	–	
	Ureia (mg/dL)	< 14	≥ 14	–	
	Razão de TP	< 1,5	1,5-2,0	> 2,0	
	BT (mg/dL)	< 7,3	7,3-14,6	> 14,6	
	GAHS = somatória dos pontos nos 5 parâmetros				
Escore de idade, bilirrubina sérica, INR e creatinina (ABIC)	ABIC = (Idade x 0,1) + (BT x 0,08) + (Cr x 0,3) + (INR x 0,8)				≥ 9
Escore de Lille	Lille = 3,19 – 0,101 x Idade + 0,147 x ALB + 0,0165 x (BTD0 – BTD7) – 0,206 x LRA (0 se ausente; 1 se presente) – 0,0065 x BTD0) – 0,0096 x TP				≥ 0,56

TP, tempo de protrombina. BT, bilirrubinemia total; INR, índice de normalização internacional; Cr, creatinina sérica; ALB, albumina sérica; BTD0, bilirrubinemia total no dia de início da corticosteroideterapia; BTD7, bilirrubinemia total no sétimo dia de corticosteroideterapia; LRA, lesão renal aguda.

ABIC, Age, *serum bilirubin*, INR, *and serum ccreatinine score*

Fonte: European Association for the Study of Liver[1] e O'Shea e colaboradores.[2]

como contraindicações clássicas ao uso de corticosteroideterapia na HA. Apenas a presença de infecção clinicamente significativa deve ser motivo de retardamento do início de corticosteroides. Entretanto, o uso de corticosteroides é associado ao maior risco de infecções nosocomiais (incluindo aspergilose invasiva) e de hiperglicemia. Dessa forma, torna-se fundamental a identificação precoce da ausência de resposta à corticosteroideterapia, a fim de se evitar exposição desnecessária e potencialmente nociva àquelas medicações. Para isso, utiliza-se o escore de Lille após 7 dias do início da corticosteroideterapia (ver Tabela 19.2). Valores superiores a 0,45 predizem má resposta ao uso de corticosteroides e alta mortalidade, particularmente naqueles com resposta nula (escore ≥ 0,56), nos quais foi observada mortalidade de 47% em 28 dias. Assim, o uso de corticosteroide deverá ser suspenso, já que não há benefício demonstrável na sobrevida neste subgrupo. A prednisolona constitui a opção preferencial na classe, na dose de 40 mg/dia, por até 28 dias. Deve-se ressaltar que um alto índice de suspeição para infecções bacterianas e fúngicas deve ser mantido durante todo o período de hospitalização, com rastreamento amplo e tratamento precoce, conforme a evolução clinicolaboratorial.

Transplante hepático

O transplante hepático é classicamente contraindicado em pacientes com duração de abstinência alcoólica inferior a seis meses, o que inviabilizaria a sua utilidade no contexto da HA. Além disso, a taxa de mortalidade em seis meses para indivíduos com HA grave e não respondedores à terapia convencional é de aproximadamente 75%. Dessa forma, vários centros transplantadores têm iniciado estudos avaliando a possibilidade de transplante hepático em casos altamente selecionados de HA. Em uma destas iniciativas, 26 pacientes com um primeiro episódio de HA grave, não respondedores ao tratamento clínico, foram rigorosamente selecionados por equipe multidisciplinar. A sobrevida em 6 meses foi significativamente maior entre os submetidos ao transplante, quando comparados aos controles (77 ± 8% *versus* 23 ± 8%), e o impacto positivo na sobrevida foi mantido em até dois anos de seguimento. Entretanto, novos estudos são ainda necessários para confirmar a custo-efetividade do transplante hepático na HA refratária.

A Figura 19.1 mostra uma proposta de algoritmo terapêutico para a HA.

■ OUTRAS OPÇÕES TERAPÊUTICAS E PERSPECTIVAS

Dada a elevada taxa de mortalidade e a resposta insatisfatória às medidas terapêuticas atualmente disponíveis para o manejo da HA, diversas estratégias alternativas têm sido aventadas e testadas em estudos preliminares, tais como o uso de N-acetilcisteína (NAC), fator estimulador de colônias de granulócitos, granulocitaférese, descontaminação intestinal seletiva, diálise com dialisato enriquecido com albumina (MARS) e outras. Estudos adicionais são aguardados para a eventual confirmação do potencial terapêutico destas medidas.

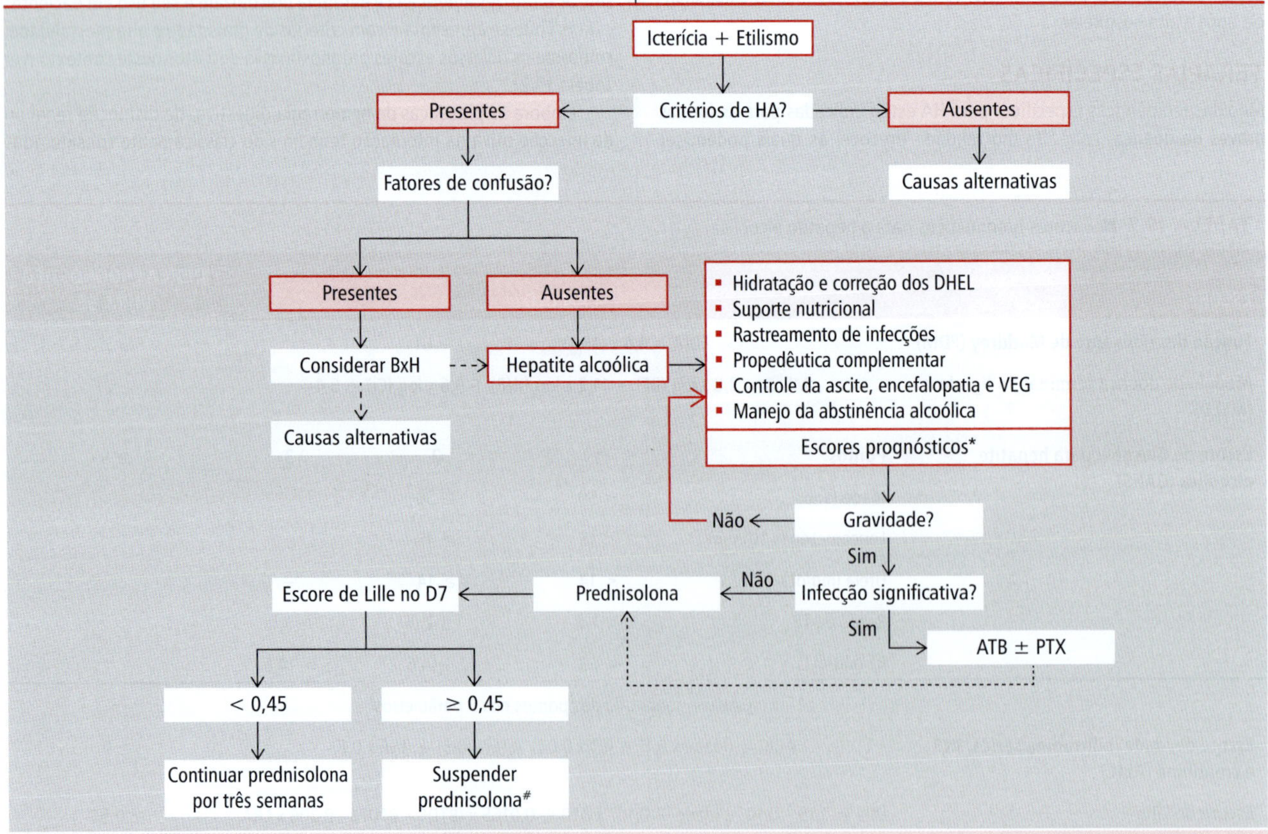

FIGURA 19.1 ■ Algoritmo para o manejo da hepatite alcoólica.

*Função discriminante de Maddrey, MELD, escore GAHS ou escore ABIC. #Suspensão é particularmente indicada se o escore de Lille for superior a 0,56 após 7 dias de prednisolona.

BxH, biópsia hepática; DHEL, distúrbios hidreletrolíticos; VEG, varizes esôfago-gástricas; ATB, antibioticoterapia; PTX, pentoxifilina; D7, sétimo dia de corticosteroideterapia.

REVISÃO

- A HA constitui uma síndrome clinicolaboratorial caracterizada por desenvolvimento recente de icterícia e elevações moderadas de aminotransferases em indivíduo com história de uso abusivo de bebidas alcoólicas.
- Além da presença de icterícia, pacientes com HA em geral apresentam astenia e hepatomegalia dolorosa. Febre (com ou sem infecção ativa), perda ponderal e desnutrição são também encontradas.
- Recentemente, um grupo de especialistas propôs um conjunto de critérios para normatizar o diagnóstico e o desenho de ensaios clínicos.
- Após a identificação de critérios suficientes para o diagnóstico de HA, hidratação e suporte nutricional devem ser iniciados. Em paralelo, propedêutica complementar deve ser providenciada, com pesquisa de distúrbios hidreletrolíticos (desidratação, hipocalemia e hipomagnesemia são frequentes), sorologias para hepatites virais (A, B e C), US abdominal com doppler (para excluir obstruções biliares, doenças vasculares ou carcinoma hepatocelular) e rastreamento de infecções (particularmente, infecção urinária, pneumonia e peritonite bacteriana espontânea).
- Medidas terapêuticas específicas para HA estão indicadas para as formas graves da doença, com alta mortalidade precoce (pentoxifilina, corticosteroideterapia, transplante hepático).

REFERÊNCIAS

1. European Association for the Study of Liver. EASL clinical practical guidelines: management of alcoholic liver disease. J Hepatol. 2012;57(2):399-420.
2. O'Shea RS, Dasarathy S, McCullough AJ; Practice Guideline Committee of the American Association for the Study of Liver Diseases; Practice Parameters Committee of the American College of Gastroenterology. Alcoholic liver disease. Hepatology. 2010;51(1):307-28.

LEITURAS SUGERIDAS

Lucey MR, Mathurin P, Morgan TR. Alcoholic hepatitis. N Engl J Med. 2009; 360(26):2758-69.

Mathurin P, Moreno C, Samuel D, Dumortier J, Salleron J, Durand F, et al. Early liver transplantation for severe alcoholic hepatitis. N Engl J Med. 2011; 365(19): 1790-800.

Mathurin P, O'Grady J, Carithers RL, Phillips M, Louvet A, Mendenhall CL, et al. Corticosteroids improve short-term survival in patients with severe alcoholic hepatitis: meta-analysis of individual patient data. Gut. 2011;60(2):255-60.

Thursz MR, Richardson P, Allison M, Austin A, Bowers M, Day CP, et al. Prednisolone or pentoxifylline for alcoholic hepatitis. N Engl J Med. 2015; 372(17):1619-28.

PARTE

5

EMERGÊNCIAS EM HEMATOLOGIA

Maria de Lourdes Chauffaille

20 SANGRAMENTO

- DAYSE MARIA LOURENÇO
- PATRÍCIA NUNES BEZERRA PINHEIRO
- RODRIGO VAEZ

AVALIAÇÃO DO PACIENTE COM SANGRAMENTO NA SALA DE EMERGÊNCIA

O paciente que se apresenta na emergência com sangramento deve ser avaliado do ponto de vista diagnóstico para orientação do tratamento mais adequado. Entretanto, a coagulação deve ser avaliada integralmente em todo e qualquer paciente que se apresente na sala de emergência com sangramento.

ATENÇÃO!

A abordagem inicial do paciente sempre deve ser feita pela anamnese cuidadosa, observando-se o tempo de início do sangramento, sua intensidade e piora com o tempo. Sangramento em mais de um ponto sugere doença hemorrágica, e não apenas um fator local.

Deve-se verificar a presença de doenças associadas ou situações que podem causar sangramento ou alterar a coagulação, como comprometimento da função hepática, uremia, presença de infecção ou doença neoplásica com quimioterapia ou radioterapia.

É necessário atentar para o uso cada vez mais frequente de medicamentos antiplaquetários ou anticoagulantes que atuam no sistema hemostático e podem tanto ser causa do sangramento como agir apenas fator agravante.

A presença de sangramento desde a infância sugere moléstia congênita, ainda que o paciente não apresente história familiar. Esse fato é muito importante nos serviços de pediatria, pois é onde a criança, especialmente o menino, se apresenta. "O tipo de sangramento pode sugerir o tipo de defeito da hemostasia (Figura 20.1).

As púrpuras caracterizam-se pela presença de petéquias e equimoses que ocorrem em distúrbios da hemostasia primária dependente das plaquetas, ao passo que a presença de hematomas ou hemartroses sugere o diagnóstico de coagulopatias, dependentes de fatores de coagulação.

ATENÇÃO!

A hemartrose é frequentemente confundida com processo inflamatório articular ou artrite séptica. Nesses indivíduos, é sempre necessário verificar outros sangramentos como hematomas, equimoses ou sangramento de mucosas, sugerindo doença hemorrágica associada.

A punção de hemartrose em paciente com coagulopatia geralmente piora o sangramento e pode estender a área do hematoma. Deve-se prestar especial atenção à presença de anemia, adenomegalias, hepatomegalia e esplenomegalia que poderia revelar doença hepática, neoplasia ou doença renal.

AVALIAÇÃO LABORATORIAL

Fundamentais para o diagnóstico e orientação terapêutica, os exames laboratoriais deverão identificar a deficiência da hemostasia para que seja adequadamente corrigida.

ATENÇÃO!

É necessário cuidado especial na coleta de sangue nesses pacientes, especialmente em crianças, evitando-se coletar sangue arterial ou de veia jugular, por exemplo, pelo risco de formação de hematomas em paciente portador de distúrbio da hemostasia.

Os testes habitualmente disponíveis na rotina dos serviços de emergência são o hemograma com contagem de plaquetas, o tempo de san-

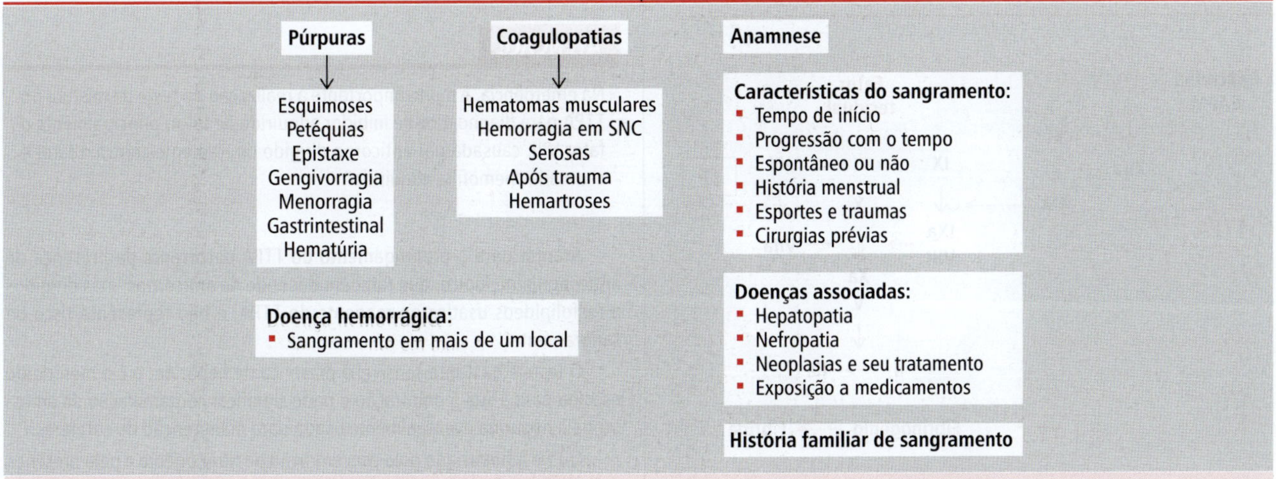

FIGURA 20.1 ■ Características clínicas das doenças hemorrágicas.

gramento (TS), o tempo de protrombina (TP), o tempo de tromboplastina parcial ativado (TTPA), o tempo de trombina (TT) e o fibrinogênio.

O **hemograma completo** contempla a contagem de plaquetas feita em contadores automáticos de células com grande precisão, desde que em aparelhos bem calibrados.

A contagem de plaquetas em lâmina, diretamente no esfregaço do sangue periférico (método de Fônio) é imprecisa, especialmente em pacientes com trombocitopenia ou trombocitose, mas é fundamental para se descartar a possibilidade de falsa trombocitopenia, causada pela aglutinação plaquetária que ocorre *in vitro* induzida pela presença do EDTA, o anticoagulante habitualmente usado na rotina laboratorial para realização do hemograma.

Especialmente em pacientes na emergência, a falsa trombocitopenia deve ser descartada mediante verificação da contagem de plaquetas em lâmina e a contagem deve ser feita em sangue coletado com citrato (tubo para coagulograma), e não com EDTA (tubo para hemograma).

A observação do esfregaço do sangue periférico também auxilia na avaliação de alterações morfológicas das hemácias que podem revelar a presença de esquizócitos nas anemias microangiopáticas.

ATENÇÃO!

A análise da série leucocitária também é importante para se detectar alterações da medula óssea, como leucemias, aplasias e displasias medulares.

O **tempo de sangramento** (TS) é a medida da função plaquetária *in vivo* e está sendo substituído por testes realizados em equipamentos capazes de simular *in vitro* a realização do TS, com a vantagem de estes serem independentes do observador, mostrarem resultados muito mais reprodutíveis e sua sensibilidade ser maior do que a do TS de Duke ou Ivy.

São disponíveis do PFA-100® (*platelet funcition analyser*) o Verify Now® e o RFPA® (*Rapid platelet function analyzer*) e o Impact® (*cone and plate(let) analyzer*), úteis na detecção de deficiência de função plaquetária congênita ou causada por ação de medicamentos antiplaquetários.

O uso conjunto do TP, TTPA e TT auxilia na localização do defeito da hemostasia, já que cada um é sensível à deficiência de um grupo de fatores (Figura 20.2).

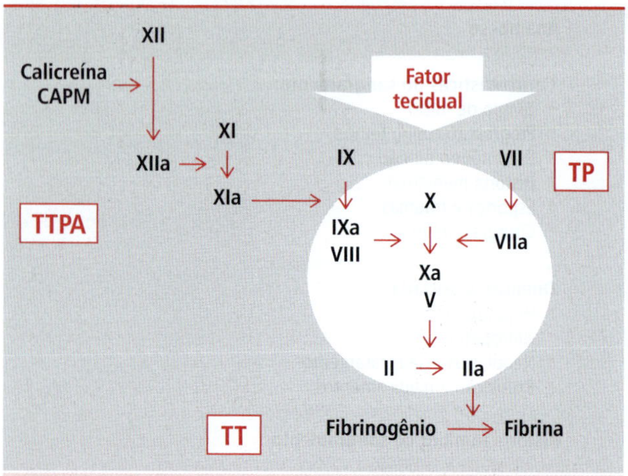

FIGURA 20.2 ■ Testes laboratoriais na avaliação da hemostasia.

Nas coagulopatias adquiridas é comum a deficiência de vários fatores de coagulação e ambos os testes podem estar prolongados.

O TP varia de forma proporcional à queda dos fatores vitamina K dependentes, sendo o teste utilizado no controle da anticoagulação oral.

O prolongamento isolado do TP deve fazer pensar em deficiência de vitamina K, dietética ou decorrente de má-absorção secundária à colestase ou na deficiência de fator VII, que é bastante rara.

O prolongamento isolado do TTPA sugere deficiência congênita dos fatores VIII ou IX, das hemofilias A e B e, mais raramente, ocorrem deficiências congênitas dos demais fatores da via intrínseca como o fator XI e XII, sendo que apenas a deficiência de fator XI pode causar síndrome hemorrágica.

Diante de um prolongamento do TTPA, deve-se sempre pesquisar a presença de inibidor de fatores da coagulação por meio da mistura com plasma normal (Figura 20.3).

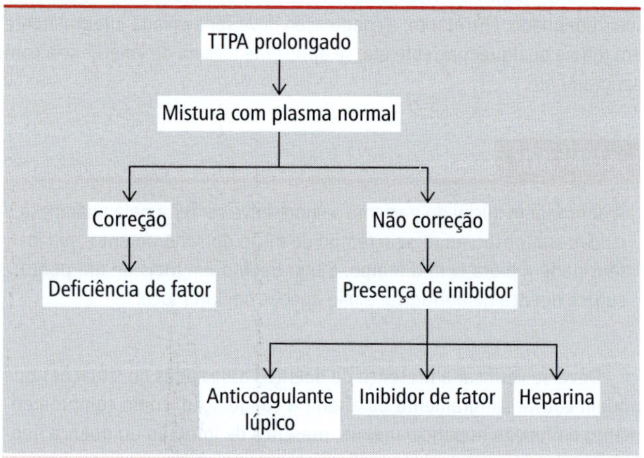

FIGURA 20.3 ■ Abordagem do prolongamento do TTPA.

A detecção de inibidor de fatores da coagulação obedece ao princípio de que o prolongamento do tempo de coagulação causado pela presença do inibidor não é corrigido pela adição de plasma normal, ao passo que ele se normaliza quando a causa do prolongamento é a deficiência de fatores.

ATENÇÃO!

Na emergência, é muito importante a realização do teste da mistura do TTPA para diagnóstico de inibidor adquirido de fator, principalmente o fator VIII, causada por anticorpo dirigido diretamente contra o fator e chamada "hemofilia adquirida".

Atentar para o prolongamento do TTPA decorrente da presença de anticoagulante lúpico, que também depende de anticorpos, mas dirigidos a fosfolipídeos usados no reagente do TTPA, e não representa risco de sangramento.

O teste é bastante sensível à presença de heparina, e é o método de escolha para a sua monitoração e pode significar contaminação da amostra pela heparina eventualmente usada para manutenção de cateteres.

O TT é influenciado pela concentração de fibrinogênio e pela presença de inibidores da formação da fibrina, como a heparina e os produtos de degradação da fibrina.

ATENÇÃO!

Em situações de emergência, é importante detectar a presença de medicamentos anticoagulantes que o paciente venha usando.

A varfarina modifica o TP principalmente, mas o TTPA também estará prolongado por causa da redução do fator IX, que é vitamina K dependente.

Os anticoagulantes orais alvo-específicos, ou achados novos anticoagulantes, são medicamentos sintéticos que inibem um único fator da coagulação de forma específica.

A dabigatrana inibe a trombina (fator II) e a rivaroxabana e apixabana inibem o fator X.

O TT é o teste mais sensível à presença de dabigatrana e o TP é mais sensível aos inibidores do fator Xa, sobretudo a rivaroxabana.

Nesta circunstância, o prolongamento dos tempos de coagulação atesta a presença do anticoagulante no plasma em circulação, mas não permite estimar com precisão a concentração do medicamento nem permite ajustar a dosagem.

ATENÇÃO!

O fibrinogênio será reduzido nas deficiências congênitas, que são raras, e nas coagulopatias de consumo. Ressalte-se que ele é uma proteína de fase aguda, bastante elevado em inflamações ou infecções.

A dosagem de fatores da coagulação pode ser feita individualmente, utilizando-se um plasma deficiente apenas no fator que se quer determinar, sendo útil no diagnóstico das coagulopatias hereditárias.

É necessário atentar para o diagnóstico das doenças congênitas mais frequentes, isto é, a hemofilia A (fator VIII) ou hemofilia B (fator IX) especialmente no serviço de emergência pediátrica.

Nesses casos, a presença isolada de TTPA prolongado, que corrige a mistura de plasma normal, deve indicar a dosagem dos fatores VIII e IX para orientar a reposição do fator adequado.

As alterações dos testes de coagulação usados na rotina permitem orientar a maioria dos diagnósticos (Figura 20.4).

A atividade fibrinolítica não é adequadamente avaliada pelos testes usados na rotina.

A hiperfibrinólise causa redução do fibrinogênio e elevação do D-dímero, que é formado durante a degradação da molécula de fibrina.

O D-dímero estará elevado não apenas na ocorrência de trombose aguda, mas na ativação descontrolada da coagulação, como na CIVD, na presença de coágulos retidos, nos sangramentos intracavitários ou nos hematomas.

A tromboelastometria ou trombolelastografia são testes globais da coagulação realizados com sangue total em aparelhos específicos localizados no cenário da emergência (*point of care*) e de grande utilidade por fornecerem resultados imediatos, permitindo a detecção dos defeitos da coagulação e seu tratamento de maneira mais rápida.

Os parâmetros avaliados na TEG espelham os que são obtidos com os testes globais da coagulação, isto é, contagem função de plaquetas, TP, TTPA e fibrinogênio.

Esses testes permitem o diagnóstico de hiperfibrinólise, o que não ocorre com os testes de rotina da coagulação.

TRATAMENTO

O tratamento do paciente que se apresenta na sala de emergência com sangramento depende do quadro clínico, diagnóstico e da gravidade da situação e das circunstâncias, como a eventual necessidade de intervenção cirúrgica.

Muitas vezes, o tratamento imediato deve se basear em poucos testes e deve seguir linhas gerais do tratamento.

Infelizmente, os testes de coagulação nem sempre refletem o verdadeiro risco de sangramento.

Pacientes hepatopatas com prolongamentos importantes do TP têm menor risco do que pacientes com o mesmo prolongamento causado por superdosagem de medicamento antivitamina K.

Da mesma forma, pacientes com trombocitopenia imunológica têm menor risco de sangramento com contagem de plaquetas mais baixas do que pacientes com leucemias, por exemplo.

Assim, a decisão terapêutica não se baseia apenas nos valores dos testes de coagulação.

O arsenal terapêutico para reverter as alterações da hemostasia é representado por hemocomponentes, hemoderivados e medicamentos hemostáticos ou antifibrinolíticos (Figura 20.5).

TRATAMENTO DA TROMBOCITOPENIA

Depende sempre da natureza desta.

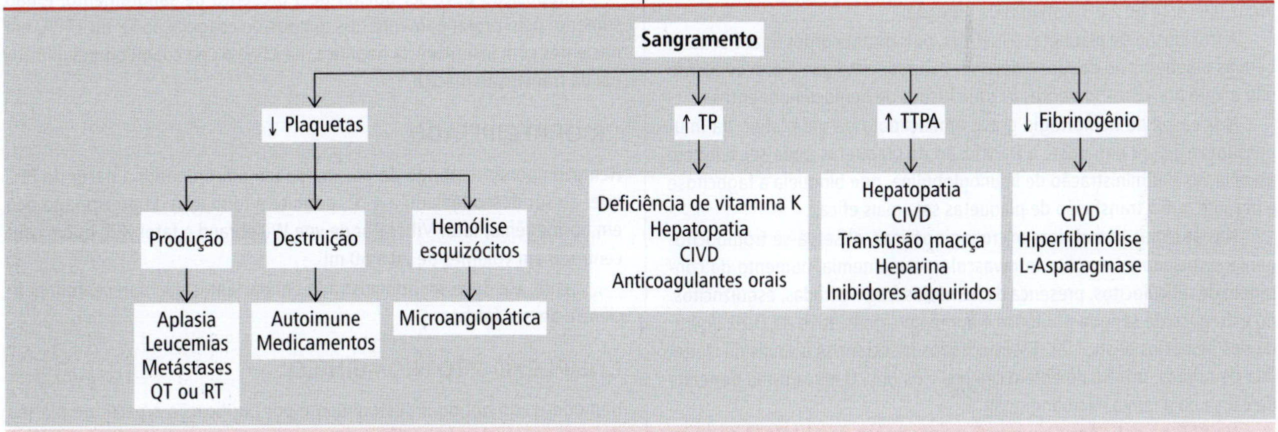

FIGURA 20.4 ■ Principais diagnósticos detectados pelos testes globais da coagulação.

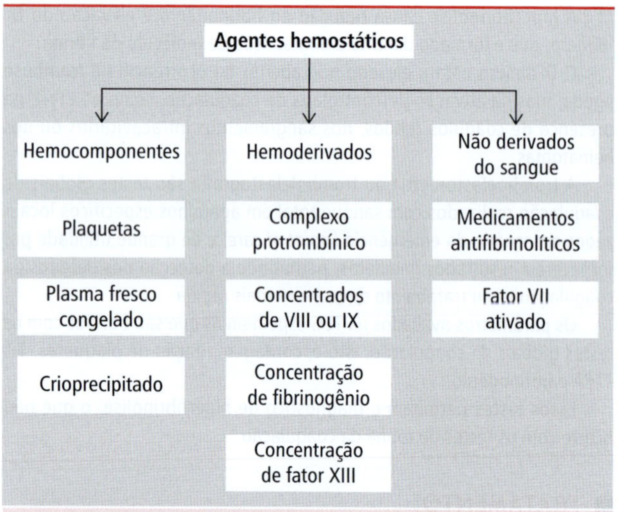

FIGURA 20.5 ■ Principais agentes hemostáticos.

A trombocitopenia pode ser causada por falta de produção pela medula óssea como na anemia aplástica, leucemia, mielodisplasia, infiltração por doenças linfoproliferativas ou neoplasias de linhagem não hematológica, efeito de quimioterapia ou radioterapia.

Pode decorrer de destruição plaquetária mediada imunologicamente como na trombocitopenia imunológica ou autoimune ou de destruição não imunológica como na CIVD e na PTT.

A redução pode ser ainda por diluição nos casos de transfusão maciça.

A transfusão de plaquetas está indicada quando existe comprometimento da produção ou em caso de destruição não imunológica.

Em qualquer dos casos, a indicação de tratamento não se baseia apenas na contagem de plaquetas, mas também na presença de quadro hemorrágico.

Entretanto, em pacientes com trombocitopenia grave por insuficiência da medula óssea, observa-se redução significante de sangramento grave naqueles que receberam transfusão de plaquetas de forma profilática comparada com a administração de forma terapêutica.

Se a causa da trombocitopenia é imune, o tratamento será imunossupressão em alta dose, como prednisona 1 a 2 mg/kg/dia.

O imunossupressor pode ser associado à imunoglobulina intravenosa em alta dose, que bloqueia a fagocitose da plaqueta coberta pelo autoanticorpo, elevando rapidamente a contagem de plaquetas, mas com efeito fugaz, de cerca de 2 a 3 semanas de duração.

A transfusão de plaquetas é ineficaz, pois os anticorpos ligam-se também às plaquetas do doador e deve ser evitada, visto que o procedimento não é livre dos riscos inerentes às transfusões de hemocomponentes.

Nos casos de hemorragia grave ameaçadora da vida, além da imunossupressão em alta dose, a transfusão de plaquetas pode ser feita em associação à administração de imunoglobulina, que bloqueia a fagocitose e permite que a transfusão de plaquetas seja mais eficaz.

Nas anemias hemolíticas microangiopáticas, observa-se trombocitopenia associada à hemólise intravascular, com anemia, aumento da contagem de reticulócitos, presença de hemácias fragmentadas, esquizócitos, no esfregaço de sangue periférico e aumento significativo da DJHL liberada das hemácias destruídas. Esses achados associam-se a sinais de isquemia de órgãos, principalmente o cérebro e os rins. O mecanismo depende da causa da anemia microangiopática.

Na PTT, há deficiência ou mau funcionamento da ADMTS13 e consequente formação de grandes multímeros do fator de von Willbrand, que causa os microagregados plaquetários em toda microcirculação e a anemia microangiopática. O tratamento da PTT é a plasmaférese com reposição de plasma fresco congelado (PFC).

Como a plasmaférese não é disponível em todos os serviços, a infusão de PFC pode ser feita isoladamente até que se tenha condição de realizar o procedimento.

Na SHU também ocorre mau funcionamento da ADMTS13 que pode ser causada por toxinas bacterianas, sendo, às vezes, associada a quadros de diarreia.

Na SHU a função renal fica muito comprometida, necessitando de tratamento dialítico, e a maioria dos pacientes se recupera completamente.

ATENÇÃO!

O primeiro passo no manejo da CIVD é eliminar a doença de base, que, se realizado com sucesso, interrompe a ativação da coagulação e o processo é revertido. Mas, na presença de sangramento, é mandatória a terapêutica de reposição, guiada pelos testes laboratoriais.

Em pacientes que apresentem sangramento, deve-se transfundir concentrado de plaquetas para correção de trombocitopenia, geralmente abaixo de 30.000 plaquetas/mm^3 na presença de sangramento.

Pacientes com trombopatias congênitas devem ser tratados com concentrado de plaquetas, mas apenas se houver sangramento importante.

REPOSIÇÃO DE FATORES DE COAGULAÇÃO

A reposição de fatores de coagulação pode ser feita com os hemocomponentes, PFC, crioprecipitado ou com hemoderivados como concentrado de fibrinogênio, complexo protrombínico e concentrado de fatores VIII e IX para tratamento das hemofilias.

Ao contrário dos hemocomponentes, apenas os hemoderivados recebem tratamento para inativação viral, sendo produtos seguros do ponto de vista da transmissão de infecções virais.

O PFC contém todos os fatores da coagulação, cuja função é preservada pelo congelamento precoce a baixas temperaturas e sua infusão pode restaurar a função hemostáticas de todos esses fatores. Como a concentração é a mesma encontrada no plasma, é necessária a infusão de grandes volumes para a elevação dos níveis adequados dos fatores reduzidos, em geral de 10 a 20 mL/Kg, o que pode ser limitante em pacientes que tenham restrição para sobrecarga volêmica.

A reposição deve ser guiada pela presença de sangramento, e não somente pelo prolongamento dos tempos de coagulação TP ou TTPA, em pacientes com insuficiência hepática, na CIVD ou na coagulopatia dilucional da transfusão maciça.

CRIOPRECIPITADO

Hemocomponente obtido do plasma de um único doador a partir do PFC que, ao ser descongelado a 4 °C, permite a formação de precipitado rico em fibrinogênio, fator VIII, fator de von Willebrand e fator XIII, que é concentrado em volumes de 20 a 50 mL.

Assim, ele deve ser administrado em pacientes que apresentem deficiência desses fatores.

COMPLEXO PROTROMBÍNICO

Hemoderivado obtido industrialmente por purificação a partir de plasma de milhares de doadores de sangue e submetidos a tratamento para inativação viral.

Ele contém os fatores dependentes de vitamina K (II, VII, IX e X) para cuja reposição é útil, como na superdosagem de medicamentos antivitamina K como a varfarina ou na insuficiência hepática.

A dose varia de 20 a 50 UI/kg de peso e depende das causas e circunstâncias do sangramento, assim como o intervalo de administração a ser adotado.

CONCENTRADO DE FATORES

Os concentrados de fatores específicos como os de fator VIII, IX, VII, XIII ou fibrinogênio são também hemoderivados obtidos a partir de pool de plasma de milhares de doadores.

Eles são usados para reposição da deficiência congênita de um único fator.

MEDICAMENTOS HEMOSTÁTICOS

Os medicamentos antifibrinolíticos são geralmente recomendados como tratamento coadjuvante para sangramento de mucosa, como oral, epistaxe e menorragia.

Os mais usados são o ácido épslon aminocaproico (100 a 200 mg/kg/dia divididos em 4 doses) e o ácido tranexâmico (25 a 30 mg/kg/dia divididas em 2 a 3 doses). Devem ser usadas com cuidado pelo risco de favorecer a ocorrência de trombose.

A desmopressina, ou DDAVP, usada em infusão intravenosa ou por via subcutânea, promove a liberação de fator de von Willebrand e fator VII da célula endotelia, melhorando a função plaquetária e reduzindo sangramento em pacientes com uremia ou trombopatias congênitas.

FATOR VII ATIVADO

O concentrado de fator VII ativado não é um hemoderivado. Ele é obtido por técnica recombinante a partir de cepas bacterianas que o produzem e é ativado, de modo que sua infusão leva à formação de trombina, ativando a coagulação independentemente da presença de deficiência de coagulação.

Ele foi desenvolvido para o tratamento de hemofílicos com inibidor e sua utilização em outras coagulopatias como em sangramento pós-operatório, sangramento intracraniano ou após trauma grave deve ser cuidadosa, pelo risco de formação de trombose e pelo alto custo.

A dose preconizada é de 90 mcm/kg de peso e o intervalo de administração deve ser frequente, pois sua meia-vida no plasma é curta.

REVISÃO

- O paciente que se apresenta na emergência com sangramento deve ser avaliado do ponto de vista diagnóstico para o tratamento adequado, mas a coagulação deve ser avaliada integralmente.
- A abordagem inicial requer anamnese cuidadosa, observando-se o tempo de início do sangramento, intensidade e piora com o tempo.
- Deve-se pesquisar a presença de doenças associadas ou situações que possam causar sangramento; atentar para o uso de medicamentos antiplaquetários ou anticoagulantes.
- Fundamentais para o diagnóstico e orientação terapêutica, os exames laboratoriais deverão identificar a deficiência da hemostasia para que seja adequadamente corrigida. Os testes habitualmente disponíveis na rotina dos serviços de emergência são o hemograma com contagem de plaquetas, o TS, o TP, o TTPA, o TT e o fibrinogênio.
- O tratamento depende do quadro clínico, diagnóstico e da gravidade da situação, como a eventual necessidade de intervenção cirúrgica.

LEITURAS SUGERIDAS

Kumar A, Mhaskar R, Grossman BJ, Kaufman RM, Tobian AA, Kleinman S, et al. Platelet transfusion: a systematic review of the clinical evidence. Transfusion. 2015;55(5):1116-27.

Levi M, Sivapalaratnam S. Hemostatic abnormalities in critically ill patients. Intern Emerg Med. 2015; 10(3): 287-96.

Tripodi A, Mannucci PM. The coagulopathy of chronic liver disease. N Engl J Med. 2011;365(2):147-56.

Turvani F, Pigozzi L, Barutta L, Pivetta E, Pizzolato E, Morello F, et al. Bleeding prevalence and transfusion requirement in patients with thrombocytopenia in the emergency department. Clin Chem Lab Med. 2014;52(10):1485-8.

Tynngård N, Lindahl TL, Ramström S. Assays of different aspects of haemostasis – what do they measure? Thromb J. 2015;13:8.

21 URGÊNCIAS TRANSFUSIONAIS

- DANTE LANGHI
- MELCA M. O. BARROS
- JOSÉ ORLANDO BORDIN

Frequentemente, pacientes vítimas de trauma importante necessitam de transfusão de sangue, variando de pequenas a grandes quantidades de hemocomponentes. Nesses casos, deve-se combinar avaliação criteriosa associada ao julgamento dos riscos/benefícios da transfusão.

CHOQUE HEMORRÁGICO

Hemorragia é a principal causa prevenível de mortalidade em pacientes vítimas de trauma. Com frequência, trauma envolvendo perda sanguínea maior que 40% do volume sanguíneo é associado a choque hemorrágico irreversível.

ATENÇÃO!

Conhecidos como "tríade letal", os desarranjos fisiológicos irreversíveis relacionados à hipotermia, acidose e coagulopatia levam à morte mais de 50% dos pacientes com choque hemorrágico, a despeito dos cuidados apropriados com o trauma e da administração de múltiplas transfusões.

DISTÚRBIOS DA HEMOSTASIA

Estudos recentes demonstraram que a coagulopatia presente no trauma está associada a diversos mecanismos, incluindo diluição, consumo, hipotermia, acidose e fibrinólise.

HIPOTERMIA

Definida, em humanos, com temperatura central inferior a 36 °C, a hipotermia é tanto mais grave quanto mais extenso o trauma e maior a perda de sangue. Seu impacto sobre os diferentes sistemas é razoavelmente bem conhecido e é particularmente importante sobre a função cardiovascular e a hemostasia.

A hipotermia aumenta a afinidade da hemoglobina pelo oxigênio, o que diminui sua liberação para os tecidos e reduz a metabolização do citrato e do lactato, processo que pode agravar a hipocalcemia e a hipomagnesemia e contribuir para a redução do pH. Além disso, as plaquetas têm sua função prejudicada e ocorre diminuição da atividade dos fatores da coagulação. Essas alterações hemostáticas podem agravar a hemorragia.

ACIDOSE

A hipoperfusão tecidual decorrente da hipovolemia e/ou choque gera acidose metabólica que pode alterar a função plaquetária e agravar a coagulopatia.

■ COAGULAÇÃO INTRAVASCULAR DISSEMINADA (CIVD)

No choque e no trauma, grandes quantidades de fatores da coagulação e plaquetas são consumidas nas áreas de lesões extensas, levando, muitas vezes, ao desenvolvimento de CIVD.

ATENÇÃO!

Entre os fatores predisponentes da CIVD, estão a hipotensão arterial com ou sem a presença de choque, hipoxemia, acidose e estase de fluxo em capilares.

Na acidose, o endotélio contribui para a ativação do fator XII que, por sua vez, ativa substâncias pró-coagulantes que podem desencadear a CIVD.

A lesão endotelial pode constituir outro gatilho para a CIVD, aumentando a expressão do fator tecidual.

■ TRANSFUSÃO MACIÇA

Definida como a reposição de mais de 50% do volume sanguíneo do paciente entre 12 e 24 horas. Definições alternativas incluem a troca de 50% do volume sanguíneo em 3 horas, a administração de quantidade $\geq$ 10 unidades de concentrados de hemácias (CH), entre outras.

ATENÇÃO!

Se a transfusão de hemocomponentes favorece a evolução de pacientes com injúrias severas, esta deve estar disponível e ser utilizada rapidamente, antes mesmo de os resultados de exames laboratoriais estarem disponíveis.

A administração de CH na sala de trauma deve ser reservada para aqueles pacientes que apresentam resposta transitória à ressuscitação inicial com fluidos ou àqueles que se encontram em choque grave refratário à infusão inicial de cristaloide em bólus. Via de regra, a concentração de hemoglobina deve ser mantida em níveis superiores a 6 g/dL, mas outros fatores devem ser levados em consideração, como a presença de comorbidades.

De maneira ideal, o sangue a ser transfundido deve ser do mesmo tipo ABO e Rh do paciente e com as provas de compatibilidade negativas. No entanto, a realização das provas de compatibilidade apropriadas e o transporte das unidades de hemocomponentes até a unidade de atendimento do trauma podem levar até 1 hora. A alternativa possível é utilizar CH-ABO e Rh específico sem a realização das provas de compatibilidade, o que reduz o tempo para aproximadamente 10 a 15 minutos. De maneira mais emergencial, pode-se utilizar CH tipo O RhD negativo, cuja disponibilidade é imediata.

ATENÇÃO!

A utilização de CH-ABO e Rh compatíveis, assim como O RhD negativo, sem a realização das provas de compatibilidade completas (prova cruzada e pesquisa de anticorpos irregulares eritrocitários), apresenta risco de reações transfusionais.

Paralelamente à liberação desses hemocomponentes, devem-se realizar as tipagens ABO e Rh do paciente e as provas de compatibilidade completas, para que as transfusões subsequentes utilizem hemocomponentes tipo específico e com todas as provas de compatibilidade completas e, assim, sejam contornados os riscos transfusionais.

RESSUSCITAÇÃO HEMOSTÁTICA

Sendo a hemorragia a principal causa de morte no trauma e a coagulopatia fator de exacerbação dessa hemorragia, a pronta reversão da coagulopatia por meio da "ressuscitação hemostática" tem sido advogada como a prática adequada para a TM em pacientes de trauma.

ATENÇÃO!

A reversão da coagulopatia envolve a normalização da temperatura corpórea, controle da hemorragia e a transfusão de PFC, plaquetas e crioprecipitado quando necessário. Dados recentes associados à relação ótima entre PFC, plaquetas e CH priorizam a utilização balanceada em TM.

A relação 1:1:1 entre PFC:plaquetas:CH tem demonstrado, de maneira significativa, menor exsanguinação e maior sobrevida em 3 horas comparada a protocolos de TM utilizando a relação 1:1:2.

Aspecto importante está relacionado ao momento de interromper a utilização de protocolo de TM e passar a transfundir esses pacientes com base na avaliação específica das suas necessidades. A monitoração da coagulação é de extrema importância e inclui, no mínimo, contagem plaquetária, TP, TTPA e dosagem de fibrinogênio. A probabilidade de coagulopatia com manifestações clínicas de sangramento aumenta quando os valores de TP e TTPA excedem 1,5 vezes os valores normais. Portanto, quando esses valores estão associados a sangramento, podem ser utilizados para dirigir o uso específico de PFC. É importante lembrar que, na hipotermia, os valores de TP e TTPA podem estar artificialmente diminuídos, já que essas medidas são realizadas a 37 °C.

ATENÇÃO!

São extremamente importantes a clareza e a concisão dos objetivos clínicos na avaliação dos valores de TP, TTPA e da dosagem de fibrogênio, assim como a tromboelastografia na avaliação específica das necessidades transfusionais.

COMPLICAÇÕES DA TRANSFUSÃO MACIÇA

Podem confundir-se com a condição clínica que levou à hemorragia e agravá-la.

TOXICIDADE PELO CITRATO DE SÓDIO

Anticoagulante utilizado para a coleta do sangue total e persiste nos componentes após o seu fracionamento, o citrato de sódio tem a capacidade de quelar tanto o cálcio como o magnésio, na mesma magnitude, e seus efeitos adversos decorrem em grande parte dessa característica.

Na maioria das vezes, o citrato infundido é rapidamente metabolizado pelo fígado e convertido em bicarbonato. Por isso, uma das complicações da infusão de grandes quantidades desse anticoagulante é a alcalose metabólica.

ATENÇÃO!

Pacientes hepatopatas ou com hipotermia não têm a capacidade de metabolizar adequadamente o citrato, de modo que a hipocalcemia e a hipomagnesemia seriam mais acentuadas e duradouras.

Os sinais e sintomas clínicos da hipocalcemia variam de parestesia, principalmente em extremidades, sensação de desconforto, até sinais de hiperexcitabilidade miocárdica. Em casos mais graves, em que a hipomagnesemia também teria papel relevante, pode ocorrer comprometimento da contratilidade do miocárdio e arritmia.

DESEQUILÍBRIO DO BALANÇO ACIDOBÁSICO

O paciente em choque hipovolêmico por perda sangue, em geral, encontra-se em acidose metabólica. Além disso, os hemocomponentes celulares, como o CH, também se caracterizam por certo grau de acidose em consequência do acúmulo de ácido durante a armazenagem. Por isso, seria de esperar queda ainda mais pronunciada do pH das transfusões. Contudo, é comum o efeito oposto, possivelmente porque a restauração da volemia proporciona melhora da oxigenação tecidual, com consequente redução da produção de ácido lático, entre outros, e remoção e eliminação dos ácidos acumulados. Além desse efeito, outro fato contribui para a reversão da acidose metabólica: o citrato contido nos hemocomponentes, principalmente no plasma, sofre metabolização para bicarbonato no fígado. Em pacientes com hepatopatia, há o risco de desenvolvimento de alcalose metabólica.

HIPERCALEMIA E HIPOCALEMIA

A hipercalemia secundária à TM pode ocorrer quando a velocidade de infusão de CH for rápida, principalmente em pacientes com insuficiência renal ou que sofreram extensa necrose de músculos. Do contrário, o maior risco é o desenvolvimento de hipocalemia, em razão do aumento do pH, que ocorre pela metabolização do citrato em bicarbonato. Como as alterações dos níveis de potássio sérico são potencialmente deletérias para a função cardíaca, recomenda-se monitoração frequente de seus níveis.

HIPOTERMIA

A transfusão de hemocomponentes e de soluções cristaloides e coloides pode agravar a situação, pois, esses fluidos são, em geral, armazenados a temperaturas baixas e não são aquecidos antes de sua infusão.

Portanto, pacientes que sofreram trauma e que foram submetidos à TM requerem atenção especial a respeito desse problema, pois a gravidade da hipotermia é ainda maior pela associação com o trauma e suas consequências, como a hipovolemia.

A adoção de medidas de aquecimento do paciente, dos hemocomponentes e outros fluidos pode reverter a coagulopatia. Estão disponíveis no mercado dispositivos que aquecem os hemocomponentes à medida que estes são transfundidos. Não são recomendados métodos não controlados de aquecimento de hemocomponentes, como a exposição à água aquecida de torneira. Os CH não devem ser expostos a temperaturas superiores a 40 °C, pois há risco de hemólise.

REVISÃO

- Hemorragia é a principal causa prevenível de mortalidade em pacientes vítimas de trauma; em geral, perda sanguínea acima de 40% é associada a choque hemorrágico irreversível.
- A coagulopatia presente no trauma está associada a diversos mecanismos, incluindo diluição, consumo, hipotermia, acidose e fibrinólise.
- A hipotermia é tanto mais grave quanto mais extenso o trauma e maior a perda de sangue; seu impacto é particularmente importante sobre a função cardiovascular e a hemostasia; e demais alterações hemostáticas podem agravar a hemorragia.
- No choque e no trauma, grandes quantidades de fatores da coagulação e plaquetas são consumidas nas áreas de lesões extensas, levando, muitas vezes, ao desenvolvimento de CIVD.
- Na TM em paciente com trauma, a ressuscitação hemostática é mais adequada para a pronta reversão da coagulopatia e a monitoração da coagulação é fundamental para determinar a mudança do protocolo de TM e transfundir de acordo com a necessidade específica do paciente.
- Possíveis complicações da TM: toxidade pelo citrato de sódio; desequilíbrio do balanço acidobásico; hipercalcemia e hipocalemia; hipotermia.

LEITURAS SUGERIDAS

Baskett PJF. ABC of major trauma. Management of hypovolaemic shock.n BMJ. 1990;300(6737):1453-7.Bordin JO, Langhi Junior DM, Covas DT, editores. Hemoterapia: fundamentos e prática. São Paulo: Atheneu; 2007.

British Committee for Standards in Haematology, Stainsby D, MacLennan S, Thomas D, Isaac J, Hamilton P. Guidelines on the management of massive blood loss. Br J Haematol. 2006;135(5):634-41.

Deveau SR. Blood products and their use in traumatic major haemorrhage. Emerg Nurse. 2016;23(9):31-7.

Hébert PC, Wells G, Blajchman MA, Marshall J, Martin C, et al. A multicenter, randomized, controlled clinical trial of transfusion requirements in critical care. Transfusion Requirements in Critical Care Investigators, Canadian Critical Care Trials Group. N Engl J Med. 1999;340(6):409-17.

Hess JR, Brohi K, Dutton RP, Hauser CJ, Holcomb JB, Kluger Y, et al. The coagulopathy of trauma: a review of mechanisms. J Trauma. 2008;65(4):748-54.

McGrath C. Blood transfusion strategies for hemostatic ressuscitation in massive trauma. Nurs Clin North Am. 2016;51(1):83-93.

Sihler KC, Napolitano LM. Massive transfusion: new insights. Chest. 2009;136(6): 1654-67.

Stainsby O, MacLennan S, Hamilton PJ. Management of massive blood loss: a template guideline. Br J Anaesth. 2000;85(3):487-91.

Stephens CT, Gumbert S, Holcomb JB. Trauma-associated bleeding: management of massive transfusion. Curr Opin Anaesthesiol. 2016;29(2):250-5.

Uhl L, Kruskall MS. Complications of massive transfusion. In: Popovsky MA, editor. Transfusion reactions. Bethesda: AABB; 1996. p. 435-57.

22

COAGULAÇÃO INTRAVASCULAR DISSEMINADA

■ DAYSE MARIA LOURENÇO

■ FISIOPATOGENIA

Na CIVD, condição clínica frequentemente observada em paciente crítico na sala de emergência, é ativada a coagulação com deposição intravascular de fibrina e obstrução dos vasos da microcirculação, acarretando lesão isquêmica de diversos tecidos e órgãos e instalação de falência de múltiplos órgãos (Figura 22.1).

ATENÇÃO!

A CIVD está quase sempre associada à resposta inflamatória sistêmica, caracterizada pelo aumento da concentração plasmática de IL, especialmente a IL-6 e o TNF-alfa. É importante também a participação dos *Neutrophil extracellular traps* (NETS), que situam a inflamação no local de destruição de microrganismos.

As interleucinas (IL) e o processo inflamatório contribuem para o comprometimento da célula endotelial e do mecanismo regulador da formação de trombina – a trombomodulina – e do sistema das proteínas C e S, que protegem contra a ativação da coagulação.

Perdendo-se esse mecanismo, ficam mais intensas a geração de trombina e a formação intravascular de fibrina.

A redução da fibrinólise, especialmente relacionada ao aumento do PAI-1 pela célula endotelial, auxilia na manutenção da fibrina formada e na manutenção isquêmica tecidual.

Além do depósito intravascular de fibrina, existe o consumo de fatores da coagulação e de plaquetas, responsável pelo quadro hemorrágico.

ATENÇÃO!

A expressão clínica da deposição de fibrina em microcirculação é a isquemia de órgãos.

■ CAUSAS DE CIVD

Nas situações de emergência, as causas mais frequentes de CIVD são: infecção; coagulopatia do trauma; doença hepática; câncer; e causas obstétricas.

A infecção, e especialmente a sepse, pode estar presente em cerca de 50% dos pacientes com CIVD em UTI.

A resposta inflamatória é mediada por lipopolissacarídeos da membrana celular das bactérias e endotoxinas por elas produzidas.

O trauma é a segunda causa de CIVD em UTI, especialmente no SNC.

Pacientes com neoplasia apresentam CIVD, sobretudo na presença de doença metastática.

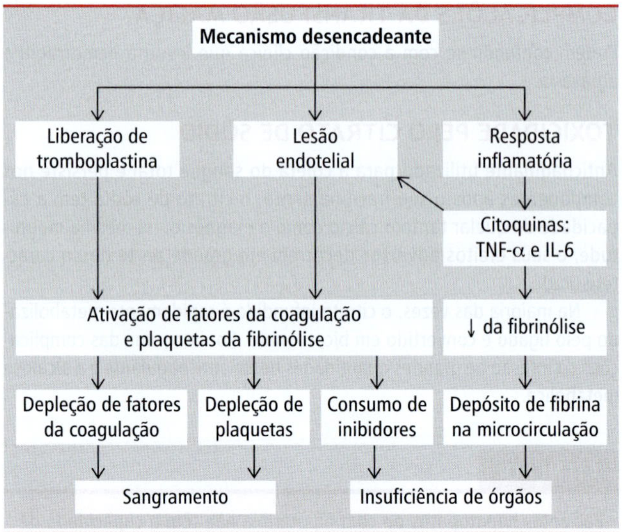

FIGURA 22.1 ■ Fisiopatogenia da CIVD.

A expressão de fator tecidual nas células tumorais é o mecanismo mais frequentemente envolvido.

Pacientes com leucemia promielocítica apresentam um tipo único de CIVD, caracterizada por intensa fibrinólise, desencadeada pelos produtos liberados pelo promielócito, levando a quadro hemorrágico particularmente grave.

O descolamento prematuro de placenta e a embolia de líquido amniótico são doenças obstétricas em que há liberação de material tromboplástico na circulação materna que determina ativação da coagulação.

■ DIAGNÓSTICO DE CIVD

O quadro clínico de CIVD é variável e dependente em grande parte da doença de base que desencadeou o processo de ativação descontrolada da coagulação.

Não existe um único teste ou conjunto de testes que possa confirmar ou excluir de modo definitivo o diagnóstico de CIVD.

Assim, na presença de doença de base capaz de evoluir para CIVD, o diagnóstico se baseia na alteração dos testes globais de coagulação disponíveis na rotina da maioria dos serviços de emergência.

Pode-se utilizar um conjunto mínimo de testes, em sistema de escore, para estabelecer o diagnóstico de CIVD, como recomendado por diversas sociedades médicas, especialmente a Sociedade Internacional de Hemostasia e Trombose.

Os principais testes para a construção do escore para diagnóstico de CIVD são: contagem de plaquetas; TP; TTPA; TT; dosagem de fibrinogênio e de D-dímero (Figura 22.2).

ATENÇÃO!

A redução da contagem de plaquetas pode ser o primeiro sinal de CIVD, mas seu achado isolado não é suficiente para o diagnóstico, pois há várias causas, inclusive imunológicas e medicamentosas, que podem causá-la.

A depleção dos fatores de coagulação leva ao prolongamento dos testes globais da coagulação, TP, TTPA e TT.

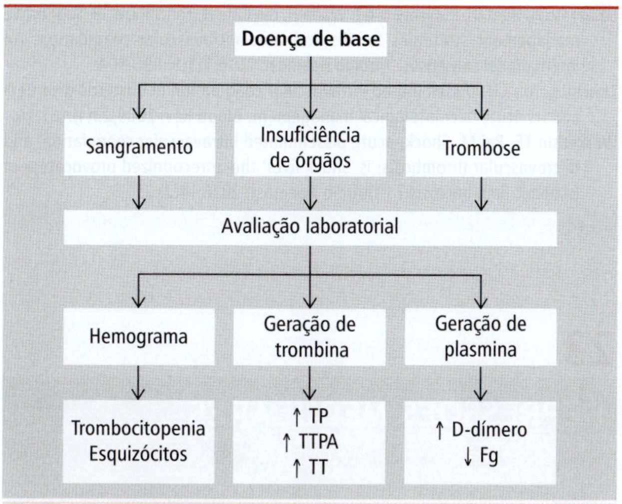

FIGURA 22.2 ■ Diagnóstico de CIVD.

O nível de fibrinogênio pode não estar abaixo do normal por ser proteína de fase aguda, de modo que é sua queda progressiva o que se observa na CIVD.

A elevação dos produtos de degradação de fibrina, o D-dímero, é secundária à degradação da fibrina formada no compartimento intravascular.

O diagnóstico diferencial entre CIVD, fibrinólise primária e PTT é, na maioria das vezes, guiado pelas circunstâncias clínicas.

Na PTT, a ausência de doença de base desencadeante do processo costuma chamar a atenção e não ocorre consumo de fatores com alteração significante do TP, TTPA, TT e fibrinogênio, embora possa haver elevação do D-dímero.

A fibrinólise primária acontece em situações especiais e raras, como nas cirurgias de próstata, em que há liberação do ativador de plasminogênio que é a uroquinase.

■ TRATAMENTO

A primeira medida no tratamento da CIVD é controlar a doença de base.

O tratamento eficaz, uma vez controlada a doença de base, habitualmente cessa a ativação da coagulação e reverte a CIVD.

O sucesso na redução da mortalidade é determinado pela possibilidade de se controlar o mecanismo desencadeante.

Enquanto o tratamento controla a doença de base, o tratamento de suporte mantém o paciente vivo controlando o sangramento e a tendência trombótica, com intervenções no sistema hemostático.

A apresentação clínica do paciente com CIVD deve ser considerada na decisão do tratamento.

A avaliação do paciente deve ser dinâmica pois sua condição varia muito ao longo de poucas horas. Dessa forma, ele deve ser reavaliado em curtos intervalos de tempo e a terapêutica, ajustada à nova situação do momento.

O tratamento da doença de base pode ser eficaz e modificar o seu curso, como a antibioticoterapia específica e potente para a sepse e quimioterapia para a leucemia aguda.

Há casos, entretanto, em que a doença de base não é tratável, como a neoplasia metastática.

SUPORTE TRANSFUSIONAL

Em associação ao tratamento da doença de base, deve-se corrigir o defeito hemostático com hemocomponentes, hemoderivados e medicamentos hemostáticos, a depender do risco ou da gravidade de sangramento e da necessidade de procedimento invasivo.

Os hemocomponentes mais usados são o concentrado de plaquetas, o PFC e o crioprecipitado.

Os hemoderivados incluem o concentrado de fibrinogênio e o complexo protrombínico.

Não há evidência de que esses pacientes sejam beneficiados com administração profilática de hemocomponentes ou hemoderivados.

A indicação de transfusão de glóbulos vermelhos depende do grau de anemia decorrente do sangramento.

Existe consenso de que paciente com CIVD com sangramento ativo deve receber suporte transfusional com concentrado de plaquetas e PFC.

A contagem de plaquetas deve ser mantida acima de 50.000/mm^3 nos pacientes com sangramento ativo.

Caso não haja sangramento ativo, o limite para transfusão de plaquetas pode ser mais baixo, entre 20.000/mm^3 e 30.000/mm^3.

A transfusão de PFC deve ser feita apenas em pacientes com sangramento e que apresentem prolongamento dos testes globais da coagulação, TP ou TTPA.

Deve-se ter em conta o risco de sobrecarga de volume quando se administra PFC, ajustando-se a velocidade de infusão.

A administração de crioprecipitado é justificada quando existe redução do fibrinogênio, o que é observado em CIVD secundária a causas obstétricas, como o descolamento prematuro de placenta.

É importante lembrar que os fatores VIII e fibrinogênio, presentes no crioprecipitado estão, em geral, elevados nos pacientes com CIVD por serem proteínas de fase aguda.

Os hemocomponentes são derivados de *pool* de plasma, concentrados em pequenos volumes por métodos industriais e recebem tratamento para inativação viral.

O concentrado de fibrinogênio e o complexo protrombínico, que contêm apenas os fatores vitamina K dependentes, isto é, os fatores II, VII, IX e X, são os mais utilizados, embora nem sempre disponíveis na rotina de todos os serviços. Apesar do pequeno volume e da segurança com relação à transmissão de doenças infecciosas, eles têm papel limitado na correção da deficiência de diversos fatores como ocorre na CIVD.

ANTICOAGULANTES

A administração de anticoagulantes foi advogada para conter a ativação descontrolada da coagulação na CIVD, mas não existem estudos controlados provando benefício do uso de heparina em pacientes com CIVD e isso pode piorar o sangramento em paciente já com trombocitopenia, coagulopatia e sangramento.

Entretanto, a profilaxia de tromboembolismo venosos deve ser considerada, especialmente em pacientes com maior risco de trombose venosa como na sepse ou em mulheres no puerpério.

Pode ser necessária a transfusão de plaquetas para manter a contagem de plaquetas acima de 50.000/mm^3 e assegurar a segurança da administração de heparina de baixo peso molecular, mesmo em doses mais baixas, ou doses ditas profiláticas.

Em pacientes com trombose ativa, a administração de heparina em doses mais elevadas (terapêuticas) deve ser suspensa quando houver sangramento ativo ou com alto risco de sangramento, e naqueles com contagem de plaquetas abaixo de 30.000/mm^3, ou TP e TTPA prolongados acima de 1,5 ou fibrinogênio menor do que 1 g/L.

Nesses pacientes, é possível considerar a colocação de filtro de veia cava inferior, de preferência temporário se disponível, que deve ser retirado assim que as condições permitirem introduzir novamente a anticoagulação.

A administração de concentrado de antitrombina ou de proteína C ativada eleva o nível desses inibidores que estão depletados na CIVD. Esses agentes são utilizados especialmente em pacientes com sepse, mas seu uso não é difundido nem disponível em todos os centros.

ATENÇÃO!

Enquanto a administração de proteína C ativada reduziu a mortalidade dos pacientes com sepse, isso não ocorreu com o concentrado de antitrombina.

ANTIFIBRINOLÍTICOS

Os agentes antifibrinolíticos, como o ácido tranexâmico e o ácido épslon aminocaproico, devem ser usados com muito cuidado nos pacientes com CIVD, uma vez que a fibrinólise já está comprometida em muitos deles, o que impede a remoção da fibrina depositada na microcirculação, comprometendo a perfusão dos tecidos.

De forma diversa, em pacientes com intensa fibrinólise, os antifibrinolíticos podem reduzir o risco de sangramento e a mortalidade.

Pode-se observar hiperfibrinólise, com consumo de fibrinogênio em pacientes com hepatopatia, alguns tumores como o de próstata, leucemia aguda promielocítica, más-formações vasculares, com causas obstétricas de CIVD ou coagulopatia do trauma.

Finalmente, os medicamentos antifibrinolíticos devem ser reservados para pacientes com hiperfibrinólise e hemorragia não controlada, que não se reduzem com a reposição de hemocomponentes.

REVISÃO

- A CIVD é frequente em paciente crítico na sala de emergência em que se instala a coagulação com deposição intravascular de fibrina e obstrução dos vasos da microcirculação, acarretando lesão isquêmica de diversos tecidos e órgãos e falência de múltiplos órgãos.
- Nas situações de emergência, as causas mais frequentes de CIVD são: infecção; coagulopatia do trauma; doença hepática; câncer; e causas obstétricas.
- O quadro clínico é variável e depende da doença ou processo desencadeante, o que orienta o diagnóstico com apoio de testes globais de coagulação. Entretanto, não há um teste que possa confirmar ou excluir de modo definitivo a hipótese diagnóstica de CIVD.
- Na abordagem de CIVD, a primeira medida é controlar a doença de base ou o processo desencadeante. Enquanto isso, o tratamento de suporte mantém o paciente vivo controlando o sangramento e a tendência trombótica mediante intervenções no sistema hemostático mediante suporte transfusional.
- Há casos, entretanto, em que a doença de base não é tratável, como a neoplasia metastática.

LEITURAS SUGERIDAS

Hawiger J, Veach RA, Zienkiewicz J. New paradigms in sepsis: from prevention to protection of failing microcirculation. J Thromb Haemost. 2015;13(10):1743-56.

Levi M, de Jonge E, van der Poll T. Plasma and plasma components in the management of disseminated intravascular coagulation. Best Pract Res Clin Haematol. 2006;19(1):127-42.

Levi M, Hunt BJ. A critical appraisal of point-of-care coagulation testing in critically ill patients. J Thromb Haemost. 2015;13(11):1960-7.

Squizzato A, Hunt BJ, Kinasewitz GT, Wada H, ten Cate H, Thachil J, et al. Supportive management strategies for disseminated intravascular coagulation. An international consensus. Thromb Haemost. 2016;115(5):896-904.

Thachil J, Toh CH. Disseminated intravascular coagulation in obstetric disorders and its acute haematological management. Blood Rev. 2009;23(4):167-76.

Warkentin TE, Pai M. Shock, acute disseminated intravascular coagulation, and microvascular thrombosis: is 'shock liver' the unrecognized provocateur of ischemic limb necrosis ? J Thromb Haemost. 2016;14(2):231-5.

23 DEPRESSÕES MEDULARES

CELSO ARRAIS
MATHEUS VESCOVI GONÇALVES

As depressões medulares, também chamadas de falências medulares ou insuficiências medulares, são doenças que se manifestam por diminuição da contagem global de pelo menos uma das linhagens de células sanguíneas por patologias primárias da medula óssea (MO). A contagem global de células sanguíneas pode reduzir-se em diversas situações clínicas de maneira secundária, como sepse grave, infecções virais, síndrome hemofagocítica, inflamações, medicações, hiperesplenismo, doenças do colágeno, cirrose hepática, deficiências vitamínicas, entre outras.

ATENÇÃO!

A persistência de pancitopenia intensa deve sempre ser investigada, já que tem um diagnóstico diferencial mais limitado e denota, na grande maioria dos casos, patologias primárias da MO.

As patologias primárias da medula exigem investigação mais especializada e devem ser avaliadas pelo hematologista o mais rapidamente possível.

Anemia aplásica (AA) idiopática é uma doença da MO caracterizada por hipoplasia das três linhagens celulares (eritroide, granulocítica e megacariocítica), resultante do ataque autoimune contra progenitores celulares e substituição destes por adipócitos, sem evidência de infiltrações anormais ou aumento da proliferação reticulínica (fibrose). Essa escassez dos progenitores na MO, caso não seja tratada, culmina na bicitopenia ou pancitopenia no sangue periférico e na alta mortalidade.

A hipocelularidade da medula (aplasia medular ou hipoplasia medular, a depender da celularidade) apresenta uma série de causas e diagnósticos diferenciais a serem considerados. Os diagnósticos diferenciais das depressões medulares englobam:

- AA idiopática.
- Aplasias congênitas (como a anemia de Fanconi, disceratose congênita, síndrome de Shwachman-Diamond, anemia de Blackfan-Diamond, entre outras).
- Síndrome mielodisplásica hipocelular (com alterações celulares displásicas e citogenéticas presentes).
- Hemoglobinúria paroxística noturna.

- AA por mielotoxicidade a medicamentos ou produtos químicos externos ou terapêuticos.
- Leucemias agudas (LLA pode manifestar-se como hipocelular em até 2% dos casos especialmente em crianças).
- Leucemia de células pilosas (pode manifestar-se com pancitopenia e monocitopenia).
- Infiltrações medulares por tumores sólidos ou hematológicos (especialmente linfomas).
- Neoplasias mieloproliferativas crônicas (principalmente mielofibrose).
- Deficiência grave de vitamina B12 ou ácido fólico.
- Pancitopenia após hepatite viral (AA pode ocorrer de 2-3 meses após hepatite aguda pelos vírus HAV, HBV, HCV, CMV, EBV).
- Síndrome hemofagocítica.

Trata-se de uma doença rara, com incidência nos Estados Unidos e Europa estimada em 2 casos/milhão/ano, com distribuição bimodal dos 10 aos 25 anos e após os 60 anos de idade. A AA congênita é ainda mais incomum, sendo a anemia de Fanconi o representante mais prevalente, de herança autossômica recessiva. A destruição dos progenitores hematopoiéticos na MO é imunologicamente mediada. Os linfócitos T regulatórios estão reduzidos em número e função na AA, assim como linfócitos T efetores encontram-se aumentados com interleucinas-1. Mutações adquiridas, alterações da proliferação ou susceptibilidade à apoptose tanto em linfócitos T regulatórios ou efetores levariam à persistência da doença, destruição de progenitores e exposição a novos antígenos com perpetuação da resposta imune exacerbada.

QUADRO CLÍNICO

O quadro clínico das depressões medulares está intimamente relacionado ao grau das citopenias.

O paciente pode desenvolver síndrome anêmica em diversas intensidades, hemorragias cutaneomucosas (incluindo hemorragia retiniana) tão graves quanto mais intensa for a trombocitopenia, e infecções bacterianas ou fúngicas a depender da contagem de neutrófilos. Não costumam ocorrer linfadenomegalia e/ou hepatoesplenomegalia.

Algumas manifestações são mais específicas de determinadas causas e podem ajudar inicialmente a definição do diagnóstico diferencial. Pacientes com hemoglobinúria paroxística noturna, por exemplo, frequentemente apresentam dor abdominal recorrente, tromboses (podem ser a manifestação inicial da doença) e urina escura por hemoglobinúria. Pacientes com aplasias congênitas frequentemente apresentam alterações craniofaciais, malformações nos polegares e outros achados sugestivos de doença congênita.

DIAGNÓSTICO

ATENÇÃO!

Confirmada a pancitopenia, em especial se persistente, o paciente deve ser avaliado pelo hematologista na maior brevidade.

A investigação das potenciais causas para a pancitopenia deve, então, prosseguir com os exames especializados: mielograma e biópsia de MO. Ao mielograma, observa-se MO com hipocelularidade ao redor das espículas e hipoplasia dos setores eritroide, granulocítico e megacariocítico, sem displasia significativa e sem aumento de blastos, que, na verdade, também estão em número reduzido. A atividade macrofágica pode ser vista na fase inicial da doença, mas não costuma ter a intensidade observada nas síndromes hemofagocíticas.

ATENÇÃO!

A avaliação anatomopatológica do fragmento ósseo obtido por biópsia de MO é essencial para avaliação da celularidade medular. A MO se mostra intensamente hipocelular, sem proliferação reticulínica ou aumento de células CD34+.

A pesquisa de instabilidade cromossômica para descartar anemia de Fanconi e a citometria de fluxo para pesquisa de clone HPN devem ser realizadas em todos os pacientes, independentemente de fenótipo sugestivo e da idade do diagnóstico.

O diagnóstico da AA envolve critérios patológicos simples e bem delimitados, independentes dos detalhes da morfologia. O hemograma mostra pancitopenia na maioria dos casos (embora bicitopenia, anemia isolada ou trombocitopenia isolada possa raramente ocorrer), com contagem linfocitária normal ou discretamente diminuída. A anemia é normo ou macrocítica com reticulocitopenia, sendo este último um achado muito útil para o diagnóstico diferencial. No esfregaço de sangue periférico, pode haver poiquilocitose, mas sem displasias significativas de neutrófilos.

A definição de AA exige pelo menos dois dos seguintes achados:

- Hemoglobina < 10g/dL;
- Neutrófilos $< 1,5 \times 10^9$/L;
- Plaquetas $< 50 \times 10^9$/L.

A gravidade da doença é dada por alterações no hemograma e de acordo com a celularidade da MO (Quadro 23.1).

QUADRO 23.1 ■ Gravidade das depressões medulares e celularidade da MO

AA grave	Celularidade da MO à biópsia $< 25\%$ ou 25-50% com $< 30\%$ células hematopoiéticas residuais 2/3 dos seguintes: ▪ Contagem de neutrófilos $< 0,5 \times 10^9$/L ▪ Contagem de plaquetas $< 20 \times 10^9$/L ▪ Contagem de reticulócitos $< 20 \times 10^9$/L
AA muito grave	As características da AA grave com contagem de neutrófilos $< 0,2 \times 10^9$/L
AA não grave	Sem critérios estabelecidos para AA grave ou muito grave

Fonte: Adaptado de Marsh e colaboradores.[1]

TRATAMENTO

Inclui dois cenários: tratamento das situações críticas causadas pelas citopenias e o das causas de base. O tratamento da anemia e da plaquetopenia será indicado de acordo com a necessidade clínica. De maneira geral, nos pacientes com AA, não há indicação de transfusão de hemácias com hemoglobina (Hb) acima de 6 a 7 g/dL (exceto se o paciente estiver em evidente sintomatologia ou se for cardiopata) e de transfusão de plaquetas com contagem acima de 10×10^9/L (exceto se sangramento clinicamente significativo).

Nas urgências e emergências, pacientes com critérios para AA ou qualquer paciente com depressão medular de outra natureza com neutropenia grave ($< 500/mm^3$) ou muito grave ($< 200/mm^3$) devem ser considerados de alto risco para infecção. E se apresentarem febre, tratados como neutropênicos febris, seguindo os devidos protocolos e recomendações clínicas atuais.

ATENÇÃO!

O tratamento de longo prazo das depressões medulares depende da causa de base. Todas elas de causa secundária devem ser tratadas com suporte e o foco do tratamento deve estar na resolução da doença de base.

Nos casos de pacientes com diagnóstico confirmado de AA, o tratamento exige que o paciente esteja em serviço de referência em hematologia, uma vez que os tratamentos propostos são de alto risco e complexidade, exigindo equipe médica especializada e estrutura laboratorial e hospitalar adequada.

A decisão quanto ao tratamento de 1ª linha da AA depende de vários fatores como a idade do paciente, a disponibilidade de doador aparentado com antígeno leucocitário humano (HLA) compatível, bem como da gravidade da doença. A tipagem HLA do paciente e dos irmãos (quando disponíveis) deve, portanto, ser realizada o mais brevemente possível e em laboratório de referência, de modo a reduzir os riscos da manutenção das citopenias graves e das repetidas transfusões (sob risco de hemocromatose secundária e aloimunização).

ATENÇÃO!

É de extrema importância que os pacientes de AA recebam hemocomponentes filtrados para reduzir o risco do desenvolvimento de anticorpos anti-HLA, o que dificultaria o processo do transplante.

O tratamento de escolha para pacientes com AA grave ou muito grave, com idade e condição clínica adequadas, é o transplante alogênico de células progenitoras hematopoiéticas (TCPH a partir de MO de doador irmão HLA-idêntico).

A imunossupressão como 1ª linha de tratamento é indicada para pacientes não elegíveis a transplante alogênico aparentado, por contraindicação ou por indisponibilidade de doador aparentado compatível. Isso inclui pacientes com AA grave ou muito grave e aqueles com AA não grave e dependentes transfusionais. Para pacientes que não são dependentes transfusionais e sem critérios de gravidades, é razoável fazer o seguimento ambulatorial inicial sem tratamento.

O TCPH evoluiu significativamente nas últimas décadas, tendo atualmente chances de ser curativo em longo prazo em mais de 80% dos pacientes.

ATENÇÃO!

As principais limitações do TCPH são o risco de falha de enxertia (entre 4 e 14%) e o de DECH aguda e crônica, esta última podendo acometer até 40% dos pacientes e com o potencial de grande impacto na qualidade de vida.

O tratamento imunossupressor clássico para AA utiliza a combinação de dois agentes: a globulina antitimocítica ou antilinfocítica (ATG ou ALG) e a ciclosporina (CSA). A ATG é um anticorpo policlonal preparado a partir de inoculação de linfócitos em equinos ou coelhos e que age como potente imunossupressor. Seu uso em pacientes gravemente neutropênicos requer monitoração cuidadosa, profilaxia e tratamento de infecções e adequado suporte transfusional. Na Europa e nos Estados Unidos, a formulação de ATG mais utilizada é a produzida em cavalos (Europa – Lymphoglobuline® – dose recomendada: 15 mg/kg/dia por 5 dias/Estados Unidos – ATGAM® – dose recomendada: 40 mg/kg/dia por 4 dias). A formulação produzida em coelhos (Thymoglobuline® – dose recomendada: 3,75 mg/kg/dia por 5 dias) é geralmente utilizada na Europa no 2º curso ou naqueles subsequentes de imunossupressão. No Brasil, esta é utilizada como 1ª linha de tratamento imunossupressor, pois a formulação equina não está comercialmente disponível. Entretanto, a ATG de coelho apresenta taxa de resposta inferiores à ATG de cavalos (37 contra 68%). Dessa forma, a ATG de cavalos permanece como o tratamento de 1ª linha de escolha para AA grave.

A ATG é administrada por 4 a 5 dias como infusão intravenosa diária através de cateter venoso central. Há alto risco de efeitos adversos após a primeira dose, com febre e calafrios, que respondem bem ao uso de corticosteroides e redução da velocidade de infusão. Corticosteroides (prednisona – 1 mg/kg) e analgésicos (paracetamol – 750 mg) devem ser administrados antes de cada dose diária de ATG. Corticosteroides são utilizados para evitar a denominada doença do soro e podem ser suspensos ao final do tratamento ou retirados lentamente em 4 semanas.

ATENÇÃO!

Os corticosteroides não contribuem para a resposta em pacientes com AA e o tratamento prolongado com esses medicamentos deve ser evitado.

A doença do soro ocorre, geralmente, de 7 a 14 dias após o início do tratamento com ATG. Os sintomas incluem mialgia, uretralgia, exantema, febre, proteinúria e consumo plaquetário.

A CSA é um inibidor de calcineurina polipeptídeo cíclico com intensa ação imunossupressora a partir do bloqueio dos linfócitos no início do ciclo celular. Deve ser administrada por VO na dose de 5 mg/kg/dia e iniciada concomitantemente com ATG ou logo após o término do tratamento. O controle da dose deve ser feito a partir da dosagem de CSA sérica. O objetivo é manter o nível de CSA entre 150 e 250 mcg/L, embora não haja dados sobre os níveis ideais de controle para esta doença.

O tratamento imunossupressor usando a combinação ATG + CSA está associado a uma taxa de resposta de 60 a 80%, com uma sobrevida em 5 anos de cerca de 75%. Define-se resposta em AA grave como a normalização de duas ou mais séries no hemograma por pelo menos 4 semanas, na ausência de terapia com fatores de crescimento. A resposta parcial é definida pela independência transfusional e resposta completa pela normalização do hemograma.

Após o tratamento com ATG + CSA, os pacientes devem ser acompanhados quanto à resposta, recaída e ao risco de desenvolvimento de outras doenças clonais, como HPN, SMD e LMA. A sobrevida livre de eventos (ausência de resposta, recaída ou doenças clonais secundárias) após ATG + CSA é de 35 a 50% em 5 anos. O risco de evoluções clonais é de cerca de 8% para SMD/LMA, 10% para HPN e 11% para tumores sólidos em 11 anos, segundo o German SAA Study Group.[2]

A resposta ao tratamento com ATG + CSA ocorre tardiamente, normalmente de 3 a 6 meses após o tratamento. A resposta é estável em muitos pacientes, mas recaídas podem ocorrer (cerca de 30% segundo dados do EBMT, mas as taxas variam entre diferentes grupos). Alguns estudos sugerem menor risco de recaída com tratamento mais prolongado com CSA, porém com aumento substancial dos riscos relacionados aos efeitos colaterais (infecções, oncogenicidade, nefrotoxicidade, hepatotoxicidade, distúrbios hidroeletrolíticos).

O alentuzumabe (Campath®), anticorpo monoclonal humanizado anti-CD52, receptor presente na superfície dos linfócitos, representa uma opção eficaz no tratamento de AA refratária em estudos prospectivos (NIH) e retrospectivos (EBMT), com taxas de resposta de cerca de 60%.

Na Disciplina de Hematologia e Hemoterapia da UNIFESP, o alentuzumabe tem sido utilizado como alternativa de 1ª linha de imunossupressão em pacientes não candidatos a TCPH aparentado, quando a ATG de coelhos não está disponível. Atualmente, o alentuzumabe está disponível gratuitamente por uso compassivo. O alentuzumabe tem sido utilizado por via SC (associada a menos efeitos colaterais e reações infusionais) na dose escalonada e progressiva em 5 dias (3-10-30-30-30 mg), seguida de curso de CSA por 4 a 6 meses. Em análise recente dos pacientes tratados na UNIFESP apresentada no HEMO 2015, observou-se resposta parcial em 85% dos pacientes com independência transfusional entre 2 e 5 meses após o início do tratamento.

Pacientes sem resposta ao 1º curso de imunossupressão ou com recaída após resposta inicial podem responder a um 2º curso de imunossupressão que não deve ser iniciado antes de 4 a 6 meses do 1º, pois habitualmente levam-se mais de 3 meses para alcançar a resposta. O 2º curso de imunossupressão tem taxas de resposta variando de 30 a 60%.

Os pacientes refratários a dois cursos de imunossupressão possivelmente não responderão a um 3º e são considerados casos refratários ao tratamento imunossupressor. Nesses pacientes a fisiopatologia da doença deve ser diferente, embora não haja conhecimento suficiente para distingui-los dos respondedores até o presente momento.

ATENÇÃO!

A identificação precoce dos casos refratários é necessária, pois eles podem ainda se beneficiar de outras modalidades de tratamento, como o transplante alogênico de células progenitoras a partir de doador alternativo.

REVISÃO

- As depressões medulares (falências medulares) ou insuficiências medulares se manifestam por diminuição da contagem global de pelo menos uma das linhagens de células sanguíneas por patologias primárias da MO.
- As patologias primárias da medula exigem investigação especializada e devem ser avaliadas pelo hematologista o mais rapidamente possível.
- A contagem global de células sanguíneas pode reduzir-se de maneira secundária por sepse grave, infecções virais, síndrome hemofagocítica, inflamações, medicações, hiperesplenismo, doenças do colágeno, cirrose hepática, deficiências vitamínicas, entre outras.
- Embora algumas manifestações sejam mais específicas de determinadas causas e ajudem inicialmente a definição do diagnóstico diferencial, o quadro clínico das depressões medulares está intimamente relacionado ao grau das citopenias.
- A gravidade da doença é dada por alterações no hemograma e de acordo com a celularidade da MO.
- O tratamento contempla a abordagem das situações críticas causadas pelas citopenias e das causas de base. O tratamento da anemia e da plaquetopenia será indicado de acordo com a necessidade clínica.

REFERÊNCIAS

1. Marsh JC, Ball SE, Cavenagh J, Darbyshire P, Dokal I, Gordon-Smith EC, et al. Guidelines for the diagnosis and management of aplastic anaemia. Br J Haematol. 2009;147(1):43-70.
2. Frickhofen N, Heimpel H, Kaltwasser JP, Schrezenmeier H; German Aplastic Anemia Study Group. Antithymocyte globulin with or without cyclosporin A: 11-year follow-up of a randomized trial comparing treatments of aplastic anemia. Blood. 2003;101(4):1236-42.

LEITURAS SUGERIDAS

Marsh JC, Bacigalupo A, Schrezenmeier H, Tichelli A, Risitano AM, Passweg JR, et al. Prospective study of rabbit antithymocyte globulin and cyclosporine for aplastic anemia from the EBMT Severe Aplastic Anaemia Working Party. Blood. 2012;119(23):5391-6.

Marsh JC, Kulasekararaj AG. Management of the refractory aplastic anemia patient: what are the options? Blood. 2013;122(22):3561-7.

Scheinberg P, Nunez O, Weinstein B, Scheinberg P, Biancotto A, Wu CO, et al. Horse versus rabbit antithymocyte globulin in acquired aplastic anemia. N Engl J Med. 2011;365(5):430-8.

24 CRISE DE FALCIZAÇÃO

ADRIANO MORITA FERNANDES DA SILVA

MARIA STELLA FIGUEIREDO

O termo doença falciforme (DF) refere-se a um grupo de doenças caracterizadas pela presença da hemoglobina (Hb) S. Essa Hb anômala é consequência da presença de mutação de ponto no gene da betaglobina (gene beta-S), resultando na troca de ácido glutâmico por valina na cadeia globínica beta. O padrão de herança do gene beta-S é autossômico codominante e sua presença em heterozigose (traço falciforme) não causa a doença. A presença do gene beta-S em homozigose (HbSS; anemia falciforme) ou em dupla heterozigose (p. ex.: HbS associada à HbC ou à betatalassemia) é denominada DF. É considerada um problema de saúde pública global, estimando-se o nascimento de mais de 300.000 crianças com essa doença por ano. No Brasil, estima-se uma incidência anual em torno de 3.500 casos.

A presença de elevada concentração da HbS intraeritrocitária, na forma desoxigenada, resulta em diminuição de solubilidade e tendência à agregação, com mudança da forma clássica da hemácia para a de foice, chamada de falcização. A falcização causa dano estrutural na membrana eritrocitária e diminuição de sobrevida da hemácia (hemólise extravascular). Outras alterações físico-químicas podem levar à destruição das hemácias nos vasos sanguíneos (hemólise intravascular) com consequente diminuição do óxido nítrico e disfunção endotelial. Assim, a DF é considerada uma vasculopatia crônica, envolvendo complexo processo inflamatório com a participação de hemácias, leucócitos, plaquetas, citocinas e moléculas de adesão, com consequente vaso-oclusão e dano de órgãos.

A hemólise crônica caracteriza-se por anemia de grau variável, reticulocitose, hiperbilirrubinemia indireta, aumento da desidrogenase lática e diminuição da haptoglobina. Clinicamente, os portadores apresentam palidez, cansaço e icterícia. Esplenomegalia é incomum nos pacientes adultos em virtude da ocorrência de autoesplenectomia. Adultos com dupla heterozigose, entretanto, podem ainda apresentar essa alteração.

ATENÇÃO!

De modo geral, quase todos os órgãos são afetados cronicamente na DF e, além disso, a exacerbação da falcização pode afetar agudamente diversos órgãos.

As principais manifestações agudas, denominadas crises de falcização, e seu manejo são descritos a seguir e resumidos no Quadro 24.1.

■ MANIFESTAÇÕES CLÍNICAS AGUDAS E RESPECTIVOS TRATAMENTOS

CRISE ÁLGICA

É a manifestação mais comum e o principal motivo de procura pelos serviços de emergência. A dor pode ser precipitada por alterações climáticas, desidratação, infecção, estresse, menstruação ou consumo de álcool. Entretanto, a maioria dos episódios não tem causa identificável.

QUADRO 24.1 ■ Manejo das complicações agudas da DF

MANIFESTAÇÃO	AVALIAÇÃO LABORATORIAL	INDICAÇÃO DE TRANSFUSÃO	MANEJO (AVALIAÇÃO DO HEMATOLOGISTA, SEMPRE QUE POSSÍVEL)
Crise álgica	Diagnóstico de exclusão, sem exame específico.	Não, exceto se houver outras indicações.	▪ Iniciar analgésico rapidamente (30 min da triagem ou 60 min do registro), enquanto são avaliadas possíveis causas. ▪ Escolher analgésicos baseando-se em nível de dor, sintomas associados, uso prévio de analgésico, conhecimento do paciente sobre agentes eficazes e efeitos adversos. ▪ Dor leve-moderada em pacientes que referem alívio com AINE: continuar com AINE. Dor grave: opioide parenteral. Associar abordagens não farmacológicas para tratamento da dor. ▪ Reduzir o risco de STA com fisioterapia respiratória e deambulação assim que possível. ▪ Em pacientes euvolêmicos, incapazes de ingerir líquidos: hidratação IV cuidadosa. ▪ Se $SatO_2 < 95\%$ em ar ambiente administrar oxigênio. ▪ Se ocorrer deterioração: avaliar falência de múltiplos órgãos.
STA	Radiografia de tórax, $SatO_2$, hemograma, reticulócitos e hemocultura.	▪ Transfusão simples se queda de Hb basal > 1 g/dL. ▪ Se Hb basal > 9 g/dL, transfusão simples pode não estar indicada. ▪ Evitar transfusão com alvo de Hb pós-transfusional > 10g/dL. ▪ Realizar transfusão de troca urgente em STA de rápida progressão.	▪ Cefalosporina IV + macrolídeo VO. ▪ Monitorar broncoespasmo, hipoxemia e anemia aguda. ▪ Suplementar oxigênio para manter $SatO_2 > 95\%$. ▪ Incentivar fisioterapia respiratória.
AVC	TC crânio, RM e angio-RM se disponível.	Transfusão de troca, se possível eritrocitoaférese.	▪ Avaliação urgente do neurologista. ▪ Em AVC agudo, confirmado por exame de neuroimagem, realizar transfusão de troca.
Crise aplástica	Hemograma, reticulócitos, sorologia para parvovírus	Transfusão simples	▪ Transfusão de acordo com indicação clínica.
Sequestro esplênico	Hemograma, reticulócitos. US desnecessária na maioria dos casos, útil na suspeita de sequestro com baço não palpável.	Sim, elevar o Hb a um valor estável. Evitar hipertransfusão e aumento da viscosidade.	▪ Hidratação IV imediata no choque hipovolêmico + transfusão. ▪ Após a fase aguda: considerar esplenectomia em casos recorrentes ou de hiperesplenismo sintomático.
Crise hepática	Hemograma, reticulócitos, transaminases, bilirrubinas, US abdome superior.	Transfusão simples ou de troca.	▪ Avaliar falência de múltiplos órgãos.
Priapismo	Exame clínico. Punção de corpo cavernoso para confirmar priapismo isquêmico.	Não, exceto se indicado procedimento cirúrgico.	▪ Atraso no diagnóstico e tratamento podem: a) limitar a necessidade de intervenções agressivas e invasivas; b) resultar em disfunção erétil. ▪ Se duração > 4 horas, iniciar hidratação vigorosa VO ou IV + analgesia VO ou IV. ▪ Se duração > 6 horas, avaliação urgente do urologista.
Falência de múltiplos órgãos	Hemograma, reticulócitos, testes de função pulmonar, hepática e renal.	Transfusão simples ou de troca.	▪ Necessários rápidos diagnóstico e tratamento. ▪ Terapia de substituição renal e suporte ventilatório, incluindo ventilação mecânica, conforme necessário.

Fonte: Adaptado de American Society of Hematology.[1]

Afeta geralmente as extremidades, tórax e dorso e, quando ocorre em outros locais, pode ser confundida com outras complicações agudas (Quadro 24.1).

ATENÇÃO!

A dor, quase sempre, é intensa e sem correlação com alteração dos sinais vitais. Não há testes para confirmar ou descartar a crise álgica, apenas para descartar quadros dolorosos secundários a outras complicações.

O manejo da crise álgica deve ser baseado na intensidade da dor relatada pelo paciente e escalas visuais de avaliação da dor são úteis. Mais da metade dos serviços de emergência dos Estados Unidos preconiza que pacientes com DF sejam triados como nível 2 (*Emergency Severity Index Version 4)*, ou seja, elevada prioridade com necessidade de rápido atendimento (Figura 24.1).

Para a crise dolorosa de menor intensidade, o tratamento pode ser ambulatorial e consiste em repouso, hidratação oral e uso escalonado de analgésicos conforme intensidade da dor (Quadro 24.2). No entanto, casos que não respondem a essas medidas iniciais ou na presença de crise dolorosa intensa exigem o atendimento de urgência, pois a demora no seu controle implica maior risco de evolução para STA. Para dor intensa, geralmente, há necessidade de analgésicos endovenosos de maior potência, como morfina. Reavaliações periódicas são fundamentais para o rápido controle da dor e permitem o ajuste de dose de forma individualizada. Deve-se ter cuidado com doses excessivas de opioides devido ao risco de depressão respiratória, hipóxia e acidose.

ATENÇÃO!

Associação de AINE pode ser útil no controle da dor e na redução de opioides, porém, é fundamental a vigilância da função renal em virtude do risco potencial de nefrotoxicidade.

Outra medida importante é a hidratação endovenosa que deve ter como objetivo a manutenção da euvolemia. Hidratação excessiva pode ser perigosa, especialmente em adultos porque podem ter diminuição da reserva cardíaca. Suplementação de oxigênio não é recomendada, exceto se houver hipoxemia. Fisioterapia respiratória está indicada como medida auxiliar na prevenção de STA. Transfusão de hemácias, geralmente, não está indicada nos casos de crise álgica não complicada.

SÍNDROME TORÁCICA AGUDA

O diagnóstico de STA é baseado na presença de infiltrado pulmonar novo na radiografia de tórax associado à hipoxemia, febre, tosse, dispneia e/ou dor torácica. Sua etiologia é multifatorial e pode estar relacionada a infecções virais, bacterianas, trombose e/ou embolia gordurosa. É controverso se a presença de TEP seria causa ou complicação da STA.

ATENÇÃO!

É comum a STA ocorrer após episódio inicial de crise álgica (geralmente após 48 horas) e seu reconhecimento precoce é fundamental, pois está associada a hospitalização prolongada, alto risco de falência respiratória e mortalidade em adultos.

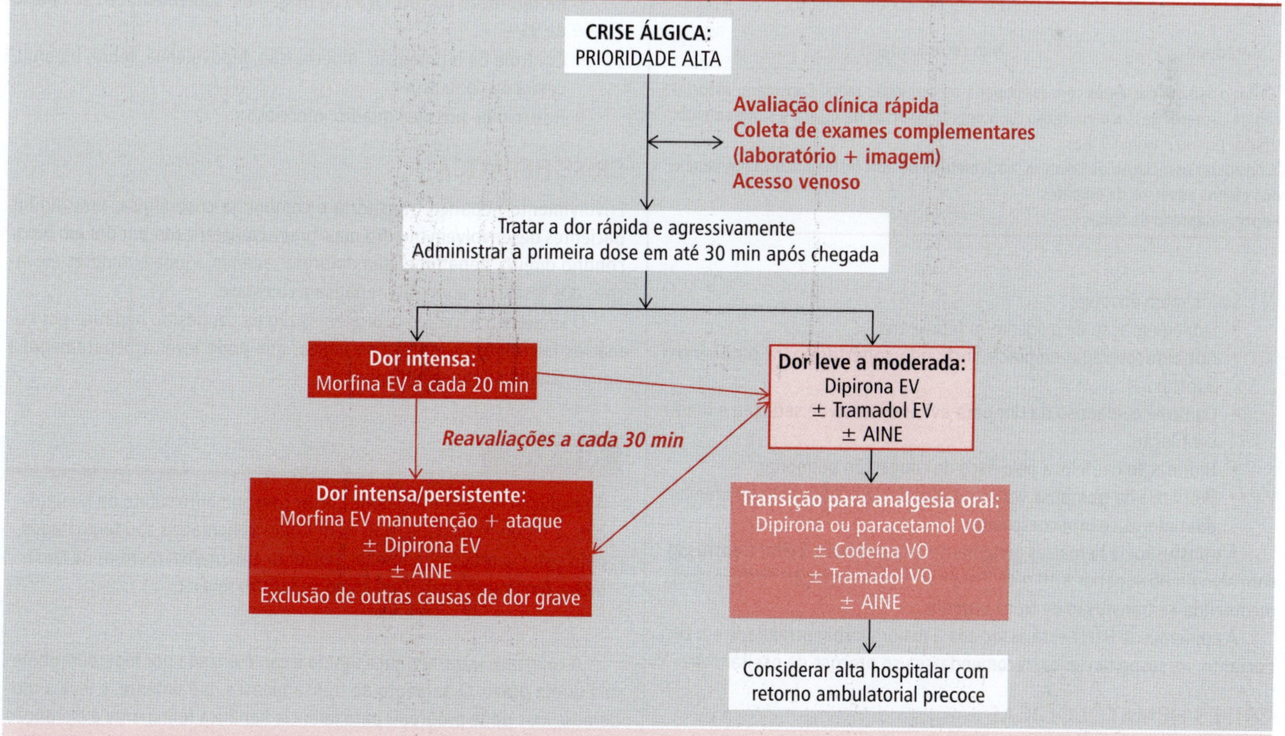

FIGURA 24.1 ■ Fluxograma do atendimento do indivíduo adulto com DF e crise álgica.

Fonte: Adaptada de National Heart, Lung, and Blood Institute.[2]

QUADRO 24.2 ■ Medicamentos frequentemente utilizados na analgesia na crise álgica em adultos com DF

MEDICAMENTOS	DOSE
Analgésicos comuns	
Dipirona	VO ou EV: 500-1.000 mg 6/6 horas
Paracetamol	VO: 500 mg 6/6 horas
Anti-inflamatórios não esteroides[1]	
Diclofenaco	VO: 50 mg 8/8 horas
Ibuprofeno	VO: 400 mg 6/6 horas
Naproxeno	VO: 500 mg 12/12 horas
Cetoprofeno	VO: 25-50 mg 6/6 ou 8/8 horas
Cetorolaco	SL: 10 mg 6/6 horas
Piroxicam	VO: 20 mg/dia
Meloxicam	VO: 7,5-15 mg/dia
Celecoxibe	VO: 200 mg/dia
Opioides[2]	
Codeína	VO: 30-60 mg 6/6 ou 4/4 horas
Tramadol	VO ou EV: 50-100 mg 6/6 horas
Morfina	VO: 5-30 mg 4/4 horas EV: 2-5 mg 2/2 ou 4/4 horas
Metadona	Não recomendado

[1]Evitar o uso em pacientes com cardiopatia ou disfunção renal. Considerar associação de protetor gástrico em razão do aumento do risco de úlcera e sangramento. Utilizar por no máximo 5 dias.
[2]Considerar associação de laxantes, antieméticos ou anti-histamínicos para manejo dos efeitos adversos de opioides.
Fonte: Adaptado de Ballas.[3]

Seu manejo envolve:

- Suplementação de oxigênio se hipoxemia.
- Antibioticoterapia empírica, incluindo cobertura para patógenos atípicos.
- Controle cuidadoso da dor para evitar excesso de sedação e hipoventilação.
- Hidratação cautelosa pelo risco de congestão pulmonar.
- Profilaxia de trombose venosa profunda; Uso adjuvante de broncodilatadores se broncoespasmo.

A transfusão de hemácias geralmente está indicada. Evitar transfusão com alvo de Hb superior a 10 g/dL. Para casos com evolução desfavorável, recomenda-se transfusão de troca urgente.

A epidemia de H1N1 está associada à maior morbimortalidade em DF, portanto, na suspeita clínica, recomenda-se uso precoce de oseltamivir.

CRISES HEMATOLÓGICAS

Piora aguda da anemia em DF é quadro preocupante pois, frequentemente, está associado à doença de base grave. A avaliação inicial deve se basear na contagem de reticulócitos para diferenciar a crise aplástica (anemia aguda que ocorre por diminuição da produção com reticulócitos diminuídos) do sequestro esplênico (queda de pelo menos 2 g/dL de Hb com reticulocitose e esplenomegalia). O quadro clínico envolve cansaço, fraqueza, fadiga, palidez, dispneia aos esforços e sonolência (ver Quadro 24.1).

CRISES NEUROLÓGICAS

A fisiopatologia não está bem estabelecida, mas envolve alterações vasculares cerebrais como hipertrofia da íntima, estreitamento do lúmen, aneurismas, aumento de tortuosidades e, em alguns casos, presença de um padrão de vascularização cerebral anormal conhecido como moya-moya.

> **ATENÇÃO!**
> Pacientes com DF têm maior probabilidade de diferentes manifestações neurológicas, desde quadros subclínicos, como o infarto cerebral silencioso detectado apenas por RM, até o AVC com quadro clínico dramático e sequelas significativas.

Em crianças, é mais comum o AVCi e, em adultos, o AVCh.

Recomendam-se avaliação do neurologista e tomografia de crânio urgentes. O tratamento do AVC na emergência é baseado na transfusão de hemácias, mediante transfusão de troca com o objetivo de melhorar a anemia e a oxigenação e diminuir a porcentagem de HbS para menos de 30. Na impossibilidade de realizar transfusão de troca rapidamente, recomenda-se transfusão simples com cuidado para não ultrapassar níveis pós-transfusionais de 10 g/dL de Hb pelo risco de hiperviscosidade.

Além disso, outras medidas importantes são:

- Proteção de vias aéreas.
- Monitoração da saturação de oxigênio e suplementação se abaixo de 95%.
- Controle de hipotensão, hipertensão, hipovolemia, febre, hiperglicemia ou convulsões.
- Rastreio de possível quadro infeccioso.

CRISE HEPÁTICA

Envolvimento hepático transitório é comum na crise álgica, mas alguns pacientes desenvolvem quadro mais grave caracterizado por dor em hipocôndrio direito, hepatomegalia dolorosa, anemia aguda e maiores elevações dos testes de agressão hepática e colestase.

O sequestro hepático ocorre em razão da congestão hepática por hemácias falcizadas durante crise álgica, que pode levar à hepatomegalia aguda, anemia grave e reticulocitose.

> **ATENÇÃO!**
> A resolução do sequestro pode cursar com aumento súbito do hematócrito e hiperviscosidade, pois nem todas as hemácias são fagocitadas pelo sistema reticuloendotelial, portanto elas podem reentrar na circulação, fenômeno conhecido como sequestro reverso.

A colestase intra-hepática aguda é caracterizada por hiperbilirrubinemia direta grave. O aumento de transaminases, geralmente, é leve a moderado, mas pode progredir para falência hepática fulminante e disfunção de múltiplos órgãos.

O tratamento das crises hepáticas se baseia em medidas de suporte e na transfusão de hemácias.

PRIAPISMO

É a ereção peniana persistente não relacionada a desejo ou estímulo sexual; uma complicação comum na DF, entre 27,5 e 42%, que pode ser classificado em priapismo isquêmico e priapismo isquêmico recorrente.

ATENÇÃO!

O priapismo é uma emergência médica com potenciais sequelas graves se não tratado adequadamente.

O priapismo isquêmico caracteriza-se por diminuição ou ausência do fluxo sanguíneo cavernoso, rigidez do corpo e dor, semelhantes a uma síndrome compartimental. O priapismo isquêmico recorrente é definido como episódios repetidos de priapismo isquêmico intercalados com períodos de detumescência, de duração autolimitada (< 3 horas), frequentemente durante o sono, com índice de progressão para priapismo major próximo a 30%.

Em priapismo com duração inferior a 4 horas, aconselha-se ao paciente o aumento da ingestão hídrica, analgésicos, estímulo à micção, exercícios, masturbação e compressas quentes. Se maior de 4 horas, é necessário procurar serviço de emergência para hidratação, analgesia endovenosas e avaliação do urologista para procedimentos específicos. Para priapismo com duração acima de 12 horas, considera-se tratamento cirúrgico. Em casos refratários, pode-se realizar transfusão de troca, preferencialmente por eritrocitaférese, embora ela possa estar associada à síndrome de Aspen (manifestação neurológica, priapismo e transfusão).

REVISÃO

- O termo doença falciforme refere-se a um grupo de doenças caracterizadas pela presença da hemoglobina anômala, a HbS.
- A DF é considerada uma vasculopatia crônica, envolvendo complexo processo inflamatório com consequente vaso-oclusão e dano de órgãos.
- As formas clínicas de manifestação são: crise álgica; síndrome torácica aguda; crises hematológicas; crises neurológicas; crise hepática; e priapismo.
- Na síndrome torácica aguda, entre outras medidas, a transfusão de hemácias está indicada.
- As crises hematológicas estão associadas à doença de base grave.
- As crises neurológicas variam desde quadros subclínicos, como o infarto cerebral silencioso detectado apenas por RM, até o AVC; cada situação requerendo abordagem específica.
- O tratamento das crises hepáticas é baseado em medidas de suporte e na transfusão de hemácias.
- A abordagem do priapismo dependerá da duração do evento.

REFERÊNCIAS

1. American Society of Hematology. Management of acute complications of sickle cell disease: a pocket guide for the clinician [Internet] ASH: Washington; 2014 [capturado em 18 jun. 2016]. Disponível em: http://www.hematology.org/Clinicians/Guidelines-Quality/Quick-Reference.aspx.
2. National Heart, Lung, and Blood Institute. Evidence-based management of sickle cell disease: expert panel report. Bethesda: NHLBI; 2014 [capturado em 18 jun. 2016]. Disponível em: http://www.nhlbi.nih.gov/sites/www.nhlbi.nih.gov/files/sickle-cell-disease-report.pdf.
3. Ballas SK. Sickle cell pain. 2nd ed. Washington: IASP; 2014.

LEITURAS SUGERIDAS

Novelli E, Gladwin MT. Crises in sickle cell disease. Chest. 2016;149(4):1082-93.

Yawn BP, Buchanan GR, Afenyi-Annan AN Ballas SK, Hassell KL, James AH, et al. Management of sickle cell disease: summary of the 2014 evidence-based report by expert panel members. JAMA. 2014;312(10):1033-48.

25 PROLIFERAÇÕES CELULARES

LUIS ARTHUR FLORES PELLOSO

MARIA DE LOURDES CHAUFFAILLE

HIPERLEUCOCITOSE E LEUCOSTASE

DEFINIÇÃO

Hiperleucositose é a presença de mais de 100.000 leucócitos/mcL no sangue periférico. Leucostase é a agregação dos leucócitos na microvasculatura.

FISIOPATOLOGIA

Pacientes com leucemias agudas e, mais raramente, LMC, podem apresentar quadro de hiperleucocitose ou de leucostase com elevada morbidade por envolvimento respiratório e, no SNC, pelo aumento da viscosidade do sangue relacionado a volume e leucometria elevados e à pouca deformabilidade dos blastos. A esse quadro, podem se seguir a CIVD e a SLT espontânea.

SINTOMAS CLÍNICOS

Cefaleia, tonturas, zumbido, instabilidade da marcha, confusão, sonolência e, por vezes, hemorragia retiniana, trombose das veias da retina, IAM e coma por envolvimento de SNC. Dispneia ou taquipneia e hipoxia com ou sem infiltrados intersticiais difusos ou alveolares à radiografia torácica, quando há acometimento pulmonar.

EXAMES DIAGNÓSTICOS

Hemograma: apresenta leucócitos em número elevado.

TRATAMENTO

Hidratação com soro fisiológico, 0,9%, 3 L/m^2/dia para manter um fluxo urinário 3 L/dia (ou 100 mL/m^2/hora para idosos).

ATENÇÃO!

O balanço hídrico deve ser rigoroso com avaliação de peso e fluxo urinário. Quando a hemoglobina for < 6 g/dL, o volume de líquido administrado deve ser menor para não induzir insuficiência cardíaca congestiva.

Diuréticos não estão indicados, exceto se houver sobrecarga hídrica. Deve-se baixar a leucometria com o uso de quimioterapia de indução, hidroxiureia (50 a 100 mg/kg/dia VO) ou leucoaférese. Com a quimioterapia de indução ou hidroxiureia, pode ocorrer lise tumoral.

A alcalinização da urina com bicarbonato de cálcio não aumenta a solubilidade dos metabólitos e não é mais usada.

A hiperuricemia deve ser corrigida inicialmente com rasburicase (0,05 a 0,15 mg/kg em dose única, contraindicada para pacientes deficientes em G6PD ou com risco de hemólise) e alopurinol (300 mg/m^2/dia VO) para manutenção posterior ou em casos menos graves. Os distúrbios eletrolíticos devem ser corrigidos. A leucoaférese, remoção das células blásticas de circulação com reinfusão de plasma pobre em leucócitos, não deve ser indicada para casos de leucemia promielocítica aguda, pois pode piorar a CIVD associada.

ATENÇÃO!

A quimioterapia antileucêmica específica só será iniciada após estabilização das complicações e do risco de morte.

Leucostase sintomática pode ser precipitada por aumento da viscosidade do sangue após transfusão de hemácias. As transfusões devem ser adiadas até que a contagem de blastos seja reduzida. Se forem necessárias, devem ser administradas lentamente ou durante o procedimento de leucoaférese. Quando as plaquetas estão < 20.000/mcL, deve-se transfundir plaquetas para evitar sangramento em SNC.

POLIGLOBULIA E HIPERVISCOSIDADE

DEFINIÇÃO

Poligobulia é o aumento do número de eritrócitos circulantes e da massa eritrocitária identificada pela elevação do hematócrito, do nível de hemoglobina (> 48% e > 16,5 g/dL em mulheres ou > 52% e > 18,5 g/dL em homens, respectivamente); ou da contagem de eritrócitos. Pode se dar de forma secundária, isto é, em resposta à estimulação da medula óssea pela eritropoetina (Epo) ou pelo funcionamento anormal de receptor mutante de Epo, entre outras causas. De modo primário, é denominada policitemia vera (PV). A hiperviscosidade é situação clínica resultante do aumento de leucócitos, eritrócitos ou imunoglobulinas séricas em circulação (leucemia, PV, doenças mieloproliferativas, macroglobulinemia de Waldenstrom ou mieloma múltiplo).

FISIOPATOLOGIA

Na PV, há mutação clonal de JAK2V617F em mais de 90% dos casos, o que leva à proliferação descontrolada de elementos eritroides, granulocíticos e megacariocíticos, com consequente poliglobulia, leucocitose e trombocitose. Na poliglobulia secundária, na tentativa de manutenção da homeostase, há o aumento da massa eritrocitária para normalizar a hipoxia. Na produção inapropriada de Epo, geralmente há tumor que produz esse fator de crescimento. A síndrome de Pickwick é comum em obesos que apresentam sonolência excessiva com policitemia.

QUADRO CLÍNICO

A poliglobulia se manifesta com hipertensão, dispneia, cefaleia, escotomas, rubor facial, prurido, pletora, fenômenos tromboembólicos, sangramento gastrintestinal, cansaço, tontura e sudorese. Nos casos de hipoxia crônica, pode haver baqueteamento digital. Nos tumores produtores de eritropoietina, pode haver massas tumorais (p. ex.: adenocarcinoma renal ou tumores de ovário) e dilatação das veias da retina e hemorragias.

ATENÇÃO!

O quadro clínico da hiperviscosidade consiste na tríade de sangramento mucoso, alterações visuais e sintomas neurológicos.

EXAMES DIAGNÓSTICOS

O hemograma apresenta aumento de eritrócitos, hematócrito e do nível de hemoglobina. No caso de PV, haverá leucocitose e trombocitose concomitantes. A gasometria arterial mostra hipoxia nos casos secundários. Ecocardiograma, radiografia torácica e gasometria arterial são importantes no diagnóstico da síndrome da apneia do sono, assim como a polissonografia. Nas paraproteinemias, o esfregaço de sangue periférico apresenta o empilhamento de hemácias (*rouleaux*) e a eletroforese de proteínas demonstra proteínas totais aumentadas por meio de proteínas monoclonais. Pode haver hipercalcemia, hiperfosfatemia e hipercalemia, além de alteração nos testes da coagulação.

TRATAMENTO

Flebotomia 500 mL de sangue em dias alternados é indicada para reduzir o hematócrito para níveis normais, com consequente alívio dos sintomas. A desidratação aumenta o risco de trombose. No caso de PV, a associação de mielossupressores diminui a leucocitose e trombocitose concomitantes.

ATENÇÃO!

Plasmaférese é o tratamento inicial para a estabilização da hiperviscosidade por aumento imunoglobulinas em circulação.

Leucoaférese e flebotomia estão indicadas quando há leucocitose e policitemia, respectivamente.

TROMBOCITOSE

DEFINIÇÃO

Contagem plaquetária > 450.000/mcL.

FISIOPATOLOGIA

A trombocitose pode ser causada por mecanismo relacionado à liberação de citocinas (reacional), mediada por fator de crescimento (trombocitose autônoma) ou clonal nas doenças hematopoiéticas malignas. Trombocitose reacional é encontrada nos pacientes que apresentam doenças associadas com incremento transitório das plaquetas: pós-cirurgia; esplenectomia; infecção bacteriana; trauma ou anemia ferropriva. Trombocitose autônoma refere-se aos casos de doença mieloproliferativa (trombocitemia essencial, mielofibrose primária, PV e LMC), ou mielodisplásica (síndrome 5q-, anemia refratária com sideroblastos em anel e trombocitose).

QUADRO CLÍNICO

A trombocitose é assintomática, porém, quando a contagem plaquetária é > 1.000.000 UI/L, aparecem fenômenos trombóticos, hemorrágicos ou vasomotores (cefaleia, sintomas visuais como borramento, escotomas, dor torácica atípica, disestesia em extremidades e eritromelalgia). Raramente esses sintomas ocorrerem em pacientes com trombocitose reacional. Cerca de um terço dos pacientes com neoplasias mieloproliferativas crônicas apresenta sintomas vasomotores, além de leucocitose e esplenomegalia palpável.

EXAMES DIAGNÓSTICOS

O hemograma deve ser repetido e a análise morfológica exclui causas espúrias ou erro laboratorial. A trombocitose mais comum é reacional. Na deficiência de ferro, a ferritina e a saturação da transferrina estão baixas. Nas doenças inflamatórias, tanto os valores do teste de proteína C-reativa como os de VHS estão elevados. Nos pacientes esplenectomizados ou que apresentam hipoesplenismo, há fragmentos nucleares nas hemácias (corpos de Howell-Jolly), células-alvo ou hemácias fragmentadas no sangue periférico. Afastadas causas reativas, investiga-se doença hematológica e o hemograma mostrará anemia, leucocitose, desvio à esquerda ou eritroblastos circulantes, etc. Daí estão indicados mielograma, biópsia de medula óssea e pesquisa de mutações genéticas.

TRATAMENTO

Em pacientes com trombocitose reacional, deve ser tratada a causa que leva à trombocitose. No caso de sangramento, deve-se suspender a terapia antiagregante plaquetária (ácido acetilsalicílico, anti-inflamatório não hormonal) e ministrar plasma fresco congelado ou transfusão de plaquetas. A trombose é raramente associada na trombocitose reativa. Trombose de veia hepática, de veia cava inferior ou porta (síndrome de Budd-Chiari) sugere doença hematológica clonal e deve-se tratar a doença de base. A aférese é raramente considerada diante de trombose com plaquetas > 800.000/mcL, preferindo-se a citorredução para manter plaquetas abaixo de 400.000/mcL. Quando é documentada trombose na ausência de defeito trombofílico, o paciente é anticoagulado por 3 meses. Para os sintomas vasomotores, o ácido acetilsalicílico em baixa dose (100-200 mg/d) é eficaz.

REVISÃO

- As proliferações celulares se denominam: hiperleucocitose; leucostase; poliglobulia; hiperviscosidade; e trombocitose.
- A sintomatologia abrange eventos trombóticos, hemorrágicos, vasomotores e neurológicos. Mas a trombocitose se mantém assintomática até contagem plaquetária acima de 1.000.000 UI/L, quando surgem fenômenos trombóticos, hemorrágicos ou vasomotores.
- O hemograma é exame exigido para todas as condições de proliferações celulares e, a depender de cada uma delas, também: gasometria arterial, ecocardiograma, radiografia torácica, esfregaço de sangue periférico, eletroforese de proteínas, testes da coagulação, testes de proteína C-reativa e de VHS, mielograma, biópsia de medula óssea e pesquisa de mutações genéticas.
- O tratamento contempla hidratação com soro fisiológico atentando-se ao rigoroso balanço hídrico; quimioterapia de indução ou hidroxiureia; leucoaférese; flebotomia; uso de alopurinol e anti-inflamatórios (suspender terapia antiagregante em caso de sangramento e ministrar plasma fresco ou transfusão de plaquetas), quimioterapia antileucêmica específica (depois da estabilização das complicações e do risco de morte); transfusões lentas; plasmaférese.
- Em trombose de veia hepática, de veia cava inferior ou porta (síndrome de Budd-Chiari), deve-se tratar a provável doença hematológica clonal de base.

LEITURAS SUGERIDAS

Gnatenko DV, Zhu W, Xu X, Samuel ET, Monaghan M, Zarrabi MH, et al. Class prediction models of thrombocytosis using genetic biomarkers. Blood. 2010;115(1):7-14.

Radia D, Geyer HL. Management of symptoms in polycythemia vera and essential thrombocythemia patients. Hematology Am Soc Hematol Educ Program. 2015;2015:340-8.

Ruggiero A, Rizzo D, Amato M, Riccardi R. Management of hyperleukocytosis. Curr Treat Options Oncol. 2016;17(2):7.

Schafer AI. Thrombocytosis. N Engl J Med. 2004;350(12):1211-9.

Tallo FS, Vendrame LS, Lopes RD, Lopes AC. Síndrome da lise tumoral: uma revisão para o clínico Rev Bras Clin Med São Paulo. 2013;11(2):150-4.

Zuckerman T, Ganzel C, Tallman MS, Rowe JM. How I treat hematologic emergencies in adults with acute leukemia. Blood. 2012;120(10):1993-2002.

26

ANEMIAS HEMOLÍTICAS

- MELCA M. O. BARROS
- DANTE LANGHI
- JOSÉ ORLANDO BORDIN

Caracterizadas pela destruição precoce das hemácias, as AH podem ser hereditárias ou adquiridas (Quadro 26.1). Serão aqui abordadas as AH adquiridas, destacando-se as de origem imune, decorrentes da fixação de imunoglobulinas e/ou complemento na membrana das hemácias.

A AIHA é a segunda citopenia imunológica mais frequente, superada apenas pela púrpura trombocitopênica imunológica. Acomete cerca de 1 a 3 indivíduos em cada 100.000, em geral, mulheres com idade superior a 40 anos.

ATENÇÃO!

Os sintomas iniciais da AIHA resultam da anemia causada pela hemólise, caso o setor eritroblástico da medula óssea não apresente hiperplasia compensatória suficiente; dos efeitos secundários do quadro hemolítico; ou da doença primária que está causando a AHAI.

A AHAI pode ser classificada de acordo com os testes laboratoriais imuno-hematológicos (Quadro 26.1). É considerada AHAI por anticorpos a quente quando a temperatura ótima de reatividade do anticorpo é de 37 ºC e, por anticorpos a frio ou crioaglutininas, quando apresenta maior afinidade pela hemácia a uma temperatura próxima a 4 ºC e diminuição da afinidade em temperaturas fisiológicas. Ocasionalmente, o paciente pode ter uma combinação de autoanticorpos a quente e a frio denominada AHAI mista.

Anticorpos induzidos por fármacos podem reconhecer antígenos intrínsecos da hemácia ou fármacos ligados à hemácia, levando à AHAI induzida por medicamentos.

AHAI CAUSADA POR ANTICORPOS QUENTES

Compreende aproximadamente 80 a 90% de todos os casos de AHAI. É considerada primária ou idiopática quando não está associada com outra patologia e secundária quando surge como uma manifestação ou complicação de outra doença. Cerca de 50% dos pacientes apresentam AHAI primária, 20% manifestam a AHAI secundária à doença linfoproliferativa (leucemia linfocítica crônica ou linfoma não Hodgkin) e 20% a têm associada a doenças autoimunes (principalmente lúpus eritematoso sistêmico ou artrite reumatoide), uso de medicamentos, doenças infecciosas (hepatites C, B e HIV) ou carcinomas.

ATENÇÃO!

AHAI a quente apresenta-se com um quadro clínico predominante de hemólise extravascular, com anemia de instalação rápida, nos casos graves e instalação progressiva, nos casos mais brandos.

QUADRO 26.1 ■ Classificação das AH

1 | HEREDITÁRIAS

a | Defeitos na membrana
- Esferocitose, eliptocitose

b | Hemoglominopatias
- Doença falciforme, talassemias

c | Enzimáticas
- Deficiência de G6PD, deficiência de PK

2 | ADQUIRIDAS

a | Mecânicas
- Anemias microangiopáticas (PTT, SHU, HELPP)
- Prótese valvares

b | Químicos, biológicos
- Málaria, veneno de cobra

c | Imunes
- Causadas por anticorpos a quente
  - Primária
  - Secundária (doença linfoproliferativas, carcinomas, mielodisplasia, colagenoses, retocolite ulcerativa, hepatites)
- Causada por anticorpos a frio
  - Doença das aglutininas a frio
  - Hemoglobinúria paroxística a frio
- Mista
  - Idiopática ou primária
  - Secundária
- Induzida por medicamentos
  - Indução de autoimunidade
  - Adsorção de medicamentos
  - Adsorção de imunocomplexos
  - Adsorção não imunológica de proteínas

Ao exame físico, observam-se palidez, icterícia, taquicardia, esplenomegalia e hepatomegalia.

A presença de hepatoesplenomegalia acentuada, hepatomegalia isolada e/ou linfoadenomegalia sugere a possibilidade de doença linfoproliferativa associada. O hemograma revela anemia normocítica ou macrocítica devido à reticulocitose. O número de plaquetas e leucócitos é normal, podendo existir uma leucocitose moderada à custa de neutrófilos. Alguns pacientes apresentam plaquetopenia em virtude da associação de autoanticorpos plaquetários, caracterizando a síndrome de Evans. Ocorre elevação da bilirrubina indireta (não conjugada) e da desidrogenase láctica e diminuição da haptoglobina que participa da depuração da hemoglobina livre no plasma.

O Teste de antiglobulina direto TAD é útil para demonstrar a sensibilização de hemácias *in vivo* e auxilia o diagnóstico de AHAI. Na AHAI a quente, o TAD é positivo, revelando a sensibilização das hemácias *in vivo* por IgG e, às vezes, associada a complemento. Os autoanticorpos devem, então, ser eluídos da hemácia e testados contra um painel de hemácias. Na maioria das vezes, reagem com todas as hemácias, não apresentando especificidade, sendo, por isso, poliespecíficos. Em geral, o teste de antiglobulina indireto também é positivo indicando a presença do autoanticorpo no soro.

■ AHAI CAUSADA POR ANTICORPOS FRIOS

Autoanticorpos a frio causam duas entidades clínicas distintas: DAF e HPF.

DOENÇA DE AGLUTININA A FRIO (DAF)

Representa 10 a 32% dos casos de AHAI e ocorre nas formas primária ou idiopática e secundária; atinge pessoas na 6ª ou 7ª décadas de vida, com predominância no sexo feminino. A forma secundária mais comum é a de etiologia infecciosa que envolve *Mycoplasma pneumoniae* e mononucleose, podendo surgir de maneira aguda transitória após um quadro respiratório.[1,2] A DAF apresenta-se com um quadro de hemólise com sinais e sintomas semelhantes aos observados na AHAI a quente. Geralmente, o frio exacerba os sintomas, surgindo acrocianose e hemoglobinúria.

ATENÇÃO!

As alterações laboratoriais na DAF são semelhantes às encontradas em outras anemias hemolíticas: anemia; DHL elevado; hiperbilirrubinemia indireta; e diminuição de haptoglobinas.

Os achados imuno-hematológicos nos pacientes com DAF são representados por um TAD positivo com reagente poliespecífico e com o monoespecífico contendo C3d, sendo negativo com o monoespecífico contendo IgG.

HEMOGLOBINÚRIA PAROXÍSTICA AGUDA A FRIO (HPF)

Afeta crianças com idade inferior a 5 anos que apresentam palidez, icterícia e hemoglobinúria, além de dor abdominal, febre e sintomas gerais de infecção das vias aéreas superiores. A hemólise é intravascular e o hemograma revela policromasia, esferocitose e eritrofagocitose. O autoanticorpo policlonal é IgG de especificidade anti-P e pode ser detectado pelo teste de Donath Landsteiner, no qual o sangue é resfriado para facilitar a ligação do autoanticorpo e aquecido para evidenciar a hemólise.

ATENÇÃO!

Em geral, a doença é autolimitada e raramente há necessidade do uso de corticosteroide ou de transfusão de hemácias que, se indicada, deve ser realizada com concentrado de hemácias aquecidas.

■ ANEMIA HEMOLÍTICA INDUZIDA POR MEDICAMENTOS

ATENÇÃO!

Medicamentos podem causar a formação de anticorpos dirigidos contra o próprio medicamento ou contra antígenos intrínsecos às hemácias.

A maioria dos medicamentos apresenta peso molecular abaixo de 5.000 daltons e inúmeros podem causar TAD positivo, com ou sem hemólise imune. A maioria dos casos de TAD positivo relacionados a medicamentos apresenta-se com eluato negativo, pois, nesses casos, o autoanticorpo não é dirigido contra o eritrócito.

■ TRATAMENTO

ATENÇÃO!

A anemia hemolítica autoimune deve ser sempre considerada uma urgência até que se conheça a velocidade de hemólise do paciente e interrompê-la.

No início do diagnóstico, deve haver monitoração clinicolaboratorial do paciente a cada 6 horas para auxiliar nas decisões terapêuticas. O tratamento inicial deve se basear em:

- Suporte para manutenção da vida com transfusão de concentrado de hemácias (CH).
- Interrupção da hemólise pelo bloqueio imediato do sistema reticuloendotelial (SRE).

TRANSFUSÃO DE CONCENTRADO DE HEMÁCIAS

A recomendação da transfusão de CH está relacionada à gravidade da anemia, à sua velocidade de progressão e, especialmente, aos achados clínicos associados. A indicação clínica de CH não difere da indicação nos outros casos de anemia, apenas deve-se ter mais cautela, pois, nas anemias leves e moderadas, a transfusão seria desnecessária, já que os sintomas, geralmente, são leves e logo corrigidos após a introdução do tratamento definitivo. A transfusão deve ser indicada quando esses pacientes apresentam sinais de hipoxemia importante, como angina, descompensação cardíaca, ou sintomas neurológicos que incluem letargia, fraqueza, sonolência e confusão mental. Quando indicadas, as transfusões de CH devem ser realizadas com pequenos volumes (100 mL), de forma lenta (25 mL/h) e o paciente deve ser monitorado durante a transfusão devido ao risco de hemólise e coagulação intravascular disseminada.

A transfusão de sangue no paciente com AHAI caracteriza situação única de problemas em potencial. A indicação de transfusão deve ser considerada à luz dos seguintes fatos: meia-vida curta das hemácias transfundidas, mascarar a presença de um aloanticorpo e a dificuldade na realização de testes de compatibilidades, principalmente na AHAI por anticorpos a quente, cujos testes são mais intensivos.

ATENÇÃO!

Nos casos de transfusão de sangue no paciente com AHAI, é importante o médico deste e o serviço de hemoterapia se comunicarem para que tanto o serviço de hemoterapia entenda a urgência da situação como o médico entenda a complexidade dos estudos laboratoriais para liberação do procedimento.

TERAPÊUTICA MEDICAMENTOSA

ATENÇÃO!

O tratamento com prednisona (1-2 mg/kg/dia) diminui a hemólise em cerca de 80% dos pacientes com AHAI a quente, sendo seu início de ação rápido, notado pela estabilização da queda da hemoglobinas que ocorre em aproximadamente 72 horas.

O nível de hemoglobina aumenta em 10 a 15 dias, a dose de corticosteroide pode ser reduzida durante os 3 meses seguintes e a retirada completa não deve ultrapassar 1 ano. Pacientes com hemólise fulminante podem se beneficiar de pulsoterapia com metilprednisolona por via EV. São recomendadas a reposição de ácido fólico e a profilaxia para osteoporose com suplementação de cálcio e vitamina D. Nos pacientes considerados de alto risco para osteoporose, cogita-se o tratamento com bifosfonados.

Os pacientes que se apresentam refratários a predinisona podem ser tratados com anticorpo monoclonal anti-CD20 (375 mg/m^2/semana durante 4 semanas). Na impossibilidade de uso de anticorpo anti-CD20, a opção terapêutica com ação imediata é a gamaglobulina IV (400 mg/kg/dia por 5 dias).

Nas DAF primárias, os pacientes podem se beneficiar do uso de medicamentos alquilantes (ciclofosfamida e clorambucil) e anticorpo monoclonal anti-CD20. Nos casos secundários, o tratamento deve enfocar a doença de base. Os casos secundários à infecção, geralmente, são autolimitados e quase nunca precisam de terapia imunossupressora. O mesmo se aplica à HPF, podendo o paciente ser mantido apenas com transfusão até a resolução da hemólise. Os pacientes com AHAI a frio podem ser tratados com plasmaférese, embora com benefício transitório e risco de aglutinação dos autoanticorpos dentro das bolsas plásticas durante o procedimento.

REVISÃO

- Toda anemia de instalação rápida merece uma investigação de hemólise, com hemograma, reticulócitos, dosagem de desidrogenase láctica, haptoglobina, bilirrubina indireta e teste de antiglobulina direto.
- A AH autoimune deve ser sempre considerada uma urgência até que se conheça a velocidade de hemólise do paciente, por isso, no início do diagnóstico, deve haver monitoração clinicolaboratorial do paciente a cada 6 horas.
- O tratamento contempla a TCH (na presença de hipoxemia importante, como angina, descompensação cardíaca, ou sintomas neurológicos que incluem letargia, fraqueza, sonolência e confusão mental) e a abordagem medicamentosa com prednisona (nos casos refratários à prednisona, indica-se o anticorpo monoclonal anti--CD20 ou a gamaglobulina IV), medicamentos alquilantes; nos casos secundários, o tratamento deve enfocar a doença de base.

REFERÊNCIAS

1. Barros MM, Blajchman MA, Bordin JO. Warm autoimmune hemolytic anemia: recent progress in understanding the immunobiology and the treatment. Transfus Med Rev. 2010;24(3):195-210.
2. Barcellini W, Fattizzo B, Zaninoni A, Radice T, Nichele I, Di Bona E, et al. Clinical heterogeneity and predictors of outcome in primary autoimmune hemolytic anemia: a GIMEMA study of 308 patients. Blood. 2014;124(19):2930-6.

LEITURAS SUGERIDAS

Garvey B. Rituximab in the treatment of autoimmune haematological disorders. Br J Haematol. 2008;141(2):149-69.

Packman CH. Hemolytic anemia due to warm autoantibodies. Blood Rev. 2008; 22(1):17-31.

Petz LD. Cold antibody autoimmune hemolytic anemias. Blood Rev. 2008; 22(1): 1-15.

EMERGÊNCIAS EM NEFROLOGIA

Nestor Schor

PARTE

6

27 PIELONEFRITE AGUDA

■ ITA PFEFERMAN HEILBERG
■ NESTOR SCHOR

A pielonefrite (PN) aguda é uma condição clínica decorrente de um processo inflamatório bacteriano agudo que acomete o rim e suas estruturas adjacentes, caracterizando uma ITU alto e considerada uma nefrite tubulointersticial, de etiologia bacteriana.[1] A PN aguda não complicada pode acometer as mesmas mulheres que desenvolvem infecção do trato urinário baixo (cistite), mas a proporção de PN para cistite pode variar de 18:1 até 28:1.

ATENÇÃO!

Clinicamente, a PN costuma se diferenciar da cistite pela presença de sintomas clínicos sistêmicos mais exuberantes.

■ FISIOPATOLOGIA

A frequência dos germes causadores de ITU varia na dependência de onde foi adquirida a infecção, se em ambiente intra ou extra-hospitalar, e também difere em cada ambiente hospitalar considerado. Os maiores responsáveis pela ITU, seja cistite ou PN, são os germes gram-negativos entéricos, especialmente a *E. coli*, que é o mais frequente, independentemente da série estudada, seguido dos demais gram-negativos como *Klebsiella* sp., *Enterobacter* sp., *Acinetobacter* sp., *Proteus* sp., *Pseudomonas* sp., etc. Além desses, em grande parte das séries americanas, um germe gram-positivo, o *Staphylococcus saprophyticus*, também tem sido considerado como causa frequente de ITU não complicada. Nas ITU complicadas, a incidência de *Pseudomonas* sp. é maior e de gram-positivos resistentes como *Enterococcus faecalis* também.[2,3]

■ QUADRO CLÍNICO

A febre e a dor lombar de início abrupto são muito mais comuns e praticamente patognomônicos de PN, apesar de poder existir superposição entre os sintomas clínicos de PN e a cistite. O espectro clínico da PN aguda é variável, podendo, em sua forma leve ou subclínica, apresentar-se com dor à palpação de ângulo costovertebral e náuseas, mas com estado geral preservado, disúria e/ou polaciúria e febre baixa. No entanto, nos casos mais graves de PN, o início é agudo; a febre é alta, com calafrios; e até bacteriemia (30% dos casos); a dor em região lombar, flanco ou abdominal baixa é intensa, com anorexia; náuseas; vômitos, podendo evoluir para sepse ou até choque séptico e este último é especialmente frequente nos portadores de PN complicada em razão de alterações anatômicas do trato urinário com ou sem obstrução. Sintomas de irritação vesical podem não estar presentes, sobretudo nos idosos.

■ DIAGNÓSTICO LABORATORIAL

A diferenciação entre cistite e PN deve ser realizada com base nos achados clínicos. Exames gerais que podem auxiliar no diagnóstico diferencial entre cistite e pielonefrite são a proteína C-reativa e a VHS, além de alteração do leucograma. Entretanto, apesar de sensíveis, estes exames são pouco específicos.

- Sedimento urinário (urina tipo 1): a leucocitúria de magnitude importante está geralmente presente. A avaliação da esterase leucocitária mediante testes com fitas reagentes tipo *dip-stick* tem correlação de quase 90% com a contagem/mL. A presença de leucocitúria não sela o diagnóstico de ITU em razão de inúmeras causas de leucocitúria estéril. A hematúria pode ser encontrada, mas não é obrigatória. O pH da urina encontra-se geralmente alcalino, exceto em infecção por micobactérias. A presença de cilindros leucocitários, achado dificilmente presente, sela o diagnóstico de PN.

ATENÇÃO!

Geralmente, a bacteriúria está presente, mas sempre é necessária a confirmação pela cultura de urina.

- Urocultura: fundamental no diagnóstico de PN, mesmo que não se aguarde pelo resultado, para o início da instituição da antibioticoterapia parenteral ou oral. A urocultura permite que se confirme a localização do quadro de infecção sistêmica no trato urinário e também determina os ajustes necessários caso haja resistência bacteriana durante o curso do tratamento.
- Exames de imagem: o diagnóstico de PN é clínico e, portanto, deve-se fazer uso de imagem quando houver suspeita de PN complicada, para identificar anormalidades que predisponham à ITU alta ou processos obstrutivos. Em teoria, os métodos de imagem têm acurácia comparável, sendo a ultrassonografia inferior.[4,5]
- US de rins e vias: útil para identificar presença de cálculos que possam estar associados a quadros agudos de PN e também na identificação de outras condições associadas como coleções, abscessos e rins policísticos.
- TC helicoidal: na fase não contrastada (sem o uso de contraste EV), é o melhor método para detectar presença de cálculos ureterais obstrutivos, que podem estar associados a quadros de PN. O uso do contraste é útil na confirmação de processo inflamatório renal, mas não é fundamental para a confirmação da PN, uma vez que a decisão de tratamento é feita com base na clínica. Abscessos perinefréticos também podem ser identificados com esta metodologia
- Cintilografia: com DMSA marcado com Tecnécio 99 (^{99m}Tc), tem sido muito utilizada no acompanhamento de crianças com RVU primário para detectar a presença de lesões corticais ou cicatrizes renais secundárias ao refluxo.

ATENÇÃO!

Especialmente em crianças, nas quais o diagnóstico diferencial é mais difícil e em razão de maior sensibilidade do exame para detectar danos corticais, o DMSA pode auxiliar no diagnóstico diferencial de cistite ou PN.

- RM: com ou sem o uso de gadolínio, também pode ser útil para demonstrar o comprometimento parenquimatoso.

TRATAMENTO

Além da erradicação do microrganismo e controle da recorrência precoce, deve visar o controle ou a prevenção do desenvolvimento de sepse e das consequências inflamatórias da PN. Vários agentes antimicrobianos podem ser usados para o tratamento da PN e a sensibilidade aos testes compostos também pode variar dependendo da população estudada. Não há evidência sugerindo que um antimicrobiano é superior a outro.

ATENÇÃO!

Quando o quadro é mais grave, a terapia parenteral deve ser prontamente instituída e, assim que o paciente estiver afebril por 24 horas, já pode receber antibioticoterapia oral.

Não é obrigatória a escolha de um antimicrobiano de forma que possa ser administrado inicialmente por via parenteral e depois por VO. As recomendações devem ser baseadas na apresentação clínica do paciente. Em pacientes com formas menos graves e sem vômitos, esquemas exclusivos por VO de fluorquinolonas com boa penetração tecidual como a ciprofloxacina podem ser considerados. Conforme já mencionado, após obtenção de urocultura e antibiograma, sempre que possível, deve-se dar início à terapia empírica.

De maneira geral, nas infecções graves com importante comprometimento sistêmico, preferencialmente utiliza-se uma cefalosporina de 3ª geração: ceftriaxona (Rocefin), mas outras de 3ª geração (p. ex.: cefetamet pivoxil (Globocef®), ceftazidima (Fortaz®)) ou mesmo de 4ª geração (p. ex.: cefepima (Maxcef®)) podem ser utilizadas. Na indisponibilidade desses agentes, cefalosporinas de 1ª geração (p. ex.: Cefalotina (Keflin®)) ou de 2ª geração (p. ex.: cefoxitina (Mefoxin®) ou Cefuroxima (Zinnat®)) também podem ser utilizadas de acordo com o nível de gravidade.

As cefalosporinas de 3ª geração são altamente eficazes contra enterobactérias em geral, mas não contra Pseudomonas. Alguns germes gram-positivos como enterococos e estafilococos também são pouco sensíveis. Os aminoglicosídeos como amicacina (Novamin®, Amicacina®), gentamicina (Gentamicina®, Garamicina®) são bastante eficazes para germes gram-negativos, mas deve-se ter em mente o especial efeito nefrotóxico desses agentes. Quando possível, a realização do teste de Gram pode auxiliar bastante na identificação da presença de enterococos. Se gram-positivos estão presentes ou se esta informação não está disponível, deve-se associar ampicilina endovenosa (Ampicilina®) ou vancomicina (Vancomicina®) aos aminoglicosídeos. Quando somente gram-negativos estão presentes, é preferível o uso por via parenteral, desde a associação SMZ-TMP, até fluoroquinolonas, aminoglicosídeos ou cefalosporinas de amplo espectro como a ceftriaxona (Rocefin®). Em pacientes com quadros mais complicados, história de pielonefrites prévias ou manipulação recente do trato urinário, deve ser considerado o uso de monobactâmicos como aztreonam (Azactam®), ou combinação de inibidores de betalactamase como ampicilina-sulbactam (Unasyn®), ticarcilina-ácido clavulânico (Timentin®) ou, ainda, de carbapenêmicos como imipenem-cilastatina (Tienam®).

As concentrações renais dos medicamentos, por sua vez, dependem do mecanismo de excreção renal, fluxo urinário, pH e função renal. Abscessos tendem a ter pH e pO_2 reduzidos e a penetração antimicrobiana em cistos também é precária.

O Quadro 27.1, a seguir, apresenta as recomendações sugeridas pela Sociedade Americana de Doenças Infecciosas e União Europeia para o tratamento de Pielonefrite.[6]

QUADRO 27.1 ■ Diretrizes para tratamento de pielonefrite não complicada

SOCIEDADE AMERICANA DE DOENÇAS INFECCIOSAS	UNIÃO EUROPEIA
Oral	
1ª linha	**1ª linha**
Fluoroquinolonas, 7-14 dias (ciprofloxacina/levofloxacina, etc.)	Fluoroquinolona, 7 dias
Alternativas	**Alternativas**
SMX/TMP, 14 dias (se susceptível)	Aminopenicilina + inibidor da betalactamase
Amoxacilina (se gram-positivo)	Cefalosporina (3ª geração)
Amoxacilina/clavulanato (se gram-positivo)	SMX/TMP (se susceptível)
Parenteral	
Aminoglicosídeo +/– ampicilina	Fluoroquinolona
Fluoroquinolona	Aminopenicilina + inibidor da betalactamase
Cefalosporina de grande espectro	Cefalosporina (3ª geração)
	Aminoglicosídeo

Fonte: Adaptado de Gupta e colaboradores.[7]

De acordo com as últimas diretrizes atualizadas dessas e de outras Sociedades, em casos de PN não complicada, recomenda-se:[7]

- Iniciar a ciprofloxacina oral (500 mg a cada 12 horas ou 1.000 mg em formulações de liberação retardada, XR) por 7 dias, com ou sem uma dose inicial intravenosa de 400 mg de ciprofloxacina endovenosa, para pacientes que não necessitem de hospitalização e nos casos em que a prevalência de resistência da comunidades de uropatógenos às fluoroquinolonas sabidamente não exceda 10%. Caso uma dose inicial intravenosa única de um agente antimicrobiano seja necessária, ou se a resistência à quinolona for superior a 10%, antibióticos de ação mais prolongada, como a ceftriaxona (1 g) ou uma dose consolidada de 24 horas de um aminoglicosídeo, podem substituir a fluoroquinolona EV.
- Uma dose única diária oral de fluoroquinolona, ciprofloxacina (1.000 mg em liberação prolongada por 7 dias) ou levofloxacina (750 mg por 5 dias), é uma escolha apropriada para terapia de pacientes que não necessitem de hospitalização e nos quais prevalência de resistência das comunidades de uropatógenos às fluoroquinolonas sabidamente não exceda 10%. Se a resistência à fluoroquinolona é sabidamente superior a 10%, recomenda-se ceftriaxona (1 g) ou uma dose consolidada de 24 horas de um aminoglicosídeo.
- Uma dose oral de trimethoprim-sulfamethoxazol (160/800 mg 1 comprimido do tipo F] a cada 12 horas por 14 dias) é uma escolha apropriada para terapia se o uropatógeno for sabidamente susceptível. Caso se utilize o trimethoprim-sulfamethoxazol sem que a susceptibilidade seja conhecida, recomenda-se também uma dose inicial EV de ceftriaxona (1 g) ou uma dose consolidada de 24 horas de um aminoglicosídeo.

- Agentes betalactâmicos orais são menos efetivos do que outros agentes disponíveis para o tratamento de PN. Caso se utilize um agente betalactâmico oral, também recomenda-se que seja precedido por uma dose inicial EV de ceftriaxona (1 g) ou uma dose consolidada de 24 horas de um aminoglicosídeo.
- Os dados são insuficientes para modificar as diretrizes prévias de uma duração da terapia de 10 a 14 dias para o tratamento de PN com um agente betalactâmico.
- Pacientes com PN que necessitem de hospitalização devem ser inicialmente tratados com antimicrobianos em regime EV utilizando-se fluoroquinolona; ou um aminoglicosídeo associado ou não à ampicilina; cefalosporina ou penicilina de amplo espectro, associados ou não aminoglicosídeo; ou ainda carbapenem. A escolha entre esses agentes deve ser baseada em dados de resistência localajustado com base nos testes de sensibilidade. No entanto, a ceftriaxona ainda é o antimicrobiano mais comumente utilizado em nosso meio.

Entre as considerações finais, ressalta-se a frequente e crescente utilização de esquemas terapêuticos de maior duração (14 dias). Apesar da ausência de dados locais, a resistência às fluorquinolonas parece também ser crescente, coincidindo com a literatura internacional.[8,9]

REVISÃO

- A PN aguda costuma se diferenciar da cistite pela presença de sintomas clínicos sistêmicos mais exuberantes.
- Os maiores responsáveis pela ITU, seja cistite ou PN, são os germes gram-negativos entéricos, especialmente a *E. coli*. Nas ITU complicadas, a incidência de *Pseudomonas* sp. é maior e de gram-positivos resistentes como *Enterococcus faecalis*.
- O espectro clínico da PN aguda é variável, apresentando, em sua forma leve ou subclínica, dor à palpação de ângulo costovertebral e náuseas, mas com estado geral preservado, disúria e/ou polaciúria e febre baixa. Nos casos mais graves, a febre é alta, com calafrios; bacteriemia; dor intensa em região lombar, flanco ou abdominal baixa; anorexia; náuseas; vômitos, podendo evoluir para sepse ou até choque séptico.
- A diferenciação entre cistite e PN é baseada nos achados clínicos. Podem auxiliar no diagnóstico diferencial os testes de proteína C-reativa, VHS e leucograma. A urocultura é fundamental no diagnóstico de PN, mesmo que não se aguarde pelo resultado, para o início da instituição da antibioticoterapia parenteral ou oral.
- Como o diagnóstico de PN é clínico, exames de imagem se reservam na suspeita de PN complicada e para identificar anormalidades que predisponham à ITU alta ou processos obstrutivos.
- O tratamento busca a erradicação do microrganismo, o controle da recorrência precoce, o controle ou a prevenção do desenvolvimento de sepse e das consequências inflamatórias da PN. Vários agentes antimicrobianos podem ser usados para o tratamento da PN e não há evidência sugerindo que um antimicrobiano é superior a outro, devendo as escolhas ser baseadas na apresentação clínica do paciente.
- Em casos graves, a terapia parenteral deve ser prontamente instituída e, assim que o paciente estiver afebril por 24 horas, já pode receber antibioticoterapia oral.
- Em nosso meio, tem sido frequente a utilização de esquemas terapêuticos de maior duração (14 dias). Apesar da ausência de dados locais, a resistência às fluorquinolonas parece ser crescente, coincidindo com a literatura internacional.

REFERÊNCIAS

1. Heilberg IP, Schor N. Diagnosis and clinical management of urinary tract infection. Rev Assoc Med Bras. 2003;49(1):109-16.
2. Prabhu A, Taylor P, Konecny P, Brown MA. Pyelonephritis: what are the present day causative organisms and antibiotic susceptibilities? Nephrology (Carlton). 2013;18(6):463-7.
3. Nishiura JL, Heilberg IP. Infecção urinária. Rev Bras Med. 2009;66(12):5-12.
4. Yoo JM, Koh JS, Han CH, Lee SL, Ha US, Kang SH, Jung YS, Lee YS. Diagnosing acute pyelonephritis with CT, Tc-DMSA SPECT, and doppler ultrasound: a comparative study. Korean J Urol. 2010;51(4):260-5.
5. De Pascale A, Piccoli GB, Priola SM, Rognone D, Consiglio V, Garetto I, et al. Diffusion-weighted magnetic resonance imaging: new perspectives inthe diagnostic pathway of non-complicated acute pyelonephritis. Eur Radiol. 2013;23(11):3077-86.
6. Nicolle LE. Uncomplicated urinary tract infection in adults including uncomplicated pyelonephritis. Urol Clin North Am. 2008;35(1):1-12.
7. Gupta K, Hooton TM, Naber KG, Wullt B, Colgan R, Miller LG, et al. International clinical practice guidelines for the treatment of acute uncomplicated cystitis and pyelonephritis in women: a 2010 update by the Infectious Diseases Society of America and the European Society for Microbiology and Infectious Diseases. Clin Infect Dis. 2011;52(5): e103-20.
8. Talan DA, Takhar SS, Krishnadasan A, Abrahamian FM, Mower WR, Moran GJ; EMERGEncy ID Net Study Group. Fluoroquinolone-resistant and extended-spectrum β-Lactamase-producing escherichia coli infections in patients with pyelonephritis, United States. Emerg Infect Dis. 2016 ;22(9).
9. Hong MT, Seifert CF. Clinical impact of discordant prescribing of fluoroquinolones and alternative treatments in escherichia coli pyelonephritis. J Pharm Pract. 2016;29(5):467-71.

28

DISTÚRBIOS HIDRELETROLÍTICOS

28.1 HIPONATREMIA

ARY DE ANDRADE JUNIOR

Embora a definição de hiponatremia mais frequentemente considerada seja uma concentração de sódio menor que 135 mEq/L,[1] devemos sempre levar em conta as condições basais de cada indivíduo que oscilam em uma faixa normal e não usar um número mágico para o diagnóstico que, na literatura, pode ser abaixo de 138,[2] 136, ou 135 mEq/L.

Ao analisar os distúrbios do sódio como distúrbios da volemia, consideraremos que o cloreto de sódio é o principal composto da osmolaridade do meio extracelular e, por isso, constitui os principais íons que mantem a volemia, e também lembraremos que a volemia não representa apenas o volume intravascular, mas também todo o volume extracelular.

Também é fundamental considerarmos que são mais frequentes hiponatremias decorrentes de aumentos da água do que propriamente da diminuição do sódio.

Ao observarmos menor concentração de sódio, devemos pensar que o mais provável é que esteja ocorrendo um distúrbio da água, com aumento desta em relação ao sódio.

As medidas a seguir devem ser tomadas em casos de hiponatremias:

- Suspensão da administração de água livre ou de soluções hipotônicas.
- Uso de soluções hipertônicas como as de cloreto de sódio a 3% (emergências ou casos graves) (bólus de 100 mL aumenta a concentração sérica de sódio em 1 a 2 mEq/L).[3]
- Reposição volêmica endovenosa com SF.
- Administração de diuréticos de alça como bumetamida (burinax) ou furosemida (lasix).
- Fornecimento de SF por VO, incluindo para a administração de comprimidos e cápsulas ou para sede, ou por sondas nasoenterais, assim como em toda lavagem de sonda nasoenteral antes, durante e após seu uso.
- Diluição de todos os medicamentos endovenosos, quando possível, em SF, e não em soro glicosado ou soluções hipotônicas.
- Uso de corticosteroides endovenosos como 100 mg de hidrocortisona a cada 8 horas (flebocortid) ou solumedrol endovenoso 20 mg a cada 8 horas ou prednisona 20 mg VO a cada 8 horas, ou florinefe 0,1 mg 1 a 3 vezes/dia, estas últimas podem ser dobradas conforme a necessidade e os limites que a retenção de água e sódio causará na resposta hemodinâmica do paciente.
- Uso de inibidores do receptor V2 renal do ADH como o tolvaptan de uso oral ou conivaptan, satavaptan, lixivaptan, estes últimos de uso endovenosos (todos indisponíveis em nosso meio).[4,5]
- Administração de hormônios tiroidianos (casos de hipotiroidismo).
- Democlociclina e lítio diminuem a resposta ao ADH do túbulo renal.

Para a escolha de uma das medidas ou de quase todas para o tratamento, devemos, a um só tempo, determinar a intensidade da hiponatremia, a velocidade de seu estabelecimento, o diagnóstico e o mecanismo fisiopatológico correspondente.

ATENÇÃO!

Essas medidas, eficazes no tratamento das hiponatremias, deverão obedecer rigorosamente os limites bem estabelecidos de não aumentar a concentração de sódio mais que 1 mEq/L a cada 2 horas e uma correção total de 8 mEq em 24 horas.

Lesões neurológicas graves como mielinolise pontina podem ser causadas por correção intempestiva das hiponatremias, como resultado de desconsiderar que as células, para se protegerem da intoxicação hídrica, produzem diversos miliosmoles orgânicos, os quais são levados ao meio extracelular, construindo uma tendência para o retornos do equilíbrio osmótico. O tratamento intempestivo da hiponatremia pode desidratar muito a célula e causar danos neurológicos irreversíveis. Assim os osmoles orgânicos, como glutamina e glutamato, taurina, glicerofosforilcolina, creatina, alcoóis poli-hidratados, a exemplo do mioinositol e outros, substituem os osmoles iônicos extracelulares do NaCl, carregando água do intracelular de volta para o extracelular.

A produção desses osmoles orgânicos define se a hiponatremia é aguda ou crônica. Até 24 horas, será aguda; se mais que 48 horas, teremos hiponatremia crônica; e, quanto maior for o tempo, mais osmoles terão sido produzidos e maior tolerância haverá aos progressivos decréscimos da concentração de sódio. Mas também maior será o risco de mielinólise pontina se tratarmos a hiponatremia em velocidade de correção de sódio maior que 1 mmol a cada 2 horas e com um total de correção de 8 mEq em 24 horas.

Antes de observarmos a sistematização do diagnóstico das hiponatremias, é importante assinalar algumas iatrogenias frequentes que causam hiponatremias. São essas iatrogenias, em grande parte, as responsáveis por serem as hiponatremias os distúrbios mais **frequentes nos pacientes internados**.

É fundamental considerarmos que são necessários, em geral, de 30 mL/kg/dia de H_2O para suprir as necessidades hídricas e que fornecer um volume muito maior na forma de soluções hipotônicas causará hiponatremias.

Isso ocorre frequentemente com a administração despercebida de água livre (água sem eletrólitos) ou de soluções hipotônicas por meio da diluição dos medicamentos em buretas para uso de fármacos endovenosos. Como na lavagem de sondas nasoenterais, em que cerca de 60 mL para cada medicamento são regularmente acrescidos. Esses excessos que, para um indivíduo saudável, podem apresentar até 10 L de diurese ao dia, em pacientes internados que, com frequência não conseguem suprimir o ADH, provocarão hiponatremias.

Essa administração involuntária de água livre, importante causa de iatrogenia, pode ser detectada com o controle de peso diário e o conhecimento de que o corpo humano não incorpora massa maior que 200 g/dia. Por isso, aumentos de peso acima desse valor diário correspondem a aumentos de água, e não a aumentos da massa corpórea.

O acúmulo de água livre também pode ser ocasionado pela reposição de água ou de soluções hipotônicas para tratamento de diarreias e vômitos.

Pode se provocar inadvertidamente acúmulo de água livre ao administrarmos fármacos que provocam secreção inapropriada de hormônio antidiurético como carbamazepina, inibidores de recaptação de serotonina, como a fluoxetinaou antidepressivos tricíclicos e inibidores da monoaminoxidase, neurolépticos clássicos como o haloperidol; ou neurolépticos atípicos; e aqueles mais recentes como a olanzepina.

Uso abusivo de opioides em pós-operatórios causa hiponatremias. O uso desproporcionado de opiáceos é frequente pelo desconhecimento de que a dipirona é o analgésico mais seguro em relação à morbimortalidade; tal uso se explica, em parte, pela não utilização da dipirona em dose plena de 2 g a cada 6 horas (administração lenta EV em 1 hora).

A opção para o resgate terapêutico de um quadro doloroso sem a utilização de doses plenas de dipirona determina a utilização de opioides os quais causam náuseas e vômitos. A náusea é um dos mais potentes liberadores de hormônio antidiurético.

Também causam hiponatremias fármacos utilizados para a indução do trabalho de parto como a ocitocina.

O clínico que trata uma hiponatremia pode frequentemente determinar sua causa se utilizar o rigor da verificação meticulosa de quais fármacos o paciente ingeriu e quais podem causar ou agravar uma hiponatremia. (É fundamental verificar, inclusive, o uso de drogas ilícitas, como *ecstasy*).

Os fármacos, atualmente mais associados ao desenvolvimento das hiponatremias, são os diuréticos tiazídicos que provocam a eliminação de urina hipertônica (maior perda de sal do que de água), mesmo sem sinais de hipovolemia.

Também são causas de hiponatremias os fármacos que aumentam a sensibilidade do hormônio antidiurético no túbulo renal como a clorpropamida.

A administração de soluções hipotônicas em condições clínicas nas quais a secreção de hormônio antidiurético estão elevadas, como em pós-operatórios (dor e náuseas) ou em pacientes DPOC, são causas frequentes de hiponatremias.

Soluções constituídas com menos de 8 g de cloreto de sódio/L como a utilizada abaixo de 1 L de soro glicosado a 5%, KCl 19,1%10 mL e NaCl a 20% 20 mL, ou seja, 4 g de NaCl em vez do emprego da dose correta de 40 mL de NaCl a 20%.

Uma forma simples de se preparar uma solução adequada em pós-operatórios, para evitarmos hipotonicidade, por exemplo, é acrescentarmos glicose 50% 50 mL, ou seja, 25 g de glicose a 450 mL de solução Ringer-lactato, considerando que o Ringer-lactato é a solução mais parecida com a distribuição de eletrólitos do plasma (a exceção do Plasma Lyte ainda dispendioso).

Assim, nos distúrbios da volemia (líquido extracelular incluindo o intravascular), é importante sabermos que, conforme a escolha das soluções nas reposições volêmicas, a água poderá ir predominantemente para o extracelular ou para o intracelular e também poderá sofrer redistribuição entre o intracelular e o extracelular.

ATENÇÃO!

Ao administrarmos o soro fisiológico a 0,9%, que é isotônico, via EV ou VO, aumentará o volume do extracelular, porém, como não causa gradiente osmótico, não aumentará o volume de água do intracelular. Ao contrário, a administração de soro ao meio como uma solução de NaCl a 0,45% com osmolaridade em torno de 145 mOsmol/kg H_2O diminuirá a osmolaridade do extracelular e provocará deslocamento de água para o intracelular.

Finalmente, a administração de solução hipertônica, por exemplo, NaCl a 3% com uma osmolaridade em torno de 1.000 mOsmol/kg H_2O, causará expansão do extracelular e ainda um desequilíbrio osmótico, o qual provocará um deslocamento da água do intracelular para o extracelular. Assim, soluções hipertônicas expandem o extracelular e contraem o intracelular.

Conhecendo esses fenômenos, podemos entender que uma hiponatremia no extracelular pode resultar de dois processos fisiopatológicos diferentes isolados ou associados quais sejam a hiperidratação com água livre ou solução hipotônica que ultrapasse a capacidade de eliminação da água livre e menos frequente consequente à perda de NaCl, ou decorrer de ambos os processos.

SINAIS E SINTOMAS

Além da concentração de sódio, os sintomas dependerão do tempo de instalação da Hiponatremia.

A maior parte dos sintomas decorre da redistribuição da água para o meio intracelular com graus variáveis de edema cerebral. A maioria dos pacientes será assintomática. Mas, quando abaixo de 120 mEq/L, poderá haver sintomas como fadiga, apatia, piora da cognição, náuseas, confusão mental e piora da marcha. Os sintomas neurológicos são achados comuns em idosos com hiponatremia.

Nas hiponatremias crônicas, em geral, não ocorre premência no tratamento pois não ocorrerão convulsões, estupor ou coma, a não ser em concentrações de sódio muito baixas como 110 mEq/L ou menores. Porém, é nessas hiponatremias que a correção abrupta da concentração de sódio acima do limite de 1 mEq/L a cada 2 horas poderá causar maior dano neurológico.

Diferentemente, nas hiponatremias de instalação aguda, convulsões podem ocorrer quando concentrações iguais ou menores que 120 mEq/L forem verificadas.[6]

Casos extremos de intoxicação hídrica, com a água redistribuída para o intracelular e provocando herniação cerebral, parada respiratória pode ocorrer.[6]

Esses pacientes, independentemente da causa e do mecanismo etiopatogênico, devem receber tratamento como soros hipertônicos e diuréticos de alça associados a corticosteroides, considerando que elevações de 4 a 6 mEq na concentração do sódio podem ser efetivas para a solução dessas graves complicações.

Nessas graves situações, que caracterizam emergências, pode-se elevar um pouco mais rapidamente a concentração de sódio nos primeiros em 4 a 6 mEq. Como esta elevação do nível sérico do sódio é suficiente para reverter tais situações emergenciais, não há necessidade de aumentarmos as concentrações de sódio plasmático além deste valor para o tratamento de emergências.Assim o restante da correção deverá obedecer ao esquema de correção parcimoniosa da hiponatremia.

A administração de bólus de 100 mL de solução hipertônica a 3% costuma elevar a concentração sérica em 1 a 2 mEq de sódio[3] e, nesses casos graves, podemos aumentar mais rapidamente a natremia até atingirmos 4 a 6 mEq/L com elevações de até 1 mmol/hora; porém, é prática corrente o controle rigoroso do sódio em até a cada 2 horas se necessário.

É nesses casos graves que existe o maior risco de mielinolise pontina causada por uma rápida correção do sódio acima de 8 mEq em 24 horas.

Também se utilizarmos essa noção de grandeza da correção na qual elevações de 4 a 6 mEq/L são suficientes para tratar complicações graves, e que a maioria das hiponatremias se apresentará assintomática ou com sintomas que não configuram emergências, procederemos com suavidade à correção das hiponatremias.

Considera-se que mais que a velocidade de correção, é o total da correção em 24 horas o maior responsável pela mielinolise pontina. Assim, não ultrapassar 8 mEq de correção em 24 horas é premissa fundamental.

Contudo, deverão ser considerados com maior risco pacientes alcoólatras, pacientes submetidos a tratamentos de tumores cerebrais que ainda apresentem algum grau de edema cerebral ou que apresentem edema cerebral de outra etiologia como traumas e infecções e pacientes com intoxicação hídrica aguda, sem tempo de produção de miliosmoles orgânicos que protejam parcialmente a célula contra o ganho perigoso de água, como ocorre nos maratonistas que perdem água e sódio e os repõem com grandes volumes de água, potomania de doentes psicóticos que já tomam medicamentos que provocam hiponatremias, ou usuários de drogas ilícitas como ectasy (MDMA ou metilenodioximetanfetamina) que induzem a intensa sede e ingesta de grandes volumes de água, além de promover secreção do ADH. Essas verdadeiras intoxicações hídricas deverão ser tratadas como emergências e obedecer as diretrizes já descritas.

Essas condições indicam o uso de soluções hipertônicas. Começando com rápida infusão de 50 a 100 mL e, depois, mantendo uma infusão lenta de solução hipertônica, mantendo o sódio em progressiva elevação com ritmo baixo de infusão como 30 mL/hora. Mas se houver emergência, o ritmo pode ser aumentado para atingir elevações de 4 a 6 mEq em 4 a 6 horas. Medidas frequentes de sódio são recomendadas.

Casos de hipercorreção da hiponatremia poderão ser amenizados com administração de soro ao meio (metade SF e metade água bidestilada) ou de soro glicosado a 5%, ou DDAVP para evitar a síndrome da desmielinização osmóticaEsta síndrome já foi denominada mielinolise pontina, e foi renomeada porque a desmielinização pode ocorrer em outras regiões além da ponte.

Dessa forma, a correção parcimoniosa e a suspensão das causas de hiponatremias são importantes. Para a suspensão da causa ou das causas envolvidas, é preciso fazermos o diagnóstico destas.

Embora existam outras abordagens da hiponatremias, preferimos a sistematização do diagnóstico fundamentada na volemia que pode ser determinada pela anamnese e pelo exame físico dirigido e a dosagem do sódio na urina, além, naturalmente, da determinação do sódio plasmático.

O parâmetro de definição da concentração de sódio urinário é 20 mEq/L. Assim, nas hiponatremias, serão examinadas, determinadas e classificadas se as concentrações de sódio urinário são maiores ou menores do que 20 mEq/L. O racional é que em condições normais a concentração de sódio urinário varie de 20 a 200 mEq/L, dependendo da ingesta.

Quanto à volemia, três grupos serão definidos:

- Hiponatremia com contração do extracelular, em que as características de concentração de sódio definem dois subgrupos:
  - Hipovolemia com sódio urinário menor que 20 mEq/L.
  - Hipovolemia com sódio urinário maior que 20 mEq/L.
- Hiponatremia com volemia normal ou discretamente aumentada com concentração de sódio urinário maior que 20 mEq/L.
- Hiponatremia com expansão do volume extracelular, também subdividido em dois grupos:
  - Hiponatremia expansão do volume extracelular com sódio urinário maior que 20 mEq.
  - Hiponatremia com expansão do volume extracelular com sódio urinário menor que 20 mEq.

Assim, frente a uma hiponatremia, deveremos observar se o paciente apresenta sinais de contração do extracelular como sede, astenia, tonturas ao ficar em pé, diminuição da diurese, urina concentrada, rebaixamento da consciência,

No exame físico, a pele seca com diminuição do turgor ao pinçamento bidigital mostra uma perda da elasticidade, condição que no idoso, deve ser verificada na região infraclavicular, pois a perda de fibra elásticas pode falsear o diagnóstico se examinadas outras regiões.

Depois, verificamos a capacidade de adaptação à posição ortostática; se ocorre aumento em mais do que 15 batimentos cardíacos por minuto, ou diminuição da pressão sistólica em mais de 2 cmHg, ou diminuição da pressão diastólica maior do que 1 cmHg.

Sabemos que enquanto 5% de diminuição da volemia é capaz de diminuir o turgor cutâneo, a hipotensão postural necessita de 20% de perda da volemia. O paciente com esses sintomas e sinais pertence aos subgrupos do primeiro grupo.

GRUPO 1[7,8]

Hiponatremia com contração da volemia (extracelular)

A1 com sódio urinário acima de 20 mEq/L – condição causada por perdas renais de urina hipertônica em relação ao plasma que ocorrem no uso de diuréticos tiazidícos, hipoaldosteronismo, perda de bicarbonato de sódio nas acidoses tubulares renais e nas alcaloses metabólicas graves, síndrome cerebral perdedora de sal, em todos com perda de urina hipertônica por perda de sal e não por reabsorção aumentada de água. Doenças renais perdedoras de sal com acometimento da medula renal como na nefropatia intersticial crônica, doença cística medular, rins policísticos, ou doenças em que o túbulo proximal é acometido, mas os outros segmentos estão preservados, como após o uso de platinum, causando perda acentuada da absorção do sódio, ainda que com relativa preservação da capacidade de concentração da água.

Em relação ao hipoaldosteronismo, é importante ressaltar que a insuficiência suprarrenal primária ou lesão primária das suprarrenais acomete tanto a produção de aldosterona como de corticosteroides. Os sintomas dependem da velocidade da destruição das suprarrenais, na maioria crônicos; e os sintomas serão mais relacionados com a contração do extracelular, como hipotensões, do que propriamente com a hiponatremia.

Contudo, devemos suspeitar de insuficiência suprarrenal quando em processos de estresse, como infecções nas quais se associam hiponatremias, provocando hipotensões ou choque de difícil controle. O choque pode ser precedido ou acompanhado de náuseas, astenia, febre não infecciosa e sintomas neurológicos.

Porém, hipotensões e choque não são frequentes nas insuficiências suprarrenais decorrentes de hipopituitarismo, em que a produção de aldosterona continua preservada, a qual depende do eixo renina-angiotensina, ao passo que a produção de corticosteroides, que depende da integridade do eixo hipófise-suprarrenal, se encontra prejudicada no hipopituitarismo. Contudo nessas formas de insuficiência adrenal, a produção de aldosterona geralmente protege contra choques, a não ser que a suspensão da produção de cortisol seja muito abrupta como acontece em infartos maciços da hipófise.

É relevante que baixas concentrações de cortisol provoquem a liberação de hormônio antidiurético e favorecimento de consequentes hiponatremias. Esse é o mecanismo fisiopatológico fundamental das hiponatremias do segundo grupo.

Teremos, em geral, neste contexto de insuficiência suprarrenal secundária, ausência de contração do extracelular, pois a produção de aldosterona é normal e, por isso, não haverá a hipotensão como o sintoma cardeal.

Essas hiponatremias estão classificadas no segundo grupo, em que, em geral, temos uma volemia normal ou ligeiramente acima do normal, ao contrário da doença de Addison.

É curioso que a febre das infecções pode ser mais exacerbada na ausência de cortisol.

Portanto, hiponatremia detectada em pacientes em choque, situações de estresse, infecções graves, politraumas, hemorragias que podem causar infarto bilateral das suprarrenais, pacientes em anticoagulação que podem sangrar nas suprarrenais e pós-operatórios deverão ser cuidadosamente analisados para uma eventual insuficiência de suprarrenal, absoluta ou relativa, e, se necessário, ser tratados com reposição hormonal por doses de corticosteroides ou fármacos hormonais com maior capacidade de ação mineralocorticosteroide que os corticosteroides, como a fludrocortisona (florinefe).

Hiponatremia com contração da volemia (extracelular)

A2 com sódio urinário abaixo de 20 mEq/L – causada por perdas não renais como vômitos e diarreia, líquidos isotônicos ou mesmo hipotônicos, mas cuja reposição foi realizada com água ou líquidos hipotônicos, como ocorrem nos maratonistas (1.000) que repõem as perdas com água livre, desconhecendo que um copo d'água de 250 mL com uma colher de café de sal (2,5 g) poderia evitar quadros de hiponatremia graves, às vezes letais.

Esses casos podem, em sua maioria, ser tratados com reposição volêmica com soro fisiológico.

Potomania ou intoxicações hídricas com ingestão que ultrapasse 400 a 600 mL de água por hora ou ingestão abrupta de mais de 3 a 4 L d'água agregam-se nesse grupo. Mas, por vezes, podem ser graves e, soluções hipertônicas, como SF a 3%, podem ser utilizadas em bólus ou não.

Lesões hipotalâmicas que acometam o centro da sede podem ocasionar hiponatremia ou ingesta de grandes volumes com pouco solutos, como em bebedores de cerveja, em virtude da dificuldade de excreção de água pela baixa de solutos.

Isso pode ser compreendido, considerando que os seres humanos excretam 600 a 900 mosmoles de solutos em 1 a 2 L de urina. Se a urina for mais diluída que 60 mosmoles, a água será reabsorvida. Assim, uma grande ingestão de água sem ingestão de solutos, como ureia derivada das proteínas de sódio e potássio, produzirá pouco soluto. Uma produção de apenas 240 miliosmoles de soluto é possível, o que conseguiria arrastar no máximo 4 L de excreção de água em uma urina com diluição máxima de 60 mOsmoles/kg (240/60) = 4 L. Então, se esses reduzidos solutos de 240 mosmoles fizerem parte de uma dieta na qual ocorra uma ingesta hídrica volumosa maior que 4 L, haverá retenção de água livre.

Naturalmente, pertencem a esse grupo as iatrogenias com oferta de água oculta por meio das buretas, lavagens de sondas enterais e administração de múltiplos medicamentos, além de reposição volêmica com soluções hipotônicas.

Não existem perdas de líquidos hipertônicos além de perdas renais, ficando restrito esse mecanismo fisiopatológico de perdas hipertônicas, em que o soluto efetivo principal é o sódio, ao subgrupo A1.

Dessa forma, é a tentativa da recuperação volêmica mediante ingestão de água ou líquidos hipotônicos que causa hiponatremia nesse subgrupo.

Exemplos são as condições observadas em alcoólatras que vomitam líquidos com eletrólitos e repõem suas perdas com água livre de eletrólitos, ou nos tratamentos de diarreias volumosas em que a reposição das perdas se faz apenas com líquidos hipotônicos como água e chás.

Devemos observar que alguns autores classificam como pertencentes ao Grupo 1 as hiponatremias resultantes da hiperosmolaridade plasmática, causadas por hiperglicemias, uso de manitol, cetonúrias, condições que deslocam água do intracelular para o extracelular, provocando, inicialmente, hiponatremia e, com a diurese osmótica, contração do extracelular.

Mas a diurese hipertônica desses pacientes deve-se a esses solutos, e não à perda renal de sódio; por isso, com o tempo, a perda de água acaba por ocasionar uma hipernatremia, assim não julgamos adequado classificar essa contração de volume no primeiro grupo.

GRUPO 2[7,8]

Hiponatremias com volemia normal ou discretamente aumentada com sódio urinário maior que 20 mEq/L

Encontra-se neste grupo a grande maioria das hiponatremias e, como no paciente internado, é a hiponatremia o distúrbio hidreletrolítico mais frequente, este grupo engloba as causas mais frequentes dos distúrbios da água e dos eletrólitos dos pacientes hospitalizados.

Seu mecanismo fundamenta-se na reabsorção de água livre mediante a liberação de ADH inapropriado às osmolaridades plasmáticas.

Dessa forma, a adoção do parâmetro de concentração do sódio urinário maior que 20 mEq usou o racional de que a hiponatremia decorre da maior reabsorção de água livre nos rins pela secreção inapropriada de ADH, e não por perda renal de sódio.

Portanto, não ocorre neste grupo e, por conseguinte, na maioria das hiponatremias, diminuição do sódio, e sim aumento da água livre.

A medida clássica e difundida nos compêndios é a restrição de água.

Porém, não poderemos adotar essa medida em diversas situações clínicas em pacientes com maior grau de complexidade (p. ex.: na vigência de infecções nas quais a restrição de volume seria deletéria).

Também a reposição simples de SF pode não só ser insuficiente, como pode agravar a hiponatremia (ver a seguir).

Nesses pacientes, deve-se proceder a uma verdadeira "higiene" da água livre, orientando, inclusive, quando o paciente tiver sede, a tomar soro fisiológico, diluir todos os medicamentos em soro fisiológico em vez de soro glicosado, naturalmente guardando respeito às incompatibilidades, lavando sondas enterais com SF e considerar o uso de corticosteroides, se possível insuficiência suprarrenal absoluta ou relativa ao estresse, além de, naturalmente, evitar a administração endovenosa de líquidos hipotônicos.

Diuréticos de alça que eliminam mais água livre que sódio podem ser administrados junto com SF (9 g/L), este último acrescido de concentrações variáveis de sódio normalmente até a concentração de 30 g/L (solução de NaCl a 3%).

São eficazes os novos fármacos como os inibidores do receptor V2 renal do ADH (tolvaptan e outros) e, por isso, poderão ser considerados, mas, de forma geral, não são necessários nesse grupo.

Sempre tendo o alvo de não ultrapassar elevações na concentração plasmática de sódio maiores que 8 mEq a 9 mEq/L em 24 horas e 1 mmol a cada 2 horas. E com a noção de grandeza na qual uma elevação de 4 a 6 mmol por dia na concentração sérica de sódio é suficiente para uma terapêutica, inclusive dos casos de maior acometimento neurológico.

Naturalmente, faz parte da terapêutica a retirada do fator que aumenta a secreção de ADH e, por isso, estão incluídas neste grupo as deficiências hormonais do hipotiroidismo que a prática clínica demonstra ser muito frequentes ainda que haja estranhamente dúvidas em alguns relatos da literatura.Está incluída nessas deficiências a insuficiência suprarrenal secundária ao hipopituitarismo em que a produção da aldosterona está preservada, mas há déficit de cortisol, sendo também observada em casos de estresse nos quais a produção de cortisol não é suficiente, em todos esses produzindo por meio do déficit de cortisol uma consequente maior liberação de ADH. Essa insuficiência suprarrenal está presente em 20% de pacientes com Aids e é responsável por boa parte das hiponatremias observadas nessa doença.

Portanto, é obrigatória a pesquisa dos hormônios tiroidianos, cortisol basal e hormônio adrenocorticotrófico (na sigla ACTH, do inglês *adrenocorticotropic hormone*).

Dor crônica, estresse, náuseas e vômitos, diversos fármacos como antidepressivos tricíclicos, inibidores da recaptação de serotonina como a fluoxetina, carbamazepina anticonvulsivante, opiáceos, neurolépticos clássicos, haloperidol, sulfonilureias, clorpropramida, anti-inflamatórios não corticosteroides, drogas como *ectasy* que, além de aumentar a secreção de ADH, induzem a sede intensa e ingestão de água livre, são frequentes na clínica e causam aumentos consideráveis da secreção de ADH inapropriada para uma determinada osmolaridade plasmática, causando hiponatremias.

Também são potencialmente capazes da promoção de hiponatremias os fármacos utilizados em quimioterapia como a ciclofosfamida, vincristina, fármacos que promovem contração uterina como a ocitocina e análogos do ADH como o DDAVP.

Especialmente importante são grupos em que a produção de ADH está aumentada como doenças inflamatórias pulmonares, incluindo DPOC, ou doentes em ventilação mecânica principalmente se em uso de PEEP, condições clínicas estas em que o uso de soluções hipotônicas propiciam, com certeza,o aparecimento de hiponatremias, o mesmo ocorrendo em pós-operatórios, em que, às lesões teciduais associam-se dor e náuseas.

A hiponatremia pode ser um sinal de alerta de câncer oculto e nessa suspeita, embora se deva, pela prevalência, pesquisar carcinoma pulmonar de pequenas células que, inclusive, é capaz de produção ectópica de ADH e de carcinoma de pâncreas, deveremos considerar que numerosos tumores não pulmonares e pancreáticos podem causar hiponatremias. Consideramos que uma investigação meticulosa com exames de imagem e marcadores tumorais deverá ser feita em casos suspeitos.

As lesões do sistema nervoso podem causar secreção de ADH, como nas infecções meníngeas ou encefálicas, ou em AVC e tumores, os quais, junto com outras lesões que causam efeito de massa como hematomas e abscessos, podem provocar tanto secreção inapropriada de ADH como síndrome cerebral perdedora de sal (Grupo 1), ambos mecanismos que produzem hiponatremias.

A síndrome perdedora de sal abordada anteriormente no Grupo1 causa hipovolemia e pode ser tratada com reposição de SF e florinefe.

De forma geral, além de se retirar a causa quando possível, a higiene da água livre e/ou a restrição de água a 800 mL/dia, quando possível, a administração de soro fisiológico, diuréticos de alça e corticosteroides quando indicados são suficientes para o controle da hiponatremia, devendo-se priorizar a associação de SF com diuréticos de alça em relação a soluções hipertônicas, como soro com NaCl a 3%.

Também outra prática, ainda que sem apoio em literatura, seria escolher uma concentração de sódio entre a solução de 9 g/L de cloreto de sódio encontrada no soro fisiológico e os 30 g/L de cloreto de sódio da solução de NaCl a 3%. Dessa forma, poderemos administrar soluções hipertônicas com menor concentração de sódio como SF acrescida de 20 mL de solução a NaCl 20%, compondo uma solução hipertônica com 13 g/L de cloreto de sódio/L de água, à qual é acrescida uma dose baixa de diuréticos de alça como meia ampola de lasix a cada 12 horas, serão suficientes para correção suave de hiponatremias, guardando-se a solução hipertônica a 3% para casos mais emergenciais, assim como bólus de 100 mL dessa solução.

Neste Grupo 2, o extracelular está preservado e a administração de cloreto de sódio tem a finalidade de fornecer solutos para a eliminação de água e não promover a expansão de um extracelular contraído como acontece no grupoI.

Por isso, a osmolaridade da solução administrada inicialmente deve ser maior do que a densidade urinária observada, caso contrário, estaremos fornecendo água livre

Saberemos se a concentração de cloreto de sódio de uma determinada solução mais concentrada do que a SF está adequada ou não, conforme a osmolaridade urinária esteja menor ou não do que a osmolaridade plasmática, servindo como bom parâmetro para uma adequada correção do sódio plasmático. A associação de diuréticos de alça, que diminuem a capacidade de concentração urinária, aumentará a eliminação de água livre, ajudando na produção de uma urina hiposmolar em relação ao plasma.

Naturalmente, se associarmos ao tratamento diuréticos de alça em baixas doses (o autor recomenda), após a administração desses diuréticos de alça, a osmolaridade urinária diminuirá e a concentração inicial da solução administrada poderá ser reduzida e, eventualmente, ser empregado a SF. Se o médico considerar a estratégia como adequada, pode ainda, se houver espaço, acrescentar baixas doses de corticosteroides como flebocortid 50 a 100 mg a cada 8 horas.

Porém, a simples administração de SF neste Grupo 2 pode não só resultar em ineficácia terapêutica, mas, ao contrário, pode fornecer água livre e piorar o quadro.

Para exemplo da determinação exata da osmolaridade limítrofe da solução para a terapêutica deste grupo II, imaginemos que tenhamos uma urina com concentração de 716 mOsmol/kg, o que significa que precisamos de 716 mOsmol de soluto para manter 1 L de água na urina e que cada diminuição de 1 mOsmol corresponde a uma perda 0,716 mL (716/1.000 mL).

A esse paciente, administramos 1 L de SF. Como este apresenta 308 miliosmoles/kg, teremos uma diferença de 716 mOsmol urinários – 308 mOsmol, os quais serão responsáveis pelo déficit de 716 – 308 mOsmol de osmolaridade ou seja 408 mOsmol. Déficit que liberará 408/0,716 mL de água livre, ou seja, 570 mL (mais de meio litro de água livre) para cada litro de soro fisiológico administrado.

ATENÇÃO!

Portanto, no Grupo 2, a administração isolada de SF não é indicada e a solução inicial deve ser mais concentrada do que a urina.

Qual seria a concentração inicial mínima no exemplo dado?

Observemos a Tabela 28.1.

Podemos observar que a SF com 9 g/L contém 154 mEq/L de sódio.

A osmolaridade da SF corresponde a Osmol = 2x Na.

No exemplo dado, a osmolaridade urinária era de 716 mOsmol/kgH_2O.

TABELA 28.1 ■ Soluções e osmolaridade

SOLUÇÃO	OSMOLARIDADE (mOSMOL/L)	CONCENTRAÇÃO DE NA (mEq/L)	CONCENTRAÇÃO DE CL (mEq/L)
Glicose 5%	252	0	0
Solução 0,45% de sódio (soro ao meio)	154	77	77
SF 0,9% (9 g/L)	308	154	154
Ringer-lactato	272	130	109
Plasmalyte	294	140	98

Para obter a concentração mínima de sal, um cálculo menos elegante, mas prático, é:

mOsmol = 2x Na (mEq)/L, logo 716 = 2x Na ou

Na = 358 mmol/L concentração urinária mínima para não ocorrer reabsorção de água livre.

Para ver qual é a concentração de sódio na relação gramas (g) e porcentagem (%), faremos a regra de três

9 gramas 154 mEq

x 358 mEq

X = 21 g/L ou solução hipertônica 2,1%. Assim, qualquer solução com mais de 21 g de sódio/L poderá ser benéfica para esse paciente.

Provavelmente, a escolha de uma solução a 3% com 30 g/L evita os cálculos e cobre uma concentração de urina de 1.026 mOsmol, praticamente a concentração máxima de 1.200 mOsmol e, daí, o racional de seu uso.

Mas com urina inicial com osmolaridade mais baixa como 300 ou 400 mOsmol, uma solução a 2% seria bastante eficaz (acima de 12 g de sódio/L ou acima de 1,2%).

Dessa forma, a determinação da concentração osmolar da urina fornece importante chave para a tomada de decisão de quão concentrada em solutos (NaCl) deve ser a solução hipertônica.

Devemos lembrar que, nos casos em que a causa for diagnosticada e seja possível a sua remoção, após esta, ocorrerão grande diurese de água livre e favorecimento de um aumento mais rápido da concentração sérica de sódio. Isso acontece quando fármacos que causam a secreção inapropriada de ADH são suspensos.

Casos inadvertidos de aumentos da concentração sérica de sódio inesperados e com consequências neurológicas graves são descritos ao se corrigirem hipopotassemias em pacientes com hiponatremias decorrentes do uso de tiazídicos. Os autores explicam que a correção do potássio, íon intracelular, deslocaria o sódio que, em virtude da hipopotassemia, teria se deslocado para o meio intracelular e agora, com a reposição de potássio, retorna ao meio extracelular, elevando inesperadamente a concentração sérica de sódio.[9] Quaisquer que sejam as escolhas das estratégias terapêuticas, a cuidadosa vigilância da ascensão do sódio é pedra angular do tratamento.

Não é experiência dos autores, mas alguns sugerem, em casos de possível ascensão rápida do sódio sérico, uma estratégia baseada na restrição hídrica em 800 mL de água ao dia, administração de DDAVP a cada 6 ou 8 horas (que aumenta a absorção de água livre por ser análogo do hormônio antidiurético) e solução hipertônica a 3%.[10] Não é experiência do autor e citamos como referência à literatura.

O racional de administrar o DDAVP é limitar a diurese excessiva de água livre ao mesmo tempo em que se administra uma solução hipertônica.

Portanto, se escolhermos a estratégia de correção com solução hipertônica, a vigilância dos controles do sódio sérico e do volume e as concentrações do sódio urinários deverão ser rigorosamente observados.

Os casos em que, inadvertidamente, a correção sérica do sódio foi acima do esperado, podem ser corrigidos com o uso de soluções hipotônicas como soro ao meio (metade SF e metade água bidestilada) e DDAVP.

Para uma orientação sobre qual a velocidade de utilização de solução hipertônica a 3%, alguns autores sugerem 0,5 mL/kg/hora para assintomáticos (o que não é geralmente necessário), 1 a 2 mL /kg/hora se sintomáticos sem emergências e 2 a 4 mL/kg/hora se urgência nas primeiras 2 horas.[11] Embora nas urgências devamos considerar o uso de bólus de 100 mL de solução hipertônica a 3 %, que aumentaria 1 a 2 mEq na concentração sérica de sódio.

Assim, retirar a causa sempre que possível, higiene da água livre, controlar com associação de soro fisiológico ou soros discretamente mais hipertônicos, como SF, em que se acrescentem 20 a 40 mL de NaCl 20%, constituindo uma solução com 13 a 17 g de sal/L (1,3 a 1,7%) e diuréticos de alça em baixas doses.

Caso e decida por soluções hipertônicas, sugerimos determinar a osmolaridade urinária a partir da qual determinar é possível estabelecer qual solução será utilizada e, se necessário, em urgências acrescentar bólus de solução hipertônica 3%, e corticosteroides se indicados

Dessa forma, devemos, com cautela, atingir a meta em torno de elevações de 6 mEq/L/dia na concentração sérica do sódio neste grupo de hiponatremias.

Naturalmente, em casos de hipotiroidismo, devemos administrar reposição dos hormônios tiroidianos.

ATENÇÃO!

Para se produzir uma solução hipertônica a 3%, basta acrescentar a 850 mL de água destilada e 150 mL de NaCl 20%.

Neste grupo, quando a causa não pode ser removida, devemos adotar, no ambulatório, uma dieta rica em solutos como dieta hiperproteica com sal, diuréticos de alça em baixas doses, lítio e demeclociclina e, agora, os vaptans, além de orientar o paciente a evitar grandes quantidades de água livre, trocando essa pelo uso de água com sal como soro caseiro ou soros preparados para a hidratação. Lembrando que a solução composta por uma colher de café de sal em um copo de água terá osmolaridade semelhante à SF.

GRUPO 3[7,8]

Hiponatremia com Hipervolemia

Neste grupo, existe aumento do volume extracelular e também do intracelular com exame físico mostrando aumento do peso corporal por retenção de água edema e/ou anasarca. Divide-se em dois subgrupos:

- Com concentração urinária de sódio acima de 20 mEq/L. Engloba a lesão renal aguda e a insuficiência renal crônica com tratamentos específicos não abordados neste capítulo.
- Com concentração urinária de Na menor que 20 mEq/L.

Aqui se encontram situações em que a avidez pelo sódio está exacerbada como na síndrome nefrótica, cirrose hepática e na insuficiência cardíaca avançada com baixo débito cardíaco.

Seja na cirrose, seja na insuficiência cardíaca avançada, o aparecimento da hiponatremia é um sinal de gravidade e fase avançada da doença.

A grande retenção de líquido deve-se à ativação do sistema renina--angiotensina que retém sal e água e, por si só, não causaria hiponatremia, mas ocorre, concomitantemente, uma secreção inapropriada do ADH decorrente de uma secreção não osmótica desse hormônio, em virtude da baixa perfusão no sistema porta hipofisário e é de tal intensidade que suplanta o hiperaldosteronismo secundário encontrado nessas síndromes.

Então, há dois mecanismos, mas a predominância da secreção de ADH provoca a hiponatremia.

Nesses casos, facilitaria o manejo se pudéssemos, além da restrição hídrica e dos diuréticos de alça, utilizar os inibidores dos receptores V2 renais do ADH.[4,5]

Finalmente, devemos considerar um grupo especial de hiponatremias que decorrem da presença de osmolaridade plasmática elevada por hiperglicemias, hiperlipemias ou em mielomas e hiperproteinemias, que causam redistribuição de água do intracelular para o extracelular.

No caso da hiperglicemia, a diurese osmótica acabará resultando em perda de água com a glicose e produzirá uma hiperglicemia.[12,13]

CONCENTRAÇÃO SÓDIO REAL =
[sódio medido] + 0,016 (glicose mg/dL – 100),

ou seja, para cada aumento de 100 mg/dL de glicose, a concentração de sódio deve ter acrescido ao seu valor 1,6 mEq/L.

Menos importante é o efeito da hipertrigliceridemia na concentração do sódio que, quando atinge 460 mg/dL, diminuirá a concentração do sódio em 1 mEq/L.[14]

REVISÃO

- Para a definição de hiponatremia, devemos sempre levar em conta as condições basais de cada indivíduo que oscilam em uma faixa normal, e não usar um número para o diagnóstico que, na literatura, pode ser abaixo de 138, 136, ou 135 mEq/L.
- Na análise dos distúrbios do sódio como distúrbios da volemia, consideraremos que o cloreto de sódio é o principal composto da osmolaridade do meio extracelular; que a volemia não representa apenas o volume intravascular, mas também todo o volume extracelular; e que são mais frequentes hiponatremias decorrentes de aumentos da água do que propriamente da diminuição do sódio.
- Para corrigir hiponatremias há diversas maneiras eficazes, para escolher o tratamento devemos determinar a intensidade da hiponatremia, a velocidade de seu estabelecimento, o diagnóstico e o mecanismo fisiopatológico correspondente. A reposição de sódio não deve passar de 1 mEq/L a cada 2 horas.
- A maioria dos pacientes será assintomática. Mas, quando abaixo de 120 mEq/L, poderá haver sintomas como fadiga, apatia, piora da cognição, náuseas, confusão mental e piora da marcha. Os sintomas neurológicos são achados comuns em idosos com hiponatremia.
- Nas hiponatremias crônicas, em geral, o tratamento não é premente porque não ocorrerão convulsões, estupor ou coma, a não ser em concentrações de sódio muito baixas como 110 mEq/L ou menores. Porém, é nessas hiponatremias que a correção abrupta da concentração de sódio acima do limite poderá causar maior dano neurológico.
- Nas hiponatremias de instalação aguda, convulsões podem ocorrer na presença de concentrações iguais ou menores que 120 mEq/L.
- A hiponatremia em pacientes em choque, situações de estresse, infecções graves, politraumas, hemorragias que podem causar infarto bilateral das suprarrenais, pacientes em anticoagulação que podem sangrar nas suprarrenais e pós-operatórios deverão ser cuidadosamente analisadas para uma eventual insuficiência de suprarrenal.

REFERÊNCIAS

1. Spasovski G, Vanholder R, Allolio B, Annane D, Ball S, Bichet D, et al. Clinical practice guideline on diagnosis and treatment of hyponatraemia. Nephrol Dial Transplant. 2014;29 Suppl 2:i1-i39.
2. Adrogué HJ, Madias NE. Hyponatremia. N Engl J Med. 2000;25;342(21):1581-9.
3. Moritz ML, Ayus JC. 100 cc 3% sodium chloride bolus: a novel treatment for hyponatremic encephalopathy. Metab Brain Dis. 2010;25:91-6.
4. Greenberg A, Verbalis JG. Vasopressin receptor antagonists. Kidney Int. 2006;69(12):2124-30.
5. Gheorghiade M, Konstam MA, Burnett JC, Grinfeld L, Maggioni AP, Swedberg K, et al. Short-term clinical effects of tolvaptan, an oral vasopressin antagonist, in patients hospitalized for heart failure: the EVEREST Clinical Status Trials. JAMA. 2007;297(12):1332-43.
6. Ayus JC, Arieff A, Moritz ML. Hyponatremia in marathon runners. N Engl J Med. 2005;353(4):427-8.
7. Halterman R, Ber T. Therapy of dysnatremic disorders. In: Brady H, Wilcox C, editors. Therapy in nephrology and hypertension. Philadelphia: Saunders; 1999. p. 256.
8. Verbalis J. Disorders of water balance. In: Taal MW, Brenner B, Rector FC, editors. Brenner and Rector's: the kidney. 9th ed. Philadelphia: Saunders; 2008.
9. Berl T, Rastegar A. A patient with severe hyponatremia and hypokalemia: osmotic demyelination following potassium repletion. Am J Kidney Dis. 2010;55(4):742-8.
10. Sterns RH, Hix JK, Silver S. Treating profound hyponatremia: a strategy for controlled correction. Am J Kidney Dis. 2010;56(4):774-9.
11. Ellison DH, Berl T. Clinical practice. The syndrome of inappropriate antidiuresis. N Engl J Med. 2007;356(20):2064-72.
12. Eisenbarth GS, Polonsky KS, Buse JB. Type 1 diabetes mellitus:acute diabetic emergencies diabetic ketoacidosis. In: Shlomo M, Polonsky KS, Larsen PR, Kronenberg HM, editors. Williams textbook of endocrinology. 11th ed. Philadelphia: Elsevier; 2008. p.1453.
13. Narins RG, editor. Maxwell and Kleeman's clinical disorders of fluid and electrolyte metabolism. 5th ed. New York: Mcgraw-Hill; 1994.
14. DuBose Jr T. Acidosis and alkalosis. In: Jameson LJ, Loscalzo J. Harrison´s nephrology and acid-base disorders. 2nd ed. New York: Mcgraw-Hill; 2013. p. 43-55.

LEITURA SUGERIDA

Wald R, Jaber BL, Price LL, Upadhyay A, Madias NE. Impact of hospital-associated hyponatremia on selected outcomes. Arch Intern Med. 2010;170(3):294-302.

28.2 HIPERNATREMIA

ARY DE ANDRADE JUNIOR

Definida como uma concentração de sódio plasmática maior que 145 mEq/L, traduz uma concentração elevada de sal no líquido extracelular, produzindo hiperosmolaridade do extracelular e consequente desidratação intracelular.

Muito menos frequente na prática clínica do que as hiponatremias, as hipernatremias podem também ser causadas por iatrogenias.

A maior parte dessas iatrogenias decorre das reposições volêmicas, com solução hipernatrêmica, de perdas de líquidos hipotônicos ou de água.

ATENÇÃO!

A solução hipernatrêmica mais utilizada é a SF, a qual, apesar de ser isotônica, por não causar hemólise das hemácias, é, de certo modo, pouco "fisiológica", pois, além de não conter outros eletrólitos correspondentes aos encontrados no plasma, é hipernatrêmica com 154 mEq/L de sódio e ainda hiperclorêmica.

Hoje, a hipercloremia está associada a acidoses e vasoconstrições e tornou-se objeto de intensa investigação, sobretudo em pacientes críticos.

No entanto, por ser a administração de SF capaz de ressuscitar a volemia, ser barata, disponível e não incorrer em riscos de hiperpotassemia, ela tem amplo uso nas reposições volêmicas.

Todavia, em algumas situações em que ocorrem significativas perdas hipotônicas ou mesmo isotônicas, a reposição com SF hipernatrêmico pode levar a hipernatremias.

Da mesma forma como acontece na hiponatremia, em que miliosmoles orgânicos são produzidos e, depois, levados ao extracelular, aqui os miliosmoles orgânicos também são produzidos, mas permanecem no intracelular, diminuindo, assim, a perda de água para o meio extracelular.

A hipernatremia com perda de água é denominada "desidratação". Favorece essa hipernatremia a baixa ingestão de água dos idosos.[1]

ATENÇÃO!

Vimos no Capítulo 28.1 que, com exceção das perdas renais hipertônicas, nenhuma outra perda de líquido corporal seria hipertônica, mas, ao contrário, isotônica ou hipotônica. Dessa forma, é importante conhecermos as osmolaridades e a constituição eletrolítica dos fluidos corporais para entendermos qual será a melhor forma de repor as perdas desses fluidos.

As perdas insensíveis como a perspiração (perda transepidérmica) e as perdas respiratórias causarão a perda de água e, se não repostas, levarão o paciente à desidratação.

A diarreia pode ser isotônica quando secretora, como nos vipomas e na cólera, com altas concentração de eletrólitos imitando o plasma.

Nas diarreias das frequentes infecções virais e bacterianas não coléricas e no uso de substâncias hiperosmóticas como lactulose predominam as perdas isotônicas, com eletrólitos em menor quantidade do que no plasma com a soma de sódio e potássio compreendidos nos valores entre 40 a 100 mEq/L.

O mesmo acontece nas perdas por vômitos em que a concentração de sódio do suco gástrico é, em regra, menor do que a concentração plasmática, em torno de 60 a 90 mEq/L, e a de potássio 10 a 15 mEq/L, apesar de o suco gástrico ser isotônico.

No suco gástrico e vômitos, a diferença de osmolaridade, pela menor presença de eletrólitos no suco gástrico, é compensada pelo ácido clorídico, embora os vômitos de suco gástrico sejam perdas de um líquido isotônico, perde-se mais água do que sódio.

Também é fato conhecido que, em baixo ritmo de secreção do suco gástrico, a concentração de eletrólitos é elevada e à medida que aumenta o ritmo, aumenta a produção de H^+ e diminui a de sódio.

Contudo, as secreções biliares cuja produção ocorre em torno de 800 mL/dia, as secreções pancreáticas em torno de 1.000 mL ao dia e as secreções do intestino delgado de 2 a 3 L apresentam concentração de sódio muito próximas às do plasma e de potássio entre 5 e 10 mEq/L, justificando a frequente hipopotassemia encontrada nas perdas relacionadas a essas secreções.

ATENÇÃO!

A reposição dessas perdas deve ser isotônica com soluções com potássio; se feita com solução hipotônica pode, inclusive, causar hiponatremia.

Na sudorese, a perda de água é maior do que a de eletrólitos. Normalmente, no adulto, o volume da perda pelo suor é de 500 a 700 mL/dia, com uma concentração de sódio variando entre 24 e 65 mEq/L e a concentração de potássio igual ao do plasma em torno de 5 mEq/L. A exposição ao calor, febres, exercícios extenuantes podem aumentar acentuadamente as perdas. Portanto, a perda de suor é perda de líquido hipotônico.

Perdas isotônicas causam diminuição do volume extracelular, porém não redistribuem a água, e a proporção entre água e sódio é mantida constante, por isso não causam hipernatremia. Sua correção com água livre pode, inclusive, causar hiponatremias.

Mesmo a correção de perdas hiponatrêmicas com soros hipernatrêmicos, como SF – o que causaria hipernatremia –, pode ser equilibrada se o paciente estiver consciente e com acesso à água, pois o controle da sede é bastante sensível, ativando-se sempre que a osmolaridade varia com um aumento de 1 a 2%.

Grandes perdas de água como podem ocorrer no diabetes insípido são repostas pelo indivíduo com acesso à água.[2] O centro da sede no hipotálamo anterior é bastante sensível e pequenas elevações acima da osmolaridade normal de 280 a 290 mOsm/kgH_2O desencadeiam liberação de ADH e, se ocorrerem elevações acima de 1 a 2% do valor basal da osmolaridade, então, será desencadeada a sede, na tentativa de compensar uma ineficiente ação reguladora da secreção de ADH, cuja liberação não conseguiu manter uma variação dentro da faixa de 1 a 2% da osmolaridade plasmática.

Também desencadeará sede quando ocorrer perda do volume plasmático de 4 a 8%, quando haverá ativação dos receptores da sede via angiotensina e também mediante a estimulação vagal e do glossofaríngeo por receptores em artérias e veias. Esses pares cranianos, por sua vez, estimularão o hipotálamo, provocando uma resposta não osmótica do centro da sede.

Assim, somente ocorrerão hipernatremias em pacientes com prejuízo do centro hipotalâmico da sede, ou com rebaixamento de consciência, como ocorre naqueles com diabetes insípido que perdem a consciência, ou em pacientes sem acesso à água como crianças pequenas ou pessoas com deficiência física ou mental, nas quais tais deficiências dificultam ou impedem a ingestão de água. É comum o idoso perder a sensibilidade da sede, necessitando de mais de 2% de elevação da osmolaridade.

Também resultam em hipernatremias as perdas renais por diurese osmótica causada por manitol e hiperglicemias e na recuperação de insuficiência renal com grande eliminação de ureia.[3] Isso ocorre, pois esses solutos arrastam um volume de água maior do que a perda de eletrólitos na urina.

Porém, no quadro inicial de uma cetoacidose com hiperglicemias ou no uso do manitol, ocorrerá uma hiponatremia, pois glicose e manitol redistribuem a água do intracelular para o extracelular e, somente após perdas de água por diurese osmótica, com perdas de mais água do que eletrólitos, é que finalmente aparecerá a hipernatremia.

Isso não ocorrerá com a ureia, pois esta não tem capacidade de deslocar água do intracelular para o extracelular, já que atravessa a membrana celular com facilidade, mas pode ser um importante soluto para eliminação de água pelos rins.

O próprio diabetes insípido com perda de água livre, geralmente compensada no indivíduo consciente pela ingestão voluntária de água, ainda que raramente, pode ser agravado por associação com distúrbios da sede configurando um quadro de perda de água livre com falta de reposição e, claro, produzindo uma hipernatremia com hipovolemia. São causados por lesões congênitas tais como displasia óptico septal, craniofaringeomas, lesões aneurismáticas da artéria comunicante anterior e, no nosso meio, muito raramente, a sarcoidose.

Essa combinação de perda com falta de reposição leva o sódio a uma concentração de 155 a 190 mEq/L e, mesmo assim, não ocorrem sintomas, uma vez que é crônica.

São frequentes, neste grupo, as convulsões, obesidade, apneia do sono e distúrbios da termorregulação.

Além das perdas hipotônicas, existem outras etiologias e fisiopatologias menos frequentes que causam hipernatremias, tais como as condições com hiperaldosteronismo crônico do hiperaldosteronismo primário. Neste, os receptores da sede têm a sensibilidade diminuída, com elevação do limiar para que a sede seja desencadeada. Nesses pacientes, a hipernatremia ocorre em valores limítrofes de 143 a 147 mEq/L.[4]

Outra condição de hipernatremia aguda com elevação em poucos minutos em uma variação de 10 a 15 mEq/L acontece nas redistribuições de água causadas nos exercícios intensos[5] e convulsões induzidas por eletrochoques. A fisiopatologia decorre do aumento agudo de miliosmoles orgânicos decorrentes da quebra de grandes moléculas orgânicas. Essa elevação da concentração sérica do sódio retorna aos valores anteriores, ao exercício ou ao eletrochoque em 5 a 15 minutos.

Portanto, os exercícios extenuantes podem causar hipernatremias e, paradoxalmente, podem causar, por vezes, hiponatremias; estas últimas pela liberação constante de ADH e reposição com água e líquidos hipotônicos (ver Capítulo 28.1). Conforme o mecanismo fisiopatológico predominante teremos hipo ou hipernatremia.

A administração de substâncias hipertônicas como o bicarbonato de sódio[6] para tratamento de acidoses ou de soluções hipertônicas e hipernatrêmicas para tratamento de traumatismos craniencefálicos, assim como soluções hipernatrêmicas para provocar vômitos ou fazer gargarejos podem desencadear hipernatremias. Essas hipernatremias podem atingir 200 mEq/L.

ATENÇÃO!

A intoxicação por sal predominante em crianças, como na troca de açúcar por sal e, mais raramente, proposital, pode causar hipernatremias e hemorragias cerebrais e levar à síndrome de desmielinização osmótica, da mesma forma que uma correção abrupta da hiponatremia. À semelhança do que ocorre na hiponatremia, é importante avaliar o estado volêmico do paciente.

A volemia, que compreende o líquido intravascular e o extracelular, tem como seu principal componente o cloreto de sódio. Este será determinante na classificação e normalidade das hipernatremias, que podem ser divididas em: com hipovolemia, com euvolemia ou com hipervolemia.

Como as hipernatremias com hipervolemia são mais raras e causadas por condições pouco frequentes, como intoxicações com sal ou administração de bicarbonatos de sódio em ressuscitação cardiopulmonar ou acidoses, a grande maioria das hipernatremias estará nos grupos de hipernatremias com hipovolemia e euvolemias.

HIPERNATREMIAS COM HIPOVOLEMIAS

- Perdas renais por diurese osmótica como as causadas por hiperglicemias, manitol endovenoso, recuperação de uremias.[3] Sódio urinário maior que 20 mEq/L.
- Perdas não renais.
- Perdas por diarreias hipo ou isotônicas, com sódio urinário menor que 20 mEq/L.
- Perdas insensíveis por transpiração aumentada, febre e perdas respiratórias, perdas sensíveis como sudorese aumentada. Concentração urinária de sódio menor que 20 mEq/L.

HIPERNATREMIAS COM EUVOLEMIA

- Perdas renais de água livre causadas por diabetes insípido central (déficit absoluto ou parcial de ADH), diabetes insípido renal, apresentam concentração urinária de sódio variável.
- Doenças hipotalâmicas que causam perda da sensibilidade do centro da sede: hiperaldosteronismo primário e hipodipsia primária apresentam concentração urinária de sódio variável.

Em relação às etiologias de diabetes insípido, as mais frequentes são:

DIABETES INSÍPIDO CENTRAL

Primário

Genético

Síndrome de Wolfram, rara, de herança autossômica recessiva, com diabetes insípido, diabetes melito, disacusia neurossensorial, daí a sigla DIDMOAD em inglês que significa "diabetes insípido, diabetes melito, atrofia ótica e surdez".

Malformações

Lawrence Moon-Biedl, doença autossômica recessiva, caracterizada por polidactilia ou sindactilia, obesidade, retinopatia pigmentosa, retardamento mental e hipogonadismo.

Displasia septo ótica ou síndrome de Morsier

Apresenta-se com hipoplasia do nervo ótico e alteração da linha mediana cerebral, como ausência de corpo caloso, septo pelúcido, hipoplasia hipófise.

Secundário

Traumas

Inflamações: doenças granulomatosas, doenças autoimunes.

Tumores

Craniofaringeomas, tumores hipofisários, metástases.

Aneurismas

Isquemias do sistema porta hipofisário, como na síndrome de Sheehan ou na anemia falciforme

DIABETES INSÍPIDO NEFROGÊNICO

Primário

Genético

Alteração do receptor V2 renal do ADH, de herança ligada ao X recessivo, alterações da aquaporina 2, geralmente autossômicas recessivas, mas com uma variante dominante.

Secundário

- Rins policísticos, doenças tubulointersticiais.
- Distúrbios metabólicos como hipocalemia e hipercalcemia.
- Diabetes insípido no transcorrer de gravidez.
- Medicamentos como vaptans, demeclociclina, lítio.
- Diurese osmótica causada por manitol, hiperglicemias, recuperação de uremia.
- Discrasia de células plasmocitárias, amiloidose.
- Diagnóstico de diabetes insípido.

A suspeita clínica de diabetes insípido deve ser analisada pela anamnese, em que pacientes têm avidez por água e poliúria, andam com garrafas de água, como nos casos de Sjogren, e que apresentam hiperosmolaridade com sódio elevado ou nos limites superiores sem outras causas evidentes de perdas de líquidos isotônicos ou hipotônicos, ou também pela análise de uma osmolaridade urinária baixa e densidade urinária inadequadamente baixa para a osmolaridade plasmática.

Dessa forma, uma osmolaridade plasmática acima de 295 mOsm/L, correspondendo a uma concentração de sódio plasmática de aumentada no intervalo de 145 a 147 mEq/L, já será suficiente para uma produção máxima de ADH pela hipófise e para produção de uma urina com osmolaridade acima de 600 mOsmol/L.

Assim, nessas condições de hiperosmolaridade plasmática, teremos três grupos classificados conforme a osmolaridade urinária:

- **Urina com osmolaridade menor que 300 mOsmol/kg:** provável diabetes insípido central ou renal. Se renal, pode ser confirmado com a falta de resposta (aumento da concentração urinária) ao se administrar DDAVP.
- **Urina com osmolaridade entre 300 e 600 mOsmol/kg:** a presença de diabetes insípido não pode ser afastada, e estaria relacionada a diurese osmótica ou diabetes insípido. Se não existir aumento de solutos urinários ou plasmáticos relacionados, é provável a hipótese de diabetes insípido parcial.
- **Urina com elevada osmolaridade maior que 600 mOsmol/L:** baixa probabilidade de diabetes insípido mesmo parcial; porém, se com a reposição de fluidos hipotônicos, a urina ficar hipotônica antes que a osmolaridade plasmática volte abaixo de 295 mOsmol/kg, então o diagnótico de diabetes insípido parcial deve ser considerado.

TRATAMENTO DAS HIPERNATREMIAS

Dependerá do diagnóstico; do tempo de duração se agudas, menor que 24 horas, ou crônicas, maior que 48 horas (prazo em que a produção de miliosmoles já está configurada); e da intensidade.

ATENÇÃO!

A reposição deve respeitar rigorosamente nos limites de diminuição da concentração do sódio sérico em 10 mEq/L/dia e em uma velocidade não superior a 1 mEq a cada 2 horas.

As soluções utilizadas em reposição volêmica mais habituais para tratamento das hipernatremias são apresentadas na Tabela 28.2.

TABELA 28.2 ■ Soluções utilizadas no tratamento das hipernatremias

SOLUÇÃO	OSMOLARIDADE (mOsmol/L)	CONCENTRAÇÃO DE Na (mEq/L)	CONCENTRAÇÃO DE Cl (mEq/L)
Glicose 5%	252	0	0
SF 0,45% de sódio (soro ao meio)	154	77	77
Glicose 2,5%	126	0	0

Para recordar, vamos considerar a osmolaridade dos soros discutidos.

Devemos observar que o soro glicosado a 5 e a 2,5%, quando tem a glicose consumida, oferece água livre correspondente ao seu volume, e que o soro ao meio (NaCl 0, 45%) fornece metade do seu volume.

A administração dessas soluções hipotônicas deve obedecer o rigor de não ultrapassar 10 a 12 mEq/L na diminuição do sódio em 24 horas e não diminuir mais que 1 mmol/La cada 2 horas, nas hipernatremias crônicas, ou seja, que iniciaram há mais de 24 horas.

No entanto, nas raras hipernatremias agudas, como nas intoxicações agudas com ingestão de sal[7] em crianças, raramente propositais, ou na administração de grandes volumes de bicarbonato de sódio, todos casos de hipernatremias nas quais não ocorreram produção de miliosmoles orgânicos, o tratamento é diferente.

Somente nessas intoxicações agudas é necessário normalizar rapidamente a concentração de NACL em 24 horas, impedindo a formação de miliosmoles intracelulares como defesa celular contra a perda de agua.

Para essa correção restrita citada, pode-se calcular o déficit de água livre (ver fórmula a seguir) e fornecê-lo em 24 horas. É a única situação em que o autor concorda em usar soro glicosado a 5ou 2, 5% os quais fornecem água livre igual ao seu volume, preferindo soro ao meio nas outras situações.

Outra abordagem terapêutica possível nessas intoxicações por sal exógeno causando hipernatremias agudas é administrar soro glicosado a 5% em 3 a 6 mL/kg/hora, com controle monitorado de sódio para uma diminuição de 1 a 2 mEq/L na concentração sérica de sódio, o que seria absurdo em casos de hipernatremia crônica.

Após atingir 145 mEq/L na concentração sérica de sódio, pode-se abaixar a velocidade de infusão para 1 mL/kg/hora.

Pacientes com diabetes insípido e hipernatremia aguda ou crônica devem ser tratados com DDAVP 0,1 a 0,2 mg VO a cada 8 horas, podendo utilizarem-se doses correspondentes por via nasal ou EV; nesta última, 0,25 mL a 1 mL EV, uma vez ou a cada 12 horas (correspondentes a 1 a 4 mcg, 1 a 2 vezes /dia).

ATENÇÃO!

A medida frequente do sódio sérico é conduta recomendada, pois, em casos de perda de água livre ou diureses osmóticas, o processo das perdas pode continuar mesmo na vigência de reposição volêmica. Assim, as fórmulas a seguir não são por si suficientes para o cálculo da reposição volêmica.

Se o paciente estiver estável, podemos tomar como base a necessidade de água de 30 mL/kg/dia e dividir, então, 30/24, ou melhor 1,25 mL/kg/hora de uma solução de soro ao meio – metade SF, metade água bidestilada –, e controle do sódio sérico a cada 2 horas, além de liberação da água via oral.

Se a diminuição da concentração sérica do sódio for muita baixa, por exemplo, menos que 0,25 mEq/L/hora, o volume de infusão deve ser acelerado, pois a demora da correção da hipernatremia pode aumentar a morbimortalidade.[8]

Em pacientes com perdas de eletrólitos, a reposição de outros eletrólitos, como potássio e magnésio, deve ser acrescida ao soro ao meio, sempre que se fizer necessário, ainda que a oferta de água livre seja diminuída (ver fórmula de Adrogué e Madias[9]) e a hidratação do intracelular possa ter sua velocidade reduzida.

Essas soluções deverão repor o déficit de água livre segundo o rigoroso limite de elevação do sódio plasmático de 10 mEq/L/dia e 0,4 mmol/L a cada hora. Assim, quaisquer que sejam as escolhas do regime de reposição volêmica, medidas frequentes da concentração de sódio plasmática são obrigatórias.

Para o cálculo da água livre perdida, podemos utilizar a fórmula

$$\text{Déficit de água livre} = \frac{\text{concentração real de sódio mEq/L} - 140}{140} \times (H_2O \text{ corporal})$$

Embora não seja absolutamente exata uma ideia da grandeza da quantidade a ser reposta de solução hipotônica, ela pode ser estimada pela fórmula de Adrogué e Madias.[9]

ATENÇÃO!

Não recomendamos se abandonar um meticuloso acompanhamento das concentrações séricas do sódio, fundamentando a reposição volêmica apenas na referida fórmula.

$$\Delta Na = \frac{(\text{Na (solução infundida)} + \text{K (da solução infundida)}) - \text{Na plasmático}}{\textit{água corporal total} + 1}$$

Assim exemplificando e sabendo-se que a água corporal total é calculada por:

- Homens jovens H_2O corporal total = 0, 6 x peso
- Homens idosos H_2O corporal total = 0, 5 x peso
- Mulheres H_2O corporal total = 0, 5 x peso
- Mulheres idosas H_2O corporal total = 0, 45 x peso
- Mulheres idosas e obesas H_2O corporal total = 0, 4 x peso

Imaginemos um homem jovem com febre, vômitos e diarreia bacteriana, peso 70 kg Na – 170 mEq/L

A H_2O total = 70 x 0, 6 = 42 L

Usando a fórmula

$$\Delta Na = \frac{(\text{Na (solução infundida)} + \text{K (da solução infundida)}) - \text{Na sérico}}{\textit{água corporal total} + 1}$$

Ao infundirmos 1 L de solução ao meio com 77 mEq/L de sódio e 0 mEq/L de potássio (NaCl 0, 45%), a variação de sódio será:

$$\Delta Na = \frac{77 + 0 - 170}{42 + 1} = -2{,}16 \text{ mEq/L}$$

Para não ultrapassar 1 mol/L de elevação das concentrações séricas de sódio a cada 2 horas, uma vez que a hipernatremia tem mais de 48 horas e não ultrapassar 10 mEq/dia, poderemos calcular uma recuperação de 8 mEq em 24 horas, o que resultaria em 8/2, 16 = 3,7 Lem 24 horas ou 3.700 mL/24 = 154, 16 mL/hora em bomba de infusão.

A hipernatremia provoca também alcalose que pode ser calculada pela abordagem Stewart ou pela abordagem da Equação Guia. Essa alcalose e a acidose da hiponatremia não são alvos de tratamento, pois serão corrigidas com a normalização do nível sérico do sódio, e não serão abordadas neste capítulo.[10]

REVISÃO

- A hipernatremia, definida como uma concentração de sódio plasmática maior que 145 mEq/L, traduz uma concentração elevada de sal no líquido extracelular, produzindo hiperosmolaridade do extracelular e consequente desidratação intracelular.
- Ela é muito menos frequente do que as hiponatremias e pode também ser causada por iatrogenias decorrentes, em geral, das reposições volêmicas, com solução hipernatrêmica, de perdas de líquidos hipotônicos ou de água.
- A solução hipernatrêmica mais utilizada é o soro fisiológico. A correção de perdas hiponatrêmicas com soros hipernatrêmico pode ser equilibrada se o paciente estiver consciente e com acesso à agua, pois o controle da sede é bastante sensível, ativando-se sempre que a osmolaridade varia com um aumento de 1 a 2%.
- Somente ocorrerão hipernatremias em pacientes com prejuízo do centro hipotalâmico da sede, ou com rebaixamento de consciência.

REFERÊNCIAS

1. Phillips PA, Bretherton M, Johnston CI, Gray L. Reduced osmotic thirst in healthy elderly men. Am J Physiol. 1991;261(1 Pt 2):R166.
2. Crowley RK, Sherlock M, Agha A, Smith D, Thompson CJ. Clinical insights into adipsic diabetes insipidus: a large case series. Clin Endocrinol (Oxf). 2007;66(4):475-82.
3. Lindner G, Schwarz C, Funk GC. Osmotic diuresis due to urea as the cause of hypernatraemia in critically ill patients. Nephrol Dial Transplant. 2012;27(3):962-7.
4. Gregoire JR. Adjustment of the osmostat in primary aldosteronism. Mayo Clin Proc. 1994;69(11):1108.
5. Felig P, Johnson C, Levitt M, Cunningham J, Keefe F, Boglioli B. Hypernatremia induced by maximal exercise. JAMA. 1982;248(10):1209-11.
6. Máttar JA, Weil MH, Shubin H, Stein L. Cardiac arrest in the critically ill. II. Hyperosmolal states following cardiac arrest. Am J Med. 1974;56(2):162-8.
7. Finberg L, Kiley J, Luttrell CN. Mass accidental salt poisoning in infancy. A study of a hospital disaster. JAMA. 1963;184:187-90.
8. Alshayeb HM, Showkat A, Babar F, Mangold T, Wall BM. Severe hypernatremia correction rate and mortality in hospitalized patients. Am J Med Sci. 2011;341(5):356-60.
9. Adrogué HJ, Madias NE. Aiding fluid prescription for the dysnatremias. Intensive Care Med. 1997;23(3):309-16.
10. Andrade Jr A. Equação guia: uma nova abordagem da semiologia e fisiopatologia do equilíbrio do hidrogênio, da água e de seus íons. São Paulo: Urbana; 2013.

28.3 HIPERPOTASSEMIA

ARY DE ANDRADE JUNIOR

É definida com uma condição mórbida em que o nível sérico de K está em 5,5 mEq/L ou mais elevado. No entanto, ela pode não ser diagnosticada até níveis mais elevados. Em pacientes com aumentos agudos, a hiperpotassemia pode fazer parte de um quadro oligossintomático enquanto o potássio estiver em níveis até 6 mEq/L e se tornará sintomática em casos crônicos quando o nível sérico estiver acima de 7 mEq/L.

Além do valor da concentração sérica do potássio, é importante, para decisão a terapêutica, saber a velocidade de progressão desse aumento do nível sérico e o potencial de aumento que pode ser enorme em *crash*, síndrome ou rabdomiólise.

A elevação do potássio extracelular não precisa de consideráveis aumentos do potássio corporal total, uma vez que a concentração sérica do potássio é relativamente muito menor no extracelular do que no meio intracelular. As alterações da relação entre a concentração do potássio intracelular e extracelular determinam a sintomatologia tanto da hipo como da hiperpotassemia.

Exemplificando, aumentos das concentrações de potássio de 5 mEq/L para 6 mEq/L podem ser causados com um aumento do potássio corporal total de 100 a 200 mEq (correspondentes à ingesta de 1 a 2 dias), sabendo-se que o potássio corporal total correspondente a 3.500 mEq.

Dessa forma, esse aumento corresponde a apenas 2,8 a 5% do potássio corporal total, mas a elevação do potássio sérico corresponde a 20% do valor normal.

Essas alterações poderão ser causadas tanto por redistribuição do potássio, quando há migração do intracelular para o extracelular, como pelo aumento do potássio corporal total.

O rim desempenha um papel fundamental na excreção do potássio ingerido, impedindo o seu acúmulo.

Uma dieta normal contém 70 a 100 mEq/dia de potássio e é esta a quantidade de potássio que o paciente deve excretar. Já vimos que o colo excreta 10% do potássio absorvido, os outros 90% são excretados pelos rins.

ATENÇÃO!

É notável a capacidade de controlar o nível sérico do potássio do túbulo distal, com amplo limite de variação, indo de aproximadamente 10 mEq/dia (em casos de depleção de potássio) a aproximadamente 10 mEq/kg/dia (em condições de excesso de carga de potássio). Essa capacidade diminui de forma aproximada proporcionalmente à diminuição do ritmo de filtração.

Por isso, ao diminuir um ritmo de filtração do valor normal de 120 mL/minuto para 30 mL/minuto, uma diminuição de quatro vezes a capacidade de excretar potássio se reduzirá a um quarto.

Para um homem de 80 kg, haverá uma excreção de potássio ao dia em condições normais de 80 x 10 = 800 mEq.

Se reduzirmos a capacidade de excreção do potássio a um quarto, obteremos 800/4 = 200 mEq/dia.

Esse valor de 200 mEq de capacidade de excreção do potássio ao dia é bastante satisfatório e cumpre folgadamente as necessidades normais de excreção de potássio que, em média, é de 70 a 100 mEq/dia.

Por isso, nos casos em que uma insuficiência renal crônica esteja acompanhada de hiperpotassemia, deveremos buscar fatores associados como hipoaldosteronismo hiporeninêmico, falta de resposta à aldosterona como nas nefropatias tubulointersticiais causadas por LES, anemia falciforme, amiloidose, uropatias obstrutivas, entre outras, além do uso de medicamentos que provoquem hiperpotassemias.

Importante considerarmos que a excreção de potássio é influenciada por um tripé:

- Produção da aldosterona.[1]
- Oferta de sódio e água no túbulo distal.
- Aumento da concentração plasmática de potássio.

Mesmo em casos de insuficiência renal, deveremos analisar esse tripé ao observarmos uma hiperpotassemia.

ATENÇÃO!

Considerando que as manifestações clínicas das hiperpotassemias poderão ser graves já na apresentação do quadro e que se pode observá-las em pacientes agudos cujos níveis séricos estão acima de 6,5 mEq/L, devemos tentar identificar aqueles com risco de hiperpotassemia para um controle do potássio mais amiúde.

Indivíduos com potássio acima de 5 mEq/L, e que correspondem a menos de 10% da população, deverão ser atentamente observados e considerados, a princípio, pacientes com risco de desenvolvimento de hiperpotassemias sintomáticas e graves.

A hiperpotassemia pode se desenvolver por aumento do potássio corporal total ou por redistribuição do potássio resultante da migração do potássio intracelular para o extracelular.

Ambas as formas podem provocar hiperpolarização celular e causar sintomas neurológicos como fraqueza, astenias, paralisias ascendentes, prejuízo da contração dos músculos da respiração, podendo causar insuficiência respiratória e parada cardíaca.

As alterações eletrocardiográficas da hiperpotassemia, que também poderão ser assintomáticas, são, em ordem progressiva de evolução: ondas T apiculadas (5,5 mEq/L a 6,5 mEq/L); achatamento da onda P (6,5 a 7,5 mEq/L); aumento do intervalo PR; alargamento do complexo QRS (7 a 8 mEq/L) (ondas S profundas), evoluindo para ondas em sino, fibrilação ventricular e assistolias.

No entanto, existem pacientes com 8 mEq/L sem comprometimento do ritmo, enquanto arritmias graves podem se instalar em níveis bastante precoces, além de existirem situações como as rabdomiólises graves em que o potássio pode variar agudamente em horas e provocar morbimortalidade em pacientes que aparentemente estariam estáveis.

ATENÇÃO!

Por isso, a estimativa da velocidade em que se desenvolve uma hipercalemia e o potencial dessa elevação fundamentam a decisão terapêutica.

Essa decisão em caso de dúvida deve ser tratada como hiperpotassemia de elevado risco (ver Tratamento da Hiperpotassemia, mais adiante), incluindo as medidas mais rápidas como as de estabilização da membrana, eliminação do potássio e redistribuição do potássio (desvio do potássio do extracelular para o intracelular) e, se necessário, diálise.

Como primeira manifestação de uma hiperpotassemia, poderemos verificar uma fibrilação ventricular, assistolias e mesmo arritmias com baixo débito por bradicardia sinusal, parada sinusal, ritmo idioventricular e taquicardias ventriculares.

Assim, é fundamental na semiotécnica da coleta de sinais e sintomas para evitarmos catástrofes decorrentes de uma hiperpotassemia, a identificação de pacientes de risco, como os pacientes com comprometimento renal e insuficiência renal não dialítica (os pacientes em diálise são, em regra, vigiados), pacientes diabéticos com discreta perda da função renal, mas com possível hipoaldosteronismo hiporeninêmico e outros.

Nesses pacientes, a administração de medicamentos deve ser rigorosa em relação aos fármacos com propriedade de aumentar o nível sérico do potássio.

CAUSAS DE HIPERPOTASSEMIA

Embora as causas mais frequentes observadas na clínica sejam a insuficiência renal e, em seguida, o hipoaldosteronismo hiporeninêmico, devemos considerar o uso de fármacos, os quais podem, inclusive, se sobrepor às duas causas consideradas mais frequentes.

Dessa forma, fármacos que aumentem o potássio poderão ser danosos em pacientes diabéticos que se apresentem em condições basais com discreta elevação do potássio e isso gera um risco elevado de complicações causadas por hipercalemia.

A administração de fármacos "perigosos" inclui aqueles que bloqueiam os canais de sódio ENaC, como amiloride, ou trianterene, e os antimicrobianos (antibacteriano) trimetropin e o antiprotozoário pentamidine (antipneumocistose, antitripanosoma), tanto o trimetropin como a pentamidina são estruturalmente semelhantes ao amiloride.

Acresce-se que o trimetropim tem sido associado a uma capacidade de inibir a H+K+ATPase na célula intercalada tipo A (ver esquema) no túbulo coletor.

Incluem-se entre os fármacos com potencial de causar ou agravar uma hipercalemia aqueles que bloqueiam a produção da aldosterona, como os inibidores da conversão de angiotensina, bloqueadores do receptor de angiotensina, anti-inflamatórios não hormonais.

Estes últimos diminuem a produção da aldosterona porque as prostaglandinas estimulam diretamente a produção de renina que provocará diretamente aumento da aldosterona.

Ao inibir a produção de prostaglandinas, os anti-inflamatórios provocam diminuição da produção de aldosterona. Também podem agravar ou desencadear hiperpotassemia por promover ou piorar uma insuficiência renal ao inibir a produção de prostaglandinas vasodilatadoras com a PGI2. Pacientes com nefroesclerose têm a função renal dependente da PGI2.

Essa prostaglandina permite a patência dos vasos renais em pacientes arteriopatas como diabéticos ou pacientes com nefroesclerose.

É curioso que em países nos quais a dipirona extremamente mais segura é proibida, anti-inflamatórios como o ibrupofeno estejam disponíveis em prateleiras de farmácias e lojas de departamento sem a menor restrição.

Pertencem a fármacos também capazes de prejudicar a síntese da aldosterona e, portanto, com potencial para causar ou agravar uma hipercalemia, os inibidores da ciclo-oxigenase 2, a heparina e o tacrolimo.

A ciclosporina aumenta o potássio por um mecanismo diferente do tacrolimo ao bloquear a atividade da ATPase Na/K no túbulo distal, embora também diminua a síntese de aldosterona.

Conhecidos e de grande utilização são os fármacos que bloqueiam os receptores da aldosterona, como a espironolactona, a eplerenona e a drospirenona, as quais, além de diuréticos, são capazes de diminuir progressão de fibrose do miocárdio em doses baixas como 25 mg de espironolactona. Contudo, apresentam risco de agravar hiperpotassemias e, por isso, exigem rigor no controle do potássio.

São também fármacos com potencial para desenvolver ou agravar uma hiperpotassemia preexistente aqueles com a propriedade de diminuir o nível sérico da insulina como a somatostatina e os fármacos capazes de provocar rabdomiólise como as estatinas ou drogas ilícitas como a cocaína.

Nos casos de rabdomiólise, geralmente o critério para a diálise não será a uremia ou o excesso de volume, mas a elevação, por vezes rápida, do nível sérico de potássio com consequente morbidade e mortalidade, as quais poderão ser evitadas com a realização de diálise precoce.

Podemos, então, distribuir essas hiperpotassemias em:

a | Hiperpotassemias causadas por fármacos capazes de provocar ou agravar uma hiperpotassemia diminuindo a excreção do potássio

Inibidores da enzima de conversão da angiotensina I em angiotensina II e antagonista do receptor de angiotensina II têm capacidade de causar ou agravar a hiperpotassemia, pois a angiotensina II é um potente estimulador da aldosterona no córtex suprarrenal. São frequentes na prática médica os AINH, diuréticos poupadores de potássio, heparina, trimetropin, fármacos imunossupressores como ciclosporina e tacrolimo, heparina. A heparina pode causar aumentos de potássio mesmo em baixas doses de 5.000 UI SC a cada 12 horas, utilizadas para profilaxia do tromboembolismo. Esse efeito potencial da heparina resulta de sua ação redutora sobre a produção da aldosterona por bloqueio e diminuição do número de receptores da angiotensina II na camada cortical mais externa ou zona glomerulosa da suprarrenal. Esses fármacos diminuem a ação da aldosterona ou a síntese da aldosterona e merecem cuidados na utilização recente para a acidose tubular renal tipo IV (ver acidose tubular renal distal tipo IV). Outro grupo é o dos fármacos e soluções capazes de produzir hiperpotassemia sem aumentar o potássio corporal total e causam redistribuição do potássio, provocando desvio do potássio intracelular para o extracelular. Como exemplo, são as soluções hipertônicas, uso de grandes doses de digitálicos e, atualmente, o quase abandonado uso de succinilcolina para obter efeito curarizante e os antagonistas beta2 ou betabloqueadores não específicos com ação também beta2 como o propranolol.

No terceiro grupo encontram-se os fármacos que contêm potássio na sua composição como penicilina cristalina potássica com 1,7 mEq de K/1.000.000 UI, citrato de potássio, administração de soluções de potássio, "substitutos" do sal.

b | Pseudo-hipercalemia

Não existem aumentos do potássio corporal total ou redistribuição do potássio entre o intracelular e o extracelular, mas ocorre erro na medida. Exemplos: presença de leucocitose, plaquetose,[2] anemias hemolíticas, hemólise *in vitro*, linfocitose (mononucleose), pseudo-hipercalemia familiar. O exercício aumenta o potássio ao redistribuir o potássio para fora da célula, por isso abrir e fechar as mãos muito repetido ao coletar o potássio pode falsear a magnitude do íon. Por isso, a pseudo-hipercalemia pode ser causada por uma redistribuição do potássio durante ou após a punção venosa.[3] Pode ser observada nos grandes aumentos dos elementos figurados do sangue que ocorrem na eritrocitose, leucocitose, plaquetose. Pode ser verificada na coleta de sangue com grande pressão de garroteamento,[3] na hiperventilação por ansiedade e consequente redistribuição do potássio por alcalose respiratória, nas anemias hemolíticas ou em simples hemólises *in vitro* e nos resfriamentos do sangue antes de analisar a concentração de potássio, causando prejuízo da atividade da ATPase Na/K.

Existem famílias com defeitos nas hemácias, as quais são capazes de causar aumentos da migração do potássio do intracelular para o extracelular, configurando casos de pseudo-hiperpotassemia familiar. Como esses fenômenos ocorrem na formação do coágulo, a medida simultânea do soro e do plasma poderá demonstrar essa falsa condição metabólica. A diferença entre o plasma (originado do sangue não coagulado) e do soro (originado do sangue coagulado) não deve superar 0,3 mEq/L.

c | São importantes causas de hiperpotassemia resultante de redistribuição do potássio intracelular para o extracelular de causa não farmacológica: acidose metabólica, hipoinsulinismo, exercícios físicos, lesões teciduais extensas, paralisia periódica hipercalcêmica familiar, hiperpotassemia em virtude de jejum prolongado em pacientes dialíticos (a diminuição da produção de insulina devido ao jejum pode elevar o potássio por redistribuição que, em insuficiência renal dialítica, não pode ser eliminado. Evitar o jejum prolongado e, se necessário, administrar soro com glicose é uma conduta recomendável); síndrome da lise tumoral; hemorragias gastrintestinais (a reabsorção do sangue provoca hiperpotassemia).

d | Deficiência no sistema renina-angiotensina-aldosterona não relacionada ao uso de fármacos

Resulta da diminuição da produção de aldosterona ou diminuição da função dos receptores da aldosterona como acontece com o hipoaldosteronismo hiporeninêmico: neste grupo, o tratamento da hipercalemia com flúor-hidrocortisona, um mineralocorticosteroide é eficaz. Mais frequentemente observado em pacientes diabéticos, o hipoaldosteronismo hiporeninêmico pode ocorrer em outras doenças túbulo intersticiais, com discreto déficit de função renal, por vezes com acidose hiperclorêmica sem ânion gap (acidose tubular distal tipo IV).

Dessa forma, o hipoaldosteronismo hiporeninêmico mais prevalente em diabéticos com ou sem nefropatia diabética também ocorre nas doenças tubulointersticiais sendo ocorrência em: anemia falciforme, LES, insuficiência suprarrenal por doença de Addison, poliendocrinopatia múltipla, amiloidose, infartos e hemorragias, infecção por HIV, citomegalovírus, tuberculose, blastomicose. Entre as causas das hiperpotassemias por deficiência no sistema renina-angiotensina-aldosterona, encontra-se também o hipoaldosteronismo primário que ocorre na hiperplasia suprarrenal congênita (deficiência de 21 hidroxilase, 11 hidroxilase), deficiência de corticosterona metiloxidase e nas doenças genéticas pseudo-hipoaldosteronismo tipo I e aldosteronismo tratável com corticosteroide.

e | Hipercalemia provocada por redistribuição por uso de soluções ou fármacos

Devemos ressaltar os estados hipertônicos como uso de manitol para o preparo de colonoscopia, administração de gamaglobulinas em elevadas concentrações (400 mg/kg/dia), administração dos aminoácidos lisina e arginina, que são catiônicos. Hiperpotassemias por redistribuição do potássio do intracelular para o extracelular podem também ser causadas por prejuízo na bomba de sódio e potássio como se observa nos envenenamentos por digitálicos (não confundir com intoxicação digitálica), e na intoxicação por fluoretos. Também medicamentos despolarizantes como a succinilcolina que, ao se ligarem no receptor de acetilcolina, aumentam o fluxo de potássio do intracelular para o extracelular através do canal de cátions associado ao receptor, em especial quando utilizados em situações de comprometimento neuromuscular, como pós-traumas e imobilidade. Essas são condições em que os receptores da acetilcolina se apresentam com densidade aumentada.

f | Hipercalemia por bloqueio dos canais ROMK

Nesse grupo estão o pseudo-hipoaldosteronismo tipo II ou síndrome de Gordon (alteração das cinases WNK1 e WNK4)

g | Hipercalemia causada por insuficiência renal grave por: doença renal terminal; insuficiência; renal dialítica; LRA; baixa perfusão renal causando insuficiência renal por baixo debito; síndrome cardiorrenal; contração do extracelular.

h | Hiperpotassemia por perda da capacidade renal de responder à aldosterona

Nesse grupo cuja fisiopatologia é idêntica à do hipoaldosteronismo hiporeninêmico, à exceção dos níveis de renina e aldosterona os quais encontram-se normais ou supranormais, também ocorre perda da resposta tubular à fluorcortisona, ou seja, a hiperpotassemia não é controlada com o uso de mineralocorticosteroides, como o acetato de flúor-hidrocortisona. Entre as etiologias da perda da capacidade renal de responder à aldosterona, estão as doenças tubulointersticiais, que também podem causar hipoaldosteronismo hiporeninêmico, como LES, recuperação da fase aguda de necrose tubular aguda, anemia falciforme, transplante renal, uropatia obstrutiva.

ALGUNS ASPECTOS GERAIS DO COMPROMETIMENTO RENAL E O DESENVOLVIMENTO DE HIPERPOTASSEMIAS

A lesão renal aguda (LRA) dialítica, com certeza, na maioria dos casos, provoca hipercalemia, pois diminuições do ritmo de filtração abaixo de 10 mL/minuto tornam-se um fator limitante para a excreção do potássio.

Existem exceções como a LRA mesmo quando dialítica quando causada pela leptospirose, a qual frequentemente, é acompanhada de hipopotassemia. Devemos considerar que não é recomendado atribuir uma hipercalemia imediatamente a uma insuficiência renal crônica não terminal sem levar em conta outros diagnósticos diferenciais. Outras hipóteses diagnósticas devem ser consideradas porque o rim apresenta uma reserva para a excreção de potássio considerável conforme relatado anteriormente.

Em relação às causas genéticas causando hiperpotassemias, além da síndrome de Gordon, temos o pseudo-hipoaldosteronismo tipo II, o qual pode ter herança autossômica recessiva ou herança autossômica dominante. São mutações que provocam perda de NaCl e água e podem ser resultantes de mutação no receptor de mineralocorticosteroide ou nos canais de sódio amiloride dependentes da célula principal do túbulo coletor ENaC.

A herança autossômica recessiva provoca prejuízo no receptor de mineralocorticosteroide, enquanto as alterações do ENaC são observadas nas formas dominantes. Como ambas são perdedoras de sal, não ocorre hipertensão como acontece no pseudo-hipoaldosteronismo secundário ou na síndrome de Gordon.

A forma do pseudo-hipoaldosteronismo tipo I, em virtude de alterações no receptor de mineralocorticosteroides, é mais branda, com compensação da hipercalemia com o decorrer da idade, o mesmo não se esperando da forma acometendo os ENaC.

A paralisia periódica hipercalcêmica familiar é autossômica dominante, e as crises de fraqueza muscular e paralisia podem, profilaticamente, ser evitadas com a administração de salbutamol inalatório.

Em resumo, se observarmos as causas descritas de hiperpotassemias, concluímos que o médico deve considerar que, ao excluir hiperpotassemia por redistribuição e diagnosticar aumento real do potássio corporal total e excluir o comprometimento grave do ritmo de filtração glomerular com ritmo ao menos abaixo de 25 mL/minuto, que praticamente todas as causas de hiperpotassemia se devem à diminuição da ação da aldosterona, seja por diminuição da sua produção, seja por falta de resposta tubular renal adequada à aldosterona ou aos mineralocorticosteroides.

■ TRATAMENTO

Se identificada uma hipercalemia, é necessário determinar se pertence ao grupo da pseudo-hipercalemia, medida do potássio com amostras de sangue com anticoagulante e sangue sem anticoagulante (plasma e soro respectivamente). Também é necessário determinar se o nível sérico é maior ou menor que 6 mEq/L e a velocidade e potencial de ascensão desse potássio (pode ser rápida na rabdomiolise e *crash*, síndrome indicando diálise precoce) e determinar os achados eletrocardiográficos. Esses achados, se presentes ou não, definirão se é uma **emergência** ou uma **urgência**.

No Quadro 28.1, os medicamentos estão em ordem temporal do início da ação, mas todos deverão ser tomados se houver risco iminente de arritmias fatais ou se o intervalo de tempo para iniciar o tratamento dialítico acarretar riscos de deterioração do quadro clínico.

No quadro, observamos, em ordem de velocidade de início de ação, que o cálcio antagoniza a ação da hiperpotassemia diretamente na membrana.[4] Pode ser administrado na forma de cloreto de cálcio ou gluconato de cálcio, ambos a 10%, mas o cloreto de cálcio contém três vezes mais cálcio do que o gluconato de cálcio (13,6 do cloreto *versus* 4,6 mEq do gluconato nas soluções-padrão de ampolas com 10 mL do sal a 10% tanto do gluconato como do cloreto de cálcio).

A dose de uma ampola EV em 2 ou 3 minutos deve ser repetida a cada 5 minutos até ocorrer reversão das alterações do ECG.

Sempre ao administrarmos cloreto de cálcio, devemos considerar que ele é capaz de causar necrose tecidual se ocorrer extravasamento venoso.

Também a mesma dose de cálcio, quando administrada em casos de hiperpotassemia na vigência de uso de digital, deve ser realizada em 20 minutos e não em 3 minutos.[5]

Depois da administração do cálcio EV, as próximas medidas com início de ação mais rápido são de redistribuição do potássio fazendo o potássio extracelular entrar na célula; em sequência, a solução polarizante, o uso de beta-2-agonistas (salbutamol) e o uso do bicarbonato.

A solução polarizante é preparada com 1 unidade de insulina regular para cada 5 g de glicose, dessa forma, 7 a 10 unidades de insulina podem ser adicionadas a 500 mL de soro glicosado a 10% e administrada em 1 hora. A ação deve-se a uma aceleração da bomba Na /K ATPase.[6]

O salbutamol inalatório pode diminuir a concentração de potássio em 0,5 a 1,5 mEq/L. Porém, deve ser utilizado em doses altas de 4 a 8 vezes a dose para broncodilatação, em doses de 10 a 20 mg em 4 mL de SF inalada em 10 minutos.[7] Terbutalina SC pode ser uma boa opção, 7 mcg/kg, SC.[8,9]

A administração de bicarbonato das três medidas de redistribuição do potássio para o intracelular é a mais demorada e a menos efetiva, precisando de mais de 1 hora para começar seu efeito, devendo-se considerar essa medida, à primeira vista, menos efetiva do que a solução polarizante. Porém, a potência do bicarbonato em mudar o pH intra e extracelular pode ajudar no controle da hipercalemia ao controlar a acidemia.[10] As medidas para diminuição do potássio corporal são eficazes, ainda que relativamente mais demoradas, à exceção das diálises. Além dos diuréticos de alça, como furosemida, as resinas trocadoras de cátions são utilizadas.

Resinas como patiromer, que são capazes de trocar cálcio por potássio no colo, viabilizam o uso para tratar proteinúria em renais crônicos de fármacos como IECA, assim como de bloqueadores de receptores de angiotensina II, fármacos estes que elevam o potássio.[11]

O patiromer não é disponível no Brasil. A resina mais disponível é o poliestirenossulfonato de cálcio (ver Quadro 28.1), não devendo ser considerado em urgências e emergências, mas podendo ser orientado em controle ambulatorial de doença renal crônica com hiperpotassemia. Pode provocar obstipação intestinal.

A conduta diante do paciente com hipoaldosteronismo hiporeninêmico, além do cuidadoso rigor na administração de fármacos, inclui a administração de diuréticos de alça e, se não forem estas medidas suficientes, associa-se um mineralocorticosteroide como a flúor-hidrocortisona.

Uma orientação dietética para os cuidados com alimentos muito ricos em potássio pode ser útil, mas, em geral, não se faz necessária, e o tratamento farmacológico permite uma vida bastante livre de restrições para esses pacientes.

Ao contrário, o paciente com grave acometimento do ritmo de filtração glomerular, com valores menores que 20 a 25 mL/minuto e que

QUADRO 28.1 ■ Abordagens terapêuticas das hiperpotassemias

MEDICAMENTO	INÍCIO DA AÇÃO	FORMA DE AÇÃO	NÍVEL SÉRICO DO POTÁSSIO
Gluconato de cálcio a 10% 10 mL administrado de 1 a 3 minutos e repetido em 3 a 5 minutos se não houver resposta no ECG	Quase imediato	Estabilização da membrana do miocárdio	Não altera o nível sérico do potássio
Solução polarizante Manter a proporção de 1 unidade de insulina para cada 5 g de glicose administrando-se 7 a 10 unidades de insulina (p. ex.: solução insulina regular 7 a 10 unidades) diluídas em uma solução constituída por glicose 50% 100 mL, soro glicofisiológico 250 mL EV rápido	Aproximadamente 15 a 20 minutos, pico 30 a 60 minutos, duração de 4 a 6 horas	Desvio do potássio do extracelular para o intracelular	Abaixa temporariamente
Salbutamol (albuterol) Dose preconizada para uso em adultos 10 a 20 mg em 4 mL de soro fisiológico via inalatória em 10 minutos (não utilizar em taquiarritmias e/ou na presença de doença coronariana manifesta ou suspeita; na literatura, é considerado subutilizado	Aproximadamente 30 minutos, pico em 90 minuto, duração de 2 a 6 horas	Desvio do potássio do extracelular para o intracelular Potencializa o efeito da solução polarizante	Abaixa temporariamente
Bicarbonato de sódio Perfeitamente indicado nas acidoses metabólicas Bicarbonato de sódio 150 mEq Glicose 5% 1.000 mL	Aproximadamente 3 a 4 horas	Desvio do potássio do extracelular para o intracelular	Abaixa temporariamente
Diuréticos de alça (furosemida bumetamida) ou associação de diuréticos de alça com tiazídicos. Esta abordagem necessita de função de filtração renal preservada. Pode ser mantida a administração regular mais de uma vez ao dia até normalização do potássio, se não houver função renal de filtração limítrofe.	Aproximadamente 60 minutos	Aumento da excreção renal de potássio	Capaz de reduzir o potássio corporal total
Resinas trocadoras de potássio Poliestirenossulfonato de cálcio troca cálcio por K, por isso aumenta o cálcio sérico Dose VO 15 g 3 a 4 vezes/dia para adultos Crianças 1 g/kg/dia fracionado em 3 a 4 vezes em 20 a 100 mL de água Via retal 30 g em veículo aquoso Limpar parcialmente o colo com enema comum, depois com sonda no sigmoide de 20 cm introduzir a resina	Pelo menos 4 horas Não esperar resultados antes de 24 horas Não é uma medida de urgência ou emergência	Aumento da excreção colônica de potássio	Capaz de reduzir o potássio corporal total
Hemodiálise Diálise peritoneal	Imediato Imediato		↓ 25 a 50 mEq/hora váriavel

Fonte: Andrade Jr.[10]

apresente hiperpotassemia, deve ter uma restrição regular do potássio na dieta incluída nas medidas terapêuticas, sendo que uso das resinas de troca iônica, em geral, apresenta boa resposta.[12]

Os diuréticos de alça são eficazes para a diminuição do nível sérico de potássio, mas a diminuição do extracelular causada por uma diurese não adequada pode, com frequência, transformar uma insuficiência renal não dialítica avançada, com ritmo de filtração de 10 a 20 mL/minuto, em uma insuficiência renal dialítica.

Recomenda-se utilizar doses pequenas obtidas em metade ou um quarto de comprimidos de diuréticos de alça, tais como 10 a 20 mg de furosemida, e realizar uma titulação precisa dessas pequenas doses nesses pacientes. Além dessas medidas, a administração de álcalis para um alvo de bicarbonato de 22 a 25 mEq/L.

REVISÃO

- Se excluída a hiperpotassemia por redistribuição, se confirmado o aumento real do potássio corporal total e excluído o comprometimento grave do ritmo de filtração glomerular com ritmo ao menos abaixo de 25 mL/minuto, praticamente todas as causas de hiperpotassemia se devem à diminuição da ação da aldosterona, seja por diminuição da sua produção, seja por falta de resposta tubular renal adequada à aldosterona ou aos mineralocorticosteroides.
- Uma vez identificada uma hipercalemia, é necessário determinar se pertence ao grupo da pseudo-hipercalemia, se o nível sérico é maior ou menor que 6 mEq/L e a velocidade e o potencial de ascensão desse potássio e determinar os achados eletrocardiográficos. Esses achados, se presentes ou não, definirão se é uma **emergência** ou uma **urgência**.
- As abordagens terapêuticas das hiperpotassemias encontram-se sistematizadas no Quadro 28.1. Os medicamentos estão em ordem temporal do início da ação, mas todos deverão ser tomados mediante risco iminente de arritmias fatais ou se o intervalo de tempo para iniciar o tratamento dialítico acarretar riscos de deterioração do quadro clínico.

REFERÊNCIAS

1. Wang WH, Giebisch G. Regulation of potassium (K) handling in the renal collecting duct. Pflugers Arch. 2009;458(1):157-68.
2. Graber M, Subramani K, Corish D, Schwab A. Thrombocytosis elevates serum potassium. Am J Kidney Dis. 1988;12(2):116-20.
3. Chawla NR, Shapiro J, Sham RL. Pneumatic tube "pseudo tumor lysis syndrome" in chronic lymphocytic leukemia. Am J Hematol. 2009;84(9):613-4.
4. Winkler AW, Hoff HE, Smith PK. Factors affecting the toxicity of potassium. Am J Physiol. 1939;127:430-6.
5. Mount DB, Zandi-Nejad K. Disorders of potassium balance. In: Brenner BM, editor. Brenner and Rector's the kidney. 8th ed. Philadelphia: WB Saunders; 2008. p.547
6. Ferrannini E, Taddei S, Santoro D, Natali A, Boni C, Del Chiaro D, et al. Independent stimulation of glucose metabolism and Na+-K+ exchange by insulin in the human forearm. Am J Physiol. 1988;255(6 Pt 1):E953-8.
7. Liou HH, Chiang SS, Wu SC, Huang TP, Campese VM, Smogorzewski M, Yang WC. Hypokalemic effects of intravenous infusion or nebulization of salbutamol in patients with chronic renal failure: comparative study. Am J Kidney Dis. 1994;23(2):266-71.
8. Sowinski KM, Cronin D, Mueller BA, Kraus MA. Subcutaneous terbutaline use in CKD to reduce potassium concentrations. Am J Kidney Dis. 2005;45(6):1040-5.
9. Blumberg A, Weidmann P, Shaw S, Gnädinger M. Effect of various therapeutic approaches on plasma potassium and major regulating factors in terminal renal failure. Am J Med. 1988;85(4):507-12.
10. Andrade Jr A. Equação guia: uma nova abordagem da semiologia e fisiopatologia do equilíbrio do hidrogênio, da água e de seus íons. São Paulo: Urbana; 2013.
11 Weir MR, Bakris GL, Bushinsky DA, Mayo MR, Garza D, Stasiv Y, et al. Patiromer in patients with kidney disease and hyperkalemia receiving RAAS inhibitors. Investigators N Engl J Med. 2015;372(3):211-21.
12. Allon, M .Treatment and prevention of hyperkalemia in end stage disease. Kidney Int. 1993;43(6):1197-209.

28.4 HIPOPOTASSEMIA

ARY DE ANDRADE JUNIOR

A ingestão de K diária é por volta de 50 a 100 mEq/dia. Quase 90% são absorvidos no intestino delgado e em torno de 10% são secretados pelo colo. Essa secreção pode tornar-se importante em casos de insuficiência renal, quando o rim não excretar o potássio.[1]

No rim, o potássio filtrado é reabsorvido em sua maior parte no túbulo proximal e porções proximal do túbulo distal.[1]

A maior parte do potássio é eliminada pelo túbulo conector e porções proximal do túbulo coletor.

A maior parte do potássio está no intracelular e nos músculos, cérebro e vísceras com os músculos respondendo por 70% do potássio corporal.

Em homens, por possuírem, em geral, menor porcentagem de gordura, o potássio corporal total é maior do que em mulheres ou crianças. O potássio corporal total é respectivamente 50 mmol/kg, 40 mmol/kg, 40 mmol/kg.

A distribuição do potássio como íon intracelular apresenta concentração de 150 mmol/L e concentração extracelular de apenas 5 mEq/L. Enquanto o sódio tem concentração de 140 mEq/L no extracelular e 10 mmEq/L no intracelular.

Essa distribuição é mantida por uma bomba que é dependente de ATP, e que transfere $3Na^+$ para fora da célula em troca de $2K^+$.

Essa bomba pode ser estimulada e provocar aumento do potássio intracelular e diminuição do potássio no extracelular como ocorre nas hiperatividades do sistema simpático (Figura 28.1).

As condições com maior produção ou oferta de hormônios tiroidianos têm o mesmo efeito que a liberação de mediadores simpaticomiméticos, pois os hormônios tiroidianos potencializam a ação das catecolaminas.

É esta ação dos hormônios tiroidianos capazes de ativar a bomba de sódio/potássio, a base fisiopatológica da paralisia periódica associada ao hipertiroidismo.

A diminuição do potássio sérico e o aumento do potássio intracelular, causados pela ação do sistema nervoso simpático, resultam da ação beta-2 enquanto a beta-1 não modifica a atividade da ATPase Na/K.

A ação alfassimpática, por sua vez, tem efeito oposto, provocando um aumento do potássio extracelular e diminuição do potássio intracelular.

Fármacos que aumentam a atividade simpática como epinefrina com atividade beta-1 e beta-2 causam diminuição do potássio extracelular, assim como fármacos com atividade predominantemente beta-2, como o isoproterenol.

Os fármacos broncodilatadores com ação especifica beta-2, a exemplo da terbutalina e do salbutamol, como se espera, diminuem o potássio extracelular aumentando o potássio intracelular.

De forma contrária, antagonistas beta-1 e beta-2 como propranolol ou o sotacor, antiarrítmico com propriedades betabloqueadoras e ação seme-

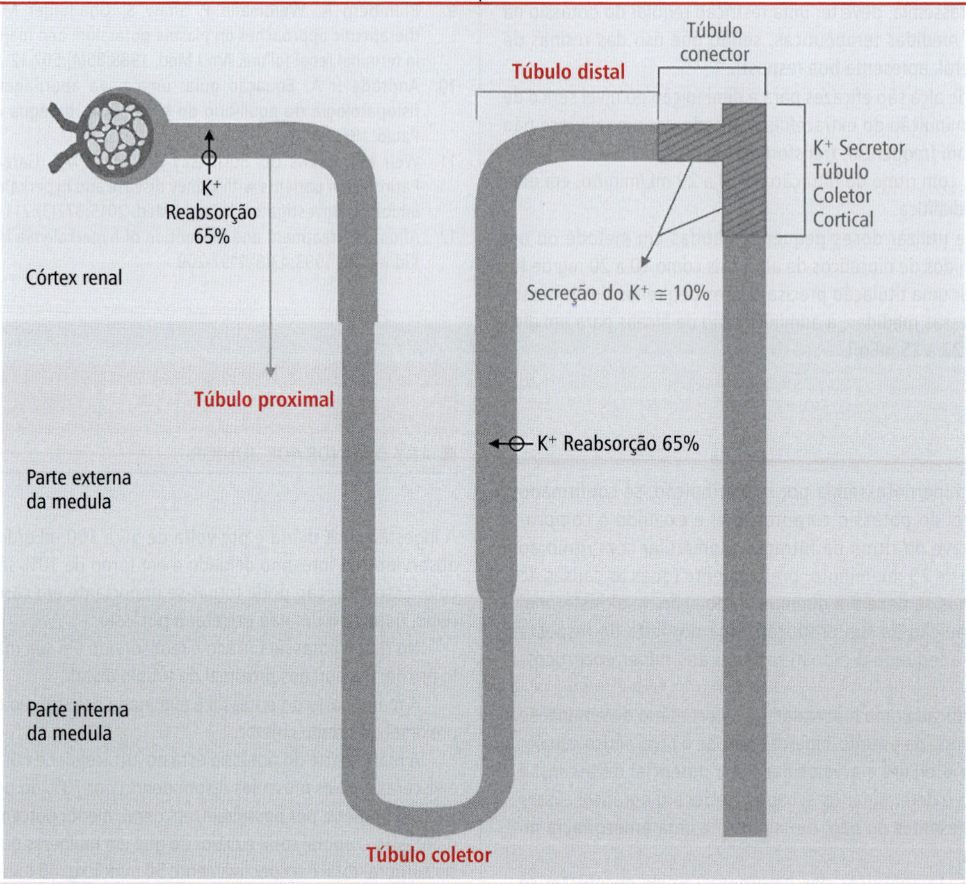

FIGURA 28.1 ■ Reabsorção e excreção do potássio.

Fonte: Andrade Jr.[2]

lhante à da quinidina (incluindo alargamento de QT), provocam aumento do potássio extracelular.

Como se espera, os betabloqueadores de ação beta-1 como atenolol e metoprolol não exercem nenhum efeito na redistribuição do potássio.

Fármacos simpaticomiméticos com ação agonista-alfa, como a fenilefrina, provocam aumentos do potássio extracelular e bloqueadores alfa como a fenoxibenzamina conseguem bloquear essa ação dos agonistas alfa, porém sem causar uma diminuição do potássio se administrados isoladamente.

Também a ação da insulina estimula a bomba de sódio e potássio.

Outro aspecto essencial é a interdependência entre potássio e magnésio.

Baixa concentração de magnésio intracelular é acompanhada de baixa concentração de potássio. O magnésio é importante na geração da energia da ATPase sódio/potássio e, sem magnésio, a entrada de potássio na célula fica prejudicada.

É boa conduta na rotina, administrar sulfato de magnésio a 10% 10 mL, associado às reposições de potássio Kcl 19,1% ampolas de 10 mL, na proporção de uma ampola de cada sal, em pacientes que apresentem arritmias ou tenham propensão a apresentar arritmias e ou convulsões.

É conhecido o fato de que a correção do potássio sem a correção de magnésio pode ser bastante infrutífera.

O magnésio é o segundo mais importante cátion intracelular e o quarto cátion do corpo. Além de ser importante para a bomba sódio/potássio por estar envolvido na produção energética celular, participa da geração dessa energia específica.

As hipopotassemias por redistribuição entre o potássio intra e extracelular podem ser importantes na clínica, o Quadro 28.2 correlaciona as causas de aumentos ou diminuições da atividade da bomba de sódio/potássio.

QUADRO 28.2 ■ Causas de alterações da atividade da bomba sódio/potássio

CAUSA	ENTRADA DE POTÁSSIO NA CÉLULA
Insulina	Aumenta
Catecolaminas com atividade beta	Aumenta
Catecolaminas com atividade alfa	Diminui
Acidose	Diminui
Alcalose	Aumenta

Também é importante além da atividade a concentração da ATPASE NA/K na membrana celular. Estímulos mantidos podem aumentar ou diminuir essa concentração.

Assim, aumentos dos hormônios tiroidianos e corticosteroides promovem maior densidade da bomba, contribuindo também para o desenvolvimento de hipopotassemias por distribuição.

Uma equação relativamente recente, que relaciona o pH extracelular com o pH intracelular e conjuntamente os íons extracelulares e intracelulares principalmente do sódio, potássio e cloretos, forneceu a base para uma nova abordagem do equilíbrio ácido básico integrando este ao equilíbrio da água e eletrólitos permitindo um melhor entendimento e quantificação das redistribuições dos eletrólitos e seus efeitos no equilíbrio ácido básico. Essa equação tem a sua forma original:

$$PHE = -\frac{(Ei - Ee)F}{2,3\ R.T} + PHI + LOGR + \quad ^{7}$$

$$LOG\,\frac{fpna\left[Na+\right]e + fpk\left[K\right]e + fpMg\left[Mg\right]e + fpCL\left[Cl-\right]i + fpP\left[P-\right]i}{fpna\left[Na+\right]i + fpk\left[K\right]i + fpMg\left[Mg\right]i + fpCL\left[Cl-\right]e + fpP\left[P-\right]e}$$

HIPOPOTASSEMIAS

Embora sejam múltiplas as causas de hipopotassemias, na maior parte dos casos o diagnóstico não oferece dificuldade e relaciona-se a perdas no trato gastrintestinal ou perdas renais pelo uso de diuréticos ou nos hiperaldosteronismos primários ou secundários.

As manifestações dependerão do tempo de instalação e do grau da perda de potássio que causa a hipopotassemia e da presença de comorbidades e uso de fármacos que podem desencadear ou agravar os sintomas das hipopotassemias.

Seus sintomas se correlacionam com o fechamento de canais de potássio e dificuldade de repolarização.

Fraqueza muscular, câimbras, tendência a tetanias e até mesmo um padrão de paralisia ascendente de Landry, com paralisia flácida começando em membros inferiores e ascendendo, ainda que raramente acometendo músculos respiratórios e chegando à parada cardiorrespiratória, além de parestesias e sensação de pernas inquietas que são apresentações possíveis das hipopotassemias.

Em relação ao sistema nervoso central, além de confusão mental, podem ocorrer irritabilidade, apatia astenia e mal-estar.

No aparelho gastrintestinal, estão presentes piora do esvaziamento gástrico, náuseas e vômitos, desenvolvimento ou prolongamento de íleo paralítico.

No aparelho cardiovascular, é muito frequente o aparecimento de extrassístoles supra ou ventriculares, fibrilação atrial ou ritmo pré-fibrilatório com períodos de arritmias cheios de extrassístoles, às vezes de difícil definição, desenvolvimento de bloqueios AV de grau variável, *torsades de pointes* e fibrilação ventricular e alterações do ECG que, mesmo em ritmo sinusal, incluem depressão do ST aparecimento de onda U, diminuição da amplitude da onda Q e medida do segmento QT alargado, além de achatamento da onda P, prolongamento do intervalo PR e, finalmente, alargamento do QRS.

Dessa forma, as hipopotassemias causam ou propiciam o desenvolvimento de alterações no ECG ainda que o paciente apresente ritmo sinusal e múltiplas arritmias de gravidade variável até a fibrilação ventricular.

A perda de potássio é proporcional ao grau de concentração de potássio com uma diminuição da concentração sérica de potássio de 0,27 mEq/mL para cada 100 mEq de perda de potássio corporal total.[3]

Em casos crônicos, a perda de potássio pode ser mais acentuada com uma correlação de 200 a 400 mEq dessa perda para abaixar a concentração em 1 mEq/L.

Essa noção da massa de potássio perdida é importante, mas, de forma alguma, substitui o controle rigoroso dos níveis de potássio durante a reposição desse íon.

Embora no indivíduo a hipopotassemia passe a ser sintomática a partir dos 3 mEq/L, pacientes com arritmias ou com convulsões podem tornar-se sintomáticos em níveis limítrofes da normalidade de 3,5 mEq/L ou mesmo superiores, sendo boa conduta manter nesses pacientes um limite mais estreito da variação compreendido entre 4 e 5 mEq/L.

Nesses casos, a reposição de potássio pode ser VO ou EV.

ATENÇÃO!

A reposição endovenosa pode causar, se não feita corretamente, mais mal do que a própria hipopotassemia. Assim, não se devem ultrapassar 20 mEq/hora e, na grande maioria dos casos, é possível manter uma reposição de 10 mEq/hora.

Somente em casos de arritmias graves, com potássio abaixo de 2 mEq/L, a reposição deve superar os 20 mEq/L, sendo descritos casos de 40 mEq/L/hora em pacientes monitorados.[4]

ATENÇÃO!

O potássio em veia periférica é irritante, por isso e razões de proteção, a concentração das soluções de potássio EV não deve ultrapassar 30 a 50 mEq em 1 L de solução que, inicialmente, não deve ser de soro com glicose para não estimular a liberação de insulina e agravar a hipopotassemia; é preferível que os 30 a 50 mEq de potássio sejam acrescentados a 1 L de solução salina. Sempre que possível, administra-se a solução em bomba de infusão.

As soluções mais disponíveis são o cloreto de potássio 19,1% com 2,56 mEq de K/mL e a solução com fosfato de potássio com 2 mEq/mL.

Nunca se deve utilizar a reposição EV se o paciente estiver estável e a hipopotassemia for branda, na faixa de 3 a 3,4 mEq/L, com perdas já controladas. Nesses casos, a administração oral de 10 a 20 mEq de potássio a cada 6 ou 12 horas é adequada. Casos de úlcera em atividade ou hemorragias gástricas recentes e gastrites agressivas podem impedir a administração oral do potássio e, então, a via EV passa a ser indicada.

Embora as formas de liberação prolongada sejam mais toleradas, têm sido relacionadas a ulcerações. A forma mais barata de administração VO é preparar uma solução de KCl 19,1%, a qual contém 2,5 mEq/mL, e administrar 10 mL a cada 6 ou 12 horas com suco de laranja.

De forma geral, a administração VO de potássio deve ser efetuada sem o paciente estar em jejum e com atenção na presença de gastrites, úlceras e hemorragias digestivas altas. Em pacientes com arritmias, a administração concomitante de magnésio acompanhando a reposição de potássio é vigorosamente recomendada.

A falta de potássio e magnésio provoca o aparecimento de arritmias como *torsade de pointes*, principalmente se utilizarem fármacos que alargam o QT como os antialérgicos largamente consumidos, além da própria hipomagnesemia, a qual pode provocar diminuição dos níveis séricos de potássio ou ser responsável pela hipopotassemia.

Por isso, independentemente da forma de reposição, VO ou EV, recomendamos, como regra geral, a reposição simultânea de magnésio e de potássio.

Geralmente, nas reposições EV, para cada ampola de 10 mL de KCl 19,1%, podemos adicionar uma ampola de 10 mL de $MgSO_4$ a 10%, embora, infelizmente, a reposição de magnésio seja ignorada com frequência, mesmo em meios acadêmicos.

A diminuição do nível sérico de potássio e desenvolvimento de arritmias durante a administração de tiazídicos sugerem que esses medicamentos deveriam ser administrados com potássio para suprir as perdas ocasionadas pelos diuréticos, ou como medidas para conservar o potássio que deveriam ser observadas, à semelhança de um acompanhamento do nível sérico de potássio.

Isso se torna mais relevante em pacientes com antecedentes de arritmias, uso de digitálicos, isquemias coronarianas, aumento da atividade B_2 simpática e, naturalmente, em pacientes com hipomagnesemias. A própria correção do potássio pode ser infrutífera na presença de hipomagnesemia.[5]

Em contrapartida a administração de potássio enseja um grave risco de hiperpotassemia, portanto atenção especial deve ser devotada à administração de potássio a pacientes que ingerem potássio associados aos IECA, a espironolactona (aldactone), aos AINH (muitas vezes, acrescentados pelo próprio paciente, considerando a falta de controle desses fármacos e sua fácil aquisição), ou medicamentos diuréticos compostos pela associação de tiazídicos com amiloride (Moduretic®), ou em pacientes com algum grau de insuficiência renal, pois, em todos esses casos, essa administração pode resultar em graves hiperpotassemias e suas nefastas manifestações, inclusive a letalidade.

Determinadas peculiaridades são típicas de alguns pacientes que necessitam de reposição de potássio, pois outros íons podem também estar deficitários como na reposição de potássio da cetoacidose diabética, tornando a reposição mais complexa.

REPOSIÇÃO DE POTÁSSIO NA CETOACIDOSE DIABÉTICA

Embora uma perda de potássio de 3 a 10 mEq/kg corresponda ao déficit de potássio da cetoacidose, a concentração de potássio, inicialmente, não estará baixa.

O deslocamento dos cátions do intracelular para o extracelular consequente à entrada de hidrogênios na célula é achado clássico.[7]

À medida que a acidose começa a ser tratada com a hidratação e com a diminuição da cetose, ocorre retorno de parte do potássio extracelular ao meio intracelular, quando acompanha a entrada da glicose na célula, ação da insulina administrada.

Com a perda do potássio extracelular pela diurese osmótica e também distribuição para o meio intracelular, haverá o aparecimento da hipopotassemia, antes camuflada pela acidemia, desidratação e cetose.

A reposição do potássio começa quando a concentração de potássio cai abaixo de 4,5 mEq/L.

Essa hipopotassemia que aparece durante o tratamento é o distúrbio de eletrólitos que mais ameaça a vida e é a hipopotassemia propriamente, e os erros no seu tratamento com desenvolvimento de hiperpotassemias graves, a principal causa de parada cardiorrespiratória da cetoacidose diabética.

A reposição de potássio deve ser iniciada assim que o potássio se aproxime do limite ou esteja nos limites da normalidade e sempre obedecendo os preceitos da reposição de potássio aqui assinalados, não ultrapassando os 20 mEq/hora.

Se essa hipopotassemia estiver associada a uma hipofosfatemia, a reposição de potássio deve ser feita com fosfato de potássio em vez de cloreto de potássio.

São disponíveis sem problemas comerciais soluções de fosfato básico de potássio em concentrações de 2 mEq/mL. (Tabela 28.3 e 28.4)

Caso o magnésio esteja em limites inferiores da normalidade, considerando os riscos de arritmias e mortes súbitas durante o tratamento da reposição de potássio em hipopotassemias, e com base na estabilidade elétrica da membrana conferida pelo magnésio, preconizamos o uso de magnésio endovenoso.

ATENÇÃO!

A reposição do fósforo e do potássio pode ser simultaneamente realizada com a reposição de magnésio em uma mesma solução desde que respeitadas as concentrações da diluição de fosfato de potássio (2 mEq/mL) total de 20 mEq ou 10 mL da solução, e 16 mEq de magnésio ou 19 mL de sulfato de magnésio 10% (0,83 mEq/mL) adicionados a 1 L de SF.

Se respeitados esses limites, não ocorrerão precipitações ao associarmos o sulfato de magnésio com o fosfato de potássio.[1]

Essa solução pode ser utilizada em situações outras em que a hipopotassemia é frequentemente acompanhada de hipofosfatemia e hipomagnesemia, como pode acontecer com alcoólatras.

ATENÇÃO!

1 g de $MgSO_4$ tem 0,83 mEq.

TABELA 28.3 ■ Soluções de eletrólitos mais frequentemente utilizadas e respectivas concentrações em mEq/L

Cloreto de potássio	19,1%	2,56 mEq/L
Fosfato de potássio		2 mEq/L
Sulfato de magnésio 10%	10%	0,83 mEq/L
Gluconato de cálcio 10%	10%	0,465 mEq/L
Cloreto de cálcio 10%	10%	1,8 mEq/L
Bicarbonato de sódio 8,4%	8,4%	1 mEq/L

TABELA 28.4 ■ Conteúdo em mEq do sal quando apresentado em gramas

NaCl	1 g	17 mEq
KCl	1 g	13,4 mEq
$MgSO_4$	1 g	8,1mEq
Gluconato de cálcio	1 g	4,5 mEq
Bicarbonato de sódio	1 g	11,9 mEq
Cloreto de cálcio	1 g	13,6 mEq

O médico deve lembrar que a hipomagnesemia pode ser causada por hipofosfatemia. A diminuição dos níveis de fósforo causa prejuízo na reabsorção tubular do magnésio, e hipermagnesúria, acontecendo essa perda renal de magnésio mesmo na vigência de concentrações baixas de magnésio.[1] Por isso, hipofosfatemias podem causar hipopotassemias por meio do desenvolvimento de hipomagnesemia.

Dessa forma, na solução fosfato de potássio (2 mEq/mL) total de 20 mEq ou 10 mL da solução, 16 mEq de magnésio ou 19 mL de sulfato de magnésio 10% (0,83 mEq/mL) adicionados a 1 L de SF apresentada, não é por mero acaso que os íons fósforo e magnésio estão associados ao potássio.

Assim, em casos de hipopotassemias graves por vezes acompanhadas de hipofosfatemia, é imperiosa a reposição do magnésio considerando-se que esta reposição em casos de risco de arritmias, tem como alvo a concentração de magnésio sérico de $\geq$ 2 mg/dL.

Vários autores preconizam que, na cetoacidose quando o potássio atingir níveis abaixo de 3,3 mEq/L, deve-se suspender a administração de insulina até que a reposição de potássio recupere os níveis séricos de potássio a patamares superiores a 3,3 mEq/L.[6,7] Essa conduta associada à reposição do magnésio pode evitar a principal causa de morte decorrente do tratamento na cetoacidose diabética.

É consenso estabelecido[2] a suspensão da administração da reposição do déficit de potássio na cetoacidose (10 a 20 mEq/hora EV), quando o potássio se apresenta em concentrações acima de 5,3 mEq/L.

ATENÇÃO!

Proceder a um controle do potássio de hora em hora ou, no mínimo, a cada 2 horas, faz parte da rotina de tratamento da cetoacidose diabética.

Além da cetoacidose diabética outras causas de hipopotassemia existem e, algumas vezes, embora não seja o habitual, a hipopotassemia não tem seu diagnóstico clarificado. Isso pode ocorrer em perdas ocultas de potássio como em tumores adenomas vilosos do intestino ou no uso sub-reptício de laxantes ou diuréticos, muitas vezes para emagrecer. Entretanto, pacientes com hipertensão doença renovascular e hiperaldosteronismo têm de ser investigados.

Não se podemos descartar a presença de um paciente com a frequentíssima hipertensão arterial sistêmica e que resolve por conta própria ou por ordem médica tomar diuréticos tiazídicos ou diuréticos de alça e não repõe o potássio eliminado.

A determinação do total de potássio eliminado pela urina pode definir a forma de perda do potássio.

Os pacientes sem lesão renal e com perda de potássio não renal conseguem restringir a perda renal diária de potássio a 20 a 30 mEq/dia.

Em amostras isoladas de urina, que são de análise mais simples e rápida, é possível utilizar a relação potássio/creatinina. Se não houver perda renal, mas, ao contrário, perdas extrarrenais, essa relação é menor do que 13 mEq de potássio/g de creatinina ou ou 1,5 mEq de potássio/mmol creatinina.

Para o diagnóstico das hipopotassemias, é importante determinar o estado acidobásico, associando-o à determinação da concentração potássio eliminado por via renal.

Na paralisia periódica associada ao hipertiroidismo ou na paralisia periódica hipocalêmica familiar (ou também hipercalcêmica), não ocorrerão alterações do equilíbrio acidobásico.

Esses diagnósticos de hipopotassemia por redistribuição, ainda que raros, são importantes porque a reposição de potássio em hipopotassemias por redistribuição pode ocasionar rebotes de hiperpotassemia quando a redistribuição voltar ao valor normal.

Dessa forma, potássio baixo, baixa excreção urinária de potássio, paralisia e ausência de acidoses ou alcaloses favorecem o raro diagnóstico de paralisia periódica.

Podem ocorrer distribuição e hipopotassemia não associadas, necessariamente, a paralisias com o uso de simpaticomiméticos, em surtos psicóticos (por ativação simpática), *delirium*, hipertiroidismo, *delirium tremens*, traumatismos cranianos, dores intensas incluindo, em especial, o IAM, insulinoterapia, recuperação medular da anemia perniciosa, tumores de rápido crescimento, alcaloses respiratórias e mesmo as próprias alcaloses metabólicas,[7] (nestas últimas, ocorre diminuição da concentração sérica do potássio de 0,4 mEq/L para cada elevação de 0,1 do pH).[8]

A correlação do nível sérico de potássio e as variações do pH podem ser determinadas pela abordagem da equação guia.[2]

A produção de cortisol e a administração de mineralocorticosteroides também provoca redistribuição, embora concomitantemente à perda renal de potássio.

A presença de acidose metabólica com baixa excreção renal de potássio está, geralmente, associada a perdas extrarrenais, como acontece nas diarreias e nos casos sem diagnóstico das perdas de potássio no trato gastrintestinal por adenomas vilosos ou uso sub-reptício de laxativos. O uso de laxativos pode também resultar em alcaloses.

A presença de acidose metabólica associada a elevadas perdas renais de potássio encontra-se classicamente nas acidoses tubulares renais tipo 1 (distal) e tipo 2 ou proximal, também nas derivações urológicas para o intestino grosso como a ureterossigmoidostomia e no uso de fármacos que inibem a anidrase carbônica como a acetazolamida.

A associação de alcalose metabólica com elevada excreção de potássio ocorre no uso de diuréticos síndrome de Batter, síndrome de Gitelman, uso de mineralocorticosteroides, hiperaldosteronismo primário, síndrome de Liddle, síndrome de Cushing e tumores produtores de renina (Figura 28.2).

Não adentraremos o estudo das síndromes citadas, mas, para raciocínio, a síndrome de Liddle tem fisiopatologia da administração de mineralocorticosteroides; a síndrome de Batter, a da administração de diuréticos de alça; e a síndrome de Gitelman, a de diuréticos tiazídicos. Além de excreção elevada de potássio, apresentam elevada excreção de cloretos. Isso acarreta hipocloremias.

Essas hipocloremias causam uma alcalose com retenção de bicarbonato, pois o sódio e água são reabsorvidos, principalmente, com cloretos e bicarbonatos. Essas alcaloses hipoclorêmicas não respondem bem ao soro fisiológico e são chamadas de salinorresistentes, pois retêm bicarbonato com a perda renal de cloretos.

Também não detalharemos as síndromes nas quais o excesso de mineralocorticosteroides pode causar alcaloses e hipopotassemias, mas, para uma ideia geral, é importante citar:

SÍNDROME DO APARENTE EXCESSO DE MINERALOCORTICOSTEROIDE (SAME) (DEFICIÊNCIA DE 11 BETA-HSD-2)

Na SAME, os pacientes apresentam hipocalemia, alcalose metabólica hipertensão e hipercalciúria. A fisiopatologia fundamenta-se na ligação do cortisol ao receptor da aldosterona, com o qual tem a mesma afinidade que a aldosterona. Mas, em condições normais, a enzima 11beta-hidroxiesteroide-desidrogenase-2, nas células do néfron distal, transforma o cortisol em corticosterona, a qual não tem forte afinidade pelo receptor da aldosterona. A deficiência dessa enzima, de herança autossômica re-

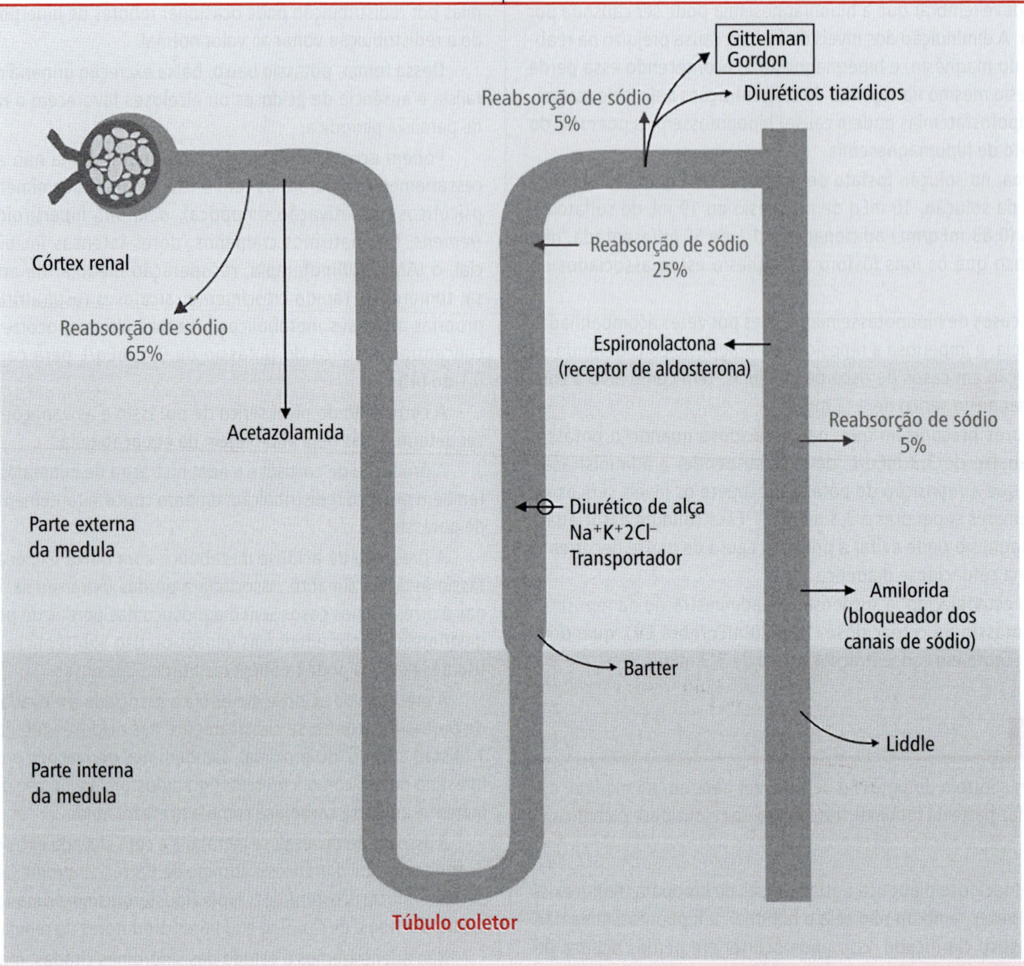

FIGURA 28.2 ■ Local de ação dos diuréticos e síndromes de Batter, Gittelman e Gordon.

Fonte: Andrade Jr.[2]

cessiva, impede a transformação do cortisol, o qual ativará os receptores da aldosterona.

BLOQUEIO DA 11-BETA-HIDROXISTEROIDE--DESIDROGENASE-2 ADQUIRIDO

Essa enzima pode ser inibida por uso de medicamentos derivados da raiz de alcaçuz como a carbenoxolona e o ácido glicirrízico, ambos derivados da raiz do alcaçuz.

A carbenoxolona derivada da raiz do alcaçuz é utilizada para o tratamento de úlceras do aparelho digestivo. Causa hipocalemia e retenção de água e sal, podendo se desenvolver a hipertensão.

ALDOSTERONISMO TRATÁVEL COM GLICOCORTICOSTEROIDE

Outra doença genética (GRA do inglês, *glucocorticoid remediable aldosteronism*) é autossômico dominante, causado por um gene quimérico, e com elevação urinária de 18-oxacortisol e 18-hidroxicortisol.

Essa quimera genética acontece pela fusão do gene que codifica a 11-beta-hidroxilase que faz parte da biossíntese do cortisol, com o gene que codifica a enzima aldosterona sintetase. Isso torna essa enzima controlável pelo sistema do cortisol, e não pelo sistema renina-angiotensina ou hiperpotassemia, podendo a síntese da aldosterona ser inibida pela administração do cortisol.

O quadro clínico é o mesmo do hiperaldosteronismo primário. Existem níveis variáveis de elevação da aldosterona e o potássio pode também apresentar níveis normais.

A síndrome de Gordon não está associada a nenhum desses quadros de hipopotassemia; ao contrário, também chamada de hipoaldosteronismo tipo 2, está associada à hipercalemia, acidose e hipertensão, mas aproveitamos para comentar que essa síndrome, em que o sódio é avidamente reabsorvido no túbulo distal, tem mecanismo fisiopatológico oposto ao da síndrome de Gitelman. Nela, o cotransportador Na/Cl sofre diminuição de sua função, o aspecto fundamental da síndrome, além da grande reabsorção de cálcio e baixa reabsorção do magnésio. Associar a síndrome de Gordon à de Gitelman é uma boa forma de o médico memorizar essas raras síndromes.

As perdas por vômitos também causarão alcalose metabólica, mas, com o decorrer de dias, apresentam-se com baixa excreção urinária de potássio (menor do que 13 mEq de potássio/g de creatinina) e baixa excreção de cloretos (menor do que 10 mEq/L).

Por responderem ao soro fisiológico, integram o grupo das alcaloses chamadas de salino responsivas ao contrário das alcaloses por hiperatividade mineralocorticosteroide.

Deve-se ressaltar que o conteúdo de potássio no suco gástrico de 5 a 10 mEq/L não justifica a hipopotassemia, observada, inicialmente, nos vômitos, sendo ela resultante, paradoxalmente, de perdas renais aumentadas por um hiperaldosteronismo decorrente da contração de volume e elevação do bicarbonato.

Por isso, embora relatemos os vômitos como situação de baixa excreção urinária de potássio, como ocorre em alcoólatras, cumpre observar que, agudamente, e até alguns dias após o início dos vômitos ocorre excreção urinária aumentada de potássio, sendo este o mecanismo inicial das perdas de potássio.

Da mesma forma que as outras perdas renais de potássio, apresentam perda urinária no volume correspondente às 24 horas maior do que 20 a 30 mEq/dia apesar da hipopotassemia.

São também causas de hipopotassemias a reposição volêmica sem eletrólitos, reposição volêmica com SF, diurese pós-desobstrução do trato urinário, uso de aminoglicosídeos, fase de recuperação de necrose tubular aguda, diurese osmótica, porfiria intermitente aguda, leucemias, hipercalcemias, anfotericina.

A sudorese que, normalmente, se apresenta com a concentração de potássio no suor de 5 a 10 mEq/L não é significativa o suficiente para causar alterações nos eletrólitos, mas as perdas da sudorese, como ocorrem em exercícios nas regiões quentes, podem elevar as perdas do suor a 10 L e causar perdas além dos 50 mEq perdidos pelo suor, causadas por liberação de aldosterona em virtude da contração de volume e, novamente, perdas renais consequente à liberação da aldosterona causarão uma significativa hipopotassemia.[9]

Nos casos de hipopotassemia com alcaloses, prefere-se utilizar a solução com cloreto de potássio 19,1% com 2,56 mEq/mL; porém, se ocorrerem hipopotassemias com acidoses, prefere-se utilizar a solução com fosfato básico de potássio com 2 mEq/mL.

Pode-se utilizar, nas hipopotassemias com acidoses, quando disponíveis, as soluções de bicarbonato de potássio, acetato de potássio ou citrato de potássio (cada citrato torna-se três bicarbonatos).

Nos casos em que a hipopotassemia não tiver um diagnóstico mais evidente, essa associação de alcalose com baixa excreção urinária pode ser resultante de vômitos provocados em pacientes com bulimia, ou efeito residual do uso escondido de diuréticos após o efeito da diurese ter desaparecido.

A associação de acidose metabólica com perda de potássio, além de ocorrer nas acidoses tubulares renais distal (tipo 1) e proximal (tipo 2),[2] é típica da cetoacidose diabética com perda de potássio por diurese osmótica.

Outras causas menos frequentes de hipopotassemias são a administração de vitamina B12 ou ácido fólico para tratamento de anemia megaloblástica que pode desencadear hipotassemias por aumento da captação com elevação aguda de células sanguíneas e, da mesma forma, medicamentos para tratar as leucopenias, ao provocarem leucocitoses, levam à captação aguda do potássio no sangue, parecendo que a concentração de potássio está baixa no restante do corpo.

Intoxicações por cloroquina, bário, fármacos antipsicóticos como risperidona e quetiapina, tolueno, cloreto de césio em oncologia, aníons não reabsorvíveis como penicilina em altas doses que, por ser ânion-negativa, torna o lúmen tubular negativo, condição na qual o sódio passa a ser trocado por potássio em maior expressão levando à perda renal de potássio.

O beta-hidroxibutirato da cetoacidose diabética também é ânion não reabsorvível e causa a mesma fisiopatologia com mais sódio sendo ofertado aos segmentos mais distais do néfron (ver Figura 28.3 da célula principal do túbulo distal), causando maior troca de sódio por potássio nessas porções distais que trocam sódio por H^+ nas porções proximais, estas últimas dificultadas pela presença de aníons não reabsorvíveis.

Na avaliação das hipopotassemias, é importante considerar as falsas hipocalemias. Nestas, um dos achados mais frequentes é a administração de insulina imediatamente antes da coleta, porém esta significa um pequeno efeito correspondente a 0,3 mEq/L na diminuição da concentração do potássio. Em hipocalemias significativas, essa hipótese não deve ser considerada.

Mas isso serve de alerta ao médico, pois podem ocorrer hipopotassemias com a liberação endógena de insulina; assim, pacientes com potássio muito baixo não devem receber inicialmente o potássio em soluções glicosadas, pois estas estimulam a liberação de insulina endógena e podem causar agravamentos da hipopotassemia, devendo o tratamento inicial das hipopotassemias ser administrado em soluções salinas.

Em pacientes com leucocitoses elevadas cujas coletas não sofreram esfriamento, o potássio pode ser captado por essas células e teremos um quadro de falsa hipocalemia.

Nas crises de paralisia periódica hipocalêmica tireotóxica, a grande atividade simpática deve ser minorada com a administração de betabloqueadores. A administração de potássio deve ser parcimoniosa, pois a hipercalemia de rebote ocorre em até 40 a 60% dos casos e pode levar a

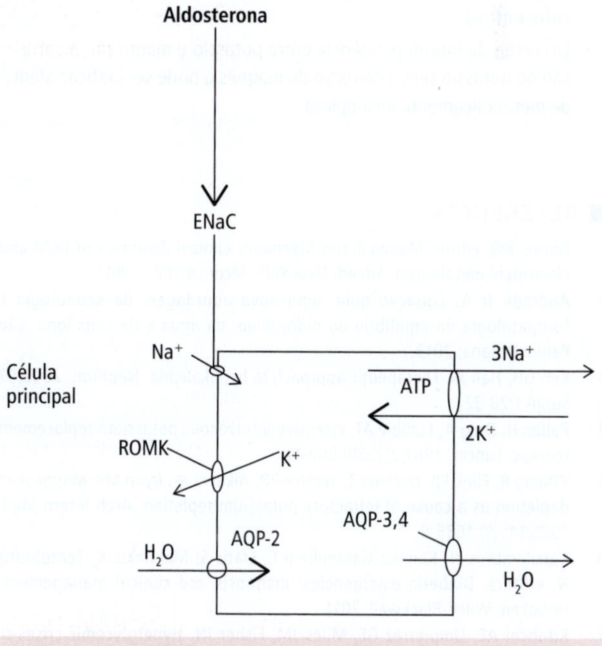

FIGURA 28.3 ■ Sódio ofertado aos segmentos mais distais do néfron.

Fonte: Andrade Jr.[2]

fatais arritmias em virtude das hiperpotassemias. Assim, a reposição com velocidade menor do que 10 mmol K^+/hora é recomendada.[10]

REVISÃO

- Aumentos dos hormônios tiroidianos e corticosteroides elevam a densidade da bomba reguladora da distribuição e concentração do potássio intracelular e extracelular, resultando em hipopotassemias por distribuição.
- O diagnóstico de hipopotassemia, na maior parte dos casos e apesar de serem múltiplas as causas dessa condição, não oferece dificuldade e relaciona-se a perdas de potássio no trato gastrintestinal ou perdas renais pelo uso de diuréticos ou nos hiperaldosteronismos primários ou secundários.
- As manifestações dependerão do tempo de instalação e do grau da perda de potássio, da presença de comorbidades e do uso de fármacos que podem desencadear ou agravar os sintomas das hipopotassemias. Estes podem incluir fraqueza muscular e câimbras; sinais e sintomas de acometimento do sistema nervoso; gastrintestinais; cardiovasculares; e do sistema nervoso.
- As hipopotassemias causam ou propiciam o desenvolvimento de alterações no ECG ainda que o paciente apresente ritmo sinusal e múltiplas arritmias de gravidade variável até a fibrilação ventricular.
- A noção da massa de potássio perdida é importante, mas não substitui o controle rigoroso dos níveis de potássio durante a reposição desse íon.
- A reposição com soluções (em geral, de cloreto de potássio) pode ser por VO (preferível) ou EV, observados os limites de concentração adequados e de 20 mEq/hora de volume para a reposição EV, as necessidades e condições clínicas do paciente (presença de comorbidades, causas da hipopotassemia, uso de fármacos como os IECA, entre outros).
- Em razão da interdependência entre potássio e magnésio, a correção do potássio sem a correção de magnésio pode ser ineficaz além de metabolicamente incompleta.

REFERÊNCIAS

1. Narins RG, editor. Maxwell and Kleeman's clinical disorders of fluid and electrolyte metabolism. 5th ed. New York: Mcgraw-Hill; 1994.
2. Andrade Jr A. Equação guia: uma nova abordagem da semiologia e fisiopatologia do equilíbrio do hidrogênio, da água e de seus íons. São Paulo: Urbana; 2013.
3. Kim GH, Han JS. Therapeutic approach to hypokalemia. Nephron. 2002;92 Suppl 1:28-32.
4. Pullen H, Doig A, Lambie AT. Intensive intravenous potassium replacement therapy. Lancet. 1967;2(7520):809-11.
5. Whang R, Flink EB, Dyckner T, Wester PO, Aikawa JK, Ryan MP. Magnesium depletion as a cause of refractory potassium repletion. Arch Intern Med. 1985;145(9):1686-9.
6. Katsilambros N, Kanaka-Gantenbein C, Liatis S, Makriakis K, Tentolouris N, editors. Diabetic emergencies: diagnosis and clinical management. Hoboken: Wiley-Blackwell; 2011.
7. Kitabchi AE, Umpierrez GE, Miles JM, Fisher JN. Hyperglycemic crises in adult patients with diabetes. Diabetes Care. 2009;32(7):1335-43.
8. Adrogué HJ, Madias NE. Changes in plasma potassium concentration during acute acid-base disturbances. Am J Med. 1981;71(3):456-67.
9. Knochel JP, Dotin LN, Hamburger RJ. Pathophysiology of intense physical conditioning in a hot climate. I. Mechanisms of potassium depletion. J Clin Invest. 1972;51(2):242-55.
10. Gennari FJ. Hypokalemia. N Engl J Med. 1998;339(7):451-8.

28.5 HIPERCALCEMIAS

ARY DE ANDRADE JUNIOR

São condições mórbidas em que ocorre aumento da concentração sérica de cálcio cujo tratamento depende das causas e da intensidade da elevação do nível sérico do cálcio.

Seus sintomas poderão ser inespecíficos, os pacientes podem se apresentar assintomáticos ou com letargias, fraquezas musculares, artralgias, mialgias, dores ósseas, desconfortos abdominais, náuseas e vômitos, constipação intestinal, perda de peso, gastrites ou úlceras, poliúria, polidpsia, nefrolitíases, nefrocalcinose, insuficiência renal e alterações do ritmo cardíaco, bradicardias, encurtamento do intervalo QT, calcificação das valvas cardíacas, hipertensão, hiporeflexia e comprometimento do nível de consciência, podendo chegar ao coma.

ATENÇÃO!

Considerando a baixa especificidade dos sintomas, a dosagem de cálcio e fósforo devem fazer parte da rotina dos exames laboratoriais da triagem também dos pacientes ambulatoriais.

Como o cálcio encontra-se ligado à albumina, a dosagem do cálcio total é influenciada pelo nível sérico da albumina.

Caso não se possa determinar o cálcio iônico, que é a fração livre do cálcio e, por isso, independente da albumina, deve-se considerar que para diminuição de 1 g da albumina, o cálcio sérico diminui em 0, 8 mg.

Outro aspecto a ser considerado na análise da concentração de cálcio é que para a conversão de mg/dL em mmol/L, a relação é de 1 mmol/L correspondente a 4 mg/dL.

Os valores normais são: cálcio total 8,8 a 10,6 mg/dL ou 2,2 a 2,6 mmol/L e os valores do cálcio iônico normal encontram-se no intervalo de 4,5 a 5,6 A etiologia da hipercalcemia em 90% dos casos localiza-se em dois determinados fatores etiológicos, o hiperparatiroidismo primário e a hipercalcemia associada a tumores malignos sólidos ou leucemias; nestes últimos, com mecanismo fisiopatológico ou de produção de peptídeos relacionados ao paratormônio ou desenvolvimento de metástases ósseas.

Os pacientes ambulatoriais, em grande maioria, estão relacionados ao hiperparatiroidismo primário, enquanto em pacientes internados as neoplasias tornam-se tão prevalentes quanto o hiperparatiroidismo primário.

ATENÇÃO!

Na determinação da etiologia, é importante identificar, pela anamnese, o uso de fármacos que podem causar hipercalcemias como vitamina A e análogos da vitamina A, diuréticos tiazídicos, lítio, intoxicação pela vitamina D e seus derivados. Esses medicamentos também podem evidenciar uma hipercalcemia preexistente.

■ DIAGNÓSTICO

ATENÇÃO!

A determinação do paratormônio intacto iPTH é fundamental no diagnóstico do hiperparatiroidismo, sendo que tanto valores elevados como valores no limite superior na vigência de uma hipercalcemia são achados possíveis no hiperparatiroidismo.

Apenas a diminuição dos seus valores contraria o diagnóstico de hiperparatiroidismo primário, igual ao que acontece em tumores ou hipercalcemias não relacionadas ao paratormônio PTH como nas doenças granulomatosas, doença de Paget e síndrome do imobilismo.

Dessa forma, um paratormônio baixo, principalmente em hipercalcemias graves (ver Figura 28.4), sugere a possível presença de tumores e outras causas menos frequentes de hipercalcemias.

Nesse contexto, deve-se proceder à pesquisa dos dois mecanismos que causam hipercalcemias resultantes de tumores: as metástases que podem ser determinadas pela cintilografia óssea e a produção de peptídeos relacionados ao paratormônio cuja presença deve ser pesquisada.

Devem ser pesquisados tumores mais frequentemente associados à hipercalcemia como tumores de pulmão, carcinoma de próstata, carcinoma de mama, mieloma múltiplo, carcinoma renal, carcinoma de paratiroide.

ATENÇÃO!

O diagnóstico das hipercalcemias, em 90% dos casos, encontra-se entre hiperparatiroidismo e tumores associados a hipercalcemias, por isso devemos nos concentrar no diferencial desses dois diagnósticos.

Um simplificado *guideline* para o diagnóstico das hipercalcemias, uma vez afastadas as hipercalcemias causadas por fármacos, pode ser:

O Quadro 28.3 também mostra as características do diferencial entre as duas etiologias mais frequentes.

Devemos lembrar que no hiperparatiroidismo, ocorre maior conversão do calcidiol em calcitriol e, por isso, o calcitriol é normal ou elevado.

■ CAUSAS MENOS FREQUENTES DE HIPERCALCEMIAS

Além das duas etiologias mais frequentes, outras causas de hipercalcemia mais raras se distribuem entre os mecanismos fisiopatológicos de reabsorção óssea aumentada, aumento da absorção intestinal de cálcio, geralmente mediada pela vitamina D e seus derivados, ou diminuição da excreção de renal de cálcio.

Entre as formas menos frequentes da hipercalcemias, estão as associadas a doenças granulomatosas.

Os sintomas da hipercalcemia nas doenças granulomatosas em si são iguais aos encontrados nas causas mais frequentes do hiperparatiroidismo primário e neoplasias malignas, quais sejam poliúria, em virtude de menor sensibilidade ao hormônio antidiurético; nefrolitíase; nefrocalcinose; insuficiência renal; sintomas típicos de outros estados crônicos. Também pode haver pacientes assintomáticos em relação à hipercalcemia.

Nas hipercalcemias, os sintomas iniciais podem ser vagos como letargia e fadiga e de difícil diagnóstico.[1]

Várias doenças granulomatosas podem ser associadas a hipercalcemias como tuberculose, [2] granulomatose de Wegener aqual esta agrupada hoje nas poliangeítes granulomatosas, paracoccidioidomicose, histoplasmose,[3] candidíase,[4] pneumocistose,[5] doença de Crohn.[6] Também estão incluídos nas causas das hipercalcemias os granulomas resultantes da administração de silicone e de metacrilato, histiocitose, sarcoidose, histiocitose X e beriliose.

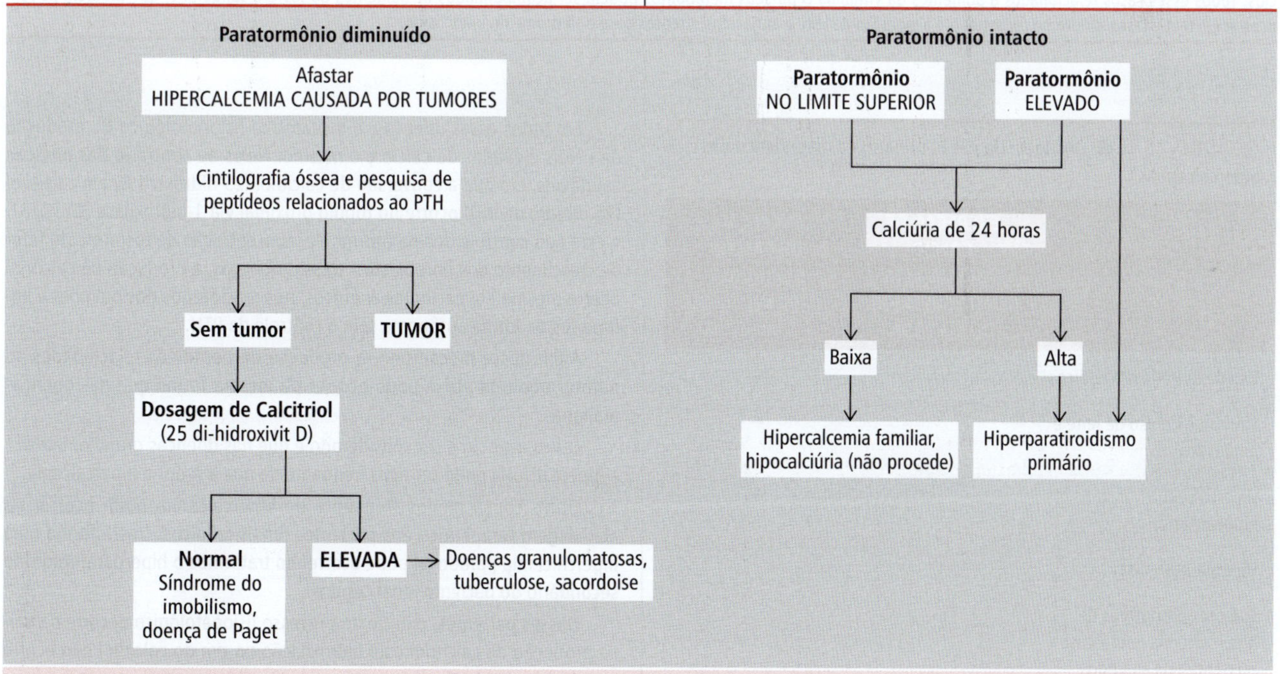

FIGURA 28.4 ■ Hipercalcemias.

QUADRO 28.3 ■ Diagnóstico diferencial entre as etiologias mais prevalentes das hipercalcemias: hiperparatiroidismo e tumores associados a hipercalcemias

	HIPERCALCEMIA BRANDA OU NORMAL ALTA < 11 mg/dL OU < 2,75 mmol/L	HIPERCALCEMIA GRAVE > 13 mg/dL OU > 3,25 mmol/L	HIPOFOSFATEMIA	MAIORIA DOS ASSINTOMÁTICOS E BAIXA VELOCIDADE DE ASCENSÃO	TEMPO DE DESENVOLVIMENTO DA HIPERCALCEMIA MAIS CURTO E FREQUENTEMENTE SINTOMÁTICA	CLORETO > 103 mEq/L E HCO_3↓↓
Hiperparatiroidismo primário	+	–	+	+	–	+
Tumor com hipercalcemia por metástase	–	+	Fósforo normal ou elevado	–	+	–
Tumor com hipercalcemia por produção de peptídeos com ação de paratormônio (PTHrp)	–	+	+	–	+	+

QUADRO 28.4 ■ Dosagem de vitamina D e seus metabólitos no diagnóstico das hipercalcemias

INTOXICAÇÃO COM	VITAMINA D COLECALCIFEROL	25 HIDROXIVITAMINA D CALCIDIOL	25 DI-HIDROXIVITAMINA D CALCITRIOL
Vitamina D colecalciferol	↑	↑	
Intoxicação por calcidiol		↑	
Intoxicação por calcitriol			↑
Doenças granulomatosas			↑
Linfomas			↑
Hiperparatiroidismo primário			Normal ou ↑

Obs. Todos esses casos relacionados a aumentos da vitamina D ou seus metabólitos podem ser acompanhados de aumentos do fósforo sanguíneo, que também podem ocorrer em metástases, síndrome consequente à ingestão de leite e antiácidos, tireotoxicose e síndrome do imobilismo.

QUADRO 28.5 ■ Dosagem do cálcio urinário no diagnóstico das hipercalcemias

	EXCREÇÃO DE CÁLCIO NORMAL ALTA (LIMITE SUPERIOR) OU ELEVADA	EXCREÇÃO DE CÁLCIO DIMINUÍDA < 100 mg/dia OU 2,5 mmol/dia
Uso de diuréticos tiazídicos		+
Síndrome do uso de leite e antiácidos		+
Hipercalcemia familiar hipocalciúrica		+
Hiperparatiroidismo	+	
Tumores produtores de hipercalcemia (metástases ou peptídeos análogos do PTH)	+	

Em todas essas doenças, o mecanismo fisiopatológico de produção de níveis elevados de cálcio é o mesmo. Nelas ao contrário das pessoas saudáveis, em que a conversão de calcidiol (25 hidroxivit D) em calcitriol (25 dihidroxi vit D) ocorre no túbulo proximal via 1-hidroxilase (CYP27B1) e está sob controle dos paratormônio, concentração de fósforo e do fator de crescimento dos fibroblastos. Nessas doenças, a produção do calcitriol ocorre mesmo em pacientes anéfricos, nos macrófagos dos pulmões e linfonodos de forma autônoma sem o controle do PTH.

Além desse mecanismo, a produção de peptídeos relacionados ao paratormônio também pode ocorrer da mesma forma que nas doenças malignas.[7]

Outro aspecto a ser considerado é que nas doenças granulomatosas, a hipercalciúria pode ser mais frequente do que a própria hipercalcemia.[8]

Outra causa menos frequente de hipercalcemia pode ocorrer na abordagem terapêutica dos pacientes renais crônicos. Desta forma uma hipercalcemia paradoxal pode ocorrer ao tratarmos o hiperparatiroidismo secundário do paciente renal crônico.

Nesses pacientes, o início do processo fisiopatológico decorre da baixa produção de calcitriol cuja hidroxilação no rim do calcidiol não ocorre em níveis normais. O cálcio, então, se apresenta em níveis normais ou nos limites inferiores e causa um aumento da produção de paratormônio e hiperplasia do tecido paratireóideo sensível ao cálcio, daí a ótima resposta ao calcinet (ver Quadro sobre as formas de tratamento das hipercalcemias).

Embora essa produção aumentada de paratormônio provoque um relativo equilíbrio, ainda ocorrerá um aumento do fósforo, cujo controle pode ser tentado com algumas medidas, entre as quais, a administração de carbonato de cálcio 500 mg a 1 g às refeições. A presença desse hiperparatiroidismo secundário impede a captação óssea desse cálcio ofertado para quelar o fosfato nas refeições e pode provocar hipercalcemias.[9]

Outra forma de hipercalcemia do renal cônico ocorre quando esse tecido hiperplasiado da paratiroide torna-se autônomo e independente do nível sérico de cálcio, provocando hipercalcemias. Esse hiperparatiroidismo é chamado de hiperparatiroidismo terciário e causa hipercalcemia por reabsorção óssea aumentada.

No paciente acamado com síndrome do imobilismo, podem ocorrer níveis elevados do cálcio sérico em virtude também da reabsorção óssea e calciúria aumentadas.[10]

Uma hipercalcemia em paralelo pode ocorrer no hipertiroidismo consequente à maior reabsorção óssea e aos níveis séricos elevados de paratormônio, os quais, se não tiverem hiperparatiroidismo associado, têm normalização com o tratamento do hipertiroidismo.[11] Sugere-se, assim, a pesquisa rotineira de hipertiroidismo em pacientes com hipercalcemias.

O hormônio da tiroide tem sido implicado diretamente na reabsorção óssea, e essa atividade seria inibida pelos corticosteroides e também por betabloqueadores.

Esta seria uma das explicações possíveis para a hipercalcemia que pode ser observada na insuficiência suprarrenal quando acompanhada por níveis elevados de hormônio da tiroide).[12]

Mas o mecanismo principal da hipercalcemia da insuficiência adrenal primária seria consequente à depleção de volume do extracelular com redistribuição do cálcio e aumento da reabsorção tubular de cálcio ao mesmo tempo em que diminui a excreção renal. A expansão volêmica corrige esses fatores, mas sem o tratamento com corticosteroides, persiste a reabsorção óssea elevada.[13] Conceituamente devemos associar contrações da volemia a um fator potencial para o desenvolvimento de hipercalcemias.

O hiperparatiroidismo pode ser acompanhado de feocromocitoma na neoplasia endócrina múltipla tipo 2 (sigla inglês MEN2) e ocorre, então, a presença defeocromocitoma com hipercalcemia.

Todavia, o próprio feocromocitoma pode se fazer acompanhar de hipercalcemias ao conseguir produzir peptídeos relacionados ao paratormônio, supondo-se ser um mecanismo mediado por alfaestimulação, pois os níveis de cálcio em casos de feocromocitoma costumam ser reduzidos com o tratamento com alfabloqueadores.[14]

Entre as causas mais raras de hipercalcemia, se destaca, pela relativa maior frequência, a síndrome da ingestão de leite e álcalis.

A alta ingestão de leite ou de carbonato de cálcio pode causar hipercalcemias mesmo com função renal normal, como pode acontecer durante o tratamento das prevalentes osteopenias e osteoporoses. Dessa forma, o tratamento da osteoporose e ou osteopenia, sendo que nesta última, em geral, não se administram bifosfonatos, o controle do metabolismo do cálcio e fósforo deve se estabelecer como rotina.

Essa possível causa de hipercalcemia que se acentuou na década de 1990 com os cuidados relativos à osteoporose e osteopenia tornou mais robusta a prevalência dessa etiologia, a qual, em algumas séries, se tornou a terceira causa de hipercalcemias.[15]

O quadro da síndrome da ingestão de leite e de antiácidos pode desencadear hipercalcemias, insuficiência renal, alcalose metabólica. Descrita em 1920 com a administração de leite e bicarbonatos para o tratamento de ulceras gástricas, tornou-se uma síndrome rara com o desenvolvimento de novos tratamentos para as ulceras gástricas e duodenais.A fisiopatologia fundamenta-se na administração de cálcio com álcalis.

Porém a administração de cálcio com álcalis como carbonato de cálcio e vitamina D é frequente no tratamento da osteoporose, por isso em pacientes internados este tratamento tornou-se a terceira causa de hipercalcemia.

A alcalose metabólica aumenta a reabsorção de cálcio no túbulo distal piorando a hipercalcemia. A hipercalcemia, por sua vez, provoca vasoconstrição renal diminuindo a excreção de cálcio.

A retirada da administração do carbonato de cálcio e da ingestão de leite causam reversão dos sintomas em quase todos os casos.

Da mesma forma, a atual preocupação da reposição de vitamina D aumenta a chance de intoxicações. Seus derivados calcidiol (25 hidroxivit D) e calcitriol 25 dihidroxivit D podem causar hipercalcemia por meio de um aumento da absorção de cálcio intestinal e aumento da reabsorção óssea.

O calcitriol é utilizado após paratiroidectomias ou outras causas de hipoparatiroidismo, e também no paciente renal crônico que não consegue fazer a segunda hidroxilação da vitamina D no rim. Por isso, sua administração pode causar hipercalcemias, as quais duram 2 dias após a suspensão do calcitriol, entendendo-se esse fato por ser curta a meia-vida do calcitriol.

Diferentemente, em casos de intoxicação com Vitamina D ou calcidiol, os quais têm vida média mais prolongada, além da suspensão da administração, devem ser aplicadas medidas de mais longo prazo, como uso de corticosteroides e bifosfonatos, para controle da calcemia.[16]

Formas congênitas raras de hipercalcemias como a hipercalcemia familiar, hipocalciúria, deficiência de lactase congênita e condrodisplasia metafisária não serão abordadas neste capítulo.

■ TRATAMENTO

ASPECTOS GERAIS DO TRATAMENTO DAS HIPERCALCEMIAS

As hipercalcemias, em relação à concentração sérica do cálcio, podem ser divididas em brandas, com concentração de cálcio até 12 mg/dL (3 mmol/L); moderadas, com concentração sérica de cálcio entre 12 mg/dL e 14 mg/dL (de 3 a 3,5 mmol/L); e graves, quando maior do que 3,5 mmol/L, ou seja, acima de 14 mg/dL.

Nas hipercalcemias brandas, considerando que o paciente será assintomático na maior parte dos casos, o tratamento deverá ser dirigido à doença causal.

Cuidados com fármacos que claramente podem aumentar a calcemia como diuréticos tiazídicos e lítio, mais raramente hipervitaminose A ou de alta ingestão de seus análogos como o ácido retinoico.

Lembrando, como referido, que se observa cada vez mais a hipercalcemia ser provocada por meio do uso de e suplementos de cálcio como carbonato de cálcio para tratamento da osteopenia e osteoporose.

ATENÇÃO!

É preciso ter cuidado na reposição hídrica VO das perdas que a diurese aumentada, por diminuição da sensibilidade ao hormônio antidiurético, que a hipercalcemia causa, além de evitar ingesta de dieta rica em laticínios e outros alimentos ricos em cálcio, limitando a ingesta de cálcio a 400 mg ao dia.

Nas hipercalcemias moderadas, sem sintomas, as medidas são parecidas com as da hipercalcemias brandas; mas se sintomáticas ou de alto risco, para não se tornarem graves deverão ser tratadas com as medidas para atenuação ou normalização do nível sérico do cálcio, sendo as de ação mais rápida a hidratação e a calcitonina, uso de baixas doses de diuréticos de alça como meia ampola de lasix a cada 8 ou 12 horas (não recomendamos o uso de altas doses de furosemide 80 a 100 mg a cada 2 horas e 10 L ao dia de salina como usado no passado).

Os bifosfonatos, como o ácido zolendrônico ou pamidronato (os mais comuns no Brasil), têm um início mais demorado com eficácia máxima em 2 a 4 dias, embora mais eficazes que reposição volêmica com SF e ou calcitonina.

A calcitonina alcança ação máxima em 12 a 48 horas e a administração de salina, com ou sem diuréticos de alça, começa a diluir o cálcio e aumentar sua excreção renal. Por isso, a administração de SF diuréticos de alça e calcitonina são as primeiras medidas em hipercalcemias graves, sendo possível, em casos de contraindicação, usarmos a diálise ou ultrafiltração.

O ácido zolendrônico pode ser administrado mais rapidamente em 15 a 30 minutos, enquanto o pamidronato deve ser administrado lentamente, no mínimo em 4 horas.

Mas não há motivos para uma administração rápida, pois os efeitos dos bifosfonatos serão observados após 24 a 48 horas.

Dessa forma, o pamidronato deve ser administrado em 24 horas em doses de 60 a 90 mg nas 24 horas, se a hipercalcemia for menor do que 13,5 mg/dL; devem-se usar 90 mg somente se ela estiver acima de 13,5 mg/dL. Não deve ser repetida a dose antes de um intervalo mínimo de 1 semana.

O ácido zolendrônico, mais potente do que o pamidronato, seria mais indicado em casos graves.

O Quadro 28.6 resume o tratamento das hipercalcemias.

Considerando o mesmo efeito da administração de 4 mg ou 8 mg de ácido zolendrônico, a primeira dose é mais utilizada por ter menos efeitos colaterais.

QUADRO 28.6 ■ Formas de tratamento das hipercalcemias

TRATAMENTO	INÍCIO DE AÇÃO	DOSE
Reposição volêmica com SF associado a baixas doses de diuréticos de alça	Imediato	Iniciar com 200 a 300 mL/hora até manter diurese de 100 a 150 mL/hora (não administrar em ICC ou doentes renais com limitação de excreção de água)
Calcitonina (menor reabsorção de cálcio e aumento da eliminação do cálcio)	Início de ação em 4 a 6 horas com ação limitada a 48 horas (deve ser empregada com a hidratação para diminuição rápida da calcemia quando necessária)	Administrar SC ou IM 4 UI/kg até 6 a 8 UI/kg a cada 6 horas
Ácido zolendrônico	Somente após 24 a 48 horas, mas são mais potentes do que as medidas mais rápidas	4 a 8 mg administrados EV não menos que em 15 minutos; recomendados 30 a 60 minutos.
Glicocorticosteroides (pacientes com linfomas, doenças granulomatosas, agindo por meio da diminuição da produção de calcitriol nos pulmões e gânglios) e diminuem a ação da vitamina D na absorção do cálcio intestinal	Redução esperada em 2 a 5 dias (pacientes com linfomas, doenças granulomatosas, agindo mediante a diminuição da produção de calcitriol nos pulmões e gânglios) ação máxima em 7 a 10 dias	Prednisona 20 a 40 mg/dia ou Equivalente VO ou EV como solumedrol em mesma dosagem EV
Denosumabe (Prolia) Pode ser utilizado em renais	2 a 4 dias	Pacientes eutróficos, 60 mg até 120 mg SC uma vez/semana (controle de cálcio para titulação da dose) Em pacientes desnutridos, com comorbidades e doentes renais 0,3 mg/kg uma vez/ semana de 1 a 4 semanas (controle do cálcio para titulação da dose) Se deficiente em vitamina D, corrigir a deficiência
Cinacalcet Grupo dos miméticos do cálcio, ação no receptor de cálcio na glândula paratiroide aumentando a sensibilidade desses receptores, diminuindo, dessa forma, a secreção de PTH e reduzindo o nível sérico de cálcio e fósforo	Após 12 horas da administração de cada dose, pode ser observada diminuição da concentração do PTH intacto	30 mg uma vez/dia, aumentando, se necessário, em intervalos de pelo menos 2 ou 2 semanas em aumentos de 30 mg até dose máxima habitual de 180 mg uma vez/dia. Doses máximas de 360 mg são utilizadas em doenças malignas ou até o PTH atingir 150 a 300 mg/mL; podem diminuir o cálcio inclusive em carcinomas de paratiroide e têm boa indicação em hiperparatiroidismo secundário do renal crônico
Hemodiálise	Imediato	Hemodiálise com banhos livres de cálcio e ou hemofiltração continua, ambos com anticoagulação com citrato

Como os efeitos dos bifosfonatos são duradouros (a ação do ácido zolendrônico pode durar 1 ano), a diminuição da calcemia abaixo de 8 mg/dL deve ser corrigida e, se houver déficit de vitamina D, este deve ser reposto.

Também os bifosfonatos podem causar reação inflamatória de estados gripais, com dores musculares febre baixa, dores musculares e ósseas; e casos mais graves cursam com uveíte, hipocalcemia, hipofosfatemia, insuficiência renal, síndrome nefrótica e necrose de mandíbula.

ATENÇÃO!

Embora em pacientes renais não exista contraindicação absoluta ao uso de bifosfonatos, usá-lo em menores doses e com administração mais lenta possível é conduta razoável e recomendada nessas condições.

Ao contrário dos bifosfonados administrados por VO, os aqueles administrados por via EV têm sua toxicidade dependente do tempo de infusão e da dose.

A associação de glomeruloesclerose segmentar focal colapsante tem sido observada com pamidronato em pacientes com câncer. O quadro caracterizado por síndrome nefrótica e insuficiência renal pode levar à insuficiência renal terminal.

Assim, se escolhermos administrar bifosfonatos em pacientes com câncer ou renais, recomendam-se doses baixas administradas no maior tempo possível.

O anticorpo monoclonal denosumabe (com o nome comercial, no Brasil, de Prolia®) diminui a atividade da RANKL. Esta é uma enzima (sigla em inglês de *receptor activator of nuclear factor-B ligand*) da família do fator de necrose tumoral e é importante para os osteoclastos reabsorverem o osso. Ao diminuir a atividade da RANKL, esse anticorpo diminui a atividade do osteoclasto.

Seu metabolismo não depende dos rins, por isso pode ser utilizado em doentes com insuficiência renal. Mas doses de 60 mg, nesses pacientes, podem causar hipocalcemias e, por isso, é prudente a administração de doses mais baixas, iniciando-se com 0,3 mg/kg e, se necessário, após 1 semana, repete-se a dose.

Da mesma forma que acontece com o uso dos bifosfonatos, em pacientes com deficiência de vitamina D o uso de denosumabe poderá causar hipocalcemias.

Em relação aos corticosteroides, podem ser úteis na diminuição da produção endógena de calcitriol encontrada em pacientes com doenças granulomatosas e linfomas. Agem em 2 a 5 dias ao diminuir a produção do calcitriol em células mononucleares localizadas nos pulmões e linfonodos.

É descrito na literatura nos pacientes com doenças granulomatosas sem boa resposta a corticosteroides, tratamentos com finalidade de diminuir atividade macrofágica com o uso de hidroxicloroquina, ou anedóticos casos nos quais se utilizou o de cetoconazol.

Nessas doenças granulomatosas, considerando o mecanismo fisiopatológico principal de produção de calcitriol, são medidas importantes evitar a exposição ao sol, evitar tomar vitamina D, diminuir a ingestão de cálcio em 400 mg ao dia, evitar oxalato para não causar a calculose renal e aumentar a ingesta de água em pelo menos 2 L ao dia.

Nas hipercalcemias graves, com concentração de cálcio maior do que 14 mg/dL, além das medidas como reposição volêmica com salina, diuréticos de alça, calcitonina e bifosfonatos, em casos de resistência pode ser considerado o uso de denosumabe e do cálcio mimético cinacalcet e mesmo diálise sem cálcio no banho, principalmente em hipercalcemias causadas por neoplasias malignas com comorbidades associadas de insuficiência renal e/ou insuficiência cardíaca, cujos limites fisiopatológicos dificultam a administração de líquidos e mesmo dos bifosfonatos, considerando o risco de nefrotoxicidade.

REVISÃO

- Hipercalcemias são condições mórbidas em que ocorre aumento da concentração sérica de cálcio cujo tratamento depende das causas e da intensidade da elevação do nível sérico do cálcio.
- Os sintomas poderão ser inespecíficos, os pacientes podem se apresentar assintomáticos ou com letargias, fraquezas musculares, artralgias, mialgias, dores ósseas, desconfortos abdominais, náuseas e vômitos, constipação intestinal, perda de peso, gastrites ou úlceras, entre outros, além de comprometimento do nível de consciência, podendo chegar ao coma.
- Como o cálcio se encontra ligado à albumina, a dosagem do cálcio total é influenciada pelo nível sérico da albumina. Caso não se possa determinar o cálcio iônico, deve-se considerar que para diminuição de 1 g da albumina, o cálcio sérico diminui em 0,8 mg.
- Outro aspecto a ser considerado na análise da concentração de cálcio é que para a conversão de mg/dL em mmol/L, a relação é de 1 mmol/L correspondente a 4 mg/dL.
- Um simplificado *guideline* para o diagnóstico das hipercalcemias, uma vez afastadas as hipercalcemias causadas por fármacos, está representado na Figura 28.4.
- A abordagem terapêutica das hipercalcemias está sistematizada no Quadro 28.6.

REFERÊNCIAS

1. Heath DA. Primary hyperparathyroidism. Clinical presentation and factors influencing clinical management. Endocrinol Metab Clin North Am. 1989;18(3):631-46.
2. Abbasi AA, Chemplavil JK, Farah S, Muller BF, Arnstein AR. Hypercalcemia in active pulmonary tuberculosis. Ann Intern Med. 1979;90(3):324-8.
3. Kamili Qu, Menter A. Atypical presentation of histoplasmosis in a patient with psoriasis and psoriatic arthritis on infliximab therapy. J Drugs Dermatol. 2010;9(1):57-60.
4. Kantarjian HM, Saad MF, Estey EH, Sellin RV, Samaan NA. Hypercalcemia in disseminated candidiasis. Am J Med. 1983;74(4):721-4.
5. Ahmed B, Jaspan JB. Case report: hypercalcemia in a patient with AIDS and Pneumocystis carinii pneumonia. Am J Med Sci. 1993;306(5):313-6.
6. Tuohy KA, Steinman TI. Hypercalcemia due to excess 1,25-dihydroxyvitamin D in Crohn's disease. Am J Kidney Dis. 2005;45(1):e3-6
7. Zeimer HJ, Greenaway TM, Slavin J, Hards DK, Zhou H, Doery JC, et al. Parathyroid-hormone-related protein in sarcoidosis. Am J Pathol. 1998;152(1):17-21.
8. Martinez ME, Gonzalez J, Sanchez-Cabezudo MJ, Peña JM, Vazquez JJ, et al. Evidence of absorptive hypercalciuria in tuberculosis patients. Calcif Tissue Int. 1993;53(6):384-7.
9. Meric F, Yap P, Bia MJ. Etiology of hypercalcemia in hemodialysis patients on calcium carbonate therapy. Am J Kidney Dis. 1990;16(5):459-64.
10. Stewart AF, Adler M, Byers CM, Segre GV, Broadus AE. Calcium homeostasis in immobilization: an example of resorptive hypercalciuria. N Engl J Med. 1982;306(19):1136-40.
11. Iqbal AA, Burgess EH, Gallina DL, Nanes MS, Cook CB. Hypercalcemia in hyperthyroidism: patterns of serum calcium, parathyroid hormone, and 1,25-dihydroxyvitamin D3 levels during management of thyrotoxicosis. Endocr Pract. 2003;9(6):517-21.
12. Vasikaran SD, Tallis GA, Braund WJ. Secondary hypoadrenalism presenting with hypercalcaemia. Clin Endocrinol (Oxf). 1994;41(2):261-4.
13. Etiology of hypercalcemia in a patient with Addison's disease. Muls E, Bouillon R, Boelaert J, Lamberigts G, Van Imschoot S, Daneels R, De Moor P Calcif Tissue Int. 1982;34(6):523
14. Mune T, Katakami H, Kato Y, Yasuda K, Matsukura S, Miura K. Production and secretion of parathyroid hormone-related protein in pheochromocytoma:

participation of an alpha-adrenergic mechanism. J Clin Endocrinol Metab. 1993;76(3):757-62.

15. Beall DP, Scofield RH. Milk-alkali syndrome associated with calcium carbonate consumption. Report of 7 patients with parathyroid hormone levels and an estimate of prevalence among patients hospitalized with hypercalcemia. Medicine (Baltimore). 1995;74(2):89-96.
16. Selby PL, Davies M, Marks JS, Mawer EB. Vitamin D intoxication causes hypercalcaemia by increased bone resorption which responds to pamidronate. Clin Endocrinol (Oxf). 1995;43(5):531-6.

28.6 HIPOFOSFATEMIA

■ ARY DE ANDRADE JUNIOR

É uma condição mórbida em que a concentração sérica do fósforo está diminuída. Ocorre em 5% dos pacientes internados.

A concentração normal de fósforo no soro é de 0,8 a 1,6 mmol/L ou 2,5 a 4,9 mg/dL.

Para converter gramas em moles, basta multiplicar por 0,0323; para converter mg/dL em milimol/L, basta multiplicar por 0,323.

ATENÇÃO!

É importante expressarmos o fósforo em gramas ou em moles, pois, embora ele circule em forma de fosfato, sua valência varia conforme o pH e, por isso, varia sua concentração quando expressa em mEq.

A ingestão diária de fósforo varia de 800 a 1.600 mg/dia, sendo 70% absorvidos no intestino delgado. Sua eliminação ocorre em 10% no intestino grosso e 2/3 por via renal. Uma parte da sua absorção é transcelular.

A maior parte do fósforo ingerido é absorvida no duodeno e no jejuno. O intestino absorve o fósforo pela via paracelular (pelo espaço entre as células) ou através de cotransportadores na membrana, que reabsorvem sódio junto com fósforo, denominados NPT2b. A expressão desse transportador no lúmen é estimulado pelo calcitriol.[1]

No túbulo proximal, a maior parte é reabsorvida por um transporte ativo, com cotransporte de sódio realizado por um grupo de proteínas denominadas "NaPi cotransportadores" (NaPi-IIA e NaPi-IIC).

Conforme NaPi-IIA e NaPi-IIC estejam presentes em maior ou menor concentração, o fósforo é mais ou menos reabsorvido. Dessa forma, uma concentração baixa de fósforo aumenta a presença dessas proteínas; ao passo que o paratormônio a diminui.

A vitamina D_3 hidroxilada na posição 25 no fígado e com outra hidroxilação na posição 1 no rim, $1{,}25(OH)_2D_3$ aumenta a presença dessas proteínas, aumentando a reabsorção de fósforo. Em torno de 82 a 90% do fósforo filtrado é reabsorvido no túbulo proximal, o restante é eliminado com a urina.

Um novo grupo de fatores humorais identificados em tumores e denominados "fosfatoninas" é capaz de promover a produção de proteínas que inibirão a presença das proteínas tubulares na borda em escova da membrana luminal.

Entre essas novas proteínas, estão fatores de crescimento de fibroblastos FGF-23 e FGF-7,[2] fosfoglicoproteínas da matriz extracelular e um novo grupo de proteínas chamadas *frizzled* (encrespadas).

Essas novas proteínas diminuem a expressão das proteínas cotransportadoras (NaPi-IIA e NaPi-IIC) e provocam aumento da fosfatúria. Explicando-se, assim, a osteomalácia observada em alguns tumores.

Além da ação direta no túbulo proximal, os fatores de crescimento de fibroblastos FGF-23 e FGF-7 provocam diminuição da síntese da vitamina D ativa, a $1{,}25(OH)_2D_3$, por bloqueio na 1-alfa-hidroxilase.

Novas aquisições do conhecimento no complexo controle do fósforo, como as proteínas Klotho revelaram que, ao contrário das anteriores, aumentam a reabsorção tubular de fósforo.

Ao mesmo tempo em que os túbulos renais são fundamentais para a reabsorção de fósforo, o grande consumo energético para o exercício dessas funções depende do próprio fósforo.

Assim, uma deficiência de fósforo pode ocasionar prejuízo na reabsorção de diversos íons e causar diversas disfunções tubulares.

Considerando que é a base para a energia, os sintomas da respectiva deficiência advêm do comprometimento virtual de todos os sistemas e, entre eles, os mais importantes encontram-se no Quadro 28.7.

QUADRO 28.7 ■ Sistemas acometidos e sintomas

SISTEMAS ACOMETIDOS	SINTOMAS
Respiratório	Insuficiência respiratória por fraqueza muscular
Cardiovascular	Insuficiência cardíaca, arritmias
Metabólico	Hipomagnesemia e hipocalcemia, ambas por perda renal de eletrólitos
Locomotor, musculatura	Fraqueza muscular insuficiência respiratória, fraqueza muscular, rabdomiólise, câimbras
Locomotor, ósseo	Osteomalácia
Neurológico	Confusão mental, *delirium*, coma
Gastrintestinal	Distensão do estômago, ileoparalítico

Ao analisarmos o Quadro 28.7, podemos observar que sintomas de hipomagnesemia e de hipocalcemia podem acompanhar aqueles próprios da hipofosfatemia e tornar o quadro com variada sintomatologia.

A massa excretada na urina de 24 horas é de 300 a 1.000 mg (10 a 32 mmoles). O fósforo tem 10% da sua excreção nos intestinos e 2/3 através dos rins; nestes, 80% do fosfato é reabsorvido no túbulo proximal e, embora ainda que não completamente definido, estima-se que por volta de 5% no túbulo distal. Porém, neste último, a reabsorção será mais evidenciada em casos de depleção de fósforo.

A eliminação renal guarda relação direta com o grau de ingestão, podendo ser virtualmente zero em casos de privação de fósforo.

Elemento cuja massa é correspondente a aproximadamente 1% do peso corporal, ou seja, todo o fósforo corporal corresponde a 700 g e que tem 85% depositados sob a forma de hidroxiapatita nos ossos, 14% no compartimento intracelular em ácidos nucleicos, fosfolipídeos, proteínas, adenosina difosfato e adenosina trifosfato e apenas 1% no extracelular. Desses poucos 1% do meio extracelular, apenas 15% estão livres, pois o restante encontra-se ligado a proteínas.

Por isso o que medimos é 0,15% do fósforo total. Isso deve ser considerado na decisão de realizar ou não a reposição de fósforo. Tal decisão deve ser tomada não apenas na concentração do fósforo, mas se considerando o estado nutricional do paciente, sintomas sugestivos de hipofosfatemia;

e de outros distúrbios metabólicos, como hipomagnesemias e hipocalcemias, que podem ser agravados ou causados por hipofosfatemias; a concentração de fósforo na urina, pois o corpo humano é capaz de deixar o fósforo urinário virtualmente ausente da urina quando carente desse íon no intracelular. Uma hipofosfatemia com fósforo com excreção urinária abaixo de 100 mg/dia sugere fortemente uma depleção intracelular de fósforo.

A dosagem de fósforo urinário é importante também para acompanhar a reposição de fósforo, e uma concentração abaixo de 250 mg/dia em paciente com reposição também sugere uma depleção do fósforo. Naturalmente, esses valores urinários perdem o valor nas hipofosfatemias mais raras, causadas por perda renal de fósforo.

Mas são de grande valia para distinguirmos, por exemplo, uma hipofosfatemia de distribuição do fósforo do extracelular para o intracelular em um paciente eutrófico no qual a aparente hipofosfatemia foi provocada por meio de uma ventilação mecânica que "lavou" uma PCO_2 anteriormente elevada, de outra hipofosfatemia de um paciente também entubado e que também tenha um componente de redistribuição após ser entubado e ter a PCO_2 lavada, mas com uma depleção intracelular real de fósforo.

Os dois pacientes apresentarão hipofosfatemias, mas só deve ser tratado (ver adiante) aquele que não tem intracelular com fósforo normal, pois a diminuição de uma PCO_2 por ventilação mecânica provoca hipofosfatemia em pacientes com esse eletrólito em concentrações normais. Os pacientes com depleção de fósforo intracelular, geralmente, apresentarão excreção renal de fósforo em concentrações de fósforo urinário menores que 100 mg na urina de 24 horas.

A reposição de fósforo deve levar em conta três pilares:

- A reposição VO deve ser a utilizada sempre que possível e é a indicada na grande maioria dos casos de hipofosfatemia com déficit intracelular de fósforo.[3]
- O fósforo pode levar dias até ser incorporado e utilizado no metabolismo.
- A reposição em menos de 6 horas pode causar dano renal irreversível (fato frequentemente ignorado nas UTI).

Por isso, a administração EV de fósforo não deve ser intempestiva. Regimes "agressivos", embora respeitando as 6 horas mínimas, são encontrados na literatura, nos quais 0,08 a 0,24 mmol/kg[4] foram administrados em 6 horas ou, em casos mais graves, 0,25 a 0,50 mmol/kg administrados em 8 a 12 horas.[5]

Em um estudo[6] de 2006, feito com 79 pacientes, foram analisados três regimes de administração de fósforo EV. Todos tinham fósforo menor que 0,96 mmol/L.

Os regimes foram definidos conforme o nível sérico de fósforo, assim, no intervalo de 0,73 a 0,96 mmol/L de fósforo sérico, os pacientes receberam 0,32 mmol/kg de fósforo EV; de 0,51 a 0,72 mmoml/L receberam 0,64 mmol/kg; regime denominado moderado e, se a concentração sérica do fósforo apresentasse valores iguais ou menores que 0,5 mmol/L, os pacientes receberiam 1 mmol/kg de fósforo EV. A este último regime denomina-se regime de alta dose.

Os autores, apesar das altas doses, não acharam efeitos colaterais aumentados nos grupos denominados moderado e de alta dose e, neles, houve significativa melhor correção da fosfatemia.

ATENÇÃO!

Porém não houve correlação entre os sintomas, não demonstrando diferenças na diminuição ou desaparecimento entre os três grupos, e o que chama a atenção é que a média da concentração de fósforo nos três grupos, no 3º dia, apresentava-se dentro da normalidade.

Também se administrarmos 20 ou 80 mmol (0,6 a 2,4 g) EV, estaremos administrando ou metade ou o dobro da ingestão média de 1 g de fósforo/dia, mas menos que 0,5% do fósforo corporal total e, por isso, os dois esquemas podem ser insuficientes para repor as concentrações desse íon cuja representação extracelular é ínfima.

Assim, aumentar a dose diária de 20 para 80 mmol não traz benefícios clínicos e pode apenas maquiar o aumento da concentração sérica do fósforo no extracelular.

ATENÇÃO!

Ainda mais grave do que a escolha a administração de doses altas de fósforo, é a administração em altas velocidades, mesmo infusão de 10 a 15 mmoles (323 a 484 g) em 4 horas pode ser acompanhada de deterioração da função renal.[7]

Uma forma de acompanhar se a suplementação foi suficiente após a normalização aparente do fósforo extracelular é observar, após esses 3 dias, a própria concentração de fósforo sérico e a excreção de fósforo na urina de 24 horas. Assim, a excreção urinária igual ou maior que 250 mg tem sido associada a menores perdas de fósforo, e concentrações abaixo de 250 mg, em especial excreções urinárias abaixo de 100 mg, têm sido associadas à depleção intracelular de fósforo. Esses parâmetros de 250 mg de excreção diária de fósforo, quando em reposição ou de excreção diária de fósforo menor que 100 mg ao dia, nos pacientes sem reposição de fósforo, são guias importantes para a avaliação das necessidades de fósforo. No entanto, não devem ser considerados nas hipofosfatemias cujas etiologias são perdas renais de fósforo.[8,9]

A frequente administração rápida da reposição de fósforo pode desencadear hipocalcemias, as quais podem desencadear arritmias potencialmente graves e também insuficiência renal irreversível, além de ser conduta carente do racional.

ATENÇÃO!

A reposição de fósforo EV tem apoio na literatura apenas quando o fósforo se encontra abaixo de 1 mg/dL e deve ser suspensa se a concentração sérica de fósforo superar 1,5 mg/dL nos pacientes que podem receber a reposição VO. Mas se estiverem estáveis, a VO continua aquela de administração correta.

O aparecimento de uma concentração de fósforo urinário total maior que 250 mg é indício de boa repleção do intracelular, mas a eliminação urinária em 24 horas menor que 100 mg sugere depleção intracelular de fósforo, podendo orientar a manutenção da respectiva reposição, sendo a VO sempre preferida, a não ser em casos de graves complicações.

Por convenção, hipofosfatemias com nível sérico menor que 3,5 mg/dL são consideradas brandas; se menor que 2,5 mg, moderadas; e, se menores que 1 mg/dL, graves.

Em relação à reposição EV, no Brasil, são as soluções disponíveis para reposição de fosfato comumente expressas em milimol, como glicerofosfato de sódio (Glycophos™), com concentração de 1 milimol/mL.

Também é disponível a solução de fosfato de potássio com 2 mEq de potássio/mL e 1,1 mmol de fósforo/mL. Esta última recomendada nas frequentes associações de hipopotassemia com hipofosfatemia.

Outro aspecto da reposição das hipofosfatemias é a associação com hipomagnesemia e hipopotassemia. A hipofosfatemia causa hipomagnesemia ao produzir perda renal de magnésio, mesmo quando os níveis de magnésio sérico estão abaixo do normal. Daí a necessidade frequente de reposição simultânea dos dois eletrólitos, o que pode causar precipitação da solução se não se observarem as proporções adequadas sempre que fosfóro e magnésio forem administrados em uma mesma solução.

A reposição do fósforo pode ser simultaneamente realizada à de magnésio em diluição em uma mesma solução desde que respeitadas as concentrações.[3]

Uma forma de equacionar esse problema é adicionarmos 10 mL da solução de fosfato de potássio 2 mEq/mL (contêm 1,1 mmol/mL de fósforo) a um litro de SF e, então, acrescentarmos 19 mL de sulfato de magnésio a 10% (contêm 0,83 mEq/L de magnésio) a esta solução.

Caso disponhamos de Glycophos com 1 mmol/mL de fósforo, poderemos preparar uma solução em 1 L de soro fisiológico ao adicionar 20 mL de Glycophos com 20 mmol de fósforo, 16 mEq de $MgSO_4$, ou seja, 19 mL de $MgSO_4$ a 10% e 20 mEq de KCL, ou seja, 8 mL de uma solução de KCL a 19,1% (a hipopotassemia também acompanha a hipofosfatemia com frequência).[3]

Considerando na administração do fósforo a demora até de dias para a sua incorporação orgânica e a periculosidade da administração de grandes quantidades, as soluções citadas respectivamente, com 11,1 e 20 mmoles, são adequadas para a reposição EV diária do fósforo, porém administradas em 8 horas ou mais.

ATENÇÃO!

1 g de $MgSO_4$ tem 0,83 mEq; em casos de risco de arritmias, torna-se aconselhável ter como alvo uma concentração de magnésio de $\geq$ 2 mg/dL.

A hipomagnesemia pode ser causada por hipofosfatemia, pois a diminuição dos níveis de fósforo no intracelular dos túbulos renais causa prejuízo na reabsorção tubular do magnésio e consequente hipermagnesúria, acontecendo esta perda renal de magnésio mesmo na vigência de concentrações séricas baixas de magnésio.[3]

É experiência do autor não administrar mais do que 10 a 20 mmol/dia e em 8 a 12 horas, considerando a própria velocidade de incorporação do fósforo e o risco inerente a essa forma EV de tratamento. Essa via deve ser escolhida apenas em casos de complicações que ameaçam a vida como convulsões, coma, insuficiência cardíaca ou insuficiência respiratória ou quando o paciente não pode tolerar ou absorver o fósforo VO.[3]

A hipofosfatemia causa hipocalcemia por causar hipercalciúria e diminuição da secreção de paratormônio, e a própria administração rápida do fósforo pode causar hipocalcemias.

O tratamento com carbonato de cálcio VO pode ser suficiente, mas ele é um quelante clássico de fósforo. Assim, a administração de cálcio EV em solução isolada pode ser a melhor opção.

ATENÇÃO!

Se optarmos pela EV para tratar uma hipocalcemia, alguns cuidados devem ser tomados, como a correção do cálcio ser feita na forma de gluconato de cálcio a 10% com 1 g em 20 minutos ou mais.

Uma ampola de 10 mL de gluconato de cálcio a 10% contém 1 g de gluconato de cálcio que corresponde a 93 mg de cálcio elementar, equivalente a 4,65 mEq ou 2,3 mmol de cálcio elementar.

Também devemos considerar que o cloreto de cálcio a 10% **não** deve ser a 1ª opção, pois, se extravasar, pode causar necrose tecidual.

ATENÇÃO!

A não ser em paradas cardiorrespiratórias, o cloreto de cálcio a 10% é de uso secundário em relação ao gluconato de cálcio, considerando que a infusão EV de cloreto de cálcio pode esclerosar veias.

A concentração de cálcio elementar na solução de cloreto de cálcio a 10% é maior do que o gluconato de cálcio a 10%. Enquanto a solução com gluconato 10 mL contém 93 mg, 10 mL do cloreto de cálcio a 10% contêm 272 mg de cálcio elementar ou 6,8 mmoles ou 13,6 mEq de Ca^{++}.

Embora a dose de até 3 g de gluconato de cálcio possa ser indicada, não existe motivo para administração dessa dosagem, a não ser em situações de emergências médicas. Se necessário, a dose de 1 g de gluconato de cálcio pode ser repetida a cada 8 horas.

Raramente será necessária a manutenção de infusão contínua de cálcio, como o que acontece após algumas tiroidectomias totais nas quais, para controle da hipocalcemia, o cálcio deve ser administrado em dose de 1 a 1,5 mg/kg/hora de **cálcio elementar**.

A ordem de grandeza da administração de cálcio nessas hipocalcemias gravíssimas está por volta da administração por hora de 2 a 4 mL da solução da ampola de 10 mL de gluconato de cálcio a 10%.

ATENÇÃO!

Se o paciente fizer uso de digitálicos, 10 mL de gluconato de cálcio devem ser administrados em 100 mL de SF ou glicose a 5% em pelo menos 30 minutos ou mais lentamente.

Também poderemos observar nas hipofosfatemias o desenvolvimento de uma acidose metabólica, pois a depleção do fósforo intracelular prejudica a acidificação urinária e a reabsorção do bicarbonato. Acomete o metabolismo de outros íons e, além da reabsorção renal do magnésio e cálcio ao prejudicar o abastecimento energético dos túbulos renais, local de intenso metabolismo, tem a amoniagênese menor velocidade por ser o fósforo base para a fonte energética da produção da amônia, a qual é produzida a partir da glutamina usando as três enzimas sequenciais – a glutaminase dependente do fosfato, a glutamato desidrogenase e a fosfoenolpiruvato-carboxicinase.

Com o prejuízo da produção da amônia e, portanto, da acidificação urinária e também da reabsorção do bicarbonato no túbulo proximal e também no túbulo distal, pela dependência da excreção do hidrogênio por uma ATPase na borda lumina permutadora de K por H, poderemos entender, sem dificuldades, o porquê do desenvolvimento de uma acidose metabólica acompanhando uma hipofosfatemia.

A administração da reposição do fósforo VO é a que o médico deve orientar na grande maioria dos pacientes e deve ser associada com a administração de vitamina D.

Para administração de fósforo, podemos, de forma mais natural, contar que 1 L de leite desnatado contém aproximadamente 1 g de fósforo e 1 g de cálcio. Além do leite existem soluções fosfatadas para a reposição de fósforo, contendo 1 g de fósforo em 10 mL, as quais podem também ser preparadas em farmácias de manipulação.

Doses diárias de 2 g, até no máximo 3 g, podem ser empregadas, o que pode ser difícil apenas administrando leite; mas, caso não disponhamos de soluções fosfatadas e também não existam farmácias de manipulação com possibilidade de efetuar o preparo dessas soluções fosfatadas, poderemos utilizar o Fleet enema, o qual contém 0,5 g de fósforo em 10 mL ou 1 grama em 20 mL. Naturalmente, diluída em 250 mL de água, essa solução perderá seu poder osmótico de causar diarreias ou até mesmo administrada em consideráveis menores volumes quando se fizer necessário e observando-se a tolerância do paciente.

Essas soluções tornam-se importantes, pois muitos pacientes podem não tolerar o leite, mesmo sem lactose, considerando, às vezes, graves estados nutricionais e, assim, a administração dessas soluções pode contribuir significativamente para o tratamento.

A administração de leite é positiva, pois trata ou previne o aparecimento da hipocalcemia.

Mas a segurança da administração oral não pode ser de forma alguma considerada absoluta, pois os casos de insuficiência renal irreversível por calcificação metastática em túbulos renais foram descritos em pacientes que fizeram uso de soluções fosfatadas como laxativo, ou no preparo de colo com laxante Phospho-Soda.

A maioria desses casos de insuficiência renal irreversível tratava-se de pacientes com algum comprometimento renal e, em que algum momento, sofreram hipovolemia. Deve-se considerar, no entanto, que a reposição VO oferecerá uma quantidade menor de fósforo do que a empregada para um preparo colônico.[10]

O autor não recomenda preparo colônico com Phospho-Soda considerando os riscos citados de nefropatia aguda por fosfatos.

Essa insuficiência aguda por fosfatos, descrita no uso de laxativos VO, sugere que não é a via de administração, mas a quantidade e a velocidade do fósforo administrado os fatores determinantes das calcificações metastáticas.

Além da reposição do fósforo, a etiologia da hipofosfatemia deve ser definida. Em relação à etiologia, as hipofosfatemias são classificadas em três grupos não estanques, assim, alguns pacientes podem apresentar hipofosfatemias de todos os três:

- Hipofosfatemias por redistribuição do fósforo do extracelular para o intracelular.
- Perdas renais de fósforo.
- Diminuição da absorção gastrintestinal de fósforo.

PRIMEIRO GRUPO: REDISTRIBUIÇÃO DO FÓSFORO

Giebisch e colaboradores[11] em 1955, acharam concordância com o estudo original de Haldane e colaboradores[12] de 1924, segundo o qual, na alcalose respiratória, o ânion gap tem um componente maior de lactato do que de fosfato, pois este último foi utilizado na glicólise que produziu o ácido lático e, ao contrário, na acidose respiratória, o componente de fosfato é mais importante do que o lactato.

O conhecimento de que a alcalose provoca a síntese de carboidratos fosfatados e, por isso, a concentração de fósforo diminui, foi contribuição desses autores.

Isso já era considerado em 1952.[13] A redistribuição do fósforo, com migração do fósforo do extracelular para o intracelular, pôde ser substanciada por Body.[14]

Mas essa hipofosfatemia resultante da alcalose respiratória, como em pacientes entubados em que se "lavou o CO_2" e produziu alcalose respiratória, ocorre tanto em pacientes com depleção do fósforo corporal, como acontece em alcoólatras, diabéticos, ou em pacientes desnutridos com atrofia de interósseos (mão simiesca correlaciona-se com perda de pelo menos 10% da massa corpórea magra), todos esses com real depleção do fósforo corporal, quanto nos pacientes com ventilação invasiva e alcalose respiratória, porém sem depleção de fósforo corporal. No primeiro grupo de pacientes, ocorre uma depleção corporal de fósforo e um agravamento da diminuição da concentração do fósforo extracelular em virtude da alcalose respiratória; enquanto nos pacientes sem depleção do fósforo corporal, a hipofosfatemia resulta da alcalose respiratória ao provocar desvio do fósforo do extracelular para o intracelular.

Considerando que essas alcaloses de distribuição podem produzir hipofosfatemias graves de menos de 1 mg/dL, a dosagem da excreção de fósforo na urina pode ser um excelente marcador, se considerarmos que, em casos nos quais a depleção de fósforo está presente, o organismo é capaz de reabsorver quase todo o fósforo tubular filtrado, o que resulta em concentrações urinárias de fósforo virtuais ou menores que 100 mg nas 24 horas.

Outra causa de redistribuição do fósforo é a elevação das catecolaminas. Assim, essa redistribuição do fósforo pode atender às necessidades de produção de energia em situações de estresse. É notável que o mesmo aumento de catecolamina que redistribui o potássio redistribui o fósforo dirigindo esses íons para o intracelular em situações de estresse (ver Capítulo 28.4, Hipopotassemias).

As causas das hipofosfatemias presentes nas situações de estresse poderão se originar em diversos sistemas da economia como infarto do miocárdio, tireotoxicose, septicemia administração de simpaticomiméticos e broncodilatadores como salbutamol.

São as mesmas causas de hipopotassemia por redistribuição (ver Capítulo 28.4, Hipopotassemias), o que sugere uma íntima cooperação metabólica do fósforo com o potássio, conceito que o médico deve considerar ao se deparar com esses distúrbios metabólicos.

Entretanto, o uso de betabloqueadores pode diminuir ou impedir a hipofosfatemia causada pela adrenalina ou simpaticomiméticos

SEGUNDO GRUPO: HIPOFOSFATEMIA POR DIMINUIÇÃO DA ABSORÇÃO INTESTINAL DE FÓSFORO

A escolha biológica de um elemento responsável pelo estoque de energia teria que recair sobre um elemento amplamente disponível. É o que acontece com o fósforo, que pode ser encontrado no leite, na carne e nos grãos dos cereais. No leite, o fósforo encontra-se na forma inorgânica, enquanto nas outras fontes é orgânico – são fosfatos ligados a lipídeos e a proteínas.

Existe em 1 L de leite desnatado aproximadamente 1 g de fósforo e um pouco menos no leite integral, em torno de 850 mg/L, ou seja, as necessidades diárias podem ser atingidas com leite.

A vitamina D é necessária para a absorção de fósforo e, por isso, a falta de ingestão da vitamina D ou perdas da absorção por diarreias, principalmente esteatorreias, podem comprometer a absorção do fósforo.

Mas o fosfato ingerido deve também estar disponível. O fosfato se liga a alguns cátions administrados para tratamento como magnésio e alumínio, comumente utilizados como antiácidos; também se liga ao cálcio que, na forma de carbonato, é rotineiramente utilizado para quelar o fósforo na insuficiência renal crônica, na forma de carbonato de cálcio, na dose de 500 mg a 1 g administrada às refeições. Esse tratamento pode causar hipofosfatemia até mesmo na insuficiência renal.

O fósforo também pode se ligar a sais de ferro, por isso é possível o desenvolvimento de uma hipofosfatemia. Os sintomas iniciais podem ser vagos e pouco específicos, como astenia, fraqueza muscular, anorexia, devendo o médico, quando administrar por tempo significativo esses sais de ferro, controlar o fósforo e a respectiva eliminação pela urina.

Alcoolismo e desnutrição, naturalmente, são causas de diminuição da absorção de fósforo.

TERCEIRO GRUPO: HIPOFOSFATEMIAS POR PERDA RENAL DE FÓSFORO

São mais raras e, quando primárias, afetam crianças com mais frequência. Normalmente, a eliminação de fósforo depende da concentração sérica do fósforo, ritmo de filtração glomerular, vitamina D, paratormônio e as relativamente recentes fosfatoninas, entre as quais o mais importante é o fator de crescimento do fibroblasto (FGF23) isolado de tumores que provocam osteomalácia, o qual age diminuindo a absorção de fósforo no túbulo proximal.

No túbulo proximal, onde 85% do fósforo é reabsorvido, assim como no intestino, o cotransportador é o NPT2b, reabsorvendo o fósforo junto com o sódio.

O paratormônio (PTH) e o FGF23 removem o cotransportador NPT2b da superfície da membrana luminal (apical) para vesículas do citoplasma, que serão destruídas pelos lisossomas. Promovem, dessa forma, a diminuição da reabsorção do fósforo. A vitamina D faz o contrário.

Se ocorrer aumento do fluxo no túbulo proximal como na glicosúria ou em expansão de volume extracelular, a reabsorção do fósforo diminuirá.

No período de poliúria da recuperação de uma lesão renal aguda pós-renal (após desobstrução das vias urinárias) poderá ser observada hipofosfatemia.

Também disfunção tubular em pacientes transplantados renais poderá causar hipofosfatemias.

Lesões congênitas do túbulo proximal (síndrome de Fanconi) e/ou adquiridas, como quimioterapia com cisplatino ou ifosfamida, causarão perda renal de fósforo.

Hiperparatiroidismo primário, uso de diuréticos, incluindo acetazolamida podem ser etiologias de hipofosfatemias.

Doenças congênitas poderão afetar a reabsorção de fósforo como doença perdedora de fósforo, uma doença autossômica recessiva (mutação *SLC34A1*), raquitismo hereditário hipofosfatêmico com hipercalciuria, hipofosfatemia ligada ao X, raquitismo hipofosfatêmico com herança autossômica dominante (mutação *FGF23*) e também com herança autossômica recessiva (mutação *DMP1* e *ENPP1*), além da síndrome de Fanconi.

Também disfunção tubular, em pacientes transplantados renais, poderá causar hipofosfatemias.

Devemos considerar que, embora o nível sérico de fósforo não corresponda sempre ao conteúdo de fósforo intracelular, a correlação entre o fósforo intracelular e a fração livre extracelular é mais significativa quanto mais baixos forem os níveis do fósforo extracelular e quanto mais crônico for distúrbio.

Uma perda renal crônica de fósforo propicia depósitos de cristais de fosfato de cálcio no rim, sobretudo na porção fina descendente da alça de Henle. Esses cristais, ao migrarem para o interstício renal na extremidade da papila renal, formam as denominadas "placas de Randall", de onde se originam calculoses renais.[16]

A seguir, o Quadro 28.8 traz um sumário dos processos fisiopatológicos e as causas da hipofosfatemia.

QUADRO 28.8 ■ Processos fisiopatológicos e causas da hipofosfatemia

PROCESSO FISIOPATOLÓGICO	CAUSAS
Redistribuição do fósforo do extra para o intracelular	Terapia com insulina, terapia com simpaticomiméticos, administração de carboidratos, alcalose respiratória, em menor grau alcaloses metabólicas.[15]
Falta de absorção intestinal de fósforo	Desnutrição, diarreia crônica, administração de antiácidos contendo magnésio e alumínio, ou sais de ferro, falta de vitamina D, alcoolismo.
Perda renal de fósforo	Hiperparatiroidismo, produção tumoral ou excessiva de FGF-23, síndrome de Fanconi, mutação do *NPT2A* ou *NPT2C*, inibidores da tirosinacinase imatinibe e outros, mutação do *NHERF1*.
Processos mistos	Síndrome da realimentação, pacientes alcoólatras e desnutridos e/ou combinação dos descritos nos três grupos.

REVISÃO

- A hipofosfatemia, condição mórbida em que a concentração sérica do fósforo está diminuída, pode ser causada por um dos seguintes fatores ou uma combinação deles: redistribuição do fósforo do extra para o intracelular; não absorção intestinal de fósforo; perda renal de fósforo.
- Pode acometer os sistemas respiratório, cardiovascular, metabólico, locomotor (musculatura e ósseo), neurológico e gastrintestinal.
- Os sintomas dependem do sistema acometido e incluem insuficiência respiratória e cardíaca, rabdomiólise, delirium, distensão estomacal e ileoparalítico.
- A reposição se faz com soluções fosfatadas na dependência das necessidades do paciente. Devem ser administradas em baixas doses (a VO é a via preferencial, reservando-se a EV para pacientes com graves complicações) e lentamente para prevenir deterioração da função renal.

■ REFERÊNCIAS

1. Sabbagh Y, O'Brien SP, Song W, Boulanger JH, Stockmann A, Arbeeny C, et al. Intestinal npt2b plays a major role in phosphate absorption and homeostasis. J Am Soc Nephrol. 2009;20(11):2348-58.
2. Gattineni J, Bates C, Twombley K, Dwarakanath V, Robinson ML, Goetz R, et al. FGF23 decreases renal NaPi-2a and NaPi-2c expression and induces hypophosphatemia in vivo predominantly via FGF receptor 1. Am J Physiol Renal Physiol. 2009;297(2):F282-91.
3. Narins RG, editor. Maxwell and Kleeman's clinical disorders of fluid and electrolyte metabolism. 5th ed. New York: Mcgraw-Hill; 1994.
4. Taylor BE, Huey WY, Buchman TG, Boyle WA, Coopersmith CM. Treatment of hypophosphatemia using a protocol based on patient weight and serum phosphorus level in a surgical intensive care unit. J Am Coll Surg. 2004;198(2):198-204.
5. Subramanian R, Khardori R. Severe hypophosphatemia. Pathophysiologic implications, clinical presentations, and treatment. Medicine (Baltimore). 2000;79(1):1-8.
6. Brown KA, Dickerson RN, Morgan LM, Alexander KH, Minard G, Brown RO. A new graduated dosing regimen for phosphorus replacement in patients receiving nutrition support. JPEN J Parenter Enteral Nutr. 2006;30(3): 209-14.
7. Kingston M, Al-Siba'i MB. Treatment of severe hypophosphatemia. Crit Care Med. 1985;13(1):16-8.
8. King AL, Sica DA, Miller G, Pierpaoli S. Severe hypophosphatemia in a general hospital population. South Med J. 1987;80(7):831-5.
9. Prendiville S, Burman KD, Wartofsky L. Evaluation and treatment of post-thyroidectomy hypocalcaemia. Endocrinologist. 1998;8:34.
10. Jameson LJ, Loscalzo J. Harrison´s nephrology and acid-base disorders. 2nd ed. New York: Mcgraw-Hill; 2013.
11. Giebisch G, Berger L, Pitts RF. The extrarenal response to acute acid base disturbances of respiratory origin. J Clin Invest. 1955;34(2):231-45.
12. Haldane JBS, Wiggles- Worth VB, Woodrow CE. Effect of reaction changes on human inorganic metabolism. Proc Roy Soc (Series b). 1924;96:1-14.
13. Brewster Jr WR, Bunker JP, Beecher HK. Metabolic effect of anesthesia. VI mechanism of metabolic acidosis and hyperglycemia during ether anesthesia in the dog. Am J. Physiology. 1952;171:37-47.
14. Body JJ, Cryer PE, Offord KP, Heath H 3rd. Epinephrine is a hypophosphatemic hormone in man. Physiological effects of circulating epinephrine on plasma calcium, magnesium, phosphorus, parathyroid hormone, and calcitonin. J Clin Invest. 1983;71(3):572-8.
15. Andrade Jr A. Equação guia: uma nova abordagem da semiologia e fisiopatologia do equilíbrio do hidrogênio, da água e de seus íons. São Paulo: Urbana; 2013.
16. Evan AP, Lingeman JE, Coe FL, Parks JH, Bledsoe SB, Shao Y, et al. Randall's plaque of patients with nephrolithiasis begins in basement membranes of thin loops of Henle. J Clin Invest. 2003;111(5):607-16.

29 CRISES HIPERTENSIVAS

■ BRUNA MORHY BORGES LEAL ASSUNÇÃO
■ FREDERICO J. N. MANCUSO
■ RICARDO BALADI R. PEREIRA
■ ÁLVARO NAGIB ATALLAH

A **hipertensão arterial sistêmica** representa a condição clínica mais comum na população adulta e a mais frequente nas salas de emergência. Em 2009, as doenças crônicas não transmissíveis representaram 72,4% das causas de óbito no Brasil. Entre elas, 31,3% foram causadas por doenças cardiovasculares, seguidas das neoplasias, com 16,2%.

A elevação inadequada da pressão arterial, acompanhada de sintomas que apresentem risco de vida ou desenvolvimento de alguma complicação clínica, é chamada de **crise hipertensiva**. Dividindo-se em urgências e emergências hipertensivas, requer avaliação clínica minuciosa, além de exames complementares, para identificação de lesões de órgãos-alvo.

■ URGÊNCIA HIPERTENSIVA

Elevação importante da pressão arterial, geralmente com pressão diastólica ≥ 120 mmHg, sem lesões de órgãos-alvo, porém com risco de eventos cardiovasculares futuros. Deverá ser tratada com medicamentos VO, buscando-se reduzir a pressão arterial em até 24 horas.

■ EMERGÊNCIA HIPERTENSIVA

Elevação abrupta da pressão arterial, geralmente para níveis acima de 180 x 120 mmHg, em que o indivíduo apresenta risco iminente de vida ou de lesão definitiva em órgão-alvo, exigindo imediata redução da pressão arterial com medicação parenteral.

■ ASPECTOS FISIOLÓGICOS

O cérebro é o órgão mais afetado pela hipertensão arterial. A manutenção do fluxo cerebral, tanto em indivíduos normotensos como em hipertensos crônicos, é mantida por meio de um mecanismo de autorregulação dependente dos nervos cerebrais simpáticos. O cérebro está sujeito à pressão arterial média dos indivíduos, variando entre normotensos (60 a 120 mmHg) e hipertensos (100 a 180 mmHg). Isso resulta do espessamento estrutural das arteríolas cerebrais decorrente da adaptação à pressão cronicamente elevada. Em situações em que a pressão arterial aumenta, ocorre, por um lado, a vasoconstrição das artérias cerebrais; por outro, a redução da pressão arterial dilata esses vasos. Com o aumento da pressão arterial média além do limite da autorregulação, os vasos intensamente contraídos não conseguem mais suportar a pressão e se dilatam. Esse fenômeno de ruptura de fluxo sanguíneo cerebral hiperperfunde o cérebro sob alta pressão, causando extravasamento de líquido para o tecido perivascular, com consequente edema cerebral e síndrome de encefalopatia hipertensiva. Tal mecanismo fisiopatológico foi demonstrado tanto em animais como em humanos.

■ QUADRO CLÍNICO

A avaliação clínica do paciente que chega à sala de emergência com suspeita de uma emergência hipertensiva deve ser cuidadosa. É necessário obter uma história clínica completa, com ênfase nos fatores de risco cardiovasculares, tempo e tratamento prévio de hipertensão arterial, indícios de hipertensão secundária ou lesões de órgãos-alvo, além do uso atual ou pregresso de medicamentos ou outras substâncias que possam influenciar a pressão arterial (anti-inflamatórios, anorexígenos, descongestionantes nasais, etc.). A medida da pressão arterial deve ser realizada de maneira adequada conforme as normas vigentes (Quadro 29.1) sem ser subestimada, uma vez que sua elevação está relacionada com maior risco cardiovascular.

QUADRO 29.1 ■ Medida da pressão arterial

- Explicar o procedimento.
- Evitar medir com a bexiga cheia.
- Colocar o manguito diretamente sobre o braço/perna nus.
- Deixar o local do manguito no braço na altura do coração.
- Utilizar manguito de tamanho adequado ao braço.
- Estimar a pressão arterial sistólica pela palpação do pulso radial.
- Palpar a artéria braquial na fossa cubital e colocar a campânula do estetoscópio.
- Inflar até 20 a 30 mmHg acima da pressão sistólica estimada pelo pulso e desinsuflar lentamente o manguito.
- A pressão arterial sistólica será determinada pela ausculta do primeiro som (fase I de Korotkoff). Continuar desinsuflando. A pressão arterial diastólica será determinada no desaparecimento do som (fase V de Korotkoff).

ATENÇÃO!

Com ênfase no sistema central e cardiovascular, o exame físico deve ser cuidadoso, objetivando identificar lesões de órgão-alvo e hipertensão secundária. É imprescindível a realização do exame de fundo de olho para detectar papiledema e avaliar repercussões agudas e crônicas da hipertensão, como espasmos, hemorragias e cruzamentos patológicos arteriovenosos.

Devem-se solicitar exames complementares gerais para todos os pacientes com crise hipertensiva e outros, mais específicos, para o tipo de urgência e emergência hipertensiva que se está investigando.

As principais apresentações clínicas das emergências hipertensivas são relacionadas às lesões de órgãos-alvo e representadas no Quadro 29.2.

■ DIAGNÓSTICO DIFERENCIAL

É comum, na sala de emergência, o atendimento de pacientes com a pressão arterial diastólica acima de 120 mmHg, assintomáticos ou com sintomas não relacionados aos níveis elevados de pressão arterial. Trata-se das chamadas **pseudocrises hipertensivas** e podem estar relacionadas a estresse físico ou psicológico (ansiedade, conflitos familiares, síndromes de abstinência ou dor). Nesses casos, deve-se controlar a dor e a ansiedade do paciente, além de oferecer conforto, e não há necessidade de redução rápida da pressão arterial. Outro atendimento frequente na sala de emergência é o de pacientes com pressão arterial sistêmica crônica mal controlada, seja por não adesão ao tratamento, seja por não se saberem hipertensos. Esses casos não devem ser tratados como crise hipertensiva, mas acompanhados ambulatorialmente.

QUADRO 29.2 ■ Apresentações clínicas das emergências hipertensivas

Neurológicas ▪ Encefalopatia hipertensiva ▪ AVC
Cardiológicas ▪ Dissecção aórtica ▪ Edema agudo de pulmão ▪ Síndrome coronariana aguda
Crises adrenérgicas ▪ Feocromocitoma ▪ Ingestão de cocaína e anfetamina
Associada à gestação ▪ Eclampsia
Renal ▪ Hipertensão maligna
Pós-operatório ▪ Pós-operatório de cirurgia vascular ou de grande porte

■ TRATAMENTO

URGÊNCIAS HIPERTENSIVAS

Feito o diagnóstico de urgência hipertensiva, deve-se iniciar imediatamente o tratamento com medicamentos VO para reduzir em 20% a pressão arterial média em até 24 horas. São utilizados os diuréticos de alça, betabloqueadores, IECA, agonistas alfa-2-adrenérgicos de ação central, ou bloqueadores adrenérgicos.

ATENÇÃO!

Nifedipino de ação rápida por via sublingual não é recomendado pelas possíveis complicações isquêmicas decorrentes da redução exageradamente rápida da pressão arterial.

Os principais medicamentos utilizados estão no Quadro 29.3.

O captopril é um IECA com rápido início de ação, reduzindo a pressão arterial em 15 a 30 minutos, após administração oral. A dose inicial habitual é de 25 mg, que pode ser repetida em 1 a 2 horas. Os principais efeitos colaterais são tosse seca, angioedema, hiperpotassemia, piora da função renal em pacientes com estenose da artéria renal bilateral ou com hipovolemia.

O propranolol é um betabloqueador não seletivo com ação inotrópica e cronotrópica negativa. Deve-se iniciar com a dose oral de 40 mg, podendo ser repetida em 2 a 3 horas. Os efeitos colaterais são broncoespasmo, insuficiência cardíaca e bloqueio atrioventricular.

A clonidina é um agonista dos receptores alfa-2-adrenérgicos centrais, que reduz a estimulação simpática central do coração e da circulação periférica, levando à diminuição da frequência cardíaca, do débito cardíaco e da resistência vascular periférica. Sua ação se inicia entre 30 e 60 minutos, com pico em 2 a 4 horas e duração de 6 a 8 horas, podendo se estender até 24 horas. A dose inicial é de 0,1 a 0,2 mg, seguida de doses adicionais de 0,1 mg, até a dose máxima de 0,6 mg/dia. Os principais efeitos colaterais são sonolência, sedação, boca seca, hipotensão postural, bradiarritmia e rebote por retirada súbita.

EMERGÊNCIAS HIPERTENSIVAS

A **emergência hipertensiva** é uma condição grave, associada à lesão de órgão-alvo e com risco iminente de vida. É necessária a redução imediata da pressão arterial, com agentes administrados por via parenteral. O objetivo é uma redução inicial de 25% da pressão arterial média ou de 30% da pressão arterial sistólica. Os pacientes devem ser atendidos na sala de emergência e transferidos para a UTI.

ATENÇÃO!

Depois de obtida a redução imediata da pressão arterial, deve-se iniciar a terapia anti-hipertensiva oral de manutenção e reduzir lentamente a medicação parenteral.

Os principais medicamentos parenterais utilizados na emergência hipertensiva estão listados no Quadro 29.4.

O nitroprussiato de sódio é um doador de óxido nítrico que causa vasodilatação venosa e arterial. É o fármaco mais utilizado no tratamento da emergência hipertensiva, pois pode ser rapidamente ajustado. A ação é imediata e, interrompida a infusão, dura apenas de 2 a 3 minutos. Os principais efeitos colaterais são náuseas, vômitos e, com o uso prolongado em dose alta, toxicidade pelo tiocianato. Administra-se por via parenteral, com um equipo especial contra a luz e em bomba de infusão contínua, mediante diluição de uma ampola de 2 mL de nitroprussiato de sódio (50 mg) em 250 mL de soro glicosado 5% (200 mcg/mL). Em seguida, deve-se iniciar a infusão contínua com 3 mL/h, monitorar a pressão arterial a cada 2 a 3 minutos e aumentar a infusão lentamente, caso a pressão arterial ainda esteja acima da meta desejada.

A nitroglicerina, outro doador de óxido nítrico, é menos potente do que o nitroprussiato de sódio e tem maior capacidade de dilatação venosa do que arterial. É o medicamento de escolha no tratamento da emergência hipertensiva associada à isquemia miocárdica ou quando a pressão arterial está moderadamente elevada. Tem como principais efeitos colaterais cefaleia, vômitos, meta-hemoglobinemia e tolerância com uso prolongado. Deve ser administrado via EV. Seu início de ação é de 2 a 5 minutos,

QUADRO 29.3 ■ Principais medicamentos utilizados no tratamento das urgências hipertensivas

MEDICAÇÃO	DOSE INICIAL	REPETIÇÃO DA DOSE	INÍCIO DA AÇÃO	EFEITOS COLATERAIS
Clonidina	0,1-0,2 mg	1 h – máx: 0,6 mg	30-60 min	Sonolência, sedação, boca seca, hipotensão postural, bradiarritmia e rebote por retirada súbita.
Captopril	25 mg	1-2 horas	15-30 min	Tosse seca, angioedema, hiperpotassemia, piora da função renal.
Propranolol	40 mg	2-3 h	60 min	Insuficiência cardíaca, bloqueio atrioventricular total, broncoespasmo.

QUADRO 29.4 ■ Medicamentos parenterais utilizados no tratamento das emergências hipertensivas

MEDICAMENTOS	DOSE	INÍCIO	DURAÇÃO	EFEITOS ADVERSOS E PRECAUÇÕES	INDICAÇÕES
Nitroprussiato de sódio (dilatador arterial e venoso)	0,25-10 mcg/kg/ min EV	Imediato	2-3 min	Náuseas, vômitos e toxicidade pelo tiocianato	Maioria das emergências hipertensivas
Nitroglicerina (dilatador arterial e venoso)	5-10 mcg/min EV	2-5 min	5-10 min	Cefaleia, vômitos, meta-hemoglobinemia e tolerância com uso prolongado	SCA
Hidralazina (dilatador arterial e venoso)	5 mg EV Pode repetir a cada 20 min (até 20 mg)	10-20 min	2-6 h	Taquicardia reflexa, cefaleia e vômitos	Eclampsia
Metoprolol (bloqueador beta-adrenérgico)	5 mg EV, repetir 10/10 min, (se necessário, até 15 mg)	5-10 min	3-4 h	Broncospasmo, bloqueio atrioventricular, insuficiência cardíaca, exacerbação da isquemia miocárdica induzida por cocaína	SCA, dissecção aórtica (em combinação com nitroprussiato de sódio)
Esmolol (bloqueador beta-adrenérgico seletivo de ação ultrarrápida)	Ataque 500 mcg/kg infusão intermitente 25-50 mcg/kg/min Aumento 25 mcg/kg/min cada Máx.: 300 mcg/kg/min	1-2 min	10-20 min	Broncoespasmo, bloqueio atrioventricular	Dissecção aguda de aorta (em combinação com o nitroprussiato de sódio), pós-operatório com hipertensão grave
Furosemida (diurético)	20-60 mg (repetir após 30 min)	2-5 min	30-60 min	Hipopotassemia	Edema agudo de pulmão Insuficiência cardíaca Potencializar outros hipotensores
Fentolamida (bloqueador alfa-adrenérgico)	Infusão contínua 1-5 mg Máx.: 15 mg	1-2 min	3-5 min	Taquicardia reflexa, tontura, náusea	Crise adrenérgica

com duração de 5 a 10 minutos. Pode-se diluir uma ampola de 10 mL de nitroglicerina (50 mg) em 240 mL de soro glicosado 5%, para se obter uma diluição de 200 mcg/mL. Deve-se iniciar a infusão com 5 a 10 mcg/min, com aumento de 5 mcg/min a cada 5 a 10 minutos, até se atingir a pressão arterial pretendida.

A hidralazina é um vasodilatador de ação direta e há anos tem sido útil no tratamento das crises hipertensivas, particularmente as hipertensivas na gravidez. Suas vantagens incluem rápido início de ação, administração via parenteral e uso seguro durante a gravidez. Os efeitos adversos são taquicardia reflexa, cefaleia e vômitos. É contraindicada nas emergências hipertensivas associadas à dissecção aórtica e SCA, pela taquicardia reflexa.

O metoprolol é um betabloqueador cardiosseletivo (beta-1) utilizado nas emergências hipertensivas, principalmente associadas à dissecção aórtica. Deve ser administrado via EV, com a dose inicial de 5 mg (1 a 2 mg/minutos) infundidos lentamente (5 minutos), podendo repetir a intervalos de 5 minutos até se obter a resposta desejada. Geralmente, a dose total de 10 a 15 mg é suficiente. Os efeitos adversos são broncoespasmo, bloqueio atrioventricular, insuficiência cardíaca e exacerbação da isquemia miocárdica induzida por cocaína. O esmolol é um betabloqueador IV de ação mais curta, particularmente útil no tratamento da hipertensão grave no perioperatório.

A fentolamida é um bloqueador alfa-adrenérgico que deve ser utilizado em situações específicas de emergência hipertensiva, entre elas, as crises hipertensivas associadas ao feocromocitoma e à intoxicação por cocaína ou anfetamina.

Existem algumas apresentações clínicas específicas da emergência hipertensiva que merecem atenção especial.

Encefalopatia hipertensiva

Quadro em que a hipertensão arterial grave está associada a edema cerebral. As principais manifestações clínicas são cefaleia, náuseas, vômitos, confusão mental, convulsão ou coma. O papiledema no exame de fundo de olho é um marcador importante da doença. A rápida redução da pressão arterial é necessária. O medicamento de escolha é o nitroprussiato de sódio, com o objetivo de reduzir a pressão arterial em 20 a 25%, nas primeiras horas.

Acidente vascular cerebral

O diagnóstico também pode ser realizado em pacientes com hipertensão arterial grave associada a história e exame físico sugestivos de lesão neurológica focal, com anormalidades cerebrais correspondentes na TC ou RM de crânio. Nessas situações, a redução agressiva da pressão arterial pode ser perigosa, uma vez que as áreas ao redor do parênquima cerebral isquêmico dependem da pressão de perfusão cerebral para se manterem viáveis.

Dissecção aórtica

A **dissecção aórtica** é uma delaminação da camada íntima arterial. Entre os sintomas mais frequentes está dor torácica aguda, de forte intensidade, geralmente retroesternal com irradiação para o dorso, lancinante, associada à hipertensão arterial grave e taquicardia. A presença de sopro cardíaco de insuficiência aórtica sugere acometimento da porção ascendente da aorta e da valva aórtica. Os pulsos podem se apresentar assimétricos e a medida da pressão arterial em ambos os braços pode apresentar diferença significativa.

ATENÇÃO!

A chave para o tratamento da dissecção aórtica é realizar um rápido diagnóstico e um tratamento agressivo, uma vez que é considerada a apresentação clínica mais grave de todas as emergências hipertensivas por causa da sua alta letalidade.

A terapia medicamentosa tem como objetivo reduzir a tensão de cisalhamento na parede da aorta. Portanto, deve-se diminuir a pressão arterial sistólica para níveis próximos de 100 a 110 mmHg, e reduzir a frequência cardíaca. Os medicamentos de escolha são os betabloqueadores, como o metoprolol e o esmolol, assim como o nitroprussiato de sódio. Após a estabilização inicial, a dissecção aórtica tipo A requer tratamento cirúrgico, enquanto a do tipo B pode ser tratada clinicamente ou por via percutânea.

Síndrome coronariana aguda

Inclui a angina instável e o IAM. Nessas situações, existe uma resposta adrenérgica elevada, levando a aumento da pressão arterial e da demanda de oxigênio do miocárdio. Os principais achados clínicos são dor ou opressão precordial, associada a náuseas, sudorese e dispneia. Os medicamentos de escolha são a nitroglicerina, que melhora a perfusão coronária e os betabloqueadores.

Edema agudo de pulmão

Os principais achados clínicos do edema agudo de pulmão associado a hipertensão grave são dispneia intensa, taquipneia, ortopneia, crepitações pulmonares e estase jugular. O paciente pode, ainda, se apresentar taquicárdico, com sudorese e cianótico. O tratamento do edema agudo de pulmão associado à hipertensão arterial deve ser realizado com nitroprussiato de sódio, uma vez que a dilatação concomitante arterial e venosa melhora o fluxo sanguíneo sistólico e o débito cardíaco. Além disso, o paciente deve receber oxigênio, preferencialmente por CPAP/BiPAP, morfina e furosemida 0,5 a 1 mg/kg EV, inicialmente.

Hipertensão maligna

Tem como principais manifestações clínicas, emagrecimentos, astenia, mal-estar e oligúria, além de sintomas cardiovasculares (insuficiência cardíaca, doença coronariana) neurológicos (cefaleia, tontura e encefalopatia hipertensiva) e insuficiência renal. A presença de papiledema ou de exsudatos no fundo de olho são marcadores importantes da doença. O acometimento renal é comum e pode se manifestar com proteinúria, hematúria, ou LRA. O nível elevado da pressão arterial provoca necrose vascular fibrinoide e proliferação miointimal das pequenas artérias. Quando associada a situações clínicas de maior gravidade como insuficiência renal, encefalopatia hipertensiva, edema agudo de pulmão e SCA, deve ser tratada com nitroprussiato de sódio. Em situações de menor gravidade, sem perda da função renal, pode ser tratada como urgência hipertensiva, objetivando redução mais lenta da pressão arterial. Em pacientes com insuficiência renal em níveis dialíticos, a retirada de volume pela diálise potencializa a ação dos hipotensores.

Crise adrenérgica

Exemplos de crise adrenérgica são a crise de feocromocitoma e a intoxicação por cocaína ou anfetamina. O tratamento inclui medicamentos como a fentolamida, um alfa-bloqueador e, se necessário, associação com betabloqueador. Betabloqueadores não devem ser utilizados isoladamente porque, não havendo um bloqueador da atividade alfa, a vasoconstrição será aumentada e, consequentemente, a pressão arterial.

Eclampsia

A elevação da pressão arterial em gestantes, sem antecedentes de hipertensão, a partir da vigésima semana, associada à proteinúria, edema periférico e sintomas neurológicos (confusão mental, convulsão e coma), caracterizam a eclampsia. O melhor tratamento para a eclampsia é o parto. Enquanto não realizado, seu tratamento é feito com hidralazina, associada ao sulfato de magnésio endovenoso, quando houver acometimento do SNC. Deve-se lembrar que diversos fármacos são contraindicados na gestação em razão dos efeitos deletérios sobre o feto, como os IECA e os bloqueadores do receptor de angiotensina.

Pós-operatório

A **crise hipertensiva no pós-operatório** é um aumento abrupto da pressão arterial nas primeiras 2 horas após a cirurgia, geralmente de curta duração, com necessidade de tratamento por 6 horas ou menos, na maioria dos pacientes. Apesar de a crise hipertensiva no pós-operatório poder ocorrer em qualquer cirurgia, é mais comum nas cardiotorácicas, vasculares, de cabeça e pescoço, além das neurocirurgias. A principal complicação é o sangramento e sua fisiopatologia provavelmente está associada à estimulação do sistema nervoso simpático, com consequente aumento das catecolaminas.

■ PREVENÇÃO

As crises hipertensivas são, em sua maioria, evitáveis. Os pacientes atendidos na sala de emergência, frequentemente, relatam história de controle inadequado da pressão arterial.

ATENÇÃO!

Os principais fatores da crise hipertensiva são má-aderência ao tratamento, dificuldades de acesso aos serviços de saúde e tratamento médico inadequado.

Outro cenário que pode precipitá-la é a descontinuação da medicação anti-hipertensiva. Além disso, alguns medicamentos, como a clonidina e os betabloqueadores, podem levar ao efeito rebote, quando suspensos abruptamente.

REVISÃO

- Queixa muito comum nos prontos-socorros, as crises hipertensivas caracterizam-se pela elevação inadequada da pressão arterial. Acompanha-se, nas emergências hipertensivas, de sintomas que apresentem risco de vida e lesões de órgãos-alvo. Nas urgências hipertensivas, a elevação da pressão arterial, essas condições estão ausentes, embora possa haver outras complicações clínicas. A realização do exame do fundo de olho é fundamental.

- O cérebro é o órgão mais afetado pela hipertensão arterial em razão do mecanismo fisiopatológico desta que leva à ruptura de fluxo sanguíneo cerebral hiperperfundindo-o sob alta pressão, causando extravasamento de líquido para o tecido perivascular, com consequente edema cerebral e síndrome de encefalopatia hipertensiva.
- Na avaliação do quadro clínico, a pressão arterial deve ser medida conforme as normas vigentes; o exame físico, cuidadoso, deve buscar lesões de órgão-alvo e hipertensão secundária; e é imprescindível o exame de fundo de olho.
- Devem ser solicitados exames complementares gerais para todos os pacientes com crise hipertensiva e outros, mais específicos, para o tipo de urgência e emergência hipertensiva apresentado.
- É importante fazer o diagnóstico diferencial com as chamadas pseudocrises hipertensivas. Especificado o quadro clínico, o tratamento contempla os medicamentos listados nos Quadros 29.3 e 29.4.
- As seguintes manifestações clínicas, específicas da emergência hipertensiva, merecem atenção especial: encefalopatia hipertensiva, AVC, dissecção aórtica, SCA, edema agudo de pulmão, hipertensão maligna, crise adrenérgica, eclampsia, pós-operatório.

LEITURAS SUGERIDAS

Cooper CM, Fenves AZ. Hypertensive urgencies and emergencies in the hospital setting. Hosp Pract (1995). 2016;44(1):21-7.

Manning L, Robinson TG, Anderson CS. Control of blood pressure in hypertensive neurological emergencies. Curr Hypertens Rep. 2014;16(6):436.

Muiesan ML, Salvetti M, Amadoro V, di Somma S, Perlini S, Semplicini A, et al. An update on hypertensive emergencies and urgencies. J Cardiovasc Med (Hagerstown). 2015;16(5):372-82.

Olson-Chen C, Seligman NS. Hypertensive emergencies in pregnancy. Crit Care Clin. 2016;32(1):29-41

Rodriguez MA, Kumar SK, De Caro M. Hypertensive crisis. Cardiol Rev. 2010;18(2):102-7.

Vadhera RB, Simon M. Hypertensive emergencies in pregnancy. Clin Obstet Gynecol. 2014;57(4):797-805.

30 DIÁLISE NA URGÊNCIA

CARLOS ALBERTO BALDA

GABRIEL TEIXEIRA MONTEZUMA SALES

Insuficiência renal aguda ou lesão renal aguda (LRA) é a redução abrupta na taxa de filtração glomerular e pode estar associada a diversas doenças presentes nos prontos-socorros como sepse, insuficiência cardíaca, desidratação e hemorragia digestiva. Atualmente, a LRA pode ser classificada em três estágios de acordo com os critérios do KDIGO (*Kidney Disease: Improving Global Outcomes*),[1] considerando como parâmetros a diurese e o aumento nos níveis séricos de creatinina (Cr), conforme Tabela 30.1.

TABELA 30.1 ■ Estadiamento da lesão renal aguda (KDIGO)

ESTÁGIO 1	ESTÁGIO 2	ESTÁGIO 3
Aumento de Cr ≥ 0,3 mg/dL em até 48 h Aumento de Cr de 1,5-2 vezes em até 7 dias	Aumento de Cr de 2-3 vezes em até 7 dias	Aumento de Cr > 3 vezes em até 7 dias Início de diálise Cr ≥ 4 mg/dL com aumento de pelo menos 0,5 mg/dL em até 7 dias
Diurese < 0,5 mL/Kg/min em 6-12 h	Diurese < 0,5 mL/Kg/min > 12 h	Diurese < 0,3 mL/kg/min > 24 h < 100 mL > 12 h

Fonte: Kidney Disease Improving Global Outcomes (KDIGO).[1]

O tratamento básico da LRA é a reversão do insulto que a causou.

ATENÇÃO!

Os casos mais graves requerem suporte dialítico para substituir funções renais básicas como controle de escórias nitrogenadas, de eletrólitos e de volume de água corporal. Logo, as principais indicações de diálise de urgência se relacionam às consequências da insuficiência renal, e não à causa.

As indicações clássicas para início de terapia renal substitutiva são uremia e hipercalemia, hipervolemia e acidose metabólica refratárias. A modernização dos métodos de diálise propicia, atualmente, maior eficiência com menor risco associado ao procedimento, e as indicações de diálise se expandiram, havendo uma tendência ao início de terapia extracorpórea antes do aparecimento das famosas urgências.

Apesar dos avanços, a LRA ainda é um fator de péssimo prognóstico em pacientes críticos. Mais de 50% deles que necessitam de terapia renal substitutiva morrem. Em nosso serviço, a taxa de mortalidade dos pacientes em UTI que realizaram procedimento dialítico é de 68%. Dos que sobrevivem, trabalhos recentes mostram que mais de 50% persistem na alta hospitalar com taxa de filtração glomerular < 60 mL/minuto e cerca de 15% permanecem dependente de diálise, com evolução para doença renal estágio terminal, o que sugere um componente irreversível nos quadros agudos. Em terapia intensiva, vem sendo discutida a mudança do termo "terapia renal substitutiva" para "terapia renal de suporte", já que esta tem sido utilizada de forma cada vez mais precoce, realizada mesmo com alguma função renal presente, mas insuficiente para as demandas metabólicas em pacientes críticos.

EPIDEMIOLOGIA

Por muito tempo a prevalência da LRA não foi adequadamente contabilizada em razão da dificuldade de classificação por ausência de padronização na definição da LRA. Em 2004, com a criação dos critérios de RIFLE (Risk Injury Failure Loss and End Stage Renal Disease*)* e, depois, os critérios de AKIN (Acute Kidney Injury Network) e KDIGO,[1] foi possível padronizar o diagnóstico, tornando o conhecimento dessa entidade mais sólido e facilitando a comparação entre populações distintas em países diferentes.

Estudos estimam a incidência da LRA em 10 a 20% das internações hospitalares de urgência, com necessidade de diálise em cerca de 5 a 10%

dos casos. Em ambiente de terapia intensiva, a prevalência é estimada em 30 a 40%, sendo sepse a causa mais associada (40 a 50%). Esses números variam bastante entre os estudos em virtude de diferenças nas populações estudadas e nas definições utilizadas.

ATENÇÃO!

Alguns fatores de risco estão diretamente associados com a probabilidade de desenvolvimento de disfunção renal, como idade, função renal prévia, diabetes, cardiopatia, hipertensão e hepatopatia.

A mortalidade em pacientes com LRA em ambiente de UTI é maior que 50% entre os que precisam de terapia renal substitutiva (TRS). Essa taxa varia dependendo da etiologia, sendo maior em casos secundários a sepse e trauma e menor em casos associados a nefrotóxicos, por exemplo. O risco de óbito varia de acordo com o estadiamento da LRA, com estudos recentes mostrando aumento do risco em sete vezes em pacientes com LRA KDIGO estágio 3 e aumento em até 20 vezes quando usada TRS. Apesar dos ainda altos valores de mortalidade, alguns estudos mostram leve tendência à redução nos últimos anos.

MODALIDADES

A forma mais comum de terapia renal substitutiva é a hemodiálise intermitente, em que se alcança alta eficiência de diálise com fluxos de sangue e de dialisato altos, usualmente em 4 horas. É realizada na urgência através de acesso vascular calibroso, implantado de preferência em veia jugular direita por permitir fluxos maiores, podendo também ser colocado em veias femorais e em veia jugular esquerda, devendo-se evitar veias subclávias em virtude da incidência de estenose em cerca de 50% dos casos.

As vantagens do método são o controle mais rápido da hipercalemia, a retirada mais rápida de toxinas exógenas, custo mais baixo e maior disponibilidade. Contudo, está mais associado a instabilidade hemodinâmica e pior controle de distúrbios hidreletrolíticos e acidobásicos, sendo contraindicado também na hipertensão intracraniana, pois pode piorá-la em decorrência da retirada rápida de solutos, o que permite a entrada de água pela barreira hematencefálica, causando edema cerebral. Outro contraponto é a utilização, em muitos casos, de anticoagulação sistêmica, o que sempre é um risco em pacientes instáveis. Em ambiente de terapia intensiva, a hemodiálise intermitente também é o método de escolha nos países subdesenvolvidos, onde, entretanto, os métodos contínuos são utilizados em até 80% dos casos em razão da disponibilidade, experiência e maior benefício em pacientes com instabilidade hemodinâmica.

Existem três formas de terapia renal substitutiva contínua: hemofiltração; hemodiálise; e hemodiafiltração. Elas se caracterizam por fluxos baixos (sangue, banho e reposição) que permitem a retirada de solutos e de volume mais lentamente, reduzindo o risco de instabilidade hemodinâmica e de edema cerebral. Entretanto, apresentam eficiência de diálise menor por hora, o que é compensado pelo tempo de terapia, que pode se estender por dias a semanas de forma quase ininterrupta.

Em teoria, são menos indicadas em hipercalemias graves ou em situações de intoxicação exógena, em que a velocidade de retirada das substâncias envolvidas pode propiciar um desfecho mais favorável a curto prazo. Apresentam como vantagem a possibilidade de ajuste da diálise com qualquer nível de sódio, considerando-se que usualmente o banho de diálise é maleável com qualquer valor de sódio, ao contrário da hemodiálise intermitente. Alguns contrapontos são o custo, a necessidade de anticoagulação contínua para o bom funcionamento dos métodos (problema amenizado com o avanço na anticoagulação regional) e a redução da mobilidade do paciente.

Outros métodos possíveis são as formas híbridas (SLED, do inglês *sustained low efficiency dialysis*), em que são utilizados fluxos intermediários por 6 a 18 horas diárias. Apresentam vantagens e desvantagens intermediárias entre as formas contínuas e intermitentes.

A diálise peritoneal também pode ser utilizada no ambiente de urgência e emergência, com evidências recentes de resultados tão bons quanto os da hemodiálise. Requer pessoal que tenha experiência com o método e normalmente é utilizada em lugares com poucos recursos em razão de seu menor custo. Apresenta a vantagem de não necessitar de anticoagulação e ensejar baixo risco de instabilidade hemodinâmica e de distúrbio hidreletrolítico porque troca pela membrana peritoneal acontece de forma gradual e contínua. Esta terapia é menos benéfica em pacientes hipercatabólicos por causa da menor eficiência de diálise do método, além de risco de peritonite e de piora do controle glicêmico decorrentes do uso de glicose como agente osmótico para a realização de ultrafiltração.

ATENÇÃO!

Nenhum estudo randomizado mostrou benefício na mortalidade quando comparadas as diversas modalidades de diálise no paciente com LRA, apesar das falhas de metodologia, como grupos pouco comparáveis entre si. Logo, cada caso deve ser analisado conforme a disponibilidade do método, a experiência do nefrologista e as vantagens e desvantagens de cada método.

INDICAÇÕES

Existem circunstâncias classicamente associadas à necessidade de diálise de urgência, como hipercalemia, acidose e hipervolemia refratárias. Novas situações estão sendo testadas, como a sepse, com o benefício teórico da retirada de citocinas pró-inflamatórias, principalmente quando utilizada hemofiltração com altos volumes de reposição. Nenhum estudo conseguiu mostrar benefício inquestionável até o momento na sepse, sendo essa indicação individualizada de acordo com o serviço.

Também não se sabe ao certo qual o melhor momento de iniciar a terapia renal substitutiva. Existem estudos observacionais mostrando possível benefício da diálise mais precoce, quando foram considerados níveis mais baixos de ureia ou estadiamentos iniciais na classificação de KDIGO antes do aparecimento das indicações clássicas que seriam situações de diálise de urgência.

Em virtude da ausência de evidências mais fortes para a diálise "precoce", o que se preconiza atualmente é a individualização de cada paciente quando não existe indicação de urgência, sendo consideradas a gravidade do paciente e a probabilidade de reversão do quadro de lesão renal e, também, os riscos que o procedimento pode trazer ao paciente, como atraso na recuperação da função renal, indução ou piora de instabilidade hemodinâmica causada pela circulação extracorpórea, aumento no risco de infecção (infecção de corrente sanguínea associada a cateter e peritonite) e exposição à anticoagulação, além do aparecimento de distúrbios hidreletrolíticos causados pela terapia, como hipofosfatemia e hipocalemia.

Um ponto bastante ponderado atualmente é que esperar que o paciente apresente urgência dialítica em casos com piora progressiva da função renal e sem controle adequado da respectiva causa pode levar a complicações associadas ao balanço hídrico positivo e as escórias nitrogenadas elevadas difíceis de controlar em poucos dias após o início da terapia renal substitutiva, especialmente na não disponibilidade de métodos contínuos.

O Quadro 30.1 sistematiza as indicações de terapia renal substitutiva.

QUADRO 30.1 ■ Indicações de terapia renal substitutiva

ABSOLUTAS	RELATIVAS
Hipercalemia refratária	Sepse
Hipervolemia refratária	Síndrome cardiorrenal
Intoxicação exógena	Hipercalcemia
Acidose refratária	Hipermagnesemia
Uremia (encefalopatia, pericardite)	Controle de balanço hídrico

HIPERCALEMIA

Uma das principais indicações de diálise nas unidades de urgência e emergência é a hipercalemia refratária. As principais causas são LRA, acidose, rabdomiólise, síndrome de lise tumoral e medicações, como trimetoprim, IECA, bloqueadores do receptor de angiotensina II (BRA), betabloqueadores, heparina, inibidores da calcineurina, digoxina, AINE e antagonistas da aldosterona. Não existe um nível de potássio que seja indicação absoluta de terapia renal substitutiva, devendo ser levadas em consideração a velocidade de aumento desse íon, alterações eletrocardiográficas e probabilidade de controle do potássio sem terapia renal substitutiva. Pacientes com níveis muito elevados de potássio sérico (> 6,5 mEq/L), principalmente se com alterações eletrocardiográficas ou se pacientes oligoanúricos, apresentam urgência na realização da diálise.

A terapia renal substitutiva de escolha na hipercalemia é a hemodiálise intermitente porque ela alcança facilmente alta eficiência de diálise, sendo capaz de reduzir de forma mais rápida os níveis séricos do potássio. Pacientes com probabilidade alta de rebote da hipercalemia, como aqueles com rabdomiólise e com lise tumoral, os quais têm uma taxa de morte celular elevada e consequente liberação aumentada de íons intracelulares, se beneficiam de métodos mais prolongados como a hemodiafiltração contínua e a SLED para reduzir o risco de rebote, lembrando que 98% do potássio corporal encontra-se no meio intracelular.

Quando esses métodos estão indisponíveis, por vezes esses pacientes necessitam de mais de uma sessão de hemodiálise intermitente no mesmo dia, em razão da alta velocidade de aumento dos níveis séricos do potássio, a depender da intensidade da rabdomiólise e do grau de lesão renal associado. Além disso, quase sempre a terapia extracorpórea é iniciada precocemente pela possível dificuldade de controle do potássio quando níveis mais altos presentes.

A velocidade da queda dos níveis de potássio depende da eficiência do método utilizado (método de diálise, área do capilar, fluxo de sangue e de banho, tempo de diálise), dos valores séricos do paciente (quanto maior, maior a redução) e do gradiente de potássio com o dialisato. Por ser um íon essencialmente intracelular e a utilização de glicose em muitos banhos de diálise e de bicarbonato (os quais provocam a entrada do potássio para o intracelular), a estimativa do nível de hipercalemia após a terapia renal substitutiva é pouco acurada.

ATENÇÃO!

Exige-se cuidado especial ao dialisar pacientes por hipercalemia com a possibilidade de indução de arritmia e rápida queda dos níveis séricos de potássio, causando despolarização da membrana celular, sobretudo em pacientes com risco aumentado, como aqueles com miocardiopatia, doença aterosclerótica coronariana e outros distúrbios hidreletrolíticos associados como hipomagnesemia e hipocalcemia.

Quando prescrito o método dialítico, todas as variáveis devem ser consideradas para a realização do procedimento com o menor risco possível para o paciente.

HIPERVOLEMIA

ATENÇÃO!

Atualmente, a hipervolemia é a principal indicação de diálise de urgência, quando considerados também os pacientes em terapia intensiva.

Classicamente sempre foi uma indicação o paciente com sinais de congestão, especialmente edema agudo pulmonar com débito urinário reduzido. Pacientes que apresentam insuficiência cardíaca não responsiva à diureticoterapia (furosemida em bomba de infusão contínua, associação de diuréticos), independentemente do estágio de disfunção renal, também têm indicação de terapia renal substitutiva. Nesse caso, com o objetivo de retirada de volume através da ultrafiltração, sendo também realizada troca de solutos se o paciente necessitar.

Trabalhos recentes mostram que, mesmo sem repercussão clínica, pacientes com balanço hídrico acumulado positivo têm maiores mortalidade, tempo de ventilação mecânica e tempo de internação em UTI, sendo a diálise por vezes a forma mais eficiente de controle. Esta é também usada como forma de abrir espaço para o alto aporte proteico e calórico exigido em pacientes críticos e para a administração de todas as medicações necessárias em ambiente de UTI, viabilizando o tratamento ideal para o paciente sem preocupação com as consequências do excesso de volume de água corporal.

Pacientes em uso de fármacos vasoativos, com hipoalbuminemia, idosos, hepatopatas e cardiopatas apresentam menor capacidade de equilíbrio do liquido intracelular e intravascular, sendo, às vezes, difícil a retirada da quantidade de líquido necessário com a diálise intermitente, em virtude da ocorrência de hipotensão. Esse risco diminui de forma significativa com taxas menores de retirada de liquido por hora (ultrafiltração), o que é possível com métodos contínuos ou formas híbridas, que permitem menor taxa de ultrafiltração, mas por um tempo maior, propiciando maior estabilidade hemodinâmica apesar da retirada de volumes maiores.

ACIDOSE

Não existe evidência de um nível máximo de acidose para indicar diálise. Valores de pH < 7,2 estão associados a disfunções enzimáticas celulares, vasoplegia, redução da resposta a catecolaminas e a redução do inotropismo cardíaco. Entretanto, todos os aspectos da doença atual do paciente devem ser levados em consideração para a indicação de diálise. A maioria das causas de acidose com ânion gap aumentado, como a acidose láctica e a cetoacidose diabética, tem seu tratamento baseado na reversão da causa da acidose para melhora do quadro.

Pacientes que apresentam disfunção renal associada, especialmente se sinais de congestão ou distúrbio de sódio, têm benefício maior do início da diálise para o tratamento em virtude da dificuldade de administração de bicarbonato de sódio nessas situações. Os métodos dialíticos permitem a infusão de bicarbonato de forma dissociada da administração de sódio e com retirada de água se necessário, ao contrário da administração endovenosa do bicarbonato de sódio.

A hemodiafiltração com filtros de alto fluxo (poros grandes), que permitem *clearance* convectivo de moléculas médias, é eficiente para retirada de parte do lactato. Entretanto, nos casos graves de acidose láctica associado a choque séptico ou cardiogênico, a quantidade produzida de lactato diariamente supera em muito a quantidade retirada pela diálise, sendo apenas esta uma forma de suporte pouco eficaz até a melhora do quadro hemodinâmico do paciente. A melhora da perfusão e consequente funcionamento do fígado e dos rins, os quais são responsáveis pela metabolização de forma mais eficiente do lactato, permitem um *clearance* de lactato muito mais contundente do que a hemodiafiltração, tendo o fígado capacidade de metabolização do lactato cerca de 10 a 100 vezes maior do que a capacidade de retirada do lactato pelos métodos contínuos.

Quando comparados os diversos métodos de terapia renal substitutiva para o tratamento da acidose metabólica, estudos mostram melhor controle com os métodos contínuos, sendo estes associados à normalização dos níveis de bicarbonato de forma mais rápida, entretanto não foi comprovado benefício desse melhor controle nos desfechos importantes como mortalidade e tempo de internação em terapia intensiva.

UREMIA

Em geral, sintomas de uremia como encefalopatia, pericardite, náuseas e vômitos são indicações de diálise em pacientes com doença renal crônica evoluindo com estágio terminal de disfunção renal. Pacientes com LRA costumam apresentar outras indicações de diálise antes de apresentar sintomas urêmicos. Alguns trabalhos tentaram mostrar benefício de métodos dialíticos com início precoce baseado em valores de ureia, com alguns mostrando benefícios em desfechos importantes, mas sem estudos randomizados envolvidos.

Atualmente, o nível sérico de ureia não é considerado isoladamente como indicação de TRS, lembrando que existem mais de 80 toxinas urêmicas conhecidas, sendo aquela apenas um marcador de disfunção renal. Esta sofre influência de diversos fatores como dieta hiperproteica, uso de corticosteroide, sangramento gastrintestinal, estados hipovolêmicos e hipercatabolismo, os quais aumentam de forma desproporcional os níveis de ureia sem obrigatoriamente estarem relacionados com piora em desfechos associados à disfunção renal aguda.

INTOXICAÇÃO EXÓGENA

O uso de substâncias tóxicas e de medicamentos em uma dosagem suprafisiológica de forma voluntária ou não é outra indicação bem estabelecida de terapia extracorpórea na urgência. Esta pode ser indicada tanto para retirada rápida do agente envolvido como para o tratamento de complicações do seu uso, como acidose e insuficiência renal, caso da intoxicação por paracetamol. Milhares de casos de intoxicação exógena são notificados por ano, correspondendo a cerca de 1% das internações hospitalares no Brasil em 2012. Em 2014, nos Estados Unidos, métodos dialíticos foram utilizados como tratamento em cerca de 115 a cada 100.000 pacientes que procuraram o pronto-socorro, aumentando o número de casos para 454 quando considerados aqueles que necessitaram de internação hospitalar.

O método de escolha para a maioria das intoxicações é a hemodiálise intermitente, por ser uma forma eficiente de retirada de substâncias tóxicas do organismo, dependendo de alguns fatores como tamanho da molécula, ligação proteica e volume de distribuição (p. ex.: influenciado por característica lipofílica da molécula). Sua eficiência explica-se por sua maior capacidade de *clearance* de substâncias pequenas por hora, quando comparado aos outros métodos de diálise.

ATENÇÃO!

A hemodiálise contínua deve ser escolhida se o paciente tiver outra indicação do seu uso (p. ex.: instabilidade hemodinâmica) ou se houver alta chance de rebote da substância utilizada, seja por absorção lenta, seja por alto volume de distribuição ou compartimentalização.

Para substâncias maiores, não facilmente dialisáveis por métodos dialíticos convencionais, a hemofiltração pode ser utilizada, sendo esta bastante eficiente para o *clearance* de moléculas de tamanho médio em virtude da utilização do processo de convecção, que permite a retirada de grandes volumes com a utilização de soluções de reposição. Outro método terapêutico pouco disponível, mas potencialmente útil, é a hemoperfusão.

Esta usualmente é indicada para medicamentos com alta taxa de ligação proteica, como teofilina e barbitúricos. Também apresenta necessidade de circulação extracorpórea, mas funciona por adsorção das moléculas quando passam por meio com carvão ativado. É cada vez menos utilizada em razão de sua baixa disponibilidade, de sua ineficiência quanto aos distúrbios hidroeletrolíticos ou acidobásicos, comumente associados, e por ocorrer saturação da sua capacidade de adsorção em cerca de 2 a 4 horas.

Para a indicação de terapia extracorpórea (Quadro 30.2), além dos fatores associados à medicação envolvida, também precisam ser considerados a quantidade ingerida ou administrada ou o nível sérico da substância como no caso do lítio; e o quadro clínico do paciente, sendo normalmente indicada quando o paciente se encontra em estado grave por instabilidade hemodinâmica, hipotermia ou rebaixamento de nível de consciência, e quando as formas de eliminação naturais estão comprometidas (p. ex.: pacientes com insuficiência hepática e/ou renal).

QUADRO 30.2 ■ Substâncias tratáveis por métodos extracorpóreos

HEMODIÁLISE	HEMOFILTRAÇÃO
Etilenoglicol, Metanol	Barbitúricos (hemoperfusão)
Lítio	Teofilina (hemoperfusão)
Metformina	Desferoxamina
Salicilatos	Aminoglicosídeos
Valproato	Vancomicina
Atenolol, Sotalol	Procainamida
Metotrexato	

Além disso, se existirem outros métodos menos invasivos e também efetivos para a retirada dos medicamentos como uso de carvão ativado por via enteral ou antídotos específicos, estes devem ser tentados inicialmente porque são mais rapidamente disponíveis e por vezes tão eficientes quanto os demais. Estudo recente mostra que a taxa de utilização de métodos dialíticos para o tratamento de intoxicação exógena está aumentando progressivamente, o que está associado ao maior conhecimento sobre a farmacocinética das substâncias envolvidas e também aos progressos nas terapias extracorpóreas, tornando-as mais seguras e eficazes. As principais toxinas tratadas com métodos dialíticos são etilenoglicol, lítio, salicilatos, metformina, metanol e ácido valproico.

ÁLCOOIS

Etilenoglicol e metanol estão entre os principais tóxicos no mundo com benefício no tratamento com terapias extracorpóreas. Ambos podem ser utilizados como anticongelantes, sendo o metanol também utilizado como combustível e solvente e o etilenoglicol como componente de algumas tintas e em freios de carro.

Ambos causam acidose metabólica com gap osmolar aumentado e o quadro clínico é caracterizado por torpor, coma e, no caso do metanol, por redução de acuidade visual. O tratamento medicamentoso no Brasil é com etanol, mas em alguns lugares do mundo outra medicação mais eficaz está disponível, o fomepizol, o qual estimula o metabolismo desses tóxicos através do aumento da atividade da lactato desidrogenase.

ATENÇÃO!

Em casos graves, a terapia de escolha é a hemodiálise intermitente, a qual apresenta alta eficiência para a retirada dos álcoois.

LÍTIO

Molécula de baixo peso molecular (7 dáltons) e com inexistente ligação proteica, o lítio é uma das toxinas mais facilmente removíveis pela hemodiálise. Esta é bastante eficiente para a redução dos níveis séricos, sendo mais eficiente até do que os rins para a sua depuração, quando comparado o *clearance* por hora. Os níveis séricos do lítio podem estar aumentados tanto por intoxicação aguda como por seu uso crônico, o que pode ser propiciado por piora da função renal ou por diarreia, por exemplo.

O quadro clínico em casos agudos é caracterizado por rebaixamento de nível de consciência e em casos crônicos por diabetes insípido, basicamente, mas estes podem se superpor. A diálise usualmente é indicada quando a litemia encontra-se maior que 2,5 mEq/L e o paciente apresenta efeitos colaterais graves, como rebaixamento de nível de consciência e LRA ou quando o nível sérico se encontra maior do que 4 mEq/L. Em razão da alta eficiência da hemodiálise intermitente para a retirada do lítio do corpo, usualmente poucas sessões são suficientes para a melhora do quadro do paciente, quando unicamente associado à intoxicação pelo lítio. Uma particularidade dessa intoxicação é a possibilidade de rebote que resulta de um lento equilíbrio entre seus níveis séricos e intracelulares, sendo por vezes necessárias sessões curtas, mas com frequência aumentada ou sessão inicial de alta eficiência, seguida por método contínuo.

SALICILATOS

O ácido acetilsalicílico é uma medicação bastante difundida mundialmente, principalmente após comprovado benefício na profilaxia secundária de eventos cardiovasculares. A intoxicação decorrente de seu uso é caracterizada por tinidos, náusea, vômitos e acidose metabólica com ânion gap aumentado.

ATENÇÃO!

O tratamento é baseado no uso de carvão ativado se tempo hábil e alcalinização da urina. Em casos mais graves de acidose metabólica ou com níveis muito elevados (> 80 mg/dL), a hemodiálise está indicada.

METFORMINA

Talvez a medicação mais utilizada no mundo para o tratamento do diabetes, a metformina tem seus níveis séricos aumentados quando há insuficiência renal. A intoxicação está associada principalmente com acidose láctica e o paciente apresenta náuseas, vômitos, dor abdominal associada à hipotensão e taquicardia. Em razão de seu baixo peso molecular, também é facilmente dialisável, sendo este método indicado principalmente em casos de acidose láctica grave, não responsiva ao tratamento inicial com bicarbonato de sódio, o que normalmente está associado com disfunção renal aguda.

ÁCIDO VALPROICO

Utilizado cada vez mais como anticonvulsivante e para distúrbio bipolar, o número de casos de intoxicações está aumentando nos últimos anos. O quadro clínico caracteriza-se por confusão mental, sonolência, hipotensão, hepatotoxicidade, acidose metabólica com ânion gap aumentado, náuseas e vômitos. Apresenta baixo peso molecular, mas alta ligação proteica. Entretanto, quando em níveis tóxicos, aumenta a porcentagem da parte não ligada à albumina, possibilitando eficiência na hemodiálise, a qual está indicada em casos não responsivos com medidas de suporte apresentando hipotensão e/ou coma, com usualmente níveis séricos > 150 mcg/dL.

OUTRAS INDICAÇÕES

Hemofiltração contínua com altos volumes de reposição está sendo utilizada para aumentar a remoção de citocinas em casos de sepse. Acredita-se que a retirada de moléculas pró-inflamatórias, como eicosanoides, componentes do complemento e interleucinas, como IL-1 e IL-6, poderia reduzir a resposta sistêmica deletéria associada à sepse, podendo melhorar o prognóstico desses pacientes. Sabe-se que a remoção dessas moléculas acontece de forma efetiva principalmente quando utilizadas altas doses de hemofiltração (> 70 mL/kg/d). Contudo, até o momento, estudos randomizados não conseguiram mostrar benefícios nos desfechos mais importantes, tendo sido mostrada apenas tendência a menores doses de vasopressores, sem mudança na mortalidade.

Hipercalcemia e hipermagnesemia são dois distúrbios hidreletrolíticos que habitualmente não são tratados com hemodiálise em virtude da eficiente excreção do cálcio e do magnésio pelos rins. Entretanto, em casos associados a algum grau de disfunção renal, métodos extracorpóreos tornam-se bastante efetivos para a redução dos níveis séricos de ambos, sendo outra indicação relativa de diálise na urgência

REVISÃO

- A LRA é uma entidade que está apresentando aumento na sua prevalência nas últimas décadas e é importante fator prognóstico para mortalidade intra e extra-hospitalar.
- O arsenal de possibilidades de terapia renal substitutiva aumenta progressivamente, com dispositivos mais modernos e seguros aparecendo a cada ano. Apesar disso, a mortalidade desses pacientes continua sendo bastante elevada, restando muitas dúvidas a respeito, por exemplo, do momento ideal para o início da terapia, a dose e o método ideal para cada situação.
- Sem consenso sobre a melhor forma de fornecer a terapia renal substitutiva para cada etiologia, a recomendação atual é individualizar o tratamento, tentando-se prever, com base na intensidade dos insultos sofridos pelo paciente e na sua resposta do ponto de vista renal principalmente, mas também hemodinâmico e respiratório, como será a evolução clínica a curto prazo.

- A provável indicação ideal da terapia renal substitutiva é o paciente que evolui com disfunção renal grave que não recuperará a função em poucos dias, mas antes do aparecimento das clássicas urgências dialíticas.

REFERÊNCIA

1. Kidney Disease Improving Global Outcomes (KDIGO). KDIGO clinical practice guideline for acute kidney injury. Kidney Int Suppl. 2012;2(Suppl 1):1-138.

LEITURAS SUGERIDAS

Cheungpasitporn W, Zand L, Dillon JJ, Qian Q, Leung N. Lactate clearance and metabolic aspects of continuous high-volume hemofiltration. Clin Kidney J. 2015;8(4):374-7.

Ghannoum M, Lavergne V, Gosselin S, Mowry JB, Hoegberg LC, Yarema M, et al. Practice trends in the use of extracorporeal treatments for poisoning in four countries. Semin Dial. 2016;29(1):71-80.

Hoste EAJ, Bagshaw SM, Bellomo R, Cely CM, Colman R, Cruz DN, et al. Epidemiology of acute kidney injury in critically ill patients: the multinational AKI-EPI study. Intensive Care Med. 2015;41(8):1411-23.

Kellum JA, Gomez H, Gomez A, Murray P, Ronco C. Acute dialysis quality initiative (ADQI) XIV sepsis phenotypes and targets for blood purification in sepsis: the bogota consensus. Shock. 2016;45(3):242-8.

Kraut JA, Madias NE. Lactic acidosis. N Engl J Med. 2015;372(11):1078-9.

Macedo E, Mehta RL. Preventing acute kidney injury. Crit Care Clin. 2015;31(4):773-84.

Ronco C, Ricci Z, De Backer D, Kellum JA, Taccone FS, Joannidis M, et al. Renal replacement therapy in acute kidney injury: controversy and consensus. Crit Care. 2015;19:146.

Sterns RH, Marvin G, Bernstein PL. Treatment of hyperkalemia: something olg, something new. Kidney Int. 2016;89(3):546-54.

31 LESÃO RENAL AGUDA

■ OSCAR PAVÃO
■ THAIS NEMOTO MATSUI
■ NESTOR SCHOR

A lesão renal aguda (LRA), anteriormente denominada insuficiência renal aguda, é um problema de saúde pública mundial com altas taxas de morbimortalidade, além de apresentar altos custos para a saúde, com maior tempo de internação e possibilidade de evolução para doença renal crônica em longo prazo.

A LRA é caracterizada pela redução abrupta (em horas a dias) da taxa de filtração glomerular, resultando na inabilidade de o rim exercer suas funções básicas de excreção das escórias nitrogenadas e manutenção da homeostase hidreletrolítica do organismo. Frequentemente é reversível, podendo se manter por tempo variável.

ATENÇÃO!

A incidência da LRA em pacientes internados vem crescendo e é mais alta entre os pacientes graves. A despeito do avanço no conhecimento do mecanismo fisiopatológico da LRA e no tratamento dessa doença, a mortalidade associada à afecção ainda permanece elevada, entre 30 e 50%.

ETIOLOGIA

As causas da LRA podem ser de origem pré-renal, renal (ou intrínseca) ou pós-renal, a depender do nível de acometimento.

A LRA pré-renal resulta da redução da perfusão renal, isto é, de eventos que culminam em diminuição do volume circulante, como no caso da desidratação (p. ex.: diarreia, vômitos, febre), sangramentos, uso de diuréticos e insuficiência cardíaca. É caracterizada por redução da excreção urinária de sódio e de água, com elevação da osmolaridade urinária. A LRA pré-renal é facilmente reversível, desde que os fatores precipitantes sejam rapidamente corrigidos.

A LRA renal é causada por fatores intrínsecos ao rim e classificada de acordo com o principal local afetado: glomérulo; túbulos; interstício; e vasos.

A causa mais comum de LRA renal é a lesão tubular, principalmente de origem isquêmica ou tóxica. A principal e mais frequente causa de NTA, no entanto, é a isquêmica e o seu principal fator causal é de origem pré-renal, como consequência da redução do fluxo sanguíneo não revertida, especialmente se houver comprometimento suficiente para provocar a morte das células tubulares.

ATENÇÃO!

Eventos isquêmicos mais graves (como nas complicações obstétricas e síndrome hemolítico-urêmica), sobretudo se ocorrer coagulação microvascular, podem resultar em necrose cortical irreversível.

Depois das isquêmicas, as causas nefrotóxicas são as mais frequentes na LRA renal. Os agentes nefrotóxicos incluem principalmente antibióticos aminoglicosídeos, contrastes radiológicos e quimioterápicos, além de pigmentos (p. ex.: mioglobina) e venenos ofídicos. Os medicamentos, de forma geral, podem causar diversos tipos de danos: (1) por modificações hemodinâmicas; (2) por dano tubular direto; (3) por reação alérgica, causando a nefrite intersticial aguda; (4) por obstrução intratubular; e (5) por desenvolvimento de síndrome hemolítico-urêmica. Apesar da predominância de um mecanismo fisiopatológico, a LRA por medicações nefrotóxicas é frequentemente causada por associação de um ou mais mecanismos, conforme sumarizado no Quadro 31.1.

LRA por nefrite intersticial é mais frequentemente causada por reações alérgicas a medicamentos. Causas menos frequentes incluem doenças autoimunes (lúpus eritematoso) e agentes infecciosos, determinadas, por exemplo, pela leptospirose, ou ainda pela pielonefrite aguda por bactérias como *E. coli*, *Proteus* sp, *Klebsiella* sp, entre outras bactérias.

Outras causas de LRA renal incluem ainda as glomerulonefrites, as doenças sistêmicas (como vasculites e LES) e infecções.

Em levantamento nos Estados Unidos, entre as etiologias de LRA renal, 62% são decorrentes de NTA consequente a causas isquêmicas (72%) e tóxicas (28%). As demais situações de LRA são motivadas por glomerulonefrites agudas (22%), nefrites intersticiais agudas (6%), necrose cortical (5%) e outras (5%). A principal apresentação clínica da NTA é oligúrica (74%), enquanto a forma não oligúrica (26%) tem no uso de antibióticos o seu principal responsável (41%).

QUADRO 31.1 ■ Mecanismos fisiopatológicos da LRA nefrotóxica associada a medicamentos

MECANISMO PREDOMINANTE	MEDICAMENTO
Toxicidade tubular direta	Aminoglicosídeos, contrastes radiológicos, cisplatina, ciclosporina, anfotericinas B, pentamidina, metais pesados, solventes orgânicos
Toxicidade tubular – rabdomiólise	Cocaína, etanol, estatinas
Obstrução intratubular	Aciclovir, sulfonamidas, etilenoglicol, quimioterápicos
Nefrite intersticial aguda	Penicilinas, cefalosporinas, sulfonamidas, ciprofloxacina, anti-inflamatórios não hormonais, diuréticos tiazídicos, furosemida, alopurinol, cimetidina
Síndrome hemolítico-urêmica	Ciclosporina, mitomicina, cocaína, quinino

Por fim, a LRA pós-renal ocorre na vigência de obstrução das vias urinárias, que pode ser observada em qualquer nível do trato urinário; porém, no acometimento de ureteres, depende da presença de obstrução bilateral. A obstrução pode ser causada por hiperplasia prostática benigna, neoplasia de próstata ou bexiga, distúrbios retroperitoneais, bexiga neurogênica, cálculos renais bilaterais, fibrose retroperitoneal, entre outros. A elevação da pressão hidráulica da via urinária, de forma ascendente, resulta na ação de vasoconstritores locais, de forma que a obstrução prolongada tem como consequência a lesão parenquimatosa.

ATENÇÃO!

A reversibilidade da LRA pós-renal depende do tempo de duração da obstrução. Muitas vezes, sobretudo nos pacientes graves, múltiplas causas para a LRA, de diferentes origens, podem coexistir.

■ FISIOPATOLOGIA

A fisiopatologia das lesões renais isquêmica e tóxica, causas mais comuns de LRA intrínseca (renal), envolve alterações estruturais e bioquímicas que resultam no comprometimento vascular e/ou celular. A partir dessas alterações, ocorrem vasoconstrição, alteração da função e morte celular, descamação do epitélio tubular e obstrução intraluminal, vazamento transtubular do filtrado glomerular e inflamação.

As principais alterações fisiopatológicas na LRA são:

- Vasoconstrição intrarrenal: causada pelo desequilíbrio entre os fatores vasoconstritores e vasodilatadores, tanto de ação sistêmica como local. Mecanismo particularmente importante na LRA por medicamentos nefrotóxicos, com ativação de hormônios vasoconstritores (angiotensina II, endotelina, etc.) e/ou inibição de vasodilatadores (prostaglandinas, óxido nítrico, etc.).
- Injúria tubular: associada principalmente a uma redução dos níveis intracelulares de ATP e a lesões de reperfusão. A reversibilidade do dano às células tubulares dependerá da intensidade, tempo de duração e tipo do evento agressor.

A possibilidade de reversão da LRA decorre da capacidade de regeneração e diferenciação das células tubulares renais, restabelecendo um epitélio íntegro e funcionante. Mesmo em situações mais graves com destruição de 90% das células epiteliais do túbulo proximal, os 10% remanescentes conseguem se proliferar, estimulados por hormônios e fatores de crescimento, recompondo o epitélio tubular.

APRESENTAÇÃO CLÍNICA

Tradicionalmente, o curso clínico da LRA é subdividido em quatro fases: inicial; oligúrica; poliúrica; e recuperação funcional.

A fase inicial começa a partir do momento de exposição ao insulto, isquêmico ou tóxico. Tem duração variável e depende do tempo de exposição ao agente agressor. Nesta fase, o volume urinário pode estar normal ou diminuído, porém o rim começa a perder a capacidade de excretar adequadamente os compostos nitrogenados.

A fase oligúrica da LRA também pode ter grau e duração variáveis. Um volume urinário inferior a 500 mL/dia é insuficiente para excretar as quantidades necessárias de soluto, já que a produção de produtos osmoticamente ativos é ao redor de 600 mOsm/dia e a capacidade máxima de concentração urinária é de 1.200 mOsm/L. Assim, débito urinário inferior a 500 mL/dia caracteriza oligúria.

A maioria dos pacientes que se recupera de uma LRA desenvolve aumento da diurese após 10 a 14 dias do início da oligúria. Ocasionalmente, não ocorre a fase de oligúria, caracterizando a chamada LRA não oligúrica. Nesse caso, a presença de volume urinário normal é justificada pela grande redução na reabsorção tubular de líquido, apesar da pequena filtração glomerular, ocorrendo fluxo urinário não oligúrico. Essa situação frequentemente é observada em associação com medicamentos nefrotóxicos, agentes anestésicos e sepse.

A terceira fase – poliúrica ou diurética – pode ser marcada por rápida elevação do volume urinário. A magnitude da diurese independe do estado de hidratação do paciente e habitualmente representa a incapacidade dos túbulos regenerados em reabsorver sal e água. A excreção urinária dos compostos nitrogenados, no entanto, não acompanha o aumento da excreção de sal e água, de modo que a concentração plasmática de creatinina e ureia continua a aumentar e os sintomas e a necessidade de terapia renal de substituição podem persistir.

A última fase – de recuperação funcional – ocorre após vários dias de diurese normal, com redução gradativa da ureia e creatinina.

MANIFESTAÇÕES RENAIS

Do ponto de vista renal, a LRA se manifesta com a uremia, pelo acúmulo dos compostos nitrogenados, e com alterações hidreletrolíticas. Dessa forma, são observadas:

- Alteração no balanço de água – sobretudo nos pacientes em oligúria, nos quais o balanço hídrico positivo acumulado muito elevado pode ter repercussão na respiração/ventilação e impacto na mortalidade.
- Alteração do balanço de sódio – durante a fase oligúrica, o balanço positivo de sódio pode causar expansão de volume, hipertensão e insuficiência cardíaca. Nesta fase, acredita-se que a oferta de solução fisiológica isotônica (300 mL/dia) associada a um controle rigoroso de peso é suficiente para equilibrar o balanço de sódio. Contudo, uma oferta menor de sódio, principalmente na fase poliúrica, pode provocar depleção de volume e hipotensão arterial.
- Alteração do balanço de potássio – A hipercalemia é a principal causa metabólica que leva o paciente com LRA ao óbito. Considerando-se que somente 2% do potássio corporal total encontra-se fora da célula, pequenas alterações no conteúdo extracelu-

lar de potássio provocam profundos efeitos na excitabilidade neuromuscular. A elevação do potássio (K^+) sérico pode ocorrer na LRA por aumento do catabolismo endógeno de proteínas, por dano tecidual, sangramento intestinal, bem como por movimentação de K^+ do intra para o extracelular pelo mecanismo tampão dos estados acidóticos.

ATENÇÃO!

A complicação mais temível da hipercalemia é a toxicidade cardíaca, manifestando-se com arritmias que, se não corrigidas, podem levar rapidamente à morte. Por essa razão, é necessário controle rigoroso do K^+ sérico nos pacientes com LRA.

MANIFESTAÇÕES EXTRARRENAIS

As infecções são as complicações extrarrenais mais frequentes no paciente com LRA, com incidência variando entre 45 e 80%. Apesar do reconhecimento e tratamento adequados, cerca de 20 a 30% dos óbitos na LRA decorrem de processos infecciosos.

As complicações infecciosas são mais observadas na LRA pós-traumática ou pós-cirúrgica, particularmente quando há envolvimento gastrintestinal. As infecções urinárias são de grande importância nos pacientes com LRA em razão da dificuldade de os antibióticos atingirem níveis teciduais ou urinários adequados. A presença de cateteres urinários, tanto de demora como intermitentes, é fator predisponente para o desenvolvimento e manutenção de infecção urinária, com seleção de agentes microbianos mais resistentes e de maior risco de disseminação.

Infecções broncopulmonares também são frequentes complicações da LRA. O diagnóstico pode se tornar difícil na presença de edema pulmonar concomitante, porém outros sinais de hipervolemia devem ser considerados antes de se considerar exclusivamente a congestão pulmonar.

Do ponto de vista cardiovascular, uma das complicação mais frequentes é a presença de pericardite fibrinosa (10%), geralmente associada com atrito pericárdico, podendo ser complicada pela presença de derrame pericárdico e eventual tamponamento. ICC e hipertensão também podem estar presentes na LRA e se correlacionam com a sobrecarga de volume. A acidose metabólica e distúrbios eletrolíticos também podem contribuir para o surgimento de ICC e arritmias.

Complicações neurológicas também são comuns, uma vez que o sistema nervoso é o sistema que menos tolera a redução rápida da função renal. Como resultado, a encefalopatia urêmica é a mais comum manifestação de LRA.

ATENÇÃO!

As manifestações sensoriais mais precoces são as alterações cognitiva e de memória. Seguem-se as alterações motoras (asterixes, tremores/*flapping*, mioclonias) e, finalmente, convulsões e coma, que representam os eventos terminais graves e de maior risco clínico.

Quanto às complicações do trato gastrintestinal, ulcerações gástricas ou duodenais são os achados mais comuns. Obviamente, a presença de sangue no trato gastrintestinal contribui substancialmente para elevação da concentração plasmática de ureia e potássio, necessitando de adequação do programa dialítico.

■ DIAGNÓSTICO

CRITÉRIOS DIAGNÓSTICOS

A dosagem da creatinina sérica como valor absoluto para estimar a taxa de filtração glomerular nas alterações agudas da função renal apresenta uma série de limitações, tais como o fato de a medida pontual não refletir uma situação em progressão (não representa o *steady state*), a ausência de um nível de corte definido e a estimativa subestimada em pacientes desnutridos.

Nos últimos anos, pesquisadores propuseram critérios como forma de uniformizar o conceito e a classificação da LRA. Em 2004, foram estabelecidos a classificação e o diagnóstico da LRA segundo critérios abreviados como RIFLE (abreviações de *risk, injury, failure, loss* e ESRD). Esse critério combinava incrementos na creatinina plasmática e o débito urinário. Como contraponto aos critérios do RIFLE, em 2007, o AKIN sugeriu como consenso a definição de LRA como uma redução abrupta (em até 48 horas) da função renal, caracterizada pelo aumento absoluto da creatinina sérica maior ou igual a 0,3 mg/dL, aumento porcentual da creatinina maior ou igual a 50% (1,5 vezes da creatinina basal) ou a redução do débito urinário documentada de menos do que 0,5 mL/kg/horapor mais de 6 horas. Esses critérios, bastante sensíveis, trazem a vantagem de alertar a equipe médica sobre esse importante evento, facilitando o diagnóstico precoce.

Os critérios KDIGO de 2012 utilizam somente alterações da creatinina sérica e a diurese, mas não mudanças na TFG para estadiamento (com exceção de crianças com idade inferior a 18 anos). Tal como acontece com os critérios de AKIN e RIFLE, KDIGO sugeriu que os doentes sejam classificados de acordo com critérios que resultam no estágio mais elevado (ou seja, mais grave) de LRA. Utilizando os critérios do KDIGO, a LRA pode ser classificada conforme a Tabela 31.2.

TABELA 31.2 ■ Estadiamento da lesão renal aguda segundo KDIGO

ESTÁGIO	CRITÉRIO PELA CREATININA SÉRIA	CRITÉRIO PELO DÉBITO URINÁRIO
1	Aumento na SCr ≥ 0,3 mg/dL ou aumento de 1,5 a 1,9 vezes da SCr basal	< 0,5 mL/kg/hora por mais de 6 h
2	Aumento de 2 a 2,9 vezes da SCr basal	< 0,5 mL/kg/hora por mais de 12 h
3	Aumento de 3 ou mais vezes da SCr basal, ou SCr ≥ 4 mg/dL, ou início de terapia de substituição renal	< 0,3 mL/kg/hora por mais de 24 h ou anúria por 12 h

Fonte: Kidney Disease Improving Global Outcomes (KDIGO).[1]

ATENÇÃO!

A elevação da creatinina é um marcador tardio para a LRA, pois é muita específica, mas pouco sensível. Vários marcadores estão em testes para detecção mais precoce da LRA, como o NGAL (*neutrophil gelatinase-associate lipocalin*), a IL-18 e a KIM-1 (*kidney injury molecule-1*). No entanto, ainda não estão amplamente disponíveis para o uso na prática médica.

DIAGNÓSTICO LABORATORIAL

A dosagem de sódio, creatinina, ureia e osmolaridade coletados simultaneamente na urina e no sangue pode ser útel na distinção etiológica da LRA. Na LRA pré-renal, é observada retenção de água e sódio (Na^+ urinário < 20 mEq/L) e osmolaridade urinária elevada (> 500 mOsm); enquanto na LRA renal, o sódio urinário apresenta-se elevado (> 40 mEq/L) pela lesão tubular e a osmolaridade urinária tende a ser isosmótica ao plasma (< 350 mOsm).

A FEU e a FECr, calculadas pelas relações ureia plasmática/ureia urinária e creatinina plasmática/creatinina urinária, respectivamente, também podem ser utilizadas para auxiliar na diferenciação entre LRA pré-renal e renal. Nesse caso, na LRA pré-renal, em virtude de maior reabsorção tubular de sódio e água, com consequente aumento da concentração urinária de ureia e creatinina, são observadas FEU e FECr frequentemente elevadas, maiores do que 60 e maiores do que 40 respectivamente. Inversamente, na LRA renal, essas relações estão diminuídas (abaixo de 30 e 20, respectivamente), pelo dano tubular. É importante salientar que o uso de diuréticos pode invalidar a utilidade desses índices por até 24 horas.

A análise do sedimento urinário também pode ser útil na avaliação da LRA. Cilindros hialinos aparecem com mais frequência na LRA pré-renal, enquanto cilindros granulosos, discreta leucocitúria e grande quantidade de células tubulares podem sem observados na LRA renal. A presença de hemácias dismórficas e de cilindros hemáticos sugere a existência de glomerulonefrite aguda, podendo ser acompanhada de proteinúria moderada a acentuada. Proteinúria leve (traços), no entanto, pode estar presente tanto na LRA pré-renal quanto na renal.

A positividade para hemoglobina nas fitas reagentes urinárias, na ausência de hemácias, pode indicar a presença de mioglobina, podendo sugerir rabdomiólise, diagnóstico este fortalecido na presença de CPK e aldolase elevadas na sangue. Além disso, leucocitúria com intenso predomínio de eosinófilos (eosinofilúria) associada com eosinofilia no sangue periférico sugerem o diagnóstico de nefrite intersticial.

DIAGNÓSTICO POR IMAGEM

A US de rins e vias urinárias é um procedimento simples e de grande importância na avaliação das alterações da função renal. O tamanho renal reduzido e a ecogenicidade aumentada com perda da diferenciação corticomedular pode indicar doença renal pré-existente, permitindo a diferenciação entre a doença renal crônica e a LRA. A cintilografia renal também pode ser alternativa, auxiliando na avaliação da perfusão renal.

A US ainda pode fornecer informação sobre a existência de obstrução das vias urinárias, bem como presença de cálculos, se visíveis. No caso de evidência de obstrução sem fator causador visível, a TC pode dar mais informações, sendo, na maioria das vezes, desnecessária a utilização de contraste que poderia agravar a LRA em curso.

BIÓPSIA RENAL

No contexto da LRA, a biópsia renal precoce (nos primeiros 5 dias) está indicada quando há suspeita de glomerulonefrite rapidamente progressiva, (que pode ser decorrente de doenças sistêmicas, como as vasculites e o lúpus eritematoso), de nefrite intersticial aguda, quando houver suspeita de necrose cortical bilateral ou na ausência de diagnóstico clínico provável. A biópsia fornecerá bases para justificar uma terapêutica mais agressiva (como corticosteroides, agentes citotóxicos e plasmaférese), bem como trará uma indicação prognóstica, pela avaliação histológica de componentes inflamatórios e fibróticos.

■ TRATAMENTO

O reconhecimento dos pacientes em risco de desenvolvimento de LRA ou com possível LRA antes da manifestação clínica apresenta melhores desfechos do que tratar a LRA estabelecida. Uma vez instalada a LRA, o objetivo do seu tratamento inclui tanto a redução da lesão (conforme sugerido na Figura 31.1), como das complicações relacionadas com a redução da função renal.

Na LRA pré-renal, a reposição volêmica deve ser feita de modo a restabelecer a quantidade de líquido perdido, associando-se com adequada correção eletrolítica. Nas situações em que decorre da diminuição do volume sanguíneo efetivo como na insuficiência cardíaca, cirrose hepática e síndrome nefrótica, a terapêutica é orientada pela fisiopatologia da doença desencadeante.

Não há benefícios na utilização de diuréticos na LRA. Uma vez caracterizada, deve ser mantido o controle hidreletrolítico rigoroso. A reposição de volume deve ser restrita a 400 mL/dia, acrescido do débito urinário. O balanço de sódio deve ser controlado por meio de dieta hipossódica (1 g/dia de NaCl) nos pacientes que não estão sendo submetidos à TRS. No caso de pacientes já em programa dialítico, é admissível maior liberdade na ingestão de sal (até 3 g/dia).

A manutenção dos níveis plasmáticos de potássio em valores normais é essencial pelo risco de óbito na hipercalemia. Medidas clínicas podem ser adotadas na vigência de hipercalemia, tais como uso de bicarbonato (na presença de acidose associada), uso de resinas trocadoras de potássio (Sorcal® ou Kayexalate®), de solução polarizante (solução de insulina e glicose) e, na presença de alterações eletrocardiográficas, infusão intravenosa de gluconato de cálcio (que exerce efeito temporário, de apenas alguns minutos). Na falência das medidas clínicas, a TRS frequentemente é necessária, reduzindo o conteúdo corporal do eletrólito.

Além da hipercalemia, outras situações que constituem urgência dialítica são: acidose metabólica refratária às medidas clínicas, hipervolemia não responsiva a diuréticos e uremia com complicações neurológicas, cardíacas e ou digestivas.

O tratamento diálitico precoce e frequente deve ser utilizado para manter a ureia plasmática abaixo de 180 mg/dL e a creatinina inferior a 8 mg/dL, níveis esses que previnem os sintomas clínicos da uremia, melhoram o estado nutricional do paciente e que podem diminuir o risco de sangramento e de infecções.

Pacientes com significativa destruição tecidual (rabdomiólise, trauma, queimadura, septicemia, pós-operatório de cirurgias extensas) geralmente apresentam elevada produção de ureia e quase sempre necessitam de TRS quando apresentam LRA. Nesses casos, a terapia é habitualmente realizada com frequência diária.

Com relação à modalidade dialítica, a escolha deve se adequar a cada situação e disponibilidade nos serviços de saúde. Nos últimos anos, no entanto, procedimentos dialíticos ditos "especiais e contínuos" têm ganhado grande espaço como TSR na LRA. Os procedimentos de hemofiltração e hemodiafiltração, nos quais se utiliza o *clearance* convectivo, são frequentemente usados para a reposição de função renal e clareamento de substâncias tóxicas em pacientes graves. Diferentes opções de técnicas de tratamento são utilizadas dependendo das condições dos pacientes; porém, quase sempre as diferentes modalidades são utilizadas de maneira contínua. Assim, é bastante comum o uso do termo terapia contínua de reposição renal (CRRT).

REVISÃO

- A LRA tem altas taxas de morbimortalidade, apresenta altos custos para a saúde, com maior tempo de internação e possibilidade de evolução para doença renal crônica em longo prazo.
- Caracteriza-se pela redução abrupta (em horas a dias) da TFG, resultando na inabilidade de o rim exercer suas funções básicas de excreção das escórias nitrogenadas e manutenção da homeostase hidreletrolítica do organismo.

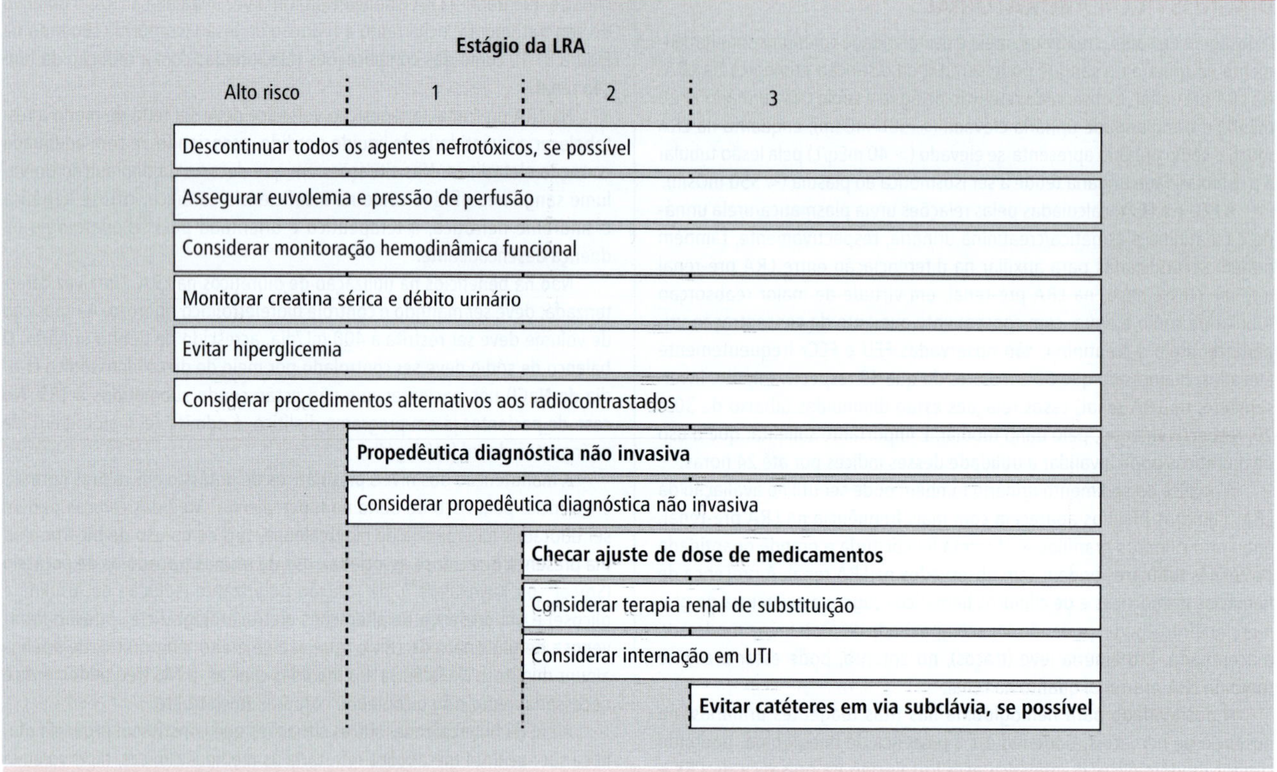

FIGURA 31.1 ■ Manejo da LRA baseada no seu estágio.

Fonte: Kidney Disease Improving Global Outcomes (KDIGO).[1]

- As causas podem ser de origem: pré-renal reversível com a correção adequada da causa; renal (fatores intrínsecos ao rim; a lesão tubular é a causa mais frequente, segida de eventos isquêmicos e agentes nefrotóxicos) ou pós-renal (obstrução das vias renais por hiperplasia prostática benigna, neoplasia de próstata ou bexiga, distúrbios retroperitoneais, entre outros).
- A possibilidade de reversão da LRA decorre da capacidade de regeneração e diferenciação das células tubulares renais, restabelecendo um epitélio íntegro e funcionante.
- A urenia e as alterações hedreletrolíticas são manifestações renais da LRA que podem ter desdobramentos como a hpercalemia, a principal consequência metabólica que pode resultar em óbito.
- Além da hipercalemia, também constituem urgência dialítica acidose metabólica refratária às medidas clínicas, hipervolemia não responsiva a diuréticos e uremia com complicações neurológicas, cardíacas e ou digestivas.
- As infecções são as complicaçoes mais frequentes das manisfestações extrarrenais. As infecções urinárias são de grande importância nos pacientes com LRA em razão da dificuldade de os antibióticos atingirem níveis teciduais ou urinários adequados. As repercussões cardiovasculares mais frequentes são a pericardite fibrinosa, ICC e a hipertensão; e as gastrintestinais incluem ulcerações gástricas ou duodenais.
- Para o diangóstico, contribuem critérios como os de RIFLE, AKIN e KDIGO; exames laboratoriais e de imagem; e a biópsia renal a depender do caso.
- O tratamento precoce apresenta melhor desfecho e a abordagem terapêucia depende da etiologia, das comobirdades presentes e da fase clínica da doença. Contempla reposição volêmica, medidas clínicas, tratamento dialítico e TRS, entre outros. A hemofiltração e a hemodiafiltração são frequentes para a reposição de função renal e clareamento de substâncias tóxicas em pacientes graves.

■ REFERÊNCIA

1. Kidney Disease Improving Global Outcomes (KDIGO). KDIGO clinical practice guideline for acute kidney injury. Kidney Int Suppl. 2012;2(Suppl 1):1-138.

■ LEITURAS SUGERIDAS

Bagshaw SM, George C, Bellomo R; ANZICS Database Management Committee. Early acute kidney injury and sepsis: a multicentre evaluation. Crit Care. 2008;12(2):R47.

Mehta RL, Kellum JA, Shah SV, Molitoris BA, Ronco C, Warnock DG, et al. Acute Kidney Injury Network: report of an initiative to improve outcomes in acute kidney inju-ry. Crit Care. 2007;11(2):R31.

Schor N. Acute renal failure and sepsis syndrome. Kidney Int. 2002;61(2):764-76.

Wu I, Parikh CR. Screening for kidney diseases:older measures versus novel biomarkers. Clin J Am Soc Nephrol. 2008;3(6):1895-901.

Zuk A, Bonventre JV. Acute kidney disease. Annu Rev Med. 2016;67:293-307.

32 SÍNDROME HEMOLÍTICO-URÊMICA

■ CARLOS ALBERTO BALDA
■ LAYON CAMPAGNARO

A SHU é definida pela ocorrência simultânea de anemia hemolítica microangiopática, plaquetopenia e LRA.

ATENÇÃO!

O termo SHU atualmente engloba um heterogêneo grupo de doenças que por diferentes mecanismos levam à lesão de capilares vasculares e arteríolas com formação de trombos plaquetários intraluminais e oclusão parcial ou completa do lúmen vascular. Esse tipo de lesão vascular caracteriza a MAT, representada pela SHU e pela PTT.

A PTT se difere clinicamente da SHU por se manifestar com acometimento neurológico mais intenso, acometimento renal menos frequente e grave, e com maior frequência de injúria a outros sistemas. O mecanismo fisiopatológico da PTT é distinto da SHU e bem estabelecido. Nela, ocorre a deficiência da ADAMTS 13, uma protease responsável pela clivagem dos multímeros de fator von Willebrand, o que leva à circulação destes em grande quantidade na corrente sanguínea, culminando com adesão plaquetária ao endotélio e formação de microtrombos.

A SHU foi inicialmente descrita em 1955 em uma criança com uma síndrome fatal que se caracterizava por anemia hemolítica, plaquetopenia e insuficiência renal severa. Posteriormente, foram descritos outros casos semelhantes e identificada a associação com infecção gastrintestinal prévia por bactérias produtoras de exotoxinas, cepas de *Escherichia coli* e, menos frequentemente, *Shigella dysenteriae*. Nesses casos, a SHU é conhecida como típica. Em casos raros, a síndrome pode seguir uma infecção por *Streptococcus pneumoniae*.

Em 10% dos casos nas crianças e na maioria dos casos nos adultos, a SHU não é causada nem por bactérias produtoras de shiga-toxina (Sxt) nem por penumococo e, historicamente, é conhecida como SHU atípica (SHUa). Contudo, atualmente sabemos que esse termo é inespecífico, visto que engloba diversas doenças com mecanismos fisiopatológicos distintos, sendo o mais comum deles a desregulação do sistema do complemento. Outras etiologias já foram identificadas como a deficiência de cobalamina e mutações no gene *DGKE*. Quando um fator desencadeante (p. ex.: gestação, medicamentos, neoplasias, transplante, etc.) está claramente relacionado ao desenvolvimento da SHU, denominâmo-la de SHU secundária.

O Quadro 32.1 sistematiza a classificação da SHU.

QUADRO 32.1 ■ Classificação da SHU

NOME	CAUSA
SHU associada à Sxt	Infecção por cepas de *E. coli* entero-hemorrágica e *S. dysenteriae* produtoras de Sxt
SHU associada à infecção pneumocócica	Infecção por *S. pneumoniae* produtor de neuraminidase
SHU atípica mediada por complemento	Mutações nos genes do *CFH, CFI, MCP, C3, CFB* e *THBD*; rearranjos genômicos nos loci *CFH/CFHR*; autoanticorpos anti-*CFH*
Deficiência *DGKE*	Mutações no gene *DGKE*
Deficiência de cobalamina	Mutações no gene *MMACHC*
SHU secundária	Medicamentos, gestação, neoplasias, doenças autoimunes, transplante de medula óssea ou órgão sólido, infecções virais, vacinas.

■ ETIOLOGIA E FISIOPATOLOGIA

As duas formas mais frequentes de SHU são a associada à Sxt e a associada à anormalidade do sistema do complemento e, portanto, serão o enfoque deste capítulo.

SHU ASSOCIADA À SHIGA-TOXINA

Esta forma de SHU corresponde a 90% dos casos de SHU nas crianças e uma das principais etiologias de LRA na população pediátrica. A incidência fica em torno de 2 a 3 para 100.000 crianças abaixo de 5 anos e a taxa de mortalidade é de 5%.

A *E. coli* entero-hemorrágica (EHEC) produtora de shiga-toxina é identificada em cerca de 60 a 70% dos casos. Tipicamente acomete crianças, sobretudo de até 5 anos; porém, nas épocas de epidemia, pode atingir pacientes de qualquer idade. Diferentes sorotipos têm sido associados, sendo o O157:H7 o mais comum. Contudo, nos últimos anos têm sido registradas epidemias por outros sorotipos, com acometimento de grande número de pessoas, altas taxas de mortalidade e *DRC* em estágio terminal (*DRCET*), o que retomou a preocupação mundial com esta entidade.

Em agosto de 2008, mais de 150 pacientes americanos foram infectados pela *E. coli O111*, sendo que 26 desenvolveram SHU. Ocorreu um óbito, dois terços necessitaram de diálise e em 60% dos casos os pacientes eram adultos. Em maio de 2011, um sorotipo previamente desconhecido da EHEC, a *E. coli O104:H4*, foi identificado como responsável pelo surto ocorrido na Alemanha. Mais de 3.800 pessoas foram infectadas e 30% delas desenvolveram SHU. Quase 90% dos pacientes eram adultos, sendo dois terços do sexo feminino. Comparado com outras epidemias, houve uma alta incidência de pacientes dependentes de terapia renal substitutiva (20% *versus* 6%) e mortalidade (6% *versus* 1%).

ATENÇÃO!

A infecção humana acontece pela ingestão de alimento contaminado, principalmente carne bovina malcozida, leite não pasteurizado e seus derivados, bem como água, frutas e vegetais. A transmissão inter-humana pode acontecer, apesar de pouco comum.

Após ingestão de alimento contaminado por EHEC ou *S. dysenteriae*, a toxina é liberada no interior do intestino delgado provoca lesão da borda em escova, o que coincide com a fase da diarreia. A Shiga-toxina é transportada por vias transcelulares para interior da circulação, em que, ligada a hemácias, plaquetas e monócitos, é carreada até os rins e outros órgãos-alvo (cérebro, fígado, coração, pâncreas e sistema hematopoiético).

Nos rins, ela se liga principalmente às células endoteliais, mas também às mesangiais e podocitárias, onde são internalizadas. No interior das células, inibe a síntese proteica celular via divisão do RNA ribossomal, levando à apoptose delas. Como consequência, há alteração da capacidade de adesão e perda da tromborresistência das células endoteliais, além de induzir um processo inflamatório que contribui para formação da trombose microvascular. Após exposição, cerca de 5% dos pacientes desenvolvem SHU, podendo chegar a 20% nos casos de epidemia.

SHU ASSOCIADA À ANORMALIDADE DO COMPLEMENTO

A anormalidade do complemento é responsável por cerca de 5 a 10% dos casos de SHU em crianças e pela maioria dos casos em adultos. A incidência total é ainda incerta, mas gira em torno de 2 a 7 casos para cada milhão de pessoas.

ATENÇÃO!

O sistema do complemento é indispensável para homeostase imunológica. Contudo, ele tem também capacidade de dano autoimune, necessitando de um controle restrito por meio de proteínas regulatórias plasmáticas e de membranas celulares.

A SHU acontece por desregulação na via alternativa do complemento, mais frequentemente por mutação com perda de função em um gene de proteínas regulatórias, como fator H (*CFH*), fator I (*CFI*) e *CD46*, ou por mutação com ganho de função em genes de proteínas efetoras, como *C3* e fator B (*CFB*). Em cerca de 5 a 10% dos pacientes, existe um autoanticorpo contra uma proteína regulatória. Alguns pacientes podem apresentar concomitantemente mutação genética e autoanticorpos.

O sistema do complemento (Figura 32.1) pode ser ativado por três vias: a clássica; a da lecitina; e a alternativa, todas resultando na formação de uma *C3* convertase. A via clássica é ativada pela interação de imunocomplexos com o C1q, levando em última instância à formação da *C3* convertase *C4bC2a*. A via da lecitina compartilha a mesma *C3* convertase, porém é ativada pelas lecitinas ligadoras de manose (MBLs) encontradas na superfície de vários microrganismos. A via alternativa, em indivíduos saudáveis, permanece espontaneamente ativada em baixas taxas, gerando um *C3* modificado estruturalmente: o *C3*(H_2O). Ele é capaz de se ligar ao *CFB*, levando à sua clivagem em *Ba* e *Bb*, o que proporciona a formação da *C3* convertase da via alternativa: o C3(H_2O)Bb. Independentemente de qual *C3* convertase seja formada, seu papel consiste na clivagem do *C3* em *C3a* e *C3b*. O próprio *C3b* formado se liga ao *CFB* na presença de properdina e *CFD*, gerando uma nova *C3* convertase, a *C3bBbP*, que amplifica em alça o sistema. O *C3b* também se liga às C3 convertases para formar as *C5* convertases: *C4bC2aC3b* e *C3bBbC3b*, que clivam o *C5* em *C5a* e *C5b*. O *C5b* se liga aos fatores *C6, C7, C8* e *C9* para formação do complexo de ataque à membrana (*C5b-C9*), que abre poros nas membranas celulares dos patógenos e do próprio indivíduo, levando à lise celular. O *C3a* e *C5a* agem como potentes anafilatoxinas, levando a quimiotaxia, ativação celular e resposta inflamatória.

A regulação normal do sistema do complemento envolve proteínas plasmáticas e ligadas às membranas celulares. O *CFI* é responsável pela inativação proteolítica do *C3b* em *iC3b* (*C3b* inativo), tendo como seus cofatores o *MCP* (CD46) e o *CFH*. O *MCP* é uma proteína de membrana que age como cofator do *CFI*. O *CFH* é o principal regulador, visto que age de três formas diferentes: compete com o *CFB* pela ligação ao *C3b*, acelera a dissociação da *C3* convertase e age como cofator do *CFI*.

Em cerca de 70% dos pacientes com SHUa são identificadas mutações nos genes do complemento. A SHUa, mais frequentemente, é descrita como esporádica, mas em até 20% dos casos há outro membro da família com doença manifesta. Contudo, em muitos casos ditos esporádicos, quando investigados familiares assintomáticos, são encontradas as mesmas mutações genéticas.

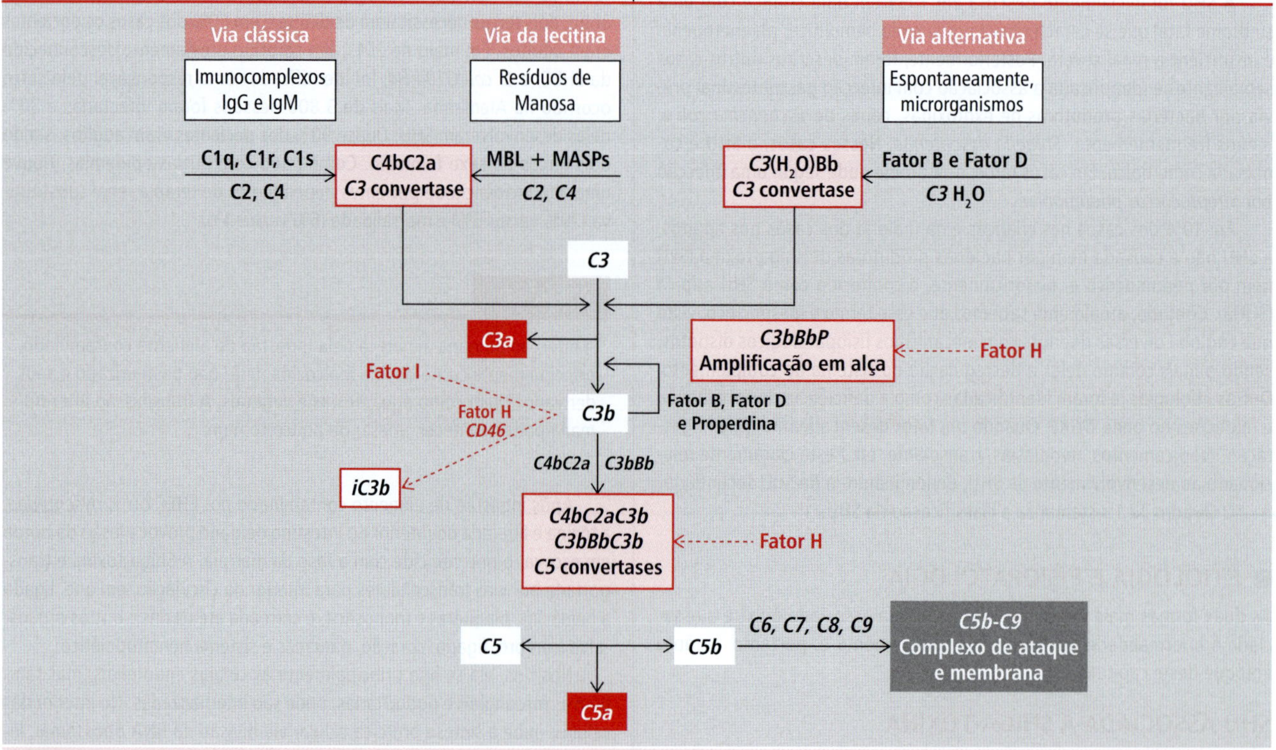

FIGURA 32.1 ■ Cascata do complemento.

ATENÇÃO!

A penetrância das mutações é baixa, estimada em cerca de 50%. Assim, podemos concluir que, embora importante, a alteração genética não é isoladamente suficiente para o desenvolvimento da síndrome. Esta pode ser desencadeada por um fator que ativa a via alternativa do complemento ou quando uma nova mutação é associada à previamente existente.

Diferentes anormalidades genéticas cursam com diferentes prognósticos, resposta à terapia e risco de recorrência após o transplante renal, como demonstrado na Tabela 32.1. A alteração mais comum consiste em mutação no gene que codifica o *CFH*. Mais de 100 mutações já foram relatadas e, mais frequentemente, cursam com alteração da molécula e perda de função, sendo que a redução dos níveis do *CFH* é encontrada em menor número de casos. Sendo assim, não é possível excluir a doença em vigência de dosagem normal sérica do fator. Em um estudo francês, mais de 50% dos pacientes manifestaram SHU após 20 anos, com 60 a 70% de DRCET ou óbito e alta taxa de recorrência no pós-transplante. Menos comumente, pode existir um autoanticorpo e, nessas situações, o tratamento também deve incluir agente imunossupressor que controle a produção daquele autoanticorpo. As mutações no gene da *CD46* são as que cursam com melhor prognóstico, geralmente se manifestando mais precocemente na infância, com bom prognóstico renal em longo prazo e baixa taxa de recorrência após transplante.

OUTRAS FORMAS DE SHU

A SHU associada à neuraminidase é uma complicação rara da infecção por *S. pneumoniae*, acometendo predominantemente lactentes, com taxa de mortalidade de até 25%. Corresponde a até 40% dos casos não relacionados a *E. coli* nas crianças. Geralmente, acontece após um episódio de pneumonia (70% casos) e, menos frequentemente, meningite. Acontece pela clivagem do ácido N-acetilneuramínico de glicoproteínas da membrana celular de hemácias, plaquetas e células endoteliais glomerulares, com exposição de um antígeno que é reconhecido por uma IgM levando à aglutinação das hemácias e consequente hemólise. Acredita-se que também possa haver uma desregulação do complemento induzida pela neuraminidase (incapacidade do fator B se ligar à *C3* convertase). O tratamento se baseia principalmente em suporte clínico e antibioticoterapia. A maioria dos autores evita infusão de plasma pela possibilidade de agravamento da hemólise com oferta inevitável de IgM, apesar de não haver evidências concretas.

Deficiências hereditárias em algumas proteínas da coagulação também já foram associadas ao desenvolvimento de SHU. Em 2013, foi relatada a associação da mutação no gene da diacilglicerol cinase ε (*DGKE*) com SHU atípica que se manifestava no 1º ano de vida. O tratamento é de suporte. Contudo, em alguns casos familiares, foram identificadas mutações nos genes da *THBD* e *C3*, e os pacientes responderam à terapia anticomplemento.

Outra forma rara de SHU atípica que acomete crianças nos primeiros dias e meses de vida é a SHU associada à deficiência de cobalamina. A mutação do gene *MMACHC* leva a uma forma defeituosa da vitamina, resultando em hiper-homocisteinemia e elevação dos níveis urinários de ácido metilmalônico. Raros casos foram descritos em crianças mais velhas e adolescentes. O tratamento é baseado na reposição vitamínica e o prognóstico é melhor se há instituição precoce da terapia.

A SHU secundária se instala quando um fator desencadeante (Quadro 32.2) é claramente associado ao desenvolvimento da síndrome. Entretanto, pelo fato de acontecer em uma minoria dos pacientes expostos a essas condições, acredita-se que exista algum fator genético determinante na fisiopatogenia da síndrome. De fato, em até 70% desses pacientes, é identificada uma mutação no sistema do complemento.

QUADRO 32.2 ■ Causas associadas à SHU secundária

Infecções virais: HIV, Influenza, EBV, etc.	**Neoplasias:** pulmão, mama, ovário, intestino grosso,, estômago, linfoma.	**Doenças autoimunes:** LES, SAAF, dermatomiosite, esclerose sistêmica.
Parasitas: *Plasmodium falciparum.*	**Transplante:** medula óssea, órgão sólido.	**Medicamentos:** inibidor de calcineurina, mitomicina, cisplatina, vincristina, gencitabina, quinina, ACO, clopidogrel, interferon, ciprofloxacina, heroína, cocaína.
Vacinação: hepatite B.	**Gestação**	

TABELA 32.1 ■ Anormalidades genéticas no sistema do complemento

GENE AFETADO	ANORMALIDADE	FREQUÊNCIA NA SHUA	REMISSÃO COM PLASMAFÉRESE	MORTALIDADE OU DRCET (5-10 ANOS)	RECIDIVA APÓS TRANSPLANTE RENAL
CFH	Fator H (baixos níveis ou atividade reduzida)	25-30%	60%	60-70%	60-70%
CFH/CFHR	Formação de anticorpos anti-*CFH*	5-10%	70-80% (com imunossupressão)	30-40%	40%
MCP	Expressão reduzida do *CD46* na superfície celular	8-10%%	Não há indicação de terapia com plasma	<20%	15-20%
CFI	Fator I (baixos níveis ou atividade reduzida)	4-8%	30-40%	60-70%	70-80%
CFB	Fator B (estabilização da *C3* convertase)	1-4%	30%	70%	Falta de dados
C3	*C3* (resistência do *C3b* à inativação)	4-8%	40-50%	60%	40-50%
THBD	Trombomodulina (reduz a inativação do *C3b*)	3-4%	60%	60%	Falta de dados

■ QUADRO CLÍNICO E ABORDAGEM DIAGNÓSTICA

Os achados clínicos próprios da SHU são inespecíficos, sendo a adinamia o sintoma mais frequente. A despeito da plaquetopenia, raramente os pacientes apresentam púrpura e sangramentos espontâneos.

ATENÇÃO!

Apesar de o diagnóstico se basear fundamentalmente nos achados laboratoriais, a anamnese pode contribuir no diagnóstico etiológico da síndrome de MAT. Então, é fundamental buscar, na história clínica, sintomas sistêmicos que apontem para doença autoimune ou neoplasia primária, antecedente de infecções recentes, uso de medicações e vacinas.

A idade e a forma de apresentação também podem ajudar a diferenciar as principais suspeitas etiológicas. Nos adultos, as formas mais comuns de MAT são PTT adquirida, SHU associada à anormalidade do complemento e SHU induzida por medicamentos. Nas crianças, além da SHU típica, responsável por até 90% dos casos, devem ser lembradas as formas raras de deficiência do metabolismo da cobalamina e no sistema da coagulação. A maioria das síndromes primárias de MAT é de instalação gradual ao longo de dias. O aparecimento súbito é muito bem descrito nas formas de SHU induzidas por medicamentos, particularmente quando é imune-mediada, dose-independente.

Os sintomas neurológicos são muito mais frequentes na PTT, em que um terço dos pacientes apresenta sintomas severos, como afasia, diplopia e déficit neurológico focal, e um terço apresenta sintomas inespecíficos, como cefaleia e confusão mental. Contudo, em até 20 a 25% dos casos de SHU pode haver sintomas neurológicos. O acometimento renal é muito menos frequente e intenso na PTT do que na SHU. Com menor frequência, fígado, pâncreas, trato gastrintestinal e coração também são afetados nas diversas formas de MAT. A febre pode estar presente na PTT e em 30% dos pacientes com SHU típica, mas na presença de febre alta com calafrios, causa infecciosa secundária deve ser investigada.

No caso de SHU associada à Sxt, a história de exposição a alimentos contaminados pode ajudar. O quadro de gastrenterite antecede o aparecimento da síndrome em cerca de 1 semana. Este se caracteriza por dor abdominal, náuseas, vômitos e, inicialmente, diarreia não sanguinolenta, que, após 1 a 2 dias, torna-se sanguinolenta em 70% dos casos.

EXAMES COMPLEMENTARES

A avaliação laboratorial inicial compreende hemograma completo e função renal para caracterização da síndrome. A anemia frequentemente é grave, com níveis de hemoglobina abaixo de 8 g/dL, provas de hemólise elevadas e Coombs direto negativo. A análise do sangue periférico evidencia esquizócitos em grande número (frequentemente mais de 10%) que são fundamentais para caracterizar a anemia microangiopática. Outras causas de anemia microangiopática devem ser afastadas, como presença de prótese valvar ou dispositivo intravascular. A plaquetometria, frequentemente, encontra-se abaixo de 50.000/mm^3. A lesão renal é severa e, em mais da metade dos casos, há necessidade de suporte dialítico. A dependência de terapia renal substitutiva é variável, por volta de 6% nos casos de SHU típica (chegando a 20% no surto de 2011 que aconteceu na Alemanha) e até 60 a 70% nos casos de SHU associada à anormalidade do complemento. O exame de urina I geralmente evidencia hematúria dismórfica associada à proteinúria subnefrótica. Enzimas hepáticas e pancreáticas e radiografia de tórax também devem complementar a avaliação inicial na investigação das demais disfunções orgânicas.

ATENÇÃO!

Outro diagnóstico diferencial importante da SHU é o de coagulação intravascular disseminada. Dessa forma, é imprescindível, na avaliação desses pacientes, um estudo da coagulação, dosagem de fibrinogênio e D-dímero séricos.

Os demais exames complementares devem ser solicitados para definir etiologicamente a síndrome de MAT e, portanto, devem ser guiados pelas hipóteses diagnósticas mais prováveis em cada situação. O Quadro 32.3 exemplifica os principais exames.

QUADRO 32.3 ■ Avaliação do paciente com MAT

Pesquisa de infecções: ▪ Coprocultura, PCR para Sxt, anticorpo sérico; ▪ Anti-HIV; ▪ Culturas, PCR influenza.	**Doenças autoimunes:** ▪ FAN; ▪ ANCA; ▪ Anti-ENA; ▪ Anticorpos antifosfolpídeos.	**Deficiência de cobalamina:** ▪ Dosagem sérica de homocisteína e metionina; ▪ Dosagem urinária de ácido metilmalônico.
Teste gravidez	**Avaliação de disfunções orgânicas**	**Avaliação da coagulação, fibrinogênio e D-dímero**
Atividade da ADAMTS 13 e pesquisa do anticorpo inibidor	**Avaliação do complemento:** ▪ Dosagem sérica de *C3, CFH, CFB, CFI* e *CD46*; ▪ Dosagem de autoanticorpos anti-FH e anti-FI.	**Pesquisa de mutações genéticas**

Na presença de quadro abdominal e suspeita de SHU típica, o diagnóstico é baseado na detecção da bactéria ou de seus produtos nas fezes. Além da coprocultura, pode ser feita a pesquisa direta de toxina nas fezes por ténica imunoenzimática ou por PCR. Existem também anticorpos contra os mais frequentes sorotipos de *E. coli*, porém um resultado positivo pode apenas significar o contato pregresso com a bactéria.

ATENÇÃO!

A pesquisa da atividade da ADAMTS 13 é particularmente importante nos casos de MAT em que o acometimento renal é discreto ou ausente.

A atividade < 10% é consistente com o diagnóstico de PTT. Contudo, pacientes com infecções ou neoplasias podem ter a atividade dessa protease reduzida na ausência de PTT, da mesma forma que pacientes com PTT podem ter atividade > 10% após transfusões. A acurácia não é perfeita e o resultado pode demorar dias para ser liberado.

ATENÇÃO!

Diante da alta suspeita da síndrome, é recomendado início imediato de plasmaférese.

O papel do estudo do complemento ainda permanece incerto. Este inclui dosagem sérica dos seus componentes e proteínas regulatórias, pesquisa de anticorpos contra *CFH* e *CFI* e mutações genéticas. É pouco acessível e de alto custo. Estima-se que em até 30% dos casos de SHU mediada por anormalidade do complemento os níveis de seus componentes são normais e não são identificados anticorpos nem mutações nos genes conhecidos. Acredita-se que isso acontece por redução da atividade do fator regulador e por mutações ainda não descritas. Dessa forma, o exame deve ser reservado para situações em que o restante da investigação foi inconclusivo, principalmente crianças com insuficiência renal descartada SHU por Sxt, adultos com atividade normal de ADAMTS 13 e puérperas com piora progressiva de função renal após resolução da gestação. Além disso, o resultado do exame pode demorar semanas para ser liberado. Sendo assim, a decisão de introduzir terapia anticomplemento específica deve ser baseada no conjunto de fatores que inclui suspeita clínica e exclusão das demais causas.

A biópsia renal não é exame essencial para o diagnóstico, porém pode ser utilizada para diferenciar SHU de outras causas de LRA, como necrose tubular aguda e nefrite intersticial aguda por medicamentos. De qualquer forma, as alterações encontradas na SHU não são específicas de nenhuma etiologia.

Três tipos histológicos de lesões renais são vistos nos pacientes com SHU. A mais comum consiste em espessamento da parede do capilar glomerular com alargamento do espaço subendotelial. As células endoteliais estão edemaciadas, destacadas da membrana basal, ocluindo o capilar. Os glomérulos encontram-se aumentados de tamanho, com trombos de fibrina e plaquetas ocupando o lúmen dos capilares e arteríolas. No segundo tipo, há necrose da parede de arteríolas e artérias interlobulares com estreitamento da luz e trombos intraluminais. Os glomérulos estão isquêmicos e reduzidos e as membranas, enrugadas. No terceiro tipo ocorre necrose cortical aguda por obstrução da microcirculação.

TRATAMENTO

A base do tratamento para qualquer forma de SHU consiste na terapia de suporte. Esta é representada pelo suporte transfusional, manejo volêmico e eletrolítico, controle pressórico, terapia renal substitutiva e tratamento das demais disfunções orgânicas. Transfusão de glóbulos vermelhos é necessária em até 80% dos pacientes e é fundamental para prevenir as complicações da anemia grave, como insuficiência cardíaca. Não é necessário retomar aos níveis normais de hemoglobina e muito cuidado deve ser tomado com sobrecarga volêmica e hipercalemia. Os agentes estimuladores da eritropoiese podem ser utilizados como terapia adjuvante. A transfusão de plaquetas não é frequentemente necessária visto que a maioria dos pacientes não apresenta plaquetopenia abaixo de 10.000/mm^3 ou sangramentos espontâneos.

A hipertensão na SHU tem dois componentes principais: a sobrecarga de volume e ativação do sistema renina-angiotensina decorrente de isquemia glomerular. Dessa forma, o controle pressórico deve ser baseado inicialmente em controle volêmico, com diuréticos e, se necessário, diálise. O uso de IECA é controverso e a maioria dos autores o evita na fase aguda, lançando mão de outras classes, como antagonistas do canal de cálcio. Após insulto agudo, é muito bem documentado que, em pacientes que permanecem com alteração da função renal e/ou proteinúria, o uso de IECA tem efeito renoprotetor a longo prazo.

ATENÇÃO!

Em relação à modalidade de diálise, não há evidência de benefício de um método comparado ao outro.

A terapia específica da SHU varia de acordo com a etiologia de base, sendo que descreveremos com maior detalhe o tratamento das duas causas mais comuns.

ATENÇÃO!

Quando há um fator desencadeante claramente associado, o enfoque será dado à sua remoção: suspensão de medicamentos; interrupção da gestação; tratamento de infecções (p. ex.: HIV), neoplasias e doenças autoimunes.

SHU ASSOCIADA À SHIGA-TOXINA

O primeiro foco do tratamento é voltado para tentativa de redução do desenvolvimento de SHU em pacientes já infectados pelas bactérias produtoras de Sxt. Em virtude da diminuição da ingesta, náuseas, vômitos e diarreia, os pacientes estão depletados de volume à internação hospitalar. Alguns trabalhos observacionais mostraram que a hidratação endovenosa na internação pode conservar a diurese, diminuir a necessidade de terapia renal substitutiva, melhorar o prognóstico renal e tempo de internação, sem aumento dos eventos adversos. Contudo, o estado volêmico e função renal com débito urinário devem ser avaliados continuamente e a infusão volêmica interrompida diante de qualquer sinal de hipervolemia.

O uso de antibióticos na tentativa de reduzir o desenvolvimento da SHU não está indicado. Acredita-se que algumas classes de antibióticos, como as quinolonas, trimetoprim e furozalidona, aumentam a síntese e liberação de toxinas pela EHEC levando ao maior risco de desenvolver SHU e suas complicações. Um estudo controlado mostrou que das 259 crianças com SHU, 36% tinham recebido terapia antibacteriana e 12% não ($p < 0,001$). Esse efeito dos antibióticos não foi demonstrado para SHU subsequente à infecção por *S. dysenteriae*. Uma exceção foi evidenciada com a azitromicina. Durante o surto ocorrido na Alemanha, os pacientes tratados com azitrocimina tiveram o período de transmissão reduzido e retorno mais precoce às suas atividades, apesar de não ter havido diferença em relação à frequência e sintomas da SHU. Os agentes antimotilidade foram associados a um risco de 2,9 vezes maior de desenvolvimento de SHU e 8,5 vezes maior de acometimento do sistema nervoso e, portanto, são proscritos.

A maioria dos tratamentos específicos propostos para SHU típica não mostrou diferença na evolução da história natural da doença ou ainda tem resultados conflitantes, ficando restritos para casos mais graves.

A terapia específica é representada principalmente por medicações que tentam impedir a ação da toxina, plasmaférese e eculizumabe. O uso de agentes antitrombóticos, como urocinase e heparina, não mostrou redução na duração dos sintomas e complicações, bem como mudança de desfecho em longo prazo, além de ter aumentado o risco de complicações hemorrágicas e, portanto, não é recomendado. Alguns relatos de casos mostraram benefícios com a trombomodulina recombinante e reposição de manganês, mas ainda faltam estudos maiores que reforcem o uso dessas medicações.

Duas classes de medicações que visam bloquear a ação da Shiga-toxina foram desenvolvidas, mas ainda estão na fase de teste. A primeira classe consiste nos análogos do receptor da Sxt, que visam evitar a translocação da toxina nos enterócitos e, consequentemente, o efeito sistêmico por disseminação sanguínea. O primeiro medicamento desenvolvido foi a Synsorb Pk®, um trissacarídeo de administração oral que compete com o receptor da Sxt no enterócito. O estudo de fase I mostrou bom perfil de tolerabilidade, porém os estudos de fase II falharam em demonstrar redução da severidade da SHU. Acredita-se que o tratamento tenha sido instituído tardiamente, sendo que a maioria dos autores concorda que seu benefício estaria limitado ao período de incubação da infecção ou nos 2 a 3 dias iniciais do quadro diarreico. Outro medicamento da classe, desenvolvido posteriormente, é a PPT-tet, um peptídeo tetravalente de administração endovenosa que leva a um transporte aberrante da toxina com sua posterior degradação no retículo endoplasmático do enterócito. Estudos em animais mostraram reduzir significativamente o desenvolvimento da SHU, bem como sua evolução, quando administrado em até 24 horas da exposição à toxina. A segunda classe corresponde aos anticorpos monoclonais anti-Sxt, que se ligam à toxina circulante, representada pelo urtoxazumab. Esse medicamento mostrou sobrevida de 90% dos animais com SHU e está em estudo de fase II.

O benefício da infusão de plasma fresco congelado ou plasmaférese é bem documentado na PTT. Na SHU típica, não há estudo randomizado controlado avaliando a eficácia da terapia. Contudo, algumas séries de casos mostraram redução da mortalidade em adultos com SHU e grave comprometimento renal e/ou neurológico. Portanto, pode ser considerada terapia adjuvante nesses casos. O eculizumabe, anticorpo monoclonal contra C5, é o tratamento de escolha para os casos de SHU relacionado à anormalidade do complemento. Alguns estudos observacionais de séries de casos mostraram benefício com seu uso na SHU típica, porém, um estudo retrospectivo comparando plasmaférese com ou sem eculizumabe no surto alemão de 2011 não mostrou diferença de desfecho entre os grupos. Deve ser ressaltado que o grupo que recebeu eculizumabe apresentava formas mais graves da doença. Sendo assim, este pode também ser utilizado como terapia adjuvante, principalmente em casos mais graves, porém faltam estudos controlados e randomizados que embasem seu emprego. A dose e forma de administração da plasmaférese e do eculizumabe serão descritas a seguir.

SHU ASSOCIADA À ANORMALIDADE DO COMPLEMENTO

Antes do advento do eculizumabe, o tratamento de 1ª linha consistia em infusão de plasma ou plasmaférese, baseado em opinião de especialistas, visto que não há ensaios clínicos randomizados. O racional para infusão de plasma consiste na oferta de fatores do complemento defeituosos, sendo mais indicados para os defeitos quantitativos. Nos casos de defeitos qualitativos (em que o fator defeituoso pode competir com o normal), presença de anticorpos e mutações com ganho de função, a troca de plasma é teoricamente mais adequada. Além disso, a plasmaférese reduz o risco de hipervolemia e hipertensão. Entretanto, até o momento não há nenhuma evidência de superioridade de um método sobre o outro, sendo que a escolha deve se basear na experiência do serviço.

A resposta à terapia com plasma varia muito de acordo com a anormalidade presente no sistema do complemento. Nas mutações do *CFH*, ocorre remissão parcial ou completa em cerca de dois terços dos pacientes. É mais comum a resposta hematológica, com controle da anemia e plaquetopenia, do que resposta renal. Nos casos de deficiência de *CD46*, que é um fator regulador de expressão na membrana, a terapia com plasma não mostra benefício algum. Contudo, até 80% dos pacientes apresentam melhora independente do tratamento. Nas mutações do *CFI*, *CFB* e *C3*, a resposta fica em torno de 30 a 50%.

ATENÇÃO!

De qualquer forma, é recomendado início de terapia de infusão ou troca de plasma nas primeiras 24 horas do diagnóstico de SHU não relacionada a processo infeccioso, até que a investigação complementar aponte para o diagnóstico e o tratamento específico seja instituído.

A dose sugerida é de 1 a 2 vezes o volume de plasma trocado diariamente se optado por plasmaférese ou 20 a 30 mL/kg de infusão de plasma no 1º dia, seguida de 10-20 mL/kg/dia nos dias subsequentes. A terapia deve ser mantida até a remissão dos sinais da síndrome de MAT ou declaração de falha terapêutica. Uma vez obtida resposta, não é certo a forma nem o momento de retirada, visto que a maioria apresenta recidiva se nenhuma outra terapia é adicionada. Dessa forma, a terapia com plasma serve principalmente como uma ponte entre o diagnóstico e o tratamento direcionado. Os principais eventos adversos consistem em hipotensão, reação anafilática ao plasma, hipocalcemia sintomática e trombose e infecção do acesso vascular.

Nos casos em que são identificados anticorpos anti-*CFH* e anti-*CFI*, o uso de agente imunossupressor concomitante à plasmaférese é imprescindível, visto que a retirada dos anticorpos é transitória e sua produção deve ser bloqueada. A terapia consiste em uma fase de indução com corticosteroide associado ou não a ciclofosfamida ou rituximabe, e uma fase de manutenção com corticosteroide associado a azatioprina ou micofenolato. O uso de imunoglobulina não se mostrou benéfico.

O tratamento de 1ª linha para SHU associada a defeito do complemento consiste nos bloqueadores do sistema do complemento. Muitos estão em desenvolvimento, porém o eculizumabe é o único liberado para uso clínico. Corresponde a um anticorpo monoclonal recombinante humano que se liga ao C5 bloqueando sua clivagem e impedindo a formação do C5b para o complexo de ataque à membrana. Além disso, reduz a liberação de C5a, com adicional efeito anti-inflamatório. Ainda não há estudo randomizado, porém tendo em vista o benefício mostrado em série de casos, foi aprovado em 2011 pelo FDA. Os estudos evidenciaram uma revolução no tratamento da SHU atípica, reduzindo pela metade as taxas de DRC em estágio terminal, além de minimizar também a mortalidade e recorrência da doença após transplante renal. A resposta é vista em 85% dos casos, com bom controle da hemólise, melhora da função renal e dos sintomas neurológicos. Cerca de 15% dos pacientes são refratários à terapia, provavelmente por mutação no *C5* ou por outro mecanismo fisiopatológico da doença (predomínio da ação de produtos da clivagem do *C3* ou anormalidades na cascata da coagulação). Contudo, o custo do tratamento é muito elevado. Sendo assim, o principal benefício fica evidente na população refratária à terapia com plasma ou que apresentam complicações da plasmaférese ou recorrência após a sua retirada. A resposta ao eculizumabe também foi observada nos casos de SHU por anticorpos, podendo ser adicionada à terapia imunossupressora.

O esquema de tratamento ainda não é totalmente claro. A dose é ajustada para o peso e nos pacientes com mais de 40 kg recomenda-se fazer uma fase de indução de 900 mg endovenoso por semana durante 4 semanas, seguida de uma fase de manutenção de 1.200 mg a cada 2 semanas. Se a plasmaférese é realizada concomitantemente, deve ser repetida a dose após a troca do plasma. A grande incerteza terapêutica fica em relação à descontinuidade do tratamento em pacientes que responderam inicialmente. Em uma série de casos, três dos dez pacientes apresentaram recidiva após retirada da medicação, porém também apresentaram pronta-resposta ao retorno da terapia. O principal efeito colateral é o risco de infecções por bactérias encapsuladas, especialmente meningococo. Dessa forma, idealmente, os pacientes devem receber vacina contra *Neisseria meningitidis, Streptococcus pneumoniae* e *Haemophilus influenzae* antes do tratamento. Outros eventos adversos são bacteremia assintomática, peritonite, hipertensão e esclerose venosa no sítio de infusão.

ATENÇÃO!

Em relação ao transplante renal, o risco de perda do enxerto por trombose ou recorrência da doença de base é muito grande e, portanto, não se recomenda transplante com doador vivo.

Algumas terapias podem ser utilizadas para evitar a recorrência se o risco for muito elevado (varia de acordo com a mutação), como o uso do eculizumabe e plasmaférese profilática, sendo ponderados custo, risco e benefício. Outra opção consiste no transplante duplo fígado-rim. O transplante de fígado é curativo, visto que os fatores do complemento são sintetizados nos hepatócitos. Contudo, as primeiras experiências foram desastrosas com taxas de mortalidade inaceitáveis, provavelmente por ativação não controlada do complemento no perioperatório. O uso de eculizumabe ou plasmaférese no pré-operatório melhorou muito os desfechos, com taxas de sucesso que atingem até 80% de função dos dois enxertos em centros especializados. Dessa forma, o transplante duplo surge como realidade e devem ser ponderados os riscos e benefícios, bem como a experiência do serviço.

REVISÃO

- A SHU é definida pela ocorrência simultânea de anemia hemolítica microangiopática, plaquetopenia e LRA.
- O termo SHU engloba doenças heterogêneas que por diferentes mecanismos levam à lesão de capilares vasculares e arteríolas com formação de trombos plaquetários intraluminais e oclusão parcial ou completa do lúmen vascular. Esse tipo de lesão vascular caracteriza a MAT, representada pela SHU e pela PTT.
- A PTT se difere clinicamente da SHU por se manifestar com acometimento neurológico mais intenso, acometimento renal menos frequente e grave, e com maior frequência de injúria a outros sistemas.
- As duas formas mais frequentes de SHU são a associada à Shiga-toxina(90% dos casos de SHU nas crianças) e à anormalidade do sistema do complemento (5 a 10% dos casos de SHU em crianças e pela maioria dos casos em adultos).
- Os achados clínicos próprios da SHU são inespecíficos, sendo a adinamia o sintoma mais frequente. O diagnóstico se fundamenta nos achados laboratoriais e a anamnese pode contribuir no diagnóstico etiológico da síndrome de MAT.
- A base do tratamento para qualquer forma de SHU consiste na terapia de suporte. Esta é representada pelo suporte transfusional, manejo volêmico e eletrolítico, controle pressórico, terapia renal substitutiva e tratamento das demais disfunções orgânicas.

LEITURAS SUGERIDAS

Ardissino G, Testa S, Possenti I, Tel F, Paglialonga F, Salardi S, et al. Discontinuation of eculizamb maintenance treatment for atypical hemolytic uremic syndrome: a report of 10 cases. Am J Kidney Dis. 2014;64(4):633-7.

De Vriese AS, Sethi S, Van Praet J, Nath KA, Fervenza F. Kidney disease caused by dysregulation of complement alternative pathway: an etiologic approach. J Am Soc Nephrol. 2015;26(12):2917-29.

George JN, Nester CM. Syndromes of trombotic microangiopathy. N Engl J Med. 2014;371(7):654-66.

Kielstein JT, Beutel G, Fleig S, Steinhoff J, Meyer TN, Hafer C, et al. Best supportive care and therapeutic plasma exchange with or without Eculizumab in Shiga toxin-producing E. coli O104:H4 induced haemolytic-uraemic syndrome: an analysis of th German STEC-HUS registry. Nephrol Dial Transplant. 2012;27(10):3807-15.

Licht C, Greenbaum LA, Muus P, Babu S, Bedrosian CL, Cohen DJ, et al. Efficacy and safety of eculizumab in atypical hemolytic uremic syndrome from 2-year extensions of phase 2 studies. Kidney Int. 2015;87(5):1061-73.

Loirat C, Garnier A, Sellier-Leclerc AL, Kwon T. Plasmatherapy in atypical hemolytic uremic syndrome. Semin Thromb Hemost. 2010;36(6):673-81.

Nitschke M, Sayk F, Härtel C, Roseland RT, Hauswaldt S, Steinhoff J, et al. Association between azitromycin therapy and duration of bacterial shedding among patients with Shiga toxin-producing enteroaggregative Escherichia coli O104:H4. JAMA. 2012;307(10):1046-52.

Noris M, Remuzzi G. Glomerular disease dependent on complement activation, incluinding atypical hemolytic uremic syndrome, membranoproliferative glomerulonephritis, and C3 glomerulopathy: core curriculum 2015. Am J Kidney Dis. 2015;66(2):359-375.

Picard C, Burtey S, Bornet C, Curti C, Montana M, Vanelle P. Pathophysiology and treatment of typical and atypical hemolytic uremic syndrome. Pathol Biol (Paris). 2015;63(3):136-43.

Saland J. Liver-kidney transplantation to cure atypical HUS: still an option post-eculizumab? Pediatr Nephrol. 2014;29(3):329-32.

PARTE

7

EMERGÊNCIAS EM ENDOCRINOLOGIA

Maria Teresa Zanella

33 HIPOGLICEMIA

■ REGINA S. MOISÉS
■ SERGIO A. DIB

Em condições normais, as concentrações plasmáticas de glicose são mantidas dentro de limites estreitos por meio de um equilíbrio entre o suprimento exógeno e a gliconeogênese e glicogenólise endógenas. A insulina, pelo estimulo à captação de glicose pelas células e síntese de glicogênio, é o principal hormônio envolvido na mobilização e na utilização da glicose, e o cortisol, o hormônio de crescimento, a epinefrina e o glucagon antagonizam as ações da insulina. Entre os fatores envolvidos na manutenção da homeostase da glicose estão a taxa de consumo e a absorção intestinal dos carboidratos da dieta, a utilização de glicose pelos tecidos periféricos e a perda pelos túbulos renais, e a taxa de remoção ou produção de glicose pelo fígado e rins. Com a queda da glicemia, em condições normais, há uma diminuição da secreção de insulina e aumento na secreção de glucagon e epinefrina quando os níveis de glicose caem abaixo dos níveis fisiológicos, e, mais tardiamente, aumento da secreção de cortisol e do hormônio de crescimento.

A hipoglicemia é definida como uma situação com concentrações plasmáticas de glicose baixas o suficiente para causar sinais ou sintomas, inclusive diminuição das funções cerebrais.[1]

■ QUADRO CLINICO

As manifestações clínicas de hipoglicemia podem ser divididas naquelas relacionadas à ativação do SNA: ansiedade, taquicardia, sudorese, tremores, náuseas, vômitos e palidez cutânea; e aquelas relacionadas à neuroglicopenia: cefaleia, confusão mental, distúrbios visuais, transtornos de comportamento, dificuldade de concentração, amnésia, sonolência, letargia, convulsão e coma. Porém, esses sinais e sintomas são inespecíficos e correlacionam-se fracamente com os níveis glicêmicos. Ainda, a hipoglicemia pode ser assintomática devido a uma resposta simpática neural atenuada e alteração dos hormônios contrarreguladores da glicose.[1] Ela ocorre mais frequentemente em indivíduos com hipoglicemia de repetição, com longa duração do diabetes; aumentando o risco de hipoglicemia grave. A hipoglicemia é classificada como grave quando o indivíduo necessita da ajuda de terceiros para administrar o tratamento dessa condição.

■ CRITÉRIO BIOQUÍMICO

Em adultos saudáveis, os sintomas de hipoglicemia começam a ocorrer com concentrações plasmáticas de glicose de aproximadamente 55 mg/dL. Entretanto, esse limiar pode estar diminuído em indivíduos com hipoglicemias recorrentes; ou ainda, valores inferiores a esse podem ser observados na ausência de sintomas ou sinais em indivíduos saudáveis durante jejum prolongado quando ocorre uso de fontes alternativas de substrato energético, como, por exemplo, as cetonas. Em vista disso, não há um valor único de concentração plasmática de glicose que defina a hipoglicemia.[1,2]

> **ATENÇÃO!**
>
> A confirmação de hipoglicemia é feita pela documentação da tríade de Whipple: sinais e sintomas de hipoglicemia, níveis glicêmicos baixos e resolução do quadro clínico após a elevação dos níveis glicêmicos.

A determinação precisa e rápida da glicemia é fundamental para o diagnóstico e o tratamento da hipoglicemia. As recomendações são que as concentrações de glicose sejam avaliadas por meio de métodos laboratoriais acurados, e não por meio da medida capilar por fitas reagentes naqueles indivíduos não tratados com agentes hipoglicemiantes.[1] Todavia, na prática clínica, em vista da não disponibilidade rápida dos métodos laboratoriais, a medida da glicose capilar é algumas vezes utilizada. Porém, para baixos níveis glicêmicos, esse teste pode apresentar variações de 10 a 20 mg/dL com relação à glicose plasmática. Por isso, valores baixos de glicose capilar devem sempre ser confirmados pela avaliação laboratorial da glicose plasmática sem, contudo, atrasar o tratamento da hipoglicemia.

HIPOGLICEMIA EM NÃO PORTADORES DE DIABETES MELITO

A hipoglicemia é uma condição rara em indivíduos que não estão em uso de agentes hipoglicemiantes para o tratamento do diabetes melito (DM), e diferentes etiologias podem estar presentes.

A classificação das hipoglicemias, de acordo com o momento de seu aparecimento, em hipoglicemia de jejum e hipoglicemia pós-prandial, não é adequada, uma vez que não facilita o diagnóstico nem o entendimento de sua fisiopatologia. Uma classificação mais útil é aquela baseada nas características clínicas: hipoglicemia em indivíduos aparentemente saudáveis e hipoglicemia em indivíduos enfermos ou em uso de medicações.[1]

Hipoglicemia em indivíduos aparentemente saudáveis

São causas possíveis de hipoglicemia nesses indivíduos a hiperinsulinemia endógena devido à insulinoma ou distúrbios funcionais da célula β; condições autoimunes por anticorpos anti-insulina ou anticorpos antirreceptor de insulina; ou ainda hipoglicemia factícia ou acidental (Quadro 33.1).

Insulinomas. são tumores raros, apresentando uma incidência de 4 casos/milhão de pessoas/ano, originários das células betapancreáticas.[3] Após a exclusão de hipoglicemia factícia ou acidental, insulinomas são a causa mais comum de hipoglicemia em indivíduos aparentemente saudáveis. A hipoglicemia ocorre, na maioria das vezes, no período de jejum, mas hipoglicemia exclusivamente no período pós-prandial ou em jejum e pós-prandial também pode ocorrer. Na maioria dos casos, são tumores benignos e únicos, ocorrem mais comumente na quarta à sexta décadas de vida, com discreta predominância no sexo feminino.[3] As formas familiares, associadas com NEM1, tendem a aparecer em idade mais precoce.

Distúrbios funcionais das células

A SHPNI, também referida como nesidioblastose, é uma causa rara de hipoglicemia hiperinsulinêmica endógena em adultos. Caracteriza-se por hipoglicemia predominantemente no período pós-prandial; porém, clínica e bioquimicamente, não é possível a sua distinção com insulinoma.[4] Histologicamente, verifica-se envolvimento difuso do pâncreas com hipertrofia e hiperplasia das ilhotas, com células β com núcleo aumentado e hipercromático.[4] Ocasionalmente, tem-se observado nesidioblastose em pacientes submetidos à cirurgia de *bypass* gástrico para tratamento da obesidade.

QUADRO 33.1 ■ Etiologia da hipoglicemia em adultos

INDIVÍDUOS ENFERMOS OU MEDICADOS
Medicamentos/drogas ▪ Insulina ou secretagogos de insulina ▪ Álcool ▪ Outros Doenças críticas ▪ IH, IR, ou IC ▪ Septicemia ▪ Inanição Deficiência hormonal ▪ Cortisol ▪ Glucagon ou epinefrina Tumores de células não β
INDIVÍDUOS APARENTEMENTE SAUDÁVEIS
Hiperinsulinismo endógeno ▪ Insulinoma ▪ Distúrbios funcionais da célula β
Síndrome hipoglicêmica pancreatógena não insulinoma Hipoglicemia pós-*bypass* gástrico ▪ Hipoglicemia autoimune Anticorpo anti-insulina Anticorpo antirreceptor de insulina Hipoglicemia factícia ou acidental

Fonte: Adaptado de Cryer e colaboradores.[1]

Hipoglicemia autoimune

É decorrente da presença de anticorpos anti-insulina (síndrome de Hirata) ou anticorpos antirreceptor de insulina. O desenvolvimento de anticorpos anti-insulina está geralmente associado com outras doenças autoimunes, gamopatia monoclonal benigna, mieloma múltiplo ou exposição a fármacos contendo o grupamento sulfidril (p. ex.: metimazol). É mais comum no Japão, onde é a terceira causa de hipoglicemia; sendo rara em não asiaticos. Geralmente, a hipoglicemia ocorre 3 a 4 horas após as refeições e resulta da liberação tardia de insulina que estava ligada ao complexo insulina-anticorpo.[5] O diagnóstico baseia-se na dosagem sérica dos anticorpos e na presença de altas concentrações séricas de insulina durante hipoglicemia, resultantes de um artefato do ensaio em virtude dos anticorpos. A presença de anticorpos antirreceptor pode ser causa de hipoglicemia ou resistência à insulina. Comumente, há associação com outras doenças autoimunes, e essa condição pode ser autolimitada.

Hipoglicemia factícia ou acidental

Mais comum em pessoas com conhecimento e acesso a medicações hipoglicemiantes e decorre de seu uso acidental, inadequado ou malicioso.

HIPOGLICEMIA EM INDIVÍDUOS ENFERMOS OU EM USO DE MEDICAÇÕES

Medicamentos e presença de doenças graves. medicamentos são causa comum de hipoglicemia no adulto, principalmente em idosos com comorbidades. Além da insulina e hipoglicemiantes orais, outras substâncias, como álcool, alguns antibióticos, lítio, pentamidina, bloqueadores beta-adrenérgicos, são associadas com hipoglicemia. Além de medicamentos, a presença de doenças graves, como septicemia, insuficiência hepática, renal ou cardíaca; inanição ou deficiências hormonais, também são causa de hipoglicemia.[2]

Tumores de células não beta. essa forma de hipoglicemia é associada, em geral, com tumores grandes, predominantemente mesenquimais de localização no retroperitônio, abdome ou tórax. Esses tumores secretam um precursor parcialmente processado de fator de crescimento insulina-símile II (IGF II) de alto peso molecular (big IGF-II), resultando em atividade insulina-símile persistente. Ocorre, então, um aumento do consumo periférico de glicose, supressão da produção hepática de glicose e diminuição da lipólise. A secreção endógena de insulina é adequadamente suprimida nessas condições. Ainda, tumores hepáticos (primários ou metastáticos) também podem ser causa de hipoglicemia por comprometimento da produção hepática de glicose.

■ DIAGNÓSTICO

Avaliação deve ser realizada em pacientes nos quais a tríade de Whipple é documentada.[1] Amamnese com história detalhada de medicações em uso, inclusive as não prescritas, presença de doenças críticas; deficiências hormonais ou presença de tumores, além de exame físico e análise dos dados laboratoriais, guiam a avaliação diagnóstica.

ATENÇÃO!

Obter a história dos sintomas, os fatores de melhora e de piora, o período em que ocorrem e a duração é importante para o correto diagnóstico. Na ausência de identificação das causas supramencionadas, as hipóteses são hipoglicemia factícia ou hiperinsulinismo endógena.

A partir disso, deve-se, então, obter amostra de sangue para dosagens dos níveis plasmáticos de glicose, insulina, peptídeo-C, proinsulina, B-hidroxibutirato e hipoglicemiantes. Se possível, a amostra deve ser obtida durante um episódio de hipoglicemia sintomática. Se não houver a possibilidade da realização do teste durante um episódio de hipoglicemia, procede-se à realização do teste de jejum prolongado nos pacientes com história sugestiva de hipoglicemia de jejum ou nos pacientes com história de hipoglicemia pós-prandial teste com uma refeição mista com o tipo de alimento referido como desencadeador dos sintomas.

No teste do jejum prolongado, o paciente é submetido, com supervisão, ao jejum de até 72 horas. Amostras de sangue devem ser coletadas para a mensuração plasmática de glicose, insulina, peptídeo-C, proinsulina e beta-hidroxibutirato a cada 6 horas até a glicemia ≤ 60mg/dL; quando, então, o intervalo de coleta é reduzido para cada 1 a 2 horas. O término do jejum ocorre quando a glicemia for ≤ 45 mg/dL e o paciente apresentar sinais e sintomas de hipoglicemia; ou se atingir as 72 horas de jejum. Ao término do jejum, coletam-se novamente as amostras de sangue e realiza-se a administração de 1 mg de glucagon via EV para dosagem da glicemia nos tempos 10, 20 e 30 minutos. Níveis plasmáticos de insulina ≥ 18 pmol/L (3 mcU/mL), peptídeo-C ≥ 0,6 ng/mL (0,2 nmol/L), proinsulina ≥ 5 pmol/L na presença de glicemia ≤ 55 mg/dL indicam hiperinsulinismo endógeno.[1] Esses critérios são válidos na ausência de insuficiência renal ou doenças intercorrentes. Nesses pacientes, rastreamento negativo para medicamentos hipoglicemiantes circulantes e anticorpos anti-insulina sugerem insulinoma, hipoglicemia pancreatógena não insulinoma ou hipoglicemia pós-*bypass* gástrico. A grande maioria dos pacientes com insulinoma em menos de 48 horas de jejum atingem esses valores críticos. B-hidroxibutirato ≤ 2,7 mmol/L e aumento na glicemia≥ 25 mg/dL após a administração de glucagon indicam que a hipoglicemia é decorrente de excesso de insulina (endógena ou exógena) ou IGF.[1] Na hipoglicemia factícia por administração de insulina, os níveis de peptídeo-C e proinsulina estão suprimidos. Após o diagnóstico bioquímico de insulinoma, deve-se localizar o tumor. Entre os métodos não invasivos, incluem-se a US abdominal, a TC e a RM. Esses métodos detectam cerca de 85% dos insulinomas. Testes invasivos incluem a US endoscópica e a arteriografia pancreática com injeção de cálcio. Entretanto, resultados negativos não excluem o diagnóstico, uma vez que insulinomas podem ser menores do que 1 cm. Nesses casos, com a US intraoperatória, obtêm-se altas taxas de localização.

No teste da refeição mista, amostras de sangue são coletadas antes da refeição e a cada 30 minutos por um período de 5 horas. Como a padronização para interpretação do teste não foi estabelecida, utilizam-se os mesmos critérios do teste do jejum prolongado. TOTG não deve ser usado na avaliação de hipoglicemia pós-prandial.[1]

TRATAMENTO

A hipoglicemia pode ocasionar lesão cerebral irreversível, e o seu tratamento deve ser iniciado o mais breve possível. O manuseio da hipoglicemia compreende o tratamento agudo para prevenir o dano neurológico; a manutenção da terapia, para prevenir a sua recorrência, e a identificação e o tratamento da causa da hipoglicemia.

Deve-se, inicialmente, obter amostra de sangue para avaliação laboratorial da glicemia, e se a causa da hipoglicemia não for conhecida, armazenar o soro para dosagens laboratoriais futuras. Se o paciente estiver consciente, deve ingerir 15 a 20 g de glicose (na forma de sachê de glicose, sucos ou refrigerante não dietético) a cada 15 minutos até a resolução da hipoglicemia.[1,2] Quando a glicemia retornar ao normal, o indivíduo deve fazer um lanche para prevenir a recidiva da hipoglicemia. No paciente que não apresenta condições para ingerir alimentos, com hipoglicemia grave, em ambiente hospitalar, deve-se administrar 25 a 50 mL de glicose 50% EV. Em pacientes com desnutrição ou alcoolismo crônico, antes de iniciar o tratamento com glicose, deve-se administrar um bólus de 1 a 2 mg/kg de tiamina (vitamina B1) EV para se evitar a encefalopatia de Wernicke (distúrbio neurológico associado com *delirium*, disfunção oculomotora e ataxia).[2] Em pacientes com hipoglicemia grave, fora do ambiente hospitalar, administrar 1 mg de glucagon via IM ou SC. O uso de glucagon também pode ser útil quando o acesso IV é difícil; lembrando que ele não é efetivo em pacientes com estoques depletados de glicogênio, como no jejum prolongado, na IH, na hipoglicemia induzida pelo álcool ou na insuficiência suprarrenal.[2]

A resposta à administração de glicose EV é rápida, e o paciente deve recobrar a consciência em 5 a 10 minutos; e se não houver melhora dos sintomas ou do grau de consciência em 10 a 15 minutos, considerar outros diagnósticos. Dependendo da causa da hipoglicemia, é necessário manter infusão de glicose a 10% para evitar sua recorrência. Alimentação deve ser providenciada assim que o paciente tenha condições de ingerir com segurança. Octreotide tem sido usado para tratar hipoglicemia induzida por sulfonilurea. A hospitalização pode ser necessária em alguns casos, geralmente para observação dos sintomas neurológicos, sendo mais frequente em diabéticos em uso de insulina; em pacientes com alcoolismo crônico ou doenças psiquiátricas.

ATENÇÃO!

Após a estabilização do paciente, medidas devem ser feitas para identificar e tratar a causa da hipoglicemia. A abordagem para o tratamento depende da etiologia da hipoglicemia.

A hipoglicemia induzida por medicações melhora com a suspensão da medicação. Em tumores de células não β , as opções terapêuticas são cirurgia, radioterapia ou quimioterapia para redução de massa e controle dos sintomas. Terapia com hormônio de crescimento, glicocorticosteroide ou octreotide pode aliviar a hipoglicemia nesses pacientes.

No insulinoma benigno e único, a terapia de escolha é a enucleação do tumor, quando possível. Para os tumores anatomicamente impossíveis de enucleação, a pancreatectomia parcial ou pancreatoduodenectomia estão indicadas. Nas doenças metastáticas ou nos casos em que a cirurgia é contraindicada ou malsucedida, o tratamento medicamentoso está indicado com diazóxido (150-200 mg/dia, VO, em 2 a 3 tomadas, até 400 mg/dia), análogos da somatostatina (Octreotide-LAR® 20 mg, IM, mensalmente) ou inibidores da mTOR (Rapamicina).

Em pacientes com hipoglicemia pós-*bypass* gástrico e na SHPNI, a melhora da sintomatologia pode ser obtida diminuindo-se a ingestão de carboidratos ou com o uso de diazóxido, Octreotide-LAR®, acarbose ou bloqueadores de canais de cálcio; e, na falha destes, deve-se considerar o tratamento cirúrgico (pancreatectomia parcial).

O tratamento das hipoglicemias autoimunes não é padronizado. Na hipoglicemia autoimune por anticorpo anti-insulina, remissão espontânea pode ocorrer em 3 a 6 meses após o diagnóstico. Recomendam-se refeições frequentes, pequenas, com baixa quantidade carboidratos. Adicionalmente corticosteroides, diazóxido ou octreotide demonstraram benefícios.[5] Na hipoglicemia por anticorpo antirreceptor, a terapia é baseada no uso de corticosteroides e agentes imunossupressores. Altas doses de corticosteroides mostraram-se efetivas, revertendo a hipoglicemia geralmente dentro de 24 horas, antes de mudanças nos títulos dos anticorpos antirreceptor.

HIPOGLICEMIA EM PORTADORES DE DIABETES MELITO

A comprovação de que o tratamento intensivo da hiperglicemia está relacionado à redução significativa da prevalência das complicações crônicas do diabetes melito (principalmente as microangiopatias e em menor extensão as macroangiopatias) tem difundido essa abordagem nas últimas décadas. Entretanto, a hipoglicemia é uma das principais complicações, e o efeito adverso mais temido desse tipo de tratamento. Tem-se observado que o temor de ocorrer hipoglicemia se tornou uma das principais barreiras para atingir, bem como manter um bom controle da glicemia ou da euglicemia, tanto em pacientes ambulatoriais ou internados.

Atualmente se dispõe de um grande número de medicamentos orais e injetáveis, incluindo as várias preparações de insulina, para o tratamento do DM, entretanto, a hipoglicemia quase que se restringe aos pacientes em uso de insulina e outros secretagogos de insulina, tais como as sulfonilureas e as glinidas.

CLASSIFICAÇÃO DA HIPOGLICEMIA NO PACIENTE COM DIABETES MELITO

Os episódios de hipoglicemia nos pacientes com DM podem ser classificados em: 1. Hipoglicemia grave: quando o paciente necessita da assistência de outra pessoa para administrar hidratos de carbono, glucagon ou realizar outras medidas corretivas. 2. Hipoglicemia sintomática documentada: sintomas típicos de hipoglicemia e medida de uma glicemia inferior a 70 mg/dL; 3. Hipoglicemia assintomática: valores de glicemia inferiores a 70 mg/dL não acompanhados de sintomas ou sinais típicos de hipoglicemia. 4. Hipoglicemia sintomática provável: quando ocorrem sintomas típicos de hipoglicemia, não documentados, mas presumivelmente devido a concentrações de glicemia inferiores a 70 mg/dL; e 5. Pseudo-hipoglicemia: quando o paciente relata sintomas típicos de hipoglicemia com valores de glicemia superiores a 70 mg/dL.[6] Este nível (70 mg/dL) de glicemia foi selecionado pela Associação Americana de Diabetes por ser o valor de glicemia no qual ocorre a ativação dos hormônios contrarreguladores da glicemia em adultos normais. Entretanto, se se verificar na literatura, podem-se encontrar trabalhos que consideram também valores como 36 mg/dL, 50 mg/dL, 56 mg/dL, 63mg/dL ou 72 mg/dL como limítrofes para hipoglicemia.

FREQUÊNCIA E PREVALÊNCIA DA HIPOGLICEMIA NO PACIENTE COM DIABETES MELITO

Na classificação mencionada, os tipos de hipoglicemia que exigem uma maior atenção dos clínicos são as hipoglicemias sintomáticas, as assintomáticas e as graves. A frequência de hipoglicemia grave em adultos com DM tipo 1 (DM1) varia entre 0,2 a 3,2 episódios/paciente/ano, e entre os pacientes com DM tipo 2 (DM2) tratados com insulina, varia de 0,1 a 0,7 episódios/paciente/ano.[7] A frequência de hipoglicemias leves e assintomáticas são difíceis de quantificar, as primeiras, porque são corrigidas rapidamente pelos pacientes, e as últimas, por monitoração insuficiente.

As hipoglicemias iatrogênicas são mais frequentes nos pacientes com DM e deficiência de insulina grave, ou seja, aqueles com DM1 e DM2 de longa duração, como se pode observar na Figura 33.1.[8]

FATORES RELACIONADOS À HIPOGLICEMIA NO PACIENTE COM DIABETES MELITO

Duas grandes revisões nacionais americanas compreendendo 64 hospitais e aproximadamente 100 mil consultas em prontos-socorros por hipoglicemia constataram que um terço destas necessitou de hospitalização. As medicações associadas ás hipoglicemias, mais frequentemente necessitadas de internação, foram a insulina e os secretagogos de insulina.

Os fatores relacionados à hipoglicemia iatrogênica incluem idade > 65 anos, IR ou IH em evolução, diabetes de longa duração, presença de complicações crônicas do DM, tratamento intensivo da hiperglicemia, deficiência de hormônios contrarreguladores da glicemia, variabilidade da ingestão alimentar, erros da dosagem da insulina e história prévia de eventos hipoglicêmicos (Quadro 33.2).[9]

QUADRO 33.2 ■ Fatores relacionados à hipoglicemia em pacientes com diabetes melito

1 | Educação em diabetes insuficiente.
2 | Medicações (insulina, sulfonilureas e quinolonas).
3 | Tratamento intensivo da glicemia.
4 | Falta de coordenação na relação insulina/alimentação.
5 | Redução da função renal ou hepática.
6 | Doenças graves.
7 | Titulação inapropriada da dose de insulina.
8 | Deficiências nos hormonios contrarreguladores da glicemia.
9 | Reações comprometidas à hipoglicemia.
10 | Demência.
11 | Idade > 65 anos.
12 | Sepse.

Fonte: Adaptado de Umpierrez e Korytkowski.[9]

Recentemente, tem-se estudado muito a hipoglicemia noturna. Estudos em pacientes com DM2, nos quais foram realizadas concomitantemente a monitoração da glicose intersticial e o ECG, mostraram uma associação entre arritmias ventriculares e hipoglicemia bioquímica

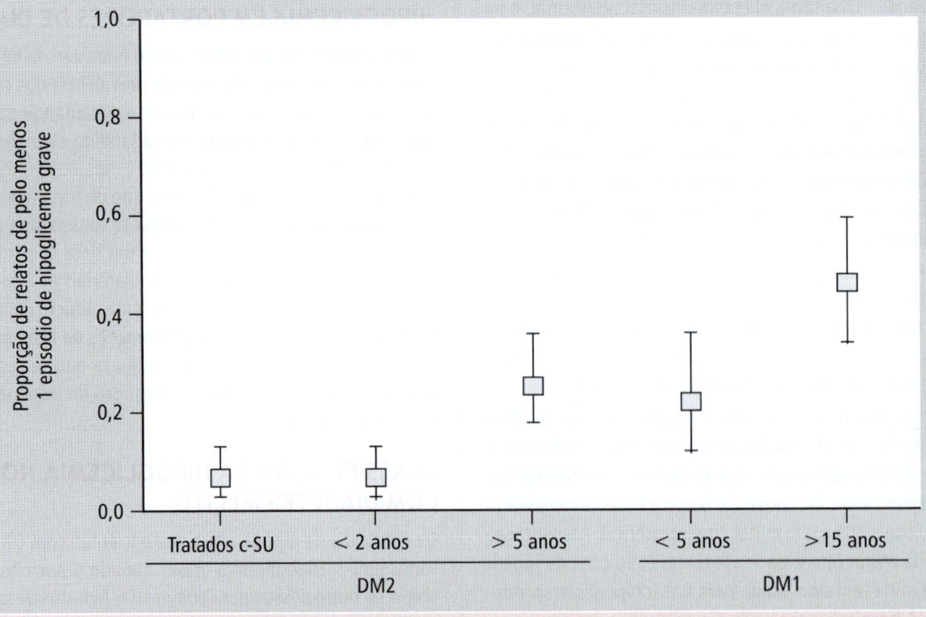

FIGURA 33.1 ■ Proporção de pacientes de cada grupo que apresentaram pelo menos um episódio de hipoglicemia grave (autorreportado) durante 9-12 meses de seguimento. Barras verticais indicam IC de 95%.

Fonte: Brier.[8]

assintomática (glicemia < 56 mg/dL), particularmente durante a noite. Períodos de bradicardia, algumas vezes com extrassístoles atriais ou ventriculares, ocorrem principalmente quando os períodos de hipoglicemia são prolongados, o que acontece principalmente à noite (períodos de hipoglicemia assintomática tiveram a duração de aproximadamente 62 minutos durante o dia e de 170 minutos à noite). Nos períodos de hipoglicemia noturna, a incidência de bradicardia e de extrassístoles atriais ou ventriculares foi oito vezes mais frequente do que nos períodos de euglicemia. A redução acentuada da ativação do sistema simpaticossuprarrenal e a secreção de adrenalina em resposta à hipoglicemia durante o sono podem explicar as diferenças entre os efeitos cardíacos da hipoglicemia quando o indivíduo está acordado, durante o dia e quando ele está dormindo, durante a noite. Esta diminuição da resposta simpaticossuprarrenal durante o sono poderia alterar o equilíbrio da inervação simpatovagal cardíaca.

ATENÇÃO!

A ativação vagal compensadora excessiva durante uma contrarregulação poderia originar estrassístoles, variabilidade na FC com períodos de bradicardia e em algumas situações evoluir para arritmias mais perigosas.

A ocorrência de um episódio de hipoglicemia moderada não necessita de internação, contudo, eventos recorrentes de hipoglicemia moderada aumentam o risco de hipoglicemia grave. Esta última corresponde à maioria das visitas ao pronto-socorro e subsequente internação hospitalar. No ambiente hospitalar, a hipoglicemia grave é definida por valores de glicemia <40 mg/dL, independentemente da alteração sensorial, pois pacientes hospitalizados podem ter um comprometimento na capacidade de detectar ou reportar os sintomas de hipoglicemia.

Do ponto de vista de urgência/emergência, é importante salientar os efeitos da hipoglicemia nos sistemas cardiovascular e cerebral dos pacientes com DM.

Essas alterações estão resumidas nos Quadros 33.3. e 33.4. Do mesmo modo, estudos de seguimento têm demonstrado que as respostas fisiopatológicas à hipoglicemia podem persistir por vários dias com potenciais influências nas funções vascular e autonômica e aumento temporário no risco cardiovascular de base. Os valores séricos de vários marcadores inflamatórios que são liberados em resposta à hipoglicemia podem permanecer elevados por 24 a 48 horas.[10] Como também a hipoglicemia provoca alterações protrombóticas na cascata do fibrinogênio e agrava a inflamação subclínica, tais feitos podem permanecer por uma semana.

QUADRO 33.3 ■ Respostas hemodinâmicas à hipoglicemia

1 | Taquicardia
2 | PA: aumento da pressão sistólica; diminuição da pressão diastólica e queda da pressão central.
3 | Aumento do DC.
4 | Aumento da contratilidade do miocárdio.
5 | Aumento da elasticidade vascular.
6 | Alterações eletrocardiográficas: retificação ou inversão da onda T; infradesnivelamento do segmento ST e aumento do intervalo QT.

PA, pressão arterial; DC, débito cardíaco.
Fonte: Adaptado de Brier[8] e Wright e Frier.[10]

QUADRO 33.4 ■ Comprometimentos cardíacos e neurológicos potenciais

1 | Isquemia miocárdica
2 | Arritmia cardíaca
3 | Coma.
4 | Convulsões.
5 | Comprometimento cognitivo.
6 | Lesão cerebral (rara).
7 | Psicose-fobias (rara).

Fonte: Adaptado de Brier[8] e Wright e Frier.[10]

ABORDAGEM DA HIPOGLICEMIA NO PACIENTE COM DIABETES MELITO

Na abordagem diagnóstica das hipoglicemias nos pacientes com DM, é importante a avaliação das funções renal e hepática, das funções das principais glândulas endócrinas contrarreguladoras, tais como a tiroidiana e a suprarrenal (em especial nos pacientes com DM1), e a presença de neuropatia autonômica cardiovascular.

Recomenda-se que os clínicos orientem os pacientes e os seus familiares a reconhecer e tratar tanto a hipoglicemia moderada como a grave.

TRATAMENTO DA HIPOGLICEMIA NO PACIENTE COM DIABETES MELITO

A hipoglicemia moderada nos pacientes ambulatoriais e mesmo nos internados pode ser tratada com hidratos de carbono de absorção rápida ou com glicose sob a forma de comprimidos ou de gel, como foi discutido, para os não portadores de diabetes. Nestes se segue a regra dos "15", ou seja, recomenda-se o consumo de 15 g de hidrato de carbono, aguardam-se 15 minutos para sua absorção e repete-se a medida da glicemia após 15 minutos. Alguns episódios de hipoglicemia necessitam de uma quantidade > 30 g de hidratos de carbono para normalizar a glicemia. Quanto aos pacientes internados, a recomendação é que, para qualquer glicemia < 70 mg/dL, haja o fornecimento de 15 a 30 g de hidrato de carbono de absorção rápida.

Para os pacientes que apresentam episódios de hipoglicemias graves, recomenda-se que o paciente, seus familiares, amigos e colegas de trabalho sejam orientados com relação ao uso do *kit* de glucagon.

Nos pacientes internados, os episódios de hipoglicemia grave, que podem ocorrer naqueles já com comprometimento do nível de consciência ou incapazes de solicitar um aumento da ingesta oral alimentar, o tratamento é com administração EV de glicose. A quantidade necessária de glicose EV para resolver a hipoglicemia sem causar uma hiperglicemia de rebote não está bem determinada. Quando foram comparados o tempo de resolução da hipoglicemia e os valores de glicose plasmática após a administração de solução de glicose a 10 e 50% com infusão de alíquotas de 5 g em pacientes com hipoglicemia e alteração no nível de consciência no atendimento pré-hospitalar, verificou-se que o tempo de retorno à consciência foi o mesmo (8 minutos) para as duas concentrações da solução de glicose, porém os valores de glicemia pós-correção foram menores nos que utilizaram a solução de glicose a 10%.

A administração de 1 mg de glucagon por via SC ou IM é uma boa opção para correção da hipoglicemia quando o acesso venoso não é possível.

Entretanto, o tratamento com glucagon não é recomendado para pacientes depletados de glicogênio, tais como os alcoólatras, ou após um período de exercício intenso, como os corredores de maratona.

Como já comentado para os indivíduos não portadores de diabetes, deve-se ter cuidado em repor tiamina para os pacientes alcoólatras ou com desnutrição grave antes da administração de glicose EV. Essa recomendação tem como base o risco de precipitar encefalopatia de Wernicke.

ATENÇÃO!

Com relação à hipoglicemia associada ao uso de sulfonilurea, é importante salientar que esta pode ser prolongada e grave, em especial nos pacientes com IR.

A administração de glicose por VO ou EV tem o potencial de agravar a hipoglicemia nesses casos, pois as sulfonilureas intermediam a secreção de insulina estimulada pela glicose. Nessa situação, o uso de octreotride de ação curta (50-75 mcg administrado por via SC ou EV) pode inibir a secreção de insulina agudamente, o que pode reduzir a necessidade de administrar doses repetidas de glicose VO ou EV até que os efeitos das sulfonilureas desapareçam.

SUGESTÕES PARA PREVENÇÃO DA HIPOGLICEMIA NO PACIENTE COM DIABETES MELITO

Por último, para as orientações por ocasião da alta hospitalar desses pacientes, após a correção da hipoglicemia grave, deve-se considerar que: 1. Em pacientes com episódios repetidos de hipoglicemia grave, o tratamento intensivo da glicemia pode ser contraindicado; 2. Um período de controle menos estrito da glicemia pode restaurar os sintomas e sinais da hipoglicemia em pacientes com hipoglicemias graves assintomáticas; 3. Nos pacientes com esquema basal-bólus de insulina, a proporção insulina basal/rápida deve ser no mínimo de 50%/50%. 4. Entre os pacientes com DM1 ou DM2 tratados com insulina, a troca da insulina humana NPH ou regular pelos análogos de insulina de ação prolongada e de ação curta, respectivamente, apesar do custo, pode reduzir os risco de hipoglicemia; 5. Para os pacientes já em uso de análogos de insulina que persistem com episódios de hipoglicemia grave, está indicado o uso da bomba de infusão de insulina. 6. Do mesmo modo, os pacientes já em uso de bomba de infusão de insulina, com persistência de períodos frequentes de hipoglicemia grave assintomática e função renal normal, são candidatos potenciais ao transplante isolado de pâncreas. 7. A individualização dos objetivos da glicemia e das terapêuticas hipoglicemiantes de acordo com a idade, o tipo de diabetes, a presença de comorbidades e os riscos de hipoglicemia contribuem para a prevenção ou redução dos episódios de hipoglicemia grave e suas consequências, a curto e longo prazo, nos pacientes com DM.

REVISÃO

- Entre os fatores envolvidos na manutenção da homeostase da glicose, estão a taxa de consumo e a absorção intestinal dos carboidratos da dieta, a utilização de glicose pelos tecidos periféricos e a perda pelos túbulos renais, e a taxa de remoção ou produção de glicose pelo fígado e rins.
- A hipoglicemia é definida como uma situação com concentrações plasmáticas de glicose baixas o suficiente para causar sinais ou sintomas, inclusive diminuição das funções cerebrais.
- As manifestações clínicas de hipoglicemia podem ser divididas naquelas relacionadas à ativação do SNA: ansiedade, taquicardia, sudorese, tremores, náuseas, vômitos e palidez cutânea; e aquelas relacionadas à neuroglicopenia: cefaleia, confusão mental, distúrbios visuais, transtornos de comportamento, dificuldade de concentração, amnésia, sonolência, letargia, convulsão e coma. Porém, esses sinais e sintomas são inespecíficos e correlacionam-se fracamente com os níveis glicêmicos.
- A confirmação de hipoglicemia é feita pela documentação da tríade de Whipple: sinais e sintomas de hipoglicemia, níveis glicêmicos baixos e resolução do quadro clínico após a elevação dos níveis glicêmicos.
- A determinação precisa e rápida da glicemia é fundamental para o diagnóstico e o tratamento da hipoglicemia.
- Amamnese com história detalhada de medicações em uso, inclusive as não prescritas, presença de doenças críticas; deficiências hormonais ou presença de tumores, além de exame físico e análise dos dados laboratoriais, guiam a avaliação diagnóstica.
- A hipoglicemia pode ocasionar lesão cerebral irreversível, e o seu tratamento deve ser iniciado o mais breve possível. O manuseio da hipoglicemia compreende o tratamento agudo para prevenir o dano neurológico; a manutenção da terapia, para prevenir a sua recorrência, e a identificação e o tratamento da causa da hipoglicemia.

REFERÊNCIAS

1. Cryer PE, Axelrod L, Grossman AB, Heller SR, Montori VM, Seaquist ER, et al. Evaluation and management of adult hypoglycemic disorders: an Endocrine Society Clinical Practice Guideline. J Clin Endocrinol Metab. 2009;94(3): 709-28.
2. Desimone ME, Weinstock RS. Non-diabetic hypoglycemia. In: De Groot LJ, Beck-Peccoz P, Chrousos G, Dungan K, Grossman A, Hershman JM, et al., editors. Endotext [Internet]. South Dartmouth: MDText.com; 2000 [capturado em 20 nov. 2016]. Disponível em: https://www.ncbi.nlm.nih.gov/books/NBK355894/.
3. Service FJ, McMahon MM, O'Brien PC, Ballard DJ. Functioning insulinoma: incidence, recurrence, and long-term survival of patients: a 60-year study. Mayo Clin Proc. 1991;66(7):711-9.
4. Anlauf M, Wieben D, Perren A, Sipos B, Komminoth P, Raffel A, et al. Persistent hyperinsulinemic hypoglycemia in 15 adults with diffuse nesidioblastosis: diagnostic criteria, incidence, and characterization of beta-cell changes. Am J Surg Pathol. 2005;29(4):524-33.
5. Davi MV, Pia A, Guarnotta V, Pizza G, Colao A, Faggiano A; NIKE Group. The treatment of hyperinsulinemic hypoglycaemia in adults: an update. J Endocrinol Invest. No prelo 2016.
6. Seaquist ER, Anderson J, Childs B, Cryer P, Dagogo-Jack S, Fish L, et al. Hypoglycemia and diabetes: a report of a workgroup of the American Diabetes Association and The Endocrine Society. Diabetes Care. 2013;36(5):1384-95.
7. Pramming S, Thorsteinsson B, Bendtson I, Binder C. Symptomatic hypoglycaemia in 411 type 1 diabetic patients. Diabet Med. 1991;8(3):217-22.
8. Brier BM. Hypoglycemia in diabetes mellitus: epidemiology and clinical implications. Nat Rev Endocrinol. 2014;10(12):711-22.
9. Umpierrez G, Korytkowski M. Diabetic emergencies: ketoacidosis, hyperglycaemic hyperosmolar state and hypoglycaemia. Nat Rev Endocrinol. 2016;12(4):222-32.
10. Wright RJ, Frier BM. Vascular disease and diabetes: is hypoglycemia an aggravating factor? Diabetes Metab Res Rev. 2008;24(5):353-63.
de Umpierrez e Korytkowski.

34

COMPLICAÇÕES HIPERGLICÊMICAS

- JOÃO ROBERTO DE SÁ
- TIAGO MUNHOZ VIDOTTO
- SERGIO A. DIB

A CAD e o EHH são as complicações metabólicas agudas mais graves no paciente portador de diabetes melito (DM). A maioria dos casos de CAD ocorre entre 18 e 44 anos (56%), sendo 18% antes dos 20 anos. Aproximadamente dois terços ocorrem em DM tipo 1(DM1), e a mortalidade para cetoacidose é inferior a 1%.O EHH é mais frequente em idosos com DM tipo 2 (DM2), e a mortalidade é mais elevada, entre 5 e 20%. Em ambas, o prognóstico é pior nos extremos etários, na presença de alteração do nível de consciência , instabilidade hemodinâmica e de acordo com a gravidade do fator desencadeante.

A CAD é caracterizada por hiperglicemia, acidose metabólica e aumento na concentração de corpos cetônicos, ao passo que o EHH se caracteriza por hiperglicemia grave, hiperosmolalidade e desidratação, na ausência de acidose significativa, este último fator devido à insulinopenia relativa no EHH, ao passo que, na CAD, a deficiência é absoluta. São emergências médicas em geral causadas por omissão ou redução da dose de insulina, infecções do trato respiratório ou urinário, ou situações desencadeantes mais graves, IAM, AVC, septicemia, ou qualquer outra doença que provoque déficit relativo de insulina. Não é possível o reconhecimento da causa da CAD em cerca de 40% dos casos. O período de duração dos sintomas que precedem a CAD (ou o coma diabético) pode ser muito variável, desde horas (como nos casos de DM1) até dias (como no DM2).

São fatores precipitantes ou de risco para CAD e EHH:

- infecções de qualquer natureza, principalmente as urinárias e as IVAS;
- perturbações vasculares, tanto AVC quanto IAM;
- uso de medicamentos, principalmente corticosteroides;
- problemas com bomba de infusão subcutânea (SC) contínua de insulina, gerando interrupção da infusão;
- pacientes idosos, sobretudo os institucionalizados, com ou sem diagnóstico prévio de DM, sem condições de ingerir líquidos para correção da desidratação.

Mais recentemente, estão sendo descritos casos de CAD em portadores de DM2, com baixa secreção endógena de insulina em uso de inibidores de SGLT2. O motivo parece ser a capacidade de aumentar a secreção de glucagon com esta classe de medicamentos. O quadro caracteriza-se por CAD com discreto aumento da glicemia, ao redor de 200 a 250 mg/dL, conhecida na literatura médica como cetoacidose euglicêmica.

ATENÇÃO!

A teoria mais aceita para explicar a CAD é a bi-hormonal, ou seja, déficit de insulina associado ao aumento do glucagon, que leva a um estado de hipercatabolismo e à geração dos corpos cetônicos.

Resumidamente, ocorrem as alterações a seguir (Figura 34.1).

QUADRO CLÍNICO

Em geral, a CAD instala-se rapidamente, em horas, ao passo que o EHH é mais insidioso. Na CAD, a dor abdominal é frequente, configurando diagnóstico diferencial com abdome agudo. É preciso lembrar que alguns quadros abdominais, como pancreatite e apendicite, podem ser os fatores desencadeantes. A acidose leva à respiração de Kussmaul ("fome de ar", ou seja, rápida e profunda). É comum o hálito cetônico devido à presença das cetonas voláteis. Sinais de desidratação estão presentes em graus variados, como mucosas secas, perda de turgor da pele, taquicardia e hipotensão. O estado de consciência pode estar alterado, com obnubilação e coma podendo ocorrer em virtude do aumento da osmolaridade plasmática, sendo, portanto, mais frequentes na EHH. Sintomas neurológicos focais ou mesmo crise convulsiva podem estar presentes. A temperatura corporal pode estar normal ou baixa, mesmo se um quadro infeccioso for o fator precipitante. A hipertermia sugere fortemente infecção.

DIAGNÓSTICO

O diagnóstico de CAD é confirmado pela presença de glicemia elevada, frequentemente acima de 250 mg/dL, aumento da concentração de corpos cetônicos no sangue (cetonemia) com acidose e na urina (cetonúria). Sempre há aumento da osmolaridade sérica, e o pH do sangue arterial é baixo (< 7,3), podendo, em casos mais raros, ser inferior a 7, com redução dos níveis de bicarbonato, geralmente abaixo de 15 mEq/L. O acúmulo de ácidos cetônicos gera acidose metabólica com ânion gap aumentado (> 7-9 mEq/L). É importante salientar que, na prática clínica, esses critérios não devem ser observados rigidamente para instituir o tratamento ou nortear condutas, pois alguns pacientes podem apresentar quadros incompletos, como cetonemia e apenas discreta acidose metabólica sem hiperglicemia muito elevada. Em relação ao diagnóstico diferencial (quando a história clínica é fundamental), é preciso lembrar-se da cetoacidose alcoólica, cujos níveis de glicose podem estar baixos (geralmente menores do que 250 mg/dL), em um indivíduo com histórico de ingestão alcoólica. Outra causa de acidose que deve ser citada é a láctica, em que o lactato sérico está, em geral, acima de 5 mmol/L. Ainda, deve-se lembrar da cetoacidose secundária à inanição (ou privação alimentar), quando a concentração de bicarbonato sérico raramente é menor do que 18 mEq/L, caracterizando acidose leve com glicose normal.

A CAD pode ser classificada em grave, moderada ou leve, e os parâmetros utilizados estão na Tabela 34.1 a seguir.

Na Tabela 34.2, podem-se comparar os principais achados laboratoriais na CAD e no EHH.

TRATAMENTO

Tanto a CAD quanto o EHH contemplam tratamento muito semelhante, exceto pela acidose na primeira, que deve ser prontamente instituído.

A abordagem inicial segue o ABC (avaliar via aérea, respiração e circulação), avaliação do *status* volêmico e procura e tratamento do potencial fator precipitante.

ATENÇÃO!

O paciente deve permanecer monitorizado e ser feita a coleta de exames.

Coleta de glicemia capilar a cada hora (1/1h). Eletrólitos, gasometria venosa, osmolalidade e função renal a cada duas a quatro horas, dependendo da gravidade e da resposta clínica. Gasometria arterial (GA) repetida

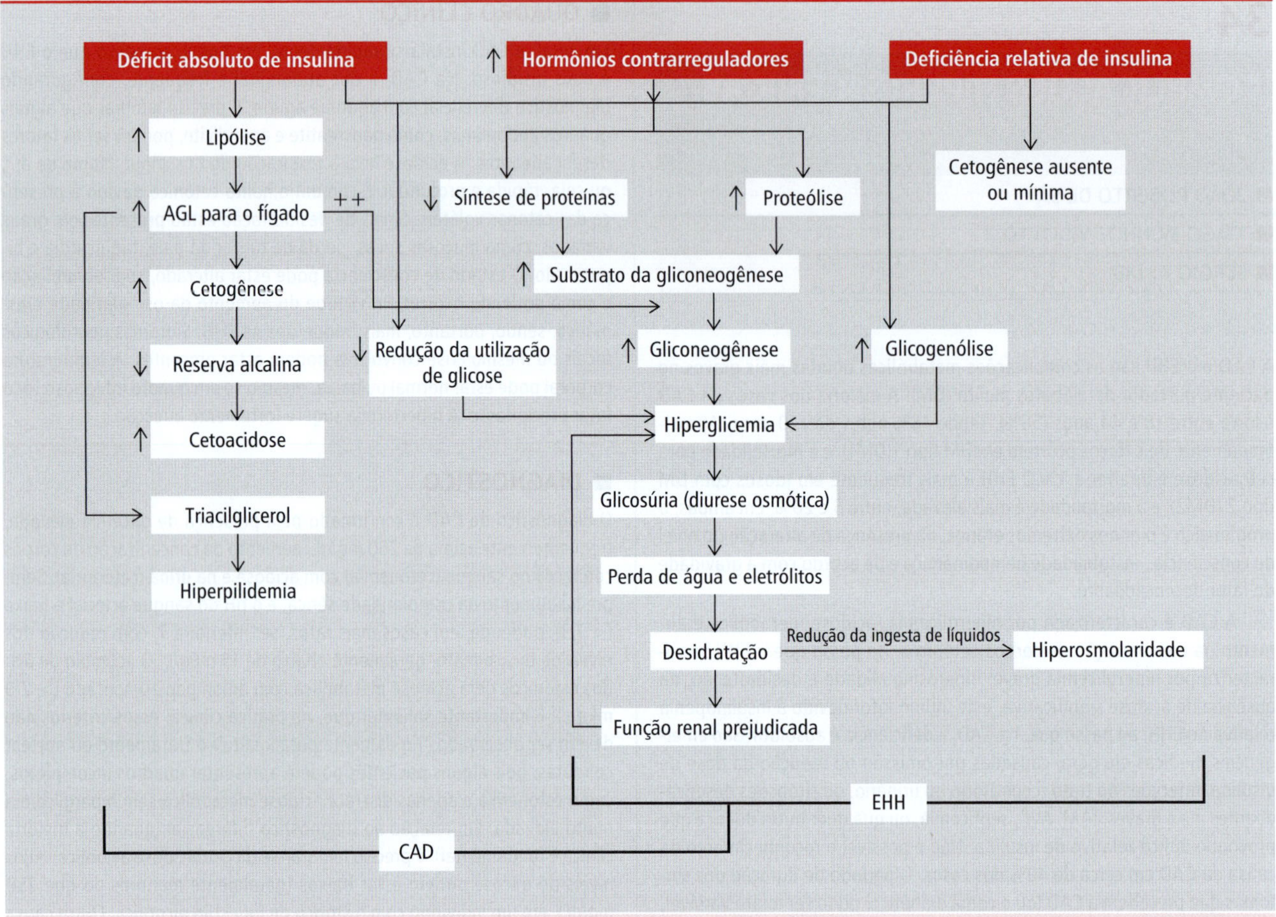

FIGURA 34.1 ■ Cetogênese da cetoacidose diabética e do estado hiperglicêmico hiperosmolar.

TABELA 34.1 ■ Classificação da cetoacidose diabética

	CETOACIDOSE DIABÉTICA			ESTADO HIPEROSMOLAR HIPERGLICÊMICO
	Leve	Moderada	Grave	
Glicemia (mg/dL)	> 250	> 250	> 250	> 600
pH arterial	7,25-7,3	7,0 a < 7,25	< 7	> 7,3
Bicarbonato (mEq/L)	15-18	10 a < 15	< 10	> 18
Cetonúria	Positiva	Positiva	Positiva	Ausente ou fracamente positiva
Cetonemia	Positiva	Positiva	Positiva	Ausente ou fracamente positiva
Osmolalidade efetiva (mOsm/kg)	Variável	Variável	Variável	> 320
Ânion gap (mEq/L)	> 10	> 12	> 12	Variável
Nível de consciência	Alerta	Alerta/sonolência	Estupor/coma	Estupor/coma

TABELA 34.2 ■ Achados laboratoriais na CAD e no EHH

	CETOACIDOSE DIABÉTICA	ESTADO HIPEROSMOLAR HIPERGLICÊMICO
Glicemia (mg/dL)	Geralmente ≥ a 250 mg/dL e < 800 mg/dL Causas de CAD com glicemia < 250 mg/dL: gestação, desnutrição, uso de álcool, aplicação de insulina no transporte até o hospital e uso de inibidores da SGLT-2.	≥ 600 mg/dL e geralmente >1.000 mg/dL. Maior concentração na doença renal com importante redução da taxa de filtração glomerular.
Hemograma	Leucocitose 10.000-15.000/mm^3 devido ao estresse físico, cortisol e catecolaminas. Se > 25.000/mm^3 ou desvio à esquerda, sugere infecção.	Variável, dependendo do fator desencadeante (infecção), grau de desidratação e osmolaridade.
Sódio (mEq/L)	Geralmente baixo (pseudo-hiponatremia) devido à hiperglicemia e hipertrigliceridemia. Valores normais ou elevados associados à hiperglicemia indicam desidratação importante (diurese osmótica), elevação da osmolaridade e predisposição a sintomas neurológicos. Na corrigido = [Na] + 1,6 x (glicemia – 100)/100	Mais comumente, apresenta Na normal ou elevado devido à acentuada diurese osmótica e menor efeito de lípideos.
Potássio (mEq/L)	Geralmente está normal. Em 1/3 pode estar elevado (deficiência insulínica, osmolaridade e acidose). Cuidado se valores baixos ou no limite inferior devido ao risco de arritmias.	Normal ou elevado devido principalmente à hiperosmolaridade, apesar de déficit corporal.
Fósforo (mg/dL)	Assim como o potássio, apesar de um déficit corporal, encontra-se geralmente normal ou elevado	Semelhante à CAD.
Osmolaridade Efetiva (mOsm/kg)	Osm efetiva: 2 x [Na] + [glicose]/18 Em 1/3, ocorre sobreposição com estado hiperosmolar e indica maior gravidade.	Associação direta com alteração do nível de consciência e gravidade. Procurar outras causas se Osm < 320 mOsm/kg na presença de sintomas.
Amilase e lipase	Aumento da amilase em 21-79% (maior parte, amilase salivar; e, em menor grau, a pancreática). Lipase (origem desconhecida), embora pareça mais específica, também pode estar elevada. A ausência de melhora dos sintomas com o tratamento necessita de avaliação adicional.	Podem estar elevadas devido ao aumento da osmolaridade.
Cr e Ur	Geralmente elevadas devido à desidratação (pré-renal). Também dependem do tempo de diagnóstico e do controle glicêmico prévio.	Geralmente elevadas devido à desidratação grave e a uma maior probabilidade de comorbidades.
Ânion gap – AG (mEq/L)	Elevado (> 10-12) devido ao acúmulo de cetoânions. Correlaciona-se com a gravidade da acidose. Cálculo de ânion gap: AG = Na – (Cl + BIC)	Normal (< 10).
Cetonúria	Moderada a fortemente positiva (método semiquantitativo). Geralmente são utilizadas fitas reagentes à base de nitroprussiato que reage com acetoacetato e acetona, mas não com beta-hidroxibutirato (principal cetoácido formado), podendo subestimar a intensidade da cetoacidose ou fornecer resultado falso-negativo. Podem ainda surgir resultados falso-positivos devido à reação do nitroprussiato com medicamentos (p. ex.: captopril).	Negativa ou minimamente positiva.
Cetonemia	Moderada a fortemente positiva. Também comumente utiliza o nitroprussiato como reagente. O ácido beta-hidroxibutírico pode ser dosado no plasma ou à beira do leito por meio da cetonemia capilar, porém ainda pouco disponíveis.	Negativa ou minimamente positiva.

Cr, creatinina; Ur, ureia.

é geralmente desnecessária, dolorosa e traz risco de complicações. Exceção nos casos de sepse grave, choque séptico e/ou alterações hemodinâmicas.

REPOSIÇÃO VOLÊMICA

Expansão do volume intravascular e restauração da perfusão renal. Reduz a glicemia em até 25% por diluição, aumento da excreção renal de glicose e por melhorar a sensibilidade à insulina.

A solução inicial de escolha deve ser SF 0,9%. A velocidade de infusão depende do *status* volêmico, da presença de comorbidades (IC, doença renal) e da idade do paciente. Na doença renal avançada, dependendo da quantidade de diurese residual, pode não ser necessária a reposição de volume, e a insulinoterapia EV ser prescrita em soluções mais concentradas. Na ausência de contraindicações, infundir 15 a 20 mL/kg/h durante a primeira hora, em geral 1 a 1,5 litro. Para reduzir o risco de edema encefálico, não ultrapassar 50 mL/kg nas primeiras 4 horas.

A fase de manutenção inicia-se geralmente após restauração da perfusão e do débito urinário (> 0,5-1 mL/kg/h). Calcula-se o sódio corrigido (Na corrigido = [Na] + 1,6 x (glicemia – 100)/100). Se normal ou elevado (hiperosmolaridade), infunde-se SF ao meio (NaCl 0,45%) ,4 a 14 mL/kg/h, para reposição de água livre eliminada pela diurese osmótica. Se sódio baixo, utiliza-se SF 0,9%, na mesma velocidade. O déficit estimado de volume deve ser corrigido dentro de 24 horas.

Após a glicemia atingir 200mg/dL na CAD e 250 a 300 mg/dL no EHH, deve ser iniciada a infusão de glicose, que pode ser adicionada à SF.

INSULINA

A insulina apresenta papel central no tratamento da crise hiperglicêmica. Ela reduz a glicemia por meio da supressão da síntese hepática de glicose e, em menor grau, pelo aumento da captação periférica. Também inibe a cetogênese por bloquear a lipólise e suprimir o glucagon, além de aumentar a utilização e a metabolização das cetonas. A dose de insulina necessária para reduzir a lipólise, e a cetogênese é menor do que a dose para o controle glicêmico. Deve-se utilizar preferencialmente a insulina regular por via EV, pois apresenta meia-vida curta (cerca de 3-5 minutos) e fácil titulação em relação ao seu uso subcutâneo (SC). Apesar de não existir diferença no tratamento da CAD com insulina regular, ou análogos EV de ação ultrarrápida, a insulina regular é preferível em razão do menor custo.

ATENÇÃO!

Antes do início da insulinoterapia, deve-se checar a concentração de potássio e se o paciente foi hidratado adequadamente.

Se hipocalemia, a insulinoterapia deve ser adiada até a normalização da concentração do potássio (ver reposição de potássio a seguir). É preferível infundir a insulina em concentração mais diluída, 0,2 UI/mL, ou seja, 50 UI de insulina regular em 250 mL de SF 0,9%, para evitar queda rápida da glicemia e/ou da osmolaridade. Deve-se monitorar a glicemia de uma em uma hora por meio da glicemia capilar.

Aplica-se bólus de 0,1 a 0,15 UI/kg/h e inicia-se a infusão EV contínua, em geral de 0,1 UI/kg/h. Geralmente, obtém-se redução da glicemia entre 50 a 70 mg/dL/h. Se a redução > 70 mg/dL, reduzir a infusão (geralmente reduzir pela metade). Se < 50 mg/dL, em geral, dobra-se a velocidade de infusão e checa-se a hidratação, o acesso venoso, a bomba de infusão e a osmolaridade. Quando a glicemia estiver próxima de 200 mg/dL na CAD e próxima de 250 a 300 mg/dL no EHH, deve-se reduzir a infusão para 0,05 a 0,02 UI/kg/h e adicionar glicose na SF.

Em casos de CAD leve a moderada e na ausência de doença crítica ou comorbidades graves, a insulinoterapia pode ser realizada via SC com análogos de ação ultrarrápida (lispro, asparte ou glulisina). Apresenta efetividade e segurança semelhante ao tratamento com insulina regular EV. Pode ser aplicada a cada 1 ou 2 horas, fora de ambiente de terapia intensiva, desde que seja realizado por equipe treinada.

Esquema de tratamento da CAD leve a moderada com análogos da ação ultrarrápida via SC:

- Bólus de 0,2 UI/kg e, a seguir, 0,1 UI/kg/h. A mudança de dose ocorrerá de acordo com os valores glicêmicos obtidos a cada 1 hora. Quando glicemia atingir 200 mg/dL, reduzir a dose pra 0,05 UI/kg/h, iniciar infusão de glicose até a resolução da CAD . Com a utilização da insulina regular, iniciar com as mesmas doses e fazer controle glicêmicos a cada 2 horas.

POTÁSSIO

A quantidade corporal total desse eletrólito encontra-se reduzida, apesar de concentração sérica geralmente estar normal ou elevada.

Durante o tratamento da crise hiperglicêmica, o K sérico sofre redução adicional, podendo acarretar hipocalemia e arritmias. O objetivo terapêutico é manter sua concentração na faixa normal. A reposição de potássio dependerá da sua concentração sérica:

1 | Se potássio acima do limite superior da normalidade, não repor. Iniciar insulinoterapia e aguardar novos exames a cada 2 a 4 horas.

2 | Se abaixo da normal, iniciar reposição. Não iniciar insulinoterapia e aguardar novos exames a cada 2 a 4 horas.

3 | Se dentro da faixa normal, iniciar reposição. A insulinoterapia, em geral, é iniciada simultaneamente à reposição de potássio. Solicitar exames a cada 2 a 4 horas.

BICARBONATO

Deve ser reposto somente na acidose grave (pH < 6,9) devido aos riscos de eventos adversos (piora da contratilidade cardíaca, fraqueza da musculatura respiratória, choque, vasodilatação cerebral, coma e complicações gastrintestinais). Parece não haver benefícios quando pH > 6,9, além de potenciais riscos com a reposição. Entre eles, hipocalemia, queda na taxa de extração periférica de O_2, edema cerebral, acidose paradoxal central, atraso na resolução da CAD, alcalose após tratamento da CAD.

Para sua reposição, adicionam-se 100 mL de bicarbonato de sódio 8,4% com 400 mL de água destilada e 20 mEq de KCl 19,1% (cerca de 7 mL), EV, infundido em 2 horas com o objetivo de atingir pH > 7. Repetir reposição se necessário. Muitos especialistas preferem iniciar a reposição quando pH < 7. Nesse caso (pH entre 6,9-7,0), infunde-se metade da solução anterior em 1 hora.

Reposição de líquidos, bicarbonato, insulina e potássio (Figura 34.2).

FOSFATO

Apresenta-se em concentração sérica normal ou elevada, apesar de déficit corporal. A insulinoterapia, na CAD, geralmente leva à hipofosfatemia assintomática. A deficiência grave pode provocar insuficiência muscular esquelética e cardíaca , insuficiência respiratória (IRp), hemólise. Deve ser reposto na presença destes sinais e quando sua concentração for < 1 mg/dL. Não há evidências de benefícios com a reposição rotineira. Geralmente são repostos 20 a 30 mEq, sendo 3 mEq/h (cerca de uma ampola em 6 horas) uma velocidade segura.

CRITÉRIOS DE RESOLUÇÃO

Na CAD, são necessários glicemia < 200 mg/dL e mais dois dos seguintes critérios: pH > 7,3, BIC ≥ 15 e AG ≤ 12.

No EHH, é necessária a normalização do estado mental e da osmolaridade e glicemia < 250 a 300 mg/dL.

Após resolução da CAD ou do EHH, pode-se iniciar a insulina por via SC. Durante essa transição, a insulina EV deve ser mantida por 1 a 2 horas após início da SC, para evitar recorrência de hiperglicemia e cetoacidose. Se o paciente estiver um jejum ou for incapaz de se alimentar por VO, pode ser mantido em insulinoterapia e reposição de fluidos com glicose por via EV. Pode ainda iniciar a insulina SC, desde que o aporte glicêmico seja mantido por via EV. Se o paciente estiver alerta, é liberada a alimentação e iniciada a insulinoterapia subcutânea basal/bólus, sendo este de acordo com dieta a ser ingerida. Se o paciente for diabético, pode ser iniciado esquema prévio de insulina. Se virgem de tratamento com insulina, iniciar com 0,5 a 0,8 UI/kg/dia, dividida

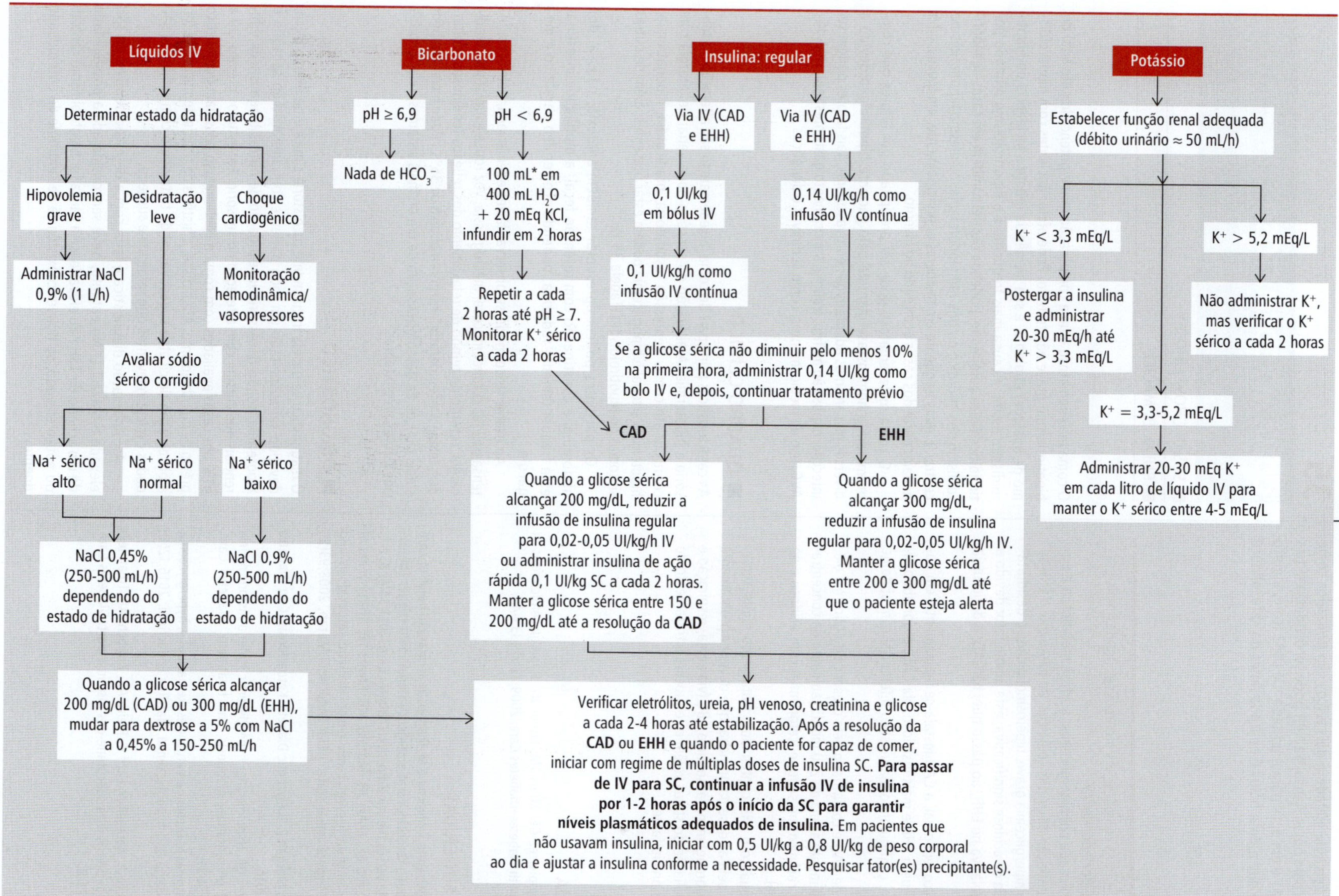

FIGURA 34.2 ■ Avaliação inicial completa. Verificar a glicemia capilar e cetonas em soro/urina para confirmar hiperglicemia e cetonemia/cetonúria. Obter sangue para perfil metabólico. Iniciar líquidos IV: 1 L de NaCl 0,9% por hora.

*Bicarbonato de sódio 8,4%. 1 mL equivale a 1 mEq.
Fonte: Adaptada de Kitabchi e colaboradores.[1]

entre basal/bólus. Cerca de metade a dois terços são utilizados como basal e o restante, como bólus. A insulina NPH pode ser dividida em três tomadas para o DM1 e em duas para o portador de DM2 (café, almoço e ao deitar), sendo que a dose bólus é aplicada antes do café, almoço e jantar.

REVISÃO

- A CAD e o EHH são as complicações metabólicas agudas mais graves no paciente portador de DM.
- A CAD é caracterizada por hiperglicemia, acidose metabólica e aumento na concentração de corpos cetônicos, ao passo que o EHH se caracteriza por hiperglicemia grave, hiperosmolalidade e desidratação, na ausência de acidose significativa, este último fator devido à insulinopenia relativa no EHH, ao passo que, na CAD, a deficiência é absoluta.
- No quadro clínico, em geral, a CAD instala-se rapidamente, em horas, ao passo que o EHH é mais insidioso. Na CAD, a dor abdominal é frequente, configurando diagnóstico diferencial com abdome agudo.
- O diagnóstico de CAD é confirmado pela presença de glicemia elevada, frequentemente acima de 250 mg/dL, aumento da concentração de corpos cetônicos no sangue (cetonemia) com acidose e na urina (cetonúria).
- Tanto a CAD quanto o EHH contemplam tratamento muito semelhante, exceto pela acidose na primeira, que deve ser prontamente instituído. A abordagem inicial segue o ABC (via aérea, respiração e circulação), avaliação do *status* volêmico e procura e tratamento do potencial fator precipitante..

REFERÊNCIA

1. Kitabchi AE, Umpierrez GE, Miles JM, Fisher JN. Hyperglycemic crises in adult patients with diabetes. Diabetes Care. 2009;32(7):1335-43.

LEITURAS SUGERIDAS

Arora S, Henderson SO, Long T, Menchine M. Diagnostic accuracy of point-of-care testing for diabetic ketoacidosis at emergency-department triage: {beta}-hydroxybutyrate versus the urine dipstick. Diabetes Care. 2011;34(4):852-4.

Kitabchi AE, Umpierrez GE, Fisher JN, Murphy MB, Stentz FB. Thirty years of personal experience in hyperglycemic crises: diabetic ketoacidosis and hyperglycemic hyperosmolar state. J Clin Endocrinol Metab. 2008;93(5):1541-52.

Modi A, Agrawal A, Morgan F. Euglycemic Diabetic Ketoacidosis. Curr Diabetes Rev. No prelo 2016.

Pasquel FJ, Umpierrez GE. Hyperosmolar hyperglycemic state: a historic review of the clinical presentation, diagnosis, and treatment. Diabetes Care. 2014;37(11):3124-31.

Umpierrez G, Korytkowski M Diabetic emergencies: ketoacidosis, hyperglycaemic hyperosmolar state and hypoglycaemia. Nat Rev Endocrinol. 2016;12(4):222-32.

Umpierrez GE, Cuervo R, Karabell A, Latif K, Freire AX, Kitabchi AE. Treatment of diabetic ketoacidosis with subcutane-ous insulin aspart. Diabetes Care. 2004;27(8):1873-8.

35 COMA MIXEDEMATOSO

SUSAN CHOW LINDSEY

RUI M. B. MACIEL

O coma mixedematoso é uma complicação rara e potencialmente letal do hipotiroidismo grave não tratado. Pode afetar pacientes com hipotiroidismo de qualquer etiologia, e sua incidência reflete a incidência do hipotiroidismo; assim, a causa mais frequente é o hipotiroidismo primário por tiroidite crônica autoimune, podendo ocorrer também em casos de hipotiroidismo pós-cirúrgico ou pós-radioiodoterapia, ou mesmo hipotiroidismo central. É mais frequente em mulheres e, principalmente, em idosos, com a maior parte dos casos ocorrendo no inverno.

O coma mixedematoso pode ser precipitado por fatores que comprometam a homeostase mantida pelo paciente hipotiroideo devido a diversos mecanismos adaptativos neurovasculares. Tais fatores podem ser infecção, exposição ao frio, trauma, sangramento gastrintestinal, IAM, IC , AVC, uso de medicamentos, como sedativos e diuréticos.

QUADRO CLÍNICO

As características principais do coma mixedematoso são alteração do sensório e hipotermia. A alteração do sensório pode variar de letargia com confusão até coma. Depressão respiratória, bradicardia, hiponatremia, hipotensão arterial e hipoglicemia podem estar presentes, além de outros sintomas do hipotiroidismo (Tabela 35.1).

Os pacientes podem apresentar também anorexia, náusea, dor abdominal e constipação com retenção fecal; a motilidade intestinal está frequentemente reduzida, podendo ocorrer íleo paralítico e megacolo.

Ao exame físico, pode-se observar fácies edemaciada, pele seca, intensa palidez cutaneomucosa, macroglossia, voz rouca e arrastada, bradicardia, retardo no tempo de relaxamento dos reflexos tendinosos profundos, letargia e temperatura corpórea abaixo de 35º C. Pode haver também sinais clínicos de descompensação de um ou mais sistemas, relacionados aos fatores precipitantes.

DIAGNÓSTICO

O diagnóstico se baseia inicialmente na história clínica e no exame físico, devendo ser suspeitado em todo paciente com alteração do sensório e hipotermia, sendo necessária investigação de outros diagnósticos diferenciais que cursem com alteração do sensório. Em estudos prévios, 39 a 61% dos casos avaliados com coma mixedematoso possuíam diagnóstico prévio de hipotiroidismo. Além disso, a história de tiroidectomia prévia (ou a observação de cicatriz sugestiva) ou de tratamento com radioiodo são dados clínicos relevantes que reforçam a suspeita.

A confirmação diagnóstica é feita com a detecção de nível de TSH elevado e baixa T_4L. No entanto, deve ser considerada a possibilidade de um achado de TSH não elevado (se a causa for hipotiroidismo central) ou pouco elevado, se houver coexistência de síndrome do eutiroideano doente.

TABELA 35.1 ■ Frequência de achados clínicos e laboratoriais em 14 pacientes avaliados com coma mixedematoso

ACHADOS	%
História de hipotiroidismo	86
Hipotermia (temperatura < 35° C)	50
SNC	
Sonolência/letargia	36
Embotamento	29
Estupor	7
Coma	29
Alterações cardiovasculares	
Bradicardia (FC < 60 bpm)	36
Hipotensão	50
QT prolongado	21
Alterações inespecíficas de ST-T	21
Complexos de baixa voltagem	7
Bloqueios de ramo	7
Derrame pericárdico	7
Alterações radiográficas do tórax	
Cardiomegalia	36
Derrame pleural	36
Edema pulmonar	21
Infiltrado pulmonar	14
Sintomas gastrintestinais	
Anorexia, dor abdominal, constipação	14
Diminuição de RHA	14
Distensão abdominal com RHA ausentes	7
Distúrbios metabólicos	
Diminuição da TFG	43
Hipoxemia	36
Hipercapnia	36
Hiponatremia	36
Hipoglicemia	29

RHA, ruídos hidroaéreos.
Fonte: Popoveniuc e colaboradores.[1]

Exames complementares que podem estar alterados no coma mixedematoso:

- TSH elevado e T_4L/T_4 total baixa.
- Cortisol sérico baixo.
- Hiponatremia.
- Hipoglicemia (pelo hipotiroidismo ou por insuficiência suprarrenal concomitante).
- Elevação de creatinofosfocinase (CPK).
- Anemia.
- Alterações sugerindo ou evidenciando processo infeccioso (leucograma, proteína C-reativa, urina tipo I, radiografia torácica, etc.).
- Gasometria arterial: hipoxemia, hipercapnia e acidose respiratória.
- ECG: bradicardia, complexos QRS com baixa voltagem.
- Radiografia torácica: aumento da área cardíaca (se derrame pericárdico), derrame pleural.

ATENÇÃO!

Quando da suspeita diagnóstica, devem ser coletados TSH, T_4L e cortisol. A terapia deve ser instituída sem que se aguarde a confirmação laboratorial do hipotiroidismo, pois, na maioria das situações, estes exames não são disponibilizados em caráter emergencial.

■ TRATAMENTO

O coma mixedematoso é uma emergência endocrinológica, e sua taxa de mortalidade pode atingir 52%, devendo ser tratado em ambiente de terapia intensiva com monitoração rigorosa, com tratamento específico e medidas de suporte (Figura 35.1).

A reposição hormonal no coma mixedematoso inicialmente deve ser feita com levotiroxina (LT_4) EV. Pode ser administrada uma dose de ataque de 200 a 400 mcg de levotiroxina e, em seguida, instituir reposição diária com 1,6 mcg/kg de peso corporal, reduzindo a 75% se administrada por via EV, geralmente, 50 a 100 mcg por dia. Esquemas com doses mais baixas são recomendados para pacientes idosos ou com risco maior para evento cardíaco, individualizando a terapia para cada caso. Com a melhora clínica, a reposição pode ser feita por VO ou enteral, caso a primeira não esteja disponível. Na indisponibilidade da apresentação EV da LT_4, pode ser administrada VO na dose de ataque de 300 a 500 mcg, com manutenção diária de 1,6 mcg/kg de peso corporal.

Há autores que defendem a reposição de liotironina (LT_3) EV, devido à diminuição de conversão de T_4 para T_3, que pode estar presente, e a um início de ação mais rápido, embora seja controverso se o tratamento deva ser feito com LT_4, LT_3 ou uma associação de ambos. Doses altas de LT_3 devem ser evitadas, pois foram associadas a uma maior mortalidade. A LT_3 EV pode ser associada à LT_4 na dose de ataque de 5 a 20 mcg, seguida de manutenção de 2,5 a 10 mcg a cada 8 horas até a melhora dos parâmetros clínicos, com doses mais baixas em idosos ou pacientes com história de doença coronariana ou arritmia.

A possibilidade de insuficiência suprarrenal deve ser considerada, pois no hipotiroidismo grave, a função do eixo hipófise-suprarrenal pode estar comprometida, e a taxa de produção de cortisol é mais baixa. Além disso, pacientes com hipotiroidismo central podem também cursar com hipopituitarismo e insuficiência suprarrenal central, ao passo que pacientes com hipotiroidismo por tiroidite crônica autoimune apresentam um risco aumentado para insuficiência suprarrenal primária. Dessa forma, antes do início da reposição do hormônio tiroidiano, deve ser administrado glicocorticoide EV empiricamente até que seja afastada a hipótese de insuficiência suprarrenal, já que o tratamento do hipotiroidismo pode ace-

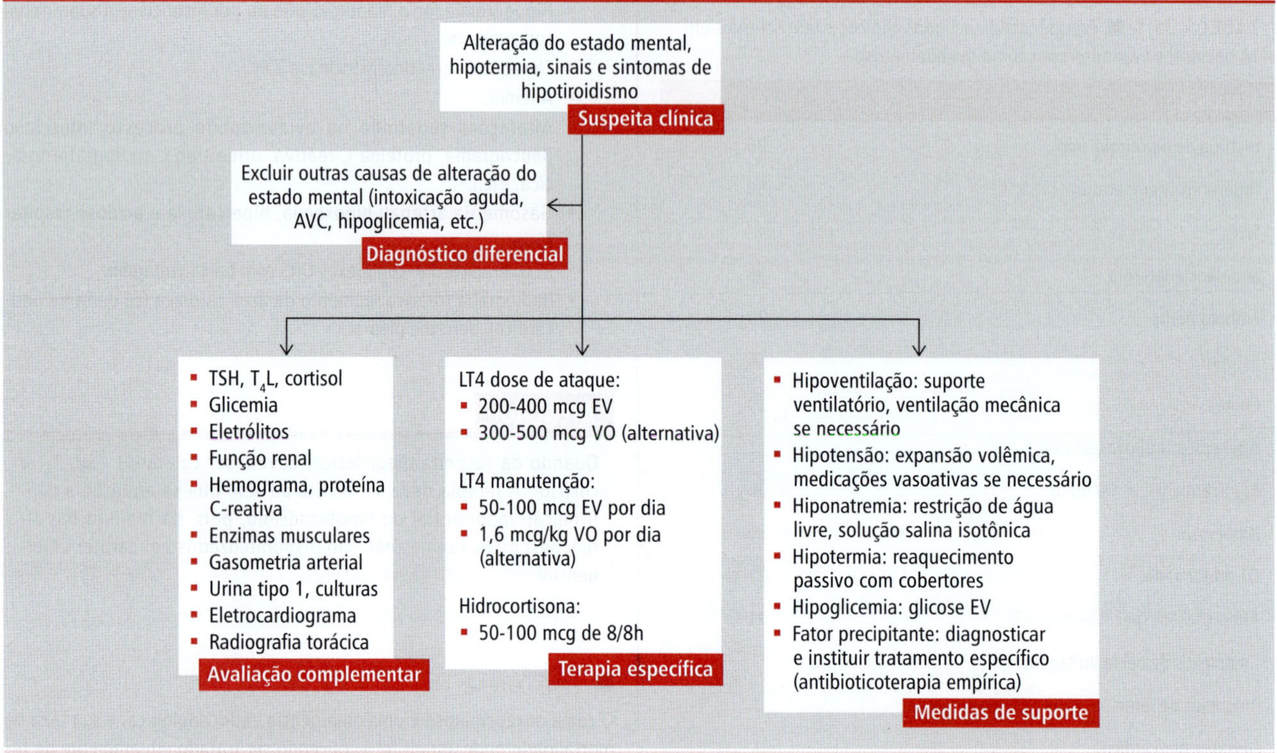

FIGURA 35.1 ■ Manejo do coma mixedematoso.

lerar o metabolismo do cortisol e precipitar crise suprarrenal. Sugere-se a administração de 50 a 100 mg de hidrocortisona por via EV a cada 8 horas.

As medidas de suporte são de extrema importância no tratamento de pacientes com coma mixedematoso e devem ser instituídas desde o início. Suporte ventilatório pode ser necessário e, quando indicada a ventilação mecânica, esta não deve ser postergada. Além de hipoventilação por depressão respiratória central, podem contribuir para o quadro fraqueza muscular respiratória e obstrução de via aérea por macroglossia ou mixedema da laringe. A hipotensão arterial deve ser tratada com expansão volêmica e, em casos não responsivos, com o uso de medicações vasoativas. A hiponatremia geralmente é corrigida com a restrição de água livre e a administração de solução fisiológica. O reaquecimento passivo com cobertores é preferível, já que reaquecimento periférico ativo pode levar a vasodilatação, hipotensão e choque. Se houver hipoglicemia, o tratamento é feito com glicose EV.

Os fatores precipitantes devem ser investigados ativamente, sobretudo quanto à infecção, que está presente em até 35% dos pacientes com coma mixedematoso. É importante lembrar que pacientes hipotiroideos podem não manifestar os sintomas comumente associados à infecção, como febre e taquicardia. Assim, antibioticoterapia empírica está indicada até que seja afastada a presença de infecção.

Muitos fatores podem afetar a resposta ao hormônio tiroidiano, incluindo condições que alterem a distribuição e a metabolização do medicamento. Dessa forma, os pacientes devem ser monitorados rigorosamente após cada administração de hormônio tiroidiano. Durante o tratamento, a medida de TSH, de T_4L ou de tiroxina (T_4) e de triiodotironina (T_3), em alguns dias, pode ser útil para avaliar se a terapia está funcionando e também para se evitar altos níveis de T_3. No entanto, os melhores parâmetros são clínicos. A maioria dos pacientes apresenta aumento da temperatura corporal nas primeiras 24 horas de tratamento. Se não houver aumento de temperatura dentro de 48 horas ou melhora clínica após o tratamento inicial, a dose de LT_4 pode ser aumentada e/ou a LT_3 pode ser adicionada, caso não esteja sendo administrada ainda.

ATENÇÃO!

A suspeita clínica com reconhecimento precoce do coma mixedematoso e a rápida instituição da reposição hormonal tiroidiana e de medidas de suporte amplas são primordiais para um tratamento de sucesso.

REVISÃO

- O coma mixedematoso é uma complicação rara e potencialmente letal do hipotiroidismo grave não tratado.
- As características principais do coma mixedematoso são alteração do sensório e hipotermia. A alteração do sensório pode variar de letargia com confusão até coma. Depressão respiratória, bradicardia, hiponatremia, hipotensão arterial e hipoglicemia podem estar presentes, além de outros sintomas do hipotiroidismo.
- O diagnóstico se baseia inicialmente na história clínica e no exame físico.
- O coma mixedematoso é uma emergência endocrinológica, devendo ser tratado em ambiente de terapia intensiva com monitoração rigorosa, com tratamento específico e medidas de suporte.

REFERÊNCIA

1. Popoveniuc G, Chandra T, Sud A, Sharma M, Blackman MR, Burman KD, et al. A diagnostic scoring system for myxedema coma. Endocr Pract. 2014;20(8):808-17.

LEITURAS SUGERIDAS

Dutta P, Bhansali A, Masoodi SR, Bhadada S, Sharma N, Rajput R. Predictors of outcome in myxoedema coma: a study from a tertiary care centre. Crit Care. 2008;12(1):R1.

Jonklaas J, Bianco AC, Bauer AJ, Burman KD, Cappola AR, Celi FS, et al. Guidelines for the treatment of hypothyroidism: prepared by the american thyroid association task force on thyroid hormone replacement. Thyroid. 2014;24(12):1670-751.

Kwaku MP, Burman KD. Myxedema coma. J Intensive Care Med. 2007;22(4):224-31.

Peterson RE, Wyngaarden JB, Guerra SL, Brodie BB, Bunim JJ. The physiological disposition and metabolic fate of hydrocortisone in man. J Clin Invest. 1955;34(12):1779-94.

Reinhardt W, Mann K. [Incidence, clinical picture and treatment of hypothyroid coma. Results of a survey]. Med Klin (Munich). 1997;92(9):521-4.

Ross DS. Myxedema coma [Internet]. UpToDate; 2016 [capturado em 10 ago. 2016]. Disponível em: http://www.uptodate.com/contents/myxedema-coma

Wartofsky L. Myxedema coma. Endocrinol Metab Clin North Am. 2006;35(4):687-98, vii-viii.

Wiersinga WM. Adult hypothyroidism [Internet]. South Dartmouth: Thyroid Disease Manager; 2014 [capturado em 15 ago. 2016]. Disponível em: http://www.thyroidmanager.org/chapter/adult-hypothyroidism/

Yamamoto T, Fukuyama J, Fujiyoshi A. Factors associated with mortality of myxedema coma: report of eight cases and literature survey. Thyroid. 1999;9(12):1167-74.

36

CRISE TIREOTÓXICA

REGINA DO CARMO SILVA

A crise tireotóxica (CT) corresponde a uma exacerbação grave de hipertiroidismo prévio (decorrente de doença de Graves, adenoma tóxico, bócio multinodular tóxico, tiroidite subaguda), conhecido ou não, e inadequadamente tratado, submetido a eventos precipitantes agudos. Também pode ser causada pelo uso exógeno de hormônio tiroidiano.[1]

ATENÇÃO!

A CT ou tempestade tiroidiana é uma emergência endócrina rara que apresenta alta taxa de mortalidade, caso não seja diagnosticada e tratada prontamente.

Ocorre em menos de 10% dos pacientes hospitalizados por hipertiroidismo, embora sua taxa de mortalidade seja estimada em até 20%.[1-3] Insuficiência cardíaca e fibrilação atrial são complicações típicas da CT. Portanto, a hipótese de CT deve ser cogitada em todo paciente com tireotoxicose associada a qualquer evidência de descompensação sistêmica e falência de múltiplos órgãos.[1,4] As principais causas de óbito são falência de múltiplos órgãos, insuficiência cardíaca congestiva, falência respiratória, arritmia, sepse e CIVD.[3]

A CT tem início abrupto e é frequentemente precipitada por estresses físicos, como infecção, trauma, cirurgia, parto, indução anestésica, CAD, embolia pulmonar, sobrecarga aguda de iodo (tratamento com radioiodo, uso de contrastes iodados, amiodarona), falta de aderência ao tratamento com antitiroidianos, interrupção abrupta da medicação antitiroidiana e intoxicação pelo ácido acetilsalicílico (aumento da quantidade de T_4 e T_3 livres devido à competição pela globulina ligadora da tiroxina – TBG). Entretanto, nenhum fator desencadeante é observado em 25 a 43% dos casos.[1-3]

A patogênese da CT ainda não é totalmente conhecida. O agravamento da tireotoxicose pelos fatores precipitantes parece estar relacionado a liberação de citocinas inflamatórias e alterações imunológicas. O aumento súbito dos níveis circulantes de T_4 e T_3 livres ocorre na CT.[1] Os hormônios tiroidianos induzem vasodilatação periférica para dissipar o excesso de calor. Isso, somado à incapacidade de aumentar a função cardíaca na presença de sepse ou outro estímulo adrenérgico induzido por estresse, produz descompensação cardiovascular. A taquicardia e a piora da perfusão periférica causam retenção de calor, hipertermia e alteração do nível de consciência. A perfusão insuficiente em relação às demandas hepáticas contribui para o aumento das transaminases, bilirrubina total e tempo de ativação da protrombina com INR.[4]

QUADRO CLÍNICO

Em adição às manifestações habituais observadas na tirotoxicose, há hipermetabolismo intenso e manifestações adrenérigas. Agitação psicomotora, delírio, psicose, sudorese profusa, tremores, febre elevada (> 40 °C), taquiarritmias graves (*flutter* e fibrilação atrial), insuficiência cardíaca congestiva, hiperglicemia, icterícia colestática, náuseas, vômitos, dor abdominal e diarreia costumam estar presentes.

ATENÇÃO!

A alteração do nível de consciência é importante no diagnóstico diferencial da CT da tireotoxicose não complicada.

A alteração do nível de consciência e, simultaneamente, a presença de ICC e níveis de bilirrubina total acima de 3 mg/dL identificam os casos de pior prognóstico. Caso o tratamento não seja instituído precocemente, pode evoluir para hipotensão, edema agudo de pulmão, colapso cardiovascular, apatia, estupor, coma e morte.[1-5]

Em relação à insuficiência cardíaca, os hormônios tiroidianos diminuem a resistência vascular sistêmica e aumentam a frequência cardíaca de repouso, a contratilidade do ventrículo esquerdo e o volume sanguíneo, ocasionando aumento do débito cardíaco de 50 a 300% acima do basal. Entretanto, alguns pacientes com hipertiroidismo e taquicardia sinusal exagerada ou fibrilação atrial apresentam agravamento da disfunção do ventrículo esquerdo e falência cardíaca (diminuição da fração de ejeção).[1,2,4,5]

Em alguns casos, podem ser observadas apresentações atípicas, com estado epiléptico, infarto cerebral não embólico, rabdomiólise, insuficiência renal ou hepática agudas, abdome agudo e ausência de febre. Pode haver também insuficiência suprarrenal relativa do paciente crítico.[1] Idosos podem apresentar quadro de CT sem hiperatividade (apática).[3]

Os achados, muitas vezes inespecíficos, se sobrepõem aos observados em doenças agudas graves, dificultando identificação da CT em alguns casos. A fim de facilitar o diagnóstico da CT, Burch e Wartofsky[6] propuseram um sistema diagnóstico quantitativo para pacientes tireotóxicos em que um escore ≥ 45 indica a presença de CT (Quadro 36.1).[6,7]

QUADRO 36.1 ■ Critérios diagnósticos da CT, de acordo com Burch e Wartofsky

CRITÉRIO	PONTOS	CRITÉRIO	PONTOS
Disfunção termorreguladora		**Disfunção cardiovascular**	
Temperatura °C		Taquicardia (bpm)	
37,2-37,7	5	100-109	5
37,8-38,3	10	110-119	10
38,4-38,8	15	120-129	15
38,9-39,4	20	130-139	20
39,5-39,9	25	> 140	25
> 40	30		
Distúrbios do sistema nervoso central		**Fibrilação atrial**	
Ausente	0	Ausente	0
Leve (agitação)	10	Presente	10
Moderado (delírio, psicose, letargia extrema)	20	Insuficiência cardíaca congestiva	
Grave (convulsão, coma)	30	Ausente	0
Disfunção gastrintestinal e hepática		Leve (edema periférico)	5
Ausente	0	Moderada (estertores em bases pulmonares)	10
Moderada (diarreia, dor abdominal, náusea e vômito)	10	Grave (edema pulmonar)	20
Grave (icterícia)	20	Fator desencadeante	
		Negativo	0
		Positivo	10

Escore (somatória dos pontos)
> 45: crise tireotóxica
25-44: sugestivo de crise tireotóxica
< 25: baixa probabilidade de crise tireotóxica

Fonte: Burch e Wartofsky[6] e Bahn e colaboradores.[7]

■ DIAGNÓSTICO

ATENÇÃO!

O diagnóstico da CT é clínico. História de hipertiroidismo prévio, bócio e/ou oftalmopatia é suficiente para estabelecer o diagnóstico e iniciar o tratamento.[1]

Do ponto de vista laboratorial, observa-se aumento dos níveis de T_4 total e T_3 total, sendo que suas frações livres costumam ser mais elevadas do que as observadas na tireotoxicose não complicada. Os níveis de TSH estão suprimidos, com exceção dos raros casos de tumores produtores de TSH. Além disso, podem estar presentes hiperglicemia, leucocitose com desvio à esquerda (que, quando acentuada, é indicativa de infecção), discreta hipercalcemia e alteração das provas de função hepática. A icterícia associa-se a prognóstico desfavorável. Acidose lática pode ser decorrente da combinação de cardiomiopatia aguda, com redução do débito cardíaco, aumento da demanda celular de oxigênio em um estado hipermetabólico e alteração do *clearance* hepático. Lesão renal aguda pré-renal e falência hepática aguda (provavelmente secundária à injúria hepatocelular) também podem ser observadas.[1,2,5]

Aumento dos níveis de procalcitonina, produzida pelas células C da tiroide, podem ser encontrado nos casos de infecção bacteriana sistêmica associada.

O ECG pode revelar a presença de fibrilação atrial e a radiografia torácica simples pode evidenciar a presença de cardiomegalia e congestão pulmonar.[1,2]

■ TRATAMENTO

ATENÇÃO!

O tratamento deve ser iniciado o mais precocemente possível, antes mesmo dos resultados dos exames laboratoriais. Envolve o controle adequado da tireotoxicose, dos fatores precipitantes e complicações intercorrentes, além de terapia de suporte.[1,7]

Cada etapa acessível farmacologicamente da síntese, secreção e ação periférica do hormônio tiroidiano deve ser alvo no tratamento da CT (Quadro 36.2). O bloqueio da síntese e da secreção hormonal é obtido rapidamente por meio dos medicamentos antitiroidianos (tionamidas) associados ao iodo orgânico. A redução da conversão de T_4 em T_3 pode ser obtida com betabloqueadores, glicocorticosteroides, propiltiouracil (PTU) e ácido iopanoico (contraste radiológico não mais comercializado no Brasil).[1,7]

MEDICAMENTOS ANTITIROIDIANOS (TIONAMIDAS)

Pertencem à classe das tionamidas o PTU, o metimazol e o carbimazol. Bloqueiam a biossíntese dos hormônios tiroidianos inibindo a organificação, que se inicia 1 hora após a ingestão do medicamento. O PTU, quando administrado em altas doses, tem efeito adicional de impedir a conversão periférica de T4 para T3 (hormônio biologicamente ativo). A via de administração preferencial do PTU ou metimazol é a oral ou por sonda enteral, mas também há a opção das vias retal e IV.

ATENÇÃO!

Esses medicamentos deverão ser suspensos caso apareçam efeitos colaterais graves, como agranulocitose, icterícia ou elevação persistente das transaminases (acima de três vezes o limite superior da normalidade) ou reações alérgicas intensas.[1,7]

MEDICAMENTOS QUE INIBEM A LIBERAÇÃO DO HORMÔNIO TIROIDIANO

O iodo orgânico bloqueia agudamente a secreção do hormônio tiroidiano pré-formado (efeito Wolff-Chaikoff), permitindo um declínio rápido dos níveis de T_4 e T_3. Esse efeito é transitório e o uso do iodo orgânico está restrito à fase aguda grave. É administrado por VO ou sonda nasogástrica, como solução de lugol ou iodeto de potássio concentrado, pelo menos 1 hora após a administração das tionamidas a fim de impedir um aumento de substrato para a síntese de hormônio tiroidiano. Na forma parenteral, o iodeto de sódio deve ser administrado lentamente. O ácido iopanoico, um contraste radiológico rico em iodo, adicionalmente, impede a conversão periférica de T_4 para T_3, conduzindo mais rapidamente ao estado de eutiroidismo.[1,7]

QUADRO 36.2 ■ Tratamento da CT

MEDICAÇÃO	DOSE	EFEITO
Propiltiouracil	Ataque: 500-1.000 mg VO Manutenção: 250 mg VO a cada 4 horas Também pode ser administrado por gavagem ou via retal	Bloqueio da síntese hormonal Bloqueio da conversão de T4 em T3
Metimazol	60-80 mg/dia VO	Bloqueio da síntese hormonal
Propranolol	40-80 mg a cada 4 horas VO ou IV	Bloqueio dos efeitos adrenérgicos Bloqueio da conversão de T4 em T3 em altas doses
Metoprolol	1 mg IV a cada 5 minutos até 10 mg ou 100-200 mg/dia VO	Alternativa ao uso do propranolol
Esmolol	Ataque: 250-500 mg/kg IV Manutenção: 50-100 mg/kg/minuto IV	Alternativa ao uso do propranolol
Verapamil	5 mg IV (máximo de 10 mg) ou 40 mg VO a cada 8 horas	Tratamento de arritmias supraventriculares em pacientes com contraindicação aos betabloqueadores
Diltiazem	30-60 mg VO a cada 4 a 6 horas	Tratamento de arritmias supraventriculares em pacientes com contraindicação aos betabloqueadores
Iodeto	Solução de lugol ou solução saturada de iodeto de potássio: 5 gotas a cada 6 horas VO Iodeto de sódio: 0,5 a 1 g IV a cada 12 horas Ácido iopanoico: 0,5 g VO de a cada 12 horas por 3 ou 4 dias	Administrar somente 1 hora após início dos medicamentos antitiroidianos Bloqueio da síntese hormonal Inibição da liberação hormonal
Glicocorticosteroides	Hidrocortisona: Ataque: 300 mg IV Manutenção: 100 mg IV a cada 8 horas Dexametasona: 2 mg VO ou IV a cada 6 horas	Profilaxia da insuficiência suprarrenal relativa Inibição da conversão de T4 em T3

Fonte: Serfaty e colaboradores[1] e Bahn e colaboradores.[7]

Pacientes com história de alergia ao iodo podem ser tratados alternativamente com carbonato de lítio, o qual também reduz a liberação hormonal e não está sujeito aos fenômenos de escape. A dose recomendada é de 300 mg VO a cada 6 horas. A litemia deve ser mantida em 0,1 mEq/L. A potencial toxicidade neurológica e renal limita seu uso clínico.[1,7]

MEDICAMENTOS QUE ANTAGONIZAM OS EFEITOS PERIFÉRICOS DOS HORMÔNIOS TIROIDIANOS

Os betabloqueadores inibem a ação das catecolaminas além de bloquear a conversão periférica de T_4 em T_3. Dessa forma, reduzem a ação periférica dos hormônios tiroidianos e proporcionam controle dos sintomas cardiovasculares, melhora dos tremores, agitação e comportamento psicótico.

ATENÇÃO!

Os betabloqueadores constituem o tratamento de escolha das taquiarritmias supraventriculares (particularmente, a fibrilação atrial, na qual a necessidade de anticoagulação deve ser avaliada).

O hipertiroidismo reduz as concentrações plasmáticas de propranolol e doses elevadas podem ser necessárias. Labetalol e esmolol, por via IV, também podem ser utilizados. No caso de pacientes portadores de hiper-reatividade das vias aéreas, pode-se recorrer aos agentes cardiosseletivos, embora essa seletividade possa ser perdida em altas doses.[1,2,7]

O uso desses agentes na ICC ainda é controverso. Como na CT a insuficiência cardíaca é de alto débito e frequência-dependente, costuma haver melhora com a diminuição da frequência cardíaca. O uso de betabloqueadores IV de duração de ação curta ou ultracurta (esmolol e landiolol, respectivamente) pode facilitar a titulação da dose nessa situação. Em pacientes portadores de grandes cardiomegalias, recomenda-se a utilização prévia de digital, levando-se em consideração que o metabolismo alterado da digoxina no hipertiroidismo predispõe à intoxicação digitálica. O landiolol, no entanto, exibe maior cardiosseletividade e menos efeitos cardiodepressores do que o esmolol, podendo ser mais eficaz no controle da frequência cardíaca do que a digoxina em pacientes com fibrilação ou *flutter* atrial associados à disfunção do ventrículo esquerdo.[1,2,7]

ATENÇÃO!

Os antagonistas do canal de cálcio (verapamil e diltiazem) podem ser utilizados no tratamento de taquiarritmias supraventriculares em pacientes que não respondem ou que apresentem contraindicação para o uso de betabloqueadores (insuficiência cardíaca de baixo débito).[1,7]

GLICOCORTICOSTEROIDES

Dexametasona (2 mg VO ou IV a cada 6 horas), hidrocortisona (dose de ataque 300 mg IV, seguida de dose de manutenção de 100 mg a cada 8 horas) ou outro glicocorticosteroide em dose equivalente devem ser utilizados em virtude da inibição da conversão periférica de T_4 em T_3 e como profilaxia da insuficiência suprarrenal relativa.[1,7]

TRATAMENTO DE SUPORTE

Preferencialmente, o paciente deverá ser internado em UTI. O tratamento de suporte inclui monitoração do débito cardíaco, reposição hidreletrolítica e de glicose, resfriamento corporal externo (bolsas de gelo) e antipiréticos diferentes do ácido acetilsalicílico, reposição de complexo B e sedação. Raramente estão indicadas plasmaférese e diálise peritoneal.[1,2,7]

ATENÇÃO!

A identificação e o correto tratamento do fator desencadeante da CT são extremamente importantes. Deve-se rastrear possíveis focos infecciosos e instituir antibioticoterapia apropriada o mais precocemente possível.[1,2,7]

TRATAMENTO DA CRISE TIREOTÓXICA CAUSADA POR INGESTÃO EXÓGENA DE HORMÔNIO TIROIDIANO (FACTÍCIA)

Deve ser feito por lavagem gástrica, além da administração de betabloqueadores. No caso de ingestão de T_4 em altas doses, pode ser usado iodo orgânico e, se necessário, recorrer à plasmaférese ou diálise peritoneal. Glicocorticoides devem ser utilizados para prevenir a insuficiência suparrenal relativa.

REVISÃO

- A CT, ou tempestade tiroidiana, é uma emergência endócrina rara que apresenta alta taxa de mortalidade, caso não seja diagnosticada e tratada prontamente.
- As principais causas de óbito são: falência de múltiplos órgãos; insuficiência cardíaca congestiva; falência respiratória; arritmia; sepse; e CIVD.
- É uma hipótese que deve ser cogitada em todo paciente com tireotoxicose associada a qualquer evidência de descompensação sistêmica e falência de múltiplos órgãos.
- Tem início abrupto e é frequentemente precipitada por estresses físicos, mas nenhum fator desencadeante é observado em 25 a 43% dos casos.
- A patogênese da CT ainda não é totalmente conhecida. O agravamento da tireotoxicose pelos fatores precipitantes parece relacionado à liberação de citocinas inflamatórias e às alterações imunológicas.
- O diagnóstico é clínico por critérios estabelecidos por Burch e Wartofsky. História de hipertiroidismo prévio, bócio e/ou oftalmopatia é suficiente para estabelecer o diagnóstico e iniciar o tratamento.
- O tratamento deve ser iniciado o mais precocemente possível e envolve o controle adequado da tireotoxicose, dos fatores precipitantes e complicações intercorrentes, além de terapia de suporte oferecida, preferencialmente, mediante internação em UTI.

REFERÊNCIAS

1. Serfaty FM, Momesso D, Vaisman F. Emergências endócrinas. In: Vilar L, Kater CE, Naves LA, Freitas MC, Bruno OD, editores. Endocrinologia clínica. Rio de Janeiro: Guanabara Koogan; 2013. p. 1057-64.
2. Yamashita Y, Iguchi M, Nakatani R, Usui T, Takagi D, Hamatani Y, et al. Thyroid storm with heart failure treated with a short-acting beta-adrenoreceptor blocker, landiolol hydrochloride. Intern Med. 2015;54(13):1633-7.
3. AkamizuT, Satoh T, Isozaki O, Suzuki A, Wakino S, Iburi T, et al. Diagnostic criteria, clenical features and incidence of thyroid storm based on nationwide surveys. Thyroid. 2012;22(7):661-79.
4. Angell TE, Lechner MG, Nguyen CT, Salvato VL, Nicoloff JT, LoPresti JS. Clinical features and hospital outcomes in thyroid storm : a retrospective cohort study. J Clin Endocrinol Metab. 2015;100(2):451-9.
5. Chong HW, See KC, Phua J. Thyroid storm with multiorgan failure. Thyroid. 2010;22(3):333-6.

6. Burch HB, Wartofsky L. Life-threatening hyperthyroidism: thyroid storm. Burch HB, Wartofsky L. Life-threatening hyperthyroidism: thyroid storm. Endocrinol Metab Clin North Am. 1993;22(2):263-77.
7. Bahn RS, Burch HB, Cooper DS, Garber JR, Greenlee MC, Klein I, et al. Hyperthyroidism and other causes of thyrotoxicosis : management guidelines of the American Thyroid Association and American Association of Clinical Endocrinologists. Endocr Pract. 2011;17(3):456-520.

37

INSUFICIÊNCIA SUPRARRENAL AGUDA

■ REGINA DO CARMO SILVA
■ CLAUDIO E. KATER

A insuficiência suprarrenal aguda ou crise suprarrenal é uma emergência endócrina caracterizada pela deterioração do quadro clínico geral de pacientes com insuficiência suprarrenal primária ou secundária (Quadro 37.1) que não conseguem dar uma resposta fisiológica normal com aumento da produção do cortisol endógeno frente a um estresse físico importante ou doença intercorrente.[1] Sua principal manifestação é a hipotensão ou o choque hipovolêmico. A piora clínica pode progredir rapidamente, resultando em morte, caso a crise suprarrenal não seja reconhecida e tratada precocemente com a administração parenteral de GC.[1,2]

QUADRO 37.1 ■ Causas de insuficiência suprarrenal

INSUFICIÊNCIA SUPRARRENAL PRIMÁRIA	INSUFICIÊNCIA SUPRARRENAL SECUNDÁRIA
Adrenalite autoimune	Uso crônico de glicocorticosteroide*
Infecções (tuberculose, Aids, paracoccidiodomicose, histoplasmose)	Craniofaringioma*, tumor hipofisário meningioma
Linfoma e metástases (mama, pulmão, rim, melanoma)	Cirurgia ou radioterapia hipofisária
Hiperplasia suprarrenal congênita	Hipofisite linfocítica
Adrenoleucodistrofia	Traumatismo craniano
Hemorragia suprarrenal bilateral	Apoplexia hipofisária
Adrenalectomia bilateral	Síndrome de Sheehan
Doenças infiltrativas (amiloidose)	Infiltração hipofisária (sarcoidose, histiocitose)
	Síndrome da sela vazia

*Insuficiência suprerrenal terciária (baixa secreção de CRH, hormônio liberador da corticotrofina).
Fonte: Puar e colaboradores.[1]

A incidência de crise suprarrenal em pacientes com insuficiência suprarrenal na vigência de terapia de reposição é estimada em 5 a 10 casos por 100 pacientes por ano e o risco de morte é de 0,5 caso por 100 pacientes por ano.

ATENÇÃO!

A educação do paciente e de sua família a respeito do aumento da dose de reposição do GC por VO na vigência de doenças intercorrentes e a disponibilidade de hidrocortisona em casa para aplicação por via IM (na presença de vômitos ou diarreia) são cruciais para a prevenção da CA.[2]

Em mais de 90% dos casos de crise suprarrenal, pode ser detectado um fator precipitante (Quadro 37.2). As gastrenterites são consideradas o principal fator desencadeante da crise suprarrenal (32,6% dos casos), sendo mais importantes que outras infecções ou doenças febris, uma vez que afetam diretamente a absorção dos GC ingeridos por VO. Cirurgia é outra causa frequente de crise suprarrenal, tornando extremamente importante a administração de doses de estresse apropriadas de GC e a monitoração constante no período perioperatório. Em cerca de 10% dos casos, a crise suprarrenal ocorre quando o tratamento com GC é interrompido de maneira abrupta. No entanto, em 10% dos pacientes, não se identifica um fator precipitante.[1-3]

Pacientes com insuficiência suprarrenal primária apresentam maior risco de desenvolver a crise suprarrenal do que aqueles com insuficiência suprarrenal secundária em razão da falta de mineralocorticosteroides e maior risco de desidratação e hipovolemia. Dessa forma, pacientes com insuficiência suprarrenal primária não devem ser tratados apenas com dexametasona (sem fludrocortisona), a qual não tem atividade mineralocorticosteroide.[3] Tratamento de pacientes com insuficiência suprarrenal com medicamentos que alteram o *clearance* do cortisol ou aumentam sua metabolização hepática pelo citocromo CYP3A4 (fenitoína, rifampicina e fenobarbital) pode evoluir para a crise suprarrenal, caso a dose de reposição de GC não seja aumentada.[2] Em pacientes com insuficiência suprarrenal subclínica ou não diagnosticada, a crise suprarrenal pode ser precipitada pelo uso de inibidores da esteroidogênese suprarrenal, como cetoconazol e fluconazol. A levotiroxina, por acelerar o metabolismo periférico do cortisol, também pode desencadear crise suprarrenal em pacientes com insuficiência suprarrenal associada a hipotiroidismo. Dessa forma, a reposição com GC deve sempre preceder a de levotiroxina nesses pacientes.[2]

ATENÇÃO!

Na anamnese de paciente com suspeita de crise suprarrenal, é extremamente importante pesquisar o uso prévio (e subsequente interrupção abrupta) de GC por VO ou na forma tópica, inalatória, nasal, injetável, intra-articular, intradérmica, paraespinhal ou retal, em razão da possibilidade de supressão do eixo HHA.

A supressão do eixo HHA é maior com o uso de doses elevadas de GC administradas por período prolongado e preparações orais e intra-articulares. Megestrol e medroxiprogesterona, em virtude de sua ação glicocorticosteroide importante em doses farmacológicas, também podem desencadear a crise suprarrenal quando descontinuados abruptamente.[2]

QUADRO 37.2 ■ Fatores precipitantes e de risco para crise suprarrenal

FATORES PRECIPITANTES	
Gastrenterites e outras infecções	Interrupção abrupta do tratamento com glicocorticosteroide
Hemorragia suprarrenal bilateral na meningococcemia (síndrome de Waterhouse-Friderichsen) e na síndrome antifosfolipídica	Apoplexia hipofisária Síndrome de Sheehan
Tratamento com indutores de enzimas hepáticas CYP3A4 (fenitoína, rifampicina, fenobarbital, erva de São João/*Hypericum perforatum*, carbamazepina)	Uso de levotiroxina na ausência de reposição de glicocorticosteroide em paciente com IA não diagnosticada e tratada
Tratamento de pacientes com reserva funcional suprarrenal diminuída com inibidores da esteroidogênese (cetoconazol, fluconazol, etomidato, mitotano)	Cirurgias e trauma
FATORES DE RISCO	
Crise suprarrenal prévia	Cirurgia hipofisária ou suprarrenal para tratamento de síndrome de Cushing (insuficiência suprarrenal secundária transitória)
Condições médicas (tireotoxicose, diabetes melito do tipo 1, falência ovariana precoce, diabetes insípido)	Gestação em pacientes com insuficiência suprarrenal*
Uso de esteroides exógenos (corticosteroideterapia, acetato de megestrol, medroxiprogesterona)	Uso de anticoagulantes

*Durante o 3º trimestre de gestação de pacientes com insuficiência suprarrenal, há necessidade de doses maiores de reposição com glicocorticosteroide.
Fonte: Puar e colaboradores[1] e Allolio.[2]

Outras doenças associadas a maior risco de crise suprarrenal são: diabetes insípido (maior risco de desidratação e menor vasoconstrição mediada por receptores V1 durante estresse grave); diabetes melito do tipo 1; e falência ovariana precoce. O risco de crise suprarrenal durante a vida de paciente com IA é de cerca de 50%. Os pacientes que já apresentaram um episódio de crise suprarrenal correm risco maior de novo episódio do que aqueles que nunca o tiveram.[2]

■ FISIOPATOLOGIA

ATENÇÃO!

Diferentemente do que ocorre em indivíduos saudáveis, pacientes com insuficiência suprarrenal não conseguem aumentar a produção endógena de cortisol durante um evento estressante (infecção e febre), devendo aumentar a dose de reposição GC nessas situações.[2]

A falta da ação permissiva dos GC nos receptores adrenérgicos vasculares, somada à depleção de volume causada pela falta de reabsorção de sódio e água (na ausência de atividade mineralocorticosteroide na insuficiência suprarrenal primária), leva à hipotensão, a qual é agravada por vômito e diarreia. A perda da atividade supressiva dos GC provoca uma resposta imune exagerada mediada por citocinas pró-inflamatórias (interleucinas-1 e 6 e TNF alfa). O aumento da liberação e da sensibilidade ao TNF alfa induz um estado de resistência relativa ao GC.[2] Hiponatremia resulta da incapacidade de suprimir a vasopressina e de aumentar a excreção de água livre pelos rins. Na insuficiência suprarrenal primária, hiponatremia é agravada pela deficiência concomitante de aldosterona, com consequente hipercalemia e depleção de volume. Hipoglicemia (em virtude da diminuição da gliconeogênese hepática) e hipercalcemia (secundária à diminuição da excreção renal de cálcio e aumento da reabsorção óssea) também são observadas em pacientes com insuficiência suprarrenal.[1,2,4]

■ QUADRO CLÍNICO

ATENÇÃO!

Deve-se suspeitar de crise suprarrenal em todo paciente com insuficiência suprarrenal conhecida ou os respectivos fatores de risco que apresentem hipotensão grave (pressão arterial sistólica < 100 mmHg) e evidência clínica de hipovolemia, com evolução para choque refratário à expansão de volume ou medicações vasoativas.

Sinais e sintomas como fadiga intensa, anorexia, náusea, vômito, diarreia, dor abdominal, febre, alterações marcantes dos eletrólitos (hiponatremia e hipercalemia – esta última na insuficiência suprarrenal primária), hipoglicemia (mais comum em crianças), confusão mental, alteração do nível de consciência, sonolência e coma podem estar presentes. A crise suprarrenal pode ser a primeira manifestação em até 50% dos pacientes com doença de Addison. Nos pacientes com insuficiência suprarrenal não diagnosticada, é frequente história de declínio do estado geral há semanas ou meses, com perda de peso até a descompensação aguda desencadeada por evento estressante. Pacientes com insuficiência suprarrenal primária podem apresentar hiperpigmentação cutaneomucosa característica, relacionada à hipersecreção de peptídeos derivados da proopiomelanocortina (Quadro 37.3).[1,2,4]

QUADRO 37.3 ■ Quadro clínico da crise suprarrenal

SINAIS E SINTOMAS	
Desidratação	Febre (secundária ao hipocortisolismo *per se* ou à infecção)
Hipotensão, síncope e choque hipovolêmico	Fraqueza intensa e apatia
Taquicardia	Confusão mental, torpor e coma
Dor abdominal aguda (pode mimetizar abdome agudo)	Náusea, vômito e diarreia
Alterações laboratoriais	
Hiponatremia	Hipoglicemia
Hipercalemia (na insuficiência suprarrenal primária)	Hipercalcemia
Eosinofilia e linfocitose	Uremia e acidose

Fonte: Puar e colaboradores,[1] Allolio[2] e Kater e colaboradores.[4]

■ DIAGNÓSTICO

O diagnóstico é clínico. Na insuficiência suprarrenal primária, a deficiência combinada de GC e mineralocorticosteroide resulta em perda urinária de sódio, hiponatremia e hipercalemia. A deficiência de GC leva à hipoglicemia, principalmente em crianças.

ATENÇÃO!

Sobretudo nos pacientes sem diagnóstico prévio de insuficiência suprarrenal, deve-se colher sangue para a dosagem de cortisol, ACTH, aldosterona, APR, sulfato de deidroepiandrosterona, sódio, potássio, ureia, creatinina, glicemia e hemograma. Mas não se deve esperar os resultados laboratoriais para se iniciar o tratamento com CG por via parenteral.

Um nível de cortisol sérico colhido no início da manhã ou durante estresse inferior a 5 mcg/dL é compatível com o diagnóstico de insuficiência suprarrenal. Concentração de ACTH plasmático superior a 300 pg/mL (ou superior a duas vezes o limite máximo de referência) é indicativa de insuficiência suprarrenal primária, enquanto nível baixo ou inapropriadamente normal, na vigência de hipocortisolismo, é consistente com insuficiência suprarrenal secundária ou terciária. APR elevada na presença de níveis normais ou diminuídos de aldosterona aponta para uma deficiência de mineralocorticosteroide (insuficiência suprarrenalprimária).[1,3,4]

Após a recuperação do paciente, poderá ser realizado de maneira segura o teste de estímulo rápido com 250 mcg de ACTH IV para dosagem de cortisol basal e 1 hora após estímulo. Esse teste deverá ser feito o mais precocemente possível, uma vez que a corticosteroideterapia prolongada pode influenciar a atividade do eixo HHA. Um pico de cortisol sérico inferior a 18 mcg/dL indica a presença de insuficiência suprarrenal. Recentemente, uma força tarefa multidisciplinar internacional recomendou que, em casos de sepse ou outras doenças agudas graves, insuficiência suprarrenal é mais bem identificada pela detecção de um cortisol sérico ao acaso inferior a 10 mcg/dL ou pela demonstração de um incremento do cortisol sérico inferior a 9 mcg/dL após a administração de 250 mcg de ACTH por via IV.[1,4,5]

■ TRATAMENTO

O tratamento da crise suprarrenal com hidrocortisona parenteral e correção da hipovolemia e da hiponatremia com salina isotônica deve ser instituído o mais rápido possível (Quadro 37.4). Na dependência da gravidade do quadro clínico, o paciente deverá ser internado na UTI. Hidrocortisona deve ser administrada na dose de 100 mg em bólus por via IV, seguido de 100 a 300 mg/dia, durante 2 a 3 dias, na forma de infusão contínua ou bólus a cada 6 horas, até a completa recuperação do paciente. Com doses de hidrocortisona superiores a 50 mg/dia, não há necessidade de terapia adicional com mineralocorticosteroide. A reposição de GC induz diurese aquosa e suprime o hormônio antidiurético, o que, somado à reposição de sódio, pode levar à rápida correção da hiponatremia, com risco da síndrome de desmielinização osmótica. Portanto, é necessário ter cautela para corrigir menos de 10 mEq de sódio durante as primeiras 24 horas. Solução de glicose IV pode ser necessária para corrigir a hipoglicemia. Os sintomas são revertidos 24 horas após a administração de GC. Na dependência do fator precipitante da crise suprarrenal, antibioticoterapia e profilaxia de tromboembolismo poderão ser necessárias. Quando o paciente estiver se alimentando e, após a redução gradual da dose do GC intravenoso, GC por VO deverá ser iniciado. Fludrocortisona deverá ser administrada a todos os pacientes com insuficiência suprarrenal primária, na dose de 50 a 200 mcg/dia por VO.[1-5]

QUADRO 37.4 ■ Tratamento da crise suprarrenal

TRATAMENTO	DOSE
Hidrocortisona	Dose de ataque: 100 mg IV, seguidos por 200 mg/dia como infusão contínua IV ou 50 mg IV a cada 6 horas
Salina isotônica (SF 0,9%) acrescida de glicose 5%	1.000 mL IV na 1ª hora, reposição adicional deve ser guiada pela monitoração cardíaca e hemodinâmica (pressão venosa central) frequentes para evitar sobrecarga hídrica, assim como pela dosagem dos eletrólitos
Glicose	0,5 a 1 g/kg de glicose ou 2 a 4 mL/kg de solução de glicose a 25% (máximo 25 g em infusão lenta de 2 a 3 mL por minuto)

Fonte: Puar e colaboradores,[1] Allolio,[2] Bornstein e colaboradres,[3] Kater e colaboradores[4] e Charmandari e colaboradores.[5]

■ PREVENÇÃO DA CRISE SUPRARRENAL E EDUCAÇÃO DO PACIENTE

A crise suprarrenal pode ser prevenida por meio da educação dos pacientes a respeito do aumento da dose de GC por VO em situações de estresse.

No caso de cirurgias, sabe-se que adultos saudáveis secretam 75 a 200 mg de cortisol por dia, em resposta a uma grande cirurgia, e 50 mg/dia em resposta a uma pequena cirurgia. Portanto, a dose do GC deve ser ajustada de acordo com a gravidade e a duração do estresse (Quadro 37.5).[1]

QUADRO 37.5 ■ Conduta recomendada durante doença intercorrente ou cirurgia

DOENÇA INTERCORRENTE/CIRURGIA	CONDUTA
Doença febril ou infecciosa (viral ou bacteriana)	Dobrar (T > 38 °C) ou triplicar (T > 39 °C) a dose de GC por VO por 2 a 3 dias, até a recuperação
Se vômito	100 mg de hidrocortisona IM, IV ou SC
Cirurgia dentária ou tratamento de canal sob anestesia local	Dobrar a dose VO até 1 hora antes da cirurgia ou 50 mg de hidrocortisona IM antes da anestesia
Endoscopia	100 mg de hidrocortisona IM antes do início do procedimento. Dobrar dose VO por mais 24 horas e, depois, retornar para dose normal
Colonoscopia	100 mg de hidrocortisona IM + salina isotônica na admissão hospitalar. Repetir dose de hidrocortisona antes do início do procedimento. Dobrar dose VO por mais 24 horas e, depois, retornar para dose normal
Parto por via vaginal	Iniciar infusão IV de hidrocortisona (100 mg em 12 horas) no início do trabalho de parto até o nascimento. Dobrar dose VO 24 horas após o parto e, depois, retornar para dose normal
Cirurgias de pequeno porte sob anestesia geral (herniorrafia)	100 mg de hidrocortisona IM logo antes da anestesia ou infusão de hidrocortisona IV durante a cirurgia. No pós-operatório, dobrar a dose VO por 24 horas e, depois, retornar à dose normal
Cirurgia de grande porte com rápida recuperação (colocação de prótese articular)	100 mg de hidrocortisona IM ou IV logo antes da anestesia seguida por infusão contínua de hidrocortisona 200 mg em 24 horas ou 100 mg IV a cada 6 horas por 24 a 48 horas. Dobrar dose VO por 24 a 48 horas após e, depois, retornar para dose normal
Cirurgia de grande porte com longo período de recuperação em UTI (revascularização do miocárdio)	100 mg de hidrocortisona IV logo antes da anestesia ou infusão IV 100 mg em 12 horas logo antes da anestesia, seguida por infusão contínua de hidrocortisona 200 mg em 24 horas ou 100 mg IV a cada 6 horas até que o paciente esteja apto a ingerir alimentos por VO. Então, dobrar dose VO por mais 48 horas, com posterior redução gradual para dose normal de manutenção

Fonte: Puar e colaboradores,[1] Allolio,[2] Bornstein e colabordres,[3] Kater e colaboradores[4] e Charmandari e colaboradores.[5]

ATENÇÃO!

Os pacientes com insuficiência suprarrenal devem portar consigo um cartão de identificação contendo seu diagnóstico e indicando a necessidade de aplicação de hidrocortisona por via IM ou IV em casos de desmaios, hipotensão grave, vômitos e diarreia.

Os pacientes e seus familiares deverão ser treinados para aplicar injeção de hidrocortisona por via SC ou IM, no caso de vômitos persistentes, diarreia e crise suprarrenal iminente, além de procurar o serviço de emergência mais próximo para receber hidrocortisona por via IV. Com a administração por via SC, níveis séricos adequados de cortisol são atingidos 11 minutos após os observados na administração intramuscular. Supositórios de prednisolona ou enemas de prednisolona ou acetato de hidrocortisona a 10% não devem ser utilizados em caso de diarreia.[1-5]

REVISÃO

- A insuficiência suprarrenal caracteriza-se pela deterioração do quadro clínico geral de pacientes com insuficiência suprarrenal primária ou secundária que não conseguem dar uma resposta fisiológica normal com aumento da produção do cortisol endógeno a um estresse físico importante ou doença intercorrente.
- A piora clínica pode progredir rapidamente, resultando em morte, caso a crise suprarrenal não seja reconhecida e tratada precocemente com a administração parenteral de GC.
- Em mais de 90% dos casos de crise suprarrenal, pode ser detectado um fator precipitante como as gastrenterites, cirurgias, interrupção abrupta de tratamento com GC.
- Na anamnese, é essencial pesquisar o uso prévio (e subsequente interrupção abrupta) de GC em razão da possibilidade de supressão do eixo HHA.
- O diagnóstico é clínico. Especialmente nos pacientes sem diagnóstico prévio de insuficiência suprarrenal, deve-se colher sangue para a dosagem de cortisol, ACTH, aldosterona, APR, sulfato de deidroepiandrosterona, sódio, potássio, ureia, creatinina, glicemia e hemograma.
- O tratamento da crise suprarrenal com hidrocortisona parenteral e correção da hipovolemia e da hiponatremia com salina isotônica deve ser instituído o mais rápido possível. Na dependência da gravidade do quadro clínico, o paciente deverá ser internado na UTI.
- A crise suprarrenal pode ser prevenida por meio da educação dos pacientes a respeito do aumento da dose de GC por VO em situações de estresse.

REFERÊNCIAS

1. Puar THK, Stikkelbroeck NMML, Smans LCCJ, Zelissen PM, Hermus AR. Adrenal crisis: still a deadly event in the 21st century. Am J Med. 2016; 129(3):339.e1-9.
2. Allolio B. Adrenal crisis. Eur J Endocrinol. 2015;172(3):R115-24.
3. Bornstein S, Allolio B, Arlt W, Barthel A, Don-Wauchope A, Hammer GD, et al. Diagnosis and treatment of primary adrenal insufficiency : an Endocrine Society Clinical practice guideline. J Clin Endocrinol Metab. 2016; 101(2):364-89.
4. Kater CE, do Carmo Silva R, Vilar L. Insuficiência adrenal- diagnóstico e tratamento. In :Vilar L, Kater CE, Naves LA, Freitas MC, Bruno OD, editores. Endocrinologia Clínica. Rio de Janeiro: Guanabara Koogan; 2013. p. 399-414.
5. Charmandari E, Nicolaides NC, Chrousos GP. Adrenal insufficiency. Lancet. 2014;383(9935):2152-67.

PARTE

8

EMERGÊNCIAS EM PSIQUIATRIA

Miguel R. Jorge

38 DELIRIUM

■ LARISSA FOGAÇA DORETO

Delirium é uma síndrome caracterizada por início agudo de um distúrbio da consciência que tem como elemento central alteração do sensório, distúrbio da atenção e curso flutuante, associados a múltiplas características, que incluem alteração na cognição basal, distúrbios da percepção, desorientação, perturbações psicomotoras e do ciclo sono-vigília, com evidências de origem orgânica. É um transtorno mental comumente encontrado em todos os serviços de saúde, porém ainda bastante negligenciado na prática clínica.

A incidência do *delirium* pode variar de 5 a 91%, dependendo da população estudada. No momento da internação hospitalar, a prevalência de *delirium* varia entre 11 e 33%,[1] ao passo que a incidência de casos durante a internação varia de 3 a 56%. As taxas de *delirium* em pacientes no pós-operatório variam de 10 a 50%; nos internados em UTI, cerca de 80% desenvolvem essa condição.[2]

A mortalidade do paciente pode aumentar em 11% a cada 48 horas de *delirium* ativo;[3] além disso, a não detecção do *delirium* também está associada a outros resultados adversos, como permanência hospitalar prolongada, aumento do risco de institucionalização e aumento nos custos com cuidados médicos. Nos idosos, o *delirium* também está associado a declínio cognitivo mais rápido e à perda de independência.

Sua etiologia é, frequentemente, multicausal, envolvendo uma relação complexa entre a vulnerabilidade subjacente do paciente e a exposição a fatores precipitantes (Quadro 38.1).[4]

ATENÇÃO!

Na prática clínica, o cérebro pode reagir na forma de *delirium* frente a diversas situações, como quadros infecciosos, doenças oncológicas, pós-operatórios, alterações hidreletrolíticas e uso de determinadas medicações.

Pacientes idosos são particularmente mais vulneráveis ao *delirium*, visto que um grande número deles possuem menor "reserva cerebral" ou um declínio cognitivo de base. A demência preexistente é o principal fator de risco para *delirium* e aumenta sua incidência em até duas a cinco vezes. Na população senil, o *delirium* pode desenvolver-se mesmo diante de situações pouco graves, como desidratação, constipação, ITU ou respiratório, ou aumento recente da dose de alguma medicação. O *delirium* em pacientes acima de 65 anos representa uma emergência geriátrica e é considerada uma das complicações mais comuns entre os idosos hospitalizados.

A fisiopatologia do *delirium* ainda é pouco conhecida. Existem vários modelos que tentam explicar a etiologia dessa disfunção. Alguns estudos sugerem que a desorganização transitória das funções cognitivas pode ser provocada por alterações específicas de vias neurológicas e sistemas de neurotransmissores cerebrais. As teorias mais bem aceitas relacionadas aos neurotransmissores são as da deficiência de acetilcolina e o excesso de dopamina. Outros estudos sugerem que a disfunção é causada por uma resposta inflamatória sistêmica exacerbada. Citocinas pró-inflamatórias e outros mediadores neuroinflamatórios liberados devido a algum estresse periférico induziriam a disfunção neuronal.

■ QUADRO CLÍNICO

O quadro de *delirium* caracteriza-se pelo aparecimento de sintomatologia neuropsiquiátrica aguda, de horas a dias, marcado por períodos de lucidez mais comuns durante o dia e estado confusional durante a noite. O comprometimento do nível de consciência e de atenção é obrigatório, mas qualquer outra alteração psicopatológica ou comportamental pode acompanhar o quadro.

QUADRO 38.1 ■ Fatores de risco para *delirium*

FATORES DE VULNERABILIDADE	FATORES PRECIPITANTES
▪ Demência ▪ Declínio cognitivo ▪ Idade maior do que 65 anos ▪ Baixo nível de escolaridade ▪ *Delirium* prévio ▪ Deficiência visual ▪ Desnutrição ▪ Depressão ▪ História de abuso de álcool, opioides ou benzodiazepínicos	▪ Trauma encefálico, AVC, hematoma subdural, meningite/encefalite ▪ Infarto do miocárdio, arritmia, choque ▪ Infecções sistêmicas: principalmente doenças graves ▪ Polifarmácia ▪ Medicações: psicotrópicos, anticolinérgicos, antiparkinsonianos, opioides, benzodiazepínicos, corticosteroides, anti-histamínicos ▪ Eventos iatrogênicos: imobilização, uso de cateter vesical ▪ Alterações metabólicas: IR/IH, disfunção tiroideana, hipo/hiperglicemia, distúrbios hidreletrolíticos (hipo/hipernatremia, hipo/hipercalemia), anemia, deficiência de vitaminas (B1, B6, B12, folato) ▪ Desidratação, constipação ▪ Fatores ambientais: internação em UTI, privação sensorial (p. ex.: falta de óculos ou aparelhos auditivos) ▪ Estado pós-operatório, coma, fraturas, doenças neoplásicas

Fonte: Inouye e colaboradores.[4]

O *delirium* costuma estar associado a alterações da cognição, que ocorrem em decorrência da distraibilidade e da dificuldade que o paciente apresenta em focar e manter a atenção. A retenção de novos dados pode estar prejudicada, levando à amnésia anterógrada importante, assim como a desorientação temporal e espacial. Alterações nas funções executivas, como capacidade de planejamento e execução de tarefas com objetivos definidos, e na linguagem (mutismo,dificuldade de encontrar palavras, fluência anormal) também são manifestações possíveis.

Pacientes em *delirium* podem apresentar distúrbios no pensamento, que se altera de forma importante e frequentemente se encontra empobrecido, lentificado e confuso. Sintomas psicóticos são evidentes em cerca de 50% dos casos. Os delírios costumam ser transitórios, pouco estruturados e frouxos, constituindo-se como idéias deliroides. As alterações sensoriais podem ocorrer em qualquer modalidade, mas, em geral, as ilusões e as alucinações visuais são mais comuns e tendem a ser vívidas.

Alterações da psicomotricidade são heterogêneas e fundamentais para a classificação dos subtipos de *delirium*. Os subtipos incluem o *delirium* hiperativo, hipoativo ou uma mistura de ambos (misto). O *delirium* hiperativo é caracterizado por agitação, inquietação ou agressividade. O *delirium* hipoativo é o mais comum, porém mais difícil de ser reconhecido. Seus sintomas são pouco alarmantes, caracterizados por letargia, sonolência e apatia. O *delirium* hipoativo associa-se a um maior risco de mortalidade.

Distúrbios do sono-vigília são muito frequentes e podem incluir insônia, sonolência diurna, despertares noturnos até inversão total do ciclo sono-vigília. Outros achados clínicos que são proeminentes no *delirium* incluem perturbações emocionais, como irritabilidade, raiva, depressão, ansiedade, euforia e labilidade afetiva.

DIAGNÓSTICO

Apesar de sua origem orgânica, o diagnóstico de *delirium* baseia-se totalmente na apresentação clínica do paciente. A presença dos sintomas pode não ser perceptível em uma única avaliação, sendo fundamental examinar o paciente várias vezes ao longo do dia e colher uma história objetiva com familiares ou conhecidos. Os critérios diagnósticos de referência atual são os da 5ª edição do *Manual diagnóstico e estatístico de transtornos mentais (DSM-5)*, da American Psychiatric Association (APA) (5) (Quadro 38.2).[5]

O instrumento padronizado mais utilizado para a identificação do *delirium* é o Método de avaliação de confusão (CAM, do inglês *confusion assessment method)*,[6] que apresenta sensibilidade de 94% e especificidade de 89% (Quadro 38.3).

Quando um paciente apresenta hipótese diagnóstica de *delirium* é primordial que se realize uma investigação dos possíveis fatores etiológicos desse quadro.

ATENÇÃO!

O exame físico e neurológico complementar pode trazer dados fundamentais para identificação da origem do delirium.

Quando a história e o exame clínico não determinam nenhum quadro específico, exames laboratoriais e de imagem podem ser úteis para auxiliar o diagnóstico, entre eles: hemograma completo, eletrólitos, glicemia, testes de função hepática, renal e da tiroide, gasometria arterial (GA), exame de elementos e sedimentos anormais na urina, radiografia torácica e ECG. Investigações adicionais devem ser consideradas quando houver suspeita clínica de outros fatores precipitantes do *delirium.*

DIAGNÓSTICO DIFERENCIAL

Os principais diagnósticos diferenciais do *delirium* são a demência, a depressão e a esquizofrenia. Em contraste com o *delirium,* a demência é caracterizada por declínio cognitivo de início insidioso e curso progressivo, sem prejuízo da atenção nos quadros iniciais. Para realizar a diferenciação desses quadros, é fundamental uma história objetiva com familiares, a fim de se conhecer a cognição prévia do paciente. A depressão pode ser confundida principalmente com *delirium* hipoativo, pois, nos dois casos, o paciente pode apresentar-se apático e lentificado. Entretanto, na depressão, existe predomínio de humor hipotímico (tristeza) sem alteração no nível da consciência e, além disso, o paciente tende a ter história de outros quadros depressivos prévios. A esquizofrenia também é um importante diagnóstico diferencial. Ela é caracterizada por sintomas psicóticos persistentes, nos quais predominam delírios bem estruturados e alucinações auditivas. Sua incidência ocorre principalmente em adultos jovens, e o curso é crônico, com declínio funcional evidente ao longo dos anos.

QUADRO 38.2 ■ Critérios diagnósticos de *delirium* conforme o DSM-5

DSM-5- CRITÉRIOS DIAGNÓSTICOS DE *DELIRIUM*	
A.	Perturbação da atenção (i.e., capacidade reduzida para direcionar, focalizar, manter e mudar a atenção) e da consciência (menor orientação para o ambiente).
B.	A perturbação se desenvolve em um período breve de tempo (normalmente, de horas a poucos dias), representa uma mudança da atenção e da consciência basais e tende a oscilar quanto à gravidade ao longo de um dia.
C.	Perturbação adicional na cognição (p. ex.: déficit de memória, desorientação, linguagem, capacidade visoespacial ou percepção).
D.	As perturbações dos critérios A e C não são mais bem explicadas por outro transtorno neurocognitivo preexistente, estabelecido ou em desenvolvimento, e não ocorrem no contexto de um nível gravemente diminuído de estimulação, como no coma.
E.	Há evidências, a partir da história, do exame físico ou de achados laboratoriais, de que a perturbação é uma consequência fisiológica direta de outra condição médica, intoxicação ou abstinência de substância (i.e., devido a uma droga de abuso ou a um medicamento), de exposição a uma toxina ou de que ela se deva a múltiplas etiologias.

Fonte: American Psychiatric Association.[5]

QUADRO 38.3 ■ Método de avaliação de confusão (CAM)

CRITÉRIOS	CARACTERÍSTICAS
Critério 1	Início agudo e flutuação no curso Há evidência de uma alteração aguda do estado mental do paciente em relação ao estado de base? O comportamento alterado flutua ao longo do dia ou a gravidade aumenta e diminui?
Critério 2	Desatenção O paciente teve dificuldade em focalizar sua atenção, por exemplo, distraiu-se facilmente ou teve dificuldade em acompanhar o que estava sendo dito? Se presente ou anormal, este comportamento variou durante a entrevista, isto é, tendeu a surgir e desaparecer ou aumentar e diminuir de gravidade?
Critério 3	Pensamento desorganizado O pensamento do paciente estava desorganizado ou incoerente, por exemplo, discurso sem sentido, conversação irrelevante, fluxo vago ou ilógico de ideias, mudanças imprevistas de assunto?
Critério 4	Alteração do nível de consciência Qual é o nível de consciência do paciente?
Outros Achados	Desorientação Distúrbio (prejuízo) da memória Distúrbios da percepção Agitação psicomotora Retardo psicomotor Alteração do ciclo sono-vigília
	**Delirium* é diagnosticado pela presença dos critérios 1 -2 -3 ou 1- 2 -4

Fonte: Wei e colaboradores.[6]

■ TRATAMENTO

O tratamento do *delirium* tem como principal objetivo a resolução da causa subjacente/etiológica que o predispõe, perpetua ou precipita. Além disso, deve-se realizar o manejo adequado dos sintomas neuropsiquiátricos do *delirium* por meio de medidas não farmacológicas, instituídas para todos os pacientes, e tratamento farmacológico direcionado apenas para controle de determinados sintomas (p. ex.: agitação ou psicose intensa) (Quadro 38.4).

TRATAMENTO NÃO FARMACOLÓGICO

A prevenção é a mais importante das intervenções e para isso o ideal é recorrer inicialmente a medidas não farmacológicas que podem ser realizadas desde a internação do paciente no hospital. Medidas de suporte que facilitam a reorientação do paciente são listadas a seguir:

- Manter um ambiente calmo e confortável.
- Fornecer calendários, relógios, fotos de família e itens de uso pessoal.
- Facilitar visitas de familiares e amigos.
- Reorientar o paciente frequentemente sobre onde se encontra, o que faz naquele lugar e quem são as pessoas da equipe.
- Manter uma boa iluminação durante o dia e incentivar a vigília.
- Coordenar os horários de administração de medicamentos, a obtenção de sinais vitais e a execução de procedimentos para permitir que o paciente tenha um período ininterrupto de sono durante a noite, com baixos níveis de ruído e pouca iluminação.
- Evitar intervenções que limitem a deambulação do paciente e estimular a mobilidade precoce.
- Estimular a cognição do paciente.
- Corrigir déficits sensoriais, estimulando o paciente a utilizar óculos ou aparelhos auditivos.

Além disso, a equipe médica deve estar atenta em estimular hidratação e nutrição do paciente, bem como corrigir possíveis quadros de hipóxia e hipotensão.[7] A identificação e o tratamento de dor e de obstipação intestinal também são requeridas.

ATENÇÃO!

Possíveis fontes de dor ou infecção devem ser procuradas e abordadas. Ademais, é essencial que se realize uma revisão das medicações prescritas, a fim de se minimizarem abordagens farmacológicas iatrogênicas; particularmente, psicotrópicos, benzodiazepínicos, narcóticos e anticolinérgicos devem ser reduzidos ou suspensos, sempre que viável.[8]

TRATAMENTO FARMACOLÓGICO

O tratamento farmacológico do *delirium* é reservado para manejo dos pacientes com agitação psicomotora severa ou sintomas psicóticos intensos que resultem na interrupção de procedimentos médicos essenciais (p. ex.: retirada de cateteres ou acessos venosos, extubação) ou que colocam o paciente ou terceiros em risco. Antipsicóticos são as medicações de escolha, devendo ser utilizadas na menor dose e pelo menor tempo possíveis. O ha-

QUADRO 38.4 ■ Algoritmo para definição e manejo do quadro de *delirium*

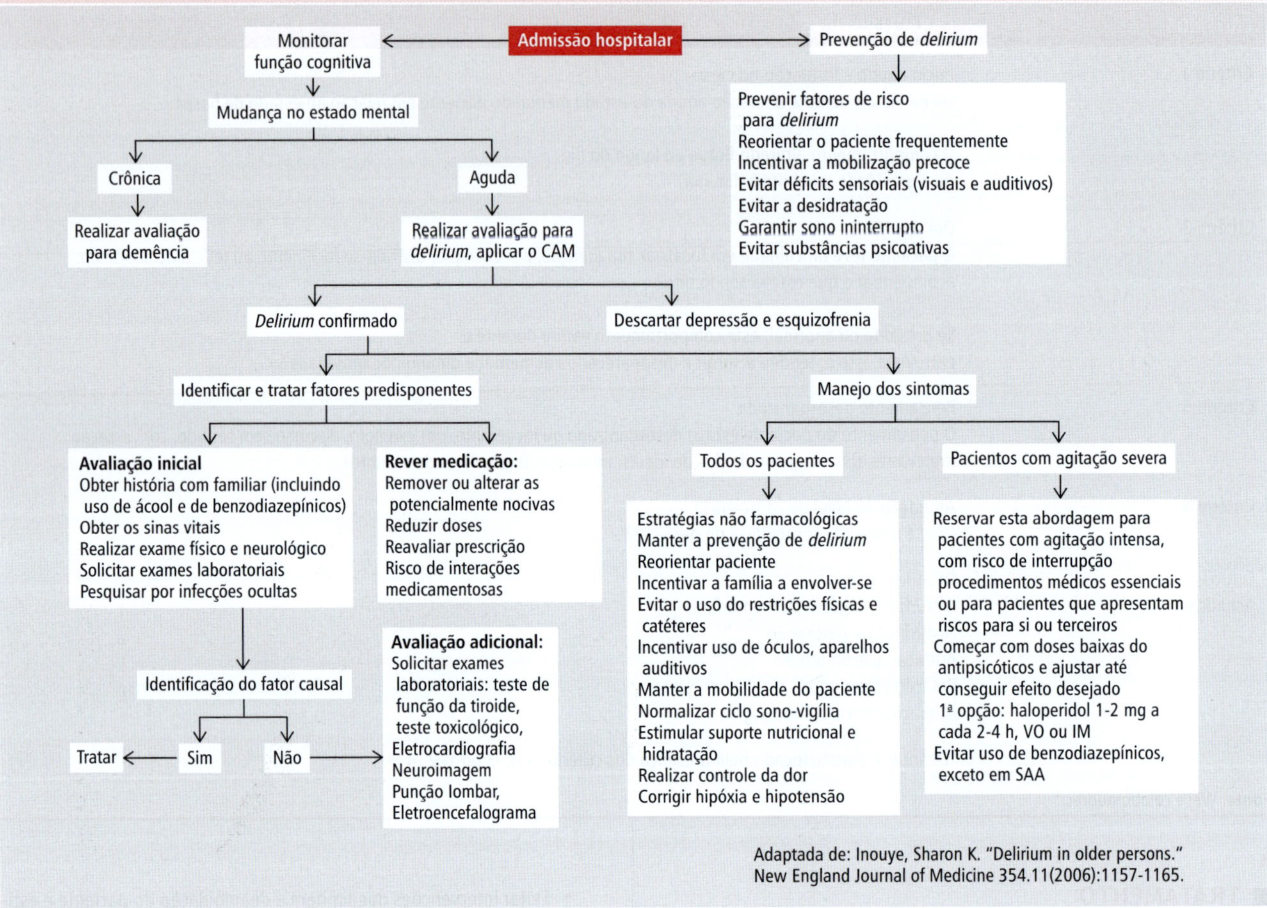

Fonte: Inouye.[10]

loperidol é considerado tratamento de 1ª linha, pois tem efeitos anticolinérgicos limitados, poucos metabólitos ativos e baixa propensão de causar efeitos sedativos ou hipotensores. Recomendam-se doses de 1 a 2 mg (dose máxima 5 mg), VO ou IM, tituladas de 2 a 4 horas, de acordo com os sintomas. Doses parenterais são aproximadamente duas vezes mais potentes do que as orais e apresentam maior risco de alargamento do intervalo QT e aparecimento de *torsades de pointes*. Por essa razão, é mandatória a realização de ECG antes do início da farmacoterapia IV com haloperidol. Quando o intervalo QT for superior a 500 ms, o antipsicótico deve ser suspenso.

Os antipsicóticos atípicos diferem dos típicos em sua propensão consideravelmente menor de causar efeitos extrapiramidais, porém apresentam maior atividade anti-histaminérgica, podendo causar sedação e piora da confusão mental. Doses de risperidona variam entre 0,5 e 3 mg/d, de olanzapina 2,5 a 7,5 mg/dia e de quetiapina de 12,5 a 150 mg/dia.[9] Todos os antipsicóticos devem ser evitados ou usados com cuidado em pacientes com mal de Parkinson ou demência dos corpos de Lewy.

O uso dos benzodiazepínicos no *delirium* geralmente é reservado aos quadros de abstinência de álcool ou a situações específicas, quando se faz muito necessária a sedação em pacientes refratários à terapia neuroléptica. O lorazepam (1-2 mg) é a medicação de 1ª linha nesses casos. Os benzodiazepínicos devem ser usados com cautela, pois podem causar sedação excessiva, depressão respiratória e agravar os sintomas de confusão mental.

REVISÃO

- *Delirium* é uma síndrome caracterizada por início agudo de um distúrbio da consciência que tem como elemento central alteração do sensório, distúrbio da atenção e curso flutuante, associados a múltiplas características, que incluem alteração na cognição basal, distúrbios da percepção, desorientação, perturbações psicomotoras e do ciclo sono-vigília, com evidências de origem orgânica.
- Sua etiologia é, frequentemente, multicausal, envolvendo uma relação complexa entre a vulnerabilidade subjacente do paciente (p. ex.: abuso de álcool, idade maior do que 65 anos, demência, etc.) e a exposição a fatores precipitantes (p. ex.: medicações, IAM, AVC, etc.).
- O quadro de *delirium* caracteriza-se pelo aparecimento de sintomatologia neuropsiquiátrica aguda, de horas a dias, marcado por períodos de lucidez mais comuns durante o dia e estado confusional durante a noite.
- A presença dos sintomas pode não ser perceptível em uma única avaliação, sendo fundamental examinar o paciente várias vezes ao longo do dia e colher uma história objetiva com familiares ou conhecidos. O instrumento padronizado mais utilizado para a identificação do *delirium* é o Método de avaliação de confusão (CAM).

- Deve-se realizar o manejo adequado dos sintomas neuropsiquiátricos do *delirium* por meio de medidas não farmacológicas, instituídas para todos os pacientes, e tratamento farmacológico, direcionado apenas para controle de determinados sintomas (p. ex.: agitação ou psicose intensa).

REFERÊNCIAS

1. Siddiqi N, House AO, Holmes JD. Occurrence and outcome of delirium in medical in-patients: a systematic literature review. Age Ageing. 2006; 35(4):350-64.
2. Meagher D, Leonard M. The active management of delirium: improving detection and treatment. Adv Psychiatr Treat. 2008;14:292-301.
3. González M, Martínez G, Calderón J, Villarroel L, Yuri F, Rojas C, et al. Impact of delirium on short-term mortality in elderly inpatients: a prospective cohort study. Psychosomatics. 2009;50(3):234-8.
4. Inouye S, Westendorp R, Saczynski J. Delirium in elderly people. Lancet. 2014;383(9920):911-22.
5. American Psychiatric Association. Manual diagnóstico e estatístico de transtornos mentais: DSM-5. 5. ed. Porto Alegre: Artmed; 2014.
6. Wei L, Fearing M, Sternberg E, Inouye S. The Confusion Assessment Method: a systematic review of current usage. J Am Geriatr Soc. 2008;56(5):823-30.
7. National Institute for Health and Clinical Excellence. Delirium: diagnosis, prevention, and management [Internet]. London: NICE; 2010 [capturado em 03 de jun. 2016]. Disponível em: https://www.nice.org.uk/guidance/cg103?unlid=729136792201612634251.
8. Collins N, Blanchard MR, Tookman A, sampson EL. Detection of delirium in the acute hospital. Age Ageing. 2010;39(1)131-5.
9. Najjar ES, Custódio O. Delirium. In: Paraventi F, Chaves AC. Manual de psiquiatria clínica UNIFESP. Rio de Janeiro: Roca; 2016.
10. Inouye SK. Delirium in older persons. N Engl J Med. 2006;354(11):1157-65.

39

SÍNDROME DE ABSTINÊNCIA DE SUBSTÂNCIAS PSICOATIVAS

- LUCAS CESE MARCHETTI
- MARCELO RIBEIRO DE ARAUJO
- RONALDO LARANJEIRA

O consumo de drogas gera um significativo problema de saúde pública, com prejuízos financeiros, físicos e sociais.[1] Em 2012, 5,9% das mortes, em todo o mundo, foram atribuídos ao uso de álcool. O consumo mundial de álcool, em 2015, foi projetado para 6,3 litros de álcool puro por pessoa com mais 15 anos.[2] No Brasil, 52% dos brasileiros beberam pelo menos uma vez ao ano, 28% bebem mais de uma vez por semana, 11% todos os dias.[3]

Nesse contexto, frequentemente os clínicos gerais e psiquiatras lidam com situações que envolvem o uso de substâncias psicoativas, o que ocorre tanto em âmbito ambulatorial como hospitalar. Assim, além de diagnosticar a síndrome de dependência, é necessário que os médicos saibam tratar as síndromes de abstinência, altamente prevalentes nos prontos-socorros, enfermarias e UTI: segundo estudos, 16 a 31% dos pacientes em UTI apresentam um transtorno de uso de álcool e estão em risco de desenvolver síndrome de abstinência de álcool.[4]

A síndrome de abstinência é um conjunto de sinais e sintomas físicos e psíquicos consequentes da redução e/ou diminuição da dose usual de consumo da droga. Ela pode ser classificada, de acordo com a sua gravidade, em leve, moderada ou grave. Seus quadros clínicos possuem especificidades relacionadas ao perfil psicofarmacológico de cada substância, podendo variar desde apresentações eminentemente psíquicas até condições clínicas de alta morbimortalidade, como é o caso do *delirium tremens* entre os dependentes de álcool.[5]

Desse modo, nas situações em que está indicado, o tratamento consistirá na administração controlada de medicamentos psicotrópicos de longa duração que mimetizam a ação da droga, além do manejo clínico de sintomas psíquicos e físicos associados.

ÁLCOOL

BASES NEUROBIOLÓGICAS

O SNC funciona de maneira equilibrada, por meio de um padrão definido pela genética e pelo desenvolvimento neuropsicomotor de cada indivíduo. Por sua vez, a SAA é resultado de um processo neuroadaptativo que interfere no equilíbrio original do SNC. A presença constante e prolongada do álcool compromete tal estado, fazendo com que o SNC lance mão de mecanismos de neuroadaptação para restabelecer a homeostase habitual.

A neuroadaptação à presença do álcool torna o SNC mais sensível à sua redução ou ausência. Assim, as neuroadaptações serão a causa dos sintomas de desconforto físico e mental frente à falta do álcool, conhecidos por síndrome de abstinência. Enquanto o álcool estava presente, ele bloqueava o sistema glutamato e os canais de cálcio (sensibilizados) e estimulava o sistema GABA (dessensibilizado). Com a sua saída, o sistema glutamato, mais sensível e forte que o GABA, começa a disparar e a estimular o sistema nervoso como um todo: eis o início dos sintomas.[6]

A tolerância implica a capacidade da célula de se adaptar de forma refratária à presença dos agentes farmacológicos em seu ambiente para reassumir uma função relativamente normal. Em outras palavras, uma concentração mais alta da droga será necessária para produzir as mesmas perturbações funcionais produzidas na primeira exposição da célula a mesma. Segundo Koob e Moal,[7] a dependência celular implica adaptação à presença da droga, mas nesse caso a adaptação é tão severa que a célula não pode funcionar normalmente na ausência desta. Assim, uma perturbação funcional (síndrome de abstinência) ocorrerá após a remoção da droga.

QUADRO CLÍNICO E DIAGNÓSTICO

Nos primeiros tempos da SAA, o quadro clínico é habitual e eminentemente psíquico, para, depois no decorrer de meses ou mesmo anos, adquirir características físicas (Quadro 39.1). (Nas fases iniciais, é comum tanto a família como o próprio paciente não o relacionarem ao consumo de álcool.)

ATENÇÃO!

A maior parte dos dependentes (70-90%) apresenta uma síndrome de abstinência entre leve e moderada, caracterizada por tremores, insônia, ansiedade e inquietação psicomotora.[4,7]

A SAA se inicia cerca de 6 a 48 horas após a última dose e, por ser autolimitada, dura cerca de 7 a 10 dias, quando todos os sintomas remitem completamente. Os tremores são o achado semiológico mais comum, podendo variar desde uma queixa subjetiva por parte do paciente ("tremores internos") até quadro discreto e isolado, chegando a tremores intensos e grosseiros, associados a uma sintomatologia autonômica exacerbada.[8]

QUADRO 39.1 ■ Critérios diagnósticos para a SAA, de acordo com o manual diagnóstico e estatístico de transtornos mentais (DSM-5)

A | Cessação (ou redução) do uso pesado e prolongado de álcool.
B | Dois ou mais dos seguintes sintomas, desenvolvidos no período de algumas horas a alguns dias após a cessação (ou redução) do uso de álcool descrita no Critério A:
1 | Hiperatividade autonômica (p.ex.: sudorese ou frequência cardíaca > 100 bpm)
2 | Tremor aumentado nas mãos
3 | Insônia
4 | Náuseas ou vômitos
5 | Alucinações ou ilusões visuais, táteis ou auditivas transitórias
6 | Agitação psicomotora
7 | Ansiedade
8 | Convulsões tonicoclônicas generalizadas
C | Os sinais e sintomas do Critério B causam sofrimento clinicamente significativo ou prejuízo no funcionamento social, profissional ou em outras áreas importantes da vida do indivíduo.
D | Os sinais e sintomas não são atribuíveis a outra condição médica nem são explicáveis por outro transtorno mental, incluindo intoxicação por ou abstinência de outra substância.

Fonte: American Psychiatric Association.[10]

Outros sintomas que podem estar presentes são sudorese, cefaleia, taquicardia, aumento da temperatura e da pressão arterial, náusea, vômito, midríase, câimbra e dores musculares, alterações da marcha tipo ataxia, todos de natureza autonômica. Psiquicamente, observam-se, além de ansiedade e inquietação, irritabilidade, piora da concentração e, em casos mais sérios, quadros alucinatórios transitórios e delírios. Cerca de 5% dos pacientes não tratados passam a apresentar crises convulsivas do tipo grande mal. Noventa por cento das crises acontecem entre 7 e 48 horas após a interrupção do consumo de álcool.[8]

Cerca de 5% dos pacientes evoluem com um quadro mais severo de confusão mental, hiperatividade autonômica e agitação psicomotora, denominado *delirium*.

ATENÇÃO!

O quadro alucinatório clássico é visual, insetos e pequenos animais, mas pode haver também formas táteis, com sensação de insetos e animais caminhando pelo corpo do paciente e formas auditivas, que vão de ruídos e sons primários a vozes de natureza persecutória.[8,9]

■ CRITÉRIOS DE GRAVIDADE[8,9]

Desse modo, além de estabelecer o diagnóstico da SAA, é necessário estabelecer sua gravidade, que pode variar de quadros eminentemente psíquicos (insônia, irritabilidade, piora das funções cognitivas) a quadros marcadamente autonômicos, como *delirium* e crises convulsivas.

■ SAA NÍVEL I

Trata-se da SAA leve e moderada. Aparece nas primeiras 24 horas após a última dose. Instala-se em 90% dos pacientes e cursa com agitação, ansiedade, tremores finos de extremidades, alteração do sono, da sensopercepção, do humor, do relacionamento interpessoal, do apetite, sudorese em surtos, aumento da frequência cardíaca, pulso e temperatura. Alucinações são raras (Quadro 39.2).

■ SAA NÍVEL II

É a SAA grave. Cerca de 5% dos pacientes evoluem do estágio I para o II. Os sinais autonômicos são mais intensos, os tremores são generalizados, ocorrem alucinações auditivas e visuais e desorientação temporal e espacial (Quadro 39.2).

QUADRO 39.2 ■ Critérios de gravidade

	SAA NÍVEL I – LEVE E MODERADA	SAA NÍVEL II – GRAVE
QUADRO CLÍNICO	Tremores finos de extremidades Inquietação psicomotora (geralmente leve) Sudorese facial discreta Cefaleia Náusea sem vômito	Tremores grosseiros de extremidades Inquietação psicomotora intensa Sudorese profusa Cefaleia Náusea com vômito Crise convulsiva (recente ou pregressa)
EXAME PSÍQUICO	Orientado no tempo e espaço Juízo crítico da realidade mantido Levemente ansioso	Piora da orientação no tempo e espaço Juízo crítico da realidade alterado Ansiedade intensa Pensamento desorganizado ou delirio Alucinações visuais, auditivas e/ou táteis
INDICAÇÃO DE TRATAMENTO	Tratamento ambulatorial com retornos diários ou em dias alternados.	Internação até a remissão dos sintomas.

Fonte: Adaptado de Associação Médica Brasileira e colaboradores.[8]

COMPLICAÇÕES CLÍNICAS

Os pacientes com dependência de álcool apresentam doenças clínicas crônicas ao longo da vida, sendo as mais comuns as hepatopatias, pancreatite, ulcera gástrica, arteroesclerose, hipovitaminoses, desnutrição e insuficiência cardíaca.

Durante a abstinência de álcool, várias outras complicações agudas estão associadas, tais como alcalose respiratória secundária a hiperventilação, hipoperfusão cerebral, distúrbios hidreletrolíticos (principalmente hipocalemia, hipomagnesemia e hipofosfatemia), rabdomiólise, hipovolemia, LRA e hipertermia.[4,5,8] Durante a internação, essas complicações clínicas devem ser diagnosticadas e tratadas, sendo necessário apoio de análise laboratorial (Quadro 39.3) para avaliação adequada.

QUADRO 39.3 ■ Exames laboratoriais preconizados para a investigação inicial da síndrome de abstinência de álcool

- Hemograma completo
- Sódio, potássio, cálcio, magnésio, fosfato
- Glicemia
- Ureia e cretinina
- Colesterol total e frações
- Radiografia de tórax
- ECG
- Exames de função hepática:
  - Transaminases (TGO e TGP)
  - Tempo de protombina
  - Bilirrubinas totais e frações
  - Proteínas totais e frações
  - Coagulograma

Fonte: Adaptado de Associação Médica Brasileira e colaboradores.[8]

TRATAMENTO

Indivíduos com SAA podem ser tratados com eficácia e segurança tanto em hospitais ou clínicas (internação) quanto em ambulatórios.[8] A desintoxicação ambulatorial é menos dispendiosa e mais confortável para o paciente, respeita sua rotina e favorece a permanência deste em seu grupo de convívio. Além disso, a grande maioria dos casos é leve ou moderada (nível I de gravidade), com evolução benigna.

No entanto, algumas complicações clínicas da SAA colocam seus portadores em sério risco de morte, sendo indicação inconteste de internação. Tais complicações, porém, podem estar ausentes nas primeiras horas da SAA, motivo pelo qual deve-se optar, sempre que possível, por manter o paciente em observação de 6 a 8 horas para tomada de decisão sobre o tratamento a que deve ser submetido.[5,8]

TRATAMENTO CLÍNICO DA ABSTINÊNCIA LEVE E MODERADA

Os BDZ são o tratamento de escolha consensual e devem ser administrados tão logo o diagnóstico seja estabelecido. Todos os BDZ podem ser utilizados, mas o diazepam e o clordiazepóxido são os mais aconselháveis, por apresentarem meia-vida prolongada e serem mais utilizados no tratamento da SAA. Em pacientes com insuficiência hepática, a dose deve ser adaptada ou então devem ser escolhidos os BDZ que passam apenas pela conjugação hepática. No Brasil, o lorazepam é o único com essas características disponível comercialmente.[8]

Pacientes que apresentam uma forma leve/moderada podem fazer a desintoxicação ambulatoriamente, comparecendo à clínica ou ao hospital para serem acompanhados pelo médico responsável.

ATENÇÃO!

Os parâmetros de eficácia do tratamento são a melhora progressiva dos sintomas da síndrome de abstinência e a ausência de sedação excessiva ao longo da desintoxicação.

Habitualmente, a dose preconizada de diazepam varia de 20 a 40 mg ao dia (dividida em duas ou mais tomadas), a de clordiazepóxido , de 50 a 100 mg ao dia (dividida em duas tomadas) e a de lorazepam, de 2 mg a 4 mg de 8 em 8 horas. Após estabilização do quadro, é recomendada a retirada gradual do BZD. Quando há suspeita de hipovitaminose, a reposição vitamínica está indicada, principalmente a suplementação oral com tiamina 300 mg.[8]

TRATAMENTO CLÍNICO DA SÍNDROME DE ABSTINÊNCIA GRAVE

A síndrome de abstinência grave, o *delirium tremens* e o risco de crise convulsiva são indicações absolutas de internação.

ATENÇÃO!

As primeiras intervenções devem estar voltadas para as condições agudas que normalmente acompanham esses casos e podem colocar a vida do paciente em risco – portanto, devem ser seguidos, se necessário, os cuidados habituais para situações de urgência e emergência, tais como monitoração, acesso venoso e manutenção da via área pérvia.

A farmacoterapia tem dois objetivos principais: [1] o tratamento da hiperatividade glutamatérgica, desencadeadora do quadro autonômico; e [2] o manejo da inquietação e dos sintomas psíquicos.[6-9]

Os BDZ são também o tratamento de escolha. Em razão da intensidade do quadro autonômico presente nas SAA (com ou sem *delirium*), faz-se necessária uma sedação rápida e intensa. A VO deve ser preferencialmente escolhida, iniciando-se com uma dose de 20 mg de diazepam, seguida por suplementações de 10 mg a cada 1 hora até a sedação leve (habitualmente, doses entre 80 e 120 mg são suficientes para tal propósito). A velocidade da administração deve ser mais espaçada em pacientes com complicações hepáticas ou renais. Quando a sedação é atingida adequadamente, deve-se contabilizar o uso do BZD nas ultimas 24 horas e repetir a dose, fracionando-a em quatro ou mais tomadas diárias, no dia subsequente. Posteriormente, inicia-se a retirada ao longo de 7 a 10 dias, reduzindo 20% ao dia até a suspensão.[8,9]

Quando a via EV for a única possível, principalmente nos casos de inquietação ou agitação psicomotora, a melhor alternativa é o diazepam EV sem diluição, com administração lenta (5-10 mg de diazepam a cada 5 a 10 minutos), para evitar o risco de depressão respiratória. Em alguns casos, é necessário realizar contenção mecânica, com vistas a prevenir atos de auto/ heteroagressividade e preservar o início do tratamento.[8,9]

Antipsicóticos ou neurolépticos (p. ex.: risperidona 2-6mg, olanzapina 5-10 mg, haloperidol 2,5-10mg, VO) podem ser utilizados para reduzir a agitação psicomotora e melhorar os sintomas psicóticos no *delirium tremens*. Em agitações graves, é necessário o uso de antipsicótico IM, sendo o mais utilizado o haloperidol 5 mg, repetindo a aplicação a cada hora, até o controle dos sintomas (máximo de 20 mg). Seu uso pode ser interrompido quando os sintomas psicóticos ou a confusão desaparecerem.[11]

ATENÇÃO!

No caso específico de hipoglicemia, vale relembrar que o risco para síndrome de Wernicke-Korsakof é uma contraindicação à administração de glicose precocemente.

Para prevenir, deve-se administrar tiamina 100 mg EV ou IM antes da administração de glicose, e a administração oral deve ser indicada até que o risco da hipovitaminose cesse.[8,9] Quando há suspeita de encefalopatia de Wernicke, a dose indicada é de 300 a 500 mg EV, administrada em 30 minutos, por 7 dias. Após esse período, devem ser mantidos 300 mg VO.[9]

As crises convulsivas são generalizadas, com características tonicoclônicas, podendo ocorrer entre 12 e 48 horas da abstinência e ser autolimitadas. BZD são a 1ª escolha para as crises convulsivas (diazepam EV); caso não apresente resposta, deve-se usar fenobarbital e até mesmo propofol. Está contraindicado o uso de fenitoína, uma vez que os trabalhos científicos não comprovam sua eficácia para esse tipo de crise.[12] Quando há progressão para mal epiléptico, está indicada investigação clínica minuciosa, ampliando os exames laboratoriais, análise do LCS e TC.

OPIOIDES

O paciente com dependência de opioide é um grande desafio para os psiquiatras e clínicos de maneira geral, pois apresenta tolerância a analgésico, comportamento sedutor e manipulador para conseguir a droga, disforia intensa durante a fissura e síndromes de abstinências severas.

A síndrome de abstinência de opioide é caracterizada por irritabilidade ou disforia, dores generalizadas, midríase, piloereção, sudorese, bocejo, diarreia, náuseas, vômitos, insônia, coriza, taquicardia, hipertensão e agitação psicomotora. Em casos de diarreia e vômitos incoercíveis, o paciente pode estar hipotenso e desidratado, sintomas esses que podem aparecer horas ou dias após cessar o uso da droga.[13]

O manejo dessa síndrome de abstinência deve ser realizado tratando-se adequadamente as manifestações clinicas e psíquicas. Está indicado o uso de analgésico de substituição de longa duração e baixo potencial de cardiodepressão. Deve-se usar preferencialmente a metadona 10 mg VO e reavaliar o paciente em 4 a 6 horas. Caso haja persistência dos sintomas, administrar mais 10 mg, não sendo necessário ultrapassar os 40 mg habitualmente. Deve-se contabilizar o uso nas primeiras 24 horas e propor uma redução de 5 mg por dia até a retirada completa, levando-se em conta a tolerância do paciente.[14]

Em pacientes com hiperatividade autonômica, taquicardia e hipertensão, está indicado o uso de clonidina 0,1 a 0,2 mg VO, a cada 4 horas, não devendo exceder 0,9 mg por dia. Deve-se manter a dose de estabilização por 3 dias e propor uma retirada gradual. Ainda está indicado o uso de antieméticos para náuseas e vômitos, em alguns caso sendo necessário o uso de prometazina 25 mg IM. BZD como diazepam 5 a 10 mg, clonazepam 2 mg ou lorazepam 2 mg devem ser prescritos para fissura, inquietação, dor muscular, rigidez ou insônia. Está indicado o uso de baclofen 5 a 10 mg três vezes ao dia para câimbras musculares frequentes. [13,14]

COCAÍNA

A síndrome de abstinência de cocaína é caracterizada pela presença dos seguintes sintomas: fissura, ansiedade, falta de energia, distúrbios do sono, aumento do apetite e retardo psicomotor. Habitualmente, esses sintomas não requerem hospitalização.

ATENÇÃO!

Em alguns casos, há sintomas depressivos pronunciados, denominados *crash*, situação clínica em que pode ocorrer ideação ou tentativas de suicídio. Nessa condição o paciente deve ficar em observação, sendo indicado o uso de antipsicótico e BZD para manejo. Persistindo os riscos, uma avaliação psiquiátrica pode ser indicada.[12,15]

MACONHA

Embora a maconha seja considerada por muitos uma droga inofensiva, na prática clínica podemos identificar usuários com significativo prejuízo relacionados ao uso e com quadro clássico de dependência. Os sintomas de abstinência são ansiedade, humor deprimido, inapetência, raiva, irritabilidade, insônia, podendo durar de 1 a 2 semanas. Atualmente, não há ensaios clínicos rigorosos que comprovem a eficácia de nenhum medicamento no tratamento da abstinência de maconha; portanto, habitualmente, o tratamento deve ser focado nos sintomas mais significativos.[8]

BENZODIAZEPÍNICOS

Os BZD apresentam ações farmacológicas semelhantes às do álcool, por sua ação no receptor do GABA, principal neurotransmissor inibidor do SNC; portanto, os sintomas de abstinência são bastante similares, com hiperatividade autonômica e risco de convulsão, sendo estes os sintomas mais comuns: tremores, taquicardia, hipertensão, psicose, sudorese e alucinação. Os sintomas podem aparecer com a parada abrupta, bem como a diminuição significativa da droga.[16]

O início dos sintomas de retirada depende da meia-vida, podendo ocorrer 24 a 48 horas da interrupção para BZD de meia-vida curta, ou em até 21 dias para os de meia-vida longa. O tratamento dos sintomas de síndrome de abstinência deve ser realizado com a administração de BZD de meia-vida longa (p.ex.: diazepam 10 a 20 mg ou clordiazepóxido 50 a 100 mg para início do tratamento, preferencialmente VO, dividido em duas tomadas.[16]

A preferência por BZD de vida longa se deve ao fato de os seus metabólitos de longa ação favorecerem uma titulação mais branda e minimizar os sintomas de abstinência durante o processo de diminuição da dose do B2D.

ATENÇÃO!

Após estabilização dos sintomas, é necessário estabelecer a retirada gradual, sendo necessários meses para retirada completa em alguns casos.[16]

REVISÃO

- O consumo de drogas gera um significativo problema de saúde pública, com prejuízos financeiros, físicos e sociais.
- Frequentemente, clínicos gerais e psiquiatras lidam com situações que envolvem o uso de substâncias psicoativas, tanto em âmbito ambulatorial como hospitalar, motivo pelo qual, além de diagnosticar a síndrome de dependência, é necessário que saibam trata-las.
- A síndrome de abstinência é um conjunto de sinais e sintomas físicos e psíquicos consequentes da redução e/ou diminuição da dose usual de consumo da droga, sendo classificada, de acordo com sua gravidade, em leve, moderada ou grave.
- O quadro clínico da síndrome de abstinência tem especificidades relacionadas ao perfil psicofarmacológico de cada substância, podendo variar desde apresentações eminentemente psíquicas até condições clínicas de alta morbimortalidade.
- A forma de tratamento da síndrome de abstinência variará de acordo com sua gravidade e com suas complicações clínicas, pois algumas delas colocam o paciente em risco de morte, sendo indicação inconteste de internação.

REFERÊNCIAS

1. Whiteford HA, Degenhardt L, Rehm J, Baxter AJ, Ferrari AJ, Erskine HE, et al. Global burden of disease attributable to mental and substance use

disorders: findings from the Global Burden of Disease Study 2010. Lancet. 2013;382(9904):1575-86.
2. World Health Organization. World health statistics 2016: substance abuse [Internet]. Geneva: WHO; 2016 [capturado em 19 set. 2016]. Disponível em: http://www.who.int/gho/publications/world_health_statistics/2016/whs2016_AnnexA_SubstanceAbuse.pdf.
3. Caetano R, Madruga C, Pinsky I, Laranjeira R. Drinking patterns and associated problems in Brazil. Adicciones. 2013;25(4):287-93.
4. Dixit D, Endicott J, Burry L, Ramos L, Yeung SY, Devabhakthuni S, et al Management of acute alcohol withdrawal syndrome in critically ill patients. Pharmacotherapy. 2016;36(7):797-822.
5. Muncie HL Jr, Yasinian Y, Oge' L. Outpatient management of alcohol withdrawal syndrome. Am Fam Physician. 2013;88(9):589-95.
6. Littleton J. Neurochemical mechanisms underlying alcohol withdrawal. Alcohol Health Res World. 1998;22(1):13-24.
7. Koob GF, Moal ML. Neurobiology of addiction. New York: Academic Press; 2006.
8. Associação Médica Brasileira, Marques ACPR, Ribeiro M, organizadores. Abuso e dependência de álcool. São Paulo: AMB; 2012.
9. American Psychiatric Association. Practice guideline for treatment of patients with delirium. Washington: APA; 2010.
10. American Psychiatric Association. Manual diagnóstico e estatístico de transtornos mentais: DSM-5. 5. ed. Porto Alegre: Artmed; 2014.
11. Wilson MP, Pepper D, Currier GW, Holloman GH Jr, Feifel D. The psychopharmacology of agitation: consensus statement of the american association for emergency psychiatry project Beta psychopharmacology workgroup. West J Emerg Med. 2012;13(1):26-34.
12. Rosenson J, Clements C, Simon B, Vieaux, Phenobarbital for acute alcohol withdrawal: a prospective randomized double-blind placebo-controlled study. Emerg Med. 2013;44(3):592-598.e2.
13. Stahl SM. Substance use and impulsive disorders. Cambridge: Cambridge University; 2012.
14. Associação Médica Brasileira,Marques ACPR, Ribeiro M, organizadores. Abuso e dependência de opióides. São Paulo: AMB; 2012.
15. Associação Médica Brasileira, Marques ACPR, Ribeiro M, organizadores. Abuso e dependência de cocaína. São Paulo: AMB; 2012.
16. Associação Médica Brasileira, Marques ACPR, Ribeiro M, organizadores. Abuso e dependência de benzodiazepínicos. São Paulo: AMB; 2015.

40 AGITAÇÃO PSICOMOTORA E AGRESSIVIDADE

■ JOSÉ CÁSSIO DO NASCIMENTO PITTA

A agitação psicomotora e a agressividade são alterações psicopatológicas que ocorrem em várias formas de comportamento, observadas em diferentes condições clínicas e transtornos mentais. A agitação psicomotora é caracterizada por excessiva atividade verbal e motora, inquietação, desconforto, nervosismo, associada à desorganização global do comportamento, com atividade motora sem propósito, decorrente de um desconforto físico ou mental. Essas manifestações são frequentemente adicionadas à reação aumentada aos estímulos externos e internos, assim como atividade verbal inapropriada, podendo ocorrer agressividade verbal ou física. A agitação frequentemente se manifesta com flutuação em seu curso, que pode apresentar mudanças abruptas ao longo do tempo.[1]

A agressividade pode ser definida como um comportamento que envolve marcante intenção em impor uma ação nociva e moralmente danosa ou agir de maneira destrutiva ao ambiente. A ação agressiva pode ser diferenciada principalmente em dois tipos, a violência impulsiva, frequentemente uma resposta desencadeada por um estímulo interno ou externo, que resulta em um estado de agitação e culmina em uma resposta desproporcional de agressividade. Essa é a agressão manifestada nos serviços de saúde decorrente de uma condição clínica ou mental, em contraste com uma ação violenta premeditada, geralmente predatória e com maior deliberação para o planejamento e a sua execução.[1]

ATENÇÃO!

A agitação psicomotora, com ou sem agressividade, pode manifestar-se em diferentes condições clínicas, incluindo os transtornos neurológicos e mentais primários; portanto, é necessário que se colha o maior número de informações possíveis .

Deve-se ressaltar a história de transtorno mental, incluindo comportamentos agressivos, doenças clínicas anteriores, uso de medicamentos, além do exame clínico, neurológico e do estado mental, assim como, muitas vezes, exames complementares, para elaborar o diagnóstico diferencial entre estas diversas condições. As condições clínicas e os transtornos mentais primários que, com maior frequência, ocorrem nas manifestações de agitação psicomotora e agressividade estão relacionados no Quadro 40.1.[2]

O quadro clínico que permite levantar a hipótese de condição clínica associada à agitação psicomotora com agressividade e diferenciá-lo dos transtornos mentais primários é descrito no Quadro 40.2

QUADRO 40.1 ■ Condições clínicas e transtornos mentais primários associados às manifestações de agitação psicomotora e agressividade

CONDIÇÕES CLÍNICAS	TRANSTORNOS MENTAIS PRIMÁRIOS
▪ Transtornos neurológicos	▪ Esquizofrenia
▪ Demências	▪ Transtornos delirantes
▪ *Delirium*	▪ Transtorno afetivo-bipolar
▪ TCE	▪ Psicoses no puerpério
▪ Tumores cerebrais	▪ Primeiro episódio psicótico
▪ Epilepsias	▪ Intoxicação ou abstinência de substâncias psicoativas
▪ AVC	▪ Síndromes catatônicas
▪ Doença de Huntington	▪ TEPT
▪ Doença de Wilson	▪ Episódios de ansiedade
▪ Infecções	▪ Transtorno conversivo ou dissociativo
▪ Neoplasias	▪ Transtorno de personalidade *borderline*
▪ Doenças metabólicas	▪ Transtorno de personalidade antissocial
▪ Doenças endócrinas	▪ Retardo mental
▪ Doenças cardiológicas	▪ Transtorno explosivo intermitente
▪ Doenças respiratórias	
▪ Doenças hepáticas	
▪ Doenças renais	
▪ Doenças imunológicas	
▪ Hipovitaminoses	
▪ Exposição a organofosforados	

Fonte: Adaptado de Baron e colaboradores.[2]

QUADRO 40.2 ■ Manifestações que sugerem condições clínicas associadas à agitação psicomotora com agressividade

- Início agudo
- Primeiro episódio
- Idade avançada
- História de doença clínica
- História de transtorno mental ausente
- Uso nocivo de substâncias psicoativas
- Sinais neurológicos
- Manifestações psicopatológicas no exame do estado mental
  - Alteração do nível de consciência
  - Desorientação temporal e espacial
  - Diminuição da concentração
  - Prejuízo da memória
  - Alteração da linguagem
  - Distúrbios do movimento e da marcha
  - Discalculia
  - Apraxia
  - Manifestações catatônicas (mutismo, negativismo, rigidez, posturas estereotipadas, flexibilidade cérea, ecopraxia, ecolalia e mímica estereotipada)

Fonte: Adaptado de Baron e colaboradores.[2]

■ FATORES DE RISCO

Os profissionais de saúde que atendem principalmente em serviços de emergência devem estar atentos aos fatores de risco para a manifestação de agitação com agressividade. Esses fatores estão descritos no Quadro 40.3.[3]

AÇÕES DA EQUIPE DE SAÚDE, AO ABORDAR PACIENTES COM AGITAÇÃO PSICOMOTORA COM AGRESSIVIDADE

Os profissionais da equipe de saúde, ao se depararem com paciente com agitação psicomotora com potencial ou manifestação de agressividade, são frequentemente tomados por um marcante impacto emocional, decorrente da ameaça da integridade física e moral – o que inclui outros pacientes e recursos físicos no mesmo ambiente.

ATENÇÃO!

A capacitação da equipe de saúde permite que as ações necessárias sejam realizadas, de forma coordenada, diminuindo a possibilidade de condutas permissivas ou punitivas.

O avaliador deve manter uma postura que facilite as melhores intervenções terapêuticas possíveis para a evolução mais favorável do quadro clínico manifestado. Tal postura inclui atitudes descritas no Quadro 40.4.[4] A avaliação, portanto, deve ocorrer em um ambiente que garanta a segurança necessária para esse atendimento. Essas orientações preventivas são descritas no Quadro 40.5.[5]

■ TRATAMENTO

O tratamento dos pacientes que apresentam agitação psicomotora com agressividade é marcadamente influenciado pelas condições ambientais, habilidades e atitudes da equipe de saúde, descritas. Após o diagnóstico diferencial, principalmente entre um transtorno mental primário e decorrente de condições clínicas, as condutas que atenuem o quadro clínico devem ser preconizadas. Essas condutas incluem a abordagem verbal, a contenção física e farmacológica.

QUADRO 40.3 ■ Fatores de risco relacionados à manifestação de agitação psicomotora com agressividade

DADOS SOCIODEMOGRÁFICOS

- Sexo masculino
- Faixa etária: 15-24 anos
- Baixo nível socioeconômico
- Pertencimento a grupos minoritários
- Desemprego
- Ausência de suporte social

HISTÓRIA PRÉVIA

- Atos violentos
- Outros atos antissociais
- Transtornos do controle dos impulsos
- História anterior de automutilação
- Atos homicidas
- Assaltos
- Vitimas de violência na infância
- História familiar de violência
- História de transtornos psicóticos anteriores
- História de falta de aderência ao tratamento

AVALIAÇÃO DO COMPORTAMENTO DO PACIENTE

- Baixa tolerância à frustação
- Baixa autoestima
- Tendência ao uso de mecanismos de projeção e dissociação
- Expressão facial
- Punhos e dentes cerrados
- Aumento no tom de voz
- Agressividade verbal
- Comentários pejorativos
- Atos agressivos, como bater e esmurrar paredes
- Tendência excessiva à aproximação
- Inclinação em direção ao entrevistador
- Atitude provocativa
- Perplexidade
- Desconfiança
- Movimentação excessiva
- Humor irritável
- Sinais de intoxicação por substâncias psicoativas

Fonte: Adaptado de Chachamovich e colaboradores.[3]

CONTENÇÃO FÍSICA

A contenção física deve ocorrer em qualquer etapa do atendimento, em que a abordagem verbal para atenuar as manifestações psicopatológicas seja ineficaz, com avaliação de risco iminente de rápido escalonamento para agressividade. Esse procedimento deve ser analisado como uma intervenção terapêutica necessária em algumas condições clínicas, devendo ser transmitido ao paciente e seus familiares, afastando qual-

QUADRO 40.4 ■ Atitudes do avaliador para abordar pacientes com agitação psicomotora com potencial ou manifestação de agressividade

- Manter uma postura franca e atitude receptiva
- Evitar movimentos bruscos
- Assegurar ao paciente que você pretende ajudar a controlar os impulsos
- Manter alguma distância física
- Evitar fazer anotações
- Apresentar-se e apresentar outros membros da equipe
- Falar pausadamente, mas de maneira firme

- Fazer perguntas claras de forma direta e objetiva
- Manter alguma flexibilidade durante a entrevista, mas sem negociação
- Colocar limites de maneira firme, mas com uma atitude acolhedora
- Não fazer ameaças
- Evitar o confronto
- Estimular o paciente em expressar seus sentimentos em palavras

Fonte: Adaptada de Mantovani e colaboradores.[4]

QUADRO 40.5 ■ Orientações para preservar condições de segurança para o atendimento

- Avaliar o paciente próximo aos outros profissionais da equipe de saúde
- Proporcionar a privacidade, e não o isolamento
- Evitar ambientes com vidros, janelas ou a presença de objetos cortantes
- Analisar previamente a segurança do avaliador em permanecer sozinho no atendimento
- Manter a porta destrancada durante o atendimento, para facilitar uma saída emergencial do avaliador
- Evitar uma distância muito próxima do paciente
- Permanecer mais perto da porta
- Conter fisicamente, antes da avaliação, o paciente com elevado potencial de agressividade

Fonte: Adaptado de Jacinto e Stella.[5]

quer hipótese de uma ação punitiva. As indicações para a contenção incluem o risco de quedas, de ferimentos e de autoagressão à integridade física de outros pacientes e profissionais da equipe de saúde, além da destruição dos recursos físicos do ambiente de atendimento. A contenção deve ser feita por profissionais treinados e com técnicas que diminuam a probabilidade de iatrogenias, seguindo as orientações descritas no Quadro 40.6.

Pacientes que manifestam agitação psicomotora com potencial ou presença de agressividade, com muita frequência, necessitaram de intervenção psicofarmacológica. Os princípios que direcionam a escolha são: 1) início rápido de ação; 2) administração mais fácil; 3) menor probabilidade de efeitos colaterais; 4) menor interação farmacocinética com outras medicações utilizadas pelo paciente e menor restrição relacionadas às doenças clínicas preexistentes; 5) medicações prescritas anteriormente; 6) histórico de efeitos colaterais em tratamentos anteriores; e 7) uso de substâncias psicoativas. As medicações mais utilizadas nesse contexto são os antipsicóticos de 1ª e 2ª geração e os benzodiazepínicos.

QUADRO 40.6 ■ Diretrizes para contenção mecânica

- Estabelecer um plano específico para realização do plano
- Realizar com uma equipe de cinco profissionais
- O médico deve estar presente, orientando o paciente sobre a necessidade, bem como as etapas do procedimento
- As faixas de contenção devem ser de material resistente e apropriado

- A contenção deve ser realizada nos quatros membros, sendo, às vezes, necessária uma quinta faixa na região torácica
- O paciente deve ser contido preferencialmente em decúbito dorsal e com a cabeça levemente levantada
- Deve-se colocar o braço em uma posição que facilite o acesso IV
- Um dos membros da equipe deve proteger e apoiar a cabeça e o pescoço
- Deve-se revistar o paciente para verificar a presença de objetos que possam ser utilizados como arma ou par ao uso de substâncias psicoativas
- Observação contínua pela equipe de enfermagem, durante o período da contenção mecânica
- O melhor conforto possível e segurança devem ser checados
- Verificar a perfusão e a eventual ocorrência de garroteamento e hiperextensão de membros, compressão do tórax e do plexo braquial (no caso da utilização de contenção torácica)
- Monitorar os sinais vitais e o nível de consciência
- O médico deve reavaliar, a cada 30 minutos, o paciente, para verificar a necessidade da manutenção da contenção mecânica
- A contenção mecânica deve mantida pelo menor tempo possível
- A retirada da contenção deverá ser realizada na presença de vários membros da equipe
- As informações relativas à indicação da contenção, sinais vitais, condições de conforto e segurança, assim como as ocorrências eventuais durante o procedimento deveram ser registrados no prontuário

Fonte: Adaptado de Jacinto e Stella.[4]

A escolha da medicação, na medida do possível, deve basear-se no diagnóstico subjacente e na via de administração, muitas vezes dependendendo da cooperação do paciente. O objetivo da intervenção farmacológica é a tranquilização rápida, evitando a sedação excessiva, que pode dificultar a observação de evolução do quadro clínico, assim como formular o diagnóstico, além de prejudicar a aliança terapêutica e aumentar a possibilidade de intercorrências clínicas.[1]

ATENÇÃO!

A escolha de antipsicótico de 1ª geração de baixa potência (clorpromazina) ou de alta potência (haloperidol) dependerá principalmente de suas vantagens e desvantagens em cada condição clínica.

Os psicóticos de baixa potência apresentam maior probabilidade de apresentar hipotensão; diminuição do limiar convulsivo, sedação excessiva, arritmia cardíaca e efeitos colinérgicos e menor probabilidade de apresentar sinais extrapiramidais e SNM. Os psicóticos de alta potência apresentam maior probabilidade de apresentar sinais extrapiramidais e SNM e menor probabilidade para hipotensão, diminuição do limiar convulsivo, sedação excessiva, arritmia cardíaca e efeitos colinérgicos.[1]

Os benzodiazepínicos têm sido utilizados como uma alternativa para os quadros de agitação psicomotora, principalmente em episódios psicóticos associados ao uso de anticolinérgicos. Outras indicações incluem suspeita de abstinência por álcool ou intoxicação por substâncias estimulantes. Em pacientes com TCE e outros quadros cerebro-orgânicos, o uso é contraindicado, podendo piorar o rebaixamento do nível de consciência, assim como em outros transtornos mentais associados às outras condições clínicas e intoxicação por substâncias depressoras do SNC, tais como álcool, barbitúricos ou opiodes, devido ao maior risco de depressão respiratória. Pacientes medicados com benzodiazepínicos devem ser cuidadosamente avaliados em relação à função respiratória e pressão arterial. Além da depressão respiratória, podem ocorrer ataxia, sedação excessiva e desinibição paradoxal. Os mais utilizados são o diazepam, o lorazepam e o midazolam. O diazepam não deve ser administrado por via IM por apresentar uma absorção irregular. O midazolan tem meia-vida curta, com início de ação rápido e é utilizado preferencialmente por via IM, reduzindo, dessa forma, o risco de depressão respiratória, quando comparado com a administração EV.

O tratamento farmacológico para agitação psicomotora com agressividade pode seguir várias diretrizes, tais como sa descritas na Tabela 40.1.

TABELA 40.1 ■ Diretrizes para o tratamento farmacológico da agitação psicomotora com potencial ou manifestação de agressividade

PACIENTE COOPERATIVO COM RISCO DE AGITAÇÃO PSICOMOTORA
VO: ▪ Haloperidol: 2,5-5 mg ▪ Diazepam: ▪ Haloperidol: 2,5-5 mg + diazepam 10 mg ▪ Risperidona 2 mg ▪ Risperidona 2 mg + lorazepam 2 mg
PACIENTE NÃO COOPERATIVO, AGITADO OU COM RISCO IMINENTE DE AGRESSIVIDADE
▪ Condição clínica geral IM ▪ Haloperidol: 2,5-5 mg ▪ Olanzapina: 5-10 mg ▪ Ziprazidona: 5-10 mg ▪ Intoxicação por substâncias estimulantes ▪ Midazolam: 5-10 mg via IM ▪ Diazepam: 5-10 mg via EV ▪ Intoxicação por álcool e outras substâncias psicoativas IM ▪ Haloperidol: 2,5-5 mg ▪ Transtornos mentais primários IM ▪ Haloperidol: 2,5-5 mg ▪ Olanzapina: 5-10 mg ▪ Ziprazidona: 5-19 mg ▪ Gestantes IM ▪ Haloperidol: 2,5-5 mg

Fonte: Adaptadade Mantovani e colaboradores.[4]

Os pacientes devem ser reavaliados a cada 30 minutos, principalmente em relação aos sinais vitais, ao nível de tranquilização e à agitação. Se houver necessidade de medicação adicional, repetir a medicação ou combinação utilizada anteriormente.

ATENÇÃO!

A ocorrência de efeitos colaterais e intervenções terapêuticas preconizadas devem ser rigorosamente registradas em um prontuário.[4]

■ CONSIDERAÇÕES FINAIS

Os quadros de agitação psicomotora com agressividade são uma das situações mais complexas que ocorrem no ambiente de emergência, acarretando uma grande mobilização dos profissionais de saúde. A capacitação dessa equipe assim como a coordenação de um profissional mais experiente para essa tarefa e recursos ambientais apropriados permitirão uma ação mais organizada, diminuindo o risco de desfechos desfavoráveis.

REVISÃO

- A agitação psicomotora é caracterizada por excessiva atividade verbal e motora, inquietação, desconforto, nervosismo, associada à desorganização global do comportamento, com atividade motora sem propósito, decorrente de um desconforto físico ou mental.
- A agressividade pode ser definida como um comportamento que envolve marcante intenção em impor uma ação nociva e moralmente danosa ou agir de maneira destrutiva ao ambiente.
- A avaliação do paciente deve ocorrer em um ambiente que garanta a segurança necessária no serviço de saúde para esse atendimento.
- Após o diagnóstico diferencial, principalmente entre um transtorno mental primário e decorrente de condições clínicas, as condutas que atenuem o quadro clínico devem ser preconizadas. Essas condutas incluem a abordagem verbal, a contenção física e farmacológica.
- O objetivo da intervenção farmacológica é a tranquilização rápida, evitando a sedação excessiva, que pode acarretar a dificuldade em observar a evolução do quadro clinico, assim como formular o diagnóstico, além de prejudicar a aliança terapeutica e aumentar a possibilidade de intercorrências clínicas.

■ REFERÊNCIAS

1. Lindenmayer JP, Crowner M, Cosgrove V. Emergency treatment of agitation and aggression. In: Allen MH, editor. Emergency psychiatry. Washington: APP; 2002. p. 115-49.
2. Baron DA, Dubin WR, Ning A. Other psychiatric emergencies. In: Sadock BJ, Sadock VA, Ruiz P, editors. Kaplan & Sadock' comprenhensive texbook of psychiatry. Philadelphia: Lippincott Williams and Wilkins; 2009. p. 2732- 45.
3. Chachamovich E, Schimitt R., Kapczinski F. Agressividade e agitação psicomotora. In: Kapczinski F, Quevedo J, Schimitt R, Chachamovich E, organizadores. Emergências psiquiátricas. Porto Alegre: Artmed; 2001. p. 90-98.
4. Mantovani C, Mignon MN, Alheira FA, Del-Ben, CM. Manejo de paciente agitado ou agressivo. Rev Bras Psiquiatr. 2010;32 Supl II:S96-S103.
5. Jacinto ACA, Stella F. Agitação psicomotora. In Botega NJ, organizador. Prática psiquiátrica no hospital geral: interconsulta e emergência. Porto Alegre: Artmed; 2002. p. 193-202.

41 TRANSTORNOS ANSIOSOS

■ MIGUEL R. JORGE
■ OSVLADIR CUSTÓDIO

A ansiedade é uma emoção normal e universal e uma resposta necessária e adaptativa do organismo ao estresse. Ela torna-se anormal devido à intensidade, à duração prolongada, à natureza trivial dos eventos que a desencadeiam e ao prejuízo no funcionamento social, ocupacional ou em outras áreas importantes da vida do indivíduo.

Na caracterização da ansiedade, vários componentes são descritos e devem ser investigados:

- **Sinais ou sintomas autonômicos.** Taquicardia, palpitação, aperto/desconforto ou dor no peito, sudorese, tremores, náusea, boca seca, hiperventilação, tonturas, parestesias, desconforto abdominal, urgência para urinar, diarreia e calafrios ou sensações de calor.
- **Sintomas cognitivos, emocionais e perceptivos.** Nervosismo, preocupação, ansiedade, medo de que alguma coisa ruim possa acontecer e não saiba como lidar, medo ou pavor, apreensão, dificuldades em relaxar, irritabilidade, desejo de escapar, despersonalização, desrealização, dificuldade para se concentrar, pensamentos rápidos, obsessões, receio de perder controle ou ficar louco, sensações de asfixia ou falta de ar, parestesias (dormência ou formigamento) e compulsões.
- **Sinais comportamentais.** Inquietação, agitação, comportamento de evitação, expressão facial de apreensão, pressão para falar, reação de alarme, olhos arregalados, atos motores repetitivos, maneirismos e compulsões.

■ EPIDEMIOLOGIA

Em alguns estudos comunitários no Brasil,[1,2] verificaram-se que os transtornos ansiosos são comuns ao longo da vida, sendo mais frequentes os transtornos fóbicos. Os transtornos ansiosos foram diagnosticados em 19,5% dos homens e em 35,8% das mulheres na cidade de São Paulo.[1]

ATENÇÃO!

Em geral, a etiologia dos transtornos de ansiedade é mais bem compreendida pelo modelo de diátese-estresse, em que indivíduos têm predisposição/vulnerabilidade genética e interagem com fatores situacionais determinando o aparecimento da sintomatologia.

Há alta transmissão familiar pelo forte componente genético na síndrome do pânico, evidenciado por meio de estudos de família e de gêmeos.[3]

A exposição a eventos traumáticos, ao longo da vida, é muito prevalente e maior entre os homens em São Paulo e no Rio de Janeiro.[2] Violência urbana e outros eventos estressantes (p. ex.: ser vítima de acidente de carro/moto, presenciar a morte de alguém, natural ou provocada, ter sofrido violência doméstica na infância) correlacionam-se com transtornos ansiosos , com exceção da síndrome do pânico e morte repentina ou lesão que ameaça a vida de pessoa próxima, que se correlacionam com fobias específicas, fobia social, transtorno TOC e TEPT.[2]

Segundo um Grupo de Trabalho da World Federation of Biological Psychiatry (WFSBP), pacientes com transtornos ansiosos são usuários frequentes de serviços médicos de emergência e de cuidados primários.[4] Em um serviço de emergência (SE) de um hospital universitário suíço, os usuários com mais visitas ao serviço eram aqueles com transtorno de ansiedade, depressão, TEPT ou os que tinham abuso/dependência de álcool ou de outra substância psicoativa.[5]

Em um levantamento realizado no pronto-socorro psiquiátrico do Hospital São Paulo, no período de 1996 e 2004, envolvendo mais de 20 mil pessoas, psiquiatras observaram sintomas de ansiedade, ataques de pânico e fobia em, respectivamente, 47%, 7% e 3% delas. Transtornos de ansiedade foram diagnosticados em 18% dos homens e em 32% das mulheres.

■ DIAGNÓSTICO

A maioria dos pacientes com ansiedade e depressão apresenta sintomas leves e transitórios, geralmente não procura serviços de cuidados primários e, quando o faz, habitualmente, não se queixa de ansiedade (por dificuldade em abordar questões emocionais), sendo, assim, um desafio detectar aqueles mais necessitados de tratamento.[6]

O diagnóstico dos transtornos de ansiedade é feito pela história médica e pelo exame físico completo e, com a permissão do paciente, complementada com informações de familiares, amigos e outros.

ATENÇÃO!

Como a ansiedade pode relacionar-se à ideação e tentativa de suicídio, a avaliação do risco de suicídio é uma tarefa importante na avaliação psiquiátrica de pacientes ansiosos .

A avaliação médica, no SE, é necessária para que sejam identificadas possíveis doenças físicas que podem causar ou exacerbar o quadro psiquiátrico, necessitar de tratamento adicional ou continuado, ou, então, afetar a decisão de tratamento, as escolhas médicas (p. ex.: um possível teste de gravidez) ou o encaminhamento.

No SE, em pacientes com queixas de ansiedade, mas alertas e cooperativos, sinais vitais normais, história e exame físico são suficientes para determinar a condição médica do indivíduo. Nessa condição, um teste laboratorial rotineiro de todos os pacientes é de pouca valia como parte da avaliação.

O médico de emergência pode lidar com a ansiedade: (a) nos transtornos ansiosos ou como uma das manifestações de outros transtornos mentais; (b) nos transtornos de ansiedade orgânicos, ou seja, quando causados por doença física ou medicamentos; (c) pelas manifestações autonômicas apresentadas pelos transtornos ansiosos; e (d) pela simples coexistência do transtorno de ansiedade e outra doença ou condição física.

Os transtornos ansiosos a serem considerados no diagnóstico diferencial são síndrome do pânico, transtorno de ansiedade generalizada (TAG), agorafobia, fobia específica e social, transtorno do estresse agudo (TEA) e TEPT, transtorno de ajustamento e transtorno de ansiedade orgânico.

A ansiedade livre-flutuante é aquela que não se associa a qualquer objeto, evento ou situação específica, caracterizando-se como descrito no início deste capítulo.

Ataques de pânico caracterizam-se pela ocorrência repentina, inesperada e, muitas vezes, inexplicável de crises de ansiedade aguda, que atingem sua intensidade máxima em até 10 minutos, marcadas por medo e desespero intensos, sintomas autonômicos e cognitivos, emocionais e perceptivos. Podem ocorrer em vários transtornos de ansiedade, incluindo síndrome do pânico, fobia social, fobia específica, TEPT e TEA.

A síndrome do pânico é caracterizada por ataques de pânico recorrentes. Um subtipo da síndrome do pânico caracteriza-se pelo relato, durante o ataque, de desconforto, em vez de ansiedade, ou pela ausência de sintomas cognitivos (medo de morrer, perder o controle ou enlouquecer) e representa entre 30 e 40% dos pacientes com dor torácica não cardíaca.[7]

O TAG é caracterizado por ansiedade ou preocupação excessiva, incontrolável e, frequentemente, irracional. Apresenta um padrão persistente, e sua exacerbação não preenche critérios para o diagnóstico de síndrome do pânico. Embora o TAG seja um quadro crônico (mais de 6 meses) de ansiedade livre-flutuante, o que geralmente leva o paciente ao pronto-socorro é a exposição a um evento estressor agudo que exacerba o quadro psiquiátrico.

Tanto os diagnósticos de TEA como de TEPT exigem a exposição a um evento traumático que ameace a integridade física do paciente ou de outra pessoa, sendo os sintomas desses transtornos em geral os mesmos: reexperiência traumática, esquiva e isolamento social e hiperexcitabilidade psíquica e psicomotora. O TEA se manifesta por 3 a 30 dias após a exposição a um ou mais eventos traumáticos; o TEPT em geral se inicia em até 3 meses depois da exposição ao trauma e, em metade dos casos, também dura até 3 meses. No transtorno de ajustamento, a ansiedade é uma resposta psicológica que ocorre nos 3 meses após a exposição a um evento estressor, não necessariamente traumático.

O quadro de ansiedade orgânica é constituído por uma síndrome ansiosa claramente resultante de uma doença física, uso de medicamentos ou outra condição orgânica.

ATENÇÃO!

Várias doenças físicas, medicamentos ou substâncias psicoativas podem causar ansiedade, tais como doenças endócrinas, cardiovasculares, respiratórias, neurológicas, metabólicas, inflamatórias, infecciosas e intoxicações, entre outras.

Vale ressaltar o quadro de acatisia (sensação subjetiva ou manifestação de inquietude, irritabilidade ou disforia, acompanhada por transtornos do movimento) que pode ser observado em pacientes em uso de antipsicóticos, antidepressivos (especialmente os ISRS) e antieméticos, ou ainda na descontinuação dessas medicações.

Nos pacientes sem diagnóstico psiquiátrico prévio, a idade superior a 40 anos, o início repentino de sintomas, a presença de alucinações visuais ou táteis, a história de abuso de substâncias psicoativas, a utilização de uma nova medicação, o aparecimento de crise convulsiva e a ausência de história familiar de transtorno psiquiátrico podem sugerir causa orgânica para as queixas psiquiátricas.[8]

Durante o exame físico, a observação de anormalidades nos sinais vitais, flutuação do nível de consciência, presença de achados neurológicos focais ou de manifestações dermatológicas (p.ex.: icterícia, púrpura), evidência de trauma craniano, prejuízo no miniexame do estado mental ou em escalas de avaliação de confusão são indicativos de causa orgânica.[8]

Ansiedade e/ou ataques de pânico podem ocorrer em outros transtornos mentais, como transtorno bipolar, depressão ansiosa, transtornos alimentares, TOC, transtornos da personalidade, esquizofrenia, transtornos esquizoafetivo e esquizofreniforme.

A abstinência de álcool e a retirada de benzodiazepínicos podem cursar com sintomas de ansiedade. A introdução ou a descontinuação de antidepressivos podem induzir a ansiedade ou intensificá-la.

O médico, no SE, pode encarar a ansiedade por suas manifestações autonômicas (p. ex.: dor torácica, falta de ar, palpitações, tontura). A síndrome do pânico ocorre em 25% dos pacientes com dor torácica em SE,[9] em 25 a 50% dos pacientes com queixas de tontura e em 33% dos pacientes com desconforto abdominal, dor e diarreia vistos por gastrenterologistas.[3]

■ TRATAMENTO

Do ponto de vista do tratamento dos transtornos ansiosos mais prevalentes em SE, devem-se considerar os quadros de TAG, de pânico e do TEA e o TEPT. Como estes últimos se encontram mais frequentemente associados a situações de exposição à violência, eles são abordados em outro capítulo desta seção de psiquiatria.

Fatores gerais devem ser considerados antes de iniciar qualquer tratamento. Todo paciente deve receber educação sobre seu transtorno, a eficácia e a tolerabilidade dos tratamentos disponíveis, os fatores agravantes e sinais de recaída, bem como a promoção de comportamentos saudáveis, como exercícios, higiene do sono, diminuição de uso de cafeína, tabaco, álcool e outros substâncias potencialmente deletérias.

ATENÇÃO!

A escolha de tratamento psicológico ou farmacológico depende de fatores como expectativas, motivação e preferência do paciente, habilidade do paciente em se envolver com o tratamento, gravidade da doença, habilidade e experiência do clínico com cada modalidade de tratamento, bem como a sua disponibilidade, seus riscos e benefícios, resposta anterior do paciente a tratamento e presença de doença física ou psiquiátrica concomitante.

Tratamento psicossocial (incluindo psicoterapia) é recomendado para pacientes que preferem tratamentos não medicamentosos e podem investir o tempo e esforço requeridos para sessões semanais e tarefas entre as sessões, para pacientes com transtornos de personalidade concomitantes e para pacientes grávidas ou amamentando. Durante o tratamento, as atitudes e as experiências de pacientes devem ser periodicamente revisadas.[6,10,11]

Na Tabela 41.1, estão listados os principais medicamentos utilizados no tratamento dos transtornos ansiosos, as dosagens utilizadas e os efeitos colaterais mais comuns.

TRANSTORNO DE ANSIEDADE GENERALIZADA

A maior parte dos ensaios clínicos realizados com TAG estudam a eficácia de medicamentos ou outras práticas em intervalos de tempo de algumas semanas, sendo pouco frequentes os estudos para controle agudo dos sintomas.

Baldwin e colaboradores,[12] com base em ensaios controlados randomizados, referem que 40 a 60% dos pacientes com TAG em tratamento agudo "respondem" ao placebo, e 60 a 75% deles, a ISRS (escitalopram, paroxetina e sertralina), a ISRSN (duloxetina e venlafaxina), à pregabalina e quetiapina. Tais autores, entretanto, ressaltam não haver um tratamento "ideal" para TAG na medida em que os existentes têm uma eficácia global insuficiente e alguns podem ter efeitos adversos perturbadores quando prescritos por períodos longos.

Uma evisão sistemática de 36 ensaios clínicos com azapironas (incluindo buspirona) mostrou serem elas superiores ao placebo no tratamento de TAG, mas podem ser menos efetivas do que os benzodiazepínicos.[13] Entretanto, dado o seu perfil farmacológico, as azapironas não são

TABELA 41.1 ■ Medicamentos utilizados no tratamento dos transtornos ansiosos

GRUPO	CLASSE	NOME	DOSE (MG)	EFEITOS COLATERAIS
Antidepressivos	ISRS	Sertralina Paroxetina Citalopram Fluoxetina Escitalopram	25-200 10-60 10-40 10-80 5-20	Náusea, diarreia, ansiedade, agitação, sudorese, tremor perturbações do sono e cefaleia. Menos comuns: acatisia, parkinsonismo, distonia, e hiponatremia por secreção inapropriada de hormônio antidiurético
	ISRSN	Venlafaxina	75-225	Náusea, cefaleia, insônia, sonolência, boca seca, tontura, obstipação, astenia, sudorese, nervosismo. Em doses altas, hipertensão arterial
		Desvenlafaxina	50-200	Náusea, tontura, insônia, hiperidrose, obstipação, sonolência, apetite reduzido, priapismo, terror noturno e disfunção sexual em homens
		Duloxetina	30-120	Náuseas, boca seca, constipação, insônia, diarreia, cansaço, tontura, sonolência, aumento da sudorese, efeitos sexuais
	Tricíclicos	Imipramina Clomipramina	25-300 25-250	Obstipação, xerostomia, retenção urinária, hipotensão ortostática, déficit cognitivo, *delirium* e cardiotoxicidade
	IMAO	Tranilcipromina	5-30	Hipotensão supina e ortostática, edema periférico, ganho de peso e disfunção sexual
	Outro	Mirtazapina	15-45	Sonolência, sedação excessiva, boca seca, aumento de apetite e de peso
Antipsicóticos	Atípicos	Quetiapina de liberação sustentada	50-300	Sonolência, tontura, boca seca, elevação nos níveis de triglicérides e colesterol, aumento de peso, sintomas extrapiramidais
		Olanzapina	5-15	Sedação, ganho de peso, aumento de apetite, hipotensão ortostática, boca seca, obstipação intestinal
		Risperidona	1-3	Insônia, agitação, sedação, tontura, rinite, hipotensão, ganho de peso, perturbações menstruais, galactorréia
		Aripiprazol	15-30	Náusea, vômito, obstipação, cefaleia, vertigem, acatisia, ansiedade, insônia e inquietação
Benzodiazepínicos	Triazolam	Alprazolam	1-10	Sedação, relaxamento muscular, fraqueza, amnesia, tontura, efeito paradoxal, abuso e dependência, ansiedade ou insônia rebote
	2-ceto	Clonazepam	1-4	
		Bromazepam	3-6	
		Diazepam	5-40	
	3-hidroxi	Lorazepam	0,5-6	
Anticonvulsivantes	Atuante em receptores alfa-2-delta	Pregabalina	75-600	Visão turva, diplopia, aumento do apetite e ganho de peso, boca seca, obstipação, vômito, flatulência, euforia, confusão, redução na libido, disfunção erétil, irritabilidade, vertigem, ataxia, tremor, disartria, parestesia, fadiga e edema. Ocorre também déficit de atenção, memória, coordenação e marcha
Anti-histamínicos	Inibidor de receptores H1	Hidroxizina	37,5-50	Sonolência, tontura, visão turva, obstipação, boca seca

ISRS, inibidores seletivos da recaptação de serotonina; ISRSN, inibidores de recaptação da serotonina e norepinefrina; IMAOs, inibidores da monoaminoxidase.

adequadas para controle agudo de estados ansiosos como aqueles que se apresentam em serviços de pronto-atendimento.

Em 2010, quatro revisões sistemáticas foram publicadas pela Cochrane Library envolvendo passiflora, valeriana, extrato de kava e terapia de meditação no tratamento dos transtornos ansiosos.[14-17] Para todas elas, menos para o extrato de kava, os autores concluíram que o número de ensaios clínicos randomizados era muito pequeno para possibilitar qualquer conclusão. Em relação aos estudos envolvendo o extrato de kava, Krisanaprakornkit e colaboradores[17] concluíram ser ele um tratamento sintomático efetivo para ansiedade quando comparado com placebo, mas o efeito é pouco robusto e com base em uma amostra relativamente pequena.

Hunot e colaboradores[18] realizaram uma revisão sistemática para examinar a eficácia de terapias psicológicas (cognitivo-comportamental, psicodinâmica e de apoio) no TAG. Com base em 13 estudos, a terapia cognitivo-comportamental (TCC) foi efetiva em reduzir sintomas de ansiedade. Segundo os autores, não fica claro se pessoas atendendo a sessões de TCC eram mais propensas a apresentar redução de ansiedade do que aquelas atendendo terapia psicodinâmica ou de apoio, porque somente um estudo comparou TCC com terapia psicodinâmica, e os seis estudos que compararam TCC com terapia de apoio mostraram resultados diversos. Metanálise de Mitte[19] demonstrou que a TCC é, no mínimo, tão efetiva quanto a farmacoterapia no TAG.

Depping e colaboradores,[20] considerando o fato de que os transtornos ansiosos são bastante prevalentes na população geral (17% ao longo da vida) e devido à alta taxa de quadros resistentes ao tratamento, realizaram uma revisão sistemática com antipsicóticos de 2ª geração como uma nova opção terapêutica para estes transtornos. Em sete ensaios randomizados envolvendo participantes com TAG, estes responderam melhor à quetiapina do que ao placebo, porém eram mais propensos a abandonar o estudo devido a efeitos adversos, a ganho de peso, à sedação ou a efeitos extrapiramidais. Quando comparada com antidepressivos, não houve diferença significativa na eficácia. Um número muito pequeno de estudos com olanzapina e risperidona demonstrou não haver diferença na resposta ao tratamento.

Baseadas na análise sistemática de 510 estudos controlados randomizados, as diretrizes da WFSBP para o tratamento farmacológico de transtornos ansiosos, obsessivo-compulsivo e de estresse pós-traumático[4] recomendam para o tratamento do TAG o uso de escitalopram, paroxetina, sertralina, venlafaxina, duloxetina, pregabalina e quetiapina por evidência completa e grau A (o maior) de recomendação (boa relação risco-benefício) e diazepam, lorazepam e hidroxizina por evidência completa e grau B de recomendação (para os benzodiazepínicos devido ao seu potencial aditivo); a buspirona apresenta resultados inconsistentes e tem o mais baixo grau de recomendação (D).

As diretrizes da BAP recomendam como tratamento de 1ª linha para o TAG a utilização de ISRS e ter como alternativas os ISRSNs e a pregabalina; ainda que o tratamento psicológico (particularmente TCC) tenha uma eficácia similar ao tratamento farmacológico na fase aguda, a combinação rotineira de medicamentos e tratamento psicológico não é recomendada na fase inicial, e uma série de diferentes recomendações é aventada, caso os tratamentos iniciais falhem.[6]

As diretrizes canadenses de prática clínica[10] recomendam a TCC como tratamento de 1ª linha para o TAG, bem como farmacoterapia com ISRS, ISRSN, agomelatina ou pregabalina. Tratamentos de 2ª linha incluem bupropriona, buspirona, hidroxizina, imipramina, quetiapina e benzodiazepínicos.

Ainda que as diretrizes da WFSBP e canadense listem a hidroxizina dentre os medicamentos que podem ser utilizados no tratamento do TAG, Guaiana e colaboradores[21] realizaram uma revisão sistemática com hidroxizina para o TAG e concluíram que, embora mais eficaz do que placebo, não seria possível recomendá-la como um tratamento de 1ª linha devido ao alto risco de viés dos estudos incluídos e ao pequeno número de estudos e de participantes incluídos.

SÍNDROME DO PÂNICO

Furukawa e colaboradores,[22] em meta-análise de 21 ensaios, constataram que a combinação de psicoterapia e farmacoterapia com antidepressivos foi superior à TCC ou à farmacoterapia isoladamente no tratamento agudo, ao passo que medicação foi continuada para a síndrome do pânico.

De acordo com metanálise realizada por Pompoli e colaboradores,[23] não há evidência de alta qualidade e inequívoca apoiando que um tipo de terapia psicológica é melhor do que outra no tratamento da síndrome do pânico, com ou sem agorafobia em adultos. De acordo com esses autores, os resultados mostram que a TCC foi frequentemente superior às outras terapias, embora o tamanho do efeito tenha sido pequeno, e o nível de precisão foi em geral insuficiente ou irrelevante clinicamente. O tipo de terapia melhor tolerada (com menos desistências) foi a terapia psicodinâmica.

ATENÇÃO!

As diretrizes da WFSBP para o tratamento farmacológico de transtornos ansiosos, obsessivo-compulsivo e de estresse pós-traumático[4] estabelecem que, em caso de ataque de pânico agudo, o reasseguramento pode ser suficiente na maioria dos casos, mas, em casos mais graves, podem ser necessários benzodiazepínicos de ação rápida.

Ainda segundo as diretrizes, ISRS e venlafaxina são medicamentos de 1ª linha para o tratamento da síndrome do pânico. Ainda que os antidepressivos tricíclicos (particularmente imipramina e clomipramina) e os benzodiazepínicos tenham demonstrado boa eficácia no tratamento da síndrome do pânico, efeitos adversos, interação com outros medicamentos ou doenças físicas, no caso dos tricíclicos, e potencial aditivo, no caso dos benzodiazepínicos fazem deles medicamentos de segunda linha. No tratamento de longo prazo, a combinação de TCC e de medicamentos apresentou os melhores resultados.

Segundo Batelaan e colaboradores,[24] em artigo de atualização baseada em evidências sobre farmacoterapia da síndrome do pânico, muitos medicamentos se mostraram efetivos no tratamento agudo: todos ISRS, venlafaxina (um ISRSN), reboxetina (um ISRN), alguns antidepressivos tricíclicos (clomipramina, desipramina, imipramina, lofepramina), fenelzina (um inibidor da monoaminoxidase [IMAO]), alguns benzodiazepínicos (alprazolam, clonazepam, diazepam, lorazepam) e alguns anticonvulsivantes (gabapentina, valproato de sódio). Segundo esses autores, os achados nos estudos de tratamento agudo indicam que a proporção de pacientes beneficiados aumenta com o passar do tempo.

As diretrizes da BAP[6] indicam que, na fase aguda da síndrome do pânico, os tratamentos farmacológico e psicológico têm eficácia semelhante quando ministrados individualmente e a combinação de psicoterapia com antidepressivos é superior a qualquer um dos dois isoladamente. Em caso de não resposta, aumentar a dose do medicamento (se tolerado), trocar por outro tratamento de eficácia demonstrada por evidência científica, considerar a combinação de tratamentos (se não contraindicada) ou encaminhar a serviço especializado.

As diretrizes canadenses de prática clínica[10] recomendam como tratamento de 1ª linha todos os ISRS e venlafaxina XR; e, como 2ª linha, alprazolam, clomipramina, clonazepam, diazepam, imipramina, lorazepam, mirtazapina e reboxetina. Entretanto, no caso de não resposta ou não tolerância a um medicamento de 1ª linha, outro deve ser tentado antes de se considerar um medicamento de 2ª linha. Segundo essas diretrizes, há boa evidência de que a associação de clonazepam ou alprazolam sublingual por até 8 semanas no tratamento inicial com ISRS leva a uma resposta mais rápida; por outro lado, essas diretrizes não recomendam o uso de buspirona, propranolol, tiagabina e trazodone.

As diretrizes da American Psychiatric Association[11] para o tratamento da síndromeo pânico estabelecem que o uso de ISRS, ISRSN, antidepressivos tricíclicos, benzodiazepínicos (apropriados, como monoterapia somente na ausência de transtorno do humor concomitante), ou TCC, como tratamento inicial, é fortemente apoiado por sua eficácia demonstrada em inúmeros ensaios controlados randomizados. Ainda segundo essas diretrizes, uma forma particular de psicoterapia psicodinâmica – a psicoterapia psicodinâmica focada no pânico (PFPP) – foi efetiva em um ensaio controlado randomizado e pode ser oferecida como tratamento inicial em certas circunstâncias. Em relação aos medicamentos, sua eficácia é comparável e, assim, a escolha de um deles em detrimento dos outros deve ser feita levando em consideração outros aspectos do paciente e o perfil de segurança e de efeitos colaterais de cada medicamento, o que, em princípio, favorece os ISRS e os ISRSN. Embora se devam considerar os potenciais efeitos colaterais dos benzodiazepínicos, uma vantagem deles é seu início de ação mais rápido em comparação com os antidepressivos; assim, diversos estudos demonstraram que se não utilizados inicialmente em monoterapia, a associação por 4 a 6 semanas de alprazolam ou clonazepam aos antidepressivos produz uma resposta terapêutica mais rápida.

REVISÃO

- Na caracterização da ansiedade, vários componentes são descritos e devem ser investigados: sinais ou sintomas autonômicos (taquicardia, palpitação, aperto/desconforto ou dor no peito, sudorese, etc.); sintomas cognitivos, emocionais e perceptivos (nervosismo, preocupação, ansiedade, medo de que alguma coisa ruim possa acontecer e não saiba como lidar, medo ou pavor, etc.); sinais comportamentais (inquietação, agitação, comportamento de evitação, expressão facial de apreensão, pressão para falar, etc.).
- O diagnóstico dos transtornos de ansiedade é feito pela história médica e pelo exame físico completo e, com a permissão do paciente, complementada com informações de familiares, amigos e outros.
- Os transtornos ansiosos a serem considerados no diagnóstico diferencial são síndrome do pânico, TAG, agorafobia, fobia específica e social, TEA e TEPT, transtorno de ajustamento e transtorno de ansiedade orgânico.
- Durante o exame físico, a observação de anormalidades nos sinais vitais, flutuação do nível de consciência, presença de achados neurológicos focais ou de manifestações dermatológicas (p. ex.: icterícia, púrpura), evidência de trauma craniano, prejuízo no miniexame do estado mental ou em escalas de avaliação de confusão são indicativos de causa orgânica.
- Fatores gerais devem ser considerados antes de iniciar qualquer tratamento. Todo paciente deve receber educação sobre seu transtorno, a eficácia e a tolerabilidade dos tratamentos disponíveis, os fatores agravantes e sinais de recaída, bem como a promoção de comportamentos saudáveis, como exercícios, higiene do sono, diminuição de uso de cafeína, tabaco, álcool e outros substâncias potencialmente deletérias.

REFERÊNCIAS

1. Viana M, Andrade L. Lifetime prevalence, age and gender distribution and age-of-onset of psychiatric disorders in Sao Paulo metropolitan area, Brazil: results fron the São Paulo Megacity Mental Health Survey. Rev Bras Psiquiatr. 2012;34(3):249-60.
2. Ribeiro WS, Mari JJ, Quintana MI, Dewey ME, Evans-Lacko S, Vilete LMP, et al. The impact of epidemic violence on the prevalence of psychiatric disorders in Sao Paulo and Rio de Janeiro, Brazil. PLoS One. 2013;8(5):e63545.
3. Khan D. Panic disorder. West J Med. 1991;155(5):517-8.
4. Bandelow B, Sher L, Bunevicius R, Hollander E, Kasper S, Zohar J, et al. Guidelines for the pharmacological treatment of anxiety disorders,obsessive – compulsive disorder and posttraumatic stress disorder in primary care. Int J Psychiatr Clin Pract. 2012;16(2):77-84.
5. Wu F, Daeppen J, Hugli O, Iglesias K, Stucki S, Paroz S, et al. Screening of mental health and substance users in frequent users of a general Swiss emergency department. BMC Emerg Med. 2015;15:27.
6. Baldwin DS, Anderson IM, Nutt DJ, Allgulander C, Bandelow B, den Boer JA, et al. Evidence-based pharmacological treatment of anxiety disorders, posttraumatic stress disorder and obsessive-compulsive disorder: a revision of the 2005 guidelines from the British Association for Psychopharmacology. J Psychopharmacol. 2014;28(5):403-39.
7. Foldes-Busque G, Fleet RP, Denis I, Poitras J, Chauny JM, Diodati JG, et al. Nonfearful panic attacks in patients with noncardiac chest pain. Psychosomatics. 2015;56(5):513-20.
8. Tucci V, Siever K, Matorin A, Moukaddam N. Down the rabbit hole: emergency department medical clearance of patients with psychiatric or behavioral emergencies. Emerg Med Clin North Am. 2015;33(4):721-37.
9. Fleet RP, Lavoie LK, Martel JP, Dupuis G, Marchand A, Beitman BD. Two-year follow-up status of emergency departmment patients with chest pain: was it panic disorder? CJEM. 2003;5(4):247-54.
10. Katzman MA, Bleau P, Blier P, Chokka P, Kjernisted K, Van Ameringen M, et al. Canadian clinical practice guidelines for the management of anxiety, posttraumatic stress and obsessive-compulsuve disorders. BMC Psychiatry. 2014;14 Suppl 1:S1.
11. American Psychiatric Association. Practice guidelines for the treatment of patients with acute stress disorder and posttraumatic stress disorder. [Internet]. Arlington: APA; 2010 [capturado em 25 maio 2016]. Disponível em: http://psychiatryonline.org/pb/assets/raw/sitewide/practice_guidelines/guidelines/acutestressdisorderptsd.pdf.
12. Baldwin DS, Waldman S, Allgulander C. Evidence-based pharmacological treatment of generalized anxiety disorder. Int J Neuropsychopharmacol. 2011;14(5):697-710.
13. Chessik CA, Allen MH, Thase M, Batista Miralha da Cunha AB, Kapczinski FF, de Lima MS, et al. Azapirones for generalized anxiety disorder. Cochrane Database Syst Rev. 2006;(3):CD006115.
14. Miyasaka LS, Atallah AN, Soares BG. Passiflora for anxiety disorder. Cochrane Database Syst Rev. 2007;(1):CD004518.
15. Miyasaka LS, Atallah AN, Soares B. Valeriana for anxiety disorder. Cochrane Database Syst Rev. 2006 Oct 18;(4):CD004515.
16. Pittler MH, Ernst E. Kava extract versus placebo for treating anxiety. Cochrane Database Syst Rev. 2002;(2):CD003383.
17. Krisanaprakornkit T, Krisanaprakornkit W, Piyavhatkul N, Laopaiboon M. Meditation therapy for anxiety disorders. Cochrane Database Syst Rev. 2006;(1):CD004998.
18. Hunot V, Churchill R, Lima MS, Teixeira V. Psychological therapies for generalized anxiety disorder. Cochrane Database Syst Rev. 2007;(1):CD001848.
19. Mitte K. Meta-analysis of cognitive-behavioral treatments for generalized anxiety disorder: a comparison with pharmacotherapy. Psychol Bull. 2005;131(5):785-95.
20. Depping AM, Komossa K, Kissling W, Leucht S. Second-generation antipsychotics for anxiety disorders. Cochrane Database Syst Rev. 2010;(12):CD008120.
21. Guaiana G, Barbui C, Cipriani A. Hydroxyzine for generalized anxiety disorder. Cochrane Database Syst Rev. 2010;(12):CD006815.

22. Furukawa TA, Watanabe N, Churchill R. Combined psychotherapy plus antidepressants for panic disorder with or without agoraphobia. Cochrane Database Syst Rev. 2007;(1):CD004364..
23. Pompoli A, Furukawa TA, Imai H, Tajika A, Efthimiou O, Salanti G. Psychological therapies for panic disorder with or without agoraphobia in adults: a network met-analysis. Cochrane Database Syst Rev. 2016;4:CD011004.
24. Batelaan NM, Van Balkom AJLM, Stein DJ. Evidence-based pharmacotherapy of panic disorder: an update. Int J Neuropsychopharmacol. 2012;15(3):403-15.

42 ESTADOS PSICÓTICOS

ANA CRISTINA CHAVES

São denominados estados psicóticos, crises psicóticas, surtos psicóticos ou síndromes psicóticas as alterações decorrentes no modo habitual de a pessoa pensar, sentir, perceber e de se comportar. O resultado dessas alterações são os sintomas psicóticos,que podem surgir de forma repentinaou de maneirainsidiosa, demorando, às vezes, anos para aparecer. Os sintomas mais característicos são delírios, alucinações, fala desorganizada, comportamentos desorganizados e bizarros. Estados psicóticos secundários a transtornos psiquiátricos iniciam-se, em geral, em torno dos 20 a 30 anos, mas podem ocorrer em qualquer faixa etária. A etiologia do transtorno psicótico é, ainda, motivo de muita discussão e controvérsia. História familiar de doença psiquiátrica, baixo peso ao nascer e complicações obstétricas são fatores associados à predisposição para o desenvolvimento da esquizofrenia e transtornos relacionados.

ATENÇÃO!

Revisões recentes mostram que fatores sociais, como violência sofrida na infância, vida urbana, abuso de drogas, isolamento social e migração, podem estar associados ao desencadeamento da crise psicótica. Tais revisões propoõem que uma interação de fatores biológicos e psicológicos produziria uma reação em cascata que levaria ao desenvolvimento do quadro psicótico.

QUADRO CLÍNICO

O quadro clínico pode ser bastante heterogêneo, sendo comum a ocorrência de sintomas psicóticosjunto com os de humor,tais como euforia, exaltação, irritabilidade e depressão. O uso de álcool e substâncias ilícitas pode ser um fator de confusão, sendo etiologicamente importante. A seguir, são descritos os principais sintomas:

- **Delírios**. São crenças irredutíveis, apesar de provas e evidências contrárias. Os principais assuntos são:
  - **Perseguição**. O indivíduo tem a sensação de que uma ou várias pessoas, um grupo ou uma organização estão querendo prejudicá-lo ou matá-lo. Podeachar que está sendo vigiado e que câmeras foram instaladas na sua casa para filmá-lo e controlá-lo, ou que seu telefone está grampeado;
  - **Referência**. Acha que quando está andando na rua as pessoas estão olhando e comentando sobre ele; barulhos ou sons comuns passam a ter um significado especial;
  - **Grandeza**. Acredita que é uma pessoa especial, poderosa, com habilidades especiais, superior a todos;
  - **Bizarro**. O indivíduo sente que seus pensamentos estão sendo controlados, influenciados, inseridos ou transmitidos para fora de sua cabeça. Pode sentir seu corpo modificando-se devido a forças externas.
- **Alucinações**. São percepções falsas na ausência de um estímulo externo e apresentam as qualidades de uma verdadeira percepção. As alucinações auditivas são as mais comuns. Pode ser uma voz ou várias vozes que podem conversar entre si comentando sobre ele. As vozes podem ser de comando, que podem levar o individuo a tomar atitudes estranhas ou agressivas e até tentar suicídio. Ilusões e alucinações visuais são menos comuns e quando são predominantes deve-se suspeitar de abuso de substâncias alucinógenas. O olfato pode estar mais aguçado, e a percepção de cheiros esquisitos é comum, em geral, acompanhada de uma explicação delirante. Sensações tácteis desagradáveis também são frequentes e podem ser bizarras.
- **Alteração do curso e da forma do pensamento**. São sintomas observados por meio da fala do paciente. O curso do pensamento pode estar mais acelerado ou mais lento, e essas alterações repercutem na sua fala, a qual pode ser mais rápida ou mais lenta, respectivamente. A pessoa pode também estar em mutismo, recusar-se a falar ou ocorrer uma falta de associação entre os conceitos proferidos Esse sintoma pode ser sutil, quando causa somente uma pequena estranheza ao ouvinte, que acha que não compreendeu direito o que a pessoa falou. Mas pode ser tão incompreensívelque o discurso da pessoa parece uma "salada de palavras".
- **Comportamento alterado**. A mudança no comportamento habitual é um sintoma muito comum. No início, pode manifestar-se por meio da diminuição do rendimento no trabalho ou na escola. Os indivíduos podem ficar muito ativos,engajarem-se em várias e novas atividades, gastarem dinheiro sem necessidade, saírem andando sem direção e finalidade, podendo, ao final do dia, estarem sujos, desidratados, com bolhas nos pése em mau estado geral. Pode ocorrer o contrário também, ou seja, ficarem letárgicos, passando a maior parte do dia deitados ou sentados imóveis, assistindo à TV. Se antes eram comunicativos, podem não querer mais conversar com ninguém, preferindo ficar sozinhos no quarto. Ou se eram tímidos, ficam mais falantes e, às vezes, comportam-se de forma inadequada em publico. Podem falar ou rirem sozinhos na ausência de estímulos aparentes. Os cuidados com a higiene podem estar comprometidos.É comum a negligência com hábitos diários, como tomar banho e escovar os dentes, resultando em uma aparência descuidada. Trajes habituais podem ser substituídos por roupas diferentes e muitas vezes estranhas relacionadas ou não ao delírio da pessoa. Alteração do padrão do sono é frequente, e os indivíduos podem passar a noite sem dormir. A perda do apetite e consequente emagrecimento ocorrem com frequência e podem estar associados com o medo de comer por achar que está sendo envenenado. A desorganização do comportamento pode ser extrema e,em caso de agitação psicomotora, pode haver risco de auto e heteroagressividade, tanto verbal quanto física (ver capítulo 41,no item sobre"Tratamento da agitação psicomotora"). Em outro extremo, pode ocorrer importante diminuição da reatividade do paciente ao ambiente. Seus movimentos podem estar mais lentos, e o indivíduopode recusar-se a se comunicar e a cooperar com as pessoas. Ele pode assumir um comportamento catatônico e permanecer em posições estranhas e desconfortáveis por períodos variáveis de tempo.

- **Alterações nos sentimentos e no humor**. Podem ocorrer transformações nos sentimentos pessoais sem motivo aparente. A pessoa pode se sentir estranha ou diferente e são frequentes as oscilações no humor. Em um momento pode estar triste, em outro, excitado ou reclamar que não tem mais sentimentos.

DIAGNÓSTICO

O diagnóstico psiquiátrico se baseia na presença de um quadro clínico típico na ausência de uma condição médica que possa causar os sinais e os sintomas. Caso seja o primeiro episódio psicótico,são necessários exames adicionais, para excluir doenças clínicas com apresentação psiquiátrica.

ATENÇÃO!

Os transtornos psicóticos são classificados de acordo com o tipo, a gravidade,a duração das manifestações psicopatológicas e o grau de impacto dessasna vida do indivíduo.

O Quadro 42.1 mostra os principais transtornos psicóticos de acordo com o *DSM-5*, que são organizados de acordo com o gradiente de psicopatologia. Em situações de emergência, o diagnóstico específico do transtorno psiquiátrico não é o mais relevante, sendo que o mais importanteé uma avaliação pormenorizada e abrangente que possibilite ter uma ideia da gravidade da doença, se há necessidade de hospitalização e risco de comportamento suicida ou agressivo.

QUADRO 42.1 ■ Transtornos psicóticos de acordo com o DSM-5

- Transtornos do espectro da esquizofrenia e outros transtornos psicóticos
- Transtorno esquizotípico
- Transtorno delirante
- Transtorno psicótico breve
- Transtorno esquizofreniforme
- Esquizofrenia
- Transtorno esquizoafetivo
- Transtorno psicótico induzido por substâncias
- Psicoses relacionadas aos transtornos do humor
- Transtorno bipolar – fase de mania ou depressão psicótica
- Depressão psicótica

Fonte: American Psychiatric Association.[1]

MANEJO CLÍNICO

O curso e a evolução dos transtornos psicóticos variam, sendo necessário avaliar fatores associados ao aparecimento dos sintomas em pacientes no início da doença e à recaída de sintomas agudos psicóticos em pacientes que estavam em remissão da doença. É importante identificar:

- os motivos do indivíduo ter vindo nesse momento para o atendimento.
- os fatores estressores que contribuíram para a situação atual.
- as pessoas envolvidas na sua vida, isto é, qual o seu suporte social.
- se houve interrupção do medicamento. Nos pacientes em tratamento psiquiátrico, a interrupção do uso do medicamento é a primeira hipótese a ser considerada. Geralmente, os pacientes param de tomar o medicamento e não informam aos seus familiares e médicos. As razões para essa interrupção são diversas, e as mais relevantes são: o indivíduo acha que está bem e quer experimentar ficar sem a medicação; não está suportando os efeitos colaterais do remédio; e, na maioria das vezes, acha que não está doente e não acha necessário continuar o tratamento;
- o uso de substâncias é outro fator a ser considerado e é extremamente importante, pois pode levar à recaída e exacerbação dos sintomas psicóticos, mesmo na vigência do tratamento correto.

A comunicação com o paciente é um aspecto importante, e o médico deve assumir uma atitude empática, mesmo que seja difícil compreender seu discurso. Não importa o que o paciente diga, deve-se falar explicitamente sobre o assunto de uma forma breve, clara e sem a utilização de jargões médicos. Raramente o paciente procura o serviço de saúde por vontade própria. Em geral, vem acompanhado por um familiar, na maioria das vezes, pelas mães. Ao contrário de outras condições médicas, em que o paciente reconhece que está doente e que necessita de ajuda, frequentemente, o paciente, em uma crise psicótica, acha que não precisa de tratamento. Ele é trazido à consulta contra sua vontade e possivelmente após uma longa insistência de seus familiares.

TRATAMENTO

O tratamento dependerá da avaliação psiquiátrica pormenorizada descrita. Após ter concluído que o episódio psicótico atual é decorrente de um transtorno psiquiátrico primário, o próximo passo é decidir se há necessidade de o indivíduo permanecer em observação para, posteriormente, avaliar se será possível continuar o tratamento ambulatorialmente, ou se há necessidade dele permanecer internado. Essa decisão deve ser baseada em alguns fatores:

- Avaliar a necessidade de uma avaliação mais extensa para excluir causas não psiquiátricas.
- Avaliar se o comportamento e os sintomas do paciente são um risco para ele ou outros.
- Avaliar se o suporte social do paciente não é adequado para que ele possa continuar o tratamento ambulatorialmente.
- Avaliar se os familiares necessitam um período sem o paciente para se fortalecerem.
- Avaliar se o ambiente em que o paciente reside está agravando seu estado mental.
- Avaliar se há necessidade de mudança no tratamento farmacológico que necessite observações mais frequentes.

ATENÇÃO!

Oobjetivo principal do tratamento farmacológico na fase aguda é o controle e a remissão dos sintomas psicóticos.

Os antipsicóticos, também conhecidos como neurolépticos, são os medicamentos de escolha. Os antipsicóticos agem em vários sistemas de neurotransmissores cerebrais, mas seu principal efeito é o bloqueio dos receptores dopaminérgicos e que se torna efetivo após algumas semanas de tratamento. A divisão entre antipsicóticos típicos, ou de 1ª geração, e atípicos, ou de 2ª geração, é motivo de controvérsia, mas a principal diferença seria a capacidade de cada medicamento causar efeitos colaterais neurológicos. Portanto, a escolha do antipsicótico deve basear-se na maximização dos benefícios dos efeitos terapêuticos e na minimização dos efeitos adversos.

EXAMES RELEVANTES ANTES DE INICIAR O TRATAMENTO FARMACOLÓGICO

- Hemograma completo com contagem de plaquetas. Especialmente em pacientes que estavam em uso de clozapina.
- Função renal e eletrólitos. Devido a risco de desidratação ou causas físicas. (antipsicóticos podem causar hiponatremia, e pacientes com esquizofrenia podem beber uma quantidade excessiva de líquidos, levando à hiponatremia).
- Função tiroideana.
- Função hepática.
- Glicemia e perfil lipídico. A maioria dos antipsicóticos atípicos podem causar hiperglicemia, diabetes tipo 2, aumento do colesterol e triglicérides e síndrome metabólica.
- Prolactina. Amaioria dos antipsicóticos de primeira geração e risperidona e paliperidona levam ao aumento de prolactina.
- ECG. Necessário, devido ao risco de aumento do intervalo QT com alguns antipsicóticos.

PRINCÍPIOS GERAIS DO TRATAMENTO FARMACOLÓGICO

Ainda não há evidências de que a nova geração de antipsicóticos (com exceção da clozapina) seja mais eficaz do que os de 1ª geração. No entanto, eles causam menos efeitos colaterais e consequentemente levam a melhor adesão ao tratamento. A Tabela 42.1 mostra os principais antipsicóticos orais disponíveis no Brasil. Os antipsicóticos com apresentação injetável com ação rápida mais utilizados são o haloperidol (5mg/mL) e clorpromazina (25mg/mL), sendo mais indicados para agitação psicomotora (ver Capítulo 41). Os antipsicóticos de ação prolongada devem ser evitados nas urgências, devido ao risco de efeitos colaterais prolongados. Em geral, a dose inicial deve ser a dose efetiva mais baixa possível, que deve ser individualizada e ajustada periodicamente, havendo necessidade de seguimento constante. Portanto, não há uma dose fixa para cada paciente. Recomenda-se que:

- Os pacientes, no primeiro episódio psicótico,em geral, não usaram antipsicóticos e, portanto, são mais suscetíveis aos efeitos neurológicos associados às medicações mais antigas. Nesses pacientes, a maioria das diretrizes clínicas atuais recomenda o uso de baixas doses de antipsicóticos de nova geração (com exceção da clozapina) como primeira opção de tratamento.
- Evitar medicamentos que causem aumento de peso em mulheres jovens e em pacientes com risco de síndrome metabólica. Em homens jovens, deve-se ter cuidado com o uso de antipsicóticos de primeira geração devido ao maior risco de distonia aguda. É importante alertar os pacientes sobre os possíveis efeitos colaterais e o que fazer caso ocorram.
- Para os pacientes que interromperam o tratamento e que tiveram uma boa resposta com o antipsicótico utilizado anteriormente é recomendada a reintrodução do mesmo medicamento. Caso a interrupção for devida a efeitos colaterais, a sugestão é que se troque por outro com diferente perfil de efeitos colaterais.
- O modo de administrar o medicamento é importante. Em pacientes com dificuldade de adesão, é melhor optar por medicamentos com tomada única diária ou então prescrever medicamentos de longa ação por via IM.
- Recomenda-se o tratamento com UM antipsicótico, para não aumentar os riscos associados com o prolongamento do intervalo QT e morte súbita.
- Após a remissão dos sintomas agudos, é necessário o tratamento de manutenção para evitar recaídas. A dose nessa fase deve ser a menor possível.
- Pacientes tabagistas precisam de doses maiores de alguns medicamentos devido ao aumento da metabolização hepática.

TABELA 42.1 ■ Principais antipsicóticos orais

FÁRMACO	DOSE DIÁRIA (mg/dia)	ADMINISTRAÇÃO
Típico (VO)		
Clorpromazina	100-600	2x/dia
Haloperidol	1-20	2x/dia
Atípico (VO)		
Risperidona	1-6	2x/dia
Olanzapina	5-20	1x/dia
Quetiapina	100-600	2x/dia
QuetiapinaXR	100-600	1x/dia
Aripiprazol	10-30	1x/dia
Paliperidona	3-12	1x/dia

VO, via oral.

■ RECOMENDAÇÕES

Este capítulo teve como objetivo fornecer diretrizes de como atender em situações de urgência pacientes em um episódio psicótico agudo.

ATENÇÃO!

Deve-se ter em mente que essa é somente uma fase da doença, e que o tratamento dos transtornos psicóticos requer um seguimento a longo prazo, independente da remissão total dos sintomas psicóticos.

O acompanhamento psiquiátrico é uma parte do tratamento que envolve vários profissionais, que trabalham em equipe. Atualmente, o tratamento dos transtornos psicóticos é comunitário, e os familiares são considerados os principais cuidadores desses pacientes. Esse éum fato extremamente relevante e motivo de preocupação dos profissionais dos serviços de saúde com a qualidade de vida desses cuidadores, levando cada vez mais ao desenvolvimento de intervenções específicas para familiares de pacientes com transtornos mentais graves.

REVISÃO

- São denominados estados psicóticos, crises psicóticas, surtos psicóticos ou síndromes psicóticas as alterações decorrentes no modo habitual de a pessoa pensar, sentir, perceber e se comportar.
- A etiologia do transtorno psicótico é, ainda, motivo de muita discussão e controvérsia. História familiar de doença psiquiátrica, baixo peso ao nascer e complicações obstétricas são fatores associados à predisposição para o desenvolvimento da esquizofrenia e transtornos relacionados.

- O diagnóstico psiquiátrico se baseia na presença de um quadro clínico típico na ausência de uma condição médica que possa causar os sinais e os sintomas.
- O tratamento irá depender da avaliação psiquiátrica pormenorizada descrita. Após ter concluído que o episódio psicótico atual é decorrente de um transtorno psiquiátrico primário, o próximo passo é decidir se há necessidade do indivíduo permanecer em observação, para, posteriormente, avaliar se será possível continuar o tratamento ambulatorialmente, ou se há necessidade dele permanecer internado.
- A escolha do antipsicótico deve basear-se na maximização dos benefícios dos efeitos terapêuticos e na minimização dos efeitos adversos.

REFERÊNCIA

1. American Psychiatric Association. Manual diagnóstico e estatístico de transtornos mentais: DSM-5. 5. ed. Porto Alegre: Artmed; 2014.

LEITURAS SUGERIDAS

Bentall RP, de Sousa P, Varese F, Wickham S, Sitko K, Haarmans M, et al. From adversity to psychosis: pathways and mechanisms from specific adversities to specific symptoms. Soc Psychiatry PsychiatrEpidemiol. 2014;49(7): 1011-22.

Broome MR, Woolley JB, Tabraham P, Johns LC, Bramon E, Murray GK, et al. What causes the onset of psychosis? Schizophr Res. 2005;79(1):23-34.

Chaves AC. Programa de pesquisa e atendimento ao primeiro episódio psicótico – PEP. In: Chaves AC, Leite ALS, editores. Fases iniciais da psicose. São Paulo: Roca, 2009.

National Institute for Health and Clinical Excellence. Schizophrenia: core interventions in the treatment and management of schizophrenia in primary and secondary care (NICE clinical guidelines no. 82) [Internet]. Leicester: British PsychologicalSociety; 2009 [capturado em 04 jun. 2016]. Disponível em: http://www.ncbi.nlm.nih.gov/books/NBK11681/.

43 COMPLICAÇÕES MEDICAMENTOSAS

VANESSA DE ALBUQUERQUE CITERO
ARTUR FILHOU JOSÉ
KAREN VIEIRA DE GENNARO

Os psicotrópicos, sem dúvida, são úteis no tratamento de pacientes com doenças psiquiátricas e doenças médicas em geral, mas, em algumas situações, também causam alterações médicas raras, agudas e graves, que precisam ser tratadas, inclusive porque podem ameaçar a vida.

ATENÇÃO!

É importante que o médico tenha noção de que o uso correto do psicotrópico é benéfico para a grande maioria dos pacientes, e que a monitoração cuidadosa do paciente, associada ao conhecimento adequado destas situações adversas, é fundamental para que o médico saiba quando é hora de uma rápida descontinuação da medicação e de se iniciar um tratamento clínico de suporte à vida.

O presente capítulo abordará as reações adversas de duas formas complementares, por sistema comprometido e por grupo de medicamento. Isso facilitará a consulta ao material.

REAÇÕES ADVERSAS POR SISTEMA

O Quadro 43.1 resume as principais complicações relacionadas ao uso de psicotrópicos, com informações básicas sobre a fisiopatologia, o quadro clínico, o diagnóstico e o tratamento das seguintes reações adversas:[1]

- **Reações adversas do SNC.** O uso de neurolépticos e de antidepressivos serotoninérgicos pode gerar reações adversas por duas vias – pela ação esperada de um único neurotransmissor, porém de forma exagerada (p. ex.: a SNM), ou por ação não esperada sobre o funcionamento do SNC, comprometendo mais de uma via nervosa (p. ex.: as convulsões).
- **Reações adversas do sistema cardiovascular.** Morte súbita é o principal evento decorrente destas reações e ocorre em resposta a uma reação catastrófica e rara ao uso de um psicotrópico. Os agentes mais frequentes para esta situação rara são o antipsicótico, como a clozapina, e os antidepressivos tricíclicos. São três os mecanismos possíveis para a morte súbita: (1) prolongamento do intervalo QT no ECG, que prediz risco de *torsade de pointes*, fibrilação ventricular (FV), síncope e morte; (2) síndrome de Brugada, caracterizada por BRD do feixe cardíaco e elevação de onda ST com intervalo QT normal, no ECG, devido à intoxicação por antidepressivo tricíclico, (ADT) ou intoxicação por antidepressivos e antipsicóticos combinados; e (3) bloqueio cardíaco, que ocorre principalmente na intoxicação por antidepressivo tricíclico, mas também em alguns pacientes em dose terapêutica, por prolongamento da condução QRS, levando ao prolongamento do intervalo QT no ECG.
- **Reações adversas do sistema gastrintestinal.** Apesar de rara, a toxicidade hepática e pancreática dos anticonvulsivantes, principalmente do acido valproico, é conhecida. Existem relatos de que a carbamazepina, a lamotrigina e o topiramato também poderem ser hepatotóxicos, porém a IH é mais comum em crianças. Estima-se a que a combinação entre toxicidade da medicação e hipersensibilidade do indivíduo a ela sejam os agentes combinados para este quadro.
- **Reações adversas do sistema renal.** A toxicidade renal grave tem sido tradicionalmente associada à administração de lítio, sendo a ATR, a nefrite intersticial, a proteinúria com síndrome nefrótica, a LRA após intoxicação, o diabetes insípido (DI) nefrogênico e a IRC as principais reações associadas. As alterações renais são relacionadas ao tempo prolongado de uso do lítio e são progressivas. Estima-se que, em 1 ano, algumas anormalidades renais já estejam instaladas, e que 10 anos de uso contínuo do lítio representam uma redução de 15 a 20% da função renal.
- **Reações adversas do sistema hematológico.** As discrasias sanguíneas podem ocorrer no uso de todos os tipos de psicotrópicos,

QUADRO 43.1 ■ Principais reações adversas dos psicotrópicos

REAÇÃO ADVERSA	MEDICAMENTOS IMPLICADOS	FATORES DE RISCO	QUADRO CLÍNICO	ALTERAÇÕES LABORATORIAIS E DE IMAGEM (ESPECÍFICO PARA A REAÇÃO, CONSIDERANDO JÁ TEREM SIDO DESCARTADAS OUTRAS CAUSAS)	TRATAMENTO (ESPECÍFICO ALÉM DOS CUIDADOS SUPORTIVOS DE VIDA, MONITORAÇÃO E CESSAÇÃO ABSOLUTA DO PSICOTRÓPICO EM QUESTÃO)
SISTEMA NERVOSO CENTRAL					
SNM	Antagonistas dopaminérgicos (principalmente neurolépticos, e também flufenazina, lítio, tioridazina, metoclopramida, carbamazepina, ADT, ISRS e drogas (como *ectasy* e cocaína), por bloqueio dos receptores dopaminérgico dos gânglios da base.	Desidratação, exaustão, agitação, catatonia, antecedente pessoal de SNM, via parenteral de uso neuroléptico	Hipertermia, rigidez muscular, alteração abrupta de estado mental, alterações autonômica	Elevação de creatininofosfocinase, leucocitose, acidose, hipóxia e diminuição de ferro sérico	Dantrolene, bromocriptina, lorazepam
SS	Antidepressivos (serotoninérgicos, noradrenérgicos, duais, tricíclicos e IMAO), opiáceos (fentanil, tramadol)	Superdosagem , polifarmácia	Comportamental (confusão mental, inquietude e agitação), neuromotor (tremor, mioclonia, hiper-reflexia, ataxia, rigidez)	Sem exames específicos	Ciproeptadina
Morte súbita em situação de demência relacionada à psicose	Antagonistas dopaminérgicos (neurolépticos)	Ser idoso	Eventos cerebrovasculares e cardiovasculares e infecções	Sem exames específicos	Sem tratamento específico
Encefalopatia neuroléptica e por lítio	Antipsicótico mais lítio	Os mesmos da SNM e da intoxicação por lítio	Hipertermia, rigidez muscular, alteração abrupta de estado mental, alterações autonômicas, ataxia, disartria, mioclonia e convulsão	Nível sérico de lítio	Sem tratamento específico
Convulsões	Antipsicóticos (clorpromazina, clozapina); antidepressivos (bupropiona, clomipramina), lítio, flumazenil	Epilepsia,, abuso de substâncias psicoativas, lesão cerebral, superdosagem, interação medicamentosa	Convulsão	Imagem cerebral e eletrencefalograma	Sem tratamento específico
SISTEMA CARDIOVASCULAR					
Morte súbita por arritmia ventricular	Antipsicóticos e ADT	Ter doenças cardíacas, renais ou hepáticas, história familiar para arritmias ventriculares, ter intervalo QT prolongado (> 500 mseg), predisposição genética à síndrome de Brugada	Palpitação, síncope, dor no peito	ECG	Sem tratamento específico
Crise hipertensiva	IMAO	Alimentos contendo tiramina e uso de medicações simpatomiméticas	Hipertensão, rigidez de nuca, palpitação, diaforese, confusão mental, convulsão, arritmia, cefaleia e evento cerebrovascular	Monitoramento de pressão sanguínea	Fentolamina EV e nifedipina para a cefaleia

Miocardite, cardiomiopatia e pericardite	Antipsicótico (clozapina)	Ter doença cardiovascular e pulmonar	Febre, dispneia, sintomas semelhantes à gripe, dor no peito e fadiga	Redução de fração de ejeção e disfunção ventricular na ecocardiografia, eletrocardiograma, leucocitose, eosinofilia, elevação de enzimas cardiacas	Sem tratamento específico
SISTEMA GASTRINTESTINAL					
Hepatotoxicidade	Anticonvulsivantes e antipsicóticos (ácido valproico, carbamazepina, lamotrigina e topiramato), antipsicóticos (fenotiazinas)	Uso de múltiplos anticonvulsivantes, criança	Letargia, icterícia, náusea, vomito, anorexia, hemorragia, convulsão, febre, edema facial	Dosagem sérica de transaminases e de bilirrubinas elevadas	Sem tratamento específico, algumas evidências de que a administração de L-carnitina diminui a toxicidade do ácido valproico
Encefalopatia por hiperamonia	Ácido valproico	Não relatados	Diminuição da consciência, déficit neurológico focal, prejuízo cognitivo, letargia, vômito e confusão	Dosagem sérica da amônia elevada, eletrencefalograma	Sem tratamento específico, algumas evidências de que a administração de L-carnitina diminui a toxicidade do acido valproico
Pancreatite aguda	Ácido valproico	Uso de múltiplos anticonvulsivantes, ser criança	Dor abdominal, náusea, vômito, febre, anorexia	Dosagem sérica de amilase e lipase	Sem tratamento específico
SISTEMA RENAL					
IRC	Lítio	Ser idoso, tempo prolongado de uso da medicação, uso concomitante de AINH, toxicidade do lítio	Não específico	Dosagem sérica de Cr e *clearance* de Cr (a cada 6 meses)	Sem tratamento específico
Hiponatremia aguda	ADT, serotoninérgicos e noradrenérgicos, antipsicóticos e opioides	Não relatados	Náusea, vômito, anorexia, disgeusia, desorientação, confusão, fadiga, cefaleia, fraqueza, irritabilidade, letargia, câimbras	Hiponatremia	Líquidos hipertônicos
Hiponatremia crônica	ADT, serotoninérgicos e noradrenérgicos, antipsicóticos e opioides	Não relatados	Prejuízos cognitivos, quedas e alterações de humor	Hiponatremia	Restrição líquida,
SISTEMA HEMATOLÓGICO					
Neutropenia e agranulocitose	Antipsicóticos (clozapina e clorpromazina), anticonvulsivante (carbamazepina)	Não relatados	Febre, infecção	Hemograma com diferencial de contagem celular	Sem tratamento específico
Trombocitopenia	Antipsicóticos, antidepressivos serotoninérgicos e benzodiazepínicos	Coagulopatias prévias	Hemorragia	Contagem plaquetária	Sem tratamento específico
Anemia	Antipsicóticos (clozapina, clorpromazina, risperidona), antidepressivos serotoninérgicos e IMAO, anticonvulsivantes (oxcarbamazepina,ácido valproico)	Não relatados	Fraqueza, fadiga	Hemograma	Sem tratamento específico

Fonte: Caroff e colaboradores.[1]

sendo a neutropenia (neutrófilos < 1.500/mm³) e a agranulocitose (neutrófilos < 500/mm³) as mais conhecidas. A incidência destes quadros é baixa (1-2 casos em 100.000 pacientes tratados), sendo que a clozapina, os fenobarbitais, a clorpromazina e a carbamazepina são os principais agentes.

REAÇÕES ADVERSAS POR TIPO DE PSICOTRÓPICO

ANTIPSICÓTICOS (NEUROLÉPTICOS)

O uso de antipsicóticos pode ser responsável por uma série de complicações e efeitos adversos, tais como: SEP, SNM, síndrome metabólica (ganho de peso, aumento da glicemia, alterações lipídicas), risco cardiovascular, hiperprolactinemia, prolongamento do intervalo QT, diminuição do limiar convulsivo, hepatotoxidade e alterações sexuais.

ATENÇÃO!

Neste capítulo, vamos nos ater à SNM e à SEP (em particular, distonia aguda, acatisia e parkinsonismo, pois são mais importantes nas situações de emergência).

O tratamento dos quadros descritos a seguir se encontra na Tabela 43.1.

- SEP. Ocorrem pelo efeito antidopaminérgico no SNC, principalmente no uso de APG, por maior afinidade aos receptores D2. Os APG de alta potência, como o haloperidol, apresentam maior risco de desencadear os SEP. Os ASG podem desencadear SEP, porém apresentam menores riscos do que os APG. Entre os ASG, a risperidona apresenta maior risco, e a clozapina, o menor.
  - **Distonia aguda.** O paciente apresenta posturas incomuns e contração anormal e prolongada dos músculos oculares, faciais, da língua e pescoço. Costuma ocorrer nos primeiros dias de tratamento ou da elevação da dose, principalmente com APG de alta potência. São mais comuns em homens com menos de 40 anos. O diagnóstico diferencial deve ser feito com tétano e meningite.
  - **Acatisia.** A queixa é de sensação subjetiva de inquietação e necessidade intensa e desagradável de movimentar-se. O paciente se apresenta com desassossego, inquietação de membros inferiores, incapacidade de ficar sentado ou parado. Ocorre mais comumente com o uso de APG de alta potência, podendo chegar a 25% dos pacientes tomando antipsicóticos. Ocorre com menor frequência nos pacientes que tomam ASG. Costuma iniciar-se nos primeiros dias, embora haja descrições de aparecimento dos sintomas várias semanas após o início do tratamento ou aumento da dose.
  - **Parkinsonismo.** Os principais sintomas são tremores de extremidades, rigidez muscular, bradicinesia, diminuição da expressão facial, marcha em bloco, rigidez muscular, instabilidade postural, hipersalivação, sinal da roda denteada. Surge em poucas semanas do início ou aumento da dosagem da medicação. Parece estar relacionado com bloqueio dopaminérgico, principalmente na via nigroestriatal. A prevalência é maior no uso de APG de alta potência (55%) do que no uso de ASG, como a olanzapina (25%). Os fatores de risco compreendem os pacientes serem idosos, do sexo feminino, com déficit cognitivo e os SEP de início precoce.
- SNM. Reação idiossincrática grave, potencialmente fatal, em função das manifestações autonômicas e complicações sistêmicas, sendo a maior causa de mortalidade a insuficiência respiratória. Embora seja facilmente reconhecida em sua forma clássica, costuma ser heterogênea no surgimento, na apresentação, na progressão e na evolução.
  - Quadro clínico. Rigidez muscular, febre, alterações autonômicas (taquicardia, taquipneia, sudorese, aumento de pressão arte-

TABELA 43.1 ■ Tratamento dos sintomas extrapiramidais e da síndrome neuroléptica maligna

REAÇÃO	TRATAMENTO
	Específico além dos cuidados suportivos de vida, monitoramento e cessação absoluta do psicotrópico em questão
Distonia aguda	Biperideno* 2 mg, VO, até o máximo de 3x/dia ou 1 amp, IM, ou Triexifenidil 2 mg, VO, até o máximo de 3x/dia ou 1 amp, IM
Acatisia	Biperideno* 1-3 mg, VO, até 2x/dia, ou Triexifenidil 2 mg, VO, até o máximo de 3x/dia ou 1 amp, IM Se sintomas cardíacos ou tremores intensos: associar betabloqueador como o propanolol 20-40 mg, VO, até 3x/dia Se sintomas muito intensos; associar benzodiazepínicos, por exemplo: (1) de meia-vida curta – Lorazepan 1-3 mg, VO, até 3x/dia; ou (2) de meia-vida longa – Clonazepan 0,5-2 mg, VO, até 2x/dia
Parkinsonismo	Biperideno* 2-6 mg/dia, VO, ou Triexifenidil de 5-15 mg/dia, VO Se intenso, associar: Prometazina de 50-150 mg/dia, VO, ou Amantadina 100-200 mg/dia, VO
SNM	Preferencialmente em UTI, com monitoramento dos sinais vitais, das vias aéreas e da função renal e prevenção de eventos tromboembólicos Dantrolene de 1-2,5 mg/kg, IV, de 6/6h ou Bromocriptina de 2,5-5 mg, VO, 3x/dia ou Amantadina de 100 mg até VO 3x/dia Se muita rigidez muscular: associar benzodiazepínicos – Por ser de meia-vida curta, preferencialmente: Lorazepan 1-2 mg, VO, ou via parenteral ECT pode ser indicado nos casos refratários

*Evitar anticolinérgicos em pacientes idosos, em função de efeitos adversos frequentes e importantes, como: piora cognitiva, retenção urinária, boca seca, possível piora de glaucoma.

Fonte: Tse e colaboradores.[2]

rial), rebaixamento do nível de consciência (agitação, delírio ou coma). Os sintomas podem evoluir frequentemente para insuficiência respiratória e renal, rabdomiólise, leucocitose, mioglobinúria e convulsões. Apresenta evolução rápida, de poucas horas até três dias, e pode durar de horas a semanas.

- Critérios diagnósticos. Rigidez muscular grave e hipertermia, acompanhadas de no mínimo dois dos 10 itens seguintes: diaforese, disfagia, tremor, incontinência urinária, alteração do nível de consciência, mutismo, taquicardia, PA elevada ou lábil, leucocitose, creatininofosfocinase elevada
- Incidência em torno de 0,02 a 3% e mortalidade entre 10 a 20%. As medicações mais frequentemente associadas são o haloperidol e a clorpromazina.
- Fatores de risco. Administração parenteral (principalmente do haloperidol) e o aumento rápido da dose e a prescrição de altas doses. Agitação, exaustão, desidratação, deficiência de ferro, má nutrição, alcoolismo e infecções também contribuem. O aumento da temperatura ambiente também é descrita como fator facilitador.
- Diagnóstico diferencial. A investigação laboratorial é importante para excluir complicações infecciosas, tóxicas, metabólicas e neuropsiquiátricas. São diagnósticos diferenciais os quadros infecciosos, principalmente do SNC (encefalites, meningites), estado de mal epiléptico, feocromocitoma, tireotoxicose, catatonia maligna, hipertermia maligna, síndrome serotonérgica, SEP e abstinência de álcool ou sedativos.
- Prognóstico. Depende essencialmente da rapidez do diagnóstico e do tratamento.
- Exames laboratoriais. Várias anormalidades laboratoriais estão associadas à SNM, mas nenhuma é específica para o diagnóstico. Podem ocorrer: acidose metabólica, hipóxia, leucocitose, mioglobinúria, desidratação, rabdomiólise, insuficiência pulmonar e renal, pneumonia aspirativa, diminuição do ferro sérico, elevação de catecolaminas, transaminases, aldolase, desidrogenase láctica e creatininofosfocinase. Os exames de líquido cerebrospinal (LCS) e de neuroimagens costumam estar normais, e o eletrencefalograma pode mostrar desaceleração generalizada.

ANTIDEPRESSIVOS

Existem diversas classes medicamentosas de antidepressivos, mas serão destacadas as reações adversas mais comuns nas emergências, secundárias ao uso de ISRS, de ADT e de inibidores de monoaminoxidase (IMAO).

- **Síndrome serotoninérgica** (SS). É uma condição potencialmente fatal associada ao aumento da atividade serotoninérgica no SNC. Geralmente ocorre quando há associação de duas medicações que aumentam o nível de serotonina, mas podem ocorrer também por exposição a uma medicação única ou devido a medicamentos diversos, como nas tentativas de suicídio.
  - Epidemiologia. A incidência de SS em monoterapia de ISRS é de 0,5-0,9 caso/1000 pacientes/mês. Entretanto, acredita-se que a incidência talvez seja um pouco subestimada, por ser pouco reportada, pois as manifestações clínicas podem ser atribuídas a outras causas; casos menos graves também podem ser perdidos ou não suspeitados. A SS pode ocorrer em todas as faixas etárias, sendo que o risco maior é em pacientes com problemas hepáticos ou idosos. Casos fatais ou mais graves ocorrem na associação do ISRS com IMAO, e os casos mais frequentes são relatados com os ISRS devido ao número aumentado de prescrições desta classe na população em geral. Opioides (como tramadol e fentanil) ou outros fármacos, como triptanos e linezolida, também podem causar SS.
  - Manifestações clínicas. Os sintomas são abruptos e geralmente iniciam dentre as primeiras 24 horas (a maioria entre as primeiras 6 horas) após o início do uso da medicação ou troca medicamentosa. Os principais sinais e sintomas são: hipertermia, agitação, clônus muscular ocular, midríase, tremores, acatisia, hiper-reflexia do tendão, clônus muscular espontâneo, rigidez muscular, sinal de Babinski bilateral, mucosas secas, diaforese, aumento dos ruídos hidroaéreos, ansiedade, *delirium* hiperativo, desorientação, hipertensão, vômitos, diarreia.
  - Diagnóstico. O diagnóstico da SS é clínico. Anamnese detalhada, exame físico e neurológico minuciosos são essenciais. Portanto, é de suma importância a coleta cuidadosa de dados da história medicamentosa do paciente (checar todas as medicações prescritas em uso, medicações usadas sem prescrição médica, substâncias ilícitas, suplementos alimentares, assim como qualquer mudança recente de doses ou horários de tomada). As concentrações de serotonina séricas não se correlacionam diretamente com os sintomas clínicos e nenhum exame laboratorial confirma o diagnóstico. O diagnóstico pode basear-se na história de uso de uma medicação serotoninérgica recente e nos critérios estabelecidos pela Hunter Toxicity Criteria Decision Rules (Quadro 43.2),[3] focados nos critérios mais específicos da SS. A utilização destes critérios possuem 84% de sensibilidade e 97% de especificidade no diagnóstico da SS. Os exames subdisiários são utilizados para diagnósticos diferenciais, principalmente de quadros graves. Hemograma, eletrólitos, ureia e creatinina (Cr), transaminases, creatinafosfocinase, coagulograma, hemocultura, urina tipo I e urocultura são exames que ajudam no diagnóstico. Na SS, é comum o aumento sérico do número de leucócitos, de creatininofosfocinase e a diminuição sérica do bicarbonato.
  - Tratamento. Na maioria dos casos, a SS resolve-se em até 24 horas; exceções são vistas para com fármacos de meia-vida longa, como o cloridrato de fluoxetina, na qual os sintomas podem perdurar; e as medidas terapêuticas devem ser tomadas de acordo com a gravidade do quadro, conforme descrito na Tabela 43.2.
- **Intoxicação por tricíclicos.** As superdosagens de ADT são sérias e podem ser fatais. O curso clínico de pacientes intoxicados pode ser imprevisível, devendo ser acompanhado intensivamente. Como esses medicamentos têm meia-vida longa, os pacientes

QUADRO 43.2 ■ Critérios da Hunter Toxicity Criteria Decision Rules para diagnóstico da síndrome serotoninérgica

É necessário o preenchimento de um dos seguintes critérios:

- Clônus espontâneo
- Clônus induzido + agitação ou diaforese
- Clônus ocular + agitação ou diaforese
- Tremor + hiper-reflexia
- Hipertonia + Temperatura ≥ 38° C + clônus ocular ou clônus induzido

Fonte: Boyer.[3]

TABELA 43.2 ■ Tratamento da síndrome serotoninérgica

1 | Descontinuação abrupta dos agentes serotoninérgicos
2 | Suporte clínico até a normalização dos sinais vitais
3 | Se paciente agitado – sedação com benzodiazepínicos: (Lorazepam 2-4 mg, IV, ou Diazepam 5-10 mg, IV)
4 | Se instabilidade autonômica, com hipertensão e taquicardia – uso de fármacos de meia-vida curta, como esmolol e nitroprussiato (se hipotensão induzida por IMAO: preferir epinefrina ou norepinefrina, em doses baixas)
5 | Se hipertermia em pacientes com temperatura acima de 41,1º C: imediata sedação e IOT (os antipiréticos não reduzem a temperatura, não devendo ser usados)
6 | Se não houver resposta a todas as medidas de suporte anteriores: Ciproeptadina 12 mg, seguido de 2 mg a cada 2 horas até a remissão dos sintomas. Pode ser macerada e administrada via sonda nasogástrica. Relatos de caso usando entre 4-8 mg, VO, para pacientes que estejam aptos a deglutir, foram benéficos para alívio dos sintomas (é contraindicada em asmáticos, hiperplasia benigna da próstata, úlcera péptica estenosada e obstrução piloroduodenal, gravidez e lactação, glaucoma de ângulo fechado.)

têm risco para arritmias por 3 até 4 dias após uma intoxicação por ADT.

- Quadro clínico. Agitação ou sedação, confusão mental, alucinações, convulsões, hiperatividade dos reflexos tendinosos profundos, *flushing,* paralisia intestinal e uretral, oscilações de níveis pressóricos e da temperatura e midríase. Alguns pacientes podem chegar ao coma e depressão respiratória. Taquicardia sinusal e hipotensão são comuns. Sintomas de toxicidade anticolinérgica são comuns como hipertermia.
- Exames subsidiários. OECG é essencial no diagnóstico. As arritmias podem não responder ao tratamento. Anormalidades da condução cardíaca são comuns. Pode levar a taquicardias ventriculares (TV) e à fibrilação ventricular (FV) (em média 4% dos casos de hiperingesta medicamentosa por ADT). O ECG pode evidenciar: prolongamento de QRS maior d que 100 mseg; morfologia alterada do QRS (S empastada e profunda em D1 e AVL); tamanho anormal de onde R em AVR maior do que 3 mm e relação de R sobre S em AVR maior do que 0,7.
- Diagnóstico. Com base na história de ingestão, sinais e sintomas consistentes e achados do ECG.
- Tratamento.[4] Recomenda-se bicarbonato de sódio para QRS maior do que 100 mseg ou qualquer arritmia causada por intoxicação de ADT. Carvão ativado 1 g/kg (dose máxima de 50 g) em pacientes com até duas horas de ingestão também são preconizados.

- **Crise hipertensiva por IMAO**. Também chamada de crise hipertensiva induzida por tiramina, os pacientes em uso de IMAO não seletivos, ao ingerirem alimentos ricos em tiramina ou sofrerem picada de abelha, podem desencadear uma crise hipertensiva com risco de vida. O mecanismo envolvido é a inibição da enzima monoaminoxidase tipo A (MAO A) no TGI, causando maior absorção de tiramina, que age como um pressor na circulação geral. Após cessar o uso de IMAO, os pacientes devem manter dieta restrita para tiramina por duas semanas.
  - Alimentos com grande quantidade de tiramina. Álcool, feijão-fava, queijos envelhecidos (p. ex.: Camembert, cheddar), fígado de gado ou galinha, polpa de laranja, peixes, aves, ou carnes defumadas/conserva, sopas prontas de pacotes, suplemento de levedura, extratos de carne, linguiça. Moderadas quantidades de tiramina também devem ser evitadas: molho de soja, nata azeda, bananas, abacate, berinjela, ameixas, passas, espinafre, tomates, iogurte.
  - O tratamento de uma crise hipertensiva pode ser feita com nifedipina (paciente deve morder uma cápsula de 10 mg e engolir o conteúdo com água), mas deve-se ficar atento para queda rápida pressórica e hipotensão. O uso de antagonistas α-adrenérgicos podem ser usados, se necessário, como a fentolamina ou a clorpromazina.
- **Intoxicação por IMAO secundária à hiperingesta**. São, em grande número, fatais. Inicia-se com uma agitação que progride até o coma, com hipertermia, hipertensão, taquicardia, taquipneia, midríase, reflexos tendinosos profundos hiperativos, movimentos involuntários em mandíbula e face. Da ingestão excessiva à manifestação dos sintomas, o tempo varia entre 1 e 6 horas.
  - Tratamento. A acidificação da urina acelera a excreção dos IMAO e a diálise pode ser considerada. Em caso de hipertensão grave, a fentolamina, a nifedipina e a clorpromazina podem ser úteis.

LÍTIO

Apesar de a ação farmacológica do lítio não ser completamente conhecida, é inegável a utilidade do medicamento no tratamento dos quadros de mania.

ATENÇÃO!

O lítio tem um potencial tóxico importante, que precisa de monitoração contínua.

- Diagnóstico clínico. São dois diagnósticos possíveis, a intoxicação aguda por lítio, que ocorre por hiperingesta aguda de lítio, ou por declínio súbito da função renal, e a intoxicação crônica por lítio, no qual o uso crônico do lítio, associado à doença clínica ou baixa ingesta de água que justifique a diminuição da excreção renal do lítio, está presente. Em geral, vômitos e diarreia são os primeiros sintomas, seguidos de excitabilidade neuromuscular (p. ex.: tremores) e convulsões. A concentração sérica de lítio elevada confirma o diagnóstico, mas pode não estar correlacionada com o grau de toxicidade.
- Diagnóstico diferencial. A intoxicação por lítio deve sempre ser diferenciada da SS da SNM. Em todos esses quadros, a confusão mental e a alteração neuromuscular estão presentes, porém enquanto a febre é sintoma presente na SS e na SNM, na intoxicação por lítio, a febre pode ser a causa do aumento da concentração do lítio no sangue. A dosagem sérica de lítio ajuda no processo de diagnóstico diferencial. Outros quadros que devem ser diferenciados da intoxicação por lítio é a intoxicação por álcool e a abstinência aos benzodiazepínicos. Hipoglicemia, infecção do SNC, TCE, AVC, convulsão e estado epiléptico (EE) são outros diagnósticos confundidores.
- Tratamento.[5] Como em qualquer quadro de intoxicação, a avaliação e a estabilização das vias aéreas, da respiração e da circulação

devem ser garantidos. Na sequência, deve-se analisar a necessidade de administrar líquidos IV, para manter a TFG e repor a perda de liquido, a descontaminação gastrintestinal, para remoção do medicamento ainda não absorvido, e, dependendo da gravidade, a hemodiálise deve ser realizada.

- Hidratação em adultos Por via IV, com SF isotônica iniciada com dose que seja o dobro da taxa de manutenção para um total de 2 a 3 litros.
- Descontaminação gastrintestinal. A administração de carvão ativado por VO para lavagem gástrica não previne a absorção de partículas como o lítio; a descontaminação deve ser feita por irrigação intestinal com solução de glicopolietileno, no caso de intoxicação aguda (não tem efeito para a intoxicação crônica).
- Hemodiálise. O lítio é dialisável devido ao seu peso molecular baixo, pouca ligação proteica e pequeno volume de distribuição. A indicação deste procedimento deve ser considerada quando o lítio sérico tiver concentração > 4 mmol/L (independente de o paciente ter sinais e sintomas de intoxicação); ou quando o lítio sérico tiver concentração > 2,5 mmol/L mais sinais e sintomas clínicos de intoxicação. O *clearance* do lítio com a hemodiálise varia de 70 a 170 mL/min e deve-se evitar o efeito rebote da intoxicação de lítio (isto é, a absorção gastrintestinal continuada do lítio após a cessação da diálise) com uma nova dosagem de lítio sérico após seis horas da cessação da hemodiálise. Se a litemia sérica estiver aumentando, deve-se repetir o procedimento.

REVISÃO

- Os psicotrópicos, sem dúvida, são úteis no tratamento de pacientes com doenças psiquiátricas e doenças médicas em geral, mas, em algumas situações, também causam alterações médicas raras, agudas e graves, que precisam ser tratadas, inclusive porque podem ameaçar a vida.
- Os psicotrópicos agem sobre os principais sistemas, acarretando complicações relacionadas ao seu uso: reações adversas no SNC; reações adversas no sistema cardiovascular; reações adversas no sistema gastrintestinal; reações adversas no sistema renal; reações adversas no sistema hematológico.
- Os APG de alta potência, como o haloperidol, apresentam maior risco de desencadear os SEP. Os ASG podem desencadear SEP, porém apresentam menos riscos do que os APG.
- Existem diversas classes medicamentosas de antidepressivos, mas foram destacadas as reações adversas mais comuns nas emergências, secundárias ao uso de ISRS, de ADT e de IMAO.
- Apesar da ação farmacológica do lítio não ser completamente conhecida, é inegável a utilidade do medicamento no tratamento dos quadros de mania.

REFERÊNCIAS

1. Caroff SN, Mann SC, Campbell EC, Berkowitz RM. Severe drug reactions. In: Ferrando SJ, Levenson JL, Owen JA, editors. Clinical manual of psychopharmacology in the medically ill. Washington: American Psychiatric; 2010. p. 39-71.
2. Tse L, Barr AM, Scarapichia V, Vila-Rodriguez F. Neuroleptic malignant syndrome: a review from a clinically oriented perspective. Curr Neuropharmacol. 2015;13(3):395-406.
3. Boyer EW. Serotonin syndrome (serotonin toxicity) [Internet]. Waltham: UpToDate; 2016 [capturado em 25 maio 2016]. Disponível em: http://www.uptodate.com/contents/serotonin-syndrome-serotonin-toxicity.
4. Salhanick SD. Tricyclic antidepressant poisoning [Internet]. Waltham: UpToDate; 2014 [capturado em 25 maio 2016]. Disponível em: http://www.uptodate.com/contents/tricyclic-antidepressant-poisoning.
5. Perrone J, Chatterjee P. Lithium poisoning [Internet]. Waltham: UpToDate; 2015 [capturado em 25 maio 2016]. Disponível em: http://www.uptodate.com/contents/lithium-poisoning.

LEITURAS SUGERIDAS

American Psychiatric Association. Manual diagnóstico e estatístico de transtornos mentais: DSM-5. 5. ed. Porto alegre: Artmed; 2014.

Cordioli AV, Gallois CB, Isolan L, organizadores. Psicofármacos: consulta rápida. 5. ed. Porto Alegre: Artmed; 2015.

44 TENTATIVA DE SUICÍDIO: AVALIAÇÃO E ENCAMINHAMENTO

MAGALI PACHECO SIMÕES

Abordar o tema da morte, muitas vezes, é algo difícil, mesmo quando no contexto do desenvolvimento natural da vida. Quando a morte é decorrente do suicídio, é algo muito mais difícil de ser pensado e compreendido. É, de qualquer forma, um comportamento complexo que tem a influência de vários fatores – sociais, culturais, biológicos, psicológicos e ambientais. Envolve sempre sofrimento, tanto da pessoa que o comete quanto de familiares que enfrentam tal situação e as consequências sociais do fato.

No âmbito deste capítulo, o enfoque será o da tentativa de suicídio, que é uma oportunidade para que o médico ou outro profissional de saúde possa intervir de forma preventiva por meio do acolhimento, do encaminhamento adequado e do tratamento da pessoa com comportamento suicida.

ATENÇÃO!

Muitas vezes, o atendimento em um serviço de emergência (SE) é uma oportunidade única de intervenção, já que a busca de ajuda pode ser impedida devido ao estigma que envolve tanto a doença mental quanto o suicídio.

Segundo a Associação Internacional para a Prevenção do Suicídio (IASP),[1] no mundo como um todo, em números absolutos, os suicídios matam mais do que os homicídios e as guerras, juntos. Estima-se que aproximadamente 804 mil suicídios tenham ocorrido em 2012, representando uma taxa global anual de 11,4/100.000 (15 para homens e 8 para mulheres).

O suicídio está entre as 10 causas de morte mais frequentes em muitos países do mundo. Dez a vinte milhões de pessoas terão tentado suicidar-se. Embora as taxas de suicídio variem de acordo com categorias demográficas, elas aumentaram aproximadamente 60% nos últimos 50 anos. No que se refere à idade, as taxas mais elevadas estão entre as pessoas de 70 anos ou mais, tanto para homens como para mulheres, em quase todo o mundo. É a segunda causa de morte na faixa de 15 a 29 anos, globalmente. Os meios globalmente mais utilizados são ingestão de pesticidas, enforcamento e uso de armas de fogo.

No Brasil, as taxas de suicídio são baixas se comparadas às da maioria dos países (mas têm crescido continuamente, como em outras partes do mundo), oscilando entre 3,50 e 4 mil por 100 mil habitantes, contrastando com as de homicídio, que são muito mais elevadas,[2] contudo, em determinadas faixas etárias e regiões do país, há taxas consideradas de moderada a alta (Estados do Sul do país) pelos critérios da OMS.[3]

A prevenção do suicídio tornou-se um objetivo internacional essencial em saúde mental.

CONCEITO E FATORES DE RISCO E DE PROTEÇÃO

O comportamento suicida é uma expressão que cobre uma série de fenômenos ligados ao suicídio, compreendendo um espectro que engloba ideação suicida, tentativa de suicídio e suicídio propriamente dito (óbito).[4] A definição da OMS de suicídio é um óbito que resulta de uma ação ou omissão iniciada com a intenção de causar a morte e com a expectativa desse desfecho. A tentativa de suicídio tem as mesmas características fenomenológicas do suicídio, diferindo quanto ao desfecho, que não é fatal. Ela deve ser diferenciada de comportamentos autodestrutivos, nos quais não há intenção clara de terminar com a vida. Compreendem desde arranhões, cortes, mordidas até automutilação.

ATENÇÃO!

Na abordagem da tentativa de suicídio, devem-se em conta tanto os fatores de risco quanto os de proteção.

Fatores e situações de risco. Os comportamentos suicidas são mais comuns em certas circunstâncias, devido a fatores culturais, genéticos, psicossociais e ambientais. Os fatores de risco gerais incluem:[1,3]

- Níveis socioeconômico e de educação baixos; perda de emprego.
- Estresse social;
- Problemas com o funcionamento da família, relações sociais e sistemas de apoio.;
- Trauma, tal como abuso físico e sexual.
- Perdas pessoais recentes, como morte, separação, divórcio, etc.
- Transtornos mentais, tais como depressão, ansiedade, pânico, transtornos da personalidade, esquizofrenia e abuso de álcool e de substâncias.
- Sentimentos de baixa autoestima ou de desesperança.;
- Questões de orientação sexual (tais como homossexualidade).
- Falta de controle da impulsividade e comportamentos autodestrutivos.
- Comportamento retraído, inabilidade para se relacionar com a família e amigos, pequena rede social.
- Doença física limitante ou incapacitante, e dor crônica.
- Exposição ao suicídio de outras pessoas, história familiar de suicídio.
- Acesso a meios de autodestruição.
- Acontecimentos destrutivos e violentos (tais como guerra ou desastres catastróficos).

Tentativas de suicídio anteriores são um dos principais preditores de suicídio[1,3], e os fatores de proteção são os que reduzem tal risco[1,3]:

- Apoio da família, de amigos e de outros relacionamentos significativos.
- Crenças religiosas, culturais e étnicas.
- Envolvimento na comunidade.
- Vida social satisfatória.
- Integração social, por exemplo, por meio do trabalho e do uso construtivo do tempo de lazer.
- Acesso a serviços e cuidados de saúde mental..

TENTATIVA DE SUICÍDIO E TRANSTORNO PSIQUIÁTRICO

Entre os fatores de risco gerais ou predisponentes, a presença de um transtorno mental é um dos mais importantes fatores de risco para o suicídio.[3-5] Em geral, estima-se que 90 a 98% dos indivíduos que se suicidaram tinham algum transtorno mental por ocasião do suicídio, e que 60% deles estavam deprimidos,[3,4] o segundo diagnóstico mais frequente (59%) é de transtorno de uso de substâncias. A comorbidade, isto é, a associação entre dois ou mais diagnósticos, aumenta a chance de suicídio. A comorbidade entre depressão e uso de substâncias é a mais frequente. Ansiedade grave, crises de pânico, agitação e insônia também se associam com depressão e aumentam a chance de morte por suicídio. Dentre os mais velhos, é comum a coexistência de doenças físicas; dentre os mais novos, transtornos de personalidade. No caso de transtorno bipolar, os estados mistos, os delírios na fase maníaca e a falta de adesão ao tratamento aumentam o risco.[5]

Constatou-se que, embora metade das vítimas consideradas deprimidas estivesse em tratamento psiquiátrico à época do suicídio, poucas estavam recebendo tratamento adequado para depressão. A probabilidade de suicídio é maior no primeiro episódio depressivo: por volta de 74 *versus* 19% no segundo episódio.[5]

ATENÇÃO!

Alguns fatores também estão mais relacionados aos homens sofrendo de depressão, pois eles procuram menos ajuda, menos frequentemente são diagnosticados como deprimidos e recebem menos tratamentos para depressão, além de aderirem menos a estes.

Aproximadamente 10 a 15% dos indivíduos com esquizofrenia cometem suicídio, sendo esta a causa de morte mais comum entre os indivíduos que sofrem de psicose. Uma maior compreensão pessoal sobre a própria perturbação mental, poucos anos em tratamento e sintomas graves de depressão estão associados com um risco maior de suicídio em indivíduos da população psicótica.[5]

Fatores ligados ao desenvolvimento e que não estão incluídos em quadros psicopatológicos específicos. Adultos que sofreram abuso sexual na infância têm quase três vezes mais chance de cometer suicídio do que os que apresentaram abuso físico. História de comportamentos disruptivos na infância também estão associados com maior chance de suicídio na vida adulta.[5]

Impulsividade e agressividade têm sido consideradas mediadores entre doença psiquiátrica e suicídio, não estando restritas a determinadas categorias diagnósticas.

POPULAÇÕES ESPECIAIS E RISCO DE SUICÍDIO

Crianças e adolescentes

Por volta dos 8 a 9 anos crianças já entendem o conceito de suicídio, e aos 12 anos, que a morte é irreversível e que fatores sociais podem levar ao suicídio; portanto, se adequadamente questionadas, podem dar informações precisas sobre suas intenções. O suicídio entre crianças e jovens até 12 a 13 anos é raro, ao passo que as tentativas são comuns.[1]

O comportamento suicida entre crianças e adolescentes é uma forma de demonstrar dificuldades na resolução de problemas, sejam eles pertinentes a relacionamentos amorosos, baixo desempenho escolar ou conflitos de identidade sexual. O consumo de álcool é um importante fator de risco que pode potencializar essas dificuldades nesta faixa etária.

ATENÇÃO!

Crianças com tentativas de suicídio podem estar passando por problemas em famílias disfuncionais, por divórcio entre os pais, sentindo-se desamparadas. Conflitos com pares também podem ser um fator importante, quando são vítimas de abuso por colegas ou adultos.[6,7]

Para os adolescentes, há influência de figuras públicas com as quais se identificam, havendo fenômenos como suicídio em grupo. A divulgação de suicídio pela mídia também pode influenciar comportamentos autodestrutivos em grupo, em que há identificação com estilo de vida do suicida.[6,7]

O diagnóstico de transtorno de personalidade está associado com 10 vezes mais suicídios, ao passo que, aproximadamente, 80% dos adolescentes que se matam poderiam ter sido diagnosticados com alterações de comportamento, TEPT, ou sintomas de violência e agressividade.[6,7]

ATENÇÃO!

Apenas 20 a 50% dos adolescentes que cometeram suicídio haviam tido cuidados psiquiátricos e apenas 2 a 20% estavam em tratamento à época do suicídio.[6,7]

Idosos

O suicídio entre pessoas acima de 65 anos é algo cada vez mais preocupante. Em países europeus, a taxa de suicídio nesta faixa etária é de 29,3 /100.000.[1] Além disso, a relação entre tentativa e suicídio consumado diminui, chegando a 2:1. No Brasil, a população que mais cresce é a acima de 65 anos, assim como na maior parte do mundo. Mesmo que no Brasil as taxas de suicídio não sejam altas, nessa faixa etária, elas são o dobro da população em geral, o que justifica um olhar atento a este grupo.[2]

Há uma somatória de fatores envolvidos no comportamento suicida de idosos: a presença de doenças graves e incapacitantes, dependência física e sofrimento mental, representado principalmente por depressão grave, sendo esta o mais importante fator associado ao suicídio.[2] O transtorno depressivo pode se apresentar sozinho ou associado a problemas como término da vida, sofrimento físico crônico e também a questões sociais, como perdas, abandono e conflitos familiares. Entre os idosos, a relação entre ideação suicida e tentativa é muito próxima, sendo que qualquer ideação deve ser imediatamente tratada.[2]

ATENÇÃO!

O tratamento da depressão talvez seja o fator isolado mais importante na prevenção de suicídio em idosos, que pode não ser feito devido à ideia de que a depressão é vista como algo normal do processo de envelhecimento.

A importância do contato humano e do suporte social para que os idosos não coloquem em risco sua vida é algo considerado essencial. A solidão e o isolamento sociais são fatores de risco para o suicídio, principalmente entre os homens. A falta de interação social é um dos "mais relevantes problemas a serem enfrentados na prevenção do suicídio nesse grupo social",[8] mesmo no caso em que as pessoas não sofram transtornos mentais.

■ MANEJO DO PACIENTE COM IDEAÇÃO SUICIDA OU COM TENTATIVA DE SUICÍDIO

Segundo diretrizes voltados à prevenção do suicídio, ao abordar o paciente suicida é importante tomar conhecimento de algumas crenças e preconceitos,[1,3] como os listados a seguir, que são muito difundidos e que, muitas vezes, dificultam a abordagem do paciente, mesmo em serviços de saúde, gerando hostilidade, falta de empatia e descrédito pelo paciente, chegando-se a negar a intenção suicida, perdendo-se a oportunidade de realizar uma avaliação criteriosa e uma intervenção eficaz.

1 | Quem fala não faz, pois quer apenas chamar a atenção. Isso é FALSO. Todas as precauções necessárias devem ser tomadas pelo profissional de saúde sempre que confrontado com um indivíduo que fale de ideação, de intenção ou de um plano suicida. Todas as ameaças de se matar devem ser levadas a sério.

2 | O suicídio é sempre impulsivo e acontece sem aviso. FALSO. O ato pode parecer impulsivo, mas o suicídio pode ter sido planejado durante algum tempo. Muitas pessoas comunicam algum tipo de mensagem verbal ou comportamental sobre as suas ideações antes de tentarem.

3 | As pessoas querem mesmo morrer ou estão decididas a se matar. FALSO. A maioria das pessoas apresenta ambivalência com relação ao desejo de se matar. A maior parte conta sobre seus pensamentos a outra pessoa, ou procura algum tipo de suporte, como ligar para uma linha telefônica de emergência ou para um médico.

4 | Quando uma pessoa mostra sinais de melhora ou sobrevive a uma tentativa de suicídio, está fora de perigo. FALSO. Na verdade, um dos períodos mais perigosos é imediatamente depois da crise, ou quando a pessoa está no hospital, na sequência de uma tentativa. A semana que se segue à alta do hospital é um período durante o qual a pessoa está particularmente fragilizada e em perigo de se matar.

5 | O suicídio é hereditário. FALSO. Nem todos os suicídios podem ser associados à hereditariedade e estudos conclusivos são limitados. Uma história familiar de suicídio, no entanto, é um fator de risco importante para o comportamento suicida, particularmente em famílias em que a depressão é um fator comum.

6 | As pessoas que tentam ou cometem suicídio têm sempre alguma perturbação mental. FALSO. Há realmente associação com transtornos mentais, principalmente depressão, mas isso não deve ser superestimado, porque há casos em que nenhuma perturbação mental é detectada.

7 | Se o profissional de saúde falar com um paciente sobre suicídio, estará influenciando a pessoa com a ideia de suicídio. FALSO. Um profissional de saúde, obviamente, não causa comportamento suicida simplesmente por perguntar aos pacientes sobre ideias de morte. Na verdade, ter seu estado emocional reconhecido é uma forma de ser acolhido e poder compartilhar com alguém algo muito penoso.

8 | O suicídio só acontece a alguns tipos de pessoas, não a nós. FALSO. O suicídio acontece a todos os tipos de pessoas e encontra-se em todos os tipos de sistemas sociais e de famílias.

9 | Após uma pessoa tentar suicídio uma vez, nunca voltará a tentar novamente. FALSO. Na verdade, as tentativas de suicídio são um preditor crucial do suicídio.

10 | As crianças não cometem suicídio dado que não entendem que a morte é final e são cognitivamente incapazes de se empenhar num ato suicida. FALSO. Embora seja raro, as crianças cometem suicídio, e qualquer gesto, em qualquer idade, deve ser levado a sério.

ATENÇÃO!

De forma resumida, pode-se ter em mente que são quatro os sentimentos principais de quem pensa em se matar, todos começando com a letra "D": depressão, desesperança, desamparo e desespero (regra dos 4D).[3]

COMO ABORDAR

Cada profissional deve encontrar a forma mais adequada de se comunicar, dependendo da situação e do paciente, mas uma sugestão seria uma aproximação gradual ao problema, estabelecer um vínculo, por meio da confiança, estimulando a colaboração do paciente, que pode estar fragilizado, hostil e não estar disposto a colaborar. Criar um clima de acolhimento, sem emitir opiniões ou julgamentos.[3,4] O profissional também deve estar atento aos sentimentos nele despertados pelo paciente, que, por vezes, podem ser de ansiedade, tensão ou mesmo irritação, além de poder tolerar a ambivalência. O médico deve tentar se aliar à parte do paciente que deseja viver. A falta de reação do médico também deve ser levada em consideração, porque pode significar uma atitude por demais defensiva frente à angústia de lidar com este tipo de situação.

O QUE PERGUNTAR

Algumas questões úteis em uma abordagem inicial são:

- Você se sente triste?
- Você sente que ninguém se preocupa com você?
- Você sente que a vida não vale mais a pena ser vivida?
- Já pensou que seria melhor estar morto ou tem vontade de morrer?

Outras perguntas ajudarão a quantificar o risco, por dar a dimensão do planejamento que o paciente já possa ter estabelecido.

1 | Descobrir se a pessoa tem um plano definido para cometer suicídio:

- Você fez algum plano para acabar com sua vida?
- Você tem uma ideia de como vai fazê-lo?

2 | Descobrir se a pessoa tem os meios para se matar:

- Você tem pílulas, uma arma, veneno ou outros meios?
- Os meios são facilmente disponíveis para você?

3 | Descobrir se a pessoa fixou uma data:

- Você decidiu quando planeja acabar com sua vida?
- Quando você está planejando fazê-lo?

Como fazer:

Ouvir atentamente, com calma.

- Entender os sentimentos da pessoa (empatia).
- Dar mensagens não verbais de aceitação e respeito.
- Expressar respeito pelas opiniões e pelos valores da pessoa.
- Conversar honestamente e com autenticidade.
- Mostrar sua preocupação, seu cuidado e sua afeição.
- Focalizar nos sentimentos da pessoa.

Como não fazer:

- Interromper muito frequentemente.
- Ficar chocado ou muito emocionado.
- Dizer que você está ocupado.
- Fazer o problema parecer trivial.
- Tratar o paciente de uma maneira que possa colocá-lo em uma posição de inferioridade.
- Dizer simplesmente que tudo vai ficar bem.
- Fazer perguntas indiscretas.
- Emitir julgamentos (certo x errado), tentar doutrinar

AVALIAÇÃO DO PACIENTE SUICIDA

É necessária uma avaliação que resulte na prevenção do suicídio, que obtenha informações suficientes para avaliar o risco, guie a decisão clínica e leve a uma intervenção terapêutica, incluindo o diagnóstico de transtornos mentais subjacentes.

ATENÇÃO!

Não há como prever se alguém cometerá ou não suicídio, mas se pode estimar o risco individual. Uma boa entrevista ainda é o melhor meio de se obter essa informação.

Toda entrevista deve envolver:[3,4]

- Levantamento dos fatores de risco relevantes.
- História anterior de comportamentos suicidas.
- Condições biológicas, psicossociais, mentais, situacionais, ou médicas imutáveis.
- A magnitude dos sintomas suicidas atuais, incluindo grau de desesperança, solidão, impotência.
- Fatores de estresse.
- Nível de impulsividade e de controle pessoal.
- Caracterização do ato suicida – método, circunstâncias, intencionalidade.
- Fatores de proteção contra o suicídio, como rede de apoio social.

Levar em conta, como sinais de alerta: desejo súbito de concluir os afazeres pessoais, organizar documentos, escrever um testamento, cartas de despedida, menção repetida de morte ou suicídio.

Além do diagnóstico psiquiátrico, é necessário um diagnóstico global da situação do paciente, tendo em vista suas características de personalidade, suas defesas e modos habituais de adaptação, assim como sua rede social – família, amigos, etc.

Em SE, é muito importante a informação objetiva, que pode ser obtida por meio de acompanhantes, como cônjuges, amigos, policiais e profissionais de serviço de resgate.

INTERVENÇÃO

Um dos objetivos da avaliação é estimar o risco do paciente suicida. Pode-se pensar em um risco baixo, médio ou alto, o que definiria a permanência do paciente em ambiente hospitalar, protegido ou o encaminhamento para serviço ambulatorial para seguimento.

Sabe-se que, em geral, as condições de pronto-socorro geral não são as ideais para o paciente psiquiátrico, mas se o paciente tiver de permanecer em uma emergência clínica, seja para observação, seja para aguardar uma transferência para internação psiquiátrica, por apresentar alto risco de suicídio, algumas medidas precisam ser tomadas.[4]

Assinalar o risco de suicídio no prontuário e prescrição da enfermagem: é fundamental a troca de informações entre a equipe que irá cuidar do paciente. Precauções são necessárias quanto ao ambiente em que o paciente irá permanecer, como a retirada de objetos que apresentam risco, perfuro-cortantes, e outros, como cintos, isqueiros, além dos medicamentos guardados com o paciente. O paciente deve ficar em um local em que possa ser observado facilmente, com janelas protegidas por grades. As idas ao banheiro devem ser supervisionadas, e o paciente deve permanecer com um acompanhante. Especial cuidado deve-se tomar com o paciente em *delirium*, que pode apresentar alterações comportamentais bruscas e pode necessitar de contenção física e leve sedação.

Devem-se ter cuidados redobrados com pacientes que apresentam melhora súbita do humor ou da ideação suicida. Podem estar deliberadamente escondendo da equipe sua decisão de se matar, provocando uma alta precoce.[4]

Algumas diretrizes podem guiar a indicação de hospitalização,[4] mesmo que involuntária: paciente psicótico que tenha tentado suicídio de forma violenta e tomado precauções para dificultar o resgate, com persistência do plano; paciente com remorso por estar vivo ou sem remorso por ter tentado o suicídio; sexo masculino, mais de 45 anos, com doença psiquiátrica de início recente; paciente com limitação do convívio familiar, com suporte social precário, comportamento impulsivo com agitação; paciente com mudança de estado mental que necessite de avaliação clínica.

As situações em que o paciente deve ter alta da emergência e encaminhado para tratamento ambulatorial são: o ato foi relacionado a eventos precipitantes (p. ex.: fracasso em uma prova, dificuldades de relacionamento) e o paciente mudou sua ideia em relação a eles; plano, método e intenção com baixa letalidade; paciente com suportes familiar e psicossociais estáveis, ou quando é capaz de colaborar com as recomendações recebidas para um tratamento ambulatorial contínuo.

ATENÇÃO!

Na alta da observação, pode se usar de recurso do "contrato", em que o paciente se compromete a voltar ao serviço caso volte a ter ideação suicida, mas isso só é eficaz se houver um bom vínculo estabelecido entre o médico e o paciente.

A família do paciente que tentou suicídio também merece atenção e acolhimento, tanto por estar sofrendo as consequências emocionais do ato[9] quanto por ser um importante recurso para auxiliar na aderência do paciente ao tratamento. É necessário que colabore na manutenção da supervisão do paciente, tanto afastando os meios de acesso a métodos autodestrutivos quanto na vigilância sobre a medicação.

ATENÇÃO!

Seria de extrema importância uma rede interligada de cuidados em saúde mental, mas sabe-se que isso ainda é distante da realidade, mas é necessário que o paciente tenha acesso, o mais rapidamente possível, a um serviço que possa dar seguimento ao tratamento iniciado na emergência.

Caso haja demora nessa passagem, o paciente pode se sentir mais desesperançado de conseguir ajuda e desistir da ajuda. O contato com a rede de CAPS (Centros de Atenção Psicossocial)[10] pode ser um recurso importante nesse acompanhamento.

PACIENTES HOSPITALIZADOS EM HOSPITAL GERAL

O médico, quando em contato com o paciente com tentativa de suicídio, avalia as possibilidades de intervenção para que o suicídio propriamente dito não se concretize. Mas há também a oportunidade de evitar as tentativas de suicídio no hospital geral, promovendo a prevenção nessa população.

A detecção e o tratamento adequado de pessoas acometidas por transtornos mentais, notadamente depressão, a partir do atendimento em serviços gerais de saúde, parece ser a forma mais efetiva de prevenir o suicídio. Esta estratégia foi encampada, no Brasil, pelo Ministério da Saúde e consta da Estratégia Nacional de Prevenção do Suicídio.[3]

Ações de prevenção do suicídio[5] também podem ser iniciadas no hospital geral, em pelo menos dois grupos de indivíduos: nos que, avaliados ambulatorialmente ou internados, detecta-se um transtorno mental, e entre os que são atendidos devido a uma tentativa de suicídio.

Estima-se que o risco de suicídio em pacientes internados em hospital geral seja três vezes maior do que na população geral.[11] A maioria dos que cometem suicídio durante a internação sofre de doenças crônicas ou terminais, ou ainda de condições que são dolorosas e debilitantes. Da mesma forma que na população geral, o suicídio é mais frequente entre os que têm comorbidade psiquiátrica, comumente não detectadas pela equipe assistencial. Um estudo de autópsia psicológica mostrou que 88% dos pacientes que se suicidaram durante uma internação sofriam de um ou mais transtornos psiquiátricos.[11]

Uma ação importante nesses serviços seria uma investigação sistemática, com a capacitação de profissionais para detectar e tratar casos de depressão, de uso patológico de álcool, e de risco de suicídio durante a internação e após a alta hospitalar.

REVISÃO

- O suicídio é, de qualquer forma, um comportamento complexo que tem a influência de vários fatores – sociais, culturais, biológicos, psicológicos e ambientais. Envolve sempre sofrimento, tanto da pessoa que comete quanto de familiares que enfrentam tal situação e as consequências sociais do fato.
- Segundo a Associação Internacional para a Prevenção do Suicídio (IASP), no mundo como um todo, em números absolutos, os suicídios matam mais do que os homicídios e as guerras, juntos.
- A definição da OMS de suicídio é um óbito que resulta de uma ação ou omissão iniciada com a intenção de causar a morte e com a expectativa desse desfecho.
- Segundo manuais voltados à prevenção do suicídio, ao abordar o paciente suicida, é importante tomar conhecimento sobre algumas crenças e preconceitos que são muito difundidos e que, muitas vezes, dificultam a abordagem do paciente, mesmo em serviços de saúde, gerando hostilidade, falta de empatia e descrédito pelo paciente.
- É necessária uma avaliação que resulte na prevenção do suicídio, que obtenha informações suficientes para avaliar o risco, guie a decisão clínica e leve a uma intervenção terapêutica, incluindo o diagnóstico de transtornos mentais subjacentes.
- Um dos objetivos da avaliação é estimar o risco do paciente suicida. Pode-se pensar em um risco alto, médio ou baixo, o que definiria a permanência do paciente em ambiente hospitalar, protegido ou o encaminhamento para serviço ambulatorial para seguimento.

- A detecção e o tratamento adequado de pessoas acometidas por transtornos mentais, notadamente depressão, a partir do atendimento em serviços gerais de saúde, parece ser a forma mais efetiva de prevenir o suicídio.

REFERÊNCIAS

1. World Health Organization. Preventing suicide: a global imperative [Internet]. Geneva: WHO; 2014. [capturado em 22 ago. 2016]. Disponível em: http://www.who.int/mental_health/suicide-prevention/world_report_2014/en/.
2. Minayo MCS, Gonçalves F. Suicídio entre pessoas idosas: revisão da literatura. Rev Saúde Pública. 2010;44(4):750-7.
3. Brasil. Ministério da Saúde. Prevenção do suicídio: Manual dirigido a profissionais das equipes de saúde mental [Internet]. Brasilia: MS; 2006 [capturado em 22 ago. 2016]. Disponível em: http://pesquisa.bvsalud.org/bvsms/resource/pt/mis-9849.
4. Bertolote JM, Mello-Santos CD, Botega NJ. Detecção do risco de suicídio nos serviços de emergência psiquiátrica. Rev Bras Psiquiatr. 2010;32 Suppl 2:S87-95.
5. Chachamovich E1, Stefanello S, Botega N, Turecki G. Quais são os recentes achados clínicos sobre a associação entre depressão e suicídio? Rev Bras Psiquiatr. 2009;31 Suppl 1:S18-25.
6. Pelkonen M; Marttunen M. Child and adolescent suicide: epidemiology, risk factors, and approaches to prevention. Paediatr Drugs. 2003;5(4):243-65.
7. Organização Mundial da Saúde. Prevenção do suicídio: um recurso para conselheiros [Internet]. Genebra: OMS; 2006. [capturado em 22 ago. 2016] Disponível em http://www.who.int/mental_health/media/counsellors_portuguese.pdf.
8. Duberstein PR, Conwell Y, Conner KR, Eberly S, Caine ED. Suicide at 50 years of age and older: perceived physical illness, family discord and financial strain. Psychol Med. 2004;34(1):137-46.
9. Kruger LL, Werlang BSG. A dinâmica familiar no contexto da crise suicida. Psico-USF. 2010;15(1):59-70.
10. Prefeitura Municipal de São Paulo. Secretaria Municipal da Saúde. CAPS (centros de atenção psicossocial) [Internet]. São Paulo: Prefeitura São Paulo; c2016 [capturado em 22 ago. 2016]. Disponível em http://www.prefeitura.sp.gov.br/cidade/secretarias/saude/atencao_basica/index.php?p=204204.
11. Ferreira MH, Colombo ES, Guimaraes PS, Soeiro RE, Dalgalarrondo P, Botega NJ. Suicide risk among inpatients at a university general hospital. Rev Bras Psiquiatr. 2007;29(1):51-4.

LEITURA SUGERIDA

Werlang BG, Botega NJ. Comportamento suicida. Porto Alegre: Artmed; 2004.

45 PACIENTES VÍTIMAS DE VIOLÊNCIA

MARIANA RANGEL MACIEL

ANDREA FEIJÓ DE MELLO

MARCELO FEIJÓ MELLO

Em função da violência epidêmica em nosso país, é grande o número de pessoas que procuram serviços médicos por suas consequências. Estudos sugerem que a prevalência de pessoas vítimas de violência em serviços médicos seja ao redor de 40%.[1] Alguns pacientes descreverão espontaneamente as situações traumáticas pelas quais passaram; entretanto, nem todos são capazes de relatar claramente suas experiências. Tal omissão é comum em crianças, pessoas com necessidades especiais e mulheres vítimas de violência doméstica, e é importante que o clínico esteja atento a esta possibilidade para que possa fazer o diagnóstico.

- No Brasil, a notificação de casos de violência doméstica e/ou outras violências, violência sexual e tentativa de suicídio é compulsória, e os médicos e outros profissionais de saúde têm a obrigação de notificar as suspeitas de violência contra crianças, idosos e mulheres. A notificação é importante, mas por si só não resolve as questões da violência. Uma revisão sistemática demonstrou que a notificação, apesar de aumentar a detecção, não garante que estas pessoas sejam adequadamente encaminhadas, nem que haja uma diminuição efetiva da violência.[2]
- O médico deve estar conectado com a equipe e em especial com o serviço social, possibilitando, assim, o atendimento integral das vítimas de violência. Os serviços médicos devem estar preparados para atender a esta demanda, não somente do ponto de vista clínico. Recomenda-se uma padronização de condutas, que garanta que sejam feitos os devidos encaminhamentos legais e de segurança, para que não ocorra a perpetuação da violência. Aqueles diagnosticados com transtornos mentais decorrentes da violência devem receber tratamentos específicos baseados em evidências.[2]
- No caso de suspeita de violência contra crianças, o conselho tutelar e a delegacia de proteção à criança e ao adolescente (DPCA) deverão ser notificados. Deve-se suspeitar de violência contra crianças na presença de certas situações e sinais como os explicitados no Quadro 45.1.[3] O mesmo ocorre quando o adulto não consegue falar sobre as agressões, seja por medo ou por portar alguma deficiência intelectual; deve-se ficar atento para ferimentos, hematomas e fraturas de causas suspeitas. Outro sinal de alarme é haver um histórico de passagens por diversos atendimentos, às vezes, em múltiplos serviços. Uma suspeita pode também ocorrer quando há uma alteração comportamental abrupta, ou se o paciente demonstra ter medo de ficar perto de alguma pessoa (provavelmente alguém que o/a ameaça).

QUADRO 45.1 ■ Alertas de violência contra crianças

FÍSICOS	COMPORTAMENTAIS
Roupas rasgadas e/ou com manchas de sangue	Medos de ficarem sozinhas com alguém
Hemorragias vaginais ou retais Secreções vaginas ou penianas Infecções urinárias de repetição	Mudanças abruptas e inexplicáveis do comportamento
Dificuldade para caminhar	
Queixas constantes de azia ou dores abdominais oupélvicas	Regressão a comportamentos infantis (chupar dedo, enurese)
Hematomas, edemas e escoriações nas regiões anais, genital e mamaria	
Gravidez	Alterações do sono

Fonte: Souza e colaboradores.[3]

ATENÇÃO!

Uma vez que o paciente que é vítima de violência entre no serviço e tenha recebido todos os atendimentos para as questões emergenciais referentes a lesões físicas, ele deverá ser avaliado pelo médico com relação ao seu estado mental .

Pessoas que passam por situações traumáticas podem desenvolver quadros psiquiátricos, sendo os dois mais comuns o TEA[4] e o TEPT.

Cerca de 10% das pessoas que passam por um evento traumático desenvolverão um quadro psiquiátrico. Esse risco pode variar, dependendo de fatores anteriores ao trauma (do indivíduo), de características do trauma em si e ainda de fatores pós-trauma.

- **Fatores pré-trauma**. Alterações genéticas – vários polimorfismos foram associados ao TEPT (genes relacionados aos sistemas das monoaminas, hormônios ligados ao eixo hipotálamo-pituitária-suprarrenal e neuroplasticidade). Estudos epigenéticos falam da interação a situações ambientais adversas na infância em conjunto com estes polimorfismos genéticos para o aumento do risco ao desenvolvimento do TEPT.[5] Outros achados biológicos prévios, como um desequilíbrio entre sistemas simpático e parassimpático, de hipervigilância, disfunções ligadas ao hipocampo com alteração da capacidade de memorização espacial e da diferenciação de contextos, parecem ser também fatores de risco.[6] Mais achados biológicos, como a hiperatividade da amígdala, a hipofunção do pré-frontal e do hipocampo, assim como as mudanças do volume dessas estruturas, por prováveis ações ligadas ao aumento da carga alostática (devido a uma reação de estresse persistente), estão envolvidos na fisiopatologia associada a este quadro psiquiátrico.[7]
- **Características do trauma.** Eventos que representam grande ameaça à vida, como a violência sexual ou participar de situação de combate/guerra, têm um maior risco de morbidade – cerca de metade destas pessoas desenvolverão TEPT. Outro dado encontrado na literatura é que existe um efeito cumulativo de exposição ao trauma; assim, pessoas submetidas a diversos eventos, especialmente abuso na infância, têm quadros mais graves. Além disso, vítimas de violência intencional (em que há o intuito deliberado de causar dano) parecem ter pior evolução do que vítimas de traumas não intencionais.[8]
- **Fatores pós-trauma**. O suporte recebido pela vítima de violência após ter vivido uma situação traumática tem fundamental importância em como ela lidará com o evento. Falta de suporte social e presença de estressores posteriores ao trauma aumentam a chance de adoecimento.

QUADRO CLÍNICO E DIAGNÓSTICO

A primeira condição necessária para ambos os diagnósticos, de TEA ou de TEPT, é que o paciente tenha passado por uma situação de violência que tenha colocado em risco a integridade física ou a vida. O diagnóstico de TEA será feito em até 30 dias do evento traumático, e o de TEPT, após este período de tempo – no entanto, o desencadeamento de sintomas que preenchem critérios para o TEPT nem sempre ocorre na sequência imediata do evento, e o TEA não é condição necessariamente preexistente. O paciente deve ter sido exposto diretamente ou presenciado alguém ser exposto a um evento que colocou em risco a vida, ou ainda presenciado alguém ser morto. Em casos nos quais parentes ou pessoas próximas foram mortas ou tiveram a vida colocada em risco, não é necessário que o mesmo esteja presente, mas somente ficar sabendo do evento pode ser um critério para os diagnósticos tanto de TEA como de TEPT. Ainda existe a possibilidade de pessoas que são expostas a frequentes situações de extrema violência, como ver corpos e vítimas de tragédias e incêndios – como é o caso de profissionais como paramédicos e bombeiros – , desenvolverem transtornos secundários a tal exposição.

TRANSTORNO DE ESTRESSE AGUDO

O TEA se caracteriza pelo aparecimento de sintomas que ocorrem entre três dias até um mês após a passagem por um evento traumático, com as características referidas. Em geral, o indivíduo já começa a apresentar alguns sintomas imediatamente após a violência, mas pode demorar alguns dias até o completo quadro clínico.

O quadro se manifesta com muita ansiedade, e vários pacientes apresentam uma série de sintomas dissociativos, que vão da amnésia total dos fatos até sintomas de desrealização e despersonalização. Estes estados dissociativos são revivescências das experiências traumáticas, muito vívidas, como se elas estivessem acontecendo naquele momento, podendo durar de algumas horas até dias. Os estados dissociativos podem ainda ser parciais, manifestados pela incapacidade de experimentar emoções ou pela anestesia afetiva. Até o DSM-4,[9] o diagnóstico de TEA valorizava muito a presença de sintomas dissociativos, mas o diagnóstico atual no DSM-5[10] enfatiza a quantidade de sintomas e a gravidade do caso. O paciente deve apresentar pelo menos nove dos 14 sintomas listados no Quadro 45.2.[10]

ATENÇÃO!

A grande importância do diagnóstico do TEA é de se iniciar precocemente o tratamento, pois quase a totalidade dos pacientes que apresentam sintomas agudos significativos evoluirão para o TEPT.

TRANSTORNO DE ESTRESSE PÓS-TRAUMÁTICO

O TEPT é um quadro grave, muitas vezes crônico e de difícil tratamento. O paciente em geral vem acompanhado ao serviço devido às evitações, ou seja, sintomas que fazem parte do quadro. Ele evita pensamentos, sensações, pessoas, lugares que o façam reviver as cenas traumáticas, mas, mesmo assim, é inundado pelas imagens e emoções ligadas à violência pela qual passou, seja acordado e/ou mesmo ao dormir, acordando com pesadelos sobre suas vivências.

Como vivem com medo e ameaçados de que novas situações violentas ocorram, estão hipervigilantes, se assustam com frequência, ficam irritadiços e insones. Uma série de sintomas dissociativos estão presentes, desde a amnésia dos fatos, como também a anestesia afetiva. Sentimentos de culpa, desesperança, descrença com o futuro e com o ser humano são frequentes. Alguns pacientes se revoltam, tornam-se vingativos e se colocam em situações de risco.

Estes sintomas podem durar anos, na grande maioria das vezes sem nunca serem diagnosticados e adequadamente tratados. Em parte, a dificuldade diagnóstica se deve ao desconhecimento deste diagnóstico pela população, assim como pelos profissionais de saúde. O diagnóstico só pode ser feito se os sintomas estão presentes há pelo menos um mês – ou seja, no mínimo um mês após o trauma. Pode haver um período de latência entre o trauma e o início dos sintomas, que não necessariamente se iniciam logo após o evento – os pacientes comumente descrevem que tem a sensação de que "a ficha não havia caído" até um dado momento. Se os sintomas duram mais do que três meses, o TEPT é considerado crônico. Os sintomas estão descritos no Quadro 45.3;[10] para que o diagnóstico este-

QUADRO 45.2 ■ Critérios diagnósticos do transtorno de estresse agudo

SINTOMAS DE INTRUSÃO
1 | Lembranças angustiantes recorrentes, involuntárias e intrusivas do evento traumático. Nota: Em crianças, pode ocorrer a brincadeira repetitiva na qual temas ou aspectos.[10] Perturbação do sono (p. ex.: dificuldade de iniciar ou manter o sono, sono agitado). do evento traumático são expressos. 2 | Sonhos angustiantes recorrentes nos quais o conteúdo e/ou o afeto do sonho estão relacionados ao evento. Nota: Em crianças, pode haver pesadelos sem conteúdo identificável. 3 | Reações dissociativas (p. ex.: *flashback*) nas quais o indivíduo sente ou age como se o evento traumático estivesse acontecendo novamente. 4 | Sofrimento psicológico intenso ou prolongado ou reações fisiológicas acentuadas em resposta a sinais internos ou externos que simbolizem ou se assemelhem a algum aspecto do evento traumático.
HUMOR NEGATIVO
5 | Incapacidade persistente de vivenciar emoções positivas (p. ex.: incapacidade de vivenciar sentimentos de felicidade, satisfação ou amor).
SINTOMAS DISSOCIATIVOS
6 | Senso de realidade alterado acerca de si mesmo ou do ambiente ao redor. 7 | Incapacidade de recordar um aspecto importante do evento traumático.
SINTOMAS DE EVITAÇÃO
8 | Esforços para evitar recordações, pensamentos ou sentimentos angustiantes acerca do, ou fortemente relacionados ao evento traumático. 9 | Esforços para evitar lembranças (pessoas, lugares, conversas, atividades, objetos, situações) que despertem recordações, pensamentos ou sentimentos angustiantes acerca do, ou fortemente relacionados ao, evento traumático.
SINTOMAS DE EXCITAÇÃO
10 | Perturbação do sono (p. ex.: dificuldade de iniciar ou manter o sono, sono agitado). 11 | Comportamento irritadiço e surtos de raiva (com pouca ou nenhuma provocação) geralmente expressos como agressão verbal ou física em relação a pessoas ou objetos. 12 | Hipervigilância. 13 | Problemas de concentração. 14 | Resposta de sobressalto exagerada

Fonte: American Psychiatric Association.[10]

ja presente, devem haver pelo menos um sintoma intrusivo, um sintoma de evitação, dois de humor/cognição negativos e dois de hipervigilância. Deve haver ainda sofrimento significativo com prejuízo funcional, para que possa ser estabelecido o diagnóstico.

■ TRATAMENTO

- Recomendações gerais. Vítimas de violência devem ser avaliadas quanto à natureza da exposição traumática (incluindo outros traumas pregressos, além do evento índice), quanto à existência de estressores atuais e quanto ao suporte social que dispõem.[11] A existência de transtornos psiquiátricos relacionados à violência deve ser pesquisada, pois dificilmente será informada de forma espontânea pelo paciente. É necessário avaliar risco de suicídio e de atitudes impulsivas potencialmente prejudiciais ao paciente.
- As evidências científicas para o tratamento do TEA ainda são muito pequenas, devido à novidade deste diagnóstico. Ainda não se têm estudos suficientes para um consenso na abordagem do TEA, entretanto, o tratamento com ISRS é recomendado, na tentativa da remissão sintomática e prevenção do TEPT. Em geral, devido à alta ansiedade, aos sintomas dissociativos e à insônia grave, muitos pacientes são medicados com antipsicóticos atípicos, preferencialmente aqueles com efeitos sedativos. Psicoeducação sobre sintomas comuns pós-trauma, estratégias de enfrentamento e possibilidades de tratamento devem ser realizadas. Intervenções psicoterápicas breves na linha cognitivo-comportamental podem ser oferecidas, se disponíveis.[12]
- Recomendações sobre o que *não* fazer com pacientes que passaram por situações traumáticas importantes, com diagnóstico de TEA ou TEA subclínico (presença de sintomas, mas que não preenchem os critérios para TEA). O uso de benzodiazepínicos ou a indicação de psicoterapias que façam com que os pacientes revivam as experiências traumáticas (*debriefing*) são contraindicados. Os estudos mostram que estas condutas aumentam significativamente as chances do desenvolvimento do TEPT e pioram o prognóstico do paciente. As psicoterapias de *debriefing* – que podem ser traduzidas como interrogatórios – estimulam o paciente a falar sobre as vivências traumáticas e reviver as emoções associadas a elas, acabando por fixar as memórias traumáticas. Estimular pessoas que acabaram de viver uma situação traumática a "colocar para fora" e falar sobre a situação não contribui para a melhora dos sintomas e pode ainda agravá-los no momento imediato pós-trauma.[13,14]
- Os tratamentos para o TEPT, baseados em evidências, são os ISRSs e alguns tipos de psicoterapias. Os ISRS são as medicações de primeira linha para o tratamento do TEPT. A sertralina e a paroxetina são aprovadas pela FDA, agência que aprova os tratamentos nos Estados Unidos. Existem ensaios clínicos com outros ISRSs, como a fluoxetina, que também mostram resultados positivos no tratamento agudo dos sintomas, assim como na prevenção de recaídas. As chances de recaídas dos sintomas em pacientes em uso

QUADRO 45.3 ■ Critérios diagnósticos para o transtorno de estresse pós-traumático

SINTOMAS INTRUSIVOS
1 | Memórias aflitivas espontâneas ou recorrentes desencadeadas por lembranças, involuntárias e intrusivas do evento traumático
2 | Sonhos aflitivos recorrentes nos quais o conteúdo e ou o afeto são relacionados ao evento traumático.
3 | Reações dissociativas (p.ex.: *flashback*) nos quais os indivíduos sentem ou agem como se o evento traumático estivessem acontecendo.
4 | Sofrimento intenso ou prolongado a exposição lembranças internas ou externas (pistas) que simbolizem ou remontem um aspecto do evento traumático.
5 | Reações fisiológicas somáticas marcadas a lembranças do evento traumático.
SINTOMAS EVITATIVOS
1 | Esforço para evitar pensamentos, sentimentos, ou sensações físicas que despertam lembranças do evento traumático.
2 | Esforço para evitar pistas externas (pessoas, locais, conversas, atividades, objetos, situações) que despertem lembranças do evento traumático.
ALTERAÇÕES NEGATIVAS NA COGNIÇÃO E NO HUMOR (2OU+)
1 | Inabilidade em lembrar um aspecto importante do evento traumático amnesia dissociativa - mas não devido a traumatismo craniano, álcool ou drogas ilícitas.
2 | Expectativas negativas persistentes e exageradas sobre si mesmo, outros ou o mundo.
3 | Acusação persistente e distorcida de si mesmo ou outros sobre as causas ou consequências das causas ou consequências do evento traumático (novo).
4 | Estados emocionais negativos e invasivos (p.ex.: medo, horror, culpa ou vergonha [novo]).
5 | Diminuição marcada no interesse ou participação em atividades significativas.
6 | Sentimento de distanciamento da realidade ou estranhamento dos outros.
7 | Incapacidade persistente em experimentar emoções positivas (p.ex.: incapacidade em ter sentimentos de amor ou amortecimento psicológico).
ALTERAÇÕES NA VIGILÂNCIA OU REATIVIDADE
1 | Comportamento irritável ou agressivo
2 | Comportamento imprudente ou autodestrutivo
3 | Hipervigilância
4 | Respostas de sobressalto exagerada
5 | Problemas com concentração
6 | Distúrbios do sono

Fonte: American Psychiatric Association.[10]

dos ISRS são significativamente menores quando comparados com o placebo. Existem também alguns ensaios clínicos controlados e randomizados que mostram bons resultados com o uso de antidepressivos duais, como a venlafaxina. As doses dos antidepressivos estão dentro das doses terapêuticas para cada medicamento, mas costumam ser necessárias doses moderadas a altas. A resposta costuma ser um pouco mais demorada, devendo-se esperar entre oito a 12 semanas para avaliar os resultados com cada uma das medicações.[11,15-17] Existem evidências de hiperatividade adrenérgica em pacientes com TEPT, e provavelmente esta alteração tem relação com sintomas e hipervigilância, incluídas aqui as alterações do sono. Ensaios clínicos ainda incipientes mostram uma ação terapêutica de medicamentos antiadrenérgicos, como o prazosin (um bloqueador α_1- adrenérgico).[11,15-17]

- Os medicamentos estabilizadores do humor podem ser indicados quando sintomas de irritabilidade e impulsividade estiverem presentes, ou se houver uma comorbidade com transtorno afetivo-bipolar (TAB) com o TEPT. As evidências ainda são pequenas com ensaios clínicos controlados e relatos de casos usando topiramato, carbamazepina, valproato, lamotrigina, e gabapentina. Os antipsicóticos atípicos são usados nos casos mais graves, como TEPT refratário, associado a sintomas psicóticos, ou com TAB comórbido.[11,15-17] Um resumo das intervenções pode ser visto no Quadro 45.4.[17]
- Em relação às psicoterapias, as técnicas comportamentais de exposição são as mais estudadas e que têm as melhores evidências. As psicoterapias comportamentais, cognitiva e cognitivo-comportamentais adaptadas para o TEPT são eficazes. Outras terapias, como a inoculação de estresse ou terapia cognitiva focada no trauma, a terapia *eye movement desensitization and reprocessing* (EMDR) e a terapia interpessoal adaptada ao TEPT mostram-se promissoras.[11,15-17]
O tratamento deve ser mantido por ao menos um ano até a suspensão, para evitar as recaídas. Pacientes que respondem parcialmente devem manter as medicações continuamente. Algumas psicoterapias admitem sessões de manutenção mensais ou bimestrais nos pacientes que permanecem sintomáticos.[11,15-17]

REVISÃO

- É grande o número de pessoas que procuram serviços médicos devido à violência e suas consequências. Estudos sugerem que a prevalência de pessoas vítimas de violência em serviços médicos seja ao redor de 40%.
- O médico deve estar conectado com a equipe e em especial com o serviço social, possibilitando, assim, o atendimento integral das vítimas de violência.
- Cerca de 10% das pessoas que passam por um evento traumático desenvolverão um quadro psiquiátrico. Esse risco pode variar, dependendo de fatores anteriores ao trauma (do indivíduo), de características do trauma em si e ainda de fatores pós-trauma.

QUADRO 45.4 ■ Resumo das intervenções

DIAGNÓSTICO	SINTOMA ESPECÍFICO	CONDUTA
Abordagem inicial pós-violência – atendimento de emergência		Condutas específicas, dependendo das características do trauma ▪ Anticoncepção de emergência e profilaxia para DST na violência sexual ▪ Garantir a segurança do/a paciente – acionar conselho tutelar, delegacia da mulher, ou outros órgãos específicos, se for necessário Acolhimento e psicoeducação Avaliar estado mental – presença de sintomas de TEPT ou TEA Avaliar risco de suicídio ou de atos impulsivos de risco Evitar medicações psicotrópicas sem uma indicação específica Avaliar presença de sintomas agudos, como insônia e dor
Sintomas de estresse agudo – até um mês após o evento	Pensamentos intrusivos, evitação, hipervigilância; com prejuízo funcional significativo Sintomas dissociativos Insônia	Não prescrever benzodiazepínicos TCC com foco no trauma deve ser considerada, se disponível ISRS podem ser considerados devido à alta taxa de evolução para TEPT Podem ser utilizados antipsicóticos atípicos (risperidona 1-4 mg, olanzapina 2,5-10 mg, quetiapina 25-300 mg) Técnicas de relaxamento e orientação da higiene do sono Se necessário, medicar com antipsicóticos em doses baixas (quetiapina 25-100 mg, olanzapina 2,5-5 mg, clorpromazina 25-200 mg)
TEPT	Quadro clínico geral Sintomas evitativos Alterações de sono Sintomas psicóticos ou casos refratários	TCC individual ou grupo /EMDR/manejo do estresse Adaptação da TIP para TEPT ISRS ou venlafaxina são as medicações de escolha, nas doses terapêuticas habituais (fluoxetina 20-80 mg, sertralina 50-200 mg, paroxetina 10-50 mg, venlafaxina 75-300 mg) Considerar topiramato (25-400 mg) Considerar prazosin (3-15 mg) Considerar antipsicóticos atípicos, outros anticonvulsivantes

Fonte: Adaptada de Tol e colaboradores.[17]

- A primeira condição necessária para os diagnósticos, de TEA ou de TEPT, é que o paciente tenha passado por uma situação de violência que tenha colocado em risco a integridade física ou a vida. O diagnóstico de TEA será feito em até 30 dias do evento traumático, e o de TEPT, após este período de tempo.
- O tratamento, nestes casos, deve ser mantido por ao menos um ano até a suspensão, para evitar as recaídas. Pacientes que respondem parcialmente devem manter as medicações continuamente. Algumas psicoterapias admitem sessões de manutenção mensais ou bimestrais, nos pacientes que permanecem sintomáticos.

■ REFERÊNCIAS

1. Sprague S, Goslings JC, Hogentoren C, de Milliano S, Simunovic N, Madden K, et al. Prevalence of intimate partner violence across medical and surgical health care settings: a systematic review. Violence Against Women. 2014;20(1):118-36.
2. Taft A, O'Doherty L, Hegarty K, Ramsay J, Davidson L, Feder G. Screening women for intimate partner violence in healthcare settings. Cochrane Database Syst Rev. 2013;4:CD007007.
3. Souza EJB, Rêgo IN, Gurgel KAS, Araújo KMS, Souza Neto MO, Santos RM. Violência sexual contra crianças e adolescentes: você sabe como agir? 2. ed. Natal: MPRN; 2006.
4. Dickstein BD, Weathers FW, Angkaw AC, Nievergelt CM, Yurgil K, Nash WP, et al. Diagnostic Utility of the Posttraumatic Stress Disorder (PTSD) checklist for identifying full and partial PTSD in active-duty military. Assessment. 2015;22(3):289-97.
5. Zoladz PR, Diamond DM. Current status on behavioral and biological markers of PTSD: a search for clarity in a conflicting literature. Neurosci Biobehav R. 2013;37(5):860-95.
6. Miller GE, Chen E, Zhou ES. If it goes up, must it come down? Chronic stress and the hypothalamic-pituitary-adrenocortical axis in humans. Psychol Bull. 2007;133(1):25-45.
7. A multi-center, double-blind, randomized, parallel-group, placebo-controlled phase III study of the efficacy and safety of quetiapine fumarate extended-release (Seroquel XR™) as mono-therapy in the treatment of elderly patients with major depressive disorder (SAPPHIRE STUDY) [Internet]. Wilmington: AstraZeneca; 2016c [capturado em 25 maio 2016]. Disponível em: http://www.astrazenecaclinicaltrials.com/drug-products/seroquel/?itemId=8543679.
8. Luz MP, Coutinho ESF, Berger W, Mendlowicz MV, Vilete LMP, Mello MF, et al. Conditional risk for posttraumatic stress disorder in an epidemiological study of a Brazilian urban population. J Psychiatr Res. 2016;72:51-7.
9. American Psychiatric Association. Diagnostic and statistical manual of mental disorders: DSM-IV. 4rd ed. Washington: APA; 1994.
10. American Psychiatric Association. Manual diagnóstico e estatístico de transtornos mentais: DSM-5. 5. ed. Porto Alegre: Artmed; 2014.
11. Management of the Post-Traumatic Stress Working Group. VA/DoD clinical practice guideline for management of post-traumatic stress [Internet].

Washington: VA/DoD; 2010 [capturado em 25 maio 2016]. Disponível em: http://www.healthquality.va.gov/guidelines/MH/ptsd/cpg_PTSD-full-201011612.PDF.

12. Cardeña E, Carlson E. Acute stress disorder revisited. Annu Rev Clin Psychol. 2011;7:245-67.
13. Gelpin E, Bonne O, Peri T, Brandes D, Shalev AY. Treatment of recent trauma survivors with benzodiazepines: a prospective study. J Clin Psychiatry. 1996;57(9):390-4.
14. Mellman TA, Bustamante V, David D, Fins AI. Hypnotic medication in the aftermath of trauma. J Clin Psychiatry. 2002;63(12):1183-4.
15. Benedek DM, Friedman MJ, Zatzick DF, Ursano RJ. Guideline watch (march 2009): practice guideline for the treatment of patients with acute stress disorder and posttraumatic stress disorder. In: American Psychiatric Association, editor. APA practice guidelines. Washington: APA; 2009. p. 12.
16. Forbes D, Creamer M, Bisson JI, Cohen JA, Crow BE, Foa EB, et al. A guide to guidelines for the treatment of PTSD and related conditions. J Trauma Stress. 2010;23(5):537-52.
17. Tol WA, Barbui C, Bisson J, Cohen J, Hijazi Z, Jones L, et al. World Health organization guidelines for management of acute stress, PTSD, and bereavement: key challenges on the road ahead. PLoS Med. 2014;11(12):e1001769.

EMERGÊNCIAS EM NEUROLOGIA

Gilmar Fernandes do Prado

PARTE

9

46 COMA

■ MARIA ELISABETH M. R. FERRAZ
■ GILMAR FERNANDES DO PRADO
■ FELIPE AUGUSTO VIGARINHO JORGE
■ GABRIEL LOPES DA SILVA

O coma é uma alteração do nível de consciência resultante de grave lesão do SNC, cuja topografia pode incluir: acometimento encefálico difuso, com envolvimento do córtex cerebral e/ou da substância branca bilateralmente, lesão talâmica (dano bilateral) e dano ao tegmento paramediano (sistema reticular ativador ascendente do tronco encefálico).

Caracteriza-se clinicamente pela completa perda de excitação espontânea ou induzida por estímulo, observando-se ausência de abertura ocular, resposta verbal proposital ou atividade motora, (em) após estimulação sensorial.

■ DIAGNÓSTICO

O diagnóstico do estado de coma é fundamentalmente clínico, porém sua etiologia pode demandar várias intervenções, desde as mais simples, como um exame de glicemia obtivo através de sangue da ponta de dedo, a exames complexos, como técnicas de neuroimagem. O paciente em coma não apresenta abertura ocular, ou somente à dor; não apresenta resposta motora, ou resposta anormal (descerebrarão ou decorticação), ou apenas débil flexão dos membros aos estímulos dolorosos; não responde a solicitações verbais ou apenas emite sons incompreensíveis. Entretanto, a definição do estado de coma é controversa, podendo ser mais ampla, sendo diferenciado do estado de sono, pelo fato de não se obter pronta reversão à vigília como esperado para o paciente que apenas dorme.

Para atenção ao paciente em coma no seviço de emergência (SE), é importante que se realizem as medidas clínicas necessárias a qualquer paciente com doença aguda, obtenha-se sangue para análises clínicas (Na, K, U, C, hemograma, glicemia, dentre outros), que se reserve soro para eventual análise toxicológica, que se obtenha detalhada história clínica com familiares ou acompanhantes, que se realizem acurados exames clínico e neurológico e que se indiquem outros exames complementares conforme as hipóteses diagnósticas, podendo incluir a TC e o exame do LCS, dentre outros.

■ ETIOLOGIA

O coma pode ser causado por grande número de condições sistêmicas ou restritas ao SNC, que resultam no comprometimento do sistema reticular ativador ascendente e suas vias, ou de ambos os hemisférios cerebrais. Com a finalidade de organizar suas possíveis causas, o coma poder ser classificado didaticamente e para efeitos práticos em três grandes grupos etiológicos (Quadro 46.1):

QUADRO 46.1 ■ Divisão etiológica didática do coma

1. Doenças geralmente sem déficits focais, com TC de crânio e LCS normais.

A | Intoxicação exógena:
- Substâncias sedativas hipnóticas: etanol, barbitúricos e outros sedativos, benzodiazepínicos, opioides
- Ácidos e substâncias com metabólitos ativos: paraldeído, etilenoglicol, cloreto de amônio.
- Substâncias psicoativas: antidepressivos tricíclicos, anticolinérgicos, anfetaminas, fenotiazinas, lítio, LSD
- Outros: penicilinas, antiepilépticos, corticoides, cianeto, metais pesados.

B | Distúrbios metabólicos: anóxia cerebral, cetoacidose diabética, coma hiperosmoloar hiperglicêmico, uremia, IH, hipo ou
hipernatremia, com ou sem milelinólise pontina, hipoglicemia, crise suprarrenal,
distúrbios tiroideanos.

C | Infecções sistêmicas graves: pneumonia, peritonite, febre tifoide, malária, septicemia, síndrome de Waterhouse-Friderichsen.

D | Choque por qualquer etiologia

E | Estado de mal epiléptico*, estado pós-convulsivo (pós-ictal)

F | Encefalopatia hipertensiva e eclâmpsia*

G | Hipertermia e hipotermia

H | Concussão cerebral

I | Hidrocefalia aguda*

J | Estágios tardios de certas doenças degenerativas e doença de Creutzfeldt-Jakob*

* Podem com frequência cursar com alterações em exame de imagem.

2. Doenças geralmente: com rigidez de nuca/com ou sem TC de crânio alterada/com LCS alterado.

A | HSA – por ruptura de aneurisma, por malformação arteriovenosa, ou por trauma.

B | Meningite bacteriana aguda ou tuberculosa

C | Meningoencefalite viral

E | Meningite por doenças parasitárias

F | Apoplexia suprarrenal

3. Doenças geralmente com déficits focais, com TC de crânio alterada, com ou sem LCS.

A | AVCi – extenso (hemisférico); infarto de tronco cerebral por afecções da artéria basilar (trombose, embolia, dissecção).

B | AVCh: extenso; de ponte e cerebelo.

C | Abscesso cerebral, empiema subdural, encefalite herpética.

D | Hematoma subdural ou extradural, contusão cerebral.

E | Tumor cerebral

G | Diversos: trombose venosa cerebral, AVCi por embolia resultante de endocardite infecciosa, encefalomiete disseminada aguda, linfoma intravascular, púrpura trombocitopênica trombótica, embolia gordurosa difusa, etc.

Fonte: Ropper e Samuels.[1]

DIAGNÓSTICO DIFERENCIAL

- **Síndrome do encarceramento ou *locked-in*.** Lesões vasculares ou traumas na base do tronco (região ventral da ponte, abaixo do núcleo do nervo oculomotor) provocam quadro de tetraplegia e anartria, estando preservados os movimentos oculares extrínsecos e a consciência, bem como o ciclo sono-vigília.
- **Estado vegetativo persistente.** Lesões agudas dos hemisférios cerebrais, comumente as que resultam em coma prolongado, podem provocar um estado com ausência de relação consciente com o meio externo e de ações voluntárias. Existe a preservação das funções automáticas, bem como a manutenção do ciclo sono-vigília. O termo "persistente" é usado após um mês de quadro com essas características.
- **Estado mínimo de consciência.** O paciente não preenche critérios para estado vegetativo, pois apresenta certo grau de interação com o meio-ambiente. Geralmente ocorrem como uma evolução dos pacientes em estágio vegetativo ou coma para um nível de consciência melhor.
- **Mutismo acinético.** Lesões de lobo frontal medial bilateralmente comprometem a função executiva (capacidade de iniciar e planejar tarefas). Nestes casos, o paciente mantém certo grau de lucidez, mas é incapaz de movimentar-se ou de falar.
- **Estados confusionais agudos.** Idosos com *delirium* devido a causas sistêmicas (metabólicas, infecciosas, vasculares) podem apresentar-se ao serviço de saúde com um estado de consciência reduzido. Frequentemente, o nível de consciência é flutuante ao longo do dia e pode haver inversão do ciclo sono-vigília. Nesses casos, o restante do exame neurológico é normal, e os exames laboratoriais apontam para o fator etiológico.
- **Catatonia.** Transtornos psiquiátricos (depressão grave, esquizofrenia) ou neurológicos (encefalites autoimunes, intoxicação neuroléptica maligna) podem cursar com uma irresponsividade psicogênica, em que o paciente se encontra com os olhos abertos, mas é incapaz de comunicar-se ou obedecer a comandos. O exame neurológico é normal. Trata-se de um diagnóstico difícil, estabelecido após exclusão de outras causas orgânicas potencialmente graves.

AVALIAÇÃO INICIAL DO PACIENTE EM COMA

A avaliação inicial do coma deve priorizar a abordagem ABCD do suporte básico de vida.

A investigação diagnóstica (anamnese, exame físico e exames complementares) idealmente deve ocorrer de forma simultânea a possíveis medidas terapêuticas.

- A e B: se não houver respiração efetiva, desobstruir vias aéreas, aspirar secreções e dar suporte ventilatório com bolsa-válvula-máscara até que o paciente seja intubado. Manter saturação de oxigênio ($SatO_2$) > 90% e intubar se Glasgow < 8. Manter com colar cervical em casos de suspeita de trauma.
- C: acesso venoso periférico e monitoração da pressão arterial (PA), com reposição volêmica, se necessário. Encaminhar amostras de sangue para análise laboratorial e avaliação toxicológica (Quadro 46.2).

Avaliar imediatamente glicemia capilar e administrar glicose hipertônica 50% (50 mL, EV) precedida por Tiamina (300 mg, EV), se necessário.

QUADRO 46.2 ■ Exames laboratoriais para investigação do coma

EXAME LABORATORIAL	ETIOLOGIA
Glicose	Hipoglicemia, coma hiperosmolar, cetoacidose diabética
Hemograma	Infecção/sepse, anemia, plaquetopenia
Eletrólitos	Distúrbios do sódio, cálcio, potássio
Albumina/Bilirrubinas/ Coagulograma/TGO e TGP Amônia	Hiperbilirrubinemia, hiperamonemia, encefalopatia hepática
Ureia, Cr	IR/uremia
TSH	Coma mixedematoso
Urina I/exames toxicológicos	Sepse de foco urinário intoxicações
GA	Desequilíbrio acidobásico(hipóxia/ hipercapnia)
Lactato	Acidose láctica

EXAME DO PACIENTE COMATOSO

1 | Anamnese

Idealmente, um membro da equipe deve direcionar-se a conversar com familiares, ao passo que os demais procedem a medidas iniciais de suporte de vida. Nem sempre há acompanhantes, o que torna o atendimento difícil pela falta de informações prévias e sobre o evento incitante. Quando presentes, os familiares e as testemunhas podem informar sobre condições de saúde prévias, medicamentos de uso contínuo, velocidade de instalação do quadro, ou sintomas relatados previamente pelo paciente. Devem-se questionar:

- Velocidade de instalação: súbita (quadros vasculares) ou insidiosa, com ou sem flutuação inicial do nível de consciência (quadros sistêmicos, hematomas em progressão, neoplasias).
- Presença de crises epilépticas, febre ou imunossupressão, história de trauma, uso de substâncias depressoras do SNC ou de drogas ilícitas, presença de doenças prévias ou transtornos psiquiátricos.

2 | Exame físico geral

Avaliar a presença de: febre ou hipotermia, sinais de hepatopatia crônica, petéquias ou púrpuras (meningococcemia, endocardite infecciosa, vasculites, púrpura trombocitopênica), indícios de trauma e/ou violência, sinais de uso de agulhas (drogas EV), sinais de fratura de base de crânio, mordedura de língua ou sinais de incontinência urinária (crises epilépticas). Proceder à ausculta cardíaca (arritmias ou sopros cardíacos) e pulmonar, bem como à palpação do abdome.

3 | Exame físico neurológico

Existem diversas escalas para avaliar pacientes em coma. A mais conhecida é a escala de coma de Glasgow (Tabela 46.1), desenvolvida para utilização no trauma, podendo ser usada em uma avaliação inicial. Vale ressaltar, contudo, que a descrição do exame neurológico é mais precisa e adequada do que a pontuação por escalas.

Deve ser feito um exame neurológico sumário e focado em aspectos importantes para elucidação do caso. Os seguintes itens podem ser avaliados:

A | Nível de consciência. Checar se o paciente tem abertura ocular espontânea (tendo-se por base que não significa necessariamente estado de alerta, como não ocorre no estado vegetativo). Em seguida, deve-se tentar chama-lo e tocá-lo. Se não houver abertura ocular, passa-se para o estímulo doloroso – inicialmente menos vigorosos, progredindo para pressão no leito ungueal dos quatro membros e na saliência óssea orbitária. Avalia-se se há resposta motora dos membros e/ou fáscies de dor.

TABELA 46.1 ■ Escala de coma de Glasgow

	1	2	3	4	5	6
Ocular	Não abre os olhos	Abre os olhos à dor	Abre os olhos aos chamados	Abre os olhos espontaneamente	N/A	N/A
Verbal	Emudecido	Sons incompreensíveis	Palavras desconexas	Confuso, desorientado	Orientado, conversa normalmente	N/A
Motor	Não se movimenta	Descerebração	Decorticação	Flexão inespecífica (normal)/ Reflexo de retirada a estímulos dolorosos	Localiza estímulos dolorosos	Obedece a comando

B | Nervos cranianos:

a | Fundo de olho, movimentos oculares espontâneos e reflexos pupilares:

O exame de fundo de olho pode detectar papiledema (sinal de HIC) e hemorragias retinianas (emergências hipertensivas).

Alguns movimentos oculares espontâneos são patológicos e sugerem lesão grave de tronco encefálico, como o *bobbing* ocular (movimentos bruscos do olhar para baixo, com retorno lento para cima), que indica lesão pontina. Movimento rítmico dos olhos pode indicar crise epiléptica. Desvio conjugado do olhar pode ocorrer em doenças com envolvimento do lobo frontal (desvio ipsilateral, se lesão frontal e desvio contralateral se crise epiléptica de lobo frontal) e da ponte (desvio contralateral). O desvio do olhar conjugado para baixo pode indicar lesão de teto mesencefálico.

As alterações pupilares podem sugerir a etiologia do coma.

- Midríase unilateral: compressão mesencefálica por herniação transtentorial uncal, ou lesão do nervo oculomotor ipsilateral.
- Midríase bilateral: lesão encefálica grave ou Intoxicação (simpaticomiméticos ou anticolinérgicos).
- Miose unilateral: lesão autonômica simpática (síndrome de Claude-Bernard-Horner) ou do tálamo ipsilateral.
- Miose bilateral: lesões diencefálicas ou intoxicação (opioides ou colinérgicos). Miose acentuada (pupilas puntiformes) pode indicar lesões de ponte.

b | Reflexos de tronco:

- Córneo palpebral: estimular a córnea delicadamente com uma gaze ou algodão, entrando lateralmente, por fora do campo de visão, e avaliar fechamento palpebral.
  - Ausente unilateral: lesão aferente (nervo trigêmeo) ou eferente (nervo facial), no lado da ausência do reflexo.
  - Ausente bilateral: lesão neurológica difusa grave.
- Reflexo oculocefálico: paciente deitado em decúbito ventral e cabeceira a 0°. Rodar a cabeça para cada lado e observar se os olhos movimentam-se para o lado contrário ao do movimento da cabeça. Não deve ser realizado em caso de suspeita de lesão cervical. Sugere comprometimento entre as vias proprioceptivas cervicais e do tronco cerebral, sistema vestibular e sistema oculomotor.
- Reflexo de tosse: estimular a laringe, desencadeando tosse. Pode também ser realizado aspirando-se a traqueia ou mobilizando-se a cânula de intubação. Sugere comprometimento do tronco encefálico.

C | Reflexos osteotendíneos: avaliar presença, ausência e simetria de resposta (hiper-reflexia é sinal de comprometimento do trato corticospinal – sinal de liberação piramidal).

D | Reflexo cutaneo-plantar: estimular a planta do pé, em sua face externa, de baixo para cima, com um objeto de ponta romba (espátula). A extensão do hálux (sinal de Babinski) é sinal de liberação piramidal.

E | Sinais de irritação meníngea: pesquisar a resistência à flexão da nuca (rigidez) e/ou dor à extensão do membro inferior após este estar fletido sobre o quadril (sinal de Kernig).

F | Respiração:

- Respiração de Cheyne-Stokes: períodos de hiperpneia alternados a períodos de apneia. Ocorre em distúrbios metabólicos, lesões hemisféricas cerebrais bilaterais e HIC.
- Respiração apnêustica: pausas ao final da inspiração e da expiração. Ocorre em lesão da porção caudal da ponte.
- Respiração atáxica (de Biot): irregular e anárquica, sem padrão definido. Ocorre em lesão na formação reticular dorsomedial do bulbo.
- Hiperpneia neurogênica central: respiração profunda e rápida. Ocorre em lesão do tegmento do mesencéfalo.
- Respiração de Kussmaul: inspirações profundas e regulares. Ocorre na acidose metabólica.

■ INVESTIGAÇÃO COMPLEMENTAR

Além dos exames séricos (encaminhados ao laboratório durante a avaliação inicial), em um segundo momento, alguns procedimentos e exames específicos podem ser necessários para complementar a investigação etiológica do coma.

1 | Métodos de diagnóstico por imagem. É essencial quando se suspeita de lesão estrutura do SNC. A TC é realizada de emergência, por ser mais rápida e barata, e avalia sensivelmente hemorragias intracranianas, e lesões com efeito de massa e desvio de linha média. A RM deve ser feita em um segundo momento, para casos em que a TC não foi elucidativa; é superior para avaliação de doenças inflamatórias (como encefalite herpética) e de lesões de fossa posterior. Pode ser necessária a avalição dos vasos (descartar aneurisma cerebral, trombose de seio, estenose ou dissecção arterial), feita com angiografia por RM ou por TC, ou mesmo uma angiografia convencional.

2 | Análise de Liquor. Indicada em casos de suspeita de quadros inflamatórios ou infecciosos. Pode também fazer o diagnóstico de HSA.

3 | EEG. Deve ser solicitado se suspeita de estado de mal epilético, e para avaliação complementar em outros casos, como encefalopatia metabólica, encefalite herpética, encefalopatia pós-anóxica e morte encefálica. É um exame bastante útil, não só para diagnóstico, como também para seguimento e prognóstico dos pacientes.

■ TRATAMENTO

O coma é uma emergência médica. O seu adequado tratamento requer o reconhecimento de suas possíveis etiologias.

ATENÇÃO!

No passado, preconizava-se um tratamento padronizado, conduta com cada vez menos espaço nos dias atuais, considerando a maior acurácia dos métodos diagnósticos.

O tratamento do coma pode ser subdividido por grupos etiológicos, que incluem:

DISTÚRBIOS METABÓLICOS

Distúrbios do sódio

- Hiponatremia. Reposição máxima de 12 mEq a cada 24 horas, com correção de no máximo 3 mEq na primeira hora de tratamento; a infusão a taxas maiores pode conduzir ao quadro de mielinólise pontina, que também se configura como causa de coma, devendo ser considerada em pacientes hiponatrêmicos submetidos à correção da natremia e que apresentam lenta resposta clínica.
- Hipernatremia. Sua correção com soluções hipotônicas deve obedecer à taxa de 12 mEq a cada 24 horas, a fim de evitar o desenvolvimento de edema cerebral, também potencial causa de coma em pacientes submetidos à correção da hipernatremia e resposta clínica insatisfatória.

Comas diabéticos

- Hipoglicemia. Infusão de soluções hipertônicas (glicose a 50%), sendo a velocidade crucial para assegurar preservação neuronal, tendo em vista a intensa atividade metabólica cerebral, dependente de glicose.
- Estado hiperosmolar e cetoacidose diabética. Hidratação venosa com SF, insulina IV e atenção especial para eventuais alterações metabólicas e infecciosas que podem predispor ao seu surgimento ou a eles estarem relacionados, como os distúrbios de sódio e potássio, condições potencialmente causadoras de alterações da consciência.
- Encefalopatia de Wernicke. Reposição de tiamina em doses elevadas, em momento inicial, que variam de 300 a 500 mg por via EV , a cada 8 horas, por três dias; após, a dose pode ser progressivamente reduzida com o objetivo de, à alta hospitalar, manter o paciente em uso de 60 a 100 mg por dia por VO, até o restabelecimento da ingesta adequada da vitamina B1 por meio de dieta; é fundamental atentar-se para a não infusão de glicose hipertônica antes da prescrição de tiamina, pelo risco de precipitação da encefalopatia de Wernicke.
- Encefalopatia hepática. Manejada com o aumento do número de evacuações, através de laxante osmóstico (lactulona), modificação da flora intestinal, com antibióticos (metronidazol) e, em situações refratárias, com a utilização do antagonista benzodiazepínico flumazenil, prática controversa e pouco utilizada.
- Encefalopatia urêmica. Deve ser interpretada como urgência dialítica; eventualmente, pode-se associar à chamada "síndrome do desequilíbrio osmótico", condição relacionada à realização das sessões iniciais de diálise, com curso autolimitado, e que se reverte espontaneamente em até 48 horas.

INTOXICAÇÕES

- Intoxicação alcoólica. Envolve hidratação venosa e reposição glicêmica, com atenção para o risco de precipitação de encefalopatia de Wernicke.
- Intoxicação por opioies. Hidratação EV, considerar lavagem gástrica e uso de carvão ativado nas ingestões de grandes quantidades de comprimidos, ou cápsulas, no período de até uma hora da ingesta; uso da naloxona para reversão do efeito opioide.
- Intoxicação por benzodiazepínicos. Hidratação EV, considerar lavagem gástrica e uso de carvão ativado nas ingestões de grandes quantidades de comprimidos, ou cápsulas, no período de até uma hora da ingesta; uso do flumazenil para reversão do efeito gabaérgico, quando houver refratariedade às medidas iniciais.

EVENTOS CEREBROVASCULARES

- AVCi. Alterações significativas do nível de consciência relacionadas a eventos isquêmicos incluem infartos de tronco cerebral (síndrome do topo da artéria basilar, relacionada comumente à trombose basilar) e infartos extensos em território de artéria cerebral média, com envolvimento de mais de 50% do território de sua irrigação (artéria cerebral média maligna). Em relação à primeira condição, o nível de evidência para tratamento, por meio das terapias de recanalização, ainda é baixo; em relação à artéria cerebral média maligna, a terapia de recanalização tem-se mostrado importante na redução da morbidade a ela relacionada; a HIC, consequente ao edema cerebral decorrente de lesões isquêmicas extensas, tem como proposta terapêutica craniectomia descompressiva, em pacientes menores de 60 anos, conduta capaz de reduzir a mortalidade, porém sem interferir na morbidade.
- AVCh. Dispõe-se atualmente de poucas terapias clínicas de comprovada eficácia; a redução da pressão arterial na fase aguda dos hematomas hipertensivos parece reduzir a morbidade decorrente da lesão, sem impacto definido sobre a mortalidade; a terapia neurocirúrgica dos sangramentos hipertensivos possui indicações em hematomas lobares extensos em indivíduos mais jovens e aqueles localizados na fossa posterior.
- HSA. Quando secundária à ruptura de aneurismas saculares, a conduta neurocirúrgica (clipagem) ou neurointervencionista (embolização) deve ser precoce o bastante para reduzir a taxa de ressangramento, condição que implica alta mortalidade; o uso do nimodipino reduz a evolução para vasoespasmo, fenômeno que pode ser a causa de alteração do nível de consciência, quando prescrito nas primeiras três semanas de sangramento; adicionalmente, a hidrocefalia, possível complicação, pode ser abordada com derivação ventricular, e o edema cerebral com craniectomia descompressiva, em casos refratários às medidas clínicas.

TRAUMA CRANIENCEFÁLICO

A lesão provocada pelo trauma deverá ser considerada na abordagem terapêutica, com possibilidade de intervenção neurocirúrgica em situações de maior gravidade, como traumas de alta energia, lesões da escama do osso temporal, dentre outras situações melhor debatidas em capítulo específico.

NEUROINFECÇÃO

O tratamento precoce das neuroinfecções é crucial, pois há maior risco de complicações neurológicas e sistêmicas quando se atrasa a introdução da antibioticoterapia nas infecções bacterianas, ou da terapia antiviral na encefalite herpética.

ATENÇÃO!

A coleta de culturas é parte fundamental do manejo, pois propicia um eventual tratamento direcionado ao agente etiológico

O uso de corticoterapia deve obedecer a critérios específicos, vinculados aos agentes etiológicos, sendo fundamental na prevenção de complicações neurológicas, como vasculopatias e infartos, além de fibrose de granulações aracnoides e hidrocefalia sequelar; a pesquisa da sorologia para HIV é fundamental, considerando a possibilidade de infecções oportunistas.

CRISE EPILÉPTICA

O estado de mal epiléptico, definido por crise epiléptica ininterrupta com cinco ou mais minutos de duração (ou ausência de recuperação completa da consciência entre crises clinicamente identificadas, com duração superior a cinco minutos) é importante causa de coma; seu manejo inclui a preservação da perviedade da via aérea, da estabilidade hemodinâmica e dos controles térmico e glicêmico, em adição ao esquema de medicações antiepilépticas venosas, que terá indicação em acordo à fase do estado de mal epilético identificada (maiores detalhes no capítulo sobre crises epilépticas). A diferenciação clínica inicial entre o estado de mal epiléptico e o estado pós-ictal pode ser difícil, mas a avaliação evolutiva é elucidativa; diante de estado pós-ictal, não está indicada infusão venosa de medicação antiepiléptica.

Há espaço para a hipotermia no tratamento do coma?

A hipotermia é uma modalidade terapêutica que vem ganhando cada vez mais espaço nas unidades avançadas de cuidado intensivo, tendo em vista o seu potencial efeito neuroprotetor. O cenário em que tal tratamento possui maior evidência de eficácia é a do coma pós-parada cardiorrespiratória. Na parada cardíaca, há lesão hipóxico-isquêmica cerebral, com danos irreversíveis a partir de poucos minutos. Atualmente, de 10 a 30% dos pacientes ressuscitados a partir da morte súbita cardíaca deixam o hospital para viver uma vida independente novamente, e a hipotermia é uma forma de terapia que tem contribuído para a melhora do desfecho neurológico de tais pacientes. Segundo revisão da Cochrane, pacientes em coma pós-parada cardiorrespiratória, por FV ou TV sem pulso, submetidos à hipotermia terapêutica, apresentam 55% maior propensão de deixar o hospital com menor dano cerebral, quando realizada nas primeiras horas de ressuscitação. O uso da modalidade terapêutica em outros contextos clínicos ainda está em investigação.

PROGNÓSTICO

A definição prognóstica está relacionada à etiologia do coma; mas, adicionalmente, é importante considerar o tempo de exposição à condição predisponente, bem como a reserva cerebral e a neuroplasticidade prévias à instalação do estado de coma. Pode-se esperar uma melhor recuperação do estado de coma em pacientes mais jovens, tendo em vista a possível influência dos mecanismos de plasticidade cerebral e da maior reserva cerebral; por outro lado, pacientes expostos por um maior tempo à lesão causadora do coma, como o tempo de parada cardiorrespiratória ou de permanência em estado de mal epiléptico, tendem a apresentar pior desfecho neurológico ao longo do tempo de seguimento.

Predizer a evolução de pacientes comatosos, portanto, envolve uma série de variáveis e ainda há dificuldades em definir a evolução clínica, bem como estabelecer o momento de manter ou suspender os cuidados intensivos requeridos por esse grupo de pacientes. Neste cenário, tem crescido o interesse na definição de marcadores clínicos e exames complementares capazes de definir o prognóstico de pacientes comatosos, especialmente para sobreviventes pós-parada cardiorrespiratória.

ATENÇÃO!

Com a melhoria do suporte avançado de vida, tem-se observado uma maior prevalência de sobreviventes pós-parada cardiorrespiratória.

Em acordo às diretrizes atuais, preconiza-se uma associação entre a avaliação clínica nas primeiras 72 horas após o evento, e métodos complementares, que incluem o EEG, o potencial evocado somatossensitivo (PESS), a dosagem sérica de biomarcadores de dano neuronal (especialmente a enolase neurônio-específica) e o estudo de neuroimagem. Pacientes que apresentam, nas primeiras 72 horas, na ausência de sedativos, ausência de reflexos fotomotor e córneo-palpebral, mioclonia (especialmente *status* mioclônico) e resposta motora ausente ou em descerebração, tendem a apresentar pior prognóstico neurológico, com evolução para estado vegetativo ou minimamente consciente. Para esta definição, corroboram: a presença de EEG com traçado isoelétrico ou padrão em surto-supressão; e o potencial N20 bilateralmente ausente no estudo do PESS. A pesquisa de biomarcadores e o estudo por RM com difusão podem contribuir em situações de indefinição, embora isoladamente não possuam bom VPP.

MORTE ENCEFÁLICA

Na definição de ME, é fundamental a elucidação da causa do estado de coma, bem como exclusão de condições clínicas capazes de interferir na fidedignidade da avaliação, incluindo distúrbios hidreletrolíticos e acidobásicos, hipotermia (temperatura inferior a 36,5° C), hipotensão (PAS inferior a 90 mmHg), intoxicação exógena e uso de medicações sedativas. Fundamentalmente, a avaliação de ME deve obedecer ao tempo equivalente a três meias-vidas de medicações sedativas e analgésicas, que sabidamente interferem no nível de consciência e nos reflexos de tronco cerebral. Ao exame neurológico, movimentos involuntários provocados ou espontâneos (reflexos espinhais) devem ser diferenciados de resposta motora. Adicionalmente, os dados objetivos capazes de dar suporte ao diagnóstico clínico de ME incluem a abolição dos reflexos de tronco e a definição da ausência de drive respiratório por meio do teste da apneia, realizado em condições de estabilidade clínica e laboratorial. Caso o parecer inicial sugira ME, uma nova avaliação deverá ser realizada ao final de seis horas da primeira, sendo ao menos um dos avaliadores um neurologista ou neurocirurgião. Pelo menos um teste complementar deve ser realizado com a finalidade de concluir a definição de ME, após duas avaliações sugestivas com intervalo mínimo de seis horas, incluindo: arteriografia digital, *doppler* transcraniano, cintilografia cerebral, SPECT, EEG e potenciais evocados. Fundamentalmente, a abertura do protocolo de ME deve ser precedida de comunicação e esclarecimento (pela equipe médica assistente) à família ou representante legal do paciente, e uma vez que este seja um potencial doador, a partir da primeira avaliação sugestiva de ME, deve-se acionar a comissão hospitalar de transplantes.

REVISÃO

- O coma caracteriza-se clinicamente pela completa perda de excitação espontânea ou induzida por estímulo, observando-se ausência de abertura ocular, resposta verbal proposital ou atividade motora, (em) após estimulação sensorial.
- O diagnóstico do estado de coma é fundamentalmente clínico, porém sua etiologia pode demandar várias intervenções, desde as mais simples, como um exame de glicemia obtivo através de sangue da ponta de dedo, a exames complexos, como técnicas de neuroimagem.
- O coma pode ser causado por grande número de condições sistêmicas ou restritas ao SNC, que resultam no comprometimento do sistema reticular ativador ascendente e suas vias, ou de ambos os hemisférios cerebrais.Na avaliação do coma, deve-se priorizar a abordagem ABCD do suporte básico de vida.

- Deve ser feito um exame neurológico sumário e focado em aspectos importantes para elucidação do caso, como nível de consciência, nervos cranianos, reflexos osteotendíneos, reflexo cutaneoplantar, sinais de irritação meníngea, respiração.
- Além dos exames séricos, encaminhados ao laboratório durante a avaliação inicial, em um segundo momento, alguns procedimentos e exames específicos podem ser necessários para complementar a investigação etiológica: métodos de diagnóstico por imagem, análise de LCS, EEG.
- O coma é uma emergência médica. O seu adequado tratamento requer o reconhecimento de suas possíveis etiologias.
- Predizer a evolução de pacientes comatosos envolve uma série de variáveis e ainda há dificuldades em definir a evolução clínica, bem como estabelecer o momento de manter ou suspender os cuidados intensivos requeridos por esse grupo de pacientes. Neste cenário, tem crescido o interesse na definição de marcadores clínicos e exames complementares capazes de definir o prognóstico de pacientes comatosos, especialmente para sobreviventes pós-parada cardiorrespiratória.

REFERÊNCIA

1. Ropper AH, Samuels AM. Adams and Victor's principles of neurology. 9th ed. New York: McGraw-Hill; 2009.

LEITURAS SUGERIDAS

Arrich J, Holzer M, Havel C, Müllner M, Herkner H. Hypothermia for neuroprotection in adults after cardiopulmonary resuscitation. Cochrane Database Syst Rev. 2012;(9):CD004128.

Laureys S, Owen AM, Schiff ND. Brain function in coma, vegetative state and related disorders. Lancet Neurol. 2004;3(9):537-46.

Rossetti AO, Rabinstein AA, Oddo M. Neurological prognostication of outcome in patients in coma after cardiac arrest. Lancet Neurol. 2016;15(6):597-609.

47 ACIDENTE VASCULAR CEREBRAL

47.1 ACIDENTE VASCULAR CEREBRAL ISQUÊMICO

MARCIA MAIUMI FUKUJIMA
GABRIEL BIENES
GISELE SAMPAIO SILVA
FABRICIO CORREA LAMIS
ITALO CAPRARO SURIANO
FERES CHADDAD-NETO

ABORDAGEM INICIAL

A abordagem inicial do paciente com AVC) é similar à de outros pacientes críticos, iniciando-se com a estabilização das vias aéreas, da respiração e da circulação (ABC), a obtenção simultânea dos sinais vitais, como pressão arterial (PA), frequência cardíaca (FC), temperatura e saturação de oxigênio ($SatO_2$), bem como mensuração da glicemia capilar, obtenção de dois acessos venosos calibrosos e coleta de exames laboratoriais. A hipoglicemia (< 70 mg/dL) pode simular um AVC agudo e deve ser tratada urgentemente com glicose hipertônica (25 mL de glicose a 50%). É recomendado manter os níveis glicêmicos entre 140 e 180 mg/dL. É importante frisar que o único exame essencial antes da decisão da terapia de recanalização no AVC isquêmico é a glicemia capilar.

Exames laboratoriais sugeridos:
- Hemograma, sódio, potássio, ureia, Cr, CK, CK-MB, glicemia, TP, INR e TTPA

Exames laboratoriais em situações especiais:
- TGO, TGP, albumina
- Troponina
- Analise toxicológica
- Teste de gestação
- Radiografia torácica (se suspeita de lesão pulmonar)

Em seguida, deve-se obter a história com paciente e/ou acompanhantes e realizar exame físico detalhado.

ATENÇÃO!

Quando a história e o exame físico forem sugestivos de AVC, deve-se dar uma atenção especial para a definição do último horário que o paciente foi visto bem, para as contraindicações para trombólise (se em tempo hábil) e para a mensuração da escala National Institutes of Health Stroke Scale/Score (NIHSS). É desejável que esta etapa seja realizada dentro dos primeiros 15 minutos da chegada do paciente ao hospital.

A próxima etapa, que deve acontecer preferencialmente dentro de 25 minutos da entrada, consiste na realização da TC de crânio sem contraste + angiotomografia de crânio e cervicais (checar alergia ao contraste). Se indisponibilidade ou atraso na realização da angio-TC (ou ausência de serviço de hemodinâmica), realizar apenas TC sem contraste. É recomendado o uso de escalas específicas para avaliação da extensão da lesão isquêmica, como a escala de ASPECTS (Alberta Stroke Program Early Computed Tomography Score).

Na TC, de crânio, devem ser avaliados:
- Ausência/ presença de hemorragia.
- Mímicas de AVC (tumores, malformações venosas, aneurisma, etc.).
- Sinais precoces de isquemia.

- Sinais de AVC (presentes em menos de 67% dos pacientes nas primeiras 3 horas)
- Hiperdensidade de artéria cerebral média ou artéria basilar
- Perda da diferenciação substância cinzenta/substância branca (principalmente na ínsula e nas convexidades)
- Borramento de núcleo lentiforme e giros
- Apagamento de sulcos corticais
- Hipodensidade ou efeito de massa

ACIDENTE VASCULAR CEREBRAL ISQUÊMICO

TRATAMENTO ESPECÍFICO TROMBOLÍTICO

Após avaliação da tomografia (idealmente dentro de 45 minutos-tempo para laudo ou interpretação do exame) e exclusão de sangramentos e mímicas de AVC, os pacientes que se encontram dentro de 4,5 horas (janela estendida) são elegíveis para o uso de trombolítico, contanto que não apresentem critérios de exclusão para tal.

CRITÉRIOS DE EXCLUSÃO PARA USO DE TROMBOLÍTICO

- TCE grave, neurocirurgia ou AVCi nos últimos 3 meses
- Punção em sítio arterial não compressível nos últimos 7 dias
- Uso de anticoagulante e INR > 1,7
- Uso de heparina com TTPA alargado
- Coagulopatia (INR > 1,7 ou TTPA alargado) ou plaquetopenia < 100.000
- Sangramento interno ativo
- História de sangramento intracraniano
- Neoplasia intracraniana , aneurisma cerebral ou MAV cerebral
- PAS > 185 ou PAD > 110 antes da administração do trombolítico (primeiro, reduzir a PA)
- Presença de hipodensidade maior do que 1/3 na TC inicial
- Glicose menor do que 50 mg/dL com resolução completa dos sintomas após tratamento
- Sintomas sugestivos de HAS
- Hipodensidade em mais de um terço de hemisfério cerebral
- Uso de inibidores diretos da trombina ou inibidores diretos do fator Xa com exames laboratoriais que detectam a atividade alterada (tais como TTPA, INR, ECT (tempo de ecarina), tempo de trombina [TT], atividade do fator Xa)

Contraindicações relativas – considerar risco-benefício

- Melhora rápida dos sintomas com mínimo déficit residual
- Crise epiléptica com déficit neurológico no pós-ictal
- Sangramento no TGI ou urinário nos últimas 3 semanas
- IAM recente (últimos 3 meses)
- Endocardite infecciosa, pericardite e aneurisma ventricular
- Cirurgia de grande porte nas últimas 2 semanas
- Gravidez ou aborto recente (até 3 meses)
- Punção lombar (PL) nos últimos 7 dias

Contraindicações relativas para utilização de janela estendida (tempo entre 3 e 4,5 horas do início dos sintomas)

- Idade > 80 anos
- Escala do NIHSS > 25
- Uso de anticoagulante independente do INR
- História de diabetes e AVC prévio
- Área de isquemia superior a um terço da artéria cerebral média evidente à TC

Uma diretriz recente da American Heart Association revisa os critérios de exclusão para terapia trombolítica e sugere que a trombólise é possivelmente segura em pacientes com aneurismas intracranianos < 10 mm, neoplasias intracranianas extra-axiais, em gestantes, pacientes submetidos a algumas cirurgias dentro de 14 dias, pacientes com história de IAM nos últimos 3 meses e pós-PL.

ATENÇÃO!

O risco de sangramento deve ser comparado ao benefício da recanalização, e boa parte desses pacientes podem ser tratados com segurança.

Os pacientes elegíveis para trombólise devem ter a PA monitorada e reduzida para valores abaixo de 185 x 110 mmHg antes do início da trombólise, e esta deve ser mantida abaixo de 180 x 105 mmHg por pelo menos 24 horas. Para a redução a estes níveis, podem ser usados medicamentos EV, como:

- Nitroprussiato de sódio 1 amp de 50 mg diluído em 250 mL de soro glicosado a 5%: infundir 0,5 a 8 mg/kg/min.
- Metoprolol 1 amp de 5 mg = 5 mL: infundir 5 mg, EV a cada 10 minutos, máximo de 20 mg.

A terapia trombolítica com ativador de plasminogênio tecidual recombinante (R-tPA, do inglês *recombinant tissue plasminogen activator*) (alteplase), quando administrada até 4 horas e 30 minutos do início dos sintomas, diminui a incapacidade funcional quando comparada com placebo. Quanto mais precoce é o tratamento, maior é a chance de um desfecho favorável.

O R-tPA deve ser administrada na dose de 0,9 mg/kg (dose máxima de 90 mg), sendo 10% em bólus, e o restante, em infusão contínua durante o período de uma hora.

Durante as primeiras 24 horas após a trombólise:

- O paciente deve ser monitorado durante e após a infusão por pelo menos 24 horas para avaliação de mudanças na condição neurológica, sinais vitais e evidência de complicações hemorrágicas.
- Neuroimagem deve ser repetida após 24 horas da trombólise.
- Não administrar agentes antitrombóticos (antiplaquetários, heparina e anticoagulantes orais).
- Evitar hiper ou hipoglicemia (manter entre 140 e 180 mg/dL), passagem de sonda vesical de demora em até 30 minutos do trombolítico, injeções IM ou acessos profundos e sondagem nasoenteral.
- Para profilaxia de TVP, utilizar meias elásticas ou compressão intermitente de membros inferiores.

INTERVENÇÃO ENDOVASCULAR

A trombectomia mecânica poderá ser realizada se os seguintes critérios forem preenchidos:

- Punção arterial pode ser relizada em até seis horas do início dos sintomas
- Paciente recebeu R-tPA IV
- Oclusão proximal de cerebral média (M1) ou carótida interna evidenciada na Angio-TC
- Paciente com idade maior do que 18 anos
- NIHSS maior ou igual a 6

Se o paciente preencher estes requisitos, não é necessário observar melhora do paciente pós-R-tPA. Pacientes que não receberam R-tPA EV por apresentarem, na internação, alguma contraindicação ao uso da medicação podem se beneficiar da trombectomia mecânica, porém esse grupo de pacientes não foi especificamente avaliado nos estudos clínicos multicêntricos. Oclusões mais distais, como de M2 ou mesmo oclusão de artéria basilar, também não foram estudadas de maneira sistemática.

ATENÇÃO!

No entanto, vários serviços realizam procedimento de revascularização em pacientes com oclusões nesses sítios, com excelentes resultados.

Abordagem para pacientes não elegíveis à trombólise

Naqueles pacientes não submetidos à trombólise, a PA deve ser reduzida somente se PAS > 220 ou PAD > 120 mmHg. Nesses casos, a redução da PA não deve exceder 15% dos valores pressóricos iniciais nas primeiras 24 horas. O paciente deve ter sua temperatura controlada, evitando-se hiper ou hipotermia, bem como o controle glicêmico (manter por volta de 140-180 mg/dL) .

O uso do ácido acetilsalicílico na dose diária de 160 a 300 mg nas primeiras 48 horas do AVCi reduz a recorrência de AVC e está associado à redução de mortalidade. Quando o paciente possui intolerância ou alergia, podem ser utilizados outros agentes antiplaquetários, porém os dados da literatura são limitados em relação à sua eficácia. Se o paciente se apresentar nas primeiras 24 horas após o início dos sintomas e apresentar NIHSS menor ou igual a 3, o uso combinado de ácido acetilsalicílico (100 mg) com clopidogrel (dose de ataque 300 mg seguido por 75 mg/dia) por 3 semanas, seguido pela manutenção de um desses, está relacionado com menor risco de AVC subsequente nos próximos 90 dias. Esta recomendação também é válida para os casos de AIT que se apresentam nas primeiras 24 horas dos sintomas.

O uso combinado de ácido acetilsalicílico (300 mg/dia) e clopidogrel (75 mg/dia) por 90 dias seguido pelo uso de ácido acetilsalicílico contínuo também pode ser utilizado em pacientes com estenose sintomática de artéria intracraniana (superior a 70%) e apresentação há menos de 1 mês do evento. O uso combinado nessa situação, associado a mudanças do estilo de vida e tratamento de comorbidades, pode diminuir a chance de novo AVC em um ano.

O uso ou manutenção de estatinas nas primeiras 72 horas após o quadro de AVC pode estar associado com melhora funcional do paciente, principalmente em pacientes com AVCi de etiologia aterosclerótica. Para profilaxia de TVP, pode ser utilizada HNF ou de baixo peso molecular .

ATENÇÃO!

Meias compressivas e principalmente compressão pneumática intermitente são também recomendadas em pacientes com redução de mobilidade.

■ ATAQUE ISQUÊMICO TRANSITÓRIO

O AIT pode ser definido como breve episódio de disfunção neurológica resultante de isquemia cerebral focal não associada com infarto cerebral permanente. Até 2002, era definido clinicamente por sintomas neurológicos focais compatíveis com isquemia e duração menor do que 24 horas, porém, desde então, foi demonstrado que até 50% dos pacientes com resolução dos sintomas tinham evidência de infarto cerebral na RM. Dessa forma, a definição atual mais adequada seria a de um quadro transitório sem evidência de lesão tecidual aos exames de imagem. Em geral, os AITs têm curta duração, e quando o paciente se apresenta ao serviço de saúde, já houve resolução dos sintomas.

ATENÇÃO!

Após a apresentação de um AIT, o paciente apresenta um risco maior de apresentar, nas próximas horas ou dias, um AVC, sendo este risco maior nas primeiras 48 horas após a apresentação.

Muito se tem discutido sobre a necessidade de pacientes com AIT permanecerem internados após a sua apresentação. Escalas de risco subsequentes de AVC foram desenvolvidas para auxiliar nessa decisão, porém não podem ser utilizadas como única ferramenta para definir a conduta.

A escala ABCD2 utiliza os seguintes critérios para pontuar o risco de AVC:

- Idade > 60 anos = 1 ponto
- PA > ou = 140/90
- Apresentação com fraqueza = 2 pontos ou dificuldade de fala = 1 ponto
- Duração 10-59 min = 1 ponto ou duração > 60 min = 2 pontos
- Diabetes = 1 ponto

A escala ABCD3 utiliza os mesmos critérios e acrescenta 2 pontos, se houver outra apresentação de AIT em 7 dias.

A escala ABCD3-I utiliza os mesmos critérios que a anterior, porém acrescenta 2 pontos para estenose carotídea de ao menos 2 pontos e 2 pontos para alteração na sequência difusão da RM.

Escalas ABCD e risco de AVC

PONTOS	RISCO DE AVC EM 2 DIAS (%)	RISCO DE AVC EM 7 DIAS (%)	RISCO DE AVC EM 90 DIAS (%)
0-3 pontos	1	1,2	9,8
4 e 5 pontos	4,1	5,9	9,8
> 5 pontos	8,1	11,7	17,8

Dessa forma, a rápida identificação e o tratamento de possíveis fatores etiológicos podem evitar danos permanentes ao paciente. Os pacientes necessitarão de avaliação quanto à estenose de artérias cervicais e intracranianas, avaliação de ritmo e função cardíaca e instituição rápida de prevenção secundária. Como mencionado, o uso de ácido acetilsalicílico + clopidogrel por três semanas pode ser utilizado nos pacientes com AIT que se apresentam nas primeiras 24 horas .

■ TRATAMENTO CIRÚRGICO DO INFARTO ISQUÊMICO ENCEFÁLICO

A isquemia extensa em território de artéria cerebral média é extremamente grave, sendo denominada "isquemia cerebral maligna" por causar grande edema cerebral pós-isquêmico, aumento da PIC importante, herniações cerebrais, diminuição da consciência, coma e óbito.

O prognóstico é bastante reservado, com taxa de mortalidade em torno de 80%, e os sobreviventes apresentam uma grande morbidade.

ATENÇÃO!

A proposta cirúrgica de um craniectomia descompressiva visa diminuir a PIC, a acomodação das estruturas cerebrais, levando a uma melhora da perfusão tecidual com preservação da área perilesional (área de penumbra).

INDICAÇÃO

A craniectomia descompressiva está indicada após avaliação neurológica e sistematizada quanto aos protocolos de trombólise, EV, e de trombectomia mecânica, afastando as comorbidades clínicas que impeçam a cirurgia. Quanto mais precoce for realizada, melhor o seu resultado e menor a morbidade. Geralmente, a indicação é que ela seja realizada dentro das primeiras 24 horas da instalação do déficit, não devendo ser ultrapassadas 48 horas. O paciente não deve estar em coma, com escala de coma de Glasgow (ECG) menor do que oito pontos e tão pouco estar apresentando sinais clínicos de herniação cerebral, como a anisocoria.

A idade é outro fator importante na decisão terapêutica. Até bem pouco tempo, não se recomendava craniectomia descompressiva após os 60 anos de idade. Hoje se sabe que pacientes até 70 anos, ou mesmo com 80 anos, com boa saúde, independência física e mental, podem ser candidatos à descompressão. Nesses pacientes, o grau de morbidade pós-cirurgia tende a ser grande.

TÉCNICA CIRÚRGICA

O ideal é a realização de craniectomias amplas, em torno de 12 cm de diâmetro, com ampliação até a base do osso temporal. A dura-máter deve ser aberta em forma de estrela, deixando o tecido cerebral bastante livre. A dura-máter deve ser fechada com o próprio periósteo do paciente ou utilizando material sintético. O retalho ósseo pode ser guardado em banco de osso ou no abdome do paciente. O uso da monitoração da PIC pós-procedimento cirúrgico é controverso. Quando instalado, o cateter é colocado geralmente contralateral à descompressão. Quando disponível, pode ser interessante a utilização da monitoração da pressão tecidual de oxigênio ($PtiO_2$).

ACIDENTE VASCULAR CEREBRAL HEMORRÁGICO

No AVCh, ocorre sangramento dentro do parênquima cerebral. A apresentação clínica inclui sinais e sintomas focais similares ao AVCi. Pacientes com sangramento intracraniano tem maior chance de apresentar cefaleia, maiores níveis pressóricos, alteração do sensório, náuseas e vômitos, embora nenhum destes achados seja suficiente para se diferenciar entre quadro isquêmico e hemorrágico.

O AVCh tem como principal causa a ruptura de pequenas artérias cerebrais perfurantes que, submetidas a regime crônico de hipertensão, passam a apresentar lipo-hialinose.

ATENÇÃO!

As artérias localizadas principalmente no putâmen, no tálamo, no cerebelo e na ponte são as mais acometidas por este processo e, assim, são estas as localizações mais frequentes de AVCh por etiologia hipertensiva.

Hemorragias corticais são, por sua vez, mais relacionadas com angiopatia cerebral amiloide e acometem mais pacientes de idade avançada. O uso de anticoagulantes orais também é uma das etiologias importantes de AVCh. HIC em pacientes em anticoagulação oral se associam com uma maior mortalidade e piores desfechos clínicos funcionais..

O manejo inicial do AVCh é igual ao do AVCi, sendo possível diferenciá-los apenas após a TC de crânio. A TC de crânio sem contraste tem grande especificidade e sensibilidade para identificar o AVCh. A presença de atenuação heterogênea, de maiores volumes de hematoma e a presença de extravasamento de contraste dentro do hematoma na sequência de imagem-fonte da angio-TC (sinal de Spot) se associam com expansão do hematoma.

O tratamento agressivo da hipertensão arterial mantendo níveis pressóricos sistólicos abaixo de 140 mmHg nos primeiros sete dias se associou com melhores resultados na escala de Rankin modificada em 90 dias em pacientes sem rebaixamento do nível de consciência na internação. Um estudo recente ainda não publicado (ATACH II) não conseguiu demonstrar o benefício do tratamento agressivo da PA com nicardipina na fase aguda do AVCh .

Quando presente, coagulopatia deve ser corrigida o mais rápido possível. Opções para corrigir a coagulapatia em pacientes em uso de warfarina incluem vitamina K (5-10 mg, IV), PFC e CCP. Vitamina K deve ser sempre administrada, mas não como agente único, devido à demora no seu início de ação. O CCP corrige as anormalidades de forma mais rápida e tem menor volume de infusão. A reversão da coagulopatia causada pelos novos coagulantes orais ainda é uma questão em estudo. A reversão da dabigatrana pode ser obtida por meio de antídoto específico denominado Idarucizumabe. Dabigatrana também pode ser filtrada do sangue por meio de hemodiálise. Rivaroxabana e apixabana podem ser parcialmente revertidas pelo uso de CCP. Antídodo específico dos bloqueadores do fator Xa estão sendo investigados e possivelmente estarão disponíveis em breve. Carvão ativado deve ser sempre utilizado caso o paciente tenha feito uso das medicações nas últimas horas.

ATENÇÃO!

O uso profilático de anticonvulsivantes não é recomendado, porém o tratamento de crises epilépticas deve ser rápido.

TRATAMENTO CIRÚRGICO DOS HEMATOMAS INTRACRANIANOS EPONTÂNEOS

DRENAGEM DO HEMATOMA

A drenagem cirúrgica do hematoma intracerebral tem como objetivo reduzir o efeito de massa, o controle da HIC, o bloqueio da liberação de produtos agressivos ao tecido cerebral oriundos da degradação do sangue, além de substâncias inflamatórias. Apesar de estes benefícios serem claros em estudos experimentais em animais, os trabalhos clínicos têm dificuldade de comprovar esses benefícios traduzidos em redução de morbidade em humanos.

Indicação

A hemorragia intracerebral pode se apresentar de maneira heterogênea, e isso deve ser considerado na decisão do tratamento. Pacientes com grandes hemorragias e, portanto, com efeito de massa significativo requerem tratamento cirúrgico devido à deterioração do quadro neurológico e risco de morte. Outro grupo de pacientes com pequenos hematomas devem ser tratados conservadoramente. Existe, entretanto, um grande número de pacientes que estão em estágio intermediário deste espectro em quem a decisão é mais difícil e controversa.

Por isso, a cirurgia deve ser indicada inicialmente aos pacientes graves com hematomas volumosos (> 30 mL), rebaixamento do nível de consciência (Glasgow < 10) e sinais de HIC. O benefício do tratamento cirúrgico se deve principalmente à capacidade da drenagem do hematoma em diminuir a mortalidade, como evidenciado em metanálise publicada em 2007.[1] Apesar da drenagem de hematomas grandes proporcionar melhor chance de sobrevivência, muitas vezes, não há melhora do resultado funcional dos sobreviventes quando comparada ao tratamentos conservadores. Por exemplo, grandes hematomas acometendo região talâmica acompanhados de hemorragia intraventricular são extremamente devastadores e têm alta morbimortalidade, portanto, a não intervenção é considerada por muitos, principalmente em pacientes idosos. Nesses casos como em outros, o uso do Intracranial Hemorrhage Score (ICH), escala clínica de predição de prognóstico nos hematomas intracerebrais espontâneos (Tabelas 47.1 e 47.2), pode identificar grupos de paciente em quem o prognóstico muito ruim pode ser argumento para considerar a não intervenção cirúrgica (ICH 4-5).

TABELA 47.1 ■ *Intracranial hemorrhage score*

COMPONENTE	PONTOS
▪ Glasgow	
3-4	2
5-12	1
13-15	0
▪ Volume, cm^3	
< 30	1
>~30	0
▪ Sangramento intraventricular	
Sim	1
Não	0
▪ Hemamonia infratentorial oringem	
Sim	1
Não	0
▪ Idade-anos	
>80	1
<80	0

TABELA 47.2 ■ Mortalidade baseada no escore ICH

ICH SCORE PONTOS	MORTALIDADE EM 30 DIAS (%)
0	0
1	13
2	72
3	26
4	97
5	100
6	100

Outro grupo em que o tratamento cirúrgico é considerado como primeira opção são os hematomas cerebelares com volume >15 mL ou >3 cm de diâmetro e com Glasgow ≤ 13 e sinais de compressão de tronco cerebral. Estes pacientes tiveram melhor resultado final quando operados precocemente comparado com tratamento clinico.

ATENÇÃO!

A drenagem ventricular inicial, em vez da drenagem cirúrgica, não é recomendada.

Mais recentemente, estudos clínicos multicêntricos randomizados prospectivos (STICH I e II)[2,3] mostraram que em pacientes conscientes, principalmente quando há duvidas quanto qual é o tratamento a ser adotado, deve se decidir pelo tratamento clínico inicialmente, sendo reservada a intervenção cirúrgica para casos de piora clínica no seguimento do paciente. Nesses mesmos estudos, houve uma tendência à melhora de desfechos em pacientes com hematomas lobares e próximos da superfície cortical quando abordados cirurgicamente.

O momento cirúrgico ainda é discutido; em pacientes com quadro clínico estável e sem sinais de HIC, pode ser realizado mais tardiamente, após as primeiras 24horas. Os pacientes com sinais de HIC, mesmo quando o quadro clínico é estável, têm indicação de cirurgia precoce, nas primeiras 24 horas. Pacientes operados precocemente, até oito horas do *ictus*, têm melhor desfecho clínico final quando comparados com pacientes operados mais tardiamente. Pacientes operados ultraprecoce, até quatro horas do *ictus*, têm um risco de ressangramento maior. A drenagem do hematoma supratentorial em pacientes com deterioração clínica importante pode ser considerada como uma medida de salvar vidas.

Em síntese:

- Hematomas pequenos (<10 mL), sem efeito de massa significativo, com paciente vigil, devem ser tratados conservadoramente.
- Hematomas com volume moderados (10-30 mL), sem efeito de massa importante, em pacientes conscientes (Glasgow>10), devem ser tratados clinicamente no início, e se houver deterioração clínica, deve-se considerar intervenção cirúrgica.
- Pacientes com distúrbio da consciência (Glasgow <10) e com hematomas com efeito de massa significativo (> 30 mL) e/ou sinas de HIC devem ser tratados cirurgicamente.
- Hematomas cerebelares > 3 cm de diâmetro e/ou em pacientes com rebaixamento do nível de consciência devem ser tratados cirurgicamente.
- Hematomas superficiais lobares (>10 mL): mesmo em pacientes acordados, pode-se considerar tratamento cirúrgico inicial.

Técnica

A craniotomia convencional é a opção de drenagem mais utilizada e deve ser feita preferencialmente com auxílio do microscópio cirúrgico.

Novas técnicas minimamente invasivas, como aspiração estereotáxica com auxílio do de trombolíticos, bem como aspiração por neuroendoscopia têm sido utilizadas mais recentemente e prometem menor lesão tecidual e melhor resultado funcional. Apesar de trabalhos iniciais apontarem para um melhor resultado, ainda são aguardados resultados mais consistentes (MISTE III em andamento). A craniotomia descompressiva, com ou sem drenagem do hematoma, pode reduzir a mortalidade para pacientes com HIC supratentorial que estão em coma, grandes hematomas com desvio da linha média significativa, ou em pacientes com HIC refratária ao tratamento clínico.

Monitoração intracraniana

O uso da monitoração intracraniana é considerada em pacientes com suspeita de HIC, isto é, rebaixamento da consciência ECG <8 e sinais tomográficos sugestivos de HIC, como compressão ventricular e apagamento de cisternas basais. A monitoração da PIC pode ser utilizada associada à drenagem do hematoma, ou como procedimento isolado. Quando isolada, pode orientar o tratamento clínico da HIC e posteriormente ajudar na decisão de drenagem do hematoma em casos de HIC de difícil controle. Também está indicada associada à drenagem ventricular em casos de dilatação ventricular associada ao rebaixamento do nível de consciência.

A experiência de manejo da HIC por meio de monitoração é principalmente importada do manejo do trauma craniano e tem principalmente o intuito de manter a PIC < 20 mmHg e perfusão cerebral em torno de 60 mmHg. A seguir, detalhamos a fórmula de cálculo do fluxo sanguíneo cerebral.

$$FSC = PAM - PIC$$

FSC = fluxo sanguíneo cerebral; PAM = pressão arterial média;
PIC = pressão intracraniana

DERIVAÇÃO INTRAVENTRICULAR

A coexistência de hemorragias ventriculares ocorre em 45% dos casos de hemorragia intracerebral espontânea e isso pode levar secundariamente à dilatação ventricular. Nos casos de hidrocefalia associados ao rebaixamento do nível de consciência, deve ser considerada inicialmente a colocação de cateter no ventrículo lateral para drenagem de sangue e LCS.

ATENÇÃO!

Em casos de hemorragias maciças, o índice de obstrução do cateter é grande, e como opção pode ser considerado o uso de neuroendoscópio para remoção do sangue ventricular (*brain whashe*).

Estudo multicêntrico randomizado controlado com uso de cateter ventricular associado à administração de trombolíticos (R-tPA) para remoção de sangue ventricular não mostrou benefício claro desse procedimento (CLEARIII).[4]

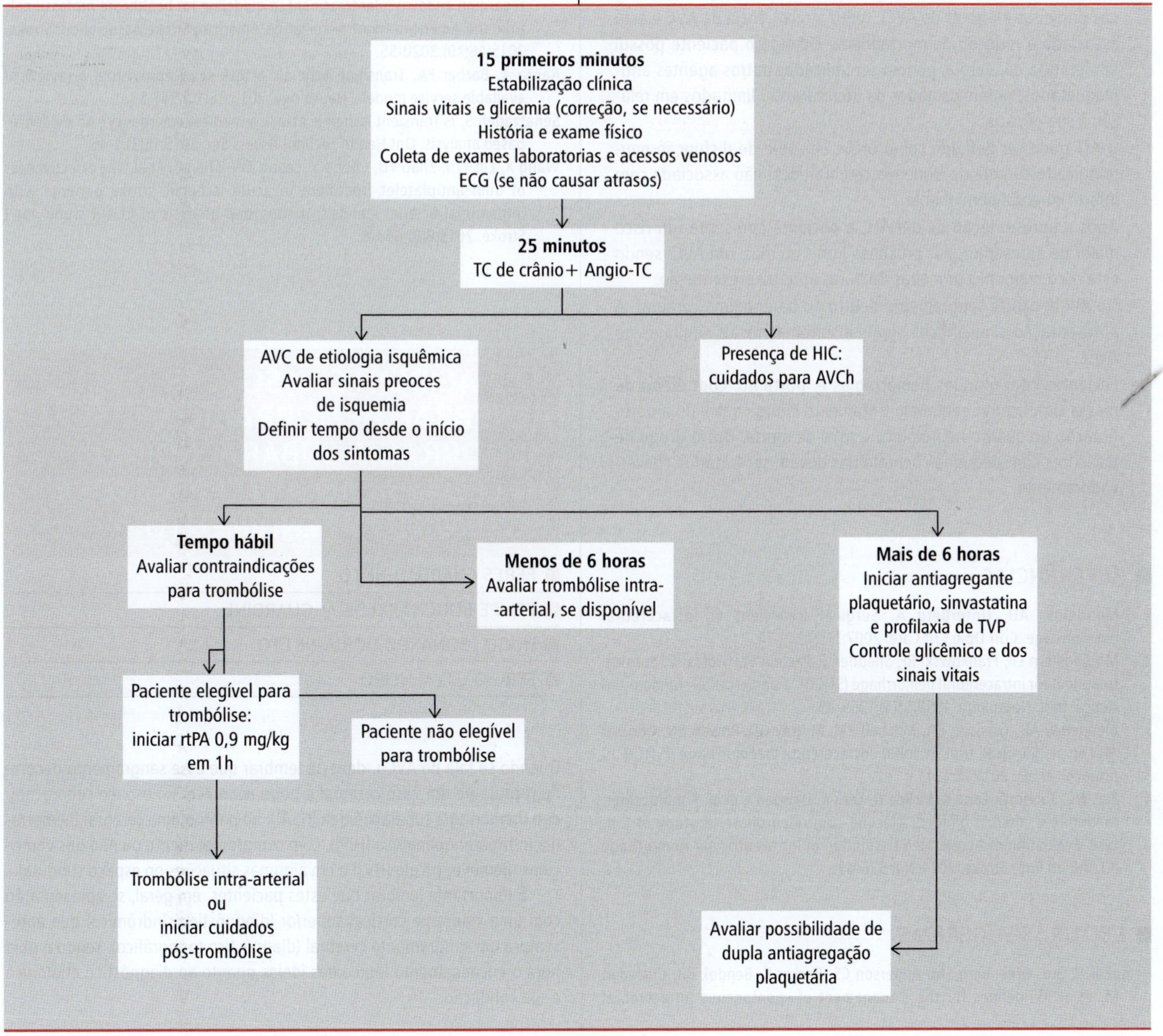

REVISÃO

- A abordagem inicial do paciente com AVC é similar à de outros pacientes críticos, iniciando-se com a estabilização das vias aéreas, da respiração e da circulação (ABC), a obtenção simultânea dos sinais vitais, como pressão arterial, frequência cardíaca, temperatura e saturação de oxigênio ($SatO_2$), bem como mensuração da glicemia capilar, obtenção de dois acessos venosos calibrosos e coleta de exames laboratoriais.
- Na TC, de crânio, devem ser avaliados: ausência/presença de hemorragia; mímicas de AVC (tumores, malformações venosas, aneurisma, etc.); sinais precoces de isquemia.
- Após avaliação da tomografia (idealmente dentro de 45 minutos-tempo para laudo ou interpretação do exame) e exclusão de sangramentos e mímicas de AVC, os pacientes que se encontram dentro de 4,5 horas (janela estendida) são elegíveis para o uso de trombolítico, contanto que não apresentem critérios de exclusão para tal.
- O uso do ácido acetilsalicílico, na dose diária de 160 a 300 mg nas primeiras 48 horas do AVCi, reduz a recorrência de AVC e está associado à redução de mortalidade. Quando o paciente possui intolerância ou alergia, podem ser utilizados outros agentes antiplaquetários, porém os dados da literatura são limitados em relação à sua eficácia.
- O AIT pode ser definido como breve episódio de disfunção neurológica resultante de isquemia cerebral focal não associada com infarto cerebral permanente.
- Após a apresentação de um AIT, o paciente apresenta um risco maior de apresentar, nas próximas horas ou dias, um AVC, sendo este risco maior nas primeiras 48 horas após a apresentação.
- No AVCh, ocorre sangramento dentro do parênquima cerebral. A apresentação clínica inclui sinais e sintomas focais similares ao AVCi.
- Pacientes com grandes hemorragias e, portanto, com efeito de massa significativo requerem tratamento cirúrgico devido à deterioração do quadro neurológico e risco de morte. Outro grupo de pacientes com pequenos hematomas devem ser tratados conservadoramente.

REFERÊNCIAS

1. Mendelow AD, Unterberg A. Surgical treatment of intracerebral haemorrhage. Curr Opin Crit Care. 2007;13(2):169-74.
2. Morgenstern LB, Frankowski RF, Shedden P, Pasteur W, Grotta JC. Surgical treatment for intracerebral hemorrhage (STICH): a single-center, randomized clinical trial. Neurology. 1998;51(5):1359-63.
3. Mendelow AD, Gregson BA, Mitchell PM, Murray GD, Rowan EN, Gholkar AR, et al. Surgical trial in lobar intracerebral haemorrhage (STICH II) protocol. Trials. 2011;12:124.
4. Ziai WC, Tuhrim S, Lane K, McBee N, Lees K, Dawson J, et al. A multicenter, randomized, double-blinded, placebo-controlled phase III study of Clot Lysis Evaluation of Accelerated Resolution of Intraventricular Hemorrhage (CLEAR III). Int J Stroke. 2014;9(4):536-42.

LEITURAS SUGERIDAS

Hemphill JC 3rd, Greenberg SM, Anderson CS, Becker K, Bendok BR, Cushman M, et al. Guidelines for the management of spontaneous intracerebral hemorrhage: a guideline for healthcare professionals from the American Heart Association/American Stroke Association. Stroke. 2015;46(7):2032-60.

Holmstedt CA, Turan TN, Chimowitz MI. Atherosclerotic intracranial arterial stenosis: risk factors, diagnosis, and treatment. Lancet Neurol. 2013;12(11):1106-14.

Hong KS, Lee JS. Statins in acute ischemic stroke: a systematic review. J Stroke. 2015;17(3):282-301.

Jauch EC, Saver JL, Adams HP Jr, Bruno A, Connors JJ, Demaerschalk BM, et al. Guidelines for the early management of patients with acute ischemic stroke: a guideline for healthcare professionals from the American Heart Association/American Stroke Association. Stroke. 2013;44(3):870-947.

Manning L, Hirakawa Y, Arima H, Wang X, Chalmers J, Wang J, et al. Blood pressure variability and outcome after acute intracerebral haemorrhage: a post-hoc analysis of INTERACT2, a randomised controlled trial. Lancet Neurol. 2014;13(4):364-73.

Mijalski C, Silver B. TIA management: should TIA patients be admitted? Should TIA patients get combination antiplatelet therapy? Neurohospitalist. 2015;5(3):151-60.

Powers WJ, Derdeyn CP, Biller J, Coffey CS, Hoh BL, Jauch EC, et al. 2015 American Heart Association/American Stroke Association focused update of the 2013 guidelines for the early management of patients with acute ischemic stroke regarding endovascular treatment: a guideline for healthcare professionals from the American Heart Association/American Stroke Association. Stroke. 2015;46(10):3020-35.

Ranta A, Barber PA. Transient ischemic attack serviceprovision: a review of available service models. Neurology. 2016;86(10):947-53.

Sehatzadeh S. Is transient ischemic attack a medical emergency? An evidence-based analysis. Ont Health Technol Assess Ser. 2015;15(3):1-45.

Wang X, Lin WH, Zhao YD, Chen XY, Leung TW, Chen C, et al. The effectiveness of dual antiplatelet treatment in acute ischemic stroke patients with intracranial arterial stenosis: a subgroup analysis of CLAIR study. Int J Stroke. 2013;8(8):663-8.

47.2 ACIDENTE VASCULAR CEREBRAL HEMORRÁGICO: HEMORRAGIA SUBARACNÓIDEA, MALFORMAÇÃO ARTERIOVENOSA NO PRONTO-ATENDIMENTO

- FERES CHADDAD-NETO
- FELIPE BOUCHABKI DE A. GUARDINI
- HUGO LEONARDO DORIA-NETTO
- SERGIO CAVALHEIRO

Quando se fala de AVCh, deve-se lembrar que esse sangramento decorre da ruptura de um vaso cerebral e pode acontecer no espaço subaracnóideo (hemorragia subaracnóidea [HSA]), no parênquima cerebral (hemorragia intraparenquimatosa [HIP]), com comprometimento ou não dos ventrículos (hemoventrículo [HV]) e em algumas situações no espaço subdural.

É importante lembrar que estes pacientes, em geral, se apresentarão com uma síndrome cortical superior (diagnóstico sindrômico) que apresentará um sangramento cerebral (diagnóstico topográfico), sendo o guia para o encadeamento lógico das ideias quanto ao diagnóstico etiológico e sua condução.

ETIOLOGIA E DIAGNÓSTICO DIFERENCIAL

HEMORRAGIA INTRAPARENQUIMATOSA COM OU SEM HEMOVENTRÍCULO

- **Cavernoma.** Faz parte do grupo das malformações vasculares congênitas, formando um emaranhado de capilares anormalmente dilatados e de baixo fluxo. Apresentam tamanho de 1 a 5 cm, com incidência de 0,02 a 0,13% da população e risco de sangramento anual entre 0,5 e 0,7%, em sua maioria em topografia supratentorial e de apresentação mais comum crise convulsiva seguida de hemorragia.
- **MAV.** Também faz parte do grupo das malformações vasculares congênitas, com prevalência de 0.14%, com hemorragia sendo a manifestação mais comum em pacientes jovens (menos de 30 anos).
- **Neoplasias cerebrais.** Apesar de infrequentes, teoricamente, todos os tumores podem ter sangramento associado e, em geral, esses tumores que sangram possuem histologia maligna. Dentre os mais comuns se têm o glioblastoma multiforme, a metástase de melanoma e o carcinoma de células renais, o linfoma, o coriocarcinoma e o carcinoma broncogênico.

HEMORRAGIA SUBARACNÓIDEA

- **Aneurisma cerebral.** Lesões saculares, adquiridas, que ocorrem devido à fragilidade capilar arterial. Sua incidência é de 9,7 a 14,5% a cada 100.000/ano, com HIP de 20 a 40% e subdural de 2 a 5%. Manifesta-se com efeitos compressivos (principalmente lesão do III nervo craniano) ou hemorragia dentro das cisternas cranianas (opticocarotídea, quiasmática, interpeduncular, sylviana) podendo apresentar-se com HV associado de 13 a 28%.

ATENÇÃO!

Sempre lembrar que a causa mais frequente de HSA é o TCE, o qual evidencia mais frequentemente sangramento difuso cortical apical.

- **Outras lesões.** Apesar de incomuns, algumas patologias podem ter sangue extravasado para as cisternas cerebrais e, com isso, determinar HSA. São elas: MAV, trombose venosa cerebral, neoplasias cerebrais, etc.

ATENÇÃO!

O uso de medicações anticoagulantes, medicações simpatomiméticas (cocaína, anfetaminas) e a própria transformação de AVCi podem ocasionar quadro de AVCh secundário.

QUADRO CLÍNICO E DIAGNÓSTICO

- A cefaleia é a talvez a principal queixa dos pacientes nos pronto-atendimentos, mas nem todas necessitam de TC de crânio e avaliação especializada. Sempre que o médico se deparar com sinais de alarme, deverá prosseguir na investigação do caso.
- A "pior cefaleia da vida" associada à lesão de par craniano (principalmente lesão do III nervo craniano com ptose e estrabismo divergente) é muito sugestiva de lesão aneurismática.
- Vômitos, PAS acima de 220 mmHg, cefaleia intensa, coma ou diminuição do nível de consciência podem sugerir hemorragia, embora nenhum desses achados seja específico.
- Primeiro quadro convulsivo que, independentemente da idade, deve sempre ser investigado com no mínimo uma TC de crânio, rastreamento tóxico-infecto-metabólica. Lembrar que cavernoma, MAV, AVCh e poucos casos de AVCi podem manifestar-se com crise convulsiva.

ATENÇÃO!

A melhora da cefaleia após analgesia não descarta quadros de cefaleia secundaria!

- Qual é o primeiro exame a ser solicitado?
- A TC de crânio deverá fazer parte da rotina propedêutica inicial de urgência, e em não havendo contraindicação (alergia, baixo *clearance* renal), deverá ser contrastada e solicitada reconstrução angiográfica.

ATENÇÃO!

Enfatiza-se que suspeita de AVCh ou AVCi não é contraindicação em realizar contraste na TC de crânio.

- O **que procurar na TC de crânio?**
  - Hiperdensidade! Esse achado pode significar cálcio (calcificação da pineal, núcleos de base, plexo coróideo, etc.) e o que nos interessa – sangue.
  - Quando o sangue está nas *cisternas de base ou hemisféricas,* o mais provável é que seja um caso de HSA e se pode quantificar o volume sanguíneo, predizer o vasoespasmo (escala de Fisher), desde que se trate de HSA por ruptura aneurismática.
  - Quando o sangue está no *parênquima,* as seguintes localizações podem orientar o diagnóstico:
- Núcleos da base – Vasculopatia hipertensiva, cavernoma ou MAV.
- Tronco encefálico – Vasculopatia hipertensiva, cavernoma ou MAV.
- Hemisférios cerebelares: Vasculopatia hipertensiva, cavernoma ou MAV.
- Lobar – angiopatia amiloide, trombose venosa cerebral, MAV ou cavernoma.

TRATAMENTO

Os cuidados iniciais devem estabelecer as medidas de suporte clínico do ABCD, pois não infrequentemente os pacientes com HSA necessitam de IOT e cuidados intensivos no próprio pronto-atendimento. As medidas de suporte do paciente neurológico nos vários tipos de etiologias dos AVCh possuem diferenças que serão detalhadas a seguir:

CUIDADOS NA PRESCRIÇÃO DA HEMORRAGIA SUBARACNOIDE

- **Dieta ou jejum.** Depende da disponibilidade para realizar angiografia e/ou condições clínicas do paciente, bem como necessidade neurocirúrgica; lembrar-se de avaliar capacidade deglutória e necessidade ou não de dietas específicas no grupo de risco cardiovascular.
- **Hidratação parenteral.** A SF é preferencial em relação ao Ringer-lactato, e a meta é euvolemia. O nível de sódio levemente mais

elevado deve ser buscado e não se devem administrar grandes volumes de SF.

- **PA.** Recomenda-se uma PAS < 160 mmHg para reduzir o risco de ressangramento, em geral, com medicações por VO. Nos casos de pacientes graves, intubados e hipotensos, a hipotensão deve ser corrigida urgentemente por meio das seguintes condutas de ressuscitação volêmica – hidratação, medicações vasoativas, transfusão de concentrado de hemoglobina, rever sedação/analgesia (pelo potencial hipotensor e cardiodepressor), para que se tenha uma correta avaliação da escala de coma de Glasgow (ECG).
- **Ácido tranexânico ou aminocaproico.** Pode ser usado, caso não exista previsão de tratamento definitivo do aneurisma (HSA) dentro das próximas 72 horas, pois diminui a taxa de ressangramento.
- **Nimodipina.** Melhora significativamente o desfecho clínico dos pacientes com HSA, mas com efeito colateral pode causar hipotensão.
- **Analgesia.** A dor deflagra piora na hipertensão arterial por liberação simpática, então se deve ser agressivo em seu manejo. A dipirona deve ser a base; não administrar AINE, pois podem aumentar o sangramento; opioides devem ser administrados, de preferência o tramadol, de maneira lenta. Lembrar-se de que a morfina induz a êmese, e esta eleva a PIC. Logo, devem ter concomitantemente administradas medicação anti-hemética. Os benzodiazepínicos devem ser usados com parcimônia, pois podem piorar ou propiciar quadro de *delirium*.
- **Uso de anticonvulsivantes profilático.** É aceitável na HSA, com fenitoína, IV, em geral até 30 dias após o *ictus* em não havendo atividade epileptogênica ao eletrencefalograma ou clinicamente. Caso o paciente tenha apresentado crise convulsiva ou um quadro de alteração do cognitiva não explicável pelo sangramento (possível estado de mal epilético não convulsivo) deverá ser hidantalizado e se possível realizar eletrencefalograma com urgência (Tabela 47.3).
- Controle rígido da glicemia, temperatura corporal, profilaxia mecânica de TEV profunda e de escara sacral. A profilaxia de TEV, com HBPM ou HNF, deve ser iniciada após fechamento do aneurisma cerebral.
- Avaliar necessidade de corrigir eventual **distúrbio de coagulação**. Medicação induzida, por exemplo, cumarínico (varfarina) e de agentes antiagregantes.
- Não havendo hipotensão arterial, deve-se elevar cabeceira, sempre com grades de proteção.
- Interconsulta com o neurocirurgião o quanto antes e sempre que possível encaminhar o paciente para uma UTI.

TABELA 47.3 ■ Hidantalização

Hidantalização – Rápida e prática no pronto-atendimento como fazer?
Hidantal 20 mgkg em SF 250mL na velocidade de 50 mg por minuto Exemplo paciente com 80 kg ⇨ 20 x 80 / 250 (pois cada ampola tem 250 mg)= 6 ampolas, em 30 minutos ATENÇÃO: A medicação é altamente alcalina, portanto deve ser ministrada em acesso venoso calibroso (nunca no dorso da mão) e com cardioscopia por seu potencial arritmogênico.

■ ANEURISMA CEREBRAL

- Terapia endovascular. Reservada para pacientes com pontuação IV e V na escala WFNS, instáveis hemodinamicamente, com vasoespasmo clínico/radiológico ou idosos (> 70 anos). Importante salientar que o tratamento endovascular apresenta menor taxa de oclusão e maior taxa de recidiva comparativamente ao tratamento neurocirúrgico com clipes.
- Tratamento neurocirúrgico. É o único tratamento que oclui definitivamente o aneurisma mas depende das condições clinicas do paciente com HSA. Indicações:
- HIP com mais de 50 mL de volume e aneurismas da circulação anterior.
- Casos com pontuação menor do que IV na escala WFNS.

■ MALFORMAÇÃO ARTERIOVENOSA

- O risco de sangramento de uma MAV é calculado subtraindo a idade do paciente pelo número 90, ou seja, pacientes jovens possuem risco de sangramento considerável e devem ser submetidos a algum tratamento (neurocirurgia, radioterapia e/ou terapia endovascular).
- Pacientes com MAV do grau 1 ao 2 (Spetzler-Martin), com boas condições clínicas e principalmente após ocorrência de sangramento, são fortes candidatos à terapia microneurocirúrgica, que trata definitivamente e previne novos sangramento (que são a maior causa de morbimortalidade).
- Pacientes com MAV do grau 3 ao 5 devem ser avaliadas caso a caso; não havendo indicação microneurocirúrgica, seguem para tratamento radioterapêutico e/ou endovascular.
- Não há indicação neurocirúrgica na fase aguda da MAV após sua ruptura, exceto em casos em que exista efeito de massa ocasionada pelo sangramento, drenando-se inicialmente o hematoma e programando-se posteriormente o tratamento definitivo da MAV (após absorção da hemorragia e realização de nova angiografia).

■ CAVERNOMA

- Em geral, os cavernomas possuem um risco de sangramento menor do que a MAV; 0,5 a 0,7% ao ano, e cerca de 4% ao ano, respectivamente, e sua manifestação mais frequente é com crise epiléptica.
- Casos neurocirúrgicos têm indicação clássica caso a lesão seja acessível cirurgicamente e em região não eloquente, porém com desenvolvimento da monitoração neurofisiológica, da neuroanestesiologia com o paciente acordado (*Awake Brain Neurosurgery*) e principalmente da microneuroanatomia, áreas antes eloquentes e não cirúrgicas, como o tronco encefálico, podem ser abordadas com segurança nas chamadas *zonas seguras de acesso neurocirúrgico*.
- O tratamento expectante também pode ser uma opção, mas caso haja sangramento ou a lesão seja assintomática, porém esteja anatomicamente próxima a regiões com potencial risco (áreas eloquentes supratentoriais, algumas localidades do tronco encefálico, proximidade aos ventrículos laterais), a indicação neurocirúrgica também deve considerada.
- Importante salientar que cavernoma não é tratado através de terapia endovascular e que, após um episódio de sangramento, o risco de novos sangramentos eleva-se sobremaneira e deve ser um fator adjuvante na decisão neurocirúrgica ou não.

REVISÃO

- Quando se fala de AVCh, é importante lembrar-se de que este sangramento decorre da ruptura de um vaso cerebral e pode acontecer na HSA, no HIP, com comprometimento ou não dos HV e em algumas situações no espaço subdural.
- A cefaleia é, talvez, a principal queixa dos pacientes nos pronto-atendimentos, mas nem todas necessitam TC de crânio e avaliação especializada. Sempre que o médico se deparar com sinais de alarme, deverá prosseguir na investigação do caso.
- Vômitos, PAS acima de 220 mmHg, cefaleia intensa, coma ou diminuição do nível de consciência podem sugerir hemorragia, embora nenhum desses achados seja específico.
- Primeiro quadro convulsivo, que independentemente da idade, deve sempre ser investigado com no mínimo uma TC de crânio, rastreamento tóxico-infecto-metabólica. Lembrar que cavernoma, MAV, AVCh e poucos casos de AVCi podem manifestar-se com crise convulsiva.
- Os cuidados iniciais devem estabelecer as medidas de suporte clínico do ABCD, pois não infrequentemente os pacientes com HSA necessitam de IOT e cuidados intensivos no próprio pronto-atendimento. As medidas de suporte do paciente neurológico nos vários tipos de etiologias dos AVCh possuem diferenças que foram detalhadas no capítulo..

LEITURAS SUGERIDAS

Chaddad Neto FEA, Doria-Netto HL, Campos-Filho JM, et al. Manejo Cirúrgico das Malformações Arteriovenosas Encefálicas. In: Tratamento Cirúrgico das Doenças Vasculares do SNC. Rio de Janeiro: DiLivros; 2012. p. 139-149.

Chaddad Neto FEA, Campos-Filho JM, Doria-Netto HL, Reghin-Neto M, de Oliveira EPL. Neuroanatomia. In: Rojas SSO, Veiga VC, Manual de Neurointensivismo da Beneficência Portuguesa.São Paulo: Atheneu; 2013. p. 1-16.

Chaddad Neto FEA, Doria-Netto HL, Campos-Filho JM, Reghin-Neto M, de Oliveira EPL. Hemorragia Cerebral Espontânea. In: Rojas SSO, Veiga VC, Manual de Neurointensivismo da Beneficência Portuguesa.São Paulo: Atheneu; 2013. p. 167-178.

Chaddad Neto FEA, Godinho F, Naufal R, Tedeschi H, Oliveira E. Sylvian and perimeter arteriovenous malformations: rationale for surgical management. In: Sekhar LN, Fessler RG, editors. Atlas of neurosurgical techniques. New York: Thieme; 2006. p. 263-8.

Connolly ES Jr, Rabinstein AA, Carhuapoma JR, Derdeyn CP, Dion J, Higashida RT, et al. Guidelines for the management of aneurysmal subarachnoid hemorrhage: a guideline for healthcare professionals from the American Heart Association/American Stroke Association. Stroke. 2012;43(6):1711-37.

Greenberg MS. Handbook of neurosurgery. 8th ed. New York: Thieme; 2008.

Hemphill JC 3rd, Greenberg SM, Anderson CS, Becker K, Bendok BR, Cushman M, et al. Guidelines for the management of spontaneous intracerebral hemorrhage: a guideline for healthcare professionals from the American Heart Association/American Stroke Association. Stroke. 2015;46(7):2032-60.

Pinto F, Porro F, Chaddad Neto FEA, Tedeschi H, Oliveira E. Interhemispheric region arteriovenous malformations. In: Sekhar LN, Fessler RG, editors. Atlas of neurosurgical techniques. New York: Thieme; 2006. p. 269-74.

Spetzler RF, McDougall CG, Albuquerque FC, Zabramski JM, Hills NK, Partovi S, et al. The Barrow Ruptured Aneurysm Trial: 3-year results. J Neurosurg. 2013;119(1):146-57.

Tedeschi H, Ferreira MAT, Oliveira E, Wen HT, Chaddad Neto FEA, Rhoton Jr AL. Aneurismas da circulação anterior. In: Tedeschi H, Pereira CU, editores. Doenças cerebrovasculares: diagnóstico e tratamento. São Paulo: Revinter; 2004. p. 61-74.

Winn HR. Youmans neurological surgery. 6th ed. Philadelphia: Saunders, 2011.

48

CRISES EPILÉPTICAS E ESTADO DE MAL EPILÉPTICO

■ MARCELO DE MELO ARAGÃO

■ LUIS OTAVIO CABOCLO

Aproximadamente 11% da população apresenta pelo menos uma crise epiléptica ao longo da vida, sendo esse o motivo de 1% das consultas em unidades de pronto-socorro.[1] O médico emergencista pode encontrar várias situações: primeira crise epiléptica; um novo episódio em paciente já com diagnóstico de epilepsia; EME; e condições que podem ser confundidas com crise epiléptica.

■ DEFINIÇÃO E CLASSIFICAÇÃO

Crise epiléptica é definida como a ocorrência transitória de sinais e sintomas decorrente de uma atividade neuronal anormal síncrona e excessiva no cérebro. Esses sinais ou sintomas incluem fenômenos anormais súbitos e transitórios, como alterações da consciência, ou eventos motores, sensitivos, sensoriais, autonômicos ou psíquicos involuntários percebidos pelo paciente ou por um observador. De acordo com o modo de início, elas podem ser classificadas como focais ou generalizadas. Crises focais são conceituadas como originárias dentro de redes neuronais limitadas a um hemisfério. Crises generalizadas são originárias em algum ponto de, e rapidamente envolvendo, redes distribuídas bilateralmente. A Figura 48.1 resume os tipos de crise em cada um dos grupos.

Epilepsia é um transtorno cerebral caracterizado por uma predisposição duradoura a crises epilépticas e suas consequências. Uma definição prática é mostrada no Quadro 48.1. Crise sintomática aguda (provocada) é a que ocorre na vigência de uma doença sistêmica ou insulto cerebral agudo.

O EME é caracterizado por uma crise epiléptica prolongada ou que se repete em intervalos breves. É muito discutido se a duração do evento o define como um EME. Estudos experimentais mostram que a partir de 5 minutos os mecanismos responsáveis pela terminação da crise tendem a se esgotar e, após 30 minutos, há maior probabilidade de lesão neuronal e de consequências a longo prazo (Tabela 48.1). Do ponto de vista semiológico, o EME pode ser classificado de acordo com a presença ou não de sintomas motores proeminentes (Quadro 48.2).[2] A Figura 48.1 sistematiza a classificação das crises epilépticas.

QUADRO 48.1 ■ Definição operacional de epilepsia

Epilepsia é definida por uma das seguintes situações:

1 | Pelo menos duas crises epilépticas não provocadas com intervalo > 24 horas entre elas

2 | Uma crise não provocada e chance de uma nova crise estimada em pelo menos 60%

3 | Diagnóstico de uma síndrome epiléptica

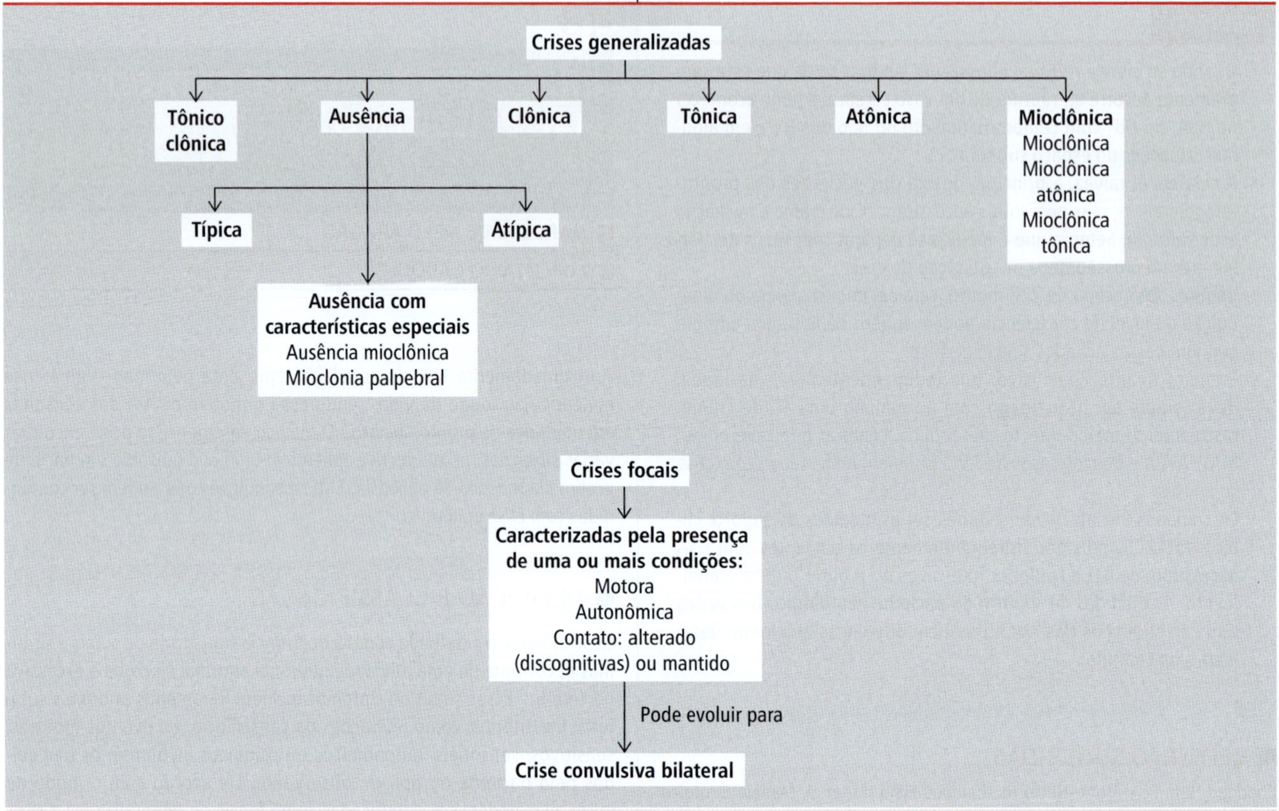

FIGURA 48.1 ■ Classificação das crises epilépticas.

TABELA 48.1 ■ Dimensões operacionais do EME

TIPO DE EME	TEMPO T1: A CRISE EPILÉPTICA TENDE A SE PERPETUAR	TEMPO T2: RISCO DE CONSEQUÊNCIAS A LONGO PRAZO
EME convulsivo	5 minutos	30 minutos
EME focal com alteração da consciência	10 minutos	> 60 minutos
EME ausência	10-15 minutos	Desconhecido

■ PRIMEIRA CRISE EPILÉPTICA

O diagnóstico diferencial da primeira crise epiléptica é amplo, conforme mostrado no Quadro 48.3.

ATENÇÃO!

É fundamental que a etiologia de uma crise sintomática aguda seja identificada e tratada rapidamente. A história e o exame físico são fundamentais para estreitar as hipóteses.

A presença de alteração da consciência, de déficit focal, de febre ou de comorbidades aumenta a probabilidade de uma causa estrutural, infecciosa ou metabólica. Entretanto, não se consegue identificar uma etiologia em 45% dos casos. A investigação complementar deve ser baseada na suspeita clínica. Em pacientes que retornam ao seu estado normal após a crise e não apresentam comorbidades, deve-se realizar:

- Exames laboratoriais: uma investigação laboratorial extensa não é produtiva e, portanto, não é indicada. As exceções são os eletrólitos e a glicemia. Nas mulheres em idade fértil é importante o beta-HCG.
- EEG: é alterado em cerca de 23% dos pacientes com primeira crise e auxilia na predição de recorrência, embora o exame não esteja disponível na maioria das unidades de pronto-atendimento.
- Imagem: deve-se realizar exame de imagem em todos os pacientes com primeira crise. A RM é mais sensível do que a TC. Entretanto, a TC é capaz de identificar as lesões potencialmente graves que necessitarão de conduta no pronto-atendimento, além de ser amplamente disponível.

Em pacientes com suspeita de infecção do SNC, como na presença de febre ou imunossupressão, deve-se realizar punção lombar. O EEG é importante quando há alteração da consciência prolongada após a crise, em que é importante o diferencial com EME não convulsivo.

A internação hospitalar, geralmente, não é necessária nos casos de crise epiléptica isolada. O tratamento com FAE para prevenir recorrência pode ser iniciado quando há risco elevado para ela, como na presença de lesão estrutural ou atividade epileptiforme no EEG. Nos demais casos, geralmente não é indicado, pois o risco de um segundo episódio é de aproximadamente 21 a 45%. Além disso, a conduta expectante não altera o prognóstico a longo prazo.[3]

QUADRO 48.2 ■ Classificação do EME

A | Com sintomas motores proeminentes
- A.1 EME convulsivo (tônico-clônico)
  - A.1.a Convulsivo generalizado
  - A.1.b Início focal com generalização secundária
  - A.1.c Indeterminado se focal ou generalizado
- A.2 EME mioclônico
  - A.2.a Com coma
  - A.2.b Sem coma
- A.3 EME focal motor
  - A.3.a Crises motoras focais repetidas
  - A.3.b Epilepsia parcial contínua
  - A.3.c EME versivo
  - A.3.d EME oculoclônico
  - A.3.e Paresia ictal
- A.4 EME tônico
- A.5 EME hipercinético

B | Sem sintomas motores proeminentes (EME não convulsivo)
- B.1 EME com coma
- B.2 EME sem coma
  - B.2.a Generalizado
    - B.2.a.a Ausência típica
    - B.2.a.b Ausência atípica
    - B.2.a.c Ausência mioclônica
  - B.2.b focal
    - B.2.b.a Sem prejuízo da consciência (aura contínua)
    - B.2.b.b Afasia ictal
    - B.2.b.c Com prejuízo da consciência
  - B.2.c Indeterminado se focal ou generalizado

Fonte: Trinka e colaboradores.[2]

QUADRO 48.3 ■ Diagnóstico diferencial da primeira crise epiléptica

- Doença cerebrovascular
- Infecções do sistema nervoso
- Doenças neurodegenerativas
- Traumatismo cranioencefálico
- Malformações do sistema nervoso
- Doenças autoimunes
- Neoplasias
- Síndromes genéticas
- Intoxicação exógena ou abstinência de álcool e drogas ilícitas
- Doenças metabólicas (insuficiência renal, hepática, hipo ou hiperglicemia, hiponatremia, hipocalcemia ou hipomagnesemia)
- Medicações

■ CRISES EPILÉPTICAS RECORRENTES EM PACIENTES COM DIAGNÓSTICO DE EPILEPSIA

Pacientes com diagnóstico de epilepsia frequentemente procuram o pronto-socorro por recorrência de crises epilépticas a despeito do uso de medicação. Deve-se avaliar se a medicação é adequada para o tipo de crise, se ela está em dose terapêutica, se o paciente é aderente ao tratamento ou se não há medicações interagindo com o FAE. Outros fatores que podem estar implicados são infecção, privação de sono e alterações metabólicas.

ATENÇÃO!

Aproximadamente um terço dos pacientes com epilepsia continuará apresentando crises mesmo com o tratamento otimizado.

Essas possibilidades devem ser abordadas e, em geral, não há necessidade de investigação complementar. O paciente deve retornar ao acompanhamento ambulatorial.

■ ESTADO DE MAL EPILÉPTICO

EPIDEMIOLOGIA E CAUSAS

Um estudo prospectivo realizado nos Estados Unidos mostrou incidência de 41 por 100 mil. A incidência por faixa etária foi de 21 por 100 mil em adultos jovens e de 86 por 100 mil em idosos. A mortalidade também é maior em idosos (38 *versus* 14%).

As principais etiologias do EME são concentrações baixas de FAE em pacientes com epilepsia (34%), causas sintomáticas remotas (24%), doença cerebrovascular (22%), anóxia ou hipóxia (~10%), causas metabólicas (~10%) e abstinência de álcool e drogas ilícitas (~10%).[4]

FISIOPATOLOGIA

A redução da inibição e a persistência da excitação criam interações que produzem e sustentam a atividade epiléptica contínua. Ocorrem mudanças na distribuição dos receptores, denominadas "tráfico de receptores". Há internalização dos receptores inibitórios gabaérgicos, enquanto os receptores excitatórios glutamatérgicos são transportados para a membrana sináptica. A perda dos receptores GABA colabora também para a farmacorresistência aos benzodiazepínicos, barbitúricos e propofol, que ocorre ao longo do EME. Após aproximadamente 30 minutos, pode haver morte neuronal e lesão cerebral irreversível.

As alterações fisiopatológicas no EME não se restringem ao sistema nervoso. O Quadro 48.4 mostra as complicações sistêmicas decorrentes do EME.

MANIFESTAÇÕES CLÍNICAS

Conforme mostrado no Quadro 48.2,[2] o EME pode ser classificado em dois grandes grupos de acordo com a presença ou não de sintomas motores proeminentes. As manifestações motoras podem ser generalizadas em tônico-clônicas (EME convulsivo), mioclônicas ou focais (como na epilepsia parcial contínua). O grupo sem sintomas motores proeminentes, também chamado de EME não convulsivo, engloba o EME com crises de ausência, crises focais discognitivas, aura contínua, afasia e coma.

ATENÇÃO!

No EME convulsivo prolongado, as manifestações motoras tendem a se reduzir, evoluindo para o coma, que pode se acompanhar de movimentos oculares nistagmoides ou clonias breves de extremidades, com manutenção das alterações eletrográficas (alguns autores denominam esta situação de EME sutil).

QUADRO 48.4 ■ Complicações sistêmicas do EME

Sistema cardiovascular	Arritmias Parada cardiorrespiratória Insuficiência cardíaca Alterações pressóricas
Sistema respiratório	Apneia Edema pulmonar Aspiração Laringoespasmo Embolia pulmonar Infecção nosocomial
SNC	Edema cerebral Hemorragia cerebral Hipóxia cerebral
Sistema renal	Uremia Rabdomiólise
Sistema endócrino e metabólico	Hipopituitarismo Elevação de prolactina, vasopressina e cortisol Acidose metabólica Hipercalemia Hiponatremia Hipo ou hiperglicemia
Outros	Fraturas Coagulação intravascular disseminada Disautonomia

MANIFESTAÇÕES ELETROGRÁFICAS

EME convulsivo

Tipo mais grave de EME, sendo o mais facilmente diagnosticado; o diagnóstico se baseia na observação de crise convulsiva prolongada e o EEG apenas confirma a suspeita diagnóstica.

O EME convulsivo pode ocorrer no contexto de uma síndrome epiléptica generalizada ou ser secundariamente generalizado, após crise parcial. O início da crise generalizada, habitualmente, não é registrado em pacientes com EME convulsivo. Em alguns casos, é possível o registro de ritmo recrutante – ritmo de alta frequência e baixa amplitude –, correspondente à fase tônica da crise tônico-clônica generalizada. Durante a fase clônica, o traçado é obscurecido por artefatos musculares. Por vezes, em meio aos artefatos é possível observar ondas lentas de amplitude elevada se interpondo às descargas epileptiformes. Com a progressão do EME, pode haver mudança do padrão eletrográfico; em casos de EME muito prolongados, pode ser observada depressão da atividade elétrica cerebral em meio às descargas.

EME não convulsivo

Define-se como atividade ictal registrada no EEG, com duração superior a 30 minutos, associada à alteração do comportamento ou do estado mental, sem manifestações motoras aparentes. A definição implica a necessidade do EEG para o diagnóstico desse tipo de EME. Pacientes com alterações da consciência sem causa aparente devem ser investigados com EEG para confirmar ou afastar esse diagnóstico.

O EME não convulsivo é divido em duas categorias principais: generalizado (estado de mal de ausência); e parcial. Pacientes com estado de mal de ausência podem se apresentar com estado confusional agudo, muitas vezes com comprometimento muito discreto da consciência, dificultando muito o diagnóstico. O EEG revela descargas generalizadas – espículas, complexos espícula-onda – de projeção generalizada. As descargas generalizadas apresentam morfologia irregular, diferente daquelas registradas nas crises de ausência típica. O estado de mal de ausência apresenta boa resposta terapêutica à injeção intravenosa de benzodiazepínicos de ação rápida.

ATENÇÃO!

Pacientes em coma podem apresentar comprometimento persistente da consciência em virtude da atividade epiléptica, sem outros sinais clínicos aparentes, caracterizando EME não convulsivo. Seu diagnóstico é difícil e deve ser sempre suspeitado diante de alteração da consciência ou piora neurológica sem explicação.

O EEG pode revelar descargas generalizadas ou parciais. Vários padrões são descritos em pacientes em coma com EME não convulsivo, incluindo descargas contínuas, crises subintrantes, LPD (*lateralized periodic discharges* – descargas periódicas lateralizadas; Figura 48.2), BIPD (*bilateral independent periodic discharges* – descargas periódicas bilaterais independentes; Figura 48.3) e GPD (*generalized periodic discharges* – descargas periódicas lateralizadas).

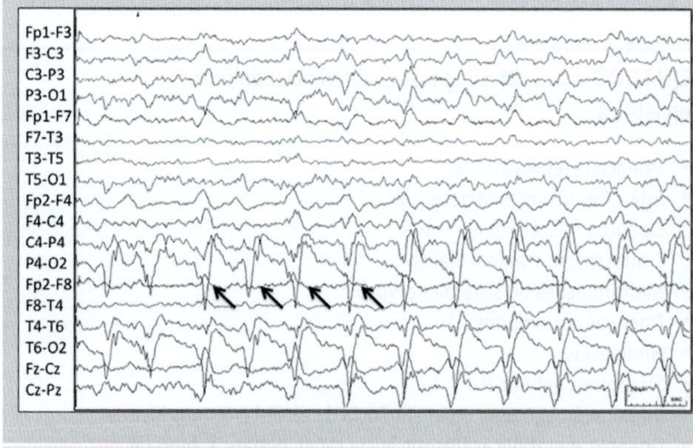

FIGURA 48.2 ■ Padrão de LPD em paciente com EME não convulsivo. São observadas descargas com morfologia de onda aguda nas regiões posteriores do hemisfério cerebral direito, com caráter periódico (setas).

TRATAMENTO

O EME é uma emergência médica e, portanto, o tratamento deve ser iniciado imediatamente.

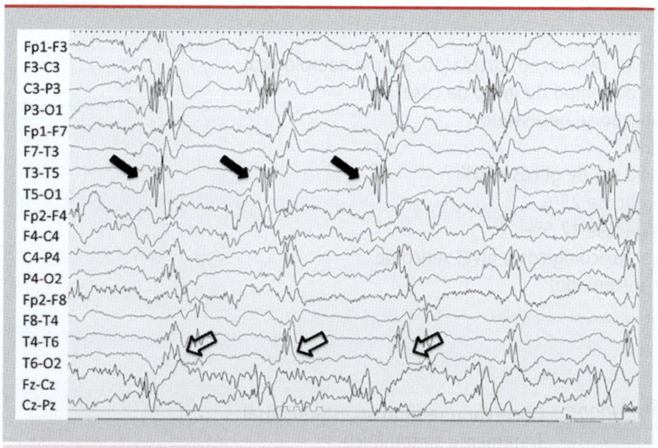

FIGURA 48.3 ■ BIPD em paciente com EME não convulsivo. As setas cheias apontam descargas epileptiformes periódicas nas regiões posteriores do hemisfério cerebral esquerdo; as setas vazias mostras descargas periódicas independentes nas regiões posteriores do hemisfério cerebral direito.

ATENÇÃO!

Na incapacidade de controle das crises com um fármaco, não deve haver demora na introdução do próximo. O objetivo é a terminação da crise clínica e eletrográfica. A investigação etiológica deve ocorrer em paralelo. A manutenção da homeostase também é fundamental no tratamento do EME.

Tratamento inicial

A Figura 48.4 resume o tratamento inicial do EME.[5] As primeiras medidas são a estabilização do paciente, como correção de hipoxia e/ou hipoglicemia, estabelecimento de acesso venoso e coleta de exames laboratoriais. Os benzodiazepínicos são os fármacos iniciais de escolha e devem ser administrados mesmo no ambiente pré-hospitalar. A dose estipulada deve ser aplicada de uma só vez, em vez de em pequenas doses fracionadas. O diazepam e o lorazepam endovenosos podem ser repetidos uma vez.

Se a crise epiléptica persistir a despeito das medidas anteriores, a segunda fase da terapia deve ser iniciada. Três fármacos podem ser utilizados: fenitoína; ácido valproico; e levetiracetam. Não há evidências de que um seja superior aos outros. O fenobarbital é uma alternativa, porém apresenta mais efeitos colaterais.

EME refratário

O evento que persiste após a administração de um benzodiazepínico e de pelo menos um outro FAE é denominado EME refratário (EMER). A resistência ao tratamento inicial ocorre em 23 a 43% dos casos. Não há consenso sobre qual o melhor tratamento do EMER. As opções são repetir uma dos FAE da etapa anterior ou doses anestésicas de midazolam, propofol e tiopental (Tabela 48.2).

ATENÇÃO!

No tratamento do EME refratário, é fundamental a monitoração eletrográfica contínua, pois o EME eletrográfico pode se manter mesmo após a resolução dos sintomas.

O objetivo eletrográfico a ser alcançado pode ser o término das crises, o padrão de surto-supressão ou a supressão da atividade elétrica cerebral. O EEG contínuo auxilia também no processo de retirada da sedação. O tempo necessário de sedação e a velocidade de retirada da medicação ainda não estão bem definidos. Geralmente, o controle das crises é mantido por 24 a 48 horas, seguido pela redução gradual da infusão.

TABELA 48.2 ■ Agentes anestésicos utilizados no EME refratário

MEDICAÇÃO	DOSE DE ATAQUE	MANUTENÇÃO	COMENTÁRIOS
Midazolam	0,2 mg/kg	0,2-2 mg/kg/h	Taquifilaxia
Propofol	2 mg/kg	2-10 mg/kg/h	Meia-vida curta Risco de SIP*
Tiopental	1-2 mg/kg	2-10 mg/kg/h	Meia-vida muito longa

*Síndrome da infusão de propofol.

Outras terapias farmacológicas, nutricionais e cirúrgicas têm sido usadas nos casos refratários aos agentes anestésicos, chamados EME super-refratário (EMESR), porém com evidência limitada.

ATENÇÃO!

As terapias imunológicas podem ser relevantes no EME super-refratário em pacientes sem antecedentes de epilepsia e cuja etiologia não foi identificada (NORSE, do inglês, *new-onset refractory status epilepticus* – EME refratário de início recente), pois a etiologia mais comum nesta situação é a encefalite autoimune.

■ DIAGNÓSTICO DIFERENCIAL DAS CRISES EPILÉPTICAS

O diagnóstico incorreto de epilepsia é comum. Vários transtornos paroxísticos podem ser confundidos com crises epilépticas, conforme mostrado no Quadro 48.5.

ATENÇÃO!

A história clínica é a ferramenta mais importante no diagnóstico. O grande desafio é o diagnóstico diferencial com as crises não epilépticas psicogênicas. Nessa situação, o videoeletroencefalograma é um método de grande utilidade.

0-5 minutos
Fase de estabilização

1 | Estabilizar o paciente (vias aéreas, respiração, circulação, exame neurológico)
2 | Monitoração dos sinais vitais e do tempo do início da crise
3 | Oxigênio suplementar ou intubação se necessário
4 | Glicemia capilar. Se < 60 mg/dL:

- Adultos: tiamina 100 mg, após 50 mL de glicose 50%
- Crianças ≥ 2 anos: 2 mL/kg de glicose 25%
- Crianças < 2 anos: 4 mL/kg de glicose 12,5%

5 | Coleta de exames laboratoriais, toxicológicos e nível sérico de medicamentos antiepilépticas (se apropriado)

As crises epilépticas continuam?
Não → Observar o retorno ao estado basal
Tratamento sintomático
Sim ↓

5-20 minutos
Terapia inicial

Os benzodiazepínicos são o tratamento inicial de escolha
Selecione uma das opções seguintes:

- Midazolam IM (10 mg para > 40 kg, 5 mg para 13-40 kg – dose única)
- Lorazepam IV (0,1 mg/kg/dose, máximo 4 mg/dose – pode repetir uma vez)
- Diazepam IV ((0,15-0,2 mg/kg/dose, máximo 10 mg/dose – pode repetir uma vez)

Se nenhuma das opções acima estiver disponível:

- Fenobarbital IV (15 mg/kg – dose única)
- Diazepam VR (0,2-0,5 mg/kg/dose, máximo 20 mg – dose única)
- Midazolam intranasal ou bucal

As crises epilépticas continuam?
Não → Observar o retorno ao estado basal
Tratamento sintomático
Sim ↓

20-40 minutos
Segunda fase

Escolha uma das opções abaixo, em dose única:

- Fenitoína IV (20 mg/kg, máximo 1.500 mg)
- Ácido valproico IV (40 mg/kg, máximo 3.000 mg)
- Levetiracetam (60 mg/kg, máximo 4.500 mg)

Se nenhuma dessas opções estiver disponível:

- Fenobarbital IV (15 mg/kg)

As crises epilépticas continuam?
Não → Observar o retorno ao estado basal
Tratamento sintomático
Sim ↓

40-60 minutos
Terceira fase

Repetir a terapia de segunda fase ou doses anestésicas de midazolam, propofol ou tiopental

FIGURA 48.4 ■ Fluxograma de tratamento do EME.

Fonte: Glauser e colaboradores.[5]

QUADRO 48.5 ■ Diagnóstico diferencial das crises epilépticas

DIAGNÓSTICO	CARACTERÍSTICAS
Crises não epilépticas psicogênicas	Farmacorresistência Crises muito frequentes (múltiplas ao dia), mesmo com uso de medicação Fatores desencadeantes que não são comuns na epilepsia (estresse, dor, determinados movimentos e som) Presença de outros sintomas sugestivos de somatização ou doença psiquiátrica Manifestações ictais como movimentos da cabeça de um lado para o outro e da pelve, opistótono, olhos fechados e preservação da consciência durante atividade motora bilateral
Síncope	Circunstâncias do episódio: dor; emoção; tosse; micção; calor; ortostatismo prolongado e exercício Pródromo: tontura; escurecimento visual; sudorese; palidez; palpitações e náuseas Perda do tônus postural Recuperação rápida da consciência História de doença cardiovascular
Crise de pânico	Sensação de medo ou morte iminente Dispneia, palpitações, dor torácica, parestesias Sinais autonômicos Duração mais longa (5-30 minutos) Sem perda de consciência
Migrânea	A aura migranosa, em geral, é mais prolongada e associada à cefaleia
Amnésia global transitória	Amnésia isolada Duração prolongada (horas) Sem alteração da consciência, confusão ou afasia Recorrência é incomum
Ataque isquêmico transitório	Sintomas negativos predominam As crises epilépticas podem ser confundidas com eventos vasculares quando não são presenciadas e há sintoma focal no período pós-ictal (afasia ou paralisia de Todd)
Reação distônica aguda	Exposição à substância com potencial efeito colateral Duração prolongada (horas), com os movimentos anormais ocorrendo repetidamente

REVISÃO

- Crise epiléptica é definida como a ocorrência transitória de sinais e sintomas decorrente de uma atividade neuronal anormal síncrona e excessiva no cérebro.
- É fundamental que a etiologia de uma crise sintomática aguda seja identificada e tratada rapidamente. Entretanto, não se consegue identificar uma etiologia em 45% dos casos.
- Em pacientes que retornam ao seu estado normal após a crise e não apresentam comorbidades, recomendam-se exames laboratoriais, EEG, RM e TC; em pacientes com suspeita de infecção do SNC, deve-se realizar punção lombar.
- Pacientes com diagnóstico de epilepsia frequentemente procuram o pronto-socorro por recorrência de crises epilépticas a despeito do uso de medicação. Deve-se avaliar a adequação da medicação e a adesão ao tratamento. Outros fatores são infecção, privação de sono e alterações metabólicas.
- O EME é caracterizado por uma crise epiléptica prolongada ou que se repete em intervalos breves e pode provocar alterações fisiopatológicas nos sistemas nervoso, cardiovascular, respiratório, renal, endócrino e metabólico.
- O EME pode ser classificado em dois grupos de acordo com a presença de manifestações motoras que podem ser tônico-clônicas (EME convulsivo, o mais grave), mioclônicas ou focais; e na ausência delas (EME não convulsivo) que engloba crises de ausência, crises focais discognitivas, aura contínua, afasia e coma. Os dois grupos podem ser diagnosticados pelo EEG.
- As primeiras medidas para tratar o EME contemplam a homeostase, estabelecimento de acesso venoso, a coleta de exames laboratoriais, a introdução de benzodiazepínicos.
- Na persistência da crise, três FAE podem ser utilizados: fenitoína; ácido valproico; e levetiracetam.
- No EME refratário (persistente após um benzodiazepínico e um FAE), as opções são repetir um dos FAE ou doses anestésicas de midazolam, propofol e tiopental, com obrigatória monitoração eletrográfica contínua.
- Vários transtornos paroxísticos podem ser confundidos com crises epilépticas, o grande desafio é o diagnóstico diferencial com as crises não epilépticas psicogênicas. Nessa situação, o videoeletroencefalograma é um método de grande utilidade.

■ REFERÊNCIAS

1. Martindale JL, Goldstein JN, Pallin DJ. Emergency department seizure epidemiology. Emerg Med Clin North Am. 2011;29(1):15-27.
2. Trinka E, Cock H, Hesdorffer D, Rossetti AO, Scheffer IE, Shinnar S, et al. A definition and classification of status epilepticus: Report of the ILAE Task Force on Classification of Status Epilepticus. Epilepsia. 2015;56(10):1515-23.
3. Krumholz A, Wiebe S, Gronseth GS, Gloss DS, Sanchez AM, Kabir AA, et al. Evidence-based guideline: Management of an unprovoked first seizure in adults: Report of the Guideline Development Subcommittee of the American Academy of Neurology and the American Epilepsy Society. Neurology. 2015;84(16):1705-13.
4. DeLorenzo RJ, Hauser WA, Towne AR, Boggs JG, Pellock JM, Penberthy L, et al. A prospective, population-based epidemiologic study of status epilepticus in Richmond, Virginia. Neurology. 1996;46(4):1029-35.
5. Glauser T, Shinnar S, Gloss D, Alldredge B, Arya R, Bainbridge J, et al. Evidence-Based Guideline: Treatment of Convulsive Status Epilepticus in Children and Adults: Report of the Guideline Committee of the American Epilepsy Society. Epilepsy currents / American Epilepsy Society. 2016;16(1):48-61.

49 MIELOPATIAS AGUDAS

■ IRAPUÁ FERREIRA RICARTE
■ AGESSANDRO ABRAHÃO

As mielopatias agudas caracterizam-se por sinais e sintomas de disfunção medular aguda ou subaguda,[1] com tempo de evolução máximo em até 4 semanas (do início do quadro ao ápice dos sintomas).[2]

ATENÇÃO!

Apesar de frequentemente confundidos, o termo "mielopatia" tem significado diferente do termo "mielite".

Mielopatia é uma definição ampla, genérica indicando a existência de um evento patológico alterando a função medular, independentemente da etiologia. Mielite indica um processo inflamatório medular, que pode ser evidenciado por alterações do LCS (aumento de leucócitos/pleocitose e do nível de IgG, presença de bandas oligloclonais) ou por captação de contraste no exame de RM. O termo mielite transversa inclui um grupo heterogêneo de doenças inflamatórias caracterizadas por uma disfunção aguda/subaguda da medula espinhal resultando em um acometimento motor, sensitivo e autonômico abaixo do nível da lesão.

A incidência anual de mielite transversa varia de 1,3 a 4,6 casos por milhão, mas aumenta para 24,6 casos por milhão/ano se as doenças desmielinizantes, como esclerose múltipla, forem incluídas. Embora possa ocorrer em qualquer idade, existe um pico bimodal de incidência na 2ª e 4ª décadas de vida.

Neste capítulo, serão discutidos a abordagem inicial, o diagnóstico etiológico e o tratamento do paciente com quadro clínico de mielopatia aguda não compressiva.

■ QUADRO CLÍNICO

ATENÇÃO!

Uma história de fraqueza muscular, alteração sensitiva e disfunção urinária/intestinal aponta para o diagnóstico de mielopatia. Em razão da heterogeneidade de manifestações clínicas, o diagnóstico em fases iniciais pode confundir até mesmo clínicos experientes.

Sinais e sintomas de mielite transversa, tipicamente, evoluem ao curso de horas a dias e são, em geral, bilaterais; no entanto, apresentações unilaterais ou marcadamente assimétricas podem ocorrer. Uma instalação de início súbito com nadir em menos de 4 horas indica um evento vascular (mielopatia isquêmica).

Sintomas sensitivos (positivos – parestesias, disestesia, alodínia, dor neuropáticas; ou negativos – hipoestesia, perda de propriocepção) são comuns nas mielopatias. As alterações sensitivas cursam com distribuição dermatomal ou segmentar, podendo ocorrer diminuição ou perda de uma ou mais modalidade sensorial. Presença de nível sensitivo bem definido, abaixo do qual a sensibilidade dolorosa e térmica está alterada ou perdida, distingue as mielopatias das neuropatias ou lesões cerebrais.

Dor neuropática (em queimação, agulhada, ou choque) pode surgir na linha média ou na distribuição de um dermátomo e este último padrão dá uma pista diagnóstica do nível anatômico da lesão. Alguns pacientes referem sentir uma banda circunferencial de disestesia ao redor do tronco que, algumas vezes, pode estar associada a uma sensação de constrição que varia na intensidade de um desconforto leve até uma sensação mais intensa de queimação. Pode estar presente o fenômeno de Lhermite (sensação de parestesia ou choque descendente depois de fletir o pescoço), que, geralmente, indica uma lesão intrínseca da medula cervical.

Os déficits motores variam conforme o local e o grau de lesão. Na fase aguda, o tônus muscular e os reflexos abaixo do segmento afetado podem estar diminuídos ou mesmo ausentes (fase de choque medular), o que pode causar confusão com outras causas de fraqueza muscular como a síndrome de Guillain-Barré. Essa fase tem duração variável, indo de dias a semanas, com duração média de 4 a 6 semanas após o insulto inicial. Na sequência, hiper-reflexia e reflexo cutâneo plantar em extensão (sinal de Babisnki) tornam-se evidentes. Atenção especial deve ser dada a pacientes com quadro de polineuropatia prévia, como pacientes diabéticos de longa data. Nesses casos, pode não ocorrer o aumento dos reflexos ou mesmo haver arreflexia.

Disfunção autonômica é quase sempre presente na forma de alterações urinárias, sexuais, gastrintestinais, cardiovasculares e nas funções termorregulatórias. As disfunções autonômicas, assim como as demais, também dependem do grau e do local da lesão. Na fase de choque medular, a manifestação urinária mais comum é a retenção vesical em razão de hipocontratilidade da bexiga (hiporreflexia/arreflexia do dextrusor). Após esse período, ocorre a hiperatividade do dextrusor, caracterizada por aumento da frequência, urgência, urgeincontinência e sensação de espasmos na bexiga. Alguns pacientes apresentam dissinergia do esfíncter – dextrusor, que é uma alteração do relaxamento do esfíncter da uretra durante contração do dextrusor, levando à retenção vesical e provocando aumento do refluxo vesicoureteral, infecções e nefrolitíase. As manifestações intestinais mais comuns são gastroparesia e disfunção intestinal neurogênica, que pode se manifestar por constipação ou incontinência fecal. Na fase de choque medular, aumenta o risco de ulceração intestinal e hemorragia, de íleo paralítico e de dilatação gástrica aguda. Outras manifestações comuns de disfunção autonômica incluem disfunção erétil e ejaculatória, redução da lubrificação vaginal, hipotensão ortostática, hipertermia, anidrose ou hiperidrose.

■ ETIOLOGIA E ABORDAGEM DIAGNÓSTICA

As etiologias das mielopatias agudas devem ser reunidas primeiramente em dois grandes grupos: o de mielopatias compressivas; e o de não compressivas. As causas de compressão medular são inúmeras, como trauma, hérnias discais, fraturas patológicas, abscesso ou hemorragia no espaço epidural ou subdural, neoplasias primárias ou metastáticas intra ou extramedular, entre outras.

ATENÇÃO!

Em todo quadro de mielopatia aguda, é imprescindível que se avalie rapidamente a presença de compressão. O tratamento requer avaliação neurocirúrgica de emergência para rápida descompressão.

Em relação à etiologia das mielopatias não compressivas, as principais causas são: doenças desmielinizantes; doenças infeciosas/parainfecciosas; mielopatia associada a desordens inflamatórias/doenças sistêmicas; neoplásicas e paraneoplásicas; mielopatia pós-radiação; metabólicas/nutricionais; vasculares; e idiopáticas.

Após a coleta da história e dos exames físico geral e neurológico detalhados, a suspeita clínica de mielopatia aguda cervical ou torácica deve ser primeiramente abordada com uma RM da região de interesse. O uso de contraste (gadolínio) é recomendado sempre que possível para aumentar a sensibilidade no diagnóstico de processos tumorais, inflamatórios e infecciosos da medula, dos envoltórios (paquimeninges e leptomeninge), raízes e espaços epidural e subdural.

A análise do LCS é, frequentemente, recomendada por punção lombar após a realização da ressonância, pois é muito importante afastar um processo compressivo antes da punção. Além disso, a punção lombar pode gerar alterações vistas à ressonância e confundir o diagnóstico.

Os principais achados na RM e na análise do LCS, nas diferentes etiologias de mielopatia aguda não compressiva, estão resumidos no Quadro 49.1.[3]

■ TRATAMENTO

TRATAMENTO INICIAL

Nas mielopatias inflamatórias associadas a doenças desmielinizantes ou de causa indeterminada), deve ser iniciada a corticosteroideterapia em altas doses para diminuir a progressão e iniciar a resolução do processo inflamatório da medula espinhal, acelerando a recuperação clínica. Sugere-se metilprednisolona (1.000 mg/1,73 m^2/dia) VI, durante 3 a 5 dias,

QUADRO 49.1 ■ Principais achados na RM e na análise do LCS nas diferentes causas de mielopatia aguda não compressiva

GRUPO 1: RM MOSTRANDO HIPERINTENSIDADE EM T2 COM REALCE AO CONTRASTE E PLEOCITOSE			
Causas	**Particularidade clínica**	**Particularidade na RM**	**Particularidade do LCS**
Doenças desmielinizantes			
Esclerose múltipla	Mielopatia pode ser a manifestação de um primeiro surto. Frequentemente, a mielopatia é incompleta (envolvimento parcial ou de apenas algumas vias – motoras, sensitivas e autonômicas).	Lesões única ou múltiplas com hiperintensidade em T2 de extensão menor que 3 corpos vertebrais e diâmetro menor que o da medula. Lesões desmielinizantes são comumente encontradas no encéfalo.	Pode ser normal ou levemente inflamatório (leve pleocitose e/ou leve aumento do nível de proteína). Bandas oligoclonais frequentemente presentes e índice de IgG aumentado.
Neuromielite óptica e outras condições associadas ao espectro do anticorpo antiaquaporina 4	Mielopatia frequentemente mais grave e completa (envolvendo todas as vias motoras, sensitivas e autonômicas). Anticorpo antiaquaporina 4 presente no plasma ou no LCS.	Lesão única com hiperintensidade em T2 de extensão menor que 3 corpos vertebrais.	Frequentemente maior pleocitose com presença de neutrófilos. Bandas oligoclonais.
Encefalomielite disseminada aguda (ADEM)	Envolvimento do nível de consciência ou crises epilépticas.	Lesões encefálicas e medulares de maior tamanho.	Inflamatório
Mielite transversa	Mielopatia frequentemente mais grave e completa. Monofásico ou recorrente.	Lesões únicas ou múltiplas de extensão variável.	Bandas oligoclonais são infrequentes.
▪ Associada a doenças inflamatórias sistêmicas	LES Sarcoidose Síndrome de Sjögreen.	Semelhante a doenças desmielinizantes, podendo apresentar lesões extensas.	Bandas oligoclonais podem estar presentes.
▪ Associada a doenças infecciosas/parainfecciosas	Herpes simples Varicela-zóster Citomegalovirose (em imunossuprimidos) HIV (mielopatia crônica é mais comum) Sífilis Tuberculose Micoplasma Clamídia Enterovírus Borreliose Toxoplasmose Esquistossomose.	Pode haver lesões com captação anelar de contraste. Lesão mielorradicular ocorre na citomegalovirose e esquistossomose.	PCR44 positivo para o agente causal da família herpes. Proteinorraquia muito elevada na tuberculose. LCS hemorrágico na citomegalovirose. Eosinofilorraquia presente na esquistossomose.

GRUPO 2: RM MOSTRANDO HIPERINTENSIDADE EM T2 SEM REALCE AO CONTRASTE E SEM PLEOCITOSE			
Causas	**Particularidade clínica**	**Particularidade na RM**	**Particularidade do LCS**
Vasculares			
Infarto medular	Quadro agudo. Frequentemente após dissecção ou cirurgia/procedimento da aorta ou embolia sistêmica. Preservação da propriocepção e sensibilidade vibratória.	Hiperintensidade T2 envolve a porção anterior da medula.	Frequentemente normal.
Fístula arteriovenosa dural	Sintomas com progressão em degraus ou transitórios precipitados pelo caminhar ou ortostase prolongada.	Proeminente artefato de fluxo do LCS. Diagnóstico por angiografia medular.	Pode ser normal. Punção lombar pode ter maior risco de complicações.
Metabólicas/nutricionais			
Deficiência de vitamina B12	Raramente tem apresentação aguda. Deficiência de vitamina B12 pode acontecer após anestesia com óxido nitroso, após cirurgias ou síndromes disabsortivas, vegetariano restrito ou anemia perniciosa. Sinal de Babisnki com propriocepção alterada.	Hiperintensidade no cordão posterior e trato corticoespinhal lateral (mielopatia subaguda combinada)	Normal.
Deficiência de cobre	Raramente subaguda.	Semelhante à deficiência de vitamina B12.	
▪ Embolia fibrocartilaginosa	Associada a esforço físico com presença de dor e mielopatia hiperaguda.	Extrusão discal com lesão medular com hiperintensidade em T2 no mesmo nível.	Normal.

GRUPO 3: RM MOSTRANDO HIPERINTENSIDADE EM T2 COM REALCE AO CONTRASTE E SEM PLEOCITOSE			
Causa	**Particularidade clínica**	**Particularidade na RM**	**Particularidade do LCS**
Tumor intramedular	Geralmente quadro crônico. Pode ter apresentação aguda relacionada a sangramento intratumoral.	Lesão tumefativa com realce homogêneo, heterogênea ou anelar ao contraste.	Frequentemente normal.

Fonte: Kaplin e colaboradores.[3]

embora não exista evidência de superioridade de um tipo especifico de corticosteroide, dose ou rota de administração. Regimes orais podem ser usados em casos de pacientes com episódios relativamente leves que não requerem hospitalização (p. ex.: em pacientes com esclerose múltipla com surtos sensitivos). Algumas mielopatia infecciosas também são tratadas com corticosteroideterapia. Potenciais efeitos adversos da pulsoterapia incluem sintomas gastrintestinais, insônia, hipertensão, hiperglicemia ansiedade, dor de cabeça e distúrbios hidreletrolíticos.

ATENÇÃO!

A plasmaférese deve ser considerada nos pacientes com mielite inflamatória não responsivos à corticosteroideterapia.

Em um estudo não controlado, alguns pacientes com mielite grave tiveram benefício da combinação de plasmaférese e ciclofosfamida. Outras terapias imunossupressoras necessitam de investigação adicional. Em pacientes com doenças desmielinizantes, como esclerose múltipla por exemplo, terapias imunossupressoras ou imunomoduladoras reduzem o risco de recorrência a longo prazo, porém essa discussão foge do objetivo deste capítulo.

Nos casos de suspeita de mielite infeciosa, o tratamento deverá ser guiado pelo resultado da investigação etiológica. No entanto, certos aspectos clínicos e laboratoriais podem sugerir a provável etiologia da mielopatia, o que justifica o tratamento empírico para algumas patologias infecciosas (principalmente se houver pleocitose maior do que 30 células enquanto se aguardam os resultados dos exames subsidiários), concomitantemente ao uso dos corticosteroides:

- Aciclovir (varicela-zóster/herpes simples): lesões dermatológicas sugestivas de herpes, história de queimação, dor radicular ou zóster precedendo o quadro;
- Doxiciclina ou azitromicina: evidências de pneumonia por micoplasma;
- Ceftriaxone: suspeita de neuroborreliose (infestação por carrapatos, eritema migratório);
- Penicilina cristalina: suspeita de neurossífilis;

- Ganciclovir: pacientes imunossuprimidos com retinopatia e polirradiculopatia (citomegalovirose).

TRATAMENTO DE SINTOMAS E COMPLICAÇÕES

Existem diversas medidas preventivas e de suporte para reduzir os sintomas e riscos de complicações associados à mielopatia aguda. Algumas serão discutidas a seguir.

Mielopatias cervicais altas podem cursar com insuficiência respiratória, sendo necessárias avaliações periódicas da função respiratória. Presença de dispneia, uso de musculatura acessória e tosse fraca indicam necessidade de testes de avaliação de força respiratória e função pulmonar. Alguns pacientes evoluem com necessidade de ventilação mecânica.

Sondagem vesical é, geralmente, necessária na fase aguda em virtude de retenção urinária. Após a fase aguda, tipicamente ocorre hiper-reflexia do dextrusor. Nesse caso, o tratamento é feito com agentes anticolinérgicos (oxibutinina, tolterodina). A USG após o esvaziamento da bexiga é útil para descartar retenção urinária, mas o teste urodinâmico é necessário para caracterizar a disfunção da bexiga.

Nos pacientes com imobilidade, é necessário uso de heparina fracionada ou não fracionada ou anticoagulantes orais em baixa dose para profilaxia de trombose venosa profunda. Além das medidas já citadas, é necessário atentar para outros aspectos importantes como controle da dor e espasticidade, disfunções sexuais e início precoce de reabilitação. É imprescindível a participação de uma equipe multidisciplinar.

REVISÃO

- Os termos "mielopatia" e "mielite" têm significados diferentes: mielopatia é um conceito genérico indicando um evento patológico alterando a função medular, independentemente da etiologia; mielite indica um processo inflamatório medular, que pode ser evidenciado por alterações do LCS ou por captação de contraste no exame de RM.
- Sintomas sensitivos (positivos – parestesias, disestesia, alodínia, dor neuropáticas; ou negativos – hipoestesia, perda de propriocepção) são comuns nas mielopatias. Contudo, em razão da heterogeneidade de manifestações clínicas, o diagnóstico em fases iniciais pode confundir até mesmo clínicos experientes.
- Atenção especial deve ser dada a pacientes com quadro de polineuropatia prévia, como pacientes diabéticos de longa data. Nesses casos, pode não ocorrer o aumento dos reflexos ou mesmo haver arreflexia.
- As etiologias das mielopatias agudas devem ser reunidas primeiramente em dois grandes grupos: o de mielopatias compressivas; e o de não compressivas. Em todo quadro de mielopatia aguda, é imprescindível que se avalie rapidamente a presença de compressão. O tratamento requer avaliação neurocirúrgica de emergência para rápida descompressão.
- O diagnóstico e a etiologia das mielopatias agudas requer análise do LCS e RM.
- A abordagem terapêutica inclui a corticosteroideterapia nas mielopatias inflamatórias associadas a doenças desmielinizantes ou de causa indeterminada e em algumas mielopatias infecciosas; plasmaférese para casos não responsivos à corticosteroideterapia.
- Algumas medidas de suporte e para prevenir ou reduzir os sintomas e riscos de complicações das mielopatias agudas incluem avaliações periódicas de função respiratória, ventilação mecânica, sondagem vesical e uso de anticolinérgicos, entre outras. O essencial é que o paciente seja assistido por uma equipe multidisciplinar.

AGRADECIMENTO

Agradecemos ao Dr. Robson Fantinato pela revisão do capítulo e à Dra. Maria Elizabeth M. R. Ferraz por sua incansável dedicação ao Pronto-Socorro de Neurologia da UNIFESP, local onde inúmeras mielopatias foram manejadas.

REFERÊNCIAS

1. Adams RD, Victor M. Diseases of the spinal cord. In: Adams RD, Victor M, Ropper AH. Adams and Victor's principles of neurology. 6th ed. New York: McGraw Hill; 1997. p.1293-1345.
2. Berman M, Feldman S, Alter M, Zilber N, Kahana E. Acute transverse myelitis: incidence and etiologic considerations. Neurology. 1981;31(8):966-71.
3. Kaplin AI, Krishnan C, Deshpande DM, Pardo CA, Kerr DA. Diagnosis and management of acute myelopathies. Neurologist. 2005;11(1):2-18.

LEITURAS SUGERIDAS

Beh SC, Greenberg BM, Frohman T, Frohman EM. Transverse myelitis. Neurol Clin. 2013;31(1):79-138.

Frohman EM, Wingerchuk DM. Clinical practice. Transverse myelitis. N Engl J Med. 2010;363(6):564-72.

Jacob A, Weinshenker BG. An approach to the diagnosis of acute transverse myelitis. Semin Neurol. 2008;28(1):105-20.

Joaquim AF. Acute non compressive myelopathy. Rev Bras Med. 2007;64(4):164-9.

Kerr D. Transverse myelitis. In: Johnson RT, Griffin J, McArthur JC, editors. Current therapy in neurologic disease. 6th ed. St. Louis: Mosby; 2001.

Schmalstieg WF, Weinshenker BG. Approach to acute or subacute myelopathy. Neurology. 2010;75(18 Suppl 1):S2-8.

Transverse Myelitis Consortium Working Group. Propose diagnostic criteria and nosology of acute transverse myelitis. Neurology. 2002;59(4):499-505.

50

SÍNDROME DE GUILLAIN-BARRÉ E MIASTENIA GRAVE

EVANDRO PENTEADO VILLAR FELIX

Entre as doenças neurológicas com comprometimento do SNP, a síndrome de Guillain-Barré (SGB) e a mistenia grave são causas importantes de fraqueza muscular que podem incorrer em graves consequências aos pacientes e que, muitas vezes, são um desafio diagnóstico aos profissionais de saúde, mesmos aos mais experientes. O reconhecimento do quadro e a instituição de tratamentos precoces permitem a redução de complicações, utilização mais adequada dos recursos em saúde e obtenção de melhores resultados clínicos. Este capítulo tem por objetivo apresentar de forma resumida os principais aspectos clínicos, diagnósticos e terapêuticos relacionados a estas doenças, principalmente nas suas fases agudas, para profissionais dos serviços de urgência e emergência e de UTI.

SÍNDROME DE GUILLAIN-BARRÉ E SUAS VARIANTES

A SGB ou polirradiculoneuropatia inflamatória aguda é uma doença inflamatória, autoimune, com comprometimento tanto das raízes nervosas como dos nervos periféricos. Apresenta incidência que varia entre 0,6 e 4/100.000 pessoas/ano, podendo acometer indivíduos em qualquer faixa etária, mas é mais frequente em adultos do que em crianças.

QUADRO CLÍNICO

Caracteriza-se por um quadro de tetraparesia flácida, hipo ou arreflexa, de caráter simétrico, que na sua forma clássica tem evolução ascendente (MMII para os MMSS), com fraqueza das musculaturas proximal e distal, porém com casos de comprometimento inicial da musculatura bulbar ou descendente e, raramente, com preservação de reflexos. O acometimento da musculatura facial, cerca de 70% dos casos, é uma das suas principais características. Cerca de um terço dos pacientes com fraqueza grave ou de início bulbar podem evoluir para insuficiência respiratória. Sintomas sensitivos, como dormência e parestesias, são de menor intensidade. Porém, alguns pacientes podem apresentar dor lombar intensa do tipo radicular, consequente à inflamação das raízes nervosas. Distúrbios autonômicos podem estar presentes. Trata-se de uma doença monofásica com evolução em até 4 semanas. Cerca de 90% dos casos evoluem com piora em até 3 semanas, seguida por uma fase de platô e posterior recuperação gradual. Caso a evolução continue além de 8 semanas, deve-se considerar a possibilidade de PDIC.

A forma clássica da SGB é caracterizada por um comprometimento desmielinizante primário dos nervos e raízes, também denominada de PDIA, responsável por mais de 90% dos casos nos países ocidentais. Entretanto, apresenta variantes que, por vezes, são clinicamente indistinguíveis da forma clássica. Entre as quais:

- Neuropatia axonal motora aguda (*acute motor axonal neuropathy* – AMAN): forma puramente motora com comprometimento axonal primário, quando avaliado pela ENMG.
- Neuropatia motora e sensitiva axonal aguda (*acute motor and sensory axonal neuropathy* – AMSAN): forma com acometimento motor e sensitivo por lesão axonal primária.
- SGB predominantemente sensitiva ou sensitiva pura: pode variar desde um quadro sensitivo de dormência e parestesias com sintomas motores menores, até quadros de ataxia sensitiva rapidamente progressiva.
- Pandisautonomia aguda: forma rara, com comprometimento autonômico grave, com oscilação entre hipotensão e hipertensão arterial, edema pulmonar neurogênico, arritmias cardíacas, bradi ou taquicardia, alterações pupilares e da sudorese.
- Síndrome de Miller-Fisher: caracterizada por oftalmoparesia ou oftalmoplegia, ataxia e arreflexia. Está associada ao anticorpo anti-GQ1b.
- Variante faringocervicobraquial: forma rara, caracterizada por ptose, comprometimento da musculatura facial, faríngea, do pescoço e membros superiores.

Quadros infecciosos prévios estão presentes em cerca de dois terços dos casos em até 6 semanas anteriores ao início dos sintomas. Infecções do trato respiratório e gastrintestinais são as mais frequentes. As infecções gastrintestinais por *Campylobacter jejuni* estão frequentemente relacionadas às formas axonais.

DIAGNÓSTICO

Na SGB e suas variantes, é clínico. Exames do LCS e ENMG dão suporte ao diagnóstico. Uma dissociação proteinocitológica (aumento da proteína com quantidade de células normal) é a principal característica do LCS. Encontrada em cerca de 80% dos casos, pode não ser observada na 1ª semana do quadro. Deve-se suspeitar de outras etiologias de base, como o HIV, síndrome paraneoplásica, entre outras, em LCS com celularidade acima de 10 células/mm^3. As alterações na ENMG ocorrem mais frequentemente após o 5º e 7º dias do início do quadro. Pode apresentar um padrão de comprometimento desmielinizante ou axonal, conforme o tipo da SGB.

Exames laboratoriais gerais, como hemograma, eletrólitos e outros que se façam necessários frente ao quadro clínico do paciente devem ser realizados.

TRATAMENTO

O paciente deve ser monitorado continuamente, de preferência em UTI, sobretudo se houver sinais de distúrbios autonômicos, sinais ou sintomas de comprometimento da função respiratória e da musculatura bulbar e de fraqueza acentuada ainda em evolução. A terapêutica específica preconizada é a plasmaférese (usualmente cinco trocas de volumes plasmáticos em dias alternados) ou imunoglobulina humana intravenosa (IgIV) na dose de 0,4 g/kg/dia por 5 dias no total de 2 g/kg. Esquemas de 2 g/kg em 2 dias, em vez de 5, também têm sido realizados. Não há evidência de superioridade de um tratamento em relação ao outro. O uso de corticosteroides não é preconizado. O tratamento deve ser instituído o mais precocemente possível. Não há evidência de benefício após o paciente ter atingido a fase de platô. Cuidados gerais como profilaxia de TVP, broncoaspiração e úlcera por pressão, além de reabilitação motora, devem ser instituídos precocemente.

Cerca de 5% dos pacientes evoluem a óbito, principalmente em decorrência de complicações respiratórias e disautonomias.

SÍNDROME DE GUILLAIN-BARRÉ E ZIKAVÍRUS

A SGB tem sido relacionada à infecção pelo zikavírus. Em estudo realizado na Polinésia Francesa durante episódio de epidemia por este vírus, observou-se uma relação de 4.000:1 entre casos dessa infecção os de SGB. Ao contrário do quadro clássico da SGB, caracterizado por um padrão desmielinizante de comprometimento das fibras nervosas, os casos associados ao zikavírus apresentam comprometimento axonal motor (AMAN) e de evolução mais rápida, com cerca de um terço dos pacientes evoluindo para insuficiência respiratória.

MIASTENIA GRAVE

A MG faz parte do grupo de doenças com comprometimento da JNM. A MGAA é a forma mais comum, com incidência anual de 1-2/100.000 e uma prevalência de 5-15/100.000 pessoas. Frequentemente mais observada em mulheres do que em homens (3:2), principalmente quando de início mais precoce (antes dos 50 anos).

O comprometimento da JNM se dá mais comumente em decorrência da ligação de autoanticorpos direcionados aos AChR. Anticorpos contra o AChR (anti-AChR) são detectados em cerca de 80 a 85% dos pacientes com a forma generalizada da doença, mas apenas em 50% dos pacientes com a forma de início ocular (sintomas restritos à musculatura ocular). Autoanticorpos contra a proteína cinase musculoespecífica (anti-MuSK) são observados em 5% dos casos. Anticorpos anti-LRP4 (LDL receptor relacionado à proteína 4) podem estar presentes.

QUADRO CLÍNICO

A MGAA é uma doença puramente motora. As principais queixas dos pacientes estão relacionadas à fraqueza flutuante (melhora e piora ao longo do tempo – dias e semanas, com períodos de remissão e acentuação da fraqueza) e fadigabilidade (piora da fraqueza com a atividade física repetitiva e ao longo do dia – piora no período vespertino) e melhora com o repouso. Frequentemente, apresentam fraqueza nos membros e musculatura ocular, com ptose palpebral e diplopia, por vezes, alternadamente entre os lados do corpo, não seguindo um padrão, podendo evoluir para fraqueza da musculatura respiratória e bulbar, com queixa de disfagia e disfonia. Alguns pacientes, entretanto, podem apresentar sinais e sintomas bulbares e respiratórios precocemente, o que pode indicar evolução para insuficiência respiratória rapidamente. Na maioria das vezes, o início é insidioso, com queixas vagas de fraqueza ou cansaço ao longo do dia, porém podem ter início mais abrupto, com fraqueza muscular mais acentuada e insuficiência respiratória associada.

Como o comprometimento é restrito à JNM, não apresentam sintomas sensitivos ou autonômicos. Os reflexos estão frequentemente normais, exceto nos quadros de fraqueza acentuada em que podem estar reduzidos (hipo ou arreflexia) ou quando há atrofia muscular por desnervação crônica, com a evolução da doença.

Cerca de 20 a 30% dos pacientes apresentarão exacerbações da fraqueza muscular com algum grau de insuficiência respiratória. Porém, de 15 a 20% apresentarão necessidade de ventilação mecânica, caracterizando a **crise miastênica**. Podem estar relacionadas ao agravamento da própria doença, em decorrência da evolução desta, mas, na maioria das vezes, estão relacionadas às infecções, principalmente respiratórias, ao uso de medicamentos (aminoglicosídeos, sulfato de magnésio, ciprofloxacina, lidocaína, procainamida, betabloqueadores, verapamil, relaxantes musculares, entre outros), ou a estresse, cirurgias de grande porte e, nas mulheres, à gestação e ao período puerperal. O início de corticosteroide para o tratamento da MGAA também pode ocasionar exacerbações da doença e deveria, preferencialmente, ser iniciado em ambiente intra-hospitalar.

DIAGNÓSTICO

Pacientes com quadro clínico de fraqueza flutuante, com fadigabilidade, sem queixas sensitivas, autonômicas, esfincterianas e de comprometimento do sistema nervoso central, devem ser suspeitos de comprometimento da JNM.

O exame clínico do paciente com suspeita de doença da JNM deve incluir provas de atividade física contínua ou repetitiva, como manter os olhos abertos com o olhar fixo para cima por alguns minutos (a fim de se observar a queda das pálpebras), ou manter o olhar horizontal fixo para um dos lados (a fim de desencadear diplopia) e teste de força dos membros superiores e inferiores prolongado e contínuo (para se observar o surgimento da fraqueza muscular). Pacientes com comprometimento da musculatura ocular do músculo elevador da pálpebra podem responder com melhora da força (melhora da ptose) ao esfriamento com gelo (teste para realização à beira do leito quando na avaliação clínica inicial do paciente).

Além do exame clínico, a pesquisa de autoanticorpos (anti-AChR e anti-MuSK), a ENMG e testes farmacológicos são importantes para a confirmação diagnóstica.

A ENMG com estimulação repetitiva a 3 Hz é considerada positiva para MGAA quando apresenta decremento da amplitude do PAMC igual ou superior a 10%. A técnica de ENMG de fibra única também pode ser utilizada. Os testes farmacológicos com anticolinesterásicos, como edrophonium ou neostigmine, dão suporte ao diagnóstico, com melhora rápida da força muscular em até 90% dos casos. Entretanto, casos falso-positivos podem ocorrer. No Brasil, utiliza-se mais a neostigmina intramuscular na dosagem de 0,5 a 1 mg, obtendo-se resposta ao redor de 30 minutos. Deve-se manter o paciente monitorado para a realização do teste por possível desencadeamento de arritmias.

Devem ser realizados exames laboratoriais de rotina a fim de avaliar diagnósticos diferenciais ou desencadeadores da exacerbação da doença, como distúrbios eletrolíticos e quadros infecciosos. Estes pacientes devem sempre ser investigados para doenças do timo, como timomas e hiperplasia tímica, com TC ou RM torácica.

OUTRAS DOENÇAS DA JNM

Entre os diagnósticos diferenciais da MGAA, as demais doenças com comprometimento da JNM devem ser consideradas. A síndrome miastênica de Eaton-Lambert em 50 a 70% dos casos está relacionada a doenças neoplásicas, principalmente, a carcinoma pulmonar de pequenas células, em decorrência da produção de autoanticorpos direcionados aos canais de cálcio (Ca) voltagem-dependentes pré-sinápticos da JNM. Apresenta maior frequência nas faixas etárias da 5ª e 6ª décadas de vida. Manifesta fraqueza de predomínio nos membros inferiores e o diagnóstico é feito por meio da ENMG com estimulação tetânica (> 30Hz) que apresenta incremento da amplitude do PAMC acima de 200%. Em baixa frequência de estimulação (3 Hz), também apresenta decremento como na MGAA. O diagnóstico definitivo pode ser realizado pela observação da presença de anticorpos anticanais de cálcio.

A miastenia congênita está relacionada a defeitos congênitos na transmissão neuromuscular. Existem várias mutações relacionadas aos receptores de acetilcolina, assim como em outros componentes existentes na JNM. Frequentemente, os sintomas estão presentes desde o nascimento ou infância, porém formas adultas são relatadas. Fadigabilidade e resposta positiva ao anticolinesterásico, com ausência de anticorpos anti-AChR e anti-Musk, suportam o diagnóstico, além da confirmação por meio de teste genético específico.

O botulismo é causado pela toxina produzida pela bactéria *Clostridium botulinum* que por sua ação neurotrópica impede a liberação de acetilcona (ACh) nas terminações nervosas, ocasionando uma disfunção da JNM na sua porção pré-sináptica. Entre as principais fontes de contaminação, temos: ingestão de alimentos contaminados por toxina pré-formada; ferimentos infeccionados; e a forma infantil (lactente) com ingestão de esporos do *C. botulinum;* e produção da toxina no próprio intestino da criança. As toxinas dos tipos A, B, E e F são patogênicas aos seres humanos, podendo ocorrer contaminação por mais de um tipo em um único indivíduo. O quadro clínico típico é uma fraqueza muscular de evolução craniocaudal, com início na musculatura inervada pelos nervos cranianos como musculatura ocular e deglutição, seguida da musculatura cervical, podendo evoluir de forma descendente com comprometimento respiratório grave antes de um comprometimento dos membros superiores e inferiores mais acentuado. Sinais e sintomas disautonômicos também estão presentes na forma clássica, como visão turva, secura da boca, vômitos e diarreia, entre outros. Os sintomas se iniciam mais precocemente (em horas) ou tardiamente (dias) dependendo da quantidade de toxina ingerida por alimento contaminado. O estudo eletrofisiológico por ENMG com estimulação tetânica apresenta padrão incremental (> 100%).

ATENÇÃO!

A presença de toxina no sangue (soro), nas fezes ou no lavado gástrico e por xenodiagnóstico confirma o diagnóstico de botulismo. Deve-se comunicar o centro de vigilância epidemiológica imediatamente para a investigação dos contaminantes e proceder ao tratamento com soro antibotulínico policlonal o mais rápido possível para bloqueio da toxina circulante no sangue.

TRATAMENTO

O tratamento da MGAA tem como objetivo o controle e a remissão da doença. Para isso utilizam-se medicamentos de diversas classes farmacológicas, como os anticolinesterásicos (brometo de piridostigmina), imunossupressores de curto prazo (corticosteroides), imunossupressores de longo prazo (azatioprina, ciclosporina, metotrexate, ciclofosfamida, micofenolato mofetil e tracolimo) e anticorpos monoclonais (rituximabe). Além disso, a timectomia está indicada para os casos de timoma. Entretanto, foge ao escopo deste capítulo a discussão em relação ao tratamento ambulatorial e específico desta doença, comumente a cargo do médico especialista. Este capítulo se atém ao tratamento das exacerbações, mais comumente encontradas nos serviços de urgência, emergência e UTI.

ATENÇÃO!

Deve-se sempre investigar e tratar qualquer evento que possa ter desencadeado a exacerbação da doença. Portanto, a correção de quaisquer distúrbios eletrolíticos, o tratamento de infecções e a descontinuidade de quaisquer medicamentos que possam ter ocasionado uma descompensação do quadro são fundamentais.

Da mesma maneira que a SGB, os cuidados gerais com prevenção de TVP, broncoaspiração, úlcera por pressão e a indicação de reabilitação precoce são importantes.

ATENÇÃO!

Na crise miastênica, os anticolinesterásicos devem ser interrompidos assim que iniciado suporte ventilatório mecânico. Se o paciente os utilizava previamente, deve-se fazer diagnóstico diferencial com crise colinérgica. A reintrodução de anticolinesterásicos deve ser cuidadosa, na fase de recuperação da função respiratória e perto de suspender a ventilação mecânica.

O tratamento imunoterápico com IgIV ou plasmaférese deve ser realizado da mesma maneira que para a SGB. Pacientes em uso de corticosteroides devem continuar sua utilização e sua dose otimizada durante o tratamento. Naqueles que não o utilizam, podem ser iniciados concomitantemente ao tratamento imunoterápico.

REVISÃO

- A SGB ou polirradiculoneuropatia inflamatória aguda é uma doença inflamatória, autoimune, com comprometimento das raízes nervosas e dos nervos periféricos.
- Clinicamente, caracteriza-se por tetraparesia flácida, hipo ou arreflexa, de caráter simétrico, que na sua forma clássica tem evolução ascendente, com fraqueza das musculaturas proximal e distal. O acometimento da musculatura facial é uma das suas principais características. Um terço dos pacientes com fraqueza grave ou de início bulbar podem evoluir para insuficiência respiratória.
- Caso a evolução continue além de 8 semanas, deve-se considerar a possibilidade de polirradiculoneuropatia desmielinizante inflamatória crônica.
- A forma clássica da SGB se manifesta como polirradiculoneuropatia desmielinizante inflamatória aguda. As variantes podem ser clinicamente indistinguíveis da forma clássica.
- O diagnóstico da SGB e variantes é clínico com o suporte da ENMG, do exame do LCS e exames laboratoriais gerais.
- A terapêutica deve ser iniciada prontamente e inclui monitoração contínua em UTI preferencialmente, plasmaférese ou imunoglobulina humana intravenosa, reabilitação motora, profilaxia de TVP, broncoaspiração e úlcera por pressão. A mortalidade é de cerca de 5%, principalmente resultante de complicações respiratórias e disautonomias.
- A SGB tem sido relacionada à infecção pelo zikavírus em que, diferentemente do quadro clássico, apresenta comprometimento axonal motor e de evolução mais rápida, com cerca de um terço dos pacientes evoluindo para insuficiência respiratória.
- A miastenia grave, doença puramente motora que também acomete o sistema nervoso periférico, integra as doenças com comprometimento da junção neuromuscular. A MG autoimune adquirida (MGAA) é a forma mais comum, mais observada em mulheres do que em homens.
- Os pacientes apresentam fadigabilidade e fraqueza nos membros e na musculatura ocular, ptose palpebral e diplopia, podendo evoluir para fraqueza da musculatura respiratória e bulbar, disfagia e disfonia. Sinais e sintomas bulbares e respiratórios precoces indicam evolução para insuficiência respiratória rapidamente. Nos quadros de fraqueza acentuada, pode haver hipo ou arreflexia e, na evolução da doença, atrofia muscular por desnervação crônica.
- O início de corticosteroide para o tratamento da MGAA pode exacerbar a doença e deveria ser iniciado em ambiente intra-hospitalar.
- O diagnóstico se vale de provas de atividade física contínua ou repetitiva e teste de força dos membros superiores e inferiores prolongado e contínuo. A pesquisa de anti-AChR e anti-MuSK, a ENMG e testes farmacológicos são importantes para a confirmação diagnóstica.
- Diagnósticos diferenciais incluem as demais doenças com comprometimento da junção neuromuscular como a síndrome miastênica de Eaton-Lamber, a miastenia congênita e o botulismo.
- O tratamento contempla diversas classes farmacológicas como os anticolinesterásicos, imunossupressores de curto prazo (corticosteroides), imunossupressores de longo prazo e anticorpos monoclonais. Requer os mesmos cuidados gerais que a SGB e também o tratamento imunoterápico com IgIV ou plasmaférese.

LEITURAS SUGERIDAS

Berrih-Aknin S, Frenkian- Cuvelier M, Eymard B. Diagnostic and clinical classification of autoimmune myasthenia gravis. J Autoimmun. 2014;48-49: 143-8.

Bezerra MLE, Santos Neto D, Baeta AM, Bulle Oliveira AC. Neuropatias periféricas. In: Bertolucci PHF, Ferraz HB, Barsottini OGP, Pedroso JL, coordenadores. Neurologia: diagnóstico e tratamento. 2. ed. São Paulo: Manole; 2016. p. 863-904.

Burns TM. Guillain-Barré syndrome. Semin Neurol. 2008; 28(2):152-67.

Cao-Lormeau VM, Blake A, Mons S, Lastère S, Roche C, Vanhomwegen J, et al. Guillain–Barré syndrome outbreak associated with Zika virus infection in French Polynesia: a case-control study. Lancet. 2016;387(10027):1531-9.

Felix EPV. Paralisias flácidas agudas. In: Carrion MJM ,Felix EPB, editores. Guia prático de emergências neurológicas. São Paulo: Atheneu; 2015. p. 185-94.

Godoy DA, Vaz de Mello LJ, Masotti L, Di Napoli M. The myasthenic patient in crisis: an update of the management in neurointensive care unit. Arq Neuropsiquiatr. 2013;71(9-A):627-39.

Hutchinson D, Whyte K. Neuromuscular disease and respiratory failure. Pract Neurol. 2008;8(4):229-37.

Malkki H. Zika virus infection could trigger Guillain–Barré syndrome. Nat Rev Neurol. 2016;12(4):187.

Massant CG, Annes M, Bulle Oliveira AC. Doenças da junção neuromuscular. In: Bertolucci PHF, Ferraz HB, Barsottini OGP, Pedroso JL, coordenadores. Neurologia: diagnóstico e tratamento. 2. ed. São Paulo: Manole; 2016. p. 931-52.

Querol L, Illa I. Myathenia gravis and the neuromuscular junction. Curr Opin Neurol. 2013:26:459-65.

Spillane J, Hirsch NP, Kullmann DM, Taylor C, Howard RS. Myasthenia gravis: treatment of acute severe exacerbations in the intensive care unit results in a favourable long-term prognosis. Eur J Neurol. 2014;21(1):171-3.

Vucic S, Kiernan MC, Cornblath DR. Guillain-Barré syndrome. J Clin Neurosci. 2009;16(6):733-41.

Winer JB. An Update in Guillain-Barré syndrome. Autoimmune Dis. 2014;2014:1-6.

Willison HJ, Jacobs BC, van Doorn PA. Guillain-Barré syndrome. Lancet. No prelo 2016.

51 MENINGITES AGUDAS

51.1 MENINGITES BACTERIANAS AGUDAS

■ CAROLINE DE PIETRO FRANCO ZORZENON

■ SANDRO LUIZ A. MATAS

Meningite é a inflamação das meninges que envolvem o SNC. Elas podem ser agudas ou crônicas, infecciosas (p. ex.: virais, bactérias, fúngicas, parasitárias) ou não (meningite asséptica, neoplásica, autoimunes).

As meningites bacterianas agudas estão entre as principais etiologias infecciosas e constituem urgência neurológica cujo prognóstico depende do seu rápido reconhecimento e tratamento. O tratamento adequado é pautado, principalmente, no suporte clínico, uso de antibióticos e corticosteroide precocemente. A escolha do antibiótico dependerá da faixa etária e da presença de comorbidades do paciente, como abordado neste capítulo.

■ EPIDEMIOLOGIA

O principal agente das meningites bacterianas agudas é o *Streptococcus pneumoniae* (pneumococo). Ele é um agente comum também nas pneumonias, otites e sinusites e, frequentemente, essas patologias podem preceder a meningite.

O segundo agente mais comum é a *Neisseria meningitidis* (meningococo), causador de meningite e septicemia em crianças e adultos jovens, sendo o principal agente etiológico das meningites epidêmicas, seguido pela *Listeria monocytogenes*. A infecção por listéria tem fatores predisponentes bem conhecidos e deve ser suspeitada em crianças menores de 3 meses, adultos com mais de 50 anos, em gestantes e em pacientes com prejuízo da imunidade celular, como transplantados, pacientes com neoplasias malignas (principalmente hematológicas), pacientes com síndrome da imunodeficiência adquirida (Aids) e pacientes sob terapia de imunossupressão.

Entre outros fatores de risco para meningites bacterianas, no geral, estão o alcoolismo, o tabagismo, o diabetes, a idade avançada e condições em que há o rompimento da barreira hematencefálica, como traumatismos cranianos com fraturas, fístulas do LCS e procedimentos neurocirúrgicos.

Nos últimos anos, algumas mudanças epidemiológicas têm ocorrido consequentes a medidas de saúde pública e ao surgimento de novos tipos de antibióticos. A vacina heptavalente para pneumococo, a quadrivalente para meningococo e a vacina para *Haemophilus influenzae* tipo b reduziram os casos de meningites por esses agentes, principalmente entre crianças. A presença cada vez mais comum de pneumococos resistente à penicilina tornou as cefalosporinas de 3ª e 4ª gerações em antibióticos estratégicos no tratamento empírico das meningites bacterianas.

■ QUADRO CLÍNICO

As manifestações sistêmicas, quando há processo inflamatório meníngeo, incluem prostração, febre, cefaleia, náuseas, vômitos, rigidez de nuca e sinais meníngeos como o de Kernig e o de Brudzinski. Sua extensão para o parênquima encefálico (encefalite, meningoencefalite ou abscessos) pode levar a alteração da consciência, crises convulsivas e déficits focais.

> **ATENÇÃO!**
>
> A tríade clássica de febre, cefaleia e rigidez de nuca ocorre em menos de 50% dos pacientes, portanto, a ausência dela não afasta o diagnóstico.

Outras informações, como ocupação, local de convívio (creches, asilos, locais superpopulosos), contato com pessoas infectadas e epidemias, devem ser consideradas no momento do diagnóstico, sendo fundamental na investigação etiológica. As meningites podem ter evolução rápida e, muitas vezes, fulminante, sobretudo naquelas por meningococo associadas à meningococcemia. Assim, é importante ficar atento à presença de petéquias/equimoses, sinais de choque e falência adrenal. Portanto, a avaliação e tratamento iniciais do paciente com suspeita de meningite bacteriana devem ser realizados na sala de emergência, incluir via de acesso venoso, suporte clínico e ventilatório.

■ DIAGNÓSTICO

Já na avaliação inicial, é importante a coleta de duas amostras de hemocultura, assim como devem ser colhidos hemograma, proteína C-reativa, velocidade de VHS, eletrólitos, coagulograma e provas de função renal. Tal procedimento auxilia a monitoração da resposta ao tratamento, como a pesquisa do agente etiológico, sua sensibilidade ao antibiótico e a identificação de possíveis complicações do tratamento (p. ex.: nefrotoxicidade do antibiótico).

> **ATENÇÃO!**
>
> Frente à suspeita clínica, a coleta do LCS é mandatória, devendo ser realizada, preferencialmente, por punção lombar e acompanhada de manometria sempre que possível. A manometria permite a identificação e tratamento de possível hipertensão intracraniana.

A realização de tomografia de crânio antes da coleta de LCS não é obrigatória em pacientes com o nível e o conteúdo da consciência preservados, em imunocompetentes, sem coagulopatias, sem déficits focais e sem sinais de hipertensão intracraniana. Nesses pacientes, o exame de imagem não deve atrasar a coleta do LCS e a instituição do tratamento específico, pois o risco inerente à punção é baixo. A investigação por exame de imagem deve ser realizada em um segundo momento para pesquisa de possíveis complicações, como abscessos, hidrocefalia, coleções e para investigação de diagnósticos diferenciais. Pacientes com escala de Glasgow inferior a 15, confusão mental, com imunossupressão, neoplasias malignas, déficits focais ou papiledema, por segurança, devem ser submetidos a exames de imagem antes da punção lombar para coleta do LCS.

Na solicitação do LCS, algumas pesquisas básicas devem sempre ser realizadas: número global de células com análise diferencial; bioquímica (glicose, proteína e lactato); análise microbiológica com bacterioscopia pelo método de Gram; cultura para bactérias aeróbias e anaeróbias; pesquisa de fungos pela tinta da China; reservar amostra (2 mL) para biologia molecular. Informações adicionais podem ser adquiridas por meio da pesquisa de antígenos capsulares bacterianos (látex), disponível, mais comumente, para pneumococo, meningococo, hemófilos e *Escherichia coli*.

Em adultos, o LCS, dentro dos parâmetros de normalidade, apresenta pressão de abertura entre 10 e 20 cmH_2O (25 cmH_2O para obesos), até 5 células/mm^3, ausência de neutrófilos, glicose em torno de dois terços da glicemia sérica no momento da coleta do LCS e proteína entre 20 e 45 mg/dL para punção lombar. Em crianças, a pressão de abertura varia com a idade. O LCS nas meningites bacterianas, geralmente, apresenta aumento da pressão de abertura, pleocitose acima de 500 células; predomínio de neutrófilos no diferencial; glicose baixa, geralmente abaixo de 40 mg/dL e proteína alta. Apesar de o aumento do lactato ser inespecífico e poder estar presente em infecções do SNC de qualquer etiologia, ele é mais comumente aumentado nas meningites bacterianas do que nas virais. O valor normal de lactato do LCS é até 19,5 mg/dL, sendo comum estar acima de 40 mg/dL nas meningites bacterianas agudas.

ATENÇÃO!

A coleta do LCS, apesar de essencial para o diagnóstico, não deve atrasar a antibioticoterapia. A sensibilidade da cultura do LCS será prejudicada, apenas, se a punção for realiza após 4 horas do início do antibiótico.

Observação: Caso haja acidente de punção, os valores dos leucócitos e da proteína são superestimados. Para calcular o valor real, deve-se subtrair 1 leucócito/mm^3 para cada 500 hemácias/mm^3 e 1 mg/dL da proteína a cada 1.000 hemácias/mm^3.

TRATAMENTO

A escolha do antibiótico é, inicialmente, empírica com eventual ajuste após resultado de culturas e antibiograma. Essa escolha dependerá da idade e comorbidades do paciente.

O Quadro 51.1 mostra os principais agentes etiológicos bacterianos segundo a faixa etária e comorbidades. O Quadro 51.2 mostra a dose dos agentes antimicrobianos mais utilizados e o Quadro 51.3, a duração da antibioticoterapia segundo o agente.

Dexametasona, por via endovenosa, na dose de 0,15 mg/kg para crianças (máximo de 10 mg) ou 10 mg para adultos deve ser administrada antes ou durante a infusão da primeira dose de antibiótico e mantida a cada 6 horas por 3 dias para todas as meningites bacterianas, exceto para

QUADRO 51.1 ■ Antibioticoterapia empírica sugerida segundo faixa etária e perfil do paciente

IDADE E PROCEDÊNCIA	PATÓGENOS COMUNS	TERAPIA EMPÍRICA
Neonatos	Grupo *B. streptococcus* *L. monocytogenes* *S. pneumoniae*	Ampicilina + Ceftriaxone (ou Cefotaxima)
Crianças e adultos	*Streptococcus pneumoniae* *Neisseria meningitidis* *Listeria monocytogenes* *Haemophilus influenzae*	Ceftriaxone (ou cefotaxima)*
Adultos > 50 anos	*Streptococcus pneumoniae* *Neisseria meningitidis* *Listeria monocytogenes* Bacilos gram-negativos	Ceftriaxone* (ou cefotaxima) + Ampicilina
Imunocomprometidos	*Streptococcus pneumoniae* *Listeria. monocytogenes* Bacilos gram-negativos aeróbios (p. ex.: família das enterobacteriáceas)	Ceftriaxone* (ou cefotaxima) + Ampicilina
Sinusite ou otite	*Streptococcus sp.* Bacilos gram-negativos *Staphylococcus aureus* *Haemophilus sp.*	Ceftriaxone* (ou cefotaxima) + Mentronidazol
Endocardite	*Viridians streptococcus* *Staphylococcus aureus* *Streptococcus bovis* Grupo HACEK *Enterococcus sp.*	Ceftriaxone ou Cefotaxima + Vancomicina
Nosocomial	Bacilos gram-negativos *Staphylococci sp.*	Meropenem + Vancomicina
Trauma ou procedimentos neurocirúrgicos	*Staphylococcus aureus* e outras espécies (principalmente MRSA) família das *enterobacteriáceas* *Pseudomonas sp.*	Meropenem + Vancomicina

*Vancomicina deve ser associada em regiões onde há mais de 2% de pneumococos resistentes.

Fonte: Adaptada de Roos.[1]

QUADRO 51.2 ■ Dose intravenosa para adultos dos principais antimicrobianos ajustada para penetração em SNC

Ceftriaxone	2 g, a cada 12 horas
Cefotaxima	2 g, a cada 6 horas
Ampicilina	2 g, a cada 4 horas
Metronidazol	500 mg, a cada 6 horas
Meropenem	2 g, a cada 8 horas
Vancomicina	45-60 mg/Kg/dia divididos em três tomadas

QUADRO 51.3 ■ Duração da antibioticoterapia segundo o agente etiológico

Agente	Duração
Neisseria meningitidis	7 dias
Haemophilus influenzae	7 dias
Streptococcus pneumoniae	10 a 14 dias
Streptococcus agalactiae	14 a 21 dias
Bacilos gram negativos	21 dias
Listeria monocytogenes	21 dias ou mais

aquelas após procedimento neurocirúrgico. Para pacientes com imunossupressão, a dose pode ser menor, em torno de 4 mg a cada 6 horas.

ATENÇÃO!

Todo paciente sob suspeita de meningite bacteriana deve ser colocado em isolamento de gotículas por 24 horas do início do antibiótico.

QUIMIOPROFILAXIA PARA CONTATANTES

Deve ser realizada em casos de meningite por hemófilos e meningococo, de preferência nas primeiras 24 horas do diagnóstico:

- Meningococo: como a doença invasiva é mais comum naqueles colonizados recentemente, a quimioprofilaxia deve ser realizada em todos os que tiveram contato íntimo com o paciente (colegas de escola, creches, familiares, etc.) ou que entraram em contato com as secreções do paciente.
- Hemófilo: deverá ser realizada apenas se houver criança menor de 4 anos não vacinada como contatante direto ou indireto do paciente.
- Antimicrobianos indicados na quimioprofilaxia:
  - Neonatos e crianças < 12 anos: ceftriaxona 125 mg IM dose única ou
  - Crianças < 1 mês: rifampicina 5 mg/kg a cada 12 horas por 2 dias ou
  - Crianças entre 1 mês e 10 anos: rifampicina 10 mg/kg a cada 12 horas por 2 dias
  - Adultos: rifampicina 600 mg a cada 12 horas por 2 dias ou ceftriaxone 250 mg IM dose única ou ciprofloxacino 500 mg dose única.

A Figura 51.1 exibe um fluxograma do tratamento da meningite bacteriana.

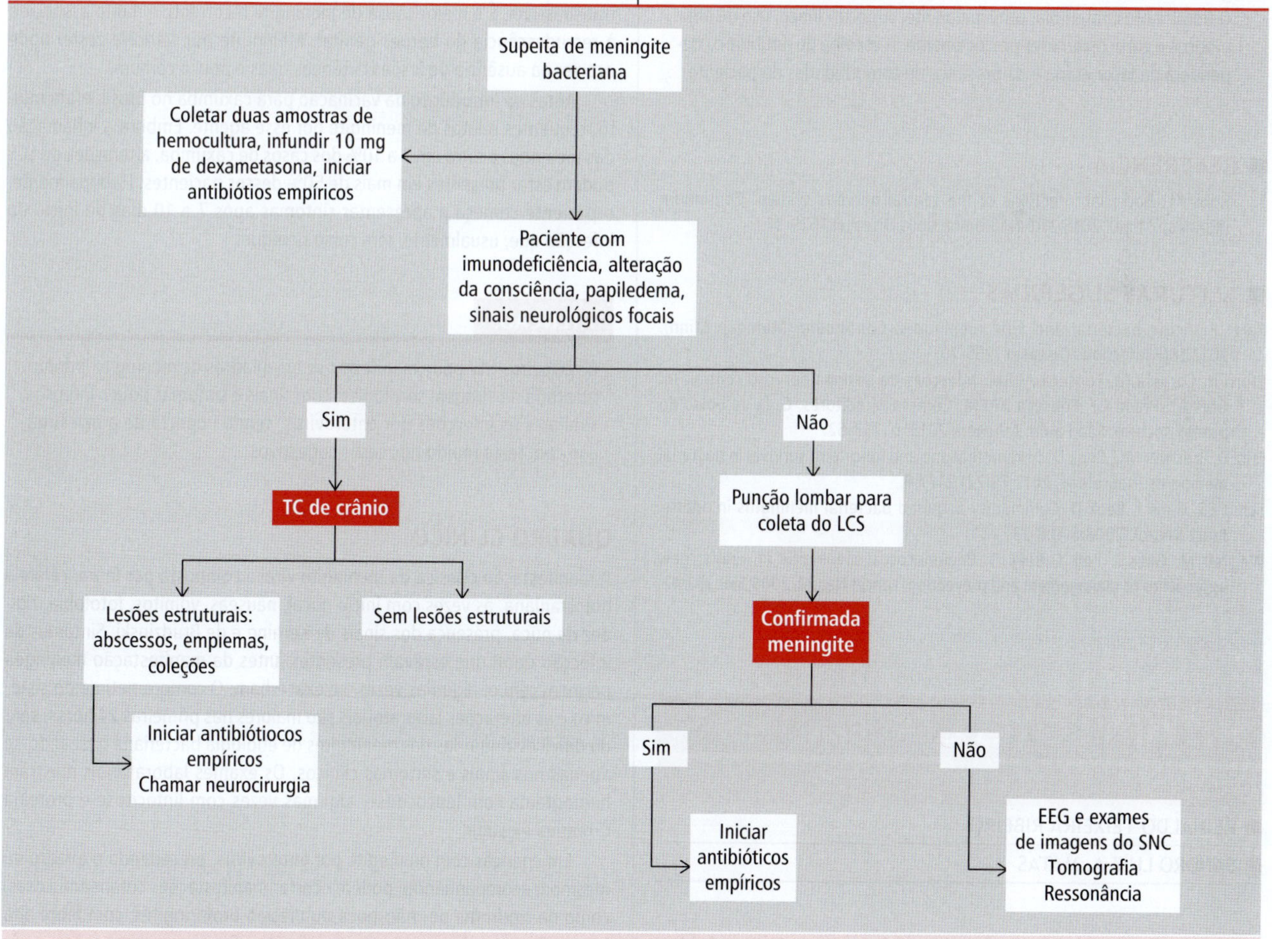

FIGURA 51.1 ■ Fluxograma para o diagnóstico e tratamento das meningites bacterianas.

REVISÃO

- As meningites bacterianas agudas estão entre as principais etiologias infecciosas e constituem urgência neurológica cujo prognóstico depende do seu rápido reconhecimento e tratamento. O principal agente é o pneumococo.
- Alguns fatores de risco para meningites bacterianas são o alcoolismo, o tabagismo, o diabetes, a idade avançada e condições em que há o rompimento da barreira hematencefálica.
- A presença cada vez mais comum de pneumococos resistente à penicilina tornou as cefalosporinas de 3ª e 4ª gerações em antibióticos estratégicos no tratamento empírico das meningites bacterianas.
- O quadro clínico, quando há processo inflamatório meníngeo, inclui prostração, febre, cefaleia, náuseas, rigidez de nuca e sinais meníngeos como o de Kernig e o de Brudzinski. Sua extensão para o parênquima encefálico pode provocar alteração da consciência, crises convulsivas e déficits focais.
- Outras informações, como ocupação, local de convívio (creches, asilos, locais superpopulosos), contato com pessoas infectadas e epidemias, são fundamentais na investigação etiológica. Exames de imagem e laboratoriais, além do LCS (obrigatório diante da suspeita clínica), não devem atrasar a antibioticoterapia.
- As meningites podem ter evolução rápida e, muitas vezes, fulminante, sobretudo naqueles por meningococo associadas à meningococcemia.
- O tratamento contempla, principalmente, suporte clínico, uso de antibióticos e corticosteroides precocemente. A escolha do antibiótico dependerá da faixa etária e da presença de comorbidades do paciente.

REFERÊNCIA

1. Roos KL. Bacterial infections of the central nervous system. Continuum (Minneap Minn). 2015;21(6 Neuroinfectious Disease):1679-91.

LEITURAS SUGERIDAS

Bartt R. Acute bacterial and viral meningitis. Continuum (Minneap Minn). 2012;18(6 Infectious Disease):1255-70.

Étorri H, Corassa M, Fônseca ARBM. Infecções do sistema nervoso central. In: Góis AT, Prado GF, Fônseca ARBM, Corassa M editores. Guia de bolso do pronto-socorro. São Paulo: Atheneu; 2013. p. 253-62.

Fritz D, Brouwer MC, Beek D. Dexamethasone and long-term survival in bacterial meningitis. Neurology. 2012;79(22):2177-9.

Schut ES, Gans J, Beek D. Community-acquired bacterial meningitis in adults. Pract Neurol. 2008;8(1):8-23.

Weisfelt M, Gans J, Poll T, Beek D. Pneumococcal meningitis in adults: new approaches to management and prevention. Lancet Neurol. 2006;5(4):332-42.

51.2 MENINGITES E ENCEFALITES VIRAIS

■ REINALDO TEIXEIRA RIBEIRO

■ SANDRO LUIZ A. MATAS

Meningites e encefalites virais são doenças infecciosas do SNC que podem acometer adultos e crianças e cuja aquisição se dá por diversas vias, fômites, vias aéreas, transfusão sanguínea, transmissão vertical nas gestações e por intermediação de vetor específico, como nas arboviroses.

MENINGITE VIRAL

Em passado recente, o termo "meningite asséptica" era utilizado para pacientes com quadro clínico e laboratorial sugestivos de meningite aguda. Com o avanço tecnológico, foi possível identificar agentes virais por biologia molecular utilizando técnicas de PCR. Descobriu-se que um grande número de vírus pode causar infecção meníngea e, entre os mais frequentes, encontram-se os enterovírus (70 a 90%), herpes-vírus 1 e 2, *Varicela zoster* e vírus da caxumba.

A incidência de meningite viral é difícil de precisar, pois não é de notificação compulsória no Brasil. Mesmo na Europa essa comunicação também é falha. Na Inglaterra, onde todo quadro de meningite deve ser notificado ao serviço de proteção à saúde, de 2005 a 2006 houve registros hospitalares de 2.898 casos internados com esta suspeita diagnóstica, mas pouco mais de 270 casos foram notificados.

Existem mais de 70 sorotipos de enterovírus, compreendendo o vírus da poliomielite e os não poliomielites que incluem *Coxsackie* A, B e *Echovírus*. A cepa 70/71 geralmente é mais agressiva, podendo causar lesão neuronal semelhante aos vírus da poliomielite e, algumas vezes, romboencefalite usualmente fatal. A segunda causa mais frequente de meningite viral é da família *Herpesviridae*, herpes simples 2, mais comum em mulheres do que em homens (6:1) e muito associado à infecção genital sexualmente transmissível. É a maior causa de meningite recorrente e muito associado à recrudescência do herpes genital. Meningite por *Varicela zoster* pode ocorrer na ausência de lesões cutâneas, mas é pouco comum.

Antes da introdução da vacinação para caxumba no Brasil, eram muito frequentes relatos de meningite por esse agente. Embora a inflamação das meninges ocorra em 1 a 10% dos casos de caxumba, alterações do LCS podem estar presentes em mais de 50% desses pacientes. Habitualmente, o paciente começa a apresentar sintomas após 7 a 10 dias do início da infecção que, usualmente, tem curso benigno.

ATENÇÃO!

O retrovírus HIV pode manifestar-se em quadros de meningite linfomonocitária na viragem sorológica, com sinais e sintomas pouco intensos, similares às infecções por enterovírus, sendo importante a investigação com teste rápido nos casos sugestivos.

QUADRO CLÍNICO

A manifestação clássica da meningite viral é composta por febre, cefaleia holocraniana, às vezes com início nucal, náuseas, vômitos, fotofobia, rigidez de nuca, presença dos sinais de Kerning e de Brudzinski. Sintomas de infecção geral que estavam presentes antes da manifestação meníngea permanecem e, algumas vezes, se exacerbam. O comprometimento sistêmico e as alterações laboratoriais são maiores nas primeiras 24 horas, sendo difícil distingui-las das meningites de etiologia bacteriana baseando-se apenas nos sinais e sintomas clínicos. Os exames laboratoriais mostram hemograma com leucocitose, algumas vezes com linfocitose e proteína C-reativa elevada.

Em crianças com meningite por enterovírus, precedendo o quadro ou mesmo o acompanhando, podem ocorrer manifestações cutaneomucosas, como na síndrome pé-mão-boca ou mesmo orofaringites, com febre alta e erupções maculopapulares generalizadas. Em alguns raros casos, pode haver deterioração clínica e rebaixamento do nível de consciência com sinais de encefalites. Tais casos, geralmente, estão associados aos enterovírus cepa 70/71. Além das causas citadas, outras etiologias devem ser consideradas orientadas por inquérito epidemiológico prévio (Tabela 51.1).

O diagnóstico da meningite e seu agente etiológico se faz por coleta e análise do LCS. Quando realizados no 1º dia do início dos sintomas, o LCS pode apresentar-se neutrofílico, algumas vezes superior a 70% em relação aos mononucleares, porem há pouca alteração da proteína, da glicose e do lactato (Quadro 51.4).

QUADRO 51.4 ■ Principais agentes etiológicos virais de acordo com antecedentes epidemiológicos

Todos os pacientes	Enterovírus, HSV 1 e 2, varicela zóster, HIV, Vírus Epstein-Barr
Paciente não vacinados	Vírus da caxumba
Paciente com imunodeficiência	Citomegalovírus, varicela zóster
História de viagens	Vírus de Nilo Ocidental: Estados Unidos, África, Ásia, Austrália Encefalite de Saint Louis: Estados Unidos Encefalite do carrapato: Europa e Ásia
Contato com roedores	Vírus da coriomeningite linfocítica

ATENÇÃO!

A coleta de LCS por punção lombar não deve necessariamente ser precedida de exame de imagem, pois pode atrasar o diagnóstico, principalmente em relação à meningite bacteriana.

O exame de tomografia deve ser realizado nos casos de imunodepressão prévia, sinais neurológicos focais, sinais de hipertensão intracraniana associados a rebaixamento do nível de consciência.

TRATAMENTO

A grande maioria dos casos de meningites virais é causada por enterovírus. Não há tratamento antiviral específico, sendo mais importante a estabilização clínica, com hidratação, antipiréticos, analgésicos e antieméticos.

ATENÇÃO!

É aconselhável observação clínica na unidade de emergência por 24 horas ou até o resultado de confirmação etiológica em geral por PCR.

Nos casos de positividade para enterovírus, a alta hospitalar pode ocorrer nas primeiras 48 horas se houver condições clínicas com melhora dos sintomas.[1]

Embora seja indicado o tratamento com aciclovir para os casos primários de infecção genital por herpes simples para evitar a recorrência, não há estudo clínico que demonstre diminuição da chance de recorrência de meningite por herpes-vírus tipo 2 com esse tratamento específico, também não há evidências que promova abreviação dos sintomas. Raramente infecção por herpes-vírus 2 evolui para encefalite, assim como é incomum quadro clínico de meningite aguda por herpes simples tipo 1. Portanto, é necessária observação clínica em regime de internação até resolução dos sintomas, que ocorre de 5 a 7 dias do início do quadro neurológico e, se houver comprometimento parenquimatoso, iniciar aciclovir endovenoso com dose plena por 10 a 14 dias (Tabela 51.2).

PROGNÓSTICO

Meningites virais causadas por enterovírus são usualmente benignas, não necessitando de internação até resolução dos sintomas. Meningites por herpes-vírus 2 em adultos pode apresentar recorrência, principalmente em mulheres. Infecções por vírus da caxumba podem evoluir para encefalite, mas também são de bom prognóstico.

■ ENCEFALITES VIRAIS

ATENÇÃO!

O termo "encefalite" diz respeito à infecção do parênquima cerebral com correspondentes sinais e sintomas neurológicos.

Habitualmente, a infecção se estende ao revestimento meníngeo, provocando processo inflamatório e caracterizando um quadro de meningoencefalite.[2] Os principais vírus causadores de encefalites pertencem ao grupo dos herpes-vírus, arbovírus e enterovírus. Os vírus da caxumba e do sarampo também causam encefalite, mas com uma frequência bem menor. O herpes-simples tipo 1 (HSV-1) continua sendo o mais comumente envolvido.[2,3]

A primoinfecção herpética oral causa lesões periorais, geralmente atingindo os lábios e mucosa oral na forma de estomatites. Após essa infecção, o vírus aloja-se em ramos trigeminais e no gânglio do III nervo, ficando quiescente por vários anos, podendo originar infecções recorrentes orais e labiais. Algumas vezes, o vírus pode alojar-se em células do epitélio nasal, penetrando nos nervos olfatórios. A recrudescência nesses locais pode dar origem à devastadora infecção parenquimatosa cerebral.[3,4]

A infecção aguda por arbovírus ocorre após 5 a 15 dias da picada do agente transmissor. A invasão do SNC pode acontecer durante a fase inicial de viremia, com consequente infecção dos neurônios. A infecção

TABELA 51.1 ■ Exame do LCS em meningites virais em comparação às meningites bacterianas

Causa de meningite	Leucócitos (vn: 0-5)	Diferencial (vn: Linfomono)	Proteínas (vn: até 45 mg/dL)	Glicose (vn: 2/3 glicemia)	Lactato (vn: até 19,8 mg/dL)	Exame bact.	PCR viral
Viral	200-500	80 a 100% Linfomono	100 a 200 mg/dL	Normal	< 40 mg/dL	Negativo	Positivo
Bacteriana comunitária	> 500	80 a 100% Neutrófilos	> 500 mg/dL	< 60 mg/dL	> 40 mg/dL	Positivo em 70 a 85%	Negativo para vírus

viral se espalha de um neurônio para outro através dos dendritos e axônios, acometendo de modo predominante a substância cinzenta do córtex cerebral e gânglios da base.[3]

QUADRO CLÍNICO

Encefalite viral deve ser suspeitada na presença de uma doença febril acompanhada de dor de cabeça, alteração do nível de consciência e sinais e sintomas de disfunção cerebral.[2,3] As anormalidades encefálicas podem compreender distúrbios agudos de memória; mudanças de comportamento com desorientação, alucinações, psicose, mudanças de personalidade, agitação; alterações neurológicas focais com anomia, afasia, hemiparesia, hemianopsia e crises epilépticas.[2] Após a suspeita diagnóstica, a abordagem diagnóstica deve incluir anamnese meticulosa e exames clínico geral e neurológico cuidadosos. Alguns achados clínicos podem sugerir uma etiologia, por exemplo, picadas de mosquito sugerem arbovírus, exantemas são comuns em infecções virais em geral, parotidite pode sugerir caxumba, sintomas gastrintestinais podem sugerir um enterovírus e achados de vias aéreas superiores podem acompanhar infecção pelo vírus influenza e HSV-1.[2]

DIAGNÓSTICO

O diagnóstico de encefalite aguda deve ser clínico, sendo confirmado por exames complementares que se baseiam na análise do LCS obtido em uma punção lombar, associado a exame de neuroimagem.

ATENÇÃO!

A coleta de LCS deve ser realizada após exame de imagem, já que há sinais de comprometimento parenquimatoso e, na maioria dos casos, rebaixamento do nível de consciência.

O exame do LCS deve conter, além da análise quimiocitológica de rotina (contagem global, análise diferencial das células, proteína, glicose e lactato), a pesquisa de antígeno viral por PCR. Na encefalite por HSV-1, a sensibilidade do teste de PCR é de 96% e a especificidade de 99% quando o LCS é estudado entre o 2º e o 10º dia do início dos sinais e sintomas.[5,6] A investigação diagnóstica deve ainda contar com a ressonância encefálica, muito mais sensível do que a tomografia, e com o eletroencefalograma. O EEG é um indicador precoce e sensível do envolvimento cerebral e, geralmente, mostra anormalidades antes que as evidências iniciais de alteração parenquimatosa apareçam nos exames de neuroimagem. A pesquisa viral por meio de culturas, apesar de factível, mostrou-se trabalhosa, demorada, custosa e com resolução inferior à dos métodos atuais de biologia molecular.[2]

TRATAMENTO

Diante de quadro clínico de encefalite aguda, deve-se iniciar imediatamente tratamento com aciclovir 10 mg/kg por via IV a cada 8 horas, por 10 a 14 dias ou até se identificar outro agente causador.

ATENÇÃO!

A história natural da encefalite por herpes-vírus tipo 1 ocasiona 70% de óbito e grande morbidade dos sobreviventes. A introdução do aciclovir nas primeiras 24 horas muda radicalmente o curso da doença com sobrevida superior a 70% dos casos.

Todos os pacientes com encefalite, de qualquer etiologia, devem ser tratados em UTI, sendo o suporte clínico a pedra angular do tratamento. São frequentes as complicações clínicas e neurológicas que devem ser evitadas ou tratadas com brevidade, como pneumonias, tromboses venosas, crises epilépticas, disfunções autonômicas, insuficiência respiratória, hemorragia digestiva alta, etc.

Nos casos em que há grande comprometimento encefálico, com suspeita de vasculite, pode ser necessária corticosteroideterapia nos primeiros dias de tratamento.[2,7] A Tabela 51.2 traz as condutas terapêuticas específicas para a família *Herpesviridae*.

Não se recomenda tratamento antiviral para as demais etiologias, sendo a estabilização clínica fundamental para minimizar as complicações clínicas e neurológicas.

TABELA 51.2 ■ Esquemas antivirais específicos e duração média do tratamento de encefalite pelos vírus da família *Herpesviridae*

VÍRUS	ANTIVIRAIS	DURAÇÃO
HSV-1/VZV/HSV-2 (adultos)	Aciclovir 10 mg/kg IV, a cada 8 horas	14 a 21 dias
CMV (indução)	Ganciclovir 5 mg/kg IV, a cada 12 horas + Foscarnet 60 mg/kg, IV, a cada 8 horas ou 90 mg/kg IV, a cada 12 horas	3 a 6 semanas

PROGNÓSTICO

Os médicos devem reconhecer rapidamente um caso suspeito de encefalite viral, solicitar os exames complementares necessários ao diagnóstico precoce e iniciar tratamento empírico prontamente para reduzir a morbidade e a mortalidade associada com essa emergência médica, principalmente nos casos de encefalite por vírus da família *Herpesviridae*.

REVISÃO

- Meningites e encefalites, doenças infecciosas do SNC, são adquiridas por diversas vias como fômites, transfusão sanguínea, transmissão vertical nas gestações e por intermediação de vetor específico, como nas arboviroses.
- A meningite viral é caracterizada clinicamente por febre, cefaleia holocraniana, náuseas, vômitos, fotofobia, rigidez de nuca, presença dos sinais de Kerning e de Brudzinski.
- Em crianças com meningite por enterovírus, o quadro pode ser precedido ou acompanhado por manifestações cutaneomucosas, febre alta e erupções maculopapulares generalizadas.
- LCS e outros exames laboratoriais e de imagem suportam o diagnóstico.
- A grande maioria dos casos de meningites virais é causada por enterovírus para a qual não há tratamento antiviral específico e o mais importante são a estabilização clínica e a observação clínica na unidade de emergência por 24 horas ou até o resultado de confirmação etiológica em geral por PCR.
- As encefalites virais envolvem infecção do parênquima cerebral com correspondentes sinais e sintomas neurológicos. Os principais vírus causadores pertencem ao grupo dos herpes-vírus, arbovírus e enterovírus e o herpes-simples tipo 1 (HSV-1) é o mais frequente.

- Depois da primoinfecção herpética oral, o vírus aloja-se em ramos trigeminais e no gânglio do III nervo, podendo originar infecções recorrentes orais e labiais. Algumas vezes, aloja-se em células do epitélio nasal, penetrando nos nervos olfatórios. A recrudescência nesses locais pode resultar na infecção parenquimatosa cerebral.
- A infecção aguda por arbovírus ocorre após 5 a 15 dias da picada do agente transmissor. A invasão do SNC pode na fase inicial de viremia, com a infecção acometendo de modo predominante a substância cinzenta do córtex cerebral e gânglios da base.
- A suspeita diagnóstica de encefalite viral se faz na presença de uma doença febril acompanhada de dor de cabeça, alteração do nível de consciência e sinais e sintomas de disfunção cerebral.
- O diagnóstico inclui anamnese meticulosa, exames clínico geral e neurológico cuidadosos e deve ser confirmado por exames complementares que se baseiam na análise do LCS obtido em uma punção lombar, ressonância encefálica e eletroencefalograma.
- Todos os pacientes com encefalite, de qualquer etiologia, devem ser tratados em UTI, sendo o suporte clínico a pedra angular do tratamento que deve ser prontamente iniciado com a introdução de aciclovir por 10 a 14 dias ou até se identificar outro agente causador.
- Nos casos em que há grande comprometimento encefálico, com suspeita de vasculite, pode ser necessária corticosteroideterapia nos primeiros dias de tratamento.

REFERÊNCIAS

1. Mohseni MM, Wilde JA. Viral meningitis: which patients can be discharged from the emergency department? J Emerg Med. 2012;43(6):1181-7.
2. Steiner I, Budka H, Chaudhuri A, Koskiniemi M, Sainio K, Salonen O, et al. Viral meningoencephalitis: a review of diagnostic methods and guidelines for management. Eur J Neurol. 2010;17(8):999-e57.
3. Ropper AH, Samuels MA. Adams and Victor's principles of neurology. 9th ed. New York: McGraw Hill; 2009. p. 716-23.
4. Davis LE, Johnson RT. An explanation for the localization of herpes simplex encephalitis. Ann Neurol. 1979;5(1):2-5.
5. Lakeman FD, Whitley RJ. Diagnosis of herpes simplex encephalitis: application of polymerase chain reaction to cerebrospinal fluid from brain-biopsied patients and correlation with disease. National Institute of Allergy and Infectious Disease Collaborative Antiviral Study Group. J Infect Dis. 1995;171(4):857-63.
6. Tebas P, Nease RF, Storch GA. Use of the polymerase chain reaction in the diagnosis of herpes simplex encephalitis: a decision analysis model. Am J Med. 1998;105(4):287-95.
7. Maschke M, Kastrup O, Diener HC. CNS manifestations of cytomegalovirus infections: diagnosis and treatment. CNS Drugs. 2002;16(5):303-15.

LEITURAS SUGERIDAS

Chaudhuri A, Kennedy PG. Diagnosis and treatment of viral encephalitis. Postgrad Med J. 2002;78(924):575-83.

Gilden DH, Kleinschmidt-DeMasters BK, LaGuardia JJ, Mahalingam R, Cohrs RJ. Neurologic complications of the reactivation of the varicella-zoster virus. N Engl J Med. 2000;342(9):635-45.

Kupila L, Vuorinen T, Vainionpää R, Hukkanen V, Marttila RJ, Kotilainen P. Etiology of aseptic meningitis and encephalitis in an adult population. Neurology. 2006;66(1):75-80.

Lai CW, Gragasin ME. Electroencephalography in herpes simplex encephalitis. J Clin Neurophysiol. 1988;5(1):87-103.

Logan SAE, Macmahon E. Viral meningitis. BMJ. 2008;336(7634):36-40.

Ropper AH, Samuels MA. Adams and Victor's principles of neurology. 9th ed. New York: McGraw Hill; 2009. p. 606-716.

Ziai WC, Lewin JJ 3rd.Update in the diagnosis and the management of central nervous system infections. Neurol Clin. 2008;26(2):427-68.

52 CEFALEIAS

THAÍS RODRIGUES VILLA

NILTON AMORIM

ALINE TURBINO NEVES MARTINS DA COSTA

Cefaleia é um dos sintomas mais comuns no pronto-socorro (PS). Os estudos epidemiológicos das cefaleias primárias no Brasil demonstram prevalência de migrânea em 15% da população, cefaleia tipo tensional em 29,5% e cefaleia crônica diária em 6,1%. A cefaleia migranosa é a mais frequente no pronto atendimento, pela forte intensidade e duração prolongada. Nos Estados Unidos, a cefaleia está entre as causas mais comuns de atendimento nos serviços de emergência, sendo a migrânea responsável por 34,6% de todas as cefaleias atendidas nessas unidades.

As cefaleias primárias afetam negativamente a qualidade de vida e geram incapacidade significativa. Segundo a Organização mundial de saúde (OMS), a migrânea é a terceira doença mais prevalente e a oitava maior causa de incapacidade no mundo. Esse tipo de cefaleia está associado à perda de produtividade e geração de custos sociais elevados.

Não existe uma padronização do tratamento das crises de cefaleias primárias no pronto-socorro no Brasil. As terapias são variáveis e, muitas vezes, não baseadas em evidências científicas de eficácia. O uso de medicações inadequadas favorece maior permanência e retorno ao hospital e o desenvolvimento de cefaleias refratárias.

IMPORTÂNCIA DO TRATAMENTO NO PRONTO-SOCORRO

- Elevada prevalência de cefaleias primárias (principalmente a migrânea).
- Padronizar o tratamento da crise de cefaleia baseado em evidências.
- Reduzir a permanência na unidade de emergência.
- Reduzir as taxas de crises refratárias.
- Evitar a recorrência da dor em 72 horas.
- Reduzir custos associados ao uso de medicamentos indevidos no Pronto-Socorro.

OBJETIVOS

- Diagnóstico diferencial das cefaleias primárias e secundárias.
- Tratamento da crise aguda.
- Reduzir o número de horas intra-hospitalares.
- Diminuir uso de medicações excessivas que possam causar cefaleia intratável ou rebote.
- Evitar que o paciente retorne ao Pronto-Socorro.
- Diagnosticar e tratar as cefaleias secundárias.

DIAGNÓSTICO DA CEFALEIA

ANAMNESE E EXAME CLÍNICO E NEUROLÓGICO

Caracterizar:

- Modo de instalação: súbita ou gradual.
- Localização da dor: uni ou bilateral.

- Tipo de dor: pulsátil, pressão, aperto, choque, facadas, etc.
- Intensidade: há limitação da atividade normal? Escala visual de dor (EVA: 0-10).
- Duração: horas, minutos, segundos.
- Frequência da dor.
- Fatores desencadeantes.
- Fatores de melhora.
- Fatores de piora.
- Presença de aura: visual, sensitiva, com sinais de tronco encefálico.
- Presença de náuseas e vômitos.
- Presença de foto e fonofobia.
- História de trauma.
- Presença de outros sintomas neurológicos: convulsão, alterações da consciência, distúrbios visuais etc.
- História de medicações em uso, febre, infecções recentes, vacinações e comorbidades.

Ao exame verificar:

- Nível de consciência.
- Pressão arterial, frequência cardíaca.
- Avaliação dos sinais meníngeos.
- Presença de sinais neurológicos localizatórios.
- Exame de nervos cranianos (atenção ao II, III, IV, VI).
- Fundo de olho.
- *Rash* cutâneo e dor articular.

DIAGNÓSTICO DAS CEFALEIAS PRIMÁRIAS MAIS FREQUENTES NO PRONTO ATENDIMENTO

(ICHD3 beta – *International Classification of Headache Disorders*)

MIGRÂNEA SEM AURA

Critérios diagnósticos:

A | Pelo menos cinco episódios preenchendo de B a D.

B | Duração 4 a 72 horas (se não tratada).

C | Pelo menos dois dos quatro sintomas seguintes:

- Localização unilateral;
- Pulsátil;
- Dor moderada ou grave;
- Agravamento por atividade física.

D | Durante a cefaleia pelo menos um dos seguintes:

- Náuseas e/ou vômitos;
- Fotofobia e fonofobia.

E | Não atribuída a outro diagnóstico.

MIGRÂNEA COM AURA

Critérios diagnósticos:

A | Pelo menos dois episódios preenchendo os critérios B e C.

B | Um ou mais dos sintomas de aura totalmente reversíveis:

- Visual;
- Sensitivo;
- Fala ou linguagem;
- Motor;
- Tronco cerebral;
- Retiniano.

C | Pelo menos duas das quatro características:

- Pelo menos um sintoma da aura se alastra gradualmente em 5 ou mais minutos e/ou dois ou mais sintomas aparecem sucessivamente;
- Cada sintoma individual de aura dura de 5 a 60 minutos;
- Pelo menos um sintoma de aura é unilateral;
- A aura é acompanhada, ou seguida em 60 minutos, por cefaleia.

D | Não atribuída a outro diagnóstico e excluído acidente isquêmico transitório.

CEFALEIA TIPO TENSIONAL EPISÓDICA/CRÔNICA

Critérios diagnósticos:

A | Pelo menos 10 episódios ocorrendo, em média, < 1 dia por mês (média: < 12 por ano) para episódica e > 15 dias por mês por tempo superior a 3 meses na cefaleia crônica, preenchendo os critérios B a D.

B | Duração de 30 minutos a 7 dias. Na tensional crônica pode ser continua.

C | Pelo menos dois dos quatro sintomas seguintes:

- Localização bilateral;
- Em pressão ou aperto;
- Intensidade leve ou moderada;
- Não é agravada por atividade física.

D | Acompanha-se de:

- Ausência de náuseas ou vômitos;
- Apenas um: foto ou fonofobia.

E | Não atribuída a outro diagnóstico.

CEFALEIA EM SALVAS

Critérios diagnósticos:

A | Pelo menos cinco crises preenchendo de B a D.

B | Dor forte unilateral, supraorbitária ou temporal com duração de 15 a 180 minutos (quando não tratada).

C | Um dos dois ou ambos dos seguintes:

1 | Pelo menos um sintoma ipsilateral à cefaleia:

- Hiperemia conjuntival e/ou lacrimejamento;
- Congestão nasal e/ou rinorreia;
- Edema palpebral;
- Sudorese facial e da região frontal;
- Rubor facial e da região frontal;
- Sensação de plenitude auricular;
- Miose e/ou ptose.

2 | Sensação de inquietação ou agitação.

D | Frequência da crise de uma vez em dias alternados a oito vezes por dia, durante mais da metade do tempo em que a doença estiver ativa.

E | Não atribuída a outro diagnóstico.

NEURALGIA DO TRIGÊMEO

Critérios diagnósticos:

1 | Pelo menos três crises de dor facial unilateral preenchendo B e C.

2 |Ocorre em uma ou mais divisões do nervo trigêmeo.

3 |A dor tem pelo menos três dos seguintes sintomas:

- Recorrência em paroxismo, com duração de segundos a 2 minutos;
- Intensidade forte;
- Tipo choque elétrico, fisgada ou facada;
- Desencadeada por estímulo inócuo no lado afetado da face.

4 | Sem déficit neurológico clinicamente evidente.

5 | Não atribuída a outro diagnóstico.

CEFALEIA POR USO EXCESSIVO DE ANALGÉSICOS

Cefaleia ocorrendo em 15 ou mais dias por mês em consequência do uso excessivo de medicação para cefaleia (em 10, 15 ou mais dias por mês, dependendo da medicação) por mais de 3 meses.

Critérios diagnósticos:

A | Cefaleia em mais de 15 dias no mês em um paciente com cefaleia pré-existente.

B | Uso excessivo por mais de 3 meses de um ou mais fármacos para tratamento agudo da cefaleia.

Subtipos: cefaleia por uso excessivo de

- ergotamina (10 dias/mês);

- triptanos (10 dias/mês);
- analgésicos simples (15 dias/mês);
- paracetamol (15 dias/mês);
- ácido acetilsalicílico (15 dias/mês);
- AINH – anti-inflamatório não hormonal (15 dias/mês);
- opioides (10 dias/mês);
- analgésicos (10 dias/mês);
- classes múltiplas (10 dias/mês).

Observações

- A migrânea constitui a maioria das cefaleias que cursam com uso excessivo de medicamentos analgésicos. O uso excessivo dos medicamentos citados é importante fator de risco para cronificação, insucesso e refratariedade do tratamento da migrânea.
- Portanto, ao ser identificado qualquer uso excessivo de medicação, ela deve ser retirada.
- Após identificar a substância em excesso, evitar seu uso no PS pela via IV.

■ TRATAMENTO DIRECIONADO PARA A SÍNDROME ÁLGICA AGUDA MIGRÂNEA COM OU SEM AURA

A abordagem medicamentosa para crise aguda de migrânea pode ser realizada conforme exemplificado na Tabela 52.1.

Não recomedados por via intravenoso (IV): tramadol, morfina, dipirona (especialmente se o paciente faz uso excessivo), diclofenaco e cetoprofeno (podem ser utilizadas para crises mais leves VO).

Sempre perguntar qual a medicação de que o paciente faz uso, a fim de evitar cefaleia rebote e cefaleia por uso excessivo de analgésicos.

CRITÉRIOS DE ADMISSÃO NA UNIDADE DE INTERNAÇÃO

- Desidratação, hipotensão, vômitos incoercíveis ou necessidade de reposição de eletrólitos.

CRITÉRIOS DE ALTA HOSPITALAR

- Melhora considerável da dor, estabilização hemodinâmica, hidratação, ausência de vômitos e normalização dos eletrólitos.

ROTINA PARA ATENDIMENTO

- Manter paciente sentado confortavelmente ou deitado.
- Ambiente calmo, silencioso e com pouca luminosidade.

RECOMENDAÇÕES PARA O DOMICÍLIO

- Manter anti-inflamatório não hormonal VO por 48 a 72 horas (nível A de evidência): naproxeno 500-750 mg [a] cada 8 a 12 horas (máximo 1.500 mg/dia), ibuprofeno 200-400 mg a cada 4 a 6 horas (máximo 2.400 mg/dia), ácido acetilsalicílico 500-1.000 mg a cada 6 horas, diclofenaco sódico 50-100 mg a cada 8 a 12 horas (máximo 150 mg/dia).
- Outras opções com nível A de evidência: sumatriptano VO 25, 50 ou 100 mg (1 comprimido no início da crise; se houver boa resposta, mas a cefaleia retornar, a dose poderá ser repetida respeitado o intervalo mínimo de 2 horas e a dose máxima de 300 mg/24 horas; se o paciente não respondeu à primeira dose, não deve ser considerada a administração de uma segunda dose para a mesma crise) ou sumatriptano *spray* nasal 10 mg/0,1 mL (1 a 2 doses no início da crise e seguir as mesmas recomendações anteriores quanto à repetição da dose, máximo 40 mg/24 horas), combinações sumatriptano-naproxeno (Sumaxpro® 50/500 ou 85/500 mg, 1 comprimido VO duas vezes ao dia, máximo 2 comprimidos/24 horas), paracetamol + cafeína (500/65 mg – Tylenol DC® 2 comprimidos a cada 6 a 8 horas) ou ácido acetilsalicílico + cafeína (650/65 mg – Cafiaspirina® 1 a 2 comprimidos a cada 6 a 8 horas). Atenção para o risco de abuso.
- Associar metoclopramida 10 mg VO três vezes ao dia se necessário.
- Orientar sobre necessidade de PARAR com o uso excessivo de analgésicos.
- Verificar necessidade de terapia ponte com corticosteroide, caso seja identificado uso excessivo de medicamentos analgésicos: prednisona 1 mg/kg VO por 5 a 7 dias (seguir orientações de cefaleia por uso excessivo de analgésicos).
- Encaminhar o paciente ao neurologista para iniciar profilaxia medicamentosa e acompanhamento.

TABELA 52.1 ■ Tratamento da migrânea aguda

MEDICAMENTOS RECOMENDADOS	DOSE/VIA	NÍVEL DE EVIDÊNCIA	OBSERVAÇÕES
Sumatriptano	6 mg SC	Recomendação forte Evidência moderada	Não indicado para pacientes com aura de tronco (migrânea basilar)
Metoclopramida	10 mg IV (até 40 mg)	Recomendação forte Evidência moderada	
Clorpromazina	0,1 mg/kg IV (até 25 mg)	Recomendação forte Evidência moderada	
Dexametasona	10 mg IV	Recomendação forte Evidência moderada	
Haloperidol	5 mg IV	Recomendação forte Evidência fraca	
Sulfato de magnésio	1 a 2 g IV	Recomendação fraca	Somente recomendado para pacientes com foto e fonofobia
Valproato de sódio	15 mg/kg IV	Recomendação fraca Evidência fraca	Necessita de mais estudos para definir melhor a indicação

■ CEFALEIA DO TIPO TENSIONAL

MEDICAMENTOS DE USO ORAL COM RECOMENDAÇÃO NÍVEL A DE EVIDÊNCIA

- Anti-inflamatórios: cetoprofeno 100 mg a cada 12 horas ou diclofenaco 75 a 100 mg/dia.
- Analgésicos: dipirona 500 a 1.000 mg até a cada 6 horas (não há estudos placebo controlados).
- Não recomedados: triptanos, relaxantes musculares e opiáceo (não há nível de evidência e devem ser evitados pelo risco de uso excessivo).

ROTINA PARA ATENDIMENTO

Como se trata de dor leve a moderada, o paciente deve ser medicado e liberado após melhora considerável.

RECOMENDAÇÕES PARA O DOMICÍLIO

- Anti-inflamatórios por VO: cetoprofeno 100 mg, diclofenaco 75 a 100 mg, ácido acetilsalicílico 500-1.000 mg, ibuprofeno 200-800 mg, naproxeno 550-825 mg.
- Analgésicos: ácido acetilsalicílico 500 a 1.000 mg (nível A), paracetamol 1.000 mg (nível A).
- Cafeína combinada (nível B): deve ser evitada pelo risco de uso excessivo.

Observação: o uso de medicação combinada, analgésicos ou AINH com cafeína (30-65 mg), é mais efetivo, mas deve ser evitado pelo risco de abuso.

■ CEFALEIA EM SALVAS – *CLUSTER HEADACHE*

TRATAMENTO E MEDICAMENTOS NA FASE AGUDA

- Oxigenioterapia em altas doses (10 a 15 L/minutos) oferecido em máscara de O_2 por 15 minutos.
- Sumatriptano 6 mg subcutâneo ou 20 mg intranasal.
- Ergotamina IV: não disponível no Brasil.

TRATAMENTO INTERVENCIONISTA NO PRONTO SOCORRO

Bloqueio do nervo occipital maior e menor: pode ser utilizado apenas como terapia preventiva de curto prazo (nível B de evidência).

Não recomedados: relaxantes musculares e opiáceos – não há nível de evidência e devem ser evitados pelo risco de uso excessivo. Anti-inflamatórios e analgésicos devem ser evitados pela demora de início de ação e curta duração (sem nível de evidência estabelecido).

> **ATENÇÃO!**
>
> A associação de oxigenoterapia e sumatriptano promove alívio rápido da dor (em poucos minutos) e apresenta resposta mais sustentada.

ROTINA PARA ATENDIMENTO

O paciente deve ser medicado e liberado após melhora considerável.

> **ATENÇÃO!**
>
> Se o exame neurológico mostrar alterações objetivas ou em caso de paciente jovem ou mulher, recomenda-se realizar tomografia computadorizada (TC) de crânio com e sem contraste na emergência para excluir causas secundárias: tumores, processo inflamatório ou expansivo no seio cavernoso.

RECOMENDAÇÕES PARA O DOMICÍLIO

O tratamento preventivo de curto e longo prazo deve ser iniciado na alta:

Tratamento preventivo de curto prazo

- Corticosteroide: prednisona 1 mg/kg VO por 15 dias e após realizar desmame até a retirada completa.
- Sumatriptano
  - intranasal: 1 a 2 doses (um *spray* nasal = 10 mg) como abortivo para dor, ou
  - Via oral (VO) (25, 50 ou 100 mg), mas com nível de evidência inferior (abortivo de uso domiciliar para curto prazo).

Tratamento preventivo de longo prazo

- Verapamil (1ª escolha) 240 a 960 mg/dia: realizar ECG no pronto atendimento antes de iniciar a dose de 80 mg VO três vezes por dia, se não houver contraindicações cardiológicas.
- Carbonato de lítio 300 a 450 mg/dia VO (2ª escolha): menos efetivo e com mais efeitos colaterais quando comparado ao verapamil.
- Outros medicamentos com menor evidência: valproato de sódio 600-2.000 mg/dia, melatonina 10 mg/dia, topiramato 50 a 400 mg/dia, metisergida 4 a 8 mg/dia (em ordem decrescente de nível de recomendação).

■ NEURALGIA DO TRIGÊMEO

Não há medicação com nível de evidência estabelecido para crise aguda.

- Disponível no Brasil para uso na emergência: AINH, analgésicos (tempo de início de uso demorado e duração curta).
- Fenitoína: foi o primeiro medicamento usado com efeitos benéficos, mas não há estudos duplos-cegos placebo-controlados. Na emergência para controle da dor na fase aguda, proceder à administração lenta de 15-20 mg/kg diluídos em SF 0,9% IV em 30 minutos em veia calibrosa; monitorar ECG e pressão arterial e observar velocidade máxima de infusão de 50 mg/minutos.

Não recomedados: benzodiazepínicos e opioides (não há estudos suficientes).

ROTINA PARA ATENDIMENTO

O paciente deve ser medicado e liberado após melhora considerável.

> **ATENÇÃO!**
>
> Solicitar neuroimagem na emergência se houver sinais de risco presentes ao exame ou fatores epidemiológicos para causas secundárias: paciente jovem; envolvimento de ramo V1; paciente sem resposta ao tratamento prévio; déficit sensorial trigeminal ao exame; envolvimento trigeminal bilateral.

A etiologia pode ser idiopática, mas atenção para as causas secundárias: tumor de ângulo cerebelo-pontino, compressão do nervo trigêmeo no seu trajeto, ectasia arterial levando a contato direto com o nervo ou placa desmielinizante de esclerose múltipla no tronco encefálico.

RECOMENDAÇÕES PARA O DOMICÍLIO

Recomenda-se solicitar RM de crânio e angio-RM com fase arterial e venosa ambulatorial, mesmo que o exame neurológico seja normal, para afastar causas secundárias.

TRATAMENTO FARMACOLÓGICO

- Carbamazepina (nível A): 200 a 1.200 mg/dia.
- Oxcarbazepina (nível A ou B): 600 a 1.800 mg/dia.
- Provavelmente efetivos isoladamente ou em uso combinado (nível C): baclofeno 40 a 80 mg/dia, lamotrigina 400 mg/dia, pimozide 4 a 12 mg/dia, topiramato 100 a 400 mg/dia, gabapentina 1.800 a 4.200 mg/dia, pregabalina 150 a 600 mg/dia.

■ CEFALEIA POR USO EXCESSIVO DE ANALGÉSICOS

Na grande maioria das vezes, associa-se à cronificação da migrânea, portanto:

- Utilizar o protocolo de crise de migrânea no pronto atendimento, eliminando as classes de medicação em abuso.
- Tratamento agudo: identificar medicação de uso excessivo e jamais tratar a crise de fase aguda com a mesma classe.

ROTINA PARA ATENDIMENTO

- Manter o paciente sentado confortavelmente ou deitado.
- Ambiente calmo, silencioso e com pouca luminosidade.

RECOMENDAÇÕES PARA O DOMICÍLIO

- Orientar o paciente sobre o uso excessivo de analgésicos e retirar definitivamente a substância em questão.
- Escolher tratamento agudo para dor de classe diferente da medicação do uso excessivo, e limitar o uso da nova substância de forma adequada para que não ocorra uso excessivo dela também.
- Iniciar terapia ponte com corticosteroide (se não houver contraindicação) com prednisona 1 mg/kg dia por 3 dias, dois terços da dose por 3 dias, um terço da dose por mais 3 dias e descontinuar.
- Encaminhar o paciente ao neurologista para profilaxia de migrânea crônica ou da cefaleia de base.

SINAIS DE ALERTA PARA CEFALEIA SECUNDÁRIA

A Tabela 52.2 alerta para algumas causas de cefaleia secundária frequentemente encontradas no setor de emergências. A seguir, indica-se quando pensar em solicitar exame de imagem na emergência (sinais de alerta):

1 | Primeira ou a pior cefaleia da vida.
2 | Cefaleia de instalação súbita.
3 | Cefaleia subaguda aumentando de frequência e intensidade.
4 | Cefaleia progressiva e nova persistente.
5 | Cefaleia nova em população de risco (p.ex.: câncer, HIV, uso de anticoagulantes).
6 | Cefaleia após trauma craniencefálico.
7 | Cefaleia nova em idade superior a 50 anos.
8 | Cefaleia com primeira crise convulsiva.
9 | Cefaleia com febre, rigidez de nuca, náuseas ou vômitos.
10 | Cefaleia com déficit focal que não preencha critérios de migrânea com aura.
11 | Cefaleia com papiledema.
12 | Cefaleia precipitada por manobra de valsalva, exercícios físicos e mudanças de posição.
13 | Neuralgia craniana atípica ou com resposta inadequada ao tratamento.

TABELA 52.2 ■ Algumas causas de cefaleia sintomática

ETIOLOGIA	ACHADOS SUGESTIVOS
AVCi	Fatores de riscos cardiovasculares HAS/DM/dislipidemia/obesidade/tabagismo Doença coronária e cardiopatias Idade > 55 anos Presença de déficits neurológicos
AVCh	Idem acima Níveis muito elevados de pressão arterial na entrada Alcoolismo Uso de cocaína ou metanfetaminas
HSA	Cefaleia de instalação súbita e forte intensidade Alteração do nível e conteúdo de consciência Sinais neurológicos focais Sinais de irritação meníngea
Trombose venosa cerebral	Sinais de hipertensão intracraniana Fundo de olho: presença de papiledema Convulsões História de trombofilia Situações pró-trombóticas: puerpério, desidratação, infecções de seios da face, uso de anticoncepcionais orais, etc.
Neoplasias do SNC	Cefaleia progressiva Alterações no comportamento Sinais de hipertensão intracraniana Déficits neurológicos Convulsões
Neuroinfecção	Febre – alteração do estado geral Alteração da consciência e comportamento nas encefalites Déficits neurológicos Hipertensão intracraniana Convulsões Sinais de irritação meníngea
Hematoma subdural	História pregressa de trauma craniano Confusão mental Déficit neurológico focal Convulsões
Outras causas	Infecções sistêmicas – sinusites Distúrbios da articulação temporomandibular Dissecção arterial

O Quadro 52.1 apresenta quando solicitar exame de neuroimagem (TC ou RM de crânio):

1 | Crise de intensa cefaleia que não preenche os critérios para migrânea e outras cefaleias primárias.
2 | Quando a crise atual é muito diferente das anteriores.
3 | Quando há na história ou exame físico algum "sinal de alerta" para causas sintomáticas de cefaleia.

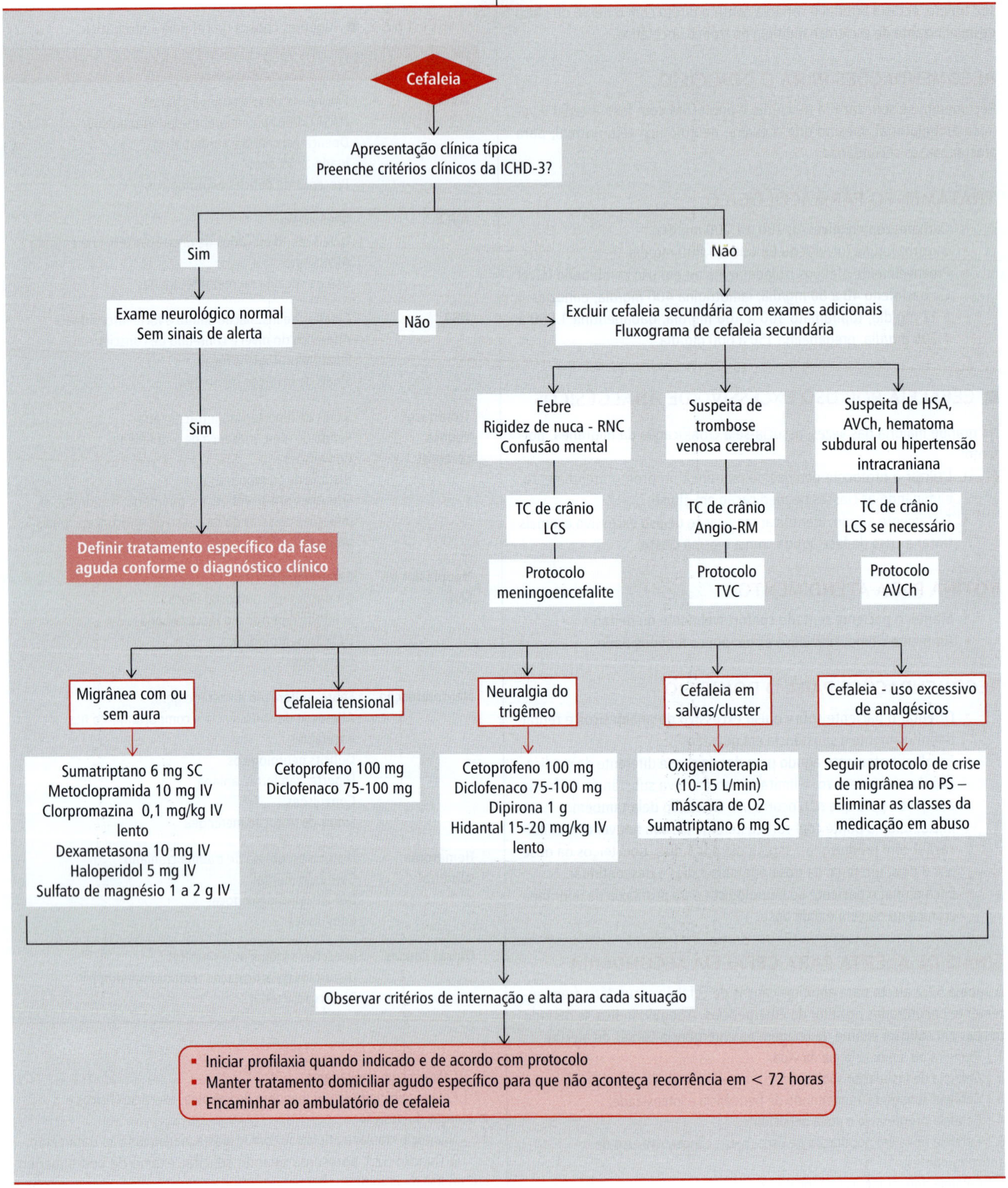
Cefaleia
Apresentação clínica típica
Preenche critérios clínicos da ICHD-3?
Sim
Não
Exame neurológico normal
Sem sinais de alerta
Não
Excluir cefaleia secundária com exames adicionais
Fluxograma de cefaleia secundária
Febre
Rigidez de nuca - RNC
Confusão mental
Suspeita de trombose venosa cerebral
Suspeita de HSA, AVCh, hematoma subdural ou hipertensão intracraniana
TC de crânio
LCS
TC de crânio
Angio-RM
TC de crânio
LCS se necessário
Protocolo meningoencefalite
Protocolo TVC
Protocolo AVCh
Sim
Definir tratamento específico da fase aguda conforme o diagnóstico clínico
Migrânea com ou sem aura
Cefaleia tensional
Neuralgia do trigêmeo
Cefaleia em salvas/cluster
Cefaleia - uso excessivo de analgésicos
Sumatriptano 6 mg SC
Metoclopramida 10 mg IV
Clorpromazina 0,1 mg/kg IV lento
Dexametasona 10 mg IV
Haloperidol 5 mg IV
Sulfato de magnésio 1 a 2 g IV
Cetoprofeno 100 mg
Diclofenaco 75-100 mg
Cetoprofeno 100 mg
Diclofenaco 75-100 mg
Dipirona 1 g
Hidantal 15-20 mg/kg IV lento
Oxigenioterapia (10-15 L/min) máscara de O2
Sumatriptano 6 mg SC
Seguir protocolo de crise de migrânea no PS – Eliminar as classes da medicação em abuso
Observar critérios de internação e alta para cada situação
▪ Iniciar profilaxia quando indicado e de acordo com protocolo
▪ Manter tratamento domiciliar agudo específico para que não aconteça recorrência em < 72 horas
▪ Encaminhar ao ambulatório de cefaleia

QUADRO 52.1 ■ Exames complementares em cefaleia

TC de crânio sem contraste	HSA – AVCi/AVCh – hematoma subdural
TC de crânio com contraste	Neoplasias – granulomas – abscessos do SNC
RM do crânio	Trombose venosa cerebral – encefalites Quando a TC de crânio deixa dúvidas
TC de seios da face	Sinusopatias
LCS	Meningites e encefalites Suspeitas de HSA com TC de crânio inicial normal
Exames laboratoriais	Hemograma, eletrólitos, função renal e hepática, glicose, PCR/VHS na suspeita de arterite de células gigantes

REVISÃO

- Cefaleia é um dos sintomas mais comuns no pronto-socorro. As cefaleias primárias afetam negativamente a qualidade de vida e geram incapacidade significativa. O tratamento das crises de cefaleias primárias no Brasil não é padronizado: as terapias são variáveis e, muitas vezes, sem base em evidências científicas de eficácia. O uso de medicações inadequadas favorece maior permanência e retorno ao hospital e o desenvolvimento de cefaleias refratárias.
- O diagnóstico, que segue critérios do International Classification of Headache Disorders, se vale do exame físico e neurológico e da anamnese, em que a cefaleia é caracterizada quanto a ser de instalação súbita ou gradual; de localização da dor uni ou bilateral; se pulsátil, pressão ou outros; se a intensidade limita atividades normais (uso de escala visual de dor); a duração; frequência; fatores desencadeantes; fatores de melhora; fatores de piora; presença de aura; ocorrência de náuseas e vômitos; foto e fonofobia; história de trauma; outros sintomas neurológicos; história de medicações em uso, febre, infecções recentes, vacinações e comorbidades.
- Se o exame neurológico mostrar alterações objetivas ou em caso de paciente jovem ou mulher, recomenda-se realizar TC de crânio com e sem contraste na emergência para excluir causas secundárias.
- As cefaleias mais frequentes nos serviços de emergência são a migrânea sem e com aura, tensional episódica/crônica, cefaleia em salvas, neuralgia do trigêmeo, cefaleia por uso excessivo de analgésicos.
- A abordagem depende do tipo de cefaleia diagnosticado e inclui tratamento medicamentoso, observação clínica, acompanhamento ambulatorial e, no caso da cefaleia por uso excessivo de analgésicos, a suspensão do medicamento de abuso. O paciente geralmente é liberado após melhora com orientações para prevenir novos eventos de cefaleia

■ LEITURAS SUGERIDAS

Akpunonu BE, Mutgi AB, Federman DJ, Volinsky FG, Brickman K, Davis RL, et al. Subcutaneous sumatriptan for treatment of acute migraine in patients admitted to the emergency department: a multicenter study. Ann Emerg Med. 1995;25(4):464-9.

Ambrosini A, Schoenen J. Invasive pericranial nerve interventions. Cephalalgia. No prelo 2016.

Bendtsen L, Evers S, Linde M, Mitsikostas DD, Sandrini G, Schoenen J. EFNS guideline on the treatment of tension-type headache: report of an EFNS task force. Eur J Neurol. 2010;17(11):1318-25.

Bigal ME, Bordini CA, Speciali JG. Intravenous chlorpromazine in the emergency department treatment of migraines: a randomized controlled trial. J Emerg Med. 2002;23(2):141-8.

Bigal ME, Bordini CA, Tepper SJ, Speciali JG. Intravenous magnesium sulphate in the acute treatment of migraine without aura and migraine with aura: a randomized, double-blind, placebo-controlled study. Cephalalgia. 2002;22(5):345-53.

Cruccu G, Gronseth G, Alksne J, Argoff C, Brainin M, Burchiel K, et al. AAN-EFNS guidelines on trigeminal neuralgia management. Eur J Neurol. 2008;15(10):1013-28.

Francis GJ, Becker WJ, Pringsheim TM. Acute and preventive pharmacologic treatment of cluster headache. Neurology. 2010;75(5):463-73.

Gooriah R, Buture A, Ahmed F. Evidence-based treatments for cluster headache. Ther Clin Risk Manag. 2015;11:1687-96.

Honkaniemi J, Liimatainen S, Rainesalo S, Sulavuori S. Haloperidol in the acute treatment of migraine: a randomized, double-blind, placebo-controlled study. Headache 2006;46(5):781-7.

Kelley NE, Tepper DE. Rescue therapy for acute migraine, part 3: opioids, NSAIDs, steroids, and post-discharge medications. Headache. 2012;52(3):467-82.

Marmura MJ, Silberstein SD, Schwedt TJ. The acute treatment of migraine in adults: The American Headache Society evidence assessment of migraine pharmacotherapies. Headache. 2015;55(1):3-20.

Mazaheri S, Poorolajal J, Hosseinzadeh A, Fazlian MM. Effect of intravenous sodium valproate vs dexamethasone on acute migraine headache: a double blind randomized clinical trial. PLoS One. 2015 10(3):e0120229.

Orr SL, Aubé M, Becker WJ, Davenport WJ, Dilli E, Dodick D, et al. Canadian Headache Society systematic review and recommendations on the treatment of migraine pain in emergency settings. Cephalalgia. 2015;35(3):271-84.

Petersen AS, Barloese MC, Jensen RH. Oxygen treatment of cluster headache: a review. Cephalalgia. 2014;34(13):1079-87.

Queiroz LP, Silva Junior AA. The prevalence and impact of headache in Brazil. Headache 2015;55 Suppl 1:32-8.

Saper JR, Da Silva AN. Medication overuse headache: history, features, prevention and management strategies. CNS Drugs. 2013;27(11):867-77.

Tepper SJ. Medication-overuse headache. Continuum (Minneap Minn). 2012;18(4):807-22.

Woldeamanuel YW, Rapoport AM, Cowan RP. The place of corticosteroids in migraine attack management: a 65-year systematic review with pooled analysis and critical appraisal. Cephalalgia. 2015;35(11):996-1024.

EMERGÊNCIAS EM DOENÇAS INFECCIOSAS E PARASITÁRIAS

Reinaldo Salomão

PARTE 10

53 INFECÇÕES POR ARBOVÍRUS NO CONTEXTO DAS EMERGÊNCIAS MÉDICAS

■ CELSO F. H. GRANATO

O Brasil tem sido vítima nos últimos anos de ciclos consecutivos de infecções por arbovírus. Ao lado da febre amarela, que não tem acometido a população urbana brasileira há décadas, mas que requer uma monitoração rigorosa e contínua, desde a metade dos anos 1980 se tem sofrido com o ressurgimento da dengue. Aparentemente, ainda se terá de conviver por mais algum tempo com essa infecção que acometeu mais de 1,5 milhão de pessoas apenas em 2015. A vacinação recentemente introduzida, nesse momento ainda não parece que trará alívio às preocupações no curto prazo.

A partir de 2013, tem-se observado a disseminação da infecção pelo vírus Chikungunya. Inicialmente nas possessões francesas do Oceano Pacífico, a seguir no Caribe e, então, principalmente no Nordeste brasileiro, essa infecção tem trazido preocupações cada vez maiores, à medida que os detalhes clínicos são descritos e a falta de uma medida preventiva eficaz indica que a situação não vai melhorar no curto-médio prazo.

Mais recentemente ainda, a disseminação do vírus Zika somou-se às demais, não tanto aparentemente pela expressão clínica individual, como nas demais infecções descritas, mas pelo potencial ainda não totalmente esclarecido da transmissão materno-fetal e a possibilidade de desenvolvimento da microcefalia nos bebês.

■ DENGUE

Em consequência do elevado contingente de pacientes acometidos por esse vírus entre nós, o número de casos graves tende a aumentar, uma vez que ele guarda relação com o número total de casos e com a proporção de pacientes acometidos por um segundo ou terceiro sorotipo viral.

Ainda estão vívidas na memória as imagens do ano de 2015, quando foram montadas "barracas de hidratação", nas quais as pessoas que preenchiam os critérios de gravidade estabelecidos pelo Ministério da Saúde (Figura 53.1) recebiam hidratação endovenosa (EV) praticamente ao ar livre. Mesmo assim, o número de óbitos ainda foi expressivo, ultrapassando a terrível marca de 839 óbitos, oficialmente, apenas em 2015.[1]

ATENÇÃO!

Assim, a possibilidade de se atender pacientes com formas graves ou com potencial para evoluir para formas graves de dengue é grande, sendo necessário que todos estejam alerta para reconhecer esses casos na atividade médica.

Além disso, a diversidade de apresentações clínicas na forma aguda de dengue não é apenas bastante superponível às demais arboviroses atualmente circulando no país, como é muito inespecífica também, quando comparada a outras doenças infecciosas agudas, tais como influenza, sarampo, rickettsioses, leptospirose, para mencionar apenas algumas delas.

DENGUE

Sinais de Alerta

↓

Dor abdominal intensa e contínua
Vômitos persistentes
Hipotensão postural e/ou lipotímia
Hepatomegalia dolorosa (fígado aumentado)
Sangramento de mucosa ou hemorragias importantes
Sonolência e/ou irritabilidade
Diminuição da diurese (pouca urina)
Diminuição repentina da temperatura corpórea
Desconforto respiratório

FIGURA 53.1 ■ Sinais de alerta que devem ser pesquisados para definição de casos com potencial para evolução grave.

Fonte: Benedita Saudável.[2]

Ao atender um paciente febril, com quadro de início súbito, mal-estar geral, mialgia, cefaleia retrorbital, em função da situação epidemiológica vigente no país, é essencial se levantar a suspeita de dengue, especialmente se não existirem evidências clínicas claras de IVAS, ou tosse.

A ocorrência associada desse quadro agudo com contagem baixa de plaquetas (abaixo de 100.000/mm^3), contagem total de leucócitos abaixo de 6.000/mm^3 leva, segundo alguns autores, a um grau de acurácia próximo a 85%, com sensibilidade de 71,2% % e especificidade de 90,1% para o diagnóstico de dengue.[3]

Ao lado da identificação dos sinais de alerta (ver Figura 53.1), por si só, já se fornecem elementos que justificam a hidratação dos pacientes nos moldes preconizados pelo Ministério da Saúde.[4] Basta ver que, após a introdução dessas medidas de reconhecimento dos sinais de alerta e as orientações para hidratação rápida, o número de óbitos foi proporcionalmente menor do que em outros anos.[4]

Caso estejam disponíveis outros marcadores laboratoriais, a identificação de plaquetopenia com contagens inferiores a 50.000/mm^3, a presença de carga viral elevada (NS1 > 4 na técnica imunoenzimática) e a presença de reatividade para imunoglobulina G (IgG) logo na 1ª determinação (ao redor do 5º. dia de evolução da doença, ou mesmo antes disso) guardam igualmente relação com evolução para formas mais graves da doença.[3]

Entretanto, a larga experiência adquirida no Brasil e no sudeste da Ásia mostrou que existem outras complicações sérias, ao lado da forma hemorrágica e da síndrome do choque da dengue.

Os acometimentos cardiológicos observados na dengue são frequentes preocupações, se não pela gravidade, mas pela diversidade que assumem e que podem, particularmente em pacientes mais idosos ou com comorbidades (p. ex.: diabetes), acarretar riscos aumentados nesses pacientes já fragilizados.

A proporção de pacientes com acometimento miocárdico na dengue varia amplamente na literatura, com índices oscilando de 16,7 até 70%, se se considerarem apenas os pacientes com formas graves da dengue (forma hemorrágica ou com choque), mesmo levando-se em conta as crianças.

Entretanto, muito mais comuns são as alterações eletrocardiográficas que, muito embora possam ser discretas e autolimitadas, passando despercebidas, podem atingir até 62% dos pacientes.[5] Grande parte delas, evidentemente, evolui sem serem diagnosticadas.

Do ponto de vista clínico, o acometimento miocárdico se manifesta por taqui e bradiarritmias, hipoperfusão periférica e até mesmo edema pulmonar. Ao ECG, refletem-se como bloqueios de BAVs, arritmias ventriculares, entre outros achados.

Portanto, o diagnóstico pode ser confirmado pelo ECG, pela dosagem de troponina I e da isoenzima MB da creatinocinase (CK-MB).[5]

Não existem dados concretos a respeito da fisiopatologia desse acometimento, podendo ser devido a uma ação direta do vírus ou ainda mediada por citocinas, uma vez que é conhecida a liberação excessiva de fator de necrose tumoral alfa (TNF alfa), interleucinas (IL-6, IL-13 e IL-18).[5]

Em função dessa miocardite, a hidratação pode ser requerida, e por se tratar de forma grave de dengue, deve ser feita cuidadosamente e sob monitoração constante.

Outro órgão que pode ser acometido na dengue são os rins. Embora tanto adultos como crianças possam ser afetadas, entre as crianças foi estimado que, em média, 6% tem algum grau de disfunção renal, e de forma relevante, isso ocorre em 0,9% daquelas internadas.[6]

Com relação à fisiopatologia, assim como nas alterações cardiológicas, ainda não há consenso. São levantadas hipótese de ação direta do vírus, produção de citocinas e, certamente, alterações do fluxo sanguíneo no sítio renal.

ATENÇÃO!

Assim, entre os pacientes renais crônicos, essas alterações são particularmente deletérias, levando a um risco de óbito extremamente elevado.[6]

Dados da literatura trazem percentuais de mortalidade decorrente dessas alterações da ordem de 1% na febre dengue, de 12 a 44%, na síndrome do choque da dengue, e de 60% quando ocorre falência renal aguda.[6]

Não menos importante do que todos esses fenômenos é a rabdomiólise associada à infecção pelos vírus dengue, que pode assumir intensidade elevada em alguns casos, podendo contribuir de forma relevante para o acometimento renal decorrente dos outros mecanismos fisiopatológicos já citados.[6]

Da mesma forma que no acometimento cardíaco, essas alterações renais podem passar completamente despercebidas, entretanto, são referidas taxas de proteinúria e/ou hematúria da ordem de 70 a 80% dos pacientes com dengue. Torna-se muito importante, portanto, o reconhecimento precoce dessas alterações para que se possam instalar medidas de suporte que evitem ou minimizem essas complicações. A dosagem de creatinina sérica (CrS), a hiponatremia, a hipercalemia e a acidose metabólica são indicativos laboratoriais dessa má evolução do ponto de vista renal. Assim, é fundamental o reconhecimento precoce, e a hidratação precoce e o controle hidreletrolítico assumem papéis fundamentais nesse processo. Apesar disso, há casos de pacientes que necessitarão de diálise, muito embora não existam registros de evolução para lesões renais crônicas disponíveis na literatura.

Outra complicação relativamente incomum, porém grave do ponto de vista clínico, é a síndrome hemofagocítica. Há um número relevante de casos descritos na literatura e, devido ao potencial letal dessa condição, convém trazer algumas informações que permitam a identificação precoce e a intervenção terapêutica.[7]

Os dados publicados sugerem a ocorrência dessa condição entre 2 e 35% dos casos de evolução complicada, particularmente associada a formas graves de dengue (90% deles). Embora seja mais comum na forma secundária da dengue, há relatos de casos na dengue primária.[7]

Ela deve ser suspeitada quando a febre tem um curso mais protraído do que o habitual (acima de 7-8 dias), na ocorrência de hepatoesplenomegalia, disfunção de múltiplos órgãos, hiperferritinemia (acima de 20.000 U/L), linfopenia e aumento de transaminases.[7] O diagnóstico de síndrome hemofagocítica pode ser confirmado pela biópsia de medula.

Esse processo provavelmente é decorrente da produção elevada de citocinas pró-inflamatórias, notadamente IL6, IL8 e TNF, gerando, dentre outras ações, hiperativação de leucócitos e macrófagos. É importante estabelecer o diagnóstico precocemente e se fazer a diferenciação com infecção bacteriana secundária, tendo em vista que, na exclusão dessa última condição, o tratamento envolverá corticosteroides, Ig e, eventualmente, quimioterapia. Nos casos com evolução fatal, particularmente em crianças, a causa mais frequente foi a aspergilose em pacientes previamente saudáveis.[7]

Finalmente, mas não menos relevantes, são as alterações neurológicas descritas na dengue.

Consideradas em conjunto, manifestações neurológicas são descritas entre 2 e 25% do total de casos de dengue. Elas se apresentam de variadas formas, que incluem: encefalite, mielite, meningite asséptica, neurite, sangramento intracraniano, síndrome de Guillain-Barré (SGB), paralisia flácida, paresia e síndrome do trato piramidal.[8]

É importante a obtenção de uma história clínica detalhada e cuidadosa do paciente, uma vez que essas alterações neurológicas podem ocorrer entre pacientes com qualquer forma clínica de dengue, e não apenas as formas graves. Ela acomete tanto adultos de ambos os sexos, como crianças. O diagnóstico diferencial deve ser estabelecido frente a outras infecções que acometem o SNC e inclui a análise do LCS. A SGB, embora incomum, costuma ser grave e pode ser diagnosticada pela eletromiografia e pela avaliação do LCS, em que se observa dissociação proteíno-citológica. Esses pacientes, se precocemente identificados, podem ser tratados pela plasmaférese, por vezes em várias seções subsequentes, ou com corticosteroides. A provável etiologia desses acometimentos está relacionada a uma ação direta viral ou a um mecanismo imunológico relacionado à similaridade de proteínas do vírus da dengue e estruturas do SNC.

Dessa forma, pode-se concluir que, ao lado das complicações muito mais frequentes da dengue, como a forma hemorrágica e a síndrome do choque, existem outras condições bastante importantes, tais como cardíacas, renais, hematológicas e neurológicas, que podem surgir sem uma ligação evidente com o quadro de dengue, mas que podem requerer identificação precoce e tratamento imediato, para minimizar o impacto aos pacientes e aumentar a chance de sobrevida.

FEBRE DE CHIKUNGUNYA

Ao lado desse problema já bastante preocupante, desde 2013, tem sido relatado um número crescente de casos de febre de chikungunya, particularmente no nordeste brasileiro, mas também no centro-oeste e no Rio de Janeiro.

Muito embora, do ponto de vista de mortalidade, não se possa fazer comparações entre a febre dengue e suas complicações (dengue grave) e a febre de chikungunya, a morbidade associada a esta última, ao longo de semanas e meses, é bastante expressiva. Mais recentemente, foram descritos também óbitos, ocorrência até então muito pouco comum nessa doença. Apenas em 2016 foram reportadas cerca de 170.000 ocorrências da doença no Brasil, com relatos de mais de 100 óbitos, a maioria dos quais no Nordeste e entre pacientes idosos, com comorbidades.

Na forma aguda da doença, além dos sintomas já relatados (febre alta, abrupta, mialgia, artralgia, poliartrite simétrica) e que permitem o diagnóstico diferencial particularmente com dengue – e, às vezes, com febre pelo vírus zika – chama atenção a frequência da forma sintomática (72 a 95%) e com poliartrite bastante exuberante. Aliás, a própria palavra *chikungunya*, na língua makonde falada no local onde se fez a primeira descrição da doença, traduz a posição álgida que o paciente pode assumir em função da dor articular intensa e que o leva a procurar o serviço médico de urgência.

ATENÇÃO!

O diagnóstico diferencial também deve ser estabelecido contra outras artropatias, entre as quais a artrite reumatoide (AR).

Essa diferenciação pode ser bastante difícil, uma vez que até mesmo marcadores sorológicos, como os anticorpos antipeptídeo cíclico citrulinado (anti-PCC) podem estar presentes em ambas as condições.

Uma proporção significativa de pacientes acometidos pela febre de chikungunya vai evoluir para uma forma crônica da infecção. Estima-se que de 30 até 50% dos pacientes agudamente infectados pelo vírus chikungunya vão evoluir para uma artropatia crônica por mais de seis meses ou até dois a três anos. Essas formas protraídas incidem especialmente entre pessoas com idade superior a 45 anos, são mais frequentes no sexo feminino e naquelas com artropatias preexistentes.[8]

Entre as complicações já relatadas, aquelas que se referem ao sistema articular são proporcionalmente muito mais frequentes, muito embora isso possa não se refletir no atendimento de urgência, uma vez que, mesmo sendo intensas do ponto de vista clínico, podem levar os pacientes ao sistema de atendimento ambulatorial.

Nesse sentido, como já referido, deve-se estabelecer o diagnóstico diferencial com outras artropatias, particularmente a AR. Esse aspecto é relevante, uma vez que todas as medicações empregadas no combate ao processo inflamatório e à dor articular de outras etiologias já foram empregadas no caso da infecção causada pelo vírus chikungunya sem, entretanto, melhoria significativa.

Com relação a outras complicações associadas à infecção por esse vírus, destacam-se:

- **Complicações neurológicas.** meningoencefalite, síndrome convulsiva, síndrome cerebelar, paresias, paralisias e SGB.
- **Complicações oculares.** neurite óptica, iridociclite, episclerite, retinite, uveíte.
- **Complicações cardiovasculares.** miocardite, pericardite e IC.
- **Complicações renais.** nefrite e LRA.

Como se pode observar, essas complicações podem ser decorrentes de outros processos infecciosos, incluindo dengue e, portanto, o diagnóstico diferencial precisa ser estabelecido, inclusive para se estimar o prognóstico individual.

Esses acometimentos mais complexos do ponto de vista clínico são muito mais frequentes entre pessoas de maior idade e crianças pequenas, incluindo recém-nascidos. Bebês que se contaminam com sangue materno, cujas mães tiveram a doença próxima ao parto, manifestam a doença precocemente e, de forma mais grave. Predominam as manifestações neurológicas (meningoencefalite), ao passo que as manifestações artríticas são menos comuns.

Estima-se que a razão entre caso-mortalidade (*case-fatality ratio*) seja ao redor de 1/1.000. Como parece haver diferenças entre a frequência dessas formas graves e da letalidade, descritas em diferentes regiões geográficas do mundo, é possível que existam variações entre as cepas virais circulantes ou características genéticas dos pacientes, que favoreçam uma ou outra evolução da infecção. De qualquer forma, esperam-se casos mais graves nos extremos de idade e entre pacientes diabéticos, hipertensos, hepatopatas, epilépticos, renais crônicos, além dos RN.

Nesse momento, as medidas preventivas se restringem apenas a evitar a exposição a mosquitos, uma vez que o desenvolvimento de vacinas contra o vírus chikungunya ainda está em fases iniciais de desenvolvimento.

■ FEBRE ZIKA

Ainda nesse mesmo contexto que envolve os arbovírus, desde o final de 2014, foram descritos milhares de casos de febre pelo vírus zika em várias partes do mundo, incluindo o Brasil, trazendo complicações até então desconhecidas, como a microcefalia em filhos de gestantes acometidos pela virose e até a SGB.

Do ponto de vista clínico, a apresentação dessas doenças na fase aguda pode ser muito superponível àquela causada pelos vírus dengue e chikungunya, muito embora se refira que cerca de 80% dos casos de febre pelo vírus zika sejam assintomáticos.[9]

ATENÇÃO!

Tendo em mente as possibilidades de evolução muito distintas entre elas, torna-se relevante tentar definir assertivamente a etiologia do quadro agudo para evitar maiores danos ao paciente, à sua família e à sociedade.

Até esse momento, a preocupação maior nas infecções pelo vírus zika e que podem levar o paciente a procurar um serviço de emergência é a SGB. Vários estudos já foram realizados, tanto no Brasil como na Polinésia, e estima-se que a evolução para essa complicação neurológica incida em 24 casos para 100 mil pacientes acometidos pela febre pelo vírus zika.

Assim, frente a uma descrição clínica dessa doença, é mister procurar entre as várias etiologias já associadas a esse acometimento, a dengue, a febre de chikungunya e a febre pelo vírus zika.

Como observação ainda inicial, carente de uma documentação científica, se refere que a SGB associada à febre pelo vírus zika já possa ser diagnosticada clinicamente após poucos dias da manifestação aguda da doença, quando essa ocorre. Regra geral, na SGB associada à dengue, ou à febre de chikungunya, bem como a outras etiologias, o diagnóstico costuma ocorrer várias semanas após o acometimento agudo (dados não publicados).

É bastante provável que com o passar do tempo e com outros levantamentos clínicos, outras complicações tardias sejam associadas à infecção pelo vírus zika, particularmente aquelas ligadas ao SNC e ao acometimento visual. Não parece, entretanto, nesse momento, que esses acometimentos ocorram de forma a levar os pacientes a procurar um sistema de atendimento de urgência.

REVISÃO

- O Brasil tem sido vítima nos últimos anos de ciclos consecutivos de infecções por arbovírus.
- Ao lado das complicações muito mais frequentes da dengue, como a forma hemorrágica e a síndrome do choque, existem outras condições bastante importantes, tais como cardíacas, renais, hematológicas e neurológicas, que podem surgir sem uma ligação evidente com o quadro de dengue, mas que podem requerer identificação precoce e tratamento imediato, para minimizar os dados aos pacientes e aumentar a chance de sobrevida.

- O diagnóstico de dengue com manifestações cardíacas pode ser confirmado pelo ECG, pela dosagem de troponina I e da CK-MB.
- Assim, no tratamento da dengue, é fundamental o reconhecimento precoce, e a hidratação precoce e o controle hidreletrolítico assumem papéis fundamentais nesse processo.
- Na forma aguda da febre de chikungunya, além dos sintomas já relatados (febre alta, abrupta, mialgia, artralgia, poliartrite simétrica) e que permitem o diagnóstico diferencial particularmente com dengue e, eventualmente com febre pelo vírus zika, chama atenção a frequência da forma sintomática (72 a 95%) e com poliartrite bastante exuberante. Com relação a outras complicações associadas à infecção por esse vírus, destacam-se: complicações neurológicas: meningoencefalite, síndrome convulsiva, síndrome cerebelar, paresias, paralisias e SGB; complicações oculares: neurite óptica, iridociclite, episclerite, retinite, uveíte; complicações cardiovasculares: miocardite, pericardite e IC; complicações renais: nefrite e LRA.
- Do ponto de vista clínico, a apresentação dessas doenças na fase aguda pode ser muito superponível àquela causada pelos vírus dengue e chikungunya, muito embora se refira que cerca de 80% dos casos de febre pelo vírus zika sejam assintomáticos.[9]
- Tendo em mente as possibilidades de evolução muito distintas entre elas, torna-se relevante tentar definir assertivamente a etiologia do quadro agudo para evitar maiores danos ao paciente, à sua família e à sociedade.
- Até esse momento, a preocupação maior nas infecções pelo vírus pelo vírus zika e que podem levar o paciente a procurar um SE é a SGB.

REFERÊNCIAS

1. Brasil. Ministério da Saúde. Monitoramento dos casos de dengue, febre de chikungunya e febre pelo vírus Zika até a Semana Epidemiológica 48, 2015. Boletim Epidemiológico. 2015;46(44):1-9.
2. Benedita Saudável. A Benedita [Internet]. [2013; capturado em 25 jan. 2017]. Disponível em: http://beneditasaudavel.com.br/about/
3. Tanner L, Schreiber M, Low JG, Ong A, Tolfvenstam T, Lai YL, et al. Decision tree algorithms predict the diagnosis and outcome of dengue fever in the early phase of illness. PLoS Negl Trop Dis. 2008;2(3):196-203.
4. Brasil. Ministério da Saúde. Dengue: diagnóstico e manejo clínico [Internet]. 4. ed. Brasília: MS; 2013 [capturado em 08 nov. 2016]. Disponível em: http://mosquito.saude.es.gov.br/Media/Dengue/Arquivos/Dengue_Manejo_Clinico_Adulto_Crianca_4ed_2013.pdf.
5. Lee IK, Lee WH, Liu JW, Yang KD. Acute myocarditis in dengue hemorrhagic fever: a case report and review of cardiac complications in dengue-affected patients. Int J Infect Dis. 2010;14(10):e919-22.
6. Vachvanichsanong P, Thisyakorn U, Thisyakorn C. Arch Virol. 2016;161(4): 771-8.
7. Wan Jamaludin WF, Periyasamy P, Wan Mat WR, Abdul Wahid SF. J Clin Virol. 2015;69:91-5.
8. Sam IC, Kümmerer BM, Chan YF, Roques P, Drosten C, AbuBakar S. Updates on chikungunya epidemiology, clinical disease, and diagnostics. Vector Borne Zoonotic Dis. 2015;15(4):223-30.
9. Cao-Lormeau V-M, Blake A, Mons S, Lastère S, Roche C, Vanhomwegen J, et al. Guillain-Barré Syndrome outbreak associated with Zika virus infection in French Polynesia: a case-control study. Lancet. 2016;387(10027):1531-9.

LEITURAS SUGERIDAS

Couderc T, Lecuit M. Chikungunya virus pathogenesis: from bedside to bench. Antiviral Res. 2015;121:120-31.

Suhrbier A, Jaffar-Bandjee MC, Gasque P. Arthritogenic alphaviruses: an overview. Nat Rev Rheumatol. 2012;8(7):420-9.

54 SÍNDROMES RESPIRATÓRIAS VIRAIS

NANCY BELLEI

INFLUENZA

As infecções causadas pelos vírus da família Orthomyxoviridae têm determinado epidemias e pandemias com elevada morbimortalidade. A população geral é suscetível às infecções por influenza do tipo A ou do tipo B e reinfecções pelo mesmo subtipo viral (p. ex.: H1N1 ou H3N2) são frequentes devido à ausência de imunidade duradoura. Nos períodos epidêmicos, 50 a 70% do excesso de demanda de leitos hospitalares e internações em terapia intensiva decorre da incidência de influenza em portadores de doenças crônicas e idosos.

EPIDEMIOLOGIA

As epidemias de gripe ocorrem anualmente e as frequentes mutações virais determinam um escape da eventual imunidade populacional seja por infecções anteriores, seja pela vacina. Esses vírus sofrem intensa variação genética, particularmente em duas de suas glicoproteínas de superfície (H e N). As mutações pontuais do tipo *drift* são muito frequentes e mais observadas nas cepas do vírus influenza AH3N2 se comparadas às mutações observadas no vírus AH1N1pdm2009.

O vírus tipo A é patogênico para o homem e outros animais (cavalos, suínos, animais marinhos). Para o vírus influenza A, é a caracterização dos tipos de hemaglutinina (H1-H17) e de neuraminidase (N1-N10) que estabelece quais subtipos estão circulando. Os vírus do tipo H1, H3 e H2 são adaptados aos receptores humanos e responsáveis pelas epidemias anuais, embora vírus H2 não circulem desde 1968.

As pandemias de influenza A ocorrem em intervalos irregulares determinadas por combinação de genes de diferentes espécies de hospedeiros (ave, suíno ou humano) em um receptor animal intermediário, frequentemente os suínos, sendo esse fenômeno chamado de *shift* antigênico. Quando ele ocorre, toda a população humana é suscetível, a doença espalha-se pelos vários continentes em curto espaço de tempo e observa-se morbimortalidade elevada em todas as faixas etárias da população. A mais recente pandemia teve início em 2009, aparentemente no México, sendo causada pelo vírus H1N1pdm09 de origem suína, resultado de combinações genéticas entre cepas humana, aviária e suína, que ocorreram em hospedeiros suínos e, depois de novos rearranjos genéticos em hospedeiros desconhecidos, houve transmissão para humanos. Desde então, esse vírus passou a circular de forma sazonal, ou seja, em intensidade maior nos períodos de outono e inverno, da mesma forma que os outros vírus influenza AH3N2 e influenza B.

ATENÇÃO!

As epidemias de influenza no Brasil apresentam características diversas nas diferentes regiões brasileiras. As maiores taxas de hospitalizações e óbito ocorrem na região sudeste e sul principalmente devido ao clima, a temperaturas mais baixas, no período sazonal de abril a setembro.

Desde 2009, o maior número de casos de síndrome respiratória aguda grave atribuído à influenza tem sido relatado no Estado de São Paulo, com anos epidêmicos mais intensos (2009, 2013 e 2016) e, às vezes, com epidemias precoces ao período esperado para a sazonalidade habitual.

A transmissão inter-humana de todos os vírus influenza é semelhante e ocorre por meio de inalação de gotículas (tosse e espirros) que atingem a nasofaringe e a árvore traqueobrônquica (sítio primário). Pode ocorrer transmissão, também, por contato manual de superfícies contaminadas e mucosas. Em geral, o vírus já está presente na faringe posterior em torno de 24 horas antes do aparecimento dos sintomas e pode ser recuperado das secreções em maior quantidade do 3º ao 8º dia. Considera-se que o período de maior transmissibilidade inclui o febril até 24 horas após a defervescência, porém, recomenda-se o isolamento por 7 dias para a maior parte dos casos, independentemente de tratamento. Em crianças e pacientes imunodeprimidos, a excreção viral poderá ser mais prolongada.

Diversos estudos na literatura avaliaram a persistência de detecção viral em crianças, adultos e pacientes imunodeprimidos, incluindo infecções comunitárias ou nosocomiais, realizados por meio das diversas técnicas disponíveis – isolamento em cultura, detecção de antígenos virais ou técnicas moleculares. Assim, é muito importante entender que não há consenso em relação ao tempo de isolamento de um paciente infectado, principalmente para pacientes hospitalizados, uma vez que os diferentes estudos que avaliaram a detecção viral incluem variados grupos de pacientes, mas não determinaram a transmissibilidade entre eles.

Os mesmos grupos de risco para complicações são observados tanto para a influenza sazonal como para o vírus H1N1 pandêmico. Contudo, em razão da maior capacidade de replicação do vírus pandêmico no trato respiratório inferior, casos mais graves ocorrem, também, em indivíduos mais jovens, sem comorbidades. Os adolescentes e adultos jovens representam o grupo mais afetado e as taxas de hospitalização mais elevadas aparecem entre a 3ª e a 4ª décadas de vida.

A seguir, os grupos de risco para complicação por influenza:

- Grávidas em qualquer idade gestacional, puérperas até 2 semanas após o parto (incluindo as que tiveram aborto ou perda fetal).
- Adultos ≥ 60 anos.
- Crianças < 5 anos.
- Indivíduos com doenças crônicas:
  - pneumopatias (incluindo asma), atenção especial aos pacientes com tuberculose pelo maior risco de agravamento ou reativação;
  - cardiovasculopatias (excluindo hipertensão arterial sistêmica isolada);
  - nefropatas;
  - hepatopas;
  - pacientes com doenças hematológicas (incluindo anemia falciforme);
  - pacientes com transtornos neurológicos e do desenvolvimento que podem comprometer a função respiratória ou aumentar o risco de aspiração (disfunção cognitiva, lesão medular, epilepsia, paralisia cerebral, síndrome de Down, AVC ou doenças neuromusculares);
  - pacientes com imunossupressão associada a medicamentos, neoplasias, HIV/Aids ou outros;
  - obesos (índice de massa corporal (IMC) ≥ 40 em adultos);
  - indivíduos menores de 19 anos de idade em uso prolongado de ácido acetilsalicílico (risco de síndrome de Reye).

A maioria dos pacientes infectados pelo vírus influenza apresenta uma infecção assintomática ou quadro típico de síndrome gripal com evolução benigna. Uma pequena proporção de pacientes, após a inalação de gotículas infectadas, apresentará intensa replicação viral no trato respiratório superior e, consequentemente, progressão para o trato respiratório inferior. Nesse momento, já há lise celular e descamação epitelial, produção de citocinas em maior ou menor intensidade, determinando a gravidade dos sintomas dos doentes. A pneumonia viral caracteriza-se por pneumonite intersticial com infiltrado mononuclear. O espaço intra-alveolar é preenchido com exsudato e hemorragia dos capilares, determinando alteração na troca gasosa e hipóxia. A pneumonia viral grave é mais frequentemente observada nas pandemias e, muitas vezes, a resposta inflamatória contribui para exacerbação dos mecanismos patogênicos. Embora todos os vírus influenza possam determinar pneumonia viral, em estudos experimentais o vírus AH1N1pdm2009 mostrou-se mais hábil em replicar nos tecidos alveolares.

QUADRO CLÍNICO

Na síndrome gripal, o quadro de febre de início súbito acompanhada de tosse ou dor de garganta e um dos sintomas – cefaleia, mialgia ou artralgia – é de elevada suspeição para influenza se ocorrer no período de sazonalidade do vírus (epidemia na comunidade).

A pneumonia viral inicia-se do 3º ao 5º dia, com persistência da febre e da tosse, surge a dispneia, acompanhada de cianose e hipoxemia.

ATENÇÃO!

É importante que os clínicos estejam atentos à tríade no adulto: síndrome gripal; queixa de dispneia; e mal-estar geral com ou sem alteração na oximetria de repouso.

Na radiologia torácica, o infiltrado é do tipo normal (no início), intersticial bilateral ou, às vezes, localizado, e o leucograma apresenta leucocitose com desvio à esquerda ou leucopenia, portanto incaracterístico. A pneumonia bacteriana secundária (5 a 10 dias) é causada por *Streptococcus pneumoniae*, *Haemophilus influenzae* e *Staphylococcus aureus*. Essa forma é mais frequente em idosos, indivíduos com doença crônica e gestantes.

Outras condições clínicas também associadas, embora menos frequentemente relatadas, são miocardite (influenza B), pericardite, encefalite, síndrome de Rye, síndrome de Guillain-Barré, síndrome do choque tóxico, alterações hematológicas (sangramentos), miosite, rabdomiólise, mioglobinúria, insuficiência renal e parotidite.

Os principais sinais de agravamento para suspeita de síndrome respiratória aguda grave relacionada às influenza são:

- aparecimento de dispneia, taquipneia ou hipoxemia ($SpO_2 < 95\%$);
- persistência ou aumento da febre por mais de 3 dias (pode indicar pneumonite primária pelo vírus influenza ou secundária a uma infecção bacteriana);
- exacerbação de doença pré-existente (DPOC), cardiopatia ou outras doenças com repercussão sistêmica);
- disfunções orgânicas graves (p. ex.: LRA); miosite comprovada por creatinoquinase (CPK) (≥ 2 a 3 vezes); alteração do sensório; e
- desidratação.

DIAGNÓSTICO LABORATORIAL

Os métodos disponíveis para o diagnóstico laboratorial são:

- Painel de imunofluorescência (detecção de antígenos): permite diagnosticar os vírus adenovírus, influenza A e B, respiratório sincicial, parainfluenzavírus. Esta técnica não é a mais adequada para diagnóstico dos casos hospitalizados pela possibilidade de falso-negativos, principalmente para influenza H1N1.

- Testes rápidos: *point of care* ou teste de fita imunocromatográfico – pouco disponíveis, detectam influenza A e B, porém ainda com insatisfatória sensibilidade para detecção de influenza H1N1.
- Testes moleculares: detecção de material genético (RNA viral) –recomendados para os pacientes que requerem hospitalização.

ATENÇÃO!

Todos os testes devem ser realizados preferencialmente até 5 dias do início do quadro, embora possam ser realizados depois, mas considerando-se que a sensibilidade será progressivamente mais baixa e podem ocorrer falso-negativos, principalmente após 7 dias.

Devem-se coletar *swabs* da nasofaringe ou da garganta e o material enviado em até 2 horas, em solução salina, para o laboratório ou mantido em geladeira até o dia seguinte. Também pode ser coletado o lavado ou o aspirado traqueal/brônquico de pacientes sob ventilação mecânica.

■ TRATAMENTO

ATENÇÃO!

O tratamento antiviral com fosfato de oselatmivir é específico para a síndrome gripal causada por vírus influenza e não apresenta nenhuma eficácia para os demais vírus respiratórios.

Na suspeita de influenza H1N1 ou dos outros vírus influenza A e B, é necessário tratar sempre os grupos de risco, principalmente as grávidas, os indivíduos que retornam ao serviço de saúde sem melhora após 72 horas e os pacientes com suspeita da síndrome respiratória aguda grave (febre, tosse e dispneia). Nesses casos, tratar mesmo após as 48 horas iniciais. Embora a eficácia do tratamento seja maior quanto mais precocemente iniciado, em estudos observacionais, ou no estudo caso-controle nacional, houve redução de morbimortalidade nos casos tratados entre 48 e 72 horas e de mortalidade até 5 dias do início do quadro.

Outras considerações importantes para os pacientes hospitalizados: introdução imediata de antibiótico associado ao antiviral e oxigenoterapia agressiva. O uso de corticosteroides está contraindicado a menos que esteja formalmente indicado por outras questões clínicas.

A Tabela 54.1 apresenta a posologia do tratamento com fosfato de oselatmivir.

Em alguns casos, o tratamento poderá ser mantido por mais de 5 dias, particularmente em pacientes imunodeprimidos, ou de acordo com o julgamento médico.

A vacina trivalente (distribuição pública) ou a quadrivalente podem alcançar eficácia ou resposta individual variável, apresenta duração curta (6 a 8 meses) e, portanto, o tratamento deve ser considerado mesmo em indivíduos vacinados se apresentarem critérios de gravidade.

VÍRUS RESPIRATÓRIO SINCICIAL E OUTROS VÍRUS RESPIRATÓRIOS

Principal agente da bronquiolite em lactentes, o VRS determina elevadas taxas de hospitalização durante o outono e, eventualmente, coincidindo com a sazonalidade de influenza.

TABELA 54.1 ■ Posologia do tratamento com fosfato de oselatmivir

MEDICAMENTO	FAIXA ETÁRIA		POSOLOGIA
Fosfato de oseltamivir (Tamiflu®)	Adulto		75 mg, VO, a cada 12 horas, 5 dias
	Criança maior de 1 ano de idade	≤ 15 Kg	30 mg, VO, a cada 12 horas, 5 dias
		> 15-23 Kg	45 mg, VO, a cada 12 horas, 5 dias
		> 23-40 Kg	60 mg, VO, a cada 12 horas, 5 dias
		> 40 Kg	75 mg, VO, a cada 12 horas, 5 dias
	Criança menor de 1 ano de idade	< 3 meses	12 mg, VO, a cada 12 horas, 5 dias
		3-5 meses	20 mg, VO, a cada 12 horas, 5 dias
		6-11 meses	25 mg, VO, a cada 12 horas, 5 dias
Zanamivir (Relenza®)	Adulto		10 mg: duas inalações de 5 mg, a cada 12 horas, 5 dias
	Criança	≥ 7 anos	10 mg: duas inalações de 5 mg, a cada 12 horas, 5 dias

Fonte: Brasil.[1]

O VRS é muito contagioso e a transmissão ocorre por contato direto ou próximo com secreções contaminadas, gotículas ou fômites. O vírus pode permanecer viável em mãos contaminadas e, por algumas horas, na superfície de objetos contaminados. É comum ocorrerem surtos em unidades hospitalares, berçários, unidades de pacientes imunodeprimidos e de pacientes em serviços de longa permanência.

A infecção não confere imunidade duradoura e reinfecções ao longo da vida são frequentes. Nos adultos imunocompetentes, o quadro clínico se apresenta como um resfriado comum, eventualmente acompanhado de febre baixa. A pneumonia viral é infrequente; no entanto, em idosos e pacientes imunodeprimidos, a infecção é mais grave e determina insuficiência respiratória ou exacerbação importante da doença de base. Em idosos, os sintomas clínicos da infecção pelo VRS podem ser confundidos com os da infecção pelo vírus influenza, com exceção da febre, usualmente mais baixa. Até o momento, não há medicamentos disponíveis para o tratamento específico do VSR.

Outros vírus respiratórios como o adenovírus, rinovírus, coronavírus, metapneumovírus e parainfluenzavírus não circulam com sazonalidade marcante, podendo ocorrer ao longo de todo o ano. Em geral, esses agentes determinam apenas infecções do trato respiratório superior em adultos imunocompetentes. Não há tratamento específico para esses vírus respiratórios, apenas tratamento de suporte.

O Quadro 54.1, a seguir, apresenta os sintomas diferenciais entre a gripe e o resfriado:

QUADRO 54.1 ■ Sintomas que diferenciam a gripe do resfriado comum

SINTOMAS	GRIPE	RESFRIADO
Início súbito	Sim	
Febre elevada persistente	3-5 dias	Baixa ou ausente
Tosse produtiva	Tardia	Precoce
Tosse seca	Presente inicialmente	
Cefaleia	Sim, intensa	Ausente ou pouco intensa
Mialgia	Sim	Ausente
Fadiga, mal-estar	Sim	Ausente
Obstrução nasal	Presente ou ausente	Sim
Espirros	Presente ou ausente	Sim
Dor de garganta	Variável	Comum, às vezes primeiro sinal

REVISÃO

- A transmissão inter-humana de todos os vírus influenza é semelhante e ocorre por meio de inalação de gotículas, contato manual de superfícies contaminadas e mucosas.
- Alguns grupos de risco para complicações por influenza são as gestantes, adultos maiores de 60 anos, crianças menores de 5 anos e indivíduos com doenças crônicas.
- A maioria dos pacientes infectados pelo vírus influenza apresenta uma infecção assintomática ou quadro típico de síndrome gripal com evolução benigna.
- Alguns dos principais sinais de agravamento para suspeita de síndrome respiratória aguda grave relacionada à influenza são dispneia, taquipneia ou hipoxemia; persistência ou aumento da febre por mais de 3 dias; exacerbação de doença pré-existente, doenças com repercussão sistêmica; disfunções orgânicas graves.
- O tratamento deve ser considerado mesmo em indivíduos vacinados se apresentarem critérios de gravidade. O antiviral com fosfato de oselatmivir é específico para a síndrome gripal por vírus influenza, sem nenhuma eficácia para os demais vírus respiratórios.
- Para os pacientes hospitalizados: introdução imediata de antibiótico associado ao antiviral e oxigenoterapia agressiva.
- Principal agente da bronquiolite em lactentes, o VRS é muito contagioso. Nos adultos imunocompetentes, o quadro clínico se manifesta como um resfriado comum. A pneumonia viral é infrequente; no entanto, em idosos e pacientes imunodeprimidos, a infecção é mais grave e determina insuficiência respiratória ou exacerbação importante da doença de base.
- Não há terapêutica específica para o VSR e outros vírus respiratórios, como o adenovírus, rinovírus, coronavírus, metapneumovírus e parainfluenzavírus, apenas tratamento de suporte.

■ REFERÊNCIA

1. Brasil. Ministério da Saúde. Protocolo de tratamento de influenza 2015 [Internet]. Brasília: MS; 2015. Disponível em: http://portalsaude.saude.gov.br/images/pdf/2015/dezembro/17/protocolo-influenza2015-16dez15-isbn.pdf. Acesso em: 18 ago 2016.

■ LEITURAS SUGERIDAS

Bellei N, Carraro E, Perosa A, Watanabe A, Arruda E, Granato C. Acute respiratory infection and influenza-like illness viral etiologies in Brazilian adults. J Med Virol. 2008;80(10):1824-7.

Centers for Disease Control and Prevention. Influenza antiviral medications: summary for clinicians [Internet]. Atlanta: CDC; 2016 [capturado em 18 de ago. 2016]. Disponível em: http://www.cdc.gov/flu/professionals/antivirals/summary-clinicians.htm.

Perosa AH, Watanabe AS, Guatura SB, Silva ER, Granato C, Bellei N. Comparison of the direct fluorescence assay and real-time polymerase chain reaction for the detection of influenza virus A and B in immunocompromised patients. Clinics (Sao Paulo). 2013;68(9):1206-9.

World Health Organzation. WHO guidelines for pharmacological management of pandemic influenza A (H1N1) 2009 and other influenza viruses: revised February 2010 [Internet]. Geneva: WHO; 2010 [capturado em 18 de ago. 2016]. Disponível em: http://www.who.int/csr/resources/publications/swineflu/h1n1_guidelines_pharmaceutical_mngt.pdf.

55 EMERGÊNCIA NO PACIENTE HIV

■ GUILHERME BRICKS
■ ADAUTO CASTELO FILHO

Dados do Ministério da Saúde para 2014 indicaram que a prevalência da infecção pelo HIV seria em torno de 0,4 a 0,7% da população brasileira, podendo chegar a 5% em usuários de *crack* e profissionais do sexo e 10,5% em homossexuais masculinos. Do total, cerca de 80% tinham ciência da infecção e apenas 48% estavam em uso de TARV. Ou seja, muitos pacientes que procuram o Pronto-Socorro desconhecem o estado de portadores do HIV. O Quadro 55.1 lista características que levantam suspeita da infecção.

Este capítulo tratará das principais síndromes clínicas associadas ao diagnóstico recente da infecção pelo HIV ou a não aderência à TARV. Nesse sentido, o número de linfócito TCD4+(CD4) é o principal parâmetro delineador do raciocínio diagnóstico, uma vez que algumas etiologias específicas estão diretamente relacionadas a faixas de CD4 bem estabelecidas (Quadro 55.2). Grosseiramente, pode-se estimar o CD4 como 20 a 30% dos linfócitos totais.

■ EVENTOS ADVERSOS DA TERAPIA ANTIRRETROVIRAL

A TARV costuma ser bem tolerada. No entanto, o médico que assiste a pessoas infectadas pelo HIV deve estar atento a eventos adversos comuns, que raramente indicam suspensão da terapia, e a eventos considerados graves, com indicação de suspensão ou troca imediata das medicações.

QUADRO 55.1 ■ Quando suspeitar de HIV/Aids no pronto-socorro

- Todo indivíduo com vida sexual ativa deve investigar periodicamente a infecção (quanto maior o risco exposicional, mais frequente deve ser o rastreamento)
- Usuários de drogas ilícitas
- Anemia inexplicada
- Linfopenia
- Investigação de púrpura trombocitopênica idiopática
- Infecções bacterianas de repetição
- Infecções bacterianas graves
- Monilíase oral ao exame físico
- Lesão sugestiva de sarcoma de Kaposi detectada ao exame físico
- Suspeita de infecções oportunistas (IO)
- Herpes-zóster
- Presença de outras DST (p. ex.: **sífilis, gonorreia)**
- Tuberculose
- Hepatites virais
- Síndrome semelhante à mononucleose
- Febre de origem indeterminada

QUADRO 55.2 ■ Estratificação de risco infeccioso conforme CD4

CD4 < 350: Infecções bacterianas adquiridas na comunidade Tuberculose Herpes-zóster
CD4 < 200: Pneumocistose Monilíase oral e esofágica Diarreias por agentes atípicos
CD4 < 100: Neurotoxoplasmose Neurocriptococose Histoplasmose disseminada MNTB Citomegalovirose

Os eventos adversos (EA) mais importantes associados às principais medicações utilizadas no Brasil estão listadas no Quadro 55.3.

■ SÍNDROME INFLAMATÓRIA DA RECONSTITUIÇÃO IMUNE

A SIRI é termo utilizado para descrever exacerbação clínica paradoxal de doenças após início da TARV. A síndrome ocorre tipicamente dentro de 6 semanas da introdução da terapia em paciente com CD4 inicial < 50 cel/mm^3, rápido declínio de carga viral e ascensão de CD4. A apresentação clínica depende da doença de base que se exacerba (IO neoplasias, doenças autoimunes), sendo a tuberculose responsável por cerca de 30% dos casos. Febre, linfadenopatia, sinais de hipertensão intracraniana, formação de abscessos, infiltrado novo em radiografia torácica, uveíte e hepatite são apresentações comuns. A condição deve ser encarada como **diagnóstico de exclusão**, após afastar IO não diagnosticadas, falha ao tratamento de IO, neoplasias, fenômenos autoimunes e reações adversas a medicações.

ATENÇÃO!

Na suspeita de SIRI, os antirretrovirais só devem ser suspensos em condições ameaçadoras à vida (p. ex.: hipertensão intracraniana).

Os sintomas costumam apresentar melhora rápida na vigência de tratamento sintomático com corticosteroides (p. ex.: prednisona 20 a 40 mg/dia).

■ SÍNDROMES RESPIRATÓRIAS

PAC, PCP e tuberculose pulmonar (Tb) são os principais diagnósticos diferenciais no contexto da Aids. Como a coinfecção é fenômeno comum no imunossuprimido, não é raro que o paciente receba tratamento empírico inicial para mais de uma doença, como PAC e PCP e seja mantido em isolamento respiratório por aerossóis até a exclusão de tuberculose bacilífera. São exemplos de etiologias menos comuns: influenza; CMV pulmonar; MNTB; histoplasmose; criptococose; estrogioidíase; e sarcoma de Kaposi.

PNEUMOCISTOSE

Aproximadamente 90% dos casos ocorrem em pacientes com CD4 < 200 cel/mm^3. A apresentação clínica típica é dispneia progressiva de evolução subaguda associada a tosse não produtiva, desconforto torácico e febre baixa. Em quadros leves, o exame físico pulmonar costuma não apresentar alterações. Podem ainda ser observadas taquipneia, taquicardia, dessaturação à prova de esforço e crepitação difusa à ausculta pulmonar.

Hipoxemia é alteração sugestiva, sendo considerada significativa quando o pO_2 em ar ambiente é ≤ 70 mmHg ou gradiente alveoloarterial de O_2 ≥ 35 mmHg. DHL > 500 mg/dL é comum, porém inespecífica. O padrão clássico da radiografia torácica é infiltrado intersticial difuso, simétrico com predomínio hilar; entretanto, o exame pode ser normal em fase precoce da doença. Infiltrado assimétrico, nódulos, cistos, pneumotórax são outros padrões possíveis. Derrame pleural, cavitações, consolidações e adenopatia são sugestivas de diagnóstico diferencial ou coinfecção pulmonar por outros agentes. A TC torácica, habitualmente, evidencia infiltrado difuso em aspecto de vidro-fosco.

O diagnóstico definitivo é estabelecido com a identificação do agente por colorações específicas em escarro induzido, LBA ou material de biópsia pulmonar. Frequentemente, o diagnóstico presumido pelo quadro clínico e padrão radiológico é suficiente para estabelecimento do tratamento empírico.

RECOMENDAÇÕES TERAPÊUTICAS

O tratamento da PCP é realizado por 21 dias, com preferência para terapia IV inicial em casos moderado a graves. O tratamento de 1ª linha se faz com SMX-TMP via oral (VO)/intravenosa (IV) (15 a 20 mg TMP/dia VO ou IV divididos a cada 6 ou 8 horas). Abordagens alternativas incluem primaquina VO 30 mg/dia + clindamicina VO/IV 600 mg a cada 6 horas; pentamidina 4 mg/kg/dia IV em infusão em pelo menos 1 hora e monitoração de pressão arterial e glicemia capilar.

O tratamento adjuvante (pO_2 ≤ 70 mmHg ou D[A-a]O_2 ≥ 35 mmHg) compreende o uso de D1-D5 prednisona 40 mg VO duas vezes/dia; D5-D10 prednisona 40 mg VO um vez/dia; D11-D21 prednisona 20 mg VO uma vez/dia; corticosteroide IV pode ser usado inicialmente (p. ex.: metilprednisolona 60 mg/dia). A abordagem profilática de estrongiloidíase disseminada se faz com a ivermectina, em dose única.

QUADRO 55.3 ■ Principais eventos adversos da TARV

MEDICAMENTO	EA LEVES/MODERADOS	EA GRAVES	OBSERVAÇÃO
Tenofovir (TDF)		Redução de TFG Proteinúria Síndrome de Fanconi Osteoporose Fratura	
Zidovudina (AZT)	Anemia Aumento de VCM	Anemia (Hb < 10 g/dL) Rabdomiólise Hiperlactatemia	
Abacavir (ABC)		Hipersensibilidade sistêmica Farmacodermia Hepatite	Evento precoce *HLA B5701* relacionado
Didanosina (ddI)	Neuropatia periférica	Pancreatite Hiperlactatemia Fibrose hepática	
Efavirenz (EFV)	Alteração de humor Sonhos vívidos Farmacodermia	Depressão grave Ideação suicida Farmacodermia	
Nevirapina (NVP)		Hipersensibilidade sistêmica Farmacodermia Hepatite	Evento precoce Mais comum no sexo feminino e CD4 alto
Atazanavir (ATV)	Aumento de bilirrubina indireta Náusea/diarreia	Redução da TFG Nefrolitíase Colelitíase	
Lopinavir (LPV)	Náusea/diarreia	Redução da TFG Náusea/diarreia	Evento gastrintestinal comum, importante causa abandono de TARV
Darunavir	Farmacodermia Náusea/diarreia	Nefrolitíase	
Raltegravir	Náusea Alteração de humor	Rabdomiólise	
Dolutegravir	Náusea Cefaleia	Hipersensibilidade sistêmica (< 1%)	

TFG: taxa de filtração glomerular; EA; evento adverso; Hb: hemoglobina.

Observações:

1 | Estudos observaram maior risco de falha terapêutica quando associado ácido folínico para PCP.

2 | A eficácia terapêutica deve ser avaliada entre 4 e 8 dias de tratamento. Na ausência de melhora clínica satisfatória, insistir na confirmação etiológica.

TUBERCULOSE PULMONAR

Pacientes com CD4 elevado (>350 cel/mm^3) costumam apresentar doença semelhante à do imunocompetente: quadro arrastado de tosse produtiva, febre, sudorese, perda ponderal, radiografia torácica com imagem típica (caverna) e pBAAR no escarro.

Pacientes com CD4 baixo (<350 cel/mm^3) podem apresentar quadros incaracterísticos com tosse não produtiva. A radiografia torácica pode não apresentar cavernas ou acometimento apical típico, predominando achados menos específicos, como infiltrados em lobos inferiores ou médios, linfonodomegalia e padrão intersticial difuso ou micronodular de distribuição randômica. Com maior frequência, a doença se associa a formas extrapulmonares da Tb. Como a Tb pulmonar não bacilífera é a regra, outros recursos diagnósticos podem ser utilizados, como indução de expectoração por inalação com soro fisiológico (SF) 3% e broncoscopia para coleta de LBA para pBAAR, cultura e reação em cadeia da polimerase (PCR) para *M. tuberculosis.* O teste de PCR em tempo real (GeneXpert), além de fornecer resultado rápido e específico, avalia a presença de gene associado com a resistência à rifampicina.

Pacientes com suspeita de tuberculose devem permanecer em isolamento respiratório por aerossol até que se exclua tuberculose bacilífera com pelo menos duas amostras de escarro (idealmente, três), sendo uma amostra, de preferência, coletada pela manhã.

ATENÇÃO!

Por causa do longo tratamento e do risco de eventos adversos graves, o tratamento empírico da tuberculose pulmonar só deve se iniciar sob instabilidade clínica. Havendo estabilidade, ele deve ser iniciado após **diagnóstico definitivo** (por cultura ou método molecular) ou forte evidência da doença por pBAAR positiva ou granuloma em anatomopatológico.

RECOMENDAÇÕES TERAPÊUTICAS

O esquema básico de tratamento contempla o uso de rifampicina/isoniazida/pirazinamida/etambutol 150/75/400/275 mg (RIPE) por 2 meses seguido por RI 150/75 mg por 4 meses, seguindo o esquema:

> 50 kg: 4 comprimidos (cp) VO uma vez/dia em jejum

< 50 kg: 3 cp VO uma vez/dia em jejum

Para pacientes em uso de inibidor de protease (IP), a rifampicina está contraindicada e a opção é rifabutina 150 mg 1 cp VO uma vez/dia; isoniazida 100 mg 3 cp VO uma vez/dia; pirazinamida 500 mg VO uma vez/dia; etambutol 400 mg 3 cp/dia.

A terapia antirretroviral deve ser mantida no paciente em uso regular prévio, seguindo o esquema:

CD4 < 50 cel/mm^3: introduzir em até 2 semanas

CD4 > 100 cel/mm^3: introduzir em até 4 semanas

Observação: sempre solicitar cultura para micobactérias e perfil de sensibilidade pela possibilidade de infecções por Tb resistente e MNTB. Na suspeita de MNTB (p. ex.: CD < 50, hepatoesplenomegalia, pancitopenia, quadro intestinal concomitante), claritromicina poderá ser acrescentada empiricamente ao esquema de tratamento (500 mg VO/IV a cada 12 horas).

■ SÍNDROMES NEUROLÓGICAS

As mais comuns no paciente com HIV são encefalite, cujo diagnóstico mais frequente é a neurotoxoplasmose; e a meningite, cujos principais diagnósticos etiológicos são neurocriptococose e meningotuberculose.

NEUROTOXOPLASMOSE

A maioria das infecções ocorre em pacientes com CD4 < 100 cel/mm^3. A apresentação clínica mais comum é síndrome de encefalite associada a febre, cefaleia, confusão ou déficits motores. Na ausência de tratamento, a doença progride com convulsões, rebaixamento de nível de consciência e coma. TC de SNC, tipicamente, evidencia múltiplas lesões com realce anelar ao contraste e edema periférico que pode ou não promover efeito de massa, com desvio de linha média e compressão de ventrículos. Realce espontâneo sugere sangramento associado. Lesão única aumenta a probabilidade de diagnóstico diferencial, como o linfoma primário de SNC. Ressonância nuclear magnética de SNC é útil na detecção de múltiplas lesões não detectadas pela TC.

A doença em pacientes soronegativos (IgG) para toxoplasmose é incomum e coloca o diagnóstico como improvável. Normalmente, anticorpos da classe IgM estão negativos. Se contraindicada a coleta de liquido cerebrospinal (LCS), o quadro clínico e o padrão radiológico são suficientes para início de tratamento empírico. Avalia-se a resposta terapêutica com exame de imagem de controle em 10 a 14 dias. Sempre que possível, o LCS deve ser coletado, seja no momento inicial ou após passada a contraindicação, especialmente na ausência de resposta clínica e radiológica evidentes. O padrão quimiocitológico é inespecífico, podendo ser observado leve aumento de celularidade com predomínio linfomonocelular, proteinorraquia pouco aumentada e glicorraquia normal. O PCR para toxoplasmose apresenta alta especificidade, porém baixa sensibilidade. Linfoma primário de SNC e leucoencefalopatia multifocal progressiva (LEMP) são importantes diagnósticos diferenciais. Lesões únicas com realce ao contraste e PCR para EBV positivo no LCS são altamente sugestivos de linfoma; enquanto lesões sem realce ao contraste ou efeito de massa, com PCR para vírus JC positivo, sugerem LEMP.

ATENÇÃO!

Menos comumente, a encefalite no HIV pode ocorrer por micobacterioses, infecções fúngicas, doença de Chagas e abscessos piogênicos. Na ausência de resposta clínica satisfatória ao tratamento empírico, deve-se considerar biópsia da lesão.

RECOMENDAÇÕES TERAPÊUTICAS

O tratamento de 1ª linha faz uso de:

< 60 kg: sulfadiazina 1 g VO a cada 6 horas + pirimetamina 50 mg VO uma vez/dia + ácido folínico 15 mg/dia

> 60 kg: sulfadiazina 1,5 g VO a cada 6 horas + pirimetamina 75 mg VO uma vez/dia + ácido folínico 15 mg/dia.

As alternativas são clindamicina 600 mg IV/VO a cada 6 horas + pirimetamina + ácido folínico; SMX-TMP (10 a 15 mg de TMP/kg/dia) VO/IV a cada 12 horas + ácido folínico.

O tempo mínimo de tratamento é de 6 semanas. Na terapia adjuvante, os pacientes em uso de TARV devem manter o esquema; e aqueles sem TARV prévio ou abandono devem iniciar tratamento dentro de 2 a 4 semanas. Os anticonvulsivantes não devem ser introduzidos profilaticamente; a corticosteroideterapia está indicada apenas na presença de efeito de massa importante, com dexametasona 10 mg IV ataque + 4 a 6 mg IV a cada 6 horas para manutenção. Para a profilaxia de estrongiloidíase disseminada, ivermectina dose única.

NEUROCRIPTOCOCOSE

A maioria dos casos ocorre em pacientes com CD < 100 cel/mm^3. Os principais fatores associados à maior letalidade são: atraso no diagnóstico, acesso limitado à punção de LCS e testes diagnósticos rápidos, alto custo das formulações lipídicas da anfotericina B, falta de habilidade em monitorar eventos adversos do tratamento e manejo de complicações da hipertensão intracraniana.

Classicamente, apresenta-se como síndrome de irritação meníngea e febre, podendo ou não apresentar sintomas/sinais de hipertensão intracraniana e, eventualmente, associar-se a déficits neurológicos focais. Tipicamente, a análise do LCS apresenta aumento de celularidade com predomínio linfomonocelular, aumento leve a moderado de proteinorraquia e glicose normal ou pouco reduzida. Pacientes com CD4 acentuadamente baixo podem apresentar cefaleia como único sintoma, LCS com baixas celularidade e proteinorraquia e maior presença de leveduras.

ATENÇÃO!

O diagnóstico definitivo de **neurocriptococose** é estabelecido pela cultura do criptococo. Entretanto, testes rápidos em LCS ou sangue periférico, como aglutinação pelo látex e testes imunocromatográficos, apresentam elevada sensibilidade e especificidade e são essenciais para o diagnóstico precoce.

A pesquisa direta pela tinta nanquim (tinta da China) fornece resposta diagnóstica rápida com boa especificidade, embora de menor sensibilidade.

RECOMENDAÇÕES TERAPÊUTICAS

Na fase de indução, o tratamento de 1ª linha se faz com anfotericina B deoxicolato IV 0,7 a 1 mg/kg/dia + flucitosina (5-FU) 100 mg/kg/dia VO a cada 6 horas. As alternativas são anfotericina B deoxicolato IV 0,7 a 1 mg/kg/dia + fluconazol IV 800 mg/dia; fluconazol IV 800 a 1.200 mg/dia + 5-FU VO 100 mg/kg/dia a cada 6 horas (quando não é possível uso de anfotericina); fluconazol IV 800 a 1.200 mg/dia (quando não é possível uso de anfotericina e flucitosina).

Observações:

- Quando possível, utilizar formulações lipídicas de anfotericina por menor risco de lesão renal. **Anfotericina lipossomal** (Ambisome®) ou **anfotericina complexo lipídico** (Abelcet®) IV 5 mg/kg uma vez/dia.
- As formulações de anfotericina devem ser diluídas em soro glicosado e protegidas da luz. Diluir a anfotericina convencional em 500 mL e administrar em no mínimo 4 horas. Na presença de reação infusional, interromper temporariamente, lentificar a infusão (6 horas) e considerar aumento de diluição.
- Como profilaxia de lesão renal e distúrbio eletrolítico, recomendam-se estímulo à ingesta hídrica, hidratação IV e reposição precoce de K e Mg. **Sugestão**: SF 1.000 mL + KCl 19,1% 1 ampola em 1 a 2 horas pré-infusão de anfotericina + cloreto de potássio 8 mEq (xarope 15 mL ou drágea) VO a cada 12 horas + magnésio VO 250 mg duas vezes ao dia.
- Se lesão renal, considerar aumento de suplementação de eletrólitos, hidratação para 2 a 3 L/dia e interrupção temporária de anfotericina.

No manejo da hipertensão intracraniana, apunção de LCS diária até duas coletas com pressão inicial < 15 mmHg melhora os sintomas. Considerar derivação lombar ou ventricular caso sejam necessárias mais de 10 punções lombares consecutivas.

Os critérios para término de fase de indução contemplam a duração mínima de 2 semanas de tratamento, a melhora clínica, pelo menos duas culturas estéreis para fungos no LCS e a queda de título da aglutinação pelo látex não deve ser considerada.

NEUROTUBERCULOSE

Apresenta-se mais frequentemente sob forma de meningite ou meningoencefalite crônica. A doença é mais comum em pacientes com CD4 < 350 cel/mm^3 e pode estar associada à tuberculose disseminada. Os achados de imagem típicos são hidrocefalia, espessamento meníngeo basal e infartos do parênquima cerebral. A avaliação do LCS evidencia celularidade moderadamente aumentada com predomínio de linfomonocelulares, proteinorraquia muito aumentada e glicocorraquia normal ou pouco reduzida. Adenosina deaminase (ADA) > 9 UI/L é sugestivo da doença. O diagnóstico é estabelecido por testes de pBAAR, PCR ou cultura do LCS, este último com maior sensibilidade, embora possa demorar até 30 a 60 dias para apresentar crescimento. O tratamento é análogo ao das outras formas de tuberculose (2 meses RIPE/7 meses RI) associado à terapia adjuvante com prednisona 1-2 mg/kg/dia nas primeiras 4 semanas de tratamento. Casos graves devem iniciar corticosteroideterapia IV (p. ex.: dexametasona 0,3-0,4 mg/kg/dia).

■ TRATO GASTRINTESTINAL

ESOFAGITE

As principais etiologias da esofagite no contexto da Aids são por *Candida* spp, HSV e CMV. Queimação retroesternal, dor torácica, odinofagia e disfagia são as principais queixas. As lesões são semelhantes às da monilíase orofaríngea (placas esbranquiçadas removíveis sobre base enantematosa) e podem evoluir para ulcerações superficiais. Paciente com sintomatologia leve pode ser tratado empiricamente. Melhora clínica costuma ser percebida dentro de 48 a 72 horas. Falha terapêutica após 7 a 14 dias ocorre em cerca de 5% dos pacientes e, mais comumente, com CD4 < 50 cel/mm^3 e uso recorrente de azólicos. Na ausência de resposta clínica satisfatória em 3 a 5 dias ou na presença de sintomatologia moderada a grave, endoscopia digestiva alta deve ser realizada. Cultura para identificação da espécie e antifungigrama são reservados para casos de falha ao tratamento. Na presença de úlcera ou erosões esofágicas, o diagnóstico etiológico é estabelecido por biópsia para avaliação anatopatológica e imuno-histoquímica para HSV e CMV.

RECOMENDAÇÕES TERAPÊUTICAS

Na candidíase esofágica, o tratamento de 1ª primeira linha contempla o uso de fluconazol 100-150 mg (máx. 800 mg) IV/VO uma vez/dia por 14 a 21 dias. As alternativas para casos graves ou refratários) são as anfotericinas, as equinocandinas ou o voriconazol.

No herpes ssimples, está indicado o aciclovir 5-10 mg/kg/dose IV a cada 8 horas por 7 a 14 dias.

Para CMV, a 1ª linha emprega o ganciclovir 5 mg/kg IV a cada 12 horas por pelo menos 21 dias. A alternativa é o frscarnet 60 mg/kg IV a cada 8 horas ou 90 mg/kg IV a cada 12 horas.

GASTRENTEROCOLITE

O diagnóstico diferencial depende do tempo de evolução, valor de CD4, sintomas (febre, tenesmo, sangramento), histórico de viagem, ingestão de certos alimentos (p. ex.: frutos do mar) e uso de medicação (p. ex.: clindamicina, lopinavir).

- **Diarreia aguda**: toxinas pré-formadas de *S. aureus* e *B. cereus* (< 2 horas de incubação); *C. perfringens* (8 a 14 horas de incubação); *Salmonella, Shigella, Campylobacter, E. Coli, Yersinia, Vibrio, C. difficile* (uso prévio de antibiótico*), Norovirus* e outros vírus (adenovírus, astrovírus, calicivírus).
- **Diarreia crônica:** isospora (CD4 < 200*), Cyclospora* (CD4 < 200*), Cryptosporidium* (CD4 < 50*), Microsporidium* (CD4 < 50*),* micobactérias do complexo avium (CD4 < 50*)*, CMV (CD4 < 50), giárdia, *E. histolytica, Strongyloides,* enteropatia associada ao HIV, agentes das diarreias agudas (especialmente *salmonela*), sarcoma de Kaposi (SK) e linfoma.
- **Diarreia sanguinolenta:** *Shigella, Salmonella, E. coli* enterro-hemorrágica (EHEC), *C. jejuni, E. histolytica,* CMV e SK.
- **Febre comum:** *Shigella, Salmonella, E. coli* enteroinvasiva, *C. jejuni, Vibrio* (intoxicação por frutos do mar), CMV.
- **Febre menos comum:** *Norovirus, S. aureus* (toxina), *B. cereus* (toxina), *C. difficile, E. coli* enterotoxigênica (ETEC) e entero-hemorrágica (*EHEC O157:H7*), microsporídia, *Cryptosporidium.*
- **Recursos diagnósticos:** coprocultura, protoparasitológico de fezes com pesquisa de agentes atípicos (*Isospora, Cyclospora, Cryptosporidium, Microsporidium*), pesquisa de toxinas do *C. difficile,* pesquisa de antígeno de *Giardia lamblia*, cultura para micobactérias (MAC) e colonoscopia (CMV, MAC, SK, linfoma).

RECOMENDAÇÕES TERAPÊUTICAS

Tratamento empírico é reservado para casos com sinais de gravidade. Na suspeita de *EHEC O157:H7* (diarreia sanguinolenta afebril), o uso de antimicrobianos aumenta o risco de complicação em síndrome hemolítico-urêmica.

TRATAMENTO EMPÍRICO

- Ciprofloxacino 500 mg VO a cada 8 horas ± metronidazol 500 mg VO a cada 8 horas por 3 dias.

REVISÃO

- Muitos pacientes portadores do HIV que procuram o pronto-socorro desconhecem esta sua condição. Alguns sinais que podem indicá-la: anemia inexplicada, uso de drogas ilícitas, linfopenia, infecções bacterianas de repetição ou graves.
- A infeção pelo HIV ou a não aderência à TARV têm algumas síndromes clínicas associadas em que o número de linfócito TCD4+(CD4) é o principal parâmetro delineador do raciocínio diagnóstico: pneumocistose, MTNB, neurotoxoplasmose, citomegalovirose, neurocriptococose, histoplasmose disseminada, entre outras.
- Cada síndrome requer tratamento específico, com abordagens terapêuticas de 1ª linha, adjuvante e alternativa para os casos refratários.
- A TARV costuma ser bem tolerada. No entanto, é necessário atentar para eventos adversos considerados graves (SIRI, síndromes respiratórias e neurológicas, acometimento do trato gastrintestinal), que ensejem suspensão ou troca imediata das medicações.
- A apresentação clínica e o tratamento dos eventos adversos dependem da doença de base que se exacerba; contudo, os antirretrovirais só devem ser suspensos em condições ameaçadoras à vida.

LEITURAS SUGERIDAS

AIDSinfo. Guidelines for the prevention and treatment of opportunistic infections in HIV-infected adults [Internet]. Rockville: AIDSinfo; 2014 [capturado em 18 de ago. 2016]. Disponível em: https://aidsinfo.nih.gov/contentfiles/lvguidelines/adult_oi.pdf.

Brasil. Ministério da Saúde. Manual de recomendações para controle da tuberculose no Brasil [Internet]. Brasília: MS; 2011 [capturado em 18 de ago. 2016]. Disponível em: http://bvsms.saude.gov.br/bvs/publicacoes/manual_recomendacoes_controle_tuberculose_brasil.pdf.

European AIDS Clinical Society. EACS guidelines 8.0 [Internet]. Brussels: EACS; 2015 [capturado em 18 de ago. 2016]. Disponível em: http://www.eacsociety.org/files/guidelines_8.0-english-revised_20160610.pdf.

World Health Organization. Rapid advice: diagnosis, prevention and management of cryptococcal disease in HIV-infected adults, adolescents and children [Internet]. Geneva: WHO; 2011 [capturado em 18 de ago. 2016]. Disponível em: http://www.who.int/hiv/pub/cryptococcal_disease2011/en/.

PARTE

11

MEIO AMBIENTE E TOXICOLOGIA

Angelo Amato V. de Paola // Emilia Inoue Sato

56 AFOGAMENTO*

■ DAVID SZPILMAN

O trauma, em contraste com outras doenças, ocorre inesperadamente na grande maioria das vezes, sobretudo com crianças, o que gera invariavelmente uma situação caótica no âmbito familiar. Entre todas as possibilidades de trauma, o afogamento é, sem dúvida, o de maior impacto familiar, social e econômico, tendo um risco de óbito 200 vezes maior quando comparado aos eventos de trânsito.[1]

A OMS[2] estima que 0,7% de todas as mortes no mundo – ou mais de 500 mil mortes a cada ano – resultam de afogamento não intencional. Uma vez que alguns casos de óbitos não são classificados como afogamento pela Classificação Internacional de Doenças, esse número subestima a realidade mesmo para países de alta renda, e não inclui situações como inundações, acidentes de navegação e tsunamis.[3]

O afogamento é uma das principais causas de morte em crianças e adultos jovens no mundo, embora estejam quantificados apenas 6% do problema. Isso ocorre pela forma como os dados sobre o assunto são coletados, classificados e reportados, assim como pela dificuldade em interpretá-los e ajustá-los para nossa realidade.[4]

Para a sociedade em geral, a palavra "afogamento" remete ao salvamento e às medidas de primeiros socorros como as mais importantes, no entanto a ferramenta de maior eficácia na luta contra os afogamentos é a prevenção. Então, por que é tão difícil convencer nossa sociedade e gestores públicos e privados a investir em prevenção? A maior razão é o nosso desconhecimento quanto ao tamanho exato do problema, que compreende o número de pessoas que diariamente se submetem ao risco de incidentes aquáticos e os custos humanos e financeiros dessas tragédias (fatal ou não). Um dos grandes desafios neste segmento é conseguir conscientizar a sociedade sobre a possibilidade dessa ocorrência que pode atingir qualquer um e é muito frequente. Conhecer essas variáveis nos permitirá fazer um balanço entre os benefícios e os custos para a sociedade e elaborar estratégias que possam mitigar o fardo elevado do afogamento, utilizando melhor os recursos disponíveis em prevenção.[4]

ATENÇÃO!

A realidade dos dados sobre afogamento aqui apresentados não destaca um novo problema, mas uma velha e grave endemia pouco conhecida e divulgada em nossa sociedade. A tragédia do afogamento está presente em nosso cotidiano, com 17 mortes diárias (ano 2013).[4]

Incidente silencioso, cercado de mistérios indecifráveis e, muitas vezes, atribuído a uma fatalidade do destino, ocorre no ambiente extra-hospitalar em sua grande maioria e, por ter pouca ou nenhuma repercussão, não ganha a notoriedade e a atenção necessárias. Campanhas de prevenção, além de poder informar e evitar o desastre de um afogamento, impactariam a sociedade com a possibilidade real de ocorrência.

O afogamento envolve principalmente a assistência pré-hospitalar prestada por leigos, guarda-vidas, socorristas e profissionais de saúde. Portanto, é essencial que profissionais de saúde tenham conhecimento da cadeia de sobrevivência no afogamento que inclui desde a assistência proativa de prevenção efetuada em ambientes de saúde, a identificação de comportamentos e de situações de risco iminente no ambiente aquático, passando pela assistência pré-hospitalar em atender uma ocorrência em seu ambiente familiar, até finalmente a internação hospitalar se necessária.

No afogamento, o resgate é um dos componentes vitais para salvar o paciente e a avaliação e os primeiros cuidados são fornecidos em um ambiente altamente hostil, a água. Para os profissionais de saúde, o conhecimento da assistência reativa prestada ao afogado para ajudá-lo sem, contudo, tornarem-se vítimas também é fundamental.

O Quadro 56.1 sistematiza os dados sobre o afogamento.

ATENÇÃO!

Saber como e quando realizar o suporte básico de vida ainda dentro da água e acionar o suporte avançado pode fazer a diferença entre a vida e a morte do paciente. Quando esse tipo de assistência não é realizado adequadamente no local do evento, pouco se pode realizar no hospital ou em terapia intensiva para modificar o resultado final.[3]

QUADRO 56.1 ■ Dados sobre afogamento[3,4]

NO MUNDO

- Afogamento é a principal causa de morte entre meninos de 5 e 14 anos de idade.
- Nos Estados Unidos, é a segunda causa de morte por trauma em crianças de 1 a 4 anos de idade.
- Em muitos países da África e América Central, a incidência de afogamentos é 10 a 20 vezes maior do que a incidência nos Estados Unidos.
- No Sul da Ásia, o afogamento é a causa mais frequente entre os traumas de morte na infância, mesmo quando comparado aos inccidentes de trânsito.
- Na zona rural de Uganda, 27% de todas as mortes são por afogamento.
- O afogado tem como principais fatores de risco o sexo masculino, a idade inferior a 14 anos, o uso de álcool, a baixa renda familiar, o baixo nível educacional, residente rural, a maior exposição ao meio aquático e, principalmente, a falta de supervisão.
- O custo do afogamento no litoral é estimado em 273 milhões dólares por ano nos Estados Unidos e 228 milhões no Brasil.
- Para cada pessoa que morre de afogamento, quatro pessoas recebem atendimento no setor de emergência nos Estados Unidos e 53% delas necessitam de internação.

NO BRASIL

- Afogamento é a segunda causa óbito entre crianças de 1 a 9 anos, terceira causa na idade de 10 a 19 anos, e quarta causa entre 20 e 25 anos.
- A cada 84 minutos, um brasileiro morre afogado – 6.000 todos os anos.
- A taxa de morte por afogamento entre homens é seis vezes maior do que entre as mulheres.
- Adolescentes têm o maior risco de vida.
- O Norte do Brasil tem a maior mortalidade.

*Este capítulo aborda os aspectos emergenciais e os conceitos gerais relacionados a este tópico que, apesar de ser de suma importância, é pouco abordado nos compêndios de emergência.

- 51% de todos os óbitos ocorrem até os 29 anos.
- 75% dos óbitos ocorrem em rios e represas.
- 51% das mortes na faixa de 1 a 9 anos de idade ocorrem em piscinas e residências.
- Crianças < 9 anos se afogam mais em piscinas e em casa.
- Crianças > 10 anos e adultos se afogam mais em águas naturais (rios, represas e praias).
- Crianças de 4 a 12 anos que sabem nadar se afogam mais pela sucção da bomba em piscina.
- 44% dos óbitos ocorrem entre novembro e fevereiro.
- Cada óbito por afogamento custa R$ 210.000,00 ao Brasil.
- Os incidentes não fatais chegam a mais de 100 mil casos.
- Entre os óbitos em piscinas, 54% ocorrem na faixa de 1 a 9 anos de idade.
- Os afogamentos durante lazer na piscina constituem em média o dobro dos afogamentos decorrentes da queda acidental em piscina.
- Trauma raquimedular é menos comum em praias oceânicas onde a água é mais clara (0,09% de todos os salvamentos realizados por guarda-vidas)[2] e sua incidência é maior em rios, cachoeiras, lagos e locais onde a visibilidade da água não é boa.
- Estima-se que 94% das informações dos incidentes aquáticos em nosso país sejam desconhecidos por falta de notificação ou registro já que informações coletadas diretamente dos serviços de salvamento mostram que apenas 2% de todos os resgates realizados por guarda-vidas necessitam de cuidados médicos e 0,5% sofreram ressuscitação.
- Onde acontecem?
- **Águas naturais – 90%**
  - Água doce – 75%
  - Rios com correnteza (*river stream*) – 25%
  - Represa (*dam*) – 20%
  - Remanso de rio (*backwater river*) – 13%
  - Lagoas (*lakes/ponds*) – 5%
  - Inundações – 5%
  - Baía (*bay*) – 3%
  - Cachoeiras (*waterfalls*) – 2%
  - Córrego (*stream*) – 2%
  - Praias oceânicas (*ocean beaches*) – 15%
- **Águas não naturais – 8,5%**
  - Banheiros, caixas de água, baldes e similares – 2,5%
  - Galeria de águas fluviais (*fluvial*) – 2%
  - Piscinas (*pools*) – 2%
  - Poço (*well*) – 2%
  - Durante transporte com embarcações – 1,5%

Fonte: Szpilman e colaboradores[3] e Szpilman.[4]

■ DEFINIÇÃO E TERMINOLOGIA

O desconhecido impacto que o afogamento representa para a saúde pública deve-se, em parte, à enorme falta de dados epidemiológicos. A coleta é enormemente prejudicada pela falta de uma definição uniforme e aceita internacionalmente. Isso significa a exclusão errônea de casos fatais e não fatais. Em 2002, durante o I Congresso Mundial Sobre Afogamentos[5], uma nova definição de afogamento e terminologia foi estabelecida em consenso e está em uso atualmente pela OMS.[6]

- **Afogamento** é a "Aspiração de líquido não corporal por submersão ou imersão".
- **Resgate** é a ação em que uma "Pessoa (é) socorrida da água, sem sinais de aspiração de líquido".
- **Cadáver por afogamento** é o resultante da "morte por afogamento sem chances de iniciar reanimação, comprovada por tempo de submersão maior que uma hora ou sinais evidentes de morte há mais de uma hora como rigidez cadavérica, livores, ou decomposição corporal".

O afogamento ocorre em qualquer situação em que o líquido entra em contato com as vias aéreas da pessoa em imersão (água na face) ou por submersão (abaixo da superfície do líquido). Se o indivíduo é resgatado, o processo de afogamento é interrompido, o que é denominado um afogamento não fatal. Se o indivíduo morre como resultado de afogamento, isso é denominado um afogamento fatal. Qualquer incidente de submersão ou imersão sem evidência de aspiração deve ser considerado um resgate na água, e não um afogamento. Termos como "quase afogamento" (*near-drowning*), "afogamento seco ou molhado", "afogamento ativo e passivo" e

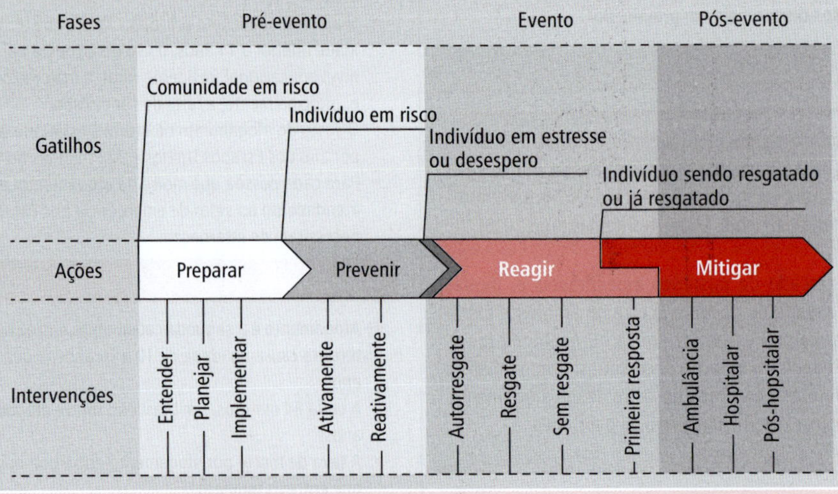

FIGURA 56.1 ■ Linha do tempo do afogamento: um novo modelo sistemático do processo de afogamento.

Fonte: Szpilman e colaboradores.[7]

"afogamento secundário" (reafogamento horas após o evento) ou apenas "submersão" são obsoletos e devem ser evitados.

Assim como todos os tipos de trauma, a falta de uma definição e terminologia clara das fases do evento (pré-evento, evento e pós-evento) bem como os gatilhos, ações e intervenções, prejudica a coleta sistemática de dados. Essa situação impacta o conhecimento real do fardo do afogamento, o que, consequentemente, afeta sobremaneira a efetividade das estratégias de prevenção. Essa nova proposta de um modelo sistemático sobre afogamento – Linha do Tempo – resolve a falta de modelos adequados ao trauma e reforça o importante papel da preparação e da prevenção no combate ao afogamento no mundo. A linha do tempo em afogamento (Figura 56.1) reflete um consenso no entendimento cronológico na sequência desse evento. A definição exata de cada fase, gatilhos, ações e intervenções permite um efetivo emprego de recursos, melhor coordenação entre os atores envolvidos em prevenção, resgate e mitigação, melhores e mais adequadas estratégias de prevenção, e a futura medida de custos/benefícios relacionada aos impactos sociais, financeiros e político e na saúde.

■ FISIOPATOLOGIA[3]

Quando um indivíduo está em dificuldades na água e não pode manter as vias aéreas livres de líquido, a água que entra na boca é voluntariamente cuspida ou engolida. Se o evento não for interrompido a tempo, uma quantidade inicial de água é aspirada para as vias aéreas e a tosse ocorre como uma resposta reflexa (evidência de aspiração). Em raras situações, ocorre o laringoespasmo (menos de 2%), mas, em tais casos, é rapidamente terminado pelo aparecimento da hipoxia. Se o indivíduo não é resgatado, a aspiração de água continua e a hipoxemia leva, em segundos a poucos minutos, à perda de consciência e apneia que acontecem ao mesmo tempo. Em sequência, a taquicardia se deteriora em bradicardia, atividade elétrica sem pulso, e, finalmente, em assistolia. Geralmente o processo todo de afogamento, da imersão (parte do corpo dentro da água) ou submersão (todo corpo dentro da água) até uma parada cardíaca, ocorre de segundos a alguns minutos. Se o indivíduo é resgatado vivo, o quadro clínico é determinado predominantemente pela quantidade de água que foi aspirada e os seus efeitos. A água nos alvéolos provoca a inativação do surfactante e sua lavagem. A aspiração de água salgada e água doce causam graus similares de lesão, embora com diferenças osmóticas. Em ambos os tipos de afogamento — água salgada e água doce — o efeito osmótico na membrana alveolocapilar rompe parcialmente sua integridade, aumenta a sua permeabilidade e, por consequência, provoca a sua disfunção. O quadro clínico causado por essa alteração na membrana alveolar-capilar se traduz em edema pulmonar, que diminui principalmente a troca de oxigênio e pouco afeta a troca de CO_2. O efeito combinado de fluidos nos pulmões com a perda de surfactante resulta em redução da complacência pulmonar, aumento da área de *shunt* arterial, atelectasias e broncoespasmos. Se a RCP for necessária, o risco de dano neurológico é semelhante a outros casos de parada cardíaca. No entanto, o reflexo de mergulho e a hipotermia usualmente associadas com afogamento podem proporcionar maiores tempos de submersão sem sequelas. A hipotermia pode reduzir o consumo de oxigênio no cérebro, retardando a anoxia celular e a depleção de adenosina trifosfato (ATP, do inglês *adenosine triphosphate*). A hipotermia reduz a atividade elétrica e metabólica do cérebro de forma dependente da temperatura. A taxa de consumo de oxigênio cerebral é reduzida em cerca de 5% para cada redução de 1 °C na temperatura dentro do intervalo de 37 a 20 °C, o que explica casos de sucesso na RCP realizada em vítimas com tempo prolongado de submersão em que supostamente não teriam chances de recuperação sem sequelas.

■ CLASSIFICAÇÃO DO AFOGAMENTO

Quanto ao tipo de água (importante para campanhas de prevenção):

1 | Afogamento em água doce: piscinas, rios, lagos ou tanques.

2 | Afogamento em água salgada: mar.

3 | Afogamento em água salobra: encontro de água doce com o mar.

4 | Afogamento em outros líquidos não corporais: tanque de óleo ou outro material e outros.

Quanto à causa do afogamento (identifica a doença associada ao afogamento):

1 | Afogamento primário: quando não existem indícios de uma causa do afogamento.

2 | Afogamento secundário: quando existe alguma causa que tenha impedido a vítima de se manter na superfície da água e, em consequência, precipitou o afogamento: drogas (36,2%) (a mais frequente é o álcool), convulsão, traumas, doenças cardíacas e/ou pulmonares, acidentes de mergulho e outras. Usualmente, a câimbra não se caracteriza como afogamento secundário já que não pode ser responsabilizada por um afogamento, como nadadores, surfistas e mergulhadores que enfrentam câimbras dentro da água com frequência e não se afogam por esta razão.

Quanto à gravidade do afogamento (permite saber a gravidade e o tratamento)

A classificação de afogamento permite ao socorrista estabelecer a gravidade de cada caso, indicando a conduta a ser seguida. Foi estabelecida com o estudo de casos de afogamento no Centro de Recuperação de Afogados (CRA) de Copacabana e seu acompanhamento no Hospital Municipal Miguel Couto durante 20 anos. A classificação não tem caráter evolutivo, devendo ser estabelecida no local do afogamento ou no primeiro atendimento, com o relato de melhora ou piora do quadro. O primeiro passo no entendimento do processo de afogamento é diferenciar os casos a seguir.

- **Resgate:** vítima resgatada viva da água que **não apresenta tosse ou espuma na boca e/ou nariz** – pode ser liberada no local sem necessitar de atendimento médico após avaliação do socorrista, quando consciente. Todos os casos podem apresentar hipotermia, náuseas, vômitos, distensão abdominal, tremores, cefaleia, mal-estar, cansaço, dores musculares, dor no tórax, diarreia e outros sintomas inespecíficos. Grande parte desses sintomas decorre do esforço físico realizado dentro da água sob estresse emocional do medo, durante a tentativa de se salvar do afogamento.
- **Afogamento:** vítima resgatada da água que **apresenta evidência de aspiração de líquido: tosse, ou espuma na boca ou nariz** – deve ter sua gravidade avaliada no local do incidente, receber tratamento adequado e acionar, se necessário, uma equipe médica, o suporte avançado de vida. Ver resumo da classificação e tratamento na Figura 56.2.

PREVENÇÃO

Apesar da ênfase no resgate e no tratamento, a prevenção permanece sendo a mais poderosa intervenção e a de menor custo, podendo evitar mais de 85% dos casos de afogamento. Campanhas de educação na prevenção de afogamentos podem ser visualizadas em www.sobrasa.org e no Quadro 56.2.

Conforme Szpilman (2011), "o afogamento representa uma tragédia que pode ser evitada em 99% das situações. A maioria é o resultado final de violências contra o bom senso, da negligência para com as crianças e de abuso de bebidas alcoólicas. Esse cenário necessita de uma intervenção preventiva radical e imediata para a reversão desta catástrofe diária que é o afogamento em nosso país".

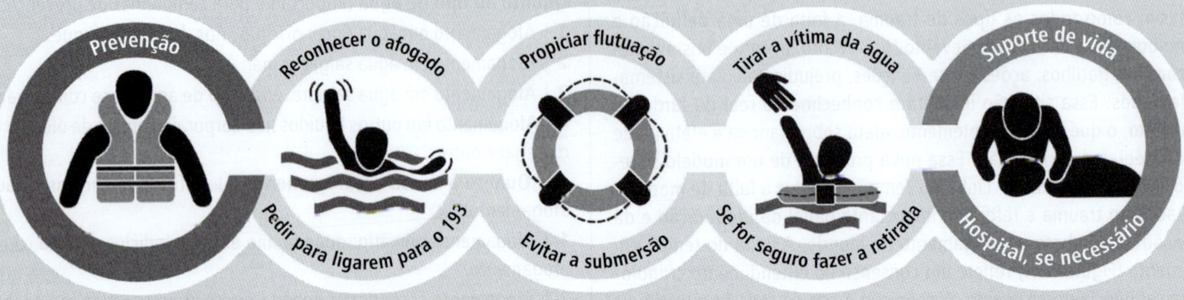

1. Manter crianças à distância de um braço mesmo que saibam nadar.
2. Nadar onde exista a segurança de guarda-vidas.
3. Restringir com o uso de cercas o acesso a piscina e tanques.
4. Sempre utilizar colete salva-vidas em barcos e esportes com pranchas.
5. Aprender natação, medidas de segurança na água e primeiros-socorros.

Ao ajudar alguém em perigo na água:

1. Reconhecer o afogamento – banhista incapaz de se deslocar ou em posição vertical na água com natação errática.
2. Pedir a alguém que chame por socorro (ligar para 193).
3. Parar o afogamento – fornecer um flutuador.
4. Tentar ajudar sem entrar na água – manter a própria segurança.
5. Usar uma vara ou corda para alcançar o afogado.
6. Só entrar na água para socorrer se for seguro e usar algum material flutuante. Para a própria ajuda de quem está socorrendo.
7. Se quem socorre estiver se afogando, não deve entrar em pânico; mas acenar por socorro e flutuar.

1. Se o afogado não estiver respirando, iniciar a RCP com ventilação imediatamente.
2. Se houver respiração, permanecer junto ao afogado até a ambulância chegar.
3. Procurar o hospital se houver qualquer sintoma.

FIGURA 56.2 ■ Cadeia de sobrevivência do afogamento: da prevenção ao hospital.

Fonte: Szpilman e colaboradores.[8]

QUADRO 56.2 ■ Medidas de prevenção em afogamento

MEDIDAS GERAIS

1 | Atenção 100% nas crianças à distância de um braço mesmo que na presença do guarda-vidas.
2 | Restringir o acesso à área aquática com uso de grades ou cercas transparentes (altura que impeça crianças de entrar no recinto sem um adulto, com portões de abertura para fora da área aquática com trancas autotravantes).
3 | Nadar sempre perto a um posto de guarda-vidas e perguntar o local mais seguro para o banho.
4 | Guarda-vidas devem estar sempre presentes em áreas aquáticas coletivas – com materiais e equipamentos apropriados
5 | O socorrista nunca deve tentar salvar na água se não tiver confiança em fazê-lo, em vez disso, deve avisar o socorro profissional (ligar para 193) e jogar algum material flutuante para a pessoa em perigo de afogamento.
6 | Nadar sempre acompanhado.
7 | Boias não são equipamentos de segurança confiáveis. Cuidado!
8 | Evitar ingerir bebidas alcoólicas e alimentos pesados antes do lazer na água.
9 | Encorajar a todos, especialmente crianças a aprender natação (aprender a nadar a partir dos 2 anos é o ideal) e medidas de prevenção em afogamento.
10 | Tomar conhecimento e obedecer as sinalizações. Conheça as condições climáticas e do banho antes de entrar na água.
11 | Quem prestar socorro não deve superestimar a própria capacidade de nadar. Cuidado! 46,6% dos afogados acham que sabem nadar.
12 | Não praticar hiperventilação para aumentar o fôlego.
13 | Em água rasa, escura ou desconhecida, entrar sempre com os pés primeiro.
14 | Praticar a pescaria em barcos ou em áreas de risco com o colete salva-vidas.

LAGOS, RIOS E REPRESAS

1 | Em rios, sempre usar um colete salva-vidas. Isso não é "mico" nenhum e todos os profissionais de resgate aquático do Corpo de Bombeiros usam um colete diariamente durante todo o serviço. "Mico" é não voltar para casa são e salvo.
2 | Cuidado com buracos e fundos de lodo, pode-se afundar rapidamente. Manter sempre a água, no máximo, à altura do umbigo.
3 | Ao se praticarem esportes de aventura (canoagem, boia-cross, *rafting* ou rapel na cachoeira), deve usar sempre colete salva-vidas e capacete.
4 | Cuidado com o limo nas pedras e o barro liso nos barrancos, eles podem provocar escorregões e quedas na água.
5 | Se o socorrista cair no rio, não deve lutar contra a correnteza, mas guardar as forças para flutuar e acenar por socorro imediatamente. Ao colocar os pés à frente e a barriga para cima e direcionar o braço de forma a usá-lo como um leme, a própria correnteza levará o socorrista à margem.
6 | Quando socorrer alguém em um rio, deve-se jogar para ele uma corda com algum objeto de flutuação na ponta, amarrar a outra extremidade se possível e mantê-la firme após a vítima se agarrar a ela, e a correnteza levará a vítima mais adiante para o lado da margem em que está o socorrista.

PRAIAS	PISCINAS
1 | Nadar sempre perto de um posto de guarda-vidas. 2 | Perguntar ao guarda-vidas o melhor local para o entrar na água. 3 | Não superestimar a própria capacidade de nadar – 46,6% dos afogados acham que sabem nadar. 4 | Nadar longe de pedras, estacas ou píers. 5 | Mais de 85% dos afogamentos ocorrem em correntes de retorno: ▪ Este é o local de maior correnteza, que aparenta uma falsa calmaria, e que leva para o alto-mar. ▪ Se o banhista entrar em uma corrente, deve ter calma, nadar transversalmente a ela até conseguir escapar ou pedir socorro imediatamente. 6 | Não tente ajudar alguém entrando na água. Muitas pessoas morrem assim. 7 | Ao escolher um lugar entre pedras para pescar, deve-se observar antes se a onda pode alcançá-lo. 8 | Antes de mergulhar, deve-se verificar a profundidade. 9 | Conhecer e obedecer as sinalizações de perigo na praia.	1 | Atenção total aos filhos, mantendo-os à distância de um braço, mesmo na presença de um guarda-vidas. 2 | Deve haver guarda-vidas certificado por entidade reconhecida para cada piscina devidamente equipado com seu flutuador de resgate (não se aplica a piscinas residenciais). 3 | Urgência – aprender como agir em emergências aquáticas. O uso de cilindro de oxigênio é restrito ao guarda-vidas e deve estar em local visível e à disposição na área da piscina. 4 | Acesso restrito a piscinass com uso de grades ou cercas transparentes com portões autotravantes a uma altura que impeça crianças entrarem no recinto da piscina sem um adulto. 5 | Sucção de cabelo e de partes do corpo deve ser evitada com o uso de ralos antiaprisionamento e precauções como o desligamento da bomba. 6 | Não praticar hiperventilação para aumentar o fôlego.

RECONHECER O AFOGAMENTO E PEDIR PARA LIGAREM PARA O 193[8]

Qualquer atitude de ajuda deve ser precedida pelo reconhecimento de que alguém está se afogando. Ao contrário da crença popular, o banhista em apuros não acena com a mão e tampouco chama por ajuda, principalmente o sexo masculino, para o qual o afogamento é mais frequente. O banhista encontra-se tipicamente em posição vertical, com os braços estendidos lateralmente, batendo-os na água. Indivíduos próximos da vítima podem achar que ele está apenas brincando na água. A vítima pode submergir e emergir sua cabeça diversas vezes, enquanto está lutando para se manter acima da superfície. As crianças geralmente resistem de 10 a 20 segundos em tal luta, enquanto os adultos resistem por até 60 segundos, antes da submersão. Como a respiração instintivamente tem prioridade, a vítima de afogamento geralmente é incapaz de gritar por socorro. Ao se reconhecer que alguém está se afogando, a prioridade inicial é dar o alarme que um incidente está em curso. Pedir que liguem para o 193 (Corpo de Bombeiros) ou 192 (SAMU) avisando o que está acontecendo, onde é o incidente, quantas pessoas estão envolvidas e o que já fez ou pretende fazer. Só então o socorrista deverá partir para ajudar a realizar o resgate.

PROPICIAR FLUTUAÇÃO – EVITAR A SUBMERSÃO[8]

Depois de reconhecer que uma vítima está em perigo e pedir a alguém para chamar por ajuda, a prioridade seguinte é interromper o processo de afogamento propiciando flutuação para a vítima. Essa é uma estratégia muito importante, mas não muito utilizada, apesar de ganhar tempo valioso para o serviço de emergência chegar, ou para aqueles que estão ajudando na cena planejarem os esforços necessários ao resgate. A maioria das ações de resgates por leigos tende a se concentrar no objetivo estratégico de conseguir retirar a vítima da água, mesmo que para isso exista um alto risco de vida para o socorrista. Dispositivos de segurança, como boias salva-vidas, foram propositadamente concebidos para proporcionar flutuação. No entanto, eles nem sempre estão disponíveis na cena de um incidente de afogamento. Portanto, improvisar na flutuação é fundamental na hora de ajudar. Objetos tais como garrafas de plástico vazias, pranchas de *surf*, caixas de isopor ou outros objetivos do mesmo material, espumas diversas e madeiras devem ser usado. É fundamental que leigos tomem precauções para não se tornarem vítimas na hora de ajudar. Levando-se em consideração o número de leigos que se afogam e por vezes morrem nesta tentativa de salvar outros, a prioridade é ajudar jogando o material de flutuação, sem entrar na água, se possível.

REMOVER DA ÁGUA – SÓ SE FOR SEGURO[8]

Após propiciar lutuação e parar o processo de submersão, retirar a vítima da água é essencial, a fim de efetuar um tratamento definitivo do processo de afogamento. Várias estratégias para essa retirada podem ser usadas: ajudar a vítima a sair da água, apontando direções e locais mais próximos e mais seguro para ela fazer isso; sempre que possível, tentar ajudar a retirar a vítima sem entrar totalmente na água, utilizando técnicas de salvamento como jogar para ela algum equipamento, por exemplo corda, vara, galho de árvore e outros. Se tudo o mais falhar, o socorrista leigo pode, então, considerar sua entrada na água consciente de que a entrada de uma pessoa inexperiente na água para salvar alguém é extremamente perigosa e não é recomendada. Para mitigar o risco durante um socorro dessa natureza, deve-se trazer sempre um objeto de flutuação para ajudar a vítima e reduzir o risco para o leigo/socorrista de ser afogar também.

A decisão de realizar o suporte básico de vida ainda dentro da água (ventilação artificial somente) baseia-se no nível de consciência do afogado e no nível de experiência do socorrista.

- Afogado consciente (99,5% das ocorrências): resgatar a pessoa até a terra firme sem demais cuidados médicos exige máxima precaução, pois um banhista apavorado com a possibilidade de afogamento pode ser muito perigoso para o socorrista. Por essa razão, é mais prudente aproximar-se utilizando um objeto de flutuação intermediário (bola, garrafa *pet* de 2 L, isopor).
- Afogado inconsciente (0,5% das ocorrências): a medida mais importante é a instituição imediata de ventilação ainda dentro da água. A hipoxia causada por afogamento resulta primeiramente em apneia, ocasionando parada cardíaca em um intervalo de tempo variável, porém curto, caso não seja revertida. A ressuscitação ainda dentro da água (ventilação apenas) proporciona à vítima uma chance quatro vezes maior de sobrevivência sem sequelas.

Os socorristas devem checar a ventilação e, se ausente esta, iniciar respiração boca a boca ainda na água. Infelizmente, compressões cardíacas externas não podem ser realizadas de maneira efetiva na água, logo só devem ser realizadas fora dela.

- Nota: manobras de ventilação dentro da água não são possíveis com barreira de proteção (máscara), por inviabilidade técnica, sendo aconselhável a realização do boca a boca. O risco de adquirir doenças, como a Aids, nesta situação, é uma realidade, embora não exista nenhum caso descrito na literatura em todo mundo até hoje. É recomendável que todos os profissionais de saúde sejam vacinados contra hepatite B.

Considerando a baixa incidência de TRM nos salvamentos aquáticos e a possibilidade de desperdício de precioso tempo para iniciar a ventilação e oxigenação, a imobilização de rotina da coluna cervical durante o resgate aquático em vítimas de afogamento sem sinais de trauma não é recomendada.

SUPORTE DE VIDA – HOSPITAL, SE NECESSÁRIO[1]

O transporte da vítima para fora da água deve ser realizado de acordo com o nível de consciência, mas preferencialmente na posição vertical para evitar vômitos e demais complicações de vias aéreas. Em caso de vítima exausta, confusa ou inconsciente, deve-se providenciar transporte em posição mais próxima possível da vertical mantendo-se a cabeça acima do nível do corpo sem, contudo, obstruir as vias aéreas que devem permanecer sempre que possível abertas. O posicionamento da vítima para o primeiro atendimento em área seca deve ser paralelo ao do espelho d'água, o mais horizontal possível, deitada em decúbito dorsal, distante o suficiente da água a fim de evitar as ondas. Se ela estiver consciente, coloque-a em decúbito dorsal a 30º. Se estiver ventilando, porém inconsciente, deve ser colocada em posição lateral de segurança (decúbito lateral sob o lado direito). As tentativas de drenagem da água aspirada são extremamente nocivas e devem ser evitadas. A manobra de compressão abdominal (Heimlich) nunca deve ser realizada como meio para eliminar água dos pulmões, ela é ineficaz e gera riscos significativos de vômitos com aumento da aspiração. Durante a ressuscitação, tentativas de drenar água ativamente, colocando a vítima com a cabeça abaixo do nível do corpo, aumentam as chances de vômito em mais de cinco vezes, levando a um aumento de 19% na mortalidade. Em estudo australiano,[9] constatou-se que o vômito ocorre em mais de 65% das vítimas que necessitam de ventilação de urgência e em 86% dos que necessitam de respiração assistida ou RCP. Mesmo naquelas que não necessitam de intervenção após o resgate, o vômito ocorre em 50%. A presença de vômito nas vias aéreas pode acarretar maior broncoaspiração e obstrução, impedindo a oxigenação, além de poder desencorajar o socorrista a realizar a respiração boca a boca. Em caso de vômitos, deve-se virar a cabeça da vítima lateralmente e remova o vômito com o dedo indicador usando um lenço ou aspiração e continue prestando a assistência ventilatória.

Uma das decisões mais difíceis é como tratar uma vítima de afogamento corretamente. Com base nessa necessidade, um sistema de classificação foi desenvolvido no Rio de Janeiro, em 1972, revisto em 1997[9] e revalidado em 2001,[5] para orientar guarda-vidas, socorristas e profissionais de saúde em geral no tratamento dos afogados. Ele se fundamenta na análise de 41.279 casos de afogamento resgatados, dos quais 5,5% necessitaram de cuidados médicos. A classificação engloba todo o suporte desde o local do acidente até o hospital, recomenda o tratamento e revela o prognóstico. É baseado na gravidade das lesões identificadas na cena do acidente utilizando apenas variáveis clínicas (ver Figura 56.3).

Cadáver – Vítima com tempo de submersão acima de 1 hora ou com sinais físicos óbvios de morte (*rigor mortis*, livores e/ou decomposição corporal). Não se deve iniciar ressuscitação, mas encaminhar o corpo ao IML.

GRAU 6 – PARADA CARDIORRESPIRATÓRIA (NO AFOGAMENTO SEGUIMOS A SEQUÊNCIA ABC)

1 | **Ao chegar à areia ou à borda da piscina, coloca-se o afogado em posição paralela à água**, de forma que o socorrista fique com as costas voltadas para o mar e a vítima, com a cabeça do lado esquerdo do socorrista.

- A cabeça e o tronco da vítima devem ficar na mesma linha horizontal.
- A água que foi aspirada durante o afogamento não deve ser retirada, pois esta tentativa prejudica e retarda o início da ventilação e oxigenação do paciente, além de facilitar a ocorrência de vômitos.
- Deve-se checar a resposta da vítima perguntando "Você está me ouvindo?".

2 | **A resposta da vítima é sinal de vida** e indica ser este um caso de resgate ou grau 1, 2, 3, ou 4. Deve-se colocá-la em posição lateral de segurança e efetuar o tratamento apropriado para o grau de afogamento (ver Figura 56.3). Avalia-se, então, se há necessidade de chamar o socorro avançado (ambulância) e aguarda-se o socorro chegar.

Se não houver resposta da vítima (inconsciente), é necessário ligar para 193/192 ou pedir a alguém que chame uma ambulância ou o guarda-vidas, e;

3 | **Abrir as vias aéreas da vítima**, colocando-se dois dedos da mão direita no queixo e a mão esquerda na testa, e estender o pescoço dela;

4 | **Checar se existe respiração – ver, ouvir e sentir** – ouvir e sentir a respiração e ver se o tórax se movimenta (Figura 56.) – se houver respiração, é um caso de resgate ou grau 1, 2, 3, ou 4. Deve-se colocar a vítima em posição lateral de segurança e efetuar o tratamento apropriado para grau (ver Quadro 56.2).

5 | **Se não houver respiração – iniciar a ventilação boca-a-boca** – Obstrui-se o nariz da vítima colocando-se a mão esquerda na testa dela e, com os dois dedos da mão direita, abre-se sua boca e realizam-se cinco ventilações boca a boca iniciais, observando-se um intervalo entre cada uma que possibilite a elevação do tórax e respectivo esvaziamento subsequente. É recomendável a utilização de barreira de proteção (máscara) e:

6 | **Checar sinais de circulação (movimentos ou reação à ventilação realizada)** – o socorrista deve colocar os dedos indicador e médio da mão direita no "pomo de adão" da vítima e deslizá-los perpendicularmente até uma pequena cavidade para checar a existência ou não do pulso arterial carotídeo ou simplesmente observar eventuais movimentos da vítima ou reação à ventilação feita.

7 | **Se houver pulso, é uma parada respiratória isolada – grau 5,** deve-se manter somente a ventilação com 10 vezes por minuto até o retorno espontâneo da respiração (usualmente, isso acontece antes de terminar as 10 ventilações).

Se não houver sinal de circulação, deve-se retirar os dois dedos do queixo e passá-los pelo abdome localizando o encontro das duas últimas costelas e, marcando dois dedos de distância, desloca-se a mão da testa para o tórax (uma mão sobre a outra) e iniciam-se 30 compressões cardíacas externas se houver um socorrista ou 15 compressões se houver dois para casos de afogamento.

A velocidade dessas compressões deve ser de 100 vezes em 60 segundos. Em crianças de 1 a 9 anos, utiliza-se apenas uma mão para as compressões. Deve-se manter a alternância entre duas ventilações e trin-

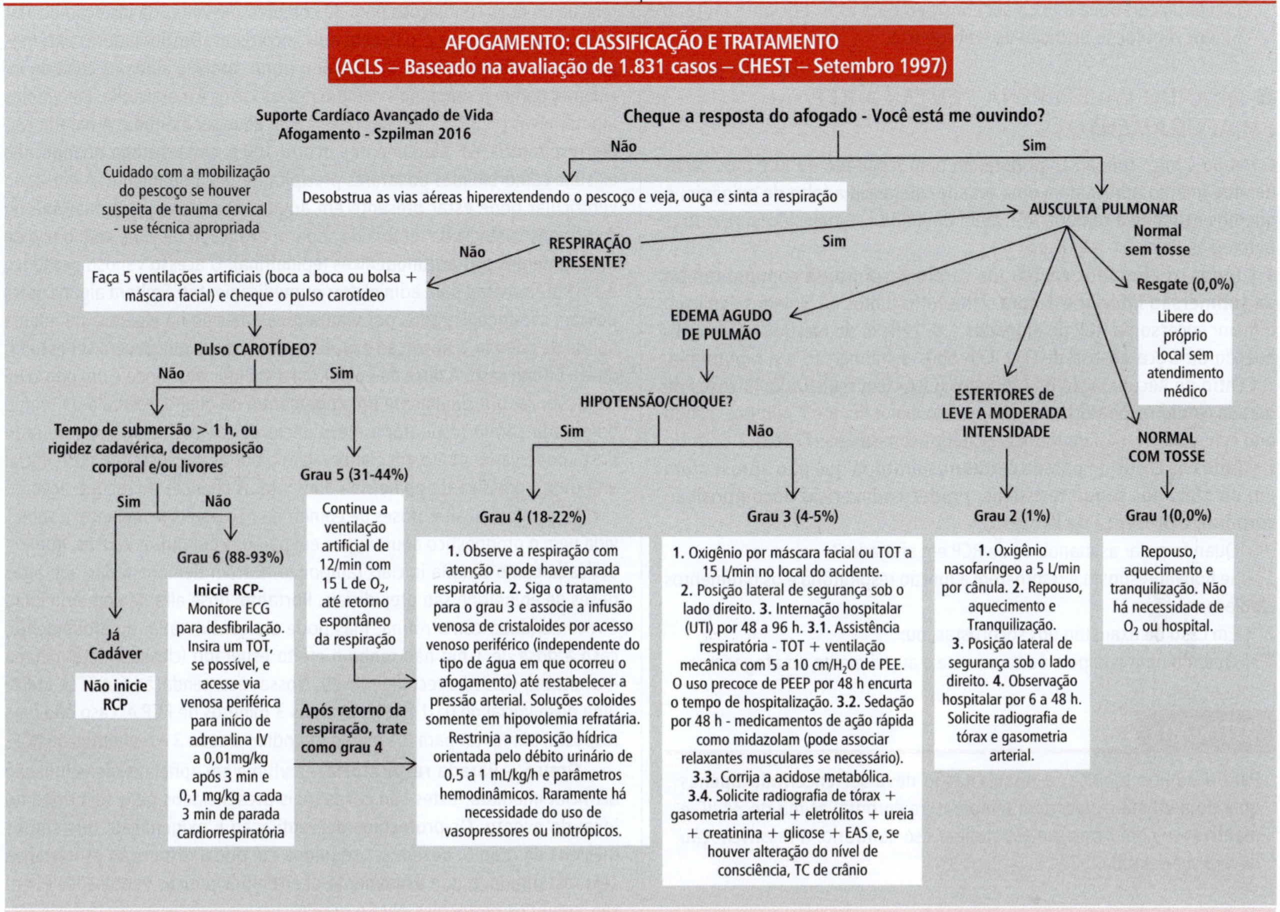

FIGURA 56.3 ■ Classificação da gravidade do afogamento e seu tratamento básico.

Fonte: Szpilman e colaboradores[3,5] Szpilman.[9]

ta compressões ou 2 x 15 com dois socorristas (RCP em afogamento com dois socorristas), e não se deve parar o procedimento até que:

a | Haja resposta e retorno da respiração e dos batimentos cardíacos. Coloca-se, então, a vítima de lado e aguarda-se o socorro médico solicitado;

b | Uma equipe médica assuma o atendimento; ou

c | O socorrista fique exausto.

ATENÇÃO!

Assim, durante a RCP, deve-se ficar atento e verificar periodicamente se o afogado está ou não respondendo, o que será importante na decisão de parar ou prosseguir as manobras. Há descrição de casos de sucesso na reanimação de afogados após 2 horas de manobras e casos de recuperação sem danos ao cérebro até 1 hora de submersão.

- Sempre iniciar todo o processo com apenas um socorrista para, então, após um ciclo completo de RCP, começar a alternância com dois socorristas.
- Os socorristas devem se colocar lateralmente ao afogado e em lados opostos.
- Aquele responsável pela ventilação deve manter as vias aéreas desobstruídas.
- Em caso de cansaço, realize a troca rápida de função com o outro
- Após os primeiros quatro ciclos completos de compressão e ventilação, reavaliar a ventilação e os sinais de circulação. Se ausentes, prossiga a RCP e interrompe-a para nova reavaliação a cada 2 minutos ou 4 ciclos.

A RCP deve ser realizada no local, pois é onde a vítima terá maior chance de sucesso. Nos casos do retorno da função cardíaca e respiratória, deve-se acompanhar a vítima com muita atenção, durante os primeiros 30 minutos, até a chegada da equipe médica, pois ainda haverá risco de uma nova parada cardiorrespiratória.

■ OBSERVAÇÕES IMPORTANTES

- Nos casos em que não houver efetividade da manobra de ventilação boca a boca, deve-se refazer a hiperextensão do pescoço e tentar novamente. Caso não funcione, é necessário pensar em obstrução por corpo estranho e executar a manobra de Heimlich.
- As próteses dentárias só devem ser retiradas caso estejam dificultando a ventilação boca a boca.
- O ar atmosférico é uma mistura gasosa que apresenta cerca de 21% de O_2 em sua composição. Em cada movimento respiratório, gastamos cerca de 4% desse total, restando 17% de O_2 no ar expirado pelo socorrista. Essa quantidade de O_2 é suficiente para a

ventilação boca a boca ser considerada o mais eficiente método em ventilação artificial de emergência.

QUANDO VALE A PENA TENTAR A RCP EM AFOGAMENTO?

O tempo é fator fundamental para um bom resultado na RCP e os casos de afogamento apresentam uma grande tolerância à falta de oxigênio, o que nos estimula a tentar a RCP além do limite estabelecido para outras patologias. Inicia-se a RCP em:

1 | **Todos os afogados em parada cardiorrespiratória com um tempo de submersão inferior a 1 hora** – três fatos juntos ou isolados explicam o maior sucesso na RCP de afogados – o "reflexo de mergulho", a continuação da troca gasosa de O_2 – CO_2 após a submersão e a hipotermia. O Centro de Recuperação de Afogados (CRA) tem registrado 13 casos de parada cardiorrespiratória com submersão maior do que 7 minutos, sendo oito com mais de 14 minutos ressuscitados com sucesso (2003).

2 | **Todos os casos de parada cardiorrespiratória que não apresentem um ou mais dos seguintes sinais: rigidez cadavérica; decomposição corporal; e presença de livores.**

Quando parar as manobras de RCP em afogados?

1º | Se houver resposta e retornarem a função respiratória e os batimentos cardíacos;

2º | Em caso de exaustão dos socorristas, ou;

3º | Quando uma equipe médica assume o atendimento ao afogado.

ATENÇÃO!

Para a equipe médica, a ressuscitação deve ser encerrada apenas quando a vítima estiver com temperatura corporal acima de 34 ºC e mantiver-se com ritmo em assistolia. Caso contrário, a ressuscitação deverá ser mantida.

SUPORTE AVANÇADO DE VIDA NO LOCAL[3]

Ao contrário do senso comum, levar o equipamento médico à vítima, em vez de levá-la ao hospital, poupa um tempo precioso nos casos de afogamento. O tratamento médico avançado é instituído de acordo com a classificação do afogamento e de preferência no local do incidente onde todo atendimento inicial básico e avançado será realizado. Dessa forma, em situações críticas de atendimento avançado a casos de afogamento, o profissional deve se preparar para ficar ao menos 15 a 30 minutos no local do incidente.

Grau 6 – Parada cardiorrespiratória – a ressuscitação iniciada por leigos ou guarda-vidas na cena deve ser mantida por pessoal médico especializado até que seja bem-sucedida ou caso a vítima necessite de aquecimento por meios sofisticados, situação que só o hospital poderá resolver. Nesse último caso, e como única exceção, a vítima deve ser transportada ao hospital enquanto recebe ressuscitação. O pessoal médico deve continuar com as compressões cardíacas e manter a ventilação artificial com máscara de ressuscitação e suplemento de oxigênio até uma bolsa autoinflável e oxigênio a 15 L/min se disponível e possível (são necessários usualmente dois socorristas para manusear uma boa ventilação com a bolsa) e, então, assim que seja possível, realizar a entubação orotraqueal. A aspiração das vias aéreas antes da entubação é geralmente necessária, mas não deve ser excessiva a ponto de prejudicar a própria ventilação. Uma vez entubada, a vítima pode ser ventilada e oxigenada adequadamente, mesmo na presença de edema pulmonar. A aspiração de vias aéreas ou do TOT somente deve ser realizada quando a quantidade de fluido presente no interior delas interferir positivamente com a ventilação; caso contrário, a aspiração excessiva produz mais hipoxia. É recomendado na RCP dos afogados uma relação de duas ventilações para 30 compressões antes da inserção do TOT com um socorrista ou 2 x 15 com dois socorristas. Desfibriladores externos podem ser utilizados para monitorar o ritmo cardíaco ainda na cena do incidente, porém o ritmo mais comum nesses casos é a assistolia. Em vítimas hipotérmicas (< 34 °C) e sem pulso, a RCP deve ser mantida. A parada cardiorrespiratória em afogamentos ocorre 100% em assistolia quando não existem comorbidades ou fatores precipitantes ao afogamento. A fibrilação ventricular pode estar presente em adultos com doença coronariana ou como consequência da terapia de suporte avançado de vida, com o uso de medicamentos pró-arritmogênicos (epinefrina). O acesso venoso periférico é a via preferencial para administrar os medicamentos. Embora alguns deles possam ser administrados por via traqueal, mesmo na vigência de edema agudo de pulmão, a absorção é incerta com essa via que deverá ser escolhida em último caso. A dose de epinefrina a ser utilizada ainda é um ponto de controvérsia, principalmente no afogamento, no qual o intervalo de tempo da parada cardiorrespiratória até o início da ressuscitação e o resultado desta pode variar muito em comparação a outras causas. Uma dose inicial alta ou progressiva de epinefrina aumenta as chances de recuperação da circulação. Porém, altas doses de epinefrina não parecem melhorar a sobrevida nem o prognóstico neurológico em paradas por outras causas, quando utilizada como terapia inicial. Tampouco ficaram demonstradas que altas doses de epinefrina são prejudiciais. Portanto, dose alta de epinefrina não é recomendada como rotina, mas pode ser considerada, no afogamento, caso a dose de 1 mg não tenha o efeito esperado (classe indeterminada – aceitável, mas não recomendável). Nossa recomendação é que se utilize uma dose inicial de 0,01 mg/kg EV após 3 minutos de RCP e, caso não haja resposta, aumentar para 0,1 mg/kg infundido a cada 3 a 5 minutos de RCP.

Grau 5 – Parada respiratória – a vítima em apneia exige ventilação artificial imediata. Estes são casos mais presenciados pelo socorrista no local do evento. Os protocolos de ventilação e oxigenação, que são os mesmos do grau 6, devem ser seguidos até que a respiração espontânea seja restaurada, o que usualmente ocorre após poucas ventilações e, então, seguir os protocolos para o grau 4.

Grau 4 – Edema agudo de pulmão com hipotensão arterial – fornecer oxigênio com suporte de ventilação mecânica é a terapia de 1ª linha. Inicialmente o oxigênio deve ser fornecido por máscara facial a 15 L/min até que o TOT possa ser introduzido. O afogado grau 4 necessita de entubação orotraqueal em 100% dos casos por causa da necessidade de ventilação com pressão positiva. A ventilação mecânica é indicada, pois o paciente neste grau 4 apresenta SaO_{2p} menor que 92%, frequência respiratória alta e grande esforço respiratório. Os pacientes nessa situação devem permanecer relaxados com medicamentos (sedativos, analgésicos e bloqueadores neuromusculares), se necessário, para tolerarem a entubação e a ventilação mecânica, que deve fornecer um volume corrente de pelo menos 5 mL/kg de peso. A fração de oxigênio inspirada (FiO_2) pode ser 100% inicialmente, mas deve, assim que possível, ser reduzida para 45% ou menos. Uma pressão expiratória final positiva (PEEP) é indicada, inicialmente, com valor de 5 cmH_2O e aumentada em 2 a 3 cmH_2O até que atinja um *shunt* intrapulmonar (QS:QT) de 20% ou menos ou uma PaO_2/FiO_2 (P/F) de 250 ou mais. Caso a hipotensão arterial não seja corrigida com oxigênio, uma infusão rápida de cristaloide (independentemente do tipo de água responsável pelo afogamento) deve ser tentada primeiro, antes de se reduzir temporariamente a PEEP ou introduzir a terapia com vasoativos.

Grau 3 – Edema agudo de pulmão sem hipotensão arterial – vítimas com SaO_{2p} > 90% em uso de oxigênio a 15 L/min via máscara facial conseguem permanecer sem TOT e ventilação mecânica em apenas 27,6% dos casos. A maioria dos casos (72,4%) necessitam de entubação e ventilação mecânica, observando-se os mesmos protocolos para os afogados grau 4.

Grau 2 – Ausculta pulmonar com estertores – 93,2% das vítimas com este quadro clínico necessitam apenas de 5 L/min de oxigênio via cânula nasofaríngea e tem uma recuperação satisfatória em 6 a 24 horas com observação hospitalar.

Grau 1 – Tosse com ausculta pulmonar normal – estes pacientes não necessitam de oxigênio ou suporte ventilatório e podem ser liberados caso não existam comorbidades ou doença associada.

Resgate – Ausência de tosse ou dificuldade respiratória – avaliar e liberar do local do acidente sem necessidade de cuidados médicos, caso o acidentado não apresente nenhuma comorbidade ou doença associada.

ABORDAGEM HOSPITALAR

A maioria das vítimas de afogamentos aspira apenas pequenas quantidades de água e recuperar-se-á espontaneamente. Menos de 6% de todas as pessoas resgatadas por guarda-vidas precisam de atenção médica em um hospital.

INDICAÇÕES DE INTERNAÇÃO

Cuidados hospitalares são indicados para afogados de graus 2 a 6. O atendimento hospitalar de casos graves (graus 4 a 6) só é possível se os cuidados pré-hospitalares de suporte básico e avançado tiverem sido fornecidos de maneira eficiente e rápida. Caso contrário, deve-se seguir o protocolo da Figura 56.3 na emergência. A escolha entre internar o paciente em um leito de UTI ou de enfermaria, mantê-lo em observação na sala de emergência ou lhe dar alta deve levar em consideração fatores como anamnese completa, história patológica pregressa, exame físico detalhado e alguns exames complementares como telerradiografia torácica e principalmente uma gasometria arterial. Hemograma e dosagem de eletrólitos, de ureia e de creatinina também devem ser solicitados, embora alterações nesses exames sejam incomuns. Pacientes com boa oxigenação arterial sem terapia adjuvante e que não tenham doenças ou comorbidade associadas podem ter alta (resgate e grau 1). A hospitalização é recomendada para todos os pacientes com um grau de afogamento de 2 a 6. Os casos de grau 2 são resolvidos com oxigênio não invasivo no prazo de 6 a 24 horas e podem, então, ser liberados para casa. Pacientes grau 2 com deterioração do quadro clínico serão internados em unidade de cuidados intermediários para a observação prolongada. Pacientes grau 3 a 6, geralmente precisam de intubação e ventilação mecânica e devem ser internados em UTI.

SUPORTE VENTILATÓRIO[3]

Os pacientes graus 4 a 6 geralmente chegam ao hospital já com suporte de ventilação mecânica e com oxigenação satisfatória. Caso contrário, o médico da sala de emergência ou da UTI deve seguir o protocolo de ventilação para afogamento grau 4. A conduta no paciente grau 3 e 4 depende de avaliação clínica na cena do acidente e assim que o nível de oxigenação aceitável seja estabelecido com o uso da PEEP, esta deve ser mantida inalterada pelas 48 a 72 horas seguintes para que haja tempo de regeneração do surfactante alveolar. Durante esse período, caso o nível de consciência do paciente permita que ele respire espontaneamente bem adaptado ao respirador, uma boa opção de método de ventilação pode ser a CPAP com PSV. Em raros casos, a CPAP pode ser oferecida apenas com o uso de máscara facial ou através de cânula nasal, pois geralmente as vítimas de afogamento não toleram este tipo de ventilação pela falta de colaboração usual no paciente jovem vítima de insuficiência respiratória aguda. Uma entidade clínica muito semelhante à SDRA pode ocorrer após episódios de afogamento graus 3 a 6. A diferença parece estar apenas no tempo de recuperação e na sequela pulmonar residual, pois no afogamento o curso da doença é rápido e não deixa sequela. O manejo clínico do afogado é similar ao dos demais pacientes que apresentam SDRA por outros motivos, incluindo cuidados para reduzir os riscos de volutrauma e barotrauma. A utilização da hipercapnia permissiva deve ser evitada para vítimas de afogamento grau 6, pois pode incrementar a lesão cerebral hipóxico isquêmica. A PCO_2 deve ser mantida em torno de 35 mmHg, visando evitar lesão cerebral secundária.

SUPORTE HEMODINÂMICO[3]

Qualquer reposição volêmica inicial deverá ser feita com cristaloides. As soluções coloides só devem ser usadas diante de hipovolemia refratária à administração de cristaloides. Não existem evidências para indicar a administração rotineira de soluções hipertônicas e transfusões para vítimas afogadas em água doce, nem, tampouco, de soluções hipotônicas para vítimas de afogamento de água salgada. A monitoração hemodinâmica mediante cateterização da artéria pulmonar ou, mais recentemente, a monitoração minimamente invasiva do débito cardíaco e da oximetria venosa contínua permite monitorar a função cardíaca, a função pulmonar e a eficiência da oxigenação e da perfusão dos tecidos e, ainda, a resposta desses parâmetros às várias terapias utilizadas em pacientes instáveis hemodinamicamente ou que apresentem disfunção pulmonar grave (graus 4 ao 6) e que não tenham respondido à reposição de volume com cristaloides. O ecocardiograma pode ser utilizado para estimar função cardíaca, a fração de ejeção e a necessidade de reposição volêmica, ajudando a decidir o início da infusão de aminas vasoativas, inotrópicas ou ambas, no caso de falha da ressuscitação com cristaloides. Alguns estudos demonstram que a disfunção cardíaca com baixo débito cardíaco é comum imediatamente após casos graves de afogamento (graus 4 ao 6). O baixo débito cardíaco está associado a altas pressões de oclusão da artéria pulmonar, pressão venosa central elevada e resistência vascular pulmonar aumentada, que podem persistir por vários dias após a restauração da oxigenação e do débito cardíaco. O resultado incomum é a sobreposição de um edema pulmonar cardiogênico ao edema pulmonar não cardiogênico. Apesar da diminuição do débito cardíaco, a terapia com diuréticos não é uma boa opção. Estudos indicam que a infusão de dobutamina para melhorar a função cardíaca é a opção mais lógica e potencialmente mais benéfica.

SUPORTES DIVERSOS[3]

Somente após a obtenção de uma via aérea definitiva e uma oxigenação e circulação otimizadas, uma sonda nasogástrica deve ser colocada para reduzir a distensão gástrica, prevenindo a aspiração de mais material. O reaquecimento do paciente deve, então, ser instituído, exceto nos casos pós-RCP em que a manutenção da hipotermia está indicada; sucedem-se o exame físico, a radiografia torácica e a gasometria arterial. A acidose metabólica ocorre em 70% dos pacientes que chegam ao hospital. A acidose deve ser corrigida quando o pH é menor que 7,2 ou o bicarbonato inferior a 12 mEq/L, com a vítima recebendo suporte ventilatório adequado. A queda significativa do nível de bicarbonato raramente ocorre nos primeiros 10 minutos de RCP e o seu uso, portanto, deve ser indicado somente em reanimações prolongadas. O uso de corticosteroides no afogamento não est indicado, exceto em casos de broncoespasmo.

Na história de eventos que envolvem o afogamento, devemos incluir informações sobre as atividades do salvamento e da reanimação e qualquer doença atual ou anterior. O afogamento é, por vezes, precipitado por uma condição médica (p.ex.: trauma, convulsões ou arritmia cardíaca), e tais condições devem ser diagnosticadas já que afetam diretamente as decisões de tratamento. Se o afogado permanece inconsciente sem uma causa óbvia, uma investigação toxicológica e TC do crânio e da coluna cervical devem ser consideradas. Anormalidades nos eletrólitos, ureia, creatinina e hematócrito são incomuns e sua correção raramente é necessária.[3]

O CUIDADO NEUROINTENSIVO[3]

Apesar do tratamento, nos afogamentos grau 6, podem ocorrer lesões e sequelas neurológicas graves como o estado vegetativo persistente. A isquemia cerebral anóxica, que ocorre em casos de RCP com êxito é a complicação mais importante. A maioria das sequelas e das causas de mortalidade tardia é de origem neurológica. Embora a prioridade seja restaurar a circulação espontânea, todo esforço feito nos primeiros estágios pós-resgate deve ser direcionado para a ressuscitação cerebral e a prevenção de maiores danos ao encéfalo. Esse primeiro esforço envolve as medidas para fornecer uma adequada oxigenação ($SatO_2 > 92\%$) e perfusão cerebral (pressão arterial média em torno de 100 mmHg). Qualquer vítima que permaneça comatosa e não responsiva após medidas bem-sucedidas de reanimação ou que deteriore neurologicamente deve ter uma investigação neurológica cuidadosa e frequente, buscando sinais de lesão neurológica. O tratamento intensivo da lesão cerebral inclui cabeceira do leito elevada a 30 °C (caso não haja hipotensão), evitar compressões da veia jugular interna e situações que possam provocar manobra de Valsava; ventilação mecânica eficaz sem esforço desnecessário; aspirações da cânula traqueal sem provocar hipóxia; se necessário, terapia anticonvulsivante e proteção contra uso voluntário ou espasmos involuntários da musculatura; evitar correções metabólicas bruscas; evitar qualquer situação que aumente a pressão intracraniana, incluindo retenção urinária, dor, hipotensão ou hipóxia, antes da sedação e relaxamento muscular prolongados; e realizar dosagens de glicemia capilar frequentes, mantendo-se valores de normoglicêmia. A monitoração contínua da temperatura central ou timpânica é mandatória na sala de emergência e na UTI. Vítimas de afogamento grau 6, nas quais houve sucesso na restauração da circulação espontânea, mas que permanecem comatosas, não devem ser aquecidas ativamente a temperaturas maiores que 32 a 34 °C. Caso a temperatura central exceda os 34 °C, a hipotermia moderada (32 a 34 °C) deve ser provocada o quanto antes e mantida por 12 a 24 horas. A hipertermia deve ser evitada a todo custo durante o período agudo de recuperação. Além disso, embora não haja evidência suficiente para defender um valor específico ideal de $PaCO_2$ ou de saturação de O_2 durante e após a ressuscitação, a hipoxemia deve ser evitada. Infelizmente, os estudos que avaliam os resultados da ressuscitação cerebral em vítimas de afogamento não demonstram melhora de prognóstico em pacientes que receberam terapia para redução da pressão intracraniana e manutenção da pressão de perfusão cerebral. Esses estudos mostram um prognóstico sombrio (p. ex.: morte, sequela cerebral moderada a grave) quando a pressão intracraniana atinge 20 mmHg ou mais e a pressão de perfusão cerebral é de 60 mmHg ou menos, até mesmo quando condutas são usadas para o controle e melhora desses parâmetros. Novas pesquisas são necessárias para analisar a eficiência das condutas neurointensivas em vítimas de afogamento.

PNEUMONIAS[10]

Em geral, rios, lagos, piscinas e praias não apresentam colonização bacteriana em número suficiente para promover pneumonia direta. Caso a vítima necessite de ventilação mecânica, a incidência de pneumonia secundária aumenta de 34 a 52% no 3º ou 4º dias de hospitalização, quando o edema pulmonar está praticamente resolvido. A vigilância para eventos sépticos, não só pulmonares como nos demais órgãos se fazem necessária. Os antibióticos profiláticos apresentam um valor duvidoso em afogamento e tendem apenas a selecionar organismos mais resistentes e agressivos. Uma radiografia torácica não deve ser interpretada como um sinal de pneumonia, pois deverá ser apenas o resultado do edema pulmonar e da broncoaspiração de água nos alvéolos e bronquíolos. A conduta mais apropriada é a coleta diária de aspirados traqueais para realização de exame bacteriológico, cultura e antibiograma. Ao primeiro sinal de infecção pulmonar, geralmente após as primeiras 48 a 72 horas, caracterizado por febre prolongada, leucocitose mantida, infiltrados pulmonares persistentes ou novos, resposta leucocitária no aspirado traqueal, a terapia com antimicrobianos é instituída baseada no organismo predominante na unidade e seu perfil de sensibilidade. A broncoscopia pode ser útil para avaliar a gravidade e a extensão das lesões provocadas por broncoaspiração sólida e, em raros casos, para a lavagem terapêutica de matérias como areia e outros sólidos, mas principalmente serve para a coleta de material para qualificação e quantificação das culturas de colônias bacterianas. Nos casos em que a água aspirada contiver uma CFU $> 10^{20}$, existe potencial de causar infecção direta e o líquido onde ocorreu o afogamento poderá ser coletado para cultura qualitativa de forma a identificar o(s) germe(s) predominantes. Nesses casos, deve-se sempre considerar um amplo espectro de possibilidades incluindo os gram-positivos e negativos, anaeróbios e ainda as algas de água doce.

COMPLICAÇÕES NO CURSO DO TRATAMENTO

O pneumotórax é uma complicação comum (10%), secundária à ventilação mecânica com pressão positiva em áreas de hiperinsuflação. Diante de qualquer mudança hemodinâmica brusca, após o início da ventilação mecânica, deve ser considerada a possibilidade de um pneumotórax ou outro barotrauma. Quadros de SIRS ou choque séptico são descritos nas primeiras 24 horas após a ressuscitação da vítima. A LRA secundária ao afogamento é rara e pode resultar de hipoxia, ao choque ou à hemoglobinúria. Raramente, vítimas de afogamento estáveis clinicamente durante a avaliação na sala de emergência e que apresentam radiografia torácica normal, podem desenvolver edema agudo de pulmão tipo fulminante após o incidente (SDRA). Ainda é incerta a causa desse edema pulmonar, mas é muito rara.

■ PROGNÓSTICO E ESCALAS DE GRAVIDADE

Afogamentos grau 1 a 5 recebem alta hospitalar em 95% dos casos sem sequelas. Os afogamentos grau 6 podem evoluir com falência de múltiplos órgãos. Com o progresso da terapia intensiva, o prognóstico é cada vez mais, baseado na lesão neurológica. Dúvidas sobre quais vítimas se deve tentar ressuscitar, por quanto tempo se deve insistir, a conduta a se adotar e o que se deve esperar em termos de qualidade de vida após a ressuscitação necessitam de respostas mais precisas. Tanto na cena como no hospital, nenhuma variável clínica parece ser absolutamente confiável para determinar o prognóstico final no afogado grau 6, portanto a recomendação é insistir na ressuscitação em todos os casos. A RCP deve ser iniciada sem demora em todas as vítimas sem pulso carotídeo, que estiveram em submersão por menos de 1 hora, ou que não apresentem sinais clínicos evidentes de morte (*rigor mortis*, decomposição corporal ou livores). Embora alguns autores afirmem que a ressuscitação com êxito de vítimas com grande tempo de submersão só ocorre em águas geladas, existem relatos de vítimas com grande tempo de submersão que foram ressuscitadas sem sequelas, mesmo quando resgatadas em águas ditas quentes (acima de 20 °C). Múltiplos estudos mostram que o prognóstico depende quase que unicamente de um único fator – o tempo de submersão –, embora não seja determinante para não se realizar a RCP. Os esforços de RCP só devem ser interrompidos após o aquecimento da vítima acima de 34 °C e o monitor cardíaco mostrando assistolia – "ninguém está morto, até estar quente e morto!". Após a realização da RCP com êxito, a estratificação da gravidade das lesões cerebrais é essencial para permitir a comparação das diversas opções terapêuticas. Vários escores prognósticos foram desenvolvidos para prever quais pacientes evoluirão bem com a terapia padrão e quais estão mais propensos a desenvolver a encefalopatia anóxica isquêmica, requerendo, assim, medidas mais agressivas e inovadoras para proteger o cérebro. Um dos escores mais poderosos é a avaliação da escala de coma de Glasgow no período imediato após a ressuscitação (1ª hora) e de 5 a 8 horas após. Variáveis prognósticas são importantes para o aconselhamento dos familiares de afogados nos primeiros momentos após o incidente e principalmente para indicar quais pacientes são propensos a se recuperar com a terapia de suporte padrão e quais deveriam ser candidatos a terapias de ressuscitação cerebral ainda em fase experimental de investigação clínica.

REVISÃO

- O afogamento é um evento mais comum e mais prevenível do que supõe o senso comum. Campanhas de conscientização a respeito poderiam impactar a sociedade e despertá-la para a importância e viabilidade da prevenção.
- O atendimento a uma vítima de afogamento envolve principalmente a assistência pré-hospitalar prestada por leigos, guarda-vidas, socorristas e profissionais de saúde. Portanto, é essencial que profissionais de saúde conheçam a cadeia de sobrevivência no afogamento que inclui a assistência proativa de prevenção efetuada em ambientes de saúde, a identificação de comportamentos e de situações de risco iminente no ambiente aquático, a assistência pré-hospitalar no atendimento a uma ocorrência em seu ambiente familiar e a eventual internação hospitalar se necessária.
- O resgate é um dos componentes vitais para salvar alguém que está se afogando e a avaliação e os primeiros cuidados são fornecidos em um ambiente altamente hostil, a água.
- Para o leigo, o guarda-vidas e os profissionais de saúde, o conhecimento da assistência reativa prestada ao afogado para ajudá-lo sem, contudo, tornarem-se vítimas é fundamental. As orientações para um resgate seguro e as condutas a serem seguidas estão sistematizadas nas Figuras 56.2 e 56.3

REFERÊNCIAS

1. Szpilman D. Aquatic cervical and head trauma: nobody told me it could be a jump in the darkness! In: World Conference on Drowning Prevention Danang-Vietnan, 2011: book abstracts. Brussels: International Life Saving Federation; 2011. p. 153.
2. World Health Organization. Global report on drowning: preventing a leading killer [Internet]. Geneva: WHO; 2014 [capturado em 12 out. 2016]. Disponível em: http://apps.who.int/iris/bitstream/10665/143893/1/9789241564786_eng.pdf?ua=1&ua=1.
3. Szpilman D, Bierens JJ, Handley AJ, Orlowski JP. Drowning. N Engl J Med. 2012;366(22):2102-10.
4. Szpilman D. Afogamento: boletim epidemiológico no Brasil ano 2015 (ano base de dados 2013) [Internet]. Rio de Janeiro: SOBRASA; 2015 [capturado em 10 out. 2016]. Disponível em: http://www.sobrasa.org/afogamento-boletim-epidemiologico-no-brasil-ano-2015-ano-base-de-dados-2013/.
5. Szpilman D, Elmann J, Cruz-Filho FES. Drowning classification: a revalidation study based on the analysis of 930 cases over 10 years. In: World Congress on Drowning Netherlands, 2002: book of abstracts Brussels: International Life Saving Federation; 2002. p.66.
6. Beck EF, Branche CM, Szpilman D, Modell JH, Birens JJLM. A New definition of drowning: towards documentation and prevention of a global health problem. Bull World Health Organ. 2005;83(11):853-6.
7. Szpilman D, Tipton M, Sempsrott J, Webber J, Bierens J, Dawes P, et al. Drowning timeline: a new systematic model of the drowning process. Am J Emerg Med. No prelo 2016.
8. Szpilman D, Webber J, Quan L, Bierens J, Morizot-Leite L, Langendorfer SJ, et al. Creating a drowning chain of survival. Resuscitation. 2014;85(9):1149-52.
9. Szpilman D. Near-drowning and drowning classification: a proposal to stratify mortality based on the analysis of 1,831 cases. Chest. 1997; 112(3):660-5.
10. Szpilman D, Orlowski JP, Bierens J. Drowning. In: Vincent JL, Abraham E, Moore AF, Kochanek P, Fink M, editors Textbook of critical care. 6th ed. Philadelphia: Elsevier Science; 2011. p. 498-503.

VÍDEOS DE PREVENÇÃO RECOMENDADOS

Vídeo sobre prevenção em afogamento de praias
http://www.youtube.com/watch?v=RIHEIjQIlq0
Vídeo sobre prevenção em afogamento em água doce (piscinas, rios e lagos)
http://www.youtube.com/watch?v=fFv1NsbooPc&feature=youtu.be
Vídeo sobre prevenção em afogamento em inundações
http://youtu.be/VKrxfPeWMoI?list=UUJuK-3Ip1pMza4SHj-VhKUQ

57 ACIDENTES PROVOCADOS POR CONTATO COM ANIMAIS PEÇONHENTOS

DELIO CAMPOLINA
ALBERTO SISSAO SATO

Mesmo nas áreas metropolitanas, os acidentes com animais peçonhentos ainda são um problema de saúde pública no Brasil, ocorrendo em todo o país. Em algumas cidades, há concentrações de acidentes com espécies prevalentes na região, por exemplo, Curitiba (com mais de 2 mil casos/ano de picadas de aranha marrom) e Belo Horizonte (com quase 1,5 mil casos de acidentes escorpiônicos por ano). As lagartas do gênero *Lonomia*, que tinham baixa notificação em 2009, sofreram grande expansão em números de acidentes em todo o país, provavelmente devido à dispersão de conhecimento sobre elas e ao aumento das notificações. Por causa da subnotificação, as estatísticas oficiais não representam a realidade, principalmente em localidades do interior, mais afastadas dos grandes centros, onde esses acidentes costumam ser tratados por leigos em suas próprias casas, às vezes com resultados desastrosos.

De 2012 a 2014, o número de notificações de acidentes vem apresentando um aumento progressivo, principalmente devido ao crescimento e à dispersão das ocorrências com escorpiões, conforme observado nos dados nacionais da Tabela 57.1.

Neste capítulo, serão abordados os acidentes causados por animais peçonhentos (aqueles que têm veneno e aparelho especializado para respectiva inoculação) mais frequentes e importantes do ponto de vista médico, isto é, os causados por serpentes, aranhas, escorpiões, abelhas, lagartas urticantes, vespas e marimbondos.

SOROTERAPIA HETERÓLOGA

A soroterapia é um dos pilares do tratamento de acidentes com animais peçonhentos. Atualmente, no Brasil, existem quatro fornecedores de soros antipeçonhentos. O Instituto Butantan, em São Paulo; a Fundação Ezequiel Dias, em Minas Gerais; o Instituto Vital Brazil, no Rio de Janeiro; e o Centro de Produção e Pesquisa em Imunobiológicos, no Paraná, produzindo nove variedades de soro. Três polivalentes: antibotropicocrotálico (SABC), antibotropicolaquético (SABL) e antiaracnídico-escorpiônico (SAAEsc); e os demais específicos: antibotrópico (SAB), antiaracnídico (SAA), anticrotálico (SAC), antielapídico (SAEL), antiescorpiônico (SAEsc), antilonômico (SALon), antiloxoscélico (SALox). Geralmente, têm validade de três anos e devem ser armazenados em geladeira, em temperatura controlada entre 4 e 8 ºC. A apresentação é líquida, comumente em ampolas de 10 mL.

TABELA 57.1 ■ Dados nacionais de acidentes por animais peçonhentos notificados ao Sistema de Informação de Agravos de Notificação (Sinan)

ANO ACIDENTE	IGN/BRANCO	SERPENTE	ARANHA	ESCORPIÃO	LAGARTA	ABELHA	TOTAL
2012	9.604	29.305	25.585	65.128	3.898	10.307	143.827
2013	10.110	28.394	29.958	79.716	3.750	10.854	162.782
2014	10.971	27.170	27.085	88.277	3.530	14.205	171.238

Fonte: Brasil.[1]

ATENÇÃO!

A dosagem dos soros antipeçonhentos usada em cada acidente depende do quadro clínico, e não da idade ou peso do paciente.

A imunização é induzida em equinos e as imunoglobulinas, purificadas e envasadas. Por esse motivo, são de origem heteróloga (não humana) e devem ser administrados com algumas cautelas por risco de reações antigênicas.

As reações antigênicas se dividem em anafiláticas e anafilactoides. As primeiras dependem de uma apresentação prévia do antígeno, porém as anafilactoides também podem ser muito graves. Acredita-se que quanto maior e mais rápida a apresentação de antígenos, mais intensas são as anafilactoides. Assim sendo, existe a indicação de administração lenta (20 a 30 minutos) dos soros heterólogos, pois todos são de administração EV. Embora possam ser aplicados com diluição em SF 0,9%, podem ser simplesmente colocados em microgotas ou BIC para controle da velocidade. Principalmente nos casos de escorpionismo com crianças, quando o excesso de volume pode ser um agravante em quadros de toxicidade cardíaca e/ou pulmonar. A soroterapia precoce e sua correta administração são os principais pilares do tratamento.

ATENÇÃO!

O soro previne lesões, mas não regenera o que está lesado. Portanto, a soroterapia deve ser sempre realizada o mais precocemente possível e as complicações de lesões instituídas devidamente abordadas.

Medicamentos podem reduzir sintomas de reações ao soro, porém, de maneira geral, também podem desencadear efeitos colaterais e até mesmo alérgicos, por terem ampla utilização em outros tratamentos médicos. O uso de anti-histamínicos além de não alterar o curso de reações anafiláticas pode suprimir seus sintomas iniciais, causando retardo do seu diagnóstico.

Os corticosteroides têm pico de ação tardio, porém a sua administração não deve postergar o início da soroterapia. Em razão de indícios de mecanismos inflamatórios na patogênese de quadros graves, em pacientes picados por escorpião e por estar descritas em algumas literaturas como substâncias de pré-medicação, poderiam ser administradas previamente ou durante a administração do soro. Porém, mais estudos devem ser realizados para determinação precisa de diferenças no desfecho com e sem o uso delas. A dose habitual a ser utilizada é de 10 mg/kg (até 300 mg) em dose de ataque via EV de hidrocortisona.

No entanto, essas medicações não conseguem interromper ou reduzir a gravidade imediata de quadros nos quais o choque se apresente, fazendo-se necessário o uso de epinefrina, na dose de 10 mcg/kg, no máximo 0,3 mL a cada 15 minutos via EV. Nesses casos, recomenda-se o uso de hidrocortisona na dose sugerida e prometazina na dose de 0,5 mg/kg até 25 mg, preferencialmente por via IM. Em casos anaflactoides mais leves, como urticária ou angioedema, os anti-histamínicos e corticosteroides também estão indicados, além da interrupção temporária e retorno da soroterapia em infusão mais lenta (metade da velocidade anteriormente instituída) após melhora ou estabilização dos sinais anaflactoides.

Em uma anamnese rápida para avaliar se existe risco de anafilaxias, deve-se questionar o uso prévio de soroterapias heterólogas (considerar o soro antirrábico) e a respeito de alergias a proteínas de equinos (saliva, pelo, suor, etc.). Se alguma das respostas for afirmativa, existe maior risco. Esses pacientes devem ser mais bem monitorados e podem ser usados os corticosteroides e anti-histamínicos prévia ou concomitantes ao soro, tendo em mente que o choque em sua fase precoce não se reverte apenas com esses medicamentos.

ATENÇÃO!

Após uso de soroterapia específica, o ideal é que se mantenha observação hospitalar por, no mínimo, 24 horas. Em casos de acidentes ofídicos, são recomendadas 72 horas de internação devido ao maior número de anticorpos e suas complicações.

Após a alta, deve-se orientar o acidentado sobre a doença do soro. Essa nosologia pode ocorrer de 5 a 14 dias após o soro, dada a ativação do complemento pela presença de imunocomplexos (antígeno-anticorpo), provocando febre, erupção eritematosa ou urticariforme, dores articulares, aumento dos gânglios e vasculites, e, raramente, comprometimento neurológico ou renal. Em geral, o processo é autolimitado, mas pode, em casos cutâneos mais exacerbados, requerer anti-histamínicos, ou em sintomas renais, vasculites e articulares, corticosteroides (Tabela 57.2).

TABELA 57.2 ■ Medicamentos usados em reações

MEDICAMENTO	DOSE ADULTO	DOSE PEDIÁTRICA	VIA
Epinefrina	30 UI/dose	1 UI/kg	EV/IM
Prometazina	25 mg/dose	0,5 mg/kg	IM
Ranitidina	50 mg/dose	3 mg/kg	EV/IM
Hidrocortisona	300 mg/dose	10 g/kg	EV

■ OFIDISMO

No Brasil, foram notificados 27.170 casos de acidentes ofídicos em 2014 . Em aproximadamente 13%, não foi possível identificar o animal. Serpentes do gênero *Bothrops* foram responsáveis por 71% das ocorrências, e o restante se distribuiu por *Crotalus* (7%), *Lachesis* (3%) e *Micrurus* (Elapidae) (0,7%). Os acidentes provocados por serpentes não peçonhentas representam percentual aproximado significativo (5%) de casos atendidos.

ATENÇÃO!

Para instituição do tratamento, é extremamente importante que o animal agressor seja corretamente identificado.

A identificação das serpentes pode ser realizada facilmente. O primeiro passo é perceber um orifício, exclusivo das serpentes peçonhentas, entre o olho e a narina (fosseta loreal, o órgão termorreceptor). Em somente um gênero delas, o *Micrurus*, das corais verdadeiras, esse órgão é ausente. Assim, no Brasil, somente podemos considerar serpentes peçonhentas aquelas que têm fosseta loreal ou anéis coloridos pelo corpo. Alguns tipos mais comuns têm características peculiares nos desenhos formados pelas escamas. A maioria das *Bothrops* brasileiras tem detalhes repetidos nas laterais do corpo que parecem triângulos sem a base (ou com a base borrada) ou ganchos de telefone e tem o fim da cauda lisa. Já as *Crotalus* têm desenhos de losangos brancos no dorso que se unem pelos vértices no dorso, além do famoso chocalho no fim da cauda. As *Lachesis* apresentam, no dorso, manchas como borrões de tinta fresca que escorrem pelas laterais e cauda com escamas eriçadas. Finalmente, nas *Micrurus*, a maneira mais eficiente de comprovar se são peçonhentas é observar presas inoculatórias pequenas na parte anterior da arcada dentária. A diferenciação ainda pode ser sugerida pela presença de anéis completos, olho menor do que o espaço entre ele e a boca e cauda com espessura próxima à da cabeça, características que costumam estar presentes nas corais verdadeiras. Na prática, todos os acidentes com cobras de anéis coloridos requerem que o paciente seja mantido em observação.

Na Figura 57.1, são apresentados exemplos de desenhos laterais de *Bothrops*.

Na Figura 57.2, são apresentados exemplos de desenho dorsal e chocalho de *Crotalus*.

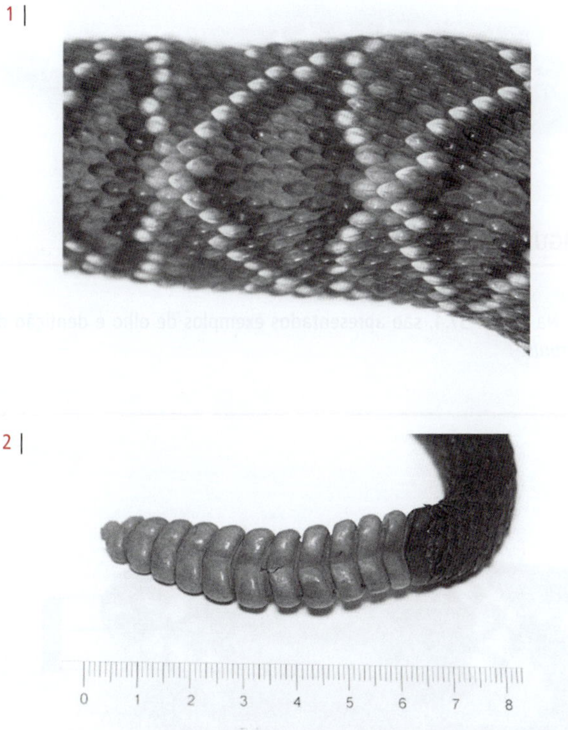

FIGURA 57.2 ■ Desenho dorsal e chocalho de *Crotalus*.

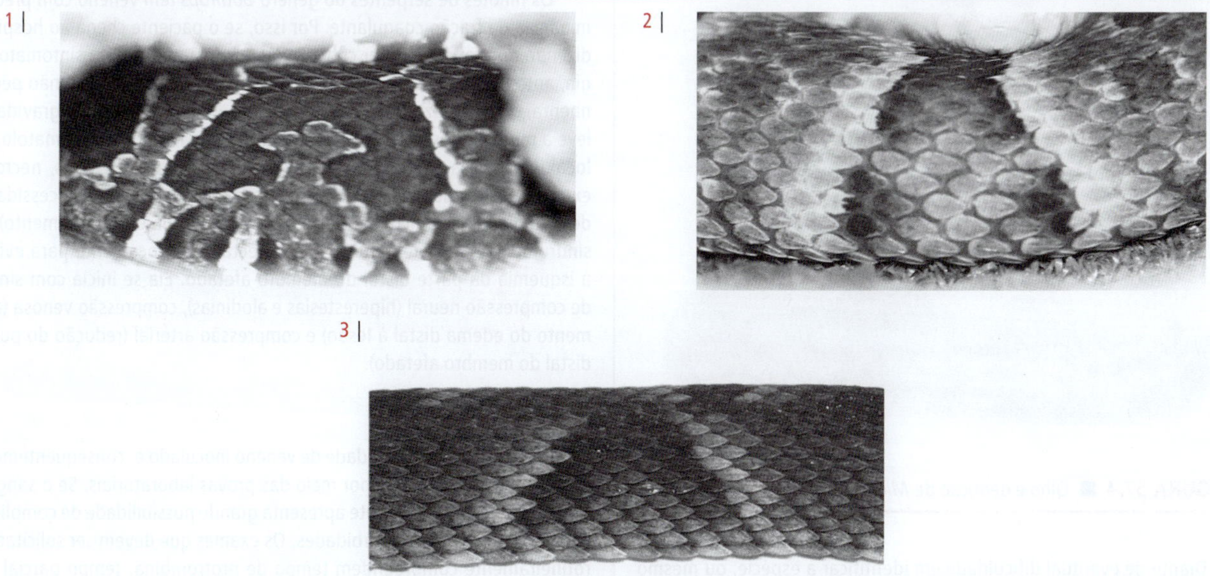

FIGURA 57.1 ■ Desenhos laterais de *Bothrops*.

Na Figura 57.3, é apresentado exemplo de desenho de *Lachesis*.

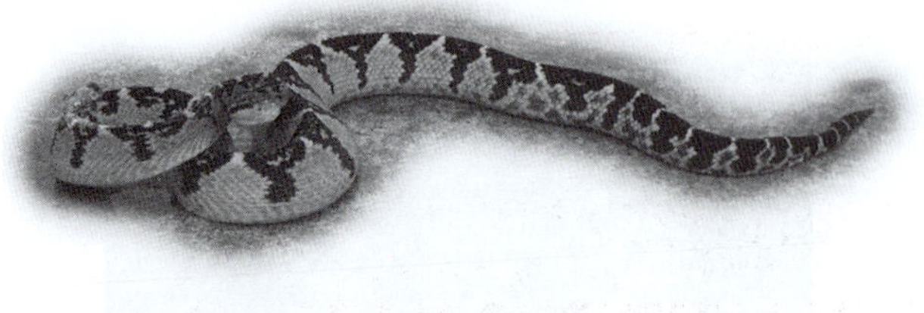

FIGURA 57.3 ■ Desenho de *Lachesis*.

Na Figura 57.4, são apresentados exemplos de olho e dentição de *Micrurus*.

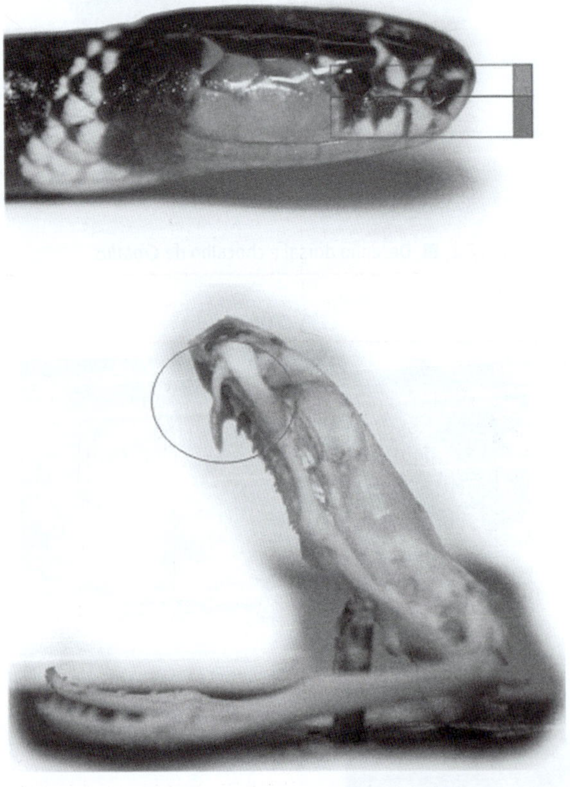

FIGURA 57.4 ■ Olho e dentição de *Micrurus*.

Diante de eventual dificuldade em identificar a espécie, ou mesmo o gênero (ou quando o paciente não traz o animal envolvido no acidente), deve-se considerar o quadro clínico e proceder ao tratamento de acordo com o conjunto de sintomas, usando, de preferência, o soro específico.

■ ACIDENTE BOTRÓPICO

No gênero *Bothrops*, estão incluídas várias espécies, como *B. jararaca* (jararaca), *B. alternatus* (urutu), *B. jararacussu* (jararacuçu), *B. neuwiedi* (jararaca-do-rabo-branco), *B. moogeni* (caiçara), *B. bilineatus* (jararaca verde) e outras. Distribuem-se por todo o território nacional e são responsáveis pela maioria dos casos de ofidismo no Brasil. Têm comportamento mais agressivo e normalmente encontram-se em regiões úmidas, em geral próximas a lagos e riachos, bem como em paióis, plantações de grãos e outros locais onde os roedores, um de seus principais alimentos, sejam abundantes.

FISIOPATOLOGIA E QUADRO CLÍNICO

O veneno botrópico é coagulante, hemorrágico e proteolítico. Inicialmente, penetra na corrente sanguínea, age sobre o fibrinogênio, convertendo-o em fibrina, com formação de trombos. Devido ao rápido consumo de fibrinogênio, o sangue torna-se incoagulável. Age também sobre outros fatores da coagulação. Pode causar plaquetopenia e tem ainda ação lesiva das hemorragias sobre o endotélio. Em virtude de sua ação proteolítica, o veneno provoca, no local da picada, reação que pode variar desde edema e dor até bolhas e necrose de partes moles. A permanência do veneno por maior tempo no local intensifica as alterações proteolíticas. Ele age também diretamente nos rins, com formação de microtrombos nos capilares e consequente isquemia, que, associada com outros fatores decorrentes do quadro, pode acarretar insuficiência renal (IR) aguda.

O quadro clínico depende da quantidade de veneno injetada. Sempre há dor no local, que pode ser o único sintoma, acompanhada geralmente de equimose e edema. A seguir, aparecem flictemas e necrose de partes moles. Se houver grande inoculação de veneno, ou quando o acidente envolver filhotes, o sangue pode apresentar importante alteração da coagulação, podendo surgir epistaxe, gengivorragias, petéquias, sangramentos de lesões recentes e, mais raramente, sangramentos com repercussões clínicas importantes, além de sangramentos no local da picada. Deve-se ter cuidado especial com pacientes grávidas, pelo risco de sangramento e aborto.

Os filhotes de serpentes do gênero *Bothrops* têm veneno com predominância da fração coagulante. Por isso, se o paciente chega ao hospital dizendo que foi picado por cobra pequena e não apresenta sintomatologia, antes de se concluir que o acidente foi picada de serpente não peçonhenta, deve-se fazer provas de coagulação. Pode ser caso de gravidade leve a moderada, sem que o paciente apresente nenhuma sintomatologia local. Nos casos graves, são possíveis formação de abscessos, necrose extensa dos tecidos moles e síndrome compartimental, com necessidade de tratamento cirúrgico mais agressivo (fasciotomia e desbridamento). A síndrome compartimental deve ser detectada precocemente para evitar a isquemia da parte distal do membro afetado. Ela se inicia com sinais de compressão neural (hiperestesias e alodinias), compressão venosa (aumento do edema distal à lesão) e compressão arterial (redução do pulso distal do membro afetado).

LABORATÓRIO

Pode-se ter ideia da quantidade de veneno inoculado e, consequentemente, da gravidade do caso, por meio das provas laboratoriais. Se o sangue está incoagulável, o acidente apresenta grande possibilidade de complicações na presença de comorbidades. Os exames que devem ser solicitados rotineiramente compreendem tempo de protrombina, tempo parcial de tromboplastina, dosagem de fibrinogênio, contagem de plaquetas, hemograma, ureia, creatinina e urina rotina.

Se não forem possíveis outras provas para o estudo da coagulação, poderá ser realizado apenas o tempo de coagulação, que permite avaliação razoável, apesar de suas limitações. A redução gradativa do tempo de coagulação pode ser usada para confirmar a eficácia da soroterapia.

TRATAMENTO

No hospital, amostras de sangue devem ser coletadas o mais rapidamente possível para as provas laboratoriais e, se já existirem evidências de que o acidente foi com serpente peçonhenta, aplicar o soro antibotrópico imediatamente (ver dose na Tabela 57.3). A necessidade de dose complementar é avaliada com a evolução clínica e o resultado de exames. O soro é administrado lentamente, sem diluição, via EV. As alterações locais são mais precisas e precoces para a classificação inicial do caso.

Para regressão do edema, deve-se colocar o paciente em repouso com o membro atingido elevado. A maior parte dos acidentes ofídicos atinge o terço inferior dos membros inferiores. Os abscessos deverão ser drenados logo que se observe "flutuação". A indicação de antibioticoterapia, na vigência de sinais e sintomas de infecção sobreposta, seguirá as normas preconizadas pela Comissão de Controle de Infecção Hospitalar (CCIH) da instituição, lembrando-se que o antibiótico prescrito deve dar cobertura a agentes gram-negativos e anaeróbios. Evitar uso de antibiótico nefrotóxico.

É conveniente que o paciente fique hospitalizado durante 3 a 5 dias, período em que ainda podem surgir complicações, inclusive IR.

TABELA 57.3 ■ Classificação e tratamento do acidente botrópico

GRAVIDADE/ PARÂMETROS	LEVE	MODERADO	GRAVE
Provas de coagulação	Normais/ alteradas	Normais/ alteradas	Alteradas
Sangramentos	Ausentes	Ausentes/ discretos	Presentes
Alterações locais	Discretas	Evidentes	Intensas
Dose de soro antibotrópico	2 a 4 ampolas IV	4 a 8 ampolas IV	12 ampolas IV

Observação: a permanência de provas de coagulação alteradas de 6 a 12 horas após a soroterapia específica pode ser entendida como necessidade de complementação desta. Para isso, deve-se reclassificar o acidente e complementar a dose.

PROGNÓSTICO

Quando o paciente é submetido à soroterapia específica correta em tempo hábil, diminuem bastante as complicações relacionadas com o efeito proteolítico e, consequentemente, o tempo de hospitalização. Esses parâmetros são, geralmente, proporcionais ao tempo entre o acidente e a aplicação. A maior efetividade ocorre na aplicação até 6 horas após a picada. No entanto, deve ser realizada mesmo mais tardiamente. A letalidade nos casos tratados é em torno de 0,3%.

■ ACIDENTE CROTÁLICO

No Brasil, as serpentes do gênero *Crotalus* são representadas pela cascavel. Em Minas Gerais, respondem atualmente por 40 a 45% dos casos de ofidismo peçonhento, podendo alcançar, em algumas regiões, mais de 70%. A maior importância desses acidentes é atribuída à potencial gravidade dos casos, com taxa de morbimortalidade mais elevada. São serpentes que habitam regiões arenosas e pedregosas. Em geral, avisam com o balançar contínuo de seu chocalho antes de dar o bote.

FISIOPATOLOGIA E QUADRO CLÍNICO

O veneno crotálico tem ação neurotóxica, miotóxica, nefrotóxica e coagulante.

A neurotoxina (crotoxina) tem ação pré-sináptica, que bloqueia grupos musculares, provocando paralisia motora, levando, inclusive, à paralisia facial e diafragmática.

A rabdomiólise é a principal consequência da ação miotóxica, causando mioglobinúria com possibilidade de IR aguda entre 18 e 72 horas após a picada. Valores de creatinofosfoquinase (CK) total superiores a 50.000 UI/L são comuns.

A ação coagulante decorre da atividade trombina-símile e da plaquetopenia. A ocorrência de hemorragia não é tão comum como nos acidentes botrópicos. No entanto, são comuns as alterações na coagulação e podem ocorrer hemorragias cerebrais.

O paciente picado por cascavel não apresenta alterações locais e, normalmente, não se queixa de dor importante na área picada, relatando apenas parestesia. Em alguns casos, ele pode relatar dor ou mesmo apresentar sinais locais decorrentes de medidas indevidas (p. ex.: garroteamento, espremedura e escarificação). Algum grau de dor pode surgir também pela ação traumática da picada em local pobre em tecido subcutâneo e/ou muscular. Dorsalgia e dores de membros inferiores são comuns e relacionadas à rabdomiólise.

Poucas horas após, o paciente pode apresentar fácies neurotóxica (ptose palpebral uni ou bilateral e flacidez da musculatura da face), distúrbio de deglutição e diplopia.

ATENÇÃO!

A ptose palpebral pode permanecer por vários dias mesmo após a soroterapia (sem necessariamente significar sinal de circulação sanguínea da peçonha).

A mioglobinúria, que dá coloração amarronzada à urina, não surge antes de 12 horas normalmente. A maior parte dessas manifestações é de caráter transitório, desde que devidamente tratada.

Nos casos de maior gravidade, podem ser notados mialgia intensa, rebaixamento do nível de consciência, convulsões e até insuficiência respiratória.

LABORATÓRIO

Alguns exames são importantes para o diagnóstico e condução do caso: provas de coagulação (tempo de protrombina, tempo de tromboplastina parcial, fibrinogênio e plaquetas); hemograma; CK; gasometria arterial; ionograma; função renal; urina rotina; e ECG nos casos de maior gravidade.

Nos exames laboratoriais, poderemos encontrar alterações das provas de coagulação, leucocitose, elevação de CK, aumento em escórias renais, mioglobinúria, hematúria e alteração de segmento ST no ECG.

A identificação e quantificação do veneno podem ser realizadas por meio de testes imunológicos, raramente disponíveis.

TRATAMENTO

Uma vez diagnosticado o acidente crotálico, o soro específico deve ser administrado (sem diluição, via IV, lentamente), o mais precocemente possível. Acidentes crotálicos são classificados como leves, moderados e graves (Tabela 57.4). Os sinais neurotóxicos são mais precoces e sensíveis para a classificação inicial do quadro. São raros os casos leves devido à capacidade lesiva direta do veneno desse gênero. Quando se classificar algum caso como leve, deve-se repetir os exames clínico e laboratoriais com frequência mínima de 6 horas para exclusão da necessidade de reclassificação por piora tardia. Em caso de reclassificação, deve-se aplicar, o mais rápido possível, a quantidade suplementar de ampolas correspondente à gravidade do quadro.

TABELA 57.4 ■ Classificação e tratamento do acidente crotálico

GRAVIDADE/ PARÂMETROS	LEVE	MODERADO	GRAVE
Sinais neurotóxicos	Ausentes ou tardios	Presentes	Evidentes
Urina escura	Ausente	Ausentes ou presentes	Presentes
Provas de coagulação	Normais ou alteradas	Normais ou alteradas	Geralmente alteradas
Soroterapia anticrotálica	5 ampolas IV	10 ampolas IV	20 ampolas IV

Além da administração do soro anticrotálico, deve ser dedicada especial atenção à hiper-hidratação dos pacientes (com SF 0,9%), de maneira a manter débito urinário 3 a 4 vezes maior do que o normal (por 48 horas ou mais) para prevenir a IR. O uso de manitol (50 mL a 20%; para cada litro de hidratação com SF 0,9%) pode ser considerado se o débito urinário desejado não foi alcançado; porém, ainda não há consenso sobre quando usá-lo; na prática do Centro de Intoxicação de Belo Horizonte, mesmo casos com medidas de CK muito alteradas (> 50 mil) já foram tratados exitosamente sem manitol, apenas com hiper-hidratação e alcalinização da urina.

A alcalinização de urina (com $NaHCO_3$) é indicada nos casos com mioglobinúria evidente. Deve ser usada quando necessário (1 a 2 mEq/kg, em 10 minutos; seguida de infusão contínua, com bomba; necessário/suficiente para $pH_{urinário}$ permanecer em torno de 8).

A intubação traqueal e o suporte ventilatório mecânico podem ser necessários nos casos que evoluem para grande depressão do sensório e/ou para insuficiência respiratória aguda (IRpA).

A admissão em UTI deve ser indicada na vigência de insuficiência respiratória, instabilidade hemodinâmica e IR.

Dialíticos só estarão justificados quando houver sinais de hipercalemia e/ou hipervolemia.

PROGNÓSTICO

Quando o tratamento é precoce e correto, as complicações graves são muito raras. O índice de letalidade é, aproximadamente, de 2% nos casos notificados ao Ministério da Saúde (MS). A mortalidade nos casos não tratados chega a 72%.

■ ACIDENTE ELAPÍDICO (MICRÚRICO)

Os acidentes causados por corais são de incidência menor do que os causados por *Bothrops* e *Crotalus* porque os dois últimos gêneros são de serpentes bem menos agressivas, têm hábitat subterrâneo e presa inoculadora pequena e fixa, sem a mesma capacidade das corais de abertura da boca. A última característica explica o fato de as picadas ocorrerem geralmente em extremidades, principalmente durante a manipulação ou compressão involuntária da serpente.

Nomes populares: coral; ibiboboca; e boicorá.

FISIOPATOLOGIA E QUADRO CLÍNICO

O veneno das serpentes corais é dos mais tóxicos para o homem: tem baixo peso molecular, sendo absorvido rapidamente. Não tem atividade coagulante ou miotóxica. Ele produz bloqueio neuromuscular pós-sináptico, conforme a espécie, levando à paralisia muscular (por competição com a acetilcolina pelos receptores nicotínicos).

No local da picada, praticamente não há alteração, exceto pelas marcas das presas, que podem estar presentes, e dor, geralmente acompanhada de parestesia. A sintomatologia sistêmica tem início alguns minutos após a picada: náuseas; sialorreia; ptose palpebral (fácies neurotóxica); oftalmoplegia; dificuldade para deglutição e paralisia da musculatura respiratória com consequente insuficiência respiratória, o que configura neurotoxicidade descendente. Há casos relatados de disestesia sistêmica e edema no local da picada.

LABORATÓRIO

Não existem exames específicos para avaliação do acidente elapídico e a avaliação laboratorial deve ser indicada conforme necessidade clínica. A gasometria arterial, por exemplo, pode ser útil nos casos com comprometimento respiratório, para decisão de intubação precoce.

TRATAMENTO

Quando ocorrer manifestação sistêmica no acidente elapídico, deve-se considerar o caso potencialmente grave.

O tratamento é baseado na administração de soro específico (IV, soro antielapídico, 10 ampolas, o mais precocemente possível).

Considerando que o veneno causa bloqueio na ação da acetilcolina, pode ser necessário (embora raramente usado) um anticolinesterásico, que provoca aumento do neurotransmissor na placa motora, diminuindo o efeito do veneno elapídico. O anticolinesterásico pode ser fisostigmina (IV, 0,5 mg, a cada 30 minutos).

ATENÇÃO!

Em razão dos efeitos muscarínicos dos anticolinesterásicos, deve ser administrada atropina IV (1 mg, antes de cada administração de fisostigmina) para prevenir aumento de secreções e bradicardia.

Pacientes que evoluem com insuficiência respiratória devem ser intubados e colocados em ventilação mecânica. Os pacientes vítimas de acidente elapídico com empeçonhamento significativo devem ser monitorados em UTI por 24 horas ou até a sua estabilização. O prognóstico será melhor se o paciente receber o tratamento até 6 horas após a picada.

■ ACIDENTE LAQUÉTICO

Este acidente é raro. As serpentes do gênero distribuem-se na região amazônica e menos densamente nas áreas remanescentes de Mata Atlântica, pelo litoral brasileiro, mais ao nordeste. São as maiores serpentes peçonhentas das Américas, chegando a atingir até 4 m de comprimento, com capacidade para inocular grande quantidade de veneno (podendo ultrapassar 500 mg por picada). Apesar desses aspectos, não são muito agressivas e vivem mais em matas fechadas, onde a densidade populacional humana é baixa.

O aspecto de sua cauda, que apresenta escamas eriçadas, é uma característica que ajuda na sua identificação. São conhecidas popularmente com os nomes de surucucu-pico-de-jaca e surucutinga. Suspeita-se que muitos dos casos relatados envolvendo as *Lachesis* tenham sido, na realidade, acidentes botrópicos com serpentes de porte maior desse gênero, como *B. atrox*.

A Figura 57.5 sistematiza a identificação e o tratamento de acidentes ofídicos.

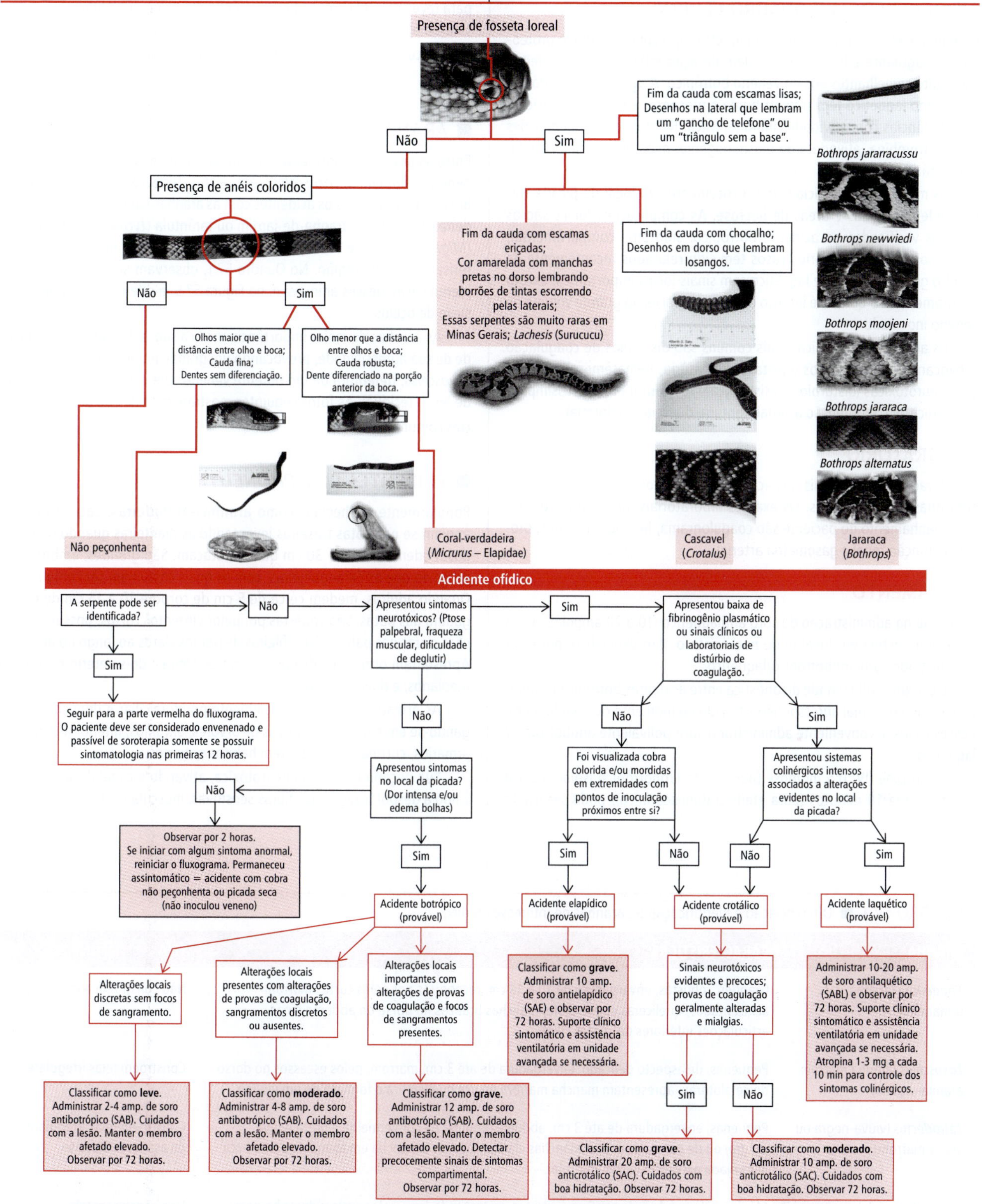

Pode existir uma picada seca, em que existem pontos de inoculação, porém o veneno não foi inoculado e o paciente permanecerá assintomático.
Acidentes com filhotes de jararacas podem não mostrar sintomas significativos locais, porém podem causar distúrbios graves de coagulação. Isso pode levar à confusão com acidentes por filhotes de cascavéis, mas o aumento gradativo da CK é mais indicativo de acidente com esses últimos. Devemos evitar medicamentos IM por esse motivo. Exames de controle a cada 6 horas são sugeridos em pacientes sintomáticos e a cada 12 horas pós-soro (fibrinogênio, coagulograma, hemograma, CK total, ionograma e função renal).

FIGURA 57.5 ■ Identificação e tratamento de acidentes ofídicos.

FISIOPATOLOGIA E QUADRO CLÍNICO

O veneno das serpentes do gênero laquético apresenta atividade proteolítica, coagulante e hemorrágica, além de ação inflamatória. Os efeitos são muito semelhantes aos do veneno botrópico. A ação dita neurotóxica do veneno laquético tem sido atribuída à presença, em sua composição, de substâncias com atividade cininogenásica. Relatam-se também ações do tipo trombina, ativadora do plasminogênio, miotóxica local e inibidor plaquetário.

As manifestações iniciam-se precocemente. No local da picada surgem edema, bolhas e áreas de necrose. As complicações locais são as mesmas verificadas no acidente botrópico: síndrome compartimental; abscessos; e necrose. Vários casos têm sido relatados recentemente de quadro grave de acidente laquético sem sinais locais importantes, exceto sangramentos. O quadro é intenso devido, em parte, ao grande volume de veneno inoculado.

As alterações sistêmicas mais comuns são distúrbios de coagulação provocando sangramentos (epistaxe, hematúria, hematêmese) e alterações neurotóxicas (distúrbios no sistema nervoso autônomo parassimpático-bradicardia, hipotensão arterial, tontura, diarreia e sialorreia).

LABORATÓRIO

As alterações laboratoriais nos acidentes laquéticos são similares às encontradas nos botrópicos. Os exames laboratoriais importantes para o acompanhamento do paciente são coagulograma, hemograma, íons, provas de função renal e gasometria arterial.

TRATAMENTO

Baseia-se na administração do soro antilaquético (10 a 20 ampolas). Caso o paciente esteja em local onde não exista o soro específico, pode ser administrado soro antibotrópico/laquético.

É comum a dificuldade diagnóstica entre acidentes botrópico e laquético quando o animal agressor não é trazido no momento do atendimento; nesses casos, é conveniente administrar o soro polivalente antibotrópico/laquético.

A atropina (IV; 0,5 mg/dose (para efeito cronotrópico isolado) e 1 a 3 mg, a cada 10 minutos (para efeito antimuscarínico)) pode ser usada para reverter bradicardia e hipersecreção pulmonar que podem ocorrer na síndrome complexa do acidente laquético.

Os cuidados locais assemelham-se aos descritos para o acidente botrópico.

■ ARANEÍSMO

Entre as aranhas de interesse médico, abordaremos as pertencentes aos gêneros *Phoneutria*, *Loxosceles*, *Latrodectus*, *Lycosa* e *Migalomorphae*. No Brasil, são frequentes os acidentes com as aranhas conhecidas como armadeira (*Phoneutria*), aranha-de-jardim ou tarântula (*Lycosa*), caranguejeiras (*Migalomorphae*) e aranha marrom (*Loxosceles*), com prevalência característica de cada região. No Quadro 57.1, observam-se a diferenciação e identificação desses animais; e, na Figura 57.6, a diferenciação por disposição de ocelos.

As aranhas de maior importância médica são: a *Phoneutria*, em virtude de sua agressividade, provocando um grande número de acidentes; e a *Loxosceles*, detentora de um potente veneno com capacidade importante de lesão tecidual. As fotos seguintes mostram detalhes de algumas espécies comuns.

■ ACIDENTES COM *PHONEUTRIA*

Popularmente conhecidas como **aranhas-armadeiras**, são agressivas, apoiam-se nas patas traseiras levantando as dianteiras quando molestadas. Podem saltar até 30 cm quando atacam. São grandes, embora menores do que as caranguejeiras, com as quais costumam ser confundidas. Quando adultas, medem cerca de 5 cm de corpo e 10 a 15 cm de envergadura das patas. São cobertas por pelos cinzentos curtos; possuem manchas claras nas patas e duas fileiras de pontos claros ao longo do abdome. Apresentam oito olhos dispostos em três fileiras: dois anteriores; quatro medianos; e dois posteriores.

As armadeiras vivem em ambiente peridomiciliar e domiciliar, abrigando-se em bananeiras, cascas de árvores, entulhos, interior de sapatos, armários, cortinas e roupas. Têm hábitos noturnos.

Sua peçonha tem ação neurotóxica, ativando o canal de sódio, induzindo a despolarização das fibras sensitivas, musculares, terminações ner-

QUADRO 57.1 ■ Diferenciação e identificação de aranhas de interesse médico

ARANHA	CARACTERÍSTICAS	TEIA
Phoneutria (aranha armadeira)	Grandes, robustas, envergadura de 10 a 15 cm, recobertas por pelos curtos marrom-acinzentados, quelíceras cor de tijolo, manchas brancas no dorso do abdome e nas articulações inferiores das patas claras.	Não constroem teia
Loxosceles (aranha marrom, aranha-violino)	Pequenas, de aspecto delicado, envergadura de até 3 cm, marrom, pelos escassos no dorso do cefalotórax, apresentam mancha marrom escura que lembra o formato de um violino.	Constroem teias irregulares
Latrodectus (viúva-negra ou viúva-marrom)	Pequenas, envergadura de até 3 cm, abdome globular de cor vermelha e preta (viúva-negra) ou de cor marrom com manchas claras no dorso e mancha em forma de ampulheta alaranjada no ventre (viúva-marrom).	Constroem teias irregulares de aspecto cotonoso
Lycosa (tarântula)	Médias, envergadura de até 5 cm, marrom-acinzentada, com pelos curtos; desenho negro em ponta de flecha no dorso do abdome.	Não constroem teia
Migalomorphae (caranguejeira)	Grandes, até 30 cm de envergadura, negras, peludas (pelos grosseiros), quelíceras paralelas.	Não constroem teia

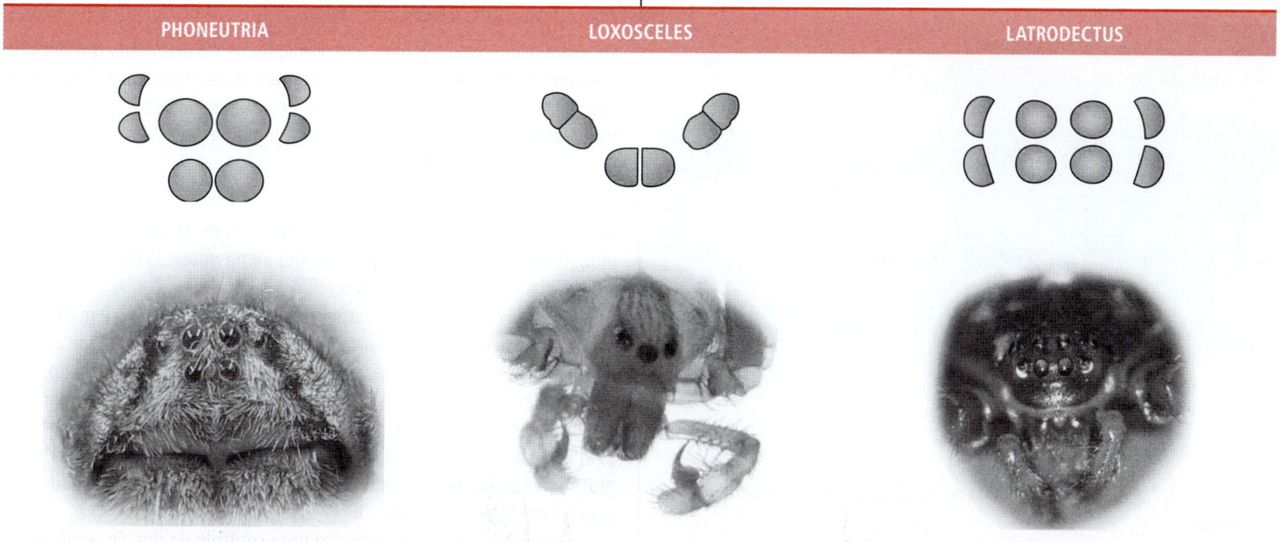

FIGURA 57.6 ■ Diferenciação por disposição de ocelos (olhos) das principais aranhas peçonhentas.

vosas, motoras e autonômicas. Geralmente, causam apenas dor intensa imediatamente após a picada, com ou sem irradiação. Os sinais locais discretos, quando presentes, são eritema, edema e pequenas lesões causadas pelas quelíceras. Esse quadro corresponde à maior parte dos acidentes e classifica-se como leve.

No acidente moderado, a dor é mais intensa e aparecem náuseas, vômitos, dor abdominal, sialorreia, ansiedade, sudorese e hipertensão arterial.

No acidente classificado como grave, o paciente apresenta, além dos sinais e sintomas citados, hipotensão arterial, arritmias cardíacas, insuficiência cardíaca, edema pulmonar, convulsões e coma. O acidente grave é bastante raro e, quando ocorre, geralmente envolve crianças.

Apesar dessas possibilidades, o prognóstico quase sempre é bom, e a morte é extremamente rara.

AVALIAÇÃO LABORATORIAL

As alterações laboratoriais são inespecíficas e ajudam pouco na identificação do agente agressor, apesar de importantes no diagnóstico diferencial. Para o acompanhamento dos casos graves, podem ser solicitados hemograma, glicemia, ECG seriado e radiografia torácica.

TRATAMENTO

Os acidentes com as aranhas armadeiras, geralmente de pequena gravidade, apresentam apenas dor no local da picada, podendo irradiar até a raiz do membro afetado. Esses casos, classificados como leves, são tratados com analgésico comum (p. ex.: IV, dipirona, 1 g, a cada 6 horas), anti-inflamatório (p. ex.: IV, cetoprofeno, 100 mg, a cada 12 horas), opioide (p. ex.: IV, meperidina, 50 a 100 mg) ou bloqueio anestésico com lidocaína sem vasoconstritor, dependendo de sua intensidade e refratariedade. O tratamento da dor é de primordial importância, pois ela pode provocar sintomas por descarga adrenérgica, capaz de mimetizar quadros moderados.

A necessidade de soroterapia específica é bastante rara e indicada apenas nos casos classificados como moderados ou graves (IV, soro antiaracnídico, 5 ou 10 ampolas, respectivamente, sem diluição), em que existem sintomas sistêmicos, que também não são comuns.

Deve ser instituído suporte respiratório e circulatório nos casos graves, que se apresentam com semelhanças ao quadro de escorpionismo.

É necessário tomar os mesmos cuidados observados na soroterapia usada para os acidentes ofídicos.

A antissepsia local é indicada em todos os acidentes, para evitar infecção secundária.

■ ACIDENTES COM *LOXOSCELES*

Grande número de acidentes com essas aranhas tem ocorrido nos estados de São Paulo, Paraná, Santa Catarina, Minas Gerais e Rio Grande do Sul, sendo endêmicos na região metropolitana de Curitiba. A maior parte das notificações de araneísmo (com aranha identificada/sintomas característicos) se deve à picada por *Loxosceles*. Apesar de não serem os estados mais afetados, o número de notificações em Minas Gerais e São Paulo aumentaram significativamente de 2009 a 2014. O gênero *Loxosceles* é representado principalmente pelas espécies *L. gaucho*, *L. intermedia*, *L. laeta*, *L. similis*, *L. anomola* e *Loxosceles* sp.

Popularmente conhecidas como **aranhas marrons**, são de pequeno tamanho e têm seis olhos dispostos em três pares; não são agressivas e picam apenas quando comprimidas contra o corpo. São encontradas no interior das residências, dentro de sapatos e roupas; por essas características, o acidente, geralmente, ocorre quando a vítima está se vestindo.

O veneno da aranha marrom tem ação proteolítica, hemolítica e coagulante. O paciente, na maioria das vezes, apresenta-se assintomático nas primeiras 8 a 12 horas após a picada, motivo pelo qual o acidente passa despercebido ou é negligenciado. Depois desse período, a vítima começa a se queixar de dor com caráter progressivo, instala-se halo eritematoso em volta do ponto de inoculação que já apresenta certo grau de isquemia. Essa área isquêmica (Figura 57.7) aumenta e, quando intercala com áreas de hiperemia, forma o que se denomina placa marmórea (Figura 57.8). Cerca de 36 a 48 horas depois, associam-se bolhas e equimoses, que podem evoluir para necrose. Infecção bacteriana secundária é complicação frequente nos casos mais graves.

Outras manifestações sistêmicas são rash cutâneo, petéquias, equimose, náusea, tontura e cefaleia.

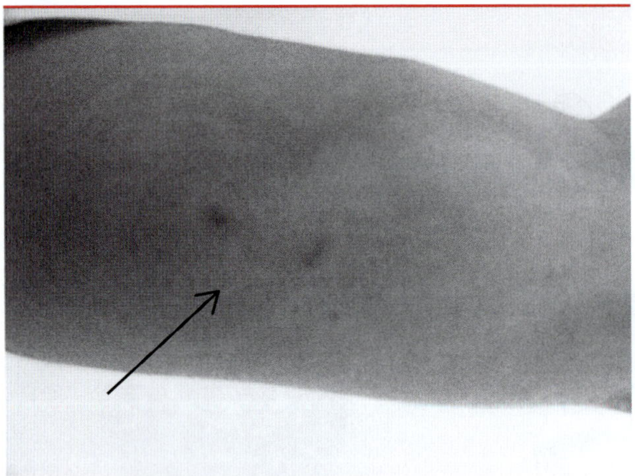

FIGURA 57.7 ■ Área isquêmica no local da picada de aranha marrom.

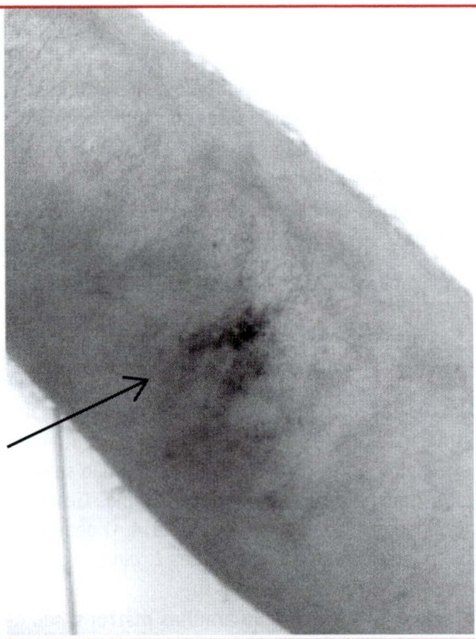

FIGURA 57.8 ■ Placa marmórea resultante no local da picada de aranha marrom.

Pode surgir uma forma cutaneovisceral, na qual ocorre hemólise intensa, determinando anemia e icterícia. Esse quadro pode ser acompanhado de coagulação intravascular disseminada. A IR é um dos fatores complicadores dessa forma e principal causa de óbito.

Um dos fatores que determinam atraso no diagnóstico e tratamento dos casos de loxoscelismo é o veneno não causar dor local no momento da picada. Além disso, como a aranha é de pequena dimensão, normalmente o paciente subestima o acidente e não procura atendimento quando a soroterapia seria mais eficiente.

A evolução é benigna na maioria dos casos, sobretudo se diagnosticados e tratados precocemente. Quando ocorrem hemólise intravascular e IR, o prognóstico torna-se reservado.

AVALIAÇÃO LABORATORIAL

Os exames importantes para o acompanhamento dos casos **graves** são: hemograma (leucocitose, anemia); contagem de plaquetas (plaquetopenia); bilirrubinas (aumentadas); ureia e creatinina (altas); amilase; aminotransferases e CK (aumentadas); e coagulograma.

TRATAMENTO

Baseia-se no uso de soro antiloxoscélico (IV, 5 ou 10 ampolas; nos casos moderados ou graves, respectivamente) ou na ausência do soro específico, o antiaracnídico-escorpiônico.

O uso de corticosteroide sistêmico, como prednisona (1 a 2 mg.kg^{-1}d^{-1}) melhora sensivelmente os efeitos cutâneos do veneno e está indicado em qualquer classificação. Em casos leves e moderados, na ausência do soro, pode ser terapia exclusiva, tendo-se cuidado com infecções secundárias.

A dapsona (100 mg/d, por 5 a 10 dias; em crianças: 1,4 mg.kg^{-1}d^{-1}), pelo seu efeito benéfico na regressão da úlcera cutânea (inibição da migração de células polimorfonucleadas, ou PMN), tem sido empregada com sucesso em alguns serviços.

É indicado o uso de analgésico para controle da dor. Os antibióticos são indicados na evidência clínica de infecção bacteriana.

Uma vez instalada e definida a área de necrose, deve-se proceder ao desbridamento cirúrgico.

O Quadro 57.2, a seguir, sintetiza as recomendações para o tratamento dos acidentes com as aranhas do gênero *Loxosceles*.

QUADRO 57.2 ■ Classificação e tratamento do loxoscelismo

CLASSIFICAÇÃO	MANIFESTAÇÕES CLÍNICAS	TRATAMENTO
Leve	1 | Identificada a *Loxosceles* envolvida no acidente 2 | Lesão incaracterística 3 | Sem comprometimento do estado geral 4 | Sem alterações laboratoriais	Sintomático. Acompanhamento até 72 horas após a picada (pode haver mudança de classificação durante esse período)
Moderado	1 | Com ou sem indentificação da *Loxosceles* no momento da picada 2 | Lesão sugestiva ou característica 3 | Alterações sistêmicas (rash cutâneo e petéquias) 4 | Sem alterações laboratoriais sugestivas de hemólise	Soroterapia: 5 ampolas de soro antiloxoscélico IV e/ou prednisona (adulto: 60 mg/dia; e criança: 1 mg/kg/dia) por 5 dias Dapsona 100 mg, VO (adulto: 5-10 dias; e criança: 1,4 mg/kg/dia)
Grave	1 | Lesão característica 2 | Alteração do estado geral, anemia aguda, icterícia 3 | Evolução rápida 4 | Alterações laboratoriais indicativas de hemólise	Soroterapia: 10 ampolas de soro antiloxoscélico IV e prednisona (adulto: 60 mg/dia; e criança: 1 mg/kg/dia) por 5 dias

■ ACIDENTE COM *LATRODECTUS*

As aranhas deste gênero, conhecidas como **viúva-negra** e **viúva-marrom,** são pequenas (cerca de 2 cm), gregárias e pouco agressivas e fazem teias irregulares. Distribuem-se por todo o Brasil, principalmente no litoral e sertão, mas o latrodectismo é raro.

Sua peçonha é neurotóxica potente, de ação central e periférica. Provoca quadro doloroso por ação nas terminações nervosas sensitivas. Libera os neurotransmissores adrenérgicos e colinérgicos por ação no sistema nervoso autônomo, levando também a alterações nos canais de sódio e potássio.

A sintomatologia começa logo após a picada, com dor local aguda (tipo pontada), evoluindo para sensação de queimadura. Em cerca de 25% dos casos, ocorrem sudorese local, pápula com eritema, edema e enfartamento ganglionar regional. Podem surgir manifestações sistêmicas. Quando aparecem mialgia e contratura na região abdominal, simulam abdome agudo. Em aproximadamente 10% dos casos, sintomas neurológicos como ansiedade, agitação, cefaleia, tontura e dificuldade de deambulação podem sobrevir. Casos considerados graves cursam com taquicardia e hipertensão, seguidas por bradicardia, opressão precordial e sensação de morte iminente. A fácies latrodectísmica, com trismo de masseteres, contratura muscular, eritema, midríase e hiperemia conjuntival, é típica desse tipo de araneísmo, embora rara.

AVALIAÇÃO LABORATORIAL

As alterações são inespecíficas e incluem leucocitose, hiperglicemia e alterações eletrocardiográficas (fibrilação atrial, bloqueio atrioventricular e sinais sugestivos de isquemia) que podem persistir por até 10 dias.

TRATAMENTO

O tratamento é sintomático: analgésico (p. ex.: IV, dipirona, 1 g, a cada 6 horas), benzodiazepínico (p. ex.: IV, adulto, diazepam, 5 a 10 mg), anticolinesterásico (p. ex.: IV, neostigmina, 0,5 a 1 mg, até a cada 8 horas), gluconato de cálcio (IV, 10%, 10 mL a cada 4 horas). Não existe o soro específico no Brasil, apesar de relatos de o uso melhorar significativamente o tempo e a intensidade da sintomatologia. A classificação e o tratamento estão resumidos no Quadro 57.3.

QUADRO 57.3 ■ Classificação e tratamento dos acidentes com *Latrodectus*

CLASSIFICAÇÃO	MANIFESTAÇÕES CLÍNICAS	TRATAMENTO
Leve	1 | Dor local 2 | Edema local discreto 3 | Sudorese local 4 | Dor nos membros inferiores 5 | Parestesias em membros 6 | Tremores e contraturas	Sintomático: analgésicos, gluconato de cálcio e observação
Moderado	1 | Além das leves: 2 | Dor abdominal 3 | Sudorese generalizada 4 | Ansiedade/agitação 5 | Mialgia 6 | Dificuldade de deambulação 7 | Cefaleia e tontura 8 | Hipertemia	Sintomático: analgésicos, gluconato de cálcio, sedativos e observação
Grave	1 | Além das leves e moderadas: 2 | Taqui/bradicardia 3 | Hipertensão arterial 4 | Taquidispneia 5 | Náuseas e vômitos 6 | Priapismo 7 | Retenção urinária 8 | Fáceis latrodectísmica (contratura facial e trismo)	Sintomático: analgésicos, gluconato de cálcio, sedativos e observação

■ ACIDENTE COM *LYCOSA*

Conhecidas como **tarântulas**, medem 3 cm de corpo e 5 cm de envergadura. Em seu abdome, há o desenho de uma seta negra; vivem em jardins e domicílios. São responsáveis por muitos acidentes, mas de pouca gravidade. Sua importância se deve principalmente ao fato de serem confundidas com a *Phoneutria* (armadeira).

Os sinais e sintomas (dor, eritema e edema leves) são discretos na maioria dos casos.

TRATAMENTO

À base de analgésico (p. ex.: IV, dipirona, 1 g, a cada 6 horas) e de cuidados locais como antissepsia no local da picada.

■ ACIDENTE COM *MYGALOMORPHAE*

As principais representantes, as **caranguejeiras**, são densamente cobertas de pelos negros. Podem atingir até 30 cm de envergadura; vivem em hortas e matas. Têm quelíceras verticais. Não têm veneno ativo para a espécie humana.

Quando picam o homem, levam a quadro leve de dor local (causada pelo trauma da picada, pois se trata de animal de porte considerável), sem outros sinais e sintomas sistêmicos. Os pelos dessa aranha desencadeiam reação inflamatória direta e por hipersensibilidade, com prurido, rash cutâneo e tosse.

TRATAMENTO

Baseia-se na limpeza do local, analgésico (p. ex.: IV, dipirona, 1 g, a cada 6 horas) e anti-histamínico (p. ex.: via intramuscular (IM), prometazina, 50 mg) quando necessário. O corticosteroide (p. ex.: IV, hidrocortisona, 300 mg) se reserva aos casos de edemas de mucosas.

A Figura 57.9 sistematiza a identificação e o tratamento de acidentes com aranhas em Minas Gerais, e a Figura 57.10 apresenta o fluxograma de identificação de acidente com aranha desconhecida.

■ ESCORPIONISMO

Acidentes com escorpiões têm grande importância entre as ocorrências com animais peçonhentos, seja pela alta incidência ou pela gravidade dos casos, principalmente em crianças menores de 7 anos. Há mais de 1.500 espécies distribuídas em todos os continentes (exceto a Antártica) e sob as mais diversas condições climáticas. Entretanto, é entre as espécies do gênero *Tityus* que se encontram os escorpiões de importância médica no Brasil (*T. serrulatus*, *T. stigmurus*, *T. bahiensis*, *T. obscurus*, *T. trivitatus*, *T. cambridgei* e *T. metuendus*). Entre eles, por sua vez, o *T. serrulatus* é o que se envolve em maior número de acidentes graves e óbitos. O aumento progressivo desses acidentes, cuja maioria acontece nos grandes centros urbanos e nos períodos mais quentes e chuvosos, está relacionado à capacidade de partenogênese e dispersão desse escorpião. A nomenclatura da espécie *Serrulatus* foi feita por meio da

Picada por aranha desconhecida

- **Dor intensa no momento da picada**
  - Aranha de pequeno porte → Surgimento de espasmos musculares e sintomas sistêmicos
    - Sim → Acidente com *Latrodectus*
    - Não → Outra aranha
  - Aranha de grande porte → Dor refratária à analgesia habitual e/ou sintomas adrenérgicos e colinérgicos
    - Sim → Acidente com *Phoneutria*
    - Não → Outra aranha
- **Dor leve ou ausente no momento da picada**
  - Aranha de pequeno porte → Surgimento de dor e área de isquemia próxima ao ponto de inoculação
    - Sim → Acidente com *Loxosceles*
    - Não → Outra aranha
  - Aranha de grande porte → Aranha com "pelos" pelo corpo e movimentos lentos
    - Sim → Acidente com *Mygalomorphase*
    - Não → Outra aranha

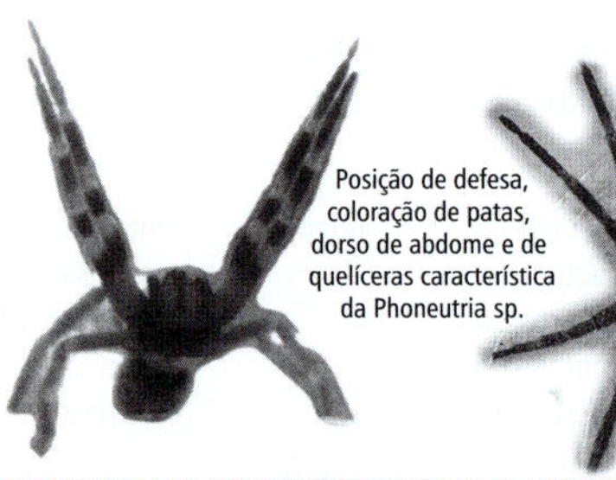

Posição de defesa, coloração de patas, dorso de abdome e de quelíceras característica da Phoneutria sp.

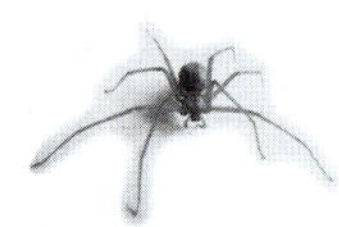

Tamanho e coloração habitual do adulto de *Loxosceles* sp.

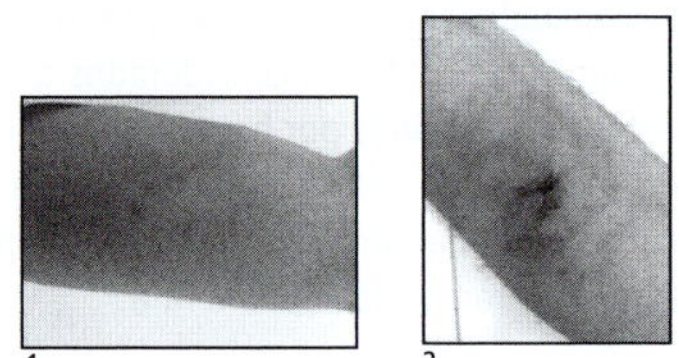

1 2

Figs. 1 e 2: área de isquemia e placa marmórea após picada por *Loxosceles*.

Aranhas de grande porte

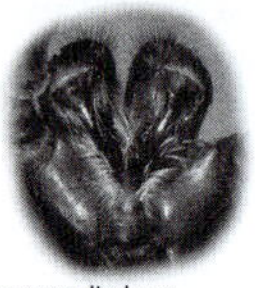

Quelíceras perpendiculares.
Corpo geralmente coberto por "pelos".
Quando estressadas raspam o dorso do abdome e liberam os "pelos".
Geralmente não picam.

Mygalomorphase
Caranguejeiras/aranhas-de-alçapão

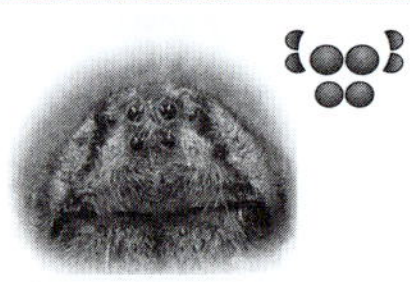

Quando encurraladas tendem a atacar. Levantam as quatro patas dianteiras e sentam no abdome em posição de defesa.

Phoneutria
Armadeira/aranha-da-bananeira

As aranhas maiores também podem causar acidentes quando são filhotes. Dessa maneira, as características nas fotos são as mais indicadas para a identificação.

Aranhas de pequeno porte

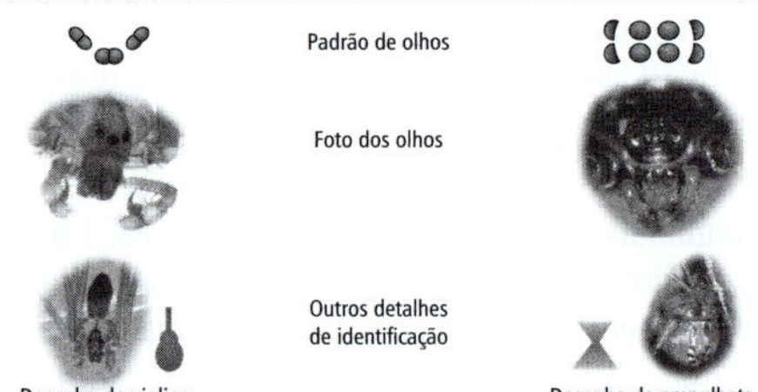

Desenho de violino no dorso

Loxosceles
Aranha marrom/Aranha-violino

Desenho de ampulheta sob o abdome

Latrodectus
Viúva-marrom/*Brown widow*

Acidente com *Mygalomorphase*

Não têm veneno com capacidade tóxica para o homem.
Tratamento geral: controle da dor em caso de picada e da resposta irritativa e alérgena (individual) causada pela inalação ou contato com os "pelos".

A dor geralmente responde bem ao uso de analgésicos orais, porém pode ser necessário o emprego de endovenosos.

Anti-histamínicos IM/VO devem ser empregados em casos de pruridos e/ou quadros exantemáticos. Prometazina 0,5 mg/Kg até 50 mg IM associada à ranitidina 1 mg/Kg até 50 mg EV são bem indicados para o bloqueio histamínico.

Os corticosteroides EV/VO devem ser considerados em edemas e em sintomas anafiláticos ou anafilactoides. Em pacientes com edema precoce, o emprego de corticosteroide deve ser imediato e um acesso venoso garantido. Hidrocortisona EV (10 mg/Kg até 300 mg) tem pico mais rápido e meia-vida mais curta, sendo mais indicada nesses casos.

Edemas em vias aéreas indicam, além do corticosteroide EV, o uso de adrenalina IM/EV 1 UI/Kg (máx. 30 UI) até 3 vezes.

Acidente com *Phoneutria*

O veneno provoca dor imediatamente após a picada, geralmente muito intensa.
O acidente grave é bastante raro e quando ocorre, geralmente, envolve crianças.
Tratamento geral: controle da dor; uso de analgésicos associados a bloqueio ou infiltração anestésica local.
A dor é geralmente o único sintoma desse acidente que mesmo de forte intensidade **não** demanda uso de soroterapia específica.
O uso de opioides ou mau manejo da dor podem propiciar o surgimento de sintomas indesejados, como náuseas, sudorese, taqui ou braquicardia e prostração que podem mimetizar acidentes moderados ou graves.

O soro antiaracnídico (SAA/Esc) deve ser apenas administrado em casos moderados ou graves na dose de 5 e 10 amp., respectivamente.

Acidente moderado a dor é mais intensa e aparecem náuseas, vômitos, dor, abdominal, sialorreia, ansiedade, sudoreses e hipertensão arterial.

Acidente grave, o paciente apresenta, além dos sinais e sintomas do moderado, hipotensão arterial, arritmias cardíacas, insuficiência cardíaca, edema pulmonar, convulsões e coma.

Acidente com *Loxosceles*

O veneno não costuma provocar dor no momento da picada. O paciente fica assintomático nas primeiras 8-12 horas após a picada. Depois, inicia-se a dor com caráter progressivo, instala-se halo eritematoso em volta do ponto de inoculação que já apresenta certo grau de isquemia (Fig. 1). Esta área isquêmica aumenta e intercala-se com hiperemia (palca marmórea, Fig. 2). Cerca de 36-48 horas depois, associam-se bolhas e equimoses, que podem evoluir para necrose. Infecção bacteriana secundária é complicação frequente nos casos mais graves. O uso de corticosteroides está indicado para evitar a progressão das lesões na dose de 1-2 mg/Kg/dia (prednisona/prednisolona) até 80 mg/dia.

Em casos leves, em que existe apenas a lesão da pele pequena, não devemos usar o soro. Indicam-se o emprego de corticosteroides e acompanhamento do paciente

A soroterapia específica deve ser indicada apenas nos casos moderado e graves na dose de 5 e 10 amp. de soro antiloxoscélico (SALox), respectivamente.

Caso moderados podem apresentar, além de lesão grande, rash cutâneo, petéquias, náusea, tontura e cefaleia.

Casos graves ou forma cutâneo-visceral (rara), além da lesão, hemólise intensa, anemia, icterícia, coagulação intravascular disseminada e LRA, podendo levar ao óbito.

Acidente com *Latrodectus*

O veneno provoca dor imediatamente após a picada, geralmente em queimação e muito intensa, que demanda o uso de analgésicos associados a bloqueio ou infiltração anestésica local. A fácies latrodectísmica, com trismo de masseteres, contratura muscular, eritema, midríase e hiperemia conjuntival é típica desse tipo de araneísmo, embora rara.

O **tratamento** é sintomático visando reduzir os sintomas com uso de analgésico, benzodiazepínico nos quadros de ansiedade, gluconato de cálcio (10% 10 mL EV) em espasmos musculares e raramente anticolinesterásico como a neostigmina 0,5 mg até a cada 8 horas EV.

Casos moderados apresentam, além da dor local, espasmos musculares, dores abdominais de leve a forte intensidade podendo mimetizar abdome agudo. Sintomas neurológicos, como ansiedade, agitação, cefaleia, tontura, dificuldade de deambulação se associam ao quadro.

Casos graves cursam, além da dor e sintomas de casos moderados, com taquicardia e hipertensão, seguidas por braquicardia, opressão precordial e sensação de morte iminente.

A soroterapia específica não é utilizada apesar de existir um soro de administração intramuscular 1-2 amp. em casos moderados e graves, respectivamente.

Atenção: os pacientes que receberem soroterapia específica devem permanecer internados por no mínimo 24 horas.

FIGURA 57.9 ■ Identificação e tratamento de acidentes com aranhas em Minas Gerais.

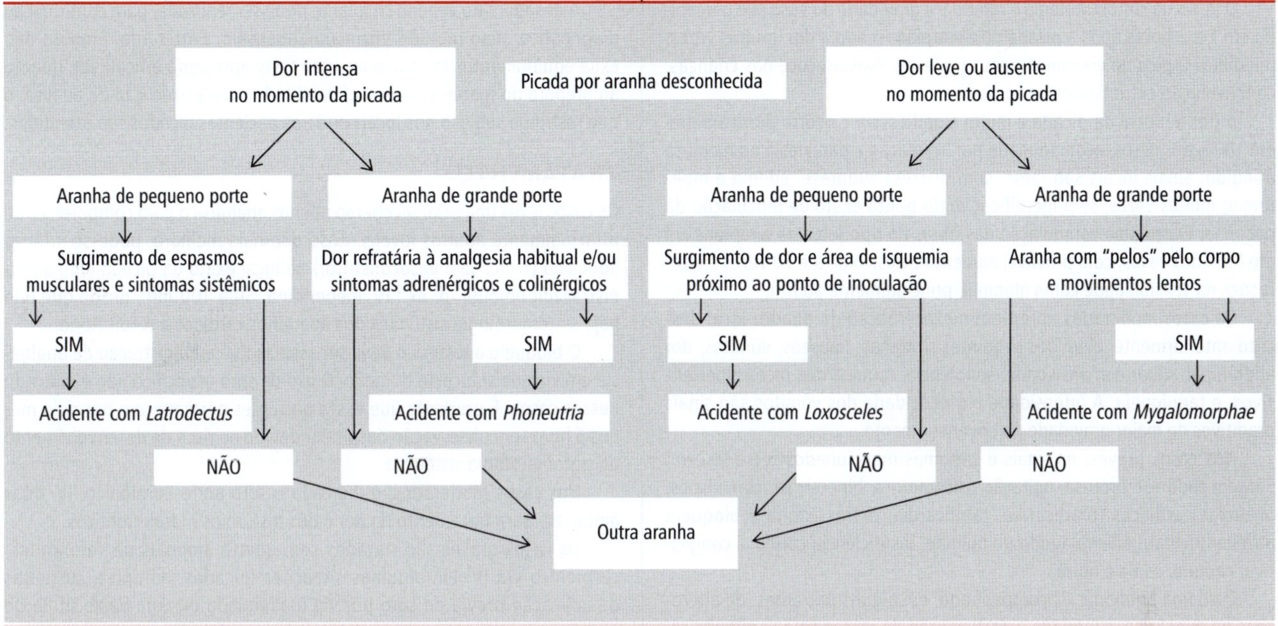

FIGURA 57.10 ■ Fluxograma de identificação de acidente com aranha desconhecida.

observação da cauda do animal, que apresenta as características destacadas nas Figuras 57.11 e 57.12.

Além de ser o acidente mais prevalente, é o único agravo dos peçonhentos que aumenta o número de notificações a cada ano. Minas Gerais apresenta o maior número de casos, com uma média de > 40 casos notificados por dia. O percentual total de óbitos, habitualmente, é inferior a 0,15%, porém em torno de 8% dos acidentes têm evolução desconhecida. A letalidade, geralmente, dobra considerando-se idade inferior a 7 anos e tem um pico aos 3 anos, segundo o Sinan. Dados intra-hospitalares sugerem uma mortalidade de 1,5% para crianças e que, dos acidentes com crianças, apenas 14,8% não necessitaram de soroterapia. A farmacocinética em cobaias jovens com pico rápido do nível sérico do veneno (< 2 horas) pode ser um dos motivos da gravidade dos casos envolvendo crianças e adolescentes, mesmo com diferentes pesos. O atraso no primeiro atendimento aumenta em 9% a chance de uma dessas vítimas evoluir para o óbito.

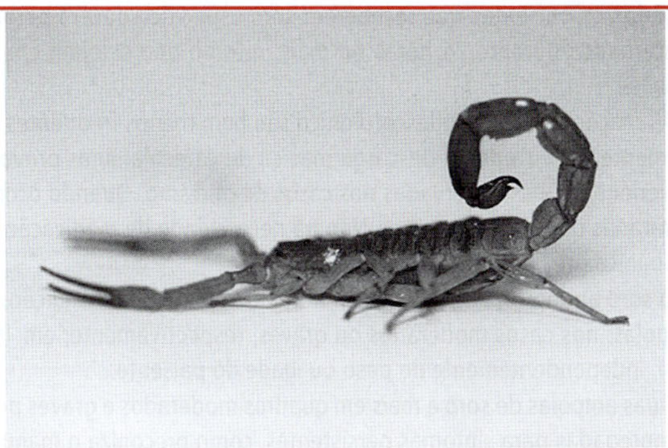

FIGURA 57.11 ■ Destaque da cauda do *Serrulatus*.

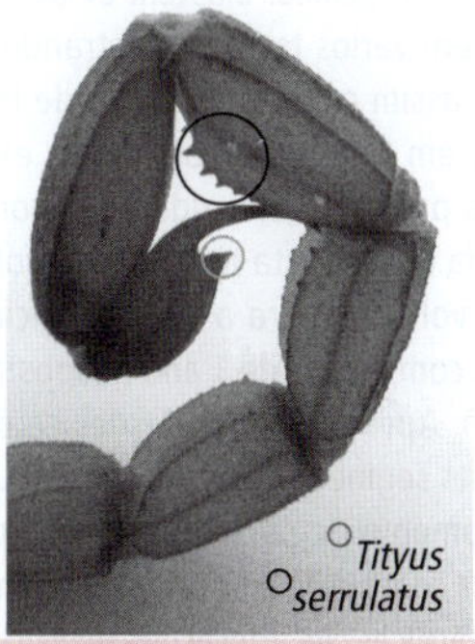

FIGURA 57.12 ■ Destaque da cauda do *Serrulatus*.

FISIOPATOLOGIA E QUADRO CLÍNICO

A tityiustoxina é peçonha complexa que age despolarizando os canais iônicos nas terminações pré e pós-sinápticas, liberando os neurotransmissores e provocando descarga autonômica maciça com efeitos colinérgicos e adrenérgicos. O surgimento de manifestações nos diversos órgãos e sistemas orgânicos dependerá do predomínio dos efeitos simpáticos, parassimpáticos ou da presença de fatores inflamatórios presentes. A peçonha não age no bulbo, contrariando o que se pensava no passado. A ação do veneno depende de sua composição e, por isso, da espécie do escorpião. Em alguns quadros, os sintomas são sinais neurológicos precoces, como no caso do *T. obscurus*; em outros, sinais álgicos iniciais seguidos de descarga colinérgica rápida e posteriores sinais adrenérgicos sustentados, como no acidente com o *T. serrulatus*.

O veneno do escorpião provoca quadro sistêmico que varia muito dependendo da quantidade de veneno inoculado, da idade do paciente (mais grave em crianças) e da existência de doença cardíaca prévia ou alteração vascular (predisposição a eventos vasculares como AVC).

O início da sintomatologia é rápido e a gravidade do caso já é percebida em 1 a 2 horas após a picada do escorpião, sendo a dor, muitas vezes, imediata. O pico de envenenamento pode ser mais precoce nas crianças, com evolução extremamente rápida.

A dor no local da picada é muito significativa e ocorre praticamente em 100% dos casos, acompanhada por irradiação e parestesia do membro atingido. Sinais locais são raros, com discreta sudorese, edema e hiperemia; muitas vezes, sem identificação do ponto exato de inoculação da peçonha. Existe uma estimulação nas fibras do tipo A lentas e rápidas em até 80% dos casos, com provável aumento estésico de até 20 vezes e alterações na sensibilidade como alodinia, principalmente ao frio.

Os casos moderados apresentam exacerbação do quadro local descrito anteriormente, além dos seguintes sintomas: náuseas; vômitos; dor abdominal; sialorreia; ansiedade; sonolência; taquicardia; picos hipertensivos; e taquipneia. A intensidade e precocidade dos vômitos são sinais preditivos de maior gravidade do envenenamento.

Nos casos graves, os sinais e sintomas mencionados recrudescem. Surgem sudorese profusa, agitação psicomotora, hipotermia, convulsões, arritmias cardíacas (bradicardia, taquicardia, extrassistolia e bloqueio atrioventricular), edema agudo de pulmão, insuficiência cardíaca congestiva, choque, coma e óbito.

O edema pulmonar é acompanhado, em alguns pacientes, de alterações no miocárdio, sugerindo a participação de mecanismo cardiogênico. Trabalhos demonstraram casos de edema pulmonar agudo sem evidência de lesão miocárdica ou comprometimento da função sistólica esquerda. Constataram, ainda, aumento de permeabilidade alveolocapilar e edema unilateral e/ou periférico, com alterações histológicas compatíveis com mecanismo não cardiogênico. Existem evidências de concentrações diferentes de veneno em vários tecidos mostrando maior afinidade com determinados órgãos, assim como a presença de interleucinas e TNF em quantidades variadas em determinados locais; existe também um aumento da transudação pulmonar induzida por fatores inflamatórios. Isso pode explicar a falência de resposta terapêutica isolada do edema agudo apenas com medidas voltadas para a cardiogenicidade, além da menor letalidade em crianças com menos de 1 ano (resposta imune diferenciada), de acordo com o Sinan. Apesar disso, as lesões cardíacas são evidentes e podem provocar déficits segmentares importantes. A troponina I é importante para acompanhamento de pacientes graves, pois o ECG pode mostrar alterações variadas com supra e infradesnivelamento do segmento ST, ainda sem lesões miocárdicas. As alterações no ECG e miocárdicas podem ser prolongadas e tardias, ocorrendo até 72 horas após o acidente.

Testes em animais sugeriram risco aumentado para prematuridade ou abortos após picadas de escorpião. Estudo na Tunísia corrobora o fato, mostrando um efeito de contração uterina, principalmente no segundo trimestre de gestação. Mesmo com as evidências e a necessidade de avaliação de dinâmica uterina, o tratamento específico da gestante segue as mesmas regras do tratamento padrão, não sendo contraindicado o soro, quando se fizer necessário.

LABORATÓRIO

Alguns exames são fundamentais para o diagnóstico e principalmente para o acompanhamento do caso: amilase; creatinofosfoquinase; troponina I e glicemia (aumentadas); hemograma (leucocitose com neutrofilia); ionograma; e gasometria arterial. O ECG deve ser seriado e o paciente mantido em monitoração cardíaca contínua. O exame de urina pode mostrar proteinúria, glicosúria e mioglobinúria. A radiografia torácica será útil para evidenciar aumento da área cardíaca e sinais de edema agudo de pulmão. O ecocardiograma pode evidenciar hipocinesia de septo e parede posterior de ventrículo esquerdo. A TC cerebral pode ser útil para avaliação de pacientes que apresentem algum sinal focal.

A dosagem do veneno circulante pode ser realizada, para confirmação diagnóstica, pelo método enzimaimunoensaio. Entretanto, embora não exija equipamentos muito caros, esse teste apresenta dificuldade quanto ao preparo do material e pessoal habilitado para a execução da análise, o que restringe seu uso nos locais onde os pacientes picados são atendidos.

TRATAMENTO

Os casos leves (maioria) receberão apenas analgésico para combater a dor, principalmente adultos jovens. Caso não haja melhora, pode-se infiltrar lidocaína (1 mL, sem vasoconstritor) no local exato da picada e/ou administrar um opioide (p. ex.: IV, meperidina, 50 a 100 mg), desde que não haja sintomatologia sistêmica dos aparelhos cardíaco e respiratório.

O bloqueio anestésico deve ser associado à administração de analgesia em virtude sua curta duração. O uso de soro específico não é indicado nesses casos. É prudente que esses pacientes permaneçam por pelo menos 6 horas em observação hospitalar devido ao risco de desenvolvimento de sintomatologia sistêmica.

Nos casos moderados, é indicado o soro antiescorpiônico (IV, duas ampolas), para tratamento da dor e dos distúrbios hidreletrolíticos.

Os casos graves são tratados com quatro ampolas de soro antiescorpiônico via IV. Em algumas situações (picadas múltiplas, suspeitas de aplicação prévia de soro por via inadequada ou com baixo título de anticorpos), podem ser necessárias mais ampolas. As arritmias cardíacas são tratadas com antiarrítmico específico nas doses e indicações habitualmente recomendadas. Anti-hipertensivo (captopril, 25 mg), vasodilatador (dinitrato de isossorbida, 5 mg ou prazosina 1 mg VO; sendo este último até a cada 3 horas), atropina e amina vasoativa (p. ex.: norepinefrina, 0,05 a 0,2 $mg.kg^{-1}min^{-1}$) podem ser indicados. O estado hipercinético associado a espasmos vasculares induzidos pela descarga adrenérgica, causando áreas de baixa perfusão do miocárdio e edema agudo de pulmão, é fator relevante que pode ser indicativo do uso de vasodilatadores. Estudos comparativos, com envenenamento por outros escorpiões na Índia, de soro e soro + prazozina sugerem maior eficácia da combinação quanto ao desfecho de quadros graves. Esses pacientes devem ser tratados em UTI. Nesses casos, além da precocidade da administração do soro específico, são de fundamental importância o manejo adequado da via aérea (lembrando que em caso de suspeita de edema agudo inflamatório, a pressão positiva pode ser fator benéfico, ainda que sejam necessários mais estudos) e a reposição hidreletrolítica (tendo em vista que, em razão de vômitos e aumento de permeabilidade capilar, esses pacientes apresentam hipovolemia relativa). Esta última deve ser tratada com moderação pelo risco de piora ou de surgimento de edema agudo de pulmão.

Ainda não existe uma boa avaliação clínica do uso de anti-inflamatórios esteroides em casos com edema agudo de pulmão, porém testes em cobaias sugerem algum benefício.

Todos os pacientes que receberem soro específico devem permanecer internados durante 24 horas ou mais, mesmo que estejam em boas condições.

As reações ao soro antiescorpiônico são bem menos frequentes (provavelmente em virtude da descarga maciça de catecolaminas provocada pelo veneno) que as observadas nos casos de ofidismo. Quando ocorrem, são tratadas da mesma maneira. Não há necessidade de medicação anti-histamínica prévia.

O soro antiescorpiônico deve ser administrado (IV, sem diluição, 2 ou 4 ampolas; nos casos moderados ou graves, respectivamente; em 10 minutos), independentemente do peso ou idade do paciente.

Duas ampolas de soro a mais em quadros moderados e graves podem ser empregadas para sintomas persistentes, como preconiza o manual do MS, embora, geralmente, não se observe melhora adicional quando o caso é muito grave. O controle da dor é primordial para uma boa classificação do quadro. É importante lembrar que a dor intensa pode provocar náuseas, taquicardia e sudorese, mimetizando quadro moderado. Compressas frias ou água fria podem exacerbar a dor, assim como calor na temperatura corporal pode amenizar o sintoma.

O uso de bloqueio ou infiltração com anestésico no local da picada alivia a dor quase que imediatamente. Um analgésico deve ser associado ao procedimento, pois o efeito da anestesia é curto e a dor retornará.

Opioides podem provocar bradicardia, vômitos e prostração e atrapalhar na classificação final, mas podem ter indicação em alguns casos.

O edema pulmonar pode ser provocado por disfunção cardíaca e/ou lesão direta do veneno. A intubação precoce deve ser considerada com sinais de insuficiência respiratória.

Aminas vasoativas devem ser empregadas em casos de choque.

Mesmo com soroterapia precoce, deve-se oferecer suporte avançado, de preferência em ambiente de UTI ou sala de emergência equipada com dados vitais a cada 30 minutos, nas primeiras 3 horas após acidente com crianças abaixo de 6 anos. Se o acidente tem menos de 1 hora de evolução em crianças nessa faixa etária, mesmo que o único sintoma seja a dor, em razão da possibilidade de evolução rápida e letalidade aumentada, o médico está autorizado a administrar duas ampolas de soro antiescorpiônico.

A absorção do veneno pode ser atrasada quando as picadas ocorrem em locais muito queratinizados, como apresentado na Figura 57.13, no fluxograma de tratamento.

PROGNÓSTICO

Acidentes vitimando adultos são quase sempre leves e têm bom prognóstico na maioria dos casos. Em crianças, entretanto, o prognóstico dependerá da precocidade do atendimento adequado, sendo reservado nos casos graves. Deve ser elaborado um protocolo de tratamento e de capacitação do atendimento de urgência e terapia intensiva, pois o bom manejo do paciente grave pode reduzir significativamente o índice de mortalidade. Exemplo disso é o Egito, que reduziu a mortalidade de 4,6% para menos de 0,05% após 12 anos da implantação do protocolo. A recuperação da função miocárdica, em casos graves, costuma ser total, porém em torno de 72 horas.

■ FERROADAS DE ABELHAS

As abelhas estão distribuídas em todo o país e os acidentes com elas são bastante frequentes em nosso meio. No Brasil, praticamente todas as abelhas causadoras de acidentes são fruto da mistura com aquelas de origem africana, o que as torna mais agressivas e com acidentes mais comuns. Mesmo sendo uma ocorrência de notificação compulsória, a subnotificação é muito grande; acredita-se que milhares de casos, inclusive com óbitos, não tenham sido comunicados.

FISIOPATOLOGIA E QUADRO CLÍNICO

O veneno das abelhas é mistura de proteínas que age sobre membranas celulares (lise de hemácias, hepatócitos, plaquetas e células musculares) e tem ação hipersensibilizante, reagindo com mastócitos e basófilos, provocando a liberação de histamina e serotonina.

Uma característica importante que pode ajudar na identificação do acidente é a permanência do ferrão com parte do abdome da abelha (autotomia) no local da picada, o que não acontece com vespas e marimbondos.

A sintomatologia varia de acordo com o número de picadas, sua localização e a sensibilidade do paciente. Uma única picada pode levar a quadro extremamente grave em indivíduo mais sensível, enquanto múltiplas picadas podem induzir sintomatologia discreta em outro paciente.

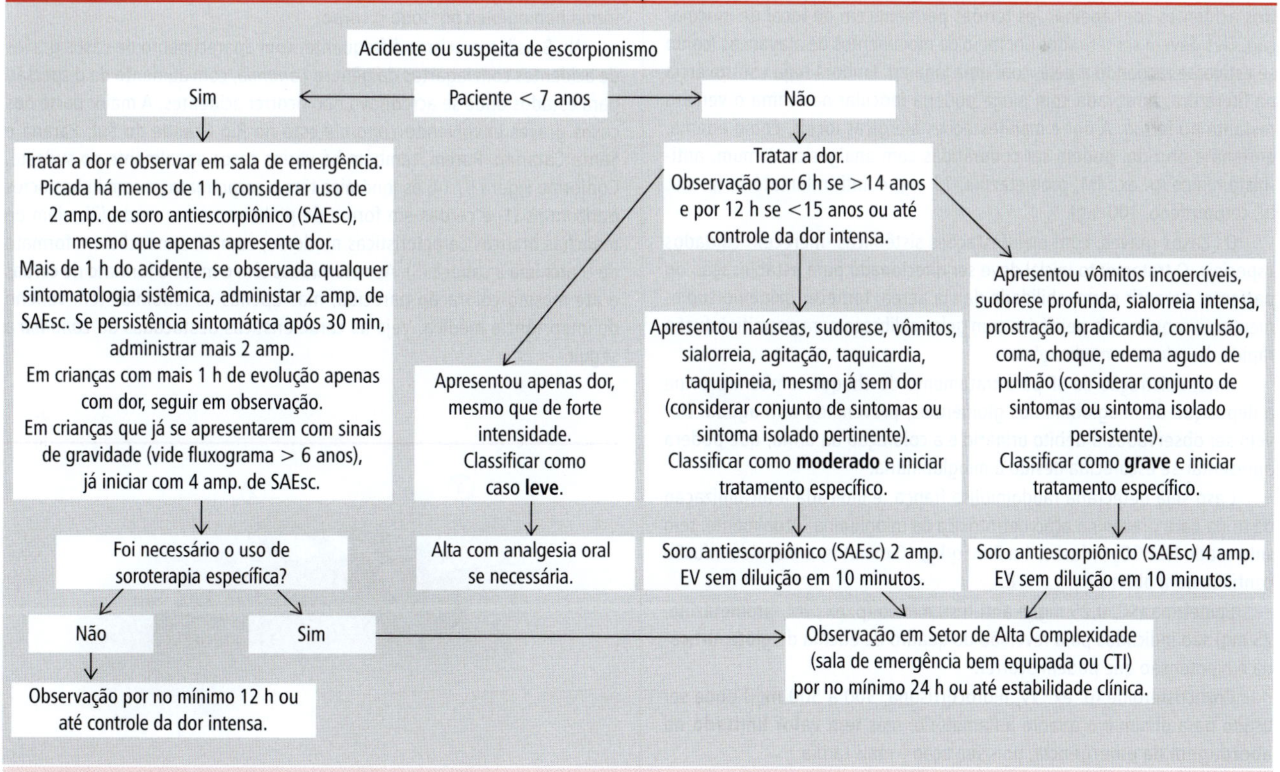

FIGURA 57.13 ■ Fluxograma de tratamento (escorpião).

As manifestações alérgicas começam imediatamente após o acidente e não têm relação com o número de picadas. Caracterizam-se por uma diversa gama de sintomas, que habitualmente iniciam com prurido e pápulas, podendo evoluir com náuseas, vômitos e chegando até dispneia, edema de glote, hipotensão arterial, choque e coma.

ATENÇÃO!

Uma história de acidente com abelhas sem reações alérgicas não significa que em contatos futuros estas não ocorram.

As manifestações tóxicas geralmente ocorrem em indivíduos com múltiplas picadas decorrentes de ataques de enxames (quando há inoculação de grande quantidade de veneno), independentemente da sensibilidade do paciente, caracterizadas por urticária, vômitos, insuficiência respiratória (edema agudo de pulmão), IR (de instalação mais tardia) e choque. A rabdomiólise e a hemólise são algumas das causas da IR e estão associadas à ação nefrotóxica direta e à má-perfusão renal em decorrência da hipotensão arterial, geralmente concomitante.

Outras complicações possíveis são: distúrbio hidreletrolítico; arritmia cardíaca; lesão hepática; convulsão; e lesão miocárdica.

LABORATÓRIO

Exames complementares, como hemograma, coagulograma, CK e ECG são importantes para avaliação da gravidade do caso e acompanhamento do paciente com múltiplas picadas de abelhas.

TRATAMENTO

Nos acidentes com abelhas, os ferrões permanecem no local de inoculação. Eles devem ser retirados por meio de movimentos de alavancas (como se estivesse raspando a pele, com uma lâmina). Embora haja controvérsia na literatura, a retirada com pinça poderia inocular na vítima o veneno restante no ferrão. A dor e manifestações alérgicas locais, como edema, eritema e prurido, podem ser combatidas com analgésico comum, anti-histamínico (p. ex.: IM, prometazina, 25 mg) e anti-inflamatório (p. ex.: IV, cetoprofeno, 100 mg).

Os casos graves, com manifestações sistêmicas, merecem cuidados especiais. O tratamento inicial deve ser direcionado para estabilização do paciente: garantir permeabilidade da via aérea; fornecer oxigênio suplementar; e canular veia periférica com gelco calibroso para permitir infusão rápida de volume e medicações.

A administração de SF para tratamento do choque também previne a deposição de mioglobina nos glomérulos, prevenindo a IR aguda. Devem ser observados o débito urinário e a coloração da urina, que poderá apresentar-se escurecida devido à mioglobinúria.

Caso seja detectada rabdomiólise franca, é indicada a alcalinização da urina para prevenir a ação nefrotóxica da mioglobina. Atualmente, tem sido usado $NaHCO_3$ (infusão, 1 a 2 mEq/kg, 10 minutos) e mantida infusão contínua para obter $pH_{urinário} > 8$.

Epinefrina (SC, 0,25 mg) e anti-histamínico (p. ex.: IM, prometazina, 25 mg) são indicados para reversão do quadro de edema de glote, urticária e hipotensão que podem ocorrer.

Corticosteroide (p. ex.: IV, hidrocortisona, 300 a 500 mg,) pode ser usado para diminuir o quadro inflamatório, mas **tem valor limitado na abordagem da emergência,** pois sua ação é mais tardia.

Métodos dialíticos devem ser indicados caso se estabeleça IR com sinais de hipervolemia e/ou hiperpotassemia.

Os casos graves devem ser admitidos em UTI.

Pacientes com grande número de picadas devem permanecer em ambiente hospitalar durante pelo menos 48 horas após estarem assintomáticos. Principalmente nesses casos, o soro específico antiapídico teria indicação. No Brasil, ele está em fase de testes para possível disponibilização .

■ ERUCISMO (ACIDENTES COM LAGARTAS URTICANTES)

A palavra "erucismo" origina-se do grego; "eruca" significa larva. Várias famílias da ordem das *Lepidópteras* (mariposas e borboletas) são conhecidas por terem larvas ou lagartas com pelos portadores de veneno. Os pelos das formas adultas (mariposas do gênero *Hylesia*) também podem provocar reações semelhantes às das lagartas (lepdopterismo). As lagartas urticantes podem ser encontradas em goiabeiras, abacateiros, nogais, cajueiros, roseiras, cafeeiros, eucaliptos, figueiras, bananeiras, mamoeiros, mandioqueiras, seringueiras e outras plantas. Podem ser encontradas também no solo, entre folhas secas. A maioria dos acidentes ocorre no verão e no início do outono, quando os ovos eclodem liberando as larvas, sendo comuns em pessoas que têm contato direto com plantas (lavradores, jardineiros) e crianças, pois suas cores vivas e seu aspecto macio são bastante atrativos. O acidente ocorre, por vezes, sem que o indivíduo note a presença do agente agressor, pois as lagartas mimetizam-se bem no meio ambiente. No Quadro 57.4, estão relacionadas algumas características das lagartas de interesse médico no Brasil.

A maioria das lagartas é portadora, em alguma fase de seu desenvolvimento, de pelos, espinhos e/ou cerdas que, direta ou indiretamente, causam acidentes nos seres humanos. Essas estruturas, quando em contato com as vítimas, desprendem-se e inoculam o veneno. À exceção da região ventral, podem estar distribuídas em tufos de 6 a 8 para cada somito ou de forma homogênea por todo o corpo.

No Brasil, o erucismo é frequente, com aparecimento de casos graves de acidentes com lagartas do gênero *Lonomia*, com aumento da dispersão para estados onde se acreditava não ocorrer acidentes. A maior parte dos casos graves envolvendo *Lonomia* está no Rio Grande do Sul, Paraná e Santa Catarina. Porém, também há vários casos anualmente no sudeste. Conforme Figura 57.14, as lonômias têm o corpo marrom com linhas ocres horizontais (1) e cerdas em forma de pinheiro na cor verde (2), além de manchas brancas características no dorso, com uma mancha em formato de U próxima à cabeça (3). As saturnídeas têm o mesmo formato de cerdas e até mesmo coloração parecida, mas apenas as lonômias têm veneno de importância médica. Veja as características destacadas da *Lonomia* a seguir.

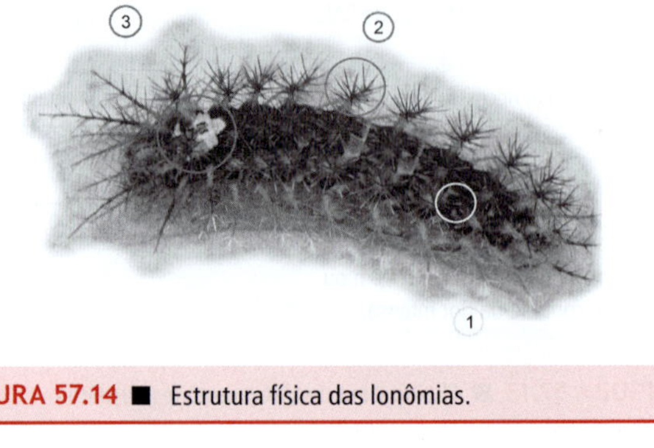

FIGURA 57.14 ■ Estrutura física das lonômias.

QUADRO 57.4 ■ Lagartas de interesse médico no Brasil

FAMÍLIAS	NOMES POPULARES	DISTRIBUIÇÃO GEOGRÁFICA	CARACTERÍSTICAS FÍSICAS	SISTEMA/ÓRGÃO AFETADO
Arctiidae (*Premolis semirufa*)	Pararama	Seringais amazônicos (Pará)	Pelos macios e longos na cabeça e cauda, com pequenas verrugas inoculadoras de veneno do 2° ao 8° segmentos do corpo	Osteoarticular ("reumatismo dos seringueiros")
Saturnidae (*Lonomia* e outras de peçonha menos potentes)	Orugas ou rugas (sul do país) Beijus-de-tapuru-de-seringueira (norte do país)	Todo o Brasil	Recobertas por cerdas duras, de aspecto arbóreo (ramo de cipreste), em geral verdes ou marrons, com glândulas de veneno no ápice das cerdas	Dermatológico e hemorrágico (apenas Lonomia)
Megalopygida (lagartas peludas comuns)	Sauí, taturana-gatinho ou de flanela, lagarta-de-fogo, chapéu-amarelo	Todo o Brasil	São todas as demais lagartas (mais de 100 mil espécies); têm pelos longos, macios e coloridos (ornamentais) e curtos e pontiagudos (inoculadores de veneno)	Dermatológico (doloroso e urticante)

FISIOPATOLOGIA E QUADRO CLÍNICO

O veneno das espículas e da hemolinfa é constituído de histamina, acetilcolina, plasmocinina e, provavelmente, uma toxialbumina e uma enzima proteolítica, não bem diferenciada, fazem parte de sua composição.

Os sintomas clínicos variam acentuadamente e dependem de uma gama de fatores: das espécies e dos diferentes tipos de pelo; qualidade do veneno; duração do contato e pressão exercida no contato da lagarta com a vítima. A despeito da diversidade de manifestações, inicialmente, todo tipo de erucismo produz quadro dermatourticante caracterizado por dor imediata como picada, seguida de ardor, prurido e queimação mais ou menos intensos, irradiados ou não. Posteriormente, podem surgir eritema (com uma coleção de pequenos pontos de inoculação), edema, pápula, vesículas e até necrose local, concomitante a enfartamento ganglionar periférico. Manifestações sistêmicas, como mal-estar, febre, sudorese fria, náuseas, lipotimia e agitação, também podem ocorrer.

Quando se trata de acidente hemorrágico por larvas de *Lonomia*, a discrasia sanguínea ocorrerá entre 1 e 48 horas após o contato inicial. Pode ser acompanhada ou não por hematomas, equimoses e sangramentos diversos (gengivorragias, sangramento em lesões recentes já cicatrizadas, hematúria e AVC hemorrágico) até 72 horas depois. A hipotensão e a mialgia podem ser sinais inespecíficos e a IR aguda é considerada a principal complicação. O óbito, quando ocorre, sobrevém por quadro semelhante à CIVD, ao choque hemorrágico, ao sangramento intracraniano extenso ou à IR. Esta é considerada a forma mais grave de erucismo. A presença e a intensidade de cefaleia, náuseas e tonturas podem ser sinais de maior gravidade.

Em virtude de essas lagartas serem gregárias, geralmente o acidente acontece com o contato do indivíduo com várias delas, potencializando o risco de complicações. Como vivem em grupo e apresentam lenta mobilidade, em geral, podem ser encontradas no local do acidente até mesmo horas após de ocorrido, o que facilita a identificação do agente.

Já nos casos de pararamose, pode haver complicações crônicas do tipo osteoarticular, principalmente nos contatos repetidos. Quase todas as vítimas são seringueiros e a grande maioria dos acidentes compromete somente as mãos com osteoartrite, sinovite e anquilose permanente em alguns indivíduos, provocando incapacidade funcional.

LABORATÓRIO

Só tem relevância para diagnósticos diferenciais ou nos acidentes por *Lonomia*, levando a discrasias sanguíneas da seguinte ordem:

- Alteração do tempo de coagulação;
- Elevação da PTT e do tempo de protrombina;
- Redução do fibrinogênio;
- Aumento do PDF e PDFib (produtos de degradação do fibrinogênio e da fibrina);
- Plaquetas normais.

TRATAMENTO

Na maioria dos acidentes com lagartas, o tratamento visa apenas debelar a dor e o desconforto locais, assim, são usados analgésico, anti-inflamatório (p. ex.: IV, cetoprofeno, 100 mg) e anti-histamínico (p. ex.: IM, prometazina, 50 mg) na medida do necessário. É prática corrente a raspagem do local do contato, após aplicação de gel anestésico, para impedir a movimentação de cerdas remanescentes de difícil visualização, que tornam persistentes os sinais flogísticos. Compressas frias e elevação do membro atingido também podem aliviar a dor.

Não há tratamento específico para a anquilose por pararama, somente sintomático e fisioterápico de reabilitação. Enfatiza-se, porém, sua prevenção, recomendando-se aos seringueiros o uso de luvas grossas.

No intuito de sistematizar a indicação de soroterapia antilonômica (SALon), o Ministério da Saúde elaborou o seguinte quadro na edição do seu *Manual de diagnóstico e tratamento de acidentes por animais peçonhentos* (Quadro 57.5).[2]

As outras provas de coagulação são mais adequadas e mostram alterações mais precoces e com menores interferências, ficando o tempo de coagulação como opção apenas quando elas estiverem indisponíveis. Em acidentes hemorrágicos, uma vez confirmada a discrasia sanguínea, é indicada a soroterapia específica. **Na ausência do soro específico**, pode ser necessário o emprego de agente antifibrinolítico, como o ácido aminocaproico (ampolas de 1 e 4 g, IV, 30 mg/kg, como ataque; 15 mg/kg, a cada 4 horas, até normalização da coagulação). A anemia, se significativa, deverá ser corrigida com concentrado de hemácias. **Nunca**

QUADRO 57.5 ■ Classificação e esquema de tratamento do acidente com lonômia

MANIFESTAÇÕES E GRAVIDADE	QUADRO LOCAL	TEMPO DE COAGULAÇÃO*	SANGRAMENTO	TRATAMENTO
Leves	Presente	Normal	Ausente até 48 horas após o acidente	Sintomático
Moderadas	Presente ou ausente	Alterado	Ausente ou presente em pele e mucosas (gengivorragia, equimoses, hematúria)	Sintomático + 5 ampolas de SALon, IV
Grave	Presente ou ausente	Alterado	Presente em vísceras – há risco de vida (hematêmese, hipermenorragia, broncorragia, AVC, alterações hemodinâmicas e falência de múltiplos órgãos)	Sintomático + 10 ampolas de SALon, IV

*Recomenda-se a realização do tempo de coagulação (há cada 12 horas) nos primeiros 2 dias após o acidente.
Observação: devido à possibilidade de hemorragias, todo paciente de cujo acidente a lagarta não for identificada deve ser orientado a retornar ao Serviço de Saúde em caso de qualquer tipo de sangramento nas 72 horas seguintes. Se disponíveis, devem ser realizadas outras provas de coagulação em substituição ao tempo de coagulação.
Fonte: Brasil.[2]

administrar sangue total ou plasma fresco, pelo risco de precipitação ou acentuação de uma CIVD.

PROGNÓSTICO

Bom, sem nenhuma sequela, na maioria absoluta dos casos de erucismo.

Deformidade articular permanente, em alguns seringueiros poliacidentados por pararama.

Reservado, nos casos de contato com *Lonomia* quando a vítima tem mais de 65 anos, o acidente foi com grande número de lagartas, há doenças hemorrágicas prévias ou o acidentado sofreu traumas mecânicos logo após o contato.

REVISÃO

- A soroterapia é um dos pilares do tratamento de acidentes com animais peçonhentos. Os soros são polivalentes ou específicos, de origem heteróloga e exigem cautela na administração pelo risco de reações antigênicas. A apresentação é líquida e a dosagem depende do quadro clínico. Por prevenir lesões sem regenerar os danos já havidos, a administração precoce é fundamental para o bom prognóstico.
- O quadro clínico varia com a quantidade de veneno injetada, o tipo de animal, a idade do paciente (em algumas situações, crianças apresentam quadro mais grave), a presença de comorbidades, etc. Sem tratamento adequado, alguns casos podem evoluir para necrose, choque, coma e óbito.
- Para o tratamento correto da vítima de um acidente com animal peçonhento, o ideal é que este seja identificado. A partir disso, para ofidismo, araneísmo e escorpionismo, administra-se o soro indicado com outros procedimentos e medicações, a depender do tipo de acidente. Após a alta, o paciente deve ser orientado quanto à doença do soro.
- O tratamento de ferroadas de abelhas contempla desde a raspagem da pele para retirada do ferrão inoculador do veneno até o uso de medicação. Casos graves com manifestações sistêmicas exigem a estabilização do paciente e o manejo específico do caso.
- 5.Na maioria dos casos de erucismo, o tratamento abrange o uso de analgésico, anti-inflamatórios e anti-histamínicos. Em acidentes hemorrágicos, se confirmada a discrasia sanguínea, é indicada a soroterapia específica; se esta não for possível, usa-se um agente antifibrinolítico.

REFERÊNCIAS

1. Brasil. Ministério da Saúde. Sistema de Informação de Agravos de Notificação. Acidente por animais peçonhentos [Internet]. Brasília: Sinan; 2016 [capturado em 2 set. 2016]. Disponível em: http://portalsinan.saude.gov.br/acidente-por-animais-peconhentos.
2. Brasil. Ministério da Saúde. Fundação Nacional de Saúde. Manual de diagnóstico e tratamento de acidentes por animais peçonhentos [Internet]. 2. ed. Brasília: Funasa; 2001 [capturado em 2 set. 2016]. Disponível em: http://bvsms.saude.gov.br/bvs/publicacoes/funasa/manu_peconhentos.pdf.

58 ENVENENAMENTOS

■ DELIO CAMPOLINA

■ DENISE LEMBI FERREIRA

Os envenenamentos fazem parte da história da humanidade. Foram vários os registros de personalidades vítimas de intoxicação exógena. Tal fato, ainda presente em nossa cultura, merece destaque por suas implicações sociais e financeiras. Número crescente de intoxicações aponta a urgente necessidade de políticas públicas que atuem de maneira eficaz para a contenção desse problema. Grande número de casos de intoxicação é atendido em todo o mundo em unidades de emergência e consultórios. Nos Estados Unidos, a American Association of Poison Control Centers (AAPCC)[1] registrou mais de 2,9 milhões de atendimentos dessa natureza em 2014. Destes, 2,2 milhões foram de pessoas em contato com substâncias perigosas, sendo um grande número envolvendo crianças. A maioria dos casos graves, entretanto, ocorreu entre adolescentes e adultos. Cerca de 21% das ocorrências foram oriundas de serviços de saúde. Os agentes mais comuns foram os analgésicos, cosméticos, produtos de cuidados pessoais, sedativos, hipnóticos, antipsicóticos, antidepressivos, anticonvulsivantes, pesticidas, anti-histamínicos, medicamentos cardiovasculares, acidentes com animais peçonhentos. Assim como no Brasil, a maioria dos casos ocorre em meses mais quentes. Em virtude da subnotificação, os dados brasileiros indicam pequeno percentual de atendimentos efetivamente prestados, porém mostram que em nosso país a situação não é diferente.

O número de intoxicações é expressivo, ou por acidente, exposição ocupacional, abuso, ou proposital com finalidade de autoextermínio. Os dados obtidos a partir dos Centros de Informação e Assistência Toxicológica no Brasil (Sinitox)[2] infelizmente refletem apenas uma pequena parcela das intoxicações, mas apontam para algumas tendências. Revelam que cerca de 30% são intoxicações medicamentosas. Destas, 44% são propositais e cerca de 30%, acidentais. As crianças com idade < 14 anos representam 36% do total de casos. Os medicamentos, principalmente benzodiazepínicos, anticonvulsivantes e antidepressivos são os principais agentes. Na sequência, os praguicidas (uso doméstico, agrícola ou pecuário); agentes cáusticos (soda cáustica, água sanitária, amônia, ácido muriático ou clorídrico); e outros produtos domissanitários. Entre estes últimos, estão sabões, tintas, desinfetantes, cosméticos, vernizes, desodorantes e plantas venenosas (p. ex.: comigo-ninguém-pode, pinhão-paraguaio, mamona). A intenção de autoextermínio ocorre em cerca de 30% dos pacientes atendidos, excluindo-se acidentes com animais peçonhentos; a exposição profissional é confirmada em cerca de 5% das notificações e abuso, em 4% do total.

ATENÇÃO!

A maioria das vítimas de intoxicação está entre 13 e 39 anos, com reduzida incidência em crianças menores de 1 ano (geralmente acidental) e em idosos. Nos últimos anos, tem-se observado aumento de intoxicação intencional de crianças com idade entre 5 e 12 anos. Apesar da grande incidência, a mortalidade é relativamente pequena, cerca de 0,5% do total.

Por serem muito numerosos para abordagem neste capítulo, serão estudados os agentes e as intoxicações mais importantes pelo número e gravidade de casos.

ATENÇÃO!

Os serviços de urgência trabalham em condições de superlotação, mas prevenir intoxicação é importantíssimo. É dever de todo profissional de saúde participar da difícil tarefa de prevenção. Durante a consulta, devem ser abordadas as medidas de prevenção e esclarecidas as prováveis dúvidas.

A seguir, é sugerido um modelo de orientações para ser entregue aos pacientes ou a seus responsáveis, passível de ampliação de acordo com os aspectos regionais.

MEDIDAS PREVENTIVAS PARA REDUZIR OS RISCOS DE INTOXICAÇÃO

1 | Nunca deixar ao alcance de crianças substâncias como remédios, praguicidas (inseticidas, agrotóxicos, raticidas, fungicidas, bernicidas, herbicidas), produtos de limpeza (soda cáustica, ácidos), pilhas, baterias, tintas e outros produtos tóxicos.

2 | Não usar embalagens de medicamentos como brinquedo para crianças.

3 | Evitar tomar medicamentos na presença das crianças.

4 | Nunca oferecer medicamento como se fosse bala ou guloseima. Sempre que a criança tomar um medicamento, deve-se tratá-lo como remédio e explicar a necessidade de consulta a um adulto para tomá-lo.

5 | Nunca deixar comprimidos perdidos (p. ex.: se caírem no chão). Crianças pequenas, se encontrá-los, podem colocá-los na boca.

6 | Manter os produtos em seus frascos originais com os rótulos bem conservados. Sempre que necessário, providenciar rótulos novos.

7 | Nunca usar garrafas de água ou refrigerante para armazenar produtos tóxicos, nem reutilizar embalagens de produtos tóxicos para guardar alimentos.

8 | Não adquirir "medicamentos" engarrafados vendidos por camelôs ou em feiras.

9 | Conhecer as plantas da casa. Evitar que as tóxicas (comigo-ninguém-pode, saia-branca, pinhão-paraguaio, lírio, copo-de-leite e antúrio) fiquem ao alcance de crianças.

10 | Ao comprar medicamentos, produtos de limpeza ou qualquer produto tóxico, preferir os que têm tampas de segurança.

11 | Ao aplicar inseticidas, agrotóxicos e outros praguicidas, seguir corretamente as instruções.

12 | Atenção às pessoas com depressão, pois são mais propensas ao autoextermínio.

13 | Lembrar que mudanças súbitas no estado de saúde podem ser sinais de intoxicação; procurar um médico.

ATENDIMENTO INICIAL AO PACIENTE INTOXICADO

A abordagem inicial ao intoxicado está sintetizada no algoritmo da Figura 58.1.

O princípio básico do tratamento ao paciente intoxicado baseia-se na teoria de se tratar o paciente, e não o tóxico. Dessa forma, diante de suspeita de intoxicação, as seguintes medidas são fundamentais:

1 | Suporte de vida: como em qualquer atendimento de emergência, as primeiras medidas devem voltar-se à manutenção da vida do paciente, isto é, manutenção da permeabilidade das vias aéreas, manutenção da circulação garantindo a perfusão de órgãos nobres e o estado mental.

2 | Interromper a exposição do organismo ao agente tóxico: retirar o paciente do meio onde ocorre a exposição, principalmente se a via inalatória tiver importância. A retirada de roupas contaminadas e o banho em água corrente evitam a continuidade da absorção do tóxico.

3 | Descontaminação/remoção do tóxico absorvido: a maioria dos pacientes atendidos intoxica-se via digestiva. Nesses casos, a medida mais importante para descontaminação é o esvaziamento gástrico (por indução de vômitos ou lavagem gástrica). Em casos de ingestão de substâncias cáusticas e nos derivados de petróleo, a indução de vômitos é formalmente contraindicada em pacientes com alteração do nível de consciência. A lavagem gástrica também deve ser evitada nos dois últimos grupos citados se o agente tóxico tiver ação sistêmica mais significativa que a ação cáustica (p. ex.: arsênio e paraquat). No entanto, nesses grupos, a lavagem poderá ser realizada quando houver ingestão de grandes quantidades daqueles produtos, após avaliação risco-benefício. Preconizam-se 2 horas pós-ingestão do tóxico como prazo para validar a realização da lavagem. Entretanto, algumas substâncias que retardam a motilidade gastrintestinal, a ingestão de produtos muito tóxicos ou em grandes quantidades são indicadores de efetividade da lavagem, mesmo em períodos mais tardios. O carvão ativado é de grande valor para diminuir a absorção, pelo trato digestório, da maioria dos tóxicos (algumas exceções: sulfato ferroso, lítio, metais pesados, cáusticos).

4 | Neutralização do efeito tóxico: emprego de antídotos e antagonistas. Para a maioria dos envenenamentos, não há antídoto específico. O ponto mais importante no tratamento do intoxicado é sua estabilização. As principais substâncias para as quais o uso de antídoto é possível estão listadas na Tabela 58.1. Alguns não estão atualmente disponíveis no Brasil ou foram descontinuados, estando indicados na tabela com a sigla NDB.

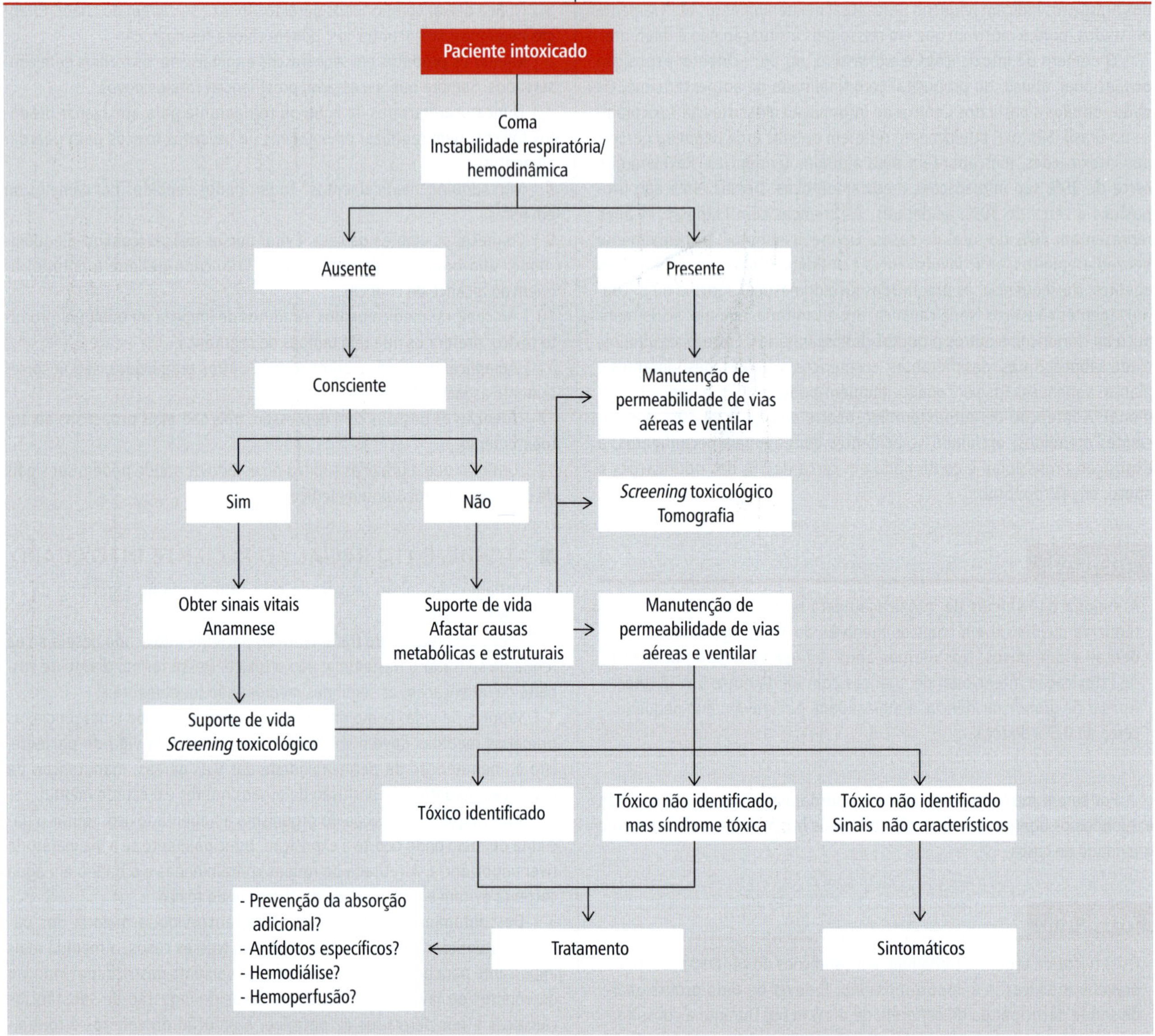

FIGURA 58.1 ■ Atendimento ao intoxicado.

5 | Remoção do tóxico absorvido: obtida pelo aumento da excreção renal das substâncias (diurese alcalina) ou por métodos dialíticos (hemodiálise e hemoperfusão).

6 | Os pacientes sob suspeita de intoxicação deverão permanecer em observação por um período ≥ 6 horas, mesmo que assintomáticos. Alguns agentes tóxicos apresentam efeitos tardios e os pacientes devem ser reavaliados.

■ DIAGNÓSTICO

ATENÇÃO!

Os profissionais que atendem pacientes vítimas de intoxicações precisam tentar identificar, de forma rápida e precisa, os agentes envolvidos na etiologia do envenenamento.

Infelizmente, dados de literatura confirmam que, em tentativas de autoextermínio, apenas em 27% dos casos a informação inicial foi confirmada laboratorialmente. Nos casos em que o paciente se mostra incapaz de responder, uma pesquisa detalhada deve ser feita com familiares, amigos e médicos assistentes sobre patologias de base e medicações em uso. Além disso, o conhecimento da profissão do paciente é relevante para a identificação do possível acesso a substâncias potencialmente tóxicas.

■ EXAME FÍSICO

É extremamente relevante e pode revelar diversos sinais e sintomas necessários para um raciocínio diagnóstico. É importante classificar o paciente inicialmente em um estado de depressão ou agitação psicomotora.

- Agitação psicomotora, taquicardia, hipertensão arterial, taquipneia e febre são mais comumente causadas por anticolinérgicos,

TABELA 58.1 ■ Principais antídotos relacionados com o agente tóxico, seu mecanismo de ação, dose e via de administração

ANTÍDOTO	AGENTE TÓXICO	MECANISMO	DOSE/VIA
Azul de metileno	Substâncias metemoglobInIzantes	Converte metemoglobina em hemoglobina	1-2 mg/kg, IV que pode ser repetida a cada 4 h
Atropina	Anticolinesterásicos carbamatos e fosforados	Competição com a acetilcolina pelo sítio de ligação	Dose necessária para reverter sinais muscarínicos, IV (bólus ou infusão contínua)
Anticorpo antidigoxina (NDB)	Digoxina	Liga-se à digoxina bloqueando sua ação	65 mg de antidigoxina neutralizam 1 mg de digoxina
Biperideno (Cloridrato)	Fenotiazinas	Antagonismo de acetilcolina nos receptores colinérgicos	0,04 mg/kg, IV, podendo ser repetido até cada 6 h
Deferoxamina	Ferro	Age quelando o ferro circulante	De 500 mg a 1 g, IV a cada 6 h
Dimercaprol (NDB)	Metais pesados	Compete com o grupo sulfidrila das enzimas e proteínas dos tecidos na combinação com metais pesados	2,5-5 mg, IM, a cada 4 h
Etanol	Metanol	Inibe o primeiro passo para a formação dos metabólitos tóxicos do metanol	Dose de ataque: 0,8 g/kg por SN (concentração de 30%); dose de manutenção: 130 mg/kg/h
Flumazenil	Benzodiazepínicos	Compete pelo sítio de ação no SNC	De 0,2-2 mg, IV
Naloxona	Opioides	Antagonista dos opioides	De 0,4-2 mg/kg, IV, podendo ser repetido em 3 minutos até um total de 10 a 20 mg se não houver resposta
N-acetilcisteína	Paracetamol	Liga-se ao metabólito tóxico com produção de substâncias atóxicas	Dose de ataque: 140 mg/kg, VO; dose de manutenção: 60 mg/kg a cada 4 h, por 2 dias
Nitrito de amila (NDB) e nitrito de sódio	Cianeto e seus derivados	Indução de metemoglobinemia que compete com a citocromo-oxidase na ligação com o cianeto	Nitrito de amila: inalações de 15-30 segundos. Nitrito de sódio: 10 mL da solução a 3%, IV
Hipossulfito de sódio	Cianeto e seus derivados	Converte o cianeto em tiocianato, que é pouco tóxico	1 mL/kg, IV até o máximo de 50 mL de solução a 25%
Pralidoxima (NDB)	Organofosforados	Regenerador de acetilcolinesterase	Dose inicial: 1 g, EV que pode ser repetida 1 h após e manter 400 mg a cada 6 h, por 2 dias. Casos graves: infusão contínua até 500 mg/h
Terra de Fuller	Paraquat ou Carvão ativado(ver texto)	Adsorve o paraquat	60 g em 200 mL de SGI, 5%, por SN, a cada 4 h
Vitamina K	Cumarínicos	Promove a síntese hepática da protrombina	10 mg diluídos em 10 mL de ABD, IV, a cada 12 h, por 3 dias

ABD: água bidestilada; SN: sonda nasal; h: hora(s).

medicações simpatomiméticas, agentes alucinógenos ou estados de abstinência química.

- Diminuição do sensório, hipotensão arterial, bradicardia, hipotermia e bradipneia são frequentemente precipitadas por etanol, outros agentes sedativo-hipnóticos, opiáceos, agentes colinérgicos (parassimpatomiméticos), simpatolíticos ou álcoois tóxicos (metanol ou etineloglicol).
- Alterações mistas das funções fisiológicas podem ocorrer em intoxicações com múltiplos agentes ou medicações específicas, como hipoglicemiantes, cianeto, salicilatos, metais pesados, antidepressivos tricíclicos, agentes inalatórios voláteis, medicamentos antiarrítmicos e anestésicos locais.

■ SÍNDROMES TOXICOLÓGICAS

O Quadro 58.1 orienta a sistematização de sinais para facilitação do raciocínio diagnóstico.

■ ORIENTAÇÃO PARA PREPARAR E ADMINISTRAR OS ANTÍDOTOS USUAIS

Atualmente, a lavagem gástrica, a sondagem e a utilização de vários antídotos têm sido muito controversas. Esforços têm sido feitos, principalmente pelos centros de assistência toxicológica, objetivando a criação de uma política nacional de antídotos e padronização, como existe para os soros para acidentes com animais peçonhentos.

QUADRO 58.1 ■ Sistematização de sinais para o diagnóstico

ESTADO MENTAL	PUPILAS	SINAIS VITAIS	OUTRAS MANIFESTAÇÕES	AGENTES TÓXICOS
Agitação, alucinações, paranoia	Midríase	Hipertermia, taquicardia, hipertensão, taquipneia	Sudorese, tremores, hiper-reflexia, convulsões	Cocaína, anfetaminas, efedrina, teofilina
Agitação, alucinações, coma, delírio	Midríase	Hipertermia, hipertensão, taquicardia, taquipneia	Pele seca e avermelhada, xerostomia, bexigom, movimentos coreicos, mioclonias	Anti-histamínicos, antidepressivos tricíclicos, ciclobenzaprina, antiparkinsonianos, atropina, beladona
Confusão, coma	Miose	Bradicardia, hipertensão ou hipotensão, taqui ou bradipneia	Sialorreia, liberação de esfíncteres, sudorese, vômitos, fasciculações, convulsões	Organofosforados, carbamatos, pilocarpina, fisostigmina
Depressão do SNC, coma	Miose	Hipotermia, bradicardia, hipotensão, apneia, bradipneia	Hiporreflexia, edema agudo dos pulmões	Heroína, morfina, metadona
Depressão do SNC, coma	Miose	Hipotermia, bradicardia, hipotensão, apneia, bradipneia	Hiporreflexia	Benzodiazepínicos, barbitúricos, zolpiden
Alucinações, agitação	Midríase	Hipertensão, taquicardia, hipertermia, taquipneia	Nistagmo	Anfetaminas, ecstasy, fenciclidina, LSD
Confusão, agitação, coma	Midríase	Hipertermia, taquicardia, hipertensão, taquipneia	Tremores, mioclonias, hiper-reflexia, sudorese, diarreia	Antidepressivos tricíclicos, inibidores da recaptação de serotonina, inibidores da monoamino-oxidase, meperidina

■ BICARBONATO DE SÓDIO

INDICAÇÕES

1 | Acidose metabólica grave em intoxicações por metanol, etilenoglicol, salicilatos ou por produção excessiva de ácido láctico pelo quadro clínico secundário a envenenamento (crise epiléptica, choque). Dose: IV, bólus, 0,5 a 1 mEq/kg. A dose deverá ser repetida até o pH sanguíneo atingir 7,2. Para correção da acidose por intoxicação por salicilatos, metanol ou etilenoglicol, o pH deverá ser mantido entre 7,4 e 7,5.

2 | Alcalinização urinária: tem como objetivo principal aumentar a eliminação de substâncias que são ácidos fracos. O aumento do pH no fluido tubular aumenta o grau de ionização dessas substâncias, reduzindo, com isso, sua reabsorção renal (como acontece, por exemplo, com o fenobarbital e salicilatos). Dose: 50 a 100 mEq/L de SGI (5%, 2 a 3 mL por quilo por hora) até pH urinário ≅ 7 a 8. Atenção: deve haver preocupação especial com hipocalemia e depleção de volume, que podem acontecer com essa prática terapêutica. Adicionar 20 mEq de potássio a cada litro, exceto se o paciente tiver insuficiência renal (IR). O pH sanguíneo, a função renal e o ionograma deverão ser monitorados rigorosamente.

3 | Cardiotoxicidade por comprometimento da despolarização ventricular (prolongamento do intervalo QRS): pode ocorrer em intoxicações por antidepressivos tricíclicos, betabloqueadores, cloroquina, glicosídeos digitálicos, fenotiazinas, propoxifeno, ou secundária à hipercalemia. A dose (IV, bólus, 1 a 2 mEq/kg) deverá ser repetida até que as manifestações cardiovasculares sejam revertidas e o pH sanguíneo mantido (7,45 a 7,50). Apresentação: bicarbonato de sódio 5%: 1 mL ≅ 0,6 mEq; bicarbonato de sódio 8,4%: 1 mL ≅ 1 mEq.

■ LAVAGEM GÁSTRICA

INDICAÇÕES

Determinar com rigor a real necessidade da lavagem, observando o tempo pós-ingestão, quantidade e toxidade da substância, pois a efetividade pode não ser adequada e há risco e contraindicações.

Remoção, em ambiente hospitalar, de agentes tóxicos. Estudos comprovam que maior eficácia é obtida se a lavagem for iniciada 30 a 60 minutos pós-exposição. Contudo, poderá ser de grande benefício se iniciada tardiamente em intoxicações por substâncias que retardam o esvaziamento gástrico (salicilatos, barbitúricos, antidepressivos tricíclicos e anticolinérgicos).

CONTRAINDICAÇÕES

- Paciente em coma (8 na escala de Glasgow), convulsões, reflexo de tosse abolido: o paciente deverá ter vias aéreas protegidas previamente por meio de entubação.
- Ingestão de substâncias cáusticas: exceto se a ingestão for em quantidade significativa, de efeito sistêmico grave (p. ex.: creolina).
- Cirurgia recente de esôfago ou estômago.
- Suspeita de fratura de base de crânio.

COMPLICAÇÕES

Perfuração de estômago ou esôfago; sangramento nasal devido a trauma; arritmia cardíaca; aspiração pulmonar.

TÉCNICA

- Proteção de vias aéreas nos casos descritos anteriormente.
- Posicionar o paciente em decúbito lateral esquerdo.

- Escolher a sonda mais calibrosa possível; estimar o comprimento a ser introduzido pela medida do lóbulo da orelha ao apêndice xifoide.
- Realizar ausculta com estetoscópio na região epigástrica do paciente para verificar o ruído do ar ao ser injetado pela sonda indicando o posicionamento correto do tubo.
- Introduzir solução salina (adultos: 200 a 300 mL de cada vez; crianças: conforme capacidade gástrica), retirando por gravidade (em adultos e crianças). Manter o procedimento até a saída de líquido limpo.

XAROPE DE IPECA

INDICAÇÃO

Seu uso tem sido desestimulado no Brasil pela dificuldade de aquisição e contraindicações, embora seja efetivo.

Ingestão de substâncias tóxicas ou superdosagem medicamentosa em pacientes conscientes, sem sinais de sonolência e que não tenham ingerido potenciais depressores do SNC.

Dose do xarope de ipeca a 10%: crianças de 6 meses a 1 ano de idade: 5 a 10 mL; crianças de 1 a 12 anos: 15 mL; adultos: 30 mL.

Caso a dose inicial não seja efetiva, é possível ministrar a segunda em 20 minutos. Após o que, se não ocorrer vômito, o paciente deverá ser submetido à lavagem gástrica. Não se deve administrar carvão ativado simultaneamente ao xarope de ipeca para que não seja adsorvido antes de produzir o efeito emético.

COMPLICAÇÕES

Cardiotoxicidade, letargia, miopatia e, principalmente, transtornos gastrintestinais como vômitos e diarreia.

APRESENTAÇÃO

Encontrado como extrato fluido de ipecacuanha. Para preparar o xarope a 10%, diluir 50 mL do extrato em 450 mL de solução glicosada (SGI) 5% e manter o produto em geladeira.

SOLUÇÃO EMÉTICA

INDICAÇÕES

O uso tem sido desestimulado pela dificuldade em se garantir a segurança dos produtos, aumentando os riscos com produtos inadequados.

Os detergentes neutros são usados com sucesso em razão do efeito irritativo e da não absorção pela mucosa gástrica.

APRESENTAÇÃO

Detergentes neutros (1:5 partes de detergente e água ou soro fisiológico (SF)). Para crianças com idade de 2 anos, diluir (1:2 partes da solução anterior e água ou SF) para obter uma dose de 50 a 100 mL.

CARVÃO ATIVADO

INDICAÇÕES

O carvão ativado é produzido pela queima de polpa vegetal e submetido, posteriormente, a altas pressões e temperaturas, aumentando sua capacidade de adsorção. É adsorvente de substâncias orgânicas e inorgânicas, exceto íons, como magnésio, ferro e lítio.

POSOLOGIA

- Doses de ataque: crianças: 1 g/kg; adultos: 50 g (dose fixa). Doses seriadas: indicadas nas intoxicações por fenobarbital, aminofilina, fenitoína, salicilatos, digoxina, carbamazepina, neurolépticos, dapsona, organofosforados, organoclorados, antidepressivos tricíclicos e hormônios tiroidianos, entre outros.
- Doses seriadas: metade da dose de ataque; a cada 4 a 6 horas.

A suspensão do uso do carvão seriado dependerá da evolução clínica e/ou da diminuição do agente intoxicante no soro. O tempo de uso de doses seriadas é < 48 horas. Observar as fezes para verificar se o carvão está sendo eliminado. Antes da administração das doses seriadas, o médico deve verificar se não há estase gástrica. Essa verificação é feita aspirando o conteúdo gástrico (via sonda NG). Havendo estase, o estômago deverá ser esvaziado antes da dose seguinte.

APRESENTAÇÃO

Pó fino de qualidade analítica. Uma xícara (de café) contém 25 g de carvão ativado. O pó é diluído (25 g/100 mL de SF ou SGI) e administrado (por VO ou sonda NG).

ATROPINA

INDICAÇÃO

Intoxicação por inseticidas organofosforados e carbamatos e outras substâncias com ação muscarínica. Compete por antagonismo com a acetilcolina e agonistas muscarínicos.

DOSE

Em crianças < 6 anos, pode ser administrada pelas vias IV, IM, tubo orotraqueal ou intraóssea (preferencialmente IV). A dose inicial deve ser 1 a 5 mg/kg (adultos) e 0,02 mg/kg (crianças).

As doses poderão ser repetidas a cada 5 a 10 minutos até completa atropinização (ausência de secreção brônquica e melhora da bradicardia). Ressalte-se que midríase e taquicardia não são sinais seguros de atropinização.

ATENÇÃO!

Habitualmente, no tratamento das intoxicações graves, as doses altas são necessárias, o que muitas vezes aterroriza o médico não acostumado a esses quadros.

APRESENTAÇÕES

Ampolas de 1 mL contendo 0,25, 0,5 ou 1 mg de atropina.

BIPERIDENO (CLORIDRATO)

INDICAÇÃO

Casos de distúrbios extrapiramidais induzidos por substâncias como metoclopramida e neurolépticos.

DOSE

IV, 0,04 mg/kg, até a cada 6 horas.

APRESENTAÇÃO

Diluir o conteúdo de 1 amp. (5 mg, 1 mL) em SF 0,9% ou água destilada (9 mL) para obter uma solução com 0,5 mg/mL de biperideno.

■ DEFEROXAMINA (DFO)

INDICAÇÕES

Age como quelante do ferro; usado nos casos de intoxicação em pacientes com nível sérico de ferro > 350 mg/dL e quadro clínico sugestivo de intoxicação grave (choque, acidose, letargia, coma, hipovolemia, vômito e diarreia intensos, presença de cápsulas de ferro visíveis em radiografias do abdome).

DOSE

A DFO é encontrada em frascos com 500 mg que deverão ser diluídos (SF, 100 mL) para obter uma concentração final de 5 mg de DFO por mL de solução. A dose para infusão contínua será de 15 $mg/kg^{-1}h^{-1}$. Os parâmetros usados para suspensão da terapia quelante serão: presença de urina cor de vinho *rosé*, nível sérico de 350 mg/dL e resolução dos sintomas.

■ DIMERCAPROL (BAL)

INDICAÇÕES

Agente quelante usado no tratamento de intoxicações por metais pesados como arsênio (exceto arsina), mercúrio (exceto alquilmercúrio), chumbo (exceto compostos alquil) e ouro. Pode ser útil nas intoxicações por antimônio, bismuto, cobre, níquel, tungstênio e zinco. O BAL tem maior afinidade pelo metal que a enzima. Forma compostos estáveis, excretados via renal, revertendo a inibição enzimática.

DOSE NAS INTOXICAÇÕES POR ARSÊNIO, MERCÚRIO, OURO E CHUMBO

Intoxicação por arsênio, mercúrio e ouro

Crianças e adultos: via IM profunda, 3 mg/kg, a cada 4 a 6 horas, 2 dias, e a cada 12 horas, 7 a 10 dias até completa recuperação.

Intoxicação por chumbo

Associar ao EDTA nas encefalopatias agudas ou quando nível sanguíneo de chumbo 100 mg/dL: via IM profunda, 4 a 5 mg/kg, a cada 4 horas, 3 a 5 dias.

APRESENTAÇÃO

Ampolas de 1 mL com 100 mg de dimercaprol.

■ ETANOL

INDICAÇÕES

Tratamento de intoxicação por metanol ou etilenoglicol, se concentração sanguínea de 20 mg/dL. O etanol retarda (por competição) a transformação do metanol em seus metabólitos tóxicos sob ação de álcool desidrogenase.

DOSE

Embora a administração parenteral de etanol seja a preconizada na literatura, essa formulação não é comercializada no Brasil. Entretanto, pode ser manipulada. Dose de ataque: VO, 0,8 a 1 mL/kg de álcool (95%) em suco de laranja.

■ FLUMAZENIL

INDICAÇÕES

É um antagonista competitivo não totalmente específico dos benzodiazepínicos. O uso do flumazenil nas intoxicações por benzodiazepínicos tem sido muito discutido nos últimos anos, principalmente pelo risco de convulsões em pacientes que desenvolveram tolerância aos benzodiazepínicos, seja pelo uso crônico ou por abuso. Além disso, sua utilização tem sido desestimulada, também, nas intoxicações medicamentosas mistas, pela possibilidade da presença de um antidepressivo tricíclico, por exemplo, quando é contraindicada sua utilização.

ATENÇÃO!

Como, geralmente, as intoxicações puras por benzodiazepínicos apresentam baixa taxa de morbidade e mortalidade e, pelo fato de que, no Brasil, os benzodiazepínicos são de uso amplo pela população, o risco do uso do flumazenil é, na maioria das vezes, superior ao benefício.

DOSE

Adultos: iniciar com infusão lenta (0,2 mg/minuto) até a dose máxima (1 mg).

Crianças: 0,01 mg/kg até a dose máxima de 0,2 mg.

APRESENTAÇÃO

Ampola 0,5 mg, 5 mL.

■ ACETILCISTEÍNA

INDICAÇÕES

Preconizada na intoxicação por paracetamol. Age por ligação direta com o metabólito tóxico, aumentando a disponibilidade do glutation.

DOSE

Ataque: VO, 140 mg/kg (em suco ou outro veículo de sabor agradável).

Manutenção: VO, 70 mg/kg, total: 17 doses (se ocorrer vômito, repetir a dose).

APRESENTAÇÃO

Envelopes de 100, 200 ou 600 mg (Fluimucil®).

■ PRALIDOXIMA (DESCONTINUADO NO BRASIL)

INDICAÇÕES

Nas intoxicações moderadas e graves por inseticidas organofosforados para reverter os sintomas nicotínicos. Age como inibidor reversível da acetilcolinesterase.

DOSE

Adultos: inicial, IV, 1 g (diluída em SF), em 30 minutos; pode-se repetir a dose 1 hora após, se não houver melhora; em casos graves, manter dose seriada (400 mg, a cada 6 horas, 48 horas).

Crianças: 25 a 50 mg/kg.

APRESENTAÇÃO

Frascos, 200 mg.

■ INTOXICAÇÕES AGUDAS MAIS SIGNIFICATIVAS PELA GRAVIDADE OU FREQUÊNCIA

INSETICIDAS ORGANOFOSFORADOS E CARBAMATOS

Compostos largamente usados na agropecuária, com uso domiciliar muito difundido, razão de sua alta incidência como agentes de intoxicação. Trata-se de intoxicação potencialmente grave e que exige intervenção médica urgente.

DIAGNÓSTICO/SINTOMAS

A toxicidade desses agentes vem da inibição da acetilcolinesterase. Esse efeito permite acúmulo de acetilcolina nos receptores muscarínicos (células efetoras colinérgicas), nos receptores nicotínicos (junção NM esquelética e gânglios autonômicos) e no SNC (Quadro 58.2).

QUADRO 58.2 ■ Sinais e sintomas da intoxicação por anticolinesterásico

MUSCARÍNICOS	NICOTÍNICOS	SNC
▪ Miose	▪ Palidez	▪ Confusão mental
▪ Lacrimejamento	▪ Taquicardia	▪ Sonolência
▪ Sudorese	▪ Hipertensão	▪ Letargia
▪ Sialorreia	▪ Fasciculações	▪ Convulsões
▪ Hipersecreção brônquica	▪ Câimbras	▪ Coma
▪ Broncoespasmo	▪ Fraqueza muscular	
▪ Dispneia	▪ Hiporreflexia	
▪ Náuseas e vômitos		
▪ Diarreia		
▪ Hipotensão		
▪ Bradicardia		

Dependendo da natureza do composto, a intoxicação será menos lesiva e reversível (carbamatos) ou mais grave e prolongada (organofosforados), com sinais nicotínicos mais intensos associados ao comprometimento do SNC (convulsões e coma). Os sinais e sintomas iniciam-se quando há inibição de 50% ou mais do *pool* da acetilcolinesterase.

Além do quadro descrito, poderá haver a síndrome intermediária, 24 a 36 horas pós-exposição a alguns organofosforados (dimetoato, fention, malation, monocrotofós, metamidofós e paration) em 5 a 10% dos casos graves. Condições em que há paralisia na musculatura proximal dos membros, na flexora do pescoço e na respiratória, podendo provocar insuficiência respiratória. O mecanismo fisiopatológico ainda não está esclarecido. Nessa fase, não há correlação com a atividade da acetilcolinesterase.

A polineuropatia desenvolve-se 2 a 4 semanas pós-exposição a determinados organofosforados (leptofostricloronato, triclorfon, metamidofós, malation, clorpirifós e fention). Caracterizada por fraqueza muscular distal, câimbras dolorosas, parestesias, hiporreflexia e sinais de liberação extrapiramidal.

LABORATÓRIO

Cromatografia gasosa e de camada delgada podem ser usadas para definir a presença do tóxico no sangue, urina ou lavado gástrico. A dosagem sérica da pseudoacetilcolinesterase demonstrará queda em intoxicações agudas e o valor de referência será fornecido pelo laboratório. As dosagens seriadas serão importantes para acompanhamento da recuperação da enzima nesses pacientes.

TRATAMENTO

Na intoxicação por carbamatos

- Suporte de vida.
- Descontaminação.
- Carvão ativado seriado.
- Atropina é o principal agente de tratamento dessas intoxicações e deverá ser usada em dose IV suficiente para haver atropinização (ressecamento das secreções com desaparecimento efetivo de secreção pulmonar e taquicardia). É importante salientar que intoxicações graves necessitam de altas doses de atropina.
- Está contraindicado o uso da pralidoxima, pois a ligação do carbamato com a colinesterase é reversível. Alguns serviços de atendimento médico costumam usá-la em casos gravíssimos de intoxicação, especificamente pelo aldicarb (carbamato de alta toxicidade, geralmente presente nas apresentações granuladas conhecidas como "chumbinho").

Na intoxicação por organofosforado

- Suporte de vida.
- Descontaminação.
- Carvão ativado seriado.
- Atropina, IV, em dose suficiente para reverter os sinais muscarínicos.
- Pralidoxima (IV, dose: Tabela 58.1) deve ser usada nos casos graves (quando iniciarem os sintomas nicotínicos).

ATENÇÃO!

A utilização da pralidoxima nessas intoxicações tem sido muito questionada.

■ BARBITÚRICOS

O barbitúrico é um dos principais causadores de intoxicação medicamentosa pela gravidade ou frequência em praticamente todo o país. O **fenobarbital** é o principal agente entre todos os barbitúricos e o principal suspeito no coma de provável origem medicamentosa. Esses agentes provocam diminuição na atividade de todos os tecidos excitáveis, causando depressão do SNC por potencialização da inibição neuronal mediada pelo GABA. Exercem ação GABA-mimética em altas doses. Dose letal: 6 a 10 g.

Apesar de acentuada depressão no SNC, o índice de sequelas é mínimo, e a taxa de mortalidade, pequena, se o paciente for tratado adequadamente.

MEIA-VIDA

24 a 140 horas.

TOXICIDADE

As manifestações clínicas podem variar com a quantidade ingerida, o tipo de barbitúrico e o tempo decorrido desde a ingestão. A intoxicação leve simula a intoxicação pelo álcool. A moderada é caracterizada por maior depressão do estado mental, resposta apenas a estímulos dolorosos, reflexos tendinosos diminuídos e alentecimento das incursões respiratórias. A intoxicação grave causa coma e perda de todos os reflexos (exceto reflexo pupilar à luz). Podem ocorrer hipotermia e hipotensão, principalmente em casos graves.

DIAGNÓSTICO

Baseado na história, no quadro clínico e na dosagem sérica de fenobarbital. Outras dosagens recomendadas para acompanhamento do paciente são: eletrólitos; gasometria arterial, função renal, hemograma. A radiografia torácica é importante para o diagnóstico de pneumonia de aspiração.

LABORATÓRIO

A dosagem sérica de barbitúrico tem estreita relação com o quadro clínico. O nível sérico terapêutico de fenobarbital é de 15 a 40 mg/mL.

Pacientes sob uso crônico de fenobarbital costumam ter resistência aumentada ao fármaco, tolerando doses que podem causar coma profundo em não usuários.

Dosagens seriadas são importantes para ajudar na avaliação da evolução e eficiência das medidas de descontaminação.

TRATAMENTO

- Suporte respiratório e circulatório.
- Esvaziamento gástrico por lavagem gástrica, **não** por indução ao vômito (grande risco de depressão no SNC e consequente facilitação para aspirar o conteúdo gástrico). Obs: é conveniente fazer lavagem mesmo tardiamente, pois a inibição da motilidade gastrintestinal realmente ocorre.
- Carvão ativado seriado.
- A diurese alcalina é efetiva para acentuar a excreção de fenobarbital e deverá ser usada nas intoxicações graves, com instabilidade hemodinâmica e respiratória e coma profundo. O pH urinário deve ser mantido entre 7 e 8.
- Hemodiálise ou hemoperfusão: métodos bastante eficazes para tratamento dos casos graves (com instabilidade hemodinâmica e/ou respiratória).

OPIÁCEOS

São substâncias extraídas da planta *Papaver somniferum* ou sintetizadas em laboratório. Os principais responsáveis por essa intoxicação são: antidiarreicos (difenoxilato, loperamida e elixir paregórico); antitussígenos (à base de codeína); e analgésicos (derivados da morfina).

A dose tóxica é bastante variável e depende da substância (fentanila, por exemplo, é cerca de 200 vezes mais potente do que a morfina que, por sua vez, é 10 vezes mais potente do que a meperidina). No caso da morfina, protótipo desse grupo, a dose tóxica para adulto é de 30 mg.

MEIA-VIDA

Variável, mas é cerca de 2 a 3 horas para a maioria das substâncias deste grupo farmacológico.

SINTOMAS

Geralmente, há, de início, quadro de euforia e agitação, podendo haver convulsões nos casos mais graves. Logo após esse período, instala-se quadro de torpor/coma e depressão respiratória, que geralmente é o mecanismo de óbito. Desde casos mais leves até os mais graves, detecta-se miose. Complicações menos comuns incluem hipotensão, bradicardia e edema pulmonar. A tríade clássica para reconhecimento da intoxicação por opiáceos é miose, depressão respiratória e sedação.

DIAGNÓSTICO

A intoxicação por opiáceos deve ser sempre uma hipótese viável para o paciente comatoso. O motivo é que apesar de não muito frequente em nosso meio, trata-se de quadro grave e reversível com o uso de antídoto específico. A boa resposta à administração do antídoto (naloxona) confirma o diagnóstico suspeitado. Além do quadro clínico sugestivo, pode-se lançar mão da dosagem da substância na urina.

LABORATÓRIO

Determinação de opiáceos urinários pode confirmar o uso recente da morfina e seus derivados não sintéticos.

TRATAMENTO

- Suporte de vida.
- Uso de naloxona (se não houver melhora nos sinais e sintomas após administração de 10 mg de naloxona, overdose de opioide isolada é improvável).
- Se a substância intoxicante foi ingerida VO, está indicado o esvaziamento gástrico por lavagem, pois o paciente tem potencial para convulsões e depressão no SNC – risco para aspiração pulmonar.
- O carvão ativado seriado deve ser usado se a via de ingestão do intoxicante foi oral.
- Nos casos mais sintomáticos, recomenda-se observação do paciente por tempo $<$ 24 horas. A razão disso é que poderá ser necessária nova administração do antídoto e, nesse intervalo, corre-se o risco de recrudescência da intoxicação.
- Atenção especial para os casos de contrabando de heroína via trato gastrintestinal. Esses pacientes devem ser submetidos à indução de vômitos para liberação dos pacotes.

ATENÇÃO!

Não deve ser administrado O_2 suplementar na fase inicial do quadro de intoxicação sob risco de aumentar a taxa de peroxidação lipídica nos pulmões. O tratamento da hipoxemia grave deverá ser feito com O_2 suplementar em baixas doses, suficientes para atingir $pO_2 =$ 60 mmHg.

- Alguns serviços têm usado medicamentos controversos, talvez na tentativa de fazer algo pelo paciente: deferoxamina (100 mg/kg em 24 horas); N-acetilcisteína (infusão contínua, 300 $mg.kg^{-1}d^{-1}$, cerca de 15 dias); ciclofosfamida e corticosteroide.

DIGITÁLICOS

Os medicamentos desse grupo são muito prescritos, e essa condição torna intoxicações com os fármacos muito comuns, tanto acidentais quanto propositais com fim suicida. Em nosso meio, o digitálico mais usado é a digoxina (meia-vida: 36 a 48 horas), com excreção renal, cujo efeito máximo se dá entre 3 e 6 horas após a ingestão, com duração de 3 a 6 dias.

DIAGNÓSTICO

Em qualquer intoxicação, os dados coletados na anamnese são de grande importância para o diagnóstico. Contudo, o que levará a ele, em número significativo de vezes, são os sinais, os sintomas sugestivos e os exames complementares.

SINTOMAS

Após ingestão de grandes doses de digital, os pacientes evoluem rapidamente para quadro de náuseas, vômitos, cefaleia, confusão mental e arritmias cardíacas (extrassistolia, taquicardia, bloqueio atrioventricular, bradicardia e fibrilação ventricular). Os casos graves podem cursar com depressão do sensório e da respiração. O quadro tende a ser mais grave em pacientes com doença cardíaca prévia. Os distúrbios do ritmo cardíaco são os responsáveis pelo óbito na intoxicação aguda por digital.

ATENÇÃO!

São sinais de prognóstico ruim: idade avançada; hipercalemia; bradicardia; e distúrbios de condução e de ritmo cardíaco.

LABORATÓRIO

A dosagem do nível sérico do digital é útil à condução do caso, mas não deve ser o critério único para definir a gravidade. O nível terapêutico de digoxina é de 0,8 a 2 ng/mL e, na maioria das vezes, concentrações de 15 ng/mL indicam intoxicação grave.

A hipercalemia associada à ingestão de altas doses de digital é indicativo de gravidade e prognóstico ruim. Nos casos crônicos, pode ocorrer a hipocalemia.

Outros exames importantes: ECG seriado; avaliação da função renal; e radiografia torácica.

TRATAMENTO

Suporte de vida; descontaminação gástrica; carvão ativado seriado.

Tratamento de bradicardia

Em caso de repercussão hemodinâmica e/ou FC com 50 bpm, administrar atropina (IV, 0,5 mg, repetir até a cada 10 minutos; dose máxima de 2 mg). À falta de resposta, implantar marca-passo temporário.

Tratamento de bloqueio atrioventricular (BAV)

BAV 1°: observação clínica e monitoração cardíaca.

BAV 2°: observação clínica e monitoração cardíaca. Geralmente, não há evolução para bloqueio atrioventricular total (BAVT). No entanto, se houver hipercalemia nas primeiras horas de evolução, deve-se avaliar a pertinência de implantar o marca-passo temporário.

BAV 3° (BAVT): implantação de marca-passo temporário.

Tratamento de hipercalemia (K de 5,5 mEq/L) com solução polarizante. Evitar uso de gluconato de cálcio, pois pode agravar as arritmias ventriculares.

■ ANTIDEPRESSIVOS TRICÍCLICOS

São largamente usados no dia a dia de psiquiatras, neurologistas e clínicos. Atualmente, nem todas as medicações conhecidas como antidepressivos têm a estrutura clássica de três anéis. Contudo, apesar da diversidade de estrutura química, a toxicidade é semelhante.

Compostos mais comuns: amitriptilina (Tryptanol®, Limbitrol®); amneptina (Survector®); clomipramina (Anafranil®); imipramina (Tofranil®); nortriptilina (Pamelor®); e fluoxetina (Prozac®).

Dose tóxica: ingestão de 20 mg/kg.

Meia-vida: 8 a 78 horas, conforme o composto envolvido.

DIAGNÓSTICO

A dosagem sérica de antidepressivos tricíclicos pode ser útil na confirmação diagnóstica. Entretanto, nem sempre há uma correlação confiável entre concentração sérica da medicação e grau de toxicidade.

O diagnóstico baseia-se na história clínica, nos sintomas e dados de exames complementares. O ECG é o exame mais importante para determinação da gravidade e prognóstico do paciente intoxicado por substâncias desse grupo. Alargamento de QRS, aumento nos intervalos P-R e QT, fibrilação ventricular e bradicardia são achados frequentes.

MECANISMO DE AÇÃO

Agem no SNC e no SNP, bloqueando os sítios receptores de dopamina e a recaptura de norepinefrina e serotonina.

SINTOMAS

Os sinais e sintomas iniciam-se cerca de 1 hora após a ingestão. As ações farmacológicas incluem atividade anticolinérgica central e periférica, depressão da contratilidade miocárdica, diminuição da velocidade de condução intraventricular e atrioventricular e efeitos sobre o SNC.

Na primeira fase, o paciente tem euforia, agitação e alucinações. Algumas horas após, evolui com depressão do SNC. As principais manifestações são evidências de bloqueio colinérgico (midríase, íleo paralítico, retenção urinária e hiperpirexia). Efeitos anticolinérgicos resultam em toxicidade cardiovascular (arritmias supraventriculares e ventriculares, bloqueios de condução, hipotensão, hipoperfusão e edema pulmonar). Os mecanismos responsáveis pelas arritmias cardíacas são complexos e relacionam-se ao estado acidobásico e à concentração sérica de magnésio. As manifestações relacionadas ao SNC podem variar entre agitação, confusão mental e coma. Pode haver convulsões e agravamento da toxicidade cardíaca pela acidose metabólica resultante. A rabdomiólise é frequente nos casos que evoluem com convulsões.

LABORATÓRIO

Dosagem sérica da substância sela o diagnóstico de intoxicação:

- Até 300 NG/mL: nível terapêutico (varia entre os derivados).
- 800 NG/mL: parecem estar relacionados com casos graves de intoxicação, mas não devem ser utilizados como parâmetro único na avaliação e acompanhamento do paciente.
- Outros exames para acompanhamento do paciente são gasometria arterial (acidose metabólica não é rara), ionograma, ureia, creatinina e CK.

TRATAMENTO

- Suporte de vida.
- Convulsões são tratadas por benzodiazepínicos e fenitoína.
- A descontaminação gástrica deve ser feita por lavagem, e não por indução de vômitos.
- Administrar carvão ativado seriado.
- Uso de bicarbonato de sódio (IV, bolo, 1 a 2 mEq/kg) em pacientes com alargamento no intervalo QT ou hipotensão refratária para manter o pH sanguíneo no intervalo 7,45 a 7,55.
- A fisostigmina está em desuso para tratamento dos efeitos colinérgicos, pois agrava as arritmias e as convulsões.
- Hemodiálise e hemoperfusão são pouco eficazes pela extensa ligação da substância aos tecidos.
- São contraindicados os antiarrítmicos procainamida e quinidina. As arritmias refratárias podem ser tratadas por lidocaína.
- As convulsões podem ser tratadas por diazepam ou fenobarbital.

NOVOS ANTIDEPRESSIVOS

Fármacos mais usados: fluoxetina; sertralina; fluvoxamina; paroxetina; citalopram; venlafaxina; e trazodona.

GENERALIDADES

Os primeiros antidepressivos foram descobertos na década de 1950. Daí em diante surgiu um número expressivo de novas substâncias antidepressivas, os psicofármacos. Atualmente, a designação não corresponde inteiramente a esse grupo de substâncias, pois são medicamentos usados no tratamento de eleição ou como coadjuvantes em vários distúrbios, psiquiátricos e não psiquiátricos.

O lançamento da fluoxetina para o tratamento da depressão, em 1988, inaugurou uma era na terapia antidepressiva. Ela e os novos antidepressivos vêm sendo classificados como atípicos, heterocíclicos, de 2ª ou 3ª geração. São facilmente diferenciados de seus predecessores (antidepressivos tricíclicos e inibidores da monoaminoxidase) por sua seletividade nas ações farmacológicas e maior heterogeneidade de suas estruturas químicas. Tais fármacos são cada vez mais prescritos e tendem a substituir os antigos antidepressivos tricíclicos como medicamentos de escolha no tratamento da depressão. Outras indicações desses novos antidepressivos incluem distúrbios obsessivo-compulsivos e distúrbios alimentares, como a bulimia. Atualmente, de acordo com o registro de intoxicações dos CIAT, aumentam a cada dia as intoxicações por esses produtos que parecem significativamente menos lesivas do que a intoxicação por antidepressivos tricíclicos e inibidores da monoaminoxidase.

ATENÇÃO!

O aspecto mais alarmante relacionado à toxicidade das novas substâncias parece ser o seu papel em precipitar a síndrome serotonínica, que pode ser fatal.

FARMACOLOGIA

Os ISRS são medicamentos que atuam como inibidores potentes e específicos da recaptação neuronal de serotonina no neurônio pré-sináptico, aumentando a disponibilidade de serotonina por inibição da sua recaptação na fenda sináptica.

FLUOXETINA

Usada como cloridrato, é um composto bicíclico, cujo nome químico é cloridrato de s(DL)-N-metil-3-fenil-3[(a,a,a-trifluor-p-tolil)oxi] propilamina. Sem inconvenientes, é administrado VO com pouco efeito de primeira passagem hepática. Sua absorção não é afetada pelos alimentos, embora estes diminuam ligeiramente a velocidade de absorção. O pico de concentração plasmática ocorre entre 6 e 8 horas posteriores a uma única dose oral de 40 mg. As maiores alterações eletrencefalográficas e as variáveis psicométricas ocorrem entre 8 e 10 horas após a dose. Sua capacidade de ligação às proteínas plasmáticas é importante (cerca de 94%).

A fluoxetina é desmetilada no fígado em norfluoxetina, seu principal metabólito ativo, e 80% são excretados pela urina, sendo 2,5% como substância-mãe e 10% como norfluoxetina. O restante são metabólitos conjugados. Com a matéria fecal, eliminam-se 15%. Sua meia-vida é de 2 a 3 dias e a da norfluoxetina, de 7 a 9. Seus principais efeitos colaterais são náuseas, diarreia, boca seca, erupções cutâneas, reações anafilactoides, maníacas ou psicóticas em indivíduos predispostos, perda de peso, aumento das transaminases, leucopenia assintomática, confusão mental, ideias suicidas, discinesias, trombocitopenias, hiperprolactinemia, ginecomastia, mastodinia, dismenorreia e sangramento vaginal.

SERTRALINA

O **cloridrato de sertralina** é um derivado da naftilamina. Em animais, não tem ação estimulante, sedativa ou anticolinérgica, nem cardiotoxicidade. Ela não tem afinidade pelos receptores muscarínicos (colinérgicos), serotoninérgicos, dopaminérgicos, adrenérgicos, histaminérgicos, gabaérgicos ou benzodiazepínicos, e exibe uma farmacocinética proporcional à dose na faixa de 50 a 200 mg.

No homem, após uma dose diária, VO, de 50 a 200 mg (14 dias), as concentrações plasmáticas de pico ($C_{máx}$) de sertralina são produzidas entre 4,5 a 8,5 horas após a dose. Sua meia-vida de eliminação terminal plasmática ocorre em cerca de 26 horas. Cerca de 98% da substância circulante une-se às proteínas plasmáticas. Estudos em animais indicam que ela tem grande volume aparente de distribuição e uma primeira passagem metabólica ampla. No homem, a sertralina e a N-desmetilsertralina (seu principal metabólito) são metabolizadas de forma extensa e os metabólitos resultantes têm excreção fecal e urinária em quantidades similares. Somente uma pequena quantidade ($< 0,2\%$) é excretada na urina sem modificação.

A farmacocinética em pacientes idosos é similar àquela nos adultos mais jovens. Os alimentos aumentam a biodisponibilidade das cápsulas de sertralina, por isso se recomenda administrá-la às refeições. As reações adversas mais comumente observadas são distúrbios gastrintestinais (diarreia, náuseas e dispepsia), tremores, vertigens, insônia, sonolência, transpiração abundante, boca seca, disfunção sexual masculina.

PAROXETINA

Completamente absorvida VO. De metabolismo rápido, dá origem a metabólitos 50 vezes menos potentes, eliminados rapidamente. Sua distribuição pelo organismo é rápida, incluindo o SNC, ficando 1% no plasma. As afecções renais e hepáticas aumentam as concentrações plasmáticas da paroxetina, tanto que em idosos atingem concentrações de 7 a 80% superiores às detectadas nos jovens.

Cefaleia, astenia, dor abdominal, palpitação, vasodilatação, sudorese, tonturas, sonolência, insônia, agitação, tremores, ansiedade, náuseas, vômitos, boca seca e alterações na ejaculação são os efeitos colaterais mais importantes deste fármaco.

CITALOPRAM

Atualmente, é muito usado. Age como inibidor seletivo na recaptação de serotonina. Seu efeito pode ser observado em 2 a 4 semanas após início do tratamento, tendo efeito máximo depois de 5 a 6 semanas de uso. É bem absorvido VO e sua biodisponibilidade é de cerca de 80%. A concentração sérica máxima é atingida em 2 a 4 horas após administração oral. A ligação proteica do fármaco é de 80% e sua cinética é linear. Sua metabolização dá-se por desmetilação, desaminação e oxidação. O citalopram inalterado é o principal componente presente no plasma.

O fármaco e seus metabólitos atravessam a barreira placentária com distribuição fetal semelhante à materna. Pequenas quantidades do medicamento são eliminadas pelo leite materno. A eliminação é urinária e fecal. A meia-vida do citalopram é de cerca de 36 horas.

Os efeitos colaterais são náuseas, cefaleia, boca seca, insônia e raramente convulsões. Os principais efeitos tóxicos estão relacionados ao metabólito cardiotóxico, que pode provocar bradicardia, prolongamento do intervalo QT e torsades de pointes. Os pacientes devem ser monitorados com relação ao alargamento do intervalo QT e deverão permanecer em observação por no mínimo 12 horas.

VENLAFAXINA

Novo fármaco antidepressivo com uma estrutura química totalmente diferente daquela dos tricíclicos clássicos, tetracíclicos e outros agentes antidepressivos conhecidos. Quimicamente, denomina-se 1-2-dimetilamino-1-4-metoxifeniletil-ciclo-hexano. Seu mecanismo de ação lembra o de outros antidepressivos conhecidos (fluoxetina, sertralina e paroxetina), pois está diretamente associado à potenciação da atividade neurotransmissora no SNC.

É um potente e ativo inibidor da recaptação de aminas no neurônio pré-sináptico e, diferentemente dos mencionados, além de inibir a recaptação da serotonina (5-hidroxitriptamina), age sobre a norepinefrina e a dopamina. Entretanto, não exerce a mesma ação sobre os receptores muscarínicos, histaminérgicos ou α-adrenérgicos. Por essa razão, não seriam gerados efeitos significativos no nível autonômico, anticolinérgico, hipnoindutor, sedativo ou cardiovascular, como ocorre com os antidepressivos tricíclicos clássicos.

A venlafaxina é absorvida sem inconvenientes no trato digestório (92%) nas doses habituais (25 a 100 mg/dia). Sofre uma biotransformação hepática ativa e ampla da qual surge um único e ativo metabólito denominado o-desmetilvenlafaxina (ODV). Estima-se que cerca de 87% da dose oral é excretado na urina nas primeiras 48 horas. Dessa porcentagem, 5% correspondem ao fármaco não metabolizado; 26%, ao metabólito ativo (ODV); e 27%, a outros metabólitos inativos. Essa condição faz da excreção renal a principal via de eliminação da venlafaxina.

O processo de absorção gastrintestinal não é afetado por alimentos. Em pacientes portadores de doença renal crônica em tratamento dialítico, a meia-vida prolongou-se em cerca de 180%. A meia-vida plasmática do fármaco é similar à da fluoxetina (3 a 5 dias).

Como reações adversas, houve relato de náuseas, diarreia, erupções cutâneas, anorexia, ansiedade, insônia, nervosismo, confusão mental, cefaleia, secura da boca e astenia.

NEFAZODONA

Derivado sintético, pertence ao grupo das fenilpiperazinas. O seu efeito antidepressivo decorre do bloqueio da neurotransmissão serotoninérgica por competição com os receptores de tipo II da serotonina (5HT) e por um bloqueio parcial leve na neurotransmissão α-adrenérgica. Não apresenta efeitos anticolinérgicos nem anti-histamínicos. Em pacientes com idade > 65 anos, a nefazodona não provoca alterações na condução cardíaca nem hipotensão ortostática. VO, é rapidamente absorvida e alcança o pico plasmático em 1 a 3 horas. O equilíbrio cinético-plasmático ocorre em 3 a 4 dias com doses terapêuticas usuais. Os alimentos retardam sua absorção e reduzem sua biodisponibilidade em 20% (clinicamente não significativos).

A nefazodona é bastante lipossolúvel, distribuindo-se por todos os tecidos (volume de distribuição: 0,23 a 0,68 L/kg). É metabolizada no fígado. A meia-vida de eliminação no estado de equilíbrio cinético é de 2 a 4 horas, sendo os metabólitos eliminados principalmente pelos rins. Apresenta ligação (> 99%) com as proteínas plasmáticas. Recomenda-se redução na dose em pacientes com disfunção hepática ou renal.

Efeitos colaterais: boca seca; náuseas; sonolências; enjoos; astenia; constipação; cefaleia; diplopia; e insônia.

TRAZODONA

Trata-se de um derivado do grupo das triazolpiridinas. Sua estrutura química assemelha-se, em parte, aos antidepressivos tricíclicos. É análoga à nefazodona, a cujo mecanismo de ação se assemelha. É bem absorvida no intestino e os alimentos podem aumentar levemente a biodisponibilidade. A eliminação é bifásica e varia muito de um paciente para outro.

Reações adversas

Visão turva, obstipação, boca seca, hipotensão, hipertensão, confusão, enjoos, cefaleia, sonolência, fadiga, insônia, nervosismo, dores musculoesqueléticas, náuseas, vômitos.

Priapismo é também uma reação adversa que pode ocorrer, principalmente no primeiro mês de uso da trazodona, sem relação com níveis tóxicos da substância. Representa emergência médica. Se o tratamento for iniciado somente 4 a 6 horas após o início do priapismo, 40 a 50% dos pacientes poderão se tornar impotentes.

BUPROPIONA

As formulações de liberação lenta são responsáveis por quadros de toxicidade tardia, apesar de períodos iniciais assintomáticos.

Quadro clínico

Agitação, alucinações, náuseas, vômitos, tremores, convulsões e toxicidade cardíaca. Foram descritos casos de morte com nível sérico de bupropiona de 3,1 mg/dL.

AVALIAÇÃO GERAL CRÍTICA DE ANTIDEPRESSIVOS

A fluoxetina é a medicação que mais preocupa nesse grupo, pois há taxas significativas de morbimortalidade relacionadas a intoxicações mistas envolvendo tal substância. Na intoxicação aguda apenas por fluoxetina, os sintomas parecem ser mais leves e passageiros e uma parcela expressiva dos pacientes permanece assintomática. Na presença de sintomas, pode-se observar taquicardia, depressão do segmento ST, arritmias juncionais, confusão mental, tontura, ataxia, ansiedade, tremor e, menos frequentemente, náuseas, vômitos, diarreia e síndrome do segmento QT prolongado. Pode haver convulsões entre 5 e 10 horas após a ingestão VO.

A intoxicação aguda por venlafaxina parece ser relativamente benigna. Os achados mais comuns são relacionados ao SNC, como sonolência e, mais raramente, convulsões. Taquicardia sinusal e palpitações são as manifestações cardíacas mais comuns.

Intoxicações por trazodona e nefazodona são geralmente benignas. Há relatos de intoxicações fatais quando há ingestão simultânea de outras substâncias (intoxicação mista). Os sinais e sintomas que podem estar presentes são confusão mental, letargia, ataxia, hipotensão, bradicardia e, mais raramente, convulsões e coma.

SÍNDROME SEROTONINÉRGICA

Com o aumento do uso dos ISRS, houve também maior incidência de casos de hiperestimulação serotoninérgica. É a síndrome serotoninérgica ou serotonínica, que se desenvolve horas ou dias após o início da administração de uma das seguintes medicações: fluoxetina, sertralina e trazodona; e é caracterizada pela alteração simultânea do estado mental, do comportamento, da função neuromuscular e do tônus autonômico. A condição pode ocorrer mesmo com doses terapêuticas.

O quadro clínico é caracterizado por agitação e confusão mental, podendo evoluir para coma e rigidez muscular e hiper-reflexia, tremor, febrícula, náusea, vômitos, diarreia, taquicardia e diaforese. Mais raramente, o quadro poderá evoluir com convulsões, febre alta, nistagmo, disartria, parestesias, sinal de Babinski positivo e IR.

O diagnóstico é essencialmente clínico, sendo muitas vezes difícil diferenciar a síndrome da serotonina da síndrome neuroléptica maligna. Há fortes indícios de que a primeira seria uma variante da segunda.

No tratamento da síndrome serotonínica, terapia agressiva de suporte deve ser iniciada, se necessário, esfriando-se o paciente por meio de banho em água fria e ventiladores, se a temperatura for > 40 °C. Observar rigorosamente o paciente até resolução espontânea do quadro, o que ocorre geralmente em 24 horas. Deve ser suspenso o uso do agente causador da síndrome. O uso de antagonistas dos receptores da serotonina não se mostra muito efetivo na alteração do quadro clínico.

EXAMES COMPLEMENTARES

Dosagens dessas substâncias no plasma e/ou urina, exceto como *screening* toxicológico, não são recomendadas, pois não mudam a abordagem ao paciente e são de difícil disponibilidade.

O ECG deve ser solicitado, principalmente se há suspeita de ingestão simultânea de antidepressivos tricíclicos.

TRATAMENTO GERAL

- Pré-hospitalar: medidas suportivas; induzir êmese e conduzir o paciente a serviço de emergência médica.
- Medidas suportivas e de emergência, se necessário: manter acesso venoso; se ocorrerem convulsões (mais comum na ingestão de ISRS e venlafaxina), administrar diazepam ou lorazepam; se ocorrer hipotensão (na ingestão de trazodona e nefazodona), administrar fluidos EV e colocar o paciente na posição de Trendelenburg. Atropina pode ser usada se houver bloqueio de condução ou bradicardia persistente.
- Descontaminação: induzir vômitos ou fazer lavagem gástrica, principalmente se houver indícios de doses significativas e se decorrido pouco tempo (até 4 horas) após a ingestão. Administrar carvão ativado (dose de ataque: 50 g; doses de manutenção, se necessário).
- Antídoto: não há antídoto específico.

PROGNÓSTICO

Nas intoxicações **puras** por antidepressivos de 2ª geração, o prognóstico é significativamente melhor se comparado à intoxicação por antidepressivos tricíclicos, ou quando o quadro é caracterizado por ingestão de vários antidepressivos.

Perda de visão (parcial ou total); parkinsonismo; neuropatia periférica; distúrbios de comportamento.

■ ESTRICNINA

Alcaloide derivado da *Strychnos nux-vomica*. Atualmente, pode ser encontrada como adulterante de substâncias ilícitas (p. ex.: cocaína e heroína). Substância rapidamente absorvida após ingestão, inalação ou uso IV (p. ex.: como potencializador da cocaína).

O início de convulsões ocorre em 15 minutos após a ingestão e cerca de 5 minutos após a introdução (IV) ou inalação. Ocorrem câimbras, rigidez, espasmos, agitação, hiper-responsividade a estímulos e convulsões geralmente dolorosas. Os espasmos e convulsões podem ser precipitados por estímulos auditivos, táteis e visuais, sem depressão do SNC, exceto nos pacientes que evoluem com hipoxia. As contrações musculares podem ser intensas e prolongadas, resultando em hipertermia, rabdomiólise, mioglobinúria e IR aguda.

Devido à rápida metabolização da estricnina (cerca de 24 horas), o prognóstico é bom se o paciente sobreviver às primeiras 12 horas.

DOSE LETAL

5 mg.

DIAGNÓSTICO CLÍNICO E LABORATORIAL

História clínica: quadro súbito e história de ingestões suspeitas.

O diagnóstico também pode ser confirmado determinando os níveis de estricnica por dosagem sérica, urinária ou de líquido gástrico usando cromatografia gasosa, líquida ou de camada delgada. No entanto, não há correlação entre as dosagens e a gravidade do quadro.

TRATAMENTO

- Suporte de vida.
- Tratamento de hipertermia, acidose metabólica e rabdomiólise e controle das crises convulsivas.
- Descontaminação gastrintestinal: lavagem gástrica (nunca induzir o vômito devido ao seu potencial convulsogênico) e carvão ativado.
- Catártico salino (MgSO4, 20 a 30 g/dose).
- Diazepam em bólus (adultos: 5 a 10 mg; crianças 0,25 a 0,4 mg.kg–1dose–1 até 10 mg/dose) ou midazolam (a cada 10 minutos ou menos, se necessário).
- Evitar estímulos externos (som, luz, etc.).
- Curarizar se houver convulsões refratárias a diazepam e fenobarbital.
- Administrar morfina se houver dor refratária.

■ COCAÍNA

Talvez a droga de abuso mais popular em todo o mundo. É encontrada em forma de pó, pasta (sulfato de cocaína) e *crack* (base livre). Pode estar associada a outros estimulantes ou substâncias diversas, como talco, farinha e estricnina, entre outras.

Pode ser usada por aspiração, aplicada sobre mucosas, IV, deglutida ou fumada.

DOSE TÓXICA

Depende da tolerância individual, pureza da droga, velocidade de administração, etc. Já foi relatado óbito com doses tão pequenas como 20 mg ou sobrevida de usuários crônicos com doses de 10 g.

MECANISMO DE AÇÃO

É anestésico local, com potente ação estimulante do SNC. Bloqueia a recaptação de dopamina e aumenta a liberação de dopamina, epinefrina e norepinefrina no SNC e SNP. Bloqueia a condução de impulsos nervosos por reduzir a permeabilidade da membrana axonal aos íons sódio.

DIAGNÓSTICO

O tempo de início da ação varia conforme a via de administração: segundos (IV), minutos (inalação), 20 a 60 minutos (mucosas), 30 a 90 minutos (gastrintestinal). Em ingestões maciças, a absorção é gradativa e prolongada.

A cocaína causa estimulação do SNC e simpático (SNS) de curta duração, hipertensão, taquipneia, taquicardia e midríase.

EXAMES COMPLEMENTARES

Laboratório

Determinação urinária do metabólito e da droga inalterada pode ser feita por análise cromatográfica, fluorescência polarizada e técnicas de enzimaimunoensaio que são rápidas, precisas e sensíveis. Podem ser usados também lavado gástrico, sangue ou substâncias suspeitas.

Eletrólitos, glicose, ureia, creatinina, CPK, urina rotina, radiologia, radiografia abdominal (na suspeita de ingestão de embalagens), ECG.

TRATAMENTO

Suporte de vida; medidas de descontaminação pós-ingestão; lavagem gástrica; carvão ativado; catártico, no caso de crise hipertensiva usar nitroprussiato de sódio; taquiarritmias: evitar betabloqueadores (podem acarretar vasoespasmo coronariano); anticonvulsivantes, se necessário; antipiréticos, se necessário; benzodiazepínicos para diminuir o efeito estimulante da cocaína e para tratamento inicial das crises epilépticas. Casos graves deverão ser mantidos em UTI.

■ ARSÊNIO

Um dos mais antigos venenos usados pela humanidade.

Na indústria, é usado para produzir tintas, vidros, praguicidas (atualmente proibidos), corantes, conservantes de couro e de madeira, cerâmica e produção de ligas metálicas, entre outros usos.

As formas mais tóxicas do arsênio são o gás arsina (AsH) e suas formas trivalentes, sendo o arsenito mais tóxico que o arsenato. Dose letal da forma trivalente: 200 mg. As intoxicações mais comuns e mais graves ocorrem por ingestão dos compostos e inalação da arsina.

DIAGNÓSTICO

O início dos sintomas depende da presença, quantidade e tipo de conteúdo gástrico. Podem ocorrer de minutos a horas após a ingestão.

MANIFESTAÇÕES CLÍNICAS

Iniciais pós-ingestão: pode haver odor de alho no hálito e nas fezes. Queimaduras na cavidade oral, constrição faringiana, disfagia, dor abdominal, náuseas, vômitos, diarreia (às vezes com aspecto de arroz), hipotensão arterial e taquicardia.

- Pós-absorção no sistema cardiovascular: choque cardiogênico secundário à cardiotoxicidade do arsênio e alterações eletrocardiográficas (prolongamento do intervalo QT, torsades de pointes, alteração na onda T).
- SNC: alteração do estado mental; tonturas; delírio tóxico; encefalopatia; neuropatia periférica tardia.
- Aparelho geniturinário: hematúria e necrose tubular.
- Equilíbrio hidreletrolítico: depleção de volume (diarreia, vômito, terceiro espaço).
- Sangue: hemólise; diminuição de hematócrito e de hemoglobina.
- Sistema respiratório: insuficiência respiratória aguda (IRpA) (enfraquecimento da musculatura); edema agudo (cardiogênico ou não).
- Sintomas e sinais de intoxicação por inalação de arsênio (arsina (gás) e fumaças contendo trióxido de arsênio): ardor facial; náuseas; disfagia; opressão torácica; hemólise; IR aguda.

O Quadro 58.3 resume as consequências da ingestão de arsênio.

QUADRO 58.3 ■ Consequências sistêmicas da ingestão de arsênio

SNC	SISTEMA CARDIOVASCULAR
▪ Euforia	▪ Taquicardia
▪ Agitação	▪ Fibrilação ventricular
▪ Confusão	▪ Hipertensão grave
▪ Cefaleia	▪ Espasmo arterial das coronárias
▪ Tremores	▪ Trombose arterial das coronárias
▪ Rigidez muscular	▪ Infarto do miocárdio
▪ Convulsões	▪ Hipotensão arterial
▪ Hipertermia	▪ Choque de origens diversas por vasoconstrição
▪ Hemorragia intracraniana	

EXPOSIÇÃO CRÔNICA

Geralmente, por exposição industrial: fraqueza; anorexia; hepatomegalia; tontura; queixas abdominais; irritação do trato respiratório; perfuração do septo nasal; conjuntivite; hiperpigmentação; dermatite alérgica; surdez; tremores; fasciculações; ataxia; incoordenação; confusão mental; neuropatia periférica; pancitopenia; anemia aplástica; leucemia; ceratose; Mees' lines (linhas brancas transversais nas unhas).

LABORATÓRIO

Gasometria, eritrograma, eletrólitos, exame de urina, dosagem de arsênio em urina de 24 horas (valor de referência: cerca de 50 mg/24 horas), dosagem de arsênio sanguíneo (normalmente 7 mg/dL) e provas de função hepática.

TRATAMENTO

- Suporte de vida.
- Reposição hídrica o mais precoce possível.
- Verificar possibilidade de descontaminação gastrintestinal.
- Lavagem gástrica copiosa.
- Lavagem intestinal se a radiografia evidenciar tóxico no intestino.
- Catártico salino (cuidado com íleo paralítico e IR).
- Diazepam: para convulsões (bólus, a cada 15 minutos, se necessário); fenobarbital (ou fenitoína) nos casos refratários.
- Monitorar sinais vitais.
- Monitorar ECG.
- Hemodiálise em pacientes com IR concomitante.
- Terapia com quelação:
  - BAL (British-antilewisite); dimercaprol: em pacientes sintomáticos (IM, 3 a 5 mg.kg–1dose–1, a cada 4 a 12 horas), conforme a gravidade.
  - Penicilamina: ao diminuírem os sintomas, ou o paciente estabilizar (interrupção nos vômitos e diarreia); 100 mg.kg–1d–1 (máximo 2 g/dia), a cada 6 horas.
  - Manter BAL por mais tempo se o uso de penicilamina for impossível.
  - Interromper a quelação quando o nível de arsênio urinário estiver 50 · g/24 horas.
  - Adequar a dose no caso de IR.
  - Manter fluxo urinário em cerca de 1 a 2 ml.kg–1h–1.
  - Radiografias abdominais para controle.
  - Radiografia torácica (edema e aspiração).
  - Anti-histamínicos se ocorrerem efeitos indesejáveis dos quelantes.

■ PARACETAMOL

Frequente intoxicação no mundo todo, em especial pela facilidade de acesso ao fármaco e pelo desconhecimento da sua toxicidade. É ingrediente comum de muitas medicações analgésicas e antipiréticas, aumentando seu uso. Tem se tornado intoxicação contumaz em nosso meio por ser um substituto para o ácido acetilsalicílico no caso de suspeita de dengue.

MECANISMO DE AÇÃO

A toxicidade hepática deve-se à depleção da glutationa hepática e ao acúmulo subsequente de um metabólito intermediário tóxico, a N-acetil-p-benzoquinonimina. O comprometimento renal pode ocorrer mesmo na ausência de lesão hepática, devido à nefrotoxicidade do metabólito p-aminofenol e pela inibição da síntese das prostaglandinas provocando isquemia na medula renal.

TOXICIDADE

A toxicidade geralmente ocorre após a ingestão aguda de 140 mg/kg ou dose de 7,5 g.

MANIFESTAÇÕES CLÍNICAS

Podem variar com a idade do paciente, a dose ingerida e o tempo transcorridoConsideram-se quatro fases no respectivo quadro clínico:

- Fase I (30 minutos até 24 horas pós-ingestão): mal-estar, palidez, sudorese, anorexia, náuseas e vômitos;
- Fase II (24 a 72 horas): principalmente dor no flanco direito, com elevação de enzimas hepáticas, bilirrubinas e prolongamento do tempo de protrombina. Pode ser observado algum grau de deterioração na função renal;
- Fase III (72 a 96 horas): quadro de necrose hepática e IR;
- Fase IV (4 dias até 2 semanas): se ainda houver hepatócitos íntegros neste período, haverá recuperação da função hepática.

DIAGNÓSTICO

A dosagem do nível sérico de paracetamol deve ser feita 4 a 20 horas após a ingestão e deve ser avaliada conforme o nomograma de Rumack-Matthew. Este divide a razão dose sanguínea/tempo em duas partes, uma **sem** e outra **com** provável hepatotoxicidade. Por exemplo, doses de 50 mg/mL com tempo de 12 horas pós-exposição indicam não hepatotoxicidade. A mesma dose após 12 horas pode indicar provável toxicidade hepática.

ATENÇÃO!

Cuidados especiais na avaliação devem ser tomados em pacientes que apresentam hepatopatias prévias. Infelizmente, a determinação laboratorial dificilmente está disponível nos serviços de urgência.

TRATAMENTO

- Descontaminação gastrintestinal.
- Carvão ativado, usado até 6 horas após ingestão.
- N-acetilcisteína: dose de ataque (140 mg/kg) seguida de 17 doses, VO, 70 mg/kg, diluída em SGI (5%, 200 mL) ou suco com sabor laranja.
- Acompanhar com provas de função hepática, renal e de coagulação, além de gasometria, glicemia, hemograma e ionograma.
- Estudos em animais demonstraram que a inibição do citocromo P-450 pela cimetidina é eficaz na diminuição da toxicidade hepática do paracetamol. O tempo ótimo para ação da cimetidina (PAR) é de até 2 horas após a intoxicação e poderá ser usada principalmente até a disponibilidade da N-acetilcisteína.
- O efeito antioxidante da Ginkgo biloba também tem sido estudado na neutralização da toxicidade hepática do paracetamol. Entretanto, as evidências de sua eficácia são insuficientes.

MANEJO EXTRACORPÓREO NAS INTOXICAÇÕES

O manejo extracorpóreo das intoxicações é eficaz em minoria de agentes e não está disponível na maioria dos serviços de emergência.

PRINCÍPIOS BÁSICOS

A depuração de um agente tóxico por técnicas de remoção extracorpórea como hemodiálise e hemoperfusão apresenta as seguintes indicações:

1 | Deterioração clínica apesar do tratamento de suporte agressivo.
2 | Ingestão de tóxico cujo tratamento de suporte é ineficaz.
3 | Ingestão de tóxico em dose superior à depuração endógena e potencialmente fatal.

HEMODIÁLISE

Poderá ser efetiva no caso de uma intoxicação por substância de baixo peso molecular, pequeno volume de distribuição, baixo grau de ligação proteica e alta solubilidade em água. Após o procedimento, pode haver redistribuição da substância e aumento em sua concentração sérica, com necessidade de sessões seriadas. O fluxo sanguíneo deve ser de 300 mL/minuto, e a duração do tratamento, orientada pela resposta clínica.

Entre as substâncias removidas por hemodiálise, destacam-se lítio, etilenoglicol, metanol, paraquat, isopropanol, salicilatos, teofilina, ácido valproico e arsênio.

HEMOPERFUSÃO

Procedimento dialítico que usa um capilar de carvão ativado (ou outra resina de troca); não se usa solução de diálise. O processo envolve a passagem do sangue em um circuito extracorpóreo por um capilar com ação adsorvente. No Brasil, essa técnica é ainda pouco difundida e com altos custos.

Entre as intoxicações que poderiam ser tratadas por esse método, destacamos: barbitúricos; organofosforados; e teofilina. Os pacientes tratados por hemoperfusão deverão ser cuidadosamente monitorados em relação à trombocitopenia, leucopenia transitória, hipofibrinogenemia, hipotermia e hipoglicemia.

REVISÃO

- Apesar da subnotificação, o número de intoxicações é expressivo, por acidente, exposição ocupacional, abuso ou proposital.
- Principais agentes: medicamentos, especialmente benzodiazepínicos, anticonvulsivantes e antidepressivos; praguicidas; agentes cáusticos; e outros produtos domissanitários.
- Como abordagem inicial, na suspeita de intoxicação, é fundamental proceder a: suporte de vida; interromper a exposição ao agente tóxico; desintoxicar o paciente; neutralizar o efeito do agente; manter o paciente sob observação e reavaliá-lo.
- No diagnóstico, importa saber a substância envolvida e a quantidade, informações que determinarão os antídotos e a terapêutica específica. A classificação do estado do paciente em de depressão ou de agitação psicomotora também é orientadora. Exames laboratoriais e de imagem podem ser requeridos.

REFERÊNCIAS

1. Mowry JB, Spyker DA, Brooks DE, McMillan N, Schauben JL. 2014 Annual Report of the American Association of Poison Control Centers' National Poison Data System (NPDS): 32nd Annual Report. Clin Toxicol (Phila). 2015;53(10):962-1147.
2. Centros de Informação e Assistência Toxicológica no Brasil (Sinitox) [Internet]. Rio de Janeiro: Sinitox; c2009 [capturado em 2 set. 2016]. Disponível em: http://sinitox.icict.fiocruz.br/.

LEITURAS SUGERIDAS

American College of Medical Toxicology [Internet]. Phoenix: ACMT; c2016 [capturado em 2 set. 2016]. Disponível em: http://www.acmt.net/.

Centers for Disease Control and Prevention [Internet]. Atlanta: CDC; c2016 [capturado em 2 set. 2016]. Disponível em: http://www.cdc.gov/.

National Institute on Drug Abuse [Internet]. Bethesda: NIH; c2016 [capturado em 2 set. 2016]. Disponível em: https://www.drugabuse.gov/.

National Poisons Information Service. Toxbase [Internet]. Dublin: NPIS; c2016 [capturado em 2 set. 2016]. Disponível em: http://www.npis.org/toxbase.html.

Rhyee SH. General approach to drug poisoning in adults [Internet]. Waltham: UptoDate; 2016 [capturado em 2 set. 2016]. Disponível em: http://www.uptodate.com/contents/general-approach-to-drug-poisoning-in-adults.

UpToDate [Internet]. Waltham: UptoDate; c2016 [capturado em 2 set. 2016]. Disponível em: http://www.uptodate.com/pt/home.

US National Library of Medicine National Institutes of Health. PubMed [Internet]. Bethesda: NCBI; c2016 [capturado em 2 set. 2016]. Disponível em: http://www.ncbi.nlm.nih.gov/pubmed.

59 INTOXICAÇÃO EXÓGENA POR SUBSTÂNCIAS PSICOATIVAS

■ PAULO HENRIQUE MENDES RODSTEIN
■ MARCELO RIBEIRO DE ARAUJO
■ RONALDO LARANJEIRA

A intoxicação exógena por substâncias psicoativas é um fenômeno comum na prática clínica contemporânea. Apesar de todas elas terem como via final a liberação de dopamina no *nucleus accumbens*, mecanismo que ativa o sistema de recompensa causando a sensação de prazer no indivíduo, cada uma dessas substâncias tem o seu mecanismo de ação molecular específico, o que lhes confere potenciais de intoxicação (e letalidade) distintos (Quadro 59.1).[1]

O uso de substâncias psicoativas encontra-se bastante difundido na sociedade brasileira atual, conforme observado pelo II Levantamento Nacional de Álcool e Drogas (LENAD) (2012): pelo menos 50% da população brasileira utilizou álcool no ano de 2012 e 3,8% dos adultos fizeram uso de cocaína na vida.[2] Essa cultura de uso de substâncias psicoativas se reflete no número de atendimentos realizados em emergências tanto pela intoxicação como pelas suas complicações clínicas. Nos Estados Unidos, o número de visitas atribuídas ao álcool ocorre em uma proporção de 29 atendimentos a cada 1.000 habitantes por ano,[1] enquanto um estudo brasileiro observou que quase um terço dos atendimentos em unidade de emergência psiquiátrica foi relacionado ao uso de substâncias psicoativas.[3] Além disso, quanto à procura por atendimento no pronto-socorro geral, o álcool está associado a quase 70% dos homicídios, 40% dos suicídios, 50% dos acidentes de automóvel, 60% das queimaduras fatais, 60% dos afogamentos e 40% das quedas fatais.[3]

ATENÇÃO!

O cuidado de pessoas intoxicadas deve abranger uma avaliação clínica completa, englobando tanto a intoxicação e suas complicações como a sensibilização do paciente para tratamento ambulatorial se necessário.

Neste capítulo, dividimos as classes de psicotrópicos em função do seu principal mecanismo de ação, sendo estas estimulantes, depressores ou perturbadores do SNC e serão explanados os principais sinais e sintomas relacionados à intoxicação e complicações agudas, bem como o manejo dessas situações clínicas.

QUADRO 59.1 ■ Principais classes de substâncias e seus mecanismos de ação

SUBSTÂNCIAS	ALVO	MECANISMO
Depressores		
Álcool, benzodiazepínicos e barbitúricos	Múltiplos alvos, incluindo GABA e receptores de glutamato	Facilitadores da transmissão gabaérgica e inibe receptores glutamatérgicos
Opiáceos	Receptor opioides presentes em todo o córtex	Agonista dos receptores opioides
Estimulantes		
Cocaína, anfetaminas	Transportador de dopamina	Bloqueia o transportador de dopamina nos terminais dos neurônios dopaminérgicos que se projetam via mesolímbica
Pertubadores		
MDMA (*Ecstasy*)	Receptores serotoninérgicos, noradrenérgicos e dopaminérgicos	Aumenta a transmissão glutamatérgica no córtex cerebral, responsável pela alteração cognitiva e percepção. Agonista serotoninérgico o que produz distorções afetivas
Canabinoides	Receptores Canabinoides CB1 e CB2	Regula a sinalização dopaminérgica por meio de CB1 e CB2 no núcleo accumbens

Fonte: Adaptado deTriplett e colaboradores[1] e Iverson.[4]

■ ESTIMULANTES DO SISTEMA NERVOSO CENTRAL

Os estimulantes do SNC causam sintomas típicos como ansiedade, agitação psicomotora, inquietação, agressividade, insônia, taquicardia, sudorese, hipertensão arterial.[1] Esta classe compreende as anfetaminas e derivados, a cafeína, a nicotina, e a cocaína. Em razão de alta prevalência e morbidade relacionadas a derivados de cocaína no Brasil, essa substância será o tema central do capítulo. De acordo com o II LENAD, quase 6 milhões de brasileiros (4% da população adulta) já experimentaram alguma apresentação de cocaína na vida. No último ano, a prevalência de uso dessa droga atingiu 2,6 milhões de adultos (2%) e 244 mil adolescentes (2%).[2]

COCAÍNA E DERIVADOS

A cocaína é uma substância derivada da *Erythroxylon coca*, planta originária dos altiplanos andinos, cujo processo de refino origina o cloridrato de cocaína, um sal que é utilizado pelas vias intranasal e injetável. A pasta-base é um produto intermediário, sendo utilizada pela via pulmonar. O *crack* pode ser obtido tanto a partir da pasta como da cocaína refinada ("pó"), a partir da adição de bicarbonato de sódio em meio aquoso aquecido.[5]

ATENÇÃO!

Por sua natureza hidrossolúvel, a cocaína pode ser usada por qualquer via de administração.[6]

A ação no SNC resulta do bloqueio dos DAT, de NAT e SERT, levando a um aumento significativo da concentração desses neurotransmissores no SNC, o que produz o efeito de euforia, prazer, bem-estar e disposição.[7]

DIAGNÓSTICO

Os sintomas mais comumente observados na intoxicação por cocaína são delírios de conteúdo paranoide, alucinações principalmente sinestésicas ou visuais, hipertensão arterial, taquicardia, taquipneia, midríase, mioclonia, tremores, reflexos nervosos aumentados, irritabilidade ventricular, hipertermia, depressão respiratória, insuficiência cardíaca aguda, convulsões, AVC.[1,6,7]

ATENÇÃO!

Testes urinários ou sanguíneos para cocaína (benzoilecgonina) e seus metabólitos podem ser úteis para identificar o uso, porém são poucos específicos para o tempo de uso e quantidade utilizada.[5]

O uso de estimulantes como a cocaína e MDMA podem levar a um quadro descrito como *dellirium* com agitação, caracterizado por quatro fases: aumento da temperatura; agitação psicomotora grave; depressão respiratória; e morte. Alterações eletrocardiográficas ocorrem de forma usual em pacientes intoxicados por cocaína, devendo sempre ser solicitado o respectivo exame à admissão no pronto-socorro. Os achados mais comuns são taquicardia atrial, elevação de seguimento ST, alargamento de QRS com ou sem taquiarritmia, entre outas.[6,7]

TRATAMENTO

Baseia-se na diminuição do risco cardiovascular e cerebrovascular, sendo sempre necessário o rastreio clínico para SCA. Se necessário, complementar com exames séricos, de imagem e eletrocardiograma. Caso o paciente apresente dores no peito ou alteração eletrocardiográfica sugestiva de isquemia cardíaca, deve-se iniciar protocolo idêntico ao do paciente não usuário, sendo a única exceção o uso de medicação betabloqueadora.[1,6]

Os benzodiazepínicos devem ser usados se não houver intoxicação concomitante com sedativos, já que estes produzem efeito protetor contra convulsões e complicações cardiovasculares. Deve-se evitar o uso de antipsicóticos devido ao risco de "torção de pontas" e outras arritmias cardíacas, bem como por essa classe de medicação diminuir o limiar convulsivo.[6]

ATENÇÃO!

Betabloqueadores nunca devem ser administrados por causa aumento do risco cardíaco já que podem aumentar a pressão e a isquemia coronariana em virtude do não bloqueio dos receptores alfa.[1]

DEPRESSORES

Os depressores do SNC englobam um grande número de classes farmacêuticas como o álcool, os benzodiazepínicos, os barbitúricos e os opioides.

ÁLCOOL

A intoxicação por álcool é a causa mais comum de ida ao pronto-socorro relacionado ao uso de substâncias, sendo que nos, Estados Unidos, até 40% dos pacientes atendidos na emergência apresentam algum grau de intoxicação no sangue.[1] Cinquenta por cento da população brasileira não faz consumo de álcool, porém, na última década, foi observado um aumento no número de pessoas que fazem uso excessivo dessa substância, sendo que 29% dos não abstêmios declaram fazer uso de cinco ou mais doses (II LENAD).[2] O álcool é a substância psicotrópica de abuso mais prevalente no mundo, sendo o seu abuso responsável por 3,8% das mortes.[1] Ele também contribui para o surgimento e agravamento de diversas condições clínicas e psiquiátricas como neoplasias, diabetes melito, transtornos de ansiedade, depressão maior, sequelas traumáticas. A comorbidade psiquiátrica entre dependentes de etanol é estimada em mais que 50%, sendo sempre necessária investigação clínica para esses transtornos.[6]

DIAGNÓSTICO

O álcool age aumentando a sensibilidade do receptor GABA A por GABA, sendo assim classificado como um agonista desse sistema. As intoxicações por álcool causam depressão do SNC, podendo levar a sintomas como diminuição da coordenação motora, fala arrastada, ataxia, depressão respiratória e coma. O uso excessivo de etanol pode produzir sintomas sistêmicos como vasodilatação periférica, hipotermia, pressão arterial sistêmica baixa com taquicardia compensatória.[7]

A medição do NSA não está disponível na maioria dos prontos-socorros brasileiros, apesar de ela poder ser de grande auxílio no manejo da intoxicação alcoólica. Os sintomas clássicos de intoxicação por álcool iniciam com concentrações acima de 50 mg/dL, o risco de depressão respiratória aumenta com níveis acima de 300 mg/dL e mortes, geralmente, ocorrem em níveis superiores a 500 mg/dL.[6]

ATENÇÃO!

O peso corpóreo, quantidade consumida, tolerância, tempo do uso são fatores que podem influenciar a discrepância entre a alcoolemia e a apresentação clínica.[1]

TRATAMENTO

O manejo da intoxicação por álcool engloba medidas de apoio como proteção das vias aéreas na maioria dos casos atendidos em emergências, sendo a lavagem gástrica não indicada em virtude da rápida absorção desseno trato gastrintestinal. A administração de fluidos está indicada caso haja sinais de desidratação, sendo necessária a monitoração dos níveis séricos de sódio, potássio e magnésio, principalmente em usuários crônicos, por ser comum a depleção desses eletrólitos.[1] A reposição de glicose deve ser sempre feita em casos de hipoglicemia, porém a sua administração deve ser postergada por 2 horas à prescrição de tiamina intramuscular ou endovenosa em casos que os níveis glicêmicos estejam normais, em virtude do risco da síndrome de Wernicke. Profilaxia da encefalopatia de Wernicke deve ser feita em todos os casos com suspeita de uso crônico de álcool, com 100 mg via IM ou endovenosa. A reposição de ácido fólico e complexo B também é usualmente feita por causa do risco presumível de depleção. Em pacientes que apresentem sinais como oftalmoplegia, ataxia e confusão mental, a dose de tiamina deve ser terapêutica, preconizada em 900 mg por via parenteral.

A intoxicação patológica por álcool é um quadro caracterizado por furor, agitação psicomotora, dissociação ideoafetiva, que pode ocorrer mesmo em baixo consumo de álcool e deve ser tratada com antipsicóticos não colinérgicos como haloperidol, sendo a dose usual de 5 mg IM.

ATENÇÃO!

A depressão central respiratória levando à parada respiratória é o principal risco da intoxicação alcoólica, que pode ser agravada pelo risco de aspiração de vômitos. Medidas como mudança para decúbito lateral e intubação oral traqueal podem ser necessárias dependendo da gravidade do caso.[6]

O nível sérico alcoólico deve ser monitorado sempre que possível. A medição do NSA estabelece um cronograma da evolução da intoxicação se o grau de gravidade dos sintomas for condizente com a intoxicação por álcool. NSA acima de 400 mg/dL tem desfecho fatal por insuficiência respiratória em 50% dos adultos não monitorados em ambiente hospitalar.[1,6] Usuários crônicos de álcool metabolizam de 15 a 20 mg/dL de etanol por hora e, caso não seja observada melhora do NSA após algumas horas, devemos investigar outras causas como insuficiência renal e hepática.[1] Se não houver melhora clínica, mesmo com quedas do NSA, devemos descartar causas neurológicas, principalmente traumáticas em razão da grande frequência de coexistência de ambos, além de alterações metabólicas e outras intoxicações por psicotrópicos.[1]

A intoxicação concomitante de álcool com outros psicotrópicos pode agravar a estado do paciente. A coutilização de álcool e benzodiazepínicos pode levar a insuficiência respiratória aguda e coma. A ingestão de tricíclicos diminui a metabolização de álcool além de potencializar a depressão do sistema nervoso central,[6] já o uso concomitante de cocaína resulta em novo metabólico hepático chamado de cocaetileno, o qual aumenta o risco de morte súbita em 20 vezes comparado ao uso isolado de cocaína.[5] Nesse caso, devemos ter cuidado na administração de antipsicóticos em virtude do risco de taquiarritmias.

BENZODIAZEPÍNICOS

Desde a síntese do clordiazepóxido, em 1956, por Sternbach, o uso desta classe provoca controvérsia. Os BZD agem ligando-se ao sítio alostérico do receptor de GABA, facilitando a ação do neuro-hormônio endógeno. É notório relembrar que o etanol também ativa um sítio vizinho do receptor gabaérgico, o que potencializa o efeito quando utilizado em conjunto com BZD.[6]

DIAGNÓSTICO

Os BZD são medicamentos agonistas gabaérgicas utilizados clinicamente para transtornos de ansiedade, transtorno do sono, epilepsia e para sedação. Os sinais comumente vistos em intoxicações dessa classe são perda da coordenação motora, fala pastosa, ataxia, alteração de comportamento, labilidade afetiva, dificuldade de memorização, sonolência e diminuição do nível consciência. Podem ocorrer sintomas gastrintestinais, como vômitos e diarreia, bem como incontinência urinária.[7,8]

ATENÇÃO!

Esses sintomas facilitam a diferenciação dessa intoxicação com a de opioides.

Em geral, a dose potencialmente letal é muito maior do que a terapêutica. Porém, em pacientes idosos ou com comorbidades clínicas, não é incomum apresentarem sinais de intoxicação mesmo com baixas doses.[7] A interação com outras medicações sedativas como opioides, barbitúricos ou com o álcool pode exacerbar sinais de intoxicação.[1] Esses sedativos também podem piorar o padrão respiratório de pacientes com comorbidades cardiorrespiratória como síndrome da apneia obstrutiva do sono, DPOC, ICC.[6] O efeito paradoxal caracterizado por agitação psicomotora e ansiedade pode acometer principalmente crianças e idosos.[8]

TRATAMENTO

O foco do tratamento da intoxicação por BZD é a proteção das vias aéreas, feita mediante a mudança de decúbito para lateral e, em casos graves, a IOT.[1,6] A administração de flumazenil serve para diferenciar a intoxicação apenas por BZD daquelas na quais houve uso concomitante de outros medicamentos sedativo-hipnóticos. Deve-se iniciar 0,2 mg em bólus endovenoso e aguardar a resposta até por 30 segundos. Caso não se obtenha uma resposta adequada, deverão ser administrados mais 0,3 mg, não devendo exceder a dose de 1 mg por tentativa.[4,8] O uso de flumazenil em usuários crônicos de BZD pode precipitar síndrome de abstinência similar à do álcool, com tremores, sudorese profusa, *dellirium tremens*, convulsões e alguns casos com óbitos e, portanto devendo ser evitado.

Usuários crônicos de benzodiazepínicos não podem interromper subitamente o uso. Após a melhora do padrão respiratório, devemos iniciar BZD de longa duração como diazepam ou clonazepam, os quais podem ser titulados em retirada gradual.[6,8]

BARBITÚRICOS E OUTROS SEDATIVOS

Os medicamentos sedativo-hipnóticos como barbitúricos e outros (etclorvinol, etinamato, hidrato de cloral) são fármacos moduladores alostéricos positivos do receptor GABAa, atuando em sítios diferentes dos benzodiazepínicos.[7] Essa classe é utilizada atualmente para indução anestésica e distúrbios convulsivos. Os barbitúricos são muito menos seguros em superdosagem do que os benzodiazepínicos e causam dependência com mais frequência. Por causarem um maior efeito tranquilizador e de euforia, são mais comumente usados de forma abusiva e podem causar síndrome de abstinência grave.[6] A prescrição de barbitúricos tem declinado nos últimos anos, porém essa classe se mantém como uma importante causa de intoxicação exógena.

ATENÇÃO!

As doses 10 vezes maiores que a terapêutica têm um grande potencial letal, porém doses menores podem ser igualmente perigosas se houver coadministração de outros sedativos ou álcool.[6,7]

DIAGNÓSTICO

Os sinais comumente vistos em intoxicação por barbitúricos são pupilas mióticas, nistagmo, pulso rápido e fraco, pressão arterial baixa, respiração lenta e redução do fluxo renal. Em casos sérios, frequentemente são observados hipotermia, apneia e choque cardiovascular.[7]

TRATAMENTO

O tratamento consiste em manutenção das vias aéreas e, por vezes, IOT em virtude do risco de apneia, hidratação endovenosa rigorosa e alcalinização da urina para facilitar o processo de excreção do medicamento.[6]

OPIOIDES

Os opioides endógenos atuam como neurotransmissores liberados em neurônios que se originam no núcleo arqueado e se projetam para a área tegumentar ventral e o *nucleus accumbens*.[7] A sua ação no SNC está relacionada à mediação do reforço e do prazer no sistema de recompensa. A utilização de opioides exógenos podem causar efeitos como alívio da dor, euforia, tranquilidade e relaxamento.[9] Quando administrados cronicamente, os opioides causam rapidamente tolerância e dependência química.[7,9] Os opioides são classificados conforme a sua meia-vida e potência em relação à morfina.[9]

No Brasil, é incomum o uso de opioides ilegais como heroína e ópio, porém há uma crescente preocupação com o aumento da prescrição de analgésicos opioides em virtude do alto risco de abuso e overdose.[9] Nos Estados Unidos, esses medicamentos foram responsáveis por 14.800 mortes por overdose no ano de 2008, segundo o CDC, e por 350 mil consultas médicas no pronto-socorro.[1,6]

DIAGNÓSTICO

Os sinais comumente vistos na intoxicação por opioides consistem em miose, respiração lenta e superficial, retenção urinária, depressão do SNC, lentificação motora, flutuação do humor e diminuição dos movimentos peristálticos.[7,9] A diminuição do padrão respiratório aumenta a retenção de dióxido de carbono, levando à acidose respiratória e hipóxia. A contração da pupila pode nem sempre estar presente na intoxicação por alguns derivados do ópio como morfina, meperideno, pentazocina em razão do efeito anticolinérgico, ou quando já houver hipóxia grave.[1]

TRATAMENTO

O tratamento da intoxicação por opioides consiste em monitoração cardiorrespiratória, proteção das vias aéreas, quantificação do débito urinário e hidratação endovenosa rigorosa.[1,6] Antagonistas opioides, como a naltrexona ou o naloxona, devem ser preconizados com cautela em pacientes usuários crônicos devido ao risco de síndrome de abstinência, caracterizada por disforia, sinais de hiperatividade autonômica, piloereção, lacrimejamento, dor intensa, agitação psicomotora, confusão mental e diarreia.[1,9] A clonidina, um agonista alfa-adrenérgico, pode aliviar esses sintomas de abstinência. A dose habitual de naloxona para adultos é de 0,4 a 2 mg, IV, podendo ser repetida a cada 2 a 3 minutos até que se obtenha estado de vigília adequado. Esse fármaco apresenta meia-vida curta, aproximadamente de 20 a 40 minutos, sendo necessário, por muitas vezes, a repetição da dose, especialmente na intoxicação por opioiides de longa duração.[1,3,9]

■ PERTUBADORES DO SNC

Os perturbadores do SNC estão relacionados a alterações da sensopercepção, do humor e do pensamento. A seguir, descreveremos o quadro por intoxicação por cannabis e ecstasy.

CANABINOIDES

As inflorescências da *Cannabis sativa* (maconha) são recobertas por uma resina rica em princípios ativos canabinoides, entre eles o delta-9-tetracanabiol (THC), o qual possui ação específica sobre o sistema canabinoide – por meio da ligação com o receptor canabinoide tipo 1 (CB1) –, responsável pela mediação de inúmeras funções no SNC.[4] Essa substância pode ser consumida tanto a partir dos brotos da Cannabis (maconha) como da resina segregada de suas inflorescências (haxixe), por ingestão oral ou pulmonar.[4] Os canabinoides são a droga de uso ilícito mais consumida nos Estados Unidos, sendo que 3,1 milhões de pessoas relataram fazer uso diário no ano de 2013.[10] Estudos demonstram que 7 a 10% dos usuários crônicos de maconha desenvolvem sintomas de dependência.[4] A evidência para uso medicinal de maconha e seus derivados ainda é limitada a um pequeno número de doenças com a caquexia causada pelo vírus HIV/Aids, as náuseas e vômitos relacionados à quimioterapia, a dor neuropática e a espasticidade na esclerose múltipla.[10]

ATENÇÃO!

O uso crônico de maconha está relacionado a diversos desfechos negativos para a saúde como déficit cognitivo, dependência, doenças pulmonares, transtornos psiquiátricos entre outros.[4,10]

DIAGNÓSTICO

A experiência do uso da maconha é muito variável dependendo da dose utilizada, da concentração de THC e outros psicoativos, do ambiente e da expectativa sobre o uso. O efeito inicial é descrito como um formigamento pelo corpo acompanhado pela sensação de tontura e vertigem, evoluindo para um aumento das associações mentais e senso de humor soberbo.[10] O sujeito intoxicado comumente apresenta dificuldade em manter um discurso coerente, podendo fantasiar e apresentar ideias oníricas, além de ficar sonolento. É relatado também o aumento da sensopercepção, do apetite e a distorção em relação à passagem do tempo.[4,10] Entre usuários esporádicos, a maconha provoca perturbação nas funções executivas – como na atenção e concentração, planejamento e memória de trabalho – e no controle dos impulsos, por até 6 horas.[10] O uso abusivo de canabinoides também pode gerar sintomas ansiosos graves como ataques de pânico, além de alucinações e delírios.[4]

TRATAMENTO

A intoxicação por canabinoides não está relacionada ao risco de overdose ao paciente.[4,7] A base do tratamento está na diminuição dos sintomas psíquicos que causam a procura da ajuda médica. Para o tratamento dos sintomas ansiosos, podem ser prescritos BZD preferencialmente pela VO e de média duração.[3] Para os sintomas psicóticos e para agitação psicomotora, devem ser utilizados antipsicóticos incisivos como o haloperidol 5 mg VO ou IM.[1,3]

MDMA (ECSTASY)

A metilenodioximetanfetamina (MDMA), popularmente conhecida com *ecstasy*, pertence à classe aminas simpatomimérgicas não catecolaminas e apresentam grande potencial de uso abusivo na população jovem, principalmente naqueles que frequentam casas noturnas e festas (*raves*). Os efeitos relatados pelos usuários é um aumento da vigilância, euforia e a sensação de aumento da capacidade física e mental.[1]

DIAGNÓSTICO

Os sintomas comumente vistos na intoxicação por ecstasy são midríase, hipertensão, trismo, dores no peito, vômitos, taquicardia, boca seca, sudorese, ansiedade, alucinações auditivas e visuais e hipervigilância.[7]

ATENÇÃO!

A intoxicação aguda por essa substância está relacionada com complicações potencialmente letais como hipotermia maligna, hepatite aguda, AVC e taquiarritmias. O uso agudo está relacionado à anorexia prolongada e insônia.[6]

TRATAMENTO

A ingestão em doses elevadas pode exigir a lavagem gástrica e o carvão ativado, desde que a intoxicação seja recente, considerando o tempo de absorção da substância de meia hora.[3] É fortemente recomendado o rastreamento de alterações cardíacas e hepáticas por meio de eletrocardiograma, dosagem sérica CKMB e enzimas hepáticas.[1] Bem como a dosagem de eletrólitos, em virtude do risco de desidratação e hiponatremia.

A agitação psicomotora e aceleração causada pelo excesso de catecolaminas podem ser manejadas no pronto-socorro com uso de BZD e de medicações anti-hipertensivas.[1] A desidratação deve ser manejada com a infusão de soro fisiológico 0,9% com os devidos cuidados para a reposição de sódio. Em casos de hipertermia maligna, o dandrolene está indicado para diminuição da temperatura e da rabdomiólise.

REVISÃO

- Na intoxicação exógena por substâncias psicoativas cada uma tem o seu mecanismo de ação molecular específico, o que lhes confere potenciais de intoxicação (e letalidade) distintos (conforme o Quadro 59.1).
- O cuidado de pessoas intoxicadas deve abranger uma avaliação clínica completa, englobando tanto a intoxicação e suas complicações como a sensibilização do paciente para tratamento ambulatorial se necessário.
- As classes de psicotrópicos podem ser dividas em função do seu principal mecanismo de ação em: estimulantes, depressores ou perturbadores do SNC, com sinais e sintomas, complicações agudas e manejo específicos para cada situação clínica.

REFERÊNCIAS

1. Triplett P, Kelen P. Emergency psychiatry. Cambrigde: Cambridge University; 2013.
2. Caetano R, Mills B, Madruga C, Pinsky I, Laranjeira R. Discrepant trends in income, drinking, and alcohol problems in an emergent economy: Brazil 2006 to 2012. Alcohol Clin Exp Res. 2015;39(5):863-71.
3. Amaral RA, Malbegier A, Andrade AG. Manejo do paciente com transtornos relacionados ao uso de substâncias psicoativa na emergência psiquiátrica. Rev Bras Psiquiatr. 2010;32 Suppl 2:104-11.
4. Iversen L. Cannabis and the brain. Brain. 2003;126(Pt 6):1252-70.
5. Ribeiro M, Laranjeira R, organizadores. O tratamento do usuário de crack. 2. ed. Porto Alegre: Artmed; 2012.
6. Riba M, Ravindranath D. Clinical manual of emergency psychiatry. Arlington: APP; 2010.
7. Stahl SM, Grady MM. Transtornos relacionados a substâncias e do controle de impulsos. Porto Alegre: Artmed; 2016.
8. Palhares H, Saad AC, Zilberman M, Poyares D, Marques ACPR, Ribeiro M, et al. Abuso e dependência de benzodiazepínicos. São Paulo: AMB; 2013.
9. Bicca C, Ramos FLP, Campos VR, Assis FD, Pulchinelli Jr A, Lermnen Jr N, et al. Abuso e dependência de opióides. São Paulo: AMB; 2012.
10. Wilkinson ST, Yarnell S, Radhakrishnan R, Ball SA, D'Souza DC. Marijuana legalization: impact on physicians and public health. Annu Rev Med. 2016;67:453-66.

PARTE

12

EMERGÊNCIAS EM DERMATOLOGIA, REUMATOLOGIA E GERIATRIA

Emilia Inoue Sato // Jane Tomimori

60

FARMACODERMIAS AGUDAS GRAVES

■ ADRIANA MARIA PORRO
■ CAMILA ARAI SEQUE
■ LUCIANE F. F. BOTELHO

■ SÍNDROME DE STEVENS-JOHNSON E NECRÓLISE EPIDÉRMICA TÓXICA

A síndrome de Stevens-Johnson (SSJ) e a necrólise epidérmica tóxica (NET), anteriormente classificadas como dermatoses distintas, são atualmente consideradas parte de um espectro clínico com gravidade crescente. São desencadeadas por medicamentos em aproximadamente 75 e 95% dos casos, respectivamente, sendo os mais frequentes: alopurinol; carbamazepina; fenitoína; fenobarbital; lamotrigina; minociclina; nevirapina; sulfametoxazol-trimetoprima; quinolonas; e anti-inflamatórios não hormonais (AINH). Outros fatores desencadeantes são infecção por *Mycoplasma pneumoniae*, reativação de citomegalovírus, vacinação tríplice viral e meios de contrastes. Trata-se de reação de hipersensibilidade tardia mediada por linfócitos T, com latência entre a exposição e os sinais e sintomas variando de 4 a 28 dias.

A incidência anual de SSJ, sobreposição SSJ/NET e NET é de 2 a 7 casos por milhão de habitantes ao ano.

QUADRO CLÍNICO

Sintomas iniciais inespecíficos, febre, odinofagia, tosse, queimação ocular e cefaleia, precedem o acometimento cutaneomucoso em 1 a 3 dias. Lesões maculopapulares surgem, inicialmente, na região anterior do tórax, face e porções proximais dos membros. Em seguida, aparecem bolhas de conteúdo seroso que, ao se romperem, deixam áreas desnudas de pele. O envolvimento de pelo menos duas mucosas está presente em 90% dos casos. Lesões endobrônquicas podem causar dispneia, tosse e obstrução brônquica. Menos frequentemente podem ocorrer diarreia, distensão abdominal e perfuração do intestino como consequência do envolvimento do trato gastrintestinal. Piora da função renal pode ser observada na fase aguda.

DIAGNÓSTICO

Baseia-se nas manifestações cutâneas e mucosas, comprometimento sistêmico e achados histológicos.

ATENÇÃO!

A anamnese e o exame físico devem ser detalhados, questionando o paciente sobre sintomas gerais, presença de lesões dolorosas na pele ou mucosas (ocular, oral e genital), bem como considerar todas as medicações usadas pelo paciente nos 2 meses anteriores ao início do quadro.

A extensão do descolamento cutâneo deve ser avaliada por meio do exame dermatológico completo. A SSJ caracteriza-se por descolamento epidérmico de até 10% da superfície corpórea; na NET, descolamento epidérmico atinge mais de 30% e, quando o descolamento acomete entre 10 e 30% do tegumento, classifica-se como sobreposição de SSJ e NET.

O exame histológico da pele auxilia na diferenciação de outros diagnósticos. Observam-se necrose de queratinócitos, degeneração hidrópica da camada basal e clivagem sub ou intraepidérmica. Na derme, pode estar presente infiltrado inflamatório.

Exames laboratoriais, como hemograma, ureia, creatinina, eletrólitos, glicemia e enzimas hepáticas, devem ser solicitados e, em alguns casos, considerar a gasometria arterial.

A gravidade do quadro deve ser avaliada pelo cálculo de um escore denominado SCORTEN, aplicado no 1º dia de internação hospitalar (Tabelas 60.1 e 60.2).

O diagnóstico diferencial deve ser feito com síndrome da pele escaldada estafilocócica, doenças bolhosas autoimunes, reações bolhosas fototóxicas, pustulose exantemática generalizada aguda (PEGA), eritema multiforme e doença do enxerto contra o hospedeiro. O sinal de Nikolsky pode ser útil na diferenciação da síndrome da pele escaldada estafilocócica e NET. O sinal é avaliado por suave fricção da pele lesionada e sã, que resulta no descolamento superficial da epiderme nos dois locais na síndrome da pele escaldada estafilocócica. Na SSJ/NET, o sinal de Nikolsky é presente somente na pele lesionada.

TABELA 60.1 ■ Fatores de risco e pontuação do escore SCORTEN

FATORES DE RISCO	0	1
Idade	< 40 anos	> 40 anos
Neoplasia concomitante	Não	Sim
Frequência cardíaca	< 120 bpm	> 120 bpm
Ureia plasmática	< 28 mg/dL	> 28 mg/dL
Superfície cutânea acometida	< 10%	> 10%
Bicarbonato sérico	> 20 mEq/L	< 20 mEq/L
Glicemia plasmática	<250 mg/dL	> 250 mg/dL

Fonte: Adaptada de Bastuji-Garin e colaboradores.[1]

TABELA 60.2 ■ Taxa de mortalidade de acordo com a pontuação do SCORTEN

PONTUAÇÃO	MORTALIDADE (%)
0-1	3
2	12
3	35
4	58
≥ 5	>90

TRATAMENTO

ATENÇÃO!

A base do tratamento é suspender o medicamento suspeito, evitar aqueles desnecessários e realizar suporte clínico. O paciente deve, quando possível, ser transferido para unidade de queimados ou UTI.

A terapia de suporte envolve controle de temperatura do ambiente entre 28 e 32 °C, pois pode ocorrer hipotermia. Suporte nutricional, com passagem de sonda nasogástrica, deve ser instituído precocemente quando necessário. Considerar derivados opioides para controle da dor e instituir profilaxia para trombose venosa. Reposição volêmica deve ser feita com o objetivo de manter o volume urinário de 0,5 a 1 mL/kg/hora. A função respiratória deve ser monitorada e, se houver necessidade, instituir suplementação com oxigênio, intubação orotraqueal e ventilação mecânica.

Higiene oral quando houver lesões mucosas deve ser feita com clorexidina aquosa a 0,12% duas vezes ao dia. Uma grave complicação são as lesões oculares, sendo fundamental solicitar avaliação oftalmológica. Em relação aos cuidados com a pele, deve-se evitar trocas frequentes de curativos. Podem ser usados curativos não aderentes, à base de hidrofibra impregnada com prata ou gaze com *petrolatum*.

Antibioticoterapia profilática deve ser evitada, porém recomenda-se rigoroso controle infeccioso com cultura para bactéria e fungo na pele, urina e sangue. Se houver suspeita de infecção, instituir antibioticoterapia empírica até resultado da cultura.

Não existe consenso na literatura em relação ao tratamento sistêmico. Os mais utilizados são imunoglobulina, corticosteroideterapia e ciclosporina. Quando a opção é pela imunoglobulina endovenosa, a dose total deve ser de 2 g/kg dividida em 3 dias. A corticosteroideterapia pode ser feita com prednisona VO na dose de 1 mg/kg/dia, preferencialmente nas primeiras 48 horas. Outras opções são pulsoterapia endovenosa com dexametasona, na dose de 1,5 mg/kg por 3 dias consecutivos ou metilprednisolona via endovenosa na dose de 1 a 1,5 mg/kg/dia. Estudos recentes mostraram que a ciclosporina oral ou intravenosa pode ser útil, na dose de 3 a 5 mg/kg/dia por 7 dias. É importante destacar que não há estudos controlados com grupos grandes de pacientes que respaldem qualquer das opções acima, havendo somente relatos de caso e pequenas séries, com resultados bastante variáveis

■ REAÇÃO A FÁRMACO COM EOSINOFILIA E SINTOMAS SISTÊMICOS

Conhecida como DRESS (*drug reaction with eosinophilia and sytemic symptoms*), é uma reação medicamentosa grave com envolvimento de múltiplos órgãos. Acredita-se que a reativação de vírus da família Herpesviridae (HHV-6, HHV-7, vírus Epstein-Barr e citomegalovírus) esteja envolvida na etiopatogenia da doença. É causada principalmente por carbamazepina, fenitoína, fenobarbital, alopurinol, nevirapina, abacavir, minociclina, lamotrigina, anti-inflamatórios não hormonais, dapsona, sulfametoxazol-trimetoprima e sulfassalazina. A incidência é de um caso entre mil a 10 mil exposições medicamentosas.

QUADRO CLÍNICO

É caracterizado por febre, eosinofilia e/ou linfocitose atípica, envolvimento de múltiplos órgãos (disfunção hepática, renal, cardíaca, pancreática e/ou tiroidiana), linfonodomegalia e manifestação cutânea evidenciada mais frequentemente por exantema maculopapular. O início do quadro clínico ocorre entre 2 semanas a 3 meses após o início do uso do medicamento e os sintomas podem persistir mesmo com a sua suspensão.

DIAGNÓSTICO

O diagnóstico se baseia nos achados clínicos, laboratoriais e pode ser auxiliado pela histopatologia. Ao exame histopatológico, observa-se na derme superficial infiltrado inflamatório com predomínio de linfócitos, podendo ter ou não eosinófilos de permeio e, eventualmente, neutrófilos. Em alguns casos, podem ser encontradas atipias inflamatórias em alguns linfócitos.

Um escore validado pelo grupo europeu RegiSCAR classifica os casos suspeitos entre definitivo, provável, possível e nao DRESS por meio de critérios clínicos e histológicos, como na Tabela 60.3.

TABELA 60.3 ■ Escore para classificação dos casos de DRESS em definitivo, provável, possível ou negativo

CARACTERÍSTICAS	NÃO	SIM	DESCONHECIDA
Febre ≥ 38,5 °C	–1	0	–1
Linfonodomegalia (≥ 2 locais, ≥ 1 cm)	0	1	0
Linfócitos atípicos	0	1	0
Eosinófilos	0		0
700-1.499/mcL ou 10%-19,9%		1	
1.500/mcL ou ≥ 20%		2	
Envolvimento cutâneo			
Extensão > 50%	0	1	0
Pelo menos 2: edema, infiltração, púrpura, descamação	–1	1	0
Biópsia sugestiva de DRESS	–1	0	0
Envolvimento de órgão interno	0		0
Um		1	
Dois ou mais		2	
Resolução em mais de 15 dias	–1	0	–1
Pelo menos três investigações sistêmicas realizadas, excluindo um diagnóstico alternativo	0	1	0

Escore final < 2 = DRESS negativo; 2-3 = possível DRESS; 4-5 = provável DRESS; > 5 = DRESS definitivo.
Fonte: Adaptada de Kardaun e colaboradores.[2]

TRATAMENTO

Consiste em suspender o medicamento suspeito e introduzir corticosteroide sistêmico (1 a 1,5 mg/kg/dia de prednisona VO ou equivalente). A melhora dos sintomas e a normalização dos exames laboratoriais pode ser lenta. Recomenda-se aguardar a melhora clínica e laboratorial para suspender gradualmente em 6 a 8 semanas o corticosteroide sistêmico.

Outros tratamentos descritos são plasmaférese, imunoglobulina intravenosa (dose de 2 g/kg dividida em 5 dias) e ganciclovir.

■ PUSTULOSE EXANTEMÁTICA GENERALIZADA AGUDA

A pustulose exantemática generalizada aguda (PEGA) é uma reação cutânea à medicação grave rara, cuja incidência varia entre 1 e 5 casos por milhão de pessoas por ano. É desencadeada em cerca de 90% dos casos pelo uso de medicações sistêmicas, especialmente antibióticos (penicilina, quinolonas, macrolídeos, carbapenêmicos), mas também relacionada ao uso de hidroxicloroquina, sulfonamidas, terbinafina, diltiazen, cetoconazol, fluconazol, omeprazol, entre outros. Raramente associa-se a infecção pelo parvovírus B19, *Chlamydia pneumoniae*, citomegalovírus, uso de mercúrio e picada de aranha.

QUADRO CLÍNICO

Caracteriza-se pelo surgimento abrupto de dezenas a centenas de pequenas pústulas não foliculares, estéreis, sobre base eritematosa, preferencialmente nas áreas intertriginosas e tronco, pruriginosas, entre 24 e 48 horas após a exposição à medicação. Pode haver febre e o acometimento mucoso é infrequente e restrito a uma área específica, como os lábios. Leucocitose e neutrofilia podem estar presentes. O envolvimento de órgãos internos é raro, representado por disfunções hepáticas (elevação de enzimas hepáticas, hepatomegalia), pulmonar (derrame pleural) e renal. A mortalidade é abaixo de 5%, associada a comorbidades prévias e acometimento mucoso extenso e sistêmico.

DIAGNÓSTICO

É clínico e pode ser auxiliado pela histologia caracterizada pela presença de pústulas intracórneas, subcórneas e/ou intraepidérmicas e edema da derme papilar com infiltrado de neutrófilos e eosinófilos. Um escore validado pelo grupo EuroSCAR classifica os casos suspeitos entre definitivo, provável, possível e não PEGA por meio de critérios clínicos e histológicos, como na Tabela 60.4.

ATENÇÃO!

Os principais diagnósticos diferenciais da pustulose exantemática generalizada aguda são: psoríase pustulosa generalizada de von Zumbusch; foliculite bacteriana; candidíase; herpes simples; varicela e síndrome de Sweet pustulosa. É importante lembrar que, no DRESS, pode haver pústulas e que há casos descritos de sobreposição PEGA/SSJ e PEGA/NET.

TRATAMENTO

ATENÇÃO!

No tratamento da PEGA, a principal medida é a suspensão do medicamento suspeito, o que leva à melhora espontânea e completa do quadro em alguns dias. As pústulas e o eritema involuem, culminando em descamação nas áreas afetadas. Em geral, não é necessária abordagem terapêutica específica.

Soluções antissépticas após higienização previnem infecções secundárias. As pústulas da PEGA são estéreis, portanto antibióticos tópicos e sistêmicos profiláticos devem ser evitados, a não ser que haja evidências clínicas e laboratoriais de infecção bacteriana sobreposta.

Nos casos mais resistentes, corticosteroides tópicos podem ser utilizados no tratamento do prurido e inflamação, como valerato de betametasona 0,1% em creme 1 a 2 vezes por dia sobre as lesões até a resolução completa.

Até o momento, não há evidências de que o uso de corticosteroide sistêmico reduza a duração e intensidade das lesões na PEGA.

A hospitalização é indicada nos casos de acometimento cutâneo extenso, alteração do estado geral e envolvimento sistêmico.

TABELA 60.4 ■ Escore para classificação dos casos de PEGA

	MORFOLOGIA	ESCORE
Pústulas	Típicas Compatíveis Insuficientes	+2 +1 0
Eritema	Típico Compatível Insuficiente	+2 +1 0
Distribuição	Típica Compatível Insuficiente	+2 +1 0
Descamação pós-pustular	Sim Não/Insuficiente	+1 0
	CURSO	
Envolvimento de mucosas	Sim Não	−2 0
Início < 10 dias	Sim Não	0 −2
Resolução ≤ 15 dias	Sim Não	0 −4
Febre ≥ 38 °C	Sim Não	+1 0
Polimorfonucleares > 7.000/mm^3	Sim Não	+1 0
	HISTOPATOLOGIA	
Outras doenças		−10
Exocitose de polimorfonucleares		+1
Sem espongiose subcorneana e/ou intraepidérmica ou não especificada, pústulas com edema papilar ou espongiose subcórnea e/ou intraepidérmica ou não especificada, pústulas sem edema papilar		+2
Pústula espongiforme subcórnea e/ou intraepidérmica com edema papilar		+3

Interpretação: 0: não é PEGA, 1-4: PEGA possível, 5-7: PEGA provável, 8-12: PEGA definida

■ ERITRODERMIAS

A eritrodermia é definida pela presença de eritema e descamação generalizados em pelo menos 90% da superfície corpórea. Pode ser causada por inúmeras doenças e constitui-se em um diagnóstico sindrômico com múltiplas etiologias possíveis. Não há dados precisos sobre sua prevalência e alguns estudos demonstram que a incidência anual varia entre 0,9 e 35 por 100 mil habitantes. Há predileção pelo sexo masculino (2:1) e a idade média de início é entre 40 e 60 anos.

As etiologias das eritrodermias podem ser divididas entre os grupos:

1 | Dermatoses preexistentes – responsáveis por cerca de 50% dos casos. As etiologias mais frequentes são psoríase, dermatite atópica, dermatite de contato e fotodermatites; e menos frequentes são pitiríase rubra pilar, pênfigo foliáceo, penfigoide bolhoso, entre outras.

2 | Reações medicamentosas – podem ser causadas por inúmeros fármacos, sendo os mais frequentes: alopurinol, antibióticos betalactâmicos, carbamazepina, fenobarbital, fenitoína, sulfassalazina, sulfonamidas e excepcionalmente por medicações tópicas.

3 | Neoplasias – linfomas de células T correspondem a 25 a 40% dos casos de eritrodermia relacionada à neoplasia, que compreendem a micose fungoide e sua variante sistêmica, a síndrome de Sézary. A eritrodermia pode preceder, ser concomitante ou posterior ao diagnóstico. Outras neoplasias como leucemias e histiocitoses malignas também podem estar associadas.

4 | Miscelânia – doença do enxerto *versus* hospedeiro, aids, sarcoidose, colagenoses, dermatomiosite, imunodeficiências primárias, mastocitose, paraneoplasias, entre outras.

5 | Idiopática – em 9 a 47% dos casos, a causa da eritrodermia não é elucidada após investigação clínico-laboratorial e histopatológica. No entanto, tais pacientes devem permanecer em acompanhamento, pois a eritrodermia pode ser somente a manifestação clínica inicial das condições citadas.

QUADRO CLÍNICO

Há eritema e descamação em pelo menos 90% da superfície corpórea. A pele torna-se brilhante, xerótica, com aumento do calor e de aspecto infiltrado. Nos casos de dermatoses pré-existentes e reações medicamentosas, a progressão das lesões pode ser abrupta, em 2 a 6 dias. Já nos casos de linfoma cutâneo de células T e outras neoplasias, a instalação do quadro pode ser insidiosa, por semanas a meses. Além do eritema e descamação, deve-se sempre observar se há lesões específicas de dermatoses pré-existentes que podem colaborar com o diagnóstico etiológico – por exemplo: placas eritematodescamativas na pele e couro cabeludo e onicodistrofias na psoríase, liquenificação nas flexuras – áreas preferenciais da dermatite atópica, bolhas ou exulcerações que podem sugerir pênfigo foliáceo, etc. Sinais clínicos como linfonodomegalia e hepatoesplenomegalia contribuem para o diagnóstico de linfoma cutâneo.

Apesar das múltiplas etiologias, há manifestações comuns aos casos de eritrodermia. Prurido é observado em até 90% dos pacientes, liquenificação em até um terço, hiperpigmentação, queratodermia palmoplantar, ectrópio, linfoadenopatia generalizada e fibroelástica, edema nos tornozelos e facial, ginecomastia podem ser encontrados. Repercussões sistêmicas como queda do estado geral, taquicardia, hipertermia ou hipotermia, perda de peso, distúrbios hidreletrolíticos podem ocorrer. Alterações laboratoriais são inespecíficas e incluem anemia, leucocitose, linfocitose, eosinofilia, aumento da VHS, hipoalbuminemia e elevação dos níveis de IgE (imunoglobulina E).

DIAGNÓSTICO

Anamnese detalhada, exame físico e dermatológico completo são fundamentais para o diagnóstico. Múltiplas biópsias para estudo histológico podem ser necessárias; no entanto, em até um terço dos casos não definem a etiologia da eritrodermia.

Os seguintes passos podem auxiliar na abordagem diagnóstica inicial dos casos de eritrodermia:

1 | Obter história detalhada de dermatose pré-existente, uso de medicações e antecedentes familiares.

2 | Exame clínico e dermatológico completo buscando sinais de possível dermatose prévia, incluindo exame das mucosas e unhas, palpação de linfonodos, organomegalias e aferição de sinais vitais.

3 | Múltiplas biópsias de pele em pontos clinicamente selecionados para estudo histológico, imuno-histoquímico e de imunofluorescência se suspeita de neoplasia ou doença bolhosa autoimune, respectivamente.

4 | Considerar biópsia de linfonodo suspeito, hemograma, esfregaço de sangue periférico e outros exames para excluir doença linfoproliferativa. Considerar sorologia para HIV e outras doenças virais, provas reumatológicas, radiografia torácica, teste de contato. Se toda investigação resultar negativa, manter seguimento clínico para rastreamento de outras doenças sistêmicas.

5 | Uma vez que a etiologia foi elucidada, iniciar tratamento específico.

TRATAMENTO

O manejo inicial do paciente com eritrodermia, independentemente da causa, compreende medidas gerais, como hidratação, monitoramento dos sinais vitais, correção de distúrbios hidreletrolíticos, prevenção de hipotermia. Com relação à pele, deve-se mantê-la hidratada, evitar escoriações e o uso de tópicos, incluindo corticosteroides, uma vez que a permeabilidade cutânea está alterada. As medicações desnecessárias devem ser evitadas. Nos casos de prurido intenso, o uso de anti-histamínicos colabora para o controle dos sintomas.

O tratamento sistêmico é quase sempre necessário para controle da eritrodermia, mas deve ser indicado de acordo com a etiologia do quadro. Corticosteroides sistêmicos, por exemplo, são indicados nos casos de reação medicamentosa, mas devem ser evitados quando a eritrodermia é secundária à psoríase, pois pode levar a efeito rebote. Contudo, medicações imunossupressoras, como a ciclosporina A, são indicadas nos casos de psoríase eritrodérmica, mas devem ser evitadas se há suspeita de linfoma cutâneo pelo seu efeito imunossupressor.

Nos casos em que a etiologia da eritrodermia permanece desconhecida, pode-se considerar tratamento empírico com corticosteroides sistêmicos, metotrexato, ciclosporina A, micofenolato mofetil e acitretina, sendo esses tratamentos de exceção.

REVISÃO

- Farmacodermias agudas graves – reações de hipersensibilidade tardia mediada por linfócitos T – como a SSJ, PEGA, DRESS, NET e eritrodermia são desencadeadas por medicamentos em grande parte dos casos. Outros fatores desencadeantes são infecção por *Mycoplasma pneumoniae*, reativação de citomegalovírus, vacinação tríplice viral e meios de contrastes.
- Os sintomas são inespecíficos, febre, odinofagia, tosse, queimação ocular e cefaleia, precedem o acometimento cutaneomucoso em 1 a 3 dias. Lesões endobrônquicas podem causar dispneia, tosse e obstrução brônquica. Piora da função renal pode ser observada na fase aguda.
- O diagnóstico se baseia nas manifestações cutâneas e mucosas, comprometimento sistêmico e achados histológicos. A anamnese e o exame físico devem ser detalhados e o paciente deve ser questionado sobre todas as medicações usadas nos 2 meses anteriores ao início do quadro.
- O exame histológico da pele auxilia na diferenciação de outros diagnósticos; exames laboratoriais devem ser solicitados e, em alguns casos, considerar a gasometria arterial.

- A gravidade do quadro deve ser avaliada pelo cálculo de um escore denominado SCORTEN, aplicado no 1º dia de internação hospitalar.
- A base do tratamento é suspender o medicamento suspeito, evitar aqueles desnecessários e realizar suporte clínico. O paciente deve, quando possível, ser transferido para unidade de queimados ou UTI. Se houver suspeita de infecção, instituir antibioticoterapia empírica até resultado da cultura.
- Para a DRESS, utilizam-se corticosteroides, plasmaférese, imunoglobulina intravenosa e ganciclovir; na PEGA, a principal medida é a suspensão do medicamento suspeito, o que leva à melhora espontânea e completa do quadro em alguns dias; o tratamento sistêmico é quase sempre necessário para controle da eritrodermia, mas deve ser indicado de acordo com a etiologia do quadro.

REFERÊNCIAS

1. Bastuji-Garin S, Fouchard N, Bertocchi M, Roujeau JC, Revuz J, Wolkenstein P. SCORTEN: a severity-of-illness score for toxic epidermal necrolysis. J Invest Dermatol. 2000;115(2):149-53.
2. Kardaun SH, Sidoroff A, Valeyrie-Allanore L, Halevy S, Davidovici BB, Mockenhaupt M, et al. Variability in the clinical pattern of cutaneous side-effects of drugs with systemic symptoms: does a DRESS syndrome really exist? Br J Dermatol. 2007;156(3):609-11.

LEITURAS SUGERIDAS

Criado PR, Criado RFJ, Avancini J, Santi CG. Reação a drogas com eosinofilia e sintomas sistêmicos (DRESS)/síndrome da hipersensibilidade induzida por droga (DIHS): revisão dos conceitos atuais. An Bras Dermatol. 2012;87(3): 427-51.

Dodiuk-Gad RP, Chung WH, Valeyrie-Allanore L, Shear NH. Stevens-Johnson syndrome and toxic epidermal necrolysis: an update. Am J Clin Dermatol. 2015;16(6):475-93.

Kirchhof MG, Miliszewski MA, Sikora S, Papp A, Dutz JP. Retrospective review of Stevens-Johnson syndrome/toxic epidermal necrolysis treatment comparing intravenous immunoglobulin with cyclosporine. J Am Acad Dermatol. 2014;71(5):941-7.

Lee HY, Chou D, Pang SM, Thirumoorthy T. Acute generalized exanthematous pustulosis: analysis of cases managed in a tertiary hospital in Singapore. Int J Dermatol. 2010;49(5):507-12.

Rothe MJ, Bernstein ML, Grant-Kels JM. Life-threatening erythroderma: diagnosing and treating the "red man". Clin Dermatol. 2005;23(2):206-17.

Schwartz RA, McDonough PH, Lee BW. Toxic epidermal necrolysis: Part I. Introduction, history, classification, clinical features, systemic manifestations, etiology, and immunopathogenesis. J Am Acad Dermatol. 2013;69(2): 173.e1-13.

Schwartz RA, McDonough PH, Lee BW. Toxic epidermal necrolysis: Part II. Prognosis, sequelae, diagnosis, differential diagnosis, prevention, and treatment. J Am Acad Dermatol. 2013;69(2):187.e1-16.

Sehgal VN, Srivastava G, Sardana K. Erythroderma/exfoliative dermatitis: a synopsis. Int J Dermatol. 2004;43(1):39-47.

Sigurdsson V, Steegmans PH, van Vloten WA. The incidence of erythroderma: a survey among all dermatologists in The Netherlands. J Am Acad Dermatol. 2001;45(5):675-8.

Szatkowski J, Schwartz RA. Acute generalized exanthematous pustulosis (AGEP): a review and update. J Am Acad Dermatol. 2015;73(5):843-8.

61

EMERGÊNCIAS EM DOENÇAS REUMÁTICAS

EDGARD TORRES DOS REIS NETO

LUIZ SAMUEL G. MACHADO

EMILIA INOUE SATO

Considerando que as doenças reumáticas englobam centenas de doenças com características distintas, neste capítulo são abordadas apenas as suas principais manifestações que podem levar o paciente à procura de um serviço de emergência. Assim, serão discorridos somente a respeito dos aspectos importantes para o diagnóstico e tratamento de manifestações que requerem tratamento de urgência/emergência dado por não especialistas.

LÚPUS ERITEMATOSO SISTÊMICO

O LES é uma doença inflamatória crônica autoimune, de etiologia multifatorial, que afeta predominantemente mulheres jovens e pode acometer diversos órgãos e sistemas. Algumas de suas manifestações são agudas e extremamente graves, podendo haver risco de lesão definitiva em órgãos vitais e de óbito. O tratamento dessas situações deve ser urgente, sendo necessário, muitas vezes, afastar outras causas para essas manifestações, principalmente as infecções.

ATENÇÃO!

A coexistência de atividade do LES e infecção é relativamente frequente e estes são os casos de mais difícil tratamento.

O tratamento do processo infeccioso é imperativo e o risco e benefício devem ser avaliados para o início ou continuidade do tratamento com CE ou IMS orientados para a atividade do LES.

NEFRITE LÚPICA

O acometimento renal no LES ocorre em até 60% dos pacientes adultos e 80% das crianças, sendo mais frequente nos primeiros 3 anos da doença. Seu diagnóstico e tratamento precoces e adequados são de extrema importância, pois a nefrite lúpica (NL) é a principal causa de internação hospitalar e importante preditora de morbimortalidade, podendo evoluir para doença renal crônica em 5 a 20%.[1]

Conquanto o padrão-ouro para seu diagnóstico seja a biópsia renal, nem sempre é possível realizá-la na urgência em virtude de contraindicação clínica ou pela dificuldade de acesso ao exame. De qualquer forma, o tratamento deve ser iniciado, o mais precoce possível, mesmo sem a biópsia em casos de NL acompanhada de perda de função renal.

O tratamento da NL pode ser dividido em duas fases: indução e manutenção. Vamos abordar neste capítulo apenas o tratamento de indução, que deverá ser iniciado o mais precoce possível, sobretudo nos pacientes com comprometimento grave de outro órgão além da NL ou com NL e perda de função renal ou síndrome nefrótica grave. Nesses casos, o médico que atende na urgência deverá dar a conduta inicial, após o que, esses pacientes devem ser acompanhados por nefrologista e/ou reumatologista, que deverá avaliar a resposta ao tratamento, sua continuidade ou a necessidade de mudança terapêutica e, posteriormente, avaliar o tratamento de manutenção, com o objetivo de preservar a função renal e reduzir riscos de recidivas.

Nos pacientes com biópsia renal, o tratamento deve ser orientado pelo achado histopatológico, mas, nos casos sem biópsia, a presença de sinais de nefrite ativa (proteinúria > 0,5 g/24 horas, ou presença de cilindros anormais, ou hematúria dismórfica na urina) e a redução da função renal recente, desde que afastadas causas secundárias como uso de medicação nefrotóxica, desidratação, alteração hemodinâmica requerem o início do tratamento de indução inferindo tratar-se de NL na forma proliferativa.

O tratamento de indução das NL proliferativas (classe III e IV, isoladamente ou associado a outras classes) sempre deve incluir pulsoterapia com metilprednisolona (MP) 0,5 a 1 g IV por 3 dias, seguido de prednisona por VO na dose de 0,5 a 1 mg/kg de peso/dia, associado a um IMS, que pode ser a ciclofosfamida (CF) IV ou micofenolato de mofetila (MFM) VO. Na escolha do IMS, podem ser considerados a raça (CF é menos eficaz em afro-americanos e hispânicos); risco de infertilidade e menopausa precoce (CF); risco de infecções e avaliação da melhor adesão ao tratamento (VO ou IV) pelo paciente (Figura 61.1).[2,3]

Pacientes com NL, desde que não apresentem contraindicação, devem receber hidroxicloroquina na dose de 6 mg/kg/dia, a pressão arterial deve ser mantida < 130 × 80 mmHg, os níveis de LDL colesterol devem ser < 100 mg/dL e os IECA ou BRAII devem ser utilizados como antiproteinúricos adjuvantes. Pelo risco de disseminação da estrongiloidíase, recomenda-se tratamento antiparasitário, com ivermectina (200 mcg/kg – dose única) ou nitazoxanida (500 mg, duas vezes/dia) por 3 dias em todo paciente que receberá pulsoterapia com MP.[2,3]

Na suspeita de glomerulonefrite rapidamente progressiva, com perda rápida de função renal, dá-se preferência à CF IV (0,5 a 1 g/m^2 de superfície corpórea) de acordo com a função renal, e a dose de pulso de MP deve ser 1 g/IV/dia por 3 dias consecutivos, seguida de prednisona VO 1 mg/kg/dia, por 3 a 4 semanas, com posterior redução gradual. A CF deve ser aplicada a intervalos mensais por 6 meses, nos casos de resposta.[2,3]

Em casos que apresentem piora da função renal, apesar do tratamento adequado, e afastada outras causas para a disfunção renal, é recomen-

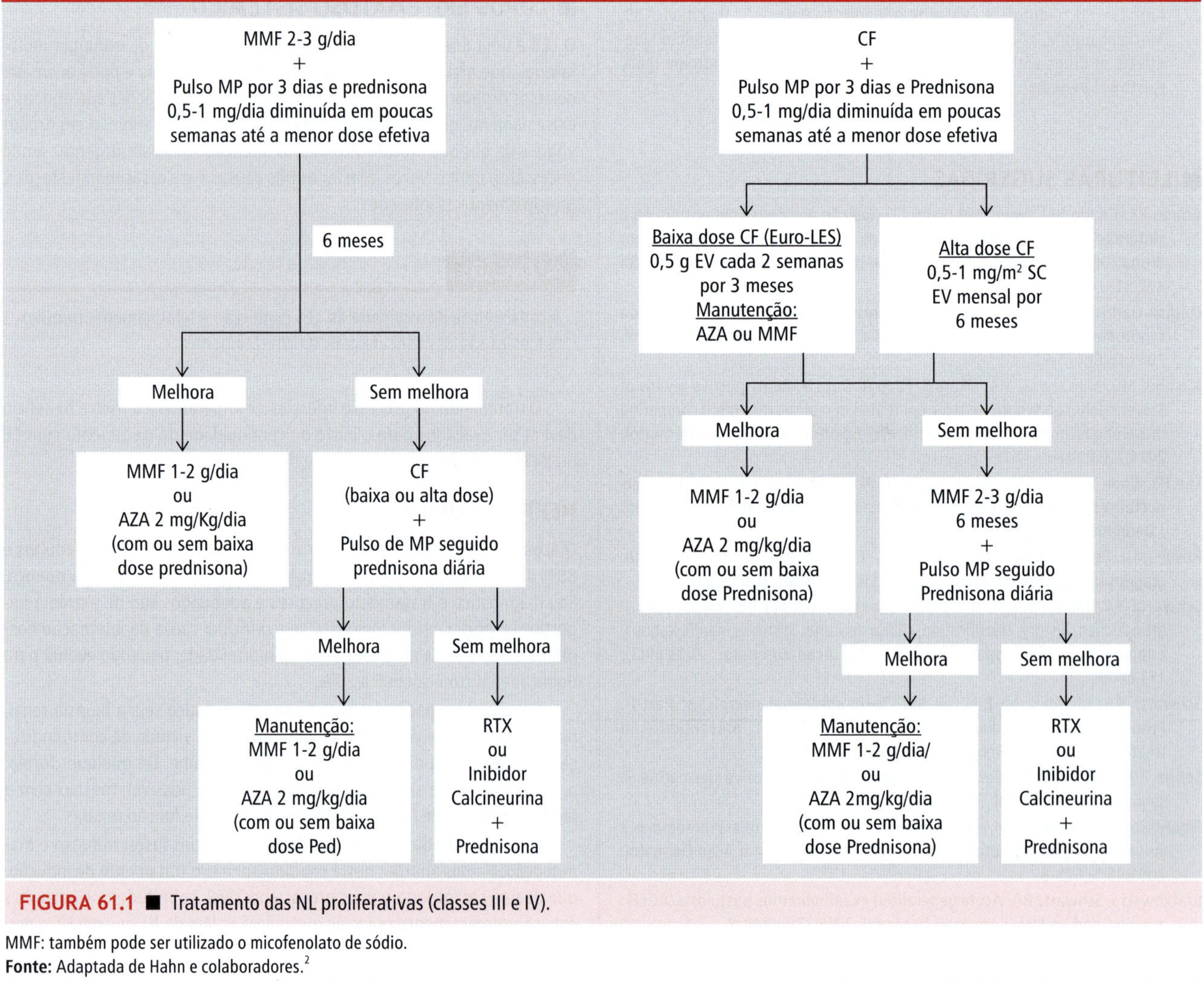

FIGURA 61.1 ■ Tratamento das NL proliferativas (classes III e IV).

MMF: também pode ser utilizado o micofenolato de sódio.
Fonte: Adaptada de Hahn e colaboradores.[2]

dada a substituição por outro IMS, como o MMF, se o paciente tiver sido inicialmente tratado com CF ou com CF se o tratamento inicial tenha sido com MMF. Na falha terapêutica e necessidade de mudança de esquema terapêutico, recomenda-se nova pulsoterapia com MP por 3 dias.[2,3]

ATENÇÃO!

O diagnóstico diferencial de pacientes com LES e perda de função renal deve incluir a microangiopatia trombótica glomerular, que pode causar LRA nesses pacientes, além de SAF.

O diagnóstico é confirmado por biópsia renal e o tratamento inclui anticoagulantes, não sendo indicada imunossupressão visto que esses pacientes não apresentam processo inflamatório ou infiltrado celular glomerular.[2,3]

Na classe V, o tratamento de indução também deve ser realizado com pulsoterapia com metilprednisolona 0,5 a 1 g por 3 dias, associada à CF IV ou MMF ou AZA. Na ausência de resposta, pode ser tentado um inibidor de calcineurina ou rituximabe.[2,3]

HEMORRAGIA ALVEOLAR

A HA é uma complicação rara no LES, porém, extremamente grave, com mortalidade variando de 50 a 90%, sendo mais frequente em pacientes com comprometimento renal.[4]

Infiltrado pulmonar difuso associado à dispneia e febre são os achados clínicos mais comuns e a hemoptise ocorre em torno de 50%.

ATENÇÃO!

A HA pode causar anemia, sendo a queda de hemoglobina/hematócrito um sinal precoce da doença. Assim, a ausência de hemoptise não exclui HA, particularmente nos pacientes com síndrome pulmonar aguda com novo infiltrado radiológico e queda dos níveis de hemoglobina.

Em casos duvidosos, o diagnóstico pode ser confirmado por broncoscopia e lavado broncoalveolar revelando hemossiderina nos macrófagos e culturas negativas. Biópsia pulmonar pode mostrar capilarite pulmonar com depósito de imunocomplexos ou hemorragia no espaço alveolar sem inflamação ou destruição das estruturas alveolares. A RM de pulmão também pode sugerir hemorragia alveolar devido aos efeitos paramagnéticos do ferro contido no sangue.[4]

O diagnóstico diferencial inclui outras causas de HA como infecções, reações a medicamentos, bronquiectasias, neoplasias, málformação arteriovenosa, distúrbios da coagulação, estenose mitral, embolia pulmonar, etc. Anamnese e exame clínico detalhados associados a provas de atividade inflamatória elevadas, FAN positivo, consumo de complemento e anticorpos anti-dsDNA positivos auxiliam no diagnóstico de hemorragia alveolar secundária ao LES, embora nem todas essas alterações estejam sempre presentes.

O tratamento deve ser iniciado imediatamente, com MP 1 g IV por 3 a 5 dias, associado à CF IV (0,5 a 1g/m^2 de superfície corpórea), seguido de prednisona 1 mg/kg/dia VO[4]. Em casos graves, principalmente nos que não responderem ao tratamento, pode ser associada plasmaférese, imunoglobulina IV (IgIV) ou rituximabe. Porém, não há estudos controlados avaliando o melhor esquema terapêutico.

Além da imunossupressão, é fundamental o suporte da terapia intensiva, com suporte hemodinâmico e ventilatório, quando necessário, e tratamento de possível infecção concomitante, pois pacientes com hemorragia alveolar apresentam alta prevalência de infecções.

ATENÇÃO!

O prognóstico na hemorragia alveolar é grave e, nos que apresentarem hemorragia pulmonar maciça, a letalidade é muito alta.

MIELITE TRANSVERSA

A mielite transversa é uma desordem neuroinflamatória grave que afeta aproximadamente 2% dos pacientes com LES e pode ser causada por vasculite de SNC ou por trombose arterial, principalmente nos casos associados a anticorpos antifosfolipídeos.[5]

Manifesta-se como queixa de horas a dias de fraqueza bilateral de membros inferiores, podendo haver comprometimento de membros superiores, ser assimétrica e/ou com déficit sensorial com nível espinal similar ao da fraqueza motora, com ou sem disfunção miccional ou intestinal, em paciente com LES. Deve ser excluída a compressão medular ou lesão da cauda equina.[5]

Embora possa ser normal, a RM com contraste IV deve sempre ser realizada na área do nível correspondente à lesão avaliada no exame clínico e pode mostrar aumento da intensidade do sinal e atrofia medular. A avaliação do LCS pode mostrar pleocitose com predomínio de granulócitos, hiperproteinorraquia, baixos níveis de glicose e aumento de IgG e é importante para excluir infecções.[5]

ATENÇÃO!

Embora os achados iniciais do LCS nem sempre permitam excluir as doenças infecciosas na mielite transversa, a terapia imunossupressora deve ser instituída precocemente, podendo ser associados antibióticos ou antivirais nos casos duvidosos, com posterior suspensão após certeza da ausência de infecção concomitante.

Pesquisa de anticorpos para SAF (anticardiolipina, anticoagulante lúpico e anti-β_2-glicoproteína 1) deve também ser realizada pela possibilidade de etiologia trombótica da mielite.[5]

ATENÇÃO!

O tratamento da mielite transversa no LES deve ser realizado nas primeiras horas dos sintomas, assim que houver suspeita clínica, para reduzir as sequelas.

Pulsoterapia com MP 1 g por 3 a 5 dias, seguida de prednisona VO 1 a 2 mg/kg/dia associada à CF IV (0,5 a 1 g/m^2 de superfície corporal) ou VO (1 a 2 mg/kg/dia), ainda é considerada o melhor tratamento inicial. Mas há outras propostas, principalmente para os casos não responsivos ao esquema inicial e inclui plasmaférese, rituximabe e IgIV. Pela raridade e gravidade dos casos, não há estudos controlados avaliando eficácia desses tratamentos. Nos pacientes com anticorpos antifosfolipídeos associados, recomenda-se o uso de antiagregante plaquetário e/ou anticoagulante em combinação ao corticosteroide e imunossupressores.[5]

COMPROMETIMENTO NEUROPSIQUIÁTRICO: PSICOSE E CONVULSÕES

A convulsão é descrita em 10 a 15% e a psicose em 2,5 a 11% dos pacientes com LES. Essas manifestações tanto podem ser resultantes da atividade do LES como de infecções, distúrbios hidreletrolíticos, insuficiência renal, neoplasias, reações medicamentosas, uso de drogas ilícitas, AVC, etc. Assim, o diagnóstico etiológico deve ser feito antes de se iniciar o tratamento. A presença de atividade da doença em outros órgãos, a positividade de anticorpos como anticorpos anti-DNA nativos e o consumo de complemento sugerem atividade da doença. Anticorpo anti-P-ribossomal tem sido associado a psicose lúpica e crises convulsivas, entretanto, trabalhos mais recentes não têm encontrado tal associação. Para o diagnóstico diferencial, além de hemograma, glicemia, função renal e hepática, eletrólitos, vitamina B12, TSH e avaliação da saturação de O_2, devem ser realizados exame do LCS, RM cerebral e EEG, para convulsão ou suspeita de encefalite herpética. EEG com alterações típicas é encontrado em menos de metade dos pacientes com convulsão.[5]

As crises convulsivas podem ser generalizadas ou parciais, simples ou complexas e o tratamento das crises convulsivas e sua prevenção é feita com medicamentos anticonvulsivantes. Terapia a longo prazo com anticonvulsivantes deve ser considerada para convulsões recorrentes.[5]

Caso as manifestações neuropsiquiátricas sejam atribuídas à atividade do LES ou tornem-se recorrentes, prednisona 1 mg/kg/dia ou pulsoterapia com MP 1 g IV por 3 dias devem ser prescritas. IMS como a CF IV, AZA ou MMF podem ser úteis em casos recidivantes, refratários ou com necessidade de poupar dose de CE. Terapia anticoagulante é indicada quando for identificado evento trombótico associado à SAF, com rigoroso controle das crises convulsivas e dos níveis de anticoagulação, pelo risco de trauma craniano e sangramento.[5]

■ VASCULITES ASSOCIADAS AO ANCA

As vasculites associadas ao ANCA incluem a granulomatose com GPA, a poliangeíte microscópica (PAM) e a GEP. Apesar de vários órgãos e sistemas serem passíveis de acometimento, as principais emergências relacionadas a essas vasculites são o comprometimento pulmonar (tosse, dispneia, hemorragia alveolar) e o renal (hematúria, proteinúria e insuficiência renal).[6]

ATENÇÃO!

As vasculites ANCA-associadas são causas frequentes de síndrome pulmão-rim pauci-imune. Como o diagnóstico diferencial dessa síndrome é amplo, a biópsia deve ser realizada sempre que possível, principalmente quando houver dúvida diagnóstica.

O tratamento das vasculites ANCA-associadas encontra-se resumido no fluxograma da Figura 61.2. Pacientes com PAM ou GPA com manifestações sistêmicas graves devem receber tratamento de indução com corticosteroide (MP 7,5-15 mg/kg IV por 1 a 3 dias) e agente IMS (CF ou rituximabe). Após pulsoterapia com MP, iniciar prednisona 1 mg/kg/dia ou equivalente com diminuição regressiva da dose. A CF deve ser dada para pacientes com manifestações graves e sistêmicas, IV (15 mg/kg até o máximo de 1,2 g) nos tempos 0, 2 e 4 semanas e, depois, a cada 3 semanas) ou VO (1 a 2 mg/kg/dia, máximo de 200 mg/dia). Na falha a pulso de CF, pode-se optar pela CF VO ou aplicar rituximabe, anticorpo monoclonal quimérico anti-CD20, IV, na dose de 375 mg/m^2 de superfície corpórea semanal por 4 semanas consecutivas ou em duas doses de 1 g com intervalo de 15 dias. O rituximabe também é uma opção terapêutica para os pacientes em que for contraindicada a CF. Em casos de GPA e PAM com insuficiência renal (creatinina > 5,65 mg/dL), a associação de plasmaférese à CF e prednisona mostrou melhor recuperação da função renal, sem diferença na sobrevida.[6]

Pacientes com GPA com doença localizada no trato respiratório superior e/ou inferior, sem outros órgãos/sistemas envolvidos ou sintomas constitucionais, podem ser tratados com prednisona 1 mg/kg/dia e MTX (20 a 25 mg/semana). Sulfametoxazol + trimetroprim pode ser utilizado

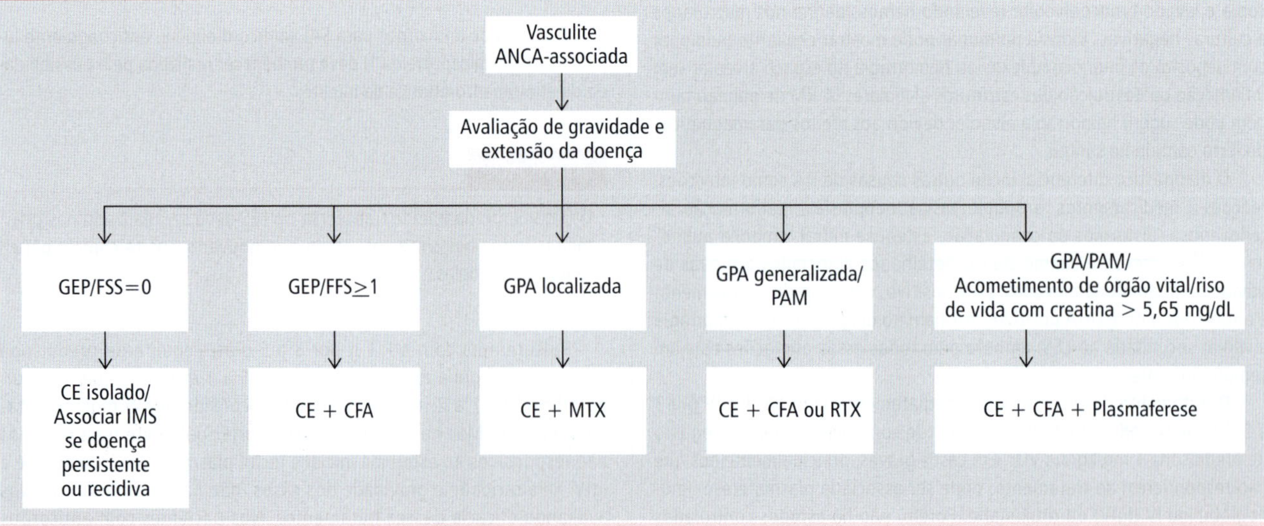

FIGURA 61.2 ■ Tratamento das vasculites ANCA-associadas.

FFS: *Five factor score.*
Fonte: Adaptada de Luqmani e Ponte.[6]

como adjuvante na terapia de indução e manutenção nos casos de GPA com doença localizada de vias aéreas superiores.[6]

Os pacientes com GEP sem fatores de pior prognóstico ao diagnóstico podem ser tratados inicialmente com prednisona 1 mg//kg/dia, podendo adicionar um IMS (AZA ou MTX) se houver atividade de doença persistente ou recidiva após redução de CE. Os pacientes com GEP com pelo menos um dos critérios do Five Factor Score (FFS), cardiomiopatia, envolvimento do trato gastrintestinal, idade > 65 anos, creatinina ≥ 1,7 mg/dL e ausência de comprometimento de orelha, nariz e garganta são considerados de pior prognóstico e devem receber indução com prednisona 1 mg/kg/dia com ou sem pulsoterapia com MP (1 g/dia por 3 dias), CF IV 0,6 g/m^2 a cada 2 semanas no 1º mês e, posteriormente, a cada 4 semanas, por 12 meses. A dose de prednisona deve ser reduzida progressivamente.[6]

Após terapia de indução da remissão, deve-se iniciar a terapia de manutenção da remissão, por pelo menos 24 meses, para evitar recidiva da doença.[6]

SÍNDROME ANTIFOSFOLIPÍDICA CATASTRÓFICA (CAPS)

A CAPS é uma manifestação grave, que ocorre em cerca de 1% dos pacientes com SAF, com mortalidade próxima de 50%. Caracteriza-se por trombose em três ou mais órgãos, sistemas ou tecidos, de ocorrência simultânea, ou em intervalo menor que 1 semana, associada à presença de anticorpos antifosfolipídeos (Quadro 61.1).[7,8]

QUADRO 61.1 ■ Critérios para classificação de CAPS

1 | Trombose em três ou mais órgãos, sistemas ou tecidos.
2 | Evolução concomitante das manifestações ou em tempo inferior há 1 semana.
3 | Confirmação histopatológica de oclusão de pequenos vasos em pelo menos um órgão ou tecido.
4 | Confirmação laboratorial da presença de anticorpo antifosfolipídeo.

Definida se todos os quatro critérios presentes. Provável: todos os critérios, exceto por acometimento de dois órgãos; todos os critérios, exceto pela confirmação laboratorial pelo menos 6 semanas antes devido a óbito de paciente nunca testado para SAF antes da síndrome catastrófica; critérios 1, 2 e 4 ou 1, 3 e 4 e um terceiro evento em mais de 1 semana, mas em menos de 1 mês a despeito da anticoagulação.

Fonte: Adaptada de Cervera e colaboradores.[7]

Na maioria dos casos, há um fator desencadeante como infecções, cirurgias, traumas, neoplasias, suspensão de anticoagulante ou anticoagulação abaixo da meta, complicações obstétricas, reativação do LES ou uso de anticoncepcionais.[8]

Os principais órgãos acometidos são o rim, pulmão, cérebro, coração e pele e as manifestações clínicas dependem do órgão acometido.[8] Lembramos que alguns pacientes podem ter aPL negativos no momento do evento. Além disso, doenças infecciosas também podem induzir o aparecimento de aPL, como hanseníase e HIV.

ATENÇÃO!

A anamnese e exame clínico detalhados com possível identificação dos fatores desencadeantes, assim como a relação temporal entre os fenômenos trombóticos são fundamentais para o diagnóstico da CAPS.

A análise histopatológica do tecido acometido pode auxiliar no diagnóstico, entretanto, a biópsia nem sempre é possível, devido à gravidade da doença.

Os principais diagnósticos diferenciais incluem púrpura trombocitopênica trombótica, síndrome hemolíticourêmica, síndrome HELLP e coagulação intravascular disseminada.[8]

O tratamento com anticoagulação plena com heparina, MP IV 1 g por 3 dias, associado à plasmaférese deve ser instituído o mais precoce possível, além da identificação e tratamento do fator desencadeante. A CF IV pode ser associada em casos de CAPS secundária a LES em atividade. O uso do rituximabe ou IgIV 400 mg/kg/dia por 5 dias podem ser uma alternativa à plasmaférese quando esta não estiver disponível ou houver contraindicação.[8]

ARTERITE TEMPORAL

A arterite temporal é uma vasculite de grandes vasos que acomete principalmente a artéria temporal em indivíduos com mais de 50 anos, na grande maioria, acima de 70 anos.

ATENÇÃO!

A arterite temporal deve entrar no diagnóstico diferencial de cefaleia de início recente ou com mudança de características em idosos, seu rápido reconhecimento é de grande importância, pois, além da cefaleia, pode causar cegueira irreversível se não tratada rapidamente.

Os critérios diagnósticos para ACG propostos pelo Colégio Americano de Reumatologia,[9] em 1990, são: 1) idade igual ou superior a 50 anos; 2) cefaleia localizada de início recente; 3) artéria temporal dolorida à palpação ou diminuição do pulso da artéria temporal; 4) VHS ≥ 50 mm na primeira hora; 5) biópsia revelando arterite necrosante ou processo granulomatoso com células gigantes multinucleadas. Três dos cinco critérios foram associados à sensibilidade de 93% e especificidade de 91%.

Exames de imagem como a TC de crânio podem ser necessários em casos atípicos, para descartar possíveis diagnósticos diferenciais, principalmente neoplasia de SNC ou metástases. Exame do LCS pode ser necessário em pacientes febris e principalmente na presença de meningismo.

Corticosteroide é o tratamento de 1ª escolha. Prednisona VO 1 mg/kg/dia e, em casos com sintomas visuais, como amaurose fugaz, é recomendada pulsoterapia com MP (1 g, IV, 1 vez/dia, por 3 dias).

ATENÇÃO!

A pulsoterapia na arterite temporal deve ser iniciada imediatamente após o diagnóstico, antes da biópsia da artéria temporal, já que esse procedimento pode ser feito em 2 duas semanas após introdução do corticosteroide sem atrapalhar a análise.

Em casos típicos, a biópsia pode ser dispensada, com o encontro de alteração sugestivas de arterite (halo hiperecoico) em ultrassonografia com Doppler da artéria temporal. Após melhora clínica e das provas inflamatórias, o corticosteroide será reduzido gradativamente. Nos casos com contraindicação de CE, ou com efeitos colaterais, a associação de MTX (dose 15 a 25 mg/semana) pode ser feita de início, assim como nos casos com recidiva após redução de dose de CE. Ácido acetilsalicílico em dose baixa (81 a 100 mg/dia) associado à prednisona e ao poupador de corticosteroide reduz o risco de complicações isquêmicas tardias.[10]

CRISE RENAL ESCLERODÉRMICA

A esclerose sistêmica (ES) é uma doença caracterizada por fibrose da pele e vísceras e por alteração endotelial, levando a um estado de isquemia crônica. O diagnóstico da crise renal esclerodérmica (CRE) se baseia no quadro clínico, caracterizado por fenômeno de Raynaud, espessamento cutâneo e envolvimento visceral, na presença de FAN característico (centromérico ou nucleolar) e nas alterações na capilaroscopia periungueal.

ATENÇÃO!

A CRE ocorre em 20 a 25% dos pacientes com a forma difusa e é a manifestação com maior gravidade da ES. Caracteriza-se por hipertensão arterial grave de início abrupto e insuficiência renal rapidamente progressiva.

Pode haver ainda anemia hemolítica, plaquetopenia, convulsão, insuficiência cardíaca esquerda, retinopatia e alterações do sedimento urinário (hematúria e proteinúria). Fatores de risco para CRE incluem forma difusa da doença, envolvimento cutâneo rapidamente progressivo, doença de início recente (primeiros 4 anos) e uso de CE em dose alta. Na CRE, ocorre isquemia cortical renal em razão de vasoespasmo prolongado das artérias interlobulares, elevando os níveis plasmáticos de renina.

A monitoração da pressão arterial (PA) e dos níveis de creatinina tem de ser rigorosa, principalmente nos pacientes com fatores de risco. Caso ocorra aumento persistente da PA ou piora de função renal, deve-se suspeitar de CRE e os inibidores de ECA devem ser iniciados imediatamente, objetivando PA abaixo de 130 × 80 mmHg.[11] Se a PA se mantiver alta, o IECA é aumentado progressivamente e, se mesmo assim, não for controlada ou se a função renal piorar, deve-se internar o paciente para associar hipotensores endovenosos. Mesmo com os IECA, a CRE ainda tem prognóstico reservado e cerca de 40% dos pacientes necessitarão de diálise.

ARTRITE SÉPTICA

Considerada uma emergência médica que pode ocasionar significativa morbidade e elevada mortalidade. Apesar de haver vários agentes etiológicos, discutiremos apenas as causadas por bactérias, que são divididas em gonocócica e não gonocócica.

Os grupos mais frequentes acometidos na artrite não gonocócica são idosos (> 80 anos), diabéticos, pacientes com artrite reumatoide, com prótese articular e infecções cutâneas. Na artrite gonocócica, o principal grupo de risco é constituído de adultos jovens, sexualmente ativos.

O diagnóstico da artrite séptica é feito mediante quadro clínico sugestivo, exames gerais e da análise do líquido articular. A apresentação clássica da artrite não gonocócica é a monoartrite, principalmente em joelhos ou quadris, associada à febre e, na gonocócica, podemos observar uma tríade, com tenossinovite, lesões cutâneas – pápulas com pústulas centrais e acometimento articular caracterizado inicialmente por artralgia migratória seguida de mono ou oligoartrite. Os exames laboratoriais, geralmente, mostram leucocitose com desvio para esquerda e elevação de provas inflamatórias (VHS e proteína C-reativa).

ATENÇÃO!

A artrocentese é um procedimento praticamente obrigatório e que pode diferenciar a artrite séptica de outras causas de monoartrite, como artrite por cristais, traumática, hemoartrose ou osteoartrose.

O líquido sinovial da artrite não gonocócica apresenta contagem de leucócitos, geralmente, acima de 50 mil/mm^3 com predomínio de polimorfonucleares (> 90%), glicose baixa e cultura positiva em 70 a 90% dos casos. Na gonocócica, a contagem de leucócitos no líquido sinovial pode ser menor e a positividade da cultura não ultrapassa 25% dos casos.

Exames de imagem, na fase inicial não costumam ajudar no diagnóstico, sendo necessários em articulações de difícil avaliação, como o quadril.

ATENÇÃO!

Na suspeita de artrite gonocócica, é imprescindível a coleta de cultura de orofaringe, uretra, reto e lesões cutâneas, quando presentes.

A hemocultura tem positividade em torno de 50% nas artrites não gonocócica e praticamente zero na gonocócica.

O tratamento empírico deve ser iniciado logo após a artrocentese para evitar morbimortalidade e deve ser baseado nos dados epidemiológicos locais. Os micro-organismos mais frequentes causadores de artrite não gonocócica no adulto são coccus gram-positivos (80% dos casos, principalmente *Staphilococcus aureus* e *Streptococcus* sp) e os bacilos gram-negativos (20% dos casos).[12] Portanto, a antibioticoterapia empírica de escolha é a oxacilina (2 g, IV, a cada 4 horas) ou clindamicina (600 mg, IV, a cada 6 horas), associada a ceftriaxone (1 g, IV, a cada 12 horas). Em pacientes idosos, usuários de drogas endovenosas e imunossuprimidos, observa-se aumento nas frequências de *S. aureus* resistentes à oxacilina (ORSA) e bacilos gram-negativos multirresistentes, logo nos pacientes com esses perfis, o tratamento empírico deve ser a associação de vancomicina (1 g, IV, a cada 12 horas) com piperacilina/tazobactan (4,5 g, IV, a cada 6 horas) ou meropenen (1 g, IVa cada 8 horas). A terapia deverá ser ajustada após o resultado da análise do líquido sinovial (Gram e culturas).

A duração do tratamento varia de 2 a 6 semanas, dependendo da resposta clínica e da melhora das provas inflamatórias. Punções repetidas devem ser feitas nos primeiros dias. Se houver redução da celularidade e do volume do líquido, indica resposta ao tratamento; caso contrário, há necessidade de mudança do antibiótico ou de drenagem cirúrgica. Em artrites sépticas localizadas nas articulações de difícil acesso como quadris, ombros e sacroilíacas, a drenagem cirúrgica é indicada como tratamento inicial pela dificuldade em realizar punções repetidas.[12]

Na artrite gonocócica, o tratamento de escolha é realizado com ceftriaxone (1 g, IV, a cada 12 horas) por 7 a 10 dias, sem necessidade, em geral, de procedimento cirúrgico, pois a melhora costuma ser bem rápida.[12]

ARTRITE AGUDA POR MICROCRISTAIS (GOTA E PSEUDOGOTA)

A gota é uma inflamação articular caracterizada pela cristalização de ácido úrico intra-articular. Ocorre em 2,7% dos adultos americanos, principalmente em homens após a adolescência e mulheres após a menopausa. As primeiras crises de gota são caracterizadas por monoartrite, geralmente nos membros inferiores, sobretudo na primeira metatarsofalangeana, com duração média de horas a poucos dias. Com a progressão da doença, há redução do intervalo entre as crises e aumento do número de articulações envolvidas e da duração das crises. Pode ocorrer febre em até 30%.

O diagnóstico é feito com a análise do líquido sinovial, com celularidade entre 20 mil e 50 mil leucócitos/mm^3, com predomínio de neutrófilos, cultura negativa e presença de cristais de monourato de sódio.

A dosagem de ácido úrico sérico geralmente é alta, porém na crise pode ser normal em até 30%. A radiologia no início da gota pode ser normal e, em casos crônicos, podem ser observadas a característica lesão em saca-bocado e a presença de tofos.

A doença por depósito de pirofosfato de cálcio, também denominada condrocalcinose, pode se manifestar como artrite aguda, semelhante à gota, caracterizando a pseudogota. Nesses casos, os cristais encontrados no líquido sinovial têm características romboides e birrefrigência negativa e a avaliação radiológica pode mostrar calcificações lineares nas superfícies cartilagíneas de joelhos, punhos e na sínfise púbica.

O tratamento das crises agudas das artrites microcristalinas deve ser feito com AINH, considerados a medicação de 1ª escolha, caso não haja contraindicações, como insuficiência renal ou antecedente de hemorragia digestiva. Outra opção é a colchicina, 0,5 mg, VO, a cada 6 horas, associada ao AINH. Os corticosteroides podem ser uma alternativa, caso AINH e a colchicina sejam contraindicados. Usa-se prednisona, 40 mg, VO, cedo, com redução progressiva e rápida. Outra opção para articulação de fácil acesso é a artrocentese e infiltração com triancinolona hexocetonida. Em casos de crises muito refratárias ou em pacientes com contraindicação ou intolerância a AINH, colchicina e corticosteroide, podem ser usados os inibidores de IL-1β – Anakinra (100 mg, SC, uma vez/dia, por 3 dias consecutivos) ou canakinumab (150 mg, SC, dose única), mas de custo muito alto.[13]

Nas crises de gota, os agentes hipouricemiantes (alopurinol, febuxostat, probenecide e benzobromarona) não devem ser introduzidos e, se já estiverem sendo usados, não se deve alterar sua dose.

REVISÃO

- As principais doenças reumáticas que requerem tratamento de urgência/emergência são manifestações do LES (como HA, nefrite lúpica, mielite transversa) e outras enfermidades como CRE, SAF, artrites agudas por microcristais (gota e subgota), artrites sépticas (envolvem bactérias gonocócica e não gonocócica), vasculites associadas ao ANCA, síndrome antifosfolipídica catastrófica, arterite temporal.
- Todas requerem abordagem urgente sob risco de lesão definitiva em órgãos vitais (como a nefrite lúpica) e óbito (em pacientes com HA, a mortalidade varia de 50 a 90%). Para tanto, o diagnóstico precoce é fundamental e pode se valer de biópsia (cujo resultado não deve atrasar o início do tratamento), exames laboratoriais e de imagem.
- O tratamento contempla o uso de corticosteroides, imunossupressores, metilprednisolona, equipe multidisciplinar, anticoagulantes, plasmaférese, suporte da terapia intensiva, antibioticoterapia, AINH, entre outros.
- O prognóstico depende de quão precoces foram o diagnóstico e o tratamento adequado.

REFERÊNCIAS

1. Singh S, Saxena R. Lupus nephritis. Am J Med Sci. 2009;337(6):451-60.
2. Hahn BH, McMahon MA, Wilkinson A, Wallace WD, Daikh DI, Fitzgerald JD, et al. American College of Rheumatology guidelines for screening, treatment, and management of lupus nephritis. Arthritis Care Res (Hoboken). 2012;64(6):797-808.
3. Klumb EM, Silva CA, Lanna CC, Sato EI, Borba EF, Brenol JC, et al. Consensus of the Brazilian Society of Rheumatology for the diagnosis, management and treatment of lupus nephritis. Rev Bras Reumatol. 2015;55(1):1-21.
4. Paran D, Fireman E, Elkayam O. Pulmonary disease in systemic lupus erythematosus and the antiphospholpid syndrome. Autoimmun Rev 2004; 3(1):70-5.
5. Bertsias GK, Boumpas DT. Pathogenesis, diagnosis and management of neuropsychiatric SLE manifestations. Nat Rev Rheumatol. 2010;6(6):358-67.
6. Luqmani R, Ponte C. ANCA-associated vasculitides and poliarterite nodosa. In: Bijsma JWJ, Hachulla E, editors. Eular textbook of rheumatic disease. 2nd ed. London: BMJ; 2015. p. 717-53.
7. Cervera R, Font J, Gómez-Puerta JA, Espinosa G, Cucho M, Bucciarelli S, et al. Validation of the preliminary criteria for the classification of catastrophic antiphospholipid syndrome. Ann Rheum Dis. 2005;64(8):1205-9.
8. Kazzaz NM, McCune WJ, Knight JS. Treatment of catastrophic antiphospholipid syndrome. Curr Opin Rheumatol. 2016;28(3):218-27.
9. Hunder GG, Bloch DA, Michel BA, Stevens MB, Arend WP, Calabrese LH, et al. The American College of Rheumatology 1990 criteria for the classification of giant cell arteritis. Arthritis Rheum. 1990;33(8):1122-8.
10. Salvarani C, Pipitone N, Versari A, Hunder GG. Clinical features of polymyalgia rheumatica and giant cell arteritis. Nat Rev Rheumatol. 2012;8(9):509-21.
11. Guillevin L, Mouthon L. Scleroderma renal crisis. Rheum Dis Clin North Am. 2015;41(3):475-88.
12. Sharff KA, Richards EP, Townes JM. Clinical management of septic arthritis. Curr Rheumatol Rep. 2013;15(6):332-40.
13. Bernal JA, Quilis N, Andrés M, Sivera F, Pascual E. Gout: optimizing treatment to achieve a disease cure. Ther Adv Chronic Dis. 2016;7(2):135-44.

62 EMERGÊNCIAS NO PACIENTE IDOSO: CONSIDERAÇÕES GERAIS

MAYSA S. CENDOROGLO

CLINEU DE MELLO ALMADA FILHO

O aumento da expectativa de vida é acompanhado por sobrevida com doenças crônicas, menos reserva funcional e maior susceptibilidade à incapacidade e dependência. No entanto, o envelhecimento se dará em uma velocidade diferente para cada indivíduo e será resultado da combinação entre genética, história de saúde e doença, estilo de vida e fatores ambientais. Consideramos os idosos dos 60 até os 79 anos de idade como um grupo com características comuns, mais homogêneas, ao passo que para aqueles com 80 anos ou mais, a individualização da avaliação e tratamento se tornam ainda mais importantes, pois a diversidade entre esses idosos é maior e a maioria das diretrizes não se aplica a eles.

No espectro dos diferentes perfis de envelhecimento, observamos idosos independentes, ativos, com boa reserva funcional em um extremo; e, no extremo oposto, idosos frágeis, sem reserva funcional e com maior susceptibilidade a complicações, dependência e morte. Entre esses dois extremos, há uma grande variedade de perfis intermediários que podem ser confundidos em situações de emergência e aumentar a chance de tempo prolongado de internação, eventos adversos, iatrogenias, complicações e óbito. Associadas a isso, a vulnerabilidade social e de saúde, a baixa escolaridade, a renda familiar reduzida, a presença de danos crônicos agudizados e comorbidades, compõem um desafio para o emergencista que deverá tomar decisões difíceis, rápidas e que terão grande impacto sobre o prognóstico do paciente idoso.

Os idosos que procuram a emergência apresentam situações agudas de alto risco, mas também queixas relacionadas a doenças crônicas ou cuidados de conforto que poderiam ser mais apropriadamente abordados em outros contextos. A diferenciação pode ser difícil e, por isso, as informações sobre a procedência do idoso (residência com ou sem cuidados domiciliares formais, instituição de longa permanência, hospitais, etc.), seu histórico de saúde e doença e sua funcionalidade são fundamentais para a compreensão do caso.

ATENÇÃO!

Quanto mais idoso for o indivíduo, maior será a probabilidade de ele sofrer o impacto de um evento agudo e tornar-se dependente, ficar com sequelas ou ir a óbito.

Muitas das causas que levam os idosos à emergência estão relacionadas com efeito adverso de medicações; descompensação de doenças crônicas; eventos cardiovasculares; infecção, principalmente respiratórias e urinárias; dor, particularmente abdominal; transtornos mentais e comportamentais; alterações neurológicas; complicações de neoplasias; traumas; quedas; abuso; negligência; envenenamento; dependência de álcool e parada cardiorrespiratória, entre muitas outras.

QUADRO CLÍNICO E DIAGNÓSTICO

O quadro clínico à admissão na emergência pode ser atípico ou inespecífico. Quanto mais idade o idoso apresenta, quanto mais frágil ele for, quanto maior o número de comorbidades e medicações em uso, maior a chance de haver apresentação atípica das doenças e, nesses casos, as dificuldades diagnósticas serão maiores, assim como os riscos de iatrogenias.

ATENÇÃO!

Todo idoso doente está fragilizado, mas nem todo idoso apresenta a síndrome da fragilidade. O diagnóstico desse fenótipo pode ser feito por meio do reconhecimento dos critérios de Fried (Tabela 62.1).

A presença de três ou mais critérios positivos classifica os idosos em frágeis, um ou dois critérios positivos em pré-frágeis e, quando nenhum critério é positivo, eles são considerados não frágeis ou robustos. Essa síndrome não é sinônimo de idade avançada, embora sua incidência aumente com a idade. Ela também não é sinônimo de incapacidade ou comorbidade, mas mulheres com baixa escolaridade, depressão e múltiplas comorbidades caracterizam um grupo de risco para a presença dela.

Os idosos com síndrome da fragilidade apresentam baixa reserva funcional e maior susceptibilidade a desfechos negativos, com declínio funcional rápido, sem relação com uma doença específica. Por isso, seu reconhecimento é importante, pois demandará uma avaliação geriátrica ampla, envolvendo preferencialmente uma equipe multiprofissional para

TABELA 62.1 ■ Critérios de Fried para diagnóstico da síndrome da fragilidade

CRITÉRIO		VALORES DE CORTE
Redução da força de preensão palmar	▪ Instrumento: dinamômetro ▪ Idoso na posição sentada ▪ Força máxima do membro superior dominante ▪ Considerar a melhor medida de três tentativas	FRIED < percentil 20 da população (corrigido para sexo e IMC) IMC (kg/m^2) Força (kg) IDOSO ≤ 24 ≤ 29 24,1 a 28 ≤ 30 > 28 ≤ 32 IDOSA ≤ 23 ≤ 17 23,1 a 26 ≤ 17,3 26,1 a 29 ≤ 18 > 29 ≤ 21
Redução da velocidade de marcha	▪ Solicitar para o indivíduo caminhar 4,6 m (manter dispositivo de auxílio a marcha se este for de uso regular) ▪ Cronometrar o tempo gasto para fazer o percurso definido	FRIED < percentil 20 da população em teste de caminhada de 4,6 m (corrigido para sexo e estatura) Altura (cm) Tempo(s) IDOSO ≤ 173 ≥ 7 > 173 ≥ 6 IDOSA ≤ 159 ≥ 7 > 159 ≥ 6
Perda de peso	▪ Não intencional	FRIED perda > 5% do peso corporal ou 4,5 kg nos últimos 12 meses
Sensação de exaustão autorreferida	▪ Quantas vezes nas últimas 2 semanas o sr(a). sentiu que teve que fazer esforço para desempenhar tarefas habituais? ▪ Quantas vezes nas últimas 2 semanas o sr(a). sentiu que não consegue levar adiante suas atividades? Escala de depressão do Center for Epidemiologica Studies (CEDS) 0 = Raramente ou nenhuma vez (< 1 dia) 1 = Algumas e/ou poucas vezes (1 a 2 dias) 2 = Durante moderada parte do tempo (3 a 4 dias) 3 = A maior parte do tempo	FRIED Idosos que responderem 3 ou mais dias são considerados positivos para esse critério
Baixo índice da atividade física	▪ Atividades, esportes e lazer nas 2 últimas semanas – Minnesota Leisure Time Activity Questionnaire – versão curta	FRIED < percentil 20 da população, em kcal; semana IDOSOS 383 kcal/semana IDOSAS 270 kcal/semana

Fonte: Fried e colaboradores.[1]

que os cuidados nutricionais, fisioterápicos, fonoaudiológicos e psicológicos sejam garantidos, mesmo que não haja relação com a queixa que motivou a ida do idoso à emergência.

ATENÇÃO!

Nos indivíduos frágeis, se não houver controle e prevenção das potenciais perdas funcionais, estas podem se estabelecer rapidamente, aumentando o risco de dependência, o tempo de internação, as complicações, o sofrimento, os custos e as mortes.

A confusão mental é uma manifestação comum que muitas vezes antecede outros sinais e sintomas, mesmo naqueles idosos sem comprometimento cognitivo prévio. Ela indica redução de reserva funcional cerebral e pode ser reversível quando tratada a causa desencadeante. A confusão mental também pode ser referida nos idosos que apresentam demência, sendo percebida como mudança de comportamento que tanto pode se tornar hiperativo como hipoativo.

A dispneia aparece com frequência relacionada a eventos cardiovasculares, infecciosos ou metabólicos, assim como as dores abdominais. A condição de hidratação do idoso, os distúrbios hidreletrolíticos e os efeitos adversos de medicações podem modificar e mascarar a propedêutica nesses casos, dificultando, inclusive, a diferenciação entre diagnósticos clínicos e cirúrgicos.

ATENÇÃO!

A disfagia pode estar presente sem uma relação direta com a causa que trouxe o idoso à emergência; contudo, ela pode significar risco de aspiração e aumentar a chance de infecção hospitalar e, portanto, deve ser investigada em toda avaliação, especialmente nos idosos mais frágeis.

Em idosos, as doenças podem ser subdiagnosticadas (DPOC, demência, doença de Parkinson, insuficiência cardíaca, AVC, ataque isquêmico transitório e IAM) ou superdiagnosticadas (diabetes) pelas apresentações atípicas, fase pré-clinica prolongada, uso de critérios diagnósticos subjetivos ou não, validados para a população idosa.

O diagnóstico da capacidade funcional pode ser obtido pela avaliação geriátrica que compreende os domínios cognitivo, afetivo, físico e de suporte social. Para cada um desses domínios, podemos utilizar instrumentos de *screening* (Quadro 62.1) que nos ajudarão a identificar populações de risco e podem facilitar o monitoramento desses pacientes.

QUADRO 62.1 ■ Avaliação geriátrica ampla

DOMÍNIO	INSTRUMENTOS
Cognitivo	Miniexame do Estado Mental (MEEM) Teste do relógio Teste de fluência verbal
Afetivo	Escala de Depressão Geriátrica (GDS)
Físico	Atividades básicas e instrumentais de vida diária Força de preensão palmar Velocidade de marcha Teste de sentar e levantar da cadeira
Suporte social	Mapa mínimo das relações

■ TRATAMENTO

Para a elaboração da estratégia de tratamento, as diretivas antecipadas de cuidado, a expectativa de vida, a relação custo/benefício e a qualidade de vida devem ser consideradas. As tomadas de decisões devem ser compartilhadas com o paciente, responsáveis e familiares.

As dificuldades na emergência geriátrica motivaram a elaboração do currículo mínimo para a formação de competências necessárias para atuar com o idoso nesse cenário e também no desenvolvimento de novos modelos de atendimento. Entre as competências sugeridas, podemos encontrar o manejo das síndromes geriátricas (quedas, confusão, continência); avaliação geriátrica ampla; análise de risco e benefício; medicação-revisão e reconciliação; manejo da dor; transição de cuidados; princípios de reabilitação em idosos; questões éticas incluindo diretivas avançadas; cuidados paliativos, entre outras.

Encontramos na literatura vários modelos de atenção aos idosos, como as unidades geriátricas, os modelos de integração de cuidados paliativos com a emergência e modelos de atuação interdisciplinar. São exemplos: o Guide Care Model (Johns Hopkins School of Medicine); o GRACE (The Geriatric Resources for Assesssment and Care of Elders – Indiana University School of Medicine); o PACE (Program of All Inclusive Care for the Elderly); o ACE (Acute Care for Elderly). Esses modelos procuram criar estratégias de cuidado que atendam as necessidades e reduzam as recorrências, complicações e custos e aumentem a satisfação dos profissionais e pacientes. Os modelos de atuação multiprofissional permitem dimensionar melhor as necessidades do idoso.

ATENÇÃO!

A boa prática nos serviços de emergência que atendem idosos implica a identificação e o monitoramento de indicadores de qualidade (baseados nos processos de cuidado), que frequentemente incluem: avaliação cognitiva; manejo da dor; transição de cuidados; e cuidados paliativos.

Monitorar se foram feitas as ações necessárias para o diagnóstico, administração do medicamento, controle e estabilização do problema, indicadores de qualidade que ajudam no aprimoramento do cuidado.

■ TRANSIÇÃO DO CUIDADO E INSTRUMENTO DE AVALIAÇÃO DE PROGNÓSTICO

A definição de risco do paciente talvez seja um dos aspectos mais importantes para que a transição do cuidado seja feita de maneira adequada. Queremos aumentar a possibilidade de encaminhamento do idoso para a residência e reduzir o número de retornos à emergência, das internações hospitalares, dos desfechos adversos, do declínio funcional e morte.

ATENÇÃO!

É prioridade de pesquisa o desenvolvimento de ferramentas que consigam avaliar o risco de pacientes nessa faixa etária e, assim, fazer um encaminhamento adequado para dar sequência ao cuidado, atendendo às necessidades do caso.

Pesquisadores têm procurado desenvolver instrumentos de avaliação de prognósticos mais específicos para essa faixa etária, assim como instrumentos que possam ser respondidos por terceiros (cuidador), nas situações em que não podemos contar com a colaboração do paciente. Os instrumentos são desenvolvidos na emergência de diferentes serviços, em diferentes países e a sua utilização deve ser precedida de tradução, adaptação transcultural e validação prospectiva. No Brasil, até o momento, não dispomos de nenhum instrumento validado.

Revisões sistemáticas têm sido realizadas para avaliar a acurácia prognóstica de vários instrumentos, mas ainda não foi identificado nenhum que pudesse ser considerado padrão-ouro. O Identification of Seniors at Risk (ISAR)[2] e The Triage Risk Screening Tool (TRST)[3] são exemplos de dois instrumentos que têm sido utilizados (Quadro 62.2). Os idosos que não pontuam ou apresentam apenas um ponto são considerados de baixo risco. Eles receberão alta e serão encaminhados para seguimento regular, enquanto aqueles que apresentam dois ou mais pontos, tanto no ISAR como no TRST, são considerados de alto risco, com maior chance de internações ou de retornar à emergência. Nesses casos, os idosos são direcionados para avaliações geriátricas mais amplas e serviços especializados, como especialistas, reabilitação, atendimento domiciliar, entre outros.

QUADRO 62.2 ■ Instrumentos de *screening* prognóstico

IDENTIFICATION OF SENIORS AT-RISK TOOL (ISAR)	
Antes da doença ou lesão que trouxe o Sr(a). para a emergência, você precisou de alguém para ajudá-lo regularmente?	Sim (1) Não (0)
Desde a doença ou lesão que trouxe o Sr(a). para a emergência, você precisa de mais ajuda do que o usual para cuidar de si mesmo?	Sim (1) Não (0)
O Sr(a). foi hospitalizado por 1 ou mais noites durante os últimos 6 meses (excluindo permanência no departamento de emergência)	Sim (1) Não (0)
Em geral, o Sr(a). enxerga bem?	Sim (0) Não (1)
Em geral, o Sr(a). tem sérios problemas com sua memória?	Sim (1) Não (0)
O Sr(a). toma mais do que três medicamentos diferentes todos os dias?	Sim (1) Não (0)
TRIAGE RISK STRATIFICATION TOOL (TRST)	
Tem comprometimento cognitivo? (memória ou desorientação)	Sim (1) Não (0)
Tem dificuldade para andar, fazer transferências ou teve queda recente?	Sim (1) Não (0)
Mora sozinho, sem cuidador?	Sim (1) Não (0)
Tem prescrição com cinco ou mais medicações?	Sim (1) Não (0)
Foi à emergência nos últimos 30 dias ou foi hospitalizado nos últimos 90 dias?	Sim (1) Não (0)
Recomendação profissional – Enfermeira suspeita de abuso/negligência, abuso de drogas ilícitas ou álcool e outras	Sim (1) Não (0)

Fonte: Adaptado de Yao e colaboradores.[2]

Na Figura 62.1, representamos, em um fluxograma, algumas das etapas que compõem o atendimento do paciente idoso. Em cada etapa serão tomadas decisões e algumas destas não necessariamente estarão previstas no motivo que levou o idoso para a emergência. O desenvolvimento de competências geriátricas e o trabalho em equipe nos auxiliarão a enfrentar e a aprimorar o cuidado, garantindo resultados gratificantes para os pacientes e profissionais que se dedicam nesse cotidiano tão desafiador.

REVISÃO

- Os idosos dos 60 até os 79 anos de idade formam um grupo com características mais homogêneas, ao passo que para aqueles com 80 anos ou mais, a individualização da avaliação e tratamento se tornam ainda mais importantes, pois a diversidade entre esses idosos é maior e a maioria das diretrizes não se aplica a eles.
- Os idosos que procuram a emergência apresentam situações agudas de alto risco, mas também queixas relacionadas a doenças crônicas ou cuidados de conforto que poderiam ser mais apropriadamente abordados em outros contextos. A diferenciação pode ser difícil e, por isso, as informações sobre a procedência do idoso, seu histórico de saúde/doença e funcionalidade são fundamentais para lidar com as dificuldades diagnósticas e evitar os riscos de iatrogenias.
- O quadro clínico à admissão na emergência pode ser atípico ou inespecífico, para orientar condutas e a interpretação dos dados levantados, há diretrizes e critérios como os de Fried (Tabela 62.1), avaliação geriátrica ampla (Quadro 62.1), modelos de atenção de idosos, instrumentos de *screening* prognóstico como o ISAR (Quadro 62.2) e as etapas de atendimento ao idoso sistematizadas na Figura 62.1.

■ REFERÊNCIAS

1. Fried LP, Tangen CM, Walston J, Newman AB, Hirsch C, Gottdiener J, et al. Frailty in older adults: evidence for a phenotype. J Gerontol A Biol Sci Med Sci. 2001;56(3):M146-56.
2. Yao JL, Fang J, Lou QQ, Anderson RM. A systematic review of the identification of seniors at risk (ISAR) tool for the prediction of adverse outcome in elderly patients seen in the emergency department. Int J Clin Exp Med. 2015;8(4):4778-86.
3. Meldon SW, Mion LC, Palmer RM, Drew BL, Connor JT, Lewicki LJ, et al. A brief risk-stratification tool to predict repeat emergency department visits and hospitalizations in older patients discharged from the emergency department. Acad Emerg Med. 2003;10(3):224-32.

■ LEITURAS SUGERIDAS

American College of Emergency Physicians; American Geriatrics Society; Emergency Nurses Association; Society for Academic Emergency Medicine; Geriatric Emergency Department Guidelines Task Force. Geriatric emergency department guidelines. Ann Emerg Med. 2014;63(5):e7-25.

American Geriatrics Society 2015 Beers Criteria Update Expert Panel. American Geriatrics Society 2015 Updated Beers Criteria for Potentially Inappropriate Medication Use in Older Adults. J Am Geriatr Soc. 2015;63(11):2227-46.

Beaton K, Grimmer K. Tools that assess functional decline: systematic literature review update. Clin Interv Aging. 2013;8:485-94.

Carpenter CR, Shelton E, Fowler S, Suffoletto B, Platts-Mills TF, Rothman RE, et al. Risk factors and screening instruments to predict adverse outcomes for undifferentiated older emergency department patients: a systematic review and meta-analysis. Acad Emerg Med. 2015;22(1):1-21.

Conroy S, Nickel CH, Jónsdóttir AB, Fernandez J, Banerjee S, Mooijaart F, et al The development of a European Curriculum in Geriatric Emergency Medicine. Eur Geriatric Med, 2016;7(4):315-21.

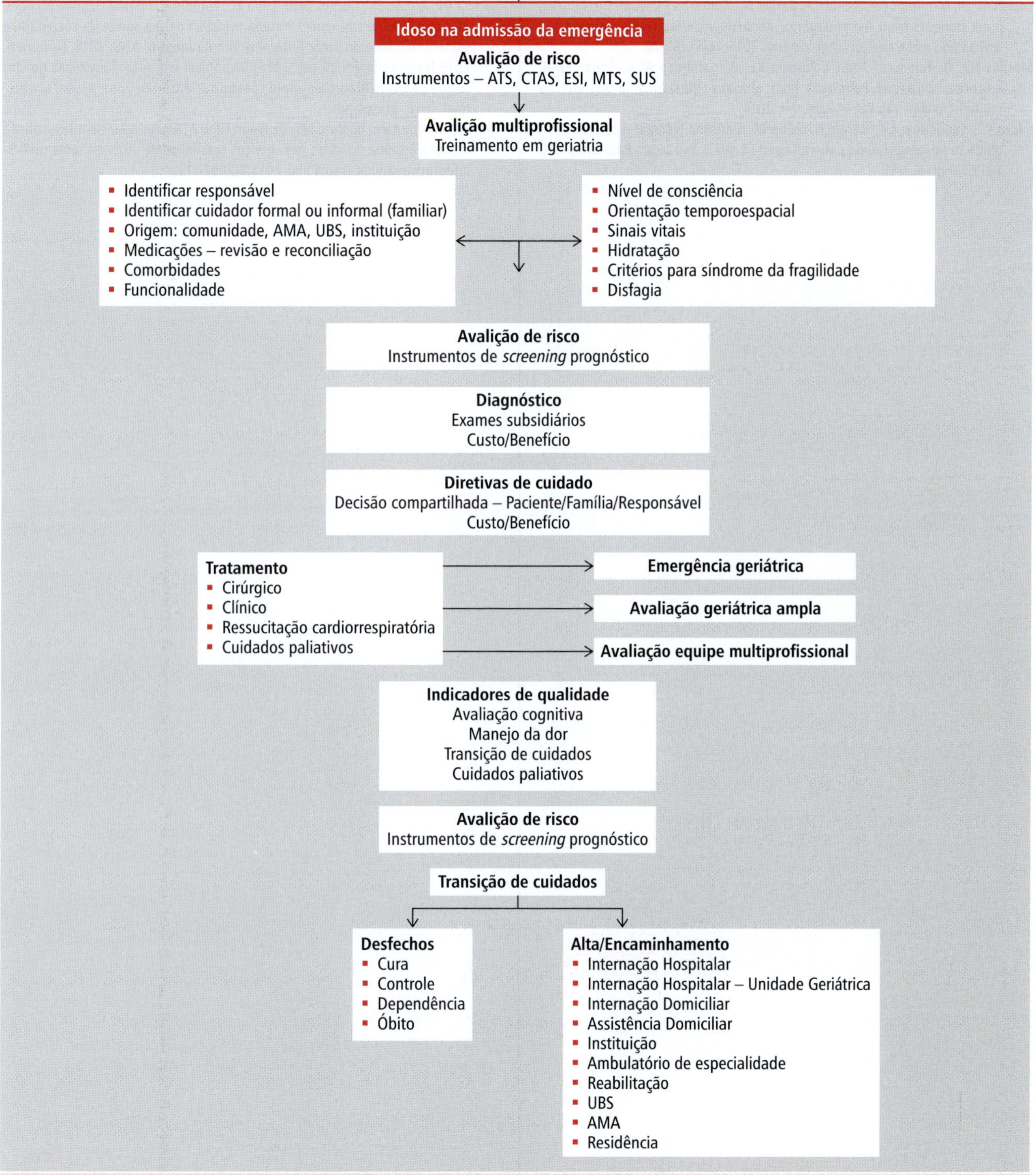

FIGURA 62.1 ■ Fluxograma do atendimento ao paciente idoso.

Di Tommaso ABG, Moraes NS, Cruz EC, Kairalla MC, Cendoroglo MS, editores. Geriatria: guia prático. Rio de Janeiro: Guanabara Koogan; 2016.

Fox J, Pattison T, Wallace J, Pradhan S, Gaillemin O, Feilding E, et al. Geriatricians at the front door: The value of early comprehensive geriatric assessment in the emergency department. Eur Geriatric Med. 2016;7(4):383-5.

Karam G, Radden Z, Berall LE, Cheng C, Gruneir A. Efficacy of emergency department-based interventions designed to reduce repeat visits and other adverse outcomes for older patients after discharge: a systematic review. Geriatr Gerontol Int. 2015 Sep;15(9):1107-17.

Lowthian JA, Mcginnes RA, Brand CA, Barker AL, Cameron PA, et al. Discharging older patients from the emergency department effectively: a systematic review and meta-analysis. Age Ageing. 2015;44(5):761-70.

Moraes NS, Di Tommaso ABG, Nakaema KE, Pernambuco ACA, Souza PMR, editores. Cuidados Paliativos com enfoque geriátrico: a assistência multidisciplinar. São Paulo: Atheneu; 2014.

Sadro CT, Sandstrom CK, Verma N, Gunn ML.Geriatric trauma: a radiologist's guide to imaging trauma patients aged 65 years and older. Radiographics. 2015;35(4):1263-85.

Silveira DP, Araujo DV, Gomes GHG, Lima KC, Estrella K, Martha Oliveira M, et al. Idosos na saúde suplementar: uma urgência para a saúde da sociedade e sustentabilidade do setor [Internet]. Rio de Janeiro: ANS; 2016. [Internet]. 2016 [capturado em 20 set. 2016].Disponivel em: http://www.ans.gov.br/images/stories/Materiais_para_pesquisa/Materiais_por_assunto/web_final_livro_idosos.pdf.

Yonekura T, Quintans JR, Kato MY, De Negri Filho A. A produção científica sobre a atenção à saúde do idoso nos serviços brasileiros de urgência: uma revisão integrativa. Saúde Transf Soc. 2015;6(2):97-113.

PARTE 13

ANESTESIOLOGIA

José Luiz Gomes do Amaral

63

CONTROLE DAS VIAS AÉREAS SUPERIORES

- ARTHUR SEVALHO GONÇALVES
- RAFAEL AMORIM RIBEIRO
- LUIZ FERNANDO DOS REIS FALCÃO

Insuficiência respiratória e perda da patência da via aérea podem provocar hipoxia cerebral e morte em poucos minutos. O controle da via aérea em cenários de emergência tem, portanto, vital importância na redução dessas complicações e envolve habilidades complexas nas esferas cognitiva, motora e emocional.[1] A sistematização da abordagem da via aérea nessas situações tem como objetivos guiar o médico em suas decisões e reduzir os eventos adversos.[2]

Tradicionalmente, as formas principais de garantir a oxigenação para o paciente são a ventilação sob máscara facial e a intubação traqueal, mas nas últimas décadas os dispositivos supraglóticos são um dos principais avanços em dispositivos para via aérea. Frente às constantes inovações o profissional deve sempre buscar se atualizar, assim como as instituições devem adaptar os algoritmos para controle da via aérea de acordo com os dispositivos disponível em cada hospital.

INDICAÇÕES E PREPARO

- O objetivo básico do controle da via aérea é manter a oxigenação do paciente.
- As indicações principais do controle da via aérea são:
  a | Obter e manter patência da via aérea;
  b | Corrigir anormalidades da troca gasosa;
  c | Proteger a via aérea contra aspiração;
  d | Facilitar ventilação com pressão positiva.

A decisão de abordagem da via aérea deve sempre ser feita o mais cedo possível na avaliação clínica, possibilitando um planejamento antecipado, com preparo para enfrentar potenciais complicações. O primeiro passo é a avaliação da via aérea do paciente, que pode ser dividida em duas partes: a) ventilação manual sob máscara difícil; b) intubação traqueal difícil. Outras dificuldades incluem os pacientes não cooperativos (crianças, agitação psicomotora, paciente alcoolizado, confuso ou inconsciente), a traqueostomia difícil e o paciente com estômago cheio.

- Os preditores para ventilação difícil são:
  a | Presença de barba;
  b | Índice de massa corporal (IMC) > 26 kg/m^2;
  c | Ausência de dentes;
  d | Idade > 55 anos;
  e | História de roncos;
- Os preditores para intubação difícil são:
  a | Abertura oral < 4 cm;
  b | Distância tireomentoniana < 6 cm;
  c | História de intubação difícil;
  d | Mallampati > 1;
  e | Perda da mobilidade cervical;
  f | Incapacidade de anteriorizar a mandíbula.

Com base nessa avaliação, o médico deve planejar as técnicas e planos de resgate, assim como considerar a abordagem com o paciente acordado ou inconsciente. De forma geral, quando há suspeita de dificuldade para ventilação, a escolha preferencial deve ser a de manter o paciente acordado e/ou com preservação da ventilação espontânea.

Apesar de a intubação traqueal ser o procedimento definitivo para garantia da via aérea, outros procedimentos frequentemente devem precedê-la para garantir a boa oxigenação do paciente.

A pré-oxigenação, também chamada de desnitrogenação, sempre deve ser realizada antes de se iniciar a abordagem da via aérea, pois aumenta significativamente o tempo necessário em apneia para que ocorra hipoxemia.[3] Diversas situações clínicas acarretam dessaturação precoce, principalmente em situações de emergência, ressaltando a importância da pré-oxigenação. Essa manobra deve ser realizada com o fornecimento de O_2 suplementar em alto fluxo e concentração de 100%, com máscara facial vedando totalmente o rosto, durante 5 minutos, mas esse tempo pode ser reduzido se o paciente ventilar em capacidade vital. Com o paciente acordado, o O_2 suplementar deve ser oferecido durante todo o procedimento.

O acesso à via aérea indica a profilaxia da aspiração do conteúdo gástrico. O paciente é considerado de estômago cheio se o tempo de jejum respeitar o mínimo para cada tipo de alimentação:

a | Refeição completa 8 horas;
b | Refeição leve 6 horas;
c | Leite materno 4 horas;
d | Líquidos sem resíduos 2 horas.

Outras condições predispõem ao esvaziamento gástrico lentificado:

a | História de refluxo gastresofágico;
b | Trauma agudo;
c | Internação atual em UTI;
d | Gestação e pós-parto imediato;
e | Gastroparesia associada a doenças sistêmicas.

O citrato de sódio é indicado na dose de 30 mL VO, administrado 10 a 20 minutos antes de se iniciar o procedimento, com intuito de reduzir a acidez gástrica.

ATENÇÃO!

A monitoração respiratória é indispensável por conferir segurança e precisão em todas as técnicas de acesso às vias aéreas. Além da oximetria de pulso, a capnografia é recurso vital e método padrão-ouro para confirmação da intubação traqueal.

ANESTESIA PARA INTUBAÇÃO

No paciente com risco imediato de morte e naquele que se encontra com diminuição do estado de vigília, algumas vezes pode-se realizar a manobra sem a necessidade do uso adjuvante da anestesia. No entanto, quando se indica a anestesia, é possível optar pelo emprego de anestésicos gerais ou com bloqueio locorregional.

A anestesia geral é realizada rotineiramente pela associação entre um fármaco hipnótico (propofol, midazolan, etc.), um analgésico (fentanil, alfentanil, sufentanil, etc.) e um bloqueador neuromuscular (atracúrio, rocurônio, succinilcolina, etc.). As condições hemodinâmicas do paciente, estado de jejum e contraindicação específica a cada fármaco determinarão a sua escolha e a dose mais adequada.

VENTILAÇÃO SOB MÁSCARA FACIAL

É a forma mais comum de garantir a oxigenação do paciente em apneia, por ser minimamente invasiva e necessitar do equipamento menos sofisticado, é primordial que o médico domine esta técnica. A máscara é colocada sobre a face do paciente com a mão esquerda, deixando a mão direita livre para outras tarefas. Com os dedos indicador e polegar o profissional segura a máscara envolvendo nariz e boca, aplicando pressão vertical para baixo com o intuito de vedar e evitar vazamento de ar pelas laterais da máscara. Os demais dedos se apoiam no ramo mandíbula realizando uma pressão no sentido horizontal em relação ao profissional que ventila, de forma a estender o pescoço do paciente.

ATENÇÃO!

O posicionamento do paciente é essencial para o sucesso da técnica de ventilação. Um coxim deve ser posicionado sobre o occipício, com simultânea extensão da cabeça e pescoço, com anteriorização da mandíbula e elevação do queixo. Se houver alguma dificuldade, a máscara pode ser posicionada com as duas mãos, sendo necessário auxílio de outro operador para ventilar.

- Os critérios de ventilação difícil são:
  a | Incapacidade do profissional de manter sozinho a saturação $O_2 > 92\%$;
  b | Vazamento importante de gás pela lateral da máscara;
  c | Sem movimentação torácica durante ventilação;
  d | Necessidade de duas mãos para vedação da máscara.

O uso da COF ou nasofaríngea é de grande auxílio na ventilação sob máscara. Esse instrumento tem como princípio manter as vias aéreas abertas mecanicamente. Para escolha do tamanho certo, a cânula deve ser posicionada na lateral do rosto e seu tamanho deve ser a distância entre a comissura labial e o ângulo da mandíbula.

Técnica de inserção da COF (Figura 63.1):

1 | COF virada com extremidade distal apontando para o palato e introduzida na boca;

2 | Quando chegar ao palato mole, deve-se realizar um giro de 180° com a cânula, seguindo o contorno anatômico da cavidade;

3 | A COF é rodada até que sua curvatura interna esteja em contato direto com a língua, afastando-a da parte posterior da faringe, com suas abas apoiando-se na superfície externa dos dentes.

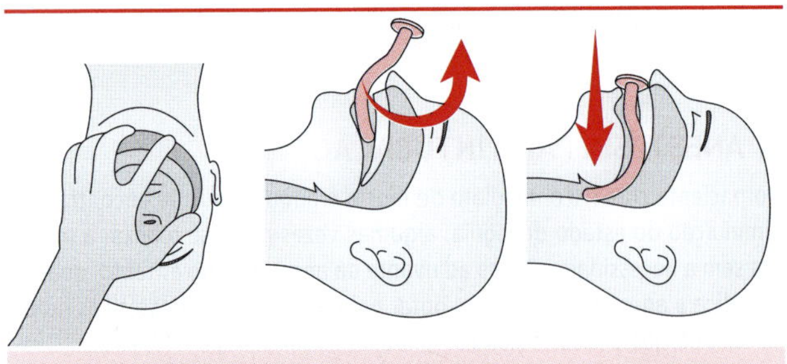

FIGURA 63.1 ■ Ventilação manual sob máscara e posicionamento da cânula orofaríngea.

■ DISPOSITIVOS SUPRAGLÓTICOS

Os dispositivos supraglóticos incluem uma miríade de equipamentos que são inseridos na faringe às cegas com intuito de prover ventilação sem a necessidade de intubar o paciente. A máscara laríngea (ML) é a mais utilizada e um dos equipamentos mais importantes no resgate da via aérea. Existem diversos modelos, cada um com suas particularidades, mas com o mesmo princípio de um *cuff* oval que é posicionado na hipofaringe, formando um selo nos tecidos periglóticos.

Técnica de inserção da ML (Figura 63.2):

1 | A ponta do *cuff* é pressionada para cima, contra o palato duro pelo dedo indicador enquanto o dedo médio abre a boca;

2 | A ML é pressionada para trás em um movimento suave, a mão não dominante é utilizada para estender a cabeça;

3 | A ML é avançada até que uma resistência definitiva seja sentida;

4 | A mão não dominante segura a ML para impedir o seu desalojamento durante a remoção do dedo indicador;

5 | O *cuff* é insuflado até a pressão máxima de 60 mmHg.

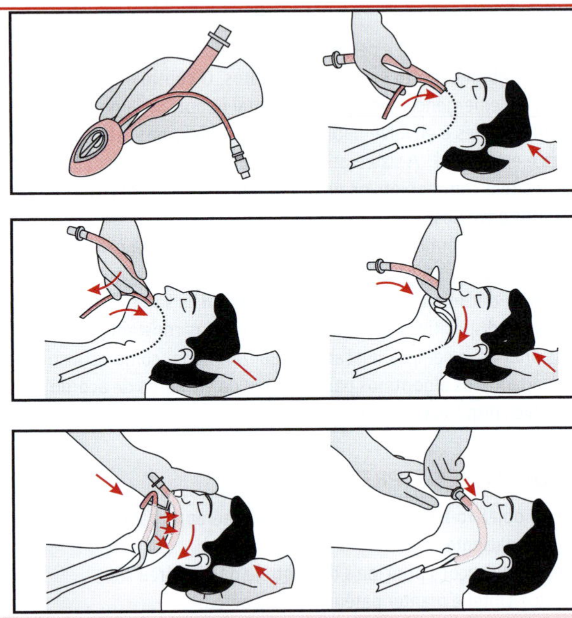

FIGURA 63.2 ■ Inserção da máscara laríngea.

■ INTUBAÇÃO TRAQUEAL

A intubação traqueal (Figura 63.3) é realizada na maioria das vezes pela laringoscopia direta que permite, a um só tempo, a visualização das vias aéreas, da boca à traqueia e a elevação da base da língua (e a epiglote).

O cabo do laringoscópio é articulado com a lâmina escolhida e ele é empunhado com a mão esquerda, com a extensão da cabeça a maioria dos pacientes já apresenta abertura bucal, contudo se isso não ocorrer com o polegar e indicador da mão direita, faz-se abertura dos lábios e arcada dentária. Segue-se a introdução da lâmina escolhida pela direita da boca do paciente promovendo o afastamento dos tecidos para a esquerda. Avançando lentamente, procura-se a visibilização da epiglote. Após a identificação da epiglote, a valécula deve ser alcançada com a ponta do laringoscópio; nessa posição, o cabo forma um ângulo aproximado de 45° com o horizonte.

Logo, promove-se o movimento de "pistão" em sentido para cima, esse movimento permite a subluxação da articulação temporomandibular e leva ao deslocamento da língua sobre o espaço retromandibular. O movimento de fulcro deve ser evitado em virtude da possibilidade de lesão dentária. A conjunção dessas manobras gera a congruência dos três eixos (oral, faríngeo e laríngeo) e, portanto, da visibilização das estruturas da laringe superior. Após a identificação correta das estruturas da laringe, o tubo traqueal é seguro com a mão direita e é inserido pelo lado direito da boca do paciente, seguindo uma linha em uma intersecção com a linha da ponta da lâmina do laringoscópio na altura da glote. Isso deve ser feito para que a introdução do tubo não dificulte a visão da laringe superior.

Na ocorrência de dificuldade de visibilização das cordas vocais, pode-se utilizar a manobra conhecida como BURP (*backward, upward* e *righ pressure*) para facilitar a intubação. Essa manobra é realizada deslocando-se a cartilagem tiroide para a região dorsal, cefálica e direita do paciente.

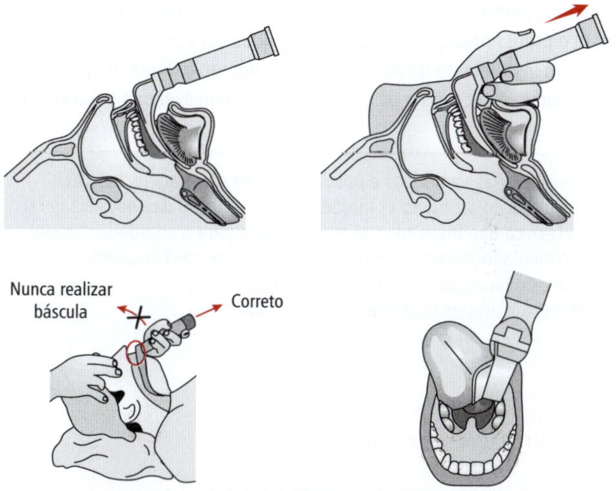

FIGURA 63.3 ■ Intubação orotraqueal.

■ ABORDAGEM COM O PACIENTE ACORDADO

ATENÇÃO!

Na dúvida sobre dificuldade para ventilação, é possível acessar a via aérea com preservação da ventilação espontânea, mantendo o paciente acordado. Isso exige uma boa cooperação do paciente, que deve ser orientado sobre a necessidade e importância do procedimento. Além disso, é primordial anestesiar as vias aéreas.

A anestesia das vias aéreas superiores inclui anestesia tópica das cavidades nasal e oral, o bloqueio laríngeo superior bilateral e a instilação traqueal de anestésicos locais.

A anestesia tópica é a alternativa mais adotada para promover insensibilidade das cavidades nasal e oral. É realizada na cavidade nasal com a instalação de lidocaína com vasopressor, seguida de embrocamento com cotonete embebido na mesma solução e tamponamento com gaze igualmente preparada. Lidocaína em geleia pode ser usada para lubrificação do tubo traqueal.

A aposição de gaze embebida em lidocaína a 4% nas fossas piriformes possibilita o bloqueio dos nervos laríngeos superiores. A aspersão de lidocaína 4 a 10% (*spray*) na mucosa oral e língua anestesia essas estruturas. Em virtude da rápida absorção através das mucosas, exige-se dosar a anestesia das vias aéreas às limitações dos anestésicos locais. A anestesia da traqueia faz-se pela injeção de 2 a 3 mL de lidocaína a 2% através da membrana cricotireóidea (por punção) ou das cordas vocais (por fibroscopia ou laringoscopia).

Com anestesia da via aérea efetiva e cooperação do paciente, é possível realizar as técnicas de intubação normalmente, como laringoscopia direta ou usando os diversos novos equipamentos para abordagem da via aérea.

■ INTUBAÇÃO EM SEQUÊNCIA RÁPIDA

A aspiração pulmonar é uma complicação da intubação traqueal cuja incidência varia conforme a população estudada. Ela é rara no paciente em período perioperatório. Deve-se ressaltar que determinados grupos como pacientes obstétricas, atendimentos na unidade de urgência, reanimação cardiopulmonar, sepse, obstrução intestinal elevam de modo importante a sua frequência. Portanto, os pacientes de risco, como portadores de refluxo gastresofágico, grávidas, em sepse, politraumatizados, com obstrução intestinal, em uso de opioides, etc., devem ser conduzidos se a intubação traqueal for indicada com a intubação em sequência rápida especialmente nos pacientes que apresentam contraindicação de intubação traqueal acordado.

A técnica utilizada para a intubação com sequência rápida envolve muitas controvérsias como posicionamento do paciente (cefaloaclive *versus* cefalodeclive), tempo de pré-oxigenação (3 minutos *versus* 10 minutos), concentração de oxigênio (80 *versus* 100%), eficácia da manobra de Sellick (pressão sobre cartilagem cricoide em direção posterior), etc. Classicamente, ela é descrita segundo as etapas:

- Preparo e avaliação do material necessário e monitoração do paciente;
- Posicionamento adequado como coxins, altura da mesa, cefaloaclive;
- Pré-oxigenação por 10 minutos com 100% de oxigênio através de máscara facial coaptada ao rosto;
- Indução de anestesia com fármacos de ação rápida como propofol ou etomidato, succinilcolina ou rocurônio, alfentanil ou fentanil, etc.;
- Manobra de Sellick (passo opcional);
- Em princípio, não se deve ventilar o paciente;
- Intubação traqueal;
- Confirmação da intubação traqueal;
- Liberação da manobra de Sellick (se realizada);

Na dificuldade de intubação traqueal, deve-se, aos poucos, liberar a manobra de Sellick, uma vez que ela dificulta a intubação. No desencadeamento de uma hipoxemia, é possível dar início à ventilação pulmonar mantendo-se a manobra de Sellick.

■ VIA AÉREA DIFÍCIL

A VAD não reconhecida aumenta de forma importante o risco de complicações ao paciente. Sempre que possível, o diagnóstico de VAD deve ser realizado antes da tentativa de intubação traqueal, permitindo tempo para formar uma estratégia eficaz de abordagem e preparo para eventuais complicações. A incidência de dificuldade de intubação traqueal nos pacientes atendidos em situação de emergência é de aproximadamente de 1 a 7%.[4] Tendo isso em vista, existem várias formas de padronização do atendimento à VAD e cada instituição deve adaptá-las para sua realidade.

A padronização segundo a ASA Task Force on Difficult Airway Management[2] dos conceitos de laringoscopia difícil, intubação difícil, intubação impossível, ventilação difícil e via aérea difícil são as seguintes:

- Laringoscopia difícil
  Não é possível visualizar nenhuma porção das cordas vocais após múltiplas tentativas de laringoscopia convencional.

- Intubação difícil
  Intubação traqueal realizada com sucesso após múltiplas tentativas, na presença ou ausência de doença traqueal.
- Intubação impossível
  Intubação traqueal impossível após múltiplas tentativas.
- Ventilação difícil
  Situação clínica na qual um operador único convencionalmente treinado tem dificuldade em ventilar manualmente o paciente sob máscara facial e este desenvolve cianose, observa-se ausência de CO_2 exalado e ausência de expansibilidade torácica. A distensão gástrica está presente.
- Via aérea difícil
  Situação clínica na qual um anestesiologista convencionalmente treinado se depara com uma ventilação difícil, intubação difícil ou impossível, ou ambas.

ATENÇÃO!

Na suspeita de VAD, a intubação traqueal deve ser realizada com o paciente discretamente sedado e mantendo-se a respiração espontânea com o objetivo manter o drive respiratório e, portanto, das trocas gasosas – intubação com sedação consciente por via aérea difícil. É evidente que nos pacientes não cooperativos e crianças, essa técnica não tem aplicabilidade clínica.

Por fim, seguem-se um algoritmo (Figura 63.4) e um protocolo (Figura 63.5) adaptados da *Difficult Airway Society*, com o objetivo de ser um guia para o profissional que lida com emergências em vias aéreas:[5]

Um instrumento de auxílio para laringoscopia direta de grande valia é o Bougie, que consiste de um estilete semimaleável que pode ser intro-

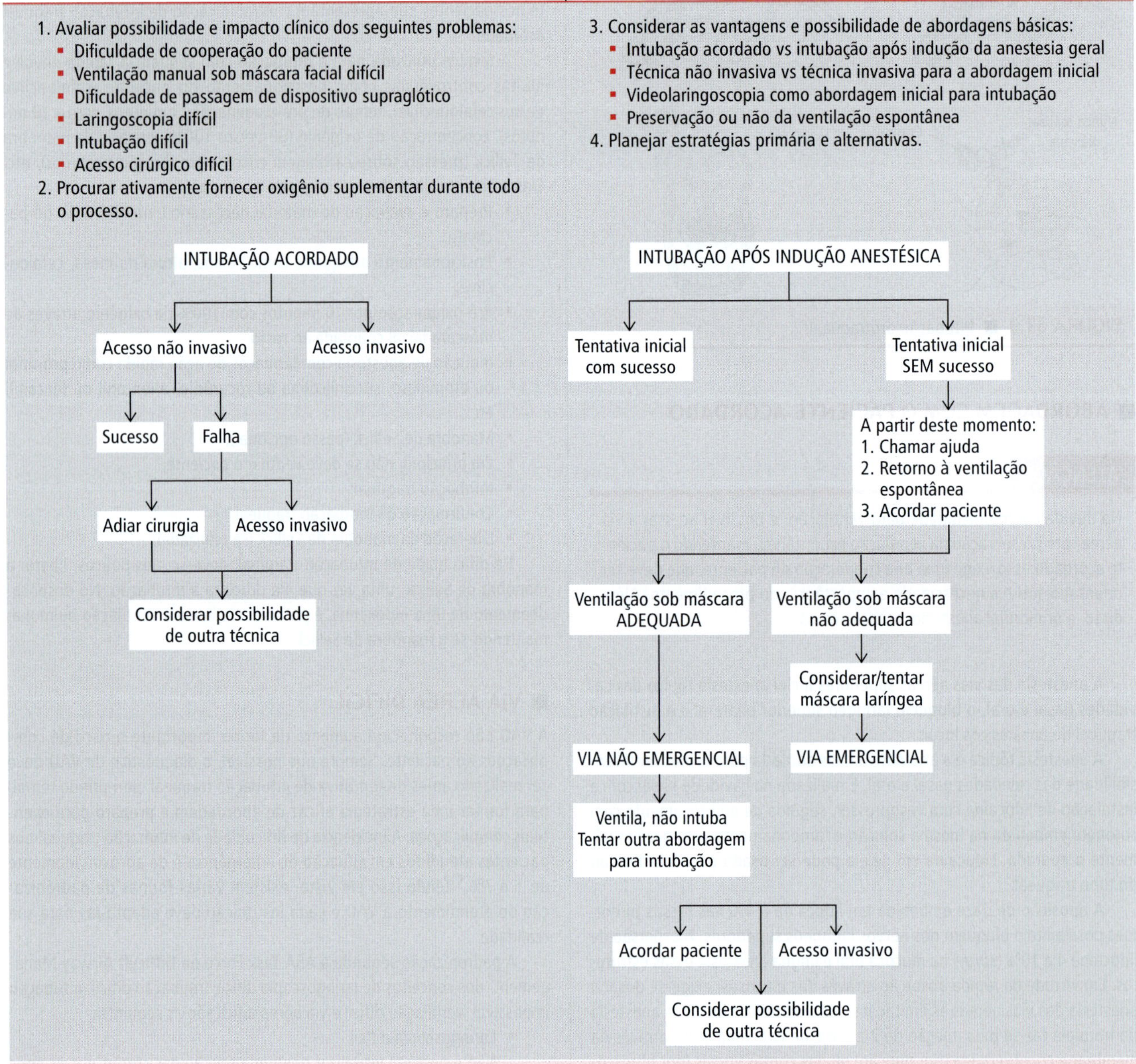

FIGURA 63.4 ■ Algoritmo de via aérea difícil.

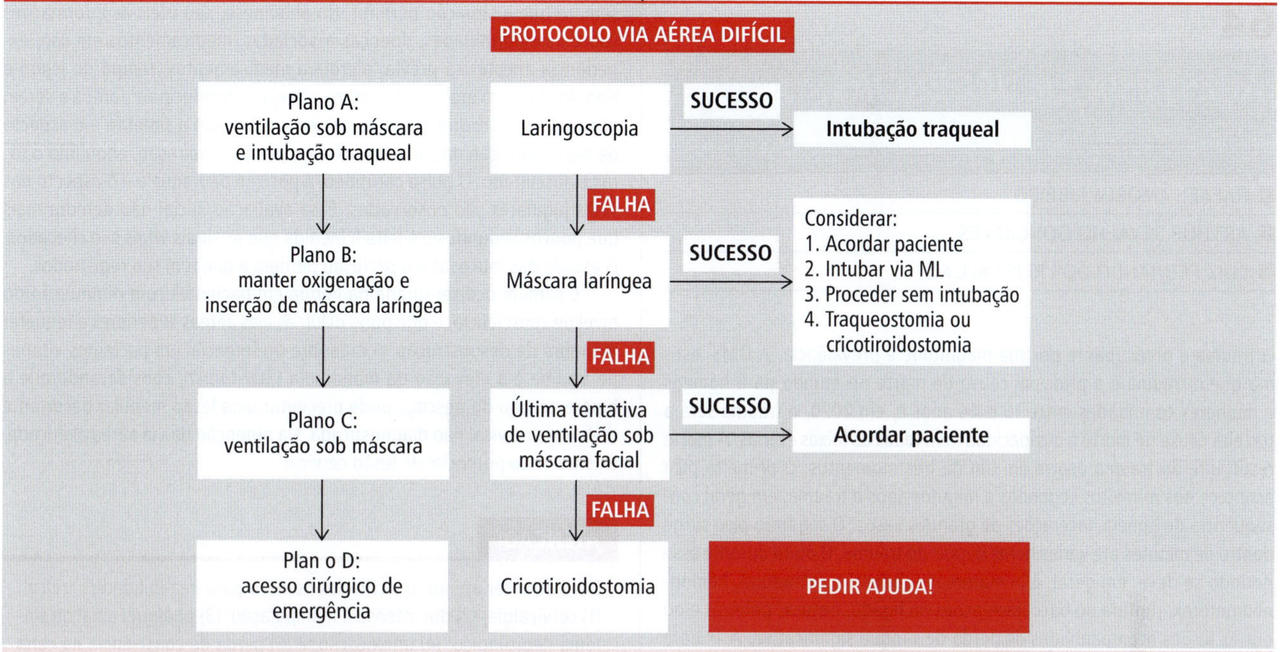

FIGURA 63.5 ■ Protocolo de via aérea difícil.

duzido na traqueia durante uma laringoscopia com visibilização apenas da epiglote, sem ser possível enxergar as cordas vocais, passando a servir como guia para o tubo traqueal.

REVISÃO

- Insuficiência respiratória e perda da patência da via aérea podem provocar hipoxia cerebral e morte em poucos minutos. O controle da via aérea em cenários de emergência é fundamental na redução dessas complicações e envolve habilidades complexas nas esferas cognitiva, motora e emocional.
- A sistematização da abordagem da via aérea nessas situações tem como objetivos guiar o médico em suas decisões e reduzir os eventos adversos, ele deve observar os preditores de dificuldade de acesso à via aérea e de intubação.
- A decisão de abordagem da via aérea deve sempre ser feita o mais cedo possível na avaliação clínica. O primeiro passo é a avaliação da via aérea do paciente, que pode ser dividida em duas partes: a) ventilação manual sob máscara difícil; b) intubação traqueal difícil. Outras dificuldades incluem os pacientes não cooperativos, a traqueostomia difícil e o paciente com estômago cheio.
- A pré-oxigenação é frequente nesse atendimento e precede a abordagem da via aérea e a intubação. Para a intubação, em algumas situações, é necessária a anistia com anestésicos gerais ou bloqueio locorregional.
- A ventilação sob máscara facial é a forma mais comum de garantir a oxigenação do paciente em apneia e é primordial que o médico domine a técnica.
- Os dispositivos supraglóticos são inseridos na faringe às cegas com intuito de prover ventilação sem a necessidade de intubar o paciente. A máscara laríngea é a mais utilizada e um dos equipamentos mais importantes no resgate da via aérea.
- A intubação traqueal é realizada na maioria das vezes pela laringoscopia direta que permite, a um só tempo, a visualização das vias aéreas, da boca à traqueia e a elevação da base da língua (e a epiglote).
- A anestesia das vias aéreas superiores inclui anestesia tópica das cavidades nasal e oral, o bloqueio laríngeo superior bilateral e a instilação traqueal de anestésicos locais.
- A técnica utilizada para a intubação com sequência rápida envolve muitas controvérsias como posicionamento do paciente.
- Sempre que possível, o diagnóstico de VAD deve ser realizado antes da tentativa de intubação traqueal e pode se orientar pela padronização segundo a ASA Task Force on Difficult Airway Management dos conceitos de laringoscopia difícil, intubação difícil, intubação impossível, ventilação difícil e via aérea difícil.

■ REFERÊNCIAS

1. Peterson GN, Domino KB, Caplan RA, Posner KL, Lee LA, Cheney FW. Management of the difficult airway: a closed claims analysis. Anesthesiology. 2005;103(1):33-9.
2. Enterlein G, Byhahn C. Practice guidelines for management of the difficult airway: update by the American Society of Anesthesiologists task force. Anaesthesist. 2013;62(10):832-5.
3. Tanoubi I, Drolet P, Donati F. Optimizing preoxygenation in adults. Can J Anaesth. 2009;56(6):449-66.
4. Combes X, Jabre P, Jbeili C, Leroux B, Bastuji-Garin S, Margenet A, et al. Prehospital standardization of medical airway management: incidence and risk factors of difficult airway. Acad Emerg Med. 2006;13(8):828-34.
5. Frerk C, Mitchell VS, McNarry AF, Mendonca C, Bhagrath R, Patel A, et al. Difficult Airway Society 2015 guidelines for management of unanticipated difficult intubation in adults. Br J Anaesth. 2015;115(6):827-48.

64

ANESTESIA EM URGÊNCIAS

■ RAFAEL AMORIM RIBEIRO
■ ARTHUR SEVALHO GONÇALVES
■ LUIZ FERNANDO DOS REIS FALCÃO

O trauma é preocupante por sua magnitude e prevalência. A OMS[1] estima que o trauma é a principal causa de morte no mundo para homens e mulheres com idades entre 15 e 44 anos e, em 2020, o trauma será a terceira causa de morte e incapacidade em todas as faixas etárias. A morte resultante do trauma ocorre em um de três momentos. O primeiro pico acontece nos primeiros segundos a minutos após o trauma, em geral consequência de apneia, lacerações de grandes vasos. O segundo pico surge dentro de minutos até várias horas depois do trauma. O óbito durante esse período se deve, em geral, a hematomas subdural e extradural, hemopneumotórax, ruptura do baço, lacerações do fígado, fraturas pélvicas e/ou outras lesões acompanhadas de perda de sangue significativa. A 1ª hora de atendimento após o trauma é caracterizada pela necessidade imediata de avaliação e reanimação, medidas que se constituem nos princípios fundamentais do suporte avançado de vida no trauma. O terceiro pico que enseja a morte ocorre vários dias a semanas após o traumatismo, mais frequentemente como resultado de sepse e insuficiência de múltiplos órgãos.

ATENÇÃO!

A principal peculiaridade encontrada nos pacientes de emergência é a falta de preparo pré-operatório pela urgência da situação, podendo o paciente estar com estômago cheio, intoxicação alcoólica, alteração do nível de consciência, instabilidade cardiovascular, distúrbios acidobásicos, desequilíbrio hidreletrolítico, estado físico e doenças prévias desconhecidas e possibilidade de uso de drogas ilícitas.

O objetivo principal da anestesia geral na urgência é a indução segura e rápida, com a proteção das vias aéreas contra aspiração do conteúdo gástrico.

■ AVALIAÇÃO PRÉ-OPERATÓRIA

AVALIAÇÃO INICIAL

Nos pacientes vítimas de trauma, a avaliação inicial deve ser padronizada conforme recomendações do Colégio Americano de Cirurgiões, sendo:

A – ***Airway*** – avaliação das vias respiratórias e sua desobstrução, com proteção e estabilização da coluna cervical.

B – ***Breathing*** – avaliação da respiração e da oxigenação sanguínea.

C – ***Circulation*** – avaliação do estado hemodinâmico e sangramento.

D – ***Disability*** – avaliação do estado mental e pupilas.

E – ***Exposure*** – exposição completa do paciente em busca de ferimentos ocultos.

Os passos dessa avaliação, em geral, já foram realizados pela equipe de atendimento primário, mas precisam ser constantemente repetidos. Pacientes que necessitam de cirurgia de urgência e não são vítimas de trauma precisam de anamnese e exame físico, que devem ser realizados sempre que a situação permitir. Na anamnese, são úteis as informações sobre as enfermidades, doenças associadas, medicamentos em uso, experiência anestésica prévia, alergia a medicamentos, tempo de jejum e tipo de alimento ingerido na última refeição. Os principais pontos a serem observados no exame físico do paciente grave são a simetria e o aspecto da movimentação da caixa torácica e o tipo de respiração, enquanto o tórax é auscultado. O pulso carotídeo, a posição da traqueia e o aspecto das veias jugulares são observados. Essa avaliação inicial não demora mais que poucos segundos e é feita à medida que os sinais vitais são checados. O estado das mucosas e a perfusão periférica também são registrados.

É comum ocorrer queda da língua em pacientes com diminuição do nível de consciência, o que pode ocluir as vias aéreas superiores e requerer manobra de desobstrução. A manobra preferencial em pacientes vítimas de trauma é a elevação da mandíbula (*jaw-thrust*), considerando que a hiperextensão do pescoço pode precipitar uma lesão medular decorrente de fratura cervical não diagnosticada. Na obtenção da via aérea avançada, existe o risco potencial de lesão cervical.

ATENÇÃO!

Deve-se estar atento aos critérios de risco para instabilidade cervical: (1) cervicalgia; (2) dor intensa à manipulação; (3) qualquer sinal ou sintoma neurológico; (4) intoxicação; e (5) perda de consciência na cena do trauma.

CONDIÇÕES DE JEJUM E PREVENÇÃO DA ASPIRAÇÃO DO CONTEÚDO GÁSTRICO

Os pacientes submetidos a cirurgias de urgência, no geral, são considerados em jejum se mais de 2 horas decorreram desde a última ingestão de líquidos sem resíduos e mais de 6 horas desde a última refeição, a menos que sofram de obstrução intestinal, ou considerados sem jejum após avaliação individual. Os pacientes considerados sem jejum devem ser submetidos à anestesia geral em técnica de sequência rápida.

O esvaziamento gástrico com sonda orogástrica raramente é indicado. Pacientes submetidos à cirurgia abdominal e sondagem gástrica no período perioperatório tiveram uma taxa significativa de refluxo do conteúdo gástrico, com aumento da incidência de febre, atelectasia e pneumonia pós-operatória.

ATENÇÃO!

A realização da aplicação correta da compressão cricoide, com o intuito de reduzir o risco de broncoaspiração, é controversa.

■ MONITORAÇÃO

Para todos os pacientes submetidos a procedimento de urgência sob anestesia é obrigatória monitoração mínima, constituída de pressão arterial não invasiva, frequência cardíaca, ECG, oximetria de pulso, temperatura e capnografia, que permitirá uma avaliação em primeiro nível. Entretanto, é de extrema importância um baixo limiar para iniciar uma monitoração avançada que permitirá detectar alterações cardiovasculares e metabólicas.

A pressão arterial invasiva é o monitoramento avançado mais simples e pode ser utilizada com mais frequência e liberdade em pacientes graves. Permite acompanhamento hemodinâmico próximo. Além disso, proporciona a coleta seriada de exames evitando múltiplas punções. Nos pacientes vítimas de trauma torácico, a artéria radial direita é preferida, pelo risco da necessidade de clampeamento da aorta descendente, que pode resultar na obstrução da artéria subclávia esquerda. Em paciente ventilado mecanicamente, a magnitude da variação da PAS (diferença entre a pressão sistólica máxima e mínima durante o ciclo respiratório) pode fornecer valores confiáveis sobre o estado do volume intravascular.

ATENÇÃO!

A análise dos gases sanguíneos é essencial para monitorar o balanço acidobásico do paciente e seu estado ventilatório. O restabelecimento do excesso de base para zero é um dos indicadores mais sensíveis da adequada reanimação no choque.

O excesso de base se altera rapidamente em reposta à hemorragia e reanimação volêmica, sendo um parâmetro extremamente útil a seguir durante a reanimação no choque. Os pacientes com grande perda sanguínea e hipoperfusão, frequentemente, se apresentam com excesso de base menor que –10 mEq/L, sendo o tratamento correto a reposição de sangue e fluido perdidos, e não a administração de bicarbonato de sódio. A hipoperfusão não reconhecida pode levar à isquemia esplâncnica com acidose da parede intestinal, permitindo a passagem de micro-organismos do lúmen para a circulação, resultando na liberação de mediadores inflamatórios, causando sepse e disfunção orgânica. Marcadores aceitáveis de hipoperfusão tecidual são o excesso de bases, lactato arterial, pH da mucosa gástrica e saturação venosa central de oxigênio, que devem ser utilizados como parâmetros durante a reanimação.

Aferir a temperatura corporal é uma maneira simples de monitorizar o paciente grave, com importante impacto no prognóstico dos pacientes submetidos a procedimento de urgência. A coagulopatia induzida por hipotermia aumenta o sangramento durante a reanimação do choque e é considerada parte da "tríade da morte" (hipotermia, acidose e coagulopatia). Por ser a cascata de coagulação uma interação entre enzimas, a efetividade se reduz significativamente quando a temperatura está abaixo de 33°C. Dessa forma, o aquecimento do paciente melhora a coagulação e ajuda no controle da hemorragia.

PRÉ-OXIGENAÇÃO

A razão primária para se prover uma adequada pré-oxigenação é promover no paciente a capacidade de suportar o máximo possível em apneia, fornecendo o máximo de tempo para resolver uma situação "não ventilo, não intubo". Para realizar uma pré-oxigenação efetiva, o fluxo de oxigênio deve ser, no mínimo, de 10 L/minutos por 3 minutos e sem vazamento entre a máscara de oxigênio e a face do paciente. Em pacientes obesos, a pré-oxigenação é mais efetiva quando eles estão com a cabeceira elevada ou em posição de cefaloaclive.

PRESSÃO CRICOIDE (MANOBRA DE SELLICK)

A eficácia da pressão cricoide com a finalidade de ocluir o lúmen do esôfago, entre a cartilagem cricoide e a coluna vertebral cervical entre C5 e C7, tem sido questionada. A aplicação dessa manobra de compressão está associada à redução da pressão do esfíncter esofágico inferior e pode contribuir facilitando a regurgitação e a aspiração. Estudos utilizando técnicas avançadas de imagem de RM e TC têm demonstrado o deslocamento lateral do esôfago, em vez de oclusão com a pressão cricoide, sendo demonstrado em voluntários saudáveis que o esôfago se encontra lateral em mais da metade dos casos sem a pressão cricoide. Atualmente, considera-se que o uso da pressão cricoide para reduzir a regurgitação não é baseado em evidência científica. Pode-se empregar essa técnica a partir do julgamento individual, liberando a pressão, se necessário. A pressão cricoide também deve ser aliviada se for necessário utilizar máscara laríngea. No caso de indicação, a pressão cricoide deve ser aplicada na localização anatômica correta, sendo recomendados 30 N.

INDUÇÃO EM SEQUÊNCIA RÁPIDA

O uso de propofol 2,5 mg/kg e alfentanila 30 mcg/kg proporciona condições de intubação satisfatórias em 79% dos pacientes, prevenindo a resposta hemodinâmica à intubação. O efeito da succinilcolina (SCh) tem início de ação em aproximadamente 60 segundos, por isso, os hipnóticos e opioides têm menor influência nas condições de intubação. Entretanto, eles são necessários para evitar a consciência, eventualmente melhorar a qualidade de intubação e reduzir os efeitos colaterais hemodinâmicos da laringoscopia. O uso de fentanila 3 mcg/kg, antes da indução em sequência rápida com etomidato e SCh, atenua a resposta após intubação, sem eventos hemodinâmicos graves.

A Sch é um dos bloqueadores neuromusculares utilizados nas induções em sequência rápida. A rápida duração de ação da SCh (3 a 5 minutos) ocorre principalmente em virtude da hidrólise pela colinesterase plasmática (pseudocolinesterase), sintetizada pelo fígado. O uso tradicional dessa medicação para facilitação da intubação traqueal na dose de 1 mg/kg, representa 3,5 a 4 vezes a DE95. Teoricamente, a pré-oxigenação dos pacientes antes da administração do bloqueador está associada ao retorno da respiração antes da hipoxemia arterial significativa. Entretanto, a média de duração para o retorno de 90% do bloqueio seguido da dose de 1 mg/kg é superior a 10 minutos. O inconveniente na utilização da SCh são os inúmeros efeitos adversos que acompanham sua administração, incluindo arritmias, hiperpotassemia, mialgia, mioglobinúria e aumento da pressão intragástrica, da pressão intraocular e da pressão intracraniana. Esses efeitos limitam ou até contraindicam sua utilização.

O rocurônio é o único bloqueador não despolarizante que se assemelha ao rápido início de ação da SCh, porém com tempo de ação mais prolongado. Apresenta DE95 de 0,3 mg/kg com tempo de início de ação em 1 a 2 minutos e duração do bloqueio neuromuscular de 20 a 35 minutos. O curto início de ação após a administração de 3 a 4 DE95 de rocurônio assemelha-se ao da SCh 1 mg/kg. Dessa forma, o rocurônio é o único bloqueador neuromuscular não despolarizante que pode ser utilizado como forma alternativa à SCh durante a intubação em sequência rápida.

COMPLICAÇÕES EM CIRURGIAS DE URGÊNCIA

ATENÇÃO!

Lesões com sangramentos incontroláveis podem induzir a tríade da morte, constituída por hipotermia, acidose e coagulopatia.

Não existe uma classificação uniforme para hipotermia, a maioria dos estudos indica hipotermia quando a temperatura é menor do que 35 ou 36 °C. A resposta a essa queda de temperatura inclui o aumento do tônus muscular e tremores, assim como o aumento do metabolismo pela liberação de catecolaminas e tiroxina. Em temperaturas abaixo de 32 °C, iniciam-se distúrbios de condução cardíaca; a fibrilação atrial é observada na metade dos pacientes com temperatura abaixo de 30 °C. Com temperaturas abaixo de 28 °C, a frequência respiratória cai drasticamente e ocorre depressão miocárdica. As arritmias supraventriculares podem dar lugar à fibrilação ventricular e assistolia. A hipotermia reduz a ação enzimática dos fatores de coagulação e prejudicam a função plaquetária. Adicionalmente, a hipotermia inibe a síntese do fibrogênio.

A acidose metabólica no trauma é secundária à hipóxia tecidual em estados de hipovolemia e subsequente perfusão tecidual inadequada. Na prática, o indicador mais claro da acidose metabólica no trauma é o aumento da concentração sérica de lactato. Uma série de outros fatores pode induzir acidose, como o uso de drogas ilícitas (metanol, etanol, cocaína), medicações (salicilatos, penicilinas) e condições, como hipercloremia, insuficiência renal e cetoacidose. A acidose reduz a contratilidade cardíaca, atenua a responsividade dos receptores adrenérgicos aos agentes inotrópicos e prejudica a perfusão renal e a mensuração da coagulação.

Coagulopatia pode ser definida como qualquer alteração do sistema de coagulação, levando a aumento do tempo de sangramento ou da formação de coágulos. Foi contestado o sinergismo da hipotermia com a acidose no politraumatizado, levando à coagulopatia.

ATENÇÃO!

Em vez do efeito secundário da diluição e do consumo dos fatores de coagulação, como se acreditava no passado, a coagulopatia induzida por trauma é atualmente considerada resultante da combinação de eventos primário (resposta endógena) e secundário (causado pela diluição e consumo).

A resposta endógena da coagulopatia é associada à alta taxa de mortalidade, com maior necessidade de transfusão e aumento da ocorrência de disfunção de múltiplos órgãos.

SEDAÇÃO E ANALGESIA NA EMERGÊNCIA

ATENÇÃO!

Embora as situações clínicas que necessitem de analgesia e/ou sedação no ambiente da urgência sejam frequentes, o controle da dor e da ansiedade nas unidades de emergências comumente não é priorizado, uma vez que os protocolos do Suporte Avançado de Vida no Trauma desencorajam o uso de qualquer medicação sedativa que possa dificultar futura avaliação do paciente.

Muitos dos medicamentos utilizados para analgesia e sedação têm potencial para causar depressão respiratória e cardiovascular, entretanto têm se mostrado seguras e eficaz no setor de emergências. A disponibilidade de medicamentos de curta ação pode beneficiar pacientes vítimas de trauma, minimizando efeitos deletérios. Também a promoção da analgesia pode ser feita com utilização de pequenas doses de analgésicos potentes ou por meio de bloqueios regionais com anestésicos locais.

ATENÇÃO!

Nem todos os médicos têm familiaridade com os medicamentos hipnoanalgésicos, fato que limita, eventualmente, a analgesia satisfatória.

A sedação consiste na redução controlada do nível de consciência e/ou percepção da dor e o nível de sedação utilizado pode variar. Na sedação moderada, ou sedação consciente, existe depressão da consciência, mas o paciente é passível de despertar. Esse estado também não se acompanha de perda da autonomia cardiorrespiratória. Na sedação profunda, frequentemente acompanhada por perda dos reflexos de proteção, necessitando do manuseio adequado das vias aéreas, o paciente não pode ser facilmente despertado, mas responde após estímulos repetidos, ainda que dolorosos. A anestesia geral define o estado em que o paciente não responde a estímulos nociceptivos e não é despertável, requerendo auxílio ventilatório variável. Sugere-se que no atendimento de urgência, o profissional esteja habilitado a lidar sempre com pelo menos um nível de sedação mais profundo do que aquele no qual pretende colocar o paciente, garantindo, assim, a segurança dele.

ATENÇÃO!

A analgesia e a sedação, mesmo leves, podem gerar complicações como reações alérgicas e parada respiratória ou cardiopulmonar. Portanto, deve-se ter à disposição todo o arsenal necessário para o atendimento de possíveis complicações. Além disso, quando se utilizam opioides ou benzodiazepínicos, os respectivos antagonistas naloxona e flumazenil devem estar disponíveis.

O objetivo do uso da analgesia e da sedação deve ser o conforto do paciente com segurança para o médico e riscos mínimos. Para a adequada realização da sedação e analgesia na emergência, deve-se levar em conta a facilidade de titulação até o efeito clínico desejável e observar o tempo de ação de cada medicação.

Os opioides são a 1ª escolha para tratar a dor moderada à grave. A morfina é um derivado natural da papoula cuja biodisponibilidade oral é baixa (25%). A principal via de metabolização da morfina é a glucuronidação hepática, que gera, principalmente, morfina-6-glucuronídeo, um metabólito ativo mais potente que a própria morfina. Esses metabólitos podem acumular-se em pacientes com insuficiência renal, resultando em analgesia prolongada, sedação e depressão respiratória. A morfina é bem tolerada em pacientes com insuficiência hepática; nesses casos, a meia-vida pode aumentar e as doses devem ser espaçadas. A meia-vida da morfina de liberação imediata é em torno de 3 a 4 horas, de modo que o intervalo entre as doses deve ser mantido a cada 4 horas. Na maioria dos pacientes, a dor é bem controlada com doses de 10 mg a 30 mg, a cada 4 horas. Em idosos, a dose inicial deve ser menor (5 mg, a cada 4 horas) para prevenir sonolência, confusão mental e instabilidade hemodinâmica. O fentanil é mais potente do que a morfina, apresenta rápido início de ação (30 segundos) e efeito de curta duração (60 minutos), além de elevada lipossolubilidade. Não causa liberação de histamina e tem baixa incidência de depressão miocárdica. Sua pior complicação é associada à depressão respiratória em doses elevadas. Posologia: 50 – 100 mcg ou 2 mcg/kg/hora. Pode ser usado em infusão contínua prolongada para sedação/analgesia em pacientes sob ventilação mecânica.

Os benzodiazepínicos produzem sedação, ansiólise, relaxamento muscular e amnésia anterógrada, além de terem efeito anticonvulsivante. Apresentam pouca ação sobre o tônus vasomotor e o coração. O midazolam tem início de ação em 1 a 3 minutos e duração de 1 a 4 horas. A posologia é de 0,03 a 0,3 mg/kg EV em bólus, seguida de 0,01 a 0,6 mg/kg/hora EV contínuo. Os efeitos adversos hemodinâmicos são discretos, sendo hipotensão arterial em idosos e depressão respiratória, sobretudo se associado a opioides. Metabolismo prejudicado em insuficiência hepática ou renal.

O propofol é um agente anestésico geral intravenoso que, em doses mais reduzidas, é sedativo potente com ação amnésica mínima. Pode ser utilizado para sedações de curta duração, pela sua meia-vida curta. Tem rápido início de ação (40 segundos). Os efeitos cessam após 10 minutos da interrupção da infusão. A posologia é de 0,3 a 3 mg/kg/hora, em bólus de 1 a 3 mg/kg, devendo ser evitado pelo efeito hipotensor. O seu uso pode provocar instabilidade cardiocirculatória por seu efeito vasodilatador e depressor do miocárdio. Seu veículo é lipídico, logo a monitoração do perfil lipídico do paciente se faz necessário quando do uso prolongado do medicamento.

O etomidato é medicação segura do ponto de vista cardiovascular, com bom efeito hipnótico, porém com meia-vida curta, cerca de 3 a 5 minutos. Seu uso prolongado está relacionado ao desenvolvimento de insuficiência suprarrenal. Mesmo o uso em dose única tem sido associado ao aparecimento dessa síndrome. A posologia é de 0,3-0,4 mg/kg em bólus.

REVISÃO

- A 1ª hora de atendimento após o trauma caracteriza-se pela necessidade imediata de avaliação e reanimação, princípios fundamentais do suporte avançado de vida no trauma. A avaliação inicial segue as recomendações do Colégio Americano de Cirurgiões e deve ser repetida várias vezes.
- O objetivo principal da anestesia geral na urgência é a indução segura e rápida, com a proteção das vias aéreas contra aspiração do conteúdo gástrico, o que exige atentar para as condições de jejum do paciente.
- Em todos os pacientes submetidos a procedimento de urgência sob anestesia é obrigatória monitoração mínima contemplando pressão arterial não invasiva, frequência cardíaca, ECG, oximetria de pulso, temperatura e capnografia. Mas é fundamental um baixo limiar para iniciar uma monitoração avançada que permitirá detectar alterações cardiovasculares e metabólicas.
- A adequada pré-oxigenação é necessária para conferir ao paciente a capacidade de suportar o máximo possível em apneia; em pacientes obesos, é mais efetiva com a cabeceira elevada ou em posição de cefaloaclive.
- Para indução em sequência rápida, diferentes fármacos podem ser usados para obtenção de condições satisfatória de intubação, outros para evitar a consciência e reduzir os efeitos colaterais hemodinâmicos da laringoscopia; a escolha depende das necessidades e características do paciente e das contraindicações do fármaco.
- O objetivo da analgesia e da sedação deve ser o conforto do paciente com segurança para o médico e riscos mínimos; sua adequada realização exige considerar a facilidade de titulação até o efeito clínico desejável e observar o tempo de ação de cada medicação.
- No atendimento de urgência, recomenda-se que o profissional esteja habilitado a lidar sempre com pelo menos um nível de sedação mais profundo do que aquele no qual pretende colocar o paciente.

REFERÊNCIA

1. World Health Organization. World report on road traffic injury prevention: summary [Internet]. Geneva: WHO; 2004 [capturado em 26 ago. 2016]. Disponível em: http://www.who.int/violence_injury_prevention/publications/road_traffic/world_report/summary_en_rev.pdf.

LEITURAS SUGERIDAS

Aitken LM, Hendrikz JK, Dulhunty JM, Rudd MJ. Hypothermia and associated outcomes in seriously injured trauma patients in a predominantly subtropical climate. Resuscitation. 2009;80(2):217-23.

Berg RA, Hemphill R, Abella BS, Aufderheide TP, Cave DM, Hazinski MF, et al. Part 5: adult basic life support: 2010 American Heart Association guidelines for cardiopulmonary resuscitation and emergency cardiovascular care. Circulation. 2010;122(18 Suppl 3):S685-705.

Delay JM Sebbane M, Jung B, Nocca D, Verzilli D, Pouzeratte Y, et al. The effectiveness of noninvasive positive pressure ventilation to enhance preoxygenation in morbidly obese patients: a randomized controlled study. Anesth Analg. 2008;107(5):1707-13.

Duchesne JC, McSwain NE Jr, Cotton BA, Hunt JP, Dellavolpe J, Lafaro K, et al. Damage control resuscitation: the new face of damage control. J Trauma. 2010;69(4):976-90.

Greer SE, Rhynhart KK, Gupta R, Corwin HL. New developments in massive transfusion in trauma. Curr Opin Anaesthesiol. 2010;23(2):246-50.

Kashuk JL, Moore EE, Sawyer M, Le T, Johnson J, Biffl WL, et al. Postinjury coagulopathy management: goal directed resuscitation via POC thrombelastography. Ann Surg. 2010;251(4):604-14.

Kashuk JL, Moore EE, Sawyer M, Wohlauer M, Pezold M, Barnett C, et al. Primary fibrinolysis is integral in the pathogenesis of the acute coagulopathy of trauma. Ann Surg. 2010;252(3):434-42.

Levy JH, Dutton RP, Hemphill JC 3rd, Shander A, Cooper D, Paidas MJ, et al. Multidisciplinary approach to the challenge of hemostasis. Anesth Analg. 2010;110(2):354-64.

Mallon WK, Keim SM, Shoenberger JM, Walls RM. Rocuronium vs. succinylcholine in the emergency department: a critical appraisal. J Emerg Med. 2009;37(2):183-8.

Nolan JP, Soar J, Zideman DA, Biarent D, Bossaert LL, Deakin C, et al. European resuscitation council guidelines for resuscitation 2010 section 1. Executive summary. Resuscitation. 2010;81(10):1219-76.

Perry JJ, Lee JS, Sillberg VA, Wells GA.Rocuronium versus succinylcholine for rapid sequence induction intubation. Cochrane Database Syst Rev. 2008;(2):CD002788.

Ploeger BA, Smeets J, Strougo A, Drenth HJ, Ruigt G, Houwing N, et al. Pharmacokinetic-pharmacodynamic model for the reversal of neuromuscular blockade by sugammadex. Anesthesiology. 2009;110(1):95-105.

Rossaint R, Bouillon B, Cerny V, Coats TJ, Duranteau J, Fernández-Mondéjar E, et al. Management of bleeding following major trauma: an updated European guideline. Crit Care. 2010;14(2):R52.

65 DOR PÓS-OPERATÓRIA

RIOKO KIMIKO SAKATA

ANA LAURA ALBERTONI GIRALDES

A intensidade da dor pós-operatória depende de vários fatores: local e intensidade do trauma cirúrgico; tipo de incisão; características do paciente; complicações cirúrgicas; qualidade da analgesia pós-operatória; movimento do paciente no pós-operatório; e técnica anestésica.

A dor pós-operatória causa complicações pulmonares, isquemia miocárdica, tromboembolismo, complicações no íleo, síndromes dolorosas crônicas, diminuição da capacidade imunológica e da resistência à infecção, desenvolvimento de síndromes dolorosas crônicas e prolonga o tempo para recuperação do paciente e para internação.

Geralmente, é utilizada a analgesia multimodal, com associação de medicamentos e técnicas para tratamento da dor pós-operatória.

DOR COMO QUINTO SINAL VITAL

ATENÇÃO!

A dor é considerada "quinto sinal vital", devendo ser avaliada com os outros sinais, em todos os pacientes internados.

Nessa avaliação, é anotado o escore da intensidade de dor pelo enfermeiro. Geralmente, a intensidade de dor é avaliada pela escala numérica verbal de zero a 10, em que zero é ausência de dor e 10 a dor mais intensa imaginável. Outras escalas usadas são a analógica visual, a descritiva verbal e a de faces.

TRATAMENTOS PARA DOR PÓS-OPERATÓRIA

Os objetivos da analgesia pós-operatória são o alívio da dor, a diminuição da ansiedade, o conforto do paciente e a redução dos efeitos deletérios e das complicações.

ATENÇÃO!

A escolha da técnica da analgesia depende de intensidade, local e duração da dor; alterações clínicas; necessidade de jejum; eficácia, riscos e benefícios; experiência do profissional; entendimento do paciente e custo do método.

ANALGESIA SISTÊMICA

Anti-inflamatórios, dipirona e paracetamol

Os AINE, a dipirona e o paracetamol devem ser empregados sempre que não houver contraindicação para seu uso.

São disponíveis por vias:

- Venosa: tenoxicam, cetoprofeno, cetorolaco, parecoxibe e dipirona:
  - Dipirona: 500-2.000 mg, a cada 4 a 6 horas.
  - Cetoprofeno: 50-100 mg, a cada 8 horas.
  - Tenoxicam: 20-40 mg, a cada 24 horas.
  - Cetorolaco: 10-30 mg, a cada 6 a 8 horas (máximo 5 dias).
  - Parecoxibe: 40 mg, a cada 24 horas.
- Oral: dipirona, paracetamol, diclofenaco, nimesulida, cetoprofeno, ibuprofeno, naproxeno.
- Sublingual: piroxicam, cetorolaco.

Os principais efeitos adversos dos AINE são gastrintestinais e renais. Os inibidores seletivos de COX-2 e AINE clássicos não têm diferença na lesão renal.

Opioides e tramadol

Os opioides são utilizados concomitantemente aos anti-inflamatórios ou analgesia regional.

A injeção venosa produz efeito analgésico mais rápido, sendo recomendada a infusão de morfina ou tramadol. A via subcutânea é uma opção simples, sendo usados por essa via o tramadol e a morfina.

- Dose
  - Codeína: 30-60 mg, a cada 4 a 6 horas; VO.
  - Tramadol: 50-100 mg, a cada 4 a 6 horas; VO, IV, SC.
  - Morfina: 5-60 mg, a cada 4 a 8 horas VO; 1-3 mg/10minutos IV; 5-10 mg SC.
  - Oxicodona: 10-20 mg, a cada 12 horas VO.
  - Nalbufina (antagonista μ, agonista k): 10-20 mg, a cada 4 hora IV, SC.

Os principais efeitos adversos dos opioides são: náusea, vômito, constipação e sedação.

Outros medicamentos: cetamina; clonidina; gabapentina; pregabalina; magnésio; lidocaína.

ANALGESIA PERIDURAL

ATENÇÃO!

A analgesia por via peridural é indicada para procedimentos que provocam dor intensa durante períodos prolongados como toracotomia, laparotomia ampla, lombotomia e artroplastia.

São administrados opioides associados com anestésicos locais. Os principais efeitos colaterais são prurido, náusea, vômito, retenção urinária. Em doses elevadas, pode provocar depressão respiratória.

Cateter peridural e uso de anticoagulante

Deve ser seguido o tempo necessário entre punção e colocação ou retirada do cateter e administração de anticoagulante para evitar complicações. O tempo necessário depende da duração do efeito do anticoagulante.

OUTROS BLOQUEIOS

Podem ser utilizados bloqueios com anestésicos locais em baixas concentrações tais como infiltração local de tecido celular subcutâneo; instilação de anestésico local e bloqueios (nervo ílioinguinal, ílio-hipogástrico, plexo braquial, nervo intercostal, e de nervo femoral). A infiltração com anestésico local é uma técnica simples e segura que pode auxiliar na analgesia. Geralmente, é empregada bupivacaína 0,0625-0,25% ou ropivacaína 0,05-0,2%.

Analgesia controlada pelo paciente

A PCA é uma técnica que permite que o paciente, através de um dispositivo acionado manualmente, obtenha doses de analgésico. Pode ser feita por via venosa ou peridural. É indicada para cirurgia que causa dor intensa como toracotomia, laparotomia, lombotomia, artroplastia de quadril e joelho, procedimento cirúrgico de ombro, artrodese de coluna e enxertos arteriais.

Analgesia multimodal

A analgesia multimodal com associação de dois ou mais medicamentos e/ou técnicas é mais adequada para tratamento da dor, com ação analgésica somatória ou sinérgica e redução de efeitos colaterais.

Exemplos de analgesia multimodal:

- Anti-inflamatório sistêmico com opioide sistêmico ou peridural ou intra-articular ou plexo braquial.
- Paracetamol com opioide sistêmico ou peridural ou intra-articular ou plexo braquial.
- Dipirona sistêmica com opioide sistêmico ou peridural ou intra-articular.
- Anti-inflamatório sistêmico com anestésico local peridural ou em plexo braquial.
- Anticonvulsivante sistêmico com opioide sistêmico ou peridural ou intra-articular ou plexo braquial.

PROCEDIMENTO POR INTENSIDADE DA DOR

Dor leve

- AINE IV ou VO; e/ou
- Dipirona 1 g, a cada 4 a 6 horas IV ou VO; ou
- Paracetamol 500 mg, a cada 4 a 6 horas VO.

Dor moderada a intensa

Sem cateter peridural

- AINE IV ou VO; e/ou
- Dipirona 1 g, a cada 4 a 6 horas IV ou VO; ou
- Paracetamol 500 mg, a cada 4 a 6 horas VO

  +
- Codeína 30-60 mg, a cada 4 a 6 horas VO; ou
- Tramadol 50 mg-100 mg, a cada 4 a 6 horas SC ou VO; ou 200-600 mg/dia, infusão venosa; ou
- Morfina 5-10 mg, a cada 4 a 6 horas SC ou 10-30 mg, a cada 4 a 6 horas VO ou 20-60 mg/dia infusão venosa.

Com cateter peridural

- AINE IV ou VO; e/ou
- Dipirona 1 g, a cada 4 a 6 horas EV ou VO; ou
- Paracetamol 500 mg, a cada 4 a 6 horas VO.

Recomendações importantes

O uso de anti-inflamatórios enseja alguns fatores de risco de lesão gastrintestinal como úlcera ou sangramento prévio, corticosteroide ou anticoagulante concomitante, associação de anti-inflamatórios múltiplas e grandes doses, doença cardiovascular, hipovolemia, hipotensão ou hipertensão arterial, cirrose hepática, insuficiência cardíaca e se o paciente for idoso. Também há fatores de risco para lesão renal: desidratação; alteração renal prévia; idoso e uso concomitante de outras medicações que causam lesão renal.

Além disso, não devemos associar agonista opioide (morfina, codeína, tramadol, oxicodona, fentanil) com agonista-antagonista (nalbufina), pois há antagonização do efeito analgésico do agonista; não associar opioide sistêmico com espinal; não prescrever meperidina; e não administrar analgésico por via intramuscular.

REVISÃO

- A intensidade da dor pós-operatória depende de vários fatores e traz complicações diversas complicações, além de prolongar o tempo de internação e de recuperação do paciente.
- Na dor pós-operatória, geralmente, é utilizada a analgesia multimodal, com associação de medicamentos e técnicas para tratamento da dor pós-operatória para o alívio da dor, a diminuição da ansiedade, o conforto do paciente e a redução dos efeitos deletérios e das complicações.
- A escolha da técnica da analgesia depende de intensidade, local e duração da dor; alterações clínicas; necessidade de jejum; eficácia, riscos e benefícios; experiência do profissional; entendimento do paciente; custo do método; fatores de risco e recomendações específicas.

■ LEITURAS SUGERIDAS

Loeser JD, editor. Bonica's management of pain. 3rd ed. Philadelphia: Lippincott Williams & Wilkins; 2001.

Sakata RK, Issy AM. Guia de dor. 2. ed. Barueri: Manole; 2008.

PARTE

14

CIRURGIA CARDÍACA

Walter J. Gomes

66

TAMPONAMENTO CARDÍACO

■ WALTER J. GOMES
■ NELSON AMERICO HOSSNE JUNIOR
■ EDUARDO G. CHAMLIAN

O tamponamento cardíaco é uma condição de acúmulo excessivo de líquido dentro da cavidade pericárdica, com elevação da pressão intrapericárdica e consequente compressão de câmaras do coração (geralmente átrio e ventrículo direitos), resultando em disfunção cardíaca. Essa alteração da função cardíaca resulta principalmente da dificuldade de enchimento sanguíneo do coração na diástole, que é compensada inicialmente pela ativação de mecanismos compensatórios. Quando os mecanismos compensatórios não são suficientes, ocorre queda do débito cardíaco com piora da perfusão sistêmica, tornando-se uma emergência médica.

ATENÇÃO!

A característica e magnitude das alterações produzidas pelo tamponamento cardíaco são determinadas pela gravidade, patogênese e velocidade de desenvolvimento da compressão cardíaca. Há diferenças hemodinâmicas qualitativas e quantitativas entre os efeitos da compressão leve e da grave.

Há um amplo espectro de manifestação clínica do tamponamento cardíaco, variando desde uma elevação pouco sintomática da pressão intrapericárdica até o comprometimento hemodinâmico extremo sob a forma de hipotensão grave ou dissociação eletromecânica e muitas variantes entre esses extremos.

■ FISIOPATOLOGIA

O pericárdio é uma membrana de dupla camada com seu espaço virtual ocupado por aproximadamente 15 a 35 mL de líquido que serve para lubrificar a superfície do coração de maneira que seus movimentos se produzam sem fricção.

Anatomicamente, o pericárdio é composto pelo pericárdio fibroso, a camada mais externa em continuidade com adventícia dos grandes vasos; e o pericárdio seroso, que se divide em uma camada parietal aderente ao pericárdio fibroso e uma camada visceral que cobre a superfície do epicárdio do coração.

O pericárdio limita a extensão de mobilidade do coração dentro do tórax e tem importante papel na drenagem linfática do miocárdio. A pressão dentro do espaço pericárdico, normalmente, é a mesma do espaço pleural, negativa na inspiração e ligeiramente positiva na expiração, com pressão média próxima de zero. Em condições normais, as pressões intrapericárdicas e intratorácicas são similares, variando entre –5 mmHg durante a expiração e 5 mmHg na inspiração.

A reduzida pressão no espaço pericárdico permite que a variação na pressão intratorácica respiratória seja refletida nas pressões intracardíacas. Na inspiração, a pressão intratorácica diminui, provocando aumento do fluxo para as câmaras cardíacas direitas, assim como uma diminuição do gradiente entre as veias pulmonares e o átrio esquerdo, causando diminuição do fluxo para o lado esquerdo do coração.

Quando há acúmulo rápido de líquido no espaço pericárdico, a pressão intrapericárdica aumenta lentamente no início e, a seguir, quando o pericárdio se torna tenso, a elevação se torna mais acentuada e veloz. Nos casos agudos, acúmulo de pequenas quantidades de líquidos, como 150 mL, pode alcançar o limite de distensibilidade do pericárdio. Nos derrames de instalação lenta, o pericárdio distende gradualmente e pode acomodar grande quantidade de líquido, como 2.000 mL, antes que apareçam sinais de tamponamento. Então, o efeito do acúmulo de líquido no pericárdio depende não apenas da quantidade desse líquido, mas também da capacidade de distensão do pericárdio, que envolve a velocidade de acumulação do líquido.

A fisiopatologia de tamponamento cardíaco relaciona-se com o efeito do excessivo acúmulo de líquido pericárdico limitando o enchimento das câmaras cardíacas. Portanto, o desenvolvimento do tamponamento depende da velocidade de instalação e do fator causal: o tamponamento cardíaco agudo ocorre em minutos, consequente ao trauma, ruptura do coração e aorta, ou como complicação de procedimentos diagnósticos e terapêuticos (biópsias cardíacas, estudo eletrofisiológico, oclusão de apêndice atrial, oclusores de septo interatrial, etc.), resultando em um quadro de choque. Já o tamponamento cardíaco subagudo ocorre em um espaço de dias de instalação. Pode haver ocorrência de tamponamento cardíaco regional, que ocorre quando um derrame localizado ou um hematoma produz compressão localizada em uma única câmara.

ATENÇÃO!

Como o tamponamento cardíaco interfere no enchimento diastólico do coração, pode produzir diminuição do débito cardíaco e hipotensão, com aparecimento de choque.

Com a dificuldade de expansão diastólica dos ventrículos, há rápido aumento nas pressões diastólicas ventriculares resultando em redução do gradiente atrioventricular, fechamento prematuro das valvas atrioventriculares, enchimento inadequado dos ventrículos, redução do volume sistólico, com queda do débito cardíaco e hipotensão. Como resposta, o sistema nervoso autônomo aumenta a liberação de catecolaminas endógenas, resultando em (1) aumento da resposta inotrópica com elevação do volume sistólico, com a fração de ejeção passando normalmente de 50% para 70 a 80%; (2) taquicardia, que eleva o volume-minuto tentando manter o débito cardíaco adequando; e (3) vasoconstrição arterial e venosa, aumentando a pressão arterial e desviando o sangue para veias centrais, mantendo perfusão para o cérebro, rins e coração.

No tamponamento crônico, que demora para se estabelecer, como na insuficiência cardíaca crônica, há retenção de sal e água pelo rim com aumento do volume intravascular, principalmente o volume venoso, acarretando elevação da pressão venosa. Esse aumento da pressão venosa constitui um dos mais importantes mecanismos compensatórios que agem lentamente para manter o enchimento do coração.

O tamponamento cardíaco pode ser agudo ou subagudo e crônico e mostra um espectro hemodinâmico variando de leve a grave e fatal. O tamponamento cardíaco leve (pressão intrapericárdica < 10 mm Hg) é assintomático com frequência, enquanto o moderado e, especialmente, o grave (pressão intrapericárdica > 15 mm Hg), em geral, resulta em taquicardia e dispneia. O aparecimento de hipotensão arterial é um sinal tardio de tamponamento já que o tono simpático elevado mantém a pressão arterial sistêmica quando o débito cardíaco está caindo.

ETIOLOGIA

Derrames pericárdicos que causam o tamponamento pericárdico podem ser serosos, serossanguíneos, hemorrágicos ou quilosos.

As causas mais comuns de tamponamento pericárdico são: pericardite; uremia; doenças infecciosas; tuberculose; iatrogênica (relacionada a procedimentos invasivos e pós-cirurgia cardíaca); trauma torácico; neoplasia/malignidade;e anticoagulação.

São causas incomuns: doenças do colágeno (LES, artrite reumatoide, esclerodermia); indução por radiação; pós-infarto do miocárdio; dissecção aórtica; infecção bacteriana; pneumopericárdio; e medicamentos (hidralazina, procainamlda, isoniazida, minoxidil).

DIAGNÓSTICO

ATENÇÃO!

Os sintomas no tamponamento cardíaco, frequentemente, não são específicos e relacionam-se, sobretudo, com as alterações hemodinâmicas e circulatórias que se apresentam.

A elevação da pressão venosa conduz à estase venosa na cabeça, pescoço e abdome, frequentemente associada com dor abdominal e náuseas em virtude da congestão hepática e visceral. Aparece ingurgitamento (estase) das veias jugulares, mais acentuado na inspiração. Normalmente, a inspiração produz uma pressão intrapleural mais negativa e uma pressão intra-abdominal mais positiva, ambas resultam em aumento do enchimento atrial direito. A distensão inspiratória das veias do pescoço ocorre porque o enchimento atrial direito está prejudicado pela compressão e o átrio direito não pode mais acomodar o aumento do volume sanguíneo. A dispneia está quase sempre presente e pode ser intensa, refletindo a diminuição do débito cardíaco e também a restrição imposta aos pulmões pelos derrames pericárdico e pleurais. O derrame pleural ocorre pela formação do transudato consequente à elevação da pressão venosa e à retenção de água e sal pelo rim. Ortopneia e dispneia paroxística noturna são infrequentes e muitos pacientes têm sintomas associados ao evento causador do tamponamento, como dor torácica nos casos de traumas e pericardites, e febre e calafrios em casos de infecção. Aparecimento de edema agudo de pulmão também é incomum.

Algumas posições que o paciente assume podem provocar algum alívio nos sintomas, como é o caso da posição de prece maometana. Pode haver compressão traqueobrônquica resultando em tosse e, algumas vezes, obstrução de vias aéreas. Compressão do esôfago pode produzir disfagia nos casos de derrame muito volumoso, assim como pode aparecer rouquidão quando há compressão do nervo laríngeo recorrente.

A clássica tríade de Beck, descrita pelo cirurgião torácico Claude Beck em 1935, compreende (1) hipotensão, (2) ingurgitamento jugular e (3) abafamento das bulhas cardíacas. Esse quadro é mais típico de tamponamento pericárdico agudo decorrente de hemorragia intrapericárdica, como em ferimentos cardíacos por bala ou faca, rotura aórtica ou de aneurisma de ventrículo esquerdo ou em dissecções de aorta ascendente.

Pacientes com tamponamento cardíaco grave exibem desconforto intenso e dispneia acentuada, com pulso rápido e respiração acelerada, em muitos casos apresentam-se com quadro semelhante ao choque, com palidez, pele fria e úmida, pulsos fracos, hipotensão e confusão mental. Em outros casos, sinais de choque estão ausentes, havendo pulsos amplos e pele seca e quente. A pressão arterial pode estar baixa, com estreitamento da pressão de pulso, mas valores normais podem apresentar-se em casos de tamponamento com compensação eficiente.

ATENÇÃO!

A presença do pulso paradoxal é importante para o diagnóstico de tamponamento, já que está quase sempre presente.

Esse sinal, descrito por Adolph Kussmaul em 1873, é observado como diminuição palpatória ou ausência de pulso arterial durante a inspiração, sendo mais bem observado no exame das artérias carótidas e femorais. O limite normal para a queda inspiratória da pressão arterial é de 10 mmHg e o pulso paradoxal é definido como uma diminuição de mais de 10 mmHg ou de mais de 50% do valor da pressão sistólica. A presença do pulso paradoxal é mais bem confirmada por medida direta da pressão intra-arterial, já que os sons de Korotkoff na medida indireta não são confiáveis nesta situação. O aparecimento do pulso paradoxal acontece pela expansão inspiratória do enchimento ventricular direito com queda do enchimento ventricular esquerdo. Pode ser de difícil avaliação quando há arritmia cardíaca ou hipotensão grave. Pacientes com outras doenças, incluindo enfisema pulmonar, obesidade e insuficiência cardíaca, podem apresentar pulso paradoxal na ausência de tamponamento cardíaco. Por causa do derrame pericárdico, há fechamento precoce das valvas atrioventriculares e pode haver abafamento da primeira bulha em relação à segunda. Atrito pericárdico pode existir mesmo na presença de derrame pericárdico e tamponamento cardíaco e a terceira bulha pode ser audível, mas não é frequente. O sinal de Ewart, também chamado de Bamberger-Pins-Ewart, consiste no aparecimento de uma área de ausência de murmúrio vesicular na base do pulmão esquerdo, por compressão pulmonar pelo pericárdio abaulado.

A acentuada elevação da pressão venosa sistêmica no tamponamento cardíaco é secundária ao aumento da pressão das veias cavas, entretanto outras respostas fisiológicas podem contribuir para essa elevação, como o aumento do volume sanguíneo venoso e a venoconstrição produzida pela estimulação do sistema nervoso simpático. As extremidades podem aparecer cianóticas por causa da estase venosa, mesmo quando a saturação arterial de oxigênio é normal. Pode haver o aparecimento de refluxo hepatojugular. Geralmente, o fígado está aumentado e é palpável, mas, outras vezes, pode apresentar-se de tamanho normal, de modo que a ausência de um fígado grande não pode excluir o diagnóstico de compressão cardíaca crônica. Pode haver ascite, bem como esplenomegalia, atribuíveis à hipertensão portal gerada pela hipertensão venosa crônica. Algumas vezes, a manifestação hematológica de hiperesplenismo pode ser evidente.

ATENÇÃO!

O tamponamento cardíaco produz alterações características nas curvas de pressão do ventrículo direito, átrio direito e veias jugulares.

No ventrículo direito, observa-se uma diminuição de pressão diferencial, com elevação da pressão diastólica e pressão sistólica normal. As pressões de átrio direito e jugular mostram uma queda acentuada na sístole (descendente x) e queda na diástole reduzida ou ausente (descendente y). Na pericardite constritiva, diferentemente, as descendentes x e y são proeminentes, formando o sinal de Friedreich.

QUADRO RADIOLÓGICO

A radiografia torácica no tamponamento cardíaco pode ser inespecífica, já que não há sinais típicos indicativos. Nos casos agudos de hemopericárdio por trauma, a área cardíaca no exame radiológico pode ser normal. Nesse caso, a presença de projéteis próximos ao coração ou sugerindo que o coração esteja na trajetória pode ajudar o diagnóstico.

O aumento da área cardíaca pode sugerir a existência de derrame pericárdico, principalmente nos casos em que há acumulação lenta de líquido, mas também não evidencia as alterações hemodinâmicas do tamponamento. Grandes volumes de líquidos podem apresentar-se como cardiomegalia global com bordas arredondadas e sem congestão pulmonar ("coração em moringa" ou "coração em botija"). Outros achados radiológicos incluem o apagamento dos vasos hilares, proeminência da veia cava superior, pneumopericárdio, a presença do parênquima pulmonar limpo, associação frequente de derrames pleurais e separação do tecido adiposo epicárdico e pericárdico. A visualização de calcificações pericárdicas sugere cronicidade do derrame ou constrição pericárdica.

ELETROCARDIOGRAMA

Pode demonstrar complexos QRS de baixa voltagem, geralmente com frequências cardíacas altas, depressão do segmento PR e alterações não específicas de onda T e segmento ST. Quando há associação com pericardite, pode haver supradesnivelamento difuso de ST. Também não há achado eletrocardiográfico típico de tamponamento. O desenvolvimento de ritmo alternante é um indicador mais específico de derrame pericárdico, mas não necessariamente de tamponamento cardíaco. Ritmo alternante pode aparecer em pericardite constritiva, taquicardia paroxística supraventricular, pneumotórax hipertensivo e após infarto agudo do miocárdio. Alternância elétrica ocorre pelo movimento pendular do coração dentro do pericárdio repleto de líquido, resultando em alterações do eixo do ECG em cada batida e, geralmente, é limitada ao complexo QRS, mas alternâncias da onda P associadas à do complexo QRS e da onda T, que são raras, aparecem em casos de tamponamento cardíaco extremo. Esse fenômeno desaparece após o esvaziamento do derrame pericárdico.

ECOCARDIOGRAMA

É o mais fidedigno e conveniente método de detecção de derrames pericárdicos e estima seu tamanho, localização e grau de impacto hemodinâmico. Além disso, avalia a função das valvas e do miocárdio e é usado para orientar pericardiocentese com excelente segurança e eficácia. Também pode diferenciar o tamponamento cardíaco de outras doenças que causam hipertensão venosa e hipotensão arterial, assim como descarta o tamponamento quando não há derrame (exceto em casos de pós-operatório de cirurgia cardíaca, quando a compressão pode ser consequente a coágulos).

ATENÇÃO!

Os achados ecocardiográficos mais importantes incluem o derrame pericárdico; dilatação da veia cava inferior e das veias hepáticas, indicando que as pressões venosas sistêmicas estão elevadas; e redução dos diâmetros sistólico e diastólico finais do ventrículo esquerdo, com diminuição do volume sistólico e do débito cardíaco.

Na maioria dos casos de tamponamento cardíaco, outros achados "clássicos" também podem estar presentes. Incluem o colapso diastólico das câmaras cardíacas direitas quando as pressões do pericárdio excedem a pressão intracardíaca, o movimento paradoxal do septo interventricular na inspiração para o ventrículo esquerdo, o movimento pendular do coração, exagerada variabilidade respiratória na velocidade do fluxo mitral e a variação respiratória no tamanho da câmara ventricular.

TOMOGRAFIA COMPUTADORIZADA E RESSONÂNCIA MAGNÉTICA CARDÍACA

No tamponamento cardíaco agudo com risco de vida, nem a TC nem a RMC têm importância primordial em virtude da premência do tempo para a realização dos procedimentos e a execução do tratamento necessário que requer pericardiocentese urgente. No entanto, quando o tamponamento cardíaco subagudo é resulta de um derrame septado ou complexo, a TC pode ajudar a determinar a viabilidade da drenagem percutânea em vez da cirúrgica. A RMC é uma técnica de imagem excelente para as doenças do pericárdio, mas é limitada em tamponamento cardíaco em virtude da duração relativamente longa dos exames em pacientes com a doença aguda que normalmente são dispneicos, taquicárdicos e agitados. Sinais de tamponamento cardíaco na TC incluem um "'achatamento do coração"' pela compressão da superfície anterior do ventrículo direito secundário à presença intrapericárdica de líquido, ar ou tecido. Outro achado é a angulação ou curvatura do septo interventricular que se correlaciona com o desvio do septo na inspiração comumente visto no ecocardiograma.

O modo dinâmico da TC pode fornecer informações semelhantes à ecocardiografia em relação ao movimento paradoxal do septo interventricular e compressão das câmaras durante o ciclo cardíaco, assim como alargamento da veia cava superior com um diâmetro semelhante ou superior ao da aorta torácica adjacente, o alargamento da veia cava inferior com um diâmetro maior que o dobro da aorta abdominal adjacente e linfedema periportal. Na RM dinâmica, podem aparecer o coração com movimento pendular e o movimento paradoxal do septo na inspiração.

HEMODINÂMICA

Geralmente o estudo hemodinâmico não é necessário para a confirmação do diagnóstico de tamponamento cardíaco, mas pode fornecer importantes subsídios. Com a inserção do catéter de Swan Ganz, é realizado o cateterismo com medida de pressões de câmaras direitas. A pressão venosa central está elevada no tamponamento cardíaco, com a descendente x sistólica proeminente e a descendente y diastólica, diminuída ou ausente. A pressão intrapericárdica e a atrial direita estão elevadas e praticamente equalizadas, ambas diminuindo durante a inspiração.

A curva de pressão de ventrículo direito revela um platô de pressão diastólica elevada para um terço ou mais da pressão sistólica e uma mínima depressão diastólica inicial. A pressão diastólica está equalizada à do átrio direito e intrapericárdica. As pressões sistólicas de ventrículo direito e artéria pulmonar estão moderadamente elevadas, entre 35 e 50 mmHg. A presença do pulso paradoxal pode ser facilmente documentada pelo cateterismo na situação de tamponamento cardíaco instalado.

TAMPONAMENTO PÓS-PERICARDIOTOMIA

Derrame pericárdico excêntrico, septado ou hematoma localizado pode produzir tamponamento regional, em que apenas câmaras selecionadas são comprimidas. Como resultado, os típicos sinais físicos, hemodinâmicos e ecocardiográficos de tamponamento são, muitas vezes, ausentes. O tamponamento cardíaco regional é mais frequentemente visto após cirurgia cardíaca, pericardiotomia, ou infarto do miocárdio e a suspeita clínica deve se fortalecer nessas situações.

O tamponamento cardíaco associado à cirurgia cardíaca pode ocorrer no pós-operatório precoce (5 a 7 dias), geralmente está relacionado a sangramento cirúrgico ou coagulopatia induzida pela circulação extracorpórea e deve ser suspeitado sempre que houver evidência de comprometimento hemodinâmico. Diferentemente do tamponamento com um pericárdio intacto, a compressão cardíaca é, normalmente, causado por um hematoma ou coágulos que comprimem as câmaras cardíacas, sobretudo no lado direito. O ecocardiograma à beira do leito é útil na identificação dessa condição e os critérios ecocardiográficos para diagnosticar tamponamento com base em padrões de fluxo mitral são diferentes durante a ventilação com pressão positiva do que durante a respiração espontânea.

CONDUTA E TRATAMENTO

ATENÇÃO!

O tratamento no tamponamento cardíaco pode salvar a vida do paciente, mas deve ser instituído rapidamente, com a descompressão pericárdica removendo o líquido acumulado.

Em algumas situações, como no tamponamento agudo por hemopericárdio, a reposição volêmica rápida pode elevar a pressão venosa central, aumentando o enchimento diastólico do coração e mantendo débito cardíaco adequado.

Nos casos de tamponamento com choque, vasopressores como a epinefrina e norepinefrina promovem vasoconstricção e elevação transitória da pressão arterial.

O Grupo de Trabalho da Sociedade Europeia de Cardiologia (ESC)[1] lançou um sistema de pontuação gradual para o tratamento de pacientes com tamponamento cardíaco, utilizado para identificar aqueles que necessitam de pericardiocentese imediata e os que podem ser transferidos com segurança para uma instituição especializada.

De acordo com as orientações, os pacientes com suspeita de tamponamento cardíaco devem ser submetidos à ecocardiografia imediata. Após o diagnóstico, os pacientes são pontuados de acordo com a etiologia da doença, apresentação clínica e achados de imagem.

ATENÇÃO!

A pontuação de 6 ou mais requer que o paciente seja submetido à drenagem pericárdica imediata. A pontuação mais baixa indica que a drenagem pode ser adiada por até 12 a 48 horas.

Os procedimentos terapêuticos definitivos são a pericardiocentese (punção pericárdica), a drenagem pericárdica aberta (pericardiotomia subxifóidea) e a toracotomia exploradora.

Na abordagem inicial, de preferência, os pacientes devem ser monitorados em uma UTI. Todos os pacientes devem receber oxigênio, expansão de volume com sangue, plasma, dextrano ou soro fisiológico, conforme necessário, para manter o volume intravascular adequado. Há aumento significativo do débito cardíaco após expansão do volume. O repouso na cama com elevação das pernas é uma manobra que pode aumentar o retorno venoso. Os medicamentos inotrópicos (p. ex.: dobutamina) podem ser úteis porque aumentam o débito cardíaco sem aumentar a resistência vascular sistêmica.

PERICARDIOCENTESE (PUNÇÃO PERICÁRDICA)

ATENÇÃO!

É o método mais rápido e simples para alívio do derrame pericárdico, mas sua eficiência não é alta. Idealmente, deve ser feita na sala de cirurgia, mas em casos mais urgentes pode ser realizada no leito, com uso de anestesia local.

A abordagem é a subxifóidea, com a introdução de uma agulha longa (Jelco 14 ou Intracath), no ângulo entre o apêndice xifoide e a borda da sétima costela esquerda, em direção à ponta da escápula esquerda, com a agulha formando um ângulo de 30° com a pele. O paciente deve estar ligeiramente sentado no leito, em decúbito dorsal elevado de 20° a 30°, para facilitar o acúmulo de líquido na parte inferior do pericárdio. A pericardiocentese deve ser guiada pela ecocardiografia, que permite a identificação do melhor local e ângulo, reduzindo as chances de complicações e aumentando as taxas de sucesso.

Na urgência, para minimizar o risco de lesão inadvertida do ventrículo direito, pode-se conectar o fio da derivação unipolar V do eletrocardiograma à agulha de punção. Quando a agulha encostar no ventrículo direito, aparecerá elevação do segmento ST ou extrassistolia ventricular e a agulha deverá ser recuada alguns milímetros. O líquido retirado pode ser usado para o diagnóstico etiológico do derrame e, se houver aspiração de líquido com aparência de sangue, pode ter havido punção do ventrículo direito. Nesse caso, em alguns minutos o sangue coletado na seringa deve coagular. Outra maneira de confirmar o conteúdo sanguíneo do aspirado é realizar o hematócrito desse aspirado e comparar com o do sangue periférico.

Se houve bom esvaziamento de líquido, com melhora clínica e hemodinâmica, pode-se deixar a camisa de Teflon do Jelco ou o catéter do Intracath na cavidade pericárdica para permitir saída adicional de líquido e prevenir recidiva do tamponamento. A pericardiocentese não é efetiva em casos de derrame pericárdico septado. Frequentemente, a pericardiocentese é utilizada como procedimento para retirada do paciente da condição de urgência e, a seguir, realizada drenagem pericárdica aberta (pericardiotomia).

DRENAGEM PERICÁRDICA ABERTA (PERICARDIOTOMIA SUBXIFÓIDEA)

ATENÇÃO!

A drenagem pericárdica aberta por via subxifóidea é o método mais eficiente para alívio do derrame pericárdico, constituindo um procedimento rápido e simples.

Cirurgiões experientes a realizam em poucos minutos. Idealmente, deve ser feita no centro cirúrgico, mas em casos de emergência deve ser realizada no pronto-socorro ou na sala de hemodinâmica. É preferível a utilização da anestesia geral, porém, em pacientes em estado grave, pode ser realizada com anestesia local.

Uma pequena incisão de aproximadamente 6 a 8 cm é realizada abaixo do apêndice xifoide e a linha alba é aberta longitudinalmente. O esterno é afastado para cima com uso de retratores de Farabeuf e o diafragma e pericárdio são dissecados do tecido adiposo adjacente. A seguir, com uma pinça de Allis, o pericárdio é tracionado e incisado, permitindo a retirada de um pequeno segmento desse pericárdio e o esvaziamento do derrame. O fragmento de pericárdio retirado e o líquido coletado devem ser enviados para exames, a fim de auxiliar no diagnóstico etiológico. Um dreno tubular suave deve ser introduzido na cavidade pericárdica através da abertura criada e mantido no pós-operatório até o esvaziamento completo do derrame.

A videotoracoscopia modificada tem sido relatada como opção de tratamento viável, por abordagem no hemitórax direito. Em casos de tamponamento cardíaco recidivante por derrames pericárdicos reincidentes, pode-se proceder à pericardiectomia.

TORACOTOMIA EXPLORADORA DE URGÊNCIA

Deve ser reservada aos casos de tamponamento cardíaco por hemopericárdio, como em ferimentos cardíacos penetrantes, aneurismas de aorta ou de ventrículo esquerdo rotos e dissecção da aorta ascendente com ruptura.

REVISÃO

- O tamponamento cardíaco se traduz no acúmulo excessivo de líquido na cavidade pericárdica, resultando em disfunção cardíaca compensada inicialmente pela ativação de mecanismos compensatórios; na falência destes, instala-se uma emergência médica.
- As manifestações clínicas do tamponamento cardíaco são de espectro amplo, variando de uma elevação pouco sintomática da pressão intrapericárdica até o comprometimento hemodinâmico extremo sob a forma de hipotensão grave ou dissociação eletromecânica e muitas variantes entre esses extremos.
- A sintomatologia, em geral, é inespecífica e relaciona-se com alterações hemodinâmicas e circulatórias presentes; o pulso paradoxal é sinal importante para o diagnóstico e é confirmada por medida direta da pressão intra-arterial.
- O ecocardiograma é o melhor método de detecção de derrames pericárdicos que também avalia a função das valvas e do miocárdio e é usado para orientar pericardiocentese com excelente segurança e eficácia. No tamponamento cardíaco subagudo produzido por derrame septado ou complexo, a TC pode ajudar a determinar a viabilidade da drenagem percutânea em vez da cirúrgica.
- Após o diagnóstico e classificação segundo os protocolos do ESC, os pacientes são pontuados de acordo com a etiologia da doença, apresentação clínica e achados de imagem.
- Os procedimentos terapêuticos definitivos são a pericardiocentese (que pode salvar o paciente se instituída rapidamente), a drenagem pericárdica aberta (pericardiotomia subxifóidea) e a toracotomia exploradora (em casos de tamponamento cardíaco por hemopericárdio). Na abordagem inicial, de preferência, os pacientes devem ser monitorados em uma UTI. A farmacologia inclui medicamentos vasopressores e inotrópicos.

REFERÊNCIA

1. Adler Y, Charron P, Imazio M, Badano L, Barón-Esquivias G, Bogaert J, et al. 2015 ESC Guidelines for the diagnosis and management of pericardial disease: The Task Force for the Diagnosis and Management of Pericardial Diseases of the European Society of Cardiology (ESC) Endorsed by The European Association for Cardio-Thoracic Surgery (EACTS). Eur Heart J. 2015;36(42):2921-64.

LEITURAS SUGERIDAS

Chandraratna PA, Mohar DS, Sidarous PF. Role of echocardiography in the treatment of cardiac tamponade. Echocardiography. 2014;31(7):899-910.

Cosyns B, Plein S, Nihoyanopoulos P, Smiseth O, Achenbach S, Andrade MJ, et al. European Association of Cardiovascular Imaging (EACVI); European Society of Cardiology Working Group (ESC WG) on Myocardial and Pericardial diseases. European Association of Cardiovascular Imaging (EACVI) position paper: multimodality imaging in pericardial disease. Eur Heart J Cardiovasc Imaging. 2015;16(1):12-31.

Dudzinski DM, Mak GS, HungJW. Pericardial diseases. Curr Probl Cardiol. 2012;37(3):75-118.

Gluer R, Murdoch D, Haqqani HM, Scalia GM, Walters DL. Pericardiocentesis: how to do it. Heart Lung Circ. 2015;24(6):621-5.

Hamzaoui O, Monnet X, Teboul JL. Pulsus paradoxus. Eur Respir J. 2013;42(6):1696-705.

Montera MW, Mesquita ET, Colafranceschi AS, Oliveira Jr AM, Rabischoffsky A, Ianni BM, et al. I Diretriz Brasileira de miocardites e pericardites. Arq Bras Cardiol. 2013;100(4 Suppl 1):1-36.

Sánchez-Enrique C, Nuñez-Gil IJ, Viana-Tejedor A, De Agustín A, Vivas D, Palacios-Rubio J, et al. Cause and long-term outcome of cardiac tamponade. Am J Cardiol. 2016;117(4):664-9.

67 FERIMENTOS CARDÍACOS

EDUARDO G. CHAMLIAN
NELSON AMERICO HOSSNE JUNIOR
WALTER J. GOMES

O coração e os grandes vasos são órgãos vitais naturalmente protegidos pelo arcabouço ósseo torácico, constituído pelo osso esterno anteriormente, arcos costais e a coluna vertebral na parte posterior.

Os ferimentos cardíacos podem ocorrer por traumas cardíacos não penetrantes, fechados ou rombos; e por traumas cardíacos penetrantes, abertos ou com perfuração.

ATENÇÃO!

A causa mais frequente dos ferimentos cardíacos é o trauma penetrante e as lesões ventriculares (ventrículo direito principalmente) são mais frequentes do que as atriais.

Os ferimentos cardíacos provocados por traumas fechados podem se caracterizar por contusão e ruptura cardíaca, lesão de artérias coronárias; e ruptura atrial, ventricular, valvar, de aorta ou dos grandes vasos.

TRAUMA CARDÍACO FECHADO

Os mecanismos responsáveis por este tipo de trauma são basicamente os seguintes: liberação de energia cinética semelhante ao efeito provocado por explosão; forças de compressão diretas através do esterno e da caixa torácica, comprimindo o coração contra a coluna vertebral e mecanismos de tração e torção provocados por forças de desaceleração, como colisões entre veículos em alta velocidade e queda de grandes alturas. Um aumento súbito da pressão sanguínea pela compressão torácica pode lesar as valvas cardíacas, provocar lesões nas paredes cardíacas ou no septo ventricular ou mesmo romper uma das câmaras do coração.

Essas forças resultam em um amplo espectro de lesões, desde uma simples contusão até uma ruptura ventricular, incluindo o *comotio cordis*, descrito como uma parada cardíaca súbita provocada por uma contusão esternal. A contusão miocárdica, caracterizada microscopicamente por áreas desiguais de infiltrado hemorrágico com necrose muscular, pode levar a arritmias e diminuição da função ventricular.

ATENÇÃO!

A apresentação clínica de uma ruptura de uma câmara cardíaca, artéria coronária ou de algum vaso maior é de tamponamento cardíaco e, geralmente, fatal. Os poucos pacientes que sobrevivem para chegar ao hospital apresentam lesões em cavidades de baixa pressão, como veias e átrios.

A contusão miocárdica pode desencadear quadros de insuficiência cardíaca e arritmias que melhoram posteriormente. As lesões de artérias coronárias provocam infarto do miocárdio por espasmo ou dissecção da parede arterial. Lesões valvares que resultam em insuficiência mitral ou aórtica podem levar à insuficiência cardíaca em semanas, enquanto a insuficiência tricúspide pode ocorrer após vários anos.

ATENÇÃO!

O diagnóstico se apresenta pela dor na parede anterior do tórax, além da presença de sinais de contusão, equimose, fraturas de costela ou tórax flácido. Entretanto, muitos pacientes não apresentam sintomas característicos.

Pelo exame físico inicial, é possível constatar arritmias complexas, frêmitos precordiais ou sopros. Além desses achados, podemos encontrar uma instabilidade hemodinâmica caracterizada por hipotensão refratária e pressão venosa elevada na presença de choque cardiogênico.

O ECG não revela sinal patognomônico de contusão miocárdica. As anormalidades encontradas são a taquicardia sinusal (mais comum), arritmias supraventriculares, taquicardia ventricular, extrassístoles ventriculares, BRD com BAV de 1º grau, BAV de 3º grau, anormalidades no segmento ST e na onda T e fibrilação ventricular. Devem ser realizadas, na admissão hospitalar, as dosagens seriadas de troponina em pacientes suspeitos de contusão miocárdica.

O ecocardiograma transtorácico deve ser realizado em pacientes que apresentam alterações eletrocardiográficas e aumento dos níveis de troponina e trata-se de importante ferramenta diagnóstica para detecção de discinesia ventricular, disfunção valvar, alterações na aorta torácica e presença de líquido pericárdico. Este exame não pode ser realizado em 25 a 30% dos pacientes por edema de parede torácica, fratura de costela ou pela ocorrência de tórax flácido, enquanto o ecocardiograma transesofágico – excelente para avaliação de hematoma periaórtico e outras lesões cardíacas – não pode ser feito em pacientes com trauma facial ou cervical.

A ruptura do pericárdio pode ocorrer pela transmissão de forças proveniente de um impacto direto devido a um aumento súbito da pressão intra-abdominal. Lacerações no pericárdio à esquerda e paralelas ao nervo frênico são mais comuns, seguidas de lesões em sua face diafragmática, direita e mediastinal. Pode ocorrer evisceração cardíaca para a cavidade abdominal ou herniação através do saco pericárdico com torção dos grandes vasos. Pacientes estáveis são submetidos a radiografia torácica, ecocardiograma e TC torácica. Pacientes com comprometimento hemodinâmico grave devem ser submetidos à toracotomia em sala de emergência, com colocação do coração no saco pericárdico e fechamento do pericárdio com ou sem retalho de pericárdio bovino ou de politetrafluoretileno expandido (PTFE), de modo que não ocorra tensão no local da sutura.

As lesões valvares são raras, sendo a valva aórtica mais comumente afetada, seguida da valva mitral. O deslocamento rápido de sangue secundário ao esmagamento ou a forças compressivas aplicadas à parede torácica durante a diástole ventricular pode lacerar os folhetos aórticos (mais comumente, o folheto coronariano esquerdo, seguido do não coronariano), os músculos papilares ou as cordas tendíneas da valva mitral, levando a uma insuficiência valvar.

ATENÇÃO!

Os sinais clássicos de insuficiência valvar (sopro recente, aparecimento de frêmito ou disfunção ventricular esquerda com choque cardiogênico e edema pulmonar associado) podem não ser rapidamente reconhecidos pela existência de lesões graves associadas que também apresentam alta mortalidade.

A ruptura do septo interventricular também é lesão incomum e seu reparo é necessário se o paciente estiver sintomático com *shunt* importante esquerdo-direito, resultando em hiperfluxo pulmonar com disfunção de ventrículo direito.

As lesões de artérias coronárias são ainda mais raras. A parte proximal da artéria coronária direita e, mais comumente, a artéria descendente anterior (por sua localização em relação ao esterno) podem ser atingidas por compressão direta do esterno ou sofrer um estiramento secundário à torção cardíaca, causando trombose ou dissecção do vaso, com comportamento igual ao IAM. As sequelas em longo prazo dessas lesões podem levar à formação de aneurisma de ventrículo esquerdo com eventual ruptura, insuficiência cardíaca, produção de êmbolos ou arritmias malignas.

A ruptura de câmaras cardíacas também é incomum e somente pequena porcentagem desses pacientes sobrevive para chegar ao hospital. Vários mecanismos para a ruptura de câmaras no trauma fechado são postulados, incluindo o impacto precordial direto, a compressão do coração entre o esterno e os corpos vertebrais, transmissão da pressão abdominal no sistema venoso com ruptura atrial, lesões por desaceleração provocando rupturas na inserção dos grandes vasos e efeitos semelhantes aos encontrados em explosão. A concussão provocada por golpe parece ser fatal pela produção secundária de arritmias malignas. Geralmente, os pacientes apresentam hipotensão persistente com evidência de tamponamento cardíaco, com a radiografia torácica apresentando alargamento do mediastino e o ecocardiograma evidenciando quantidade de líquido pericárdico aumentado. Esse grupo de pacientes deve ser submetido à cirurgia de confecção de janela pericárdica por via subxifoidea imediatamente. Os pacientes que se apresentam com parada cardiorrespiratória devem ser submetidos à toracotomia na sala de emergência, apesar da sobrevida ser extremamente baixa nesses casos.

■ TRAUMA CARDÍACO ABERTO (PENETRANTE)

Os ferimentos cardíacos penetrantes normalmente envolvem crimes com armas de fogo ou armas brancas na população civil. As feridas por armas brancas são responsáveis por 60 a 70% das lesões cardíacas com perfuração, enquanto 30 a 40% delas são causadas por armas de fogo. Na população militar, a maioria dos soldados não sobrevive aos projéteis de alta energia cinética utilizados em campos de batalha.

A maior parte dos ferimentos provocados por armas brancas se localiza na trajetória da lesão, o que não ocorre com as lesões por arma de fogo, que podem atingir o coração por locais de entrada tanto precordiais como extraprecordiais.

ATENÇÃO!

Externamente, é clássico definir-se uma região onde a existência de ferimento obriga pensar em lesão cardíaca: é a *área perigosa de Ziedler*, limitada por quatro linhas: a paraesternal direita; a horizontal que passa pelo manúbrio esternal; a horizontal que passa pelo rebordo da décima costela; e a axilar anterior.

Os ferimentos penetrantes que atingem as câmaras cardíacas podem ocasionar tamponamento cardíaco agudo e morte ou, igualmente, hemorragia através do pericárdio lacerado para o hemitórax com igual desfecho. Os pacientes que sobrevivem a essas lesões com pericárdio intacto sem hemorragia fatal conseguem chegar vivas ao hospital, apresentando vários graus de instabilidade hemodinâmica secundárias ao tamponamento cardíaco.

ATENÇÃO!

A tríade de Beck ou o sinal de Kussmaul ocorre em apenas 10% dos pacientes com tamponamento cardíaco.

Moreno e colaboradores,[1] em um estudo retrospectivo de 100 pacientes com ferimentos cardíacos penetrantes, observaram uma sobrevida importante em pacientes com tamponamento cardíaco (77% *versus* 11%), com os ferimentos em câmaras direitas conferindo maior taxa de sobrevida em comparação a lesões em câmaras esquerdas (79% *versus* 28%). Clarke ecolaboradores[2] relataram de modo prospectivo 1.862 pacientes em um período de 3 anos e demonstraram que o ferimento penetrante torácico apresenta taxa de mortalidade de 30% para os ferimentos por arma branca e de 52% para as lesões por arma de fogo.

O diagnóstico dos ferimentos penetrantes deve sempre levar em consideração a ocorrência de potenciais lesões cardíacas. Pacientes estáveis devem realizar radiografia torácica e a presença de mediastino aumentado necessita de investigação suplementar com TC torácica e/ou ecocardiograma.

ATENÇÃO!

Na presença de uma lesão com o coração em seu trajeto com o paciente agudamente descompensado, a conduta é a toracotomia anterolateral esquerda de emergência. A realização de uma janela pericárdica subxifoidea tem importante valor na verificação de lesões cardíacas penetrantes.

O ecocardiograma é o método de excelência para o diagnóstico e acompanhamento dos pacientes com ferimento cardíaco penetrante. Além de rápido, é indolor, reproduzível, pode ser repetido facilmente e apresenta acurácia de 96% e uma especificidade de 97%.

Os pacientes com trauma cardíaco penetrante apresentam, em sua maior parte, altos índices de mortalidade, independentemente da qualidade de atendimento pré-hospitalar realizado. No seleto grupo dos que se apresentam com estabilidade hemodinâmica suficiente para o transporte, o tempo é de importância fundamental. Sob nenhuma circunstância a equipe médica de emergência deve perder tempo para colocação de acessos venosos; isso deve ocorrer durante o transporte. Gervin e Fisher[3] demonstraram uma maior sobrevida quando o transporte foi realizado dentro de 9 minutos, enquanto todos os pacientes com tempo de transporte acima de 25 minutos faleceram. Mattox e Feliciano[4] não reportaram sobreviventes em 100 pacientes que receberam compressão cardíaca externa por mais de 3 minutos no período pré-hospitalar. Lorenz e colaboradores[5] demonstraram maior sobrevida em pacientes com pressão arterial sistólica de 60 mmHg ou acima no local do trauma e após a admissão hospitalar. Uma vez dentro do hospital, a equipe de atendimento deve seguir o protocolo de atendimento de trauma avançado (Advanced Trauma Life Support).[6] Pacientes instáveis que apresentem resposta à expansão volêmica devem ser submetidos à toracotomia de emergência, uma vez que esse procedimento indicado unicamente para lesões cardíacas demonstrou um aumento na taxa de sobrevida de 31%. No entanto, pacientes com múltiplos ferimentos por arma de fogo no coração ou em grandes vasos têm prognóstico reservado, mesmo com esse tipo de intervenção.

TÉCNICAS PARA O TRATAMENTO DE LESÕES CARDÍACAS

A duas incisões principais para abordagem são a esternotomia mediana e a toracotomia anterolateral esquerda. A esternotomia mediana dever ser realizada em pacientes com lesões torácicas penetrantes anteriores que se apresentam com algum grau de instabilidade hemodinâmica, mas com condições clínicas que permitam realização de radiografia torácica e ecocardiograma para detecção de eventuais lesões cardíacas. A toracotomia anterolateral esquerda é a incisão de escolha para pacientes que chegam à sala de emergência *in extremis* e é também realizada para ressuscitação em outras situações. Essa incisão pode ser estendida ao hemitórax direito para exposição do mediastino e, se necessário, a ambas cavidades torácicas.

A exposição do coração para o reparo de lesões posteriores pode ser feita de vários modos. Inicialmente, o paciente deve ser colocado em posição de Trendelenburg; podemos colocar suturas com *pledgets* no ápice para reparo e tração superior, obtendo acesso à parede posterior. Uma pinça de Satinsky também pode ser colocada no ventrículo direito para a mesma exposição. A seguir, colocamos compressas úmidas em sua parede posterior para melhor apresentação e sutura, com ou sem o uso de estabilizadores. A oclusão total do fluxo sanguíneo cardíaco pode ser feita pela colocação de pinças intrapericárdicas para isolar e reparar lesões das junções das veias cavas com o átrio direito; geralmente, nesse tipo de manobra, o coração entra em ritmo de fibrilação ventricular e necessita de desfibrilação interna e utilização de fármacos vasoativos e/ou antiarrítmicos.

O reparo de lesões atriais, normalmente, é feito com uma pinça de Satinsky com sutura utilizando-se fio de polipropileno 4-0 sem *pledgets* em um ou dois planos; as lesões ventriculares podem ser suturadas com fios de polipropileno 2-0, 3-0 ou 4-0 reforçadas com *pledgets*, com uma tira de pericárdio (autólogo ou bovino) ou com um enxerto de PTFE com orientação paralela à sutura. Podemos ainda utilizar colas biológicas para reforço da linha de sutura se necessário. As lesões provocadas por arma de fogo, diferentemente das provocadas por armas brancas, tornam o epicárdio e o miocárdio mais friáveis e incompatíveis com a realização de uma sutura simples, principalmente nas lesões de ventrículo esquerdo que apresentam sangramento agravado pela alta pressão intracavitária.

As lesões de artérias coronárias proximais necessitam de revascularização para sua porção distal, principalmente na existência de disfunção ventricular. As lesões nas regiões distais, principalmente aquelas que comprometem o terço distal, geralmente não necessitam de revascularização se o coração não apresentar disfunção ventricular e tolerar sua ligadura. As lesões próximas às artérias coronárias com sangramento significativo podem ser reparadas com suturas paralelas e por baixo delas, tomando-se cuidado para não diminuir ou ocluir a luz da coronária nesse processo.

Wall e colaboradores[7] descreveram as lesões cardíacas complexas como aquelas que, além das lacerações miocárdicas, apresentam ainda lesões de artérias coronárias, lesões valvares, fístulas intracavitárias, lesões de seios coronarianos e aneurismas falsos de ventrículos.

REVISÃO

- O trauma cardíaco fechado exige diagnóstico rápido e preciso, com monitoração eletrocardiográfica e medidas de enzimas cardíacas seriadas.
- Sob nenhuma circunstância a equipe médica de emergência deve perder tempo para colocação de acessos venosos; isso deve ocorrer durante o transporte do paciente para o hospital.
- O ecocardiograma indica a presença de líquido pericárdico e disfunção ventricular ou valvar que possam necessitar de intervenção cirúrgica imediata.
- O trauma cardíaco penetrante deve ser avaliado de modo abrangente, com o ecocardiograma indicando a presença ou não de derrame pericárdico.

- O paciente estável deve ser submetido à TC torácica para melhor avaliação.
- A toracotomia anterolateral esquerda deve ser realizada na sala de emergência em pacientes instáveis para o reparo das lesões cardíacas.
- A esternotomia mediana deve ser realizada em pacientes com lesões cardíacas com apresentação hemodinâmica estável.

REFERÊNCIAS

1. Moreno C, Moore EE, Majure JA, Hopeman AR. Pericardial tamponade, a critical determinant for survival following penetrating cardiac wounds. J Trauma. 1986;26(9):821-5.
2. Clarke DL, Quazi MA, Reddy K, Thomson SR. Emergency operation for penetrating thoracic trauma in a metropolitan surgical service in South Africa. J Thorac Cardiovasc Surg. 2011;142(3):563-8.
3. Gervin AS, Fisher RP. The importance of prompt transport in salvage of patients with penetrating heart wounds. J Trauma. 1982;22(6):443-8.
4. Mattox KL, Feliciano DV. Role of external cardiac compression in truncal trauma. J Trauma. 1982;22(11):934-6.
5. Lorenz PH, Steinmetz B, Lieberman J, Schecoter WP, Macho JR. Emergency thoracotomy: survival correlates with physiologic status. J Trauma. 1992;32(6):780-5
6. American College of Surgeons Committee on Trauma. Advanced trauma life support (ATLS) student course manual. 8th ed. Chicago: American College of Surgeons; 2008.
7. Wall MJ Jr, Mattox KL, Chen CD, Baldwin JC.Acute management of complex cardiac injuries. J Trauma. 1997;42(5):905-12.

68

LESÃO DOS GRANDES VASOS

- NELSON AMERICO HOSSNE JUNIOR
- EDUARDO G. CHAMLIAN
- WALTER J. GOMES

Lesões traumáticas dos grandes vasos torácicos – aorta e seus ramos braquiocefálicos, artérias e veias pulmonares, veia cava superior e a porção intratorácica da veia cava inferior e as veias inominada e ázigos – podem ocorrer tanto em traumas contusos como nos penetrantes.

Vesalius, em 1557, descreveu pela primeira vez um paciente com aneurisma aórtico pós-traumático após uma queda de cavalo. A ruptura traumática de aorta era uma lesão muito rara até o final do século XX, com o aumento de sua incidência observado em decorrência do maior número de veículos automotores em circulação.

Estudos epidemiológicos dessa época mostravam que 85% das lesões traumáticas dos grandes vasos torácicos eram inicialmente atribuídos a traumas penetrantes, sendo 57% causados por armas de fogo e 25% pelas brancas. Estudos populacionais recentes sugerem que 70% das lesões da aorta torácica são provenientes de traumas contusos.[1] Aproximadamente 1% dos pacientes com traumas torácicos contusos apresentarão lesão aórtica.

EPIDEMIOLOGIA

Os traumas penetrantes podem ocasionar lesões em praticamente quaisquer estruturas vasculares torácicas. Os grandes vasos particularmente susceptíveis a traumas contusos incluem a veia inominada, as veias pulmonares, a veia cava, e mais comumente, a aorta torácica. Mormente, a aorta é o vaso mais frequentemente acometido no trauma torácico, em cerca de 84% dos casos.

As lesões aórticas traumáticas representam a segunda causa de óbito em acidentes automobilísticos, em torno de 15%, em comparação ao trauma craniencefálico, com 63% dos óbitos.

FISIOPATOLOGIA

Os mecanismos responsáveis pelas lesões vasculares nos traumas contusos[2] são equivalentes e similares, incluindo:

1 | Forças de cisalhamento causadas pela relativa mobilidade de uma região específica do vaso adjacente a uma região fixa;

2 | Compressão do vaso contra estruturas ósseas; e

3 | Hipertensão intraluminal pronunciadamente aumentada durante o evento traumático grave.

As inserções das veias pulmonares no átrio esquerdo, a veia cava, a aorta torácica descendente aos níveis do ligamento arterioso e diafragma aumentam a suscetibilidade de lesões traumáticas desses vasos pelo primeiro mecanismo. Na sua origem, a veia inominada pode ser comprimida entre o esterno e o corpo vertebral durante um trauma com energia cinética de trajetória anteroposterior no esterno.

Por motivos didáticos e expositivos, dividiremos as lesões dos grandes vasos torácicos em arteriais e venosas.

LESÕES ARTERIAIS

LESÃO TRAUMÁTICA DE AORTA

Representa a lesão traumática dos grandes vasos torácicos mais comum em ambiente hospitalar.

Epidemiologia

Conforme exposto, a lesão traumática de aorta representa a segunda causa de óbito em acidentes com veículos automotores (15%). A maioria desses óbitos ocorre no local do acidente, em 75 a 90% dos casos.[3]

ATENÇÃO!

Entre os pacientes com lesões torácicas, 75% são admitidos no hospital hemodinamicamente estáveis; no entanto, cerca de metade deles falecerá antes do tratamento definitivo.

A real incidência do trauma aórtico contuso permanece desconhecida, com dados estatísticos derivados basicamente de séries de necropsias, variando entre 12 e 23%. Contrário ao que se poderia esperar, dados recentes sugerem que apenas 4% dos pacientes com lesões aórticas possuem contusão miocárdica associada.

A maioria dos pacientes é do sexo masculino (70 a 80%), com uma idade média de 40 anos.[4]

Fisiopatologia

A maioria das lesões aórticas é proveniente de traumas contusos. Os traumas aórticos podem ocorrem em quaisquer segmentos da aorta, mas raramente na aorta abdominal. As lesões normalmente envolvem a aorta torácica descendente (54 a 65% dos casos). Outras localizações são incomuns, como aorta ascendente ou arco aórtico (10 a 14%) e a porção média ou distal da aorta torácica descendente (12%) – ou localizações múltiplas (13 a 18%).

A lesão aórtica mais comum ocorre na aorta torácica descendente na região do istmo aórtico. Entre os pacientes que sobrevivem ao trauma inicial e conseguem ser transferidos ao hospital, a manutenção da integridade dos tecidos periadventícios ao redor do istmo aórtico e/ou o hematoma mediastinal fornecem proteção e evitam a ruptura livre do vaso.[5] O tronco braquicefálico é o segundo local mais comum de lesão no trauma aórtico na emergência, seguido da emergência da artéria subclávia esquerda e da emergência da artéria carótida esquerda (Figura 68.1).

A lesão traumática pode ocasionar a ruptura parcial (histologicamente semelhante à dissecção aórtica) ou total da aorta (similar ao aneurisma de aorta roto tamponado), geralmente circunferencial. Nas rupturas parciais, outros mecanismos como lesão não circunferencial, dissecção focal ou hematoma intramural podem ocorrer.

ATENÇÃO!

Os tecidos aórticos subjacentes ao local de lesão traumática são normais, na imensa maioria dos casos, sendo a aterosclerose ou outras doenças concomitantes raras. Dissecção aórtica clássica traumática, com a delaminação da camada média, é extremamente rara, e esse termo somente deve ser utilizado em situações apropriadas.

Acredita-se que o mecanismo básico do trauma contuso de aorta envolve a presença de forças de desaceleração que aumentam o estresse nas paredes da aorta. O ligamento arterioso, o brônquio fonte esquerdo e artérias intercostais em pares limitam sobremaneira a mobilidade aórtica ao redor do istmo e imediatamente distal a ele. Contudo, dados hidrodinâmicos sugerem que a compressão da aorta contra a coluna vertebral pode colaborar com este mecanismo de desaceleração.

Quadro clínico

O diagnóstico baseia-se fundamental e primordialmente na suspeita clínica, de acordo com mecanismo de trauma, na presença de alta energia cinética decorrente do mesmo. Traumas com grandes forças de desaceleração (colisões automotivas frontais com grande impacto, usualmente maior que 50 km/hora; ou quedas de grandes alturas, acima de 3 m) devem suscitar a possibilidade e nortear a investigação de eventual lesão aórtica. A maioria dos pacientes não apresenta sintomas ou sinais específicos, como dispneia, dores vertebrais ou hipertensão diferencial entre membros superiores e inferiores.

No entanto, alguns sinais sugerem a presença de ruptura traumática de aorta, como sinais externos de trauma importante no tórax (hematomas, tórax instável); choque (pressão arterial sistólica < 90 mmHg); fraturas de esterno, primeiro arco costal, múltiplas costelas, clavícula, escápula; sopros cardíacos; rouquidão; dispneia; dor em coluna vertebral torácica; hemotórax; diferencial de pulsos ou pressórica entre membros superiores e inferiores; e paraplegia ou paraparesia.

ATENÇÃO!

A hipotensão persistente ou recorrente geralmente resulta de um sangramento não identificado em outro local que não a aorta.

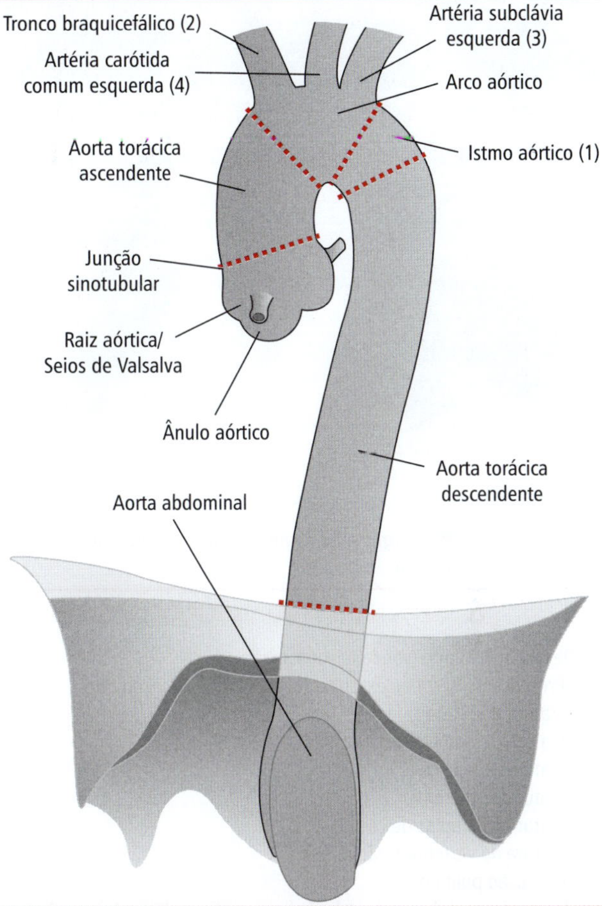

FIGURA 68.1 ■ Anatomia da aorta torácica e os pontos mais comum de lesões traumáticas aórticas contusas, numerados de 1 a 4, em ordem de frequência (entre parênteses).

Diagnóstico

Após a suspeição inicial, todo esforço deve ser direcionado no sentido de confirmar ou afastar a lesão traumática da aorta. Entre os exames subsidiários,[6] podemos realizar radiografia torácica simples, TC, ecocardiograma transesofágico, RM e aortografia.

Radiografia torácica

A radiografia torácica anteroposterior não apresenta sensibilidade, especificidade ou valor preditivo diagnóstico suficiente para afastar a lesão aórtica. Metade dos pacientes com ruptura aórtica pode apresentar radiografias totalmente normais.[7] Classicamente, os sinais radiológicos que sugerem lesão traumática de aorta ao nível do istmo (Figura 68.2) são:

1 | Alargamento do mediastino (> 8 cm);
2 | Obliteração do arco aórtico;
3 | Perda, irregularidade ou borramento do contorno aórtico;
4 | Depressão do brônquio fonte esquerdo;
5 | Desvio traqueal para a direita;
6 | Alargamento da faixa paravertebral;
7 | Alargamento das interfaces paraespinais;
8 | Opacificação da janela aortopulmonar;

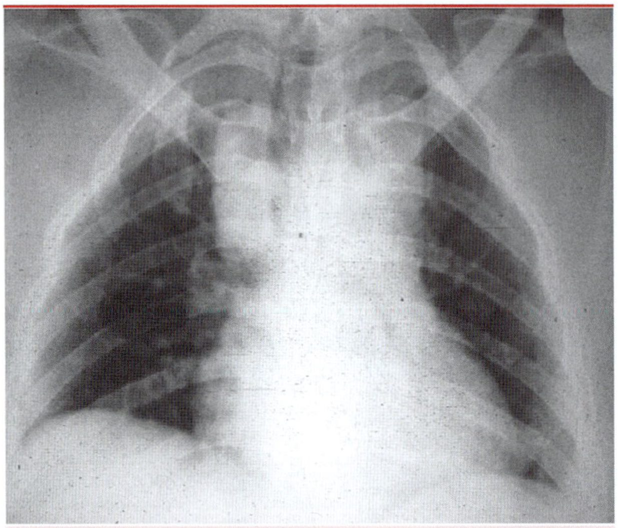

FIGURA 68.2 ■ Alargamento de mediastino na radiografia torácica anteroposterior.

9 | Desvio do esôfago (sonda nasogástrica);
10 | Presença de derrame extrapleural esquerdo, apical ou não;
11 | Fratura de esterno;
12 | Fratura de primeiro arco costal;
13 | Fratura de clavícula;
14 | Fratura de escápula;
15 | Fraturas múltiplas de costelas;
16 | Fratura de vértebra torácica; e/ou
17 | Contusão pulmonar.

Devemos perceber que as lesões traumáticas de aorta ao nível da emergência do tronco braquiocefálico produzirão desvios traqueais para a esquerda.

ATENÇÃO!

A investigação excessivamente prolongada em um paciente com alargamento de mediastino, em uma instituição sem recursos para cirurgia cardiovascular, pode resultar em ruptura intra-hospitalar precoce de um hematoma mediastinal, com consequente morte por exsanguinação. Assim, todos os pacientes com suspeita de ruptura de aorta devem ser prontamente transferidos para hospitais de referência.

Tomografia computadorizada

Com a utilização de contraste, apresenta sensibilidade e valor preditivo negativo de 100% para afastar o trauma aórtico. Os achados sugestivos de lesão são espessamento da parede aórtica, extravasamento de contraste, defeitos de enchimento intraluminal, hematoma periaórtico, *flap* intimal, trombo mural, pseudoaneurisma, ou pseudocoartação.

Exames falso-positivos podem ocorrer, considerando sensibilidade, acurácia e valor preditivo positivo entre 50 e 90%, principalmente nos pacientes com divertículo de ducto arterioso remanescente. Nestes, a presença dos achados tomográficos descritos devem ser considerados em conjunto com a cinemática do trauma e os achados clínicos sugestivos de lesão, para a afirmação do diagnóstico.

Ecocardiograma transesofágico

Trata-se de um exame com acurácia operador-dependente, mas apresenta valores de sensibilidade, especificidade; e valores preditivos positivo e negativo comparáveis à tomografia em mãos experientes. Apresenta como vantagem o fato de ser realizado em um aparelho portátil, facilitando a investigação em pacientes hemodinamicamente instáveis.

Ressonância magnética

Fornece excelente imagens de estruturas vasculares, particularmente a aorta. Contudo, necessita de transportes complexos e dispendiosos dos pacientes, com tempos relativamente lonqos de aquisição de imagem em comparação a outros exames

Aortografia

Ainda permanece como o padrão-ouro para comparação de outros métodos diagnósticos (Figura 68.3). Em centros experientes, sua sensibilidade e especificidade é praticamente 100%.[8] Sua grande desvantagem reside na não pronta disponibilidade em todos hospitais, na necessidade de uma equipe experiente, e no tempo despendido para a realização do exame, com necessidade de transporte do paciente. Em contrapartida, tem a vantagem de também ser uma modalidade terapêutica, como veremos adiante.

Tratamento

O tratamento inicial deve sempre seguir os preceitos básicos do ATLS e o amplamente divulgado ABCDE do trauma deve ser executado irrestritamente nesta ordem como exame primário inicial, seguido do exame secundário.

ATENÇÃO!

Mais de 90% dos pacientes com ruptura traumática de aorta possuem outras lesões associadas, o que torna fundamental uma avaliação clínica criteriosa e pormenorizada do paciente previamente à investigação subsidiária do trauma aórtico propriamente dito.

Imediatamente antes do tratamento definitivo, medicamentos que reduzam variações nos níveis pressóricos devem ser iniciados para diminuir o estresse na parede aórtica. Pacientes hipertensos devem receber betabloqueadores e/ou nitroprussiato de sódio intravenoso. A hipovolemia, se presente, deve ser corrigida parcimoniosamente, de forma a evitar rápidas reposições e hipertensão arterial.

O tratamento definitivo pode ser endovascular ou por cirurgia aberta convencional.[9]

Com o avanço das técnicas endovasculares do implante de endopróteses aórticas, esse tratamento tem se tornado o método de eleição em centros experientes (Figura 68.4). Sua grande vantagem reside no tempo relativamente rápido para o implante do *stent*, podendo ser realizado por ocasião da aortografia diagnóstica. Com isso, as complicações pós-operatórias são menores que as da cirurgia convencional. Esse tipo de tratamento se restringe a lesões no istmo aórtico (que constituem a maioria das lesões traumáticas da aorta) e, em casos selecionados, nas lesões situadas na emergência da artéria subclávia esquerda.

Alternativamente, pode-se proceder à cirurgia por toracotomia esquerda com a interposição de tubo prostético no local da ruptura. Torna-se tratamento de eleição para as rupturas ao nível do tronco braquicefálico ou artéria carótida esquerda. Trata-se de um procedimento mais complexo, muitas vezes com necessidade de circulação extracorpórea. A complicação mais temida é a paraplegia pós-operatória, por isquemia do corno anterior da medula, durante o pinçamento aórtico.

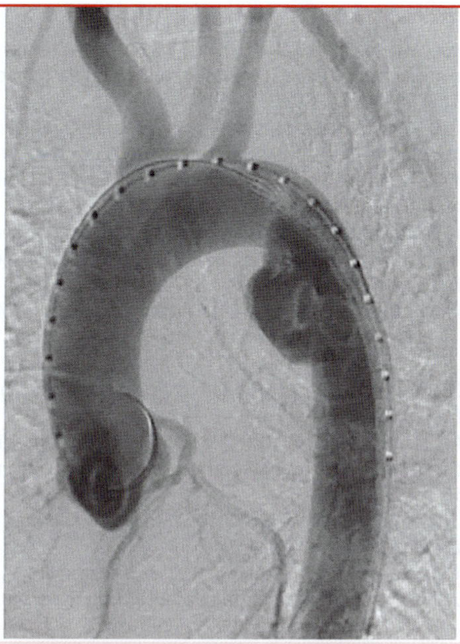

FIGURA 68.3 ■ Aortografia evidenciando ruptura traumática de aorta em região de istmo, após trauma contuso, com extravasamento de contraste.

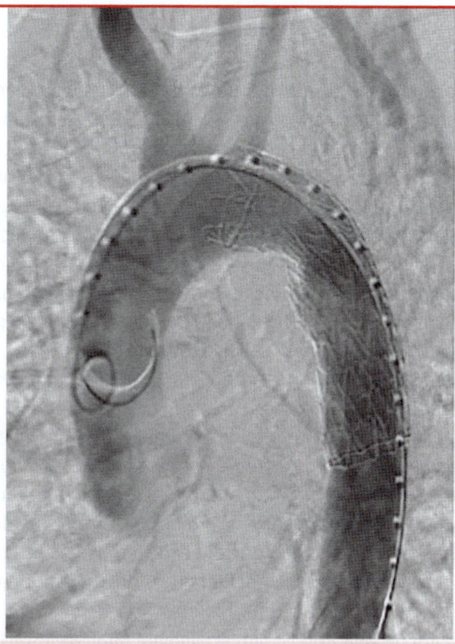

FIGURA 68.4 ■ Implante de endoprótese na ruptura traumática da aorta ao nível do istmo aórtico, no mesmo paciente ilustrado na aortografia diagnóstica da Figura 68.3.

ARTÉRIA PULMONAR

As lesões das artérias pulmonares são normalmente decorrentes de traumas penetrantes. Traumas contusos são particularmente raros em virtude da alta distensibilidade das pulmonares e seu regime pressórico de baixa pressão. O quadro clínico pode ser desde tamponamento cardíaco (lesões centrais) até hemotórax maciço (lesões mais distais). O diagnóstico pode ser difícil, muitas vezes realizado com TC com extravasamento de contraste. O tratamento definitivo envolve cirurgia convencional com esternotomia mediana e possível necessidade de circulação extracorpórea, para lesões centrais; ou toracotomia ipsilateral, para lesões distais.

ARTÉRIA TORÁCICA INTERNA

Os traumas das artérias torácicas internas podem promover um sangramento maior que 300 mL/minuto, principalmente em pacientes jovens. Podem acarretar hemotórax volumoso e, normalmente, são achados intraoperatórios do tratamento de lesões de outros vasos ou trauma cardíaco.

ARTÉRIAS INTERCOSTAIS

As lesões de artérias intercostais devem ser suspeitadas em casos de hemotórax persistente. O tratamento cirúrgico, em geral, envolve suturas circunferenciais nos arcos costais, dada a dificuldade de exposição cirúrgica adequada.

■ LESÕES VENOSAS

São raras, usualmente resultantes de traumas penetrantes.

VEIAS CAVAS

Os traumas da veia cava superior ou veia cava inferior intratorácica causam tamponamento cardíaco. O tratamento é cirúrgico, com esternotomia ou toracotomia lateral direita (para lesões da veia cava superior), geralmente com o emprego da circulação extracorpórea.

VEIAS PULMONARES

O quadro clínico também se resume a hemopericárdio e tamponamento cardíaco subsequente. As lesões das veias pulmonares associam-se frequentemente a lesões atriais esquerdas. Trata-se de lesões complexas, de difícil manejo, necessitando de cirurgia com esternotomia, circulação extracorpórea e, em alguns casos, lobectomia relacionada à artéria lesada.

VEIAS SUBCLÁVIAS

As lesões das veias subclávias cursam com quadros de hemotórax, podendo ter pneumotórax associado. O diagnóstico pré-operatório é extremamente difícil sem venografia seletiva. O tratamento definitivo inclui esternotomia com extensão cervical para lesões da veia subclávia direita; ou toracotomia lateral esquerda, para a veia subclávia ipsilateral. Realiza-se venorrafia, ligadura ou interposição de tubo protético.

VEIA ÁZIGOS

Normalmente não considerado grande vaso torácico, mas como sua lesão é potencialmente fatal, o trauma da veia ázigo será citado neste capítulo. Constituem-se em lesões extremamente complexas, com necessidade de múltiplas incisões torácicas, com alta mortalidade operatória. Quando acessível cirurgicamente, procede-se à dupla ligadura da veia em regiões proximal e distal ao trauma. Traumas concomitantes ao esôfago e brônquios devem ser investigados.

REVISÃO

- Lesões traumáticas dos grandes vasos torácicos podem ocorrer tanto em traumas contusos como nos penetrantes.
- A aorta é o vaso mais frequentemente acometido no trauma torácico contuso; as lesões aórticas traumáticas representam a segunda causa de óbito em acidentes automobilísticos.

- Entre os pacientes que sobrevivem ao trauma inicial e conseguem ser transferidos ao hospital, a manutenção da integridade dos tecidos periadventícios ao redor do istmo aórtico e/ou o hematoma mediastinal fornecem proteção e evitam a ruptura livre do vaso.
- A lesão traumática pode ocasionar a ruptura parcial (histologicamente semelhante à dissecção aórtica) ou total da aorta (similar ao aneurisma de aorta roto tamponado), geralmente circunferencial.
- O diagnóstico é essencialmente clínico e o tratamento inicial deve sempre seguir os preceitos do ATLS e o ABCDE do trauma deve ser executado irrestritamente nesta ordem como exame primário inicial, seguido do exame secundário. O tratamento definitivo pode ser endovascular ou por cirurgia aberta convencional.
- O implante de endopróteses aórticas tem a grande vantagem de diminuir o tempo para colocação do *stent*, que pode ser feita durante a aortografia diagnóstica. Assim, as complicações pós-operatórias são menores que as da cirurgia convencional. Essa abordagem restringe-se a lesões no istmo aórtico e em casos selecionados de lesões situadas na emergência da artéria subclávia esquerda.
- As lesões venosas são menos frequentes do que as arteriais; em geral, resultam de traumas penetrantes e requerem intervenção cirúrgica. O diagnóstico é difícil muitas vezes e em casos de acometimento de veia ázigos, potencialmente fatal, as lesões são extremamente complexas, exigindo múltiplas incisões torácicas, com alta mortalidade operatória e obrigam à investigação de traumas concomitantes ao esôfago e brônquios.

REFERÊNCIAS

1. Tambyraja AL, Scollay JM, Beard D, Henry JM, Murie JA, Chalmers RT. Aortic trauma in Scotland: a population based study. Eur J Vasc Endovasc Surg. 2006;32(6):686-9.
2. Richens D, Field M, Neale M, Oakley C.The mechanism of injury in blunt traumatic rupture of the aorta. Eur J Cardiothorac Surg. 2002;21(2):288-93.
3. Williams JS, Graff JA, Uku JM, Steinig JP. Aortic injury in vehicular trauma. Ann Thorac Surg. 1994;57(3):726-30.
4. Fabian TC, Richardson JD, Croce MA, Smith JS Jr, Rodman G Jr, Kearney PA et al. Prospective study of blunt aortic injury: Multicenter Trial of the American Association for the Surgery of Trauma. J Trauma. 1997;42(3):374-80.
5. Hilgenberg AD, Logan DL, Akins CW, Buckley MJ, Daggett WM, Vlahakes GJ, et al. Blunt injuries of the thoracic aorta. Ann Thorac Surg. 1992;53(2): 233-8.
6. Cook CC, Gleason TG. Great vessel and cardiac trauma. Surg Clin North Am. 2009;89(4):797-820.
7. Cook AD, Klein JS, Rogers FB, Osler TM, Shackford SR. Chest radiographs of limited utility in the diagnosis of blunt traumatic aorta laceration. J Trauma. 2001;50(5):843-7.
8. Sturm JT, Hankins DG, Young G. Thoracic aortography following blunt chest trauma. Am J Emerg Med. 1990;8(2):92-6.
9. Rousseau H, Dambrin C, Marcheix B, Richeux L, Mazerolles M, Cron C, et al. Acute traumatic aortic rupture: a comparison of surgical and stent-graft repair. J Thorac Cardiovasc Surg. 2005;129(5):1050-5.

PARTE 15

CIRURGIA PEDIÁTRICA

Edson Khodor Cury

69 ESCROTO AGUDO

■ EDSON KHODOR CURY

O termo escroto agudo é utilizado para caracterizar uma síndrome emergencial do trato geniturinário. Corresponde ao quadro de dor súbita e intensa na região escrotal com irradiação para o hipogástrio, acompanhada de rubor, calor e aumento do volume local.

ATENÇÃO!

No escroto agudo, o diagnóstico imediato e o tratamento precoce adequado são fundamentais na preservação do testículo e, portanto, da fertilidade do paciente.

A maioria dos cirurgiões pediatras indica exploração cirúrgica precoce quando não é possível esclarecer, com certeza, a causa do escroto agudo.

■ CAUSAS DE ESCROTO AGUDO

As principais causas de escroto agudo na criança são a torção do funículo espermático (ou torção testicular), a orquiepididimite aguda, a torção dos apêndices paratesticulares (hidátide de Morgagni, corpos de Giraldés, apêndice do epidídimo e *vas aberrans* de Haller), traumas e tumores testiculares, bem como hérnia inguinoescrotal estrangulada.

TORÇÃO TESTICULAR

Causa mais frequente de escroto agudo em crianças menores de 6 anos de idade, corresponde à rotação do testículo, tendo como eixo o cordão espermático, levando à obstrução vascular e isquemia testicular.

ETIOLOGIA

A fixação inadequada do testículo por um *gubernaculum testis* muito longo ou pela implantação anormal da túnica vaginal, favorecem a mobilidade excessiva do testículo, importante fator predisponente nas torções testiculares.

No *gubernaculum testis* muito longo, a torção e obstrução do cordão espermático se dão fora da túnica vaginal (torção extravaginal). É o tipo de torção que mais frequentemente ocorre intraútero e em crianças menores (Figura 69.1).

Já na torção intravaginal, a túnica vaginal se reflete muito alto no cordão sendo que o testículo e o epidídimo ficam suspensos no seu interior, situação referida como "badalo de sino". Essa condição anatômica é responsável pela torção testicular em crianças maiores (Figura 69.2).

FISIOPATOLOGIA

A torção do cordão espermático causa, inicialmente, um quadro de obstrução venosa com congestão e edema. A pouca distensibilidade do revestimento testicular (túnica albugínea) resulta no aumento de pressão no parênquima testicular com consequente comprometimento do fluxo arterial.

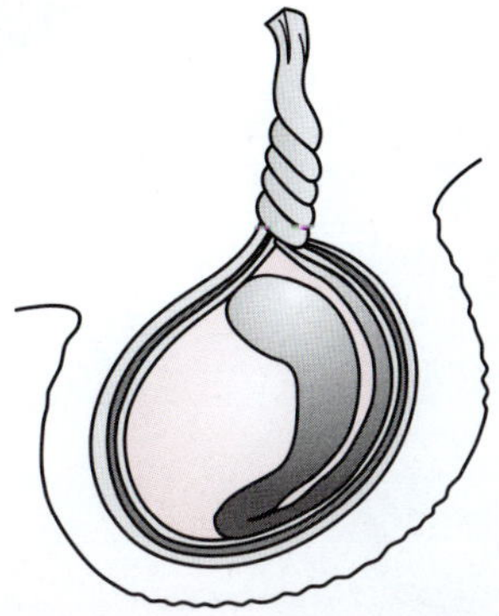

TORÇÃO EXTRAVAGINAL

- *Gubernaculum testes* longo
- Torção intraútero
- Crianças menores

FIGURA 69.1 ■ Torção extravaginal do funículo espermático.

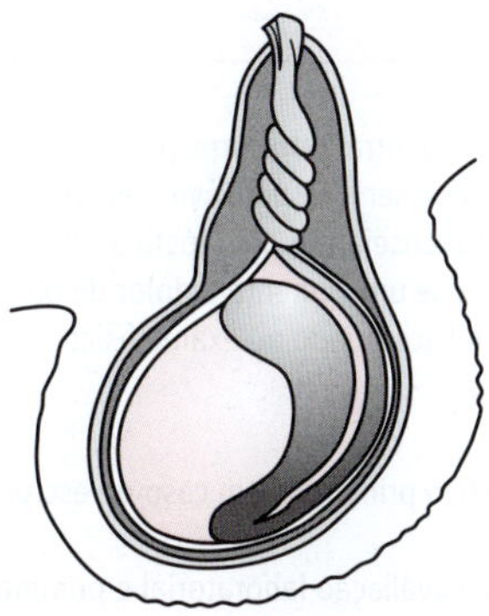

TORÇÃO INTRAVAGINAL

- Implantação alta da vaginal
- Testículo em "badalo de sino"
- Crianças maiores e adolescentes

FIGURA 69.2 ■ Torção intravaginal do funículo espermático.

SINAIS E SINTOMAS

ATENÇÃO!

A torça testicular pode ter o pico de incidência se dá ao redor dos 14 anos de idade, mas pode ocorrer desde o período neonatal (ou mesmo intraútero) até no paciente idoso.

Dor escrotal de início súbito é o sintoma mais importante e inicial do quadro. A dor pode permanecer localizada no testículo afetado ou se irradiar para a região inguinal, hipogástrio e fossa ilíaca ipsilateral.

Sintomas abdominais e gastrintestinais como náuseas e vômitos podem acompanhar o quadro.

Os achados ao exame físico são muito variados e, por vezes, confundem o médico assistente. Sinais flogísticos locais, comuns na orquiepididimite podem aparecer no quadro de torção com algumas horas de evolução (Figura 69.3), o que dificulta o diagnóstico diferencial exclusivamente clínico. A localização anteriorizada do epidídimo (normalmente, ele é posterior ao testículo), elevação do testículo e ausência do reflexo cremastérico são achados comuns, porém não patognomônicos. Apesar de a melhora da dor com a elevação do testículo (sinal de Prenn) sugerir orquiepididimite no paciente adulto, esse sinal raramente é valorizado na criança.

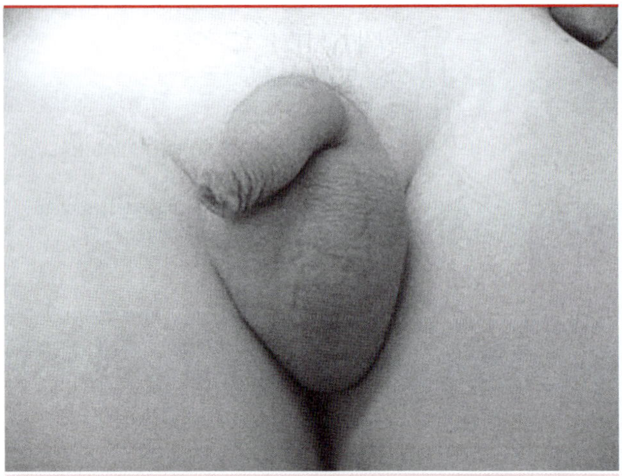

FIGURA 69.3 ■ Escroto agudo. Bolsa testicular aumentada de volume, com rubor, calor e dor.

Sua ocorrência no período neonatal ou intraútero corresponde a 10% de todos os casos de torção testicular. Pode ser a responsável pela ausência de testículo na bolsa ao nascimento, ensejando diagnóstico errôneo de criptorquidia. Na fase aguda, observa-se um aumento indolor de bolsa testicular com equimose na pele e edema acentuado ao exame físico.

DIAGNÓSTICO

O diagnóstico preciso e rápido é o objetivo primordial em caso de escroto agudo.

O quadro clínico sugestivo implica a avaliação laboratorial e por imagem imediata. O hemograma e o exame de urina alterados sugerem orquiepididimite, embora não descartem a torção.

Os exames mais utilizados para confirmação do diagnóstico são (Figura 69.4):

- US com Doppler – capaz de avaliar a densidade testicular e principalmente a perviedade e o fluxo sanguíneo intratesticular.
- Cintilografia testicular – realizada com tecnécio$_{99}$, mostrará deficiência na captação de contraste pelo testículo afetado.

DIAGNÓSTICO DIFERENCIAL

São diagnósticos diferenciais da torção testicular a orquiepididimite aguda, torção de apêndices testiculares (Figura 69.5), trauma escrotal, hérnia inguinal encarcerada (Figura 69.6), hidrocele, tumor de testículo.

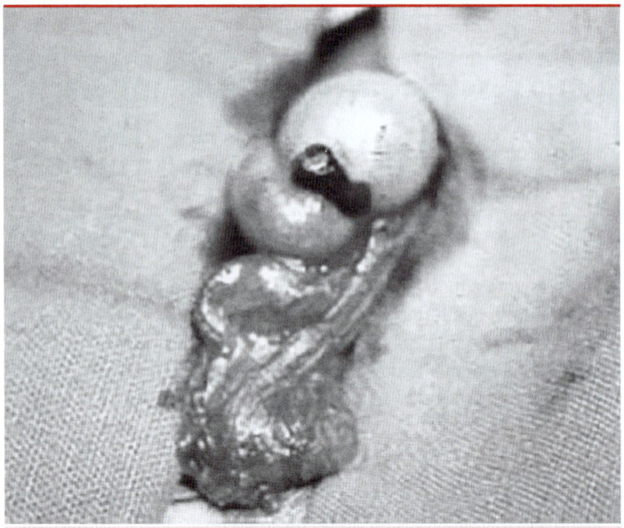

FIGURA 69.5 ■ Torção de apêndice testicular (hidátide de Morgagni).

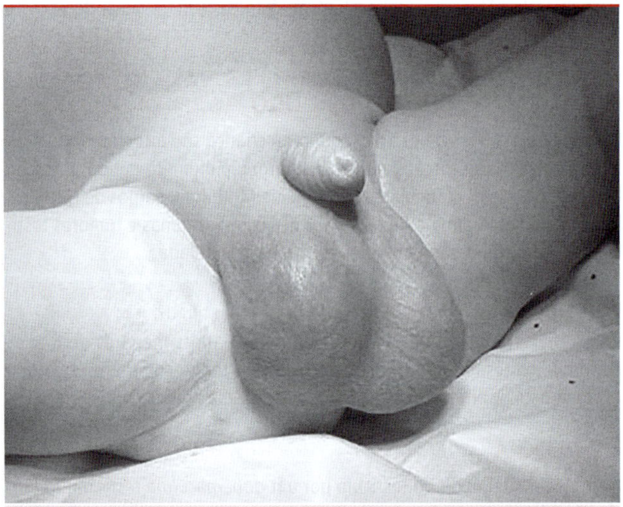

FIGURA 69.6 ■ Hérnia inguinal estrangulada simulando escroto agudo. Notam-se rubor e aumento da bolsa testicular à direita.

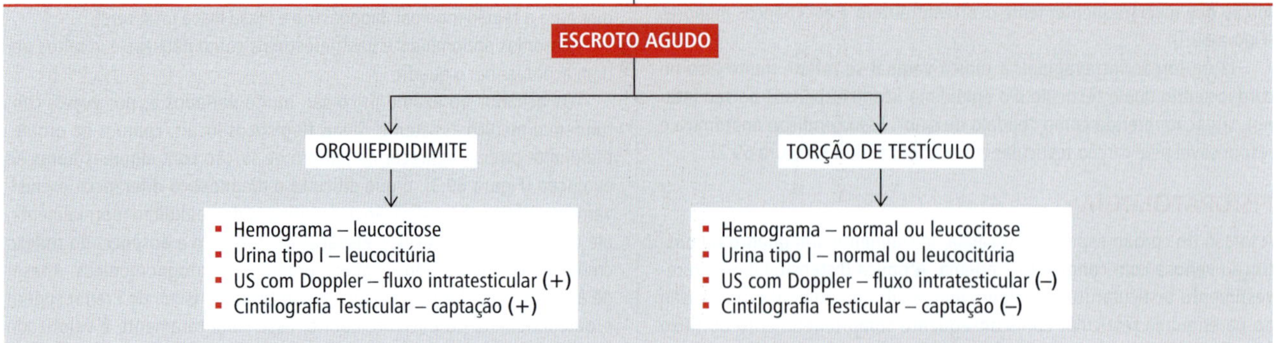

FIGURA 69.4 ■ Exames para o diagnóstico de escroto agudo.

TRATAMENTO

É cirúrgico de urgência e consiste na inguinotomia exploradora, ressecção do conduto peritônio-vaginal (quando presente), distorção do cordão e fixação do testículo na bolsa. No mesmo ato operatório, é prudente fixar o testículo contralateral. Se o testículo estiver necrótico, recomenda-se a orquiectomia com eventual colocação de prótese de silicone (Figura 69.7).

ATENÇÃO!

Na torção testicular, se os exames de imagem não estiverem prontamente disponíveis, indica-se a exploração cirúrgica. O tratamento cirúrgico precoce é a única forma de salvar um testículo torcido. Trata-se, em última análise, de uma corrida contra o relógio.

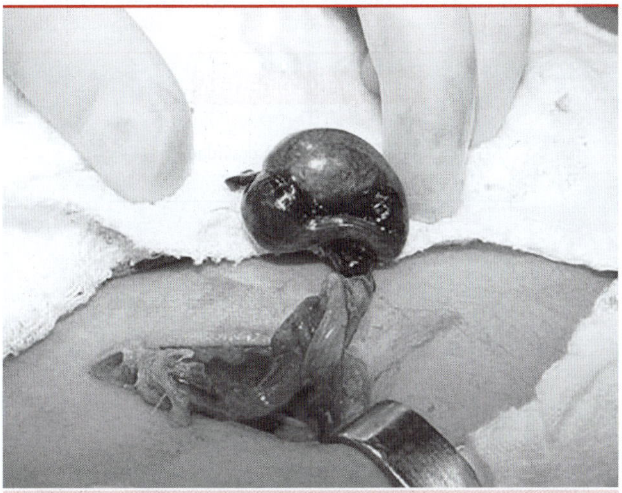

FIGURA 69.7 ■ Necrose do testículo secundária à torção.

PROGNÓSTICO

Depende do tempo em que o testículo ficou submetido à isquemia. Há casos descritos em que, com 2 horas de torção, o testículo encontrava-se inviável. Naturalmente, o tempo de evolução da necrose dependerá do grau de obstrução vascular. As células germinativas são mais sensíveis à isquemia do que as células de Leidig e Sertoli, motivo pelo qual apresentam degeneração mais precoce.

ATENÇÃO!

Como as torções são geralmente unilaterais, a eventual perda do testículo afetado não costuma comprometer significativamente a fertilidade futura.

■ ORQUIEPIDIDIMITE AGUDA

Corresponde ao processo inflamatório agudo do testículo e do epidídimo.

ETIOLOGIA

Pode ser de etiologia viral ou bacteriana. Na orquiepididimite bacteriana, a bactéria pode chegar ao epidídimo e testículo por via canalicular ascendente (uretra e deferente) nas infecções urinárias ou por via hematogênica.

QUADRO CLÍNICO

O quadro clínico é o de escroto agudo, absolutamente superponível ao quadro de torção testicular. Febre e disúria podem estar presentes.

DIAGNÓSTICO

Exames complementares não são específicos para a distinção da torção e inflamação, uma vez que a leucocitose e a leucocitúria podem aparecer também na torção testicular.

DIAGNÓSTICOS DIFERENCIAIS

Os mesmos da torção testicular.

TRATAMENTO

Diante do diagnóstico de certeza da orquiepididimite, o tratamento consiste em antibióticos, anti-inflamatórios não hormonais ou hormonais (dependendo da intensidade do processo inflamatório), repouso e elevação do testículo, pois esta última medida tem grande poder analgésico.

PROGNÓSTICO

Na maioria dos casos, quando bem tratados, a função testicular permanece inalterada. Edema muito acentuado do testículo e demora em iniciar o tratamento podem resultar em atrofia testicular.

REVISÃO

- No escroto agudo, o diagnóstico imediato e o tratamento precoce adequado são fundamentais na preservação do testículo e, portanto, da fertilidade do paciente.
- As principais causas de escroto agudo são a torção do funículo espermático (principalmente nas crianças), a orquiepididimite aguda, a torção dos apêndices paratesticulares, traumas e tumores testiculares e hérnia inguinoescrotal estrangulada. Quando a causa não está clara, a exploração cirúrgica precoce é indicada.
- O diagnóstico se vale de exames laboratoriais e de imagem.
- O tratamento da torção testicular é cirúrgico de urgência e consiste na inguinotomia exploradora, ressecção do conduto peritônio-vaginal (quando presente), distorção do cordão e fixação do testículo na bolsa. No mesmo ato operatório, é prudente fixar o testículo contralateral. Se o testículo estiver necrótico, recomenda-se a orquiectomia com eventual colocação de prótese de silicone.
- O prognóstico depende do tempo em que o testículo ficou submetido à isquemia. Naturalmente, o tempo de evolução da necrose dependerá do grau de obstrução vascular. Como as torções são geralmente unilaterais, a eventual perda do testículo afetado não costuma comprometer significativamente a fertilidade futura.
- A abordagem terapêutica da orquiepidimite aguda se vale de antibióticos, AINH, repouso e elevação do testículo, pois esta última medida tem grande poder analgésico. Na maioria dos casos, quando bem tratados, a função testicular permanece inalterada. Edema muito acentuado do testículo e demora em iniciar o tratamento podem resultar em atrofia testicular.

■ LEITURAS SUGERIDAS

Al-Salem AH. Intrauterine testicular torsion: a surgical emergency. J Pediatr Surg. 2007;42(11):1887-91.

Ben-Chaim J, Leibovitch I, Ramon J, Winberg D, Goldwasser B. Etiology of acute scrotum at surgical exploration in children, adolescents and adults. Eur Urol. 1992;21(1):45-7.

Cury EK. Manual de cirurgia pediátrica. São Paulo: Sarvier; 2006. p. 339-46.
Murphy FL, Fletcher L, Pease P. Early scrotal exploration in all cases is the investigation and intervention of choice in the acute paediatric scrotum. Pediatr Surg Int. 2006;22(5):413-6.
Sidler D, Brown RA, Millar AJ, Rode H, Cywes S. A 25-year review of the acute scrotum in children. S Afr Med J. 1997;87(12):1696-8.
Tarcă E, Crişcov IG, Savu B, Aprodu SG. The acute scrotum in children. Rev Med Chir Soc Med Nat Iasi. 2016;120(1):90-9.

70 HEMORRAGIA DIGESTIVA

EDSON KHODOR CURY

Sangramento do tubo digestivo corresponde a uma emergência médica em qualquer faixa etária que ocorra.

ATENÇÃO!

Ainda que possa ser determinado por afecções de baixo índice de gravidade, as condutas diagnóstica e terapêutica devem ser estabelecidas imediatamente, pois a vida do paciente pode estar em risco.

SINAIS E SINTOMAS

A manifestação clínica do sangramento digestivo se faz mediante hematêmese, melena, enterorragia, sinais de anemia ou de hipovolemia. É sem dúvida a hipovolemia que requer uma conduta de emergência, antes mesmo da investigação da sede anatômica do sangramento.

PRIMEIRO ATENDIMENTO

O primeiro passo ao se atender uma criança com história de sangramento digestivo é providenciar um acesso venoso calibroso para uma rápida reposição volêmica, bem como tipagem sanguínea para uma eventual transfusão.

Para se decidir qual o acesso venoso mais adequado, bem como se decidir quanto à agressividade da reposição volêmica (cristaloide ou sangue), é fundamental conhecermos a gravidade do sangramento. Sangramentos intensos podem requerer acesso venoso central e transfusão sanguínea precoce, enquanto nos mais brandos o acesso venoso periférico pode ser suficiente e a reposição volêmica inicial pode ser feita com cristaloide.

CLASSIFICAÇÃO DA HEMORRAGIA DIGESTIVA SEGUNDO SUA GRAVIDADE

As hemorragias digestivas podem ser classificadas em:

- Leve: quando a perda sanguínea é menor do que 10% de sua volemia;
- Moderada: quando a perda sanguínea varia entre 10 e 30% de sua volemia;
- Grave: quando a perda sanguínea é maior do que 30% de sua volemia.

A forma mais rápida e econômica de se classificar a hemorragia digestiva é avaliando as repercussões clínicas que ela determinou:

- Hemorragia leve: perda sanguínea assintomática;
- Hemorragia moderada: o paciente apresenta fraqueza, tontura, sudorese fria, palidez cutânea (reação adrenérgica), porém sem perda de consciência;
- Hemorragia grave: perda de consciência resultante de hipovolemia e hipofluxo cerebral.

Essa é sem dúvida a forma mais prática de classificar o sangramento digestivo, pois essas informações podem ser obtidas em segundos e a conduta terapêutica de acesso venoso e reposição volêmica, tomadas de imediato. A utilização de parâmetros como pulso, pressão arterial, palidez cutaneomucosa, dosagem de hemoglobina e avaliação do volume de sangue eliminado podem ser imprecisos e, por vezes, morosos.

Uma vez classificada a hemorragia quanto à gravidade, procede-se a acesso venoso e reposição volêmica apropriados para o caso (Figura 70.1).

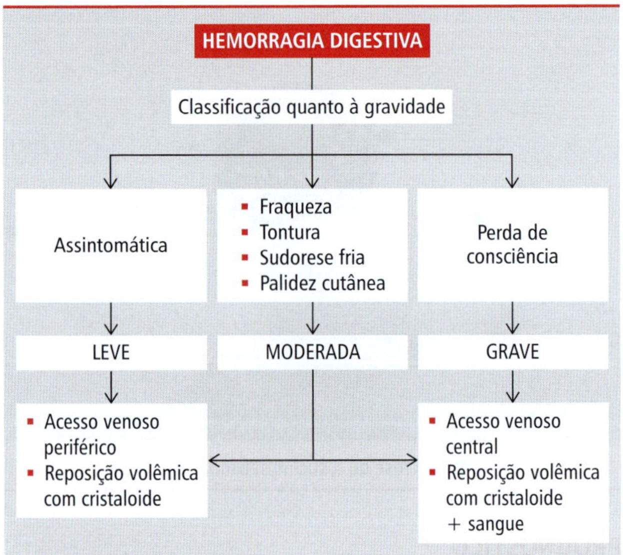

FIGURA 70.1 ■ Conduta inicial baseada na intensidade e na gravidade da hemorragia digestiva.

O passo seguinte será pesquisa, baseando-se na história, exame físico minucioso e exames subsidiários, o diagnóstico anatômico (sede do sangramento) para estabelecermos uma conduta terapêutica adequada (Figura 70.2).

EM BUSCA DO DIAGNÓSTICO ANATÔMICO

A hemorragia digestiva pode ser classificada quanto ao local de sua ocorrência em alta ou baixa:

- Hemorragia digestiva alta: a manifestação clínica será de hematêmese e/ou melena. A sede do sangramento é, geralmente, proximal ao ângulo de Treitz (transição duodenojejunal);
- Hemorragia digestiva baixa: manifesta-se por enterorragia. A sede do sangramento é, em geral, distal ao ângulo de Treitz.

Com uma anamnese cuidadosa e um exame físico detalhado, é possível, na maioria das vezes, estabelecer hipóteses diagnósticas que serão confirmadas ou não por meio de exames subsidiários como hemograma, coagulograma, endoscopia, angiografia, cintilografia, laparoscopia e laparotomia. Naturalmente, na construção do raciocínio diagnóstico, deve-se

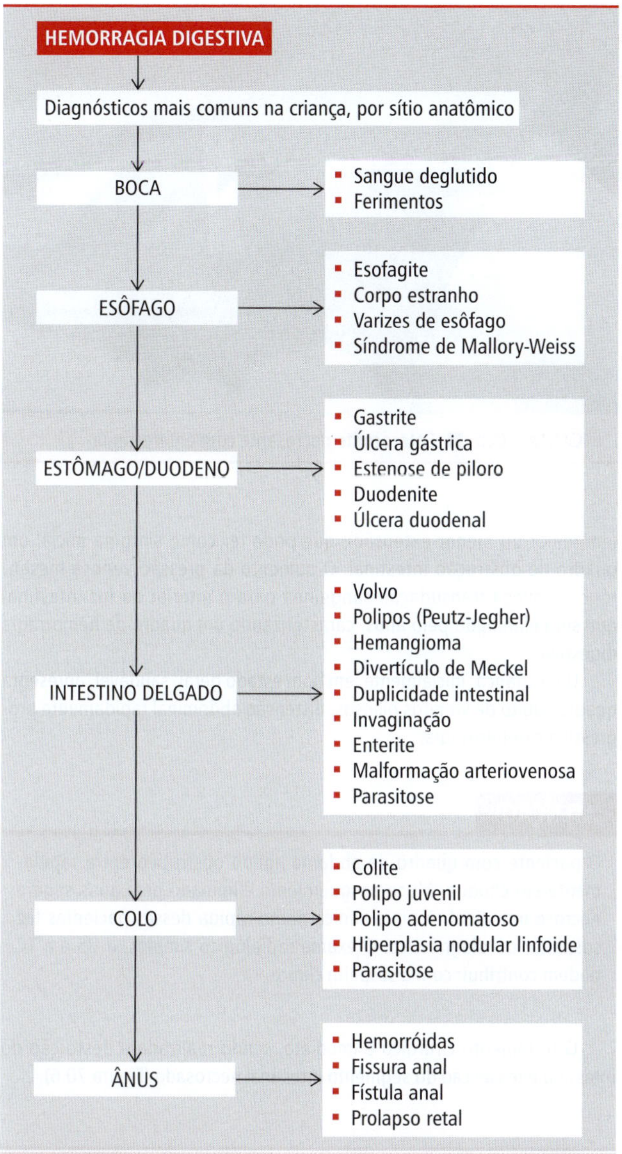

FIGURA 70.2 ■ Causas mais comuns de hemorragia digestiva na criança, por sítio anatômico.

considerar a idade da criança, pois sabemos da associação de algumas patologias com grupos etários específicos (Figura 70.3).

■ HEMORRAGIA DIGESTIVA NO PERÍODO NEONATAL

DOENÇA HEMORRÁGICA DO RECÉM-NASCIDO

É mais comum no prematuro, deve-se à imaturidade transitória do hepatócito em sintetizar a protrombina e manifesta-se do 2º ao 5º dia de vida como sangramento digestivo (hematêmese, melena ou enterorragia) ou sangramento em sítios (mucosa oral e da nasofaringe, urotélio, mucosa traqueobrônquica, meninges e SNC). O diagnóstico fica confirmado pelo coagulograma que mostra atividade de protrombina diminuída. O tratamento consiste na administração de vitamina K e, se necessário, transfusão de sangue ou plasma fresco.

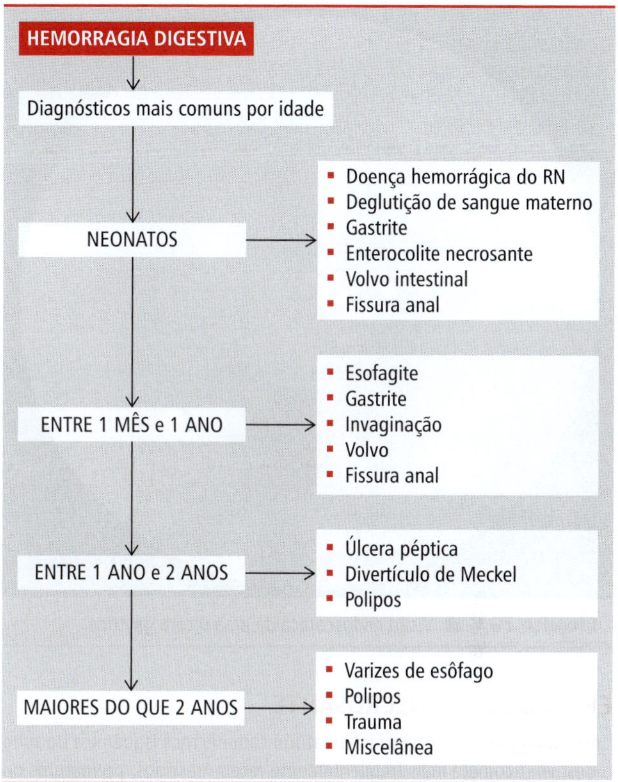

FIGURA 70.3 ■ Causas mais comuns de hemorragia digestiva por faixa etária.

DEGLUTIÇÃO DE SANGUE MATERNO

A deglutição de sangue materno oriundo do canal de parto ou de fissuras mamilares podem provocar hematêmese e/ou melena no recém-nascido sem que, no entanto, se identifique alguma repercussão hemodinâmica. De fato, trata-se de uma falsa hemorragia digestiva. A criança encontra-se bem, ativa e corada. O exame cuidadoso do seio materno é fundamental, pois possibilita um diagnóstico simples evitando-se, assim, procedimentos diagnósticos mais invasivos. Um hemograma normal e um coagulograma mostrando tempo de protrombina normal são, em geral, suficientes para a observação clínica. A amamentação deve ser feita protegendo-se o mamilo com placa de silicone e utilização de cremes que favoreçam a cicatrização das fissuras. Pode ser necessária a retirada do leite materno por intermédio de bomba e administração para a criança para que se tenha a certeza de não haver sangue misturado ao leite. A recidiva dos sintomas requer investigação.

PATOLOGIA PÉPTICA GASTRODUODENAL

Aparentemente, a ocorrência de patologia péptica gatroduodenal é mais comum do que se imaginava no passado. Associa-se a condições de estresse como anóxia, sepse, hipertensão pulmonar, hipoglicemia, corticoterapia, lesões do SNC e malformações diversas. Pode ocorrer desde gastrites e duodenites difusas até úlceras rasas ou mesmo profundas (Figura 70.4).

As manifestações mais comuns são a hematêmese e a melena.

O diagnóstico será confirmado pela endoscopia digestiva alta.

O tratamento consiste em afastar, sempre que possível, o agente desencadeante, reposição volêmica e administração de medicamentos antiácidos locais e sistêmicos. O sangramento frequentemente cessa com essas medidas, sendo excepcional a necessidade de intervenção cirúrgica.

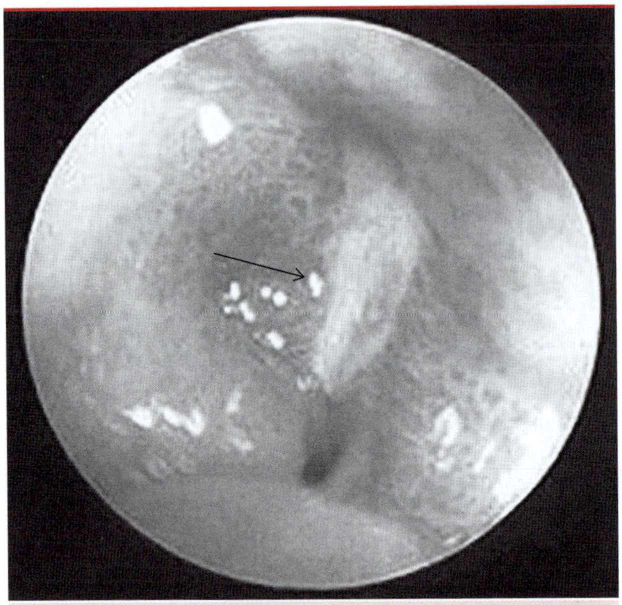

FIGURA 70.4 ■ Visão endoscópica de uma úlcera gástrica.

ENTEROCOLITE NECROSANTE

Corresponde a um processo inflamatório com necrose isquêmica do tubo digestivo. Acomete mais frequentemente recém-nascidos, prematuros ou pequenos para a idade gestacional, submetidos a um ou mais dos seguintes fatores de estresse: hipoglicemia; hipoxia; hipotermia; infecção pré-natal; traumatismo craniencefálico ou cateterização prolongada da veia umbilical.

ATENÇÃO!

Manifesta-se como um processo séptico, evoluindo com quadro de abdome agudo inflamatório ou obstrutivo, com distensão abdominal e eventual enterorragia (de pequena intensidade). O quadro de abdome agudo, em geral, é mais evidente do que a hemorragia digestiva, uma vez que esta manifesta-se mais frequentemente por sangramento oculto.

O diagnóstico é suspeitado pelos fatores de risco e pelo quadro clínico. A radiografia simples do abdome pode demonstrar um simples "íleo adinâmico" ou sinais de sofrimento intestinal mais acentuado, como líquido livre na cavidade peritoneal, pneumatose intraparietal e pneumoperitônio, sinal que denuncia a perfuração intestinal.

O tratamento consiste no repouso do aparelho digestivo mediante jejum absoluto, sondagem gástrica de alívio e nutrição parenteral. Utiliza-se antibioticoterapia de amplo espectro, visando os germes anaeróbios e gram-negativos. O tratamento cirúrgico restringe-se na perfuração intestinal, para higienização da cavidade abdominal e eventual ressecção do segmento intestinal necrosado (Figura 70.5).

VOLVO INTESTINAL

A torção do intestino delgado sobre seu eixo mesenterial é uma complicação grave associada ao vício de rotação intestinal. O fenômeno leva à obstrução intestinal, bem como à interrupção do fluxo sanguíneo mesentérico. Rapidamente, estabelece-se um infarto hemorrágico do intestino

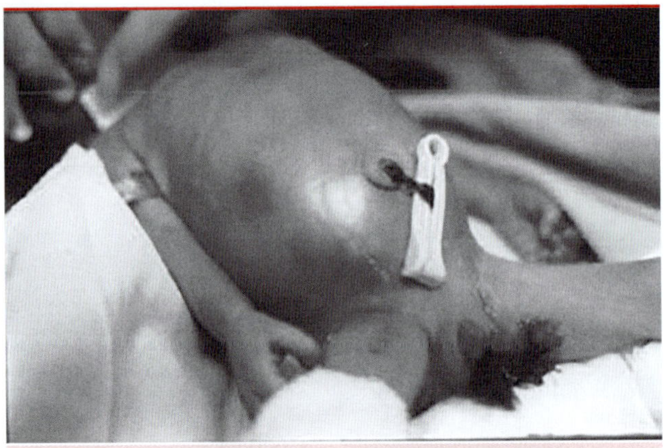

FIGURA 70.5 ■ Enterocolite necrosante com enterorragia.

(em maior ou menor extensão), que pode ter como sintoma inicial um quadro de obstrução intestinal. O aumento da pressão venosa mesentérica provoca transudação sanguínea para o interior da luz intestinal que será eliminado pelo ânus, caracterizando um quadro de hemorragia digestiva.

Uma criança, inicialmente, em bom estado geral, saudável, apresenta quadro súbito de vômitos biliosos, distensão abdominal rapidamente progressiva e enterorragia.

ATENÇÃO!

O paciente com quadro de abdome agudo obstrutivo entra rapidamente em choque. Muco sanguinolento eliminado pelo ânus sugere necrose intestinal. A piora clínica muito rápida desses pacientes faz suspeitar do diagnóstico. O exame radiológico simples, a US e a TC podem contribuir com a suspeita clínica.

O tratamento cirúrgico é imediato, sendo realizada a destorção do intestino e ressecção do segmento intestinal necrosado (Figura 70.6).

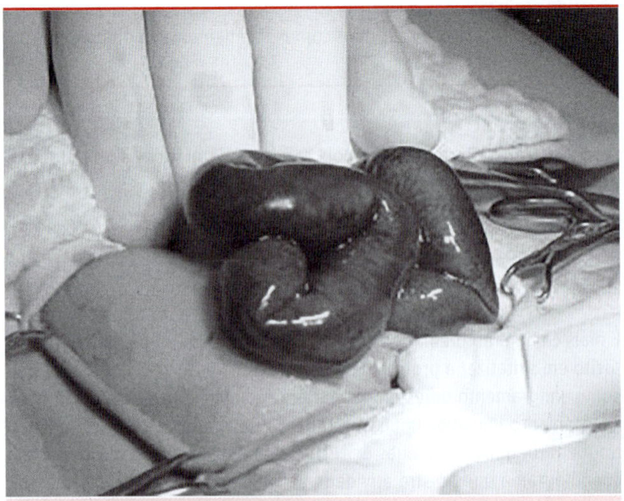

FIGURA 70.6 ■ Volvo de intestino delgado por vício de rotação.

FISSURA ANAL

Uma das causas mais comuns de sangramento digestivo baixo na criança. Pode ocorrer no período neonatal, no lactente e na criança maior.

Corresponde a uma laceração da pele e mucosa do canal anal que aparece em crianças constipadas. O traumatismo do canal anal pelo bolo fecal muito endurecido provoca fissuras, em geral, na parede posterior do canal anal.

O quadro clínico é de dor intensa à evacuação com eliminação de laivos de sangue vivo pelo ânus (hematoquezia), em pacientes obstipados ou com diarreia crônica (Figuras 70.7 e 70.8).

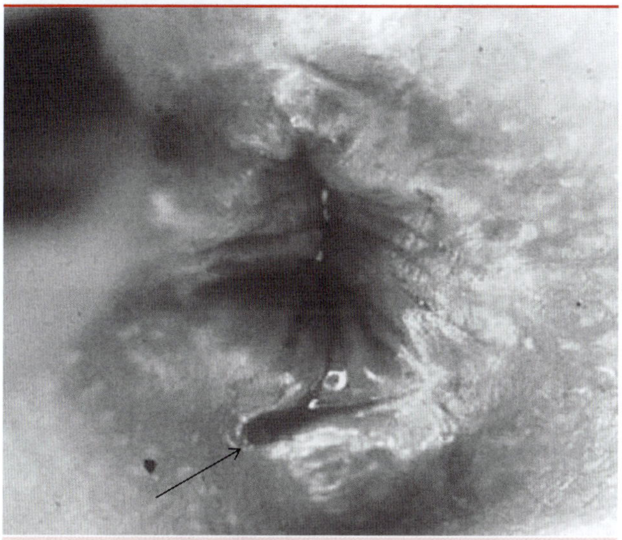

FIGURA 70.7 ■ Fissura anal.

O tratamento da obstipação (ou da diarreia), associado a cuidados locais como pomadas anestésicas e banhos de assento, é capaz de cicatrizar a fissura e diminuir o espasmo do esfíncter interno do ânus que acompanha este quadro.

ATENÇÃO!

No insucesso do tratamento clínico, é possível utilizar a esfincterotomia química pela injeção local da toxina botulínica, ou esfincterotomia cirúrgica do esfíncter interno do ânus.

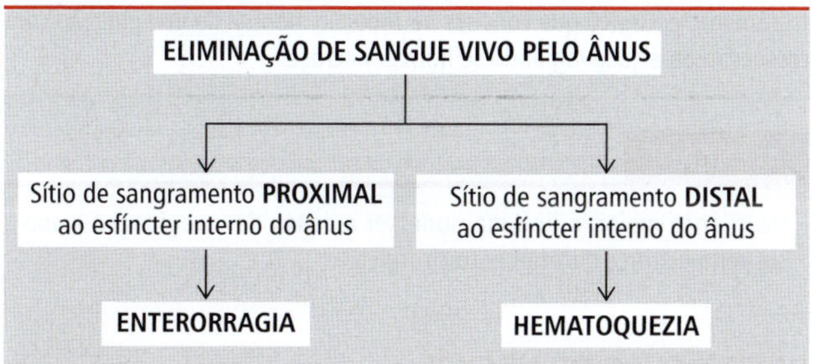

FIGURA 70.8 ■ Eliminação de sangue pelo ânus: enterorragia ou hematoquezia.

■ HEMORRAGIA DIGESTIVA NO LACTENTE, PRÉ-ESCOLAR E ESCOLAR

ESOFAGITE EROSIVA

Pode haver esofagite erosiva com sangramento em crianças vomitadoras devido ao refluxo gastresofágico com ou sem hérnia hiatal associada. O sangramento raramente manifesta-se como hemorragia digestiva, e sim como anemia ferropriva por sangramento oculto. Deve-se a erosões na mucosa esofagiana inflamada, constantemente banhada pela secreção ácida refluída do estômago.

O aparecimento de hematêmese ou melena em criança com quadro prévio sugestivo de refluxo gastresofágico faz suspeitar do diagnóstico.

A endoscopia digestiva alta faz o diagnóstico da esofagite e, com frequência, da hérnia hiatal a ela associada (Figura 70.9).

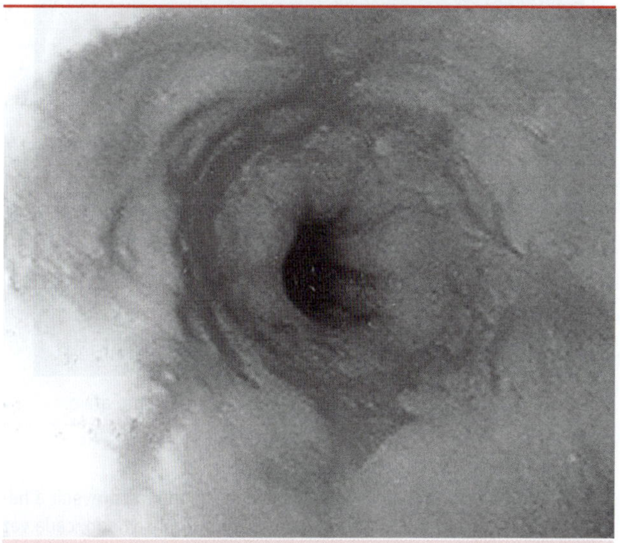

FIGURA 70.9 ■ Esofagite.

O tratamento se faz com orientação postural e dietética. Medicamentos antiácidos e procinéticos costumam ser o suficiente no tratamento de crianças com refluxo. O insucesso do tratamento clínico ou a recidiva do sangramento indicam correção cirúrgica da hérnia (se houver) e confecção de uma válvula antirrefluxo.

HIPERTENSÃO PORTAL

A obstrução ao livre fluxo do sangue portal ao fígado aumenta o fluxo sanguíneo nas anastomoses portossistêmicas naturais que temos no nosso organismo. Entre elas, destacam-se as vênulas da submucosa do terço inferior do esôfago e superior do estômago. O fluxo sanguíneo hepatofugal é responsável pela formação das varizes esofágicas e do fundo gástrico que podem romper-se com sangramento profuso e manifestar-se por meio de hemorragia digestiva com hematêmese e/ou melena.

ATENÇÃO!

A hipertensão portal é a causa mais grave de hemorragia digestiva na infância. As etiologias mais frequentes na infância, no pré-escolar e no escolar são a fibrose hepática congênita e a trombose da veia porta secundária a infecção ou cateterismo.

A esquistosomose como fator causal da hipertensão portal começa a predominar na adolescência.

O diagnóstico se faz pela história clínica, pelos antecedentes e sintomatologia. O exame endoscópico é fundamental para a detecção de varizes esofágicas e gástricas (Figura 70.10). Recentemente, a ultrassonografia e a angiorressonância têm sido utilizadas no estudo do fluxo e pressão do sistema porta.

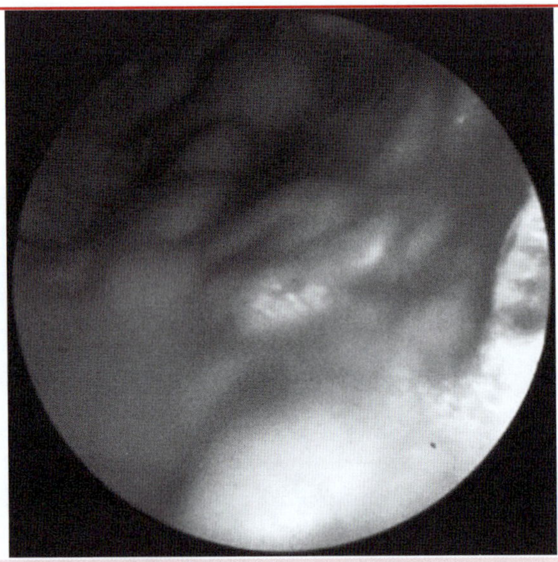

FIGURA 70.10 ■ Varizes de esôfago com sangramento ativo.

O tratamento visa, fundamentalmente interromper ou prevenir a hemorragia das varizes do esôfago e fundo gástrico. Tem-se dado, cada vez mais, ênfase à escleroterapia endoscópica das varizes sangrantes na fase aguda do processo hemorrágico. Não está claro ainda qual seria o melhor tratamento definitivo para a hipertensão portal. Deverão ser analisadas caso a caso as opções terapêuticas representadas por esclerose de varizes, desconecção ázigo-portal, derivação portossistêmicas e transplante hepático.

INVAGINAÇÃO INTESTINAL

Invaginação intestinal corresponde à entrada de uma alça intestinal dentro de si mesma através de um fenômeno conhecido como telescopagem (Figura 70.11). A invaginação leva à obstrução intestinal e compressão do pedículo vascular do segmento intestinal invaginante. A localização mais frequente é a ileocecocólica. O íleo invaginado para o interior do ceco tem seu pedículo vascular obstruído, o que determina hipertensão venosa e transudação sanguínea para o interior do colo.

A faixa etária mais acometida é entre 6 e 18 meses. O paciente apresenta dor abdominal súbita com distensão abdominal, parada de eliminação de gases e fezes e vômitos. Com a evolução do quadro passa a eliminar pelo ânus um muco sanguinolento conhecido como "sinal da geléea de morango" (Figura 70.12). O exame abdominal revela ausência do ceco na fossa ilíaca direita (sinal de Dance). Pode-se palpar uma massa tubuliforme no abdome que indica a presença do intestino invaginante e do invaginado ("sinal do chouriço").

O diagnóstico é suspeitado pelo quadro clínico e confirmado pela US de abdome, radiografia simples e enema opaco.

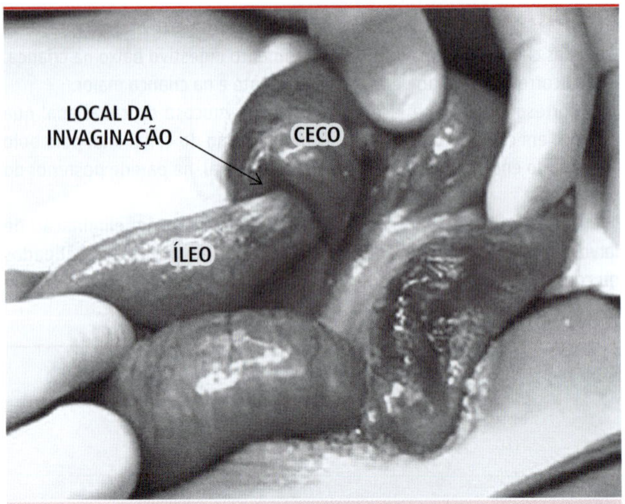

FIGURA 70.11 ■ Invaginação intestinal.

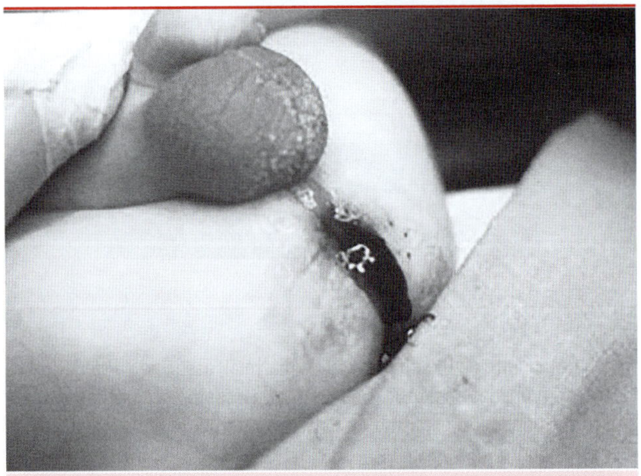

FIGURA 70.12 ■ Sinal da geleia de morango. Eliminação de muco sanguinolento pelo ânus.

O tratamento nos casos não complicados pode ser conservador, reduzindo-se a invaginação por meio de enemas salinos ou contrastados sob controle ultrassonográfico ou radiológico. No insucesso do tratamento conservador ou quando houver suspeita de sofrimento de alça, indica-se o tratamento cirúrgico que consiste na redução manual da invaginação com ressecção da alça invaginada se houver necrose.

ATENÇÃO!

Na criança maior, o linfoma pode ser a causa da invaginação e sua suspeita justifica o tratamento cirúrgico.

DIVERTÍCULO DE MECKEL

Corresponde à persistência anormal de uma estrutura embrionária transitória conhecida como duto onfalomesentérico (duto vitelino). É, em geral, assintomático, podendo manifestar-se por obstrução intestinal, diverticulite ou hemorragia digestiva. Pode conter mucosa gástrica ectópica secretora que determina ulceração na mucosa intestinal adjacente ao divertículo que sangra com facilidade (Figura 70.13).

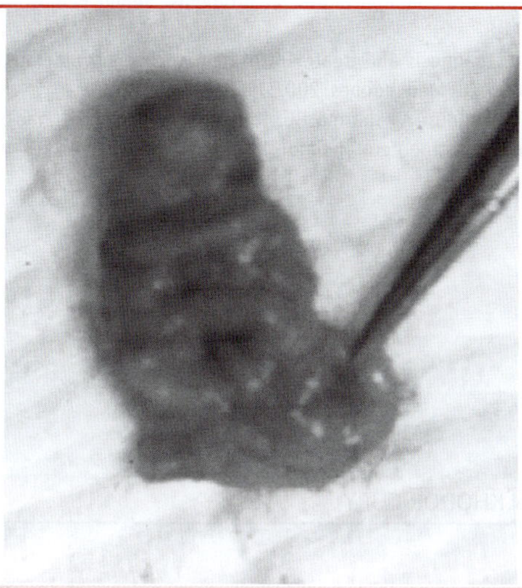

FIGURA 70.13 ■ Divertículo de Meckel aberto. Pinça mostra úlcera em sua base.

A manifestação hemorrágica do divertículo é, em geral, a enterorragia e mais raramente a melena. Em geral, não há sintomas digestivos prévios. Se a hemorragia for leve, será identificada apenas na pesquisa de sangue oculto nas fezes de paciente com anemia ferropriva refratária ao tratamento. Sangramentos mais intensos se manifestarão pela eliminação de sangue vivo pelo ânus, por vezes com coágulos. É mais comum nos primeiros anos de vida.

O diagnóstico poderá ser confirmado com a cintilografia abdominal que mostrará a captação extragástrica do tecnécio pela mucosa gástrica contida no divertículo. Tanto a cintilografia como a angiografia costumam apresentar falsos negativos.

Sangramento abundante com repercussão hemodinâmica deverá ser tratado com reposição volêmica e cirurgia de urgência com a ressecção do divertículo.

HIPERPLASIA NODULAR LINFOIDE

Corresponde à hiperplasia nodular do sistema linfoide localizado na submucosa do colo. A causa exata da sua ocorrência ainda não está estabelecida. Talvez se deva à hiperreatividade do sistema linfoide a antígenos diversos.

Pode haver sangramento oculto nas fezes ou exteriorizar-se com enterorragia.

O diagnóstico é feito pelo enema opaco ou pela colonoscopia que mostrará microelevações nodulares da mucosa colônica (Figura 71.14).

Trata-se de um processo autolimitante. A reposição de ferro está quase sempre indicada. Em casos refratários, pode-se utilizar corticosteroides sistêmicos.

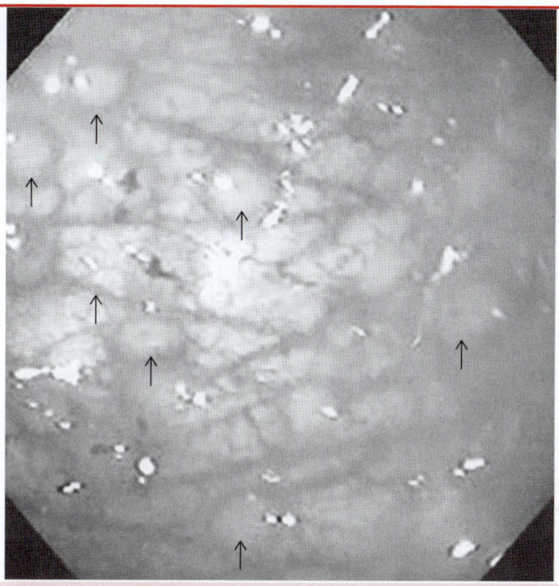

FIGURA 70.14 ■ Hiperplasia nodular linfoide. Múltiplos nódulos elevando a mucosa colônica.

PÓLIPO

Uma causa de sangramento digestivo baixo relativamente comum nas crianças é o pólipo juvenil. É, em geral, único e localiza-se mais frequentemente no colo. Histologicamente, é caracterizado como hamartoma, e não representa risco futuro de transformação maligna.

O pico de incidência é por volta do 5º ano de vida. Manifesta-se como eliminação assintomática de sangue vivo misturado com as fezes.

O pólipo retal pode ser detectado após um enteroclisma e toque retal realizado por examinador experiente.

Embora a radiografia contrastada possa ser utilizado na confirmação diagnóstica, a colonoscopia tem sido preferida, pois permite o exame detalhado da mucosa colônica e eventual ressecção do pólipo.

ATENÇÃO!

O exame anatomopatológico do pólipo é sempre necessário para diagnóstico dos raros casos de pólipos adenomatosos na criança, lesão considerada pré-cancerosa.

HEMORROIDAS

O aparecimento e manifestação clínica de hemorroidas são incomuns na infância. Aparecem no paciente obstipado.

As sensações de peso e de corpo estranho na região anal são comuns. No sangramento hemorroidário, geralmente, há gotejamento indolor de sangue vivo no vaso sanitário.

O diagnóstico não apresenta dificuldade, pois pode ser facilmente realizado por meio do quadro clínico e exame proctológico (Figura 70.15).

O tratamento conservador consiste na adequação do hábito intestinal por meio de dieta e laxantes, pomadas anti-inflamatórias e higiene local adequada.

O tratamento cirúrgico tem lugar na falha do tratamento clínico.

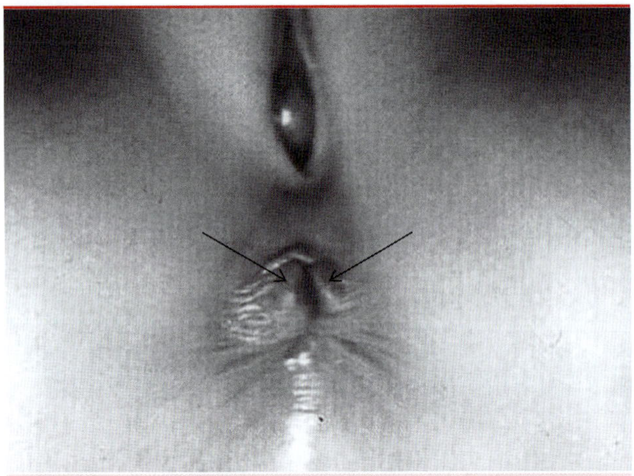

FIGURA 70.15 ■ Hemorroidas.

REVISÃO

- No sangramento do tubo digestivo, as condutas diagnóstica e terapêutica devem ser estabelecidas imediatamente, pois a vida do paciente pode estar em risco.
- A hipovolemia é a manifstação clínica que exige conduta de emergência, antes mesmo da investigação da sede anatômica do sangramento, outas manifestações são: hematêmese, melena, enterorragia, sinais de anemia ou de hipovolemia.
- No atendimento a uma criança com história de sangramento, o passo inicial é estabelecer acesso venoso calibroso e a tipagem sanguínea para eventual transfusão, para isso é fundamental conhecer a gravidade do sangramento.
- As hemorragias digestivas podem ser classificadas em leve, moderada e grave a partir do percentual perdido de volemia e as repercussões clínicas; quanto ao local de ocorrência, podem ser classificas em alta ou baixa.
- A anamnese cuidadosa e o exame físico detalhado ajudam a estabelecer estabelecer hipóteses diagnósticas a serem testadas com exames laboratoriais e de imagem. A idade da criança por causa da associação de algumas patologias com grupos etários específicos.
- A hemorragia digestiva no período neonatal compreende a doença hemorrágica do recém-nascido, doença hemorrágioca do recém-nascido, patologia péptica gastroduodenal, enterecolite necrosante (processo séptico que é a mais grave manifestação nos bebês prematuros). volvo intestinal.
- O tratamento dependerá de cada manifestação e contempla desde a administração de vitamina K, antibioticoterapia e transfusão até procedimentos cirúrgicos.
- As hemorragias digestivas no lactente, pré-escolar e escolar incluem esofagite, hipertensão portal (cauda mais grave de hemorragia na infância, invaginação intestinal, divertículo de Meckel, hiperplasia nodular linfoide, pólipo, hemorroidas.
- O tratamento contempla orientação postural e dietética; uso de antiácidos, de procinéticos, corticosteroides sistêmicos, reposição de ferro, escleroterapia endoscópica, abordagem cirúrgica, transplante hepático.

■ LEITURAS SUGERIDAS

Arora NK, Ganguly S, Mathur P, Ahuja A, Patwari A. Upper gastrointestinal bleeding: etiology and management. Indian J Pediatr. 2002;69(2):155-68.

Bhatia V, Lodha R. Upper gastrointestinal bleeding. Indian J Pediatr. 2011; 78(2):227-33.

Cury EK. Manual de cirurgia pediátrica. São Paulo: Sarvier; 2006. p. 339-46.

Silber G. Lower gastrointestinal bleeding. Pediatr Rev. 1990;12(3):85-93.

Stites T, Lund DP. Common anorectal problems. Semin Pediatr Surg. 2007; 16(1):71-8.

Wandono H. Diagnosis and treatment of hematochezia: guideline for clinical practice. Acta Med Indones. 2007;39(4):202-6.

Yachha SK, Khanduri A, Sharma BC, Kumar M. Gastrointestinal bleeding in children. J Gastroenterol Hepatol. 1996;11(10):903-7.

71

ABDOME AGUDO

■ EDSON KHODOR CURY

As potencialidades catastróficas dos problemas abdominais são conhecidas desde a era hipocrática pela percepção de que muitas doenças que cursavam com dores abdominais colocavam em risco a vida dos pacientes. Estas patologias, com o tempo, foram agrupadas na síndrome conhecida como abdome agudo.

O abdome agudo é uma das síndromes mais comuns e importantes da prática médica. Embora difícil de definir, foi caracterizada por Botsford e Wilson[1] como um conjunto de sinais e sintomas sistêmicos, com predominância de sintomatologia abdominal, que, se não diagnosticado e tratado precocemente, pode ter evolução catastrófica.

Muitas doenças que se manifestam como abdome agudo são de tratamento cirúrgico de urgência para cujo êxito o diagnóstico e conduta precoces são essenciais. Percebendo a importância da conduta precoce, Moore e colaboradores[2] dizem que "abdome agudo é aquele que requer uma decisão imediata". A decisão que deve ser invariavelmente tomada é se o paciente deve ou não ser operado.

A dor abdominal é o sintoma mais importante, ainda que não se consigam informações precisas quanto à sua localização, intensidade e irradiação no paciente pediátrico. A análise da dor abdominal bem como dos sinais e sintomas que a acompanham, permite classificar o abdome agudo em cinco tipos (Figura 71.1),: (1) abdome agudo inflamatório; (2) abdome agudo obstrutivo; (3) abdome agudo perfurativo; (4) abdome agudo hemorrágico; (5) abdome agudo vascular.

■ ABDOME AGUDO INFLAMATÓRIO

Deve-se a um processo inflamatório de um órgão intra ou extraperitoneal com inflamação do peritônio parietal. O paciente apresenta dor abdominal contínua, insidiosa e progressiva, cuja localização e irradiação dependem do órgão inflamado. A dor é acompanhada por sinais e sintomas de infecção sistêmicos como febre, toxemia, taquisfigmia, taquipneia e locais, sinais de irritação peritoneal como descompressão brusca e contratura involuntária da musculatura da parede abdominal, abaulamento do fundo de saco de Douglas ao toque retal e aumento da temperatura retal.

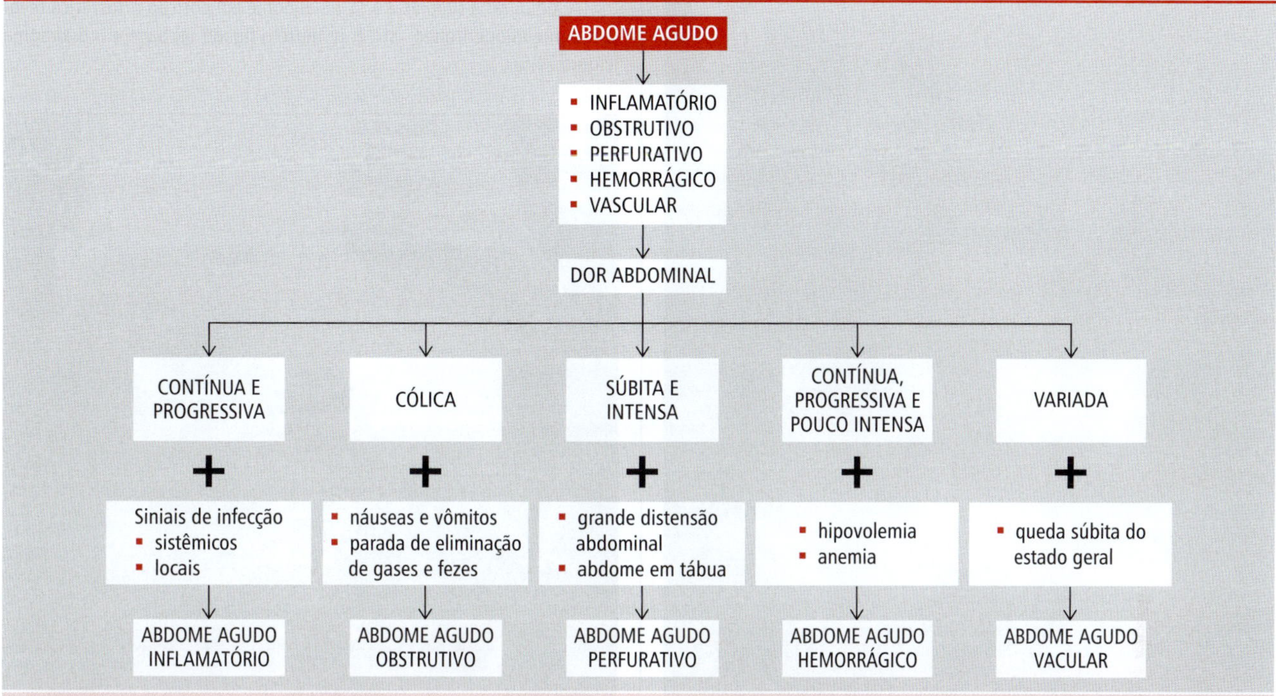

FIGURA 71.1 ■ Tipos de abdome agudo.

ATENÇÃO!

Os exames laboratoriais são inespecíficos, refletem um processo inflamatório, não permitindo, na maioria das vezes, o diagnóstico diferencial entre as diferentes patologias.

Exame de imagem como radiografia, ultrassonografia (US) e tomografia (TC) do abdome podem evidenciar alça intestinal parética, com nível hidroaéreo e parede edemaciada na região do processo inflamatório (alça sentinela) (Figura 71.2).

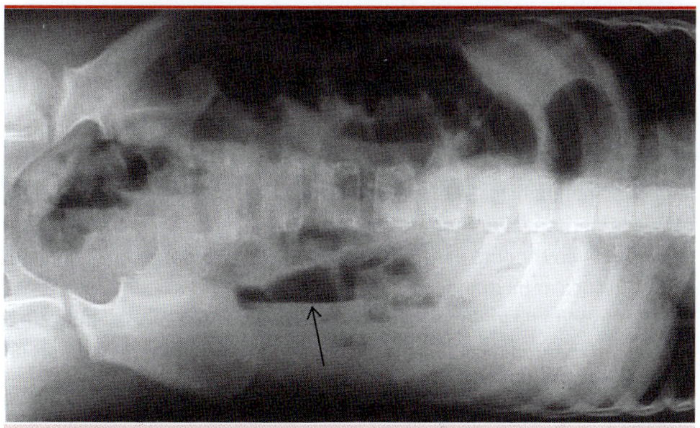

FIGURA 71.2 ■ Radiografia simples de abdome (raios horizontais) mostrando alça sentinela (seta) em um paciente com apendicite aguda.

■ ABDOME AGUDO OBSTRUTIVO

Corresponde aos casos de obstrução intestinal mecânica. É caracterizado pela tríade sintomática: dor abdominal em cólica, parada de eliminação de gases e fezes associadas a náuseas e vômitos. Nos casos de obstrução intestinal na porção distal do trato digestório, a distensão abdominal estará presente (Figura 71.3).

A radiografia simples, a US e a TC de abdome evidenciam a presença de alças distendidas com níveis hidroaéreos (Figura 71.4). O intestino delgado aparece com a característica imagem em "pilha de moedas", representação radiológica ou tomográfica das pregas mucosas que ocupam toda a circunferência da alça. Nos casos de obstrução parcial (suboclusão),

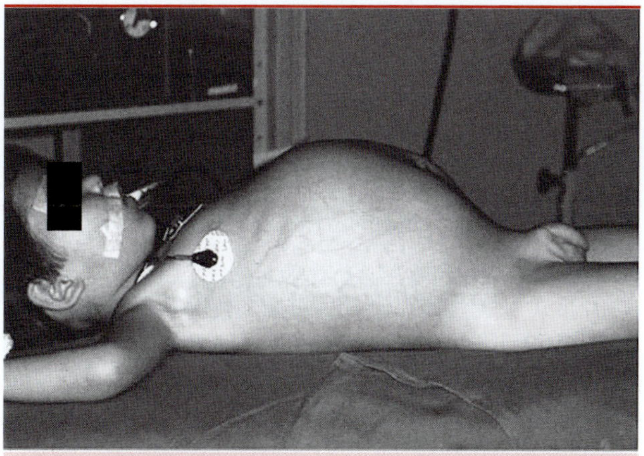

FIGURA 71.3 ■ Distensão abdominal. Abdome agudo obstrutivo.

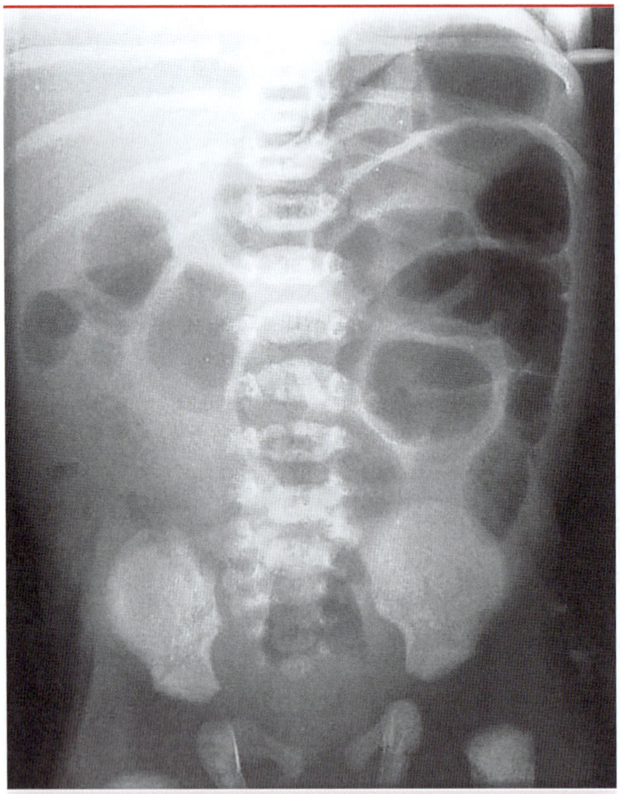

FIGURA 71.4 ■ Radiografia simples de abdome. Alças intestinais distendidas por obstrução.

pode-se utilizar a radiografia ou a TC com contraste (trânsito intestinal) para confirmar a suspeita diagnóstica e o nível da obstrução.

■ ABDOME AGUDO PERFURATIVO

Pouco frequente no paciente pediátrico. Aparece na perfuração do trato digestório proximal, com extravasamento de sucos digestivos, muito irritantes, para o interior da cavidade peritoneal.

Os sucos digestivos (gástrico, biliar e pancreático) provocam intenso processo inflamatório no peritônio determinando dor abdominal súbita e lancinante, dispneia e toxemia. Na criança maior, há sua contratura antálgica (involuntária) e espástica, da musculatura abdominal já desenvolvida, caracterizando o "abdome em tábua" à palpação. Na criança menor, a musculatura abdominal é pouco desenvolvida e, na vigência de perfuração de víscera oca, ocorre súbita e intensa distensão abdominal. A presença de ar na cavidade peritoneal decorrente da perfuração torna imperceptível a macicez hepática à percussão do hipocôndrio direito (sinal de Joubert).

ATENÇÃO!

No abdome agudo perfurativo, pouco frequente no paciente pediátrico, nota-se, nos recém-nascidos e lactentes jovens, edema da parede abdominal. Trata-se da propagação, por contiguidade, do processo inflamatório peritoneal, provocado pelas secreções digestivas.

A radiografia simples e a TC de abdome em posição ortostática revelam o pneumoperitoneo, isto é, ar entre o fígado ou baço e o diafragma (Figura 71.5).

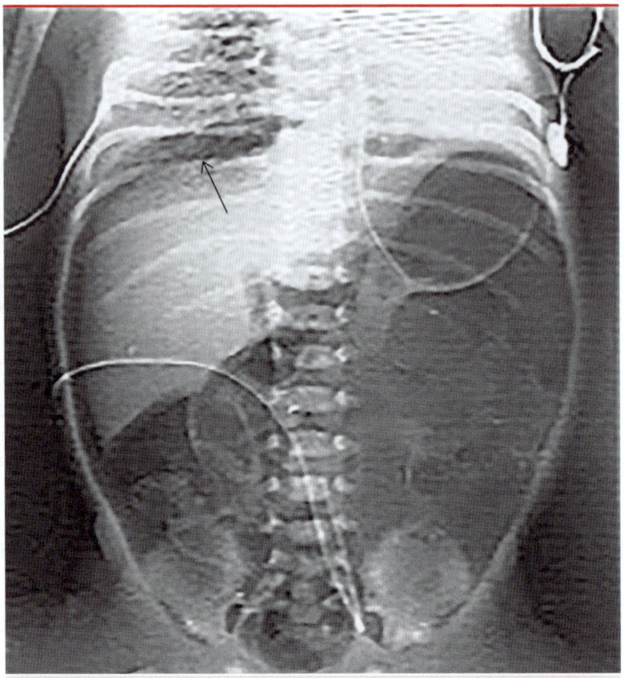

FIGURA 71.5 ■ Abdome agudo perfurativo. Seta indica pneumoperitônio (ar entre o fígado e o diafragma).

■ ABDOME AGUDO HEMORRÁGICO

Deve-se ao extravasamento sanguíneo para o interior da cavidade peritoneal. O sangue extravasado provoca inflamação pouco intensa no peritônio parietal.

ATENÇÃO!

No abdome agudo hemorrágico, a dor abdominal é de pequena intensidade, incaracterística, habitualmente localizada em hipogástrio e fossas ilíacas. Como a dor é, em geral discreta, o que chama mais a atenção são os sinais de anemia e/ou hipovolemia.

Nas hemorragias vultuosas, o paciente pode chegar ao hospital em choque hipovolêmico. O exame físico pode mostrar um arroxeamento em flancos ou periumbilical, denunciando a presença de sangue no interior da cavidade peritoneal ou no retroperitônio (Figura 71.6). Em crianças com persistência do conduto peritônio, o sangue pode ocupar o canal inguinal, a bolsa testicular ou grandes lábios.

Na suspeita de abdome agudo hemorrágico, a US e a TC identificam o sangue intraperitoneal. A punção e o lavado peritoneal podem ser úteis na confirmação imediata do quadro.

■ ABDOME AGUDO VASCULAR

Corresponde à obstrução vascular mesentérica que leva ao infarto hemorrágico, um segmento maior ou menor do tubo digestivo.

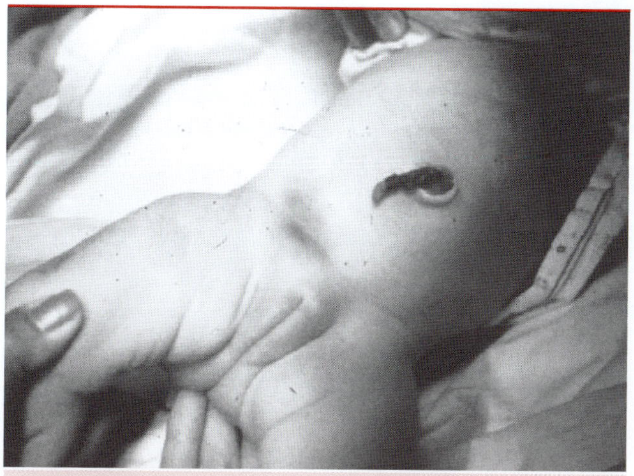

FIGURA 71.6 ■ Abdome agudo hemorrágico. Arrocheamento na região inguinal direita devido a sangue no interior da cavidade peritoneal.

ATENÇÃO!

No abdome agudo vascular, o quadro abdominal é incaracterístico, podendo simular clinicamente os outros tipos de abdome agudo. O que chama a atenção do médico assistente é a rápida deterioração do estado geral, seguida de colapso circulatório e choque séptico.

O abdome, geralmente, apresenta-se muito distendido, tenso, com ausência de ruídos hidroaéreos. O toque retal pode evidenciar sangue escurecido, por vezes com muco e restos necróticos da mucosa assim como odor pútrido no conteúdo retal.

Na criança, os fatores predisponentes para o acidente vascular mesentérico são geralmente condições anatômicas que propiciem a interrupção da irrigação mesentérica. Muitas vezes, o abdome agudo vascular é a manifestação de condições como bridas congênitas, persistência do ducto onfalomesentérico e má rotação intestinal.

Os exames subsidiários são incaracterísticos, podendo ser encontrada qualquer condição descrita anteriormente.

ATENÇÃO!

A caracterização da síndrome do abdome agudo vascular pode ser difícil no paciente pediátrico. A atenção e experiência do médico assistente serão fundamentais para o diagnóstico precoce.

Os diagnósticos anatômicos, isto é, as patologias que causam abdome agudo na criança, são muito variados. Podem ser agrupados em sua frequência de acordo com a idade do paciente (Figuras 71.7 e 71.8).

REVISÃO

- Uma das síndromes mais comuns e importantes da prática médica, a do abdome agudo reúne patologias que cursam com dores abdominais e que colocam em risco a vida dos pacientes, exigindo intervenção e diagnóstico precoces.

RECÉM-NASCIDO

- SÍNDROME OBSTRUTIVA →
  - Hérnia inguinal encarcerada
  - Atresia intestinal
  - Anomalia anorretal
  - Megacolo congênito
- SÍNDROME INFLAMATÓRIA →
  - Enterocolite necrosante
- SÍNDROME PERFURATIVA →
  - Perfuração iatrogênica
- SÍNDROME HEMORRÁGICA →
  - Tocotraumatismo
- SÍNDROME VASCULAR →
  - Volvo intestinal

FIGURA 71.7 ■ Principais causas de abdome agudo no recém-nascido.

LACTENTE, PRÉ-ESCOLAR E ESCOLAR

- SÍNDROME INFLAMATÓRIA →
  - Apendicite Aguda
  - Colecistite Aguda
  - Pancreatite Aguda
  - Diverticulite de Meckel
- SÍNDROME OBSTRUTIVA →
  - Hérnia inguinal encarcerada
  - Bridas e aderências pós-operatórias
  - Invaginação intestinal
  - Obstrução por novelo de áscaris
- SÍNDROME PERFURATIVA →
  - Úlcera duodenal perfurada
- SÍNDROME HEMORRÁGICA →
  - Cisto de ovário roto
  - Prenhez tubária rota
- SÍNDROME VASCULAR →
  - Volvo intestinal

FIGURA 71.8 ■ Principais causas de abdome agudo no lactente, pré-escolar e escolar.

- Muitas doenças que se manifestam como abdome agudo são de tratamento cirúrgico de urgência para cujo êxito o diagnóstico e conduta precoces são essenciais.
- A análise da dor abdominal, o sintoma mais importante, e de sinais e sintomas que a acompanham determina a classificação do abdome agudo em: (1) abdome agudo inflamatório (resultante de processo inflamatório de um órgão intra ou extra peritoneal com inflamação do peritônio parietal); (2) abdome agudo obstrutivo; (3) abdome agudo perfurativo; (4) abdome agudo hemorrágico; (5) abdome agudo vascular.
- Exames laboratoriais podem ser inespecíficos quanto a diagnósticos diferenciais. Os de imagem suportam a hipótese diagnóstica.

REFERÊNCIAS

1. Botsford TW, Wilson RE. The acute abdomen. Philadelphia: Saunders; 1969.
2. Moore LJ, Turner KL, Todd SR, editors. Common problems in acute care surgery. New York: Springer; 2013.

LEITURAS SUGERIDAS

Ashcraft KW, Holder TM, editors. Pediatric surgery. 2nd ed. Philadelphia: W.B. Saunders; 1993.

Cury EK. Manual de cirurgia pediátrica. São Paulo: Sarvier; 2006.

D'Agostino J. Common abdominal emergencies in children. Emerg Med Clin North Am. 2002;20(1):139 53.

Grosfeld JL, O'Neil JA, Fonkalsrud EW, Coran AG, editors. Pediatric surgery. 6th ed. Philadelphia: Elsevier; 2006.

Karaman A, Demirbilek S, Akin M, Gürünlüoğlu K, Irşi C. Does pneumoperitoneum always require laparotomy? Report of six cases and review of the literature. Pediatr Surg Int. 2005;21(10):819-24.

Sivit CJ. Contemporary imaging in abdominal emergencies. Pediatr Radiol. 2008;38 Suppl 4:S675-8.

PARTE

16

CIRURGIA PLÁSTICA

Lydia Masako Ferreira

72

AVULSÕES E GRANDES LACERAÇÕES

■ LYDIA MASAKO FERREIRA

■ FELIPE C. ISOLDI

Os traumas de membros superiores e inferiores são frequentes em pacientes vítimas de politraumatismo, ocorrendo em menor número de forma isolada. Dessa forma, a abordagem inicial do membro não representa prioridade de manejo, e o paciente deve ser inicialmente avaliado quanto à sequência de atendimento habitual das diretrizes do ATLS.[1] Na avaliação primária, cabe à equipe médica determinar as estruturas anatômicas comprometidas, determinando as prioridades de tratamento.

■ AVALIAÇÃO PRIMÁRIA

Na avaliação primária, as lesões de partes moles podem ser avaliadas tanto durante o momento "**C**" (Circulação), pela presença de hemorragia, do ABCDE das diretrizes do ATLS,[1] quanto no momento "**E**" (Exposição), em que se que pode avaliar a extensão da lesão pela exposição do paciente.

A avulsão é definida pela tração forçada de tecido do seu local de inserção original e deslizamento sobre os tecidos por mecanismo traumático. A tração dos tecidos envolve o estiramento dos vasos, que, por sua vez, provoca contração do músculo liso da parede vascular. As fibras musculares estiradas dos vasos se enovelam e se comportam como pequenos trombos, levando à isquemia e à possibilidade de necrose cutânea.

Pode haver ruptura completa das conexões neurovasculares entre o tecido avulsionado e as outras estruturas. Pode haver uma separação entre as estruturas de partes moles, por exemplo, entre a pele e a tela subcutânea sobre as outras estruturas, fascial e/ou muscular, expondo-as (Figura 72.1).

ATENÇÃO!

A gravidade da avulsão pode ser classificada em menor, quando envolve apenas a pele, moderada, nos casos de "desluvamento", e grave, quando ocorrem amputações.

Um dos tipos de avulsão e que ocorrem no couro cabeludo é o escalpe. Pode ser parcial ou total e, geralmente, é ocasionado pelo "arrancamento" do couro cabeludo pela tração acidental dos cabelos (Figura 72.2). Por esse motivo, no Brasil, sua incidência é maior em localidades ribeirinhas no uso de embarcações fluviais, as quais apresentam o eixo rotatório do motor exposto. Esse tipo de lesão apresenta impacto social e político importante devido ao caráter clínico, com repercussão hemodinâmica, como trauma dos tecidos da porção cefálica e exposição óssea do crânio, e pelos aspectos negativos, como psicológico, emocional, social e de autoestima.

A laceração se diferencia pelo seu mecanismo de lesão das camadas de partes moles, apresentando-se irregular e chanfrada (Figura 72.3). Não respeita planos de clivagem entre as camadas e é comum haver destruição parcial dos tecidos envolvidos, perdas de tecidos e lesão grave dos feixes neurovasculares. Lesões contaminadas com corpos estranhos ou debris coletados na ocasião do trauma também devem ser considerados.

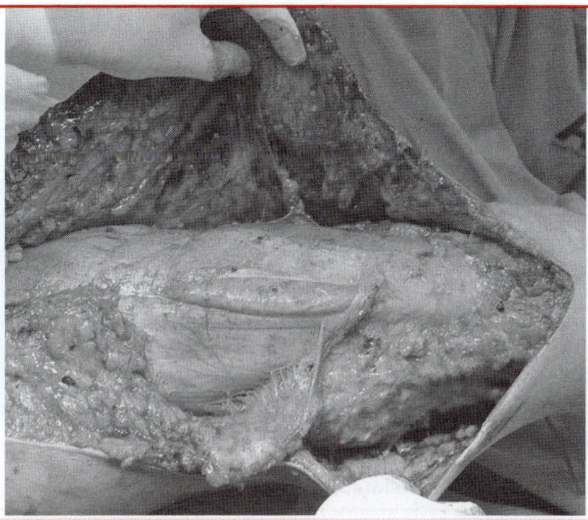

FIGURA 72.1 ■ Avulsão em região medial de coxa direita, com desluvamento do superficial e preservação dos tecidos profundos musculofasciais.

Fonte: Cedida por Dr. Fernando Amato.

Para ambos os tipos de lesões, o tratamento inicial do paciente visa à reposição de volume (devido à provável perda sanguínea), à compressão local (caso haja sangramento ativo), à redução da fratura, se houver, e à imobilização adequada do membro. A seguir, é descrito o fluxograma da avaliação primária ao paciente vítima de trauma associado à lesão de partes moles em membros (Figura 72.4).

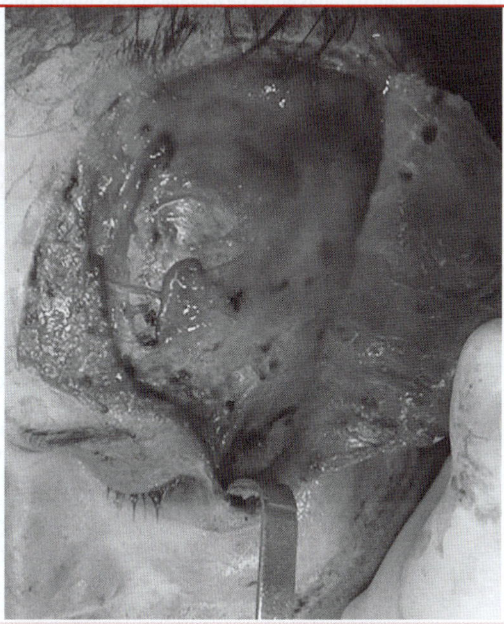

FIGURA 72.2 ■ Exemplo de escalpe por trauma corto contuso.

Fonte: Cedida por Dr. Fernando Amato.

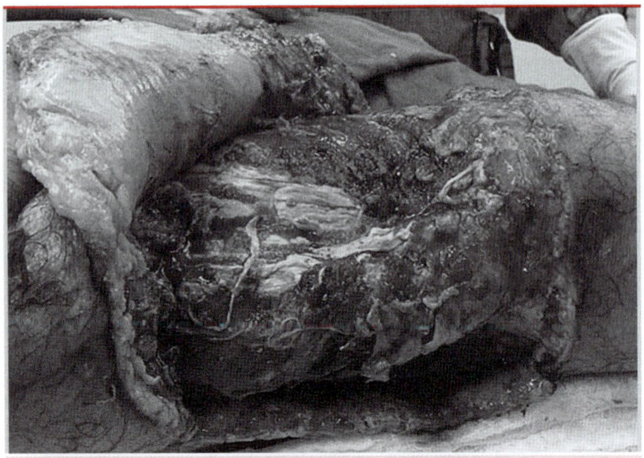

FIGURA 72.3 ■ Laceração em coxa esquerda.

■ AVALIAÇÃO SECUNDÁRIA

A avaliação secundária é iniciada após a estabilidade do paciente na avaliação primária. Assim, as lesões de partes moles podem ser avaliadas mais adequadamente. Importante obter informações quanto ao ambiente onde ocorreu o trauma, como locais contaminados, e a fatores relacionados aos antecedentes pessoais mórbidos do paciente, os quais podem agravar o tratamento, a recuperação e a reabilitação.

ATENÇÃO!

Algumas complicações agudas podem estar associadas às lesões tegumentares graves, como a mioglobinúria, a síndrome compartimental e a embolia gordurosa (quando há fratura de ossos longos). Essas lesões dependem da extensão da lesão e do tempo decorrido do trauma. Prefere-se que sejam tratadas antes de a avaliação da cirurgia plástica.

■ CRITÉRIOS PARA SALVAR O MEMBRO E MOMENTO PARA A RECONSTRUÇÃO

A padronização de fluxogramas de decisão para se salvar ou amputar um membro com avulsão (moderada a severa) e grande laceração ainda é bastante discutível. A literatura ainda carece de estudos que possam definir melhor os critérios de amputação. As fraturas complexas e lesões de maior gravidade e difícil reparo neurovascular e alguns fatores são preditivos para uma evolução que podem indicar a amputação do membro traumatizado. Os indicativos são representados pela isquemia maior de 4 a 6 horas com necrose muscular, esmagamento ou destruição extensa de partes moles, contaminação significante da ferida e idade avançada do paciente com comorbidades associadas. A seguir, um exemplo de uma laceração grave que foi abordada previamente pela equipe de cirurgia vascular para o reparo da artéria braquial seccionada (Figura 72.5).

Desde a avaliação primária do paciente e nas demais avaliações sequenciais, o membro traumatizado pode evoluir de maneira não satisfatória. Atenção regular e constante da perfusão distal, do pulso, da temperatura, da cor, da parestesia deve ser realizada enquanto o paciente ainda não estiver liberado para o tratamento específico.

O tempo de abordagem das avulsões e grandes lacerações, desde o momento do trauma até a chegada do paciente ao centro de trauma, é questionável e varia de acordo com a estabilidade clínica do paciente e a integridade do membro. O exemplo ilustrado pela Figura 72.4 se refere a um paciente estável, porém, com perda da integridade do membro. Caso não houvesse a abordagem pronta e rápida da cirurgia vascular em tratar a lesão da artéria braquial, o membro com grande laceração teria sido amputado.

Não há embasamento na literatura quanto ao tempo de até seis horas para o fechamento da ferida, contado desde o momento do trauma, para se evitar infecção. Independente das horas passadas do trauma, o tratamento visa à limpeza local, ao desbridamento de tecidos necróticos e à sutura, à enxertia ou retalho de cobertura de acordo com o tipo de lesão. Desde que o paciente esteja com quadro clínico estável, quanto mais rápido (até 72 horas após o trauma) se iniciar o tratamento, melhor será o resultado funcional. Após esse período, o paciente deve apresentar, provavelmente, importante perda funcional e estética.

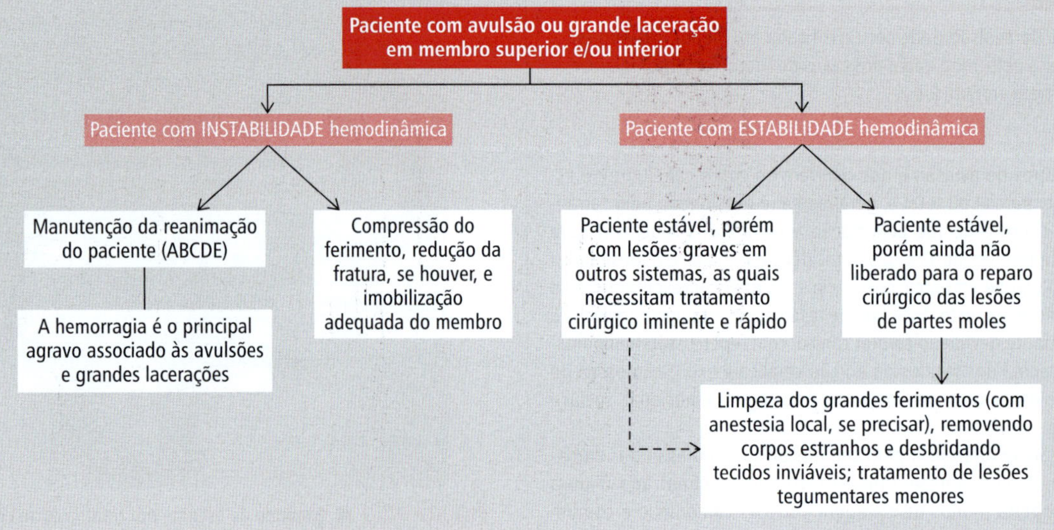

FIGURA 72.4 ■ Fluxograma para a avaliação inicial ao paciente.

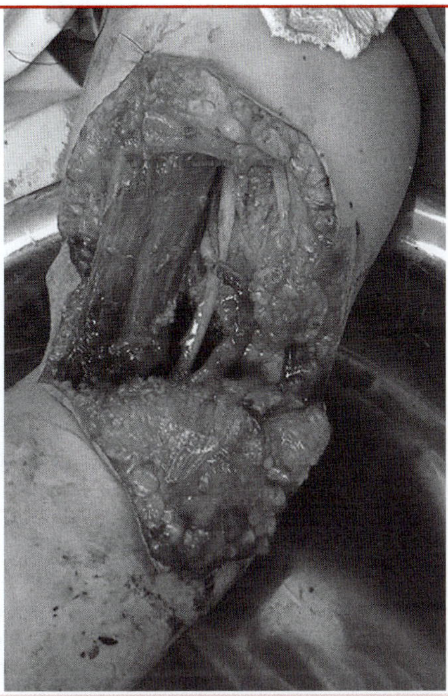

FIGURA 72.5 ■ Laceração grave em membro superior direito.

Fonte: Cedida por Dr. Roney Fechine.

■ IMUNIZAÇÃO E ANTIBIOTICOTERAPIA

Todos os pacientes com ferimentos extensos e profundos de partes moles devem ser questionados quanto ao seu quadro vacinal e devidamente imunizado para o tétano. A terapia antibiótica deve ser iniciada. O Quadro 72.1 expõe as terapêuticas.

QUADRO 72.1 ■ Avaliação e proposta de imunização antitetânica e antibioticoterapia ao paciente vítima de avulsão e grande laceração

Tétano (Situação vacinal do paciente)	Incerta ou menor de três doses: ▪ Lesão sugestiva = vacinação e imunoglobulina ▪ Lesão não sugestiva = apenas vacinação Maior ou igual a três doses: ▪ Lesão sugestiva = vacinação se última dose > 5 anos ▪ Lesão não sugestiva = vacinação se última dose > 10 anos
Antibioticoterapia	O *Guideline* de 2011 (EAST *practice group*)[2] apresenta nível I de evidência à proteção antibiótica desde o momento do trauma contra gram-positivo; nos casos de trauma extenso de partes moles associado à fratura óssea e lesão vascular, deve-se também associar proteção contra gram-negativos.

■ ATENDIMENTO DA CIRURGIA PLÁSTICA

O paciente vítima de trauma por avulsão e grandes lacerações deve receber o atendimento em momento de estabilidade clínica. Caso ele ainda não seja liberado para o tratamento cirúrgico específico ao tegumento, pode-se realizar o desbridamento dos tecidos inviáveis, limpeza cirúrgica com retirada de corpos estranhos com anestesia local. Em casos de avulsão, em que se tem grande perda de substância, pode-se realizar limpeza local com bastante volume de SF a 0,9%, desengorduramento do retalho avulsionado, realizar o enxerto da pele avulsionada e desengordurada e curativo oclusivo com material esterilizado. Essas ações, mesmo que provisórias, são importantes para se minimizar danos e procuram garantir a integridade do membro.

■ CURATIVO A VÁCUO E CÂMARA HIPERBÁRICA

A cirurgia plástica dispõe de diversos tipos de curativos para as mais variadas situações: lesões agudas, em pós-operatório, crônicas, contaminadas, infectadas, etc. Atualmente, o curativo sob pressão negativa ou "curativo a vácuo" vem ganhado destaque por representar ser adjunto no preparo do ferimento para a cirurgia definitiva. Esse procedimento é versátil para os tamanhos variados de lesões, é fácil de ser instalado e mantido. Esse curativo possibilita retirar tecidos desvitalizados, diminuir fluidos da ferida e promover a formação de tecido de granulação. O sistema de pressão negativa funciona com uma esponja sobre o ferimento, filme plástico adesivo envolvente e um sistema de tubos com bomba de sucção (Figura 72.6).

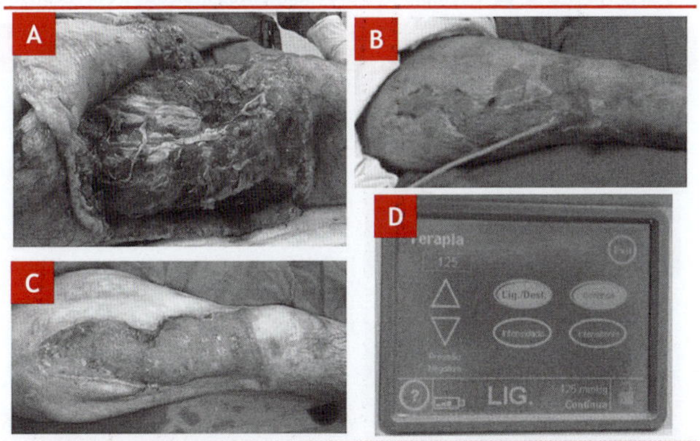

FIGURA 72.6 ■ (A) Grande laceração de coxa e submetida à limpeza cirúrgica. (B) Instalação de curativo a vácuo em coxa. (C) Resultado da laceração em coxa após sucessivos curativos a vácuo. (D) Visor do aparelho (bomba a vácuo) para disposição do padrão de tratamento.

O curativo a vácuo não deve ser realizado em ferimentos com sangramento ativo ou risco de sua ocorrência. Seu completo mecanismo de funcionamento, em nível tecidual e celular, ainda está em estudo. No entanto, já é sabido o aumento da oferta local de sangue, estimulação de fatores de crescimento, estimulação de mitose celular e a formação de tecido de granulação. O sistema de vácuo pode funcionar de modo contínuo ou intermitente, e sua pressão é regulada, geralmente, em 125 mmHg. O curativo a vácuo pode ser também usado no pós-operatório sobre a ferida recém-fechada por enxerto ou retalho, melhorado as chances de sucesso do tratamento. Algumas vezes, o benefício do tratamento prévio com curativo a vácuo reduz o tamanho da lesão evitando-se procedimento cirúrgico maior para seu completo fechamento (Figura 72.6).

ATENÇÃO!

Em casos de avulsão sem a perda importante de tecido ou com preservação de pedículo, o curativo a vácuo é uma excelente opção para minimizar os danos e as sequelas funcionais posteriores.

A câmara hiperbárica ou oxigenoterapia hiperbárica é uma ferramenta terapêutica a qual oferece oxigênio puro (fração inspirada de oxigênio [FiO_2] = 100%) ao paciente em um ambiente pressurizado acima da pressão atmosférica. É segura e com poucas contraindicações; é indicada para os casos de feridas infectadas com agravantes, podendo ser utilizada em conjunto ao curativo a vácuo.

TRATAMENTO CIRÚRGICO

Diversas opções podem ser consideradas para o tratamento cirúrgico de avulsões e grandes lacerações e, dessa forma, deve-se optar pela melhor opção ao caso e que providenciará uma recuperação funcional satisfatória.

A "escada de reconstrução" (Figura 72.7) foi muito utilizada há algum tempo antes da maior prática e ampla estruturação para procedimentos em microcirurgia nos hospitais hoje em dia. Essa escada inicia o planejamento da reconstrução pelos procedimentos mais simples aos mais complexos.

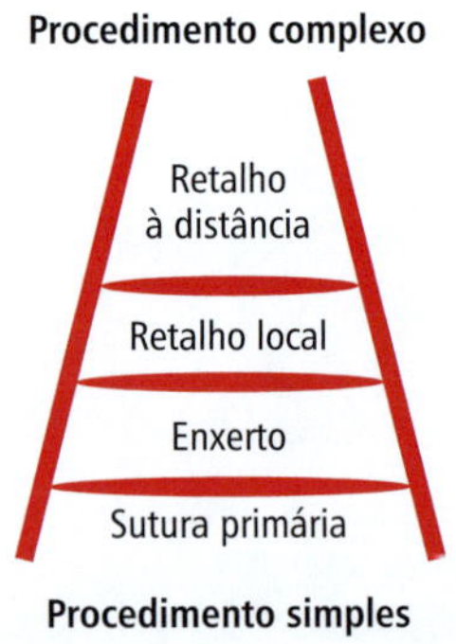
Procedimento complexo
Retalho à distância
Retalho local
Enxerto
Sutura primária
Procedimento simples

FIGURA 72.7 ■ Ilustração da "escada de reconstrução", em que a escolha do tratamento cirúrgico se inicia pelos procedimentos cirúrgicos de menor aos de maior complexidade.

A indicação para o procedimento de reconstrução deve ser justificada de acordo com as características da lesão, a condição do paciente e a estrutura hospitalar. A seguir, o Quadro 72.2 expõe o procedimento, suas ca-

QUADRO 72.2 ■ Exemplo dos procedimentos indicados em reconstruções de membros

PROCEDIMENTO	CARACTERÍSTICAS	VANTAGENS/DESVANTAGENS	EXEMPLOS
Enxerto de pele 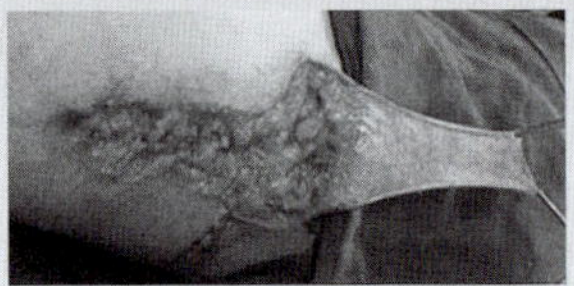 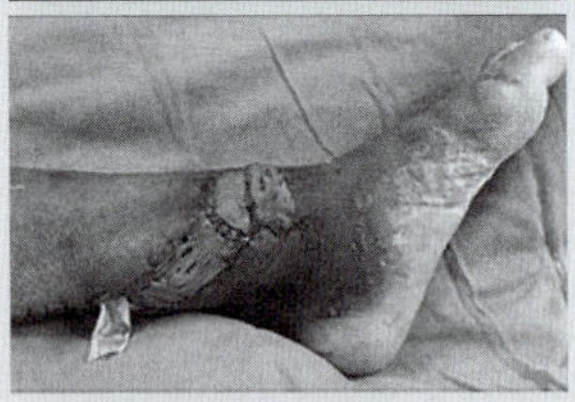	A pele avulsionada ou "desluvada" pode ser aproveitada para se enxertar a região do trauma após desengorduramento e garantir a proteção e cobertura cutânea.	Rápida execução e fácil manejo; porém, pior qualidade estética.	Enxerto em lâmina ou em malha (ampliando sua cobertura).
Retalhos locais 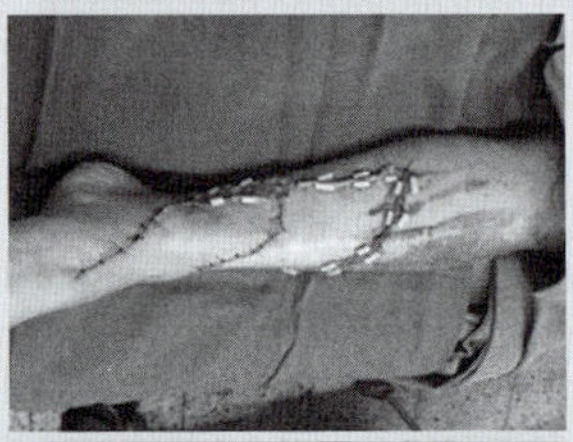 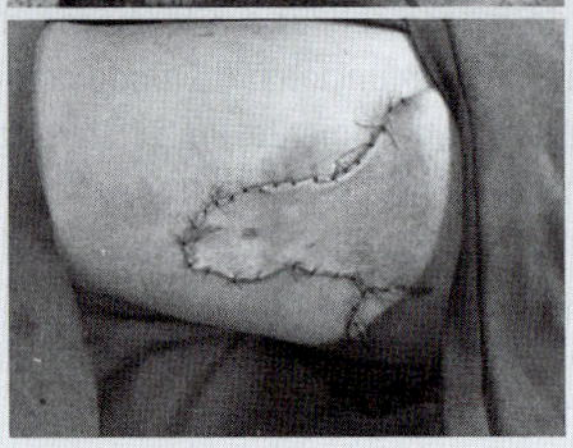	Reconstrução local se utilizando dos tecidos semelhantes de vizinhança e tecidos "levantados" pelo traumatismo, mas que mantiveram viabilidade.	Menor tempo cirúrgico e baixa complexidade; porém, menor uso para lesões extensas e de grande laceração.	Retalhos locais ao acaso, retalhos de rotação e retalhos de transposição (Zetaplastia e Wplastia).

Retalhos perfurantes, faciais e musculares 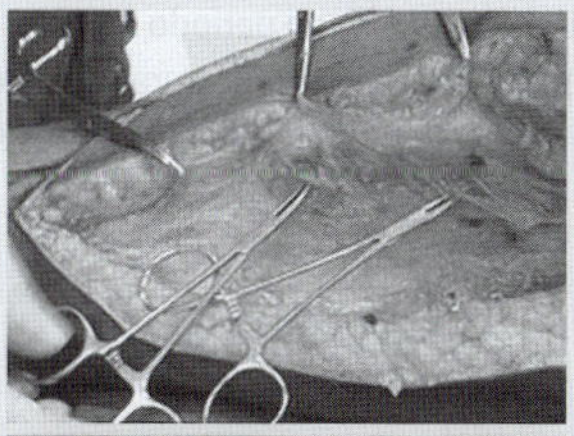 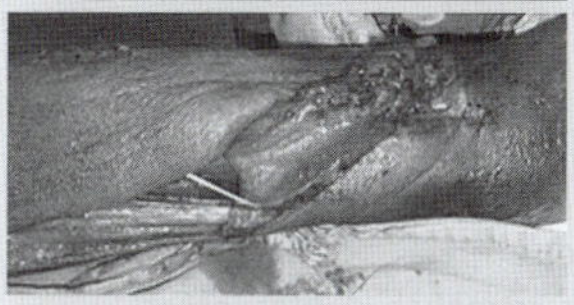	Retalhos fasciocutâneos e musculofasciocutâneos vascularizados por vasos perfurantes, axiais ou aleatórios. São transferidos para a região do trauma preenchendo e cobrindo de maneira adequada.	Transferência de tecido para preencher a lesão, cobertura de grandes defeitos e lacerações; porém, deve-se ter conhecimento anatômico dos pedículos vasculonervosos e dos arcos de rotação. Retalhos apenas musculares precisam receber enxerto cutâneo sobre eles.	Retalho perfurante posterior de coxa, retalho solear, retalho ântero-lateral da coxa, retalho tensor da fáscia lata, retalho inguinal, retalho ântero-lateral da coxa, retalho sural, retalho grácil, retalho dos gastrocnêmios.
Retalhos microcirúrgicos 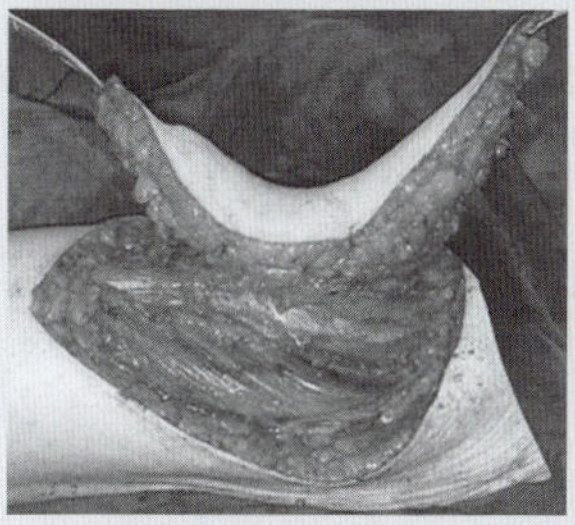	Retalhos de regiões distantes da lesão do trauma são transferidos para a cobertura da ferida por meio da microcirurgia. Concomitantemente o leito receptor é preparado identificando-se artéria e veia viáveis para anastomose.	Podem ser compostos (osso, músculo, fáscia, tela subcutânea e pele). Boa cobertura para lesões grandes, manutenção funcional; porém, necessidade de anastomose vascular.	Retalho ântero lateral da coxa, retalho de músculo grande dorsal, retalho de músculo reto abdominal, retalho antebraquial ("Chinês").

racterísticas, vantagens e desvantagens e, por fim, alguns exemplos mais utilizados nas reconstruções de avulsões e grandes lacerações.

Geralmente, as grandes lesões de partes moles necessitam de múltiplas abordagens cirúrgicas para melhor "ajustar" os tecidos na região do trauma. Alguns dos retalhos utilizados para o fechamento das lesões apresentam aparência irregular, espessa, havendo necessidade de retoques como "emagrecidos" em um segundo tempo operatório.

Na opção pela amputação, é necessário considerar a melhor abordagem e o tratamento do coto a ser amputado. Ou seja, realizar o desbridamento de tecidos desvitalizados, limpeza local importante e realizar retalhos, geralmente, músculos fasciocutâneos para a cobertura. Esse procedimento facilita a programação tardia para o restabelecimento funcional, pelo uso de órteses.

CONCLUSÃO

A abordagem de lesões complexas de partes moles, como as avulsões e grandes lacerações, depende da estabilidade clínica do paciente, das características da lesão e seus tecidos viáveis e da estrutura hospitalar.

REVISÃO

- A abordagem inicial do membro no trauma não representa prioridade de manejo, e o paciente deve ser inicialmente avaliado quanto à sequência de atendimento habitual das diretrizes do ATLS. Na avaliação primária, cabe à equipe médica determinar as estruturas anatômicas comprometidas, determinando as prioridades de tratamento.
- A avulsão é definida pela tração forçada de tecido do seu local de inserção original e deslizamento sobre os tecidos por mecanismo traumático.
- A laceração se diferencia pelo seu mecanismo de lesão das camadas de partes moles, apresentando-se irregular e chanfrada.
- Para ambos os tipos de lesões, o tratamento inicial do paciente visa à reposição de volume (devido à provável perda sanguínea), à compressão local (caso haja sangramento ativo), à redução da fratura, se houver, e à imobilização adequada do membro.
- A avaliação secundária é iniciada após a estabilidade do paciente na avaliação primária.
- Todos os pacientes com ferimentos extensos e profundos de partes moles devem ser questionados quanto ao seu quadro vacinal e devidamente imunizado para o tétano.
- Diversas opções podem ser consideradas para o tratamento cirúrgico de avulsões e grandes lacerações e, dessa forma, deve-se optar pela melhor opção ao caso e que providenciará uma recuperação funcional satisfatória.

REFERÊNCIAS

1. American College of Surgeons Committee on Trauma. Advanced trauma life support (ATLS) student course manual. 9th ed. Chicago: American College of Surgeons; 2012.
2. Hoff WS, Bonadies JA, Cachecho R, Dorlac WC. East Practice Management Guidelines Work Group: update to practice management guidelines for prophylactic antibiotic use in open fractures. J Trauma. 2011;70(3):751-4.

LEITURAS SUGERIDAS

Centro de Vigilância Epidemiológica. Orientações para ações de vigilância epidemiológica [Internet]. São Paulo: COVISA; 2007. Profilaxia do tétano após ferimento; [capturado em 2 set. 2016]; p. 77. Disponível em: http://

www.prefeitura.sp.gov.br/cidade/secretarias/upload/orientacoes_acoes_vig-epidemio_1254753024.pdf.

Ferreira LM. Avulsões. In: Ferreira LM, editor. Guias de medicina ambulatorial e hospitalar Unifesp – Escola Paulista de Medicina: cirurgia plástica. São Paulo: Manole; 2007.

Sandy-Hodgetts K, Watts R. Effectiveness of negative pressure wound therapy/closed incision management in the prevention of post-surgical wound complications: a systematic review and meta-analysis. JBI Database System Rev Implement Rep. 2015;13(1):253-303.

73 TRAUMA DE FACE

MAX DOMINGUES PEREIRA

A face é uma região susceptível ao trauma devido à sua localização de destaque e relativa baixa resistência dos tecidos moles. O paciente com trauma da face deve ser investigado quanto à presença de lesões associadas graves em outras regiões, principalmente crânio e cervical. O trauma de face é didaticamente dividido em fraturas e em lesões dos tecidos moles, que muitas vezes ocorrem simultaneamente. O conhecimento e o atendimento adequado ao trauma da face, em todas as suas fases, reduzem a incidência, bem como a gravidade das sequelas estético-funcionais, psicológicas e financeiras presentes em cerca de um terço dos politraumatizados.

ETIOLOGIA

Acidentes de trânsito, agressões físicas, quedas, acidentes de trabalho e esportivos. São fatores de risco os extremos de idade, o abuso de álcool e drogas e o desrespeito às leis de trânsito.

EPIDEMIOLOGIA

A gravidade e a etiologia variam conforme o período e a população estudados. Na Disciplina de Cirurgia Plástica da UNIFESP, no período de 1999 a 2005, foram atendidos 912 pacientes apresentando 1.223 fraturas da face, com predomínio no sexo masculino e na faixa etária adulta jovem (20-29 anos) (Figura 73.1).

DIAGNÓSTICO

A abordagem ao trauma da face é feita em três fases: urgência, precoce e definitiva. A maioria dos pacientes é atendida na fase precoce, pois não apresentam urgência.

FRATURAS DA URGÊNCIA

- **Permeabilidade das vias aéreas**
  - Aspiração de sangue, corpos estranhos, dentes, ossos
  - Estabilização temporária das fraturas maxila/mandíbula
- **Controle da hemorragia**
  - Compressão direta, ligadura criteriosa de vasos, embolização nos casos graves
- **Equipe multidisciplinar**
  - Avaliação das lesões graves associadas (craniencefálica, cervical e toracoabdominais, membros)

PRECOCE

- **Anamnese/Exame específico da face**
- **Exames complementares**
  - TC
- **Avaliações especializadas**
  - Cirurgia plástica, oftalmologia, otorrino e neurocirurgia
- **Documentação fotográfica**
- **Limpeza e sutura das lesões de tecidos moles**
  - Analgesia, profilaxia antitetânica e antibioticoterapia

DEFINITIVA

- **Redução e osteossíntese das fraturas**
  - Tratamento específico de cada fratura
  - Importante lembrar que nem todas as fraturas são de tratamento cirúrgico, e sim conservador (condições clínicas ruins, sem alterações funcionais, deslocamentos leves)

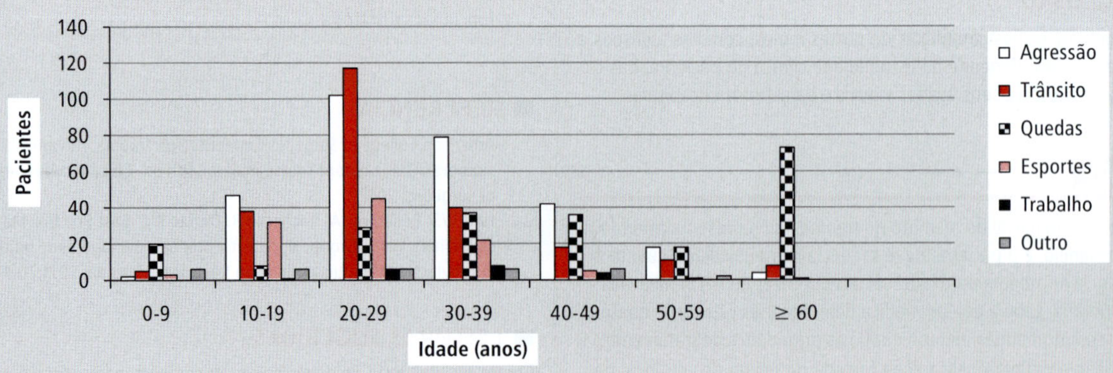

FIGURA 73.1 ■ Distribuição das etiologias por faixa etária das fraturas faciais de 912 pacientes atendidos no Hospital São Paulo (Unifesp), no período de 1999 a 2005.

- O tratamento deve ser o mais precoce possível (48h) desde que as condições clínicas permitam

As fraturas também podem ser classificadas de acordo com a sua localização na face, sendo a etiologia, o quadro clínico e os exames complementares específicos para cada região.

CLASSIFICAÇÃO DAS FRATURAS DA FACE POR REGIÃO

- Fratura nasal
- Fratura da órbita
- Fratura da maxila
- Fratura da mandíbula

ATENÇÃO!

Um grande avanço no diagnóstico correto e no planejamento do tratamento das fraturas da face é a TC da face. Os exames de radiologia simples ainda podem ser utilizados em locais onde não é possível realizar TC.

FRATURA NASAL

Introdução

Estrutura ostiocartilaginosa relativamente frágil, sendo o osso fraturado com maior frequência. Resulta de um impacto frontal ou lateral. É a fratura de face mais frequente. As fraturas com deslocamento posterior podem ser classificadas de acordo com a sua extensão:

Classificação das fraturas nasais (Figura 73.2)[1]

- Tipo I – Fratura da região anterior da pirâmide e septo nasal
- Tipo II – Deslocamento septal e fratura cominutiva da pirâmide nasal
- Tipo III – Envolvimento do processo frontal da maxila uni/bilateralmente, fratura nasoetmoidal

Diagnóstico clínico

Varia com o tempo pós-trauma e a extensão da fratura. A epistaxe é universal, em geral autolimitada. Pode estar presente também dor, edema, crepitação do dorso nasal, equimose periorbital e obstrução respiratória pelo edema da mucosa, desvio das estruturas, hematoma septal ou coágulos. Lacerações de mucosa e ferimentos corto-contusos no dorso nasal, desvio lateral ou posterior (nariz em sela), anosmia e/ou liquorreia (lesão da lâmina cribriforme) também são achados frequentes.

Diagnóstico radiológico

Radiografia de perfil dos ossos nasais e incidência de Waters (mentoplaca). O exame de TC é o melhor exame, por apresentar maior acurácia e estar indicada nos casos de impacto frontal.

Exame especular

É feito para a exclusão do hematoma septal, que requer drenagem de urgência.

Tratamento

Pode ser **conservador ou cirúrgico** (Figura 73.3).

O tratamento cirúrgico pode ser aberto ou fechado. A anestesia geral é recomendada pelo maior conforto e risco menor de aspiração.

A redução fechada dos ossos nasais é feita com o auxílio do cabo de bisturi nº 3 protegido por dedo de luva. A inspeção e a palpação confirmam a redução. Nas fraturas do septo nasal, utilizam-se pinças especiais para septo (Asch). Após a redução, é mantido um tampão anterior abaixo da porção distal dos ossos nasais e uma tala de gesso ou cobre sobre a região dos ossos nasais e processos frontais da maxila. O tamponamento é mantido por 24 a 48 horas nas fraturas simples e por até cinco dias nas fraturas cominutivas. A tala nasal é mantida por sete dias. O pós-operatório consiste na cabeceira elevada e em antibióticos. Lacerações da mucosa devem ser suturadas e utilizados *splints* para evitar sinéquias.

O hematoma do septo nasal deve ser drenado na urgência através de incisão unilateral vertical ou em L. Quando bilateral, a incisão pode ser bilateral ou unilateral com retirada de janela da cartilagem septal.

A redução aberta é realizada nas fraturas mais complexas, podendo ser feita através do próprio ferimento no dorso, via coronal ou infraciliar.

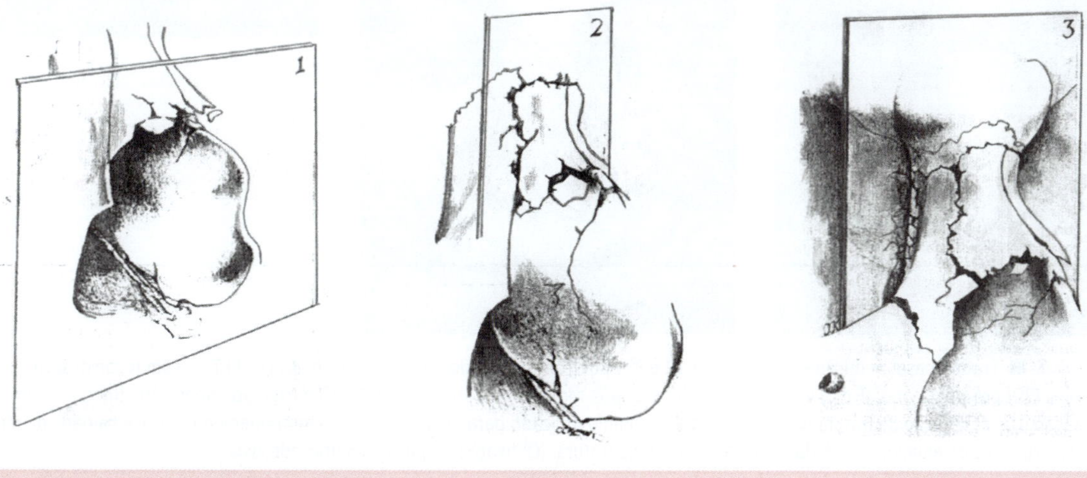

FIGURA 73.2 ■ Classificação das fraturas nasais.

Fonte: Stranc e Robertson.[1]

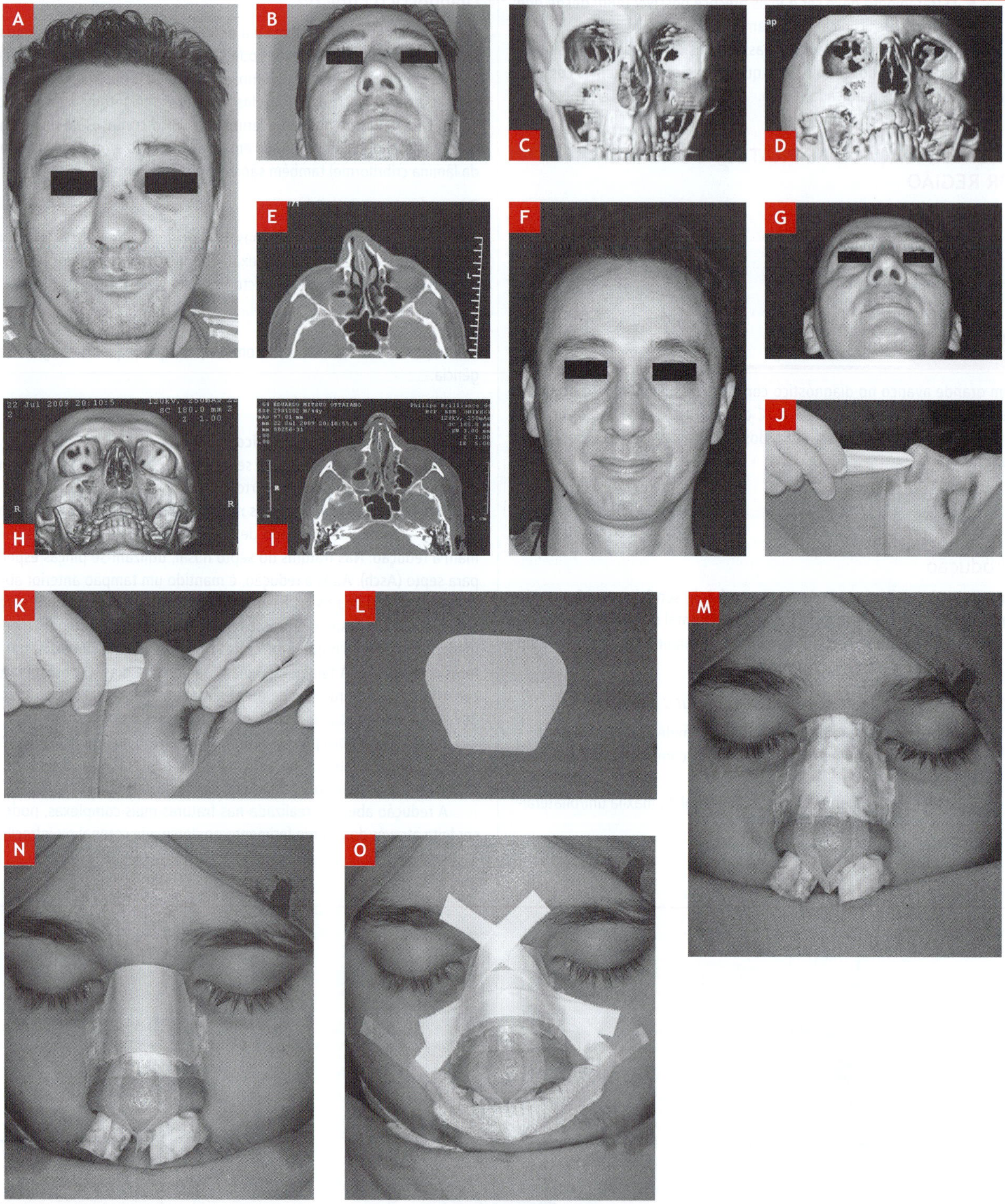

FIGURA 73.3 ■ Fratura nasal, redução e imobilização. (A e B) vista frontal e inferior pré- operatório. (C, D e E) TC e com reconstrução tridimensional (3D) pré-operatório. (F e G) vista anterior e inferior pós-redução da fratura. (H e I) TC 3D e axial pós-operatório imediato com material de imobilização. (J e K) redução da fratura nasal. (L) placa de alumínio utilizado para imobilização. (M) tamponamento nasal e camada de micropore sobre o nariz. (N) placa de alumínio moldada para imobilização da fratura. (O) fixação da paca com fitas adesivas.

ATENÇÃO!

Além do reposicionamento e fixação dos ossos com microplacas de titânio, pode ser necessária a utilização de enxertos autógenos nas fraturas cominutivas.

Complicações

A principal complicação é a redução inadequada. Hemorragia, em geral autolimitada, sinusite, sinéquias entre septo e cornetos e obstrução nasal crônica também podem ocorrer. O hematoma de septo não tratado pode resultar no nariz em sela e retração da columela por necrose da cartilagem septal ou obstrução respiratória por espessamento do septo pela fibrose.

FRATURA DA ÓRBITA

Introdução

É a segunda fratura da face mais freqUente em muitos serviços. É fundamental a avaliação oftalmológica, pois pode estar associada com trauma ocular associado.

Classificação

Classificadas quanto à localização, em fraturas da margem orbital (orbitozigomática, maxilo-orbital, fronto-orbital, nasoetmoidal), fraturas isoladas das paredes da órbita (superior, lateral, inferior e medial) e fraturas do ápice orbital.

Diagnóstico. As radiografias de Waters, Caldwell (frontonasoplaca) e axial para arcos zigomáticos podem ser solicitadas, porém a TC das órbitas é o melhor exame.

Fraturas da margem orbital

A fratura orbitozigomática (OZ) (Figura 73.4) é a fratura da órbita mais frequente. Possui, em geral, um padrão tipo tripé devido à relação do zigomático com outros ossos (frontal, maxila, esfenoide). Pode ser classificada em isolada do arco, fratura com e sem deslocamento e cominutiva.

O quadro clínico é de dor, edema e equimose periorbitais, afundamento da região zigomática, trismo (deslocamento medial do arco com restrição à excursão do coronoide) e o deslocamento do canto lateral do olho. Hemorragia subconjuntival, distopias oculares, enfisema subcutâneo, alteração da motilidade ocular extrínseca, crepitação e hipoestesia na área do nervo infraorbital (pálpebra superior, aba nasal e lábio superior homolateral). O tratamento pode ser conservador ou cirúrgico, dependendo da extensão da fratura. A cirurgia pode ser realizada nas primeiras 48 horas, desde que haja boas condições clínicas e que não exista edema importante ou lesão ocular associada. Nas fraturas com deslocamento importante, é feita a redução aberta com fixação dos fragmentos ósseos com miniplacas e parafusos de titânio. As vias de acesso podem ser o sulco palpebral superior, sulco gengivobucal superior (Caldwell-Luc) e na pálpebra inferior, transconjuntival ou subciliar. A fixação óssea normalmente é feita em dois pontos, sutura frontozigomática, margem inferior da órbita e/ou pilar zigomático-maxilar. Nas fraturas cominutivas, na existência de grandes defeitos ósseos, podem ser utilizados enxertos autógenos de osso ou cartilagem e fixação em três pontos. No intra e pós-operatório, os pacientes recebem antibiótico, analgésicos e corticosteroides sistêmicos, estes últimos mantidos por 48 horas. Compressas geladas de SF (por 10 minutos de 3/3 horas) e cabeceira elevada nas primeiras 48 horas. A avaliação da acuidade visual e motilidade ocular no pós-operatório imediato são recomendadas a fim de serem diagnosticadas e tratadas possíveis complicações oculares. As complicações podem ser divididas em precoces e tardias. As precoces incluem o hematoma retrobulbar, sangramentos do seio maxilar, amaurose e diplopia por lesão muscular ou nervosa. Entre as tardias, encontra-se enoftalmo, hipoestesia, cicatrizes inestéticas e retração de pálpebra inferior, distopias ligamentares, extrusão e sensibilidade exacerbada do material de síntese, exposição do material de síntese e sinusite crônica. As complicações decorrentes do tratamento cirúrgico são pouco frequentes.

A fratura maxilo-orbital acomete a parede anterior da maxila e a margem orbital inferior. Não acomete o osso zigomático nem o nariz. A parestesia na região do nervo infraorbital é frequente. O tratamento consiste no acesso subciliar ou transconjuntival, na redução do osso da margem orbital e parede inferior e fixação com miniplacas e parafusos. Se necessário, reconstrução da parede orbital inferior feita com material autógeno (cartilagem da concha da orelha para pequenos defeitos e cartilagem costal para defeitos maiores). A nossa preferência é por material autógeno, e não por aloplásticos.

A fratura fronto-orbital é mais rara e resulta do trauma direto na região frontal próxima à órbita. A porção medial da parede superior (tábua anterior do seio frontal) é mais delgada e, portanto, mais susceptível às fraturas. O deslocamento posterior e inferior da parede superior da órbita podem originar distopias oculares, bem como lesões oculares e neurovasculares (extensão para a fissura orbital superior e ápice da órbita). O tratamento cirúrgico é feito pelo acesso coronal, que permite uma redução adequada dos fragmentos, a exploração da parede superior e a colocação de enxertos.

ATENÇÃO!

Quando a fratura envolve a parede posterior do seio frontal ou afundamento que compromete a parede interna óssea, a conduta é junto com o neurocirurgião. As complicações são as lesões oculares, o hematoma retrobulbar, a sinusite e a diplopia.

Nas fraturas nasoetmoidorbitais, ossos nasais, margens orbitais mediais, septo e abertura piriforme são envolvidos após um impacto frontal, com deslocamento das estruturas para o espaço interorbital, originano o nariz em sela e o telecanto traumático. Podem estar presentes, hemorragia subconjuntival, liquorreia e anosmia e perda visual. Não é infrequente perda visual e lesão de vias lacrimais. A redução aberta em geral é feita pelos ferimentos no dorso ou acesso coronal e/ou infraciliar. É fundamental a reconstrução do telecanto através de cantopexia transnasal com fios de aço. Enxertos autógenos podem ser necessários.

Fratura das paredes da órbita

É a segunda fratura mais frequente da órbita, em geral causada por trauma direto no bulbo ocular. Ocorre aumento brusco e violento da pressão intraorbital, com ruptura de suas frágeis paredes (*blow-out*), geralmente inferior e medial. A fratura alivia a pressão do conteúdo orbital, protegendo o bulbo ocular de lesões mais graves. As fraturas chamadas "puras" ocorrem quando não estão associadas às fraturas da margem orbital, e "impuras", quando a acometem. No *blow-out,* pode ocorrer ruptura da periórbita com herniação de gordura e/ou músculo para o seio maxilar ou etmoidal. Com o encarceramento, a motilidade ocular fica prejudicada, originando a diplopia. O teste da ducção forçada, que consiste na avaliação passiva da musculatura extrínseca do olho após o uso de colírios anestésicos, auxilia nesse diagnóstico. O enoftalmo, deslocamento póstero-inferior presente nas fraturas extensas e cominutivas, pode estar presente após a remissão do edema. Na fase aguda, ocorre proptose pelo edema. As pequenas fraturas são as que mais causam restrição muscular. As fraturas maiores causam mais enoftalmo e menos diplopia.

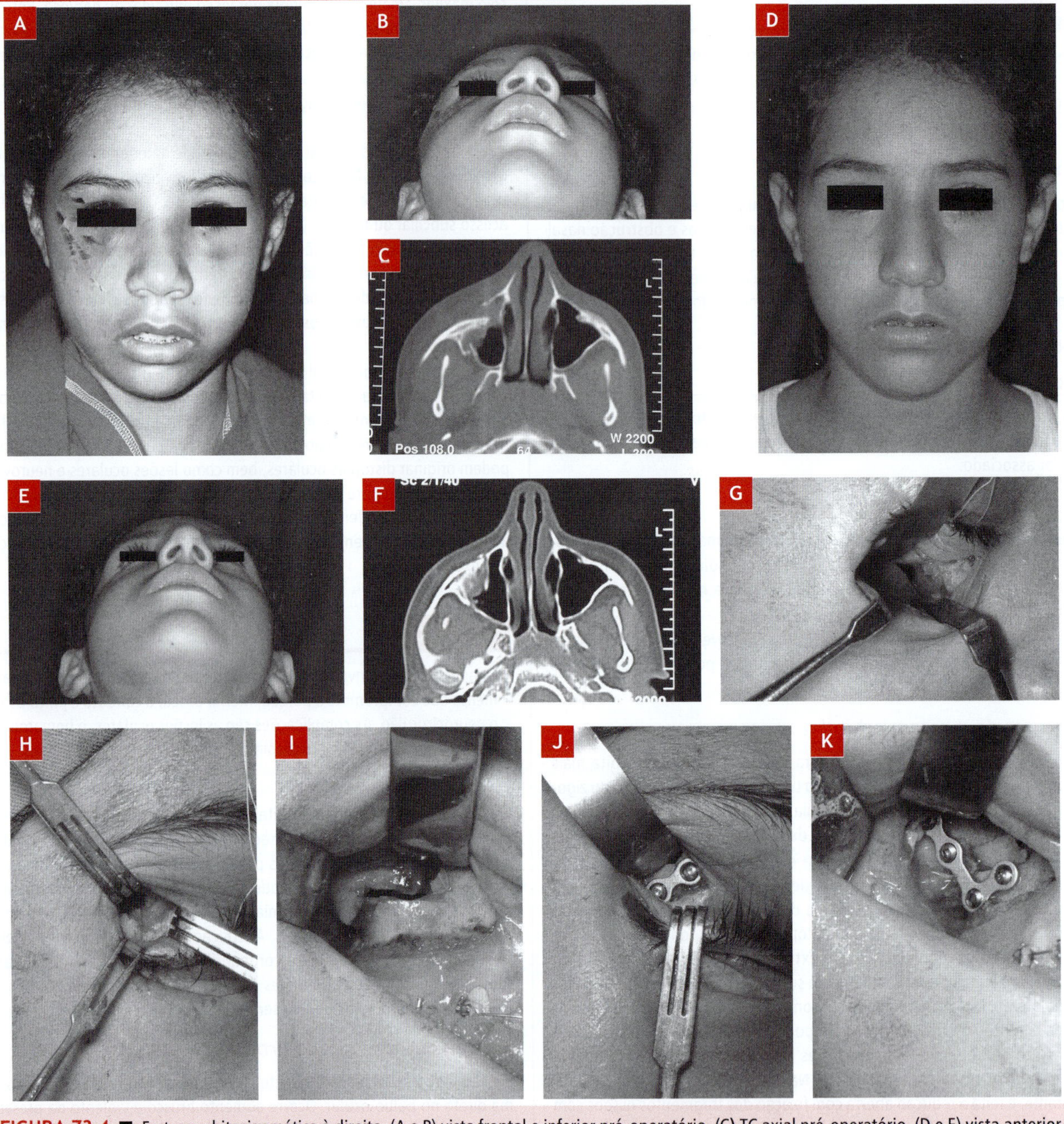

FIGURA 73.4 ■ Fratura orbitozigomática à direita. (A e B) vista frontal e inferior pré-operatório. (C) TC axial pré-operatório. (D e E) vista anterior e inferior pós-redução da fratura. (F) tomografia computadoriza axial pós-operatório. (G, H e I) vias de acesso infraciliar, sulco palpebral superior e intrabucal, fratura e deslocamento. (J e K) fixação da fratura após a redução na região frontozigomática e intrabucal (pilar zigomático maxilar).

ATENÇÃO!

A cirurgia é indicada nas restrições musculares com diplopia e nas grandes fraturas.

O tratamento consiste na exploração cirúrgica através da incisão infraciliar, transconjuntival, sulco palpebral superior, ou a combinação destas, desencarceramento de estruturas e uso de enxertos autógenos nas fraturas muito cominutivas. Nas lesões pequenas sem alterações oculares, o tratamento é conservador. As complicações incluem a persistência da diplopia, muitas vezes por lesão muscular do próprio trauma e o enoftalmo.

Fraturas do ápice da órbita

Pode ocasionar a síndrome da fissura orbital superior, que consiste no trauma da fissura orbital superior, e o paciente apresenta ptose palpebral, paralisia do III, IV e VI nervos cranianos e anestesia na região do ramo oftálmico do trigêmeo. Na fratura do canal óptico, mais rara, pode ocorrer perda visual.

FRATURA DA MAXILA

Introdução

Ocorrem de modo isolado em um terço dos casos, sendo mais comum a associação com fraturas de outros ossos da face, como a órbita e a mandíbula. Quando as fraturas ocorrem em mais de uma região, são denominadas múltiplas.

Traumas de alto impacto, como acidentes de trânsito, são necessários para fraturar seus pilares, porém, pacientes desdentados são mais susceptíveis devido à atrofia da maxila.

As fraturas da maxila são também denominadas fraturas tipo Le Fort e classificadas em I, II e III de acordo com o nível da fratura (Figura 73.5).

Classificação quanto à localização por Le Fort:

- Le Fort I, ou fratura de Guerin, tranversa
- Le Fort II, ou fratura piramidal
- Le Fort III, ou disjunção craniofacial

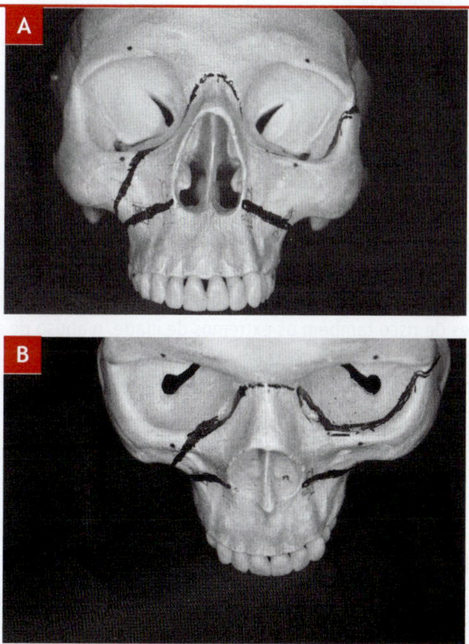

FIGURA 73.5 ■ Traços de fratura le fort I bilateral; le fort II à direita e le fort III à esquerda.

Fonte: Le Fort.[2]

As fraturas da maxila dificilmente são encontradas em tais formas clássicas, sendo mais comum a apresentação unilateral dos tipos mista ou cominutiva. As fraturas sagitais são mais raras e envolvem o palato na sutura palatina. As fraturas alveolares são comuns em crianças.

Quadro clínico

Maloclusão e a mobilidade da arcada dental superior ao exame físico. O nível no qual essa mobilidade ocorre sugere o nível da fratura.

Na fratura Le Fort I, o segmento mobilizado é o infranasal, em geral, há edema, epistaxe e equimose no sulco gengivobucal superior. O deslocamento da maxila é em geral posteroinferior, ocasionando mordida aberta pelo contato prematuro dos molares. Pode ser encontrado um encurtamento da face média pela impactação do foco de fratura. O paciente não apresenta fístula no LCS em fratura nesse nível.

Na fratura Le Fort II e III, a maxila se move juntamente com o segmento nasal (Le Fort II) ou a face inteira é mobilizada com a tração da maxila (Le Fort III). Além dos sinais descritos, o edema e a equimose periorbitais são mais evidentes, podendo estar presentes crepitação, enfisema subcutâneo e alongamento da face com retrusão maxilar. Uma fístula no LCS pode estar presente por lesão da lâmina cribriforme. A dor não é um sintoma frequente ao repouso, e sim à mobilização da maxila. Pode estar presente a hipoestesia do nervo infraorbital e epistaxe.

Diagnóstico

Radiografias da face nas incidências póstero-anterior, perfil, Waters e axial para arcos zigomáticos. A TC de face é o melhor exame. O exame oftalmológico deve ser solicitado sempre que houver acometimento da região orbital. No caso de fratura alveolar, palatal ou dental, são solicitadas radiografias oclusais de maxila e periapicais.

Tratamento

O objetivo é o pronto restabelecimento da oclusão pré-trauma e a reconstrução dos pilares, restaurando as dimensões vertical, transversal e ântero-posterior do terço médio da face. O momento ideal da cirurgia é em até 48 horas pós-trauma, desde que haja condições clínicas. Nas fraturas Le Fort II e III, é frequente um edema muito intenso. Neste caso, é prudente aguardar a regressão do edema (ao redor de 5 dias).

O tratamento da fratura Le Fort I depende do grau de alteração da oclusão dental. Pode ser conservador nos casos leves, com dieta pastosa durante 3 a 4 semanas. Nos casos com deslocamentos importantes, é indicada a redução e a fixação dos fragmentos ósseos. Através da incisão no sulco gengivobucal superior, é feita a exposição das fraturas, com restauração da oclusão dental prévia. A fixação é feita com miniplacas e parafusos de titânio. No caso de perda dental, o dente deve ser mantido em SF ou leite e recolocado rapidamente (cerca de meia hora).

As fraturasLe Fort II e III são preferencialmente tratadas por meio da exploração cirúrgica (nos casos de deslocamentos), da redução e da osteossíntese com miniplacas e parafusos. As vias de acesso são a gengivobucal superior, para abordagem dos pilares maxilares, a infraciliar, para a margem orbital inferior, e o sulco da pálpebra superior, para a junção frontozigomática. Nas fraturas cominutivas, podem ser utilizados enxertos ósseos autógenos na reconstrução dos pilares. Estes são obtidos da calota craniana, crista ilíaca ou costelas. Nos casos com grande cominuição da região nasoetmoidal, pode ser necessário o acesso coronal para melhor exposição e redução dos focos de fratura, principalmente da parede medial e superior da órbita. No pós-operatório imediato, são prescritos corticosteroides, antibióticos e antissépticos orais.

Complicações

São mais frequentes após o tratamento tardio e consistem na maloclusão, no encurtamento/alongamento do terço médio da face, na anosmia e no enoftalmo. Meningite, sinusite e dacriocistite são complicações mais raras.

FRATURA DA MANDÍBULA

Introdução

Em geral, múltipla e associada a outras lesões, como o trauma craniano, cervical e outras fraturas faciais. O objetivo do tratamento é o restabelecimento da oclusão dental e função mastigatória.

Classificação

As fraturas da mandíbula podem ser classificadas quanto à presença de dentes adjacentes ao traço da fratura, comunicação ou não com a mucosa ou pele, favorável ou desfavorável e quanto à localização.

Quanto à localização:

- Sínfise e Parassínfise – Fraturas mediais ao forame mentual
- Corpo – Entre o forame mentual e o ângulo da mandíbula
- Ângulo – Posterior ao segundo molar
- Ramo
- Côndilo (capital, subcapital e subcondilar)
- Alveolar

Quadro clínico

Dor, maloclusão e hipoestesia no território do nervo mentual, edema, equimose, lesões de pele e mucosa, sangramento, assimetrias, halitose, crepitação, perdas dentais e trismo são os sinais e sintomas mais frequentes.

Diagnóstico

Radiografias de mandíbula PA, perfil, oblíqua direita e esquerda e Towne para côndilos, panorâmica e TC de mandíbula. A radiografia panorâmica é um dos melhores exames isolados, porém limitada na avaliação da região da sínfise/parassínfise. A TC (cortes coronais e axiais com reconstrução 3-D) é o exame que fornece mais detalhes, porém não avalia por completo as estruturas dentárias, principalmente na região angular (terceiro molar). A avaliação da luxação medial do côndilo não é feita pela panorâmica, e sim pela tomografia (cortes coronais) e pela incidência de Towne. Modelos dentários prévios auxiliam no tratamento. Hoje, programas de computador podem, a partir da TC, obter panorâmica, telerradiografia frontal, lateral e dentais.

Tratamento

O tratamento depende do tipo de fratura e do tipo de paciente e visa ao restabelecimento da oclusão. O tratamento conservador está reservado às fraturas alinhadas e estáveis, variando de dietas líquidas/pastosas até a imobilização com bloqueio maxilomandibular (BMM), técnica que consiste na fixação de barras de arcada (Erich) ou aparelho ortodôntico fixo nos dentes da maxila ou mandíbula que serão utilizados para a imobilização. O BMM é mantido por um período variável de quatro a oito semanas, dependendo do local da fratura e idade do paciente. Nas fraturas condilares, o BMM deve ser mantido por três a quatro semanas. Utiliza-se raramente o BMM. No tratamento cirúrgico aberto. é feita a exposição dos focos de fratura, seguida pelo restabelecimento da oclusão dental pré-trauma e BMM com fios-de-aço. Após este, faz-se a redução das fraturas e a fixação com miniplacas e parafusos de titânio, sendo o bloqueio então, liberado. Fratura do ângulo, ramo, corpo e sínfise (Figura 73.6).

Tratamento conservador pode ser adotado nos casos sem desvios, porém a redução aberta oferece uma recuperação funcional mais precoce, muitas vezes dispensando o BMM. A via de acesso pode ser intraoral ou percutânea, dependendo do local da fratura e da existência de ferimentos na pele. A fixação é feita com miniplacas e parafusos bicorticais de titânio colocadas na margem inferior da mandíbula. Na presença de dentes em cada lado da fratura, a estabilização da margem superior é feita pela cerclagem de dois dentes de cada lado do traço da fratura ou colocação de barra de Erich. Na impossibilidade de cerclagem, uma miniplaca com parafusos monocorticais é colocada na margem superior. Tal fixação dispensa o BMM. As fraturas por arma de fogo podem ser fixadas com aparelhos externos, miniplacas e parafusos ou BMM, dependendo do grau de fragmentação óssea. No pós-operatório, é recomendado o uso de antibióticos e antissépticos bucais, no caso de incisões intraorais. Mesmo com a fixação rígida, é recomendada dieta pastosa por seis a oito semanas. Deve ser lembrado que infecção é rara nas fraturas de face em geral. Quando ocorrem, geralmente são nas fraturas da mandíbula devido às más condições dentais por cárie ou mobilidade dos focos de fratura.

Fratura do côndilo

É uma das fraturas mais comuns, em geral resultante do trauma direto na região mentual, com transmissão do impacto para a região da articulação temporomandibular (ATM). O tratamento ainda é controverso, sendo o tratamento conservador (dieta líquida ou BMM e fisioterapia precoce) reservado às fraturas sem luxação na TC. Outra forma de tratamento nestes casos é o acompanhamento semanal, dieta pastosa e fisioterapia, a fim de evitar a restrição da abertura da boca e o desvio na abertura. O tratamento cirúrgico aberto é feito através de incisão pré-auricular, submandibular (Risdon) ou intraoral, dependendo da altura da fratura no côndilo. Indicado nas fraturas com luxação ou presença de fragmentos ou corpo estranho intracapsular. A redução e a fixação abertas têm como vantagem a restauração da anatomia original, permitindo a mobilização precoce e a completa recuperação funcional. A fixação é feita com miniplacas e parafusos de titânio, com a preferência do uso de materiais absorvíveis em crianças.

Complicações

Maloclusão, formação de abscesso, cicatriz inestética, extrusão de materiais de síntese, pseudoartrose e anquilose de ATM. As fraturas da mandíbula são as que apresentam maiores índices de complicações infecciosas, principalmente as do ângulo.

REVISÃO

- O trauma de face é didaticamente dividido em fraturas e em lesões dos tecidos moles, que muitas vezes ocorrem simultaneamente.
- Elas podem ser causadas por acidentes de trânsito, agressões físicas, quedas, acidentes de trabalho e por prática de esporte. São fatores de risco também os extremos de idade, o abuso de álcool e de drogas e o desrespeito às leis de trânsito.
- A abordagem ao trauma da face é feita em três fases: urgência, precoce e definitiva.
- As fraturas da face podem ser classificadas em fratura nasal, fratura da órbita, fratura da maxila, fratura da mandíbula.

REFERÊNCIAS

1. Stranc MF, Robertson GA. A classification of injuries of the nasal skeleton. Ann Plast Surg. 1979;2(6):468-74.
2. Le Fort RL. Etude expérimentale sur les fractures de la mâchoire supérieure, Rev Chir Paris. 1901;23:208-27.

LEITURAS SUGERIDAS

Pereira MD, Kreniski TM, Ferreira LM. Trauma de face. In: Abib SCV, Perfeito, JAJ, Schor N, editores. Guias de medicina ambulatorial e hospitalar da UNIFESP-EPM: trauma. São Paulo: Manole; 2012. p. 223-56.

Pereira MD, Kreniski TM, Ferreira LM. Trauma de face. In: Odo LM, Ferreira LM, editores. Guias de medicina ambulatorial e hospitalar UNIFESP-EPM: cirurgia-urgências e emergências. São Paulo: Manole; 2011.p.287-310.

Pereira MD, Kreniski TM, Santos RA, Ferreira LM. Trauma Craniofacial: perfil epidemiológico de 1223 fraturas atendidas entre 1999 e 2005 no Hospital São Paulo-UNIFESP. Rev Soc Bras Cir Craniomaxilofac. 2008;11(2):47-50.

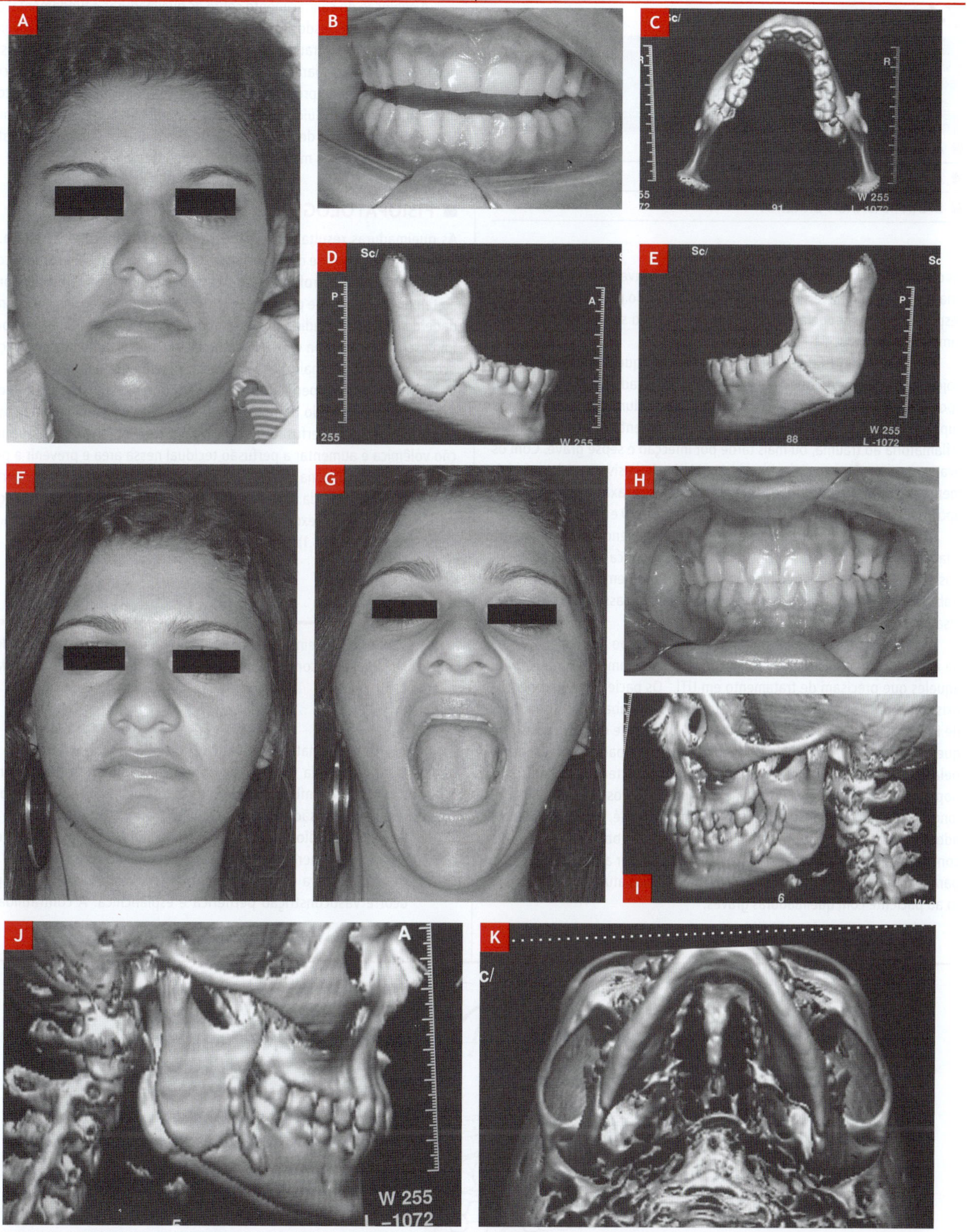

FIGURA 73.6 ■ Fratura da mandíbula. (A e B) vista frontal e da oclusão dental. Maloclusão dental com mordida aberta. (C, D e E) TC com reconstrução 3D com fratura bilateral dos ângulos mandibulares. (F, G e H) pós-operatório com abertura de boca e oclusão normais. (I, J e K) TC pós-operatória com miniplacas utilizadas para fixação.

74 QUEIMADURAS

■ ANA CAROLINA MORAIS FERNANDES
■ ANDREA FERNANDES DE OLIVEIRA
■ LYDIA MASAKO FERREIRA

As queimaduras são uma modalidade de trauma grave e que geram gastos financeiros consideráveis para o sistema de saúde do país; além disso, são responsáveis por sequelas psicológicas e sociais ao sobrevivente e à sua família.[1]

O índice de mortalidade em pacientes com queimaduras extensas hoje é muito maior do que era visto durante a década de 1960. Naquela época, era comum que os pacientes com queimadura acima de 20% da superfície corporal total fossem a óbito precocemente devido à resposta inflamatória ao trauma, ou mais tarde por infecção e sepse grave. Com os avanços no tratamento cirúrgico e nos cuidados intensivos e o desenvolvimento de centros especializados em queimaduras, a taxa de sobrevivência após lesão grave melhorou durante a década de 1970 e 1980.[2]

A maioria dos traumas ocorre em casa, envolvendo principalmente crianças e, na maioria das vezes, relacionados à pouca atenção aos perigos domésticos; em segundo lugar, o local mais frequente é o ambiente de trabalho, atingindo principalmente homens, porque assumem atividades insalubres.[3]

As vítimas de queimaduras representam um grupo heterogêneo, desde indivíduos que necessitam apenas de acompanhamento ambulatorial àqueles que precisam de tratamento em UTI.[3] Os pacientes com doenças existentes prévias, com idade acima de 50 anos ou abaixo dos dois anos de idade podem ter evolução mais grave. A qualidade dos estudos sobre queimaduras é reduzida pelo pequeno número de pacientes avaliados, pela metodologia, pela grande variedade de características dentro da população estudada e pelos tratamentos influenciados por mudanças ao longo do tempo dentro de uma única instituição; isto é, os conhecimentos adquiridos se basearam principalmente em estudos observacionais, não controlados e não aleatorizados. Dessa forma, utilizar a melhor evidência para a tomada de decisões não é possível até os dias atuais no atendimento ao paciente com queimaduras graves.[2]

A evolução do conhecimento sobre as queimaduras é fundamental em todos os aspectos, desde atendimento inicial no local do acidente, diversidade na resposta ao trauma, tratamento clínico e cirúrgico, compreensão dos fatores de riscos para complicações e sequelas até medidas educacionais e campanhas de prevenção.[3] O atendimento inicial ao paciente com queimaduras está incluído na sistematização do ATLS, desenvolvido pela Sociedade Americana de Cirurgiões, e deve orientar as decisões e o tratamento realizado pelos médicos que atuam no trauma.

■ FISIOPATOLOGIA

As queimaduras resultam em resposta inflamatória local e sistêmica. A resposta local depende da intensidade do calor do agente em contato com os tecidos; assim, a profundidade das lesões é diretamente proporcional ao tempo que o agente permanece em contato com os tecidos e a quantidade de calor desprendida por esse agente. A resposta inflamatória local foi descrita por Jackson em 1947 como três zonas.[4] A zona de coagulação ocorre no ponto de maior lesão térmica, geralmente na área central da lesão. Neste local, há perda irreversível de tecido devido à coagulação das proteínas. Circundando a área central, a zona de estase é caracterizada pela diminuição da perfusão tecidual. O principal objetivo da ressuscitação volêmica é aumentar a perfusão tecidual nessa área e prevenir a progressão do dano. A zona de hiperemia é a mais externa e apresenta perfusão tecidual aumentada. O tecido possui grandes chances de recuperação nas 24 horas iniciais, exceto quando ocorre hipoperfusão prolongada ou sepse grave (Figura 74.1).[4]

ATENÇÃO!

As três zonas das queimaduras são tridimensionais, e a perda de tecido na zona de estase conduzirá ao aprofundamento e alargamento da ferida.

A resposta inflamatória sistêmica ocorre quando a extensão da lesão ultrapassa 20% da superfície corporal com a liberação de citocinas e outros mediadores inflamatórios no local da queimadura. As principais alterações sistêmicas são:

- **Resposta cardiovascular:** a permeabilidade capilar está aumentada e leva à perda de proteínas e líquidos do compartimento intravascular para o compartimento intersticial. Ao mesmo tempo, ocorre vasoconstrição periférica e esplâncnica. A contratilidade

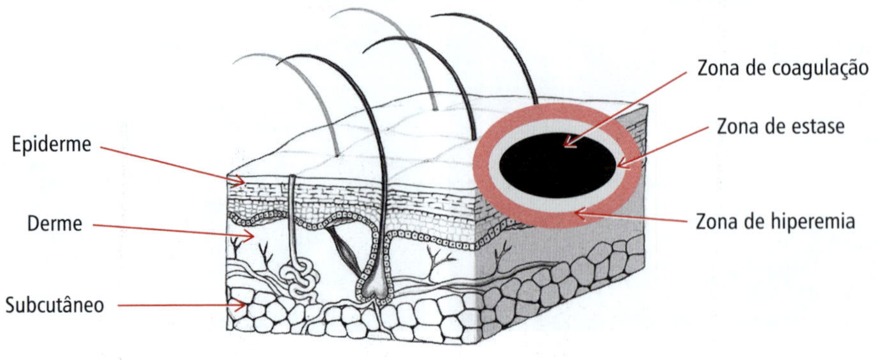

FIGURA 74.1 ■ Três zonas da queimadura na pele.

miocárdica diminui, possivelmente, devido à liberação do TNF-α. Essas alterações, junto com a perda de líquido através da ferida da queimadura, resultam em hipotensão sistêmica e hipoperfusão.

- **Alterações respiratórias:** os mediadores inflamatórios causam broncoconstrição, e nas queimaduras graves, pode ocorrer síndrome do desconforto respiratório do adulto.
- **Resposta metabólica:** a taxa metabólica basal aumenta até três vezes em relação à taxa basal e, junto com a hipoperfusão esplâncnica, leva a uma urgência nutricional relativa com objetivo de diminuir o catabolismo e manter a integridade intestinal, indicando uma alimentação enteral precoce e agressiva, mesmo que o paciente tenha condições de receber dieta VO.
- **Alterações imunológicas:** a regulação negativa não específica da resposta imune ocorre após queimadura grave, afetando tanto a via humoral como a via celular da resposta imunológica.

CLASSIFICAÇÃO

ESPESSURA

A terminologia da profundidade da queimadura usando a palavra "grau" vem sendo modificada para "espessura", embora ambos os termos ainda sejam utilizados. (Figura 74.2)

- ***Superficial (1º grau)***
  - Atinge somente a epiderme
  - Eritema moderado
  - Dor local com resolução em 48 a 72 horas
  - A epiderme pode descamar em pequena quantidade, sem cicatrizes
- ***Espessura parcial (2º grau):*** atinge toda epiderme com variadas camadas da derme
  - Derme superficial
    - Dolorosas, vermelhas, edematosa e com vesículas
    - Vários anexos dérmicos viáveis
    - Restaura espontaneamente entre 7 e 14 dias
  - Derme profunda
    - Vermelha, com bastante exsudato, sem vesículas, menos dolorosa
    - Poucos anexos dérmicos viáveis
    - Recuperação de tempo prolongado e pode resultar em cicatrizes
- ***Espessura total (3º grau)***
  - Toda a epiderme e derme destruídas
  - Relativamente indolor, aspecto coriáceo, ceráceo ou carbonizado com vasos trombosados
  - Não se recupera sem excisão e enxerto de pele

EXTENSÃO (SUPERFÍCIE CORPORAL QUEIMADA [SCQ])

- ***Pequena***: área acometida inferior ou igual a 10% ou com área enxertada inferior a 4%
- ***Média***: área corporal queimada acima de 10% e inferior ou igual a 25% ou entre quatro e 10% de área enxertada
- ***Grande***: superfície corporal atingida acima de 25% ou com mais de 10% de área enxertada

MECANISMOS DA QUEIMADURA

QUEIMADURAS TÉRMICAS

As lesões por agentes térmicos correspondem a maior parte dos traumas e podem ser causadas por substâncias líquidas, gasosas ou sólidas.

- ***Escaldo:*** cerca de 70% de queimaduras em crianças são causadas por líquidos aquecidos. Nos idosos, também ocorrem com frequência. As queimaduras por escaldos tendem a causar lesões mais superficiais.
- ***Chama:*** correspondem a 50% das queimaduras nos adultos. São muitas vezes associadas com lesão inalatória e outros traumas concomitantes. Queimaduras por chama tendem a ser profundas ou de espessura total.
- ***Contato***: geralmente acontece quando o contato com a superfície aquecida é prolongado, ou o contato foi breve, mas o objeto estava muito quente. Os sólidos aquecidos tendem a causar queimaduras pequenas, porém profundas.

TRAUMA ELÉTRICO

Cerca de 3 a 4% das internações em unidades de queimaduras são causadas por lesões elétricas. A corrente elétrica passa através do corpo de um ponto a outro, criando "lesões" de entrada e saída. Os tecidos entre estes dois pontos podem ser danificados pela corrente. A quantidade de calor gerado, e, portanto, o nível de dano tecidual, é igual a

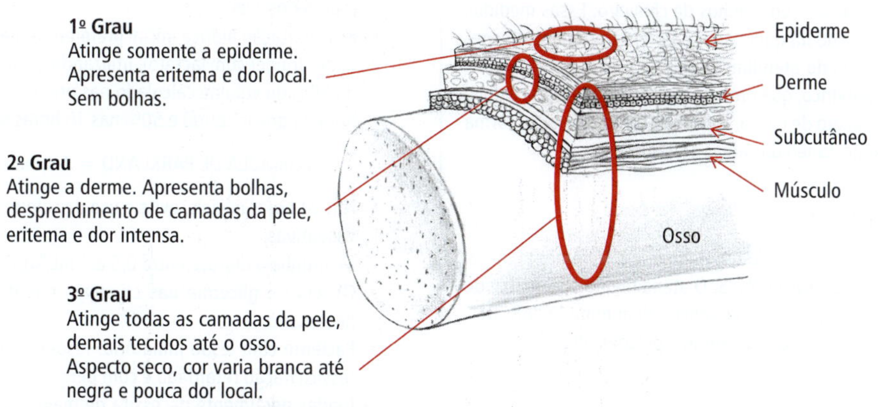

FIGURA 74.2 ■ Grau ou espessura das queimaduras nos tecidos.

0,24×(voltagem)^2×resistência. A tensão é, por conseguinte, o principal determinante do grau de danos nos tecidos, e por esse motivo são divididas em lesões elétricas causadas pela baixa tensão (corrente doméstica) e aquelas devidas à alta tensão. Lesões de alta tensão podem ainda ser divididas em "verdadeiras", causadas por corrente de alta voltagem que passam através do corpo, e lesões por *flash*, causadas pela exposição tangencial a um arco de corrente de alta tensão, em que a corrente elétrica não flui através do corpo.

- ***Tensão elétrica de baixa voltagem***: tende a causar queimadura pequena e profunda nos locais de entrada e saída. A natureza alternada da corrente interna pode interferir com o ciclo cardíaco, podendo causar arritmias.
- ***Tensão elétrica de alta voltagem (verdadeira):*** ocorre quando a tensão é de 1.000 V ou maior. Há extenso dano tecidual e muitas vezes perda de membro. Geralmente, há uma grande quantidade de necrose dos tecidos moles e ósseos. A lesão muscular dá origem à rabdomiólise, e IR pode ocorrer durante a evolução do paciente. Este padrão de lesão precisa de ressuscitação volêmica e debridamento mais agressivos do que outras queimaduras. Um contato com tensão superior a 70.000 V é invariavelmente fatal.
- ***Arco voltaico ou* flash*:*** as lesões são causadas pela propagação de calor gerado pelo arco de corrente elétrica de uma fonte de alta tensão. O calor a partir deste arco pode causar queimaduras superficiais nas partes do corpo expostas, normalmente face e mãos. Nenhuma corrente elétrica de fato passa através do corpo da vítima.

ATENÇÃO!

No trauma elétrico, é aconselhável 24 horas de monitoração cardíaca. Perda de consciência no momento do trauma deve ser investigada.

QUEIMADURAS QUÍMICAS

Geralmente, elas resultam de acidentes de trabalho, mas podem ocorrer com os produtos químicos domésticos. Essas queimaduras tendem a ser profundas, pois o agente corrosivo continua a causar necrose de coagulação até ser completamente removido. Álcalis tendem a penetrar mais profundamente e causar queimaduras piores do que os ácidos. O cimento é uma causa comum de queimaduras por álcali.

O tratamento inicial de todas as queimaduras químicas é o mesmo, independentemente do agente. Toda a roupa contaminada deve ser removida, e a área queimada deve ser lavada com água corrente por no mínimo 30 minutos, se houver condições, em banhos de chuveiro. Essas medidas iniciais limitam a profundidade da queimadura. Porém tratamentos específicos são necessários, além do atendimento inicial padrão, para alguns agentes, como o ácido fluorídrico, que provoca uma lesão profunda e deve ser neutralizado com gluconato de cálcio, aplicando topicamente na forma de gel ou injetando no subcutâneo das áreas afetadas.

■ TRATAMENTO INICIAL

Toda queimadura deve ser considerada um trauma, e o tratamento inicial se baseia nos algoritmos descritos no ATLS. O atendimento sistematizado ao paciente traumatizado segue uma sequência, denominada "ABCDE". Nas vítimas das queimaduras, o mesmo padrão é preconizado.[4-7]

A – VIAS AÉREAS

Fornecer oxigênio suplementar para TODOS os pacientes. Os critérios de intubação são os mesmos em todos os tipos de trauma. As condições clínicas a seguir podem requerer intubação imediata ou precoce em um paciente queimado:

- Apneia, insuficiência respiratória (IRp) ou hipóxia;
- Sinais e sintomas de lesão inalatória: história de queimadura em ambiente fechado, queimadura de cílios e vibrissas, fuligem em via aérea superior, escarro carbonáceo, roncos, estridores e apneia
- Obstrução de vias aéreas superiores geralmente ocorre em pacientes com lesões na face e no pescoço. O edema de tecidos moles da face, orofaringe, glote e traqueia pode ser dramático, inviabilizando uma intubação segura e tornando uma TQT urgente ainda mais difícil;
- Pacientes com queimadura extensa e profunda na face podem parecer estáveis inicialmente. Manter observação rigorosa e considerar intubação em quatro a oito horas após o trauma, devido ao risco elevado de intubação difícil por edema na face, lábios e língua.

ATENÇÃO!

A fixação do tubo orotraqueal deve ser realizada com cuidado. Pode ser necessária fixação com fitas adesivas ou suturas devido à perda da pele na face queimada.
Extubação acidental em paciente com edema de face pode ser letal.

B – VENTILAÇÃO

- Oxigênio suplementar para todos os pacientes graves durante a avaliação inicial. Coletar gasometria arterial (GA).
- Pacientes apresentando escala de Glasgow abaixo de 8 ou com sinais de lesão inalatória devem ser submetidos a IOT.
- Realizar radiografia torácica para avaliar traumas associados e posição do TET. Não auxilia no diagnóstico de lesão inalatória.
- Broncoscopia é o exame indicado para confirmar a suspeita clínica de lesão inalatória.
- Escarotomia deve ser realizada em queimaduras circunferenciais e profundas no tórax com restrição dos movimentos respiratórios, com objetivo de promover ventilação adequada.

C – CIRCULAÇÃO

- Acesso EV de grosso calibre em veias periféricas nas áreas não queimadas, exceto em pacientes com queimaduras extensas. Nesses casos dramáticos, a punção de vaso periférico na área queimada é aceitável nas primeiras horas, mas deve ser trocado o mais rápido possível.
- Ressuscitação hídrica inicial preferencialmente com soluções cristaloides (ringer com lactato), utilizando a Fórmula de Parkland. Infundir 50% do volume calculado nas primeiras oito8 horas (a partir da hora da queimadura) e 50% nas 16 horas seguintes.

FÓRMULA DE PARKLAND = 2-4 mlLx % SCQ x peso (kg)

- Nas 24 horas iniciais, evite o uso de coloide, diurético e medicações vasoativas.
- Mantenha a diurese entre 0,5 a 1 mL/kg/h.
- Observe a glicemia nas crianças, nos diabéticos e sempre que necessário.
- Paciente com lesão inalatória, lesões elétricas de alta voltagem, ressuscitação retardada e com percentagem grande de lesões profundas geralmente necessita de maior quantidade de líquidos do que o calculado inicialmente. Mantenha a diurese em torno de 2 mL/kg/hora ou até o clareamento da urina.

- Idosos, portadores de IR e de IC necessitam de redução do volume total de cristaloides calculado para as 24 horas iniciais pela metade e observação criteriosa da diurese.
- No trauma elétrico, a urina de coloração escurecida a marrom pode ocorrer por hemólise ou mioglobinúria. Deve-se ter como meta uma diurese maior do que 100 mL/h. Quando o clareamento da urina não acontece com aumento do volume de cristaloides, deve-se prescrever manitol, e medir a pressão intra-abdominal, para evitar síndrome compartimental.

ATENÇÃO!

Não retardar o início da reposição volêmica com cristaloides.

D – DISFUNÇÃO NEUROLÓGICA

- Avaliar hipótese de TCE
- Avaliar agitação que se mantém após oferta de oxigênio
- Promover controle da dor com morfina EV

E – EXPOSIÇÃO

- Remover roupas para avaliar outros traumas associados, como fraturas ou lesões de partes moles.
- Cálculo da SCQ utilizando regra dos 'nove' ou o esquema de Lund Browder (Figura 74.3).
- Elevar a temperatura do ambiente para prevenir perda de calor pela queimadura.

TRANSFERÊNCIA DE PACIENTES PARA UNIDADES DE TRATAMENTO DE QUEIMADURAS

- Queimaduras de 2º grau maiores do que 20 % da SCQ em adultos
- Queimaduras de 2° grau maiores do que 10% da SCQ em crianças ou maiores de 50 anos.
- Queimaduras de 3º grau em qualquer extensão
- Lesões na face, nos olhos, no períneo, nas mãos, nos pés e nas articulações
- Queimadura elétrica
- Queimadura química
- Lesão inalatória ou lesão circunferencial de tórax ou de membros
- Doenças associadas, tentativa de autoextermínio (suicídio), politrauma, maus-tratos ou situações adversas.

TRATAMENTO LOCAL DAS QUEIMADURAS

Na emergência, após estabilizar o paciente e antes do transporte para o centro de referência, é necessário decidir qual tipo de curativo será realizado. Existem duas possibilidades: exposto e oclusivo. Em áreas especiais,

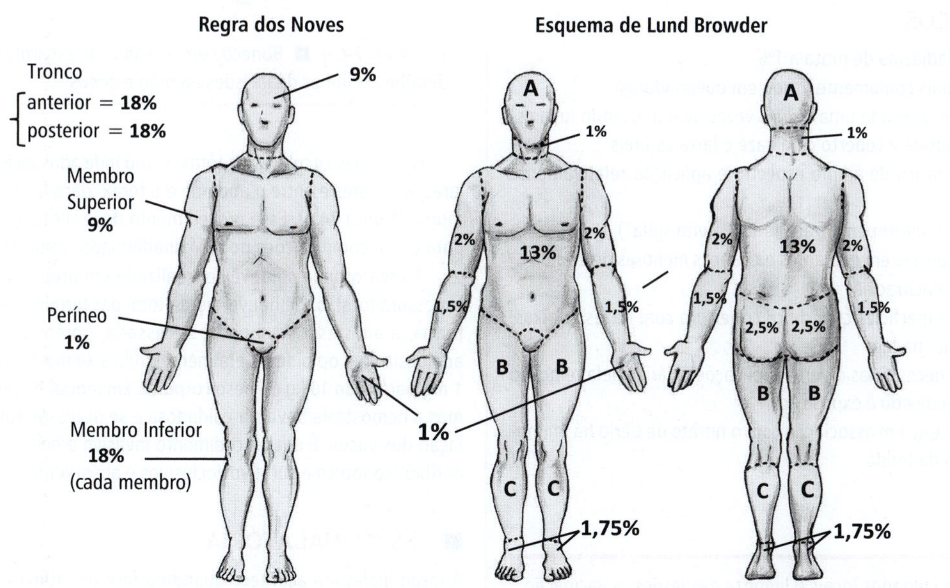

Esquema de Lund-Browder: Porcentagem da superfície corporal de acordo com a faixa etária

	0 até 1 ano	1-5 anos	5-10 anos	10-15 anos	> 15 anos
A = cabeça	9,5%	8,5%	6,5%	5,5%	3,5%
B = coxa	2,75%	3,25%	4%	4,25%	4,5%
C = perna	2,5%	2,5%	2,75%	3%	3,25%

FIGURA 74.3 ■ Imagem com as porcentagens de superfície corporal de acordo com a regra dos nove e esquema de Lund Browder.

como face, orelhas, pescoço e genitais, o curativo aberto ou exposto é a melhor opção. Alguns pontos importantes devem ser observados:

- Lavar as feridas com SF morno e clorexidine degermante a 2%;
- Remover corpos estranhos e roupas queimadas;
- Aplicar agentes tópicos APENAS se houver atraso na transferência, pois a remoção de pomadas ou cremes após a chegada na unidade de queimadura pode prolongar a limpeza e o debridamento iniciais;
- Irrigar os olhos (colírio anestésico tópico) com SF;
- Cobrir lesões com tecidos, gazes ou compressas estéreis;
- Esses procedimentos devem ser realizados em ambiente aquecido, visando à prevenção de hipotermia, e com materiais e campos estéreis;
- Queimaduras menores do que 10% SCQ devem ser limpas, debridadas e cobertas com agentes tópicos (descritos a seguir) e gaze não aderente. Geralmente, esses pacientes não necessitam de internação hospitalar.

ATENÇÃO!

Os curativos foram desenvolvidos para absorver o exsudato, auxiliar no alívio da dor, proteger as lesões e retardar o surgimento de infecções com controle da população bacteriana ao utilizar antibióticos tópicos. Antibiótico sistêmico não está indicado no primeiro dia da queimadura.

AGENTES TÓPICOS

- Creme de sulfadiazina de prata a 1%
  - O agente mais comumente usado em queimaduras
  - Geralmente, aplicado uma a duas vezes ao dia, usando luva estéril ou espátula e coberto com gaze e faixa estéreis
  - É bacteriostático de amplo espectro e aplicação relativamente indolor
  - Pode causar neutropenia transitória ("efeito sulfa")
  - Usar com cautela em gestantes e crianças menores de 2 anos
- Neomicina + Bacitracina
  - Usado em superfícies com difícil cobertura com gazes e faixas, por exemplo, na face
  - Podem ser necessárias diversas aplicações diárias pela remoção inadvertida devido à exposição
  - Há estudos que em associação com o nitrato de Cério há imunomodulação da ferida

ATENÇÃO!

Apesar de todos os cuidados locais e limpeza das lesões, a vacinação antitetânica é mandatória, principalmente se houver dúvidas quanto ao intervalo de tempo da última dose.

■ ESCAROTOMIAS

Nas queimaduras circulares de espessura total nos membros com sinais de diminuição da perfusão tecidual (pulsos periféricos diminuídos ou ausentes), incisões devem ser realizadas na face lateral e medial, no sentido longitudinal dos membros, evitando o trajeto dos vasos; e de preferência iniciar incisão da região proximal para distal, para possibilitar interrupção da incisão assim que o retorno da perfusão estiver presente (Figura 74.4). Nas queimaduras elétricas, a descompressão precoce da mão está indicada, e muitas vezes é necessária a liberação do túnel do carpo e do retináculo dos músculos flexores do antebraço, para retorno efetivo da perfusão nas extremidades dos dedos, devido à presença de várias estruturas em um espaço reduzido no punho.[6,7]

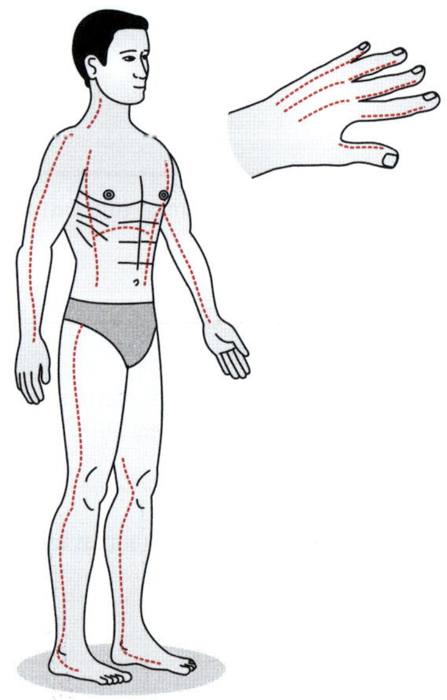

FIGURA 74.4 ■ Boneco com as linhas de escarotomias, e no detalhe, as linhas de incisões na mão e dedos.

Nas lesões circulares no tórax, estão indicadas incisões nas linhas axilares anteriores e entre o abdome e o tórax, para facilitar a expansão pulmonar (Figura 74.4). Esse procedimento deve ser realizado precocemente para evitar complicações por VM (inadequada, como atelectasias.[6,7]

A escarotomia só deve ser realizada em áreas com queimaduras de espessura total, onde houver perda total das terminações nervosas. Dessa forma, a anestesia local não é necessária, porém é aconselhável iniciar analgesia com opioides. Geralmente, utiliza-se morfina com dose usual de 1 mg para cada 10 kg do peso corporal. Em teoria, há pouco sangramento, mas a hemostasia deve ser cuidadosa e se necessárioutilizar eletrocoagulação dos vasos. É um procedimento invasivo e necessita material estéril, antibiótico tópico e curativos oclusivos e absorventes.[5]

■ LESÃO INALATÓRIA

A lesão inalatória acontece quando a face da vítima está muito próxima da fonte de calor ou quando o paciente se encontra em ambiente fechado durante o acidente. A fisiopatologia da lesão inalatória é classificada em três tipos, com base na localização anatômica, em lesão térmica direta e limitada às VAS, em lesão causada por partículas do material liberado pela combustão de materiais que se depositam nas vias aéreas inferiores e em intoxicação por produtos químicos liberados na fumaça, mais comumente o monóxido de carbono e o cianeto. Todos os três tipos podem coexistir em um mesmo paciente.[8]

No atendimento pré-hospitalar e na sala de urgência, oxigênio a 100% suplementar deve ser administrado em todo paciente grande queimado até o término da avaliação inicial, ou até a equipe ter conseguido monitorizar adequadamente o paciente ou coletar GA.[8]

A hipótese diagnóstica da lesão inalatória é feita de acordo com a história do acidente e os sinais e sintomas no exame físico. Em geral, pacientes que sofreram trauma em ambiente fechado apresentam um risco elevado devido ao período de exposição prolongada à fumaça. No exame inicial, a presença de queimadura nas vibrissas nasais, cílios, supercílios e na face são sugestivos, mas sozinhos não podem confirmar a suspeita de lesão inalatória. Sinais como fuligem na cavidade oral e nasal, rouquidão, estridor, tosse, presença de escarro carbonáceo e esforço respiratório com ou sem broncoespasmo, associados a queimaduras na face, são mais sugestivos da presença de lesão inalatória.[8]

A realização de radiografia torácica não auxilia nesse diagnóstico, mas deve sempre ser realizada porque é vítima de um trauma e pode ter outras lesões associadas. A broncoscopia é utilizada para confirmar a hipótese diagnóstica, como também é um importante coadjuvante na limpeza e na remoção de tecidos desvitalizados e das partículas que se depositam nas vias aéreas inferiores, além de possibilitar a coleta de líquido brônquico para cultura do LBA. Na maioria das vezes, a suspeita diagnóstica e os achados do exame físico são suficientes para indicação da IOT antes que o edema atinja seu pico entre quatro e oito horas após o trauma. Após a manutenção da permeabilidade das vias aéreas, os pacientes devem receber suporte ventilatório mecânico adequado por pelo menos 48 a 72 horas, quando a regressão do edema geralmente se inicia.[8]

De acordo com as condições do hospital, o nível de carboxi-hemoglobina (co-Hb) no sangue arterial ou venoso pode ser avaliado junto aos exames iniciais. Os sintomas apresentados pelo paciente estão associados ao nível de co-Hb conforme Tabela 74.1. O monóxido de carbono tem 240 vezes mais afinidade pela Hb do que o oxigênio, mas essa afinidade é revertida com a oferta de oxigênio a 100%. A intubação precoce e a VM estão indicadas para todos os pacientes sintomáticos. Esse tratamento inicial deve ser estabelecido desde o atendimento pré-hospitalar no local do acidente.[8]

TABELA 74.1 ■ Sintomas encontrados de acordo com o nível de carboxi-hemoglobina no sangue

NÍVEL DE CARBOXI-HEMOGLOBINA(%)	SINTOMAS
< 5	Normal
< 20	Pode ser assintomático
20 a 30	Náuseas e cefaleia
30 a 40	Confusão mental
40 a 60	Coma
> 60	Óbito

ATENÇÃO!

Pode ocorrer envenenamento por monóxido de carbono mesmo sem lesões térmicas na pele. Medidas normais de co-Hb não excluem a presença de lesão inalatória.

REVISÃO

- As queimaduras são uma modalidade de trauma grave e que geram gastos financeiros consideráveis para o sistema de saúde do país; além disso, são responsáveis por sequelas psicológicas e sociais ao sobrevivente e à sua família.
- A resposta inflamatória local depende da intensidade do calor do agente em contato com os tecidos; assim, a profundidade das lesões é diretamente proporcional ao tempo que o agente permanece em contato com os tecidos e a quantidade de calor desprendida por esse agente. A resposta inflamatória sistêmica ocorre quando a extensão da lesão ultrapassa 20% da superfície corporal com a liberação de citocinas e outros mediadores inflamatórios no local da queimadura. As principais alterações sistêmicas são: resposta cardiovascular; alterações respiratórias; resposta metabólica; alterações imunológicas.
- A classificação das queimaduras quanto à espessura: superficial (1º grau); parcial (2º grau); total (3º grau); e quanto à extensão: pequena, média e grande.
- Os mecanismos das queimaduras são: térmicas, elétricas e químicas.
- O tratamento inicial consiste no "ABCDE" do trauma, com oxigenioterapia, hidratação venosa segundo fórmula de Parkland. Nas lesões, remoção das flictenas e tecido desvitalizado, curativos com agentes tópicos e escarotomia quando indicado.

■ REFERÊNCIAS

1. Lacerda LA, Oliveira AF, Carneiro AC, Gragnani A, Ferreira LM. Estudo epidemiológico da unidade de tratamento de queimaduras da Universidade Federal de São Paulo. Rev Bras Queimaduras. 2010;9(3):95-9.
2. Klein MB, Goverman J, Hayden DL, Fagan SP, McDonald-Smith GP, Alexander AK, et al. Benchmarking outcomes in the critically injured burn patient. Ann Surg. 2014;259(5):833-41.
3. Gragnani A, Ferreira LM. Pesquisa em queimaduras. Rev Bras Queimaduras. 2009;8(3):91-6.
4. Hettiaratchy S, Dziewulski P. ABC of burns: pathophysiology and types of burns. BMJ. 2004;328(7453):1427-9.
5. Ferreira LM, editor. Guias de medicina ambulatorial e hospitalar Unifesp – Escola Paulista de Medicina: cirurgia plástica. São Paulo: Manole; 2007.
6. Gibran NS; Committee on Organization and Delivery of Burn Care, American Burn Association. Practice guidelines for burn care. J Burn Care Res. 2006;27(4):437-8.
7. Pham TN, Cancio LC, Gibran NS; American Burn Association. American Burn Association practice guidelines burn shock resuscitation. J Burn Care Res. 2008; 29(1):257-66.
8. Cancio LC. Airway management and smoke inhalation injury in the burn patient. Clin Plast Surg. 2009;36(4):555-67.

PARTE

CIRURGIA TORÁCICA

17

Luiz Eduardo Villaça Leão

75 URGÊNCIAS PLEURAIS

- JOSÉ ERNESTO SUCCI
- MARCO AURÉLIO MARCHETTI FILHO
- ALTAIR DA SILVA COSTA JR.

EMPIEMA

DEFINIÇÃO, ETIOLOGIA E EPIDEMIOLOGIA

O empiema é o acúmulo de pus em uma cavidade preexistente no organismo, por exemplo: empiema de vesícula, de meninge ou de pleura. Ele difere do abscesso, que é o acúmulo de pus em um tecido solido, como abscesso cerebral, hepático ou pulmonar.[1,2] Embora Hipócrates seja notoriamente reconhecido como o primeiro a relatar sobre o empiema no ano 400 a.C, já há referências no Egito sobre esta afecção no ano 3.000 a.C.

As infecções pleurais afetam mais de 80 mil pacientes a cada ano, somados os Estados Unidos da América e o Reino Unido. O custo combinado para o tratamento desses pacientes nos dois países é maior que 500 milhões de dólares por ano.

As causas mais frequentes de empiema pleural são: parapneumônico, após procedimentos cirúrgicos (principalmente cirurgia torácica), trauma e outros, como rotura de esôfago. O derrame parapneumônico é definido como aquele que surge durante uma pneumonia e pode ser classificado em dois tipos: os derrames parapneumônicos complicados e não complicados.[1,3] O derrame parapneumônico é uma complicação frequente da pneumonia e ocorre em ate 40% dos pacientes adultos, sendo mais frequente em crianças. Somente 10% destes derrames associados à pneumonia são empiemas.

ATENÇÃO!

Com a cura do processo pneumônico, a absorção do derrame parapneumônico não complicado será completa, podendo restar pequenas sequelas pleurais como aderências pleuropulmonares, em geral sem importância clínica e assintomática.

O derrame parapneumônico não complicado é um exsudato reacional típico, não purulento e sem germes. No derrame complicado, a análise bioquímica mostra pH menor do que 7, glicose menor do que 60 mg/dL e desidrogenase láctica (DHL) maior do que 1.000 UI/L.[4,5] As bactérias podem ser identificadas no estudo microbiológico (cultura ou Gram) ao redor de 50% dos pacientes. O derrame complicado é chamado de empiema pleural, e sendo uma urgência médica, a drenagem do líquido pleural deve ser feita o mais breve possível.[2,4]

Pacientes com infecção pulmonar e derrame pleural (DP), sem melhora clínica com uso de antibióticos adequados em 72 horas, devem ser investigados. A persistência de febre diária, tosse seca ou com expetoração, falta de ar, dor torácica, piora da dispnéia aos esforços, inapetência, fadiga, cansaço, mal-estar, são sintomas associados a uma infecção fora de controle. É preciso compreender em qual fase evolutiva o paciente está para realizar o tratamento adequado.[2]

CLASSIFICAÇÃO, QUADRO CLÍNICO E DIAGNÓSTICO

O empiema pleural é classificado em três fases. O aspecto macroscópico clássico do pus não ocorre imediatamente após a contaminação do derrame parapneumônico. O acúmulo de leucócitos, de células mortas, de restos celulares, de bactérias, de fibrina e de proteínas intracelulares é determinante na apresentação macroscópica característica do pus, e isso se torna evidente após um período que pode demorar de 2 a 10 dias do início do processo. O desenvolvimento dos empiemas ocorre de forma contínua, sem interrupções. A classificação dos empiemas em três fases (1962) segundo a Sociedade Torácica Americana (ATS) ajuda a entender sua evolução e facilita a tomada de decisões.[1,2,4,5]

- **Fase aguda ou exsudativa.** Ocorre em cerca de 1 a 2 dias o líquido se torna turvo, com grumos, mas não é possível definir a contaminação por seu aspecto macroscópico. Nessa fase, ainda há um bom nível de fluidez do líquido.
- **Fase fibrinopurulenta.** São necessários cerca de 2 a 10 dias do início do processo. Nessa fase, o aspecto é purulento e o derrame costuma ser volumoso. Ocorre acúmulo de grande quantidade de leucócitos, bactérias e restos celulares. A proliferação bacteriana com seu metabolismo ácido leva à diminuição do pH do líquido (menor do que 7), ao consumo da glicose com níveis abaixo de 60 mg/dL.
- O material fibrinoso se deposita e ocorre formação de septos no interior da cavidade pleural e formação de cavidades loculadas, que, embora diminuam a disseminação da infecção, também acabam por dificultar a drenagem do conteúdo pleural.
- **Fase de organização.** Após 2 a 4 semanas da infecção primária, instala-se a terceira e última fase, conhecida como de organização ou empiema crônico. Ocorre um acúmulo de proteína e formação de um tecido de cicatrização com proliferação de fibroblastos sobre a superfície das pleuras, criando uma "capa" que impede a expansão pulmonar. Isso leva ao encarceramento do pulmão e à limitação da sua função. A esta altura, se não for instalado tratamento adequado, ocorrerá drenagem espontânea do líquido purulento através da pele (drenagem por necessidade) ou uma drenagem por via broncopleural, quando o indivíduo elimina grande quantidade de material purulento pela boca de uma vez com a tosse (vômica).

Nesse estágio evolutivo, o pulmão não expande, mesmo com o completo esvaziamento do conteúdo purulento.[1,2,4]

O exame físico é fundamental para diagnóstico do DP, mas sem diferenciá-lo do empiema pleural. Por meio da ausculta pulmonar, é possível perceber a ausência ou diminuição do murmúrio vesicular e da broncofonia. A percussão mostra uma submacicez delimitada pelo acúmulo de liquido na cavidade pleural.

Os métodos de imagem confirmam a hipótese de DP, feita pela história e exame físico. A radiografia torácica mostra, geralmente, um velamento homogêneo no espaço ocupado pelo derrame, que pode ocorrer apenas nos seios costofrênicos, até todo o hemitórax. A partir de 300 mL de liquido, observa-se o velamento do seio costofrênico; menos do que isso, a radiografia não é sensível para detectar o DP. Todo paciente com febre, sem causa definida ou causa infecciosa e com DP, deve ser investigado por meio de toracocentese (punção pleural [PL]). A TC ou a US podem ser utilizadas para delimitar os DP, avaliar a espessura das pleuras, a densidade do líquido pleural ou pesquisar a presença de septos ou loculações. Quando houver dúvida da presença ou do local do DP, esses exames adicionais podem auxiliar na investigação diagnóstica.

ATENÇÃO!

Apesar da sua evidente utilidade, fica claro que esses exames não são capazes de definir a presença de contaminação bacteriana do líquido parapneumônico.

O diagnóstico só pode ser obtido com a análise citológica, microbiológica ou bioquímica do líquido pleural, ou mesmo por avaliação macroscópica imediata do líquido nos casos de derrames francamente purulentos (cor, aspecto e odor).[1,2,6]

O diagnóstico é confirmado pela toracocentese. É realizado com anestesia local e consiste na introdução de uma agulha fina na cavidade pleural para retirar o liquido para análise. Recomenda-se, sempre que possível, retirar a maior quantidade possível, pois assim há também a melhora do desconforto do paciente. A presença de pus na toracocentese é suficiente para confirmar o empiema pleural, e o líquido deve ser enviado à cultura. Não há necessidade de solicitar analise bioquímica nesta situação. Quando o aspecto do líquido não for purulento, é imprescindível a análise bioquímica para o diagnóstico, pH, glicose, DHL, proteínas totais, cultura e Gram (Figura 75.1). Os exames pleurais devem seguir um raciocínio clinico. Não se pode agir com a mesma conduta frente a DP de causas diferentes. Se houver suspeita de tuberculose, por exemplo, acrescentar a pesquisa de ADA. Se associado a uma afecção esofágica ou pancreática, solicitar também dosagem de amilase. Na dúvida, é mais prudente solicitar a avaliação do especialista.

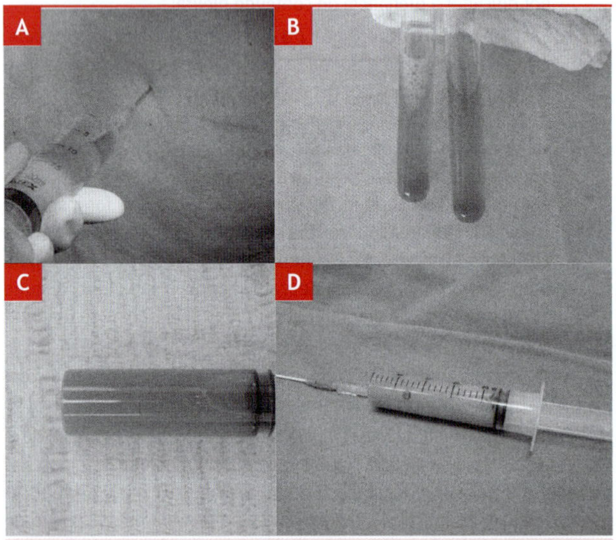

FIGURA 75.1 ■ Toracocentese – aspectos do líquido pleural. Exsudatos: (A) líquido claro; (B) líquido levemente turvo; (C) líquido turvo; (D) líquido purulento.

TRATAMENTO

O tratamento do derrame parapneumônico complicado e do empiema baseia-se na drenagem do líquido infectado para se obter expansão do pulmão. Na fase inicial do empiema pleural, esse objetivo pode ser alcançado com procedimentos relativamente simples. A realização de toracocenteses nas fases iniciais para esvaziar o derrame ainda fluido pode ser suficiente. Em outras situações, a drenagem pleural pode ser a melhor alternativa, mesmo na fase inicial do empiema. A experiência do profissional é fundamental para a decisão entre manter o tratamento somente com toracocentese ou com drenagem pleural, servindo como parâmetros a quantidade de líquido, o aspecto, a fluidez e a apresentação clínica do paciente. Nem todo empiema deve ser drenado, mas todo empiema precisa ser puncionado.[2,6]

Na presença de pus (fase fibrinopurulenta), a melhor conduta é a drenagem pleural (Figura 75.2). Mas, nesta fase, apenas a drenagem pode não ser suficiente para eliminar de maneira adequada o liquido pleural espesso, ou esvaziar as diversas "coleções" que se formam entre os septos fibrinosos. Pode ser necessária uma intervenção de porte maior, a limpeza pleural por videotoracoscopia ou toracotomia. O objetivo continua o mesmo, drenar o conteúdo purulento da cavidade pleural e expandir o pulmão. A destruição dos septos e a retirada da fibrina farão com que as múltiplas coleções se transformem em uma cavidade única novamente, o que não é possível somente pela drenagem pleural. Os benefícios desse tipo de abordagem precoce através da cirurgia minimamente invasiva se traduzem por uma recuperação mais rápida. Tanto melhor quanto mais cedo o pulmão expandir.[2,6]

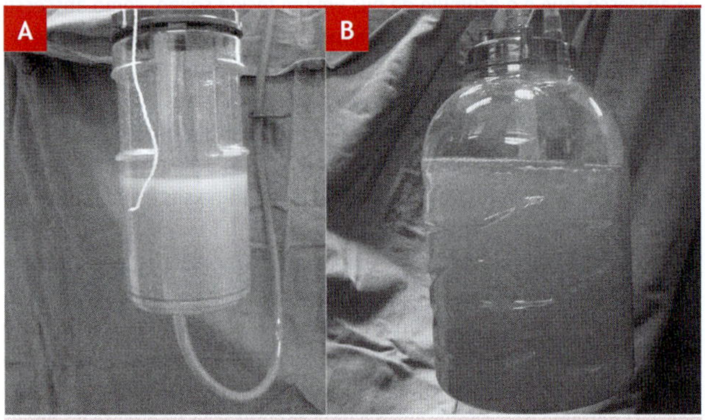

FIGURA 75.2 ■ Drenagem pleural: (A) líquido purulento; (B) líquido turvo com grumos.

Na fase de organização, existe o espessamento pleural com encarceramento pulmonar e, mesmo apos a drenagem pleural, não há expansão pulmonar e nem melhora clínica. Aqui se deve levar em consideração o impacto de uma intervenção de médio porte. O procedimento ideal é a decorticação, ou seja, a remoção cirúrgica do espessamento da pleura visceral visando a liberar o parênquima e permitir a expansão adequada (Figura 75.3). Apesar de apresentar maior morbidade, com risco de perda aérea prolongada, hemorragia e sepse, esta pode ser a única alternativa para o tratamento do empiema nesta situação.

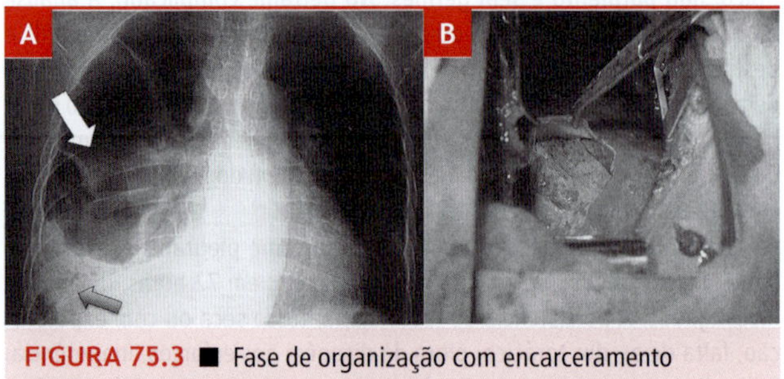

FIGURA 75.3 ■ Fase de organização com encarceramento pulmonar: (A) radiografia sem expansão pulmonar adequada (seta branca) mesmo após drenagem pleural (seta cinza); (B) decorticação pulmonar com retirada do espessamento da pleura visceral.

Quando o empiema é crônico e o paciente estiver em condição clínica limítrofe, a melhor opção é a pleurostomia, ou seja, a exteriorização da cavidade empiemática através da retirada de um ou dois segmentos de arcos costais para ampla limpeza da cavidade pleural. Nesta situação, a expansão pulmonar não é imediata, mas, pode ocorrer após meses.[2,4,6]

CONSIDERAÇÕES FINAIS

Diversos algoritmos de manejo do DP foram desenvolvidos (Figura 75.4 – fluxograma do manejo do empiema pleural). No entanto, os resultados devem ser analisados com critério, pois envolvem grupos heterogêneos e populações diferentes, de outros países. As propostas terapêuticas podem variar, porém, os melhores resultados na evolução do empiema, como internações mais curtas e menor morbidade, estão relacionados sobretudo, com a maior velocidade na tomada de decisões. Tanto a drenagem pleural como a videocirurgia e a minitoracotomia limitada cumprem o seu papel de forma bastante efetiva no tratamento do empiema. Na prática, o que importa é o procedimento correto, no paciente correto, no tempo correto.

■ DERRAME PLEURAL VOLUMOSO

A caracterização de um DP como volumoso não obedece a critérios clínicos ou radiológicos bem estabelecidos, uma vez que o volume de líquido acumulado no espaço pleural não se traduz em sintomas de forma igual em todos os pacientes. A variação em relação ao quadro clínico se deve não somente ao volume do derrame, mas principalmente à reserva funcional do paciente (diretamente relacionada à condição do parênquima pulmonar) e à velocidade de instalação.

Em relação aos DPs, serão classificados como transudatos ou exsudatos. Os primeiros são decorrentes de alterações sistêmicas, basicamente por aumento da pressão hidrostática dos capilares da pleura ICC) ou por hipoproteinemia (síndrome nefrótica [SN], cirrose hepática, desnutrição e caquexia grave), não existe nessa condição nenhuma alteração histopatológica da pleura.

ATENÇÃO!

Especialmente nessas situações, o paciente pode se apresentar em anasarca e cursar com graus variáveis de edema pulmonar, portanto, a atribuição do sintoma dispneia exclusivamente à presença do DP derrame pleural, que muitas vezes não é significativo, pode acarretar em erros de conduta.

Os exsudatos se manifestam por alterações da pleura, basicamente processos inflamatórios, que aumentam a permeabilidade dos capilares pleurais, permitindo a passagem de líquido e proteínas ou por redução da drenagem linfática, situação presente nas metástases pleurais. Nos exsudatos inflamatórios decorrentes de processos infecciosos pulmonares, na maioria das vezes, a dispneia tem como causa a alteração parenqui-

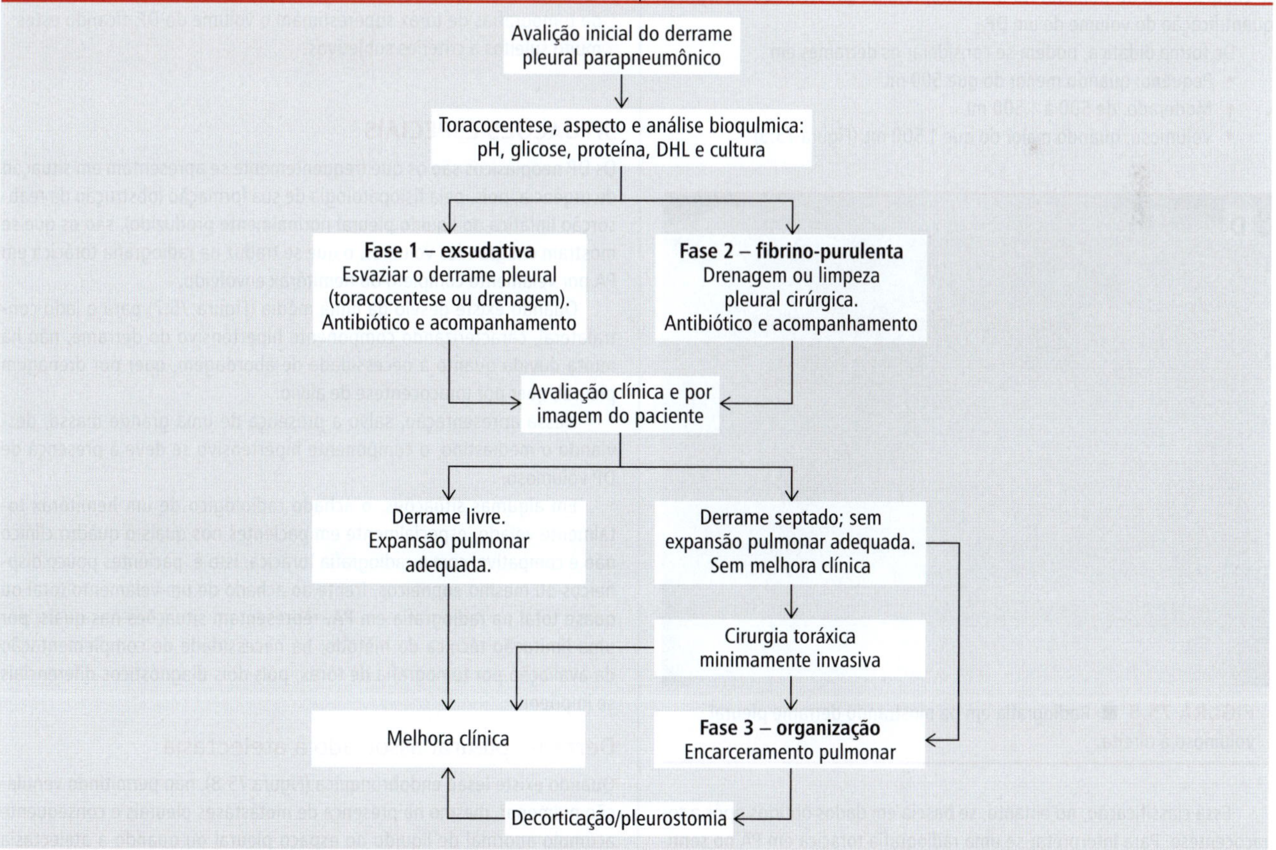

FIGURA 75.4 ■ Fluxograma do manejo do empiema pleural.

matosa, e o derrame pleural é apenas um fator adicional, exceto em raras situações nas quais este atinge grandes volumes.

Nos pacientes portadores de DP neoplásicos, observa-se, na maioria das vezes, acúmulo de grande volume e são esses pacientes que mais se beneficiam dos procedimentos terapêuticos (toracocenteses e drenagem pleural fechada). A difícil caracterização do derrame como causa única da dispneia, a subjetividade em caracterizar o volume, associado à solicitação frequente e indiscriminada da tomografia de tórax, gera um número excessivo de acionamento em caráter emergencial das equipes médicas de retaguarda, responsáveis pelo manuseio dos pacientes com DP. Tem-se observado que existe uma tendência nos laudos de tomografia em superestimar o tamanho do derrame, e especificamente para esse propósito, prefere-se a radiografia torácica. Não se têm dúvidas em relação à importância da tomografia, em inúmeras situações, como se verá a seguir, só a partir dela de pode tomar uma conduta, particularmente quando existe a suspeita de neoplasia pulmonar associada ao DP e nas causas infecciosas.

Serão feitas a seguir algumas considerações que ajudarão na definição do caráter emergencial ou não na abordagem de um paciente com DP volumoso.

VOLUME DO DERRAME

Sabe-se que a presença de 300 mL de líquido no espaço pleural, é responsável pelo sinal radiológico clássico do apagamento ou velamento do seio costofrênico na radiografia torácica em incidência PA (póstero-anterior). A caixa torácica de um adulto, com óbvias variações em relação à estatura e ao diâmetro, comporta em torno de 4 a 5 litros de líquido com consequente colapso total do pulmão. Na literatura, não há consenso em relação à quantificação do volume de um DP.

De forma didática, podem-se considerar os derrames em:

- Pequeno: quando menor do que 500 mL
- Moderado: de 500 a 1.500 mL
- Volumoso: quando maior do que 1.500 mL (Figura 75.5)

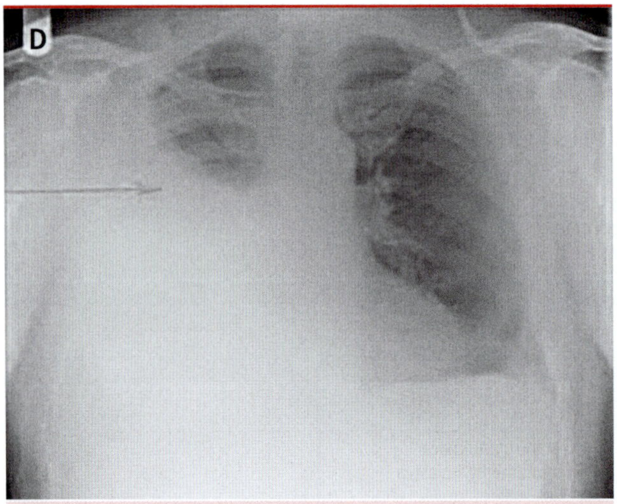

FIGURA 75.5 ■ Radiografia em pa mostrando derrame pleural volumoso à direita.

Essa classificação, no entanto, se baseia em dados obtidos após a toracocentese. Para interpretar-se uma radiografia torácica em PA no sentido de estimar o tamanho de um DP, avalia-se que quando mais da metade do hemitórax está preenchido (na radiografia em PA, que é uma avaliação em plano único), cerca de dois terços do volume da caixa torácica estão repletos de líquido (deve-se considerar que para o cálculo do volume da caixa torácica, a figura em semelhança é a de um cone, conforme ilustrado na Figura 75.6.

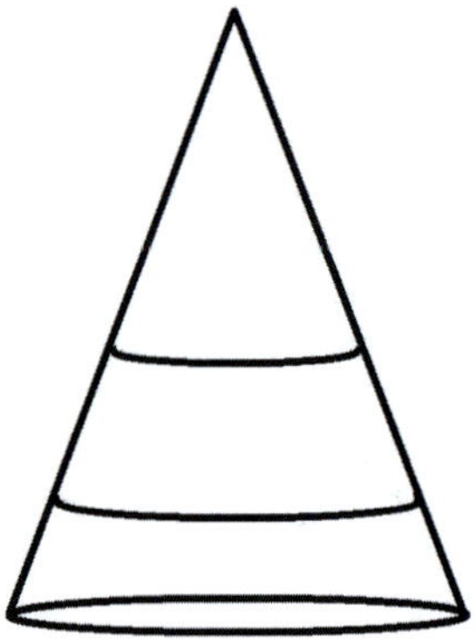

FIGURA 75.6 ■ Representação em volume da caixa torácica.

ATENÇÃO!

Na estimativa de volume de um DP, sempre que possível, prefere-se a radiografia torácica em PA, com paciente em pé ou, quando restrito ao leito, em posição sentada, uma vez que, frequentemente, os laudos de tomografias de tórax superestimam o volume do DP, ficando estes muito sujeitos a critérios subjetivos.

SITUAÇÕES ESPECIAIS

Os DP neoplásicos são os que frequentemente se apresentam em situação de urgência, pois, pela fisiopatologia de sua formação (obstrução da reabsorção linfática do líquido pleural normalmente produzido), são os que se mostram em grandes volumes, o que se traduz na radiografia torácica em PA por velamento completo do hemitórax envolvido.

Quando existe desvio da linha média (Figura 75.7) para o lado contralateral, caracterizando componente hipertensivo do derrame, não há muita dúvida quanto à necessidade de abordagem, quer por drenagem pleural, quer por toracocentese de alívio.

Nessa apresentação, salvo a presença de uma grande massa, desviando o mediastino, o componente hipertensivo se deve à presença de DP volumoso.

Em algumas situações, o achado radiológico de um hemitórax totalmente velado, especialmente em pacientes nos quais o quadro clínico não é compatível com a radiografia torácica, isto é, pacientes pouco dispneicos ou mesmo eupneicos, frente ao achado de um velamento total ou quase total na radiografia em PA, representam situações nas quais, por uma limitação técnica do método, há necessidade de complementação da avaliação por tomografia de tórax, pois dois diagnósticos diferenciais se impõem:

Derrame pleural associado à atelectasia

Quando existe lesão endobrônquica (Figura 75.8), não permitindo ventilação pulmonar, mesmo na presença de metástases pleurais e consequente acúmulo anormal de líquido no espaço pleural ou quando a atelectasia por si só é uma das responsáveis pela sua formação, a tomografia de tórax torna-se fundamental na definição da conduta. Salvo situações nas quais

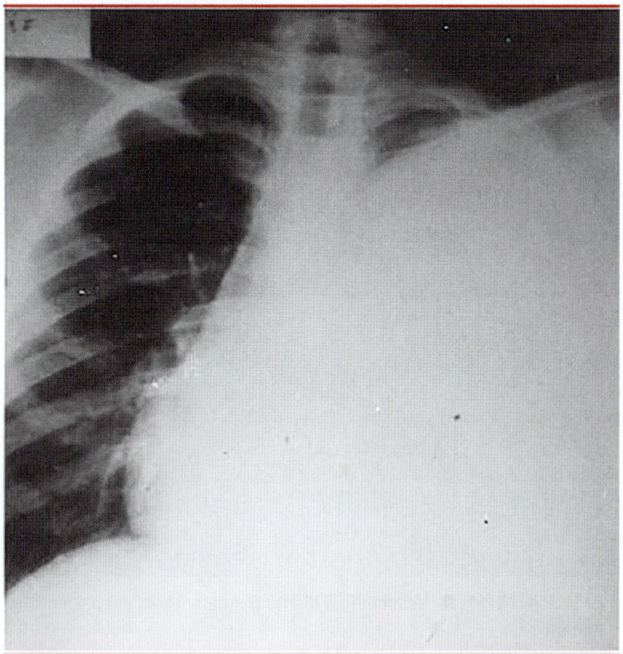

FIGURA 75.7 ■ Derrame pleural com desvio da linha média.

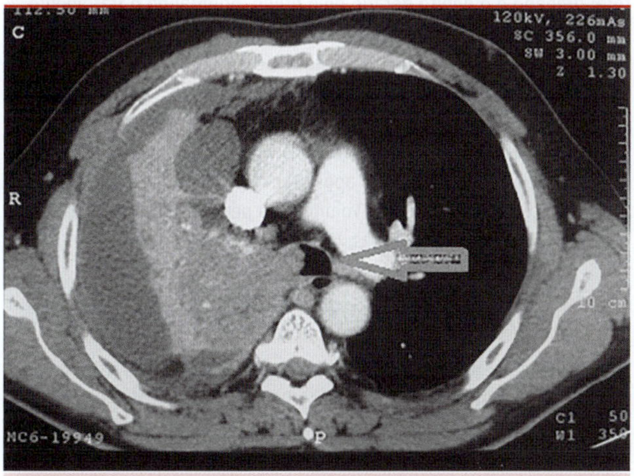

FIGURA 75.8 ■ Lesão em brônquio principal direito com atelectasia e derrame pleural.

há um componente hipertensivo, a drenagem do liquido pleural não irá beneficiar o paciente, pois não haverá expansão pulmonar após a retirada do líquido.

Volumosas massas pleuropulmonares

Quando existe uma volumosa massa envolvendo ou infiltrando a totalidade do parênquima pulmonar (Figura 75.9), ou quando há um grande tumor pleural (p. ex.: um tumor fibroso solitário) determinando compressão ou atelectasia pulmonar, estas podem se comportar na radiografia torácica com um velamento completo ou total de um hemitórax, cabendo, nessas situações à tomografia de tórax a diferenciação dessas situações e a consequente orientação terapêutica.

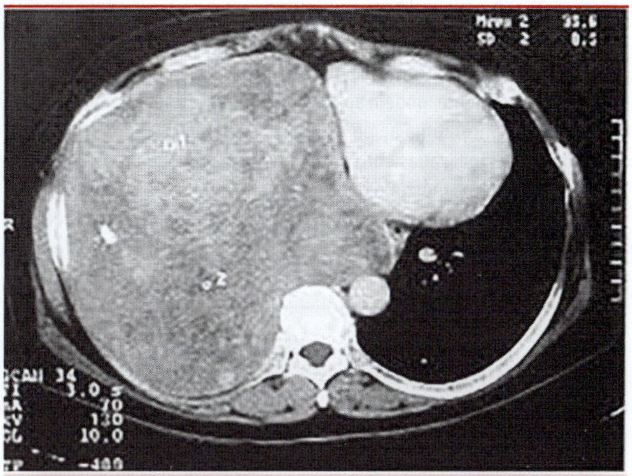

FIGURA 75.9 ■ Tomografia computadorizada com massa ocupando a totalidade do hemitórax direito.

Causas infecciosas

Em situações em que o DP está associado à pneumonia, na radiografia torácica PA, a análise do volume do derrame fica prejudicada, pois a opacidade do parênquima se confunde com a opacidade decorrente do liquido no espaço pleural. Nessas situações, a tomografia de tórax pode mensurar o processo parenquimatoso e o pleural, inclusive mostrar a presença de septações, que podem orientar a melhor conduta terapêutica.

MANUSEIO DE UM PACIENTE COM DERRAME PLEURAL VOLUMOSO

Quando se aborda um paciente com DP volumoso, quer por toracocentese de alivio, quer por drenagem pleural fechada, a velocidade do esvaziamento da cavidade é determinante na condução tranquila e segura do procedimento, pois o parênquima pulmonar que reexpande após a remoção do líquido causa desconforto ao paciente, que se manifesta basicamente por tosse e sensação de sufocação, sendo estes tanto mais severos quanto maior for a velocidade de esvaziamento.

Em algumas situações, em que esses cuidados não são observados, pode haver o desenvolvimento da complicação mais temida nesse procedimento, que é o EPR. Essa ocorrência, embora seja rara, é potencialmente fatal e se deve, entre outros aspectos ainda não bem esclarecidos, ao rápido afluxo de sangue, em um leito capilar previamente colapsado, durante a reexpansão pulmonar, causando extravasamento de líquido e proteínas para dentro dos alvéolos.

ATENÇÃO!

Outros mecanismos também podem ser imputados como uma possível lesão de reperfusão, na qual áreas previamente atelectasiadas e consequentemente hipóxicas quando em contato com O_2 promovem a formação de radicais livres e dano alveolar.[7]

Entre os diversos fatores causais dessa complicação, que pode ocorrer após o alívio de um volumoso DP ou a expansão pulmonar após a drenagem de um pneumotórax, alguns são significativos, como o colapso pulmonar por mais de 72 horas e os DP maiores do que 1.500 mL.[7,8]

Para fins de diagnóstico, o EPR pode se manifestar nas primeiras 2 horas após o procedimento, podendo ter duração de até 24 a 48 horas, e se manifesta por dispneia de graus variáveis, dor torácica, tosse com secreção rosada espumosa e abundante, cianose de extremidades, muitas vezes associado à taquicardia, hipotensão, náuseas, vômitos e febre baixa.

Radiologicamente, podem aparecer consolidações pulmonares, com a presença de broncograma aéreo e linhas B de kerley. Estudos com tomografia de tórax,[9] realizadas entre 6 e 8 horas pós-drenagem de volumoso DP ou pneumotórax, mostram opacidades em vidro fosco na quase totalidade dos pacientes, sem, no entanto, se correlacionarem com manifestações clínicas de maior gravidade (Figura 75.10).

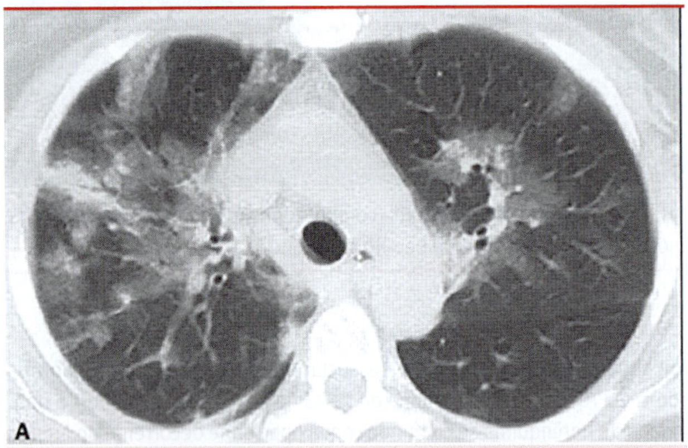

FIGURA 75.10 ■ TC de tórax mostrando opacidades em vidro fosco, pós-toracocentese de alívio.

A evolução do EPR é variável, desde a resolução espontânea até a ocorrência de quadros fatais (mortalidade em torno de 20%).[7]

O tratamento consiste na monitoração, hemodinâmica e oximetria, suplementação de oxigênio e VM nos casos mais graves.

A prevenção dessa temida ocorrência não obedece a padrões bem estabelecidos em relação ao tempo de esvaziamento dos derrames volumosos e é muito variável de acordo com diferentes autores. Na drenagem de derrames volumosos com drenos tubulares, é aconselhável não esvaziar mais do que 1.000 mL de uma única vez. O restante é esvaziado de maneira intermitente em volumes de 500 mL, a cada 30 a 60 minutos. Com essa técnica, não se tem observado EPR em nossos pacientes, mesmo naqueles portadores de derrames maiores do que 3 L.

Em relação à terapêutica medicamentosa no tratamento do EPR, os diuréticos não contribuem na melhora dos pacientes. Pelo envolvimento de mediadores inflamatórios na fisiopatologia e na manutenção do EPR, o uso de AINH (indometacina) previamente ao procedimento pode minimizar sua ocorrência.[7]

■ HEMOTÓRAX

Coleção de sangue na cavidade pleural que pode levar à insuficiência respiratória e ao choque hemorrágico.

CAUSAS

Traumáticas – Ferimentos penetrantes, fraturas múltiplas de costelas, ruptura diafragmática, iatrogênica, etc.

Não traumáticas – Derrames neoplásicos, distúrbios da coagulação, endometriose pulmonar, etc.

O paciente apresenta-se na sala de emergência com dispneia, hipotensão arterial, mucosas descoradas, ausência ou diminuição de MV e macicez no hemitórax afetado. Se houver condições, a radiografia torácica deve ser realizada, de preferência, em decúbito elevado, pois, no paciente deitado, o hemotórax pode ficar mascarado como uma tênue opacificação difusa e passar despercebido (Figura 75.11).

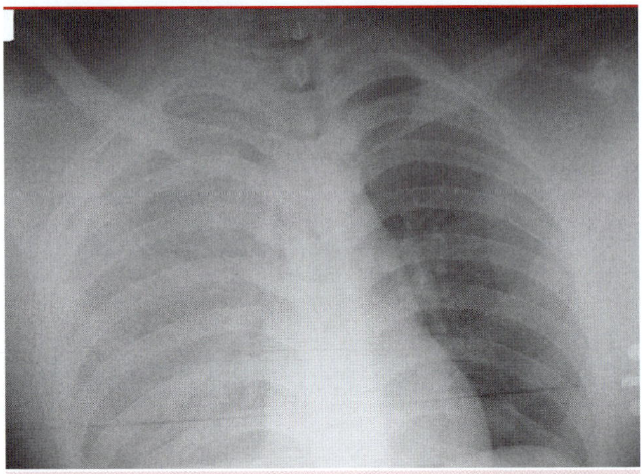

FIGURA 75.11 ■ Velamento à direita por hemotórax em paciente deitado.

A conduta inicial consiste na reposição volêmica seguida por drenagem pleural que, além de garantir a expansão pulmonar, avalia o volume total drenado e o débito horário pelo dreno, orientando o tratamento. A toracotomia de urgência é indicada quando há:

- A drenagem imediata de sangue acima de 1.000 mL (hemotórax volumoso).
- Débito pelo dreno de 150 a 200 mL/hora nas primeiras 2 horas
- Choque hemorrágico não responsivo
- Não expansão pulmonar após drenagem (coágulos retidos)

Definição de sangramento volumoso: a perda de uma volemia em 24 horas ou 0,5 volemia em 3 horas.[10]

ATENÇÃO!

Os sítios mais comuns de sangramento volumoso são coração, aorta, vasos arteriais de parede torácica, como artéria intercostal, artéria torácica interna. No entanto, o ferimento da artéria pulmonar ou de seus ramos pode originar perda sanguínea intensa.

TRATAMENTO

Iniciar pela avaliação do paciente conforme protocolo do ATLS, seguido pela drenagem pleural.

Drenagem pleural. Realizada por incisão horizontal na pele sobre o espaço intercostal escolhido, divulssão dos planos subcutâaneo e muscular com pinça tipo Kelly e perfuração da pleura. A seguir, recomenda-se introduzir o dedo indicador na incisão para ampliar o acesso e explorar digitalmente a cavidade pleural. Nesta exploração, podem-se sentir aderências pleurais e certificar-se da localização palpando-se digitalmente o diafragma. Após esta manobra, introduz-se o dreno orientado para o seio costofrênico.

A radiografia torácica pré-operatória deve ser bem avaliada para se evitar introduzir o dreno em regiões com forte suspeita de aderências, pois há risco de sangramento ou perfuração pulmonar. Nesta situação, é melhor a realização de minitoracotomia exploradora e drenagem com visão direta.

Nos pacientes obesos ou com grande enfisema subcutâneo, nos quais é difícil a contagem dos espaços intercostais, o traçado de uma linha imaginária horizontal tangenciando o apêndice xifoide delineia a provável localização do diafragma, ajudando na escolha do local de drenagem.

Em adultos, o dreno deve ser de grosso calibre, tipo 32 ou 36 Fr, pois o hemotórax é espesso e contém coágulos. O emprego de drenos muito calibrosos não melhora a eficácia do procedimento e causa mais dor.[10] Na fase aguda, não se recomenda a utilização de cateteres tipo *pigtail*, pois não possuem calibre suficiente. Em crianças, dependendo da largura do intercosto, utilizam-se drenos calibre 24-26 Fr.

O dreno deve ser conectado ao frasco de drenagem sob selo d'água e o nível do liquido deve ser cuidadosamente anotado, pois o aumento ou persistência de débito horário pode indicar exploração cirúrgica.

No hemotórax, frequentemente ocorre septação pleural devido aos coágulos retidos, sem melhora radiológica após a drenagem. Nesta situação, aconselha-se a exploração cirúrgica precoce para limpeza da cavidade e identificação de sítios de sangramento. A CTVA é a via de acesso mais utilizada para o tratamento dos coágulos retidos, e, em até 25% dos casos, há necessidade de duas ou mais abordagens.[11]

As sequelas do hemotórax podem incluir desde o fibrotórax (encarceramento pulmonar por fibirina) (Figura 75.12) até o empiema por infecção dos coágulos retidos, situações que, em geral, requerem tratamento cirúrgico precoce, podendo-se empregar a cirurgia videoassistida ou toracotomias reduzidas.

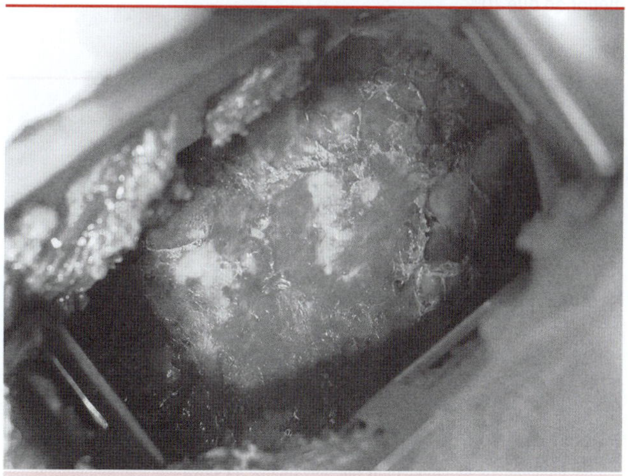

FIGURA 75.12 ■ Encarceramento pulmonar por fibrina.

Toracotomia. É indicada nos casos de hemotórax volumoso ou persistente. A via de acesso utilizada depende da urgência e pode ser desde a toracotomia anterolateral, que é mais rápida, até a esternotomia para ferimentos cardíacos.

Os ferimentos penetrantes incluídos na região entre os mamilos e o umbigo podem ter lesões toracoabdominais, e a preparação do campo operatório deve levar isso em conta.

ATENÇÃO!

Nos pacientes críticos, é fundamental a reposição volêmica durante a indução anestésica, evitando-se piora da instabilidade.

Nos casos de exploração cirúrgica eletiva para tratamento do hemotórax retido, até 7 dias após o trauma, pode-se utilizar a CTVA. Nas urgências, para identificação rápida do sítio de sangramento, não se recomenda a CTVA.

Em resumo, o hemotórax deve ser sempre drenado devido ao risco de septação, infecção e paquipleuriz. A decisão para abordagem cirúrgica, por CTVA ou toracotomia, deve ser tomada nos primeiros sete dias.

REVISÃO

- O empiema pleural é uma urgência médica e deve ser diagnosticado e tratado o mais breve possível. Quanto maior a demora, maior será o porte do procedimento, e a unidade de tempo aqui não são horas, mas dias ou semanas.
- Na fase exsudativa, podem ser utilizadas a toracocentese ou a drenagem pleural; na fase fibrinopurulenta, a drenagem pleural ou limpeza por cirurgia minimamente invasiva (videotoracoscopia ou minitoracotomia); na fase de organização, a decorticação ou a pleurostomia.[2-6]
- As causas mais frequentes de empiema pleural são: parapneumônico, após procedimentos cirúrgicos (principalmente cirurgia torácica), trauma e outros, como rotura de esôfago.
- O tratamento do derrame parapneumônico complicado e do empiema baseia-se na drenagem do líquido infectado para se obter expansão do pulmão.
- Tanto a drenagem pleural como a videocirurgia e a minitoracotomia limitada cumprem o seu papel de forma bastante efetiva no tratamento do empiema e, na prática, o que importa é o procedimento correto, no paciente correto, no tempo correto.
- A caracterização de um DP como volumoso não obedece a critérios clínicos ou radiológicos bem estabelecidos, uma vez que o volume de líquido acumulado no espaço pleural não se traduz em sintomas de forma igual em todos os pacientes. Em relação aos DP, serão classificados como transudatos ou exsudatos.
- De forma didática, podem-se considerar os derrames em: pequeno: quando menor do que 500 mL; moderado: de 500 a 1.500 mL; volumoso: quando maior do que 1.500 mL.
- Na abordagem de um paciente com DP volumoso, quer por toracocentese de alivio, quer por drenagem pleural fechada, a velocidade do esvaziamento da cavidade é determinante na condução tranquila e segura do procedimento.
- O hemotórax é a coleção de sangue na cavidade pleural que pode levar à insuficiência respiratória e ao choque hemorrágico. Suas causas podem ser: **traumáticas** (ferimentos penetrantes, fraturas múltiplas de costelas, ruptura diafragmática, iatrogênica, etc.); **não traumáticas** (derrames neoplásicos, distúrbios da coagulação, endometriose pulmonar, etc.).

■ REFERÊNCIAS

1. Walcott-Sapp S, Sukumar, M. A History of thoracic drainage: from ancient greeks to wound sucking drummers to digital monitoring [Internet]. Chicago: CTSnet; 2015 [capturado em 31 out. 2016]. Disponível em: http://www.ctsnet.org/article/history-thoracic-drainage-ancient-greeks-wound-sucking-drummers-digital-monitoring.
2. Hyeon Yu.Management of pleural effusion, empyema, and lung abscess. Semin Intervent Radiol. 2011;28(1):75-86.
3. Davies HE, Davies RJ, Davies CW; BTS Pleural Disease Guideline Group. Management of pleural infection in adults: British Thoracic Society pleural disease guideline 2010. Thorax. 2010;65 Suppl 2:ii41-53.

4. Light RW. Parapneumonic effusions and empyema. Proc Am Thorac Soc. 2006;3(1):75-80.
5. McCauley L, Dean N. Pneumonia and empyema: causal, casual or unknown. J Thorac Dis. 2015;7(6):992-8.
6. Zahid I, Nagendran M, Routledge T, Scarci M. Comparison of video-assisted thoracoscopic surgery and open surgery in the management of primary empyema. Curr Opin Pulm Med. 2011;17(4):255-9.
7. Genofre EH, Vargas FS, Teixeira LR, Vaz MAC, Marchi E. Edema pulmonarde reexpansão. J Bras Pneumol. 2003;29(2):101-6.
8. Trachiotis GD, Vricella LA, Aaron BL, Hix WR. Reexpansion pulmonar edema. Ann Thorac Surg. 1997;63(4):1206-7.
9. Baik JH, Ahn MI, Park YH, Park SH. High-resolution CT findings of re-expansion pulmonary edema. Korean J Radiol 2010;11(2):164-68.
10. Inaba K, Lustenberger T, Recinos G, Georgiou C, Velmahos GC, Brown C, et al. Does size matter? A prospective analysis of 28-32 versus 36-40 French chest tube size in trauma. J Trauma Acute Care Surg. 2012;72(2):422-7.
11. Dubose J, Inaba K, Demetriades D, Scalea TM; AAST Retained Hemothorax Study Group. Management of post-traumatic retained hemothorax:a prospective, observational, multicenter AAST study. J Trauma Acute Care Surg. 2012;72(1):11-22.

76

MEDIASTINITES

■ ERNESTO EVANGELISTA NETO

■ LUIZ EDUARDO VILLAÇA LEÃO

A infecção do mediastino, ou mediastinite, provém da contaminação secundária de estruturas contíguas ou pertencentes a este compartimento anatômico. É importante, contudo, enfatizar que, neste capítulo, serão abordadas três entidades clínicas, que diferem quanto ao modo de infecção, à disseminação, à patogenia, ao quadro clínico e à conduta:

- Mediastinite pós-esternotomia
- Mediastinite por perfuração de esôfago
- Mediastinite descendente necrosante

Pós-operatórios de cirurgias que envolvem a abertura do esterno ou manipulação do mediastino anterior, principalmente cirurgias cardíacas, podem determinar com relativa frequência quadro de mediastinite, devido, na maioria dos casos, à deiscência da esternotomia.

Relativamente frequente é a mediastinite secundária à perfuração do trato digestório alto, particularmente em situações que cursam com perfuração do esôfago. Deiscência de anastomose esofágica, manipulação cirúrgica de fístulas esofágicas, procedimentos ou trauma em órgãos mediastinais podem ser fatores predisponentes desta afecção.

Quando originária de infecção da orofaringe, é conhecida como mediastinite descendente necrosante. Esta última é a menos comum, porém é condição extremamente grave e com frequência letal.

ATENÇÃO!

Infecções oriundas da pleura, coluna, pulmões, peritônio, retroperitônio ou de perfuração de traqueia ou brônquios são menos frequentes na etiologia de mediastinite.

■ MEDIASTINITE PÓS-ESTERNOTOMIA

A incidência de mediastinite após cirurgia cardíaca varia de 1 a 4%. O mecanismo de infecção mediastinal ainda não está bem estabelecido, porém se acredita que a instabilidade do esterno após esternotomia contribua para deiscência e entrada de microrganismos nesta região. Outras hipóteses postulam que a drenagem inadequada no pós-operatório ou a presença de um quadro pulmonar infeccioso concomitante podem dar origem à infecção do mediastino. Em 50 a 80% dos casos, os agentes etiológicos são *Staphylococcus aureus* e *Staphylococcus epidermidis*.

■ QUADRO CLÍNICO

O quadro clínico clássico mostra instabilidade da tábua esternal, secreção purulenta pela ferida operatória e eritema peri-incisional. Com o transcorrer do quadro, podem surgir sintomas sistêmicos relacionados à sepse.

■ TRATAMENTO

O tratamento da mediastinite pós-esternotomia compreende a drenagem e o desbridamento do mediastino, além de várias técnicas de fechamento do esterno, o que é aceito como a terapia-padrão para essas infecções de feridas esternais profundas (Figura 76.1). Esta opção terapêutica é embasada em séries que realizaram o desbridamento precoce do osso esterno com fechamento da incisão, com baixa complicação e taxa de mortalidade menor do que 10%.

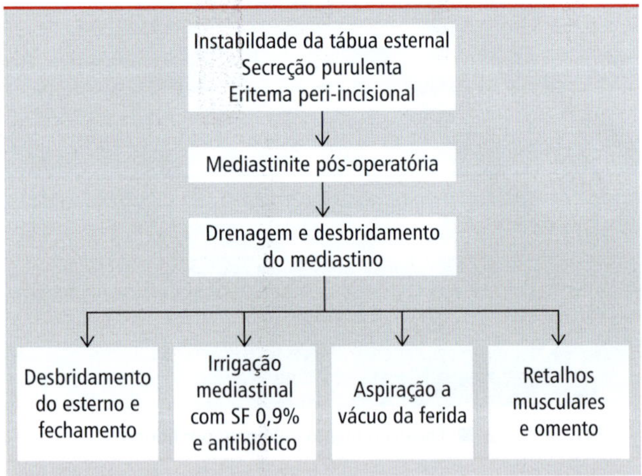

FIGURA 76.1 ■ Fluxograma para o tratamento da mediastinite pós-operatória.

SF, soro fisiológico.

A irrigação mediastinal fechada, com SF ou solução de antibiótico, associada ao desbridamento local e fechamento primário, tem sido uma alternativa com excelentes resultados no tratamento desta mesma afecção.

Em relação ao fechamento da ferida operatória, o emprego de retalhos com o músculo peitoral ou o omento são estratégias utilizadas com sucesso. Outra técnica preconizada é a aspiração a vácuo, que propicia um aumento do fluxo sanguíneo local, a diminuição do edema e a remoção das secreções e restos necróticos.

MEDIASTINITE POR PERFURAÇÃO DO ESÔFAGO

Entre as causas mais frequentes de mediastinite, destaca-se a perfuração do esôfago, que aparece como responsável por este quadro em 69,4% dos casos. A ocorrência de acidente durante a utilização de instrumentos em procedimentos diagnósticos ou terapêuticos, embora rara (0,1%), é o principal fator desencadeante da perfuração deste órgão.[1]

A perfuração instrumental ocorre mais frequentemente nos locais de estreitamento fisiológico do esôfago, ou seja, no terço superior na altura da 5ª e 6ª vértebras cervicais próximo ao músculo cricofaríngeo, no terço médio ao nível do arco aórtico e brônquio principal esquerdo, e no terço distal, no esfíncter inferior do esôfago. Pode atingir apenas internamente ou chegar à face externa do órgão.

Vários fatores podem contribuir para o aumento de risco de perfuração instrumental. Entre estes, a técnica endoscópica incorreta, a qual ocorre, geralmente, durante a tentativa de passar o aparelho através do esfíncter superior do esôfago, ou o posicionamento incorreto do paciente durante o exame com endoscópio rígido. Doença esofágica preexistente é outro fator que favorece a ocorrência de lesão instrumental. Operações prévias no esôfago, ou ao redor deste, podem causar distorções anatômicas que dificultam a realização de procedimentos endoscópicos e aumentam a possibilidade de acidentes.

ATENÇÃO!

A lesão instrumental é citada como a causa de maior incidência da perfuração esofágica (43%), seguida da traumática (19%), espontânea (16%), corpo estranho (10%), lesão operatória (10%) e neoplásica (5%).[2]

Em um estudo[2] com 439 pacientes com perfuração no esôfago, o autor observou que dentre aqueles que apresentaram lesão no segmento torácico, a mortalidade atingiu 34%. Em contraste, quando em região cervical e abdominal, a mortalidade foi de 6 e 29%, respectivamente.

QUADRO CLÍNICO

É importante ressaltar que apesar da preocupação constante com o estabelecimento precoce do diagnóstico, os sintomas da perfuração no esôfago são muito variados, podendo dificultar sua pronta identificação. No início, o paciente pode ser assintomático ou apresentar sintomas como: dor torácica, disfagia, enfisema subcutâneo, DP, pneumomediastino, ou mais tardiamente evoluir para sepse, com hipovolemia, taquicardia, dispneia e morte.

DIAGNÓSTICO

Diagnosticar a perfuração esofágica é, sem dúvida, a etapa principal do seu tratamento, entretanto, esse diagnóstico nem sempre é fácil. É comum os pacientes apresentarem-se livres de sintomas em um período inicial, o que retarda perigosamente a identificação desta lesão. Por outro lado, o prognóstico dessa condição está diretamente relacionado ao diagnóstico precoce da perfuração.

Para estabelecer o diagnóstico de perfuração no esôfago torácico, é necessário tê-lo sempre em mente quando houver a possibilidade de sua ocorrência. Após a suspeita do diagnóstico de perfuração, é possível utilizar métodos diagnósticos para a sua confirmação. Um dos mais conhecidos é o esofagograma com contraste iodado. É importante lembrar que o contraste com bário líquido é bem empregado para diagnóstico de estenoses ou distúrbios da motilidade do esôfago, as soluções com compostos orgânicos iodados hidrossolúveis devem ser utilizadas quando se suspeitar de perfuração do esôfago, já que elas impedem a deposição permanente de bário nos tecidos moles, onde permanece como corpo estranho.

Em estudo retrospectivo de 40 pacientes com mediastinite, demonstrou-se que a tomografia apresentou 100% de sensibilidade e 33% de especificidade para determinação deste quadro, em pacientes com perfuração no esôfago, nos primeiros 17 dias de evolução.[3] Após este período, a sensibilidade permaneceu em 100% e a especificidade subiu para 90%. Os achados da tomografia incluíram atenuação da gordura mediastinal, coleções mediastinais localizadas, bolhas de gás livres no mediastino, linfonodos mediastinais aumentados, derrame pericárdio, DP e infiltrado pulmonar.[3] A radiografia simples torácica tem pouca ajuda na determinação da perfuração esofágica. A TC incrementa a probabilidade e diminui o tempo de diagnóstico, melhorando o prognóstico destes pacientes.[4]

TRATAMENTO

A literatura mostra-se controversa quanto ao tratamento da perfuração esofágica devido à grande variedade de causas e tratamentos possíveis. Neste cenário, alguns fatores, como tempo de perfuração do órgão, condições clínicas e idade do paciente, são importantes para a tomada de decisão terapêutica. Um fato relevante neste sentido é que a perfuração no esôfago torácico não é de ocorrência frequente, o que talvez justifique a ausência de um consenso para o seu manejo.

É importante lembrar que existe uma relação direta entre mortalidade e tempo transcorrido entre o momento da perfuração e o diagnóstico. A mortalidade pode chegar até 25%, quando o tratamento é instituído nas primeiras 24 horas, e até 60%, quando o tratamento é realizado após as 24 horas.[5]

É possível realizar sutura simples da lesão, desvio do trânsito local com esofagostomia e gastrostomia ou jejunostomia para alimentação e colocação de tubo T intraluminal para desvio e drenagem local.

Em pacientes cujo esôfago encontra-se com grande destruição de sua parede, com constrição de seu lúmen ou com grande quantidade de secreção purulenta, a ressecção se mostrou o tratamento mais eficaz. Nesta situação, a manutenção do esôfago pode determinar uma mortalidade de até 80%.

O líquido esofágico possui concentrações bacterianas ao redor de 10^7/mL para aeróbios e 10^8/mL para anaeróbios, e o seu extravasamento resulta em contaminação de flora complexa, com maior gravidade na região onde ocorre.

A extensa propagação desse extravasamento é facilitada pela existência de lâminas cervicais que se estendem verticalmente do pescoço ao mediastino e formam um trajeto para a disseminação direta do líquido. O peristaltismo do esôfago e a pressão negativa da cavidade pleural promovem um grande sequestro de secreção salivar e suco gástrico para a cavidade torácica, favorecendo a contaminação local.

ATENÇÃO!

O fato é que a presença de secreções esofágicas ou restos alimentares no mediastino, provenientes de uma solução de continuidade do esôfago, e o fator tempo, maior do que 24 horas, aumentam em grande escala a chance de contaminação do mediastino e, com isso, aumenta exponencialmente a mortalidade destes pacientes.

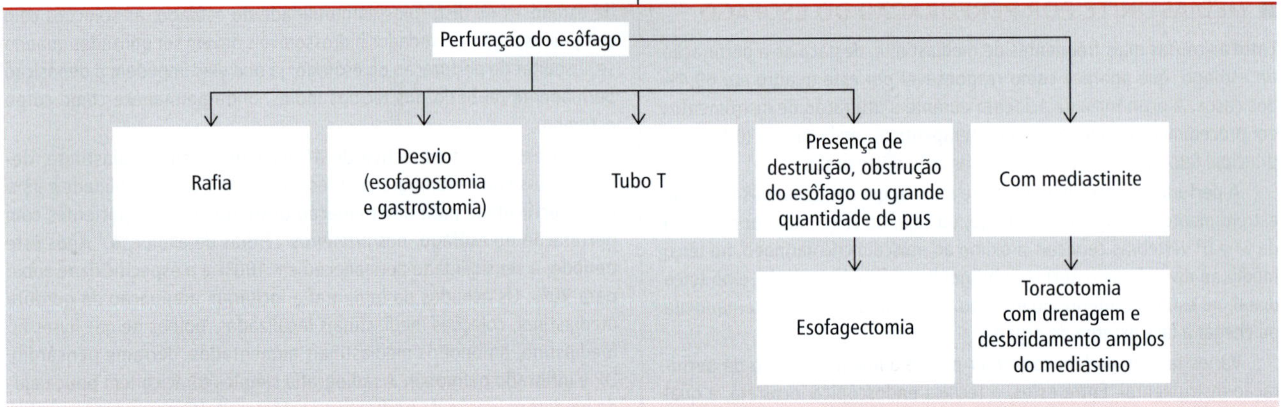

FIGURA 76.2 ■ Fluxograma do tratamento da mediastinite em decorrência da perfuração de esôfago.

Portanto, em situações em que a mediastinite já está instalada, são indicados ampla drenagem e desbridamento do mediastino por meio de toracotomia, associada a um dos tratamentos já descritos (Figura 76.2).

Aparentemente, além do conhecimento técnico e científico, a experiência da equipe médica com este tipo de paciente e a familiaridade com o tratamento escolhido são essenciais para um bom resultado.

■ MEDIASTINITE DESCENDENTE NECROSANTE

A mediastinite descendente necrosante é provavelmente a forma mais letal deste quadro, chegando a uma mortalidade ao redor de 20 a 50%, em situações de atraso no diagnóstico ou tratamento inadequado. A morte ocorre como complicação de infecções originárias da orofaringe (Figura 76.3).

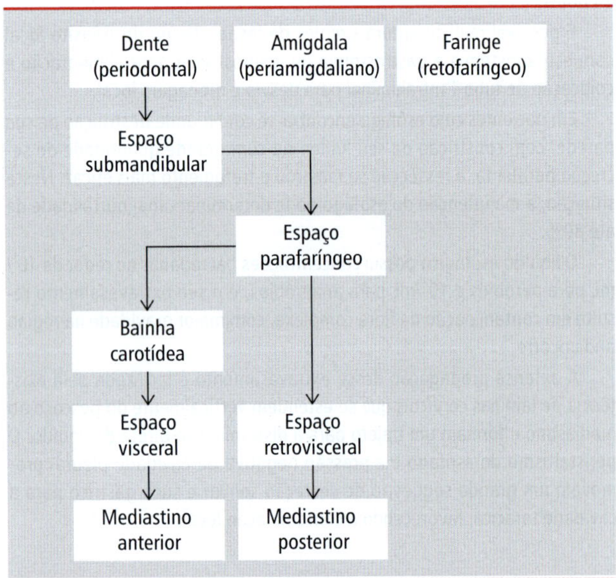

FIGURA 76.3 ■ Fluxograma do trajeto da disseminação da infecção de orofaringe para o mediastino.

As infecções odontogênicas perfazem 60 a 70% deste quadro, seguidas de abscessos peritonsilar, retrofaríngeo e parafaríngeo. Outras causas menos frequentes incluem trauma, procedimentos em região cervical e lesão após intubação das vias aéreas.

A existência de lâminas e espaços cervicais que se estendem verticalmente do pescoço ao mediastino formam um trajeto para a disseminação direta de coleções livres nesta região. A pressão negativa da cavidade pleural e o peristaltismo esofágico favorecem o deslocamento dessas secreções altas para a cavidade torácica. Em consequência dessa condição, um abscesso próximo às raízes dos molares inferiores pode se disseminar para o espaço submandibular e, desse ponto, se estender diretamente para a região parafaríngea, de onde pode drenar tanto para o mediastino anterior como posterior (Figuras 76.4 e 76.5). Abscessos retrofaríngeos e periamigdalianos também podem descer para o espaço parafaríngeo e darem origem à mediastinite.

Os agentes etiológicos envolvidos constam de flora bacteriana mista, aeróbias e anaeróbias, entre eles *Staphylococcus, streptococcus, Ppseudomonas, Bacteroides* e outros.

■ QUADRO CLÍNICO

A mediastinite descendente necrosante é precedida de um quadro de infecção dentária ou de orofaringe, com ou sem abscesso cervical. Edema, eritema ou enfisema de subcutâneo da região cervicotorácica são sinais frequentes do exame físico. Febre, dor, assim como manifestações clínicas de sepse podem estar presentes.

■ DIAGNÓSTICO

Os critérios diagnósticos de mediastinite descendente necrosante são definidos como:[6]

- Manifestação clínica de infecção grave.
- Achados radiológicos de mediastinite em tomografia de tórax.
- Presença de infecção de orofaringe ou infecção dentária.

A radiografia simples torácica te m pouca sensibilidade e especificidade nos casos de mediastinite descendente necrosante, sendo de pouca valia para o diagnóstico.

A tomografia, ao contrário da radiografia simples, é de grande valor para o diagnóstico de mediastinite, evidenciando atenuação de gordura mediastinal, níveis líquidos, DP e derrame pericárdico, espessamento do esôfago, aumento dos gânglios linfáticos e presença de ar no mediastino.

■ TRATAMENTO

O diagnóstico precoce, a drenagem cirúrgica agressiva dos espaços cervicais profundos e do mediastino, a instituição de terapia com antibiótico de largo espectro por via IV, bem como cuidados em UTI são passos obrigatórios para o sucesso do tratamento destes pacientes.

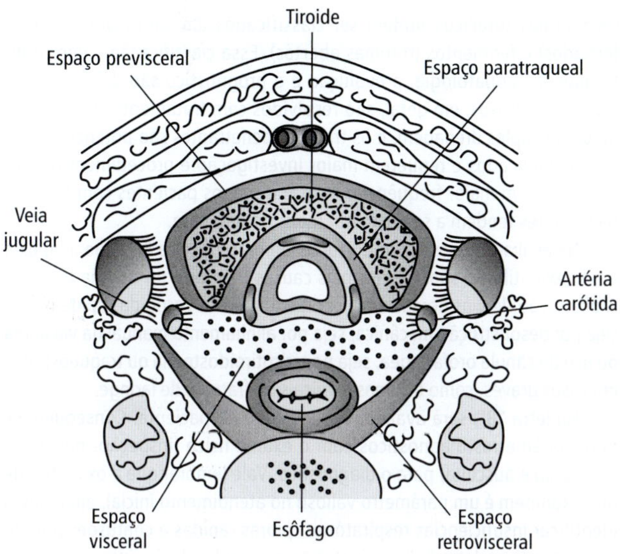

FIGURA 76.4 ■ Trajeto da disseminação da infecção de orofaringe para o mediastino. Esquema em corte transversal.

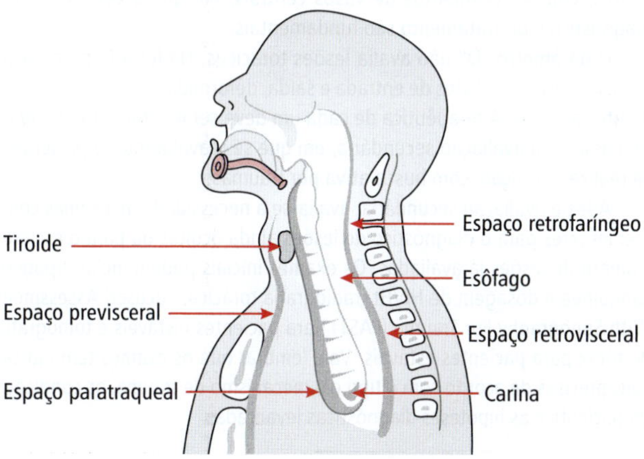

FIGURA 76.5 ■ Trajeto da disseminação da infecção de orofaringe para o mediastino. Esquema em corte longitudinal.

A escolha do procedimento cirúrgico ideal é determinada com base na extensão da infecção, que é avaliado por meio da tomografia de tórax.

Os pacientes com mediastinite descendente necrosante foram classificados em três grupos com base na extensão da infecção. Tipo I, quando a coleção está localizada no mediastino superior, acima da bifurcação traqueal. Tipo IIA, quando se estende até o mediastino anterior, tipo IIB, quando compromete o mediastino posterior. Esse autor recomenda cervicotomia com drenagem cervical e mediastinal para o tipo I, drenagem mediastinal por incisão subxifóidea para o tipo IIA e toracotomia para os casos tipo IIB.[7]

ATENÇÃO!

Em estudo de metanálise, concluiu-se que os pacientes que foram submetidos à cervicotomia e toracotomia tinham uma mortalidade de 19% contra 47% em pacientes submetidos à cervicotomia isolada, o que mostrou ser uma diferença estatisticamente significante.[8]

Em outro estudo, concluiu-se que é recomendável uma intervenção cirúrgica mais agressiva nos casos de mediastinite descendente necrosante, utilizando-se, de preferência, a abordagem transtorácica.[9]

Outros autores consideram a possibilidade de toracotomia bilateral com incisão transversa do esterno (*clamshell*) para limpeza e desbridamento do mediastino.

Independente da via de acesso, é imperativo que, frente a um quadro de mediastinite descendente necrosante, o cirurgião garanta uma ampla e adequada drenagem de todos as regiões envolvidas, certificando-se de que não restem coleções nos espaços cervicais e mediastinais.

REVISÃO

- A infecção do mediastino, ou mediastinite, provém da contaminação secundária de estruturas contíguas ou pertencentes a este compartimento anatômico.
- As mediastinites diferem quanto ao modo de infecção, à disseminação, à patogenia, ao quadro clínico e à conduta: mediastinite pós-esternotomia; mediastinite por perfuração de esôfago; mediastinite descendente necrosante.
- O tratamento da mediastinite pós-esternotomia compreende a drenagem e o desbridamento do mediastino, além de várias técnicas de fechamento do esterno, o que é aceito como a terapia-padrão para essas infecções de feridas esternais profundas.
- Diagnosticar a perfuração esofágica é, sem dúvida, a etapa principal do seu tratamento, entretanto, esse diagnóstico nem sempre é fácil. É comum os pacientes apresentarem-se livres de sintomas em um período inicial, o que retarda perigosamente a identificação desta lesão.
- A mediastinite descendente necrosante é provavelmente a forma mais letal deste quadro, chegando a uma mortalidade ao redor de 20 a 50%, em situações de atraso no diagnóstico ou tratamento inadequado. Esta ocorre como complicação de infecções originárias da orofaringe.

■ REFERÊNCIAS

1. Pinotti HW, Ellenborgen G, Gama Rodrigues JJ, Raia A. Lateral deviation esophagostomy. Acta Gastroenterol Latinoam. 1982;12(2):135-41.
2. Jones WG 2nd, Ginsberg RJ. Esophageal perforation: a continuing challenge. Ann Thorac Surg. 1992;53(3):534-43.
3. Roussos C, Exarhos DN, Malagari K, Tsatalou EG, Benakis SV, Peppas C, et al. Acute mediastinitis: spectrum of computed tomography findings. Eur Radiol. 2005;15(8):1569-74.
4. De Lutio, Di Castelguidone E, Pinto A, Merola S, Stavolo C, Romano L. Role of spiral and multislice computed tomography in the evaluation of traumatic and spontaneous oesophageal perforation. Our experience. Radiol Med. 2005;109(3):252-9.
5. Andrade AC, Marinho Filho LJF, Lima Filho MAAC, Alencar AR. Esofagectomia na perfuração esofágica com diagnóstico tardio. Rev Col Bras Cir. 2007;34(6):432-5.
6. Estrera AS, Landay MJ, Grisham JM, Sinn DP, Platt MR. Descending necrotizing mediastinitis. Surg Gynecol Obstet. 1983;157(6):545-52.

7. Endo S, Murayama F, Hasegawa T, Yamamoto S, Yamaguchi T, Sohara Y, Fuse K, et al. Guideline of surgical management based on diffusion of descending mediastinitis. Jpn J Thorac Cardiovasc Surg. 1999(1):14-9.
8. Corsten MJ, Shamji FM, Odell PF, Frederico JA, Laframboise GG, Reid KR, et al. Optimal treatment of descending necrotizing mediastinitis. Thorax. 1997;52(8):702-8
9. Bayarri Lara CI, Sevilla López S, Sánchez-Palencia Ramos A, Alkourdi Martínez A, Hernández Escobar F, Quero Valenzuela F, et al. Surgical management of descending necrotizing mediastinitis. Cir Esp. 2013;91(9):579-83.

77
TRAUMA TORÁCICO

■ JOÃO ALÉSSIO JULIANO PERFEITO
■ ANDRÉ MIOTTO
■ RODRIGO JOSÉ NINA FERREIRA

Desde 1978, existe uma tendência à padronização do atendimento aos pacientes politraumatizados, liderada pelo American College of Surgeons, que deu origem a um curso mundial para médicos, chamado *Advanced* Trauma Life Support (ATLS).[1] Recomenda-se, nessa padronização, uma avaliação inicial sistemática do politraumatizado, realizada por uma sequência amplamente divulgada nos dias de hoje, sendo:

A = *airway*: manutenção das vias aéreas pérvias com imobilização cervical;
B = *breathing*: avaliação e manutenção da respiração e mecânica ventilatória;
C = *circulation*: manutenção da circulação para controle da hemorragia;
D = *disability*: avaliação do estado neurológico;
E = *exposure*: despir o paciente com exame periférico completo.

A maior parte dos autores acredita que, se nessa sequência, a avaliação e a ação do socorrista forem feitas passo a passo, independentemente do tipo de trauma no politraumatizado, a morbidade e a mortalidade diminuirão.

O trauma torácico pode levar a repercussões graves já na fase inicial, dentro da avaliação do politraumatizado, tanto em "A" como em "B" e "C". Conclui-se, assim, que o conhecimento do diagnóstico e das medidas envolvidas no trauma torácico é de extrema importância para o médico e principalmente para os que lidam com urgências.

A obtenção de uma anamnese, mesmo rápida, com os familiares ou com o próprio paciente, pode fornecer informações valiosas sobre o mecanismo de trauma. Esses dados, acrescidos ao exame físico e, se houver tempo, aos exames subsidiários, autorizam o início de uma sequência para o diagnóstico e a terapêutica.

Na maioria das vezes, o médico especialista não está disponível para o primeiro atendimento. Portanto, o médico socorrista, normalmente clínico ou cirurgião geral, é quem dá o primeiro atendimento e deve saber executar as medidas e os procedimentos iniciais, como punção e drenagem pleural, IOT, cricotiroidostomia e traqueostomia, os quais podem evitar sequelas graves ou mesmo a morte.

■ ABORDAGEM INICIAL

Os traumas torácicos podem ser classificados em contusões (traumas fechados) e ferimentos (traumas abertos). Essa classificação é importante, pois a fisiopatologia, a evolução e o prognóstico são diferentes. Os traumas contusos, em geral, são resolvidos com tratamento conservador ou uma simples drenagem, e os traumas penetrantes são potencialmente mais complicados e requerem maior investigação e procedimentos mais invasivos com maior frequência. Apesar disso, os pacientes com traumas penetrantes tendem a se recuperar mais rapidamente.

Na avaliação inicial, é importante lembrar, na letra "A", que a hipóxia e a hipoventilação são as principais causas de morte no trauma torácico. A obstrução de vias aéreas deve ser identificada e corrigida rapidamente, seja por desobstrução mecânica, seja por alinhamento manual da via aérea ou uso de cânula orofaríngea, seja por cricotiroidostomia ou traqueostomia em casos graves, como traumas cervicais ou fraturas de laringe.

Na letra "B", será avaliada a ventilação do paciente. Conseguem-se bons parâmetros diagnósticos com o exame físico (inspeção, palpação, percussão e ausculta) para o diagnóstico. Vale lembrar que a oximetria de pulso também é um parâmetro valioso no atendimento inicial, ajudando a identificar insuficiências respiratórias, pioras rápidas e contusões pulmonares. Ainda na letra "B", pacientes com ausculta diminuída e percussão alterada devem ser submetidos à drenagem pleural prontamente, mesmo que o achado não esteja associado a uma lesão grave ou instabilidade hemodinâmica. O atraso dessa terapêutica pode levar o paciente ao óbito.

No parâmetro "C", serão identificados os sangramentos e se buscará a estabilidade hemodinâmica. Lembre-se de que pacientes com alterações no parâmetro "C" em traumas torácicos frequentemente são pacientes graves, com sangramentos de vasos centrais, em que a velocidade do diagnóstico e do tratamento são fundamentais.

O parâmetro "D" não avalia lesões torácicas. Na letra E, procura-se por escoriações, orifícios de entrada e saída, deformidades e possíveis ferimentos abertos. A terapêutica de cada um deve ser instituída rapidamente. Passa-se à avaliação secundária, em que se reavalia todo o paciente e se realiza a rotação, com busca ativa por traumas.

Após a avaliação secundária, avalia-se a necessidade de exames complementares para o diagnóstico de lesões ainda ocultas ou para o esclarecimento de lesões já avaliadas. Os exames iniciais podem incluir tipagem sanguínea e dosagem de Hb/Ht, radiografia torácica, Focused Assessment With Sonography For Trauma (FAST) para pacientes instáveis e tomografia de tórax para pacientes estáveis. Vale lembrar que os exames têm indicações precisas de acordo com o tipo e o mecanismo de trauma, as condições do paciente e as hipóteses diagnósticas levantadas.

ATENÇÃO!

A terapêutica complementar com hidratação EV, analgesia potente (com opioides), e antibioticoterapia empírica deve ser iniciada já na chegada do paciente, seguindo o protocolo proposto pelo ATLS.[1] Vale lembrar ainda que se trata sempre de um paciente potencialmente grave, que deve ser observado com cuidado, de preferência em ambiente do serviço de emergência SE ou UTI.

A seguir, são descritas as principais situações de emergência, seus diagnósticos e suas condutas.

■ TRAUMAS FECHADOS (CONTUSÃO TORÁCICA)

Os principais agentes causadores de contusão torácica grave são os acidentes automobilísticos, além das ocorrências domésticas, como a síndrome do tanque solto. Além desses fatores, o contato interpessoal com obstáculos pode levar a traumas torácicos fechados. Com o envelhecimento populacional, torna-se mais importante lembrar que os idosos, que sofrem quedas da própria altura ou da cama, também podem ser vítimas de trauma torácico e nem sempre configuram traumas leves.

A contusão torácica pode resultar em fraturas simples e múltiplas de costelas, fratura do esterno, hemotórax, pneumotórax, SDRA, ruptura traqueobrônquica cervical ou torácica, ruptura traumática de aorta e tamponamento cardíaco.

FRATURA SIMPLES DE COSTELA

É a mais comum das lesões ósseas da parede torácica, podendo ocorrer isoladamente ou associada a pneumo ou hemotórax. As fraturas dos últimos arcos costais podem estar associadas à lesão de fígado ou baço, e a lesão dos primeiros arcos, a traumas graves com possíveis lesões vasculares.

Uma particularidade do trauma pediátrico é que as crianças apresentam menos fraturas costais em razão da maior elasticidade dos ossos, fazendo com que lesões internas por compressão possam ocorrer sem o aparecimento de fraturas.

Diagnóstico

É caracterizado por dor e possível crepitação à palpação de ponto localizado (fraturado) e radiografia torácica mostrando solução de continuidade na costela.

Nem sempre, na radiografia simples, consegue-se ver a fratura. Assim, a radiografia deve ser avaliada com bastante atenção, procurando-se a fratura. Nos casos de dúvida, deve-se repetir a radiografia em outras incidências. É importante lembrar que a porção anterior e cartilaginosa pode apresentar lesão não visível à radiografia.

Conduta

Na fratura simples não complicada, indica-se a sedação eficaz da dor com analgésicos. Se insuficiente, faz-se anestesia local no foco de fratura ou nos espaços intercostais adjacentes na porção mais posterior do tórax.

Medidas como enfaixamento torácico devem ser evitadas por serem pouco eficientes e restringirem a mobilização torácica, dificultando a fisioterapia e predispondo a infecções pulmonares.

FRATURAS MÚLTIPLAS DE COSTELAS

Também denominadas afundamento torácico ou tórax flácido, estão associadas aos traumas mais graves do tórax e, frequentemente, de outros órgãos. São definidas como fraturas múltiplas as fraturas de dois ou mais arcos costais em mais de um local diferente, o que determina perda da rigidez de parte ou de todo o envoltório ósseo torácico, fazendo com que essa parte do tórax possa se movimentar de maneira diferente do restante (movimento paradoxal do tórax).

Durante muitos anos, julgou-se que o movimento paradoxal fosse a causa da insuficiência respiratória desses pacientes. Atualmente, porém, já foi provado que o grande problema não é o movimento paradoxal, e, sim, a contusão pulmonar consequente ao trauma torácico grave.

Diagnóstico

À inspeção, constata-se a presença de movimento paradoxal do tórax, isto é, depressão da região fraturada à inspiração e abaulamento à expiração. À palpação, nota-se crepitação nos arcos costais à respiração, com intensa dor.

A radiografia torácica mostra os arcos fraturados (múltiplas soluções de continuidade), o que permite constatar sua mudança de posição da área flácida, conforme a radiografia for inspirada ou expirada.

A tomografia do tórax, apesar de não ser imprescindível para o diagnóstico, pode ser realizada quando o paciente apresentar-se estável. Pode ser utilizado ainda o recurso de reconstrução em 3D, para melhor visualização anatômica (Figura 77.1). Esse procedimento revela, com detalhes, a presença de intercorrências pleurais, laceração pulmonar e pneumomediastino. É útil na avaliação da extensão do dano parenquimatoso pulmonar, fornecendo dados prognósticos quanto ao aparecimento de insuficiência respiratória, além de possíveis lesões associadas.

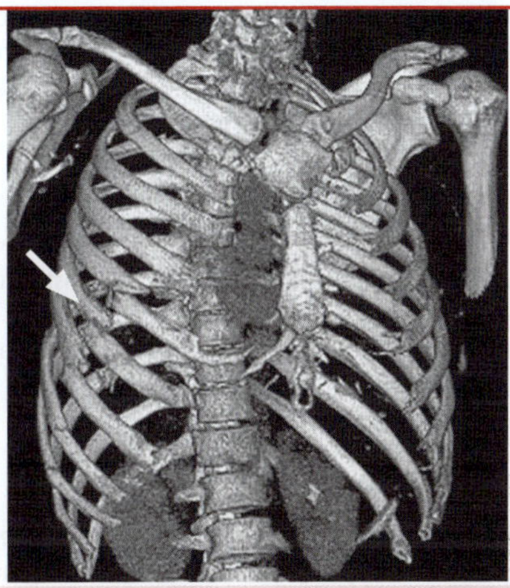

FIGURA 77.1 ■ Reconstrução 3D de tomografia de tórax mostrando fraturas múltiplas de costela. A seta indica o local das fraturas.

Conduta

Deve-se realizar sedação eficiente da dor com analgésicos comuns. Caso haja necessidade, pode-se realizar anestesia peridural torácica, muito útil nessa situação, visto que a analgesia é a prioridade no tratamento desses pacientes, não devendo nunca ser desprezada ou esquecida.

Se o movimento paradoxal for bastante evidente, pode-se colocar peso de aproximadamente 1 kg sobre a região afetada e fixá-lo com tiras de esparadrapo, sendo um método apenas paliativo.

Devem-se tratar as complicações pleurais, quando presentes (pneumotórax ou hemotórax), da maneira descrita na sequência deste capítulo.

Intubação traqueal e VM, já na internação ou na evolução do paciente, devem ser realizadas quando houver sinais clínicos ou laboratoriais de insuficiência respiratória. É importante ressaltar que a falência respiratória não é somente resultado da alteração mecânica do gradeado costal, mas, principalmente, decorrente de contusão pulmonar associada a uma possível SDRA do adulto. Habitualmente, o quadro de insuficiência respiratória é mais tardio, após 12 a 24 horas do trauma, quando se manifestam as consequências do edema intersticial pulmonar, devendo o socorrista manter o paciente em observação rigorosa, mesmo quando este apresentar quadro satisfatório na fase inicial.

A fixação cirúrgica da parede torácica nos casos de tórax flácido ainda é polêmica, mas, para a maior parte dos autores, não é necessário realizá-la na maioria dos pacientes, já que o problema principal é a contusão pulmonar, e não o movimento paradoxal. A fixação está indicada nos pacientes que necessitam ser submetidos à toracotomia, por outra causa, ou nas grandes instabilidades torácicas, principalmente bilaterais.

FRATURA DO ESTERNO

Decorrente da compressão anteroposterior do tórax, pode estar associada à contusão cardíaca. O principal mecanismo é a batida do tórax sobre o volante do automóvel, nos acidentes automobilísticos, lembrando que o uso do cinto de segurança diminui intensamente o risco dessa fratura.

Diagnóstico

É caracterizado por dor intensa na parede anterior do tórax, deformidade transversal do esterno na inspeção (sinal do degrau, nem sempre presente), crepitação grosseira na palpação da região esternal acompanhada de dor e radiografia torácica em perfil ou incidência própria para esterno.

Conduta

Deve incluir sedação da dor, investigação de contusão cardíaca associada (ausculta, eletrocardiograma [ECG], enzimas cardíacas e ecocardiograma, nos casos de suspeita clínica) e fixação cirúrgica da fratura, quando houver grande deformidade transversal ou dor intensa.

ATENÇÃO!

É importante lembrar que a fratura de esterno não constitui uma emergência, podendo aguardar a investigação de outras lesões mais graves, mas, preferencialmente, deve ser realizada na 1ª semana após o trauma.

HEMOTÓRAX

É a presença de sangue na cavidade pleural, resultante de lesões do parênquima pulmonar, de vasos da parede torácica ou de grandes vasos, como aorta, artéria subclávia e artéria pulmonar ou mesmo do coração. Apesar de, na maioria dos pacientes, a presença do hemotórax não significar uma lesão extremamente grave, todo paciente traumatizado com derrame pleural (DP), supostamente hemorrágico, deve ser encarado e acompanhado como um paciente potencialmente de risco, até o total esclarecimento da lesão e do volume de sangue retido na cavidade pleural.

Diagnóstico

É caracterizado por choque hipovolêmico na dependência do volume retido ou da intensidade da lesão, dispneia decorrente da compressão do pulmão pela massa líquida (nos casos volumosos), propedêutica de DP e radiografia torácica revelando linha de derrame ou apenas velamento difuso do hemitórax, quando a radiografia é realizada com o paciente deitado (o que normalmente acontece no trauma).

Conduta

Inclui drenagem pleural no 4° ou 5° espaço intercostal na linha axilar média com drenos tubulares calibrosos, entre 28 e 36 French (Fr). Em aproximadamente 80% dos casos, resolve-se o hemotórax apenas com a drenagem pleural sob selo d'água. Nos casos de trauma com hemotórax, a drenagem deve ser indicada em todos os pacientes, independentemente do volume.

A toracotomia está indicada quando houver saída imediata na drenagem pleural de mais de 1.500 mL de sangue (ou de mais de 20 mL/kg nas crianças) ou se, na evolução, o sangramento for maior do que 300 mL/h no período de duas horas consecutivas.

Outra indicação são os casos em que, apesar da drenagem, se mantém imagem radiológica de velamento com possíveis coágulos no tórax, mesmo muito tempo após o trauma.

PNEUMOTÓRAX

É a presença de ar na cavidade pleural, podendo levar à compressão do parênquima pulmonar e à insuficiência respiratória. Nas contusões, dois mecanismos podem ser responsáveis pela lesão pulmonar com extravasamento de ar para a pleura: uma laceração do pulmão pela compressão aguda do tórax ou uma espícula óssea, de uma costela fraturada, perfurando o pulmão. Se houver fístula de parênquima pulmonar com mecanismo valvulado, o pneumotórax pode se tornar hipertensivo, com desvio do mediastino para o lado contralateral, torção das veias cavas e choque. Se não for rapidamente tratado, pode levar à morte.

Diagnóstico

É caracterizado por dispneia (relacionada ao grau de compressão do parênquima pulmonar), abaulamento do hemitórax afetado (mais nítido em crianças), hipertimpanismo à percussão e ausência ou diminuição do murmúrio vesicular.

Nos casos de pneumotórax hipertensivo, aparecem sinais de choque com pressão venosa alta (estase jugular).

A radiografia torácica (Figura 77.2) revela a linha de pleura visceral afastada do gradeado costal. É importante lembrar que, quando o paciente estiver em condição clínica desfavorável, sobretudo com sinais de pneumotórax hipertensivo, deve-se instituir a terapêutica sem os exames radiográficos, apenas com os dados do exame físico. Na dúvida, pode-se realizar a punção pleural com seringa contendo líquido, o que confirma o diagnóstico.

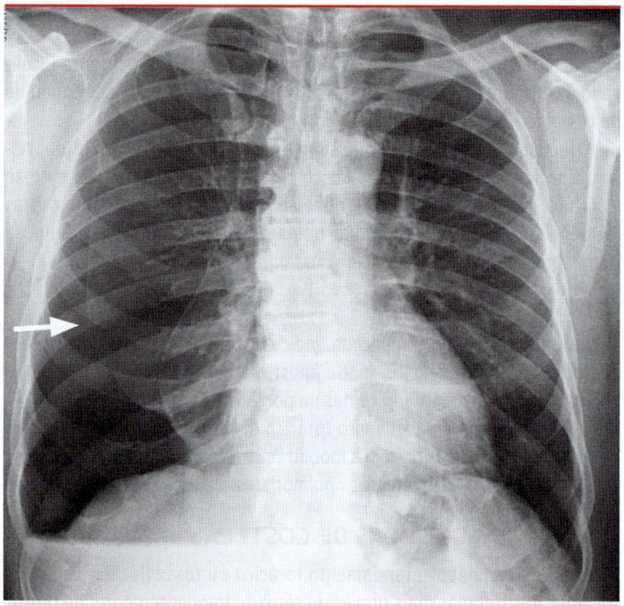

FIGURA 77.2 ■ Hidropneumotórax à direita em radiografia torácica em PA, com paciente em pé. Apesar da ajuda dos exames de imagem, o diagnóstico é fundamentalmente clínico. A seta indica a linha da pleura visceral.

Conduta

Na condição de emergência (pneumotórax hipertensivo), deve-se realizar uma punção pleural descompressiva, puncionando-se o tórax, previamente à drenagem pleural, com a introdução de agulha ou cateter de teflon no 2º espaço intercostal na linha hemiclavicular (Figura 77.3). Com uma punção positiva, após a resolução da emergência, deve-se realizar a drenagem pleural sob selo d'água.

Realiza-se drenagem pleural sob selo d'água no 4° ou 5° espaço intercostal na linha axilar média, com dreno tubular multiperfurado. Nos casos de pneumotórax traumático, recomenda-se a drenagem em espaços baixos e laterais (Figura 77.4). Esse procedimento não deve ser realizado nos primeiros espaços e anteriores, pois, no trauma, o pneumotórax associa-se, com grande frequência, ao hemotórax.

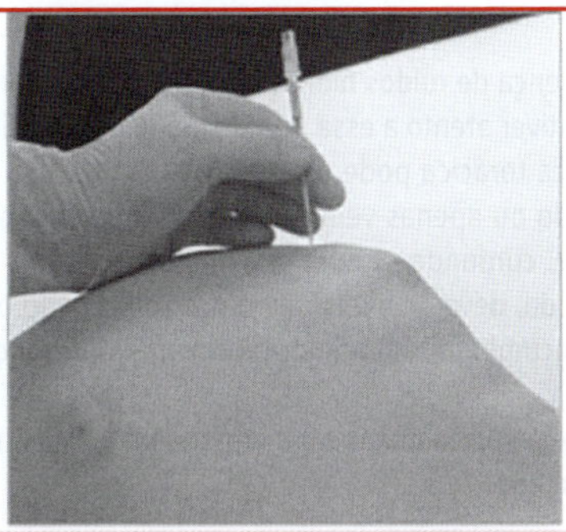

FIGURA 77.3 ■ Punção pleural no segundo espaço intercostal, realizada com o diagnóstico de pneumotórax hipertensivo.

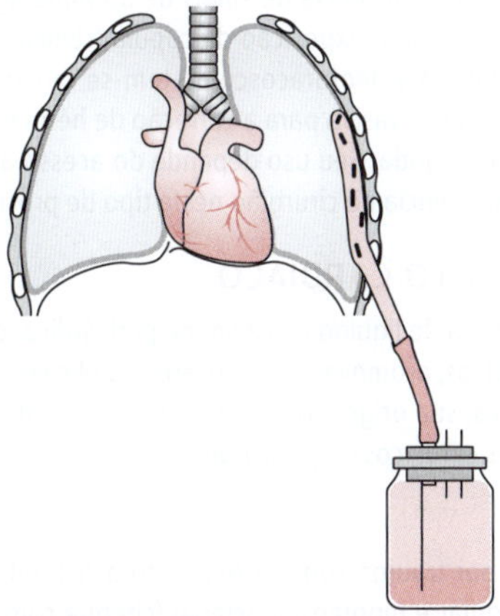

FIGURA 77.4 ■ Sistema básico de selo d'água para drenagem fechada, conectado ao dreno pleural.

Após a drenagem pleural sob selo d'água, nota-se um borbulhamento pelo dreno, que poderá continuar nos casos de persistência de extravasamento de ar pelo parênquima pulmonar (fístula de parênquima). Habitualmente, esse borbulhamento para de forma espontânea. Nos casos de expansão pulmonar incompleta após a drenagem, visando a melhorar a expansão pulmonar, pode-se utilizar a aspiração contínua com pressão de 10 a 20 cm de água. Se o borbulhamento persistir por período prolongado (acima de 10 dias), indica-se cirurgia para a sutura do pulmão, que poderá ser realizada por toracotomia ou por cirurgia videoassistida, dependendo da condição clínica do paciente e das lesões associadas.

A ocorrência de fístula broncopleural ou com borbulhamento intenso na respiração, acompanhada de enfisema subcutâneo e insuficiência respiratória, levanta a suspeita de ruptura traqueobrônquica e obriga a investigação com fibrobroncoscopia. Caso haja a confirmação, a toracotomia para correção deve ser imediata.

ATENÇÃO!

O tratamento conservador de pneumotórax traumático é muito polêmico e perigoso. Indica-se a drenagem pleural mesmo para pacientes com pneumotórax pequeno e com poucos sintomas.

SÍNDROME DO DESCONFORTO RESPIRATÓRIO AGUDO

A contusão pulmonar tem como manifestação mais temida a SDRA e, muitas vezes, está associada à contusão torácica grave tipo afundamento torácico. As alterações dependem principalmente do edema intersticial inflamatório pós-traumático, de modo que os sintomas clínicos podem não se manifestar inicialmente, sendo mais tardios, às vezes, após 12 a 24 horas.

Diagnóstico

É caracterizado por história de trauma intenso de tórax, dispneia progressiva com início mais tardio, gasometria revelando hipoxemia progressiva e radiografia torácica evidenciando, inicialmente, infiltrado alveolar difuso e, posteriormente, confluente com zonas de condensação.

No início, as alterações são clínicas e gasométricas, apenas mais tardiamente é que são radiográficas, de modo que não se devem aguardar alterações radiográficas para iniciar a terapêutica.

Conduta

A conduta na síndrome do desconforto respiratório inclui:

- restrição hídrica, após a estabilização do possível choque hipovolêmico por outra causa;
- diuréticos;
- antibióticos para as possíveis infecções secundárias;
- fisioterapia respiratória com sedação eficiente da dor;
- VM nos casos mais graves.

RUPTURA TRAQUEOBRÔNQUICA

A ruptura traqueobrônquica pode ser dividida em lesões de traqueia cervical e de traqueia torácica ou dos brônquios principais.

Traqueia cervical

O mecanismo mais frequente é o trauma direto com contusão traqueal e ruptura. Nos impactos frontais, a hiperextensão do pescoço também pode lesar essa região.

Diagnóstico

É caracterizado por sinais externos de trauma cervical (escoriações e hematomas no pescoço), cornagem ou voz rouca, crepitação dos anéis traqueais na palpação cervical e enfisema subcutâneo cervical.

Se houver condições respiratórias para ser realizada, a broncoscopia confirma o diagnóstico.

Conduta

Em caso de emergência, deve-se restabelecer a perviabilidade das vias aéreas com intubação traqueal ou traqueostomia, fazendo a cânula ultrapassar o local da ruptura.

Após a recuperação da ventilacão, deve-se fazer abordagem cirúrgica com sutura da lesão ou, dependendo do grau de destruição traqueal, ressecção segmentar e anastomose terminoterminal.

Traqueia torácica ou brônquios principais

Pode resultar de compressão anteroposterior violenta do tórax ou de desaceleração súbita, como nos impactos frontais ou nas quedas de grandes alturas. O local mais comum de lesão é a carina ou o brônquio principal direito.

Diagnóstico

É caracterizado por história do trauma com possível desaceleração súbita, desconforto respiratório, escarro com sangue ou, mais raramente, hemoptise moderada, enfisema subcutâneo grande e logo disseminado, radiografia torácica com presença de pneumomediastino, pneumotórax ou atelectasia total do pulmão (mesmo após a drenagem pleural) e grande perda de ar pelo dreno após a drenagem pleural sob selo d'água (pode não ocorrer caso a lesão esteja bloqueada pela pleura).

A fibrobroncoscopia confirma o diagnóstico e mostra o local da lesão.

Conduta

Em caso de emergência, se houver insuficiência respiratória ou perda aérea intensa pelo dreno pleural, deve-se realizar intubação seletiva contralateral.

Após a recuperação da ventilação, deve-se realizar, rapidamente, toracotomia para sutura da lesão, broncoplastia ou traqueoplastia.

RUPTURA TRAUMÁTICA DA AORTA

Ocorre em acidentes envolvendo altas velocidades ou quedas de grandes alturas, nas quais há o mecanismo de desaceleração súbita. Aproximadamente 90% das vítimas de ruptura de aorta morrem no local do acidente, apenas 10% chegam vivas ao hospital e, destas, 50% falecem nas primeiras 2 horas após a admissão, se a conduta correta não for adotada. A ruptura incide mais na região do istmo aórtico, ou seja, logo após a emergência da artéria subclávia esquerda, e ocasiona enorme hemotórax. Os sobreviventes mantêm-se vivos por um período, pois há formação de grande hematoma periaórtico, tamponado temporariamente pela pleura mediastinal e pelo pulmão. O diagnóstico e a conduta cirúrgica devem ser feitos rapidamente.

Diagnóstico

É caracterizado por história do trauma (desaceleração súbita), sinais de grande hemotórax esquerdo e choque, nos casos de ruptura para a cavidade pleural.

Nos pacientes em que a lesão está tamponada, o exame físico não mostra alterações significativas. A radiografia torácica de frente revela alargamento mediastinal superior.

A TC do tórax helicoidal indica hematoma periaórtico e extravasamento de contraste. A aortografia define o diagnóstico e esclarece o local da lesão, devendo ser realizada imediatamente após a suspeita diagnóstica.

Conduta

Deve ser sempre intervencionista, ou pela introdução de *stents* endovasculares ou por toracotomia.

Nos casos em que a via endovascular não é possível, opta-se pela toracotomia posterolateral esquerda, com controle operatório proximal e distal à lesão e identificação do local da ruptura para correção da lesão por sutura direta ou com interposição de prótese vascular.

HÉRNIA DIAFRAGMÁTICA TRAUMÁTICA

É decorrente de traumas fechados com compressão torácica ou abdominal ou traumas abertos consequentes a ferimentos toracoabdominais. Na contusão, observa-se, mais frequentemente, a hérnia diafragmática à esquerda, com insinuação do fundo gástrico e alças intestinais pela ruptura. Quando ocorre à direita, associa-se a outros traumas mais graves, como ruptura hepática ou de átrio direito. Raramente, o paciente sobrevive.

ATENÇÃO!

A ruptura diafragmática pode passar despercebida na fase aguda, quando é tamponada pelo omento, manifestando-se mais tardiamente por estrangulamento de vísceras ocas através do orifício herniário ou mesmo como achado radiográfico em radiografias realizadas, às vezes, anos após um trauma.

Diagnóstico

Pode haver presença de ruídos hidroaéreos no tórax, raramente auscultados se não se estiver atento a essa possibilidade diagnóstica.

A radiografia torácica pode mostrar imagem gasosa na base do hemitórax esquerdo ou apenas velamento não característico nessa região. Frequentemente, confunde-se com pneumotórax, cúpula elevada ou DP. Em caso de dúvida, deve-se ministrar contraste baritado ou passar sonda nasogástrica, documentando radiograficamente a presença do estômago no tórax.

Outras vísceras abdominais também podem herniar, mas o mais frequente é o estômago.

Conduta

A sutura do diafragma é sempre necessária, mesmo nos ferimentos pequenos. A via de acesso depende da época do diagnóstico. Quando diagnosticada na fase aguda, opta-se pela laparotomia, pois isso permite inventário dos demais órgãos abdominais potencialmente lesados. Se diagnosticada mais tardiamente e na ausência de sinais de abdome agudo, prefere-se a toracotomia pela melhor exposição da cúpula frênica e pelas possíveis aderências pleurais. A videotoracoscopia tem-se mostrado uma via de acesso eficaz e menos invasiva para a correção de hérnias diafragmáticas, mesmo na sua fase aguda. Seu uso depende do acesso aos materiais necessários e da experiência do cirurgião neste tipo de procedimento.

TAMPONAMENTO CARDÍACO

Trata-se da presença de líquido na cavidade pericárdica, o qual comprime as câmaras cardíacas, promovendo restrição diastólica e colapso circulatório. Nas contusões, sua origem pode ser a ruptura cardíaca ou a lesão de vasos sanguíneos cardíacos ou pericárdicos.

Diagnóstico

É caracterizado por trauma sobre a região torácica anterior, fácies pletórico, estase jugular e hipotensão arterial (choque com pressão venosa alta), bulhas cardíacas abafadas, pulso paradoxal de Kussmaul (diminuição da amplitude do pulso na inspiração profunda), ECG com complexos de baixa voltagem, radiografia torácica pode mostrar aumento de área cardíaca (geralmente não é um grande aumento) e ecocardiograma revelando derrame pericárdico e sinais indiretos de tamponamento, como *swimming heart*.

O diagnóstico de tamponamento é basicamente clínico, e os exames subsidiários apenas comprovam a presença de derrame pericárdico. O FAST no SE pode ser muito útil para o diagnóstico.

Conduta

A conduta nos casos de tamponamento cardíaco inclui punção pericárdica pela via subxifóidea para confirmar o diagnóstico. Introduz-se a agulha no ângulo formado entre o apêndice xifoide e o rebordo costal esquerdo, com inclinação de 30° em relação ao plano frontal. A punção é preferencialmente realizada com monitoração do ritmo cardíaco. O aparecimento de extrassístole ventricular denota o contato com o coração.

Após a confirmação diagnóstica, procede-se à drenagem pericárdica, também por via subxifóidea, com anestesia local ou geral. A observação de sangramento contínuo pelo dreno e o estado clínico do paciente indicarão a toracotomia de emergência nas contusões torácicas.

ATENÇÃO!

Nos casos de ferimentos torácicos, a presença de tamponamento sempre é indicação de cirurgia.

■ TRAUMAS ABERTOS (FERIMENTOS TORÁCICOS)

Os ferimentos torácicos têm sua origem mais frequente na agressividade da espécie humana, sendo seus principais agentes as armas brancas e de fogo. Mesmo em situações de vida civil, o armamento está cada vez mais sofisticado, com armas de maior calibre e maior velocidade, muitas vezes ocasionando lesões maiores, o que exige maior treinamento e agilidade por parte das equipes de socorro. A introdução de cateteres e outras punções também podem levar a ferimentos torácicos iatrogênicos, que devem ser tratados pelo profissional de saúde da mesma maneira que os traumas torácicos intencionais.

Diversos órgãos intratorácicos podem ser atingidos nos ferimentos. Na maioria das vezes, são resolvidos com uma drenagem pleural sob selo d'água, mas, em alguns casos, o diagnóstico topográfico e a abordagem da lesão são necessários, indicando uma toracotomia exploradora de urgência, ou mesmo em condições de emergência.

As feridas cardíacas e as da aorta ou do hilo pulmonar são as mais graves, em virtude de seu potencial hemorrágico agudo. Contudo, ferimentos aparentemente inofensivos, como os periféricos de pulmão, quando acompanhados de pneumotórax hipertensivo, também podem ser fatais.

Na presença de ferimento torácico, três diagnósticos sindrômicos devem ser imediatamente aventados e confirmados ou descartados, incluindo pneumotórax, hemotórax e tamponamento cardíaco. Nessas situações, o diagnóstico e a conduta são semelhantes aos descritos para traumas fechados.

Um fluxograma de conduta pode orientar o médico no socorro ao ferimento torácico, conforme mostram as Figuras 77.5 e 77.6.

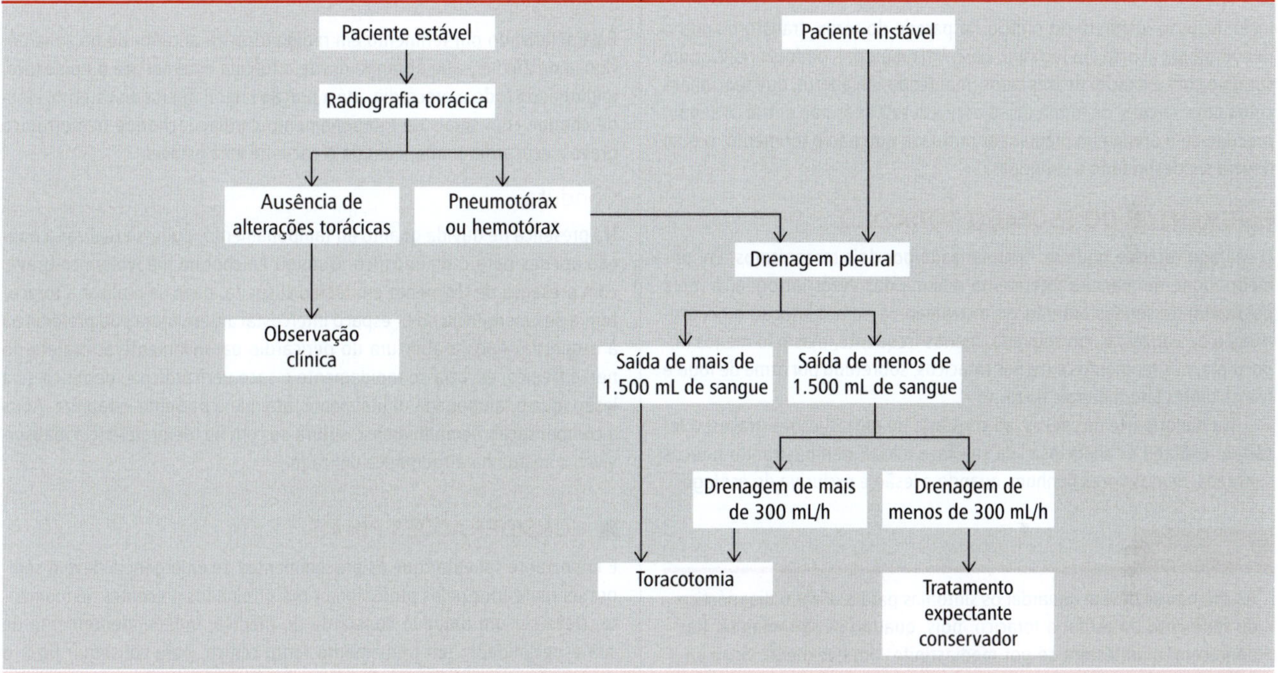

FIGURA 77.5 ■ Conduta no ferimento penetrante torácico unilateral.

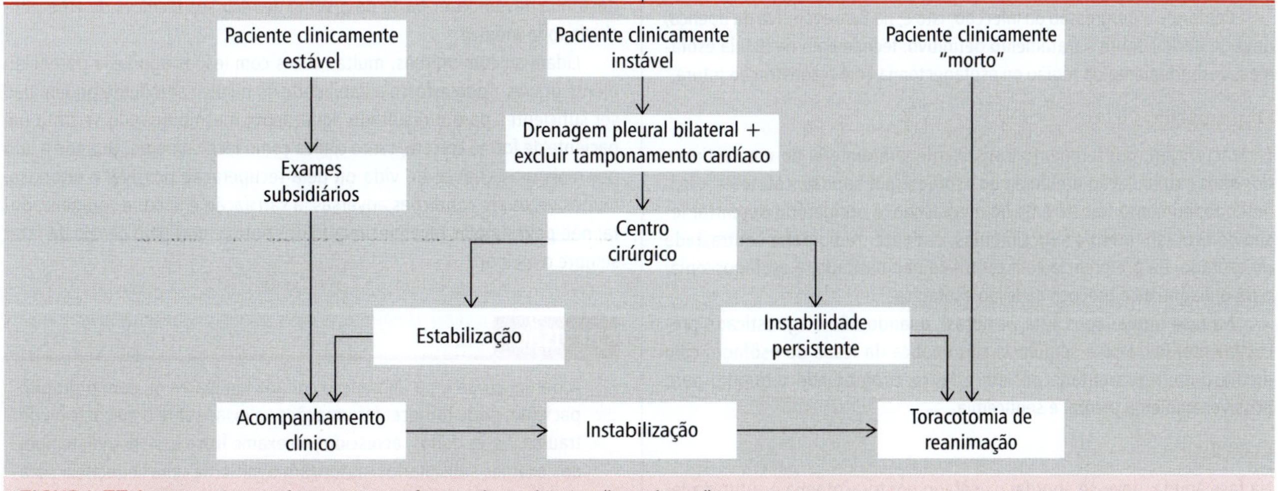

FIGURA 77.6 ■ Conduta no ferimento transfixante do mediastino (laterolateral).

SITUAÇÕES ESPECIAIS NOS FERIMENTOS

FERIDA SOPRANTE (PNEUMOTÓRAX ABERTO)

Trata-se de uma situação em que há perda de substância na parede torácica, comunicando o meio externo e a cavidade pleural. Ocorrem pneumotórax imediato, balanço do mediastino e ar pêndulo, o que pode levar à instabilidade súbita da mecânica respiratória. Caso a conduta não seja realizada imediatamente, o paciente pode morrer.

Diagnóstico

É feito apenas pela inspeção, observando a lesão na parede torácica e ouvindo o ruído do ar entrando e saindo pelo orifício torácico, conforme a inspiração e a expiração.

Conduta

Inclui oclusão imediata do orifício na parede do tórax, transformando o pneumotórax aberto em fechado. Caso haja material, pode-se realizar um curativo com a fixação de três lados, mantendo um aberto, que funcionará como uma válvula, de forma que o ar possa sair, mas não entrar. A seguir, procede-se à drenagem pleural por outra via que não o ferimento, o qual deverá ser desbridado e suturado.

FERIMENTOS DO ESÔFAGO TORÁCICO

O esôfago torácico pode ser traumatizado por dois mecanismos. Em primeiro lugar, de maneira interna, na maioria das vezes iatrogênica, pela passagem de sondas enterais ou instrumentos para dilatação ou cauterização de varizes; e, em segundo, menos frequente, mas não menos importante, nos ferimentos externos torácicos, sobretudo por arma de fogo e transfixantes laterolaterais no tórax.

Na maior parte das vezes, ao contrário de outras lesões graves, a lesão do esôfago é "silenciosa" na sua fase inicial, demonstrando poucos sintomas, muitas vezes nenhum, quando a lesão é exclusiva do esôfago.

ATENÇÃO!

Assim, não se devem aguardar os sintomas para realizar o diagnóstico do ferimento do esôfago torácico, pois, quando os sintomas tardios aparecem, manifestam-se por mediastinite, possivelmente acompanhada de empiema pleural. Trata-se de quadro infeccioso grave de difícil controle e solução.

Conforme a progressão da infecção, isto é, na fase evolutiva da doença, deve-se decidir sobre o tratamento definitivo: fechamento da fístula esofágica, desbridamento da região ou esofagectomia com reconstrução futura.

Diagnóstico

É caracterizado por ferimento transfixante laterolateral do mediastino e dor após manipulação no lúmen do esôfago (por sondas, cateteres, etc.). Em todo ferimento transfixante do mediastino, é obrigatório descartar lesão de esôfago, mesmo sem sintomas, e realizar radiografia contrastada do esôfago, de preferência com contraste não baritado, e esofagoscopia, para o diagnóstico precoce da lesão esofágica.

Na fase tardia (após 12 a 24 horas), quando não diagnosticado precocemente, inicia-se a sequência sintomática da lesão do esôfago, com mediastinite representada por dor e febre, progredindo o quadro para possível empiema pleural e septicemia.

Conduta

Na fase aguda, deve-se abordar o esôfago por toracotomia e suturar a lesão, mantendo o paciente em jejum oral por, no mínimo 7 dias (mantendo a alimentação por sonda enteral). Ultimamente, há relatos de colocação de órteses (*stents*) recobertas com bons resultados.

Na fase tardia, com mediastinite, deve-se instituir a antibioticoterapia e realizar toracotomia, para desbridamento amplo da região lesada, e drenagem, para, em um segundo tempo, promover o tratamento definitivo.

FERIMENTOS CARDÍACOS

São lesões muito graves que colocam a vida do paciente em risco por meio de dois mecanismos: choque hemorrágico ou tamponamento cardíaco. No ferimento, pode não ocorrer a clássica tríade de Beck, pois pode não haver volume sanguíneo suficiente para a estase jugular ou o fácies pletórico, predominando os sinais de choque hipovolêmico profundo.

Diagnóstico

É caracterizado por ferimento em região torácica anterior ou na zona perigosa de Ziedler, que abrange desde a fúrcula esternal até o epigástrio, englobando todo o precórdio, até a porção lateral direita do esterno, além de choque com sinais de tamponamento cardíaco, choque hemorrágico grave e ecocardiograma, quando o paciente está estável.

Conduta

Na presença de dúvida quanto ao tamponamento, pode-se realizar a punção apenas para o diagnóstico. Quando há choque hipovolêmico grave, com presença de ferimento em região suspeita, deve-se realizar a toracotomia de emergência no 5° espaço intercostal anterolateral, de preferência à esquerda. Após a abertura do pericárdio paralelamente ao trajeto do nervo frênico, esvazia-se rapidamente o saco pericárdico e identifica-se a lesão, que é tamponada digitalmente, até que o paciente estabilize. Após a compensação hemodinâmica, sutura-se com fio, de preferência inabsorvível, com agulha atraumática delicada.

CONSIDERAÇÕES FINAIS

É importante salientar que os procedimentos de emergência devem sempre ser realizados pelos profissionais mais treinados presentes no momento. Deve ser um objetivo constante do médico, independentemente de sua especialidade, um treinamento tanto clínico, para conseguir fazer o diagnóstico na urgência e definir a conduta, quanto técnico, para, ante um diagnóstico, ter condição de agir.

Procedimentos como punção pleural, drenagem pleural e cricotiroidostomia devem fazer parte do arsenal de recursos técnicos de emergência de todo médico.

Lidam-se com vítimas, muitas vezes com lesões agudas e potencialmente graves. Todo esforço e habilidade do médico atendente podem não ser suficientes para o resultado aguardado, mesmo quando se trata um paciente de forma correta, tanto clínica como tecnicamente. Quando a luta por mais uma chance de vida ou pela recuperação possível é vitoriosa, muitas vezes em condições adversas, a satisfação é ímpar e compensadora; não pelo simples reconhecimento dos outros, mas pelo desejo de fazer sempre o melhor.

REVISÃO

- A obtenção de uma anamnese com os familiares ou com o próprio paciente, pode fornecer informações valiosas sobre o mecanismo de trauma. Esses dados, acrescidos ao exame físico e, se houver tempo, aos exames subsidiários, autorizam o início de uma sequência para o diagnóstico e a terapêutica.

- Os traumas torácicos podem ser classificados em contusões e ferimentos. Essa classificação é importante, pois a fisiopatologia, a evolução e o prognóstico são diferentes. Os traumas contusos, em geral, são resolvidos com tratamento conservador ou uma simples drenagem, e os traumas penetrantes são potencialmente mais complicados e requerem maior investigação e procedimentos mais invasivos com maior frequência.
- As principais causas de contusão torácica grave são os acidentes automobilísticos, além das ocorrências domésticas, como a síndrome do tanque solto. Além desses fatores, o contato interpessoal com obstáculos pode levar a traumas torácicos fechados.
- Após a avaliação secundária, avalia-se a necessidade de exames complementares para o diagnóstico de lesões ainda ocultas ou para o esclarecimento de lesões já avaliadas. Os exames iniciais podem incluir tipagem sanguínea e dosagem de Hb/Ht, radiografia torácica, FAST para pacientes instáveis e tomografia de tórax para pacientes estáveis.
- A contusão torácica pode resultar em fraturas simples e múltiplas de costelas, fratura do esterno, hemotórax, pneumotórax, SDRA, ruptura traqueobrônquica cervical ou torácica, ruptura traumática de aorta e tamponamento cardíaco.
- A contusão pulmonar tem como manifestação mais temida a SDRA e, muitas vezes, está associada à contusão torácica grave tipo afundamento torácico.
- Os ferimentos torácicos têm sua origem mais frequente na agressividade da espécie humana, sendo seus principais agentes as armas brancas e de fogo.
- Na presença de ferimento torácico (aberto), três diagnósticos sindrômicos devem ser imediatamente aventados e confirmados ou descartados, incluindo pneumotórax, hemotórax e tamponamento cardíaco. Nessas situações, o diagnóstico e a conduta são semelhantes aos descritos para traumas fechados.

REFERÊNCIA

1. American College of Surgeons. Advanced trauma life support course [Internet]. Chicago: ACS; c1996-2016 [capturado em 06 jul. 2016]. Disponível em: https://www.facs.org/quality%20programs/trauma/atls.

LEITURAS SUGERIDAS

Calhoon JH, Grover FL, Trinkle JK. Chest trauma approach and management. Clin Chest Med. 1992;13(1):55-67.

Gallucci C. Traumatismos torácicos. São Paulo: Panamed; 1982.

Hood RM. Operations for trauma. In: Hood RM. Techniques in general thoracic surgery. Philadelphia: WB Saunders; 1985. p. 32-67.

Lin FC, Li RY, Tung YW, Jeng KC, Tsai SC. Morbidity, mortality, associated injuries, and management of traumatic rib fractures. J Chin Med Assoc. 2016;79(6):329-34.

Lyndon B. Johnson General Hospital Trauma Services Department. Chest trauma (Guideline/Protocol Number: T29) [Internet]. Houston: Harris Health System; 2014 [capturado em 06 jul. 2016]. Disponível em: https://med.uth.edu/harrishealth/files/2014/10/T29.14-THORACIC-TRAUMA.pdf.

Moore EE, Moore JB, Cleveland HC, McCroskey BL, Moore FA. Emergency department thoracotomy following injury: critical determinants for patient salvage. World J Surg. 1988;12(5):671-5.

Seamon MJ, Haut ER, Van Arendonk K, Barbosa RR, Chiu WC, Dente CJ, et al. An evidence-based approach to patient selection for emergency department thoracotomy: A practice management guideline from the Eastern Association for the Surgery of Trauma. J Trauma Acute Care Surg. 2015;79(1):159-73.

Trauma. org. Chest trauma: initial evaluation [Internet] Chicago: trauma.org; 2004 [capturado em 06 jul. 2016]. Disponível em: http://www.trauma.org/archive/thoracic/CHESTintro.html.

Unsworth A, Curtis K, Asha SE. Treatments for blunt chest trauma and their impact on patient outcomes and health service delivery. Scand J Trauma Resusc Emerg Med. 2015;23:17.

Webb WR, Besson A, editors. Thoracic surgery: surgical management of chest injuries (International Trends in General Thoracic Surgery). St. Louis: Mosby; 1991.

78 HEMOPTISE

ANARÉGIA DE PONTES FERREIRA
BRUNO GUIMARÃES SILVADO
RODRIGO CAETANO DE SOUZA

Hemoptise é definida como expectoração de sangue proveniente do trato respiratório, o termo é válido tanto para denotar escarro com raias de sangue até a expectoração de grande quantidade de sangue com risco de vida iminente.

Hemoptise maciça foi definida de forma variável pela literatura como a expectoração de mais de 100 a 600 mL de sangue em 24 horas. Alguns autores advogam que a dificuldade na troca gasosa e a instabilidade hemodinâmica devem estar presentes junto com uma grande expectoração de sangue para que se defina a hemoptise maciça. Critérios sugeridos para ajudar na definição incluem hipoxemia, hipotensão, necessidade de transfusão e IOT.

ETIOLOGIA

Inicialmente, é importante determinar se o sangramento é realmente do trato respiratório inferior, já que pseudo-hemoptise (sangue originário da oro ou nasofaringe) ou até hematêmese podem simular um episódio de hemoptise. História de doença do trato gastrintestinal (TGI) ou rinossinusite são indicativos de outra fonte de sangramento (Quadro 78.1.).

QUADRO 78.1 ■ Diferenças entre hemoptise e hematêmese

HEMOPTISE	HEMATÊMESE
• Ausência de náuseas ou vômitos • Doença pulmonar • Escarro espumoso, vermelho-vivo ou rosa, pH alcalino, macrófagos e neutrófilos presentes	• Presença de náuseas ou vômitos • Doença hepática ou gástrica • Esputo pouco espumoso, aspecto de borra de café, pH ácido e presença de partículas de comida

O sangue pode ser proveniente das artérias pulmonares ou brônquicas. Apesar da contribuição muito menor para a circulação pulmonar, cerca de 90% dos sangramentos vem das artérias brônquicas, tanto por serem vasos de pressão mais alta quanto por suprirem as lesões pulmonares.

As causas mais comuns de hemoptise em países desenvolvidos são bronquite, carcinoma broncogênico e bronquiectasia. No Brasil, apenas uma série de casos foi relatada e trouxe as causas infecciosas como as mais frequentes (78%), a maioria destas eram sequelas de tuberculose pulmonar ou tuberculose ativa.

A aparência do sangramento pode indicar uma causa, por exemplo, escarros purulentos com raias de sangue são associados a infecções pulmonares.

ATENÇÃO!

Idade, tabagismo, procedência do paciente, doenças valvares cardíacas, trauma, outros sangramentos, dor pleurítica, febre, perda ponderal e dispneia são questionamentos a serem levantados.

Em até 30% dos casos, não se tem a etiologia da hemoptise identificada, mesmo após exaustiva investigação, esses pacientes são classificados como portadores de hemoptise criptogênica ou idiopática. Geralmente, ocorre resolução do sangramento com medidas não invasivas ou embolização de artéria brônquica com raros episódios de recorrência. A doença de Dieulafoy, caracterizada pela presença de artéria displásica em uma úlcera epitelial, pode ser a causa em alguns destes casos.

Hemoptise é rara em crianças, sendo que as causas mais comuns são fibrose cística, anomalias vasculares, aspiração de corpo estranho e adenoma brônquico.

O Quadro 78.2 lista as principais causas de hemoptise divididas em cinco grupos.

AVALIAÇÃO DO PACIENTE

A avaliação inicial rápida do comprometimento respiratório e hemodinâmico é fundamental para a decisão no manejo da hemoptise. Pacientes com sangramentos que causem alterações na troca gasosa, interferência na ventilação ou instabilidade hemodinâmica requerem medidas emergenciais, relatadas na sessão de manejo da hemoptise maciça.

Felizmente, apenas 1,5% das hemoptises são consideradas maciças, na maioria dos casos, podem-se realizar anamnese e exame físico detalhado.

Geralmente, não é possível localizar o sangramento por meio do exame físico, que é normal na maioria dos casos. Ausculta de ruídos adventícios ou redução localizada do murmúrio vesicular dão pistas de obstrução por corpo estranho, bronquiectasias, IC ou consolidações. Sangue na orofaringe ou nasofaringe pode indicar pseudo-hemoptise. Considera-se avaliação para TEP em pacientes com quadro clínico sugestivo e fatores de risco para EP.

EXAMES COMPLEMENTARES

A radiografia torácica pode trazer achados sugestivos de diversas causas, envolvendo tanto doenças primárias do pulmão como lesões secundárias ou doenças sistêmicas. Cerca de 20 a 40% das radiografias iniciais são consideradas normais.

ATENÇÃO!

Quando a radiografia é normal ou considerada diagnóstica, a investigação deve progredir caso os episódios de hemoptise ocorram por mais de 1 semana, com quantidade maior do que 100 mL, e sejam recorrentes em paciente fumante ou exista suspeita de bronquiectasia.

QUADRO 78.2 ■ Principais causas de hemoptise

Infecciosas
- Tuberculose
- Bronquite aguda e crônica exacerbada
- Bronquiectasias
- Pneumonia
- Aspergiloma (micetomas)
- Micobacteriose
- Abscesso pulmonar
- Leptospirose
- Parasitas pulmonares (ascaridíase, esquistossomose, paragonimíase)

Neoplásicas
- Carcinoma broncogênico primário
- Metástases endobrônquicas
- Tumor carcinoide brônquico
- Sarcoma de Kaposi

Vasculites
- Granulomatose de Wegener
- Síndrome de Goodpasture
- Hemossiderose pulmonar idiopática
- Pneumonite lúpica
- Poliangeíte microscópica

Doenças cardiovasculares
- TEP
- MAV pulmonares (Rendu-Osler-Weber)
- Aumento da pressão capilar pulmonar – estenose mitral ou insuficiência ventricular esquerda grave
- Endocardite em câmaras direitas
- Perfuração da artéria pulmonar por cateter de Swan-Ganz
- Fístulas entre vaso e árvore endobrônquica – associadas a aneurisma de aorta torácica
- Doença de Dieulafoy

Miscelânea
- Corpo estranho
- Trauma de vias aéreas
- Contusão pulmonar
- Iatrogenia – biópsia transbrônquica ou percutânea, erosão da artéria inominada por cânula de traqueostomia
- Criptogênica
- Defeitos genéticos no tecido conectivo – síndrome de Ehlers-Danlos
- Coagulopatias
- Endometriose pulmonar
- Induzida por medicamentos/drogas (anticoagulantes, cocaína, penicilamina, bevacizumab)
- Terrorismo (tularemia, T2 micotoxina)

TEP, tromboembolia pulmonar; MAVs, malformações arteriovenosas.

A investigação complementar também pode incluir:
- Hemograma completo
- Coagulograma
- Gasometria arterial (GA) – avaliar oxigenação e trocas gasosas
- Análise de escarro – pesquisa de BAAR, culturas para fungos, bactérias e micobactérias, citologia oncótica
- Análise de sedimento urinário, função renal e pesquisa de ANCA – suspeita de vasculites
- Ecocardiograma – suspeita de cardiopatia
- Cintilografia ou angiotomografia – suspeita de TEP

Quando necessário, progredir a investigação, a tomografia de tórax é a modalidade diagnóstica preferencial nos pacientes estáveis, por ser sensível e não invasiva. Pode indicar tanto a provável localização do sangramento quanto a sua etiologia. Nos casos de hemoptise ativa, existe a dificuldade no diagnóstico diferencial de opacidades alveolares que podem indicar vasculite, situações de aumento da permeabilidade vascular ou simplesmente aspiração de sangue para áreas normais.

A broncoscopia ajuda na localização do sítio da hemoptise e no controle de sangramento ativo. Tem um melhor rendimento na localização do sangramento quando realizada nas primeiras 48 horas e, nos casos de hemoptise maciça, deve ser feita de urgência. A broncoscopia flexível é segura e pode ser realizada na própria UTI sem a necessidade de anestesia geral. Pode visualizar a árvore brônquica até a quinta geração brônquica e coletar material para análise microbiológica e citológica. A coleta de biópsia só deve ser realizada em pacientes estáveis e sem hemoptise ativa.

ATENÇÃO!

É controverso prosseguir a investigação com broncoscopia em pacientes com tomografia de tórax normal. Na presença de fatores de risco, como sexo masculino, maiores de 40 anos ou carga tabágica maior do que 40 anos-maço, pode-se indicar a realização de tomografias de tórax seriadas e/ou broncoscopia para o diagnóstico de tumores endobrônquicos radiograficamente silenciosos.

MANEJO DA HEMOPTISE MACIÇA

A principal causa de morte nos episódios de hemoptise maciça é asfixia pelo sangue e não perda volêmica, que geralmente não chega a causar instabilidade hemodinâmica, possuindo elevada taxa de mortalidade, de 30 a 58%.

O manejo inicial da hemoptise maciça pode ser divido em dois passos:

ESTABILIZAÇÃO DO PACIENTE

- Solicitar hemograma, coagulograma, tipagem sanguínea e radiografia torácica no leito.
- Posicionar paciente em decúbito sobre o pulmão doente.
- Manter via aérea patente.
  - Realizar IOT imediata, de preferência com um tubo de calibre maior do que 8 mm, quando houver dispneia grave, troca gasosa ruim, instabilidade hemodinâmica ou hemoptise volumosa persistente.
  - Em situações de choque hipovolêmico ou asfixia pela hemoptise sem melhora após a IOT com cânula simples, ventilação com tubo duplo-lúmen está indicada e permite a ventilação dos dois pulmões com prevenção da aspiração de sangue de um pulmão para o outro, porém existem limitações práticas no uso do TET de duplo-lúmen, como dificuldade de inserção e manutenção no local correto, frequente obstrução dos lúmens e dificuldade de passagem de broncoscópio com calibre necessário para a realização de procedimentos terapêuticos.
  - Intubação seletiva do pulmão saudável é uma alternativa mais simples e pode ser utilizada quando se sabe a localização do sangramento.
- Oxigenoterapia.
- Monitoração cardiopulmonar contínua.
- Ressuscitação volêmica, administração de componentes sanguíneos.

CONTROLE DE SANGRAMENTO

Broncoscopia

Broncoscopia rígida geralmente é a escolha na hemoptise maciça devido à melhor sucção, ao manejo mais seguro das vias aéreas e ao maior arsenal terapêutico. Entretanto, são necessárias equipe experiente, anestesia geral e realização do procedimento em centro cirúrgico. Lesões traqueais também são mais bem abordadas por broncoscopia rígida.

Sangramentos menores podem ser controlados com broncoscopia flexível através de infusão de SF gelado ou vasoconstritor (epinefrina 1:20.000).

Outra medida broncoscópica nos casos de sangramento localizado é o tamponamento por balão. Pode-se utilizar bloqueador endobrônquico, um cateter de Fogarty ou cateter de artéria pulmonar, introduzido no brônquio segmentar ou subsegmentar do sítio do sangramento, não devendo ser mantido por mais de 48 horas devido ao risco de isquemia local.

Terapias com laser, eletrocautério, crioterapia ou argon-plasma podem ser utilizadas se for identificada lesão endobrônquica tumoral ou artéria brônquica em submucosa. Entretanto, esses métodos requerem um campo razoavelmente seco, não sendo possível sua utilização em grandes sangramentos ativos.

Radiologia intervencionista

Hemoptise por bronquiectasias, MAV e lesões tumorais periféricas podem ser controladas por embolização de artéria brônquica.

Algumas vezes, é necessária a realização de broncoscopia antes para lateralização e controle inicial do sangramento. Nos grandes centros e quando o procedimento é corretamente indicado, o sangramento cessa em cerca de 90% dos casos.

As complicações são raras e incluem um pequeno risco de AVC. O retorno do sangramento é mais comum nas neoplasias e mais extenso nas bronquiectasias. Em geral, ocorre sangramento em 1 mês em 30% dos pacientes; por isso, o tratamento definitivo deve ser realizado assim que possível.

Cirurgia

Pacientes com sangramento unilateral, incontrolável com medidas clínicas e broncoscópicas devem ser avaliados imediatamente quanto à possibilidade de cirurgia torácica emergencial. Sendo contraindicações relativas para cirurgia a doença pulmonar prévia severa ou difusa, a tuberculose ativa ou a hemorragia alveolar difusa. A mortalidade é próxima a 25%, com morbidade entre 25 e 50%.

Quando há possibilidade de controle do sangramento com as medidas não cirúrgicas descritas, uma cirurgia pode ser agendada para o controle definitivo da doença com o paciente em melhores condições clínicas, reduzindo drasticamente o risco cirúrgico.

REVISÃO

- Hemoptise é definida como expectoração de sangue proveniente do trato respiratório, o termo é válido tanto para denotar escarro com raias de sangue até a expectoração de grande quantidade de sangue com risco de vida iminente.
- Hemoptise maciça foi definida de forma variável pela literatura como a expectoração de mais de 100 a 600 mL de sangue em 24 horas.
- Critérios sugeridos para ajudar na definição incluem hipoxemia, hipotensão, necessidade de transfusão e IOT.

- Hemoptise é rara em crianças, sendo que as causas mais comuns são fibrose cística, anomalias vasculares, aspiração de corpo estranho e adenoma brônquico.
- Pacientes com sangramentos que causem alterações na troca gasosa, interferência na ventilação ou instabilidade hemodinâmica requerem medidas emergenciais, relatadas na sessão de manejo da hemoptise maciça.
- A radiografia torácica pode trazer achados sugestivos de diversas causas, envolvendo tanto doenças primárias do pulmão como lesões secundárias ou doenças sistêmicas.
- A principal causa de morte nos episódios de hemoptise maciça é asfixia pelo sangue e não perda volêmica, que geralmente não chega a causar instabilidade hemodinâmica, possuindo elevada taxa de mortalidade, de 30 a 58%.

LEITURAS SUGERIDAS

Corder R. Hemoptysis. Emerg Med Clin N Am. 2003;(21):421-35.

Ibrahim WH. Massive haemoptysis: the definition should be revised. Eur Respir J. 2008;32(4):1131-2.

Jean-Baptiste E. Clinical assessment and management of massive hemoptysis. Crit Care Med. 2000;28(5):1642-7.

Lee YJ, Lee SM, Park JS, Yim JJ, Yang SC, Kim YW, et al. The clinical implications of bronchoscopy in hemoptysis patients with no explainable lesions in computed tomography. Respir Med 2012; (106)413.

Lundgren FLC, Costa AM, Figueiredo LC, Borba CB. Hemoptise em hospital de referência em pneumologia. J Bras Pneumol. 2010;36(3):320-4.

Marsico GA, Guimarães CA, Montessi J, Costa AMM, Madeira L. Controle da hemoptise maciça com broncoscopia rígida e soro fisiológico gelado. J Bras Pneumol. 2003(29(5):280-6.

O'Neil KM, Lazarus AA. Hemoptysis. Indications for bronchoscopy. Arch Intern Med. 1991;151(1):171-4.

Savale L, Parrot A, Khalil A, Antoine M, Théodore J, Carette MF, et al. Cryptogenic hemoptysis: from a benign to a life-threatening pathologic vascular condition. Am J Respir Crit Care Med. 2007;175(11):1181-5.

Yendamuri S. Massive airway hemorrhage. Thorac Surg Clin. 2015;25(3):255-60.

79

OBSTRUÇÕES AGUDAS DAS VIAS AÉREAS

LUIZ HIROTOSHI OTA

EDUARDO IWANAGA LEÃO

Em 1897, Gustav Killian chamou de vias aéreas inferiores (VAI) toda via aérea abaixo da fenda glótica. Há várias causas de obstruções agudas (OA) ou agudizadas, das VAI, como as devidas a processos inflamatórios, infecciosos, neoplásicos, cicatriciais/granulomas, compressões extrínsecas, congênitas, idiopáticas e corpos estranhos.

A OA é sempre uma ameaça à vida, o que exige avaliação em caráter de urgência ou emergência. A pronta atuação do socorrista, garantindo a função respiratória enquanto se processa a anamnese curta, objetiva e efetiva, constitui um dos pilares do sucesso no atendimento. Detalhes da história, antecedentes, forma de aparição dos sintomas, exame clínico sumário, em geral, oferecem importantes subsídios para o diagnóstico.

A obstrução da via aérea pode ser parcial ou total, de lenta ou curta evolução, ou congênita.

Neste capítulo, serão abordadas apenas as OAs das VAIs que têm condução cirúrgica e/ou broncoscópica.

ESTENOSE TRAQUEAL

A estenose traqueal (ET) consiste na redução em 10% do diâmetro transverso de um segmento da coluna traqueal. A ET passa a ser sintomática, em geral, em decorrência de a obstrução do lúmen laringotraqueal ser maior do que 50% em área na secção transversal na traqueia. Ao se reduzir o raio traqueal à metade, de acordo com a Lei de Poiseuille, a resistência das vias aéreas varia inversamente à quarta potência do raio na traqueia, ou seja, o fluxo aéreo fica reduzido a (½).[1] A redução do raio e, por conseguinte, do fluxo aéreo por movimento respiratório é compensável pelo aumento da frequência respiratória (FR), dentro de certos limites.

A traqueia é composta por um arcabouço de 18 a 22 anéis cartilagíneos superpostos, em forma de U ou ômega, com as extremidades separadas pela porção membranácea, na face posterior. Ela pode ser exposta às mais variadas agressões externas, podendo ser submetida a compressões extrínsecas, desvios, invasões por tumores e deformações que podem comprometer sua fisiologia, por vezes, piorada pelo fato de o regime pressórico intratorácico ser menor do que o atmosférico, em 5 a 10 cm de coluna de água.

A cartilagem cricoide apresenta uma particularidade anatômica de ser um anel completo, provavelmente, a principal causa de ser a sede da estenose na maioria dos casos de intubação prolongada.

ATENÇÃO!

A IOT é a causa mais frequente de ET, universalmente, em cerca de ¾ das vezes. No ¼ restante, a etiologia tem prevalência variável, em função das peculiaridades próprias de cada serviço e local, desde causas neoplásicas, inflamatórias, autoimunes, infecciosas, congênitas, traumáticas e idiopáticas.

A ET congênita é rara, caracterizando-se pela ausência da porção membranosa em segmento variável, onde os anéis cartilagíneos são em forma da letra O, e não em ômega, por ter anel cartilagíneo circular completo. São classificadas em três tipos: tipo I (hipoplasia completa, comprometendo quase toda a traqueia), tipo II (estenose alongada e afunilada) e tipo III (segmento variável em comprimento e localização). As três formas podem-se acompanhar de anomalias brônquicas, broncomalácia ou brônquio traqueal e anomalia da artéria pulmonar esquerda, a qual abraça como um laço ou tipoia a traqueia distal, frequentemente também estenótica (síndrome *ring-sling*). Há ainda ET por anomalia vascular.

FISIOPATOLOGIA

A fisiopatologia da ET vai depender da causa da estenose.

A ET idiopática, rara, até hoje permanece uma entidade à parte, parecendo guardar relação com períodos mais ou menos longos de psicopatias, choques emocionais muito intensos, mas carecem de comprovações.

As ET causam dispneia, tanto inspiratória como expiratória, diferindo do portador de traqueobroncomalácia e de portadores de porção membranácea redundante, que se caracterizam pela dificuldade expiratória, tendo a inspiração pouco ou nenhum comprometimento, em geral. Na traqueomalácia, no início da expiração, a estrutura cartilagínea enfraquecida não suporta a pressão intratorácica relativamente aumentada, e a via aérea tende ao colabamento. Nos portadores de porção membranácea redundante na traqueia, há, no início da expiração, uma aposição da porção membranácea aos anéis cartilagíneos, em um movimento oposto ao da malácia, mas com idêntico comportamento, com dificuldade expiratória.

ATENÇÃO!

Algumas condições patológicas guardam relação com a ET: tuberculose, blastomicose, índice tabágico elevado, hemoptise, febre, ocorrência de pneumonias.

Há ainda uma miscelânea de causas de ET: processos inflamatórios em resposta a agentes físicos (queimaduras e inalação de gases em temperatura elevada) e químicos, agentes infecciosos (tuberculose, histoplasmose, difteria, blastomicose), granulomatose de Wegener, sarcoidose, amiloidose, tabagismo, traqueobroncopatia osteocondroplástica, negligência ou retardo na realização de traqueostomia (TQT) em indivíduos com necessidade de intubação, especialmente prolongada, com sintomas e cursos variáveis com a doença de base.

As neoplasias malignas metastáticas e/ou invasivas por contiguidade (mediastino e tiroide) costumam apresentar sintomas e sinais da neoplasia primária de via aérea. As neoplasias podem ainda provocar ET por compressão, invasão ou infiltração.

No paciente intubado, o sistema tubular conectado ao respirador, com a cânula de intubação em posições viciadas e com tensão, geram influência na ergonomia da cânula dentro da via aérea, aumentando a compressão em determinadas porções das vias aéreas, por mecanismo de alavanca. Por isso, as pregas vocais, a região subglótica (na cricoide) e o terço proximal ao médio na traqueia (em contato com a sonda e com o balonete) são os mais predisponentes a estenoses.

A mesma explicação serve para as estenoses provocadas pelo balonete (pressão maior do que a recomendável: 20-30 mmHg), ou pelo tubo orotraqueal nas paredes, causando lesão isquêmica de mucosa, seguida de ulceração, condrite e processo de reparo cicatricial, com a formação de granulomas e fibrose, provocando desabamento da estrutura cartilagínea acometida pela condrite.

A estenose pode ser anelar ou segmentar, dependendo da extensão do dano. Às vezes, sondas são trocadas ou mobilizadas durante o período de intubação, o que explica parte das estenoses ou também malácias, multifocais e algumas complexas ou mais extensas. Definem-se como estenoses complexas as ET que cursam com envolvimento da laringe (em especial, a subglótica, na região da cricoide), ou em forma multifocal, de forma salteada na própria traqueia, ou quando envolve também pelo menos um dos brônquios principais.

Às vezes, na TQT, a falta de ressecção de um segmento curto de anel traqueal, faz com que o anel fique pressionado para dentro do lúmen traqueal, onde se fixa e progride para a estenose.

O tempo entre a extubação e o aparecimento da dispneia pode variar de dias a até seis meses, mas com pico entre uma e seis semanas.

A sonda de intubação translaríngea para crianças pequenas, em geral, não é dotada de balonete. Na intenção de facilitar o manejo (limpeza de secreções) e a ventilação, ao minimizar a fuga aérea, tende-se à intubação com sondas de calibre maior do que seria o ideal. A sonda, "apertada" na via aérea, seria a causa de trauma local e, com efeito, nestas, a estenose costuma ocorrer na região subglótica (o nível de menor diâmetro no segmento laringotraqueal).

QUADRO CLÍNICO

A história clínica é bastante típica, com dispneia progressiva e respiração ruidosa (estridor) e, em cerca de 90% das vezes, há relato de intubação ou TQT recente. A dispneia pode ser leve ou ter consequências dramáticas – com morte por asfixia, se a permeabilidade da via aérea não for melhorada ou restituída rapidamente.

Outras causas de dispneias, como neoplasias e estenose funcional da via aérea, podem-se acompanhar de outros sintomas e comportamento clínico. Nestes, ganha importância crucial a forma de aparição de outros sintomas e antecedentes pessoais do paciente.

Pacientes com tumores benignos de traqueia (como o adenoma, tumor carcinoide, tumor adenocístico e sarcoma de baixa malignidade), costumam desenvolver ET de evolução lenta, frequentemente com hemoptise, podendo provocar difusa sibilância em ambos os campos pulmonares. Órgãos ímpares (laringe e traqueia) com obstrução grave podem favorecer ao erro diagnóstico, por simularem broncoespasmo ou asma brônquica, com sibilância difusa e mucorreia das exacerbações.

ATENÇÃO!

As neoplasias malignas primárias na traqueia podem ter curso rápido, semelhante à ET típica, às vezes, acrescidas de hemoptise, em geral, um sinal de prognóstico ruim.

Na ET congênita, a manifestação clínica pode existir desde o nascimento, com curso inexorável ao óbito, ou se em grau não tão grave, manifestar-se por episódios de dispneia e estridor relacionados a esforço, caracteristicamente, dispneia ao esforço de mamar, com consequências relacionadas à alimentação insuficiente. São ocorrências importantes as infecções pulmonares de repetição de difícil controle e, às vezes, cianose e apneia de forma intermitente, com períodos de acalmia. O neonatologista pode levantar a suspeita de ET congênita ao perceber dificuldade na intubação.

DIAGNÓSTICO

O diagnóstico de ET é fundamental na escolha do tratamento, desde a necessidade de confirmação e avaliação da ET, em seus diversos parâmetros, como extensão, grau, intensidade, tipo (simples ou complexa), pela broncoscopia, ou exames de imagem, como radiografia simples, a TC. Em especial, a TC dotada de reconstrução tridimensional das imagens axiais das vias aéreas, tornou-a a melhor opção, na atualidade, nas avaliações de estenoses extensas e suboclusivas, tal que o segmento traqueal distal é inacessível ao broncoscópio, mesmo os mais finos e flexíveis. No passado utilizou-se da planigrafia, da xerografia e da traqueobroncografia com contraste radiopaco.

Na suspeita clínica de ET, em geral, o primeiro exame a se solicitar é a broncoscopia, pois é fundamental a avaliação da estenose, quanto ao grau, à extensão, à localização, ao aspecto, à presença de secreções, de granulomas e à fase inflamatória (se em fase de instabilidade ou se já crônica, estável, sem friabilidade ou hiperemia), à detecção de alterações que suscitem a necessidade de biópsias e à coleta de material e secreções, além de eventual ação terapêutica inicial, com dilatação para melhorar o padrão respiratório, enquanto se aguarda a oportunidade para o tratamento definitivo. A dilatação da ET em caráter de urgência é um procedimento de risco, podendo ser realizado com endoscópios rígidos ou flexíveis, mas sempre por especialista hábil e experiente.

TRATAMENTO E COMENTÁRIOS

As ET congênitas são tratadas à parte, até pela raridade.

Primeiro, deve-se restabelecer a permeabilidade traqueobrônquica, com dilatação da zona de ET. Dependendo do tipo e natureza da ET:

- TQT abaixo ou no nível da ET, usando cânula metálica, ou cânula plástica.
- Tubo em T de Montgomery.
- Endoprótese rígida de silicone e espiculada.
- Endoprótese de malha de poliéster revestida.
- Endoprótese autoexpansível de nitinol.
- Prótese dinâmica em forma de Y, para a estenose complexa, em que o (s) brônquio (s) principal (is) está (ão) envolvido (s).

As próteses impermeabilizadas podem ainda ser úteis nas fístulas traqueobrônquicas e aerodigestórias, por exemplo.

A broncoscopia é tanto diagnóstica quanto terapêutica. Para a dilatação, utilizam-se técnicas endoscópicas, como uso de velas metálicas de Jackson, precedida ou não do uso de eletrocautério para romper fibroses, ou anéis ou segmentos estenóticos. Para a retirada de granulomas, pode-se usar *laser*, crioterapia, coagulador de plasma de argônio, terapia fotodinâmica, braquiterapia, alças de polipectomia. Se houver muita atividade inflamatória em fase de progressão, opta-se pela colocação de órtese de silicone, ou tubo em T de Montgomery, que tem um ramo que emerge via TQT (o ramo horizontal) e outro ramo (o vertical), a ponte de comunicação da laringe com a traqueia distal à obstrução, o que permite a fonação, se ocluído o ramo horizontal. É observação empírica que, em cerca de 6 meses, a reação inflamatória se amaina e se estabiliza, permitindo a simples retirada do tubo em T, mas sempre com nova avaliação para a conduta definitiva, se cirúrgica, com ressecção do segmento de traqueia irrecuperável e anastomose término-terminal ou se acompanha ambulatorialmente, com dilatações endoscópicas periódicas. A fase com a presença de atividade inflamatória, granulomas, friabilidade e hiperemia contraindica a operação de ressecção por risco aumentado de reestenose. A cirurgia definitiva só deve ser realizada quando houver regressão dessas alterações inflamatórias, em geral em 6 meses, às vezes, com o uso de cortisonas.

A crioterapia, ainda indisponível em nosso meio, parece bem eficaz na ressecção de tecido de granulação e massa tumoral friável e facilmente sangrante.

ATENÇÃO!

O tratamento das ET é sempre cirúrgico na falha do tratamento endoscópico, e o planejamento da melhor abordagem dependerá de cada caso no momento da apresentação.

Resolvida a atividade inflamatória, a cirurgia de ressecção do segmento estenótico seguida de anastomose traqueotraqueal é a mais recomendada e é considerada tecnicamente viável se o comprimento a ser ressecado não exceder a 40% (doenças benignas) ou 50% (doenças malignas) do comprimento total na traquEia.

Na avaliação pré-operatória, são muito importantes os seguintes parâmetros: grau de estenose, calibre do segmento estenótico, calibre do segmento normal, medida da distância entre referências anatômicas, como fenda glótica, borda superior e inferior da cricoide, da borda do primeiro anel traqueal, do eventual traqueostoma, em relação às áreas alteradas, carina e da região da junção traqueobrônquica, em geral pouco acima do nível da carina. Nos portadores de cifose dorsal, os cálculos devem ser ainda mais acurados, para se evitar a tensão na anastomose término-terminal na traqueia.

ATENÇÃO!

É recomendado que esta avaliação seja feita o mais próximo do dia da cirurgia e, se possível, também na sala cirúrgica, imediatamente antes do início da cirurgia, sempre comparando com as imagens de reconstrução tridimensional tomográfica, se disponível.

Nas obstruções subtotais, é comum o encontro de secreção purulenta pela má drenagem de secreções por infecções pulmonares jusante à obstrução (pneumonia pós-obstrutiva). A desobstrução, ainda que parcial, favorece o tratamento definitivo a seguir, evitando a atuação cirúrgica em território contaminado ou infectado.

Quando há lesão tumoral suboclusiva na traqueia, às vezes, até a biópsia está contraindicada, na medida em que o sangramento decorrente da biópsia poderia causar súbita piora da obstrução, pondo em risco a vida do paciente. Diante disso, impõe-se a necessidade de tunelização do lúmen traqueal, seja com o uso do *laser*, da crioterapia, da exérese com eletrocautério, ou do coagulador de plasma de argônio. Ao se proceder à ressecção endoscópica de tumores suboclusivos de traqueia, de natureza desconhecida, às vezes, o anatomopatológico *a posteriori*, revela um tumor de baixa malignidade, como alguns sarcomas, por exemplo. Nesta situação, pode-se optar por ampliar a área de ressecção assim que possível, se houver suspeição de comprometimento neoplásico de suas margens. Por outro lado, tumores aparentemente não tão agressivos (p. ex.: o tumor adenocístico, carcinoide sem atipia), às vezes, merecem especial atenção. O tumor adenoide cístico ou adenocístico pode ser acompanhado de embolia de células neoplásicas –quando são perceptíveis vasos sanguíneos em trajeto ascendente, tortuosos, centrífugos – ao tumor. A biópsia seriada desses vasos serpiginosos, vasos geralmente aberrantes, com frequência, confirmam embolia de células neoplásicas, podendo comprometer o sucesso da cirurgia pretensamente oncológica e curativa.

Mais difícil é tratar de ET complexas ou aquelas com recidiva após tratamento cirúrgico. Cada caso deverá ser devidamente avaliado para a conduta mais acertada, sujeitando-se a situações, por vezes, dramáticas, mesmo em se tratando de ET benignas.

A figura 79.1 resume a orientação recomendada para o manuseio da ET.

TRATAMENTO PROFILÁTICO DAS ESTENOSES TRAQUEAIS

- Uma vez extubado, o paciente – deve ser alertado quanto à possibilidade de desenvolver ET, nos primeiros 6 meses, principalmente se a intubação foi traumática, prolongada e com probabilidade de lesões laringotraqueais.
- Escolha da cânula de intubação adequada: calibre, tipo de cânula, não tão rígida, de perfil fino, dotada de balonete mais longo, maior e macio, para melhor distribuição da pressão, minimizando o efeito isquêmico nocivo, ao mesmo tempo em que evita a fuga aérea.
- Cuidados com a sonda do paciente intubado: frequente e permanente controle da pressão do balonete da sonda, pois há uma tendência à hiperinsuflação do balonete para evitar o escape aéreo. Manutenção da cânula de intubação em posição adequada, isto é, remanejamento da posição de toda a tubulação que se estende do respirador até a cânula traqueal, deixando-a na posição o mais neutra possível, sem tencionar em nenhum sentido (lateralidade e axial).
- Cuidar para que a indicação de TQT não seja tardia, ao se avaliar quão duradoura será a necessidade de manter o paciente intuba-

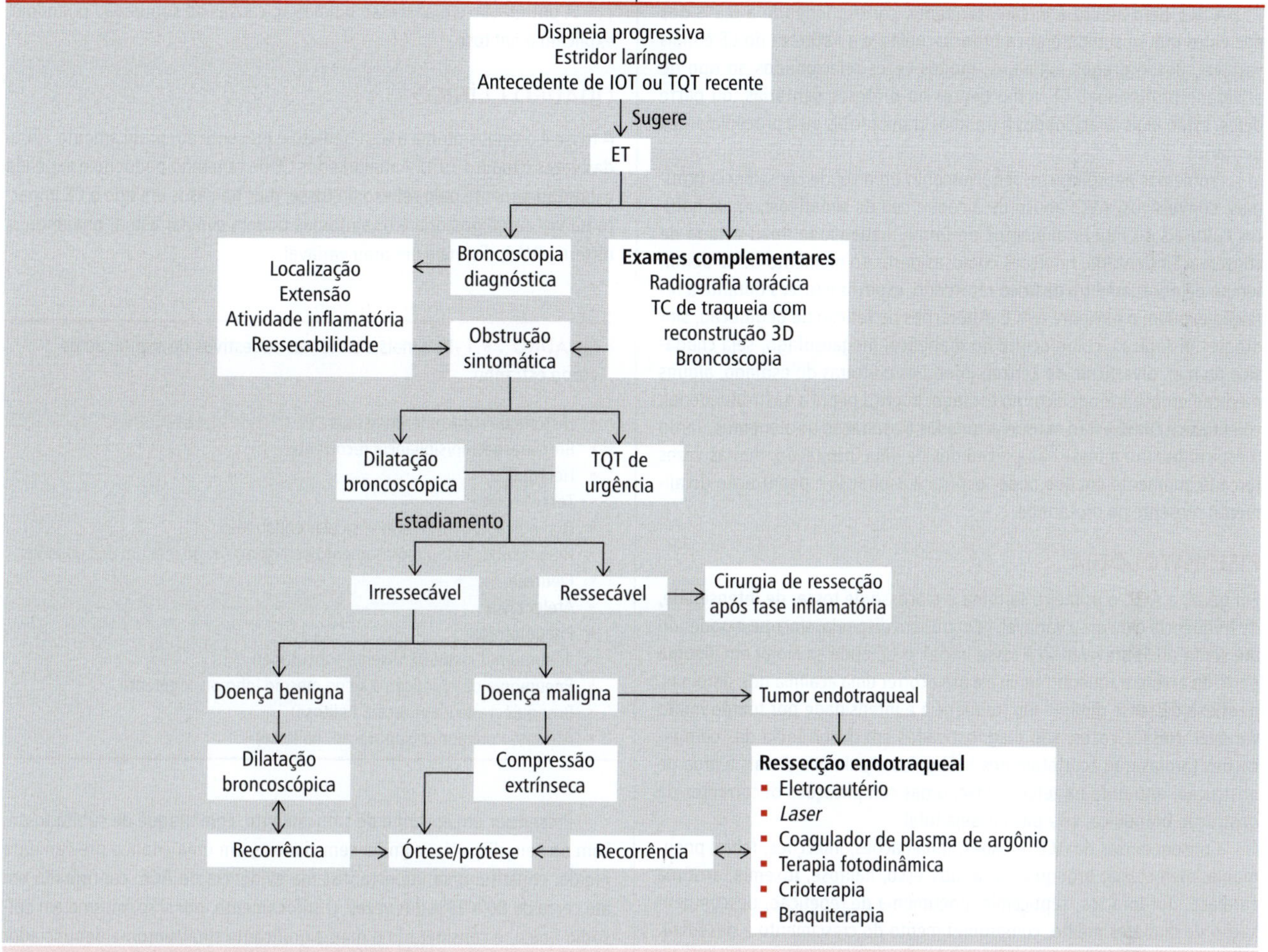

FIGURA 79.1 ■ Fluxograma de estenose traqueal.

do. A TQT precoce, além de facilitar o manejo das VAI, diminui o espaço morto (EM), reduz o segmento de eventual ET, por reduzir o comprimento da cânula, causar menos desconforto ao paciente, lesionar menos a laringe e a subglote, ser menos susceptível de perda do ponto de neutralidade nos movimentos da cabeça do paciente e nas mudanças de decúbito rotineiras dentro de uma UTI.

- Sedação do paciente para que não faça movimentos impróprios e remova a sonda e as tubulações condutoras de gases, do ponto de neutralidade, fazendo a sonda ser tracionada viciosamente e causar atritos assimétricos, levando a traumas na parede laringotraqueal.

■ CORPOS ESTRANHOS EM VIAS AÉREAS

Todo o elemento que não o ar ou secreções naturais emanadas da própria VAI pode ser considerado um corpo estranho (CE) às vias aéreas. Por definição, diz-se que algo penetrou a via aérea, ou ocorreu a aspiração de corpo estranho (ACE) quando o CE ultrapassou as pregas vocais, a fenda glótica.

ATENÇÃO!

A ACE pode ocorrer em qualquer fase da vida, mas os extremos, crianças com até 3 a 4 anos e idosos, estão mais sujeitos.

A ACE representa 7% dos óbitos em crianças de até 4 anos de idade e 80% dos óbitos ocorrem em menores de 3 anos de idade, com pico máximo no segundo ano de vida. Dentição incompleta, ausência de molares, mastigação limitada e necessidade cognitiva de levar à boca tudo ao seu alcance são tidos como os fatores causais mais importantes para a ACE nas crianças até 3 a 4 anos de idade. Vômito e refluxo gastresofágico, enquanto deitados, também podem predispor à ACE.

De modo geral, meninos apresentam ACE mais frequentemente do que as meninas, na razão que varia de 1,7:1 a 2,4:1. Segundo alguns autores; nas crianças, parece não haver maior acometimento do brônquio direito em relação ao esquerdo, como ocorre no paciente adulto.

Em uma revisão de 12.979 crianças com ACE, Fidkowski e colaboradores[2] observaram que o CE era orgânico (sementes e grãos) em 81%, em 52%, no brônquio direito, e 33%, no brônquio esquerdo, 11% eram radiopacos, e a radiografia foi considerada normal em 17%.

A ACE pelo adulto é menos frequente, correspondendo a 0,2% dos pacientes que se submeteram a broncoscopias, e a natureza do CE é mais variável, desde pregos, alfinetes, muitas vezes relacionados ao tipo de atividade profissional. CE como dentes ou próteses dentárias, ou parte deles, estão mais relacionados a traumas craniofaciais ou a procedimentos dentários.

Problemas neurológicos, rebaixamento do nível de consciência (traumas, convulsivos, AVC, abuso de álcool e uso de sedativos), maus hábitos culturais ou ingerir alimentos de forma inadequada, mau estado de conservação dentária, refeições copiosas perto do momento de se deitar, tempo de esvaziamento gástrico retardado, espirros e tosses durante a refeição expõem o paciente à ACE. Alterações no reflexo de deglutição, síndromes disfágicas, como ocorre no diabético, megaesôfago, seja chagásico ou não, divertículo de Zenker, infecções e úlceras do esôfago, alguns medicamentos ulcerogênicos no esôfago, doença péptica gastroduodenal, colelitíase e DRGE estão mais relacionados à aspiração de alimentos. Tanto o espirro quanto a tosse são precedidos de uma inspiração, muitas vezes forçada, momento em que pode- ocorrer a aspiração e penetração do alimento presente no orofaringe.

FISIOPATOLOGIA

Em geral, à ACE, o primeiro sintoma é o acesso de tosse, de intensidade, de frequência e de grau variável, com ou sem dispneia, síncope e podendo até ser fatal. Sobrevivendo à tosse inicial, o CE pode se alojar em alguma parte da árvore traqueobrônquica e até ocorrer uma acalmia dos sintomas, o reflexo da tosse diminui em frequência e intensidade por tempo muito variável. Nesses casos, são diagnosticados em decorrência das complicações tardias que acarretam nos brônquios e pulmões distais à área de obstrução, entrando na terceira fase, a das complicações decorrentes da obstrução brônquica, seja parcial, seja total.

Consequências da ACE: erosões, inflamações, infecções, febre, pneumonia, atelectasia, bronquiectasia, abscesso, halitose, toxemia, arritmia cardíaca, dor torácica, septicemia, pneumonia de repetição, descompensação de diabetes melito, comprometimento do crescimento e desenvolvimento, escolioses.

Os CE podem ser de material orgânico ou inorgânico, metálico ou não, radiopaco ou não.

O material orgânico sofre modificação com o tempo – putrefação, embebição, aumento de volume e irritação na mucosa respiratória, em grau e intensidade variáveis – como a bronquite araquídica, causada pela irritação do ácido aracdônico, presente no amendoim.

ATENÇÃO!

Seja pela inflamação, seja pela embebição do CE, a consequência é que a obstrução da via aérea, antes parcial, pode piorar e se tornar total.

O material inorgânico metálico pode se oxidar e gerar granulomas e obtrução total do brônquio afetado. Baterias elétricas podem liberar metais como lítio e causar toxicidade, além de queimaduras e corrosões por lesão físico-química na mucosa da VAI.

Na obstrução total da via aérea, a consequência é a atelectasia do território pulmonar servido pela via obstruída; o quadro clínico é similar ao da pneumonia obstrutiva. Quando a obstrução é parcial, pode ocorrer apenas a dificuldade expiratória, sem o mesmo grau de dificuldade inspiratória (mecanismo valvar). Nesse caso, ocorre a hiperinsuflação desse território pulmonar que, em extremos, pode causar o pneumotórax hipertensivo, com consequências imprevisíveis, até a morte.

A putrefação e o abscesso pulmonar, causas de supuração pulmonar, explicam a halitose.

QUADRO CLÍNICO

A tosse é o sinal/sintoma mais imediato e presente em praticamente 100% das vezes (Quadro 79.1). A maioria dos CE de tamanho pequeno é expelida espontaneamente pelo reflexo da tosse, mas há casos em que o CE impacta na via aerodigestória e os sintomas podem simular asma, pneumonia, difteria, IVAS, dispneia em grau variável.

QUADRO 79.1 ■ Sinais e sintomas sugestivos de aspiração de corpo estranho

- História de sufocamento/asfixia
- Broncoespasmo/sibilância recorrente
- Hemoptise
- Tosse crônica
- Diminuição do murmúrio vesicular unilateral
- Hiperinsuflação (ou represamento aéreo) localizado, em um dos pulmões
- Pleurisia
- Atelectasia
- Pneumotórax
- Pneumomediastino/Enfisema subcutâneo
- Pneumonia de repetição e se no mesmo lobo ou segmento
- Bronquiectasia (supuração, halitose)
- Abscesso pulmonar (supuração, halitose)

Presenciar um episódio de sufocamento, com ataque de súbita tosse, com ou sem dispneia, com ou sem cianose, em uma criança previamente hígida, constitui uma importantíssima evidência de ACE, confirmada em até cerca de 80 a 90% das vezes. O sufocamento, por si só, mesmo em episódio único, é considerado o mais significante sinal/sintoma denunciador de ACE e torna mandatória a execução da broncoscopia imediata, mesmo na ausência de alteração radiológica ou tomográfica ou outras alterações clínicas, comprovando ACE em cerca de 40% das vezes.

É da maior importância, durante a fase do interrogatório complementar, que o médico vasculhe a ausência ou a presença de algum episódio de sufocamento, nem sempre devidamente valorizado pelos familiares e cuidadores do paciente.

DIAGNÓSTICO

Na suspeição de ACE, a radiografia torácica, especialmente em apneia inspiratória e expiratória (incidências, posteroanterior e perfil), é imprescindível, principalmente se o CE não for radiopaco. A TC de tórax pode ser também necessária. A radiografia em apneia inspiratória normal e a expiratória, evidenciando represamento aéreo em um pulmão ou parte dele, mesmo com CE não radiopaco, serve de indício para suspeição de ACE com obstrução parcial na via aérea.

ATENÇÃO!

Em crianças pequenas, quando é difícil obter radiografias em apneia ins e expiratória, aproveita-se o momento do choro para executar radiografias sequenciais, esperando-se, com essa manobra, adquirir imagens durante a ins e expiração, para a devida comparação.

Seja a forma rígida ou a flexível, a broncoscopia tem finalidade diagnóstica e terapêutica.

Muitos dos autores que preconizam preferencialmente a broncoscopia flexível, convertem à broncoscopia rígida em três circunstâncias, a saber: asfixia, CE radiopaco e redução da ventilação pulmonar unilateral associada a enfisema do mesmo lado, ou seja, na obstrução parcial com mecanismo valvar (Martinot e cols).

TRATAMENTO

Consiste na retirada do CE e no restabelecimento da função respiratória. Se houver complicação irreversível (bronquiectasia e abscesso), pode ser necessária a cirurgia de ressecção pulmonar. A solução broncoscópica aumentou com o tempo e menos frequentemente tem ocorrido a necessidade de broncotomia.

No paciente em choque tóxico-infeccioso, mantido e piorado pela presença do CE, as medidas de combate ao choque podem ser superpostas ou antepostas à retirada do CE.

A Figura 79.2 resume a orientação recomendada para o manuseio da ACE em vias aéreas inferiores.

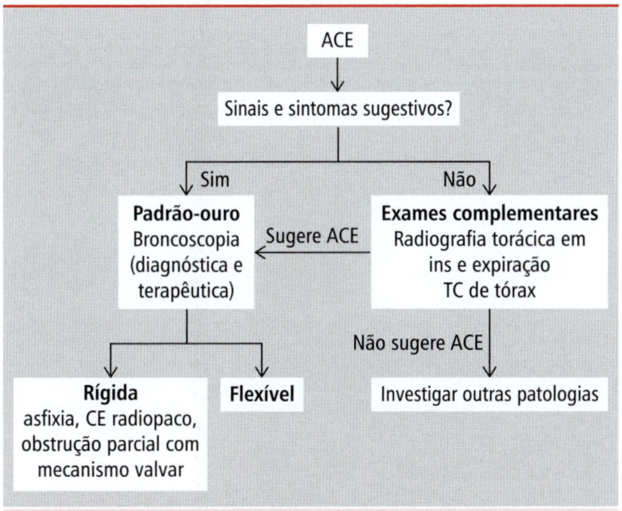

FIGURA 79.2 ■ Fluxograma de aspiração de corpo estranho em via aérea inferior.

COMPLICAÇÕES DO TRATAMENTO

Mesmo nos melhores serviços, podem ocorrer complicações, desde a falha na retirada do CE até a morte, sendo – as complicações mais frequentes: laringite, laringoespasmo, broncoespasmo, atelectasia, pneumonia, febre, asfixia, infecções, pneumotórax hipertensivo, choque cardiogênico isquêmico, lesões cerebrais isquêmicas, lacerações traqueobrônquicas e outros dependentes de particularidades de cada caso.

REVISÃO

- VAI é toda via aérea abaixo da fenda glótica. Há várias causas de OA ou agudizadas, como as devidas a processos inflamatórios, infecciosos, neoplásicos, cicatriciais/granulomas, compressões extrínsecas, congênitas, idiopáticas e CE.
- A OA é sempre uma ameaça à vida, o que exige avaliação primorosa e completa das VAI em caráter de urgência ou emergência
- A ET consiste na redução em pelo menos 10% do diâmetro transverso de um segmento da coluna traqueal. A ET passa a ser sintomática, em geral, em decorrência de a obstrução do lúmen laringotraqueal ser maior do que 50% em área na secção transversal na traqueia, mas guarda relação com o tipo físico, atividade física, estado de saúde, comorbidades e outras condições. O paciente pode estar em condição limítrofe compensada e uma OA de leve intensidade pode ser o suficiente para causar dispnéia. Ou, ao contrário, o paciente ter um físico privilegiado e só vir a manifestar sintomas quando sob exigência de esforço maior.
- As ET são classificadas em três tipos: tipo I (hipoplasia completa, comprometendo quase toda a traqueia), tipo II (estenose alongada e afunilada) e tipo III (segmento variável em comprimento e localização).
- Há ainda uma miscelânea de causas de ET: processos inflamatórios em resposta a agentes físicos e químicos, agentes infecciosos, granulomatose de Wegener, sarcoidose, amiloidose, tabagismo, traqueobroncopatia osteocondroplástica, negligência ou retardo na realização de TQT, especialmente prolongada, com sintomas e cursos variáveis com a doença de base.
- A história clínica é bastante típica, com dispneia progressiva e respiração ruidosa (estridor) e, em cerca de 90% das vezes, há relato de intubação ou TQT recente.
- O diagnóstico preciso das características morfológicas e causais da ET é fundamental na escolha do tratamento, desde a necessidade de confirmação e avaliação da ET, em seus diversos parâmetros, pela broncoscopia, ou exames de imagem, em especial, a TC dotada de reconstrução.
- O tratamento das ET é sempre cirúrgico na falha do tratamento endoscópico, e o planejamento da melhor abordagem dependerá de cada caso no momento da apresentação.
- Todo o elemento que não o ar ou secreções naturais emanadas na própria VAI é considerado um CE às vias aéreas. Por definição, diz-se que algo penetrou a via aérea, ou ocorreu a ACE quando o CE ultrapassou as pregas vocais, a fenda glótica.
- A tosse é o sinal/sintoma mais imediato e presente em praticamente 100% das vezes.
- Na suspeição de ACE, a radiografia torácica, especialmente em apneia inspiratória e expiratória, é imprescindível, principalmente se o CE não for radiopaco. A TC de tórax pode ser também necessária.
- O tratamento consiste na retirada do CE e no restabelecimento da função respiratória. Se houver complicação irreversível, pode ser necessária a cirurgia de ressecção pulmonar.

■ REFERÊNCIAS

1. Wain JC Jr. Postintubation tracheal stenosis. Sem Thorac Cardiovasc Surg. 2009;21(3):284-9.
2. Fidkowski CW, Zheng H, Firth PG. The anesthetic considerations of tracheobronchial foreign bodies in children: a literature review of 12,979 cases. Anesth Analg. 2010;111(4):1016-25.

■ LEITURAS SUGERIDAS

Backer CL, Idriss FS, Holinger LD, Mavroudis C. Pulmonary artery sling. Results of surgical repair in infancy. J Thorac Cardiovasc Surg. 1992;103(4):683-91.

Forte V, Ota LH, Kier G, Bueno CE. Tratamento de urgências das obstruções laringotraqueais. In: Burihan E, editor. Emergências em cirurgia. São Paulo: Savier; 1995. p. 119-24.

Gregori D, Salerni L, Scarinzi C, Morra B, Berchialla P, Snidero S, et al. Foreign bodies in the upper airways causing complications and requiring hospitalization in children aged 0-14 years: results from the ESFBI study. Eur Arch Otorhynolaryngol. 2008;265(8):971-8

Grillo HC, Donahue DM, Mathisen DJ, Wain JC, Wright CD. Postintubation tracheal stenosis: treatment and results. J Thorac Cardiovasc Surg. 1995;109(3):486-92

Marquette CH, Martinot A. Foreign body removal in adults and children. In: Marsh BR, Bolliger CT, Mathur PN, editors. Interventional bronchoscopy. Basel:Karger; 2000. p. 96-107.

Martinot A, Closset M, Marquette CH, Hue V, Deschildre A, Ramon P, et al. Indications for flexible versus rigid bronchoscopy in children with suspected foreign body aspiration. Am J Respir Crit Care Med. 1997;155(5):1676-9.

Minamoto H, Samano MN, Tedde ML. Estenoses traqueais benignas, malignas e congênitas. In: Sociedade Paulista de Pneumologia e Tisiologia. Pneumologia atualização e reciclagem. 8. ed. São Paulo: Elsevier; 2010. p. 477-92.

Ota LH, Suzuki I. Corpo estranho de vias aéreas. Pneumol Paulista. 2009;22-63-7.

Rodríguez H, Passali GC, Gregori D, Chinski A, Tiscornia C, Botto H, et al. Management of foreign bodies in the airway and oesophagus. Int J Pediatr Otorhinolaryngol. 2012;76 S1:584-91

Sadan N, Raz, A, Wolach, B. Impact of community educational programmes on foreign body aspiration in Israel. Eur J Pediatr. 1995;154(10):859-62.

Thommi G, McLeay M. Cryobronchoscopy in the management of foreign body in the tracheobronchial tree. Chest. 1998;114:303s.

PARTE 18

CIRURGIA VASCULAR

Jorge Eduardo de Amorim // Newton de Barros Junior

80 ANEURISMA DE AORTA ABDOMINAL ROTO

■ NEWTON DE BARROS JUNIOR

A rotura de AAA é uma eventualidade que pode causar a morte da maioria dos pacientes nos melhores centros hospitalares do mundo, sendo considerada a complicação mais grave e de pior prognóstico desta doença. Estudos epidemiológicos têm revelado dados alarmantes que mostram que até 40% dos pacientes com AAAR morrem antes de qualquer tipo de assistência médica, e, mesmo entre aqueles que conseguem ser atendidos, 60 a 90% morrem no período intra ou no pós-operatório.[1] Nos Estados Unidos, a rotura dos AAA é considerada a causa de aproximadamente 0,5% da mortalidade total. No Reino Unido, quase 2% das mortes acima dos 65 anos são causados pela rotura de AAA.[2] Excluindo-se as emergências por trauma, a rotura do AAA configura-se como a maior emergência cirúrgica que se conhece.[3] Atualmente, com a melhoria dos centros de diagnóstico por imagem e de terapia intensiva pós-operatória, o prognóstico de pacientes com rotura de AAA tem melhorado. Além disso, vários centros de terapia endovascular, inclusive no Brasil, têm desenvolvido estratégias para tratamento endovascular dos AAA, mesmo em regime de emergência para tratamento da rotura. O risco de mortalidade operatória de pacientes com AAA não rotos é cerca de 10 vezes menor do que quando operados pela rotura, mostrando que o diagnóstico precoce e a correção oportuna, isto é, antes da rotura, são as melhores ferramentas para o tratamento desta doença.

■ CONCEITO

Conceitua-se aneurisma arterial como a dilatação permanente e localizada de determinada artéria, cujo diâmetro ultrapassa pelo menos 1,5 vezes (50%) o diâmetro esperado. De maneira geral, considera-se como AAA a dilatação que ultrapassar, no homem, 4 cm de diâmetro, e, nas mulheres, 3 cm. A maioria dos AAA acaba sendo detectada por exames de imagem realizados com objetivo de diagnóstico de outras patologias do TGI, trato urinário ou ginecológico.[4] A perda da continuidade da parede do aneurisma, a rotura, pode ocorrer em direção à cavidade abdominal livre (20%) ou em direção ao espaço retroperitoneal (80%).

ATENÇÃO!

Quando a rotura ocorre em direção à cavidade peritoneal livre, a exsanguinação e o choque hemorrágico levam ao óbito em minutos. Se a rotura ocorrer em face posterior do aneurisma, em direção retroperitoneal, poderá haver tamponamento mecânico temporário pelas estruturas circunvizinhas ao AAA e o choque hemorrágico poderá ser de intensidade variável.

■ FISIOPATOLOGIA

Os aneurismas são ocasionados pela degeneração da túnica média da aorta com diminuição do conteúdo de elastina e de colágeno, levando ao afilamento e enfraquecimento lento e progressivo da parede, provocando dilatação do lúmen do vaso. A dilatação tende a progredir ao longo do tempo e na região dilatada pode ocorrer turbilhonamento do fluxo sanguíneo e acúmulo de elementos figurados do sangue, tais como: plaquetas, redes de fibrina, hemácias e glóbulos brancos, que formarão depósitos concêntricos consistentes chamados de "trombos murais". Os aneurismas podem se formar ao longo da extensão de toda aorta, desde acima da válvula aórtica, podendo atingir a bifurcação ilíaca. Mais frequentemente, entretanto, a dilatação ocorre em segmentos isolados da aorta. A maior prevalência de aparecimento de AAA ocorre na porção abdominal infrarrenal da aorta (80%), quando comparada aos segmentos da crossa, da aorta torácica e toracoabdominal. A degeneração aneurismática ocorre predominantemente em homens (10:1), acima da quinta/sexta década de vida e associada fortemente a fatores de risco, tais como: tabagismo, dislipidemias, hipertensão arterial e estresse. O aneurisma de aorta pode se expandir em torno de 10% ao ano, e o risco de rotura cresce proporcionalmente ao seu diâmetro. O risco de rotura em um ano de seguimento em AAA abaixo de 59 mm é de 1%, mas entre 60 a 69 mm passa a ser de 10 a 22% e chega a 30 a 33% acima de 70 mm (Tabela 80.1).[5]

TABELA 80.1 ■ Risco de rotura do aneurisma de aorta abdominal, de acordo com o diâmetro

RISCO DE ROTURA EM 12 MESES E DIÂMETRO DO ANEURISMA DE AORTA ABDOMINAL	
DIÂMETRO (MM)	**RISCO DE ROTURA (%)**
30-39	0
40-49	1
50-59	1-1,1
60-69	10-22
> 70	30-33

Fonte: Modificada de Moll e colaboradores.[5]

■ RASTREAMENTO

A prevalência dos AAAs em estudos epidemiológicos de larga escala é de 4% em populações com faixa etária acima dos 65 anos.[5] No Reino Unido, a indicação de rastreamento com US abdominal em homens acima dos 65 anos permitiu o diagnóstico antes da rotura e diminuiu significativamente a morte por tal complicação[2]. A população-alvo para um adequado rastreamento é composta de pacientes homens, acima de 65 anos, hipertensos, com história familiar de doença cardiovascular, tabagistas. Quando se consideram os aneurismas pequenos (menores do que 50 mm em homens e 40 mm em mulheres), o seguimento ultrassonográfico deverá ser realizado a cada seis ou 12 meses na dependência da velocidade de crescimento da dilatação. Este controle clínico, com diagnóstico precoce da doença, consegue reduzir a mortalidade por rotura em cerca de 70% dos casos. A situação ideal é que os AAAs sejam tratados antes que ultrapassem 55 mm de diâmetro em homens e 45 mm em mulheres. Deve-se considerar que, no momento do diagnóstico, o diâmetro do AAA maior do que 60 mm é fator de risco significante e independente para a rotura. Outros fatores predisponentes para a rotura são hipertensão arterial, tabagismo, aumento rápido da taxa de expansão do aneurisma e do trombo mural e AAA em pacientes transplantados.[4]

QUADRO CLÍNICO

Cerca de 70 a 80% dos portadores de AAA são assintomáticos, isto é, não apresentam qualquer queixa clínica relacionada. Alguns pacientes podem relatar a presença de pulsação no abdome, porém sem queixas clínicas associadas. Quando os AAA se tornam sintomáticos, isto é, com "dor" espontânea ou mesmo à palpação abdominal, se está diante de uma situação de alarme. O início do rompimento das paredes do aneurisma e a súbita expansão de suas camadas causam estímulo de receptores dolorosos e se apresentam com características próprias: é de início lento e intensidade progressiva, geralmente localizada na região lombar esquerda, irradiada ou não para o abdome. A dor pode iniciar-se na região abdominal, no flanco esquerdo ou ainda no mesogástrio e tem caráter difuso ou localizado. Ela pode ser acompanhada de náuseas, vômitos, sudorese e agitação. Ao exame físico, há dor à palpação e compressão do aneurisma. Não é necessária a presença de sopros audíveis no abdome.[6] As alterações clínicas acompanhadas de hipotensão, taquicardia, palidez cutânea, sudorese profusa, Ht baixo, irritabilidade ou confusão mental fazem o diagnóstico de AAAR.

ATENÇÃO!

Muitos consideram que a tríade "massa pulsátil no abdome, dor à palpação e choque hemorrágico" é suficiente para fechar o diagnóstico de AAAR.

Muito raramente (0,01 a 0,5%), pode ocorrer a rotura do AAA para o lúmen duodenal (fístula aortoentérica), e o quadro clínico apresentado é hemorragia digestiva gástrica. Pode ocorrer também a rotura do AAA para a VCI, e, nestas condições, o quadro clínico apresentado é o de choque cardiogênico rapidamente progressivo, em virtude da fístula aortocava e aumento súbito da pré-carga cardíaca.

Desafortunadamente, no entanto, o quadro clínico varia muito, desde discreto desconforto abdominal ou lombar, incaracterístico, podendo ser acompanhado de mal-estar geral, febrícula e leucocitose acentuada (16.000 a 20.000 glóbulos brancos) até o aparecimento de síndrome hemorrágica e choque hipovolêmico sem causa aparente. A primeira manifestação clínica de um AAA pode ser a rotura.

DIAGNÓSTICO

Do ponto de vista eminentemente clínico, podem-se distinguir duas situações clínicas: o AAA sintomático "em expansão" – com dor, mas sem sinais de choque hemorrágico, e o AAA sintomático "roto" –, com dor e sinais evidentes de choque hemorrágico.

ATENÇÃO!

Os AAAs sintomáticos "em expansão devem ser internados e operados nas próximas horas", e os AAAs sintomáticos "rotos deverão ser internados e operados em regime de emergência, isto é, nos próximos minutos".

Então se depreende que, na fase de expansão, se poderá confirmar o diagnóstico por meio de US ou TC e se fazer uma avaliação pré-operatória mínima, desde que rápida, das condições bioquímicas e eletrocardiográficas. Na fase de rotura, o diagnóstico é eminentemente clínico e não se deverá perder tempo em realizar exames complementares que demandem gasto de tempo. Os achados de exame físico considerados mais relevantes na rotura do AAA estão apresentados na Tabela 80.2.

TABELA 80.2 ■ Frequência dos achados de exame físico na rotura do aneurismas de aota abdominal

ACHADOS DE EXAME FÍSICO	FREQUÊNCIA (%)
Massa abdominal	91,3
Abdome tenso	77,5
Leucócitos > 10.000/mm^3	79,4
AAA visto na radiografia simples de abdome	74,4
PAS < 80 mmHg	41,7
Ht < 38%	42,2

Fonte: Modificada de Cohen.[6]

Nos AAA assintomáticos, isto é, que não tenham qualquer suspeita de expansão ou rotura, vários exames subsidiários podem ser solicitados para confirmação diagnóstica e avaliação do tamanho e extensão do AAA:

1 | Radiografia simples do abdome – exame pouco utilizado na atualidade: são descritos os sinais: apagamento da imagem do músculo psoas à esquerda; aumento da densidade radiológica à esquerda da coluna vertebral e presença de calcificação fusiforme na topografia da aorta infrarrenal. Entretanto, esse método tem sido preterido por outros mais acurados e eficientes.

2 | US de abdome – é considerada o melhor exame para confirmação do diagnóstico. É utilizada como ferramenta inicial para a confirmação diagnóstica e avaliação do tamanho, pois, além de identificar o aneurisma, avalia os diâmetros, a extensão e ainda se há envolvimento das artérias renais e ilíacas. Pode ser útil na avaliação seriada do crescimento do AAA, pois é método não invasivo e facilmente reprodutível.

3 | TC e angiotomografia – é atualmente considerado o exame padrão-ouro para a confirmação diagnóstica e principalmente para a tomada de decisão sobre o tipo mais adequado de terapêutica. A tomografia associada à injeção de contraste no sistema vascular (angiotomografia) tem sido o exame de escolha, pois permite ao cirurgião uma visão tridimensional do aneurisma e as implicações técnicas quanto à melhor e mais adequada tática operatória, influenciando decisivamente na indicação de tratamento convencional ou endovascular.

4 | RM e angioressonância – tem valor semelhante ao da TC e pode ser utilizada da mesma forma que a tomografia para diagnóstico e programação cirúrgica. Pacientes com alteração da função renal ou portadores de alergia aos contrastes utilizados na tomografia se beneficiam da utilização da RM.

TRATAMENTO

ATENÇÃO!

Para uma adequada indicação terapêutica, se deverá distinguir os AAAs assintomáticos e os sintomáticos em expansão ou em rotura.

I | Nos AAA assintomáticos (eletivos), a indicação de reparo cirúrgico deve levar em consideração:

1 | a existência de doenças associadas, que não raramente devem ser tratadas antes do AAA. Podem ser necessárias previamente: revascularização do miocárdio, compensação DPOC, possível IR, hipertensão arterial ou diabetes melito (DM).

2 | o diâmetro do AAA maior do que 55 mm. Nos AAA com diâmetro de até 50 mm, o risco de rotura é menor, embora presente. Nos AAA acima de 55 mm, o risco de rotura é maior e cresce progressivamente, podendo chegar em 80% de chance de rotura em cinco anos de seguimento para AAA de diâmetro de 80 mm, devendo-se, portanto, indicar cirurgia sempre que houver condições clínicas para tal.

II | Nos AAA sintomáticoss (dor):

1 | AAA "em expansão", isto é, com dor à palpação do aneurisma sem alterações hemodinâmicas, a indicação cirúrgica é feita em regime de urgência e o paciente deve ser operado nas próximas horas, podendo-se, na maior parte das vezes, efetuar preparo pré-operatório mínimo, tais como: exames hematológicos, radiografias torácicas, ECG e US. Devem ser evitados exames subsidiários que gastem muito tempo na sua execução. Na hipótese de comprometimento aneurismático da aorta suprarrenal (sinal de De Bakey positivo, isto é, palpação de tumoração pulsátil na região do epigástrio), é possível a realização de TC do tórax e do abdome, em caráter de urgência, visando a distinguir um aneurisma toracoabdominal. Se esses exames forem retardar a cirurgia, devem ser dispensados.

2 | AAA "roto", isto é, com dor à palpação do aneurisma acompanhada de sinais clínicos de choque hemorrágico, devem ser tomadas medidas imediatas para tratar o choque hipovolêmico. Sugere-se realizar rapidamente: cateterização venosa central (*Intracath*); monitoração de PVC; reposição volêmica adequada; sondagem vesical para controle da diurese; tipagem sanguínea e solicitação de transfusões de hemoderivados. Não devem ser indicados exames subsidiários que retardem a cirurgia. Deve-se considerar que a tentativa de rápida e intempestiva reposição volêmica e elevação dos parâmetros hemodinâmicos poderão causar aumento de sangramento no local da rotura, indicando uma reposição mais lenta e ponderada. Nestes casos, o paciente deverá ser submetido à imediata laparotomia, pinçamento proximal da aorta para hemostasia e revascularização com substituto arterial apropriado. Se existir protocolo para rápido tratamento endovascular, a equipe especializada deverá ser solicitada imediatamente.

ATENÇÃO!

Na presença de choque hipovolêmico grave ou mesmo parada cardiorrespiratória, aplicam-se as regras do ATLS na tentativa de preservar a vida pelas funções básicas de ventilação e equilíbrio hemodinâmico.

■ TÉCNICA CIRÚRGICA

TRATAMENTO OPERATÓRIO CONVENCIONAL

A indicação de tratamento operatório convencional no AAAR é indiscutível na grande maioria dos serviços de cirurgia vascular, embora haja alguns serviços, no Brasil, que já disponibilizam o tratamento endovascular de emergência nestes quadros. O tratamento operatório convencional utiliza via de acesso por laparotomia mediana xifopúbica ou pararretal esquerda. Em pacientes com AAA "em expansão", indica-se acesso peritoneal rápido e controle da aorta acima do aneurisma (colo do aneurisma) por meio de pinçamento aórtico.[6] Em pacientes em choque hipovolêmico grave, sugere-se via de acesso por meio de laparotomia mediana supraumbilical indicada para controle proximal da aorta por compressor de aorta colocado na pequena curvatura gástrica, comprimindo a aorta contra a coluna vertebral, diminuindo, assim, a hemorragia durante a indução anestésica. Após a melhora das condições hemodinâmicas, deve completar-se a abertura da cavidade abdominal, realizar-se o acesso ao colo aneurismático proximal e proceder-se ao pinçamento proximal da aorta. Procede-se, a seguir ao controle distal da aorta ou das ilíacas, aneurismotomia longitudinal, à extração dos trombos murais e restauração do fluxo arterial, por interposição de prótese de Dacron. Se o AAA for restrito à aorta abdominal com artérias ilíacas normais, recomenda-se a interposição simples de prótese tubular com anastomoses aórticas em posição proximal e distal (Figura 80.1). Se houver comprometimento das artérias ilíacas por doença aneurismática ou mesmo por doença aterosclerótica, indica-se a colocação de prótese bifurcada ou em Y invertido em posição aortobiilíaca ou aortobifemoral. Em pacientes com choque hemorrágico grave, que se mantén após o controle do sangramento pós-pinçamento proximal e distal, podem-se utilizar soluções hipertônicas (cloreto de sódio a 7,5% – 20 mL via EV) como medicação adjuvante temporária visando à compensação hemodinâmica.

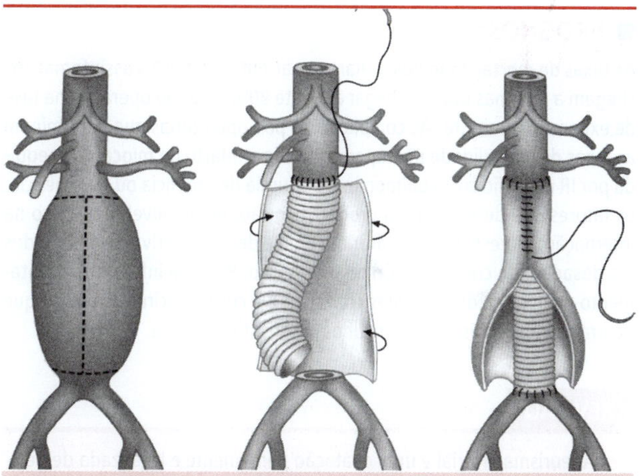

FIGURA 80.1 ■ Aneurisma de aorta abdominal restrito à aorta abdominal com artérias ilíacas normais. A revascularização é realizada por meio da implantação de prótese tubular.

TRATAMENTO ENDOVASCULAR

O tratamento endovascular dos AAA, com a colocação de endoprótese (*stent* revestido) por via femoral foi descrita inicialmente por Juan Carlos Parodi, em 1991, e vem ganhando mais destaque na literatura mundial pelos bons resultados apresentados. A utilização cada vez maior e o aperfeiçoamento tecnológico dos materiais endovasculares têm permitido expandir a indicação da técnica endovascular para pacientes com AAAR.[7] Nos grupos de pacientes com AAAR e de alto risco cirúrgico, as menores taxas de morbidade e mortalidade constatadas têm estimulado os serviços de radiologia vascular a oferecer esta alternativa terapêutica, inclusive no Brasil. É realizada por meio de incisões inguinais bilaterais, com passagem dos fios-guia e cateteres por arteriotomia e dirigida por meio de radioscopia (Figura 80.2).

ATENÇÃO!

Como a técnica endovascular é um procedimento seguro, que pode ser realizado com anestesia local ou regional, menos cruento e com possibilidade de alta hospitalar mais rápida, vem sendo utilizado cada vez mais.

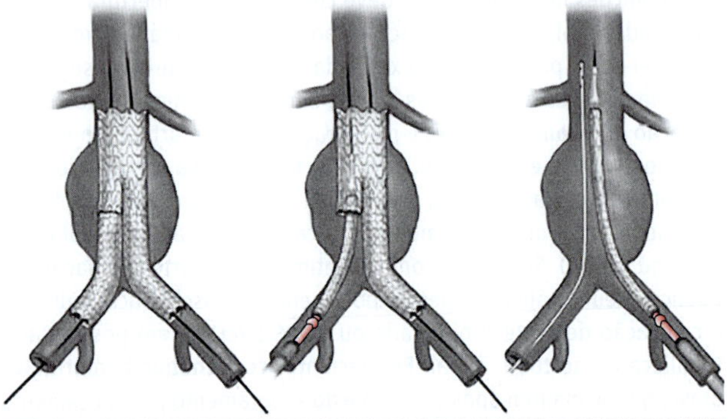

FIGURA 80.2 ■ Tratamento endovascular do aneurimas de aorta abdominal, com colocação de endoprótese bifurcada.

PROGNÓSTICO

As taxas de mortalidade hospitalar em pacientes com AAA assintomáticos chegam a 5%, mas podem chegar a 60 até 90%, quando operados na fase de expansão ou rotura. As complicações pós-operatórias que determinam as taxas de mortalidade pós-operatória são o infarto do miocárdio, seguida por IR e insuficiência pulmonar. Na cirurgia de urgência ou emergência, os fatores que determinam o prognóstico são: idade, nível pressórico na internação, diurese intraoperatória, volume de hemoderivados infundidos e a dosagem de creatinina (Cr) na internação. Pode-se inferir que o tratamento de escolha de pacientes com AAA é a correção cirúrgica antes que ocorra a rotura, pois permite melhor prognóstico de vida.

REVISÃO

- Aneurisma arterial é uma dilatação permanente e localizada de determinada artéria, cujo diâmetro ultrapassa pelo menos 1,5 vezes (50%) o diâmetro esperado.
- Os aneurismas são ocasionados pela degeneração da túnica média da aorta com diminuição do conteúdo de elastina e de colágeno, levando ao afilamento e enfraquecimento lento e progressivo da parede, provocando dilatação do lúmen do vaso.
- A população-alvo para um adequado rastreamento é composta de pacientes homens, acima de 65 anos, hipertensos, com história familiar de doença cardiovascular, tabagistas. Quando se consideram os aneurismas pequenos (menores do que 50 mm em homens e 40 mm em mulheres), o seguimento ultrassonográfico deverá ser realizado a cada seis ou 12 meses na dependência da velocidade de crescimento da dilatação.
- Cerca de 70 a 80% dos portadores de AAA são assintomáticos, isto é, não apresentam qualquer queixa clínica relacionada. Alguns pacientes podem relatar a presença de pulsação no abdome, porém sem queixas clínicas associadas. Quando os AAA se tornam sintomáticos, isto é, com "dor" espontânea ou mesmo à palpação abdominal, se está diante de uma situação de alarme.
- Os AAA sintomáticos "em expansão devem ser internados e operados nas próximas horas", e os AAAs sintomáticos "rotos deverão ser internados e operados em regime de emergência, isto é, nos próximos minutos".
- Nos AAA assintomáticos. os exames são: RM, TC e US.
- A indicação de tratamento operatório convencional no AAAR é indiscutível na grande maioria dos serviços de cirurgia vascular, embora haja alguns serviços, no Brasil, que já disponibilizam o tratamento endovascular de emergência nestes quadros.

REFERÊNCIAS

1. Bengtsson H, Bergqvist D.- Ruptured abdominal aortic aneurysm: a population-based study. J Vasc Surg. 1993;18(1):74-80.
2. Ferket BS, Grootenboer N, Colkesen EB, Visser JJ, van Sambeek MRHM, Spronk S, Steyerberg EW, Hunink MGM. Systematic review of guidelines on abdominal aortic aneurysm screening. J Vasc Surg. 2012;55(5):1296-304.
3. Assar AN, Zarins CK. Ruptured abdominal aortic aneurysm: a surgical emergency with many clinical presentations. Postgrad Med J. 2009;85(1003):268-73.
4. Sociedade Brasileira de Angiologia e de Cirurgia Vascular. Projeto Diretrizes. Aneurisma de aorta abdominal: diagnóstico e tratamento [Internet]. São Paulo: SBACV; 2015 [capturado em 01 ago. 2016]. Disponível em: www.sbacv.com.br/diretrizes/2015/DIRETRIZES-AAA.pdf.
5. Moll FL, Powell JT, Fraedrich G, Verzini F, Haulon S, Waltham M, et al. Management of Abdominal Aortic Aneurysms Clinical Practice Guidelines of the European Society for Vascular Surgery. J Vasc Endovasc Surg. 2011;41 Suppl 1:S1-S58
6. Cohen JR. Ruptured abdominal aortic aneurysms. In: Rutherford RB, editor. Vascular surgery. 5th ed. Philadelphia: W.B. Saunders; 2000.
7. McPhee J, Eslami MH, Arous EJ, Messina L, Schanzer A. Endovascular treatment of ruptured abdominal aortic aneurysms in the United States (2001-2006): a significant survival benefit over open repair is independently associated with increased institutional volume. J Vasc Surg. 2009;49(4):817-26.

81

ISQUEMIA ARTERIAL AGUDA PERIFÉRICA

■ JORGE EDUARDO DE AMORIM

A isquemia arterial aguda periférica de maior ou menor gravidade é consequência da OAAP. Ocorre uma oclusão súbita da luz de um segmento arterial, com consequente isquemia de uma extremidade, distalmente ao local da oclusão. Sua incidência tem aumentado progressivamente em consequência de fatores como a maior sobrevida dos pacientes portadores de arteriopatias degenerativas (aterosclerose), miocardiopatias, vasculites e doenças autoimunes, trauma vascular resultante de ferimentos por arma de fogo e politraumatizados, aumento do número de cateterismos arteriais com finalidade diagnóstica e terapêutica. Atualmente vêm aumentando também os casos de OAAP em algumas outras situações, como os toxicômanos dependentes de droga injetável, algumas doenças profissionais (martelo pneumático, trabalho em câmara frigorífica) e portadores de HIV em tratamento prolongado da doença.

■ CAUSAS DA OBSTRUÇÃO ARTERIAL AGUDA PERIFÉRICA

As causas da OAAP podem ser classificadas em dois grandes grupos: a trombose e a embolia arterial.

TROMBOSE ARTERIAL AGUDA

É a oclusão da luz arterial por trombo que se origina dentro da própria artéria, decorrente de alterações crônicas existentes na própria parede do vaso. Essas alterações são causadas pela aterosclerose obliterante (doença degenerativa e progressiva da parede arterial), arterites (processos inflamatórios de repetição na parede do vaso como tromboangeite obliterante, arterite de Takayasu, arterite temporal, LES, poliarterite nodosa, doença de Behçet, vasculites indiferenciadas), alterações da crase sanguínea (policitemias, plaquetose), compressões extrínsecas (compressão da artéria subclávia pelas estruturas da cintura escapular, entrelaçamento da artéria poplítea, tumores) e as lesões provocadas diretamente sobre a artéria, nos casos de trauma vascular.

A aterosclerose obliterante é a causa mais frequente de OAAP, sendo a artéria femoral superficial, na topografia do canal dos adutores, o local mais comum de trombose arterial periférica.

ATENÇÃO!

Nestes doentes, é comum a concomitância com lesões no segmento arterial aortoilíaco, artérias de perna e mesmo com lesões coronarianas e carotídeas, assim sendo, são pacientes potencialmente graves do ponto de vista clínico com alta taxa de morbidade e mortalidade.

EMBOLIA ARTERIAL AGUDA

É a oclusão do vaso por um êmbolo, ou seja, por material sólido, líquido ou gasoso, à distância do seu local de origem. A principal fonte formadora de êmbolos, em cerca de 85 a 90% dos casos, é o coração. O embolo é formado pela fragmentação de trombo intracavitário, como nos casos de infarto do miocárdio, miocardiopatias dilatadas, miocardiopatia chagásica, valvulopatias e endocardites. As arritmias como fibrilação e flutter atrial, por si só, promovem a formação trombos intra-atriais e são responsáveis por cerca de 75% dos casos embolia arterial.

O êmbolo formado a partir da fragmentação de trombo cardíaco leva à obstrução da artéria caracteristicamente na sua bifurcação, sendo a artéria femoral comum a mais frequentemente ocluída por êmbolo, seguida pelas artérias poplítea e ilíacas.

Outras fontes embolígenas são responsáveis por cerca de 5% dos casos como os aneurismas arteriais (mais frequentes no aneurisma de aorta e de artéria poplítea), placa de ateroma ulcerada (principalmente nos casos de embolia cerebral por placa em bifurcação de carótida), trombose venosa com persistência do forâmen oval (levando à chamada "embolia arterial paradoxal"), traumas com lesão vascular, fragmentos de cateteres e guias metálicos utilizados em exames invasivos, projetil de arma de fogo, administração acidental de medicação intra-arterial ou venosa, entre outras. Em aproximadamente 5 a 10% dos casos de embolia, não há determinação da fonte embolígena.

■ QUADRO CLÍNICO

Apresentando como suporte para o diagnóstico e tendo como característica a ocorrência de dor súbita no membro, seguida de esfriamento, alteração da coloração da pele como palidez e cianose. Persistindo a isquemia, observa-se alteração de sensibilidade e motora (lesão de nervo periférico e da musculatura). Nos casos de trombose, geralmente precede o quadro agudo história de claudicação intermitente que, associada à alteração dos pulsos em outros membros e existência de fatores de risco (fumo, diabetes, hipertensão arterial e hipercolesterolemia), reforça a hipótese de doença arterial crônica.

Nos portadores de embolia, geralmente, não há claudicação intermitente antecedendo o quadro agudo, sendo normal o exame dos pulsos em outros membros e, como antecedente, é comum alguma cardiopatia ou arritmia cardíaca.

Tanto nos casos de trombose como nos de embolia arterial, a cianose e o livedo reticular irreversível à digitopressão são considerados lesões pré-necróticas que, com os outros dados do exame físico, permitem avaliar a gravidade da isquemia. Além da ausência de pulsos distalmente à obstrução, devemos avaliar todos os pulsos do paciente, pela frequência de lesões obstrutivas ou estenóticas em outras topografias, muitas vezes assintomáticas.

Nos casos de isquemia grave, as lesões neurológicas surgem precocemente, podendo ser diagnosticadas pela presença de sensibilidade alterada na porção mais distal da extremidade. Nos casos mais graves, além da alteração de sensibilidade, pode ocorrer a lesão em nervo motor diagnosticada pela presença do "pé caído" (pé em flexão plantar sem movimento de dorsiflexão).

A obstrução arterial em femoral, ilíacas ou aorta pode levar à hipóxia grave de grande massa muscular, mais frequente nos casos de embolia e menos na trombose arterial. Nessas condições, duas complicações graves podem ser diagnosticadas já nas primeiras horas: a síndrome de compartimento, e a síndrome metabólica mionefropática.

SÍNDROME DE COMPARTIMENTO

Nos casos de isquemia grave, ocorre, de forma precoce, edema progressivamente maior do tecido muscular aumentando a pressão no interior do compartimento, o que dificulta ainda mais a perfusão de todos os tecidos contidos no interior do compartimento, bem como a extremidade distal ao compartimento. Caracteriza-se por apresentar, em um ou mais compartimentos de uma extremidade, dor intensa que piora com a palpação ou movimentação do grupo muscular acometido. Em razão do aumento de volume e tensão do compartimento, há aumento da sua consistência à palpação. O compartimento mais comumente acometido é o anterior da perna. Nesses casos, em virtude da piora da perfusão do nervo periférico, as parestesias de dorso do pé e pododactilos, dificuldade de realizar a dorsiflexão do hálux podem ser os primeiros sinais e sintomas da síndrome de compartimento. A piora ocorre rapidamente para lesão neurológica irreversível "pé caído", incapacidade permanente em realizar a dorsiflexão do pé.

SÍNDROME METABÓLICA MIONEFROPÁTICA

É a complicação mais grave da isquemia arterial aguda periférica, sendo mais frequente quanto maior a massa muscular envolvida e quanto mais grave e duradoura a isquemia. Caracteriza-se pela presença de acidose metabólica, hiperpotassemia, mioglubinúria (que clinicamente se confunde com hematúria) e oligúria. A acidose metabólica é consequência da respiração anaeróbia pela hipóxia, bem como o aumento do potássio fora da célula pela falência do transporte ativo. As alterações decorrentes da isquemia na membrana lipoproteica da célula muscular e a posterior rabdomiólise provocam mioglobinemia e mioglobinúria, que, em presença da acidose metabólica, depositam-se em glomérulos e túbulos renais, tendo como consequência LRA de rápida instalação. Essas alterações podem ficar mais evidentes após a revascularização do membro, em consequência da formação de maior quantidade de radicais livres, responsáveis pela maior lesão da massa muscular (rabdomiólise).

DIAGNÓSTICO

O diagnóstico da OAAP é clínico, valendo-se também de exames complementares.

A medida das pressões segmentares pela US com doppler, auxilia na determinação do grau de isquemia pelo índice tornozelo/braquial (relação entre a PAS na altura do tornozelo e o braço). Esse índice é normal quando igual ou superior a 1. Quanto menor ele for, pior a isquemia, sendo caracterizada isquemia leve em pacientes com índice entre 0,7 e 1; e isquemia moderada entre 0,7 e 0,4. Nos casos de isquemia grave, com risco de perda do membro, o valor do índice é igual ou inferior a 0,3.

O ecodoppler colorido arterial ou mapeamento dúplex, atualmente, é muito utilizado, pois permite a avaliação da morfologia da parede do vaso e do seu conteúdo (diâmetro do vaso, características da placa de ateroma ou da parede do vaso, presença de trombo), além da análise das velocidades do fluxo para determinação dos graus de estenose ou de obstrução.

Havendo dúvida quanto à etiologia ou para avaliar a melhor tática para revascularização, a angiotomografia fornece dados importantes para o diagnóstico diferencial e para a revascularização do membro. A arteriografia pode ser utilizada nos casos em que persista a dúvida quanto à etiologia, como a obstrução da artéria com imagem em "taça invertida" e a presença de artérias lisas (sem lesões ateromatosas) são patognomônicas de embolia arterial. A presença de lesões parietais ateromatosas difusas e circulação colateral mais desenvolvida são características de lesões arteriais crônicas, ou seja, da trombose arterial.

ATENÇÃO!

Muitas vezes, a comprovação da fonte embolígena é decisiva no diagnóstico de embolia, sendo necessários, então, exames complementares para diagnóstico de cardiopatia (eletrocardiograma, radiografia de tórax, ecocardiografia) ou de aneurismas arteriais (US, angio-TC e angio-RM).

DIAGNÓSTICO DIFERENCIAL

Phlegmasia cerulea dolens

É o caso mais grave de trombose venosa profunda, havendo trombose maciça de sistema venoso profundo e superficial de toda uma extremidade, acometendo, inclusive grandes troncos venosos, em membros inferiores, até ilíacas e, em membros superiores, até subclávias e cava superior. Na maioria desses casosn existe neoplasia em curso, ainda que não diagnosticada até o momento da trombose venosa. Clinicamente, há edema de grandes proporções de todo o membro, acompanhado de importante cianose e aparecimento de teleangectasias como sinal de hipertensão venosa superficial. Nesses pacientes, pulsos distais estão ausentes em virtude de intenso vasoespasmo periférico e consequente isquemia de polpas digitais com aparecimento de gangrena destas ou de área mais extensa do pé. Por essas características, pode simular quadro de obstrução arterial aguda.

O tratamento inicial é sempre clínico com heparinização endovenosa e nestes casos, associamos vasodilatadores periféricos para melhorar o vasoespasmo e consequentemente a isquemia distal. Na maioria das vezes (70 a 80% dos casos) há regressão do quadro isquêmico e melhora da hipertensão venosa em 24 a 48 horas, seguindo o tratamento habitual da TVP.

ATENÇÃO!

Somente nos casos em que não houver melhora clínica está indicado o tratamento cirúrgico pela trombectomia venosa. Esse procedimento é contraindicado em outras condições pela alta morbidade em razão de grande perda de sangue e consequentes politransfusão, de retrombose precoce e de elevado índice de embolia pulmonar.

TRATAMENTO

TROMBOSE ARTERIAL AGUDA

Nestes pacientes, frequentemente, ocorrem outras comorbidades como coronariopatia isquêmica, insuficiência renal, arteriopatia intra e extracraniana, diabetes, hipertensão, que devem ser avaliadas, além da isquemia propriamente dita. Assim sendo, o tratamento inicial da trombose arterial aguda é sempre clínico com medidas gerais para proteção do membro contra traumas físicos (evitando venoclises nesse membro), térmicos (enfaixamento do membro com algodão ortopédico ou cobertor) e químicos (evitar soluções irritantes da pele ou que possam tingir a pele, dificultando a avaliação da perfusão) mantendo o doente em proclive.

Para evitar a progressão do trombo e a formação de trombos secundários, o doente deverá ser heparinizado intravenosamente, de modo contínuo com bomba de infusão, com dose inicial de 18 a 20 UI/kg/hora ou, se não for possível, de forma intermitente com dose inicial de 5.000 UI a cada 4 horas. O controle da heparinização pode ser feito pelo TTPA (ou pelo TC (tempo de coagulação), devendo-se manter esses valores entre duas a três vezes o valor observado antes do início da heparinização ou o TC em torno de 15 a 20 minutos, se não houver os valores pré-heparinização. A heparinização por via subcutânea com HBPM pode ser realizada após a estabilização do quadro isquêmico agudo ou até que se tenha realizado toda a avaliação clínica que permita definir o melhor tratamento para cada paciente. Deve-se ainda utilizar analgésicos de acordo com a sintomatologia, sendo frequente o uso de morfina ou derivados nos casos mais graves.

ATENÇÃO!

Geralmente, há melhora ou estabilização do quadro isquêmico, sendo possível avaliar melhor as condições clínicas do doente (coronariopatia, nefropatia, pneumopatia, anemias, hidratação, etc.) e da extremidade, o que permite o tratamento da isquemia (clínico, por angioplastia ou cirúrgico), sem aumentar os índices de morbidade e mortalidade, já elevados nesses casos.

Atualmente, a angioplastia com ou sem *stent*, pode ser realizada em cerca de 70% dos casos de obstrução arterial periférica, isso porque é um método menos invasivo e com bons resultados. A revascularização do membro pode ser realizada cirurgicamente em casos de lesões múltiplas, complexas ou longas (endarterectomia, derivação ou *by pass* com veia autóloga ou prótese sintética).

Em casos graves, em que os exames de imagem mostram que não há opção para revascularizar o membro em razão da ausência de artérias pérvias, podemos indicar a utilização de fibrinolíticos ou trombolíticos, previamente à revascularização. Utilizamos o r-tPA (ativador tecidual recombinante do plasminogênio) por causa do menor índice de hemorragia. Nos casos de trombose arterial extensa em femoral e artérias distais, sem possibilidade de revascularização, utilizamos o r-tPA, infundido dentro do trombo proximal oclusivo por cateterismo. O cateter é longo e multiperfurado para distribuir melhor o trombolítico. A infusão pode ser em bólus na dose de 5 a 10 mg, seguido de infusão contínua e em baixas doses (0,01 a 0,1 mg/kg/hora) de 0,5 a 1,5 mg/hora, por 12 a 24 horas, dentro do trombo. Havendo lise do trombo, podemos observar a lesão responsável pela trombose, bem como a perviedade das artérias distais que, inicialmente, estavam obstruídas por trombos secundários. Desse modo, aumenta a probabilidade de revascularização do membro pelo tratamento cirúrgico ou angioplastia para correção da lesão desencadeante da trombose arterial. Em outros casos em que ocorra trombose do arco plantar ou palmar, utilizamos o fibrinolítico no intraoperatório, regionalmente e em baixas doses, como complementação da revascularização cirúrgica.

A amputação primária do membro isquêmico pode ser realizada nos casos graves de necrose extensa do membro com comprometimento das condições clínicas do paciente, colocando em risco a vida do paciente.

EMBOLIA ARTERIAL

O tratamento inicial é sempre cirúrgico com a realização da embolectomia, com cateter de Fogarty, para retirada do êmbolo e dos trombos secundários. Deve ser realizado o mais precocemente possível, até mesmo sob anestesia local. O doente é heparinizado desde o intraoperatório por 48 a 72 horas, permanecendo anticoagulado por VO até a correção da fonte embolígena ou indefinidamente.

SÍNDROME DE COMPARTIMENTO

Como se trata de isquemia grave, está indicada a revascularização precoce, porém é muito importante que se realize a fasciotomia imediatamente, diante da menor suspeita clínica dessa síndrome. A fasciotomia pode ser realizada até mesmo no leito do paciente, com anestesia local, para preservar as estruturas do compartimento e da própria extremidade, antecedendo até mesmo a revascularização do membro.

ATENÇÃO!

O diagnóstico ou mesmo a suspeita clínica precoce seguida de imediata fasciotomia são determinantes na preservação do membro e nas taxas de morbidade e mortalidade.

SÍNDROME METABÓLICA MIONEFROPÁTICA

Associada às doenças de base, é responsável pelas altas taxas de mortalidade e morbidade destes doentes. Deve ser tratada diante da menor suspeita diagnóstica, pela correção da acidose metabólica com soro bicarbonatado, estímulo da diurese com diurético osmótico do tipo manitol a 20% (evitando a deposição de mioglobina em túbulos renais e melhorando o edema muscular), na dose inicial de 100 mL e mantendo-se com 10 g/hora pelo tempo necessário. A hidratação deve ser de acordo com a reserva cardíaca, pois geralmente trata-se de pacientes cardiopatas. Até o momento, para isquemia de grandes massas musculares periféricas não existem evidências quanto à eficiência dos inibidores de radicais livres como superóxido dismutase, catalase, alopurinol, entre outros, com finalidade de prevenção da síndrome. No intraoperatório, deve-se desprezar o primeiro sangue venoso após a liberação do fluxo porque a grande concentração de radicais ácidos e mioglobina pode agravar as condições clínicas do paciente rapidamente. Outro cuidado que devemos ter na liberação do retorno venoso é quanto à hiperpotassemia aguda por grande quantidade de potássio acumulado no tecido isquêmico, podendo ser responsável por parada cardíaca no intraoperatorio.

Todas essas medidas devem ser iniciadas anterior e simultaneamente ao tratamento cirúrgico de urgência, quer nos casos de embolia, quer nos de trombose arterial.

ATENÇÃO!

A ocorrência da síndrome metabólica mionefropática independe da existência da síndrome de compartimento.

TROMBOANGEITE OBLITERANTE

A TAO caracteriza-se pela presença de isquemia grave e gangrena, principalmente em membros inferiores, em adultos jovens do sexo masculino e fumantes.

É inegável a participação do fumo no aparecimento da TAO, porém não é o fator etiológico, e sim o fator desencadeante ou inicial da doença.

O diagnóstico da TAO é essencialmente clínico.

A lesão arterial é observada inicialmente em membros inferiores apresentando progressivamente isquemia leve com palidez, esfriamento e claudicação que, no princípio, ocorre no pé e tornozelo, passando para panturrilha até apresentar isquemia grave com gangrena e perda da extremidade. As artérias distais, de médio e pequeno calibre são acometidas inicialmente, com obstrução de artérias digitais, plantares e tibiais, ocorrendo lesão em femoral e ilíacas nos estágios mais avançados da TAO. O envolvimento dos membros superiores é observado com a evolução da doença em mais de 50% dos casos havendo progressivamente lesões em digitais até artéria subclávia. O intenso vasoespasmo associado às obstruções de artérias distais levam, frequentemente, ao aparecimento de fenômeno de Raynaud nos membros superiores

A flebite superficial migratória está presente em cerca de um terço dos doentes, podendo preceder ou ser concomitante ao quadro isquêmico, sendo mais observada em membro inferior com envolvimento da veia safena magna e colaterais.

A arteriografia pode revelar alterações características porém não patognomônicas da TAO como a presença de artérias lisas com obstrução distal (artéria tibial anterior, posterior e fibular) com pouca circulação colateral, enovelada e de fino calibre. A circulação colateral do tipo em "saca-rolha" é o aspecto arteriográfico mais típico, devendo ser observada no trajeto de artéria obstruída, formando-se, talvez, pela dilatação de *vasa vasorum* dessa artéria. Em artéria femoral superficial ou outra de maior calibre, podemos observar obstrução abrupta com saída de uma grande colateral. A realização de panangiografia permite, em aproximadamente 30% dos casos, o diagnóstico de estenoses em artéria femoral comum, ilíaca, subclávia e axilar além de lesões distais nos membros superiores.

O abandono do hábito de fumar é, sem dúvida, a melhor medida terapêutica para os portadores da TAO, embora ainda seja desconhecido o componente do fumo que piora a doença. A nicotina transdérmica pode ser utilizada como auxílio para o abandono do fumo, pois o seu efeito deletério ainda é desconhecido, não havendo, portanto, contraindicação absoluta para sua utilização. Nos pacientes que conseguiram abolir o fumo, a doença parece progredir tão lentamente que, por vezes, podemos dizer que entrou em fase de remissão. Nesses casos, não observamos progressão das lesões por meses ou até anos de evolução. Contudo, o retorno ao hábito do fumo reativa novamente a doença, por vezes de forma mais grave. Isso demonstra a íntima relação da atividade da doença com o fumo.

ATENÇÃO!

O uso de vasodilatadores e antiagregantes plaquetários não altera a evolução natural da doença, se o paciente não abolir o fumo.

As técnicas de revascularização distal ou simpatectomias lombares e cervicotorácicas são indicadas somente em risco de perda do membro ou para melhorar o nível de amputação. A angioplastia transluminal percutânea pode ser indicada nos casos de estenose em femoral ou ilíacas, para melhorar o fluxo proximal, mas é contraindicada em leões distais.

As amputações menores ou maiores em membros inferiores e posteriormente nos superiores serão certamente realizadas se o fator desencadeante da doença não for eliminado.

REVISÃO

- A isquemia arterial aguda periférica de maior ou menor gravidade é consequência da OAAP cujas causas podem ser classificadas em dois grandes grupos: a trombose e a embolia arterial.
- A trombose arterial aguda é a oclusão da luz arterial por trombo originado dentro da própria artéria, decorrente de alterações crônicas existentes na própria parede do vaso. Essas alterações são causadas pela principalmente pela aterosclerose obliterante.
- A embolia arterial aguda é a oclusão do vaso por um êmbolo. A principal fonte formadora de êmbolos, em cerca de 85 a 90% dos casos, é o coração.
- A obstrução arterial em femoral, ilíacas ou aorta pode levar à hipóxia grave de grande massa muscular, em que duas complicações graves podem ser diagnosticadas já nas primeiras horas: a síndrome de compartimento, e a síndrome metabólica mionefropática.
- O tratamento da trombose arterial aguda inicial é clínico, com a heparinização intravenosa controlada pela TTPA ou pelo TC, o uso de analgésicos e, a depender da gravidade, morfina ou derivados. Em casos graves, estão indicados fibrinolíticos ou trombolíticos, previamente à revascularização. A amputação primária do membro isquêmico pode ser realizada nos casos graves de necrose extensa do membro.
- A abordagem inicial da embolia arterial é a embolectomia, o mais precocemente possível, até mesmo sob anestesia local.
- Na síndrome de compartimento está indicada a revascularização precoce, porém é muito importante que se realize a fasciotomia imediatamente, diante da menor suspeita clínica.
- A síndrome metabólica mionefropática deve ser tratada, diante da menor suspeita diagnóstica, pela correção da acidose metabólica com soro bicarbonatado e estímulo da diurese.
- Abandonar o hábito de fumar é a melhor medida terapêutica para os portadores da TAO. A revascularização distal ou simpatectomias lombares e cervicotorácica são indicadas somente em risco de perda do membro ou para melhorar o nível de amputação. As amputações em membros inferiores e posteriormente nos superiores devem ser realizadas se o fator desencadeante da doença não for eliminado.

LEITURAS SUGERIDAS

NASI, L. A. (Org.). Rotinas em unidade vascular. Porto Alegre: Artmed, 2012. 632 p.

REISNER, H. M. Patologia: uma abordagem por estudos de casos. Porto Alegre: AMGH, 2016.

SPENCE, J. D.; BARNETT, H. J. M. Acidente vascular cerebral: prevenção, tratamento e reabilitação. Porto Alegre: AMGH, 2013. 320p.

WOLF, K. et al. Vascular: direto ao ponto! Porto Alegre: Artmed, 2010. 304 p. (Série Diagnóstico por Imagem).

82 TRAUMA VASCULAR

■ MARCELO RODRIGO DE SOUZA MORAES

■ JOSE CARLOS COSTA BAPTISTA SILVA

Houve uma rápida evolução no diagnóstico e principalmente no tratamento de lesões vasculares durante o século passado. Até o século XIX, os tratamentos consistiam em cauterizações, bandagens e mórbidas amputações de extremidades. Com base nas experiências dos grandes conflitos militares do século XX, as primeiras experiências de sucesso com relação às reconstruções arteriais e venosas foram executadas. Quase que ao mesmo tempo, essa experiência pôde ser aprimorada e aplicada à prática civil. Apesar dos avanços nas técnicas de atendimento inicial, remoção rápida e apurada capacidade cirúrgica, a morte e a incapacidade física decorrente de traumas vem aumentando e tornando-se um dos maiores problemas em saúde pública na atualidade. O trauma, intencional ou acidental, apresenta-se como uma das principais causa de óbito, há pelo menos 20 anos, na população até a quarta década de vida.[1] Ocupa a terceira colocação em mortalidade na população geral, perdendo apenas para doenças oncológicas e alterações vasculares secundárias à aterosclerose.[1] Outro ponto crítico representa o fato de ser o trauma o principal responsável pela perda em dias de trabalho e, particularmente, em anos de vida, visto que incide em um subgrupo populacional em plena atividade profissional e com idade muito baixa em relação à expectativa de vida da população geral. Os custos sociais são enormes, bem como o sofrimento humano inerente.

O trauma vascular ocupa uma posição de destaque. Quando acomete grandes vasos, invariavelmente ocasiona óbito ou quadros graves com choque hemorrágico e instabilidade hemodinâmica de difícil manejo. Cerca de 2/3 destes pacientes não alcançam o socorro em tempo.[2] Os sobreviventes demandam grande esforço e consomem grande quantidade de recursos na tentativa de preservação da vida.

ATENÇÃO!

Quando o trauma vacular atinge vasos de menor calibre, normalmente nas extremidades (distal ao sulco deltopeitoral ou ligamento inguinal), incorre em isquemia ou hemorragias de intensidade variável, porém continuam sendo lesões potencialmente letais, ou, no mínimo, com o risco de sequelas temporárias ou definitivas, incluindo amputação.

EPIDEMIOLOGIA

Dados nacionais indicam que a violência dos grandes centros urbanos, os acidentes de trânsito e de trabalho são os principais responsáveis pelos traumas vasculares.[3] Os ferimentos penetrantes respondem por 80 a 90%

das ocorrências.[4] Fora das cidades, há o predomínio das lesões por arma branca, ao passo que, nos últimos anos, se tem observado um aumento crescente de ferimentos por arma de fogo, de forma que, atualmente, já representam a maioria das ocorrências nos centros urbanos. O trauma contuso (não penetrante) responde pelo restante das lesões. Acidentes automobilísticos, queda de grande altura (mais de três vezes a estatura da vítima, ou cerca de seis metros para os adultos), esmagamentos e agressões foram descritos como os fatores etiológicos mais prevalentes nessa modalidade de lesão vascular.[5]

MECANISMOS DE LESÃO VASCULAR

Armas brancas produzem lesões incisas, ou seja, com bordos regulares que seguem, em geral, a forma e se limitam ao trajeto da lâmina. Seu alcance depende da força empregada e das dimensões da arma. Normalmente produzem ferimentos puntiformes, secção parcial ou total; porém, sem perda de tecido das paredes do vaso, permitindo, com alguma frequência, reconstruções primárias, tecnicamente mais simples e com melhores resultados no curto e médio prazo.

Projéteis de armas de fogo produzem lesões mais complexas ou perfurocontusas. As armas mais comumente utilizadas são as de defesa pessoal, caracterizadas pelo curto alcance e menor poder de destruição por serem seus projéteis classificados como de baixa velocidade. Elas causam lesão nos tecidos próximos ou no seu trajeto, geralmente com laceração e perda de substância da parede do vaso, podendo também estar associada uma lesão da íntima. Infelizmente, com a disseminação de armas de uso rotineiramente militar nos "campos de batalha urbanos", há uma crescente ocorrência de lesões por projéteis de alta energia e consequente grande poder de destruição. As lesões encontradas não obedecem a um padrão de regionalidade, pois a enorme quantidade de energia ligada a esses projéteis (de alta velocidade e alcance) transmite uma violenta onda de impacto, podendo acometer órgãos à distância. A sobrevivência de vítimas atingidas por projéteis de alta energia no eixo axial (cabeça e torso) representa uma exceção à regra. Quando for possível a reconstrução do vaso lesado por um projétil, geralmente, é necessário um debridamento da parede com interposição de um remendo (*path*), ou caso os cotos vasculares estejam próximos, pode ser tentada a anastomose primária. Quando a aproximação dos cotos após o debridamento ocorrer com tensão demasiada, será necessário o emprego de uma ponte ou derivação, preferencialmente de material autólogo, como, por exemplo, a veia safena invertida ou uma veia superficial do braço. Vasos de maior calibre, como ilíacas e aorta, geralmente, são corrigidas com material sintético (próteses de dacron® ou PTFE®), na dependência da contaminação associada.

Os vasos principais apresentam um trajeto mais profundo, acompanhando as estruturas ósseas, estando, em geral, mais protegidos. Nas regiões mais expostas, o vaso pode receber um trauma direto, sendo comprimido contra este osso, ocorrendo desde deslocamento da íntima até menos comumente ruptura. Pela proximidade, na ocorrência de uma fratura, espículas podem causar uma perfuração, pode haver a compressão pelo osso desalinhado, hematoma ou mesmo o desvio pela perda da anatomia local, podendo interromper o fluxo ou lesar a íntima do vaso envolvido. A parede externa do vaso (adventícia) é resistente e elástica, suportando bem compressões e trações; entretanto, a camada interna (íntima), que está diretamente em contato com o fluxo sanguíneo, é delicada e bem menos elástica que as demais camadas. Dessa forma, trações ou impacto direto sobre a artéria podem não alterar a camada externa, porém podem ser suficientes para causar lesões na camada interna. Ocorrendo a trombose imediata do vaso, o diagnóstico geralmente é mais simples e intuitivo. Representa uma terrível armadilha a trombose tardia, que ocorre por deslocamento da íntima devido ao fluxo sanguíneo horas ou dias após a lesão inicial.

ATENÇÃO!

Nas extremidades, existem duas áreas críticas onde a circulação colateral é pouco desenvolvida e o vaso principal encontra-se relativamente exposto: a artéria braquial próxima ao úmero distal na articulação do cotovelo e a artéria poplítea próxima ao platô tibial no joelho.

Por isso, fraturas, luxações e grandes desvios nessas regiões citadas (Figuras 82.1 e 82.2) devem alertar o examinador no sentido da alta probabilidade de lesões vasculares potencialmente graves associadas.[6]

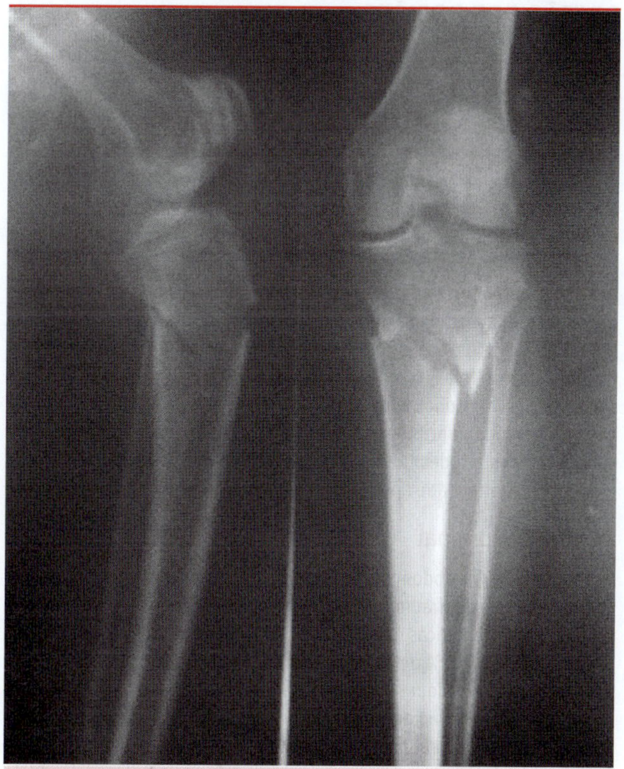

FIGURA 82.1 ■ Radiografia simples de perna (PA e perfil) demonstrando fratura proximal da tíbia. Grande chance de lesão vascular poplítea.

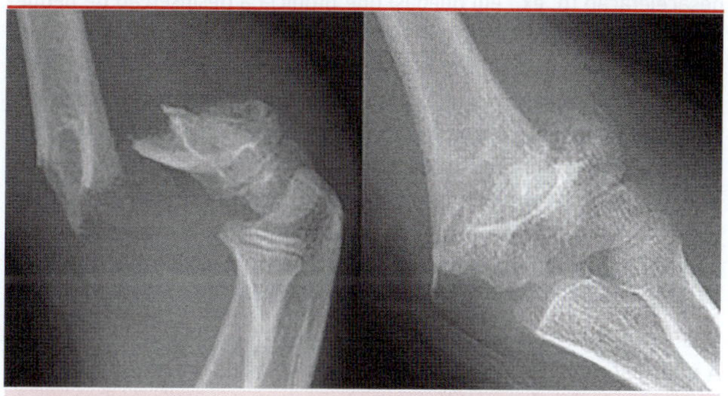

FIGURA 82.2 ■ Radiografia simples de braço (PA e perfil) demonstrando fratura distal do úmero. Grande chance de lesão vascular braquial.

Traumas envolvendo desaceleração intensa, como nos acidentes automobilísticos (acima de 60 km/h) ou queda de grande altura, transmitem uma grande quantidade de energia e também podem causar danos ao sistema vascular. A lesão mais característica acomete a aorta torácica na transição entre o arco e a porção descendente. A relativa imobilidade da aorta descendente fixada através de seus ramos intercostais e na coluna vertebral em contraposição à mobilidade do coração, da aorta ascendente e do arco aórtico possibilita, em uma situação de desaceleração rápida, um estiramento nessa transição. Dessa forma, a região entre a emergência da artéria subclávia esquerda e o ligamento arterioso representa uma região frequente de acometimento em determinados mecanismos de trauma.

DIVISÃO POR REGIÕES

Região torácica

Trauma vascular torácico é o termo usado para definir lesões na aorta, dos vasos do arco, veias e artérias pulmonares, VCI supradiafragmática e VCS. Apesar de pouco frequente (menos de 10% de todos os traumas vasculares), o interesse neste subgrupo deriva da sua alta mortalidade,[2] a vítima morre rapidamente por hemorragia maciça ou tamponamento cardíaco. Predominam as lesões penetrantes. A oclusão vascular representa exceção nesta região do corpo. Estima-se que em torno de 15 a 20% dos ferimentos penetrantes torácicos envolvam grandes vasos, mas estes números devem estar subestimados. A maior parte da literatura esteve baseada em estudos clínicos, ou seja, nos pacientes que conseguiram receber atendimento médico, mas, como citado, estes representam apenas 30% dos casos. Os traumas não penetrantes envolvem as lesões por desaceleração, acometendo principalmente o istmo aórtico, a artéria inominada e as subclávias, nesta ordem de frequência. Continuam representando lesões graves com mortalidade após 10 semanas alcançando 90% dos casos.

Região abdominal

O trauma vascular abdominal pode acometer a aorta abdominal, a veia cava inferior infradiafragmática, a veia porta, as artérias e as veias renais, esplênica e mesentéricas e, ainda, artérias e veias ilíacas. Predominam lesões penetrantes (38% de todos os casos submetidos à laparotomia apresentavam lesão em algum dos vasos citados, 25% por arma de fogo e 10% por arma branca)[7] e, via de regra, a principal complicação deriva do intenso sangramento ou bem menos frequente a isquemia intestinal pela lesão completa de algum vaso mesentérico principal. Sangramento originado de vasos de baixa pressão (geralmente venosos) ou associados à hipotensão acentuada podem ser contidos pelo espaço retroperitoneal, estabilizando temporariamente o choque. Lesões dos vasos abdominais no trauma não penetrante são bem menos frequentes, e quando ocorrem, podem ser pela desaceleração (p. ex.: em quedas) que propicia a desinserção de pequenos vasos, particularmente ramos do tronco celíaco e da veia porta, mas também pode ocorrer a laceração de um vaso renal. A compressão direta da aorta e das renais (lesão do cinto de segurança) contra a coluna pode causar lesão intimal (com ou sem trombose) e mais raramente ruptura. Ferimentos penetrantes que acometem as ilíacas quase sempre apresentam lesões intestinais ou urinárias associadas; as fraturas de bacia também podem ocasionar sangramento de pequenos ramos dos vasos ilíacos internos, tanto arteriais quanto venosos, e um quadro de difícil controle.

Região cervical

A principal complicação vascular nos ferimentos da região cervical compreende as lesões de carótidas comum e interna, responsáveis diretas pela perfusão cerebral. Cerca de 20% das lesões vasculares ocorreram nas carótidas (6% dos ferimentos penetrantes envolveram as carótidas),[8] outros vasos, como carótida externa, veias jugulares e artérias vertebrais, respondem pelo restante. Diferentemente dos grandes vasos torácicos e abdominais, onde predomina a exsanguinação, na região cervical, as piores complicações do trauma vascular derivam da compressão das vias aéreas pelo eventual hematoma ou da trombose aguda das carótidas comum ou interna. Um hematoma local indica a necessidade de via aérea definitiva o mais breve possível, eventualmente a compressão extrínseca à laringe e traqueia pode impedir a intubação em um momento subsequente. Na presença da lesão carotídea, as taxas de mortalidade[16] alcançam 20% e ocorrência de AVC em 30% das vítimas. Na ocorrência de choque ou coma associados, a mortalidade sobe para 41 e 50%, respectivamente.

Lesões de extremidades

Aproximadamente 90% de todas as lesões arteriais ocorrem em uma extremidade. Predominam as lesões penetrantes por arma de fogo, seguido das armas brancas e ferimentos associados aos traumas musculoesqueléticos. Uma minoria dos pacientes se apresenta com os chamados sinais maiores de lesão vascular: ausência de pulso, isquemia distal, hemorragia pulsátil ou hematoma crescente, mas quando estes estão presentes, facilitam muito o diagnóstico imediato. Há predomínio das oclusões sobre as hemorragias, porém isto dependerá muito do agente etiológico da lesão. Os tecidos das extremidades costumam suportar de quatro a seis horas de isquemia, mas claro, quanto menor este tempo, melhor e mais rápida a recuperação. Pela característica anatômica das extremidades, onde geralmente os vasos acompanham as estruturas ósseas e são acompanhados pelos nervos periféricos, existe uma frequente associação de lesões musculoesqueléticas e neurológicas com as lesões vasculares. Muitas vezes, são estas as lesões responsáveis pela incapacidade funcional da extremidade comprometida.[9]

■ APRESENTAÇÃO CLÍNICA

A identificação precoce das lesões vasculares é de extrema importância pelo fato do tratamento ser urgente nos casos de hemorragia ou isquemia aguda. O alto índice de suspeita, o conhecimento dos mecanismos de trauma mais comuns, do trajeto anatômico dos principais vasos e o exame físico representam os melhores e mais rápidos instrumentos nesta tarefa.

Por serem, em geral, de grande calibre, os mecanismos musculares e de coagulação são insuficientes para manter a hemostasia na vigência de uma lesão dos vasos torácicos. Apesar de até um terço das vítimas permanecer assintomático inicialmente, invariavelmente evolui com sangramento e choque em pouco tempo.[2] Não existem sinais e sintomas específicos de lesão dos vasos torácicos. Dor torácica (76%), dispneia (56%), coma (37%) e hipotensão (26%) são os achados mais comuns, porém podem ser associados a outras lesões, muito comuns nos traumas torácicos com lesões vasculares, como fraturas de múltiplos arcos costais ou tórax instável, fratura da primeira e segunda costela, fratura do esterno, contusão pulmonar ou cardíaca e trauma maxilofacial. Por outro lado, há sinais que, quando presentes, levantam forte suspeita de lesão da aorta torácica, são eles: diferença entre pulsos ou medida da pressão dos MMSS, hipertensão dos MMSS comparado aos membros inferiores (coarctação aguda da aorta), sopro sistólico interescapular (pseudoaneurisma ou fístula arteriovenosa), hematoma na projeção das carótidas ou subclávias sem lesão direta (sangramento do mediastino posterior), alteração da voz sem trauma cervical (compressão do nervo laríngeo pelo hematoma) e síndrome da VCS. Lesões que acometem os vasos subclávios e troncos braquiocefálicos estão associados a déficits motores e sensórios nas extremidades correspondentes, sinal de comprometimento de feixes do plexo braquial. Mais raramente, podem apresentar sintomas da síndrome do roubo da subclávia, quando associados à estenose proximal ao óstio da artéria vertebral ipsilateral. A Figura 82.3 sistematiza o atendimento.

ATENÇÃO!

As vítimas que sobrevivem ao trauma de um vaso abdominal, via de regra, se apresentam hipotensos ou em choque.[7]

O tamponamento pelo retroperitônio pode temporariamente estabilizar o paciente hipotenso. A rápida infusão de volume no atendimento inicial ao traumatizado com aumento do débito cardíaco (DC) e da pressão arterial vem sendo associado ao desbloqueio e a uma paradoxal piora dos parâmetros hemodinâmicos.[10] Na suspeita de lesão de grande vaso abdominal, uma hipotensão permissiva (suficiente para manter perfusão cerebral e cardíaca), até que haja o controle da fonte de sangramento, parece melhorar o prognóstico destas vítimas. O choque refratário, com incapacidade de manter o controle hemodinâmico da vítima, apesar da reposição volêmica adequada, deve alertar o socorrista para o provável sangramento abdominal parcialmente tamponado e possível envolvimento de grandes vasos abdominais. Dor e sinais de irritação peritoneal são os sintomas mais comuns, distensão abdominal, sopro sistólico e diferenças nos pulsos dos MMII são outros achados sugestivos.

DIAGNÓSTICO

Apesar de sua importância para a identificação e o raciocínio inicial sobre o trauma vascular, os sinais clínicos podem ser pouco sensíveis, permitindo passar despercebidas até 60% das lesões vasculares. A presença de sinais clínicos de lesão vascular, o local do trauma próximo a trajetos vasculares ou o mecanismo de trauma sugestivo indicam a necessidade de complementação por meio de exames complementares.

Entre os exames mais rápidos e fáceis de ser executados, encontra-se o doppler de onda contínua, um aparelho barato e portátil. Frente a uma lesão de extremidade, a execução de um índice da pressão de oclusão sistólica, realizado com um torniquete insuflável proximal, e a tomada do doppler distal demonstram que um índice de pressão de oclusão menor do

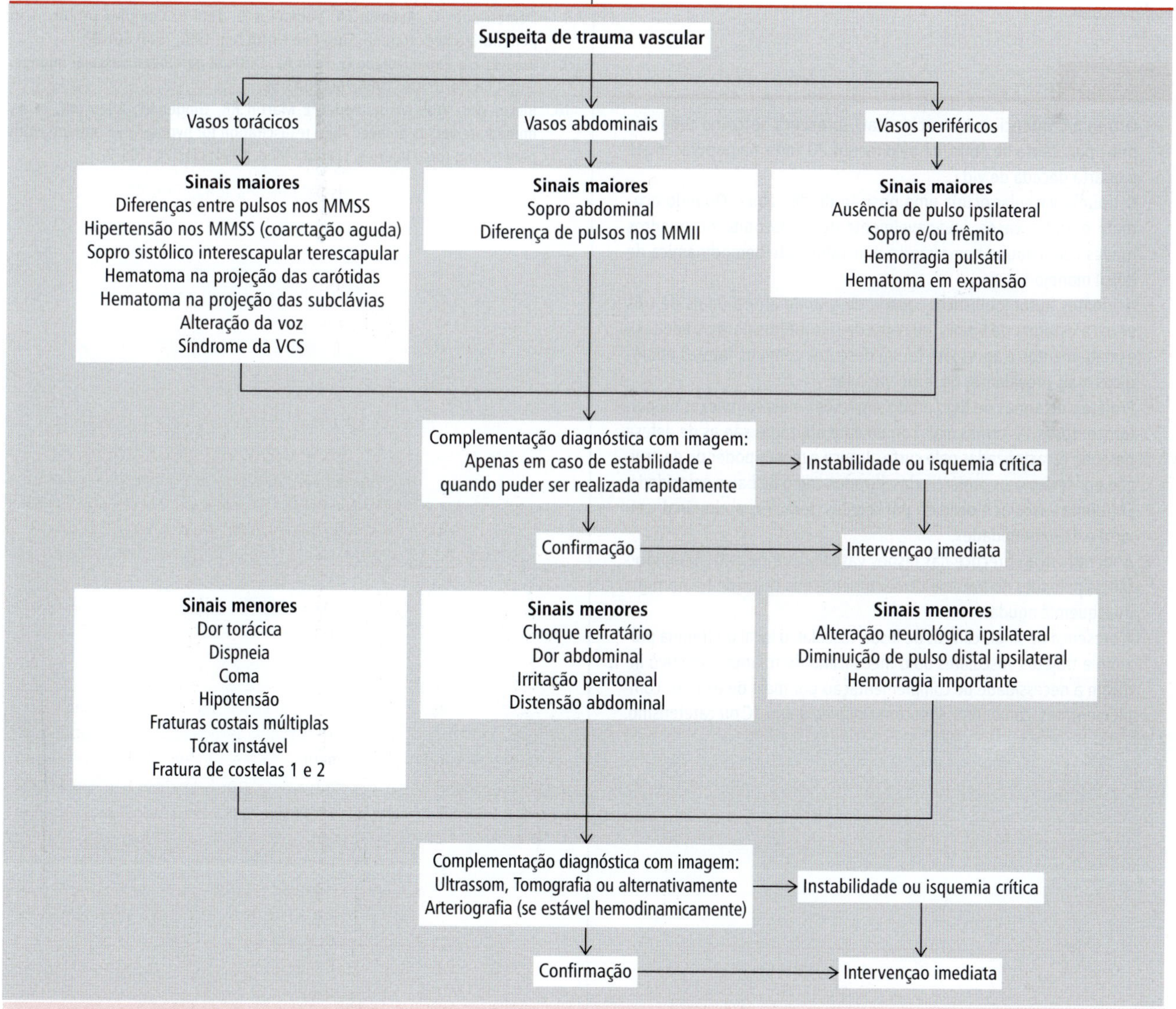

FIGURA 82.3 ■ Fluxograma de atendimento.

que 0,9, quando comparado ao membro contralateral sem lesões, indicam uma lesão vascular em praticamente 90% dos pacientes.

Outro exame com valor inestimável é o ultrassom com doppler. Um exame não invasivo que pode ser executado inclusive na própria sala de emergência. Em mãos habilitadas, tem sensibilidades e especificidades superiores a 95% nos casos de lesão vascular comparada a angiografia por cateter.

Na suspeita de lesão vascular no torso (torácica e abdominal), o exame de escolha na maioria dos casos tem sido a angiotomografia (angio-TC). Sua precisão, rapidez e a capacidade de reconhecimento de outras lesões, situação frequentemente associada a esse tipo de lesão, tornam este exame a primeira opção. Entretanto, a presença de instabilidade hemodinâmica não responsiva às medidas de reanimação inicial indica a necessidade da imediata transferência da vítima ao centro cirúrgico, sem a indicação de perda de tempo adicional em elucidar com detalhes o diagnóstico etiológico do choque.

Para as extremidades, uma angiografia arterial e venosa pode ser uma boa opção para a confirmação de uma lesão e eventualmente serve como acesso quando a opção terapêutica incluir o tratamento por via endovascular.

REVISÃO

- O trauma, intencional ou acidental, apresenta-se como uma das principais causa de óbito, há pelo menos 20 anos, na população até a quarta década de vida.
- O trauma vascular ocupa uma posição de destaque. Quando acomete grandes vasos, invariavelmente ocasiona óbito ou quadros graves com choque hemorrágico e instabilidade hemodinâmica de difícil manejo.
- Acidentes automobilísticos, queda de grande altura (mais de três vezes a estatura da vítima, ou cerca de seis metros para os adultos), esmagamentos e agressões foram descritos como os fatores etiológicos mais prevalentes na lesão vascular.
- Projéteis de armas de fogo produzem lesões mais complexas ou perfurocontusas. As armas mais comumente utilizadas são as de defesa pessoal, caracterizadas pelo curto alcance e menor poder de destruição por serem seus projéteis classificados como de baixa velocidade.
- O trauma vascular é dividido por regiões: torácica, abdominal, cervical e de extremidades.
- A identificação precoce das lesões vasculares é de extrema importância pelo fato do tratamento ser urgente nos casos de hemorragia ou isquemia aguda.
- A presença de sinais clínicos de lesão vascular, o local do trauma próximo a trajetos vasculares ou o mecanismo de trauma sugestivo indicam a necessidade de complementação por meio de exames complementares, como ultrassom com *Doppler*, angio-TC ou cateterismo.

REFERÊNCIAS

1. American College of Surgeons Committee on Trauma. Advanced trauma life support (ATLS) student course manual. 6th ed. Chicago: American College of Surgeons; 1997.
2. Bongard F. Thoracic and abdominal vascular trauma. In: Rutherford RB, editor. Vascular surgery. 5th ed. Philadelphia: WB Saunders; 2000. p. 871-92.
3. Poli de Figueiredo LF1, Rasslan S, Bruscagin V, Cruz R, Rocha e Silva M. Increases in fines and driver licence withdrawal have effectively reduced immediate deaths from trauma on Brazilian roads: first-year report on the new traffic code. Injury. 2001;32(2):91-4.
4. Feliciano DV, Moore EE, Mattox KL, editors. Trauma. Stamford: Appleton & Lange; 1996.
5. Oller DW, Rutledge R, Clancy T, Cunningham P, Thomason M, Meredith W, et al. Vascular injuries in a rural state, a review of 978 patients from a state trauma registry. J Trauma. 1992;32(6):740-5.
6. Weaver FA, Hood DB, Yelin AE. Vascular injuries of the extremities. In: Rutherford RB, editor. Vascular surgery. 5th ed. Philadelphia: WB Saunders; 2000. p. 862-71.
7. Carillo EH, Bergamini TM, Richardson JD. Abdominal vascular injuries. J Trauma. 1997;43(1):164-71.
8. Demetriades D, Asensio JA, Velmahos G, Thal E. Complex problems in penetrating neck trauma. Surg Clin North Am. 1996;76(4):661-83.
9. Weaver FA, Papanicolaou G, Yelin AE. Difficult peripheral vascular injuries. Surg Clin North Am. 1996;76(4):843-59.
10. Bickel WH, Wall MJ Jr, Pepe PE Martin RR, Ginger VF, Allen MK, et al. Immediate versus delayed fluid resuscitation for hypotensive patients with penetrating torso injuries. N Engl J Med. 1994;331(17):1105-9.

GASTROCIRURGIAS NÃO TRAUMÁTICAS

Gaspar de Jesus Lopes Filho // Marcelo Moura Linhares

PARTE

19

83

ABDOME AGUDO INFLAMATÓRIO

■ FRANZ ROBERT APODACA TORREZ
■ ROGERIO AOKI FUZIY
■ MARIS SALETE DMUNER

O abdome agudo é definido como uma condição mórbida, inesperada, manifestada, fundamentalmente, pela presença de dor abdominal de início súbito ou de evolução progressiva com menos de seis horas de duração e necessitando de terapêutica imediata. O seu diagnóstico precoce assume importância vital na conduta e na evolução dos pacientes. De igual importância, é tentar definir se se está diante de um abdome agudo de tratamento clínico ou cirúrgico, sendo, então, fundamentais a história clínica e o exame físico na na sua abordagem

Como já mencionado em outro capítulo, a síndrome decorrente da irritação peritoneal está presente em vários tipos de abdome agudo. Contudo, é o abdome agudo inflamatório aquele que suscita maiores dúvidas diagnósticas, sendo, também, o que mais frequentemente leva a internações em serviços de pronto-atendimento, em busca de diagnóstico definitivo.

O abdome agudo inflamatório pode ser definido como um quadro de dor abdominal de início insidioso, podendo evoluir com agravamento e localização da dor, decorrente de um processo inflamatório e/ou infeccioso localizado na cavidade abdominal, ou em órgãos e estruturas adjacentes.

■ ETIOPATOGENIA

Existem numerosas causas de abdome agudo inflamatório, sendo a apendicite aguda, a colecistite aguda, a pancreatite aguda e a diverticulite por doença diverticular dos colos as mais frequentes.

Outras causas de abdome agudo inflamatório serão mencionadas no item de diagnóstico diferencial, especialmente aquelas cuja abordagem seja eminentemente clínica.

■ FISIOPATOLOGIA

Os dados fisiopatológicos no abdome agudo inflamatório estão relacionados com a reação do peritônio e as modificações do funcionamento no trânsito intestinal. A cavidade peritoneal é revestida pelo peritônio, que é uma membrana serosa derivada do mesênquima, que possui uma extensa rede capilar sanguínea e linfática, tendo função protetora por meio da exsudação, da absorção e da formação de aderências. Topograficamente, a membrana peritoneal divide-se em visceral e parietal. O peritônio visceral é inervado pelo SNA, e o peritônio parietal, inervado pelo sistema nervoso cerebrospinal, o mesmo da musculatura da parede abdominal.

Todo agente inflamatório ou infeccioso, ao atingir o peritônio, acarreta sua irritação, cuja intensidade é diretamente proporcional ao estádio do processo etiológico. Segue-se a instalação progressiva de íleo paralítico localizado ou generalizado. Este fenômeno é justificado pela lei de Stokes, que diz: "toda vez que a serosa que envolve uma musculatura lisa sofre irritação, esta entra em paresia ou paralisia". Por outro lado, a resposta do peritônio parietal exterioriza-se clinicamente por dor melhor localizada e contratura da musculatura abdominal localizada ou generalizada, dependendo da evolução do processo. É importante salientar que a contratura muscular pode ser voluntária ou podendo ser determinada por doença extra-abdominal.

ATENÇÃO!

Pode-se concluir que a dor abdominal secundária à irritação do peritônio visceral (autônoma) é mal localizada e origina da distensão e da contração das vísceras, ao passo que a dor que segue a irritação do peritônio parietal (cerebrospinal) é contínua, progressiva, piorando com a movimentação e estando também mais localizada na topografia do órgão acometido.

■ QUADRO CLÍNICO

Da mesma forma que nos outros tipos de abdome agudo, a dor abdominal é sem dúvida o sintoma predominante no paciente com abdome agudo de etiologia inflamatória. Algumas características desta dor podem sugerir a natureza do processo. Frequentemente, este sintoma é de difícil caracterização pelo paciente e, algumas vezes, mal interpretada por parte do médico.

Além da topografia da dor abdominal, é de fundamental importância definir as suas características como: início, irradiação, evolução, periodicidade, caráter, intensidade, duração, fatores agravantes ou atenuantes. Esta análise minuciosa, às vezes árdua, é posteriormente recompensada, pois, como na maioria das doenças do sistema digestório, a história clínica é a pedra fundamental do diagnóstico.

A dor no abdome agudo inflamatório pode ser desencadeada pelo início de uma doença recente, como no caso da apendicite aguda, ou pela agudização de uma doença crônica, como na colecistite aguda, por colelitíase, ou diverticulite do sigmoide, por doença diverticular dos colos. Na maioria das doenças de conduta cirúrgica causadas por quadro abdominal de etiologia inflamatória, a dor nitidamente evolui para a piora.

A irradiação da dor abdominal, tão importante na maioria dos pacientes com abdome agudo inflamatório, não deve ser confundida com localização. A trajetória da dor é característica em muitas patologias, sendo de grande valor diagnóstico.

O tipo de dor, em cólica, contínua, pontada, queimação, etc., pode mudar no curso da doença, permitindo a orientação diagnóstica.

A intensidade e a duração da dor, tão importante nos pacientes com abdome agudo inflamatório, nem sempre são proporcionais à gravidade, nem tampouco sugerem conduta cirúrgica, como na pancreatite aguda. É importante, também, analisar os fatores que intensificam ou atenuam a dor, sendo frequente a sua exacerbação com a movimentação e os esforços no abdome agudo inflamatório.

Além da dor abdominal, é possível observar sintomas associados nos quadros de abdome agudo de etiologia inflamatória. Náuseas e vômitos podem acompanhar uma série de doenças abdominais. A febre é um sintoma frequente que surge precocemente, sendo menos intensa no início e assumindo características próprias e maior intensidade nas fases de supuração. Alterações do hábito intestinal no abdome agudo inflamatório, especialmente a constipação, acontecem nas fases avançadas da doença devido à peritonite. Algumas vezes, são observados episódios de diarreia secundários a abscesso de localização pélvica, particularmente nos casos de apendicite ou diverticulite complicada. Sintomas urológicos, como disúria e polaciúria, podem acompanhar quadros de apendicite de localização retrocecal ou pélvica, e, mais frequentemente, quadros de diverticulite do sigmoide. No sexo feminino, deve-se procurar a relação entre a dor abdominal e o ciclo menstrual. Na fase reprodutiva, é importante questionar sobre a data exata da última menstruação, bem como as suas características e ocorrência de irregularidades no ciclo menstrual.

DIAGNÓSTICO CLÍNICO

O diagnóstico da síndrome de abdome agudo inflamatório é fundamentalmente clínico. A anamnese e o exame físico podem revelar o diagnóstico ou sugerir as prováveis etiologias, bem como orientar na escolha dos exames complementares e na decisão de conduta. Embora inúmeras doenças clínicas ou cirúrgicas possam ser responsáveis pelo evento, serão mencionadas, neste capítulo, apenas as causas mais frequentes em nosso meio.

APENDICITE AGUDA

A apendicite aguda é a causa mais frequente de abdome agudo inflamatório, sendo, provavelmente, a doença de tratamento cirúrgico mais comum no abdome. Incide mais entre a segunda e terceira décadas, e reconhece na obstrução do lúmen apendicular, por corpo estranho (fecalito) ou processo inflamatório, seu principal agente fisiopatológico.

A dor localiza-se inicialmente no epigástrio e região periumbilical, para posteriormente, localizar-se na fossa ilíaca direita. De caráter contínuo, piora com a movimentação, podendo acompanhar-se de náuseas e vômitos, além de febre e calafrios.

ATENÇÃO!

A apendicite aguda pode ser de diagnóstico difícil nos extremos da vida, ou quando o apêndice tiver topografia atípica, particularmente pélvica ou retrocecal.

Nos pacientes com apendicite aguda, o estado geral costuma estar preservado, assim como as condições hemodinâmicas. A temperatura, pouco elevada nas fases iniciais, costuma apresentar diferença axilorretal acima de 1° C (sinal de Lenander).

O exame do abdome é, provavelmente, a parte mais importante da semiologia do abdome agudo, devendo ser respeitadad, sempre que possível, a sequência: a inspeção, a ausculta, a palpação e a percussão.

A inspeção revela um paciente com pouca movimentação, atitude antálgica (flexão do membro inferior direito) no sentido de aliviar a dor. Manobras como pular ou tossir podem desencadear ou exacerbar a dor na fossa ilíaca direita.

A ausculta do abdome costuma evidenciar uma diminuição dos ruídos hidraéreos, sendomais evidente quanto mais avançada estiver a fase em que a apendicite aguda se encontra.

Ao realizar a palpação, o examinador não pode se esquecer de aquecer as mãos, além de evitar movimentos bruscos. A palpação, inicialmente superficial e a seguir profunda, pretende identificar dor localizada na fossa ilíaca direita ou difusa, resistência voluntária ou espontânea (sinais de irritação peritoneal), ou, ainda, presença de massas (plastrão ou tumor inflamatório). São bem conhecidos os sinais sugestivos de apendicite aguda, tais como:

- Sinal de Blumberg: dor à descompressão brusca na sequência da palpação profunda da fossa ilíaca direita.
- Sinal de Rovsing: dor observada na fossa ilíaca direita por ocasião da compressão retrógrada profunda na fossa ilíaca e flanco esquerdo.
- Sinal de Lapinsky: dor na fossa ilíaca direita desencadeada pela palpação profunda no ponto de McBurney com o membro inferior direito hiperestendido e elevado.
- Sinal de Lenander: diferença de temperatura axilorretal maior de 1°C.
- Sinal Marcas-olo: dor provocada por impacto sobre o calcanhar direito.
- Sinal do Psoas: dor na fossa ilíaca direita à extensão da coxa direita com o paciente em decúbito lateral esquerdo.
- Sinal do obturador: dor ocasionada pela flexão e rotação interna da coxa direita.

A percussão da parede abdominal deve iniciar-se em um ponto distante ao de McBurney, encaminhando-se para a fossa ilíaca direita, onde, a dor a esta manobra, será expressão da irritação peritoneal localizada. Diagnosticada precocemente, a apendicite mostra sinais de peritonismo localizado, tornando-se difuso à medida que o processo inflamatório atinge toda a serosa peritoneal.

COLECISTITE AGUDA

A colecistite aguda pode ser definida como a inflamação química e/ou bacteriana da vesícula biliar, na maioria das vezes, desencadeada a partir da obstrução do ducto cístico. Acomete preferencialmente pessoas de sexo feminino, adultos jovens e idosos.

Sendo a litíase vesicular ou colelitiase a principal causa desta doença em cerca de 90% das vezes, a obstrução decorre da impactação de um cálculo na região infundíbulo-colo-cística, com consequente hipertensão, estase, fenômenos vasculares, inflamatórios e proliferação bacteriana. O processo assim desencadeado pode involuir, abortar, como decorrência da mobilização do cálculo. Pode, também, evoluir para hidropesia vesicular, empiema, necrose, perfuração bloqueada ou em peritônio livre (coleperitônio).

Menos frequentemente, a colecistite aguda pode ocorrer na ausência de obstrução do ducto cístico (aproximadamente 10%), também denominada alitiásica, tendo fisiopatologia pouco conhecida. Pode estar associado a processos autoimunes, toxinas circulantes ou substâncias vasoconstritoras, acometendo pacientes hospitalizados crônicos, em UTI, politraumatizados, sépticos, em pós-operatório e idosos.

A dor é a principal manifestação da colecistite aguda, frequentemente desencadeada pela ingestão de alimentos colecistocinéticos, assumindo inicialmente o caráter de cólica, expressão clínica do fenômeno obstrutivo, e, a seguir, tornando-se contínua, como decorrência dos fenômenos vasculares e inflamatórios. À localização inicial no hipocôndrio direito, segue-se irradiação para o epigástrio, dorso e difusa para o abdome na vigência de complicações. Náuseas e vômitos são observados na maioria dos pacientes.

O estado geral está na dependência da intensidade do processo inflamatório e principalmente infeccioso. Costuma estar preservado, sem grandes alterações hemodinâmicas e temperatura raramente superior a 38° C. Em aproximadamente 10% dos pacientes, é possível observar icterícia discreta devido ao processo inflamatório local.

A inspeção do abdome revela posição antálgica ou discreta distensão. A palpação do abdome é também o recurso propedêutico mais valioso, podendo revelar hipersensibilidade no hipocôndrio direito, defesa voluntária ou não e mesmo plastrão doloroso. Em um terço dos pacientes, é possível observar vesícula palpável e dolorosa. O sinal de Murphy – interrupção da inspiração profunda pela dor à palpação da região vesicular – é, talvez, a expressão maior da propedêutica abdominal na colecistite aguda por seu alto VPP.

Seguindo os Critérios de Tóquio, a confirmação do diagnóstico obedecerá à avalição de três parâmetros: a) sinais locais (dor no HCD , massa palpável dolorosa ou sinal de Murphy); b) sinais sistêmicos (febre, leucocitose ou aumento da proteína C-reativa acima de 10; e c) sinas ultrassonográficos (colecistite aguda). É importante ressaltar que tal exuberância propedêutica pode estar mascarada em pacientes idosos ou imunocomprometidos.

PANCREATITE AGUDA

A pancreatite aguda é uma doença que tem como substrato um processo inflamatório da glândula pancreática, decorrente da ação de enzimas inadequadamente ativadas (cascata enzimática), que pode traduzir-se por edema, hemorragia e até necrose pancreática e peripancreática, acompanhado de repercussão sistêmica pela ação de mediadores inflamatórios (cascata inflamatória), responsáveis pelo comprometimento de múltiplos órgãos e sistemas.

ATENÇÃO!

Aproximadamente, 80 a 90% das pancreatites agudas estão relacionadas à doença biliar litiásica ou ao consumo do álcool.

Embora muitas outras etiologias já estejam estabelecidas (trauma, drogas, infecciosas, vasculares e manuseio endoscópico), uma parcela não desprezível permanece com a etiologia desconhecida, sendo, portanto, denominada idiopática.

Nem sempre o quadro clínico da pancreatite aguda é característico, o que, por vezes, torna difícil o seu diagnóstico. São importantes, pela frequência, a dor abdominal, intensa, inicialmente epigástrica, no hipocôndrio direito, no hipocôndrio esquerdo e irradiada para o dorso, em faixa (50% das vezes), ou para todo o abdome, além de náuseas e vômitos, acompanhada de parada de eliminação de gases e fezes. O polimorfismo no quadro clínico da doença é o principal responsável pelo erro no seu diagnóstico.

Considerando as diferentes formas de apresentação da pancreatite aguda, bem como o grande potencial de gravidade da doença, há necessidade em diferenciar a forma leve das formas graves da pancreatite. A diferenciação entre esSas formas pode ser feita pelos critérios prognósticos com base em dados clínicos e laboratoriais (critérios de Ranson, Avaliação de fisiologia aguda e saúde crônica [APACHE II, do inglês *Acute physiology and chronic health evaluation*], , Marshall modificado, ou *Sequential organ failure assesment score* [SOFA escore], entre outros).

Segundo as orientações do grupo de estudos para a classificação da pancreatite aguda, o seu diagnóstico obedece à presença de dois dos seguintes três parâmetros: 1) dor abdominal sugestivo de pancreatite aguda; 2) aumento dos níveis de amilase e/ou lipase sérica, três vezes acima do limite superior da normalidade; e 3) alterações de imagem do pâncreas ao ultrassom, tomografia ou RM, este último parâmetro geralmente é utilizado em caso de dúvida diagnóstica.

O exame físico da pancreatite aguda nas formas leves (80-90 %) mostra um paciente em regular estado geral, por vezes em posições antálgicas, sinais de desidratação e taquicardia. O abdome encontra-se distendido, doloroso difusamente à palpação profunda, em especial no andar superior, e com ruídos hidraéreos diminuídos.

Após a confirmação diagnóstica, cabe a obrigatoriedade de estratificar a pancreatite e assim classificá-la de acordo com a presença de sinais de insuficiência orgânica ou complicações locais em 1) leve, 2) moderadamente grave e 3) grave propriamente dita.

Nas formas graves de pancreatite aguda (10-20%), o paciente se encontra em mal estado geral, ansioso, taquicárdico, hipotenso, dispneico e desidratado. O abdome encontra-se distendido, doloroso difusamente, com sinais de irritação peritoneal difusa. É possível identificar em aproximadamente 5% dos pacientes graves a presença de equimose e hematomas em região periumbilical (sinal de Cullen), nos flancos (sinal de Grey-Turner) ou na região suprapúbica e regiões inguinais (sinal de Fox) . Os ruídos hidraéreos encontram-se reduzidos, ou, mesmo, abolidos. Nessa eventualidade, impõe-se tratamento em UTI e por equipe multidisciplinar.

DIVERTICULITE DOS COLOS

A diverticulite dos colos caracteriza-se pelo processo inflamatório de um ou mais divertículos, podendo estender-se às estruturas vizinhas e causar uma série de complicações. A doença diverticular dos colos compreende a diverticulose universal dos colos, a doença diverticular do sigmoide e o divertículo do ceco, cada uma destas formas com características peculiares. Neste capítulo, serão abordados aspectos clínicos da diverticulite do sigmoide. Esta doença é mais comum em pessoas acima de 50 anos de idade, fato que contribui para o aumento da sua morbimortalidade.

Do ponto de vista fisiopatológico, caracteriza-se por um processo inflamatório do divertículo e das estruturas peridiverticulares, geralmente desencadeado pela abrasão da mucosa do divertículo por um fecalito. Este processo inflamatório rapidamente envolve o peritônio adjacente, a gordura pericólica e o mesocolo. As manifestações clínicas da doença vão desde discreta irritação peritoneal até quadros de peritonite generalizada.

O sintoma principal é a presença de dor abdominal geralmente localizada na fossa ilíaca esquerda ou na região suprapúbica, à semelhança de uma apendicite do lado esquerdo. A dor, algumas vezes tipo contínua e outras tipo cólica, localiza-se desde o início em fossa ilíaca esquerda, podendo, em determinadas circunstâncias, irradiar-se para a região dorsal do mesmo lado. É possível encontrar-se anorexia e náuseas. As alterações do trânsito intestinal estão caracterizadas por obstipação e algumas vezes diarreia. Quando o processo inflamatório atinge a bexiga ou o ureter, o paciente manifesta sintomas urinários do tipo disúria e polaciúria.

Ao exame físico, o abdome se encontra discretamente distendido, e os ruídos hidraéreos, diminuídos. A palpação evidenciará sinais de irritação peritoneal (descompressão brusca positiva, percussão dolorosa) localizados em fossa ilíaca esquerda, região suprapúbica ou, às vezes, generalizada. Em muitas situações, é possível palpar uma massa dolorosa na fossa ilíaca esquerda. O toque retal frequentemente evidenciará dor em fundo de saco. Não se deve esquecer que, em algumas circunstâncias, o quadro clínico da diverticulite do sigmoide pode assumir características de abdome agudo perfurativo ou, mesmo, abdome agudo obstrutivo.

DIAGNÓSTICO LABORATORIAL

Os exames laboratoriais podem ser de grande importância no diagnóstico do abdome agudo inflamatório, devendo ser interpretados à luz do quadro clínico. De todos os exames, o hemograma é, sem dúvida, o mais importante. A leucocitose – aumento no número total de glóbulos brancos – mostra-se discreta, em torno de 16.000mm^3, nas fases iniciais do processo. Leucocitose acima de 20.000 mm^3 deve merecer avaliação mais criteriosa. Inicialmente, a leucocitose acontece às custas dos neutrófilos polimorfonucleares; posteriormente, a alteração hematológica ocorre pelo surgimento de formas jovens na circulação, bastonetes, mielócitos e metamielócitos, caracterizando o desvio à esquerda, que, por sua vez, é indicativo de gravidade do processo infeccioso.

ATENÇÃO!

Igual significado é atribuído à presença de granulações tóxicas nos neutrófilos e, particularmente, à queda acentuada do número total de leucócitos – leucopenia – observada em infeções graves por germes gram-negativos.

A contagem dos glóbulos vermelhos – eritrócitos –, assim como a dosagem do hematócrito (Ht) e da hemoglobina (Hb) são particularmente úteis na avaliação do estado de hidratação do paciente.

A proteína C-reativa é uma proteína produzida pelo fígado que está aumentada em processos inflamatórios e infecciosos.

Na colecistite aguda, além dos parâmetros inflamatórios e infecciosos, devem também ser avaliadas as vias biliares com a dosagem de bilirrubinas (total e frações), fosfatase alcalina e gama glutamiltranspeptidase.

A pancreatite aguda é uma das doenças que determinam o quadro de abdome agudo, na qual os exames laboratoriais têm grande valia. Aumento da amilase e/ou lipase sérica acima de três vezes do limite superior da normalidade geralmente confirmam o diagnóstico de pancreatite aguda.

Além dos parâmetros mencionados e diante de pacientes com cirurgia iminente, o coagulograma, a glicemia, os eletrólitos e a função renal devem também ser solicitados. O exame de urina é útil no diagnóstico diferencial com processos inflamatórios ou infecciosos do trato urinário, mas, principalmente, em casos de apendicite ou diverticulite, em que ocorre comprometimento urinário como consequência da proximidade das estruturas.

DIAGNÓSTICO POR IMAGEM

- Radiografia simples de abdome em decúbito dorsal, ortostática e de cúpulas: No caso de suspeita de apendicite, procura-se identificar fecalito na área de projeção do apêndice, distensão gasosa na projeção ileocecal, traduzindo "alça sentinela", desaparecimento da gordura pré-peritoneal à direita, significando processo inflamatório na fossa ilíaca direita, presença de níveis hidraéreos na fossa ilíaca direita, apagamento do Psoas à direita, posição antálgica, isto é, desvio da coluna para o lado esquerdo, em decorrência da contratura muscular.
- US abdominal: é um exame rápido, de baixo custo, porém há limitações por ser examinador dependente, nos casos em que há grande distensão de alças intestinais, ou se o paciente for obeso. É extremamente útil para a avaliação de afecções das vias biliares, ginecológicas e líquido fora da alça.
- TC: revela maior sensibilidade e especificidade, indicada na avaliação mais pormenorizada das complicações e nos casos de dúvida diagnóstica. Na pancreatite aguda, este exame é somente indicado nas formas graves e após quatro dias após o início do quadro. Este método é de grande valor na diverticulite dos colos, útil para classificar a diverticulite aguda em não complicada e complicada (abscesso, fístula, obstrução, perfuração livre), permitindo a classificação de Hinchey.
- Laparoscopia diagnóstica: persistindo a dúvida diagnóstica, a laparoscopia pode ser realizada para esclarecer o diagnóstico e o possível tratamento terapêutico.

TRATAMENTO

O tratamento do abdome agudo inflamatório obedece a dois critérios, sendo um deles genérico, aplicável a praticamente todos os casos, e um específico, aplicável, de forma distinta, a cada tipo de abdome agudo, na dependência de sua etiologia.

ABORDAGEM INICIAL

Aplicável a quase todos os casos de abdome agudo inflamatório, deve iniciar-se tão logo se caracterize o quadro clínico em questão, sendo seus principais objetivos:

Analgesia. Após o exame inicial do abdome, tendo-se diagnóstico provável ou mesmo conduta estabelecida, estão indicados analgésicos com fármacos de potencial crescente, iniciando com analgésicos, como a dipirona, até chegar-se às soluções decimais de meperidina.

Reposição volêmica. A reposição com soluções cristaloides ou com expansores plasmáticos deve ser feita criteriosamente, usando como parâmetros as mensurações de frequência cardíaca (FC) , pressão arterial (PA), diurese e, se necessário, pressão venosa central (PVC).

Correção de distúrbios eletrolíticos. Os vômitos e o íleo adinâmico costumam ser os principais responsáveis pelas alterações eletrolíticas, particularmente do sódio e potássio, mais evidentes na vigência de comprometimento renal, devendo ser corrigidas tão logo sejam detectadas.

Tratamento do íleo adinâmico. Na maioria dos pacientes com abdome agudo inflamatório, o jejum é suficiente para minimizar os efeitos do íleo adinâmico. Na presença de grande distensão gástrica, jejunoileal, ou vômitos incoercíveis, recomenda-se a introdução de sonda nasogástrica (SNG) com a finalidade de descompressão, drenagem, alívio da distensão e desconforto abdominal, além de prevenir a regurgitação e a broncoaspiração por ocasião da indução anestésica e IOT.

Tratamento de falências orgânicas. Por ordem de frequência, são mais comuns a insuficiência renal (IR), cardiocirculatória, respiratória, metabólica, sendo a coagulopatia o fenômeno observado nas fases avançadas da sepse abdominal.

Antibioticoterapia. Acreditando-se que a infeção seja um fenômeno quase sempre presente no abdome agudo inflamatório, entende-se a necessidade de antibioticoprofilaxia ou antibioticoterapia precoce. Conhecendo a etiologia do processo, é possível imaginar os principais germes causadores da infeção e, assim, aplicar a terapêutica antibiótica voltada para germes gram-positivos e gram-negativos, assim como anaeróbios.

TRATAMENTO ESPECÍFICO

É importante lembrar que, para cada doença determinante da síndrome de abdome agudo inflamatório, existe um tratamento específico.

Apendicite aguda. O tratamento da apendicite aguda e de suas complicações é sempre cirúrgico. Embora alguns poucos autores indiquem tratamento inicialmente clínico, esta conduta somente deve ser preconizada para raras situações e discute-se a possibilidade de instaurar conduta conservadora diante dos abscessos apendiculares e da apendicite hiperplásica, contudo, em ambas as situações, o tratamento definitivo será a apendicectomia eletiva.

A laparotomia clássica, por incisão oblíqua ou transversa, na fossa ilíaca direita, permite acesso ao apêndice cecal, que é removido, seguindo-se a limpeza da cavidade abdominal. A drenagem da cavidade peritoneal é tema controverso, sendo justificável em casos de necrose do apêndice e abcesso local, notando-se, contudo, tendência ao seu abandono.

Atualmente, a abordagem por videolaparoscopia tem sido a opção mais utilizada, com excelentes resultados, não apenas estéticos, mas, também, particularmente, no que diz respeito à menor dor no pós-operatório, infeção da ferida e volta às atividades físicas mais precoces.

Colecistite aguda. A colecistite aguda tem, na remoção da vesícula biliar, seu tratamento específico e definitivo. A pesar de autores que preconizam o tratamento clínico já citado, para proceder a colecistectomia eletiva 30 a 60 dias após, a colecistectomia precoce é a melhor conduta. Durante muitos anos, a colecistectomia aberta foi o método ideal para a terapêutica da colecistite aguda, tendo como principais complicações infecção da parede abdominal e hérnia incisional.

ATENÇÃO!

A videolaparoscopia trouxe grande contribuição e hoje é a primeira opção para a realização da colecistectomia, com índices de conversão inferiores a 2%. Não se deve, contudo, evitar converter para a cirurgia aberta, em face de dificuldades anatômicas, sangramento ou processo inflamatório exuberante.

Pancreatite aguda. É uma doença de tratamento eminentemente clínico, pois a cirurgia não consegue evitar a evolução nem tampouco reduzir a gravidade nas formas necrosantes. É de fundamental importância o tratamento das complicações sistêmicas e, nas formas graves, tentar evitar uma eventual intervenção cirúrgica. A infeCção do tecido necrosado implica drenagem, inicialmente por métodos minimamente invasivos (percutâneo, endoscópico e videolaparoscópico) e a intervenção laparotômica reservada diante da impossibilidade dos métodos mencionados.

Na pancreatite aguda leve de etiologia biliar, a colecistectomia deve ser realizada eletivamente, na mesma internação, por volta do sétimo dia de internação. Na pancreatite aguda grave, este procedimento deve ser retardado para quatro a seis semanas após.

Diverticulite do sigmoide. A diverticulite do sigmOide também é uma doença de tratamento clínico, com as medidas já referidas, deixando-se a cirurgia para as formas complicadas da doença (abscesso, perfuração ou peritonite), pacientes que não respondem ao tratamento clínico ou com episódios recorrentes de diverticulite aguda. Para esses pacientes, indica-se laparotomia, limpeza da cavidade e dar prioridade à ressecção do sigmode acometido. A cirurgia de Hartman é uma opção sólida para tais pacientes.

REVISÃO

- O abdome agudo é definido como uma condição mórbida, inesperada, manifestada, fundamentalmente, pela presença de dor abdominal de início súbito ou de evolução progressiva com menos de seis horas de duração e necessitando de terapêutica imediata.
- O abdome agudo inflamatório pode ser definido como um quadro de dor abdominal de início insidioso, podendo evoluir com agravamento e localização da dor, decorrente de um processo inflamatório e/ou infeccioso localizado na cavidade abdominal, ou em órgãos e estruturas adjacentes.
- A dor no abdome agudo inflamatório pode ser desencadeada pelo início de uma doença recente, como no caso da apendicite aguda, ou pela agudização de uma doença crônica, como na colecistite aguda, por colelitíase, ou diverticulite do sigmoide, por doença diverticular dos colos. A irradiação da dor abdominal, tão importante na maioria dos pacientes com abdome agudo inflamatório, não deve ser confundida com localização. A trajetória da dor é característica em muitas patologias, sendo de grande valor diagnóstico.
- O diagnóstico da síndrome de abdome agudo inflamatório é fundamentalmente clínico. A anamnese e o exame físico podem revelar o diagnóstico ou sugerir as prováveis etiologias, bem como orientar na escolha dos exames complementares e na decisão de conduta.
- O exame do abdome é, provavelmente, a parte mais importante da semiologia do abdome agudo, devendo ser respeitada, sempre que possível, a sequência: a inspeção, a ausculta, a palpação e a percussão. São importantes também os exames laboratoriais e de imagem.
- O tratamento do abdome agudo inflamatório obedece a dois critérios, sendo um deles genérico, aplicável a praticamente todos os casos, e um específico, aplicável, de forma distinta, a cada tipo de abdome agudo, na dependência de sua etiologia.

LEITURAS SUGERIDAS

Alvarado A. How to improve the clinical diagnosis of acute appendicitis in resource limited settings. World J Emerg Surg. 2016;11:16.

Banks PA, Bollen TL, Dervenis C, Gooszen HG, Johnson CD, Sarr MG, et. al. Classification of acute pancreatitis 2012: revision of the Atlanta classification and definitions by international consensus. Gut. 2013;62(1):102-11.

Dias AR, Gondim ACN, Nahas SC. Atualização no tratamento da diverticulite aguda do cólon. Rev Bras Coloproct. 2009;29(3): 363-71.

Gurusamy K. Early laparoscopic cholecystectomy appears better than delayed laparoscopic cholecystectomy for patients with acute cholecystitis. Evid Based Med. 2016;21(1):28.

Lankisch PG, Apte M, Banks PA. Acute pancreatitis. Lancet. 2015;386(9988): 85-96.

Tan WJ, Acharyya S, Goh YC, Chan WH, Wong WK, Ooi LL, et al. Prospective comparison of the Alvarado score and CT scan in the evaluation of suspected appendicitis: a proposed algorithm to guide CT use. J Am Coll Surg. 2015;220(2):218-24.

Windsor JA, Johnson CD, Petrov MS, Layer P, Garg PK, Papachristou GI.Classifying the severity of acute pancreatitis: towards a way forward. Pancreatology. 2015;15(2):101-4.

84

ABDOME AGUDO OBSTRUTIVO

EDSON J. LOBO

RICARDO TADAYOSHI AKIBA

A obstrução intestinal é um evento que representa uma urgência abdominal, ocasionada pela interrupção da passagem do conteúdo entérico em um ou em alguns pontos das alças de delgado ou dos colos. As manifestações clínicas e o tratamento variam de acordo com o local comprometido.

O quadro pode ser absolutamente inesperado e súbito, ou repetitivo, portanto, familiar ao paciente, ou fazer parte de um processo lento e progressivo.

Em algumas situações, pode ocorrer resolução espontânea do quadro durante o período de observação hospitalar, mas, em alguns pacientes, seja pela demora em procurar atendimento ou por retardo na tomada de conduta adequada, o abdome agudo inicialmente obstrutivo pode evoluir para situações de extrema gravidade, com complicações graves, aumentando o risco de morte.

ETIOLOGIA

DUODENO

A obstrução do duodeno pode ocorrer por causas intrínsecas ou extrínsecas ao lúmen duodenal. Úlcera péptica crônica com fibrose cicatricial e estenose ocorriam com mais frequência no passado, antes dos atuais tratamentos medicamentosos. Massas tumorais localizadas na cabeça do pâncreas, neoplásicas ou inflamatórias (p. ex.: pancreatite crônica), quando atingem grandes dimensões, invadem e/ou comprimem a 2ª porção. Pode ocorrer pinçamento da 3ª porção do duodeno pela artéria mesentérica superior. O pâncreas anular é uma variação anatômica da cabeça do pâncreas que pode envolver e obstruir o duodeno. Cálculo biliar grande pode parar no lúmen duodenal, ou seguir até o íleo terminal, onde mais frequentemente causa obstrução conhecida como Íleo Biliar.

INTESTINO DELGADO

Dadas a sua grande extensão e o fino calibre, é o local onde mais se observam quadros obstrutivos. A seguir, são citadas as causas mais comuns, em ordem de frequência:

Cirurgias abdominais prévias costumam criar vários mecanismos propensos ao aprisionamento de alças de delgado: o principal é pela formação de **aderências** entre alças, entre alças e peritônio ou epíplons e de **bridas**, que são cordões fibrosos que se formam entre estas estruturas e também criam espaços por onde penetram alças. Torções, aprisionamentos e angulações das vísceras ocas causam a sua obstrução. Pode haver comprometimento simultâneo em vários pontos do delgado.

As **hérnias da parede abdominal** são também uma causa frequente de obstrução. O encarceramento de uma alça em geral ocorre em pacientes previamente sintomáticos, embora isso não seja obrigatório. As hérnias da região inguinofemoral encarceram com mais frequência em relação às umbilicais, epigástricas ou as incisionais.

ATENÇÃO!

Tumores do intestino delgado não são muito frequentes, especialmente os adenocarcinomas. linfomas , leiomiomas. GIST são mais comuns e, seja pelo seu crescimento, seja por desencadearem invaginação enteroentérica, levam à obstrução.

A **doença de Crohn** evolui com espessamento da parede intestinal, fistulas entéricas com bloqueios espontâneos e aderências inflamatórias, levando a quadros obstrutivos frequentes, recidivantes, sendo comuns as reoperações.

Pólipos, como os que ocorrem na doença de Peutz-Jeghers (hamartomas) também podem causar invaginação enteroentérica (intussuscepção).

Como já foi referido, um cálculo biliar de grandes dimensões (3 cm ou mais) pode criar uma fistula colecisto-duodenal, entrar No lúmen duodenal, progredir pelo delgado até se encaixar no íleo terminal **(íleo biliar).**

Bezoares são situações em que substâncias ingeridas por boca impactam no intestino. Os mais comuns são o fitobezoar (vegetais) e o tricobezoar (cabelo). Alem de hábitos alimentares indevidos (doentes mentais), má dentição e gastrectomia prévia (com consequente perda do piloro) favorecem este quadro. Há também o lactobezoar e o farmacobezoar.

Os volvos de intestino delgado são mais incomuns do que no intestino grosso e podem ocorrer como parte das obstruções por bridas ou aderências.

COLOS E RETO

A **neoplasia maligna** do trato colorretal é a causa mais comum de obstrução do intestino grosso, correspondendo a 60% dos casos. Ela tem por característica uma evolução lenta, com sintomas obstrutivos progressivos associados ao crescimento do tumor.

Doença diverticular responde por 20% dos casos de oclusão colônica. A hipertrofia da camada muscular do colo associada à fibrose e espessamento segmentar, que se segue à episódios de diverticulite aguda, resultam em estenose e obstrução do lúmen do órgão.

O **volvo colônico** resulta da torção da alça ao redor do mesocolo, gerando obstrução do trânsito no ponto de volvulação e resistência ao fluxo arterial e venoso do orgão. O colo sigmoide e o ceco são os principais segmentos acometidos. Em nosso meio, o megacolo chagásico é a principal causa de volvulação, mas pacientes idosos, debilitados, com história de constipação crônica e gestantes no terceiro trimestre da gravidez também estão sujeitos a essa intercorrência.

A **intussuscepção enterocolônica ou colônica** são causa incomum de obstrução intestinal. Em 60% dos casos, tumores pediculados servem de "cabeça de intussucepção".

Outras causas raras de obstrução colônica incluem lesões infitrativas de **endometriose intestinal** e estenosantes por DII (ver Capítulo 93).

A síndrome de Ogilvie, ou obstrução intestinal funcional, é definida por uma atonia e distenção hidraérea do colo sem fator obstrutivo. Geralmente, ela ocorre em pacientes debilitados em tratamento intensivo, associada a distúrbios metabólicos, hidreletrolíticos e infecciosos sistêmicos. Medicações que reduzem a motitlidade intestinal também podem promover este quadro.

■ FISIOPATOLOGIA

INTESTINO DELGADO

O ar deglutido, principalmente o nitrogênio, que não é absorvido pela mucosa é o causador da distensão inicial do abdome. Posteriormente, a produção gasosa bacteriana participa desse processo, que é mais pronunciado quanto mais distal for a obstrução. Volumes líquidos são desviados tanto para o lúmen da alça intestinal como para o peritônio. A perda hidreletrolítica resultante desse processo é acentuada pelos vômitos reflexos. Desidratação, hipotensão e choque, com insuficiência orgânica podem se instalar. Nas obstruções mais distais, os vômitos podem tornar-se fecaloides nas fases mais tardias.

Um processo infeccioso inicial ocorre por mecanismo de translocação bacteriana pela maior permeabilidade da mucosa intestinal atingindo linfonodos mesentéricos e circulação sanguínea.

Complicações pulmonares podem ocorrer secundariamente à dificuldade de expansão diafragmática, especialmente em grandes distensões e em idosos.

ATENÇÃO!

A evolução mais temida da obstrução, especialmente quando há encarceramento de uma alça, como o que ocorre nas hérnias da parede abdominal ou nos volvos, é o fenômeno de estrangulamento intestinal, com consequente isquemia, necrose e perfuração.

COLOS E RETO

Na obstrução colorretal, o sinal predominante é a distenção abdominal, náuseas e vômitos ocorrem com frequência, porém tardiamente. O colo distende acima do ponto de obstrução, levando a edema da mucosa e prejuizo ao fluxo sanguineo do orgão. Edema e isquemia da parede colônica levam a translocação bacteriana, sepse, desidratação e distúrbios hidreletrolíticos, culminando com a ruptura diastática ou perfuração colônica. Na presença de obstrução em alça fechada, presente no volvo colônico ou a competência da vávula ileocecal, a evolução do quadro ocorre em menor tempo.

Na síndrome de Ogilve, o que se acredita é que um desequilíbrio autonômico resultante de uma inatividade parassimpática, associado à hiperestimulação do simpático, pode desencadear a intensa atonia e distenção colônica. Caso não seja tratado, poderá evoluir para isquemia e perfuração intestinal.

QUADRO CLÍNICO

INTESTINO DELGADO

Nas obstruções proximais, ou seja, das primeiras alças jejunais (altas), os vômitos são precoces e frequentes, e com dor incaracterística, como um desconforto no epigástrio. A distensão abdominal também é pouco pronunciada. Quando se instalam no delgado médio ou distal (baixas), a dor é em cólica, intensa, com intervalos de melhora. Os vômitos são mais tardios e, com o passar do tempo, fecaloides. A distensão abdominal é tanto mais pronunciada quanto mais baixa a obstrução. O peristaltismo pode ser visível na parede abdominal, especialmente em pacientes magros. Ruídos hidraéreos podem ser ouvidos à distância nos momentos de dor, e à ausculta abdominal, estão aumentados em número e timbre, lembrando um som metálico. Com a evolução do processo, o paciente torna-se desidratado, hipotenso e febre baixa pode ocorrer. O exame completo do abdome, com o paciente devidamente descoberto, pode mostrar hérnias inguinais ou femorais não percebidas ou não referidas, por desconhecimento ou por não valorização pelo paciente. Nas complicações secundárias ao estrangulamento da alça, ou seja , necrose, perfuração, peritonite, o quadro séptico se instala, tornando o estado geral do paciente bastante comprometido: febre alta, peritonismo, hipotensão e até choque. A mortalidade nessa situação são três ou quatro vezes maiores do que nas fases menos graves.

Vômitos sanguinolentos sugerem sofrimento vascular. Nos antecedentes pessoais, algumas informações são importantes, como referido nas etiologias nas obstruções intestinais.

COLOS E RETO

Pacientes com obstrução de colo e reto apresentam-se também com parada da eliminação de gases e fezes, seguida de cólica intensa e distenção abdominal precoce. Náuseas e vômitos fecaloides podem aparecer tardiamente. O aparecimento abrupto dos sintomas sugere volvo ou intussuscepção. Quadros mais crônicos, com um histórico de cólicas intestinais, afilamento de fezes e sensação de esvaziamento incompleto, são compatíveis com sequelas da doença diverticular, carcinomas e, em menor frequência, estenoses por doença inflamatória ou endometriose intestinal..

DIAGNÓSTICO

INTESTINO DELGADO

Embora, na maioria das vezes, o quadro clínico seja bastante evidente para o diagnóstico, exames laboratoriais e de imagem são importantes para uma melhor avaliação do estado geral do paciente, para a definição da etiologia e de possíveis complicações, objetivando uma melhor programação de tratamento clínico e cirúrgico.

Leucocitose, sinais de hemoconcentracão, alterações importantes dos eletrólitos, alterações sugestivas de infecção podem ser detectados, igualmente em relação ao equilíbrio acidobásico. Amilasemia elevada também pode estar presente.

Os exames de imagem são fundamentais. Em geral, inicia-se com a radiografia simples de abdome, em três posições. As clássicas imagens em pilhas de moedas na posição supina e a que mostra níveis hidraéreos na posição ortostática são muito sugestivas. Porém, nas obstruções altas e em alça fechada, podem não aparecer. Imagens gasosas na projeção do fígado sugerem pneumocolangiograma que seria consequente a uma fistula colecistoentérica espontânea e um possível íleo biliar. Trata-se porém de um exame de baixa sensibilidade. A US de abdome pode ser útil em alguns casos, como na diferenciação entre obstrução, em que o peristaltismo é intenso em um íleo reflexo (p. ex.: pós-operatório), em que a motilidade intestinal está abolida. O exame de maior utilidade é a TC de abdome, com contraste VO e EV (desde que o paciente tenha função renal preservada), em que se pode localizar o ponto de mudança de calibre intestinal, a natureza da obstrução, as alterações isquêmicas da parede (ar na parede intestinal, pneumoportograma), as coleções líquidas intraperitoniais ou pneumoperitônio. Aerobilia e cálculo impactado no íleo terminal, assim como intussuscepcão também podem ser detectados facilmente em exames de boa qualidade. A RM pode dar informações parecidas, mas é um exame de menor disponibilidade, demorado e que depende muito da colaboração do paciente, o que é difícil de obter nessas situações de urgência. Na suspeita de tricobezoar, a EDA é útil, pois o acúmulo de cabelos se inicia no estômago, estendendo-se até o delgado, quadro conhecido como síndrome de Rapunzel. Outros exames que podem ser utilizados: trânsito intestinal contrastado e enteroscopia com duplo balão, em casos selecionados. Os exames de imagem do tórax são úteis na suspeita de hérnia diafragmática encarcerada e para a avaliação de complicações pulmonares. Os outros tipos de abdome agudo gastrenterocolite aguda e íleo reflexo entram no diagnóstico diferencial. Há também alguns quadros denominados pseudo-obstrucão intestinal que podem aparecer em enfermidades raras, como a esclerodermia, o mixedema, o LES e em abuso de substâncias como a fenotiazepina.

COLOS E RETO

Nas obstruções colônicas, a clínica do paciente associada à radiografia simples de abdome é suficiente para indicar o tratamento cirúrgico na maior parte das vezes. A mensuração do diâmetro transverso do ceco e do transverso por si só pode sugerir a eminência de rotura colônica, tornando-se emergencial a sua descompressão. A clássica imagem do grão de café iniciando-se na fossa ilíaca esquerda é patognomônico de volvo de sigmoide. A TC com contraste EV pode ser utilizada para comprovar a existência de fator de obstrutivo, fazendo o diferencial com a síndrome de Ogilvie, e para investigar a etiologia da obstrução. A identificação e o estadiamento de neoplasias obstrutivas, a avaliação do componente inflamatório/fibrocicatricial das estenoses por DII, o diagnóstico de intussuscepção, pela imagem clássica em alvo, a identificação do segmento estenótico e os possíveis comprometimentos extracolônicos decorrentes da diverticulite aguda, são só alguns exemplos dos achados que a tomografia pode evidenciar, auxiliando no planejamento pré-operatório, lembrando que a tomografia não é necessária para indicação do tratamento cirúrgico na maioria dos casos. A tomografia com contraste EV também é capaz de evidenciar a perfusão e a vitalidade das alças colônicas.

ATENÇÃO!

A presença de perda do realce da mucosa colônica e a delaminação da parede do colo são sinais sugestivos de isquemia e gangrena da parede colônica, que predispõem à sepse grave e à ruptura da alça.

TRATAMENTO

INTESTINO DELGADO

É importante salientar que cerca de 90% das obstruções por aderências respondem ao tratamento expectante por meio da descompressão gastrintestinal com SNG associada a outras medidas de suporte clínico, que consistem na correção do desequilíbrio hidreletrolítico e acidobásico e a introdução de antibióticos de amplo espectro, visando principalmente a bactérias próprias do TGI. A dosagem dos eletrólitos séricos e da gasometria arterial (GA) orientam esse processo. Algumas situações são irreversíveis, como na carcinomatose peritonial, que pode contraindicar a abordagem cirúrgica. A via de acesso abdominal e a conduta serão determinadas de acordo com o diagnóstico e achados intra-operatórios. Na hérnia inguinal encarcerada, por exemplo, a incisão será uma inguinotomia, seguida da liberação da alça aprisionada, verificação de sua vitalidade, ressecção, se inviável, ou devolução para a cavidade abdominal com correção do defeito herniário. Não se vê contraindicação na utilização de telas sintéticas nessa ocasião.

A liberação de aderências ou bridas habitualmente é feita por laparotomia mediana seccionando-as cuidadosamente com tesoura ou eletrocautério, evitando-se a todo custo a abertura acidental de uma alça, o que provocaria contaminação peritoneal pelo conteúdo entérico. Se houver sofrimento vascular ou várias aberturas acidentais próximas entre si, deve-se ressecar o segmento lesado e realizar anastomose primária enteroentérica. Aderências muitos firmes, inacessíveis, podem ser tratadas por anastomoses entre alças, criando um desvio do ponto obstruído (*bypass*). Nos casos com menos distensão e com exame de imagem sugerindo um ponto único de acometimento intestinal, a via laparoscópica poderá ser empregada.

Obstrução por tumores ou por intussuscepção (associada a um tumor ou pólipo), geralmente requer ressecção intestinal com anastomose primária.

Quando a causa é um corpo estranho intraluminal, como nos bezoares ou no íleo biliar, realiza-se uma enterotomia, retirada do obstáculo seguida da enterorrafia. Algumas vezes, a enterectomia é necessária.

Nos volvos, depois da liberação da alça, realiza-se a sua fixação ou ressecção, dependendo das suas condições de vitalidade.

COLOS E RETO

O tratamento das obstruções colorretais inicia-se com a ressuscitação hídrica do paciente associado à descompressão do estômago com passagem de SNG. Após as medidas iniciais, deve-se proceder ao tratamento cirúrgico específico, dependendo da etiologia da obstrução. No volvo de sigmoide, por exemplo, a retossigmoidoscopia rígida é o método mais empregado, permitindo a devolvulação e a passagem de sonda retal calibrosa através do ponto de torção, evitando a recorrência do volvo. Caso haja sinais de isquemia colônica, a devolvulação endoscópica esta contraindicada, devendo-se realizar a laparotomia com tratamento cirúrgico da afecção. Volvos de ceco e transverso devem ser tratados cirurgicamente com ressecção e anastomose primária.

Intussuscepção Intestinal. Em crianças, o enema baritado é capaz de reduzir a intussuscepção em até 60% dos casos, mas, nos adultos, a presença de uma lesão agindo como cabeça de intussuscepção reduz a eficiência do enema opaco consequentemente a grande maioria dos casos é tratada cirurgicamente, com ressecção e anastomose primária.

Neoplasias colorretais. A conduta preconizada pelo grupo de coloproctologia da UNIFESP para o tumor obstrutivo de colo esquerdo é a colectomia subtotal com íleo-retoanastomose. Essa técnica trata possíveis tumores sincrônicos, oferece uma anastomose (íleo-retal) com menor risco do que a colorretal e evita a morbidade da cirurgia de Hartmann. As obstruções neoplásicas do colo direito e transverso devem ser tratadas com colectomia direita, seguindo padrões oncológicos, seguidas de íleo-transverso anastomose. Pacientes com neoplasia colorretal em estádio avançado, com prognóstico reservado, ou clinicamente instáveis para serem submetidos à colectomia, podem se beneficiar da passagem de um *stent* autoexpansível translesional capaz de tirar-lo da urgência e manter a perviedade colônica temporariamente. O uso do *stent* como ponte para cirurgia de lesões obstrutivas do colo esquerdo em revisão sistemática realizada por Guang-Yao Ye e colaboradores,[1] reduz a incidência de estomias primárias e deiscência de anastomose, mas não evidenciou redução da mortalidade ou da incidência de complicações pós-operatórias.

Estenoses inflamatórias. As estenoses decorrentes de DII, como diverticulite e endometriose intestinal, são de tratamento cirúrgico, devendo-se proceder com a colectomia segmentar seguida de reconstrução primária ou colostomia e fístula mucosa ou sepultamento do coto distal (Hartmann), dependendo da viabilidade colônica, da diferença do diâmetro das bocas proximal e distal e das condições clínicas do paciente.

REVISÃO

- A obstrução intestinal é um evento que representa uma urgência abdominal, ocasionada pela interrupção da passagem do conteúdo entérico em um ou em alguns pontos das alças de delgado ou dos colos.
- Em algumas situações, pode ocorrer resolução espontânea do quadro durante o período de observação hospitalar, mas, em alguns pacientes, seja pela demora em procurar atendimento ou por retardo na tomada de conduta adequada, o abdome agudo inicialmente obstrutivo pode evoluir para situações de extrema gravidade, com complicações graves, aumentando o risco de morte.
- As hérnias da parede abdominal são também uma causa frequente de obstrução. O encarceramento de uma alça em geral ocorre em pacientes previamente sintomáticos, embora isso não seja obrigatório.
- A doença diverticular responde por 20% dos casos de oclusão colônica.
- Os exames de imagem são fundamentais. Em geral, inicia-se com a radiografia simples de abdome, em três posições. As clássicas imagens em pilhas de moedas na posição supina e a que mostra níveis hidraéreos na posição ortostática são muito sugestivas.. A US de abdome pode ser útil em alguns casos, como na diferenciação entre obstrução, em que o peristaltismo é intenso em um íleo reflexo (p. ex.: pós-operatório), em que a motilidade intestinal está abolida. O exame de maior utilidade é a TC de abdome, com contraste VO e EV. A RM pode dar informações parecidas, mas é um exame de menor disponibilidade, demorado e que depende muito da colaboração do paciente, o que é difícil de obter nessas situações de urgência.
- É importante salientar que cerca de 90% das obstruções por aderências respondem ao tratamento expectante por meio da descompressão gastrintestinal com SNG associada a outras medidas de suporte clínico, que consiste na correção do desequilíbrio hidreletrolítico e acidobásico e a introdução de antibióticos de amplo espectro, visando principalmente a bactérias próprias do TGI.

REFERÊNCIA

1. Ye GY, Cui Z, Chen L, Zhong M. Colonic stenting vs emergent surgery for acute left-sided malignant colonic obstruction: a systematic review and meta-analysis. World J Gastroenterol. 2012;18(39):5608-15.

LEITURAS SUGERIDAS

Allaix ME, Krane M, Fichera A. Small bowel. In: Doherty GM, editor. Current diagnosis and treatment surgery. 14th ed. New York: Lange; 2015. p. 657-64.

Beck DE, Roberts PL, Saclarides TJ, Senagore AJ, Stamos MJ, Wexner SD, editors. The ASCRS textbook of colon and rectal surgery. 2th ed. New York: Springer; 2011.

Gingold D, Murrell Z.Management of colonic volvulus. Clin Colon Rectal Surg. 2012;25(4):236-44.

Hopkins C. Large-bowel obstruction treatment and management [Internet]. New York: WebMD; 2015 [capturado em 05 jun. 2016]. Disponível em: http://emedicine.medscape.com/article/774045-treatment.

Sawai RS, Management of colonic obstruction: a review. Clin Colon Rectal Surg. 2012;25(4):200-3.

Taylor MR, Lalani N. Adult small bowel obstruction. Acad Emerg Med. 2013;20(6):528-44.

85

ABDOME AGUDO: ABORDAGEM CLÍNICA E PROPEDÊUTICA

DIEGO ADÃO

SUN REI LIN

JOSÉ ROBERTO FERRARO

CONCEITO E DEFINIÇÃO

Classicamente, o abdome agudo era definido como a dor abdominal de início recente, com mais de 6 horas de duração, que fazia o indivíduo procurar o serviço de saúde e que, se não tratado adequadamente, poderia levar à morte.[1] Embora seja uma definição ampla e relativamente bem aceita no meio cirúrgico, apresenta uma série de lacunas, quando analisada exclusivamente. Por exemplo, uma úlcera duodenal perfurada com 3 horas de evolução não seria um abdome agudo perfurativo, assim como não o seriam todos os pacientes que, por qualquer razão, não procurassem os serviços de saúde.

Na expectativa de cobrir essas lacunas e utilizando os atuais conhecimentos em fisiopatogenia dos agravos abdominais,[2] define-se abdome agudo como a síndrome clínica caracterizada pela dor abdominal acompanhada por um ou mais sinais/sintomas de alarme (Tabela 85.1). Entre os parâmetros de alarme, têm-se: dor de forte intensidade ou de aumento progressivo, dor persistente, refratariedade ao tratamento habitual, sinais de resposta inflamatória sistêmica, disfunções orgânicas, histórico clínico de imunodepressão, dados clínicos relevantes (peritonite, parada da eliminação de flatos e fezes), entre outros.

O racional dessa nova definição é trazer o conceito de abdome agudo como um agravo de origem intra-abdominal, inicialmente subclínico, porém de evolução progressiva, com expressão clínica de intensidade variável em diversos sistemas. Essa nova definição visa a fazer o médico assistente pensar mais vezes na possibilidade de abdome agudo, aumentando sua suspeição, de modo a otimizar a acurácia do diagnóstico e, consequentemente, diminuir o número de falso-negativos ou diagnósticos tardios. A suspeita precoce permite também o rápido disparo da cadeia de eventos terapêuticos, ou seja, iniciam-se de imediato a terapia de ressuscitação hemodinâmica e o acionamento da equipe cirúrgica de retaguarda, evitando-se, portanto, o aumento da morbimortalidade.

CLASSIFICAÇÃO

Não se incentiva o uso do termo "abdome agudo traumático", uma vez que a avaliação do paciente politraumatizado possui protocolos

TABELA 85.1 ■ Definição de abdome agudo

DOR ABDOMINAL + SINAL/SINTOMA DE ALARME
Dor de forte intensidade ou aumento progressivo ▪ Dor intensidade ≥ 5 (escala de 0-10) ▪ Aumento de 1 ou mais pontos em um período de horas ou dias
Dor persistente ▪ Duração maior do que 6 h
Refratariedade ao tratamento habitual ▪ Necessidade de doses crescentes de analgésicos ▪ Procura recorrente ao serviço de saúde
Resposta inflamatória sistêmica ▪ Temperatura periférica < 35,5 ou > 37,8 °C ▪ FC > 90 batimentos/minuto ▪ FR > 20 incursões/minuto ▪ Leucócitos < 4.000 ou > 12.000/mL ou > 10% de bastões ▪ Proteína C-reativa > 2x limite superior da normalidade
Disfunções orgânicas ▪ Disfunção neurológica (Glasgow < 14) ▪ Disfunção hemodinâmica (PAS < 90 mmHg, PAM < 65 mmHg, TEC > 2s) ▪ Disfunção respiratória ($PaO_2/FiO_2 < 300$) ▪ Disfunção renal (diurese < 0,5 mL/kg/h, Cr com aumento > 0,5 mg/dL) ▪ Disfunção hematológica (plaquetas < 100.000/mm^3, INR > 1,5, TTPA > 60 s) ▪ Disfunção hepática (bilirrubinas totais > 2 mg/dL) ▪ Disfunção metabólica (lactato > 9 md/dL, BE < -3,5 mEq/L, glicemia > 140 mg/dL em não diabético)
Histórico de imunodepressão ▪ Neoplasia em atividade ▪ Uso de quimioterapia ▪ Uso de corticoterapia ▪ DRC dialítica ▪ Aids
Dados clínicos relevantes ▪ Peritonite (descompressão brusca positiva) ▪ Parada da eliminação de flatos e fezes ▪ Pneumoperitônio ▪ Distensão abdominal ▪ Livedo reticular e moteamento

e sistemática própria, com dinâmica de atendimento diferente da destinada aos pacientes com afecção abdominais não traumáticas. Essa mistura de campos semânticos pode gerar confusão no atendimento e na comunicação. Doravante, todas as vezes em que se utilizar o termo "abdome agudo", este fará referência aos casos não relacionados ao trauma.

Dentre os pacientes com a síndrome do abdome agudo, podem-se reconhecer cinco subtipos diferentes: abdome agudo inflamatório, abdome agudo obstrutivo, abdome agudo perfurativo, abdome agudo vascular e abdome agudo hemorrágico. O abdome agudo inflamatório é o mais comum de todos,[3] em virtude da alta incidência de apendicite aguda na população, seguido pelo abdome agudo obstrutivo,[4] representado pelas bridas, hérnias de parede abdominal e neoplasias colorretais.

A caracterização clínica de cada subtipo de abdome agudo (Tabela 85.2) não será foco deste capítulo, sendo esmiuçada nos capítulos sequentes .

DOR ABDOMINAL VISCERAL

Durante a embriogênese, é possível reconhecer três divisões anatômicas para o TGI abdominal (Quadro 85.1):[5,6] intestino anterior, intestino médio e intestino posterior. Em virtude da sua origem embriológica comum, o conjunto de órgãos de cada uma dessas divisões do intestino primitivo compartilha pedículos vasculares e neuronais (gânglios) comuns, isto é, grupos de órgãos são vascularizados e inervados pelo mesmo pedículo vasculonervoso.

O intestino anterior intra-abdominal é composto pelos órgãos proximais (esôfago distal, estômago, duodeno até o ângulo de Treitz, fígado, vias biliares e pâncreas), cujo pedículo vascular arterial é o tronco celíaco e cujos plexos nervosos convergem para o gânglio celíaco. Ao intestino médio correspondem os órgãos intermediários do abdome, que são o jejuno a partir do ângulo de Treitz, o íleo, o colo direito (incluindo o ceco e o apêndice vermiforme) e os dois terços proximais do colo transverso; esses órgãos compartilham o pedículo arterial da artéria mesentérica superior e o gânglio mesentérico superior. O intestino posterior intra-abdominal, por sua vez, engloba os órgãos distais, ou seja, o terço distal do colo transverso, o colo descendente, o sigmoide e o reto alto, todos esses irrigados pela artéria mesentérica inferior e inervados pelos plexos do gânglio mesentérico inferior.

ATENÇÃO!

A presença de perda do realce da mucosa colônica e a delaminação da parede do colo são sinais sugestivos de isquemia e gangrena da parede colônica, que predispõem à sepse grave e à ruptura da alça.

Sabendo-se que cada víscera abdominal é envolta total ou parcialmente por uma lâmina de peritônio visceral, e que esse peritônio visceral também compartilha a inervação correspondente às origens embriológicas do intestino primitivo, podem-se também topografar três localizações diferentes para a dor abdominal de origem visceral.

Em outras palavras, a dor visceral abdominal possui uma localização referida pelo paciente que respeita a divisão embriológica intestinal, de tal modo que, quando houver irritação do peritônio visceral de qualquer um dos órgãos de um grupamento intestinal primitivo, a dor irá se localizar no mesmo local da inervação daquele intestino, independente do órgão afetado. Dessa forma, pode-se dividir a dor visceral em três localizações: 1. epigástrio/rebordos costais ou andar superior do abdome, para o intestino anterior; 2. mesogástrio/flancos, periumbilical ou andar intermediário do abdome, para o intestino médio; e 3. hipogástrio/fossas ilíacas, baixo ventre, suprapúbica ou andar inferior do abdome, para o intestino posterior. Como exemplo, ter-se-iam: a dor visceral oriunda de uma gastrite seria referida pelo paciente no epigástrico, assim como a dor da pancreatite aguda (intestino anterior); as dores viscerais da apendicite aguda e da diverticulite aguda do colo direito, por sua vez, seriam localizadas no mesogástrio (intestino médio), diferentemente da dor da diverticulite aguda do colo esquerdo, ou mesmo da retite alta, que seriam referenciadas no hipogástrio (intestino posterior).

Algumas exceções devem ser destacadas em relação aos locais de referência da dor visceral e seus respetivos órgãos. O coração, em alguns casos de SCA, pode apresentar-se com dor epigástrica, quadro conhecido como equivalente isquêmico, que é mais comum em mulheres idosas e diabéticas. Os órgãos pélvicos, como bexiga, útero e anexos, quando acometidos, apresentam-se com dor hipogástrica. O baço e as vias biliares, embora com inervação convergente para o gânglio celíaco, podem se apresentar, respectivamente, com dor no ombro esquerdo (sinal de Kehr) e no ombro direito (sinal de Lafond). O pâncreas e o duodeno, por serem órgãos retroperitoneais, podem ter sua dor referida no dorso, associada ou não à dor epigástrica.

DOR ABDOMINAL SOMÁTICA

A dor visceral (Quadro 85.2) difere da dor somática abdominal. A primeira, como se viu, é decorrente da irritação do peritônio visceral, tem localização difusa em um dos três andares do abdome, é geralmente em cólica, acompanhada por sintomas vagais de mal-estar, náusea e vômitos. A segunda, entretanto, decorre da irritação do peritônio parietal, que recobre as paredes internas da cavidade abdominal; essa dor somática é bem localizada, exatamente no ponto de irritação peritoneal, é geralmente em pontada ou facada, sem estar associada a sinais de estimulação vagal. No meio cirúrgico, diz-se que a dor visceral é mostrada pelo paciente com a mão espalmada, fazendo círculos sobre um dos andares do abdome, e a dor visceral é apontada com o dedo, em uma região ou ponto restrito da parede abdominal.

ATENÇÃO!

Na história clínica da maioria dos quadros de abdome agudo, principalmente no abdome agudo inflamatório, o paciente refere os sintomas com uma dor visceral que, em algumas horas ou dias, é sobreposta por uma dor somática.

Esse reconhecimento *temporal* permite aventar hipóteses sobre quais órgãos possam estar acometidos: inicialmente, identifica-se a qual intestino primitivo corresponde a dor visceral e, na sequência, formulam-se hipóteses sobre quais órgãos *daquele* intestino primitivo suspeito poderiam estar localizados no ponto da irritação peritoneal topografado pela dor somática. Como exemplo ilustrativo, pode-se considerar a história clássica da apendicite aguda em homens jovens. O quadro clínico inicia-se com uma dor inespecífica, em cólica, localizada na região periumbilical, acompanhada por astenia, náuseas e vômitos (dor visceral de intestino médio); após algumas horas, essa dor "migra" para a região da fossa ilíaca direita, sendo mais bem caracterizada pelo paciente, que aponta o quadrante inferior direito do abdome (ou seja, dor somática do peritônio parietal da fossa ilíaca direita, mais provavelmente sobre o apêndice vermiforme inflamado). Nesse caso, outras estruturas poderiam ser as responsáveis pela dor somática, como o íleo terminal e o ceco, nos casos de uma ileíte ou tiflite, respectivamente, embora a epidemiologia indique apendicite aguda como primeira hipótese diagnóstica.

Em resumo, considerando o exposto na definição sindrômica do abdome agudo e os conceitos de dor visceral e somática, conclui-se que: a partir das informações de dor abdominal e sinais/sintomas de alarme, tem-se o diagnóstico sindrômico de abdome agudo e seus subtipos (p. ex.: abdome agudo inflamatório), ao passo que com a característica da dor abdominal e sua evolução, tem-se o diagnóstico anatômico das doenças possíveis para essa síndrome (p. ex.: pancreatite aguda). O diagnóstico etiológico, por fim, vem para elucidar a causa base da doença, que sustenta sua fisiopatogenia (p. ex.: cálculo biliar ou álcool).

QUADRO 85.1 ■ Achados clínicos e de exames complementares mais comuns para os subtipos de abdome agudo não complicados

SUBTIPO	HISTÓRIA	EXAME FÍSICO	EXAMES LABORATORIAIS	EXAMES DE IMAGEM
Inflamatório	Dor moderada, inicialmente visceral que se torna somática Dias de evolução Histórico de calculose biliar (pancreatite aguda) ou divertículos colônicos (diverticulite aguda)	Sinais de resposta inflamatória sistêmica e sepse Peritonite com descompressão brusca presente (sinal de Murphy na colecistite aguda, sinal de Blumberg na apendicite aguda)	Leucocitose Proteína C-reativa elevada Amilase, lipase e enzimas canaliculares elevadas na pancreatite aguda biliar	US principal exame inicial, principalmente na suspeita de apendicite aguda e colecistite aguda US com achados de líquido livre e densificação dos planos gordurosos nas proximidades do processo inflamatório, com diminuição do peristaltismo das alças intestinais TC com borramento de gordura e líquido livre adjacente ao processo inflamatório US e TC com achados específicos: apendicite, pancreatite, colecistite, diverticulite
Obstrutivo	Náuseas e vômitos, com parada da eliminação de flatos e fezes Dias de evolução Antecedente de cirurgia prévia (bridas), hérnias da parede abdominal ou neoplasia intestinal	Sinais de resposta inflamatória sistêmica Desidratação Distensão abdominal importante, com timpanismo Aumento dos ruídos hidraéreos Cicatriz abdominal de cirurgias prévias para bridas Hérnias da parede abdominal com irredutibilidade (encarceramento ou estrangulamento) Toque retal com tumoração em casos de neoplasia de reto baixo	Discreta leucocitose Proteína C-reativa elevada Distúrbios eletrolíticos (hipopotassemia, hipocloremia, hipo- ou hipernatremia) Alcalose metabólica por êmese (obstruções altas) Acidose metabólica por desidratação (obstruções baixas)	Radiografia principal exame inicial Radiografia com níveis hidraéreos e dilatação de alças de delgado (centrais, empilhamento de moedas, pregas coniventes) ou colo (periféricas, haustrações), ausência de gás na ampola retal Radiografia achados específicos: sinal do grão-de-café (volvo de sigmoide) TC com sinais de dilatação de alças, região com transição de calibre de alças TC com achados específicos (caracterização de fator obstrutivo): brida, hérnia de parede, neoplasia, volvo, fecaloma, estenoses, hérnias internas
Perfurativo	Dor de forte intensidade Horas de evolução Antecedente de epigastralgia ou uso de AINH (úlcera péptica perfurada) ou neoplasia intestinal (neoplasia perfurada) Hisórico de ingestão de corpo estranho	Sinais de resposta inflamatória sistêmica e sepse Abdome em tábua (peritonite difusa) Timpanismo em hipocôndrio direito (sinal de Jobert)	Leucocitose Proteína C-reativa elevada Amilase e lipase podem estar elevadas	Radiografia principal exame inicial Radiografia com pneumoperitônio em cúpulas diafragmáticas TC com pneumoperitônio ou retropneumoperitônio, na dependência do local de perfuração TC com achados específicos: neoplasia, corpo estranho

Hemorrágico	Dor moderada Lipotímia ou síncope Horas de evolução Antecedente de gravidez, aneurisma de aorta, tumor hepático (adenoma)	Sinais de choque hipovolêmico (taquicardia, hipotensão, TEC elevado) Mucosas descoradas, palidez cutânea Abdome moderadamente distendido e doloroso difusamente Hematoma em parede abdominal	Queda de Hb e Ht (podem ser normais no início do quadro) Distúrbio de coagulação β-hCG positivo (gravidez ectópica rota)	TC principal exame inicial US com líquido livre (sangue) TC com sinais de líquido livre, extravasamento de contraste no ponto de sangramento, identificação de hematoma em retroperitônio US e TC com achados específicos: gravidez ectópica, tumor hepático, aneurisma de aorta Obs.: em caso de suspeita de aneurisma de aorta roto, não há tempo hábil para realização de exames de imagem
Vascular	Dor de moderada a forte intensidade Horas a dias de evolução Antecedente de trombose venosa ou arterial prévios, arritmias (embolia), doenças cardiovasculares (trombose arterial) Pode simular qualquer outro tipo de abdome agudo, na dependência do local de isquemia	Sinais de resposta inflamatória sistêmica e sepse grave Dor à palpação abdominal difusa, porém sem peritononite franca Propedêutica abdominal com poucos sinais em relação à intensidade da dor referida Obesidade e sinais de obstrução arterial periférica crônica (trombose), pulsos arrítmicos (embolia)	Leucocitose Proteína C-reativa elevada Acidemia e acidose metabólica Hiperlactatemia	Angio-TC principal exame inicial TC com sinais de baixa perfusão visceral, trombose venosa ou arterial em vasos mesentéricos, pneumatose intestinal, aeroportograma, líquido livre, borramento de gordura Obs.: o ECG pode ser útil na definição da fonte emboligênica cardíaca

HIERARQUIA RACIONAL DIAGNÓSTICA

Considere um paciente A, com apendicite aguda, e outro paciente B, com diverticulite aguda. Ambos, ao procurarem o pronto-socorro, apresentarão sinais e sintomas de resposta inflamatória sistêmica secundária à infecção peritoneal, sendo que o A terá sua dor mais localizada em fossa ilíaca direita, e o B, em fossa ilíaca esquerda. Após a realização de um exame de imagem, comprova-se que, para o paciente A, a inflação provinha do apêndice; e para o paciente B, provinha do divertículo em colo esquerdo. Em termos de sistematização diagnóstica, tanto A quanto B se apresentam com diagnóstico sindrômico de abdome agudo inflamatório, porém com diagnóstico anatômico de apendicite aguda e diverticulite aguda, respectivamente.

Pelo exposto, pode-se chegar a duas conclusões. Primeiro, o diagnóstico sindrômico é genérico e se baseia em achados clínicos, podendo ser realizado por médico generalista e exigindo poucos recursos tecnológicos, além de ser comum a diversas doenças com *semelhante* expressão clínica de disfunções sistêmicas. O diagnóstico anatômico, por sua vez, é mais específico, necessita de mais recursos e exames para sua confirmação, talvez requerendo a presença ou opinião de um especialista da área para determinar a melhor conduta. Em outras palavras, o diagnóstico sindrômico é mais abrangente e focado em achados sistêmicos, podendo ser realizado por médico generalista com baixa densidade tecnológica para sua confirmação e início da terapêutica.

A segunda conclusão refere-se à relevância do tratamento e seu impacto na morbimortalidade. Ambos os pacientes A e B estão expostos a fatores agressores secundários à sepse abdominal. Nesse momento do atendimento inicial, não é relevante saber se a origem da sepse se encontra no apêndice ou nos divertículos, pois isso não muda a conduta primária de tratamentos das disfunções. Ou seja, o tratamento inicial deve ser focado nas disfunções orgânicas, que são os agravos mais relevantes que ameaçam a vida; em um segundo momento, deve-se procurar tratar a causa específica dessas disfunções. Exemplo prático: o manejo do diagnóstico sindrômico de abdome agudo inflamatório envolve acessos venosos, monitoração, infusão de cristaloides, antibiótico na primeira hora, coleta de hemoculturas, correção de distúrbios eletrolíticos, entre outros (igual para os pacientes A e B); o manejo do diagnóstico anatômico, por sua vez, envolve a apendicectomia videolaparoscópica, para o paciente A, e a drenagem guiada por imagem, para o paciente B.

Em termos de custos e resultados, o tratamento da síndrome é mais efetivo e menos custoso, sendo focado nas disfunções orgânicas, que são a real ameaça imediata à vida dos pacientes, podendo ser realizado por médico generalista em ambiente de sala de emergência. O tratamento do diagnóstico anatômico, conquanto, exige mais recursos, sendo focado na correção da distorção anatômica (apêndice ou divertículo inflamado), devendo ser realizado por profissional especialista (cirurgião ou radiologista intervencionista), em ambiente de alta tecnologia (centro cirúrgico ou sala de intervenções).

Dessa forma, fica claro que, durante o atendimento inicial, deve-se focar no diagnóstico e no tratamento da síndrome do abdome agudo, que é comum a diversas doenças e coloca o paciente em risco de vida. Saber ou suspeitar do diagnóstico anatômico durante o exame inicial é relevante

QUADRO 85.2 ■ Dor visceral abdominal

INTESTINO PRIMITIVO	ÓRGÃOS ABDOMINAIS*	LOCALIZAÇÃO DA DOR#	PEDÍCULO ARTERIAL	GÂNGLIO
Anterior	Esôfago distal Estômago Duodeno Fígado Vias biliares Pâncreas	Epigástrio/rebordos costais	Tronco celíaco	Celíaco
Médio	Jejuno Íleo Colo direito Colo transverso (2/3 proximais)	Mesogástrio/flancos	AMS	Mesentérico superior
Posterior	Colo transverso (1/3 distal) Colo esquerdo Sigmoide Reto alto	Hipogástrio/fossas ilíacas	AMI	Mesentérico inferior

*Alguns outros órgãos também têm sua dor referida no abdome. O coração, na isquemia do miocárdio, pode doer em região de epigástrio (equivalente isquêmico). A bexiga urinária, o útero e seus anexos, por sua vez, podem doer em região de hipogástrio.
#Outras regiões também podem ser sede de dor originária de vísceras abdominais. O ombro direito pode doer em casos de acometimento das vias biliares (sinal de Lafond); o ombro esquerdo, pelo acometimento do baço (sinal de Kehr); o dorso, pelo acometimento pancreático e/ou duodenal; os flancos e as regiões inguinais, pelo acometimento dos rins e ureteres ipsilaterais.
Fonte: Metzger e colaboradores.[5]

e salutar, mas não se trata de condição *sine qua non* para iniciar a terapêutica de ressuscitação. Além disso, em termos cirúrgicos, é fundamental compensar as disfunções do paciente antes de submetê-lo à anestesia e à cirurgia propriamente dita, que também gera traumas e agride o organismo. Após a estabilização inicial do paciente, controladas as principais disfunções, deve-se então focar no diagnóstico anatômico e investir recursos para sua confirmação e resolução. O diagnóstico etiológico, mais complexo e não de menor importância, segue na sequência hierárquica de confirmação e tratamento.

ATENÇÃO!

Em síntese, o diagnóstico sindrômico destina-se a "democratizar" o atendimento inicial, ao passo que investe recursos naquilo que é mais relevante, independente da doença de base. O diagnóstico sindrômico tem precedência sobre o anatômico, que também o tem sobre o etiológico, devendo ser o foco de estudo e atuação dos médicos generalistas.

PROPEDÊUTICA CLÍNICA E ARMADA

A avaliação clínica do paciente com abdome agudo envolve uma interface médico/paciente que é mediada por recursos humanos e recursos tecnológicos. A anamnese e o exame físico, com destaque para a avaliação abdominal – a inspeção, a ausculta, a percussão e a palpação – são tempos iniciais fundamentais e indispensáveis na propedêutica do abdome agudo. Uma vez colhidas as informações oriundas da interface humana, segue-se à propedêutica armada, que depende de ferramentas com diferentes graus de densidade tecnológica. Entre esses recursos, destacam-se os exames de imagem: a radiografia simples, a US e a TC.

ATENÇÃO!

Com o avanço e a acessibilidade tecnológica, o médico generalista e o cirurgião geral devem se preocupar em instrumentalizar seu atendimento.[7]

A tecnologia não vem substituir a semiologia básica, fonte das principais informações e relações humanas, mas vem complementar. Assim sendo, cada vez mais os exames de imagem passam a fazer parte do exame clínico inicial (*point-of-care*), com destaque à US à beira do leito, pioneira no cenário do trauma abdominal e atualmente presente em diversos cenários hospitalares (pronto-socorro, UTI, centro cirúrgico etc.).

A radiografia de abdome em três posições (1. abdome em ortostase, 2. abdome em decúbito e 3. cúpulas diafragmáticas, com incidência anteroposterior) tem seu valor, principalmente, no abdome agudo perfurativo e no obstrutivo. É um exame barato, difundido na quase totalidade dos hospitais e com baixa dose de radiação. Sua limitação encontra-se para os casos de abdome agudo inflamatório, vascular e hemorrágico, nos quais os quadros iniciais têm pouca expressão radiológica. Alterações como alça sentinela, apagamento do músculo psoas e edema da parede das alças são pouco específicos, mais tardios na evolução da doença e dependem da boa técnica utilizada na aquisição das imagens.

A US, embora seja operador-dependente e tenha menor acurácia em pacientes obesos e com obstrução intestinal, é um exame de baixo custo e sem radiação, que permite avaliar diversos sinais de inflamação intraperitoneal: líquido livre, diminuição do peristaltismo das alças, edema de partes moles e espessamento da parede das vísceras, como exemplos. É mais indicada para casos suspeitos de apendicite aguda, colecistite aguda e doenças do trato geniturinário. Diversos aparelhos portáteis encontram-se disponíveis em alguns centros, o que permite otimizar o estudo realizado pelo próprio médico assistente, como nos procedimentos de acesso venoso central, ecocardiografia transtorácica, FAST, cricotiroideostomia, pesquisa de coleções peritoneais, avaliação de dilatação de vias biliares, calculose de vesícula biliar, dilatação do lúmen do apêndice cecal, entre outros. A US à beira do leito será, no futuro, uma extensão da propedêutica clínica, devendo ser incluída no arsenal de perícias de domínio de todo médico emergencista. Vale ressaltar que a US realizada pelo assistente não substitui em nenhum aspecto o exame realizado pelo radiologista, pois têm finalidades diferentes. A US do radiologista é completa e com precisão anatômica; a US do médico assistente é focada em ampliação dos sentidos para realização de procedimento e busca de alterações anatômicas pontuais, com a finalidade de otimizar o tempo, diminuir os custos e aumentar a segurança do paciente.

A TC de abdome apresenta maior acurácia na avaliação das doenças abdominais, porém com a desvantagem de ter maior custo, maior dose de radiação e, por muitas vezes, necessitar da infusão venosa de contraste iodado. É excelente na avaliação de pacientes obesos, em quea US ou a radiografia foram inconclusivas. Permite diagnosticar, por exemplo, pequenos volumes de pneumoperitônio, dilatação de alças intestinais, pontos de obstrução (tumores, bridas, volvos), densificação de gordura, perfusão dos tecidos e mais. É útil em todos os tipos de abdome agudo, tendo sua maior limitação nas alterações das vias biliares e dos órgãos pélvicos.

A RM tem pouco espaço na propedêutica inicial do abdome agudo no cenário de pronto-socorro, além de ter maior custo e menor disponibilidade.

CONCLUSÃO

O diagnóstico da síndrome do abdome agudo é eminentemente clínico (dor abdominal acompanhada por sinais/sintomas de alarme), podendo ser complementado com exames laboratoriais. Embora o diagnóstico anatômico seja necessário para a conduta definitiva dos casos, é por meio do diagnóstico sindrômico que se atua de forma rápida e eficaz nas disfunções orgânicas. Os exames de imagem, cada vez mais acurados e disponíveis, não devem substituir o exame clínico; porém, quando bem indicados, principalmente se interpretados pelo próprio médico assistente por meio da sua instrumentalização, agregam valor à propedêutica, o que otimiza o diagnóstico, o tratamento e a segurança dos pacientes.

REVISÃO

- O racional da nova definição é trazer o conceito de abdome agudo como um agravo de origem intra-abdominal, inicialmente subclínico, porém de evolução progressiva, com expressão clínica de intensidade variável em diversos sistemas.
- Dentre os pacientes com a síndrome do abdome agudo, podem-se reconhecer cinco subtipos diferentes: abdome agudo inflamatório, abdome agudo obstrutivo, abdome agudo perfurativo, abdome agudo vascular e abdome agudo hemorrágico.
- A dor visceral difere da dor somática abdominal. A primeira é decorrente da irritação do peritônio visceral, tem localização difusa em um dos três andares do abdome, é geralmente em cólica, acompanhada por sintomas vagais de mal-estar, náusea e vômitos. A segunda, entretanto, decorre da irritação do peritônio parietal, que recobre as paredes internas da cavidade abdominal; essa dor somática é bem localizada, exatamente no ponto de irritação peritoneal, é geralmente em pontada ou facada, sem estar associada a sinais de estimulação vagal.
- Durante o atendimento inicial, deve-se focar no diagnóstico e no tratamento da síndrome do abdome agudo, que é comum a diversas doenças e coloca o paciente em risco de vida.
- O diagnóstico da síndrome do abdome agudo é eminentemente clínico (dor abdominal acompanhada por sinais/sintomas de alarme), podendo ser complementado com exames laboratoriais. Os exames de imagem, cada vez mais acurados e disponíveis, não devem substituir o exame clínico, que também é importante.
- Em termos de custos e resultados, o tratamento da síndrome é mais efetivo e menos custoso, sendo focado nas disfunções orgânicas, que são a real ameaça imediata à vida dos pacientes, podendo ser realizado por médico generalista em ambiente de sala de emergência. O tratamento do diagnóstico anatômico, conquanto, exige mais recursos, sendo focado na correção da distorção anatômica (apêndice ou divertículo inflamado), devendo ser realizado por profissional especialista (cirurgião ou radiologista intervencionista), em ambiente de alta tecnologia (centro cirúrgico ou sala de intervenções).

REFERÊNCIAS

1. Balfour T. Cope's early diagnosis of the acute abdomen. J R Soc Med. 2006;99(1):42.
2. Cartwright SL, Knudson MP. Evaluation of acute abdominal pain in adults. Am Fam Physician. 2008;77(7):971-8.
3. Sartelli M, Viale P, Catena F, Ansaloni L, Moore E, Malangoni M, et al. 2013 WSES guidelines for management of intra-abdominal infections. World J Emerg Surg. 2013;8(1):3.
4. Maung AA, Johnson DC, Piper GL, Barbosa RR, Rowell SE, Bokhari F, et al. Evaluation and management of small-bowel obstruction: an Eastern Association for the Surgery of Trauma practice management guideline. J Trauma Acute Care Surg. 2012;73(5 Suppl 4):S362-9.
5. Metzger R, Wachowiak R, Kluth D. Embryology of the early foregut. Semin Pediatr Surg. 2011;20(3):136-44.
6. Metzger R, Metzger U, Fiegel HC, Kluth D. Embryology of the midgut. Semin Pediatr Surg. 2011;20(3):145-51.
7. Ghane MR, Gharib M, Ebrahimi A, Saeedi M, Akbari-Kamrani M, Rezaee M, et al. Accuracy of early rapid ultrasound in shock (RUSH) examination performed by emergency physician for diagnosis of shock etiology in critically ill patients. J Emerg Trauma Shock. 2015;8(1):5-10.

86

ABDOME AGUDO PERFURATIVO

- LAERCIO LOURENÇO
- CARLOS HARUO ARASAKI
- LEONARDO DE MELLO DEL GRANDE

Define-se abdome agudo perfurativo como um tipo de abdome agudo decorrente de perfuração do tubo digestório , desde a porção abdominal do esôfago até a parte peritonizada do reto, clinicamente manifestada por dor súbita e peritonite secundária. O pneumoperitônio é um achado típico dessa afecção. O abdome agudo perfurativo pode ser confundido com casos avançados de abdome agudo inflamatório, tais como apendicite e diverticulite agudas complicadas, e com casos avançados de abdome agudo obstrutivo devido a hérnia estrangulada ou volvo intestinal, por exemplo. O conteúdo aqui apresentado não se aplica ao trauma abdominal contuso ou penetrante com perfuração gastrintestinal.

■ FISIOPATOLOGIA E EPIDEMIOLOGIA

Doenças benignas ou malignas podem produzir solução de continuidade em parede de víscera oca do trato digestório, permitindo extravasamento de saliva, suco digestório, bile, líquido entérico ou fezes, e causando dor localizada que logo se espalha por todo o abdome, devido à irritação dos folhetos peritoneais, visceral e parietal, especialmente durante a movimentação, a tosse e a inspiração profunda. No espaço subfrênico, a irritação do diafragma pode provocar dor irradiada para ombro ipsilateral. O quadro clínico é acompanhado de taquicardia e mal-estar, além de sinais de íleo adinâmico, manifestado pela diminuição dos ruídos hidraéreos. Doze a 24 horas depois da perfuração, surgem sinais de infecção, tais como febre, hipotensão e leucocitose, ou até sepse. A passagem de ar para a cavidade peritoneal (pneumoperitônio) produz distensão abdominal variável, sendo mais acentuada no caso de perfuração colorretal. O bloqueio espontâneo da perfuração, seja pelo omento maior, seja pelas vísceras adjacentes, explica casos que não evoluem prontamente para sepse.

No esôfago distal, a perfuração pode ocorrer durante dilatação endoscópica de lesão estenosante, ou desencadeada por vômitos (síndrome de Boerhaave). No estômago e no duodeno, a úlcera péptica e o câncer gástrico podem sofrer perfuração, assim como o linfoma gástrico, durante a quimioterapia. Fumantes de *crack* (derivado da cocaína) podem apresentar, também, perfuração no estômago. Gastrenterite eosinofílica, embora rara, é outra possível causa de perfuração gástrica ou duodenal. Perfurações espontâneas de intestino delgado e colos são raras, podendo decorrer de: enterocolite por CMV, particularmente em indivíduos imunossuprimidos; enterite por *Salmonella typhi*, em pessoas originárias do norte e nordeste brasileiro, da Índia, e de países africanos; tuberculose intestinal; enterite actínica, isto é, pós-radioterapia; vasculite intestinal ou colônica (poliarterite nodosa, vasculites associadas a ANCA, púrpura de Henoch-Schönlein e arterite de Takayasu); colite por *Clostridium difficile*, associado a megacolo tóxico; pseudo-obstrução colônica aguda (síndrome de Ogilvie); tumor maligno colorretal avançado; complicação de procedimentos via colonoscopia; e, corpos estranhos, como palito de dente ou osso de peixe.

Das etiologias citadas, a causa mais frequente de abdome agudo perfurativo é a úlcera péptica gastroduodenal, sendo esta associada frequentemente ao uso de AINEs e, em cerca de 70% dos casos, com infecção por *Helicobacter pylori*.[1] De valor apenas histórico, a úlcera perfurada de causa neurogênica foi sugerida por Harvey Cushing, em 1932, daí o epônimo "úlcera de Cushing".[2]

A perfuração ocorre em 2 a 10% dos casos de doença ulcerosa péptica, e o local da perfuração envolve a parede anterior da primeira porção duodenal (60%), antro (20%) e curvatura menor do estômago (20%).[3]

ATENÇÃO!

O abdome agudo perfurativo é uma emergência comum em todo o mundo, com taxa de mortalidade associada de até 30%, razão pela qual constitui uma medida essencial para bom resultado o tratamento precoce, seja cirúrgico ou não.[4]

■ QUADRO CLÍNICO

Dependendo da etiologia, a manifestação clínica pode progredir lenta ou rapidamente para estado de choque e óbito. Os primeiros sintomas são dor súbita localizada na região do órgão perfurado, que piora com deambulação, acompanhada de taquicardia, sudorese fria, náusea, inapetência e mal-estar. Em relação à úlcera péptica, a dor inicia-se no epigástrio ou no quadrante superior direito.[5] Posteriormente, a dor se dissemina por todo abdome, podendo acompanhar-se de febre, hipotensão, oligúria e rebaixamento do nível de consciência. No exame físico abdominal, pode-se observar rigidez da musculatura da parede abdominal anterior, referida como "abdome em tábua", dificultando a palpação das vísceras, mas evidenciando sinal de descompressão abdominal (DB) nos quatro quadrantes. A percussão da região costal inferior direita permite caracterizar o sinal de Jobert, pela substituição da macicez hepática por timpanismo, especialmente no pneumoperitônio moderado ou grande. Os ruídos hidraéreos podem estar abolidos devido ao íleo adinâmico.

■ DIAGNÓSTICO

Uma vez feita a suspeita clínica de abdome agudo perfurativo, os exames são direcionados para verificar a presença de ar livre na cavidade abdominal. A radiografia simples de abdome nas três posições clássicas, ou seja, em pé, deitado e cúpulas, permite o diagnóstico em mais de 90% dos casos. Na incidência de cúpulas diafragmáticas (Figura 86.1), o pneumoperitônio pode ficar evidente entre o hemidiafragma direito e o fígado. Em pacientes que não toleram fazer exame radiográfico em posição ortostática, devido à peritonite, poder-se-ia utilizar a posição de Laurell (Figura 86.2). Atualmente, a TC permite a identificação de pequenos volumes de ar, sendo indicada quando há dúvida diagnóstica e, também, para localizar a perfuração e para descobrir a provável etiologia (Figura 86.3). Exames bioquímicos também devem ser solicitados, podendo evidenciar leucocitose, amilase sérica alterada e provas de atividade inflamatória aumentada. O lactato altera-se substancialmente na sepse. Em casos duvidosos, a laparoscopia pode ser utilizada como método diagnóstico e, eventualmente, ser terapêutico também.

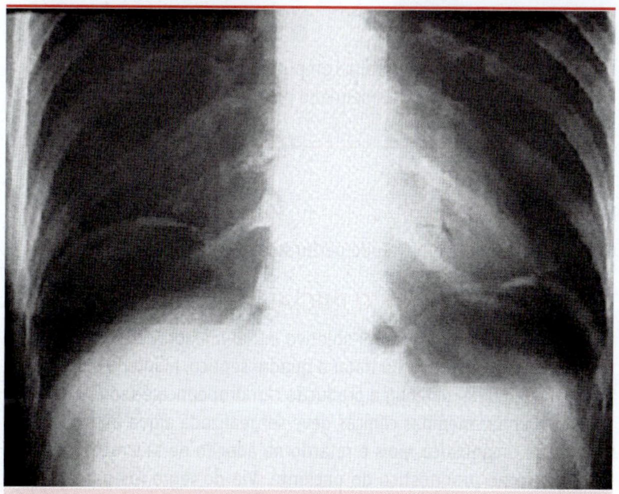

FIGURA 86.1 ■ Radiografia simples de abdome (cúpulas) demonstrando o pneumoperitônio subfrênico direito.

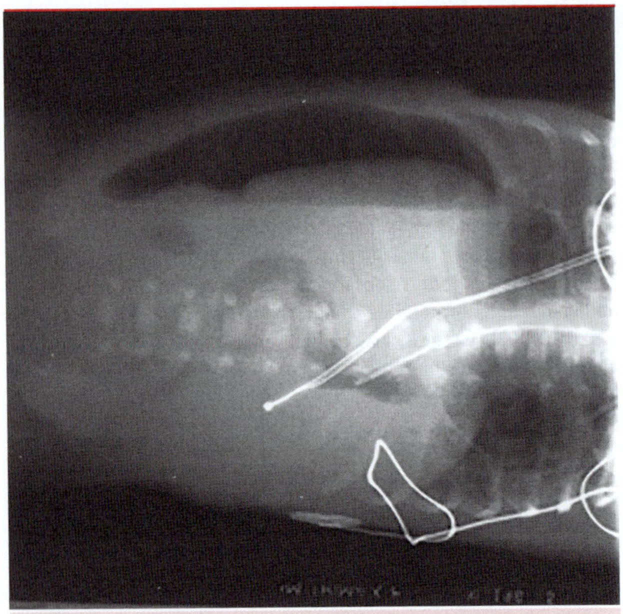

FIGURA 86.2 ■ Radiografia em decúbito lateral esquerdo com raios horizontais (Laurell) demonstrando pneumoperitônio.

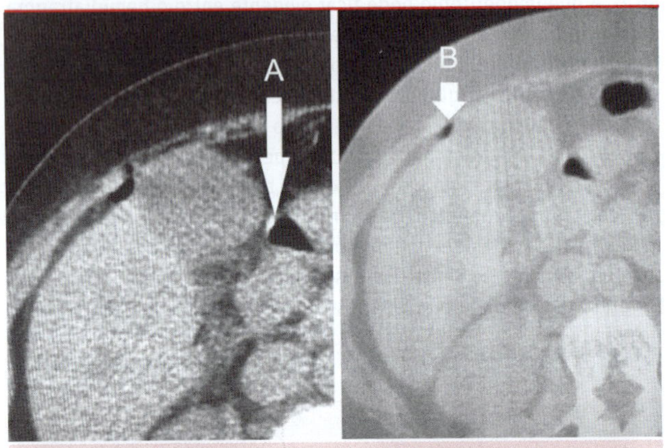

FIGURA 86.3 ■ Tomografia computadorizada do abdome mostra o duodeno (A) e demonstra pequeno pneumoperitônio (B) devido à úlcera duodenal perfurada.

■ TRATAMENTO

O tratamento do abdome agudo perfurativo classicamente é cirúrgico.

TRATAMENTO CLÍNICO INICIAL

O tratamento clínico tem como objetivo inicial melhorar as condições gerais do paciente, prevenir ou tratar o quadro séptico, manter a oxigenação tecidual adequada, diminuir a produção cloridropéptica e sedar a dor.[6]

O inicio das medidas clínicas deve ser realizada ainda na fase da investigação diagnóstica, pois o retardo na adoção de tais medidas pode ter impacto no prognóstico do paciente. Via de regra, os pacientes se apresentam com quadro hipovolêmico, pois além do extravasamento de conteúdo gastrintestinal, a peritonite decorrente se caracteriza por sequestro líquido considerável. Para isso, é importante a instalação de acesso venoso periférico e a sondagem vesical de demora. A reposição volêmica deve ser iniciada com cristaloides e/ou expansores plasmáticos com o objetivo de promover a perfusão tecidual satisfatória. A hidratação deve ter como meta a normalização da perfusão periférica, do débito urinário, da frequência cardíaca (FC) e da pressão arterial. A correção dos distúrbios hidreletrolíticos e acidobásicos também deve ser realizada e é fundamental para que o paciente apresente condições mais próximas do ideal no momento da operação.

ATENÇÃO!

Alguns pacientes podem apresentar graus variados de desconforto respiratório, taquipneia, dessaturação de oxigênio e cianose. Nestes casos, a administração de oxigênio ou mesmo a IOT pode ser necessária.

Com o diagnóstico de abdome agudo perfurativo estabelecido, é importante a administração de medicações que diminuam a secreção ácida. A SNG é indicada para diminuir o eventual extravasamento de suco gastroduodenal na cavidade peritoneal nos casos de perfuração péptica, além de promover a melhora da distensão abdominal.

Embora alguns autores admitam o uso de antibióticos apenas nos casos de sepse estabelecida, de maneira geral se inicia o uso de antibióticos de amplo espectro, especialmente com cobertura para gemes gram-negativos e anaeróbios.

De mesma importância das medidas já mencionadas, a sedação da dor e o controle do vômito constituem medidas que diminuem o sofrimento, melhoram a dinâmica respiratória e impedem a deterioração dos distúrbios hidreletrolíticos.[7]

O hiato de tempo entre o estabelecimento do diagnóstico e a conduta definitiva deve ser um período de intensa atuação da equipe médica, a fim de se evitar que o paciente vá para um procedimento cirúrgico deteriorado do ponto de vista clínico. Essas medidas clínicas têm impacto direto no sucesso do tratamento cirúrgico.

TRATAMENTO CIRÚRGICO

O tratamento cirúrgico é a opção terapêutica definitiva mais realizada nos pacientes com abdome agudo perfurativo tão logo o diagnóstico seja estabelecido e o paciente esteja compensado clinicamente. Como na maior parte das vezes, o paciente tem sua cirurgia indicada baseada no diagnóstico sindrômico de abdome agudo perfurativo, a operação proposta é a laparotomia exploradora. Após a abertura, aspiração do conteúdo intra-abdominal e lavagem exaustiva da cavidade, o fator etiológico é determinado. Como se viu, existem inúmeras causas possíveis de abdome agudo perfurativo. Será descrito a seguir o tratamento preconizado nas principais causas de abdome agudo perfurativo.

Cirurgia na úlcera péptica perfurada

A úlcera duodenal perfurada é a principal causa de abdome agudo perfurativo, muito embora, nos últimos anos, observa-se um aumento da frequência das perfurações resultantes de úlceras gástricas. Como visto, as localizações mais comuns são a primeira porção do duodeno e o antro gástrico.

Nas úlceras duodenais, o procedimento mais realizado é o debridamento das bordas da lesão, rafia e epíplonplastia (técnica de Graham-Steele). Essa técnica é amplamente aceita nos casos de úlceras agudas (associadas ao uso de AINE, pacientes traumatizados, doenças graves concomitantes e pós-operatórios), em pacientes graves ou que as condições da cavidade não permitam procedimentos maiores. Apresenta baixa mortalidade e altas taxas de sucesso.

Nos pacientes portadores de úlceras duodenais crônicas perfuradas, a simples sutura da úlcera apresenta altas taxas de recorrência da doença péptica. Este fato é observado principalmente nos pacientes já tratados adequadamente (erradicação do *Helicobacter pylori*) ou com complicações crônicas da úlcera duodenal (estenose). Nestes casos, muitos cirurgiões preconizam o tratamento definitivo da úlcera.

ATENÇÃO!

O tratamento radical depende, no entanto, das condições clínicas do pacientes, do grau de contaminação da cavidade peritoneal e da experiência do cirurgião.

Muitas técnicas são descritas na literatura para o tratamento definitivo da ulcera duodenal perfurada. As mais utilizadas são:

- Vagotomia gástrica proximal + sutura simples + epiplonplastia;
- Vagotomia troncular + piloroduodenoplastia;
- Vagotomia troncular + antrectomia.

A mortalidade dessas modalidades de tratamento varia de 3 a 15%. De qualquer modo, com o conhecimento maior do papel do *Helicobacter pylori* na fisiopatologia das úlceras duodenais e com o advento de novas classes mais eficientes de IBP, as cirurgias mais radicais vêm perdendo espaço.[8]

A úlcera gástrica perfurada merece atenção especial, pois apresenta taxa relativamente alta de malignidade, chegando a 8%. Além disso, sua fisiopatologia é diferente da úlcera duodenal. Apesar da técnica de Graham-Steele apresentar bom resultados imediatos, esses dois fatores fazem com que exista uma tendência maior para os procedimentos que envolvam ressecções gástricas. Assim como para a úlcera duodenal, essa conduta tem restrições, dependendo também das condições do paciente, do grau de contaminação da cavidade e da experiência do cirurgião. A realização da gastrectomia ou ressecção em cunha e da realização ou não da vagotomia dependem da localização, do tamanho e do aspecto da úlcera. Na impossibilidade da ressecção, devem-se realizar múltiplas biópsias da úlcera na tentativa de exclusão de doença neoplásica.[9]

Cirurgia laparoscópica na úlcera péptica perfurada

A via laparoscópica surgiu nos últimos anos como opção bastante interessante no tratamento das úlceras pépticas perfuradas. Essa técnica apresenta resultados semelhantes à técnica convencional no que diz respeito à duração do procedimento, à permanência da SNG, à analgesia e ao tempo de internação e morbimortalidade. A realização da limpeza da cavidade, a sutura da úlcera e a epiplonplastia são tecnicamente factíveis e não dependem de material especial.[10]

Tratamento conservador na úlcera péptica perfurada

Nos pacientes com evidencias na tomografia de perfurações bloqueadas, sem extravasamento de contraste e clinicamente estáveis, o tratamento conservador da ulcera duodenal é descrito com boas taxas de sucesso. Essa conduta é reservada para casos muito bem definidos. É particularmente aceita em pacientes com alto risco cirúrgico, que apresentem lesões tamponadas, com pouco extravasamento de conteúdo gastroduodenal e pequeno pneumoperitonio. Esses pacientes devem ser mantidos em jejum, com SNG aberta, hidratação, NPT e antibioticoterapia. Apresentando piora, o paciente deve ser encaminhado para o tratamento cirúrgico.[11]

CIRURGIA NA PERFURAÇÃO DO INTESTINO DELGADO

A opção terapêutica operatória a ser adotada está intimamente relacionada à causa da perfuração, ao número de perfurações, às condições clínicas do paciente e às condições da cavidade peritoneal; entretanto, não existe consenso sobre qual a melhor técnica a ser realizada. As perfurações decorrentes de doenças infeciosas (como a tuberculose, a febre tifoide e o CMV), de doenças sistêmicas (vasculites e isquemia) e secundárias a neoplasias, via de regra, são tratadas de maneira mais eficaz com ressecção do segmento acometido. A realização de anastomose primária ou de enterostomia depende da doença de base, da condição local e da condição geral do paciente.

ATENÇÃO!

As perfurações decorrentes de corpos estranhos ou de procedimentos diagnósticos e terapêuticos (nefrourológicos, endoscópicos e laparoscópicos) podem ser tratadas de maneira segura com a sutura simples da lesão.[12]

CIRURGIA NA PERFURAÇÃO DO INTESTINO GROSSO

Em geral, as perfurações do intestino grosso estão associadas à contaminação fecal da cavidade e a quadro séptico importante. O tratamento cirúrgico irá depender da causa da perfuração e das condições clínicas do paciente, mas normalmente envolve ressecção do segmento acometido e confecção de colostomia.[6]

CIRURGIA NA PERFURAÇÃO DO ESÔFAGO

As perfurações do esôfago abdominal estão normalmente associadas à instrumentação endoscópica, secundária a vômitos (síndrome de Boerhaave) e a ingestão de corpos estranhos. O reparo primário pode ser realizado nos pacientes sem doença esofágica prévia (neoplasia, acalasia ou estenose), com tempo de perfuração curto (< 24 horas) e sem contaminação grosseira da cavidade. Nestes casos, além do reparo primário, recomenda-se a proteção da sutura com o fundo gástrico (fundoplicatura). Na vigência de doença esofágica concomitante, o tratamento cirúrgico definitivo da doença de base pode ser realizado, se as condições do paciente permitirem. Em casos extremos, a esofagectomia, com esofagostomia cervical e jejunostomia alimentar, pode ser realizada.[13]

REVISÃO

- Define-se abdome agudo perfurativo como um tipo de abdome agudo decorrente de perfuração do tubo digestório, desde a porção abdominal do esôfago até a parte peritonizada do reto, clinicamente manifestada por dor súbita e peritonite secundária.
- Os primeiros sintomas são dor súbita localizada na região do órgão perfurado, que piora com deambulação, acompanhada de taquicardia, sudorese fria, náusea, inapetência e mal-estar. Em relação à úlcera péptica, a dor inicia-se no epigástrio ou no quadrante superior direito. Posteriormente, a dor se dissemina por todo abdome, podendo acompanhar-se de febre, hipotensão, oligúria e rebaixamento do nível de consciência.
- Uma vez feita a suspeita clínica de abdome agudo perfurativo, os exames são direcionados para verificar a presença de ar livre na cavidade abdominal. A radiografia simples de abdome nas três posições clássicas, ou seja, em pé, deitado e cúpulas, permite o diagnóstico em mais de 90% dos casos.
- O tratamento do abdome agudo perfurativo classicamente é cirúrgico.
- O tratamento clínico tem como objetivo inicial melhorar as condições gerais do paciente, prevenir ou tratar o quadro séptico, manter a oxigenação tecidual adequada, diminuir a produção cloridropéptica e sedar a dor.[6]

REFERÊNCIAS

1. Gisbert JP, Pajares JM. Helicobacter pylori infection and perforated pepticulcer prevalence of the infection and role of antimicrobial treatment. Helicobacter. 2003;8(3):159-67.
2. Wijdicks EF. Cushing's ulcer: the eponym and his own. Neurosurgery. 2011;68(6):1695-8.
3. Bertleff MJ, Lange JF. Perforated peptic ulcer disease: a review of history and treatment. Dig Surg. 2010;27(3):161-9.
4. Søreide K, Thorsen K, Harrison EM, Bingener J, Møller MH, Ohene-Yeboah M, et al. Perforated peptic ulcer. Lancet. 2015;386(10000):1288-98.
5. Nirula R. Gastroduodenal perforation. Surg Clin North Am. 2014;94(1):31-4.
6. Sabiston Jr DC, Townsend MC. Tratado de cirurgia. 16. ed. Rio de Janeiro: Guanabara Koogan; 2003.
7. Wilhelmsen M, Møller MH, Rosenstock S. Surgical complications after open and laparoscopic surgery for perforated peptic ulcer in a nationwide cohort. Br J Surg. 2015;102(4):382-7.
8. Gama Rodrigues JJ, Del Grande JC, Martinez JC, editores. Tratado de clínica cirúrgica do sistema digestório: estômago. São Paulo: Atheneu; 2004.
9. Saad Jr R, Moreira Maia A, Viana Salles RAR, Carvalho WR, Maia AM, Castro Filho HF, editores. Tratado de cirurgia do CBC. 2. ed. rev. atual. Atheneu; 2015.
10. Muller MK, Wrann S, Widmer J, Klasen J, Weber M, Hahnloser D. Perforated peptic ulcer repair: factors predicting conversion in laparoscopy and postoperative septic complications. World J Surg. 2016;40(9):2186-93.
11. Lee CW, Sarosi GA Jr. Emergency ulcer surgery. Surg Clin North Am. 2011;91(5):1001-13.
12. Gama Rodrigues JJ, Del Grande JC, Martinez JC. Tratado de clínica cirúrgica do sistema digestório: intestino delgado. São Paulo: Atheneu; 2004.
13. Carrott PW Jr, Low DE. Advances in the management of esophageal perforation. Thorac Surg Clin. 2011;21(4):541-55.

LEITURA SUGERIDA

Faggian A, Berritto D, Iacobellis F, Reginelli A, Cappabianca S, Grassi R. Imaging patients with alimentary tract perforation: literature review. Semin Ultrasound CT MR. 2016;37(1):66-9.

87 ABDOME AGUDO HEMORRÁGICO

MAURÍCIO PICHLER RICCI

RITA M. A. M. MOURA FRANCO

MILTON SCALABRINI

O AAH é caracterizado por sangramento espontâneo em peritônio livre. O sangramento em cavidade abdominal não relacionado ao trauma é raro e incide em apenas 2% dos pacientes que se apresentam com abdome agudo na emergência. Por sua raridade, deve-se manter alto índice de suspeita clínica em pacientes com fatores de risco específicos, dor abdominal atípica, instabilidade hemodinâmica e choque hipovolêmico.

As causas do AAH são múltiplas e variadas. Mais comumente ocorrem por doenças hepáticas, esplênicas, vasculares e ginecológicas. A abordagem do cirurgião de emergência deve ser rápida e precisa no sentido de diminuir as altas taxas de mortalidade envolvidas no hemoperitônio espontâneo.

FATORES DE RISCO

Os fatores de risco relevantes incluem hipertensão, que acarreta degeneração e fibrose da parede de vasos viscerais, síndrome de Marfan e Ehlers-Danlos, por predispor à formação de aneurismas devido às alterações do tecido conectivo e distúrbios da matriz extracelular, doenças do colágeno, como LES e poliarterite nodosa, que predispõe também à formação de aneurismas, coagulopatias e uso de anticoagulantes, principalmente por mulheres em idade fértil, pelo risco de sangramento durante a ovulação.

QUADRO CLÍNICO

O sangramento peritoneal espontâneo pode ocorrer em qualquer idade, mas é na 5° e 6° décadas de vida sua maior prevalência. Atinge mais homens do que mulheres na proporção de 3:2. Nos jovens, a ruptura de artérias esplâncnicas devido aos aneurismas congênitos e à necrose da camada média de arteríolas na poliarterite nodosa são as principais causas de AAH, além de sangramentos ginecológicos e obstétricos. Nos idosos, as causas mais comuns são a ruptura de tumores e de aneurisma de aorta abdominal.

ATENÇÃO!

Os processos inflamatórios erosivos, como pancreatite e pseudocisto de pâncreas, também podem ser causas de AAH.

No início do quadro, enquanto a hemorragia está confinada ao ponto do sangramento e o hematoma inicia sua expansão, a dor abdominal costuma ser leve. Com a progressão do sangramento e a ruptura de hematomas confinados, o quadro clínico se acentua, com dor mais intensa, difusa, acompanhada de náuseas, vômitos, taquicardia e hipotensão arterial. Essa progressão pode durar minutos ou dias, dependendo da intensidade do sangramento. O choque hipovolêmico também pode variar entre a taquicardia isolada até o choque franco, com perda sanguínea maior do que 2.000 mL, caracterizado por queda de pressão arterial, de pressão de pulso, taquipneia, confusão mental ou letargia, palidez e diurese ausente. Essas situações extremas requerem abordagem cirúrgica imediata, a fim de conter a fonte do sangramento.

O exame abdominal deve ser minucioso na avaliação de sinais de irritação peritoneal, visceromegalias, massas palpáveis, sopros e equimoses periumbilicais (sinal de Cullen).

DIAGNÓSTICO

Os exames laboratoriais relevantes são hemograma, coagulograma, gonadotrofina coriônica humana beta (β-hCG), lipase e amilase. Observa-se, normalmente, queda de Hb e Ht, leucocitose e eventualmente plaquetopenia. O coagulograma orienta o tratamento em relação às coagulopatias. Em mulheres em idade fértil, o β-hCG é fundamental pela possibilidade de gravidez ectópica rota. A pancreatite, com quadro clínico inespecífico e possível choque hipovolêmico pode ser diagnosticada com a amilase e a lipase.

ATENÇÃO!

Os exames de imagem têm três funções básicas: diagnosticar o AAH, ao detectar a presença de sangue na cavidade abdominal; localizar a origem do sangramento e determinar se há sangramento arterial ativo.

A US na sala de emergência é uma ferramenta diagnóstica importante para pacientes hemodinamicamente instáveis, para a confirmação de sangue livre na cavidade abdominal. As vantagens da utilização da US se baseiam no fato de não ser método invasivo, nem emitir radiação, além de poder ser repetida quantas vezes forem necessárias. Pode ser realizadao já durante a avaliação inicial do paciente em sala de emergência e é de baixo custo. Por outro lado, esse método depende da experiência do examinador, tem sua sensibilidade reduzida em pacientes obesos e quando há pequena quantidade de líquido na cavidade (menos de 500 mL) ou interposição gasosa, podendo também apresentar resultados falso-negativos em lesões de retroperitônio.

Em pacientes hemodinamicamente estáveis, a TC de abdome é o exame de escolha para o diagnóstico, pois pode revelar o local exato do sangramento, detectar hemorragia ativa, podendo também inferir o tempo de sangramento pela variação de unidade Hounsfield entre sangue fresco, coagulado e lisado. A detecção de hemorragia ativa na TC é indicativa de embolização ou cirurgia de emergência.

O lavado peritoneal também pode ser realizado na ausência da US. É indicado quando o exame físico é duvidoso, em pacientes em choque ou hipotensos e quando há alteração do nível de consciência. As contraindicações ocorrem quando o paciente já tem indicação de cirurgia, quando tem cirurgia abdominal prévia, em gestantes, obesos, cirróticos descompensados e em coagulopatia.

Em pacientes hemodinamicamente estáveis, pode-se lançar mão da laparoscopia. Por meio dela, tanto o diagnóstico definitivo pode ser feito como também o tratamento realizado. A laparoscopia apresenta contraindicações, como em pacientes com insuficiência respiratória grave, choque hipovolêmico não compensado, obesidade mórbida, múltiplas intervenções abdominais prévias e coagulopatias. Algumas dessas contraindicações são relativas desde que haja equipe habilitada e treinada para intervenções rápidas e seguras para o paciente, mesmo nas condições citadas, além da disponibilidade dos equipamentos.

■ TRATAMENTO

A conduta inicial do AAH é a mesma indicada em qualquer afecção hemorrágica, como no trauma ou nas hemorragias digestivas, qual seja, a estabilização hemodinâmica, baseada em reposição hídrica com cristaloides e sangue.

A graduação do choque define a urgência na avaliação radiológica e na indicação cirúrgica. Nos pacientes instáveis, nem sempre há tempo para determinar o diagnóstico anatômico do sangramento, ou seja, deve-se indicar a laparotomia mesmo sem que o local do sangramento esteja definido.

A laparotomia deve ser sempre indicada naqueles pacientes com dor abdominal, exame físico sugestivo de abdome agudo e instabilidade hemodinâmica, sem resposta à reposição volêmica. Deve ser realizada se houver suspeita de rotura de órgãos ou aneurismas e em outras condições em que o retardo de uma intervenção poderá acarretar a morte do paciente.

O tratamento específico deve ser direcionado ao órgão que apresenta o sangramento.

■ AFECÇÕES HEPÁTICAS

A causa não ginecológica mais comum de AAH é a ruptura hepática. Na maioria dos casos, a ruptura ocorre em tumores hepáticos, tanto malignos quanto benignos. A patologia hepática que mais comumente causa sangramento peritoneal espontâneo é o HCC. A fragilidade dos vasos que nutrem o HCC, associada à congestão do tumor por comprometimento do retorno venoso, são os fatores desencadeantes da ruptura e do sangramento. A incidência de ruptura nos pacientes com HCC varia entre 3 e 26%, e a mortalidade atinge até 66%. Outras causas de sangramento hepático espontâneo são adenomas, hemangiomas, hiperplasia focal nodular, metástases, doenças infiltrativas hepáticas, como amiloidose, cisto hidático, síndrome HELLP, eclâmpsia e doenças do tecido conectivo.

ATENÇÃO!

Assim como o diagnóstico, o tratamento das afecções hepáticas depende do grau de instabilidade.

Nos pacientes instáveis, durante a laparotomia, pode ser indicado o rápido e salvador procedimento de "empacotamento" do fígado com compressas, igual ao que se indica no trauma hepático. Esses pacientes serão submetidos a outros procedimentos, em até 72 horas após o primeiro. As compressas são retiradas, e o tratamento definitivo do sangramento é realizado, podendo ser indicadas, para isso, as ressecções hepáticas.

Nos pacientes estáveis, pode ser indicado o tratamento conservador, acompanhado de exames de imagem seriados. As ressecções hepáticas também são uma opção de tratamento definitivo no primeiro procedimento.

O aprimoramento dos materiais e a melhora das técnicas endovasculares e da radiologia intervencionista têm permitido tratar pacientes selecionados com embolização arterial, obtendo-se controle do sangramento.

■ AFECÇÕES ESPLÊNICAS

A ruptura espontânea do baço é rara. Diferentemente do fígado, sua ruptura não decorre de massas localizadas no parênquima. A ruptura esplênica está associada a inúmeras doenças infecciosas (malária, mononucleose, CMV, febre tifoide, HIV, entre outras), doenças malignas hematológicas (linfomas, leucemias), angiossarcomas, coriocarcinomas, amiloidose e doença de Gaucher.

A fisiopatologia não está totalmente esclarecida. Os fatores de risco clássicos são a infiltração esplênica pela doença hematológica e os infartos esplênicos, podendo estar associados à trombocitopenia e à coagulopatia, que contribuem para hemorragias intraesplênicas e subcapsulares que culminam com um aumento do risco de ruptura.

O tratamento, na vasta maioria dos casos, é a esplenectomia. Mesmo que em alguns casos selecionados de mononucleose, a conduta conservadora possa ser realizada, a esplenectomia se impõe, geralmente por instabilidade hemodinâmica, por não se saber o diagnóstico patológico esplênico e pela possibilidade de ressangramentos. A ruptura esplênica por doença hematológica maligna tratada de maneira conservadora parece ser invariavelmente fatal, sendo a esplenectomia sempre indicada.

■ AFECÇÕES VASCULARES

ANEURISMA DE AORTA ABDOMINAL

A ruptura de aneurisma de aorta abdominal é um evento trágico com mortalidade elevada. Aproximadamente metade dos pacientes morre antes de chegar ao hospital, e outros 20% morrem antes de serem operados.

A ruptura pode ocorrer anteriormente, havendo sangramento para a cavidade peritoneal; ou posteriormente, causando sangramento para a região retroperitoneal.

ATENÇÃO!

Devido à gravidade do quadro e à diversidade do quadro clínico, deve-se descartar o aneurisma de aorta abdominal, utilizando-se métodos de imagem precocemente. Nos pacientes instáveis hemodinamicamente, indica-se US em sala de emergência; e naqueles que ainda se apresentam estáveis, TC.

A laparotomia mediana supra e infraumbilical é a escolha, pois permite a adequada exposição do aneurisma. Deve-se clampear a aorta acima e abaixo do aneurisma, após heparinização sistêmica, para evitar a trombose das artérias distais ao clampeamento. Em seguida, procede-se à abertura do aneurisma e à anastomose de prótese sintética, sendo necessários os reimplantes de tronco celíaco, artérias renais, AMS e AMI, dependendo do nível de dissecção e ruptura do aneurisma.

Para o êxito do tratamento, são imperativas a participação do cirurgião vascular e a disponibilização de instrumental e material específicos para esse tipo de procedimento.

ANEURISMA DE TRONCO CELÍACO

O aneurisma de tronco celíaco é incomum. As cirurgias convencionais descritas para o seu tratamento, principalmente em situações de urgência, em geral são acompanhadas de morbimortalidade significativa. A técnica adequada é a ressecção do segmento arterial acometido seguida de revascularização dos ramos do tronco celíaco, embora a ligadura da origem destas artérias também esteja descrita em casos de impossibilidade técnica ou gravidade do paciente. A aorta abdominal e artéria renal são os principais sítios doadores para a revascularização dos ramos do tronco celíaco.

A embolização por meio de procedimentos endovasculares, realizados por hemodinamicistas, ou percutâneos, realizados por radiologistas intervencionistas, são alternativas viáveis em pacientes de alto risco para procedimentos cirúrgicos. Eles têm a vantagem de poderem ser realizados com anestésicos locais, com recuperação mais rápida.

ANEURISMA DE ARTÉRIA ESPLÊNICA

Os aneurismas de artéria esplênica são raros e ocorrem em pacientes idosos, gestantes e em portadores de hipertensão portal. Sua ruptura é dramática e exige cirurgia de urgência. A técnica consiste em ressecção do aneurisma e anastomose término-terminal com interposição de prótese nos aneurismas proximais. Nos aneurismas distais, deve-se realizar a aneurismectomia, seguida de esplenectomia.

ANEURISMA DE ARTÉRIA HEPÁTICA

Os aneurismas de artéria hepática também são raros e pouco sintomáticos. Podem apresentar a ruptura como primeira manifestação.

O tratamento cirúrgico consiste na ligadura ou ressecção quando localizado no segmento proximal da artéria hepática. Se a sua localização é distal à artéria gastroduodenal, pode ser tentada a ressecção seguida pela reconstrução vascular, a qual nem sempre é viável devido às dificuldades técnicas.

A embolização pode ser tentada se o aneurisma for intra-hepático. Quando isso não for possível, se ele falhar ou se houver hemorragia descontrolada, deve proceder à lobectomia hepática.

ANEURISMA DE ARTÉRIA RENAL

O aneurisma de artéria renal é raro, assim como sua ruptura. O procedimento cirúrgico nos aneurismas proximais geralmente envolve a ressecção e a anastomose término-terminal ou ligadura, seguida de revascularização aortorrenal com safena safena ou prótese. A nefrectomia pode ser considerada em casos de exceção, como na falta de recursos técnicos e em casos de maior gravidade do paciente.

AFECÇÕES GINECOLÓGICAS

GRAVIDEZ ECTÓPICA

A gravidez ectópica (GE) ocorre quando um óvulo fertilizado é implantando fora da cavidade uterina, mais comumente na tuba ovariana. É uma complicação diagnosticada no primeiro trimestre de gravidez e apresenta altas taxas de mortalidade, entre 6 e 15% de todas as mortes relacionadas à gravidez, por rompimento e choque hipovolêmico. Pacientes com GE podem ser assintomáticas, podendo também evoluir com dor pélvica, ou até mesmo franco choque hemorrágico.

ATENÇÃO!

A tríade clássica de GE é composta de atraso menstrual, dor abdominal e sangramento vaginal, presente em 60% dos casos.

Outros sintomas sugestivos são dor irradiada para os ombros, tensão abdominal, dor à mobilização uterina no exame vaginal e os sintomas relacionados ao choque, como hipotensão, taquicardia, dispneia e síncope. A combinação entre valores séricos da fração β-hCG, com imagens de US, de preferência USTV, são as ferramentas para se determinar o diagnóstico. Valores séricos de β-hCG superiores a 1.000 mU/mL combinados com a não visibilização de gravidez intrauterina à USTV são sugestivos de GE. Além disso, a USTV pode identificar diretamente o saco gestacional fora da cavidade uterina.

Geralmente, pacientes com ruptura de GE se apresentam ao cirurgião emergencista com quadro clínico de abdome agudo associado a choque hipovolêmico. A indicação de cirurgia deve ser imediata, junto com a reposição volêmica adequada. Se, nesse momento, informações de β-hCG e fator RH materno estiverem à mão, imunoglobulina (Ig) anti-RHo (RhoGAM) deve ser administrado para pacientes RH negativo com β-hCG elevado. Em pacientes instáveis hemodinamicamente, a laparotomia é a abordagem de escolha. Se a tuba ovariana contralateral estiver saudável e intacta, procede-se a salpingectomia da tuba afetada. Em pacientes estáveis, o envolvimento do ginecologista é fundamental. Os exames subsidiários são então realizados, e a cirurgia de escolha deve ser a laparoscopia. Outra proposta cirúrgica nestas condições é a salpingostomia com remoção do saco gestacional ectópico. A decisão em se realizar cirurgia de preservação do órgão se baseia na intensidade de sangramento, o tamanho do saco gestacional, o grau de lesão da tuba ovariana afetada, o histórico de infertilidade e de GE pregressa e a habilidade do cirurgião.

ATENÇÃO!

É importante salientar que pacientes estáveis hemodinamicamente podem ser selecionadas por ginecologistas ao tratamento clínico da GE, notadamente com metotrexate, e as bases para esse tratamento podem ser encontradas em tratados e trabalhos ginecológicos.

CISTOS OVARIANOS HEMORRÁGICOS

Os cistos ovarianos que mais comumente rompem e sangram são os cistos funcionais, isto é, de corpo lúteo, foliculares e corpo albicans. Eles ocorrem em pacientes em idade fértil e ocorrem entre o dia 20 e 26 do ciclo menstrual. Em grávidas, os cistos rompem e sangram no primeiro trimestre. Os cistos hemorrágicos podem se apresentar para o cirurgião emergencista como AAH franco, com choque hipovolêmico e diagnóstico incerto. Em geral, a dor abdominal é aguda, mais comumente em fossa ilíaca direita (a apendicite aguda é um importante diagnóstico diferencial), associada eventualmente com sangramento vaginal, síncope e dor em ombros.

O exame de imagem de escolha é a US, tanto abdominal quanto transvaginal, mas, em casos de persistência de dúvida diagnóstica, pode-se lançar mão da TC e RM pélvicas.

Como em qualquer AAH, nas situações catastróficas de hemorragia profusa, a laparotomia, mesmo com diagnóstico incerto, está indicada. Se o cirurgião visibiliza ovário com sangramento intenso, a ooforectomia deve ser realizada. Quando possível, se a hemorragia está sob controle, o ovário pode ser preservado através da ressecção do cisto apenas. Pacientes estáveis podem ser selecionadas para tratamento conservador expectante. Se não houver melhora dos sintomas em 48 horas, indica-se a laparoscopia e aplica-se o mesmo raciocínio da laparotomia, com tendência à conservação ovariana.

REVISÃO

- O AAH é caracterizado por sangramento espontâneo em peritônio livre.
- Os fatores de risco relevantes incluem hipertensão, síndrome de Marfan e Ehlers-Danlos, doenças do colágeno, como LES e poliarterite nodosa, coagulopatias e uso de anticoagulantes, principalmente por mulheres em idade fértil, pelo risco de sangramento durante a ovulação.
- O exame abdominal deve ser minucioso na avaliação de sinais de irritação peritoneal, visceromegalias, massas palpáveis, sopros e equimoses periumbilicais (sinal de Cullen).
- Os exames laboratoriais relevantes são hemograma, coagulograma, β-hCG, lipase e amilase.
- Os exames de imagem mais usados são US e TC.
- A conduta inicial do AAH é a mesma indicada em qualquer afecção hemorrágica, como no trauma ou nas hemorragias digestivas, qual seja, a estabilização hemodinâmica, baseada em reposição hídrica com cristaloides e sangue.

LEITURAS SUGERIDAS

Boyd CA, Riall TS. Unexpected gynecological findings during abdominal surgery. Curr Probl Surg. 2012;49(4):195-251.

Corigliano N, Mercantini P, Amodio PM, Balducci G, Caterino S, Ramacciato G, et al. Hemoperitoneum from a spontaneous rupture of a giant hemangioma of the liver: report of a case. Surg Today. 2003;33(6):459-63.

Furlan A, Fakhran S, Federle MP. Spontaneous abdominal hemorrhage: causes, CT findings and clinical implications. AJR Am J Roentgenol. 2009;193(4):1077-87.

Herman P, Coelho FF, Lupinacci RM, Perini MV, Machado MAC, D´albuquerque LAC, et al. Ressecões hepáticas por videolaparoscopia. ABCD Arq Bras Cir Dig. 2009;22(4):226-32.

Kasotakis, G. Spontaneous hemoperitoneum. Surg Clin North Am. 2014;94(1): 65-9.

Loureiro JL, Mendonça KG, Pacheco GA, Soutinho MF, Presídio GÁ, Ferreira AF, et al. Hematoma perirrenal espontâneo com cistos renais adquiridos. J Bras Nefrol. 2013;35(2):162-4.

Lupinacci RM, Szejnfeld D, Farah JFM Spontaneous rupture of a giant hepatic hemangioma. Sequential treatment with preoperative transcatheter arterial embolization and conservative hepatectomy. G Chir. 2011;32(11-12):469-72.

Meneghelli UG. Elementos para o diagnóstico do abdômen agudo. Medicina (Ribeirão Preto). 2003;36:283-93.

Nasser F, Affonso, Galastri FL, Odisio BC, Garcia RG. Tratamento minimamente invasivo do adenoma hepático em situações especiais. Einstein. 2013;11(4):524-7.

Pino RMAS, Gois EAS, Aragão LG, Bomfim Filho ÂMS, Wanderley DC. Aneurisma de artéria esplênica corrigido por embolização com molas. J Vasc Bras. 2010;9(4):249-53.

Taran F, Kagan KO, Hübner M, Hoopmann M, Wallwiener D, Brucker S. The diagnosis and treatment of ectopic pregnancy. Dtsch Arztebl Int. 2015;112(41):693-703

Utiyama E, Birolini D. Abdome agudo hemorrágico. In: Lopes AC, Reibsheid S, Szejnfeld J, organizadores Abdome agudo: clínica e imagem. São Paulo: Atheneu; 2004. p. 129-50

88 ABDOME AGUDO VASCULAR

MARCELO RODRIGO DE SOUZA MORAES

LAERCIO LOURENÇO

A isquemia mesentérica decorre do aporte insuficiente de sangue para manter o metabolismo normal das vísceras envolvidas. A isquemia crônica, que evolui ao longo de semanas ou meses, é rara, e sua discussão está além do escopo deste capítulo. A isquemia aguda evolui ao longo de algumas horas a poucos dias e constitui um desafio em termos de diagnóstico e tratamento para a equipe que atende casos de urgência e emergência. Apesar de todos os avanços tecnológicos, a mortalidade permanece alta de forma geral,[1] e mais casos têm ocorrido à medida que a média de idade da população se eleva. Apesar da complexidade da doença e da dificuldade no manejo da IAV, existem alguns pontos cruciais que determinam melhores chances de sobrevivência aos pacientes.[2,3] Estes pontos serão discutidos a seguir, mas pode-se destacar um rápido diagnóstico e medidas de suporte e tratamento agressivas.

ETIOLOGIA

A maioria dos casos (90%) de IAV decorre de uma oclusão arterial aguda, que pode ser embólica ou trombótica. Outras modalidades incluem as secundárias à uma trombose venosa mesentérica extensa, com um aumento da resistência vascular suficiente para represar o sangue na extremidade arterial do capilar, gerando, assim, a isquemia. Pode ainda ser devida à deficiência de perfusão sem obstrução, como em casos de hipotensão severa (choque de qualquer origem, ICC, etc.) ou espasmo arterial induzido por medicamentos: derivados do ergotamina e norepinefrina; ou por drogas: cocaína.

FATORES DE RISCO

A IAV por trombose ocorre em geral pela progressão de uma placa aterosclerótica da aorta que compromete o óstio dos ramos mesentéricos. Os pacientes são idosos, geralmente acima dos 65 anos, e portadores de doença aterosclerótica, que pode ser identificada em outros sítios – coronárias, carótidas e extremidades. Raramente, a isquemia mesentérica se manifesta como primeiro sinal da aterosclerose sistêmica. Pela mesma razão, em geral, os pacientes são portadores de hipertensão arterial sistêmica, diabetes, dislipidemia e eventualmente tabagistas. Por envolverem grandes áreas intestinais, em geral, são estes os casos mais graves de IAV. A embolia ocorre com mais frequência em ramos intermediários (após a emergência da artéria cólica média) e distais da AMS (Figura 88.1). Os pacientes tendem a ser mais jovens, com menos comorbidades e claramente apresentam alguma fonte emboligênica, como fibrilação atrial (FA), aneurisma de ventrículo, valvulopatia ou outras arritmias cardíacas. Como envolvem segmentos intestinais menores, estes casos geralmente têm melhor prognóstico. Pode-se esperar trombose mesentérica venosa (Figura 88.1) em portadores de trombofilias (deficiência de antitrombina III, fator V de Leiden, mutação do gene da protrombina, deficiência de proteína C e S.), adenocarcinomas e na hipertensão portal de qualquer etiologia. A isquemia não oclusiva frequentemente acomete pacientes críticos, em choque, ICC e em uso de medicações vasoativas.

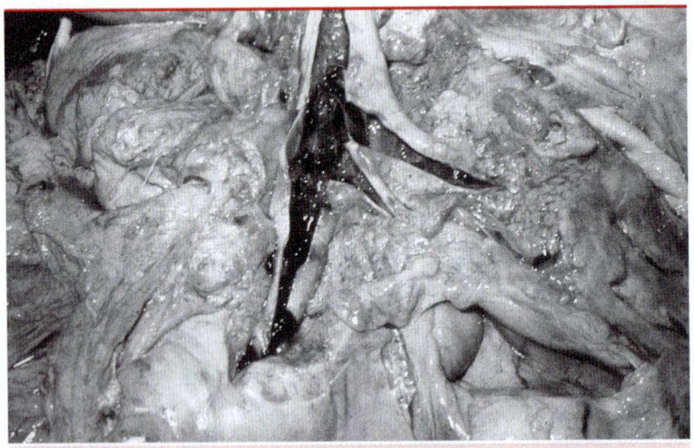

FIGURA 88.1 ■ Trombose de veia mesentérica superior e esplênica atingindo a veia porta determinando abdome agudo vascular.

ATENÇÃO!

Frequentemente, tais pacientes estão nas UTIs em uso das medicações relatadas.

■ APRESENTAÇÃO CLÍNICA

Em geral, ocorre dor abdominal ,incaracterística, com náuseas e vômitos,[4] mas tais sintomas são também comuns a uma infinidade de outras patologias abdominais. Envolvimentos extensos geram quadros de dor difusa e ausência de ruídos abdominais, ao passo que comprometimentos segmentares podem ter dor localizada e, como o segmento funciona como uma obstrução, ruídos aumentados. Em síntese, o conjunto de queixas e exame físico são vagos e pouco característicos, não se prestando ao diagnóstico precoce da doença.[4,5] Como a primeira parte das vísceras a sofrer é a mucosa e a submucosa intestinal, um aspecto de geleia de morango ao toque retal é um sinal bastante fidedigno de isquemia, apesar de estar presente em apenas 5% dos casos.[6]

■ EXAMES COMPLEMENTARES

Os exames laboratoriais que fazem parte da rotina na investigação do abdome agudo são inespecíficos, e suas alterações tardias na IAV.[7] Leucograma, amilase e lactato aumentados, assim como acidose metabólica aferida na gasometria são achados comuns nas fases em que exista necrose intestinal extensa ou perfuração. De forma geral, os exames de rotina não trazem informações que auxiliem de forma relevante o diagnóstico precoce da IAV. Radiografias de abdome são inconclusivas na maioria dos casos, e a US de abdome pode ter a interferência de gás intraluminal, prejudicando o exame e não representa um exame de relevância. A TC com contraste é importante, identificando a aterosclerose da aorta e seus ramos, a ausência de contrastação visceral, o edema e a pneumatose intestinal; entretanto, em um protocolo de injeção convencional, em que não há uma preocupação específica para o tempo de injeção do contraste e podendo ser realizado triplo contraste, sua acurácia para IAV gira em torno de 50 a 70%.[8] A angiografia mesentérica por cateterismo arterial foi por muitos anos o método de escolha para o diagnóstico, porém apresenta uma série de problemas, como o atraso do tratamento definitivo por várias horas (1-4 horas para sua execução), e está contraindicada em uma série de situações extremamente comuns à isquemia intestinal, como peritonite, acidose, coagulopatia e IR. Por esse motivo, atualmente, não é indicada como instrumento diagnóstico, mas mantém um importante papel no tratamento de casos selecionados, o que será discutido mais à frente. O exame mais relevante diante da suspeita de isquemia visceral é a angiotomografia (angio-TC) do abdome, realizada com protocolo para isquemia visceral que permite a visualização com riqueza de detalhes da anatomia dos vasos mesentéricos e seus ramos, bem como reconstruções que facilitam o entendimento da origem na isquemia. A não utilização de contraste oral ou retal, a rápida velocidade de aquisição de imagens e um protocolo de injeção que determine o tempo de enchimento mesentérico ideal levam a sensibilidade e a especificidade resultados maiores do que 95%.[9]

ATENÇÃO!

A possibilidade de diagnóstico de trombose mesentérica venosa, espasmo arterial, alterações na morfologia das alças intestinais (espessamento, perfusão, pneumatose, dilatações) e a visualização de outras patologias intra-abdominais concomitantes são alguns dos benefícios da angio-TC.

■ DIAGNÓSTICO

O diagnóstico da IAV é difícil, muitas vezes, por exclusão, e, por isso, invariavelmente tardio. Isto tem um impacto direto na mortalidade destes pacientes. Desde a década de 1950, quando as primeiras tentativas de revascularização intestinal no AAV foram tentadas, houve, de forma geral, pouco ganho em termos de mortalidade. Entretanto, mais recentemente, há relatos de alguns centros nos quais a mortalidade observada diminui, dos esperados 60 a 80% dos casos, para significativos 30 a 50%. Uma constante pôde ser identificada nestes relatos: a rapidez no diagnóstico. Uma demora entre a entrada no hospital e o tratamento definitivo de um AAV acima de 24 horas determina um risco relativo de morte aumentado na ordem de 4,62 vezes. Está desenhado o paradoxo: o diagnóstico é difícil e geralmente tardio, mas o rápido diagnóstico parece ser um dos principais fatores prognósticos. E este é um ponto-chave para iniciar-se uma discussão importante na IAV.

ATENÇÃO!

Frente a um caso de dor abdominal atípica em um paciente com fonte emboligênica conhecida, ou em um idoso (acima de 50 anos), com fatores de risco e manifestação de aterosclerose em outros sítios, é preciso pensar em AAV.

MEDIDAS INICIAIS

Como o tempo é precioso, após cerca de quatro a seis horas, as alterações viscerais frente à isquemia se tornam irreversíveis e o tecido intestinal morre, é preconizado o início das medidas de suporte inicial mesmo antes do diagnóstico definitivo.[3] Existe um grande sequestro de líquido acompanhado de desidratação, comprometimento da filtração glomerular renal e alterações metabólicas nas alças intestinais. Como o impacto inicial ocorre no tecido mais irrigado (60-70% do fluxo é direcionado à mucosa e submucosa),[6] este é o primeiro a sofrer alterações incorrendo na perda da barreira mucosa, translocação bacteriana do lúmen intestinal para a corrente sanguínea e a liberação de inúmeras endotoxinas que promovem a resposta inflamatória sistêmica. No intuito de desacelerar esta cascata de eventos e minimizar o impacto sistêmico, devem ser adotadas medidas precoces de forma agressiva e mesmo antes do diagnóstico de certeza. Tais medidas incluem a monitoração invasiva dos pacientes com cateter de PVC e eventualmente a tomada da pressão venosa pulmonar, visto que será imprescindível uma hiper-hidratacão em um paciente idoso, em geral com comorbidades e possivelmente em choque séptico. Dados como a saturação mista de oxigênio ($SatO^2$) e um perfil de GA e venosa podem ser úteis para verificar a evolução do tratamento. Acidose metabólica e IR têm um impacto direto na mortalidade. Uma linha para a pressão arterial contínua ou PAM ajuda a monitorar o efeito das medicações vasoativas empregadas no controle do choque. Neste item, caso o paciente tenha uma reserva cardíaca razoável, deve-se dar preferência à dopamina em doses baixas em relação à norepinefrina, pelo efeito desta última, causando vasoconstrição mesentérica e podendo agravar o quadro. Empiricamente são introduzidos antibióticos de amplo espectro, mas focados na flora intestinal mista composta principalmente por bactérias gram-negativas e anaeróbios. Cefalosporinas de terceira geração (ceftriaxone) e metronidazol parecem ser uma boa opção nesta fase inicial.

SEQUÊNCIA DE TRATAMENTO

Após a fase de compensação inicial, com o paciente mais estabilizado, pode-se pensar em estabelecer o diagnóstico definitivo por meio de exames assertivos, que determinem o diagnóstico de certeza e a conduta e que sejam de rápida execução. Não há justificativa para uma longa demora a espera de exames pouco específicos e que não determinem a conduta, já que mais de 95% dos casos de AAV terão indicação de exploração cirúrgica.[4] O exame que se enquadra nesta descrição é a angio-TC previamente comentada, e este momento na sequência de tratamento parece ser o adequado para sua realização, com uma demora de cerca de 10 a 15 minutos para sua execução.

ATENÇÃO!

Exames básicos, como função renal, hemograma e eletrólitos, devem ser colhidos para futuras comparações.

TRATAMENTO

O tratamento definitivo em mais de 95% dos casos inclui uma laparotomia exploradora e a ressecção intestinal. Sempre que possível, deve ser realizada a tentativa de revascularização mesentérica.[10] A evolução das alças pode ser surpreendente, mesmo quando a impressão inicial for ruim (Figuras 88.2 e 88.3). Como a área intestinal ressecada e a necessidade de múltiplas ressecções têm um impacto no prognóstico, é justificável os esforços neste sentido.

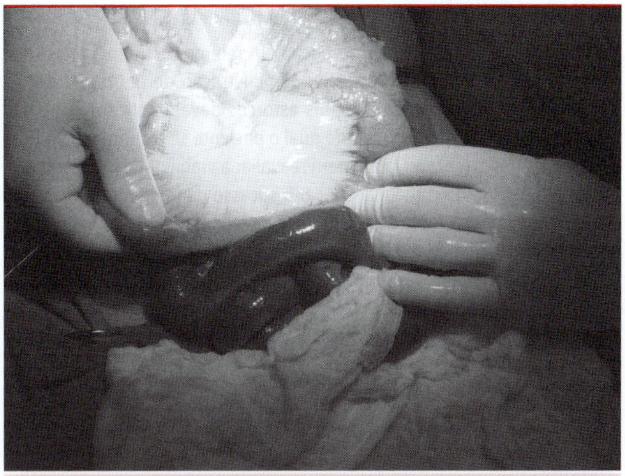

FIGURA 88.2 ■ Aspecto inicial de alça de delgado com isquemia severa.

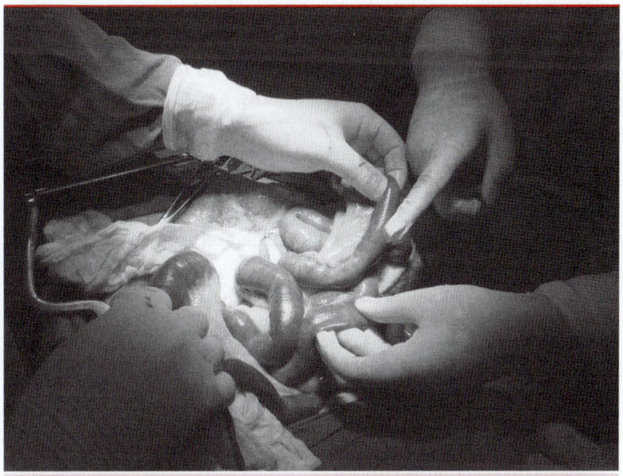

FIGURA 88.3 ■ O mesmo segmento intestinal mostrado na Figura 88.2 após a revascularização dos vasos mesentéricos.

Nos casos de trombose mesentérica venosa, geralmente, o tratamento conservador com base em anticoagulação plena com heparina convencional (13-18 U/kg/h em bomba de infusão) ou heparina baixo peso molecular (HBPM) (p. ex.: enoxaparina, 1 mg/kg/dose, administrada duas vezes ao dia) parece ser benéfico à maioria dos pacientes. Se, na evolução, houver sinais clínicos ou radiológicos de sofrimento intestinal com repercussão, outras medidas, como a ressecção intestinal, podem ser necessárias.

As causas não oclusivas são difíceis de ser manejadas. Normalmente, são pacientes críticos por outras causas (arritmias, ICC, choque de diversas etiologias, pós-operatório de cirurgia cardíaca) que estão em uso de medicações vasoativas para manter níveis pressóricos adequados. Muitas vezes, a interrupção desses vasos constritores não é possível. Uma tentativa com resultados factíveis, porém inconsistentes, consiste na cateterização seletiva dos vasos mesentéricos e a instilação neles de substâncias vasodilatadoras, como a papaverina. Tal opção deve ser de exceção, reservada a casos extremos, nos quais não seja possível a compensação clínica do quadro.

SUPORTE PÓS-TRATAMENTO

O pós-operatório ideal inclui internação em regime de terapia intensiva, correção de acidose e coagulopatia, administração de antibióticos e rigoroso controle hemodinâmico. Tais esforços devem concentrar-se nas primeiras 24 a 48 horas, período no qual o paciente será submetido a uma nova laparotomia (*second look*), para reavaliar a viabilidade intestinal e se houve progressão da isquemia, checar o sucesso da revascularização mesentérica e eventualmente ampliar a área intestinal ressecada. Segmentos remanescentes de delgado acima de dois metros de forma geral evoluem sem uma síndrome disabsortiva debilitante (síndrome do intestino curto), mas segmentos menores frequentemente indicam a necessidade de complementação parenteral, visto que o transplante intestinal atualmente se encontra mais na fase de pesquisa do que na prática médica.

REVISÃO

- A maioria dos casos (90%) de IAV decorre de uma oclusão arterial aguda, que pode ser embólica ou trombótica.
- A IAV por trombose ocorre em geral pela progressão de uma placa aterosclerótica da aorta que compromete o óstio dos ramos mesentéricos. Os pacientes são idosos, geralmente acima dos 65 anos, e portadores de doença aterosclerótica, que pode também ser identificada em outros sítios – coronárias, carótidas e extremidades.
- Os exames laboratoriais que fazem parte da rotina na investigação do abdome agudo são inespecíficos, e suas alterações tardias na IAV.
- Após a fase de compensação inicial, com o paciente mais estabilizado, pode-se pensar em estabelecer o diagnóstico definitivo por meio de exames assertivos, que determinem o diagnóstico de certeza e a conduta e que sejam de rápida execução – Angio TC dos vasos mesentéricos.
- O tratamento definitivo em mais de 95% dos casos inclui uma laparotomia exploradora e a ressecção intestinal.

REFERÊNCIAS

1. Acosta S. Epidemiology of mesenteric vascular disease: clinical implications. Semin Vasc Surg. 2010;23(1):4-8.
2. Klar E, Rahmanian PB, Bücker A, Hauenstein K, Jauch KW, Luther B. Acute mesenteric ischemia: a vascular emergency. Dtsch Arztebl Int. 2012;109(14):249-56.
3. Kougias P, Lau D, El Sayed HF, Zhou W, Huynh TT, Lin PH. Determinants of mortality and treatment outcome following surgical interventions for acute mesenteric ischemia. J Vasc Surg. 2007;46(3):467-74.
4. Simi AC, Pereira CM, Gonçalves V. Isquemia intestinal: diagnóstico e tratamento. Rev Ass Med Bras. 1979;25:595.
5. Tealdi DG, Casana R, Nano G. Intestinal and colonic ischaemia in the surgery of subdiaphragmatic aorta. Ann Ital Chir. 2004;75(2):173-9.
6. Kolkman JJ, Bargeman M, Huisman AB, Geelkerken RH. Diagnosis and management of splanchnic ischemia. World J Gastroenterol. 2008;14(48):7309-20.
7. Evennett NJ, Petrov MS, Mittal A, Windsor JA. Systematic review and pooled estimates for the diagnostic accuracy of serological markers for intestinal ischemia. World J Surg. 2009;33(7):1374-83.
8. Umphrey H, Canon CL, Lockhart ME. Differential diagnosis of small bowel ischemia. Radiol Clin North Am. 2008;46(5):943-52
9. Menke J. Diagnostic accuracy of multidetector CT in acute mesenteric ischemia: systematic review and meta-analysis. Radiology. 2010;256(1):93-101.
10. Ryer EJ, Kalra M, Oderich GS, Duncan AA, Gloviczki P, Cha S, Bower TC. Revascularization for acute mesenteric ischemia. J Vasc Surg. 2012;55(6):1682-9.

89

ICTERÍCIA OBSTRUTIVA

- FRANZ ROBERT APODACA TORREZ
- ALBERTO GOLDENBERG
- EDSON J. LOBO

A icterícia é definida como a cor amarelada das escleras, da pele e membrana mucosa. Esta situação clínica acontece quando os níveis séricos de bilirrubina total excedem níveis acima de 3 mg/dL. Embora existam substâncias que possam causar alterações da cor da pele e mucosas (medicamentos e alimentos com carotenos), elas não produzem pigmentação das escleras.

Segundo a etiologia, o aumento dos níveis de bilirrubina sérica pode ser ocasionado por uma série de fatores. De forma didática, serão agrupados em três grupos: 1) por aumento da hemólise (fase pré-hepática); 2) por alterações do metabolismo da conjugação no hepatócito (fase hepática); e 3) por alterações da sua excreção através dos canalículos e canais biliares até o duodeno (fase pós-hepática).

Neste capítulo, serão abordadas as principais situações clínicas da terceira fase das mencionadas, especificamente situações clínicas nas quais a icterícia é representada por aumento da bilirrubina direta (conjugada) devido à dificuldade de excreção da bile através das vias biliares, determinando, assim, a icterícia obstrutiva ou síndrome colestásica.

FISIOPATOLOGIA

De forma muito resumida, o metabolismo da bilirrubina ocorre da seguinte maneira: aproximadamente 80% da bilirrubina derivam do fragmento heme da hemoglobina (Hb) após a destruição das hemácias no sistema retículo endotelial e outros 20% se formam a partir de outras hemoproteínas. Após a ação da enzima hemoxigenase, o fragmento heme é convertido em biliverdina e posteriormente em bilirrubina indireta pela biliverdina redutase. Essa bilirrubina acopla-se à albumina, tem a característica de ser lipossolúvel e não ser excretada pelo glomérulo renal. É captada no polo sinusoidal do hepatócito, conjugada ao ácido glucorônico e transformada em bilirrubina direta, tornando-se hidrossolúvel e possível de ser filtrada pelo glomérulo renal. Finalmente, a bilirrubina direta é excretada pelo hepatócito aos canalículos biliares e às vias biliares até chegar ao duodeno. No intestino e por ação de enzimas bacterianas, é convertida em urobilinogênio. Uma parte dele é reabsorvida, retornando à circulação (ciclo entero-hepático da bilirrubina), e uma pequena fração é excretada pela urina. A fração não reabsorvida pelo intestino é convertida em estercobilinogênio e eliminada pelas fezes, dando a sua cor característica.

De acordo com o exposto, é possível classificar as icterícias segundo o local de origem de sua causa em pré-hepáticas, hepáticas e extra-hepáticas. Embora existam causas hepatocelulares que possam desencadear um quadro colestático (aumento da bilirrubina conjugada), aqui serão abordadas as principais causas de icterícia obstrutiva ou também denominada síndrome colestática tipo extra-hepático, situação em que ela é desencadeada pela obstrução mecânica do fluxo biliar nas vias biliares.

ATENÇÃO!

As inúmeras doenças que podem desencadear essa síndrome representam, quando finalmente desvendadas, os diagnósticos anatômico e etiológico fundamentais para uma tomada de conduta terapêutica.

Entre tais doenças, as duas que aparecem com maior frequência são os cálculos das vias biliares (primários ou secundários) e as neoplasias periampolares (cabeça de pâncreas, papila, colédoco distal e duodeno).

Existem outras doenças menos frequentes que podem ocasionar este tipo de colestases, como as estenoses cicatriciais das vias biliares (iatrogênicas e inflamatórias), a síndrome de Mirizzi (compressão extrínseca da via biliar por cálculos vesiculares), a síndrome de Lemmel (compressão extrínseca do colédoco distal por divertículo duodenal), a pancreatite crônica com comprometimento da via biliar, a colangite esclerosante primária, as dilatações císticas da via biliar, as verminoses da via biliar e a hemobilia (traumas) dentre as causas benignas. Outras neoplasias da via biliar, como o colangiocarcinoma central (tumor de Klatskin), os tumores hepáticos e as metástases em gânglios do hilo hepático, também podem se manifestar com a síndrome colestática.

QUADRO CLÍNICO

As icterícias obstrutivas têm como características, além da pigmentação amarelada das escleras, pele e mucosas, a presença de colúria e acolia ou hipocolia fecal, este último sintoma não necessariamente observado quando existe obstrução parcial da via biliar. O prurido cutâneo é uma das características das colestases intensas e raramente observada em icterícias com níveis baixos de bilirrubina. Ele está relacionado à impregnação da pele por sais biliares. A associação com outros dados fornecidos pela anamnese e o exame físico detalhado, como idade, sexo, presença ou não de dor abdominal, sintomas associados, antecedentes, entre outros, são de fundamental importância para diferenciar principalmente as causas benignas das malignas.

DOENÇAS BENIGNAS

Coledocolitíase. Pode acometer desde pacientes jovens até idosos de ambos os sexos; no entanto, nas mulheres entre a quarta e quinta década, ocorre com maior frequência. São pacientes com antecedente de terem apresentado episódios anteriores de dor abdominal, intolerância a determinado tipo de alimentos e que apresentam icterícia de instalação súbita, precedida de dor abdominal em cólica, geralmente localizado no hipocôndrio direito ou epigástrio, às vezes com irradiação para o dorso ou até o ombro direito.

O aumento súbito da pressão intracanalicular e a presença de bacteriobilia favorecem o refluxo bílio-hemolinfático, responsáveis pelo quadro de colangite aguda. Frequentemente, tais pacientes procuram o serviço de urgência com quadro de icterícia, febre com arrepios de frio e dor abdominal (tríade de Charcot). A ausência de um ou mais componentes desta tríade não descarta o diagnóstico de colangite.

ATENÇÃO!

Nos quadros mais graves, as repercussões sistêmicas são mais intensas, chegando muitas vezes ao choque séptico.

A tríade acrescida de choque e rebaixamento do nível da consciência constitui a denominada pêntade de Reynolds. A migração do cálculo tanto para o duodeno como para a via biliar proximal confere, às vezes, um caráter flutuante da sintomatologia referida.

Estenose cicatricial da via biliar principal. Ocorre com mais frequência após lesão iatrogênica da via biliar durante uma cirurgia desta região, principalmente nas colecistectomias, seja devido a processo inflamatório agudo ou crônico, ou pela presença de variações anatômicas. Devido ao advento da cirurgia por videolaparoscopia, esta situação teve aumento na sua incidência. Estes pacientes geralmente apresentam uma evolução pós-operatória turbulenta, com fístulas biliares, abscessos intra-abdominais. A principal manifestação clínica é o aparecimento de icterícia, precoce quando há ligadura total da via biliar principal, ou de aparecimento tardio e progressivo, nas parciais. Embora esta manifestação se apresente em geral durante o primeiro ano de pós-operatório, ela pode acontecer, também, vários anos após o procedimento que a originou. Ainda se podem verificar tais lesões em traumas abdominais externos (arma branca, projéteis de arma de fogo, contusões abdominais) tendo ou não havido tratamento cirúrgico adequado delas.

Pancreatite crônica. Cerca de 30% desses pacientes podem apresentar algum grau de colestase, ou por envolvimento fibrótico do colédoco distal ou por compressão das vias biliares por pseudocistos, ou, ainda, durante um surto de agudização que leve a um aumento de volume da cabeça do pâncreas. A intensidade da icterícia é variável e pode regredir espontaneamente. Além da colestase propriamente dita, chama a atenção nestes pacientes o próprio quadro clínico da pancreatite crônica, como dor, emagrecimento, sinais de insuficiência exócrina e endócrina e, com frequência, o antecedente do consumo crônico de álcool.

Hemobilia. É a presença de sangue e coágulos nas vias biliares, obstruindo-as. Ocorre após traumas externos do fígado ou após cirurgias de ressecção hepática. Estes pacientes costumam apresentar cólicas, eventualmente melena, e as manifestações decorrentes da hipovolemia e do trauma.

Outras doenças benignas podem causar icterícia obstrutiva, como algumas verminoses, principalmente, em nosso meio, a ascaridíase, pela penetração do verme pela papila duodenal. A diverticulite de duodeno, quando existe proximidade do processo com a papila duodenal (síndrome de Lemmel), e, raramente, as úlceras duodenais baixas, de segunda porção, com envolvimento da papila.

Colangite esclerosante primária. É uma doença hepática colestática crônica, caracterizada por inflamação difusa, fibrose e estenoses dos ductos biliares intra- e extra-hepáticos, de etiologia desconhecida, mas existem evidências da importância de fatores genéticos e autoimunes. A predominância do sexo masculino é de aproximadamente 2:1, e a média de idade ao diagnóstico situa-se em torno de 40 anos. Esta doença, em até 80% das vezes, está associada à retocolite ulcerativa.

DOENÇAS MALIGNAS

Os tumores periampolares (tumor de cabeça de pâncreas, papila ou ampola de Vater, colédoco distal e duodeno), fundamentalmente o ACD de cabeça de pâncreas, constituem-se em uma das causas mais frequentes a desencadear o quadro colestático. O ACD atinge faixas etárias mais avançadas (sexta a oitava décadas) com discreto predomínio do sexo masculino.

Ao contrário da neoplasia do corpo de pâncreas, cujo quadro doloroso é intenso (e sem colestase), na neoplasia de cabeça pancreática, a dor inicialmente é de baixa intensidade, incaracterística, localizada no andar superior do abdome e região dorsal, é menosprezada pelo paciente na fase inicial. A colestase é de caráter progressivo, estando o paciente francamente ictérico quando procura o atendimento médico. A colangite, embora possa ocorrer, é de frequência nitidamente inferior à dos cálculos e de outras doenças benignas. Emagrecimento, adinamia, anorexia e queda do estado geral costumam fazer parte do quadro.

ATENÇÃO!

Ao exame físico, quando presente, a palpação da vesícula biliar tem grande valor no diagnóstico, embora não seja exclusividade desta neoplasia, incidindo também nas outras neoplasias periampolares. É conhecida como o sinal de Courvoisier-Terrier.

Neoplasia maligna de vesícula biliar. Pode apresentar-se também com quadro colestático. A icterícia aparece tardiamente na evolução da doença, o que retarda o seu diagnóstico. Incide mais frequentemente em pessoas maiores de 60 anos e pode ser palpada como uma massa dura e irregular no hipocôndrio direito. Estes pacientes em geral apresentam grande comprometimento do estado geral em curto período de tempo. Dada a associação frequente com a litíase biliar (acima de 70%), algumas vezes, o seu diagnóstico é realizado no intraoperatório de maneira incidental durante a colecistectomia.

DIAGNÓSTICO

O diagnóstico da icterícia colestática é fundamentalmente clínico, no entanto, há necessidade da realização de exames subsidiários para a confirmação da etiologia da doença.

LABORATÓRIO

Hemograma. Poderá oferecer informações importantes, como presença de anemia, leucocitose ou leucopenia com ou sem desvio.

Glicemia. Quadro hiperglicêmico pode sugerir pancreatite crônica ou neoplasia de pâncreas.

Creatinina (Cr). Pacientes com colestase podem vir a evoluir com alterações renais.

Bilirrubinas. Na colestase extra-hepática, os níveis aumentados de bilirrubina total são dados pelo aumento da forma conjugada ou bilirrubina direta.

Fosfatase alcalina. É produzida na sua maior parte pelo fígado (células epiteliais dos colangiolos), nos ossos e em menor proporção pelo intestino. Excretada pela bile. Embora não discrimine o sítio da obstrução, é mais sensível para detectar colestase obstrutiva.

Gama glutamiltranspeptidase (GGT). Segue o mesmo comportamento da fosfatase alcalina, embora com menor sensibilidade.

Tempo e atividade de protrombina (TP). Depende diretamente da vitamina K (lipossolúvel) para sua produção hepática. Diante da ausência ou diminuição de bile no duodeno, a sua absorção é deficiente.

Transaminases: transaminase glutâmico-oxalacética (TGO), transaminase glutâmico-pirúvica (TGP). Geralmente, encontram-se aumentadas nas icterícias colestáticas, no entanto, níveis muito aumentados indicam causas hepatocelulares da colestase.

ATENÇÃO!

A dosagem do marcador tumoral Ca 19-9 está justificada diante da suspeita neoplásica da obstrução.

EXAMES DE IMAGEM

O diagnóstico topográfico da icterícia colestática beneficiou-se enormemente com o progresso e a evolução dos métodos de imagem.

US. Deve ser o primeiro exame de imagem a ser solicitado diante da icterícia colestática. A presença de dilatação da árvore biliar intra-hepática e/ou extra-hepática confirmará o nível da obstrução da via biliar. A sua ausência, embora não afaste completamente essa possibilidade (o obstáculo pode ter migrado), torna mais provável o diagnóstico de colestase intra-hepática ou de doença hepatocelular. Além deste aspecto, outras informações podem ser obtidas, como a presença de cálculo na vesícula biliar, nas vias biliares, presença de massas hilares, alterações texturais do pâncreas e da presença de massas neoplásicas ou inflamatórias.

RM. Apresenta vantagens na avaliação hepática, das vias biliares e da região periampolar em relação a outros métodos de imagem, não há emprego de radiação ionizante e principalmente, a realização da colangiopancreatografia por RM, utilizando como contraste os líquidos estacionários com a bile, o suco pancreático, os cistos, entre outros. Dessa maneira, com ou sem a injeção de contraste EV, são obtidas imagens de cortes axiais e a reconstrução tridimensional das vias biliares e pancreáticas, permitindo diagnosticar o nível da obstrução e, geralmente, o fator etiológico na grande maioria das vezes.

TC. Fornece também uma gama de informações, com vantagens na visualização do fígado, do pâncreas e da região periampolar, porém menos sensível na detecção de doença litíasica biliar. Com frequência, dois destes exames (US e TC ou US e RM) se complementam, principalmente, no diagnóstico de doenças neoplásicas.

A realização das colangiografias percutâneas e endoscópicas foi substituída pela colangioressonância e atualmente seu papel é na terapêutica das colestases. A duodenoscopia permite uma avaliação endoscópica da região da papila e, no caso das neoplasias de cabeça de pâncreas, pode haver infiltração da mucosa, permitindo a realização de biópsias da região.

A ecoendoscopia atualmente tem um papel importante no diagnóstico e no estadiamento dos tumores periampolares e das vias biliares, pois pode fornecer dados sobre anatomia e comprometimento de vasos mesentéricos, bem como a caracterização de linfonodos regionais e suas características (tumorais ou inflamatórios), além de permitir a realização de biópsias dirigidas.

COMPLICAÇÕES

Além da consequência mais imediata, que é o processo biliosséptico, algumas vezes fatal, outras podem ser observadas. Recomenda-se estadiar estes pacientes com quadro séptico, de acordo a presença de comprometimento sistêmico (insuficiência orgânica), em pacientes com colangite aguda leve, moderada e grave, entre estas a supurativa.

A persistência da colestase em longo prazo pode trazer alterações metabólicas decorrentes da má absorção das vitaminas lipossolúveis por falta de bile no tubo digestório . Na prática, o que mais se observa é a falta de vitamina K e fator VII alterando a produção de protrombina pelo fígado. Também são citadas alterações neurológicas secundárias à deficiência de vitamina E (na infância), cegueira noturna (deficiência de vitamina A) e osteodistrofias secundárias às alterações de absorção e metabolismo da vitamina D.

ATENÇÃO!

Colestases mais prolongadas (meses, anos) podem levar ao aparecimento de cirrose biliar secundária e suas consequências, incluindo hipertensão portal com varizes esofagogástricas e IH.

TRATAMENTO

O objetivo principal do tratamento é o alívio da colestase, permitindo o seu livre fluxo de preferência para o duodeno. No entanto, outros cuidados são importantes, como no caso de pacientes com icterícia colestática de aparecimento súbito, os quais têm um elevado risco de colangite bacteriana pela presença de obstrução biliar que resulta em estase biliar com colonização bacteriana. Além de cuidados iniciais com a hidratação, uso de antibiótico e analgesia, a drenagem de urgência vai depender da clínica e da etiologia da colestase. Desta maneira, em situações de urgência e em regime de internação, pacientes com icterícia obstrutiva associada à colangite deverão ser submetidos à monitoração cardiovascular, respiratória e renal, de preferência em ambiente de cuidados intensivos ou semi-intensivos.

A realização da ressuscitação hídrica, a administração de antibióticos, analgésicos, sintomáticos e a instauração do jejum oral deverão ser executadas o mais rápido possível.

Embora o uso do antibiótico em geral deva obedecer às características do hospital e preferencialmente após a identificação do agente etiológico, nestas situações, a antibioticoterapia empírica é aconselhada de acordo ao tipo de colangite (leve, moderada ou grave) seguindo as guias de recomendação de Tókio. Para este objetivo, devem ser consideradas as características da flora bacteriana que, com maior frequência, é encontrada nestes pacientes: *Escherichia coli*, *Klebsiella*, enterobactérias e enterococos. Estreptococos e proteus são agentes patógenos menos frequentes. Infecção polimicrobiana associada com anaeróbios, como o clostridium e o bacterioides, podem também ser encontrados especialmente em pacientes diabéticos e imunodeprimidos.

Outro aspecto que merece ser abordado nestas situações refere-se à drenagem de urgência da via biliar. O tratamento convencional por meio de cirurgia convencional aberta e drenagem da via biliar são cada vez menos realizados devido ao progresso dos recursos endoscópicos e percutâneos. O tipo de drenagem da via biliar na urgência, consequentemente, poderá ser realizado por via endoscópica, percutânea e cirúrgica.

Para a indicação da drenagem da via biliar, as características da colangite (leve, moderada ou grave) serão as que determinarão o momento da drenagem. Na colangite aguda leve, após o tratamento clínico com boa resposta, será realizada de forma eletiva o tratamento definitivo do fator obstrutivo da via biliar (cirúrgico ou endoscópico). Na colangite aguda moderada, além do tratamento conservador de urgência instaurado, a drenagem da via biliar deverá ser realizado de urgência ainda nas primeiras 24 horas de evolução do quadro. Na forma grave, esta drenagem deve ser realizada em regime de emergência, assim que o paciente tiver as condições mínimas para a sua realização.

O tratamento definitivo do fator etiológico da colestase dependerá da sua causa. A seguir, serão comentadas, de forma resumida, as duas causas mais frequentes de icterícia colestática.

Coledocolitíase. O tratamento cirúrgico, que consiste na colecistectomia, na exploração radiológica das vias biliares e na coledocotomia para a retirada dos cálculos, com ou sem drenagem da via biliar principal, por via laparoscópica ou aberta, é a forma clássica de tratamento. Abordagens por via endoscópica por colangiopancreatografia retrógrada endoscópica (CPRE), com clareamento da via biliar, seguida da colecistectomia por videolaparoscopia, têm sido empregadas cada vez com maior frequência.

ATENÇÃO!

O tratamento definitivo da coledocolitíase vai depender das características estruturais e tecnológicas do serviço.

Neoplasias periampolares. Neste tipo de situação, a desobstrução da via biliar é feita por meio da realização da duodenopancreatectomia de forma eletiva. Drenagem pré-operatória da via biliar para o alívio da colestase somente se justifica diante da presença de infecção (colangite). Diante de doença avançada ou neoplasias *borderline*, drenagens percutânea, endoscópica ou cirúrgica (derivação biliodigestória) estão indicadas para o tratamento da icterícia colestática, de forma paliativa, ou para a realização de neoadjuvância.

REVISÃO

- A icterícia é definida como a cor amarelada das escleras, da pele e membrana mucosa. Esta situação clínica acontece quando os níveis séricos de bilirrubina total excedem níveis acima de 3 mg/dL.
- É possível classificar as icterícias segundo o local de origem de sua causa em pré-hepáticas, hepáticas e extra-hepáticas.
- As duas doenças que aparecem com maior frequência são os cálculos das vias biliares (primários ou secundários) e as neoplasias periampolares (cabeça de pâncreas, papila, colédoco distal e duodeno).
- As icterícias obstrutivas têm como características, além da pigmentação amarelada das escleras, pele e mucosas, a presença de colúria e acolia ou hipocolia fecal, este último sintoma não necessariamente observado quando existe obstrução parcial da via biliar.
- O diagnóstico da icterícia colestática é fundamentalmente clínico, no entanto, há necessidade da realização de exames subsidiários para a confirmação da etiologia da doença. São eles: hemograma, glicemia, Cr, bilirrubinas, fosfatase alcalina, GGT, TP, TGO, TGP.e, principalmente, os exames de imagem.
- Exames de imagem mais importantes são: RM, TC, US.
- O objetivo principal do tratamento é o alívio da colestase, permitindo o seu livre fluxo de preferência para o duodeno.

LEITURAS SUGERIDAS

Bonnel D, André T, Mader B, Lefebvre JF, Bensoussan E, Liguory C. Malignant biliary obstruction, general review and clinical practice. Bull Cancer. 2013;100(5):443-52.

Gurusamy KS, Wang Q, Davidson BR, Lin H, Xie X, Wang C. Meta-analysis of randomized clinical trials on safety and efficacy of biliary drainage before surgery for obstructive jaundice. Br J Surg. 2013;100(12):1589-96.

Heathcote EJ. Diagnosis and management of cholestatic liver disease. Clin Gastroenterol Hepatol. 2007;5(7):776-82.

Kang HS, Hyun JJ, Kim SY, Jung SW, Koo JS, Yim HJ, et al. Lemmel's syndrome, an unusual cause of abdominal pain and jaundice by impacted intradiverticular enterolith: case report. J Korean Med Sci. 2014;29(6):874-8.

Kiriyama S, Takada T, Strasberg SM, Solomkin JS, Mayumi T, Pitt HA, et al. TG13 guidelines for diagnosis and severity grading of acute cholangitis. J Hepatobiliary Pancreat Sci. 2013;20(1):24-34.

Liau KH, The C, Serrablo A. Management of acute cholecystitis and acute cholangitis in emergency setting. Cent Eur J Med. 2014;9(3):357-69.

Polli CA, de Alencar Gonçalves AC, Defácio A, Bechaalani P, Moraes CM, Paula RA. A importância da semiologia no diagnóstico diferencial das icterícias aliada a exames complementares. Arq Med Hosp Fac Cienc Med Santa Casa São Paulo. 2008;53(3):113-7.

Wada K, Takada T, Kawarada Y, Nimura Y, Miura F, Yoshida M, et al. Diagnostic criteria and severity assessment of acute cholangitis: Tokyo guidelines. J Hepatobiliary Pancreat Surg. 2007;14(1):52-8.

Watanabe Y, Nagayama M, Okumura A, Amoh Y, Katsube T, Suga T, et al. MR imaging of acute biliary disorders. Radiographics. 2007;27(2):477-95.

90

HEMORRAGIA DIGESTIVA ALTA

■ MILTON SCALABRINI
■ RAMIRO COLLEONI
■ CARLOS HARUO ARASAKI

Define-se HDA como sangramento gastrintestinal que tem origem no trato digestório proximal, ou seja, desde o esôfago até o ligamento de Treitz. Distingue-se um tipo particular de HDA, isto é , a HDA varicosa, por estar associada à síndrome de hipertensão portal. A principal causa de HDA é a úlcera péptica (28-59% dos casos), sendo a úlcera duodenal mais comum do que a úlcera gástrica.[1] Devido ao alto risco de mortalidade, de 6 a 10% em indivíduos não cirróticos, e de 25 a 30%, nos cirróticos, é imperativo estabilizar e ressuscitar inicialmente e, depois, iniciar o tratamento medicamentoso e localizar a origem do sangramento, em pacientes que foram estabilizados. Os pacientes instáveis necessitam de endoscopia de emergência e, eventualmente, de procedimentos operatórios.[2]

■ FISIOPATOLOGIA E /OU EPIDEMIOLOGIA

Lesões benignas ou malignas, localizadas na mucosa ou subjacente a ela, promovem ruptura na vascularização arterial e/ou venosa da parede esofágica, gástrica ou duodenal, permitindo a passagem do sangue para o lúmen desses órgãos, e que depois sofrem eliminação como vômito e evacuação de sangue.

As causas mais frequentes de HDA são: a úlcera péptica do estômago ou do duodeno, síndrome de Mallory-Weiss (laceração da mucosa na junção esofagogástrica por vômito após abuso de álcool), a gastrite hemorrágica (medicamentosa ou por estresse) e a lesão de Dieulafoy (vasos ectasiados, tortuosos e protrusos da submucosa, geralmente da pequena curvatura alta do estômago).

As úlceras gástrica e duodenal estão associadas à inflamação promovida pelo *Helicobacter pylori*, mas podem ser secundárias ao uso de ácido acetilsalicílico, em baixa dose, e a outros AINE, os quais inibem a síntese de prostaglandinas protetoras da mucosa. Além dos AINE, medicamentos anticoagulantes como a warfarina também podem provocar HDA, quando atuam fora da faixa terapêutica.

Entre as causas menos frequentes de sangramento têm-se: úlcera esofágica hemorrágica associada à doença do DRGE, câncer gástrico, GIST gástrico , hemangiomas e telangectasias, pólipos e hamartomas, hemobilia, fístula aortoduodenal, úlcera anastomótica após cirurgia gástrica, biópsia endoscópica, uremia, hemofilia etc. Associação entre úlcera duodenal hemorrágica e queimadura grave foi sugerida por Thomas Blizard Curling, em 1842, daí o epônimo "úlcera de Curling".[3]

As causas mais frequentes de HDA varicosa são as varizes esofágicas e as de fundo gástrico. O local mais comum de sangramento é a junção esofagogástrica, onde as varizes são mais superficiais e têm parede mais fina. As varizes resultam da ssndrome de hipertensão portal, a qual pode ser causada por cirrose hepática (alcoólica, por vírus B e C, ou por doença hepática gordurosa não alcoólica), assim como por esquistossomose na forma hepato-esplênica.

ATENÇÃO!

Mais raramente, a pancreatite crônica pode provocar trombose de veia esplênica, esplenomegalia e hipertensão portal esquerda ou sinistra, com varizes gástricas.

A hipertensão portal é uma síndrome caracterizada pela elevação da pressão no sistema porta em função do aumento de resistência vascular à livre passagem de sangue portal através do fígado até atingir a VCI. Dessa forma, estabelece-se um fluxo hepatofugal como aparecimento de circulação colateral, que é feita por meio da recanalização da veia umbilical (*caput medusa*, ou sinal Cruvelhiler-Baumgarten), ou pelas anastomoses portocavas naturais (esplenorrenais, plexo hemorroidário e retroperitônio). Destaca-se pela sua importância e pelo seu potencial de complicação aquela circulação colateral que se faz através do esôfago com a formação de cordões varicosos, comunicando, assim, o sistema porta de pressão elevada com o sistema ázigo e cava superior de baixa pressão. A HDA determinada pela ruptura desses cordões varicosos é uma grave complicação, principalmente naqueles com função hepática deteriorada, como ocorre nos cirróticos.

■ QUADRO CLÍNICO

O quadro clínico é manifestado pela exteriorização do sangue (hematêmese e/ou melena) associada à repercussão clínica da anemia aguda (taquicardia e hipotensão). *Hematêmese* é um vômito de sangue vermelho-vivo (no caso de úlcera péptica e da lesão de Dieulafoy), mas que, por vezes, se assemelha à borra de café (no caso de gastrite de estresse). *Melena* é uma evacuação de sangue negro que lembra piche e possui odor fétido característico, tendo sofrido ação do suco digestório e, por vezes, pode assemelhar-se à borra de café. Salienta-se que a melena pode originar-se de lesões desde o esôfago até o colo ascendente. Enterorragia é uma evacuação de sangue vermelho, com ou sem coágulos, provenientes de qualquer parte dos intestinos. Na HDA, a enterorragia decorre do efeito catártico do sangue, do trânsito intestinal acelerado, que impossibilita a sua digestão, e é notada em hemorragia maciça.

As alterações hemodinâmicas produzem sinais e sintomas como: obnubilação, confusão mental, tontura, hipotensão postural, lipotimia, síncope, palidez cutânea, palpitação, sudorese fria, pulso fino e filiforme, taquicardia, hipotensão arterial e até choque hipovolêmico.

Na HDA varicosa, sinais de IH podem estar presentes, tais como encefalopatia hepática (EH) (*flapping*, distúrbios do sono-vigília, confusão mental e coma), ascite, icterícia, equimoses e edema de membros inferiores. Na cirrose hepática, pode-se notar *spiders*, ginecomastia e eritema palmar, e na esquistossomose, pode-se palpar hepatomegalia e esplenomegalia.

■ DIAGNÓSTICO CLÍNICO E MEDIDAS INICIAIS

O diagnóstico clínico é complementado pela confirmação da existência de sangue no trato digestório através do toque retal. Não há indicação para uso rotineiro de lavagem ou aspiração por meio de SNG. Na suspeita de HDA, transfere-se o paciente para sala de emergência, monitorizando-o quanto à oximetria, à frequência cardíaca (FC) e à pressão arterial. Convém obter linha de acesso venoso calibroso, coletar amostra de sangue, para bioquímica e tipagem sanguínea, iniciar estabilização hemodinâmica com soluções cristaloides por via EV. Recomenda-se cautela na infusão de líquidos em pacientes com suspeita de HDA Varicosa. Os exames laboratoriais recomendados são: hemograma completo, coagulograma, eletrólitos, provas de função renal e hepática. Após os resultados desses exames, calcula-se o escore pré-endoscopia de Glasgow-Blatchford (Quadro 90.1).[4] No caso de pontuação igual ou maior do que 6 pelo escore citado, é recomendável transfusão sanguínea (hemoglobina [Hb-alvo] de 7-9 mg/dL) e/ou endoscopia diagnóstica e terapêutica de emergência. O escore de Rockall não é indicado, pois depende de dados endoscópicos. Em cirróticos, deve-se calcular também o escore de Child-Pugh e MELD.

QUADRO 90.1 ■ Escore de Glasgow-Blatchford para avaliação de gravidade da hemorragia digestiva alta (pré-endoscopia)

ESCORE DE GLASGOW-BLATCHFORD		HOMEM	MULHER
Ureia (mg/dL)	39-48	2	2
	49-60	3	3
	61-150	4	4
	> 150	6	6
Hb (mg/dL)	12-12,9	1	0
	10-11,9	3	1
	< 10	6	6
PAS (mmHg)	100-109	1	1
	90-99	2	2
	< 90	3	3
Outros marcadores	FC ≥ 100 (bpm)	1	1
	Melena	1	1
	Síncope	2	2
	Doença hepática	2	2
	IC	2	2
Total de pontos		Soma	Soma

*0-5 pontos: HDA leve; ≥ 6 pontos: HDA grave.
Fonte: Blatchford e colaboradores.[4]

Pacientes estabilizados podem ser conduzidos ao centro de endoscopia, porém, naqueles com instabilidade hemodinâmica, deve-se proceder ao acesso venoso central, usar medicações vasopressoras (p. ex.: norepinefrina), fazer IOT em sequência rápida, para proteção da via aérea, e realizar o exame na própria sala de emergência ou na UTI, no prazo de até 12 horas. Se possível, a endoscopia deve ser feita de acordo com o INR < 2,5. A visualização endoscópica pode ser melhorada com uso de lactobionato de eritromicina 250 mg, EV,a, dose única, injetado 30 a 120 minutos antes.[5]

ATENÇÃO!

O exame endoscópico também poderá ser terapêutico, por meio de métodos que diferem conforme a etiologia do sangramento. Não há evidência para re-endoscopia de rotina após procedimento hemostático (*second-look*).

Na HDA Varicosa, o tamponamento temporário do sangramento pode ser obtido com uso do balão de Sengstaken-Blakemore (BSB), com 80% de sucesso, porém, devido ao risco alto de complicações, indica-se apenas em casos graves, antes da endoscopia ou após endoscopia malsucedida.[2]

Após o controle definitivo da HDA, outros exames podem ser realizados para complementação diagnóstica. Assim, pede-se US de abdome superior e *doppler* da veia porta, na HDA varicosa, e tomografia de tórax, abdome e pelve, para estadiamento de câncer gástrico. As lesões suspeitas de neoplasia somente serão biopsiadas depois da cessação da HDA. Na úlcera péptica, a pesquisa e a erradicação de *Helicobacter pylori*, a serem realizadas após alta hospitalar, previnem a recidiva hemorrágica.

■ TRATAMENTO MEDICAMENTOSO

Na HDA não varicosa, o tratamento medicamentoso é feito com IBP, por exemplo, omeprazol, 40 mg, EV, a cada 12 horas e, em casos graves, por meio de bomba de infusão contínua (omeprazol, 80 mg, EV, em bólus, e depois 8 mg/h, por 72 horas), mesmo antes da endoscopia.[5]

Na HDA varicosa, indica-se octreotide por meio de bomba de infusão contínua (50 mcg, EV, em bólus, e depois 25-50 mcg/h, por 24 horas), ou terlipressina (2 mg, EV,a cada 4-6 horas), mas não é necessário IBP. Para profilaxia de sepse por gram-negativo, em cirróticos, prescreve-se ceftriaxona 1 g, EV, uma vez ao dia. Após resolução da HDA varicosa, o propranolol é indicado para profilaxia do sangramento, na dose de 40 mg, duas vezes ao dia.[6]

ENDOSCOPIA DIGESTIVA ALTA DIAGNÓSTICA E TERAPÊUTICA

Ao exame endoscópico, as úlceras pépticas hemorrágicas são avaliadas quanto à localização (gástrica ou duodenal), ao tamanho e à profundidade, e segundo a classificação de Forrest (Quadro 90.2).[7]

QUADRO 90.2 ■ Classificação de sangramento de Forrest

CLASSE	SUBCLASSE	DESCRIÇÃO
I (sangramento ativo)	Ia Ib	Em jato (arterial) Em babação
II (sangramento pregresso)	IIa IIb IIc	Vaso visível Coágulo vermelho aderido Coágulo preto ou hematina
III (sem sangramento)		Apenas úlcera

O elevado risco de ressangramento está relacionado às lesões pépticas com sangramento em jato (Forrest Ia) e presença de vaso visível (Forrest IIa). Outras características de maior risco: úlcera em parede posterior do bulbo duodenal (sangramento da artéria gastroduodenal) e úlcera localizada em curvatura menor do estômago (sangramento da artéria gástrica esquerda). As lesões sem sangramento (Forrest III) podem ser descritas, também, pela classificação de Sakita (Quadro 90.3).[8]

QUADRO 90.3 ■ Classificação de atividade da úlcera de Sakita

CLASSE	SUBCLASSE	DESCRIÇÃO
A (ativa)	A_1 A_2	Com edema Com halo vermelho
H (em cicatrização)	H_1 H_2	Com epitélio de regeneração Redução do tamanho da lesão
S (cicatrizada)	S_1 S_2	Com mucosa vermelha Com mucosa branca

As úlceras pépticas das Classes Ia, Ib e IIa devem ser tratadas no momento do diagnóstico endoscópico. Os principais métodos de hemostasia por endoscopia são: adrenalização (efeito vasoconstritor), escleroterapia (p. ex.: etanolamina), aplicação de clipe metálico, termocoagulação (direta, com bisturi elétrico, ou indireta, com plasma de argônio) e cola (biológica de fibrina, ou sintética de cianoacrilato). A combinação de dois métodos hemostáticos pode ser mais efetiva do que um método isolado.[9,10]

Na HDA varicosa, durante a endoscopia, as varizes hemorrágicas são avaliadas quanto ao número (de um a quatro no esôfago), calibre (fino, médio ou grosso), coloração (branca, vermelha, azulada), morfologia (linear, tortuosa, nodular ou tumoral), manchas vermelhas ou *red spots* (presente ou ausente) e quanto à localização (esofágica, gástrica ou duodenal), conforme a classificação de Sarin (Quadro 91.4).[11]

QUADRO 90.4 ■ Classificação de sarin para varizes gástricas

CLASSE	SUBCLASSE	DESCRIÇÃO
Variz gastresofágica	Tipo 1 Tipo 2	Do esôfago à curvatura menor do estômago Do esôfago à curvatura maior do estômago
Variz gástrica isolada	Tipo 1 Tipo 2	No fundo gástrico No antro e no duodeno

Varizes esofágicas e as gastresofágicas tipo 1 são as mais frequentes. A incidência de sangramento é mais elevada nas varizes esofágicas e nas de fundo gástrico (variz gástrica isolada tipo 1).

ATENÇÃO!

O risco de hemorragia está relacionado também ao calibre mais grosso (> 9 mm), à descompensação hepática (Child-Pugh B ou C) e à presença de *red spots*.

As varizes esofágicas e gastresofágicas que sangraram devem ser tratadas no momento da endoscopia por meio de ligadura elástica, preferencialmente, ou pela escleroterapia. As varizes de fundo gástrico são mais bem tratadas pela injeção de cola sintética de cianoacrilato.

CIRURGIA DE URGÊNCIA NA ÚLCERA PÉPTICA HEMORRÁGICA

O tratamento cirúrgico eletivo da úlcera péptica vem se tornando cada vez menos frequente, tendo em vista a utilização de medicações bastante efetivas e o tratamento do *Helicobacter pylori*. Contudo, a incidência de suas complicações e, portanto, de cirurgias de urgência mantêm-se inalteradas. Aproximadamente 10% dos portadores de úlcera péptica, na evolução da doença ulcerosa, apresentam algum tipo de complicação (hemorragia, perfuração ou estenose). A úlcera péptica hemorrágica é a complicação mais comum e de maior mortalidade, podendo chegar a 10% de mortalidade.[12]

A indicação do tratamento cirúrgico de urgência deve obedecer aos seguintes critérios:

- Falha da terapêutica clínica e endoscópica.
- Recidiva hemorrágica com instabilidade hemodinâmica.
- Transfusão de mais de 4 unidades de concentrado de glóbulos em 24 horas.

Em nosso serviço, utiliza-se como conduta a indicação cirúrgica, quando, após duas tentativas endoscópicas para hemostasia, não se obtém sucesso terapêutico.

A cirurgia ideal deveria ser rápida, tecnicamente fácil, com poucos índices de recidiva hemorrágica e que possa determinar a cura da doença que causou a hemorragia, mas isso nem sempre é possível, e a operação que acaba sendo realizada é aquela que as condições clínicas do paciente permitem e a que o cirurgião tiver mais experiência.

Em pacientes com sangramento ativo e instabilidade hemodinâmica, a cirurgia deve ser iniciada por uma gastrostomia ou duodenostomia para abordagem da lesão hemorrágica e para realização da sutura hemostática. O tratamento definitivo deverá ser planejado posteriormente.[13] Nos dias atuais, raramente, são realizadas cirurgias para úlcera duodenal, como, por exemplo, vagotomia (troncular, seletiva ou super-seletiva) e antrectomia, em razão da existência de tratamento medicamentoso eficaz para bloqueio da secreção ácida.

Deve ser lembrado que, no caso de úlcera gástrica hemostática, pode ser necessária a ressecção da lesão. Se as condições do paciente forem favoráveis, a melhor conduta é a gastrectomia parcial, incluindo a lesão com reconstrução a Billroth I.[14]

CIRURGIA DE URGÊNCIA NA HIPERTENSÃO PORTAL

A indicação cirúrgica na vigência de hemorragia deve ser feita de forma criteriosa, tendo em vista que a mortalidade operatória é extremamente elevada. A cirurgia de urgência deve ser indicada nas seguintes situações:

- Quando houver persistência de hemorragia, apesar da aplicação correta de métodos de hemostasia disponíveis (medicaçõe vasoativas, esclerose, ligadura elástica, tamponamento esofágico com BSB).
- Quando a hemorragia for causada por varizes de fundo gástrico e a aplicação endoscópica do cianoacrilato não for efetiva no controle do sangramento.

Existe uma multiplicidade de técnicas operatórias descritas, o que demonstra uma insatisfação geral quanto aos seus resultados (mortalidade em torno de 50%). A disciplina de gastrenterologia Cirúrgica da EPM–UNIFESP já utilizou, no decorrer dos anos, várias dessas técnicas, mostrando altos índices de mortalidade e de recidiva hemorrágica. Mais recentemente, utiliza-se a técnica de ligadura transgástrica das varizes, descrita por Crawford e colaboradores[15], em 1959, que tem por objetivo atuar diretamente sobre as varizes sangrantes por meio de uma gastrostomia ampla, por laparotomia mediana supraumbilical, suturando-se os troncos varicosos, não só do estômago, como também da parte terminal do esôfago, onde habitualmente encontra-se o local do sangramento. Essa cirurgia foi realizada tanto para esquistossomóticos como para cirróticos e mostrou-se bastante efetiva no controle do foco hemorrágico. No entanto, houve mortalidade de 50%, na maioria dos casos pacientes cirróticos Child C, que faleceram de IH, e em pacientes esquistossomóticos por recidivas hemorrágicas. Em razão desses resultados, indica-se, nos cirróticos, outro procedimento, minimamente invasivo, denominado *Transjugular intrahepatic portosystemic shunt* (TIPS).

ATENÇÃO!

O TIPS é um dispositivo que é introduzido pela punção percutânea da veia jugular interna direita e reproduz uma anastomose portossistêmica entre a veia porta e a veia hepática direita, promovendo uma imediata descompressão portal e com isso cessando a hemorragia das varizes.[16]

Nos pacientes esquistossomóticos aplica-se o BSB e pratica-se uma desconexão ázigo-portal ou DEGE.[17] O tamponamento esofágico é necessário, tendo em vista que a DEGE não determina queda de pressão no sistema portal. O procedimento visa a desconectar o sistema da veia porta do sistema da veia cava superior, interrompendo, assim, o fluxo de sangue através das varizes esofágicas. A esplenectomia trata a hipertensão portal por hiperfluxo (fístulas arteriovenosas venosas esplênicas existentes nesses pacientes) e o hiperesplenismo.

O fluxograma a seguir resume o tratamento na HDA varicosa (Figura 90.1).

REVISÃO

- Define-se HDA como sangramento gastrintestinal que tem origem no trato digestório proximal, ou seja, desde o esôfago até o ligamento de Treitz. Distingue-se um tipo particular de HDA, isto é, a HDA varicosa, por estar associada à síndrome de hipertensão portal.
- As causas mais frequentes de HDA são: úlcera péptica do estômago ou do duodeno, síndrome de Mallory-Weiss (laceração da mucosa na junção esofagogástrica por vômito após abuso de álcool), gastrite hemorrágica (medicamentosa ou por estresse) e lesão de Dieulafoy (vasos ectasiados, tortuosos e protrusos da submucosa, geralmente da pequena curvatura alta do estômago).
- As causas mais frequentes de HDA varicosa são as varizes esofágicas e as de fundo gástrico. O local mais comum de sangramento é a junção esofagogástrica, onde as varizes são mais superficiais e têm parede mais fina.
- O quadro clínico é manifestado pela exteriorização do sangue (hematêmese e/ou melena) associada à repercussão clínica da anemia aguda (taquicardia e hipotensão).
- As alterações hemodinâmicas produzem sinais e sintomas como: obnubilação, confusão mental, tontura, hipotensão postural, lipotimia, síncope, palidez cutânea, palpitação, sudorese fria, pulso fino e filiforme, taquicardia, hipotensão arterial e até choque hipovolêmico.
- O diagnóstico clínico é complementado pela confirmação da existência de sangue no trato digestório através do toque retal.
- Na HDA não varicosa, o tratamento medicamentoso é feito com IBP, por exemplo, omeprazol. Na HDA varicosa, indica-se octreotide por meio de bomba de infusão contínua, mas não é necessário IBP.
- A indicação do tratamento cirúrgico de urgência deve obedecer aos seguintes critérios: falha da terapêutica clínica e endoscópica; recidiva hemorrágica com instabilidade hemodinâmica; transfusão de mais de 4 unidades de concentrado de glóbulos em 24 horas.

REFERÊNCIAS

1. van Leerdam ME. Epidemiology of acute upper gastrointestinal bleeding. Best Pract Res Clin Gastroenterol. 2008;22(2):209-24.
2. Feinman M, Haut ER. Upper gastrointestinal bleeding. Surg Clin North Am. 2014;94(1):43-53.
3. Haubrich WS. Curling of Curling's ulcer. Gastroenterology. 1998;114(5):901.
4. Blatchford O, Murray WR, Blatchford M. A risk score to predict need for treatment for upper-gastrointestinal haemorrhage. Lancet. 2000;356(9238):1318-21.
5. Gralnek IM, Dumonceau JM, Kuipers EJ, Lanas A, Sanders DS, Kurien M, et al. Diagnosis and management of nonvariceal upper gastrointestinal

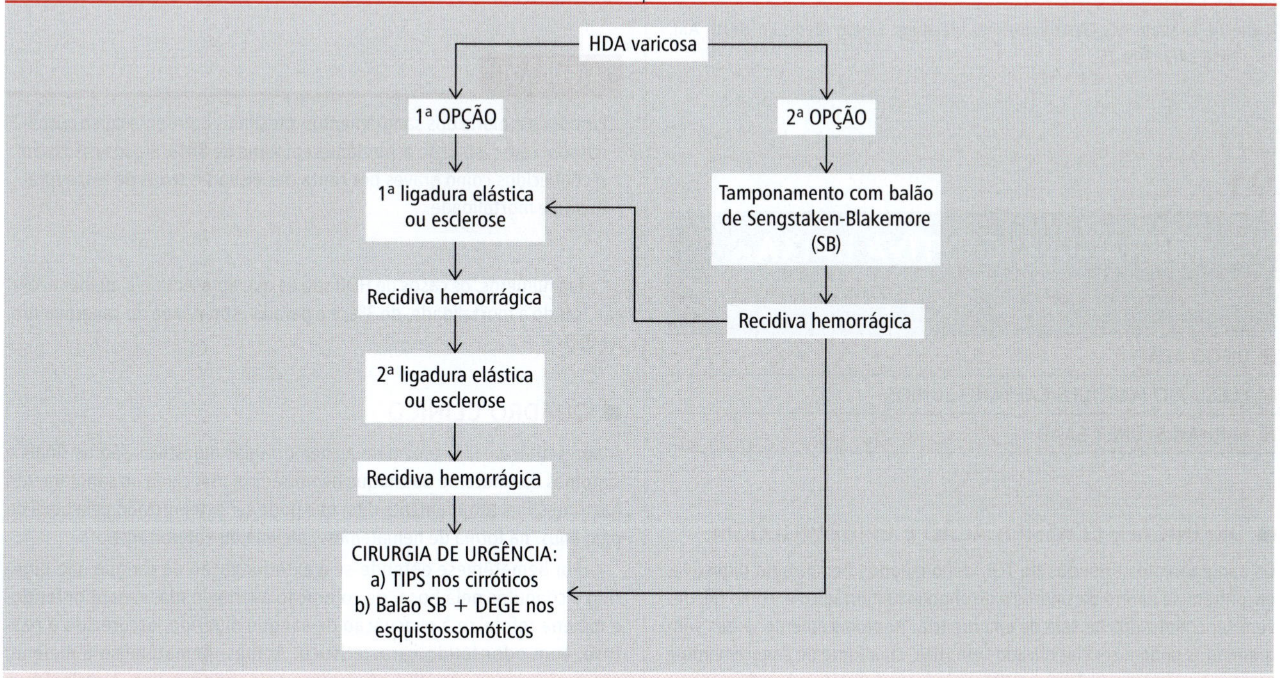

FIGURA 90.1 ■ Fluxograma para tratamento da hemorragia digestiva alta por varizes.

hemorrhage: European Society of Gastrointestinal Endoscopy (ESGE) Guideline. Endoscopy. 2015;47(10):a1-46.
6. Tripathi D, Stanley AJ, Hayes PC, Hayes PC, Patch D, Millson C, et al. U.K. guidelines on the management of variceal haemorrhage in cirrhotic patients. Gut. 2015;64(11):1680-704.
7. Forrest JA, Finlayson ND, Shearman DJ. Endoscopy in gastrointestinal bleeding. Lancet. 1974;2(7877):394-7.
8. Sakita T, Oguro Y, Takasu S, Fukutomi H, Miwa T. Observations on the healing of ulcerations in early gastric cancer. The life cycle of the malignant ulcer. Gastroenterology. 1971;60(5):835-9.
9. Bianco MA, Rotondano G, Marmo R, Piscopo R, Orsini L, Cipolletta L. Combined epinephrine and bipolar probe coagulation vs. bipolar probe coagulation alone for bleeding peptic ulcer: a randomized, controlled trial. GastroIntest Endosc. 2004;60(6):910-5.
10. Lo CC, Hsu PI, Lo GH, Lin CK, Chan HH, Tsai WL, et al. Comparison of hemostatic efficacy for epinephrine injection alone and injection combined with hemoclip therapy in treating high-risk bleeding ulcers. Gastrointest Endosc. 2006;63(6):767-73.
11. Sarin SK, Lahoti D, Saxena SP, Murthy NS, Makwana UK. Prevalence, classification and natural history of gastric varices: a long-term follow-up study in 568 portal hypertension patients. Hepatology. 1992;16(6):1343-9.
12. Del Grande JC; Haddad CM. Hemorragia digestiva alta não varicosa. In: Frisoli Jr A, Lopes AC, Amaral JL, Ferrareo JR, Blum VR. Emergências manual de diagnóstico e procedimento. São Paulo: Savier; 1995. p. 2015-10.
13. Grande JCD, Herbella FAM. Hemorragia digestiva alta não varicosa. Diagn Tratamento. 1999;4(4):24-9.
14. Del Grande JC. Tratamento cirúrgico imediato de úlcera gástrica hemorrágica. Rev Col Bras Cir. 1997;24:155-9.
15. Crawford ES, Henley WS, Kelsey J. Ligation of esophogeal varices: a new technique. Am Surg. 1959;25:805-10.
16. Rossle M, Haag K, Ochs A, Sellinger M, Nöldge G, Perarnau JM,et al. The transjugular intrahepatic portosystemic stent shunt procedure for variceal bleeding. New Eng J Med. 1994;330(3):165-71.
17. Haddad CM, Pan Chacon J, Ricca AB, Toledo LFQ. Desvascularização gastroesofágica e esplenectomia no tratamento da hemorragia aguda por varizes gastroesofágicas. Rev Col Bras Cir. 1982;9:107-10.

LEITURA SUGERIDA

Nable JV, Graham AC. Gastrointestinal bleeding. Emerg Med Clin North Am. 2016;34(2):309-25.

91 HEMORRAGIA DIGESTIVA BAIXA

DIEGO ADÃO
ELESIARIO MARQUES CAETANO JUNIOR
SARHAN SYDNEY SAAD

DEFINIÇÃO, CLASSIFICAÇÃO E EPIDEMIOLOGIA

Os sangramentos oriundos do TGI, denominados hemorragia digestiva, encontram-se dentro da síndrome do choque hemorrágico e, como tal, devem ser conduzidos na sala de emergência. Anatomicamente, esses sangramentos podem ser classificados em HDA, cuja fonte de sangramento é proximal ao ângulo de Treitz, e HDB, cuja fonte é distal ao ângulo.

Alguns poucos autores preferem classificar os sangramentos localizados entre o ângulo de Treitz e a válvula ileocecal como hemorragia digestiva intermédia (HDI), ou de intestino delgado, em virtude da dificuldade de acesso a essa porção do TGI pelos métodos endoscópicos habituais. Estima-se que em até 10% dos pacientes, a origem do sangramento não será identificada por EDA ou colonoscopia. Desses pacientes, 75% terão o intestino delgado como responsável, e 15% não terão o foco definido por nenhum outro método (HDO).

A HDA é mais prevalente do que a HDB, com relação 4:1. As HDB dividem-se anatomicamente em HDB de intestino delgado (5%) e HDB de intestino grosso (95%). A principal causa de sangramento por HDB do intestino delgado são as angiodisplasias, ao passo que, para o intestino grosso, é a doença diverticular dos colos. O Quadro 91.1 apresenta outras etiologias possíveis para as HDBs.

QUADRO 91.1 ■ Etiologia da hemorragia digestiva baixa

Intestino delgado
▪ Angiodisplasia ▪ Doença inflamatória intestinal ▪ Neoplasia ▪ Divertículo de Meckel ▪ Erosões/úlceras de delgado ▪ Lesão de Dieulafoy
Intestino grosso
▪ Doença diverticular dos colos ▪ Neoplasia ▪ Angiodisplasia ▪ Pós-polipectomia ▪ Doença inflamatória intestinal

Obs.: os sangramentos orificiais (hematoquezia secundária à doença hemorroidária, fissuras anorretais, entre outros) não foram considerados como hemorragia digestiva.

ATENÇÃO!

Embora a maioria dos sangramentos intestinais apresente curso autolimitado, com resolução espontânea em torno de 80%, alguns casos são reconhecidos como graves por conta das elevadas taxas de ressangramento e mortalidade.

Em números, os casos de HDB são os que apresentam a melhor evolução, sendo a mortalidade, de 3%, e a parada espontânea do sangramento, de 85%.

QUADRO CLÍNICO

A apresentação clínica comum às hemorragias digestivas são os sinais e sintomas da síndrome do choque hemorrágico, associado ao sangramento gastrintestinal propriamente dito, que pode ser exteriorizado pela boca ou pelo ânus, na forma de hematêmese, melena ou enterorragia.

Por hematêmese entende-se a exteriorização de sangue não digerido e coágulos pela boca, de coloração avermelhada, sem odor fétido; e melena refere-se à evacuação de sangue digerido, escurecido e pastoso, com odor fétido característico. Ambas, hematêmese e melena, são mais comuns às HDA. A enterorragia, por sua vez, é atribuída à evacuação de sangue vermelho-vivo, não digerido, mais comum aos sangramentos oriundos do intestino grosso (74%). Exceção à regra, mais raramente, sangramentos do intestino delgado e do colo direito podem se exteriorizar na forma de melena e serem secundários a uma HDB, assim como pacientes com trânsito intestinal acelerado podem ter sangramentos proximais ao Treitz exteriorizados na forma de enterorragia. Em termos numéricos, 90% dos casos de melena são devidos à sangramentos altos, e apenas 11% dos casos de enterorragia são secundários à HDA (geralmente, esses pacientes apresentam grande perda volêmica, com comprometimento hemodinâmico importante, que não é comum às HDB).

A literatura inglesa utiliza-se do termo hematoquezia para qualquer forma de sangramento exteriorizado pelo ânus. Em nosso meio, entretanto, hematoquezia destina-se exclusivamente aos sangramentos orificiais, misturado às fezes, em geral secundário a uma doença orificial, como fissuras anorretais e a doença hemorroidária .

Associado ao sangramento propriamente dito, os pacientes podem se apresentar com diversos sinais de choque hemorrágico em seus diferentes graus, na dependência do montante de sangue perdido (ver Tabela 91.1).[1] Taquicardia, hipotensão arterial, hipotensão postural, diminuição do tempo de enchimento capilar (TEC), palidez cutânea, extremidades frias e pegajosas, pulsos fracos e filiformes, taquipneia, rebaixamento do nível de consciência e oligúria são alguns exemplos do espectro clínico da manifestação das perdas volêmicas.

TABELA 91.1 ■ Graus de choque hemorrágico (simplificado)

	LEVE	MODERADO	GRAVE
Perda volêmica (%)	≤ 15	15-40	> 40
FC (bc/min)	< 100	100-140	> 140
PA (mmHg)	Normal	Normal ou diminuída	Diminuída
FR (ir/min)	< 20	20 a 35	> 35
NC	Pouco ansioso	Ansioso ou confuso	Letárgico

NC, nível de consciência.
Fonte: Adaptada de ATLS Subcommittee; American College of Surgeons' Committee on Trauma; International ATLS Working Group.

A história clínica, junto com os antecedentes pessoais e o histórico de sangramentos anteriores auxiliam no diagnóstico da provável fonte do sangramento vigente. Dos pacientes com recorrência do sangramento, 60% o fazem da mesma origem. Enterorragia em pacientes idosos, com pequena repercussão hemodinâmica, são mais comuns aos divertículos colônicos, ao passo que antecedente de lesão renal crônica e estenose de valva aórtica aumentam o risco de sangramento por angiodisplasia. O uso de anticoagulantes e de AINH são fatores de risco conhecidos para sangramento digestivo.

Vale ressaltar que pacientes em uso de suplementação oral de ferro podem apresentar fezes com aspecto de melena, sendo possível fator de confusão.

■ TRATAMENTO GERAL

O tratamento das hemorragias digestivas pode ser dividido didaticamente em duas fases: 1) medidas iniciais para a síndrome do choque hemorrágico; e 2) medidas diretas para controle do foco de sangramento e complicações da doença de base.

As medidas iniciais para controle do choque hemorrágico visam à estabilidade hemodinâmica, devendo ser realizadas em ambiente de sala de emergência ou UTI, com monitoração, proteção de vias aéreas, suplementação de oxigênio, acesso venoso, ressuscitação hemodinâmica e correção de coagulopatias. Todo paciente com hemorragia digestiva deve ser monitorado com cardioscopia, oximetria de pulso saturação periférica da hemoglobina pelo oxigênio (SpO_2) e pressão arterial não invasiva. Para os pacientes sem comprometimento do nível de consciência e proteção adequada de vias aéreas, deve-se ofertar oxigênio em cateter ou máscara para manter SpO_2 acima de 92%. Para os pacientes com risco de aspiração, conquanto, procede-se à IOT em sequência rápida. Todos os pacientes devem ficar em jejum até o controle do sangramento. Dois acessos periféricos, calibrosos (14 ou 16 G) e antecubitais devem ser assegurados, iniciando-se a ressuscitação hemodinâmica com cristaloide e hemoderivados. Deve-se atentar que a hipervolemia é prejudicial, de modo que o uso excessivo de cristaloides é contraindicado. Em pacientes com necessidade crescente de reposição volêmica, deve-se providenciar hemoderivados precocemente, idealmente após tipagem sanguínea. Como metas, objetiva-se PAM acima de 70 mmHg e PAS acima de 90 mmHg, hemoglobina (Hb) acima de 7 g/dL (ou 9 g/dL para os coronariopatas).

ATENÇÃO!

Ressalta-se que valores de PAM acima de 90 mmHg, PAS acima de 120 mmHg e Hb acima de 10 g/dL (hiper-ressuscitação) estão associados à pior evolução e a maiores gastos com hemoderivados. O controle de Hb é realizado a cada 6 horas até controle do foco de sangramento e a estabilização de seus valores.

Distúrbios de coagulação devem ser prontamente corrigidos. Plaquetas abaixo de 50.000/mm^3 e INR acima de 1,5 devem ser ajustados com seus respectivos hemoderivados.

Nos casos de suspeita de HDA exteriorizada por enterorragia, a SNG também pode auxiliar no diagnóstico do sangramento de fonte alta, porém com falso-negativo em até 20% dos casos em virtude dos sangramentos distais ao piloro (VPN de 64%).

Em todo paciente com HDB, além das medidas clínicas descritas, deve-se realizar exame proctológico (inspeção, toque retal, anuscopia e retoscopia), preferencialmente antes da colonoscopia. Em alguns casos menos comuns, a fonte do sangramento pode ser distal (neoplasia de reto médio ou baixo) ou mesmo orificial (hemorroida com sangramento volumoso).

■ TRATAMENTO ESPECÍFICO

Após estabilização hemodinâmica e controle do choque hemorrágico, procede-se ao tratamento direcionado às fontes de sangramento. A colonoscopia deve ser realizada dentro de 24 horas, após preparo expresso de colo (3-4 horas de preparo) associado a pró-cinéticos e antieméticos. Para facilitar a ingestão do agente osmótico, pode-se utilizar SNG em caso de intolerância pelo paciente ou naqueles em IOT. Em geral, a clipagem, a eletrocauterização (*heater probe*) e a injeção de adrenalina via colonoscopia são técnicas efetivas para os sangramentos de origem diverticular e pós-polipectomia; as angiodisplasias, mais comuns em idosos e no colo direito, são mais bem tratadas com plasma de argônio. O risco de ressangramento após colonoscopia é dependente dos achados endoscópicos: sangramento ativo (risco de 84%), coto vascular sem sangramento (60%) e coágulo aderido (43%). Em números gerais, a taxa de ressangramento intra-hospitalar é de 22%, e após alta, de 16%. As taxas de complicações relacionadas à colonoscopia são de 1%.

ATENÇÃO!

Pacientes com enterorragia e risco de sangramento alto, assim como aqueles com instabilidade hemodinâmica, queda significativa de Hb, epigastralgia, histórico de cirrose e AINH devem realizar, além da colonoscopia, também EDA.

A EDA permite descartar uma possível fonte proximal de hemorragia (presente em quase 20% das HDB). Embora a literatura atual oriente que não se deve indicar EDA de rotina em todas as HDBs sem fatores de risco para HDA, acredita-se que a EDA aumenta pouco a morbidade e os custos, aumentando a sensibilidade e especificidade diagnóstica ao excluir ou confirmar uma fonte alta de sangramento.

Em pacientes com sangramento persistente e sem condições clínicas para o preparo de colo (comorbidades, instabilidade hemodinâmica, entre outros), cuja EDA é normal, devem-se considerar outras medidas diagnósticas e terapêuticas para controle do foco hemorrágico. Entre essas medidas, destaca-se a radiointervenção diagnóstica (arteriografia) seguida por terapêutica endovascular (embolização) ou cirúrgica.

A arteriografia com embolização arterial localiza a fonte de sangramento ativo com fluxo de 0,5 a 1 mL/min e, para tanto, utiliza altas doses de contraste. Necessita ser realizada em centro com equipe capacitada e experiência no método. Sua sensibilidade diagnóstica varia de 20 a 70%, com sucesso no controle do sangramento em até 95% dos casos. Pode ser utilizada como medida definitiva ou como ponte para a cirurgia, reduzindo o sangramento e permitindo um melhor controle hemodinâmico. O risco de isquemia após embolização arterial é de 3%.

A cirurgia, por sua vez, é o procedimento mais invasivo e de maior mortalidade (30%) entre todos os recursos terapêuticos, embora com altas taxas de controle de sangramento (> 90%). Deve, assim, ser considerada apenas em casos de falência da colonoscopia (> 2 tentativas) com indisponibilidade de métodos endovasculares, principalmente em casos de transfusão maciça de concentrado de glóbulos vermelhos (> 3 concentrados por hora), instabilidade hemodinâmica refratária à ressuscitação clínica, sinais de sangramento contínuo por mais de 72 horas ou pacientes com tipo sanguíneo raro. As HDB podem ser controladas cirurgicamente com enterectomias segmentares ou colectomias, segmentar ou total, preferencialmente após a definição do foco exato do sangramento por arteriografia. Ressecções às cegas estão associadas a elevadas taxas de ressangramento no pós-operatório (50%).

OUTROS RECURSOS DIAGNÓSTICOS

Para os casos de endoscopias negativas, quando a provável fonte do sangramento é o intestino delgado ou algum outro foco não percebido, diferentes modalidades diagnósticas podem ser utilizadas. A cápsula endoscópica e a enteroscopia são técnicas pouco disponíveis e de alto custo, embora com taxas satisfatórias de diagnóstico de lesões jejunais e ileais.

ATENÇÃO!

A angio-TC, embora utilize radiação, altas doses de contraste e não seja terapêutica, é efetiva no diagnóstico de lesões com sangramento ativo e alteração anatômica macroscópica (neoplasias).

A cintilografia com hemácias marcadas também tem sensibilidade elevada para sangramentos ativos (0,1-0,5 mL/min), porém não caracteriza o sítio exato e também não é terapêutica.

ALTA HOSPITALAR

Após estabilização hemodinâmica sustentada, controle endoscópico e estabilidade dos níveis de Hb por, pelo menos, 48 horas, caso as comorbidades clínicas estejam compensadas, o paciente pode receber dieta e a alta hospitalar pode ser considerada, com seguimento ambulatorial. Devem-se evitar os AINH, ao passo que o ácido acetilsalicílico deve ser continuado como profilaxia secundária em pacientes com histórico de eventos cardiovasculares, considerando riscos e benefícios.

CONCLUSÃO

As hemorragias digestivas devem ser inicialmente tratadas como uma síndrome de choque hemorrágico, com proteção de vias aéreas e ressuscitação hemodinâmica. Após estabilização clínica, deve-se proceder à terapia endoscópica dentro de 24 horas, para conformação diagnóstica e controle do foco de sangramento. Outros recursos, como arteriografia e cirurgia, destinam-se aos casos refratários às medidas habituais, estando restritos a centros especializados e com equipes capacitadas.

REVISÃO

- Os sangramentos oriundos do TGI, anatomicamente, podem ser classificados em HDA, cuja fonte de sangramento é proximal ao ângulo de Treitz, e HDB, cuja fonte é distal ao ângulo. Alguns poucos autores preferem classificar os sangramentos localizados entre o ângulo de Treitz e a válvula ileocecal como hemorragia digestiva intermédia (HDI), ou de intestino delgado.
- A apresentação clínica comum às hemorragias digestivas são os sinais e sintomas da síndrome do choque hemorrágico, associado ao sangramento gastrintestinal propriamente dito, que pode ser exteriorizado pela boca ou pelo ânus, na forma de hematêmese, melena ou enterorragia.
- A história clínica, junto com os antecedentes pessoais e o histórico de sangramentos anteriores auxiliam no diagnóstico da provável fonte do sangramento vigente.
- O tratamento das hemorragias digestivas pode ser dividido didaticamente em duas fases: 1) medidas iniciais para a síndrome do choque hemorrágico; e 2) medidas diretas para controle do foco de sangramento e complicações da doença de base.
- A EDA permite descartar uma possível fonte proximal de hemorragia (presente em quase 20% das HDB).
- A cirurgia, por sua vez, é o procedimento mais invasivo e de maior mortalidade (30%) entre todos os recursos terapêuticos, embora com altas taxas de controle de sangramento (> 90%).

■ REFERÊNCIA

1. ATLS Subcommittee; American College of Surgeons' Committee on Trauma; International ATLS working group. Advanced trauma life support (ATLS®): the ninth edition. J Trauma Acute Care Surg. 2013;74(5):1363-6.

■ LEITURAS SUGERIDAS

de Franchis R; Baveno VI Faculty. Expanding consensus in portal hypertension: Report of the Baveno VI Consensus Workshop: Stratifying risk and individualizing care for portal hypertension. J Hepatol. 2015;63(3):743-52.

Gerson LB, Fidler JL, Cave DR, Leighton JA. ACG clinical guideline: diagnosis and management of small bowel bleeding. Am J Gastroenterol. 2015;110(9):1265-87.

Gralnek IM, Dumonceau JM, Kuipers EJ, Lanas A, Sanders DS, Kurien M, et al. Diagnosis and management of nonvariceal upper gastrointestinal hemorrhage: European Society of Gastrointestinal Endoscopy (ESGE) Guideline. Endoscopy. 2015;47(10):a1-46.

Laine L, Jensen DM. Management of patients with ulcer bleeding. Am J Gastroenterol. 2012;107(3):345-60.

Strate LL, Gralnek IM. ACG clinical guideline: management of patients with acute lower gastrointestinal bleeding. Am J Gastroenterol. 2016;111(4):459-74.

92

DOENÇAS INFLAMATÓRIAS INTESTINAIS: URGÊNCIAS CIRÚRGICAS

■ RENATO A. LUPINACCI

■ RICARDO TADAYOSHI AKIBA

As intervenções por peritonite, obstrução intestinal, abscesso obedecem às regras gerais da cirurgia, e a natureza da doença de Crohn não modifica o tratamento por obstrução aguda do intestino, qualquer que seja o mecanismo.

■ PERITONITE E ABSCESSO INTRACAVITÁRIO

Pacientes com doença de Crohn que apresentem quadro de dor e distensão abdominal súbitos com sinais sugestivos radiográficos de abdome agudo perfurativo devem ser submetidos a tratamento cirúrgico imediato. Nos raros casos de peritonite generalizada por complicações da doença de Cronh, a ressecção deverá ser a mais econômica possível. O superestadiamento da extensão da lesão, gerando ressecções maiores do que a necessária pela ausência de uma avaliação pré-operatória completa, incluindo a avaliação precisa dos segmentos acometidos, pode gerar consequências irreversíveis em longo prazo em decorrência da natureza crônica da doença.

Apesar da importância da preservação intestinal, a simples rafia do segmento perfurado está associada a maiores taxas de mortalidade quando comparada à ressecção do segmento perfurado devido a deiscências dos reparos. Após a ressecção do segmento de intestino delgado perfurado, pode-se realizar uma ileostomia terminal ou, em casos selecionados, pode-se optar pela anastomose primária, principalmente em segmentos proximais do jejuno, dependendo das condições da cavidade e da viabilidade das margens da ressecção.

Perfurações colorretais geralmente terminam em colostomia e fístula mucosa ou colectomia à Hartmann. Em casos selecionados, a anastomose primária com derivação proximal pode ser considerada.

Abscessos intracavitários na doença de Crohn geralmente resultam de perfurações bloqueadas (Figura 92.1). O tratamento destas coleções profundas deve ser feito prontamente para o controle da sepse abdominal.

Em todos os casos, a localização e o volume dos abscessos devem ser investigados com TC. Este exame é de extrema importância para o diagnóstico e o seguimento evolutivo das coleções e massas pseudotumorais de natureza inflamatória perceptível clinicamente.

A descoberta de uma coleção justa intestinal é uma contraindicação à corticoterapia e imunossupressores utilizados para o controle da doença. O emprego de jejum, de NPT e de antibioticoterapia sistêmica pode controlar um surto agudo desde que o abscesso seja pequeno. Correlacionando com a diverticulite, pode-se extrapolar que uma coleção com volume $< 4{,}0$ cm^3, seja passível, a princípio, de ser tratada clinicamente. Nos pacientes com abscessos enteroparietais, entre alças, intramesentéricos ou retroperitoneais, a drenagem percutânea associada à antibioticoterapia é o tratamento de escolha. Em serviços que não dispõem de radiologia intervencionista ou na falha desta estratégia em controlar o quadro séptico, o tratamento laparotômico ou laparoscópico estará indicado. A drenagem cirúrgica do abscesso intracavitário está associada a uma maior incidência de formação de fístulas enterocutâneas quando comparada à drenagem guiada por TC ou US. A tentativa de ressecção das paredes da coleção poderá incorrer em extirpação de longos segmentos de intestino, doente e saudável, envolvidos pelo processo inflamatório, contribuindo para o grave desfecho do intestino curto.

Após a resolução do quadro séptico, o paciente terá condições de ser mais bem preparado. A implementação da terapia nutricional, com o uso de NPT, dieta enteral ou mesmo suplementos orais, pode corrigir deficiências calórico-proteicas e anemias. A introdução da corticoterapia e terapia com fator de necrose tumoral (anti-TNF) controlando a atividade da doença aumentam as chances de sucesso do tratamento cirúrgico eletivo que irá sanear as complicações deste episódio de sepse abdominal, seja pela ressecção programada e econômica da alça aco-

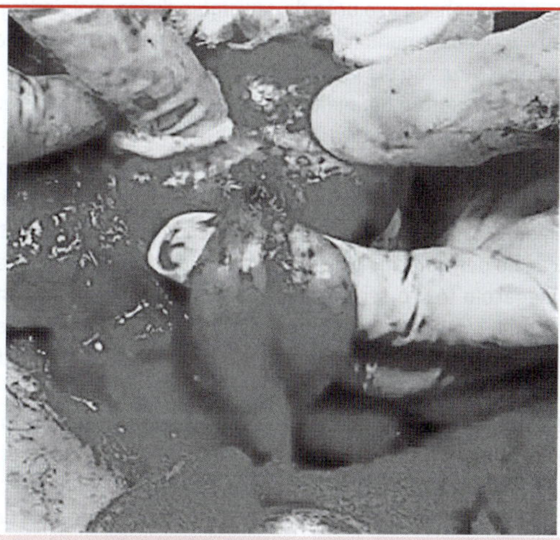

FIGURA 92.1 ■ Fístula duodenoenterica originando coleção intra-abdominal.

metida, pelo tratamento das fístulas enterocutâneas ou pelo restabelecimento do trânsito intestinal.

ATENÇÃO!

O manejo do abscesso de Psoas, decorrente da doença de Crohn, deve obedecer aos princípios do tratamento do abscesso intracavitário, não se devendo insistir no tratamento clínico visando à regressão da atividade inflamatória da doença, pois esse tratamento pode gerar sequelas neurológicas ao paciente.

Uma intervenção de urgência, sobre a doença de Crohn, deve evitar, ao máximo, superestimar a extensão da doença e a procura de região não inflamada, o que poderia levar à ressecções extensas. É sempre melhor, na mínima dúvida, ressecar menos e não anastomosar. Exteriorizar a alça aferente com a melhor técnica possível, e a alça eferente, como fístula mucosa. A opção por fechar a alça eferente e não exteriorizá-la deverá ser exceção.

COLITE GRAVE E MEGACOLO TÓXICO

Estes dois cenários clínicos são comuns tanto na doença de Crohn como na retocolite ulcerativa

A colite grave caracteriza-se por mais de seis episódios de evacuações muco-sanguinolentas por dia, febre, taquicardia (> 90 bpm), anemia com Hb menor do que 75% da basal, e VHS maior do que 30 mm/h. Quando a condição clínica do paciente se deteriora, passando a apresentar mais de 10 evacuações muco-sanguinolentas por dia, anemia necessitando de transfusão, distensão abdominal às custas da dilatação gasosa persistente de um segmento colônico ou colo transverso com mais de 6 cm de diâmetro, indicando risco de ruptura colônica, caracteriza-se o **megacolo tóxico**.

Inicialmente, a colite grave pode ser tratada clinicamente com corticoides, ciclosporinas e antibióticos de largo espectro.

Se após 72 horas do início do tratamento clínico houver deterioração do quadro clínico, com pneumatose colônica, peritonite local e/ou múltiplas insuficiências orgânicas, são sinais evidentes de ruptura colônica iminente ou abdome agudo perfurativo estará indicada a colectomia de urgência, assim como na manutenção do quadro após quatro dias de tratamento.

O paciente deverá ser avaliado, clinicamente, duas a três vezes ao dia, para acompanhar a evolução do seu *status* clínico, incluindo grau de distensão abdominal e peritonismo. A radiografia simples deverá realizada ao menos duas vezes ao dia para avaliação do diâmetro do colo. O rápido aumento do diâmetro é um indicador de prognóstico ruim, devendo-se considerar intervenção cirúrgica.

É importante alertar que o uso de corticosteroides pode mascarar os sintomas de peritonite. A diminuição do número de evacuações não deve ser avaliada isoladamente como sinal de melhora, podendo refletir uma diminuição do peristaltismo pelo agravamento da disfunção colônica. Embora o megacolo tóxico seja mais comum em pacientes com pancolite, poderá ocorrer também em pacientes com doença restrita ao colo esquerdo. É importante realçar que sendo primeira manifestação de DII, deve-se descartar etiologia infecciosa.

O tratamento cirúrgico de escolha consiste na colectomia subtotal, com ileostomia terminal. A via de acesso preferencial é a laparotômica, devido à friabilidade das paredes colônicas e à restrição volumétrica, pela distensão das alças. Após o acesso à cavidade, recomenda-se a descompressão do colo por punção aspirativa com agulha grossa, facilitando a manipulação das alças. Proteção da cavidade com compressas umedecidas é sempre uma boa norma técnica, e a prática de umedecer com solução diluída de PVPI não é corroborada por evidência clínica de estudos prospectivos, sendo apenas experiência pessoal de alguns serviços, para que, caso haja perfuração, não contaminar o peritônio. A preservação do omento, apesar de desejável, geralmente, não é possível; assim, a ligadura junto à gastroepiploica é preferível.

Em se tratando de uma doença benigna, as ligaduras vasculares devem ser feitas preferencialmente próximas ao colo preservando as arcadas, e o uso de pinças selantes ou ultrassônicas, se disponíveis, reduz significativamente o tempo cirúrgico.

A mobilização do ângulo esplênico deve ser abordada após todo o restante do colo ter sido liberado, pois este ponto apresenta maior risco de perfuração.

A preservação do segmento distal do sigmoide, permitindo sua exteriorização como fístula mucosa, evita o risco da deiscência do coto retal no interior da cavidade abdominal. Caso o coto de retossigmoide não tenha comprimento suficiente para ser exteriorizado, pode-se fechar e deixá-lo fixo à aponeurose, pois, em caso de deiscência, formará uma fístula dirigida para a parede/ferida operatória, menos grave do que abertura para a cavidade peritoneal. Nos casos em que a secção for feita abaixo do sigmoide distal, deve-se drenar a cavidade pélvica e deixar uma sonda retal, para descomprimir o reto remanescente.

DERIVAÇÃO

A confecção da ileostomia deverá seguir parâmetros técnicos adequados, visto que a derivação poderá ser necessária por longos períodos e até mesmo vir a se tornar definitiva.

ATENÇÃO!

A marcação pré-operatória do estoma é mandatória, sendo um dos principais fatores para uma boa adaptação do paciente à iliostomia.

A alça que será exteriorizada deve estar bem perfundida e atingir o sítio demarcado sem tensão. A abertura músculo-aponeurótica deve permitir a passagem da alça sem angustiá-la, preferencialmente atravessando o músculo retoabdominal, reduzindo o risco de hérnia paraestomal. Em pacientes obesos, com íleo edemaciado ou friável pela inflamação, pode-se lançar mão da ileostomia terminal em alça, manobra que protege o mesentério evitando laceração dos vasos e isquemia da ileostomia.

BLOW-HOLE

Nos casos mais críticos de magacolo tóxico, em que o paciente se encontra instável demais para uma cirurgia de grande porte ou em gestantes, a transversostomia descompressiva *Blow-Hole*, associada à ileostomia derivativa permite tirar o paciente desta situação crítica, sendo considerada uma cirurgia de "controle de danos". Esse procedimento consiste em uma pequena incisão mediana infra e supraumbilical para inventariar a cavidade. Afastadas perfuração e peritonite, localizar o íleo e escolher o ponto que este atinge a parede abdominal sem tensão, passar uma fita cardíaca ou semelhante para ajudar a exteriorização. Localizar o seguimento do colo transverso que atinge a extremidade superior da incisão, liberar o suficiente as aderências, para poder efetuar a maturação na pele e fixação na aponeurose na extremidade superior da incisão. A ileostomia é exteriorizada no melhor ponto possível da parede lateral do abdome.

OBSTRUÇÃO INTESTINAL

Com a progressão da doença de Crohn aumenta a incidência de lesões fibroestenosantes, resultado da inflamação crônica transmural, gerando sintomas obstrutivos progressivamente mais intensos chegando a uma completa oclusão intestinal. A enterotomografia e a enterorressonância podem sugerir se a área de estenose tem um componente inflamatório que poderá responder à terapia medicamentosa ou se é predominantemente fibrose. Nos casos de falha do tratamento clínico ou nas estenoses fibróticas, o tratamento cirúrgico está indicado.

Frequentemente se identificam múltiplos segmentos com estenoses subclínicas em pacientes que apresentam uma oclusão por doença de Crohn. Seguindo o conceito de ressecção mínima, o segmento com maior fibrose e inflamação deve ser ressecado, porém os demais segmentos com estreitamento parcial devem ser preservados sempre que possível. As estenoplastias permitem o restabelecimento do fluxo através de uma área de estenose, mantendo a superfície de absorção do segmento doente. As técnicas mais utilizadas são Heineke-Mikulicz, para estenoses curtas, e Finney, nos estreitamentos maiores do que 10 cm. A dilatação endoscópica é outra alternativa para permeabilizar estenoses curtas. O tratamento das estenoses colônicas (Figura 92.2) geralmente consiste em ressecção do segmento acometido pelo risco de malignidade associada a estas lesões. Após a ressecção do segmento estenótico, a opção pela reconstrução primária ou derivação irá depender das condições gerais do paciente, da cavidade peritoneal e da vitalidade dos segmentos remanescentes.

URGÊNCIA HEMORRÁGICA

As hemorragias com repercussão clínica, que caracterizam uma urgência ou emergência, são raras, incidindo em apenas 1 a 2% dos casos.

A hemorragia é mais prevalente no sexo masculino, na proporção de 1,5 a 2 homens para cada mulher. Em geral, o paciente já tem o diagnóstico de DII, com tempo de evolução entre quatro a cinco anos. Devido à vascularização, o intestino delgado é a principal sede dos sangramentos, e neste, o íleo terminal é o segmento mais afetado. Sangramentos severos raramente são decorrentes de retocolite ulcerativa (Figura 92.3), e mesmo quando o sangramento é colônico, a principal etiologia é a colite de Crohn. O sangramento, em geral, se origina de uma ulceração que atinge os vasos da submucosa.

O manejo da hemorragia decorrente de DII deve seguir os protocolos de HDA ou HDB. Primeiramente, deve-se estabilizar hemodinamicamente o paciente com infusão de cristaloides e hemoderivados, partindo-se para a identificação do sitio do sangramento, o que nem sempre é possível.

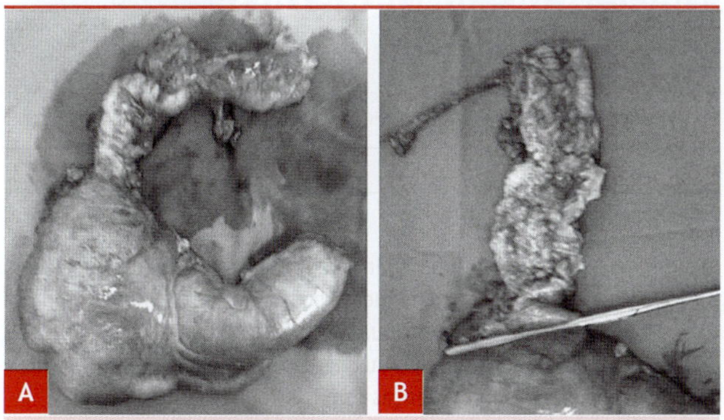

FIGURA 92.2 ■ (A) Estenose crítica longa envolvendo colo ascendente e transverso (microcolo). (B) Detalhe da secção da área estenosada evidenciando pseudopólipos inflamatórios e paredes colônicas espessadas.

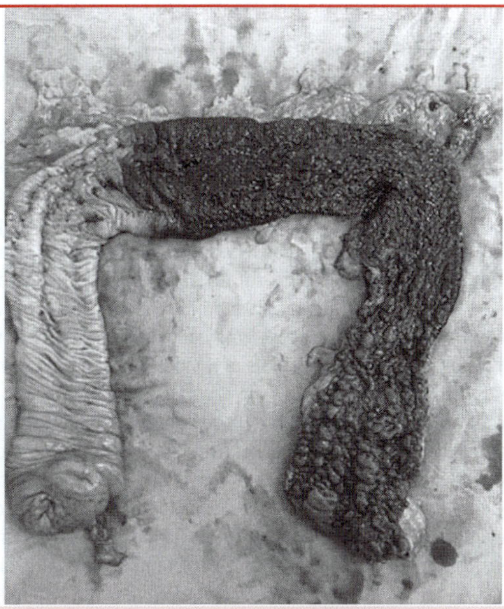

FIGURA 92.3 ■ Produto de colectomia subtotal por retocolite ulcerativa, com sangramento difuso e refratário de todo o segmento acometido.

Exames endoscópicos são a primeira escolha para investigação e, em muitos casos, controle do sangramento.

Quando os exames endoscópicos não são capazes de identificar a fonte da hemorragia, a angiografia e a cintilografia podem auxiliar a topografar a origem do sangramento, sendo que a angiografia poderá ser terapêutica por meio da embolização ou injeção de vasoconstritores nos ramos arteriais que nutrem o sangramento.

Nos casos em que o volume da hemorragia não puder ser controlado com medidas clínicas, deve-se indicar a laparatomia exploradora, na qual a endoscopia intraoperatória pode desempenhar um papel fundamental na exploração do intestino delgado. A Cleveland Clinic relata a utilização de azul de metileno, para localização do sítio no intraoperatório, porém não se tem experiência com essa técnica.

URGÊNCIA NO ACOMETIMENTO PERINEAL

O paciente portador de DII com acometimento perianal deverá ser internado na unidade de emergência, principalmente em decorrência de dor e sepse localizada.

FISSURAS ANAIS

As fissuras são frequentemente associadas ao acometimento retal. As fissuras associadas à DII, em geral, são profundas e extensas, podendo ocorrer em qualquer região do canal anal, diferentemente das fissuras agudas e idiopáticas, que ocorrem principalmente na parede anterior e posterior do ânus. Eventualmente, o paciente com doença de Crohn poderá desenvolver uma fissura, com características semelhantes à da fissura idiopática. São fissuras de difícil tratamento clínico, porém não se deve tratá-las cirurgicamente pela esfincterotomia lateral, pois, pela característica crônica da doença, aumenta-se o risco de comprometimento dos esfíncteres em longo prazo. Nos casos em que a mucosa da ampola retal está preservada, poderá ser, no máximo, realizado um avanço de retalho mucoso para recobrir o leito da fístula.

ABSCESSOS E FISTULAS PERIANAIS

Aproximadamente 30% dos pacientes com doença de Crohn apresentam comprometimento perianal, com a formação de abscessos e fístulas, frequentemente complexas e de difícil tratamento.

O paciente com abscesso perianal se queixará de dor local importante e sinais de infecção, como febre e prostração. Ao exame físico, pode-se observar dor local intensa, abaulamento da região perianal ou glútea, associados à hiperemia e a calor; em muitos casos, é possível palpar um ponto de flutuação e até mesmo observar a drenagem espontânea de secreção purulenta. Na presença de dor perianal, com alta suspeição para abscesso, sem manifestações locais de inflamação, deve-se lançar mão do exame proctológico sob narcose e/ou da RNM de pelve/US transanal, a fim de diagnosticar abscessos mais profundos não aparentes e mapear os trajetos fistulosos.

O controle da sepse pélvica baseia-se na drenagem dos abscessos e na passagem de sedenhos (fios inabsorvíveis grossos ou fitas/drenos finos de silicone) (Figura 92.4). A drenagem deverá ser ampla, comunicando e destelhando todas as coleções, porém poupando os esfíncteres e deixando sedenho de material flexível nos trajetos fistulosos, para evitar recidivas precoces. Os sedenhos passados frouxos mantêm o pertuito da fistula aberto, causando o "amadurecimento" do trajeto fistuloso e permitindo a introdução das medicações imunossupressoras para o tratamento clínico com imunossupressores e anti-TNF. Com a doença de base sob controle e os trajetos fistulosos livres de infecção e bem definidos, programa-se o tratamento definitivo da fistula remanescente. As opções de técnicas para o tratamento cirúrgico das fistulas são variadas, devendo-se priorizar as técnicas poupadoras de esfíncter, como o *ligation of intersphincteric fistula tract* (LIFT), e as técnicas transperineais, com interposição de tecido saudável, como o retalho de músculo grácil, apresentam os melhores resultados nos casos mais complexos. Retalhos de avanço tendem a ter menores taxas de sucesso na DII. Novas técnicas, como o uso de *laser* e a injeção de células mesenquimais, ainda carecem de estudos com maior casuística.

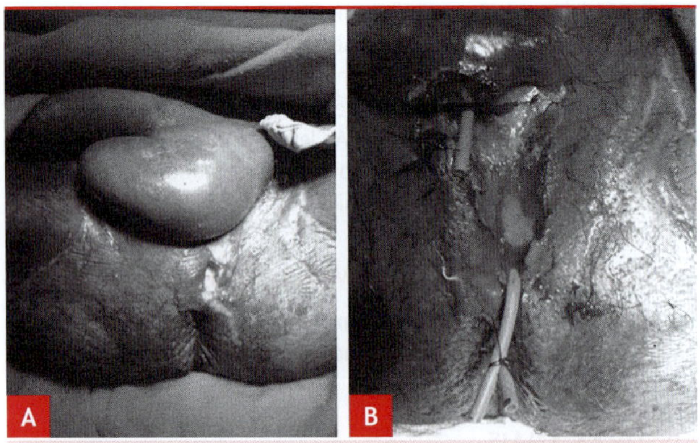

FIGURA 92.4 ■ (A) Abscesso perianal com drenagem espontânea, com infiltração de todo o períneo. (B) Aspecto após destelhamento do abscesso, com drenagem da loja profunda anterior e do trajeto da fístula perianal complexa que originou o quadro séptico.

REVISÃO

- As intervenções por peritonite, obstrução intestinal, abscesso obedecem às regras gerais da cirurgia, e a natureza da doença de Crohn não modifica o tratamento por obstrução aguda do intestino, qualquer que seja o mecanismo.
- Abscessos intracavitários na doença de Crohn geralmente resultam de perfurações bloqueadas. O tratamento destas coleções profundas deve ser feito prontamente para o controle da sepse abdominal.
- A localização e o volume dos abscessos devem ser investigados com TC. Este exame é de extrema importância para o diagnóstico e o seguimento evolutivo das coleções e massas pseudotumorais de natureza inflamatória perceptível clinicamente.
- A colite grave e o megacolo tóxico são dois cenários clínicos que são comuns tanto na doença de Crohn como na retocolite ulcerativa.
- O paciente deverá ser avaliado, clinicamente, duas a três vezes ao dia, para acompanhar a evolução do seu *status* clínico, incluindo grau de distensão abdominal e peritonismo. A radiografia simples deverá realizada ao menos duas vezes ao dia para avaliação do diâmetro do colo.
- A enterotomografia e a enterorressonância podem sugerir se a área de estenose tem um componente inflamatório que poderá responder à terapia medicamentosa ou se é predominantemente fibrose.
- Nos casos de falha do tratamento clínico ou nas estenoses fibróticas, o tratamento cirúrgico está indicado.
- O manejo da hemorragia decorrente de DII deve seguir os protocolos de HDA ou HDB.

■ LEITURAS SUGERIDAS

Akiba RT, Rodrigues FG, DaSilva G, Management of complex perineal fistula disease. Clin Colon Rectal Surg. 2016;29(2):92-100.

Beck DE, Roberts PL, Saclarides TJ, Senagore AJ, Stamos MJ, Wexner SD, editors. The ASCRS textbook of colon and rectal surgery 2th ed. New York: Springer; 2011.

Ross H, Steele SR, Varma M, Dykes S, Cima R, Buie WD, et al. Practice parameters for the surgical treatment of ulcerative colitis. Dis Colon Rectum. 2014;57(1):5-22.

Strong SA, Koltun WA, Hyman NH, Koltun WA, Hyman NH, Buie WD; Standards Practice Task Force of The American Society of Colon and Rectal Surgeons. Practice parameters for the surgical management of Crohn's disease. Dis Colon Rectum. 2007;50(11):1735-46.

93

URGÊNCIAS ANORRETAIS

■ LUÍS CÉSAR FERNANDES

■ RICARDO TADAYOSHI AKIBA

São denominadas afecções de urgência anorretal aquelas cujos pacientes portadores se dirigem para atendimento nos postos de pronto-atendimento dos hospitais com problemas situados na região do ânus e/ou do reto e que requeiram tratamento rápido ou imediato.

Diversas podem ser as doenças com tais características.

■ TROMBOSE HEMORROIDÁRIA

A doença hemorroidária se constitui como a de maior frequência nos ambulatórios cirúrgicos dos Estados Unidos e em todo o mundo. Suas complicações mais comuns são sangramento intenso, prolapso crônico, estrangulamento, ulceração e trombose.[1]

Hemorroidas são complexos arteríolo-venulares normais no anorreto, cuja função parece ser importante para a sensação de preenchimento retal. São estruturas que facilitam a continência fecal, localizadas habitualmente nas regiões lateral esquerda, anterolateral e posterolateral direitas.[1]

São situadas proximalmente à linha denteada, 3 a 4 cm acima da borda anal. Tal linha representa a junção do epitélio mucoso glandular (proximal) com o epitélio escamoso (distal); tais tecidos possuem inervações diferentes, acima sendo simpática e parassimpática autônomas, e abaixo, sensitiva por nervos somáticos, mais sensíveis à dor e à irritação.[1]

QUADRO CLÍNICO

A razão pela quail as hemorroidas se tornam sintomáticas é incerta. O quadro clínico é de hematoquezia, prurido, desconforto perianal, mucorreia, incontinência fecal ou uma combinação desses sintomas. Dor severa é rara, porém observada quando há prolapso com encarceramento, isquemia ou trombose hemorroidária.[1,2]

DIAGNÓSTICO

É realizado pelo exame minucioso da região anal e do períneo adjacente, na posição genupeitoral ou em decúbito lateral esquerdo. São identificados na trombose hemorroidária: graus variados de edema, ulceração e inclusive necrose nos mamilos hemorroidários.

ATENÇÃO!

O quadro pode evoluir para o pseudoestrangulamento hemorroidário, em que há presença de trombose com gangrena e supuração.[1]

TRATAMENTO

Para a trombose hemorroidária o tratamento é clínico, com analgésicos, laxativos, banho quente e repouso, substâncias flebotrópicas, calor local e pomadas.[1]

Nos casos refratários ao tratamento clínico e no pseudoestrangulamento hemorroidário, há necessidade de administração de antibióticos parenterais e de hemorroidectomia.[1,2] Recomenda-se a técnica preconizada por Milligan e Morgan (excisão do mamilo hemorroidário com ligadura dos pedículos vasculares), preocupando-se com economicidade nas incisões devido ao edema existente na região.

■ FISSURA ANAL

Fissura anal é um defeito longitudinal na pele do canal anal, distal à linha denteada. Geralmente benigna, pode ser dividida em duas classes, dependendo de sua etiologia: primária, associada a trauma local, como fezes endurecidas, diarreia, parto vaginal ou relação anal; secundária, devido a cirurgias prévias no canal anal, doença de Crohn, tuberculose, Aids ou sífilis; raramente, pode ser decorrente de neoplasia maligna.[3]

As fissuras podem ser agudas ou crônicas, afetando jovens mulheres, sendo posteriores (90%)[4] ou anteriores (10%) (primárias); menos de 1% ocupa posição lateral ou são múltiplas (secundárias). Não se sabe sua real etiologia, porém deve haver associação entre má perfusão tecidual e ausência de inflamação.[3]

QUADRO CLÍNICO

Normalmente, a queixa é de dor durante e após a evacuação, podendo ou não ser concomitante a pequeno sangramento vermelho-vivo.[3,4]

DIAGNÓSTICO

Pelo exame físico local (inspeção e toque), por vezes, de difícil execução pela dor referida pelo paciente. Normalmente, as fissuras anais agudas caracterizam-se como pequenas lacerações de coloração vermelha, sem endurecimento de bordas. As crônicas têm leito amarelado, com exposição das fibras da musculatura esfincteriana, com bordos elevados e endurecidos; estas podem ser acompanhadas de papila hipertrófica na porção proximal e por plicoma sentinela na extremidade distal.[3,4]

ATENÇÃO!

Em caso de dúvida diagnóstica, em fissuras de outras localizações ou múltiplas, pode ser necessária realização de colonoscopia ou outros exames subsidiários.

O diagnóstico diferencial é restrito, incluindo doença hemorroidária e fístula perianal. As fissuras anais secundárias têm de possuir diagnóstico preciso, com equipe assistente de diversas especialidades, para possibilitar o tratamento da condição primária de origem e a resolução do problema.[3,4]

TRATAMENTO

Conservador

Em geral o tratamento é efetuado com aumento da ingestão de fibras (p. ex.: *psyllium*), para redução dos traumas locais. Banhos quentes no períneo podem proporcionar melhor perfusão esfincteriana (evidência 1B).[4] Cremes podem ser utilizados também com essa finalidade, contendo trinitrato de glicerina (nitroglicerina a 0,2%) (evidência 1A)[4] ou bloqueadores de canal de cálcio (nifedipina ou diltiazem [a 2% - com melhores resultados] [evidência 1B])[4]. Os cremes são utilizados duas vezes ao dia, de seis a oito semanas. O principal limite para a terapêutica tópica é a cefaleia como principal efeito colateral. Os trinitratos não devem ser utilizados em pacientes cardiopatas. Apesar da elevada cicatrização obtida, altas taxas de recidiva são desestimulantes.[3]

A aplicação de toxina botulínica leva a encerramento das fissuras em 50 a 70% dos casos. No entanto, a recorrência alcança 30% dos pacientes. Pode ocorrer incontinência a flatos (4%) e fezes (17%). Não há consenso sobre a dose a ser utilizada ou os locais destas injeções.[3,4]

Cirúrgico

O tratamento cirúrgico é considerado para os pacientes que não responderam ao tratamento conservador (normalmente, três semanas após seu término). Prefere-se a esfincterotomia lateral interna, com incisão da borda anal à linha denteada (extensão), abrangendo 1/3 a 1/2 da espessura do músculo esfíncter interno do ânus (profundidade). A recidiva pode ocorrer em 5%, incontinência fecal em, no máximo, 16% (geralmente transitória) (evidência 1A).[3,4]

ATENÇÃO!

Nas fissuras anais secundárias, é necessária uma abordagem multidisciplinar, com profissionais de diversas áreas, em que se pode, ou não, obter tratamento permanente desta doença.[3]

■ ABSCESSO PERIANAL

O abscesso perianal é uma condição benigna e comum, porém pode causar intenso desconforto aos pacientes. É importante que o enfermo seja adequadamente tratado na intervenção inicial, evitando recidivas e reinternações hospitalares.[5]

A incidência é de cerca de dois casos por 10.000 habitantes/ano; geralmente, ocorre em homens entre os 30 e 40 anos. Inúmeras afecções paralelas contribuem para a redução da capacidade de defesa inflamatória dos indivíduos, tais como: fumo, Aids, DIIs, diabetes e obesidade.

ATENÇÃO!

A doença de Crohn parece oferecer risco significativo de recorrência para abscessos perianais.[5]

Na maioria dos casos, o abscesso perianal se origina do tecido criptoglandular, do espaço interesfincteriano. São classificados em: subanoderma, interesfinctérico, isquioanal e supraelevador, dependendo de sua localização. Os tipos superficiais são mais comuns.[6]

QUADRO CLÍNICO

É possível que ocorra dor, aumento de volume e vermelhidão na região perianal.[6] Da mesma forma, podem ocorrer sinais e sintomas sistêmicos da infecção, tais como toxemia e febre.

DIAGNÓSTICO

Devido à dor envolvida, o exame da região retal deve ser o mínimo possível. Em caso de dúvida, colonoscopia, TC e RM podem auxiliar na localização do abscesso.[6]

TRATAMENTO

O tratamento é sempre cirúrgico. A intenção é promover descompressão intracavitária para prevenir complicações potencialmente fatais (sepse pélvica e gangrena de Fournier).[6]

O procedimento deve ser efetuado com anestesia regional ou geral. Na abordagem dos abscessos, sempre deve ser realizada a maior incisão possível, paralelamente ao orifício anal, colocando-se dreno(s) de preferência, garantindo-se efetiva drenagem, após exaustiva lavagem do sítio que estava infectado, associando-se antibioticoterapia parenteral para bactérias gram-negativas e anaeróbias.

Se o abaulamento estiver situado próximo ao canal anal ou ao reto, pode-se promover a incisão intrarretal. Nos casos supraelevadores, é importante que se promova adequada drenagem através do espaço isquioanal, com colocação de drenos (Figura 93.1).[6]

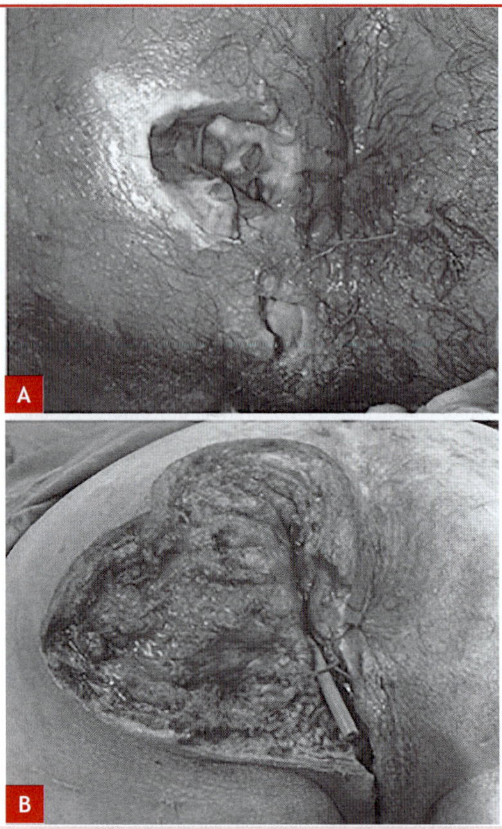

FIGURA 93.1 ■ Abscesso perianal. (A) pré-drenagem. (B) pós-intervenção, em que foi feita a identificação e o reparo de fístula perianal que originou o processo.

■ GANGRENA DE FOURNIER

A gangrena de Fournier é uma afecção com risco de óbito, causada por micro-organismos aeróbios e anaeróbios provenientes do períneo e do escroto, disseminando-se para os planos fasciais, levando à necrose tecidual. Fatores predisponentes são: diabetes melito (DM), alcoolismo, uso de drogas ilícitas, deficiências imunológicas, neoplasias malignas, IH e IR, obesidade mórbida. A infecção se inicia na pele normal. As causas mais comuns são abscesso perianal, seguido por abscesso escrotal.[7]

QUADRO CLÍNICO

Os pacientes apresentam-se torporosos, quando não em choque séptico. Eles relatam (ou os acompanhantes referem) quadro álgico perineal e procedimentos cirúrgicos ou processos infecciosos na região.[7]

DIAGNÓSTICO

Os enfermos apresentam-se com eritema, dor e aumento de volume perineal, podendo haver áreas de crepitação, gangrena e pústulas.[7]

TRATAMENTO

Antes do tratamento cirúrgico, todos os pacientes são tratados agressivamente com administração de líquidos e antibióticos parenterais de largo espectro, como cefalosporinas de terceira geração, aminoglicosídeo e metronidazol, com dose ajustada ao estado de função renal. VM, monitoração invasiva e medicações vasoativas são administradas para pacientes com falência cardiopulmonar por sepse. Coagulopatia é tratada com componentes sanguíneos; abordagem com câmara hiperbárica não é mais recomendada ou necessária.[7]

A cirurgia consiste em debridamento cirúrgico radical, com retirada de todo o tecido epitelial necrótico, o tecido celular subcutâneo, as fáscias, o tecido muscular não viável, enviado para exame histológico e microbiológico; há colocação de tantos drenos quantos necessários. As áreas de debridamento são envoltas em iodopovidona ou equivalente. A ferida deve ser monitorizada constantemente, com suporte nutricional adequado ao paciente, por via enteral ou parenteral.

ATENÇÃO!

Devido ao elevado risco de progressão da infecção, os pacientes passam por repetidos debridamentos cirúrgicos agressivos.

O término da limpezas deve ser estabelecido por procedimentos com anestesia geral, em centro cirúrgico (Figura 93.2)[7]

O fechamento das feridas inicia-se assim que o tecido viável é identificado. Podem ser realizados reaproximações, retalhos de pele parcial ou flaps cutâneos por rotação, para reparo de extensos defeitos. Colostomia é realizada quando o esfíncter estiver infectado ou quando a origem da infecção for o anorreto. Cistostomia suprapúbica é preconizada quando houver estravazamento urinário ou inflamação periuretral. Orquiectomia não é necessária, a não ser que uma gangrena testicular esteja presente.[7]

■ CISTO PILONIDAL

A doença pilonidal infectada atinge cerca de 0,7% da população. É mais frequente em homens, incidindo dos 15 aos 30 anos. Pacientes peludos, com pele delgada, sobrepeso, profundo sulco interglúteo, má higiene, sentado por várias horas diárias e história familiar pregressa, são considerados aos fatores predisponentes.[8]

Existia teoria "congênita", em que haveria predisposição para o desenvolvimento do cisto pilonidal desde o nascimento, pela ausência de coalescência do primitivo ectoderma. Prevalece, atualmente, a teoria "adquirida", em que microtraumas na região dariam origem ao cisto.[8]

QUADRO CLÍNICO

A sintomatologia inicial é de um abscesso dorsal localizado exatamente na projeção sacral, na linha mediana. Em geral, ocorre dor, porém é raro que ocorra febre. Às vezes, a cavidade infectada drena espontaneamente. A dor torna-se constante e variável em intensidade, com o paciente apresentando descargas purulentas ou ocasional sangramento, por um ou mais orifícios cutâneos.[8]

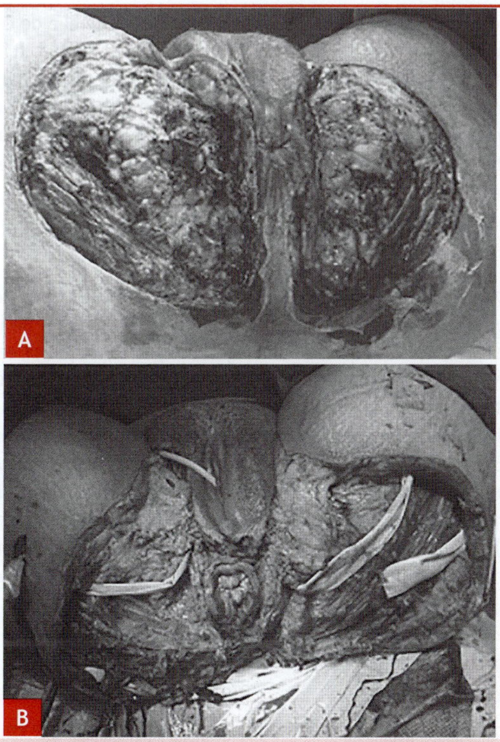

FIGURA 93.2 ■ (A) Gangrena de Fournier. (B) Pós-debridamento. (Paciente foi a óbito.)

DIAGNÓSTICO

Ao exame físico, há detecção de orifícios situados na pele dorsal, geralmente ao nível do cóccix ou do sacro, 4 a 10 cm acima do ânus, na linha média, podendo ter formato assimétrico. No caso de abscessos agudos, há tumefação inflamatória inespecífica. Há presença de debris pilosos se exteriorizando pelos orifícios cutâneos, o que é característico dessa afecção. Excepcionalmente, há casos de degeneração maligna, normalmente em infecções de longa duração (mais de 20 anos) e presença de imunodepressão (HIV, transplantados de órgãos).[8]

O diagnóstico é simples. No entanto, US ou RM podem ser úteis para afastar fístula anorretal, tumores anorretais, osteomielite sacral, tuberculose ou actinomicose.[8]

TRATAMENTO

Cirúrgico. Objetivos - erradicar a supuração, obter cicatrização o mais rápido possível e limitar a possibilidade de recorrência a níveis mínimos. O paciente é posicionado em decúbito ventral, com elevação da região sacrococcígea (*jackknife position*) e afastamento das nádegas com fita.[8]

Não há técnica cirúrgica ideal para este tratamento, pois sempre se considera a cicatrização lenta excessivamente, ou sempre ocorre risco de recorrência. Os dois principais métodos são: a) incisão e a curetagem; e b) a excisão, sempre com cicatrização por segunda intenção. São essenciais cuidados pós-operatórios, para facilitar o fechamento e minimizar recidivas, tais como limpeza constante e tricotomia das bordas. Prolongado período para cicatrização e temporária suspensão do trabalho são decorrências naturais dessas técnicas.[8]

■ CORPOS ESTRANHOS RETAIS

Na realidade, diversos podem ser os corpos estranhos encontrados na cavidade retal, seja por autoerotismo ou por crimes com violência. Normalmente, há demora na procura por ajuda médica, com os pacientes relatando histórias imprecisas e incongruentes. Há nítida predominância dessa afecção nos homens, dos 20 aos 40 anos. Menos comumente, corpos estranhos retais são introduzidos, como pacotes de drogas ilícitas ou facas, para não detecção pelo sistema prisional de diversos países.[9]

QUADRO CLÍNICO

Os casos são de difícil abordagem, devido ao embaraço sentido pelos pacientes, que levam à demora em sua apresentação. Há dor retal, em virtude de falência nas tentativas de se retirar o objeto.[9]

DIAGNÓSTICO

O toque retal é fundamental. Por vezes, há laceração de mucosa retal e mesmo perfurações, que podem provocar sangramento, secreção purulenta, por vezes de odor fétido, por gangrena local. Pode ocorrer obstrução intestinal, no caso de grandes objetos impactados. Radiografias de pelve são importantes para documentação, tanto anteroposteriores como laterais, e para determinação exata da posição do corpo estranho.[9]

TRATAMENTO

O objeto deve ser retirado, o que pode ser realizado em consultório ou no centro cirúrgico, dependendo das condições do objeto e do paciente. Prefere-se a retirada por via transanal do corpo estranho; no entanto, ocasionalmente, é necessária realização de laparotomia para promoção da retirada do aparato.

ATENÇÃO!

A preocupação com o sigilo do paciente quanto ao diagnóstico é imprescindível, tanto para o hospital como para a equipe médica assistente; e é fundamental a realização de exame proctológico após a retirada do objeto.[9]

REVISÃO

- São denominadas afecções de urgência anorretal aquelas cujos pacientes portadores se dirigem para atendimento nos postos de pronto-atendimento dos hospitais com problemas situados na região do ânus e/ou do reto e que requeiram tratamento rápido ou imediato.
- Diversas podem ser as doenças com tais características: trombose hemorroidária, fissura anal, abscesso perianal, gangrena de Fournier, cisto pilonidal, corpos estranhos retais.
- A doença hemorroidária se constitui como a de maior frequência nos ambulatórios cirúrgicos dos Estados Unidos e em todo o mundo. Suas complicações mais comuns são sangramento intenso, prolapso crônico, estrangulamento, ulceração e trombose.
- Fissura anal é um defeito longitudinal na pele do canal anal, distal à linha denteada. Geralmente benigna, pode ser dividida em duas classes, dependendo de sua etiologia: primária e secundária.
- O abscesso perianal é uma condição benigna e comum, porém pode causar intenso desconforto aos pacientes.
- A gangrena de Fournier é uma afecção com risco de óbito, causada por micro-organismos aeróbios e anaeróbios provenientes do períneo e do escroto, disseminando-se para os planos fasciais, levando à necrose tecidual.
- A doença pilonidal infectada atinge cerca de 0,7% da população. É mais frequente em homens, incidindo dos 15 aos 30 anos.
- Diversos podem ser os corpos estranhos encontrados na cavidade retal, seja por autoerotismo ou por crimes com violência. Menos comumente, corpos estranhos retais são introduzidos, como pacotes de drogas ilícitas ou facas, etc.

REFERÊNCIAS

1. Jacobs D. Clinical practice. Hemorrhoids. N Engl J Med. 2014;371(10):944-51.
2. Rivadeneira DE, Steele SR, Ternent C, Chalasani S, Buie WD, Rafferty JL. Practice parameters for the management of hemorrhoids. Dis Colon Rectum. 2011;54(9):1059-64.
3. Schlichtemeier S, Engel A. Anal fissure. Aust Prescr. 2016;39(1):14-7.
4. Perry WB, Dykes SL, Buie WD, Rafferty JF. Practice parameters for the management of anal fissures. Dis Colon Rectum. 2010;53(8):1110-5.
5. Adamo K, Sandblom G, Brännström F, Strigård K. Prevalence and recurrence rate of perianal abscess - a population-based study, Sweden 1997-2009. Int J Colorectal Dis. 2016;31(3):669-73
6. Ommer A, Herold A, Berg E et al. German S3 guideline: anal abscess. Int J Colorectal Dis. 2012; 27:831-7.
7. Danesh HA, Saboury M, Sabzi A, Saboury M, Jafary M, Saboury S. Don't underestimate fournier's gangrene: report of 7 cases in 10 month survey. Med J Islam Repub Iran. 2015;29:172.
8. Parades V, Bouchard D, Janier M, Berger A. Pilonidal sinus disease. J Visc Surg. 2013;150(4):237-47.
9. Ayantunde AA. Approach to the diagnosis and management of retained rectal foreign bodies: clinical update. Tech Coloproctol. 2013;17(1):13-20.

94

GANGRENA DE FOURNIER E OUTRAS INFECÇÕES GRAVES DE PARTES MOLES

- MARIZA H. PRADO-KOBATA
- ELAUDELINO CRUZ FILHO

Descrita pela primeira vez por Baurienne,[1] em 1764, e posteriormente em 1883, pelo dermatologista (venereologista) francês Jean Alfred Fournier[2] como patologia idiopática do pênis e escroto, a gangrena de Fournier é uma forma de fasciíte necrotizante que atinge a bolsa escrotal e os tecidos moles da região perineal, perianal e também a vulva e virilha em mulheres, podendo se estender até a parede abdominal anterior, membros inferiores e também à parede do tórax. Trata-se de uma infecção polimicrobiana agressiva e rapidamente progressiva do TCSC e fáscia superficial, causada por bactérias aeróbias e anaeróbias, associada a altos índices de morbimortalidade. A mortalidade atinge índices entre 25 e 32%. Com vasta sinonímia, é também conhecida como: doença de Fournier, infecção perineal necrotizante, gangrena idiopática do pênis e escroto, gangrena fulminante espontânea do escroto, fasciíte necrotizante do escroto, fasciíte necrotizante da genitália masculina, erisipela gangrenosa do escroto, gangrena estreptocócica do escroto.

EPIDEMIOLOGIA

A incidência da gangrena de Fournier na população geral é de cerca de uma em 7.500 pessoas e vem aumentando nos últimos anos. Um fato parece estar colaborando com esse aumento da incidência: o uso abusivo de antibióticos. A doença não é exclusiva de homens, mas tem prevalência de 10:1 no sexo masculino em relação ao sexo feminino e tende a afetar pacientes entre e a terceira e a sexta décadas de vida, embora existam descrições de casos em crianças.

ETIOLOGIA

O *Streptococcus haemolyticus* do grupo A e o *Staphylococcus aureus*, isoladamente ou em sinergismo, são com frequência os agentes iniciadores da fasciíte necrotizante. Com a evolução do quadro, o que se encontra é uma variedade importante de outros patógenos aeróbios e anaeróbios presentes nas lesões ao mesmo tempo, agindo sinergicamente. Os micro-organismos mais frequentemente isolados são os gram-negativos aeróbios (*Escherichia coli*, *Klebsiella pneumoniae*, *Pseudomonas aeruginosa* e *Proteus mirabilis*), os gram-positivos aeróbios (*Staphylococcus aureus* e *epidermidis*, *Streptococcus viridans* e *fecalis*), e os anaeróbios (*Bacterioides fragilis*)[3]. Alguns desses micro-organismos podem não causar a infecção diretamente, mas podem contribuir na redução da produção de interferon e da capacidade fagocitária de macrófagos e polimorfonucleares.

ATENÇÃO!

Ao contrário do que foi descrito por Fournier, estima-se que em 75 a 100% dos casos exista um fator causal identificável, seja de origem colorretal, urogenital ou cutânea (traumas locais).

As causas colorretais mais frequentes incluem: abscessos perirretais, perianais e isquiorretais, fissuras anais, fístulas perianais complexas, pós-operatório de hemorroidas ou outras doenças orificiais, perfurações colônicas secundárias a câncer, trauma e diverticulite. As causas urogenitais mais comuns são: estenose de uretra com extravasamento urinário, balanite e instrumentação uretral.

PATOGÊNESE

Um processo infeccioso adjacente à lesão atua como porta de entrada para bactérias, independente da origem geniturinária, colorretal ou idiopática. A infecção local se dissemina para planos fasciais profundos e rapidamente progride para uma endarterite obliterante característica, que, em conjunto ao efeito sinérgico de inúmeras bactérias, resulta em isquemia e, por consequência, em necrose vascular, cutânea e subcutânea.[4] Para que ocorra a gangrena de Fournier, é fundamental que exista hipóxia tecidual, base para a proliferação de bactérias, anaeróbias obrigatórias e facultativas, características desta enfermidade, e que é o resultado do consumo local de oxigênio pelas bactérias aeróbias, e da diminuição do suprimento vascular, secundário ao edema e processo inflamatório.[5] O evento-chave é a trombose de pequenos vasos do TCSC[5,6]. A produção de heparinases por anaeróbios, incluindo *Bacterioides*, que, assim como o estafilococo e o estreptococo, também produzem colagenase e hialuronidase, responsáveis pela destruição de colágeno; de coagulase, por estreptococos do grupo ß; de lipopolissacarídeos, por gram-negativos, que, na vigência de sepse, produzem trombose vascular; a agregação plaquetária e fixação de complemento desencadeadas pelos aeróbios, entre outros fatores de virulência, são os responsáveis pela ocorrência da endarterite oclusiva e trombose microvascular, com a consequente destruição tecidual ao longo dos planos fasciais, com todos estes patógenos agindo sinergicamente para confundir a resposta imune.

FATORES PREDISPONENTES

Incluem as seguintes condições: doenças crônicas (doenças cardíacas, hipertensão arterial, doença vascular periférica, doenças pulmonares, IR, cirrose hepática e principalmente diabetes melito (DM), encontrado em 40 a 60 % dos pacientes), abuso de álcool (25-50% dos casos); obesidade e tabagismo, condições imunossupressoras (uso de corticosteroides sistêmicos, doenças do colágeno, infecção pelo HIV, LES, transplantes de órgãos sólidos e doenças malignas em tratamento com quimioterápicos), uso de medicações EV, cirurgias, varicela em crianças, úlceras isquêmicas e de decúbito, psoríase, contato com pessoas infectadas por *Streptococcus* e traumas cutâneos penetrantes ou fechados.

CONSIDERAÇÕES ANATÔMICAS

É a anatomia do períneo, do pênis e do escroto que determina a disseminação da destruição tecidual na gangrena de Fournier. O períneo é dividido em dois triângulos: triângulo anterior ou urogenital, e triângulo posterior ou anorretal, que são delimitados, anterior, posterior e lateralmente, por eminências ósseas da bacia. A fáscia de Colles é fixa lateralmente ao ramo púbico, e à fáscia lata, posteriormente à fáscia inferior do diafragma urogenital. Essas relações anatômicas propiciam a disseminação lateral e posterior na gangrena de Fournier. A fáscia de Colles se torna a fáscia de Scarpa na parede abdominal inferior, e o Dartus, no pênis e escroto. Esse tecido, comum a essas estruturas, permite uma livre disseminação da infecção.[4,5,7] Na fasciíte necrotizante do períneo proveniente da uretra, a infecção de glândulas periuretrais pode se disseminar através da fáscia de Buck do pênis e, assim, o comprometimento fica restrito à porção ventral pelo septo intracavernoso transverso desta fáscia. Caso esta fáscia seja invadida, a disseminação pode atingir o espaço entre o Dartus e a fáscia de Buck, acometendo, assim, o pênis circunferencialmente, o interior do escroto, o interior da parede abdominal, ao longo da fáscia de Scarpa, e o interior do períneo via fáscia de Colles.[5,7] Ocasionalmente, o diafragma urogenital é invadido, e o espaço de Retzius é acometido. Em geral, o espessamento da fáscia de Colles, ao nível do períneo, previne o envolvimento da margem anal, exceção nos casos de origem anorretal.

ATENÇÃO!

Na gangrena de Fournier de origem colorretal, o evento inicial é a invasão através dos músculos do esfíncter anal por um processo infeccioso profundo (p. ex.: abscesso perirretal).[4,5,7]

APRESENTAÇÃO CLÍNICA

A apresentação clínica da gangrena de Fournier é muito variável. O quadro clínico pode simular orquite, epididimite, torção de testículo, hérnia estrangulada, abscesso escrotal, entre outras, sendo importante estabelecer-se diagnóstico diferencial com estas patologias. Inicia-se como área eritematosa, dolorosa e localizada no escroto, períneo ou perianal, que aumenta rapidamente, associada a edema tecidual importante, observado antes mesmo de outros sinais cutâneos aparecerem, seguido de cianose local e formação de bolhas de conteúdo amarelado ou avermelhado escuro. Esta área torna-se rapidamente demarcada, circundada por borda eritematosa e recoberta por tecido necrótico. A partir daí, desenvolve-se anestesia da pele que recobre a lesão, devida à necrose das fibras nervosas. A dor muito intensa e desproporcional, mesmo após o início do tratamento, é um indício importante de fasciíte necrotizante. A necrose da fáscia é geralmente mais extensa do que sugere o aspecto clínico externo. Com o acometimento de planos mais profundos e a consequente lesão vascular, pode ocorrer formação de crostas necróticas extensas. Sem tratamento, pode haver envolvimento secundário da camada muscular, resultando em miosite ou mionecrose. Na fase inicial, pode ser difícil distinguir entre fasciíte e celulite. Com a evolução do quadro, pode ocorrer supuração franca com odor fétido, característico de necrose. Sintomas prodrômicos de febre e letargia podem estar presentes por 2 a 7 dias, durante a instalação da sepse.

ATENÇÃO!

Os sinais e sintomas mais frequentes, em ordem decrescente de prevalência, são: dor, edema, eritema, drenagem de secreção fétida, febre, crepitação, placas necróticas esverdeadas ou pretas, choque, íleo adinâmico e delírio.

DIAGNÓSTICO COMPLEMENTAR

Embora o diagnóstico seja primordialmente clínico e com base nos sintomas e sinais locais e sistêmicos, alguns exames complementares podem ajudar na confirmação diagnóstica, mas o início do tratamento nunca deve ser protelado pela realização desses exames.

Exames laboratoriais. Pesquisar a presença de desequilíbrios eletrolíticos, desidratação e intolerância à glicose, hemograma completo, culturas de sangue e secreção, avaliação da presença de septicemia (gasometria arterial [GA] e dosagem de lactato, marcadores da função hepática e renal, dosagem de proteína C-reativa e perfil de coagulação. Os achados mais frequentemente encontrados são: leucocitose com desvio à esquerda (leucopenia ou pancitopenia, quando encontradas, são marcadores de prognóstico ruim), hipocalcemia e acidose metabólica, pela presença de necrose tecidual extensa, além de anemia, trombocitopenia, hiperglicemia, hiponatremia, azotemia e hipoalbuminemia, porém, todos inespecíficos para fasciíte de Fournier.

Exame proctológico (incluindo-se a retossigmoidoscopia). Poderá revelar a origem da infecção, assim como a extensão do envolvimento anal e retal, podendo determinar a realização ou não de uma colostomia protetora, caso seja diagnosticada a presença de envolvimento extenso do esfíncter anal ou uma perfuração colorretal.

Uretrografia retrógrada ou uretrocistoscopia. Podem revelar extravasamento urinário que determine a necessidade de derivação urinária.[7]

Exame radiológico simples. Pode revelar a presença de gás nos tecidos moles, suspeitada pela crepitação à palpação, porém é pouco sensível para presença de gás em tecidos mais profundos.

TC. É mais sensível para avaliar a presença de gás e delimitar a extensão do processo infeccioso, bem como ajudar no diagnóstico diferencial, pela evidência de comprometimento muscular que possa sugerir a presença de mionecrose e outras condições que não a fasciíte necrotizante.

US. Permite delimitar o processo infeccioso e auxilia no diagnóstico diferencial com outras causas de doença aguda do escroto. Achados ultrassonográficos típicos incluem: testículos normais, espessamento da parede escrotal e gás no TCSC.

RM. É o exame de imagem mais sensível, permitindo diferenciar os elementos teciduais, detectar líquido nos tecidos moles e visualizar processos patológicos locais, possibilitando a diferenciação entre fasciíte necrotizante e celulite não necrótica, pois pode definir o envolvimento de planos fasciais,[6,8] porém não deve ser usada como método diagnóstico de rotina, devendo ser reservada para os diagnósticos duvidosos.

Histopatologia. Na fasciíte necrotizante, há necrose da fáscia superficial, infiltrado de polimorfonucleares e edema da derme reticular, gordura subcutânea e fáscia superficial. A biópsia de congelação, realizada durante a intervenção cirúrgica, pode colaborar para o diagnóstico, revelando um infiltrado maciço de polimorfonucleares, com necrose focal e formação de microabscessos na fáscia e no TCSC.

■ TRATAMENTO

Esta patologia é considerada uma emergência médica devido à sua rápida progressão, podendo progredir até 2 cm/h, apesar do advento e desenvolvimento dos antibióticos e outros métodos terapêuticos.

ATENÇÃO!

O tratamento essencialmente se constitui em: medidas de suporte clínico, com imediata correção dos distúrbios hidreletrolíticos, acidobásicos e hemodinâmicos, antibioticoterapia de largo espectro e debridamento cirúrgico precoce e agressivo, etapa mais importante do tratamento.

Medidas iniciais. Controle da hipotensão e da disfunção de órgãos, decorrentes da sepse severa; prevenção das complicações associadas ao tratamento intensivo prolongado, incluindo o suporte nutricional e as doenças tromboembólicas.

Tratamento cirúrgico. Assim que a estabilização clínica do paciente é alcançada, a exploração e o debridamento devem ser realizados, sob anestesia geral, o mais precocemente possível. Independentemente das manifestações cutâneas, que podem representar somente a "ponta do iceberg", a equipe cirúrgica deve estar preparada para a possibilidade de debridamento extenso, derivação fecal e/ou urinária e laparotomia exploradora, se necessário.[7] Recomenda-se realizar colostomia nos pacientes com comprometimento anorretal e nos que apresentarem risco potencial de contaminação fecal das áreas cruentas. As indicações de derivação urinária são similares às colorretais, baseadas na uretrografia retrógrada, que deve ser realizada em todos os pacientes pré-operatoriamente ou na sala de cirurgia. Uma cistostomia suprapúbica deve ser realizada, na presença de extravasamento urinário, flegmão periuretral, comprometimento extenso da genitália externa ou dificuldade na sondagem vesical.[7] O procedimento principal consiste no debridamento cirúrgico, o mais amplo possível, com o objetivo da remoção de todo tecido desvitalizado. Um debridamento inicial agressivo reduz a realização de novos e seguidos debridamentos posteriores (Figura 94.1 A-D).

Áreas comprometidas por fasciíte são identificadas pela fácil separação entre a fáscia e o TCSC. Recomenda-se que a excisão dos planos fasciais deva estender-se até que todas as bordas da ferida apresentem tecido viável.[6] Em casos em que o debridamento é indicado antes que exista necrose da pele, devem ser feitas incisões na pele e TCSC, sobre o local onde há suspeita de fasciíte, perpendiculares às linhas de menor tensão na pele, separadas por 5 a 10 cm, realizando-se o descolamento do TCSC da fáscia superficial, que deve ser visualizada na maior extensão possível. Ao menor sinal de fasciíte necrotizante (perda de coloração, de consistência e resistência, secreção fétida e presença de gás), deve ser ressecada até além do limite do tecido inviável. Coleções subfasciais ou intramurais devem ser amplamente abertas e drenadas, e, posteriormente, deve-se realizar uma lavagem exaustiva com SF. Nos casos em que ainda houver preservação da pele, drenos de látex ou silicone devem ser colocados, comunicando as incisões. Nos casos em que já exista uma franca isquemia

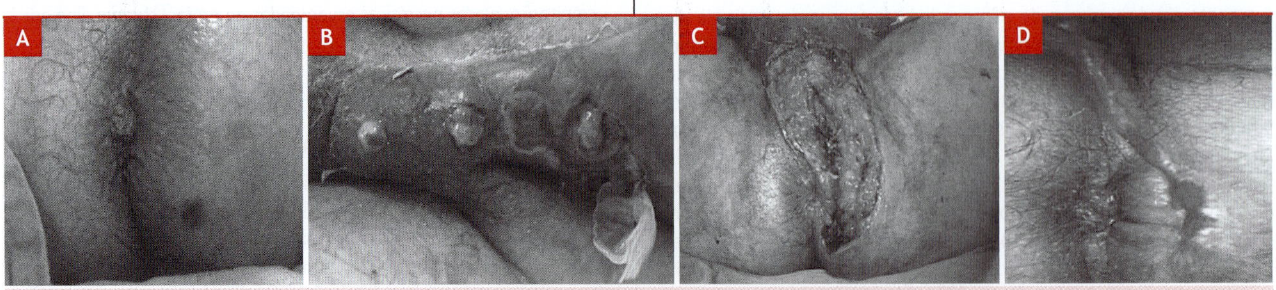

FIGURA 94.1 ■ (A-D) Evolução para gangrena de Fournier após drenagem inicial insuficiente de abscesso perirretal e resultado após debridamento amplo.

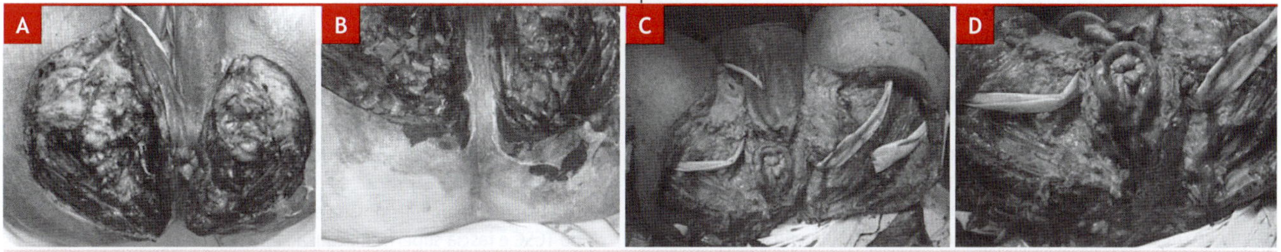

FIGURA 94.2 ■ (A-D) Rápida evolução após debridamento com necessidade de ampliação do debridamento e colocação de drenos além da área comprometida.

ou necrose dos tecidos mais superficiais, toda a pele e o TCSC devem ser ressecados, até os limites da pele e TCSC viáveis, identificados por sangramento característico (Figura 94.2 A-D).

O cirurgião não deve ter receio de expor tecidos e estruturas nobres, caso exista necrose de tecidos de cobertura. Em geral,, a bexiga, o reto e os testículos são poupados da gangrena de Fournier, por sua irrigação sanguínea não ser de origem perineal. Com sinais de necrose testicular e/ou do cordão espermático no momento do debridamento, deve-se suspeitar de envolvimento abdominal causando trombose da artéria testicular, devendo-se proceder a uma laparotomia exploradora.[6]

Além disso, constatada a inviabilidade testicular pelo acometimento necrótico no momento do debridamento, a gravidade da situação não comporta hesitações, impondo-se a orquiectomia, ou mesmo nos casos de necrose peniana, a ressecção do pênis (Figura 94.3 A-B).

Se preservados, os testículos e o cordão espermático devem ser deixados sem cobertura, podendo-se evitar a desidratação tecidual confeccionando-se uma "bolsa" de pele e TCSC, onde podem ser colocados os testículos e cordão espermático. Porém pode ser mais adequada somente a sua cobertura com curativos úmidos, pomadas ou cremes com debridantes químicos (colagenases, Papaína) ou ácidos graxos, para manutenção da função e posição anatômica, pensando-se em posterior reconstrução, além de se evitar a ampliação da infecção por se colocar tecidos contaminados em tecidos sadios.

ATENÇÃO!

Após o primeiro debridamento, pode ocorrer uma piora laboratorial importante inicial, com rápida regressão das alterações laboratoriais nas horas subsequentes, com evidente melhora clínica do paciente. Caso não ocorra esta esperada melhora, deve-se suspeitar de abscessos ocultos não drenados, envolvimento retroperitoneal ou intraperitoneal não tratado ou progressão da área de necrose.

A troca de curativos deve ser U (a cada 8 ou 12 horas, inicialmente, e, posteriormente, a cada 24 horas), observando-se o aparecimento de novas áreas de necrose, aspecto, quantidade e odor das secreções. Novos debridamentos devem ser indicados em caso de expansão da lesão tecidual necrótica. Deve-se atentar para a prevenção das complicações associadas ao tratamento intensivo prolongado, incluindo a SDRA, a IR, o suporte nutricional e as doenças tromboembólicas.

Antimicrobianos. A introdução de antimicrobianos de amplo espectro deve ser imediata, na suspeita da gangrena de Fournier, e deve-se incluir a cobertura de bactérias gram-positivas, gram-negativas e anaeróbios, tendo como objetivo principal a contenção da evolução da sepse, mais do que o tratamento da infecção local propriamente dita, já que a trombose microvascular, a isquemia dos tecidos afetados localmente e a necrose dificultam a chegada dos antibióticos e sua consequente ação no sítio afetado, mas podem impedir a progressão do choque séptico, quando utilizados precoce e adequadamente. A administração de um antimicrobiano eficaz, na primeira hora de hipotensão, está associada ao aumento da sobrevida de pacientes com choque séptico.

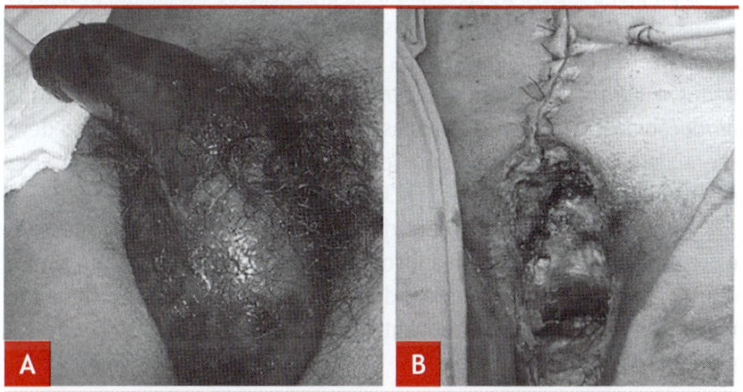

FIGURA 94.3 ■ (A) Necrose de escroto e pênis. (B) Ressecção ampla de escroto, testículos e pênis com cistostomia derivativa.

ATENÇÃO!

Cada hora de atraso na administração de antimicrobianos pode estar associada a uma queda exponencial da sobrevida.

Fasciíte com a presença de gás é quase sempre sensível à penicilina, mas altas concentrações das bactérias nos tecidos, sendo a maioria das bactérias em fase estacionária do ciclo de crescimento, tornam os antibióticos de síntese da parede celular ineficaz. Clindamicina é um antibiótico da classe das lincosamidas que pode inibir a produção de exotoxina mesmo na fase estacionária. Para fasciíte de possível origem por gram-positivos, um antibiótico carbapenêmico, IV, como meropenem, também deve ser adicionado. Como casos de MRSA, no Brasil, oxacilina, têm aumentado ao longo dos anos, antibióticos como a vancomicina ou a linezolida devem ser administrados até que a possibilidade de MRSA tenha sido excluída. O uso de antibióticos pode, posteriormente, ser escalonado, uma vez que os resultados da cultura sejam conhecidos. Com o objetivo de cobrir adequadamente bactérias gram-negativas sinérgicas, um esquema de antibiótico adequado atualmente é: Clindamicina + Meropenem + Vancomicina.

Terapia com oxigênio hiperbárico. Devido ao polimorfismo da flora bacteriana com predomínio de anaeróbios, a presença de necrose tecidual pela obstrução microvascular extensa dentro da área infectada e suas altas taxas de morbimortalidade, a terapia com OHB deve ser considerada, em associação com o tratamento clínico e cirúrgico, como uma medida adjuvante não invasiva na gangrena de Fournier. Essa associação se justifica por estar relacionada a bons resultados observados, a uma significativa redução na mortalidade, a uma baixa taxa de efeitos secundários, apesar de estar relacionada a um custo hospitalar mais elevado e aumento do tempo da permanência hospitalar. Infelizmente, no nosso meio, ainda existe um número exíguo de câmaras hiperbáricas, e o custeio pelo sistema público de saúde ainda não é padronizado. No tratamento com OHB, o paciente respira oxigênio a 100% dentro de uma câmara com uma pressão atmosférica superior à normal (entre 2-3 pressões atmosféricas absolutas) condicionando à elevação da pressão parcial arterial de oxigênio (PaO_2) em todos os tecidos[9] acima de 300 mmHg, o que é suficiente para inibir, por exemplo, o esporo de *clostridium* e a produção de exotoxina, promover a reparação tecidual e aumentar os efeitos bactericidas dos neutrófilo. A terapia com OHB também é usada pelo efeito bactericida para determinados anaeróbios, incluindo *Clostridium perfringens*, com a inibição da produção da α – toxina.[9] Quando usado para tratar infecções, o OHB deve ser implementado desde o início do tratamento, com duas a três sessões semanais de noventa minutos sob 3 atm.

Imunoglobulina (Ig). O uso de Ig, EV, parece ser útil em infecções estreptocócicas, pois contêm anticorpos neutralizantes que atuam contra o antígeno desta bactéria e tem demonstrado redução significativa de mortalidade na fasciíte necrotizante, pela provável neutralização de superantígenos.[10]

ATENÇÃO!

Um estudo com pacientes com fasciíte necrotizante, de todas as localizações, mostrou que esses pacientes evoluíram com síndrome do choque tóxico estreptocócico, receberam Ig, EV, e tiveram uma mortalidade 3,6 menos elevada do que o grupo que recebeu placebo.[10]. Na gangrena de Fournier sem choque tóxico, não existem estudos relevantes que demonstrem a eficácia da Ig.

TRATAMENTO DAS SEQUELAS CUTÂNEAS

Na maior parte dos casos, após tratada a infecção e retirados os tecidos desvitalizados, restam extensas áreas cruentas para serem cobertas, principalmente no púbis, no períneo e na região genital, devendo-se então cuidar da ferida resultante. A região escrotal merece cobertura de qualidade, pois o testículo é uma glândula importante, além de produzir os espermatozoides. Geralmente, a necrose é restrita à bolsa escrotal, sem atingir os testículos e o funículo espermático. Dependendo da lesão cruenta resultante no escroto, região perineal, perianal e dos tecidos vizinhos, pode-se optar por uma das seguintes modalidades de reconstrução: orquiectomia com fechamento espontâneo, sepultamento simples dos testículos, enxertos de pele, retalhos cutâneos, retalhos fasciocutâneos e retalhos musculocutâneos, estes últimos devendo ser confeccionados por um cirurgião plástico habilitado.

REVISÃO

- A gangrena de Fournier é uma forma de fasciíte necrotizante que atinge a bolsa escrotal e os tecidos moles da região perineal, perianal e também a vulva e virilha em mulheres, podendo se estender até a parede abdominal anterior, membros inferiores e também à parede do tórax.
- É uma infecção polimicrobiana agressiva e rapidamente progressiva do TCSC e fáscia superficial, causada por bactérias aeróbias e anaeróbias, associada a altos índices de morbimortalidade,
- O *Streptococcus haemolyticus* do grupo A e o *Staphylococcus aureus*, isoladamente ou em sinergismo, são com frequência os agentes iniciadores da fasciíte necrotizante.
- É a anatomia do períneo, do pênis e do escroto que determina a disseminação da destruição tecidual na gangrena de Fournier.
- O quadro clínico pode simular orquite, epididimite, torção de testículo, hérnia estrangulada, abscesso escrotal, entre outras, sendo importante estabelecer-se diagnóstico diferencial com estas patologias.
- Embora o diagnóstico seja primordialmente clínico e com base nos sintomas e sinais locais e sistêmicos, alguns exames complementares podem ajudar na confirmação diagnóstica, mas o início do tratamento nunca deve ser protelado pela realização desses exames (exames laboratoriais, exame proctológico, uretrografia, radiografia simples, TC, US, RM, histopatologia).
- O tratamento essencialmente se constitui em: medidas de suporte clínico, com imediata correção dos distúrbios hidreletrolíticos, acidobásicos e hemodinâmicos, antibioticoterapia de largo espectro e debridamento cirúrgico precoce e agressivo, etapa mais importante do tratamento.

REFERÊNCIAS

1. Baurienne H. Sur une plaie contuse qui s´est terminee par le sphacele de le scrotum. J Med Chir Pharm. 1764;20:251-6.
2. Fournier JA. Gangrene foudoyante de la verge. Medecin Practique. 1883;4:589–97.
3. Eke N. Fournier´s gangrene: a review of 1726 cases. Br J Surg. 2000; 87(6):718-28.
4. Ralph V, Culley CC. Fournier´s disease. Urol Clin North Am. 1999;26(4):841-9.
5. Almeida GL, Hilgert H. Gangrena de Fournier. Mom Perspec Saúde. 2005;18(1):30-7.
6. Laucks SS. Fournier´s gangrene. Surg Clin North Am. 1994;74(6):1339-52.
7. Paty R, Smith AD. Gangrene and Fournier´s gangrene. Urol Clin North Am. 1992;19(1):149-62.
8. Biyani CS, Mayor PE, Powell CS. Case report: Fournier´s gangrene-roentgenographic and sonographic findings. Clin Radiol. 1995;50(10):728-9.
9. Soh CR, Pietrobon R, Freiberger JJ, Chew ST, Rajgor D, Gandhi M, et al. Hyperbaric oxygen therapy in necrotising soft tissue infections: a study of patients in the United States Nationwide Inpatient Sample. Intensive Care Med. 2012;38(7):1143-51.
10. Kaul R, McGeer A, Norrby-Teglund A, Kotb M, Schwartz B, O'Rourke K, et al. Intravenous immunoglobulin therapy for streptococcal toxic shock syndrome: a comparative observational study. Clin Infect Dis. 1999; 28(4):800-7.

GASTROCIRURGIAS TRAUMÁTICAS

PARTE 20

Gaspar de Jesus Lopes Filho // Simone de Campos Vieira Abib

95 TRAUMAS ABDOMINAIS

■ MARTIN MARCONDES CASTIGLIA
■ CLAUDIO DE LUCA
■ MILTON SCALABRINI

O trauma abdominal faz parte da rotina de profissionais que atuam na área de emergências.

ATENÇÃO!

Lesões viscerais que cursam com sangramento intenso ou lesões de víscera oca com contaminação da cavidade podem ser responsáveis por índices de morbimortalidade altos se não reconhecidos precocemente.

O diagnóstico precoce de lesões traumáticas intra-abdominais tem como objetivo evitar óbitos e sequelas indesejáveis. Para tanto, é de suma importância o conhecimento das características básicas do assunto pelo médico generalista e dos aspectos específicos relacionados às lesões dos órgãos abdominais.

Do ponto de vista cirúrgico, as lesões abdominais incorrem em sangramento ou vazamento do conteúdo das vísceras ocas; o sangramento nem sempre requer intervenção operatória, porém a contaminação da cavidade oriunda do trato gastrintestinal é seguida de infecção em grau variável e requer diagnóstico e tratamento assim que reconhecida.

■ MECANISMOS DE LESÃO

Os mecanismos de lesão dividem-se em traumatismos fechados ou contusos e abertos ou penetrantes.

No trauma fechado, as lesões ocorrem por impacto direto ou pela desaceleração. Os impactos diretos determinam lesão tecidual diretamente proporcional à quantidade de energia transferida e podem ser ainda maiores se houver compressão contra estruturas mais rígidas, como o arcabouço ósseo. Indivíduos com estômago, colo ou bexiga distendidos estão mais propensos à ruptura destes.

Já a desaceleração abrupta das vísceras abdominais acarreta graus diferentes de lesão estrutural a depender da quantidade de energia despendida. Entre as possíveis lesões, citem-se: ruptura de ligamentos viscerais; avulsão de pedículos vasculares viscerais e mesentéricos; avulsão ureteropiélica; etc.

Ferimentos penetrantes são aqueles provocados por armas brancas (facas, estiletes, lanças), projéteis de armas de fogo ou estilhaços de explosões. Com relação às armas de fogo vale mencionar que a energia do projétil está diretamente ligada à sua velocidade ($E = mv^2/2$), portanto, quanto maior sua velocidade, muito maior será a lesão tecidual no trajeto percorrido.

Projéteis de alta velocidade geram o fenômeno de cavitação, no qual o diâmetro do trajeto nas estruturas é proporcionalmente maior que o do projétil e promove lesão dos tecidos adjacentes pela dissipação da grande quantidade de energia.

Lesões por armas brancas podem ser únicas ou múltiplas e tendem a acometer mais de uma estrutura da superfície à profundidade. Entre os diversos ferimentos por armas brancas, um terço deles não chega a violar a cavidade peritoneal; um terço viola, porém não lesa nenhuma estrutura intraperitoneal; e um terço penetra a cavidade peritoneal e lesa alguma víscera maciça ou oca.

■ ANATOMIA ABDOMINAL DIRECIONADA AO TRAUMA

O abdome tem dois grandes compartimentos, o peritoneal e o retroperitoneal. As lesões podem atingir um ou ambos, podem ser anteriores, laterais, posteriores e transfixantes. Apresentamos aqui os limites anatômicos que definem os limites da região abdominal:

- **Anterior:** início no quarto espaço intercostal à sínfise púbica, tendo como limite lateral a linha axilar anterior.
- **Laterais**: representa a região contida entre o sexto espaço intercostal até as cristas ilíacas, entre as linhas axilares anterior e posterior.
- **Posterior:** compreende a região entre a ponta da escápula, superiormente, e cristas ilíacas, inferiormente, com limites laterais nas linhas axilares posteriores.

ATENÇÃO!

O limite superior do abdome situa-se no interior da caixa torácica em virtude da amplitude de movimento diafragmático durante a ventilação pulmonar, podendo atingir o quarto espaço intercostal; e ferimentos penetrantes ou traumatismos contusos, nesta topografia, podem acometer vísceras abdominais.

Neste capítulo, não será discutido o trauma pélvico, que, conceitualmente, também faz parte das lesões abdominais. Esse assunto será discutido em capítulo à parte.

■ ATENDIMENTO INICIAL

Seguimos o protocolo de atendimento preconizado pelo ATLS.[1] Em pacientes com traumatismos abdominais, a sequência é a mesma utilizada para todos os pacientes vítimas de trauma, seguindo a avaliação ABCDE (vias aéreas e estabilização da coluna vertebral, ventilação, circulação, grau de incapacidade neurológica e avaliação pupilar e exposição do paciente com proteção contra hipotermia).

O trauma abdominal já deve ser suspeitado a partir da história do trauma, quando sugerir transferência de energia para o compartimento abdominal. Atropelamentos, quedas de grande altura, ferimentos por armas brancas e/ou de fogo devem levantar a forte suspeita de lesão de estruturas intra ou extraperitoneais.

O traumatismo abdominal pode ser diagnosticado durante a avaliação e correção de distúrbios da ventilação. Como exemplo, durante a drenagem pleural a presença de hemotórax pode ser secundária à lesão abdominal quando houver lesão diafragmática conjunta e a víscera abdominal for a fonte do sangramento, e não necessariamente uma lesão com sangramento exclusivamente intratorácico. Há ainda a possibilidade de identificar a presença de lesão de diafragma durante a drenagem torácica em que se constatam alças intestinais ou omentos durante a exploração digital da cavidade torácica, ou quando falhas no diafragma forem detectadas a palpação durante a manobra.

ATENÇÃO!

No atendimento inicial, a atenção máxima se dirige à existência ou não de comprometimento circulatório secundário à hemorragia. É fundamental o exame físico completo do abdome, incluindo a área de transição toracoabdominal, dorso, períneo e nádegas, além do toque retal e sondagem vesical à procura de sinais de traumatismos abdominais.

Na presença de sinais que sugiram a possibilidade de lesão de órgão intra-abdominal e a indicação de laparotomia ainda não for absoluta (p. ex.: ferimento penetrante na cavidade ou evisceração, sinais de peritonite evidentes ao exame físico), podemos recorrer a exames complementares para diagnóstico e conduta adequados. Nos pacientes estáveis hemodinamicamente, a melhor avaliação por imagem é feita pela TC com contraste endovenoso após o atendimento primário.

Na presença de instabilidade hemodinâmica com suspeita de hemorragia intra-abdominal, as opções são a ultrassonografia abdominal direcionada para o trauma, também conhecida pela sigla FAST, e a lavagem LPD. Por ser um procedimento não invasivo, com alta sensibilidade (96 a 99%), capaz de identificar a partir de 100 mL de líquido na cavidade, o FAST é o procedimento de escolha quando comparado à LPD, porém são necessários equipamento e treinamento adequados.

Por ser não invasivo, o FAST pode ser empregado em todos os pacientes, inclusive os que não apresentem sinais ou suspeita de sangramento abdominal, desde que sua realização não atrase as etapas do atendimento ao paciente.

A sondagem vesical e a gástrica também tem utilidade na avaliação inicial, pois, quando há efluente hemorrágico, pode apontar uma das fontes de sangramento decorrente do evento traumático. Deve ser levado em consideração que, para a realização do FAST, prorroga-se a sondagem vesical a fim de facilitar a visualização adequada da bexiga na janela pélvica. A presença de sangue ao toque retal em ferimentos penetrantes também determina penetração da cavidade abdominal e indica laparotomia.

A LPD consiste em procedimento cirúrgico sob anestesia local na sala de emergência (também pode ser empregada a técnica de Seldinger em profissionais experientes). Realizam-se incisão na linha mediana 2 cm abaixo da cicatriz umbilical, dissecção por planos e, ao identificar o peritônio é realizada sutura em bolsa de tabaco e introduzido cateter direcionado ao fundo de saco. Procede-se à aspiração com seringa e analisa-se o efluente. Se francamente hemático (10 mL) ou revelar conteúdo intestinal, bile ou alimentos, configura indicação da laparotomia exploradora. Se o aspirado gerar dúvida, infundem-se 1.000 mL de solução salina aquecida (10 mL/kg nas crianças), aguardando cerca de 5 minutos para que o líquido se misture ao conteúdo da cavidade e, em seguida, observa-se o aspecto da drenagem da solução. Persistindo a dúvida, pode ser realizada a análise à procura de hemácias, leucócitos e presença de bactérias.

Na confirmação de lesão de víscera oca, inicia-se a administração de antibióticos para cobertura de germes da flora intestinal.

ATENÇÃO!

A coagulopatia relacionada ao trauma, seja por hemodiluição, seja por consumo dos fatores de coagulação, se relaciona à morbimortalidade.

Estudos vêm sendo realizados a fim de minimizar suas complicações. Entre eles, um estudo multicêntrico[2] envolvendo mais de 20 mil pacientes comparando o uso de ácido tranexâmico[2] (medicamento antifibrinolítico) e placebo em vítimas de trauma com choque hipovolêmico. Os resultados mostraram redução da mortalidade no grupo estudado e recomenda-se sua utilização em pacientes selecionados. Idealmente administrada na 1ª hora, mas pode ser utilizada até 3 horas do evento, não se recomendando o uso após esse período. Administra-se, durante o atendimento inicial, 1 g em 10 minutos por EV, seguido de mais 1 g em 8 horas.

SINAIS E SINTOMAS

Durante o atendimento inicial ou no exame secundário o médico que assiste o paciente vítima de trauma abdominal tem a atenção direcionada aos sinais e sintomas pertinentes. A dor abdominal, seja localizada ou difusa, é o sintoma predominante e auxilia na identificação da região afetada, ou na presunção de acometimento de toda a cavidade. As lesões traumáticas abdominais acarretam acumulo de sangue ou contaminação da cavidade por secreções gastrintestinais ou urinárias. A resposta inflamatória decorrente da presença de uma ou mais destas substâncias é variável e depende do tipo da substância que causa irritação do peritônio (maior irritação peritoneal para suco gástrico e bileopancreático e menor irritação para sangue e urina).

Entre os sinais e sintomas, podemos observar a dor em região toracoabdominal, escoriações, abrasões, equimoses e hematomas, lacerações, ferimentos cortocontusos que podem ter penetrado ou não a cavidade. Hematêmese, enterorragia ou hematúria são outros achados que podem estar relacionados ao mecanismo de lesão. As eviscerações e as hérnias traumáticas são achados inquestionáveis de lesão abdominal.

INVESTIGAÇÃO POR IMAGEM

- **Radiografia torácica:** além de sua função básica de avaliação global do tórax, atentamos à procura de lesões diafragmáticas como elevação de cúpulas e presença de alças intestinais na cavidade torácica ou até pneumoperitônio.
- **Radiografia de abdome:** não utilizada de rotina. Pode ser útil nos casos de ferimentos penetrantes, em paciente estáveis hemodinamicamente, em que se desejam reconhecer o trajeto e localização de projéteis antes da laparotomia.
- **US:** citado anteriormente, o FAST é o método ultrassonográfico mais empregado. Consiste na avaliação de quatro regiões específicas: espaço hepatorrenal (Morrison), esplenorrenal, pericárdico e pélvico. No contexto do trauma abdominal fechado, a presença de líquido livre intraperitoneal é sinônimo de sangramento. Deve-se atentar para possibilidade de o FAST ser falso-negativo para os sangramentos extraperitoneais, como no trauma renal e pélvico.
- **TC do abdome**: exame padrão-ouro para pacientes estáveis. Consegue identificar e estratificar lesões viscerais, tanto intra quanto extraperitoneais, detectar presença de líquido ou sangue na cavidade e pneumoperitônio. Também tem papel importante na evolução dos casos em tratamento conservador do ponto de vista comparativo, para identificar complicações na evolução, mas não para avaliar sangramento, caso o doente instabilize. Nesses casos, o quadro clínico pode indicar cirurgia. O emprego de contraste endovenoso e exposição à radiação ionizante fazem parte do exame e, por isso, deve ser utilizada com critério. Estará indicada em casos nos quais houver grande transferência de energia para avaliação de lesões associadas, mas pode ser substituída pela US convencional em doentes estáveis e com mecanismo com baixa transferência de energia no intuito de evitar exposição à radiação. Lesões de

mesentério ou intestino delgado podem apresentar sinais discretos na TC, como pequena quantidade de líquido livre ou borramento de gordura mesenterial. Não se deve esperar pneumoperitônio em lesões de intestino delgado. Deve-se associar à suspeita com os pequenos achados.

TRATAMENTO CONSERVADOR

Alternativa nas lesões de vísceras parenquimatosas em pacientes selecionados, sua indicação exige condições como estabilidade hemodinâmica sustentada, observação e monitoração em ambiente de UTI, disponibilidade 24 horas por dia de especialista no serviço, banco de sangue com hemocomponentes tipo específico e centro cirúrgico para uma eventual falha do tratamento conservador. Este é contraindicado na presença de lesão de outro órgão abdominal que necessite de tratamento cirúrgico. O grau da lesão, segundo a classificação da AAST,[3] não é critério absoluto para contraindicar o tratamento não operatório. Porém, é sabido que quanto maior o grau da lesão, menores são as chances de sucesso, devendo-se estar atento para a necessidade de uma abordagem de urgência.

O paciente deve ser mantido em repouso absoluto no leito, são necessários dois acessos venosos calibrosos para reposição volêmica, coleta de tipagem sanguínea e reserva de hemocomponentes. Deve ser mantido jejum nas primeiras 48 horas. Coleta de Hb/Ht seriada (a cada 6 horas) e analgesia.

ATENÇÃO!

Durante a observação do paciente, a falência do tratamento conservador pode se apresentar por instabilidade hemodinâmica ou sinais de peritonite que sugiram comprometimento de víscera oca não diagnosticada. Nesse caso, está indicado o tratamento cirúrgico.

Após 48 a 72 horas de estabilidade hemodinâmica e ausência de queda no controle hematimétrico, está indicada a profilaxia farmacológica ao tromboembolismo venoso, sem aumentar o risco de sangramento da víscera lesada. Apesar das evidências em literatura, em muitos serviços ainda existem receio e resistência a essa conduta.

LAPAROTOMIA NO TRAUMA

Existem indicação clássicas de laparotomia exploradora no trauma abdominal nas seguintes situações: evisceração; peritonite; instabilidade hemodinâmica refratária à ressuscitação com achados de imagem de líquido livre (FAST) ou lesão visceral; ferimento por arma de fogo; ferimento por arma branca que penetre a cavidade peritoneal; e forte suspeita de lesão visceral.

O tratamento cirúrgico de lesões traumáticas abdominais por laparotomia pode ser resumido em duas situações: o paciente em choque; e o paciente com estado hemodinâmico estável.

Quando o estado hemodinâmico estiver normal ou próximo do normal, o cirurgião dispõe de mais tempo para um inventário adequado da cavidade. Durante o inventário, inspecionam-se as vísceras da cavidade peritoneal, o diafragma e, eventualmente, a depender do mecanismo de lesão (penetrante ou contuso) e dos achados iniciais à laparotomia, o retroperitônio e a pelve.

Já no paciente em choque, após a abertura rápida da parede abdominal, procede-se à colocação de compressas nos quatro cantos da cavidade com a intenção de comprimir eventuais fontes de sangramento, enquanto a equipe anestésica promove a recuperação do estado hemodinâmico mediante reposição de cristaloides, coloides e hemoderivados. Assim que as condições forem propícias, o cirurgião procede à retirada das compressas sistematicamente e localiza fontes de sangramento e de contaminação da cavidade.

CONCEITO DE CONTROLE DE DANOS

A decisão durante o ato operatório em definir o tratamento em definitivo ou provisório deve ser uma preocupação da equipe cirúrgica e tomada logo que as fontes de sangramento estejam sob controle. É muito importante a interação entre o cirurgião e o anestesista para que a melhor decisão seja tomada. Em ocasiões em que será dispendido muito tempo para o tratamento definitivo de lesões abdominais, apesar da boa intenção da equipe cirúrgica, há probabilidade de expor o paciente à grande perda sanguínea ao longo do tempo e que pode acarretar distúrbio de coagulação significativa, além de perda de calor e, possivelmente, desenvolvimento de acidose (estado crítico conhecido por tríade da morte). Essas três alterações já têm um grande impacto na morbimortalidade de qualquer paciente, mas, especificamente, em um paciente com politraumatizado pode ser fatal.

Portanto, devemos reconhecer como fundamental a decisão de postergar o tratamento definitivo de algumas lesões intra-abdominais, optando pelo controle de danos intraoperatórios e elegendo o tratamento definitivo posterior em condições fisiológicas mais adequadas, a fim de se prevenir a tríade da morte. Durante a laparotomia para controle de danos, o objetivo é conter sangramentos maiores e a contaminação da cavidade, sem preocupação com anastomoses intestinais neste momento. Para abreviar o procedimento e facilitar a reabordagem programada em 24 a 48 horas, em muitos casos, opta-se pelo abdome aberto, sendo a peritoneostomia (bolsa de Bogotá) e o curativo a vácuo as técnicas mais empregadas.

Após a cirurgia, serão dispendidos esforços da equipe de terapia intensiva para corrigir distúrbios acidobásicos, hidreletrolíticos, estabilização e manutenção da temperatura corpórea e correção de coagulopatias. Idealmente, esse período deve durar entre 24 e 48 horas após a cirurgia inicial.

LESÕES ESPECÍFICAS

A AAST[3] disponibiliza tabelas de classificação de gravidade de lesões das vísceras abdominais.

ATENÇÃO!

A avaliação tomográfica ou durante o ato operatório permite a classificação das lesões com a finalidade de estimar a morbimortalidade e o planejamento terapêutico.

FÍGADO

Maior órgão parenquimatoso abdominal e, mesmo tendo a maior parte de sua superfície protegida pelo arcabouço torácico, o fígado ainda é o órgão mais lesado nos traumatismos contusos. No trauma penetrante, chega a ser o segundo mais acometido.

As lesões hepáticas decorrentes do trauma apresentam-se como hematomas subcapsulares ou intraparenquimatosas, lacerações do parênquima até a avulsão hepática de seu pedículo vascular. Pela AAST,[3] classificam-se as lesões de graus I até VI (Tabela 95.1).

TABELA 95.1 ■ Classificação das lesões hepáticas segundo a AAST

I	Hematoma: subcapsular < 10% superfície Laceração: < 1 cm de profundidade
II	Hematoma: subcapsular 10-50% da superfície; intraparenquimatoso < 10 cm de diâmetro Laceração: 1-3 cm profundidade, < 10 cm comprimento
III	Hematoma: subcapsular > 50% superfície área ou em expansão; subcapsular ou intraparenquimatoso roto; intraparenquimatoso > 10 cm ou em expansão Laceração: > 3 cm profundidade
IV	Laceração: ruptura parenquimatosa 25-75% do lobo hepático ou 1 a 3 segmentos de Couinaud
V	Laceração: ruptura parenquimatosa > 75% do lobo hepático ou > 3 segmentos de Couinaud Vascular: lesão venosa justa-hepática (p. ex.: veia cava retro-hepática, veias supra-hepáticas)
VI	Vascular: avulsão hepática

Fonte: The American Association for the Surgery of Trauma.[3]

Atualmente, a maioria dos traumatismos hepáticos pode ser conduzida pelo tratamento conservador desde que haja estabilidade hemodinâmica e as outras condições citadas anteriormente. Em cerca de 14% dos casos, é necessário o tratamento operatório, seja por choque hemorrágico ou falência do tratamento conservador.

A arteriografia com embolização de lesões hepáticas é um procedimento auxiliar em alguns casos selecionados. A presença de extravasamento de contraste endovenoso na TC no paciente estável é uma indicação para o método.

O tratamento cirúrgico visa conter a hemorragia do órgão e, para isso, o cirurgião realiza os procedimentos hemostáticos necessários (suturas, ressecções anatômicas ou ressecções não regradas) incluindo o empacotamento hepático com compressas. Deve-se sempre pesquisar a existência de outras lesões abdominais e em outros sistemas orgânicos associadas.

As complicações do traumatismo hepático correspondem ao ressangramento, vazamento de bile localizado (biloma) ou livre na cavidade peritoneal (coleperitônio), a hemobilia (sangramento digestivo oriundo da fístula entre vaso sanguíneo e canalículo biliar), a necrose tecidual por perda da vascularização e o abcesso hepático.

BAÇO

Historicamente o baço lesado por traumatismos era sinônimo de esplenectomia, pois acreditava-se que o órgão não tinha função, não cicatrizava, sua hemorragia era seguida do óbito e sua retirada não trazia nenhum malefício ao paciente. A evolução na medicina trouxe conhecimento a respeito de suas funções imunológicas, hematopoiéticas e da sepse pós-esplenectomia com potencial letal para alguns pacientes. A descrição do tratamento não operatório em casos selecionados, especialmente na população pediátrica, revelou ao mundo cirúrgico uma nova possibilidade terapêutica e técnicas de ressecção parcial baseadas na vascularização radial do órgão puderam ser implementadas com o objetivo de manter a função do órgão em benefício da saúde do paciente.

O traumatismo do baço mais frequente é o contuso. Por sua grande vascularização parenquimatosa, a hemorragia oriunda deste órgão pode ser fatal. Pode estar associada à lesão das costelas adjacentes em traumatismos diretos em pela intimidade anatômica com a cauda pancreática, lesões associadas a este órgão podem estar presentes e, em alguns casos, a lesão iatrogênica durante uma esplenectomia pode acometê-la, assim como ao fundo gástrico e ao colo.

As lesões esplênicas podem se apresentar como hematomas supcapsulares e parenquimatosos, lacerações ou pela completa fragmentação do órgão. Pela AAST,[3] classificam-se de graus I a V (Tabela 95.2). As lesões de I a III são tratadas conservadoramente na maioria dos casos. Lesões de maior complexidade também podem ser tratadas conservadoramente, dependendo da estabilidade do doente.

TABELA 95.2 ■ Classificação das lesões esplênicas segundo a AAST

I	Hematoma supcapsular < 10% superfície Laceração < 1 cm de profundidade
II	Hematoma: subcapsular 10-50% superfície; intraparenquimatoso < 5 cm diâmetro Laceração: 1-3 cm profundidade que não envolva vaso parenquimatoso
III	Hematoma: subcapsular > 50% superfície ou em expansão; subcapsular ou intraparenquimatoso roto; intraparenquimatoso > 5 cm Laceração: > 3 cm ou que envolva vaso parenquimatoso
IV	Laceração que envolva vaso hilar ou segmentar com desvascularização > 25% do baço
V	Fragmentação total do baço Lesão de vaso hilar com desvascularização do órgão

Fonte: The American Association for the Surgery of Trauma.[3]

Para o seu tratamento, também podemos utilizar a embolização por arteriografia em pacientes hemodinamicamente estáveis que apresentem extravasamento de contraste intraparenquimatoso na TC. Esse procedimento tem por objetivo aumentar a taxa de sucesso do método não operatório e minimizar a morbidade.

O tratamento conservador do órgão deve sempre levar em consideração o estado hemodinâmico do paciente, a presença de outras lesões orgânicas e o ambiente hospitalar em que se encontra, além da certeza de outras lesões concomitantes que indiquem laparotomia (p. ex.: lesão de víscera oca). Se houver indicação por outro motivo, pode-se manter a conduta conservadora no intraoperatório com sutura do órgão ou esplenectomia parcial, se o doente estiver estável.

A imunização contra agentes encapsulados no paciente submetido à retirada do órgão é uma preocupação pertinente. Recomenda-se a vacinação contra *Haemophilus influenza, Neisseria meningitides* (meningococo) e *Streptococcus pneumoniae* (pneumococo) a partir de 14 dias após a cirurgia.

A esplenose significa a presença de tecido esplênico funcionante que pode ser suficiente do ponto de vista imunológico. Decorre de implantes de tecido esplênico na cavidade peritoneal e pode ser realizada pelo cirurgião. Consiste em fixar cirurgicamente fragmentos esplênicos no grande omento e pode ser utilizada em casos selecionados. Este procedimento é uma possibilidade, mas vem caindo em desuso.

RIM

Entre os órgãos do trato geniturinário, as lesões renais são as mais frequentes. Em sua maior parte, são decorrentes do traumatismo fechado. Sintomas como dor lombar ou nos flancos, equimoses ou hematomas em flancos e a hematúria podem ser evidenciados e devem chamar a atenção da equipe de saúde. A presença de hematúria franca não se correlaciona diretamente com o grau de lesão renal.

A classificação das lesões renais segundo a AAST[3] vai do grau I ao V (Tabela 95.3) e correspondem a hematomas subcapsulares, lacerações parenquimatosas com ou sem comprometimento do sistema coletor, avulsão do pedículo vascular e trombose da artéria renal. A avulsão do pedículo vascular, a trombose da artéria renal e a disjunção ureteropiélica são decorrentes de mecanismo de desaceleração.

TABELA 95.3 ■ Classificação das lesões renais segundo a AAST

Grau	Descrição
I	Contusão: hematúria e exames urológicos normais Hematoma: subcapsular não expansível
II	Hematoma: perirrenal Laceração: < 1 cm de profundidade sem comprometimento do sistema coletor
III	Laceração: > 1 cm de profundidade sem comprometimento do sistema coletor
IV	Laceração: > 1 cm que compromete o sistema coletor Vascular: lesão de artéria ou veia renal com hemorragia contida
V	Laceração: rim totalmente fraturado Vascular: avulsão hilar com desvascularização renal

Fonte: The American Association for the Surgery of Trauma.[3]

As lesões dos graus I a III são tratadas de forma conservadora na maioria dos pacientes. O tratamento das lesões grau IV é motivo de debate entre os profissionais que atuam na área. Neste grau, há comprometimento do sistema coletor e extravasamento de urina para os espaços perirrenais. Ha estudos específicos que mostram sucesso superior a 80% no tratamento conservador dessas lesões. O auxílio de profissionais especializados em radiologia intervencionista para punção de urinomas e urologia para a colocação de cateteres (duplo J) na via urinária promove a cicatrização da lesão do sistema coletor. A falha dessa terapêutica pode ocorrer por falta de vascularização local, o que impede a cicatrização adequada, além da disjunção ureteropiélica que pode não ser facilmente identificável à TC.

A embolização arterial também pode ser empregada no tratamento dos traumatismos renais em pacientes selecionados e com estabilidade hemodinâmica.

O tratamento cirúrgico pode resultar em nefrectomia. Profissionais capacitados podem preservar o rim através da nefrectomia polar e, em circunstâncias específicas, a realização do autotransplante renal.

As complicações decorrentes do traumatismo renal são ressangramento do órgão, formação de urinomas e abscessos, hipertensão arterial e insuficiência renal.

ATENÇÃO!

A posição extraperitoneal torna o trauma não necessariamente associado à presença de líquido livre peritoneal.

ESTÔMAGO, INTESTINO DELGADO E COLOS

As perfurações das vísceras ocas do trato digestório acarretam contaminação do abdome intra ou extraperitoneal e devem ser tratadas cirurgicamente conforme sua extensão. O cirurgião deve estar atento a lesões que acometam a irrigação desses órgãos, pois, se não identificadas, podem evoluir com isquemia e necrose de parte do órgão, algumas vezes após dias do trauma. O tratamento consiste em sutura simples da lesão, debridamento seguido de sutura, ressecção com anastomose primária ou ressecção e confecção de estomias.

ATENÇÃO!

A presença de hematomas na parede do órgão deve ser cuidadosamente examinada para que uma lesão completa da parede não deixe de ser identificada no ato operatório.

DUODENO E PÂNCREAS

Apesar de toda a evolução e conhecimento adquiridos no tratamento ao politraumatizado, as lesões do complexo duodenopancreático continuam a ser um desafio para os profissionais atuantes na área. Excetuando-se a primeira porção do duodeno, as demais se situam no retroperitônio e seu diagnóstico pode ser difícil através dos métodos mais comumente utilizados.

As lesões duodenais consistem em hematomas da parede do órgão, perfurações e lacerações complexas. O envolvimento da segunda porção duodenal e, especificamente, da papila duodenal deve ser reconhecido prontamente para melhor tratamento e prognóstico.

Nas lesões pancreáticas, é necessário reconhecer a presença de ruptura do ducto pancreático principal e sua localização. Para isso, pode ser necessária a colangiorressonância ou da pancreatocolangiografia endoscópica, porém a condição clínica do paciente nem sempre permite.

Lesões duodenais menores e sem sinais de perfuração podem ser tratadas pela observação em jejum, sondagem nasogástrica e suporte nutricional adequado específico para cada situação.

As perfurações duodenais requerem tratamento cirúrgico, podendo ser utilizada, em casos selecionados, a exclusão pilórica que consiste em antrotomia gástrica e fechamento do piloro por sutura local, seguida de gastrojejuno anastomose.

Lesões do parênquima pancreático sem comprometimento do ducto podem ser observadas. Quando há lesão ductal no corpo ou cauda, procede-se à pancreatectomia da porção distal à lesão, preferencialmente com preservação do baço, quando possível. O envolvimento do ducto pancreático principal na porção da cabeça pode ser tratado com drenagem local ou por duodenopancreatectomia.

A destruição do complexo duodenopancreático ou sua desvascularização requer duodenopancreatectomia. No entanto, a condição clínica pós-traumática do doente pode não ser compatível com tal procedimento, o qual necessita de algumas horas para ser devidamente realizado e o paciente nem sempre se encontra em condições ideais. Outro fato importante é que nem todos os cirurgiões atuantes na área de emergência estão habituados a realizar tal procedimento de forma rápida e eficiente como equipes especializadas. Logo, é aceitável como tratamento provisório o grampeamento ao nível do piloro e do jejuno, a ligadura ou drenagem do ducto colédoco, além da drenagem do complexo duodenopancreático como controle de danos. O paciente, então, pode ser estabilizado em ambiente de terapia intensiva e, posteriormente, submetido à ressecção e anastomoses por equipe especializada nesses procedimentos.

DIAFRAGMA

Em razão de complicações graves que se seguem à formação de uma hérnia diafragmática traumática não reconhecida, o tratamento adequado na fase aguda deve ser instituído. As lesões diafragmáticas são mais frequentemente originadas nos traumas penetrantes, e devem ser uma preocupação da equipe médica, que assiste o paciente, confirmar ou afastar uma possível lesão diafragmática. O arsenal diagnóstico consiste em exame físico, radiografia de tórax, TC do tórax e abdome, e há ainda a videotoracoscopia ou videolaparoscopia para diagnóstico e tratamento específico da lesão diafragmática para os profissionais com experiência no método. Esse método só poderá ser utilizado em doentes estáveis.

De forma geral, a correção da lesão pode ser feita com sutura primária; porém, em lesões mais complexas, podem ser necessárias próteses para a correção do defeito.

REVISÃO

- O trauma abdominal é causa de morbimortalidade evitável, desde que reconhecido e tratado precocemente. É de suma importância reconhecer os sinais de sangramento ou as alterações sugestivas de peritonite.
- Seguimos o protocolo de atendimento preconizado pelo ATLS. Em pacientes com traumatismos abdominais, a sequência é a mesma utilizada para todas as vítimas de trauma, seguindo a avaliação ABCDE.
- O trauma abdominal já deve ser suspeitado a partir da história do trauma, quando sugerir transferência de energia para o compartimento abdominal.
- A classificação de gravidade de lesões das vísceras abdominais é feita pelas tabelas da AAST. A avaliação tomográfica ou durante o ato operatório permite a classificação das lesões para estimar a morbimortalidade e o planejamento terapêutico.

REFERÊNCIAS

1. American College of Surgeons Committee on Trauma. Advanced trauma life support (ATLS) student course manual. 9th ed. Chicago: American College of Surgeons; 2012.
2. CRASH-2 trial collaborators, Shakur H, Roberts I, Bautista R, Caballero J, Coats T, et al. Effects of tranexamic acid on death, vascular occlusive events, and blood transfusion in trauma patients with significant haemorrhage (CRASH-2): a randomised, placebo-controlled trial. Lancet. 2010;376(9734):23-32.
3. The American Association for the Surgery of Trauma. Injury Scoring Scale: a resource for trauma care professionals [Internet]. Chicago: AAST; c2016 [capturado em 21 nov. 2016]. Disponível em: http://www.aast.org/Library/TraumaTools/InjuryScoringScales.aspx.

LEITURAS SUGERIDAS

CRASH-2 collaborators, Roberts I, Shakur H, Afolabi A, Brohi K, Coats T, et al. The importance of early treatment with tranexamic acid in bleeding trauma patients: an exploratory analysis of the CRASH-2 randomised controlled trial. Lancet. 2011;377(9771):1096-101, 1101.e1-2.

Mattox KL, Moore EE, Feliciano DV. Trauma. 7th ed. New York: McGraw-Hill; 2013.

Peitzman AB, Richardson JD. Surgical treatment of injuries to the solid abdominal organs: a 50-year perspective from the Journal of Trauma. J Trauma. 2010; 69(5):1011-21.

96

TRAUMAS PÉLVICOS

- MARCELO MOURA LINHARES
- EDSON J. LOBO
- CARLOS TOSHINORI MAEDA

O trauma pélvico é geralmente associado ao trauma contuso e pode ter uma apresentação clínica extremamente variável, desde uma fratura óssea. sem manifestações significantes. até mesmo lesões complexas. que podem comprometer a estabilidade hemodinâmica e, se não diagnosticadas e tratadas corretamente em tempo hábil, podem levar a vítima ao óbito.

As lesões traumáticas mais graves da pelve, geralmente, são resultantes de traumas que envolvem a liberação de grande quantidade de energia cinética, como acidentes automobilísticos ou quedas de grandes alturas. Por esse motivo, é rara a apresentação isolada deste tipo de trauma, devido a alta prevalência de traumas de outros órgãos ou sistemas, o que torna ainda mais difícil a tomada de decisão pelo médico socorrista.

A mortalidade dos pacientes com trauma pélvico é de aproximadamente 6%, sendo que 39% das mortes associadas a este trauma são devidas à hemorragia de difícil controle secundária às fraturas de ossos da pelve. Felizmente 90% das fraturas do anel pélvico são associadas a lesões menores, mesmo apresentando alguma instabilidade ligamentar.[1]

O anel pélvico é constituído pelos dois ossos do quadril ou coxais, que se unem ao sacro/cóccix posteriormente e se encontram ao nível da sínfise púbica anteriormente. Os ligamentos anteriores, incluindo a sínfise púbica, são resp onsáveis por 40% da estabilidade do anel pélvico. No entanto, os ligamentos posteriores sacrotuberosos, sacroesp inhosos, sacroilíacos e interósseos têm papel mais importante para manter a integridade e a estabilidade do anel pélvico.[1]

A cavidade pélvica é contida pelos ossos da pelve e compreende a parte inferior do abdome, quer intra-abdominal quanto retroperitoneal. Nela, estão presentes a bexiga, o reto, os vasos ilíacos e, nas mulheres, os órgãos ginecológicos (útero, ovários, tubas uterinas e vagina).

QUADRO CLÍNICO

A apresentação clínica do trauma pélvico pode ser tão variável quanto a sua gravidade. Dessa forma, traumas resultantes da liberação de baixa energia cinética e, em pacientes conscientes e sem queixa de dores na região pélvica, têm pequena possibilidade de fraturas pélvicas ou lesões de órgãos pélvicos.

Ao contrário, a história de traumas violentos, como quedas e/ou lacerações profundas de flancos, períneo e região escrotal, uretrorragia, sangram ento retal ou vaginal, próstata com deslocamento cranial, e rotação e encurtamento de membros inferiores, são sinais clínicos indiretos e de grande valia no diagnóstico de fraturas de pelve, principalmente quando o paciente se apresenta instável hemodinamicamente, necessitando de grande volume de expansores plasmáticos ou de transfusões sanguíneas.

DIAGNÓSTICO

Na abordagem do paciente politraumatizado, deve-se ter um alto índice de susp eita para o trauma pélvico. Geralmente, o diagnóstico se faz pela história clínica devido à cinemática do trauma, associado a um exame físico minucioso e, por muitas vezes, seriado.

ATENÇÃO!

A inspeção cuidadosa à procura de lacerações e hematomas na região pélvica, incluindo o períneo, assim como o toque retal e vaginal na mulher, podem dar indícios de traumas pélvicos não evidentes no atendimento inicial, principalmente em um paciente inconsciente.

Na suspeita de fratura, preconiza-se a realização da manobra para avaliar se há instabilidade do anel pélvico. Ela é realizada pela palpação da crista ilíaca anterior associada a um suave movimento em direção à linha média, assim como um movimento anteroposterior rotacional. Esta manobra deve ser realizada por um cirurgião experiente e uma única vez durante a avaliação inicial, devido à possibilidade de agravamento das lesões com complicações potencialmente catastróficas.

Mesmo sendo solicitada rotineiramente no atendimento ao politraumatizado, a radiografia de bacia pode não determinar o diagnóstico de fratura pélvica. Sendo assim, no paciente instável hemodinamicamente com susp eita de trauma pélvico e sem evidências de líquido livre na cavidade abdominal pelos exames de US (FAST) ou lavado peritoneal diagnóstico e, afastadas outras causas de choque não hemorrágico, deve-se atribuir o sangram ento ao trauma pélvico.

Na suspeita de trauma pélvico com paciente estável, o uso de TC para evidenciar fraturas de pelve é muito mais sensível do que a radiografia. Esse exame possibilita ainda outros achados importantes além do simples diagnóstico de fraturas, como, por exemplo, o extravasamento sanguíneo arterial identificado como um "borramento" (*blush*), hematoma pélvico, rompimento dos ligamentos sacroilíacos, deslocamento posterior da pelve, instabilidade óssea e lesões de órgão pélvicos e/ou demais órgãos da cavidade abdominal.

A angiografia tem papel diagnóstico e terapêutico, porém tem indicações específicas e não deve retardar outras modalidades de tratamento para focos presumíveis de hemorragias fora da pelve e que possam causar instabilidade hemodinâmica. Aproximadamente 90% dos pacientes que apresentam sangram ento da pelve são devidos à fratura de ossos e lesões ligamentares, sendo a minoria por sangram ento arterial. Portanto, este exame não deverá preceder a fixação externa da bacia, a menos que haja fortes indícios de les ão arterial no exame físico, como diminuição da perfusão de extremidades inferiores.

Existem algumas classificações de trauma pélvico, com diferentes propostas, visando a uniformizar os conceitos, de modo a possibilitar a comparação e o intercâmbio de informações entre os diversos esp ecialistas envolvidos no atendimento.

A classificação de Tile[2] divide as fraturas do anel pélvico em três grandes grupos e é baseada na estabilidade, na avaliação clínica e nas imagens de radiografias, sendo muito utilizada para definir a necessidade de estabilização de urgência, assim como definitiva, das fraturas e está resumida no Quadro 96.1.

As fraturas tipo A são estáveis, pois os ligamentos posteriores estão intactos, podendo ser causadas por avulsão da asa do ilíaco ou da tuberosidade, fraturas da asa do ilíaco, do arco anterior ou sacrococcígea transversal. As fraturas tipo B são aquelas em livro aberto (rotação lateral), fraturas por compressão lateral ou aquelas com instabilidade rotacional bilateral. As fraturas tipo C envolvem a ruptura do complexo sacroilíaco e possuem instabilidade vertical e rotacional.

QUADRO 96.1 ■ Classificação de Tile para fraturas pélvicas

TIPO DE FRATURA	DESLOCAMENTO	ESTABILIDADE
Tipo A Arco posterior intacto	Ausente	Estável
Tipo B Ruptura incompleta de arco posterior	Rotação interna ou externa	Instável – rotacional Estável – vertical
Tipo C Ruptura completa de arco posterior	Vertical	Instável – rotacional Instável – Vertical

Outra classificação muito utilizada é a de Young-Burgess,[2] *que* tem o intuito de guiar a sequência de tratamento e se baseia no vetor força resultante do trauma, que pode ser compressão anteroposterior (APC), compressão lateral (LC) e cisalhamento vertical (VS), podendo também ser classificada em estável e instável, conforme descrito no Quadro 96.2.

QUADRO 96.2 ■ Classificação de Young-Burgess para fraturas pélvicas

MECANISMO E TIPO	DESLOCAMENTO	ESTABILIDADE
APC Tipo I	Rotação externa	Estável
APC Tipo II	Rotação externa	Instável – rotacional Estável – vertical
APC Tipo III	Rotação externa	Instável – rotacional Instável – vertical
LC Tipo I	Rotação interna	Estável
LC Tipo II	Rotação interna	Instável – rotacional Estável – vertical
VS	Vertical	Instável – rotacional Instável – vertical

As lesões causadas por APC-I envolvem a disjunção da sínfise púbica e/ou fratura vertical dos ramos púbicos com afastamento da sínfise menor do que 2,5 cm, podendo gerar apenas uma instabilidade rotacional leve. As fraturas APC-II são rotacionárias e instáveis, com o afastamento da sínfise maior do que 2,5 cm. Elas são secundárias à ruptura da sínfise, à fratura dos ramos púbicos, à ruptura dos ligamentos sacrotuberosos, sacroesp inhosos e sacroilíacos. Finalmente, as fraturas APC-III são causadas pelas lesões nos ligamentos sacroilíacos posteriores, ocasionando instabilidade rotacional e vertical, levando a apresentação da pelve flutuante.

As lesões causadas por forças de LC, geralmente são consequentes aos atropelamentos ou outros tipos de acidentes envolvendo veículos automotores. Elas ocorrem no plano horizontal, estão comumente associadas às lesões do trato geniturinário e são subdivididas em três categorias. As LC-I envolvem fraturas transversas do anel anterior e impacção sacral e, geralmente, são estáveis. As lesões LC-II são secundárias aos traumas que envolvem grande quantidade de energia cinética, produzindo a ruptura do ligamento sacroilíaco posterior e deslocamento da articulação sacroilíaca, podendo ser estáveis ou instáveis. Nas lesões LC-III, existe a completa destruição da articulação sacroilíaca, assim como dos ligamentos sacroesp inhosos e sacro-tuberosos, levando à rotação externa contralateral. Neste tipo de les ão, é comum o comprometimento neurovascular associado.

As lesões causadas por VS são secundárias a um vetor força anterior e posterior, geralmente causadas por quedas de grandes alturas que envolvem o rompimento dos ligamentos sacroesp inhosos e sacrotuberosos, causando grande instabilidade pélvica.

ATENÇÃO!

Cabe lembrar que um terço dos pacientes com faturas da pelve vão apresentar lesões ósseas combinadas, mais comumente LC e VS.

TRATAMENTO

O atendimento do paciente com trauma pélvico, assim como dos diversos tipos de traumas, deve seguir os preceitos do ATLS,[3] em que o diagnóstico e a terapêutica são realizados de forma coordenada e sistemática. Dessa forma, a susp eita de trauma pélvico sempre deve ser aventada, pois pode ser resp onsável por hemorragias ocultas retroperitoneais e como etiologia de choque hipovolêmico.[4] Uma pelve instável pode represar até 4 L de sangue sem evidência de exteriorização. Assim, apenas a ressuscitação volêmica, sem o tratamento efetivo da fonte de sangram ento, não se torna eficaz para a estabilização hemodinâmica.

A abordagem precoce do paciente vítima de trauma pélvico exige o envolvimento de múltiplos esp ecialistas, tais como o cirurgião de trauma, o cirurgião ortopedista, o cirurgião vascular e o radiologista intervencionista, que devem tomar decisões em conjunto para definir qual o tipo de tratamento e o momento oportuno, com base na apresentação clínica e nos exames subsidiários seriados.

A primeira forma de tratamento tem o objetivo de proceder a estabilização pélvica, que pode ser realizada no atendimento pré-hosp italar de maneira simples e até mesmo em ambientes sem muitos recursos. Ela tem como objetivo estabilizar os focos de fratura para formação de um coágulo estável e diminuir o volume da cavidade a pélvica, a fim de diminuir o sangram ento potencialmente fatal no primeiro momento. A forma mais simples e temporária seria o uso de um lençol colocado circunferencialmente, envolvendo a pelve na altura do trocânteres e mantidos sob forte pressão. Como alternativa, existem disp ositivos comerciais conhecidos como *pelvic binders, que* funcionam com o mesmo princípio de estabilização não invasiva. Eles podem ser facilmente manuseados e aplicados pelos agentes paramédicos. Cabe lembrar que esses tipos de tratamento são não invasivos e temporários, podendo ser utilizados por um período de no máximo 24 horas, de modo a se evitar lesões de pele e músculo. Deve-se atentar para a correta localização e pressão sobre o anel pélvico, para não causar maiores danos, antes do tratamento definitivo das fraturas.

A fixação externa é outra modalidade de tratamento que tem o mesmo objetivo de estabilizar os focos e diminuir o volume pélvico, parecendo ser mais efetiva. Porém, ela deve ser realizada por um cirurgião ortopedista e em ambiente de centro cirúrgico ou em salas de emergência de centros esp ecializados com estrutura para realização deste procedimento. A fixação externa pode ser realizada com uso de pinos metálicos com ou sem fluoroscopia e C-Clamps (fixação posterior). *O*s fixadores externos podem ser mantidos de 6 a 12 semanas ou convertidos para um fixador interno, a critério do cirurgião ortopedista. Porém, este tratamento não está isento de riscos, como lesões vasculares ou neurológicas, perda de tensão e infecção do sítio de colocação.

A angiografia com embolização é útil nos pacientes com instabilidade hemodinâmica por choque hemorrágico de etiologia arterial, ou seja, aproximadamente 10% dos traumas graves de pelve. O extravasamento de contraste pela tomografia é um forte indicador de que será possível visualizar o sangram ento em uma arteriografia. Os casos de falha da terapêutica deste procedimento após a identificação e embolização adequada do sítio de sangram ento geralmente estão relacionados com outros distúrbios de coagulação provocados pela própria hemorragia. Embora seja um ótimo tratamento quando bem indicado, não são todos os grandes centros que possuem a disp onibilidade deste procedimento em tempo hábil no atendimento do paciente com sangram ento ativo e, muitas vezes, torna-se necessária a utilização de outras modalidades terapêuticas temporárias.

A laparotomia exploradora na abordagem do trauma pélvico isolado tem papel restrito, exceto para o controle das hemorragias intracavitárias de outros sítios ou perfuração intestinal. Estas lesões podem ser susp eitadas pela US com FAST ou lavado peritoneal no paciente instável (Figura 96.1).

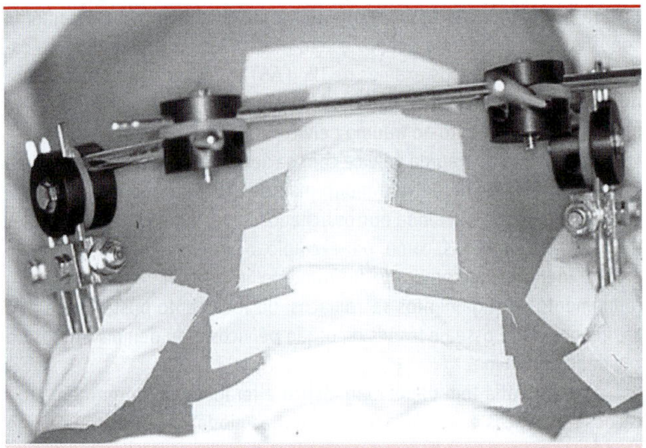

FIGURA 96.1 ■ Paciente submetido à laparotomia exploradora e colocação de fixador externo.

Fonte: Arquivo pessoal do Dr. Marcelo Moura Linhares.

Nos casos de abordagem cirúrgica por sangram ento da pelve isolado, preconiza-se a cirurgia de controle de danos por acesso extraperitoneal, uma vez que o tamponamento intraperitoneal com compressas da pelve pode ter pouca efetividade. A técnica de tamponamento pré-peritoneal ou extraperitoneal se faz habitualmente por incisão infraumbilical de 10 cm, descolamento do espaço pré-vesical, pélvico lateral e pré-sacral, onde são colocadas habitualmente três compressas de cada lado. Se houver necessidade de laparotomia exploradora devido à associação com outras lesões, pode-se utilizar a incisão de Pfannenstiel ou, em último caso, por lombotomia bilateral, se não for possível manter o peritônio infraumbilical íntegro.

ATENÇÃO!

Cabe ressaltar que a cirurgia de controle de danos não contraindica a realização posterior de fixação externa ou supraumbilical.[5]

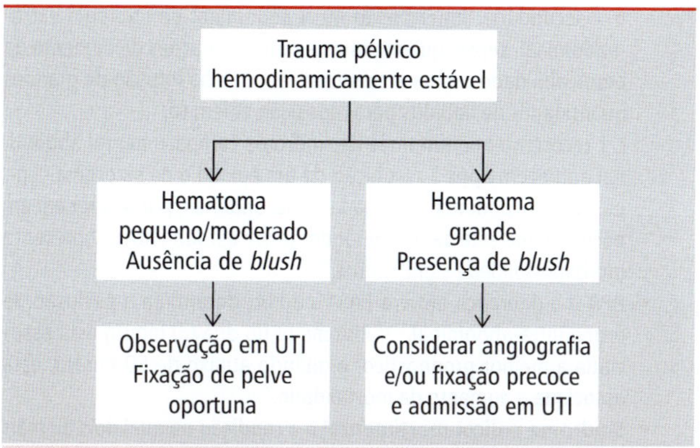

FIGURA 96.2 ■ Algoritmo de atendimento no trauma pélvico complexo com estabilidade hemodinâmica.

Fonte: Mattox e colaboradores.[1]

Nos casos de trauma pélvico complexo ou trauma pélvico aberto, devem-se seguir os mesmos preceitos do trauma pélvico fechado, como o controle do sangram ento, o controle da contaminação e a fixação definitiva da pelve. No entanto, devido à comunicação do foco de sangram ento com o meio externo, o empacotamento pré-peritoneal pode ser ineficaz, sendo realizado por meio da abertura do ferimento da pele. Devido às altas taxas de mortalidade por sepse nas fraturas abertas, muitas vezes, faz-se necessário o desvio do trânsito intestinal por meio de tranversostomia e/ou do fluxo urinário por cistostomia.

O tratamento do trauma pélvico exige da equipe cirúrgica muita atenção e rapidez, uma vez que a ordem de prioridade dos exames subsidiários vai depender não apenas da suspeita e da melhor indicação, mas também da disponibilidade e do tempo gasto para sua efetiva realização. Acrescenta-se ainda a morbidade e a mortalidade consequentes às lesões associadas, que quase sempre estão presentes nos traumas de pelve. Devido a esses fatos, existem diferentes algoritmos preconizados para o atendimento destes traumas complexos. Porém, eles podem variar de um serviço para outro, principalmente devido à utilização e à disp onibilidade da arteriografia e da facilidade de obtenção dos mecanismos de fixação da pelve. A seguir, são apresentados alguns algoritmos de atendimento aos pacientes vítimas de traumas de pelve nas Figuras 96.2 e 96.3 a seguir adapatdas de Mattox e colaboradores.[1]

REVISÃO

- O trauma pélvico é geralmente associado ao trauma contuso e pode ter uma apresentação clínica extremamente variável, desde uma fratura óssea, sem manifestações significantes, até mesmo lesões complexas, que podem comprometer a estabilidade hemodinâmica e levar a vítima a óbito.
- A história de traumas violentos, como quedas e/ou lacerações profundas de flancos, períneo e região escrotal, uretrorragia, sangram ento retal ou vaginal, próstata com deslocamento cranial, e rotação e encurtamento de membros inferiores, são sinais clínicos indiretos e de grande valia no diagnóstico de fraturas de pelve.

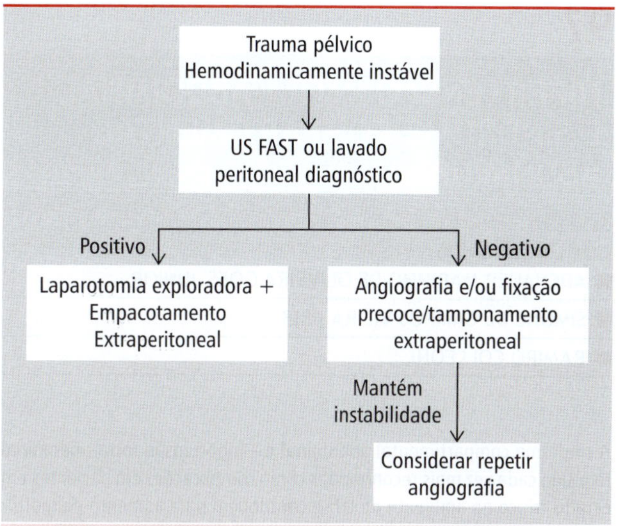

FIGURA 96.3 ■ Algoritmo de atendimento no trauma pélvico complexo com instabilidade hemodinâmica.

Fonte: Adaptada de Mattox e colaboradores.[1]

- A inspeção cuidadosa à procura de lacerações e hematomas na região pélvica, incluindo o períneo, assim como o toque retal e vaginal na mulher, podem dar indícios de traumas pélvicos não evidentes no atendimento inicial, principalmente em um paciente inconsciente.
- Os exames mais úteis são US e TC.
- A classificação de Tile dos tipos de fraturas: Tipo A, arco posterior intacto; Tipo B, ruptura incompleta de arco posterior; Tipo C, ruptura completa de arco posterior.
- Outra classificação muito utilizada é a de Young-Burgess: compressão anteroposterior (APC), compressão lateral (LC) e cisalhamento vertical (VS), podendo também ser classificada em estável e instável.
- O atendimento do paciente com trauma pélvico, assim como dos diversos tipos de traumas, deve seguir os preceitos do ATLS, em que o diagnóstico e a terapêutica são realizados de forma coordenada e sistemática.

■ REFERÊNCIAS

1. Mattox K, Moore E, Feliciano D. Trauma. 7th ed. New York: McGraw Hill Professional; 2012.
2. Koo H, Leveridge M, Thompson C, Zdero R, Bhandari M, Kreder HJ, et al. Interobserver reliability of the young-burgess and tile classification systems for fractures of the pelvic ring. J Orthop Trauma. 2008;22(6):379-84.
3. American College of Surgeons. ATLS student course manual: advanced trauma life support. 9th ed. Chicago: ACS; 2012.
4. Geeraerts T, Chhor V, Cheisson G, Martin L, Bessoud B, Ozanne A, et al. Clinical review: initial management of blunt pelvic trauma patients with haemodynamic instability. Crit Care. 2007;11(1):204.
5. Cothren CC, Osborn PM, Moore EE, Morgan SJ, Johnson JL, Smith WR. Preperitonal pelvic packing for hemodynamically unstable pelvic fractures: a paradigm shift. J Trauma. 2007;62(4):834-9.

97

HIPERTENSÃO INTRA-ABDOMINAL E SÍNDROME COMPARTIMENTAL ABDOMINAL

■ ADENAUER MARINHO DE OLIVEIRA GÓES JUNIOR
■ SIMONE DE CAMPOS VIEIRA ABIB
■ RAMIRO COLLEONI

A síndrome compartimental abdominal e a hipertensão intra-abdominal têm sido cada vez mais reconhecidas como complicações em pacientes em estado crítico no ambiente de UTI e contribuem para aumento na morbimortalidade de forma significativa.[1]

Síndrome compartimental abdominal e hipertensão intra-abdominal afetam vários sistemas orgânicos, mais intensamente cardiovascular, resp iratório, excretor e neurológico.[1] Quando não diagnosticados e tratados rapidamente, até 36% dos casos de síndrome compartimental abdominal levam à FMO.[1,3] A detecção e o tratamento precoces são essenciais para diminuição da PIA e melhora do prognóstico do paciente.[2]

Recentemente, em 2006, a World Society on Abdominal Compartment Syndrome (WSACS) estabeleceu em consenso definições para hipertensão intra-abdominal e síndrome compartimental abdominal,[1,3] que foi atualizado em 2013,[1,3,4] devido:

a | ao crescente interesse pelo diagnóstico da hipertensão intra-abdominal,

b | ao desenvolvimento de curativos com pressão negativa para o manejo das peritoniostomias e;

c | aos métodos minimamente invasivos para redução da PIA.

As novas definições introduzidas na última versão incluem: síndrome policompartimental, complacência da parede abdominal, definição de "abdome aberto" como sinônimo de fechamento temporário do abdome e uma classificação que facilita a comparação entre grupos de pacientes nesta condição e a adaptação de recomendações do consenso para a faixa etária pediátrica.[3,4]

■ DEFINIÇÕES

- **PIA** é definida como a pressão em repouso dentro da cavidade abdominal; varia entre 5 e 7 mmHg.[1,3-5]
- **Hipertensão intra-abdominal** é a manutenção ou repetição de PIA elevada (acima de 12 mmHg). Pode ser clasificada em graus: I: PIA 12-15 mmHg; II: PIA 16-20 mmHg; III: PIA 21-25 mmHg; IV: PIA > 25 mmHg.[3,6-8] Em crianças, consideram-se medidas repetidas ou permanentes da PIA acima de 10 mmHg como hipertensão intra-abdominal.
- **Síndrome compartimental abdominal** corresponde ao desenvolvimento de insuficiência e/ou disfunção de órgãos associadas à PIA > 20 mmHg. Diferente da hipertensão intra-abdominal, a síndrome compartimental abdominal não é classificada em graus; ela está presente ou não. A síndrome compartimental abdominal pode ser:

  a | primária: caracteriza-se por uma HIA de curta duração em consequência de lesões ou doenças abdominopélvicas, como ocorre nos traumas abdominais;

  b | secundária: hipertensão intra-abdominal de etiologia extra-abdominal, sepse, queimaduras e outras situações de aumento da permeabilidade capilar e condições em que há infusão de grandes quantidades de líquidos para reposição volêmica;

  c | recorrente: os sintomas de síndrome compartimental abdominal aparecem após a resolução de um episódio de síndrome compartimental abdominal primária ou secundária e por ocorrer em um paciente que está se recuperando de um estado crítico. Apresenta morbimortalidade significativa.[3,6-8]
- **PPA** é a diferença entre a PAM e a PIA; determina a perfusão de órgão intra-abdominal.[1,3,9] PPA maior do que 60 mmHg está associada a melhor prognóstico, e quando abaixo de 50 mmHg, está associada a aumento da mortalidade.[9]
- **Síndrome policompartimental** é a condição na qual dois ou mais compartimentos anatômicos se encontram com pressões anormalmente elevadas.[2,3]

ATENÇÃO!

Em crianças, considera-se síndrome compartimental abdominal quando a PIA é maior do que 10 mmHg com disfunção orgânica associada.[3]

■ FISIOPATOLOGIA

O abdome pode ser considerado como uma "caixa" com paredes rígidas (arcos costais, coluna e bacia) e flexíveis (parede anterior do abdome e diafragma). A complacência dessas paredes, o volume das vísceras maciças e ocas e a ocorrência de coleções (sangue, líquido ascítico, etc.) determinam a PIA.[8]

Fatores de risco para o desenvolvimento desta síndrome incluem: politraumatismo (especialmente se submetidos à laparotomia para controle de danos), queimaduras extensas, LR e IH, sepse, politransfusão, balanço hídrico positivo, decúbito com cabeceira elevada acima de 30 graus, íleo paralítico, aneurisma roto de aorta abdominal, isquemia mesentérica e pancreatite e peritonites graves de outras etiologias.[2-6,8]

Já está bem estabelecido que a HIA afeta o débito cardíaco (DC) pela compressão da VCI, reduzindo o DC e, consequentemente, a perfusão de órgãos abdominais.[1,9,10] As artéria e as veias renais também são comprimidas, resultando em isquemia e congestão, fatores fundamentais no desenvolvimento da LRA, que leva à retenção hídrica;[1,5] nesse contexto, também há estímulo do SRAA, agravando ainda mais a retenção hídrica.[9]

Além disso, a hipóxia dos órgãos abdominais (pela hipoperfusão) está associada à liberação de citocinas inflamatórias que aumentam a permeabilidade capilar e o edema tecidual, acarretando elevação da PIA.[9,10] Por outro lado, a elevação das cúpulas diafragmáticas comprime o parênquima pulmonar, levando à hematose ineficiente e, consequentemente, agravando ainda mais a hipóxia.[9]

As consequências da hipertensão intra-abdominal não ficam restritas aos órgãos intra-abdominais; elas atingem direta ou indiretamente todos os sistemas orgânicos. Como resultado, a hipertensão intra-abdominal prolongada e não tratada frequentemente provoca um estado de hipoperfusão tecidual e falência de órgãos, que pode agravar ou ser agravada por doenças preexistentes.[8]

Desse modo, os mecanismos fisiopatológicos envolvidos na elevação da PIA interagem de modo sinérgico entre si, deteriorando a fisiologia do paciente.

■ QUADRO CLÍNICO

Não há um quadro clínico característico; os sinais e sintomas que chamam atenção frequentemente estão relacionados ao mecanismo gerador da hipertensão intra-abdominal (se primário ou secundário); por exemplo, caso o aumento da PIA seja secundário à pancreatite, aneurisma roto ou isquemia mesentérica, a clínica mais evidente será aquela encontrada nestas afecções. Outro fato importante é que o quadro clínico pode se manifestar pelo agravamento de condições subjacentes.

Cardiovascular. O retorno venoso e o DC estão diminuídos. Além disso, a pressão intratorácica aumentada pelo diafragma cranialmente deslocado afeta diretamente a contratilidade miocárdica.[2,8,9]

A resistência vascular periférica (pós-carga) aumenta pelo efeito compressivo que há sobre a aorta e a vasculatura sistêmica; a RVP também sofre incremento devido à compressão do parênquima pulmonar.[10]

A PVC costuma aumentar, apesar de o retorno venoso e o DC estarem diminuídos. É importante lembrar-se deste detalhe, pois a PVC elevada pode não refletir adequadamente o volume intravascular em pacientes hipovolêmicos.[8]

O retorno venoso dos MMII é prejudicado pelo aumento da pressão dentro da VCI secundário ao efeito compressivo sobre a mesma e pelo "estrangulamento" da veia cava na crura diafragmática que acontece pelo deslocamento cranial deste músculo. A hipertensão venosa nas extremidades inferiores desencadeia edema e aumenta o risco de TVP.[3,8,9]

Respiratório. A compressão extrínseca do parênquima pulmonar provoca atelectasias, diminuição do transp orte de oxigênio através da membrana capilar alveolar e também predisp õe a infecções pulmonares. O fluxo capilar pulmonar também é prejudicado, a eliminação de dióxido de carbono é diminuída e o aumento da pressão de pico insp iratório e da pressão dentro nas vias aéreas pode levar ao barotrauma.[8,9]

Renal. Oligúria pode manifestar-se com PIA de 15 mmHg e anúria com 30 mmHg.[8] As consequências do decréscimo da filtração glomerular são o aumento sérico da ureia e da creatinina (Cr) e a diminuição do *clearance* de Cr. A excreção urinária de sódio e cloro diminui, e a concentração urinária de potássio aumenta. As ações da renina e os níveis de aldosterona no plasma aumentam.[1,5,8]

Gastrintestinal. O intestino está entre os órgãos mais suscetíveis a elevações da PIA. A redução da perfusão mesentérica se manifesta com PIA a partir de 10 mmHg. Com PIA de 40 mmHg. o fluxo no tronco celíaco diminui 43%, e na artéria mesentérica superior, até 69%.

ATENÇÃO!

Os efeitos adversos da hipoperfusão mesentérica são potencializados por hipovolemia e hemorragia.[8]

As alças intestinais isquêmicas tornam-se edemaciadas e distendidas, aumentando a PIA e prejudicando a perfusão intestinal. Translocação bacteriana para linfonodos mesentéricos já foi demonstrada em pacientes graves com PIA de apenas de 10 mmHg.[8-10]

Hepático. O fluxo na artéria hepática, nas veias hepáticas e na veia porta é reduzido. Na artéria hepática, é afetado diretamente pela diminuição do DC, ao passo que as veias hepáticas são comprimidas pelo próprio fígado e sofrem "estrangulamento" pelo diafragma deslocado.[8-10]

Em escala microscópica, a perfusão hepática diminuída acarreta diminuição na produção de substratos energéticos pelas mitocôndrias e o *clearance* de ácido láctico executado pelo fígado também é comprometido.[8]

SNC. Um dos mecanismos sugeridos para o aumento da PIC que acompanha a HIA é que a pressão intratorácica elevada prejudica a drenagem venosa cerebral, levando ao represamento de sangue venoso dentro do crânio e ao edema cerebral. A hipovolemia e a hipotensão arterial predisp õem o parênquima cerebral a alterações de perfusão, principalmente em pacientes com TCE associado.[8]

Parede abdominal. O edema da parede, que ocorre pelo choque e pela reposição volêmica agressiva, também contribui para a diminuição da sua complacência.[2,3,8] PIA de 40 mmHg reduze em 80% a perfusão da parede abdominal. Este é o substrato da dificuldade de cicatrização, deiscência de suturas e desenvolvimento de fasceíte necrosante que ocorrem em pacientes cujos abdomes são fechados sob tensão.[8]

DIAGNÓSTICO

O exame físico tem baixa sensibilidade (< 60%) para identificação da hipertensão intra-abdominal/síndrome compartimental abdominal.[9] a mensuração seriada da PIA é fundamental para a detecção precoce da síndrome compartimental abdominal e a orientação das medidas terapêuticas.[3,8]

Embora haja outros métodos, pelo baixo custo e fácil execução, o recomendável é a avaliação da PIV.[3,4,7-9]

Fatores como mudanças na posição do paciente, contrações da musculatura da parede abdominal e do próprio detrusor e a infusão de grandes volumes de líquido pela sonda vesical podem influenciar a medida da PIV e conduzir a uma terapêutica inapropriada.[3,8]

A sonda vesical, de preferência de três vias, para facilitar a infusão de SF e a mensuração da pressão, é conectada a um adaptador em forma de T; um dos ramos do T é ligado à bolsa coletora de urina e a bexiga é esvaziada; o outro é conectado preferencialmente a um transduto r de pressão ou, como alternativa, a uma escala métrica para medir PVC.[8]

A PIV deve ser aferida ao final da expiração, com o paciente em decúbito dorsal horizontal e assegurando-se de não haver contrações da parede abdominal. A linha axilar média deve ser usada como ponto "zero" para o transduto r de pressão, e o volume máximo de SF a ser instilado pela sonda vesical é de 25 mL. Os valores obtidos devem ser expressos em mmHg (1 mmHg = 1,36 cm de água).[3,8,9]

ATENÇÃO!

Na criança, o volume de SF a ser instilado pela sonda vesical é de 1 mL/kg, com um mínimo de 3 mL e máximo de 25 mL.[2]

TRATAMENTO

A melhor conduta, sem dúvida, é prevenir o surgimento de hipertensão intra-abdominal, no caso dos pacientes cirúrgicos (em especial, os que requerem controle de danos) evitando o fechamento da cavidade sob tensão.[2,3,8] A terapêutica deve iniciar pela correção do fator causal da hipertensão intra-abdominal antes que se instale a síndrome compartimental abdominal; a hidratação do paciente deve ser adequada, distúrbios hidreletrolíticos e acidobásico s tratados e a coagulopatia revertida.[3,8,10] O objetivo, no paciente adulto, é manter a PIA menor do que 12 mmHg a 15 mmHg.[3,7]

Coleções líquidas podem ser drenadas por meio de punções e colocação de cateteres, preferencialmente guiadas por imagens radiológicas, e o estômago e o colo podem ser descomprimidos pela colocação de sondas.[3,4,8,9]

O posicionamento do paciente em decúbito dorsal horizontal pode contribuir para a redução da PIA.[3,4]

Bloqueio neuromuscular, sedação e analgesia podem otimizar a complacência da parede abdominal.[3,4,7]

Quando a síndrome compartimental abdominal já se estabeleceu, está indicada a laparotomia descompressiva (peritoniostomia) ou, no caso de pacientes submetidos a controle de danos, a reintervenção (Figura 97.1).

Deve ser feito um inventário da cavidade com o objetivo de detectar fatores desencadeantes da síndrome compartimental abdominal passíveis

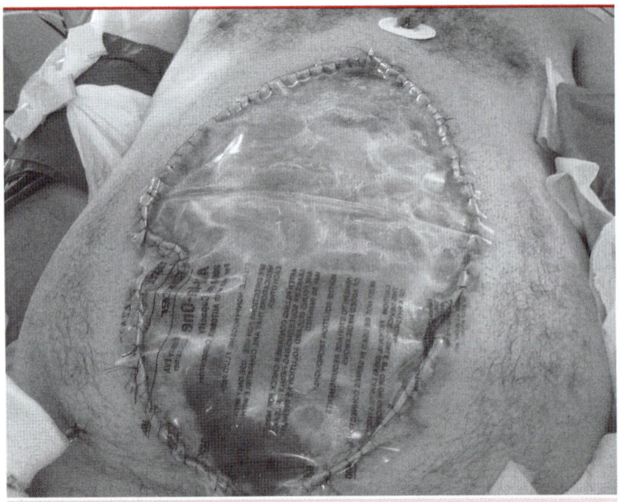

FIGURA 97.1 ■ Aspecto da peritoniostomia.

de correção cirúrgica, como a evacuação de um hematoma ou a retirada de compressas utilizadas para tamponamento.[3,4,8,10]

A descompressão da cavidade abdominal é executada por técnicas de fechamento sem tensão da cavidade abdominal.[2,3,8]

No pós-operatório, uma vez tratados os fatores de base e controlada a PIA, o uso de curativos com pressão negativa[2,3,6] pode ajudar a atingir o próximo objetivo: a síntese precoce da parede abdominal, fundamental para prevenção de inúmeras complicações advindas da peritoniostomia[2,3,6] (Figura 97.2).

Obter o fechamento do abdome pode ser desafiador no contexto dos pacientes que apresentarem síndrome compartimental abdominal; as estratégias utilizadas para a reconstrução da parede abdominal dependem, em parte, da técnica empregada na síntese temporária e fogem ao escopo deste capítulo. Ver, a seguir, um algoritmo para tratamento de hipertensão intra-abdominal/síndrome compartimental abdominal (Figura 97.3).

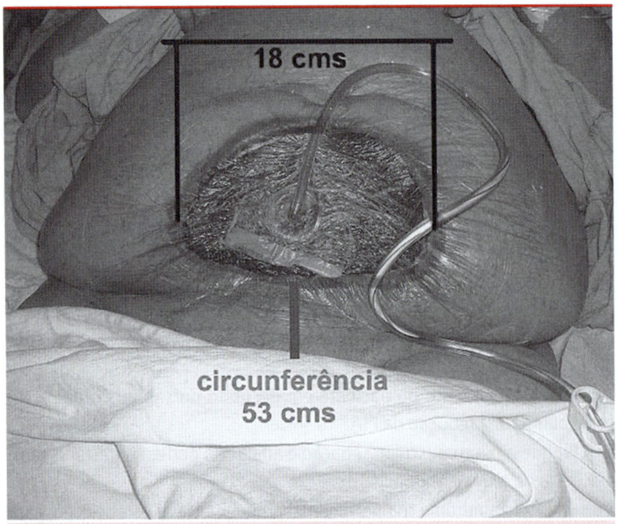

FIGURA 97.2 ■ *Vacuum Assisted Closure (VAC).*

Fonte: Zhang e colaboradores,[2] Kirkpatrick e colaboradores[3] e Jaipuria e colaboradores.[6]

■ CONCLUSÃO

Artigos recentes revelam que boa parte dos médicos que tratam de pacientes com fatores de risco para hipertensão intra-abdominal/síndrome compartimental abdominal desconhecem as recomendações do consenso da WSACS.[4,6] Lembrar a existência da síndrome compartimental abdominal é fundamental, e ela deve ser considerada frente a evoluções desfavoráveis e pioras repentinas dos pacientes em ambiente de terapia intensiva. Recomenda-se a mensuração precoce e seriada da PIV em pacientes com fatores de risco para hipertensão intra-abdominal/síndrome compartimental abdominal.

REVISÃO

- Síndrome compartimental abdominal e hipertensão intra-abdominal afetam vários sistemas orgânicos, mais intensamente cardiovascular, respiratório, excretor e neurológico.
- A PIA é definida como a pressão em repouso dentro da cavidade abdominal; varia entre 5 e 7 mmHg; A hipertensão intra-abdominal é a manutenção ou repetição de PIA elevada (acima de 12 mmHg). Pode ser clasificada em graus: I: PIA 12-15 mmHg; II: PIA 16-20 mmHg; III: PIA 21-25 mmHg; IV: PIA > 25 mmHg. Em crianças, consideram-se medidas repetidas ou permanentes da PIA acima de 10 mmHg como hipertensão intra-abdominal. A síndrome compartimental abdominal correspo nde ao desenvolvimento de insuficiência e/ou disfunção de órgãos associadas à PIA > 20 mmHg; a PPA é a diferença entre a pressão arterial média (PAM) e a PIA; determina a perfusão de órgão intra-abdominal. PPA maior do que 60 mmHg está associada a melhor prognóstico, e quando abaixo de 50 mmHg, está associada a aumento da mortalidade; a síndrome policompartimental é a condição na qual dois ou mais compartimentos anatômicos se encontram com pressões anormalmente elevadas.
- Não há um quadro clínico característico; os sinais e sintomas que chamam atenção frequentemente estão relacionados ao mecanismo gerador da hipertensão intra-abdominal (se primário ou secundário).
- O exame físico tem baixa sensibilidade (< 60%) para identificação da hipertensão intra-abdominal/síndrome compartimental abdominal. A mensuração seriada da PIA é fundamental para a detecção precoce da síndrome compartimental abdominal e a orientação das medidas terapêuticas.
- A terapêutica deve iniciar pela correção do fator causal da hipertensão intra-abdominal antes que se instale a síndrome compartimental abdominal; a hidratação do paciente deve ser adequada, distúrbios hidreletrolíticos e acidobásicos tratados, e a coagulopatia, revertida. O objetivo, no paciente adulto, é manter a PIA menor do que 12 mmHg a 15 mmHg.

■ REFERÊNCIAS

1. Sui F, Zheng Y, Li WX, Zhou JL. Renal circulation and microcirculation during intra-abdominal hypertension in a porcine model. Eur Rev Med Pharmacol Sci. 2016;20(3):452-61.
2. Zhang HY, Liu D, Tang H, Sun SJ, Ai SM, Yang WQ, et al. Prevalence and diagnosis rate of intra-abdominal hypertension in critically ill adult patients: a single-center cross-sectional study. Chin J Traumatol. 2015;18(6):352-6.
3. Kirkpatrick AW, Roberts DJ, De Waele J, Jaeschke R, Malbrain ML, De Keulenaer B, et al. Intra-abdominal hypertension and the abdominal

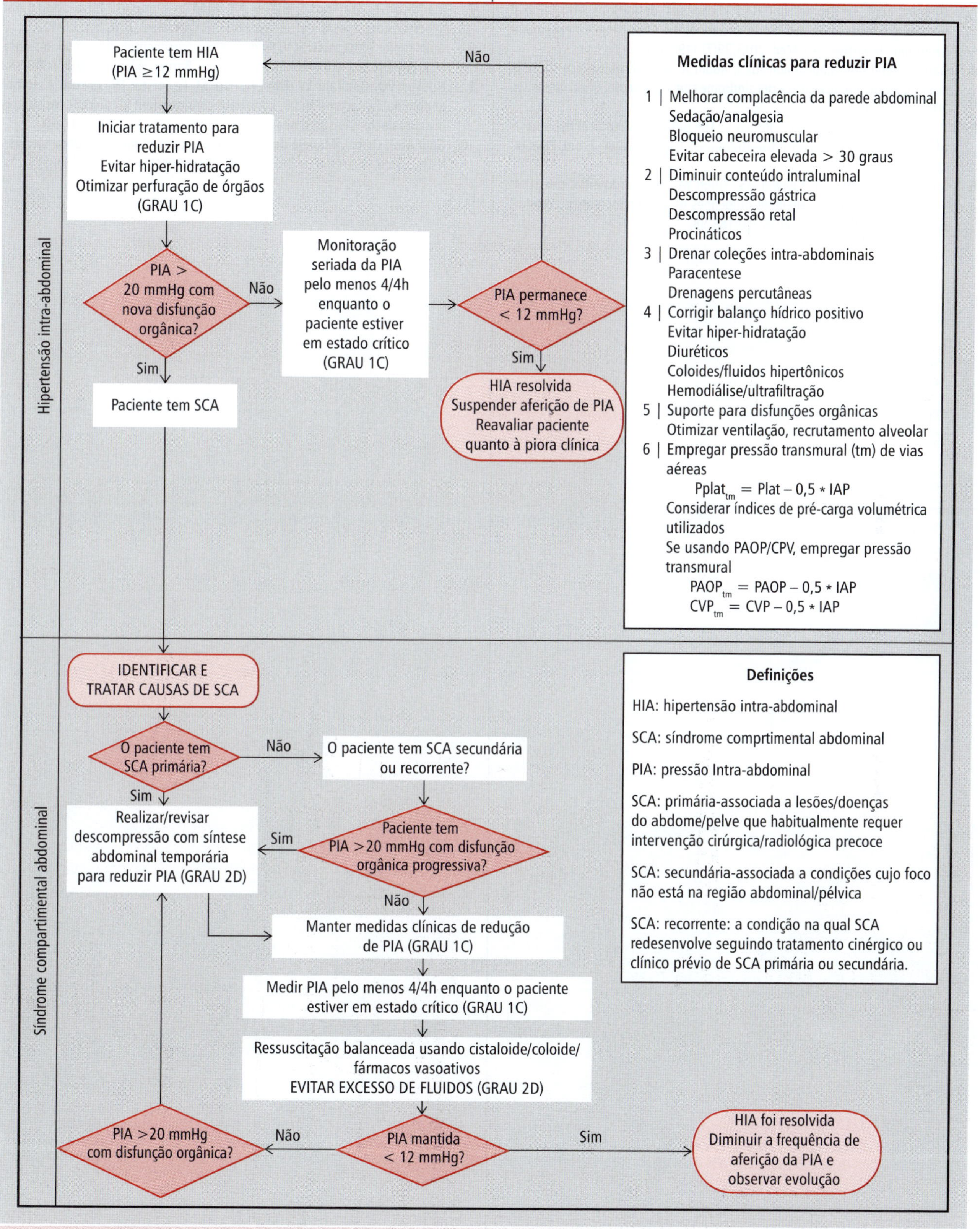

FIGURA 97.3 ■ Algoritmo de tratamento de hipertensão intra-abdominal (HIA) síndrome compartimental abdominal (SCA).

Fonte: Kirkpatrick e colaboradores,[3] Maddison e colaboradores.[7]

compartment syndrome: updated consensus definitions and clinical practice guidelines from the World Society of the Abdominal Compartment Syndrome. Intensive Care Med. 2013;39(7):1190-206.

4. García-Ureña MA , López-Monclús J, Robín A. Análisis quirúrgico sobre la nueva guía de práctica clínica del síndrome compartimental. Med Intensiva. 2014;38(3):170-2.
5. Villa G, Samoni S, De Rosa S, Ronco C. The pathophysiological hypothesis of kidney damage during intra-abdominal hypertension. Front Physiol. 2016;7:55.
6. Jaipuria J, Bhandari V, Chawla AS, Singh M. Intra-abdominal pressure: Time ripe to revise management guidelines of acute pancreatitis? World J Gastrointest Pathophysiol. 2016;7(1):186-98.
7. Maddison L, Starkopf J, Blaser AR. Mild to moderate intra-abdominal hypertension: does it matter? World J Crit Care Med. 2016;5(1):96-102.
8. Góes Junior AMO, Abib SCV. Síndrome compartimental abdominal. In: Abib SCV, Perfeito JAJ, editores. Guia de trauma. Barueri: Manole; 2012. p. 681-8.
9. Nguyen VQ, Gadiraju TV, Patel H, Park M, Le Jemtel TH, Jaiswal A. Intra-abdominal hypertension: an important consideration for diuretic resistance in acute decompensated heart failure. Clin Cardiol. 2016;39(1):37-40.
10. Gaut MM, Ortiz J. Manejo da síndrome do compartimento abdominal pós-ressecção transuretral de próstata. Rev Bras Anestesiol. 2015;65(6):519-21.

PARTE 21

GINECOLOGIA

Marair Gracio Ferreira Sartori

98

URGÊNCIAS EM INFECÇÃO GENITAL

■ NEILA MARIA DE GÓIS SPECK
■ OLÍVIA OLÉA CISNERO FERNANDES

■ ÚLCERAS GENITAIS

As doenças ulcerosas genitais podem se apresentar inicialmente com vários tipos de lesões: mácula, placa, pápula, úlcera, verruga ou pústula, independentemente de sua etiologia, sendo comum a coinfecção por agentes etiológicos diferentes. A epidemiologia e a frequência de cada infecção diferem de acordo com a área geográfica e a população; o herpes genital é a infecção mais comum, alta associação com sífilis e, em menor frequência, estão as úlceras genitais causadas por cancroide e donovanose.

É importante reconhecer as principais características clínicas das úlceras genitais, aspecto, consistência, acometimento linfonodal, presença ou não de supuração, correlacionando-as com a anamnese para definir o tratamento específico para cada agente etiológico.

O diagnóstico e o tratamento adequados constituem medidas importantes na prevenção e no controle da difusão do HIV, já que as úlceras genitais, anais e perianais causadas por herpes genital, sífilis e cancroide aumentam o risco de aquisição e transmissão do vírus.[1,2]

■ ETIOLOGIA

As úlceras genitais podem ser de etiologia não infecciosa, como decorrentes de trauma, carcinoma espinocelular, psoríase e erupção fixa por medicamentos. Nas úlceras infecciosas, os agentes etiológicos mais comuns e decorrentes de DST são:

- *Treponema pallidum* (sífilis primária e secundária);
- Vírus herpes simples 1 e 2 (HSV-1 e HSV-2) (herpes perioral e genital);
- *Haemophilus ducreyi* (cancroide);
- *Chlamydia trachomatis* (LGV);
- *Klebsiella granulomatis* (donovanose).

SÍFILIS PRIMÁRIA E SECUNDÁRIA

A sífilis primária também é conhecida como cancro duro. O período de incubação é de 10 a 90 dias. A primeira manifestação é a úlcera que pode durar de duas a seis semanas e desaparecer espontaneamente, independente de tratamento.

A sífilis secundária surge dentro de seis semanas a seis meses após a infecção. Os sinais e sintomas podem ser a formação de máculas ou pápulas em tronco (roséola), lesões eritematoescamosas palmoplantares, alopécia em clareira e perda dos cílios e sobrancelhas (madarose), que também podem desaparecer espontaneamente em poucas semanas. O comprometimento hepático, meníngeo e ocular (uveíte) é mais raro.

ATENÇÃO!

A sífilis latente não é transmitida por via sexual. O objetivo no tratamento de indivíduos nesse estágio da doença é prevenir as complicações e a transmissão vertical.

HERPES GENITAL

O HSV-1 e o HSV-2 podem provocar lesões em qualquer parte do corpo, havendo predomínio no tipo 2 das lesões genitais, e no tipo 1, das periorais. A proporção de infecções sintomáticas é estimada entre 13 a 37%, ou seja, muitos indivíduos que adquirem o vírus nunca desenvolverão manifestações; os portadores de HIV tendem a apresentar lesões mais dolorosas, atípicas e de maior duração. O HSV ascende pelos nervos periféricos sensoriais, permanecendo em latência nas células dos gânglios sensórios.

Primoinfecção. Período de incubação médio de seis dias. Em geral, a manifestação pode durar de duas a três semanas, com úlceras locais bastante sintomáticas, podendo cursar com febre, mal-estar, mialgia, corrimento vaginal, em caso de acometimento do colo uterino, e corrimento uretral em homens.

Recorrências. O quadro clínico é menos intenso, tende a ser na mesma localização da lesão primária, pode ser precedido de prurido, queimação ou mialgia, as úlceras regridem em sete a 10 dias espontaneamente. Essa reativação pode surgir após infecções, exposição à radiação ultravioleta, traumas locais, menstruação, estresse físico ou emocional, antibioticoterapia prolongada e/ou imunodeficiência.

CANCROIDE

Afecção exclusivamente de transmissão sexual provocada pelo *Haemophilus ducreyi*, também denominada cancro mole, cancro venéreo ou cancro de *Ducrey*. O período de incubação é de três a cinco dias e há elevada transmissibilidade durante o ato sexual. Raramente se apresenta sob a forma de doença sistêmica, sendo classicamente caracterizada por lesões dolorosas, de localização mais frequente nos homens, no frênulo e sulco bálano-prepucial; nas mulheres, na fúrcula e face interna dos pequenos e grandes lábios. É muito característico também o acometimento linfonodal doloroso e unilateral (bubão) que se fistuliza por orifício único.

LINFOGRANULOMA VENÉREO

O LGV é causado pela *Chlamydia trachomatis* (sorotipos L1, L2 e L3). A fase de inoculação caracteriza-se por úlcera indolor, que desaparece sem deixar sequela, pouco notada pelo paciente e profissional de saúde. Dentro de uma a seis semanas, desenvolve-se a linfadenopatia inguinal, caracteristicamente unilateral no homem e, na mulher, dependendo do local da inoculação. O acometimento ganglionar pode evoluir com fusão de linfonodos em uma grande massa, com supuração e fistulização por orifícios múltiplos. Sintomas sistêmicos são comuns, como febre, mal-estar, hiporexia, artralgia, sudorese noturna e meningismo.

ATENÇÃO!

Comprometimentos diversos e severos na evolução do quadro podem ocorrer, levando a sequelas como: proctite, proctocolite hemorrágica, glossite ulcerativa difusa no contato orogenital, estiomene (elefantíase genital na mulher devido à obstrução linfática crônica), fístulas retais, vaginais, vesicais e estenose uretral ou retal.

DONOVANOSE (GRANULOMA INGUINAL)

Afecção causada pela bactéria *Klebsiella granulomatis*, pouco frequente e de transmissibilidade baixa. O quadro clínico caracteriza-se por úlceras "em espelho", em regiões de dobras e perianal, que evoluem lenta e progressivamente, podendo se tornar vegetante ou úlcero-vegetante. Geralmente não ocorre adenite, mas podem aparecer pseudobubões (granulações subcutâneas) na região inguinal. O acometimento extragenital é raro.

CARACTERÍSTICAS CLÍNICAS DAS ÚLCERAS GENITAIS

O diagnóstico com base nos aspectos clínicos das úlceras genitais, anais e perianais apresentou baixa sensibilidade e especificidade com o agente etiológico. Em pelo menos 25% dos pacientes com úlcera genital, não há confirmação laboratorial do agente etiológico.

Nas situações em que a impressão clínica da úlcera genital claramente direcionar o diagnóstico para uma DST, o tratamento específico deve ser realizado, conforme mostra o Quadro 98.1. Entretanto, no caso de dúvida diagnóstica e ausência de laboratório, o tratamento da úlcera genital como DST deve ser privilegiado, considerando a importância na saúde pública.[1,2]

DIAGNÓSTICO LABORATORIAL

A avaliação da úlcera genital pode ser guiada por testes de grande utilidade, que deveriam estar disponíveis nos serviços de atendimento, sendo os principais: sorologia para sífilis, pesquisa em campo escuro, PCR para herpes vírus e citologia viral específica, além da possibilidade de oferecer sorologias para HIV e hepatites B e C. O Quadro 98.2 evidencia os meios para diagnóstico laboratorial para os agentes etiológicos das DSTs que podem resultar em úlceras genitais, anais e perianais.

A Figura 98.1 fornece um fluxograma que orienta o tratamento do indivíduo com úlceras genitais, anais e perianais em situações de atendimento em que microscopia e/ou testes moleculares não estão disponíveis.[1,2]

QUADRO 98.1 ■ Tratamento de úlceras genitais decorrentes de doenças sexualmente transmissíveis

	SÍFILIS	HERPES	CANCROIDE	LINFOGRANULOMA VENÉREO	DONOVANOSE
Agente etiológico	*Treponema pallidum*	HSV-1, HSV-2 (DNA-vírus)	*Haemophillus ducreyi*	*Chlamydia trachomatis* (L1, L2, L3)	*Klebsiella granulomatis*
Lesão (úlcera)	Cancro duro: úlcera de fundo limpo, em gera única, com bordas endurecidas e sobrelevadas, indolor, que regride espontaneamente	Vesículas dolorosas agrupadas, que se rompem após dois dias formando úlceras rasas, dolorosas, de fundo limpo e limites irregulares. Ocorre cicatrização após 2 a 3 semanas	Úlceras profundas (acometem pele e epiderme), dolorosas, com fundo sujo, bordas irregulares, com disposição em espelho.	Úlcera fugaz e indolor no local da inoculação (raramente observável)	Lesões ulcerosas indolores, hipervascularizadas e facilmente sangrantes
Linfonodos	Linfonodomegalia satélite, não supurativa, móvel, indolor, múltipla, sem sinais flogísticos	Linfonodomegalia inguinal, dolorosa, bilateral	Linfonodomegalia inguinal dolorosa (bubão), pode fistulizar por orifício único	Adenopatia dolorosa, predileção por vasos linfáticos e linfonodos	Em geral, não acomete linfonodos
Tratamento	**Sífilis primária/secundária/ latente precoce:** Penicilina G benzatina 2,4 milhões IM dose única **Alergia à penicilina:** ▪ Doxiciclina 100 mg VO 12/12h por 14 dias OU ▪ Tetraciclina 500 mg VO 6/6h por 14 dias **Sífilis latente tardia:** ▪ Penicilina G benzatina 2,4 milhões por semana, IM, por três semanas **Alergia à penicilina:** ▪ Doxiciclina 100 mg VO 12/12h por 28 dias ▪ Tetraciclina 500 mg VO 6/6h por 28 dias	Antivirais devem ser usados para diminuir o período da crise, na fase vesicular ou ulcerosa precoce. **Primoinfecção (tratar por sete a 10 dias):** ▪ Aciclovir 200 mg VO 5 vezes ao dia ▪ Aciclovir 400 mg VO 8/8h ▪ Fanciclovir 250 mg VO 8/8h ▪ Valaciclovir 1 g VO 12/12h **Recorrência (tratar por cinco dias):** ▪ Aciclovir 400 mg VO 8/8h ▪ Fanciclovir 125 mg VO 12/12h ▪ Valaciclovir 1 g VO 1 vez ao dia ▪ O uso de pomadas de antibiótico pode estar indicado nos casos de infecção secundária	Azitromicina 1 g VO dose única OU Ceftriaxone 250 mg IM dose única **Alternativas:** ▪ Ciprofloxacino 500 mg VO 12/12h por 3 dias OU ▪ Eritromicina 500 mg VO 8/8h por 7 dias	Doxiciclina 100 mg VO 12/12h por 21 dias **Alternativas:** ▪ Eritromicina 500 mg VO 6/6h por 21 dias ▪ Azitromicina 1 g por semana VO por 3 semanas * Preferencialmente em gestantes	Tratar por, pelo menos, três semanas e até o desaparecimento das lesões. Realizar seguimento semanal com exame físico. Azitromicina 1 g por semana OU Doxiciclina 100 mg VO 12/12h **Altenativas:** ▪ Sulfametoxazol Trimetoprim 800/160 mg VO 12/12h OU ▪ Ciprofloxacino 750 mg VO 12/12h

NOTA:
O tratamento local pode ser realizado com compressas de SF ou degermante em solução aquosa, para higienização das lesões.
O tratamento das parcerias sexuais é recomendado, mesmo quando assintomáticas.
Analgésicos orais podem ser utilizados, se necessário.
Oferecer sorologias.
*Ciprofloxacino e doxiciclina são contraindicadas para gestantes.

QUADRO 98.2 ■ Laboratório das doenças sexualmente transmissíveis causadoras de úlceras genitais

Sífilis	Teste não treponêmico: VDRL Teste treponêmico: FTA-ABS Pesquisa em campo escuro do raspado da lesão
Herpes	PCR para HSV Sorologia tipo-específico
Cancroide	Citologia do raspado da lesão ou do aspirado do bubão
LGV	Dosagem sorológica de anticorpos
Donovanose	Citologia do raspado

VDRL, do inglês *veneral disease research laboratory;* FTA-ABS, teste de absorção do anticorpo antitreponêmico fuorescente.

■ BARTOLINITE AGUDA

As glândulas de Bartholin estão localizadas simetricamente na parte posterior do introito vaginal e são secretoras de muco para a lubrificação vaginal. É comum a formação de cistos nas glândulas, decorrente da obstrução do ducto de saída; ocorre a dilatação do próprio ducto e acúmulo de secreção dentro da glândula com formação do cisto, o qual se transforma em abscesso após infecção, com secreção purulenta acompanhada de edema, eritema e dor local.

ATENÇÃO!

As manifestações variam desde cisto completamente assintomático, independente do tamanho, a abscesso, com todos os sinais flogísticos, podendo ocorrer a drenagem espontânea.

O abscesso da glândula de Bartholin possui etiologia polimicrobiana, sendo a *Escherichia coli* o patógeno mais comum, dentre outros, apresentados no Quadro 98.3.

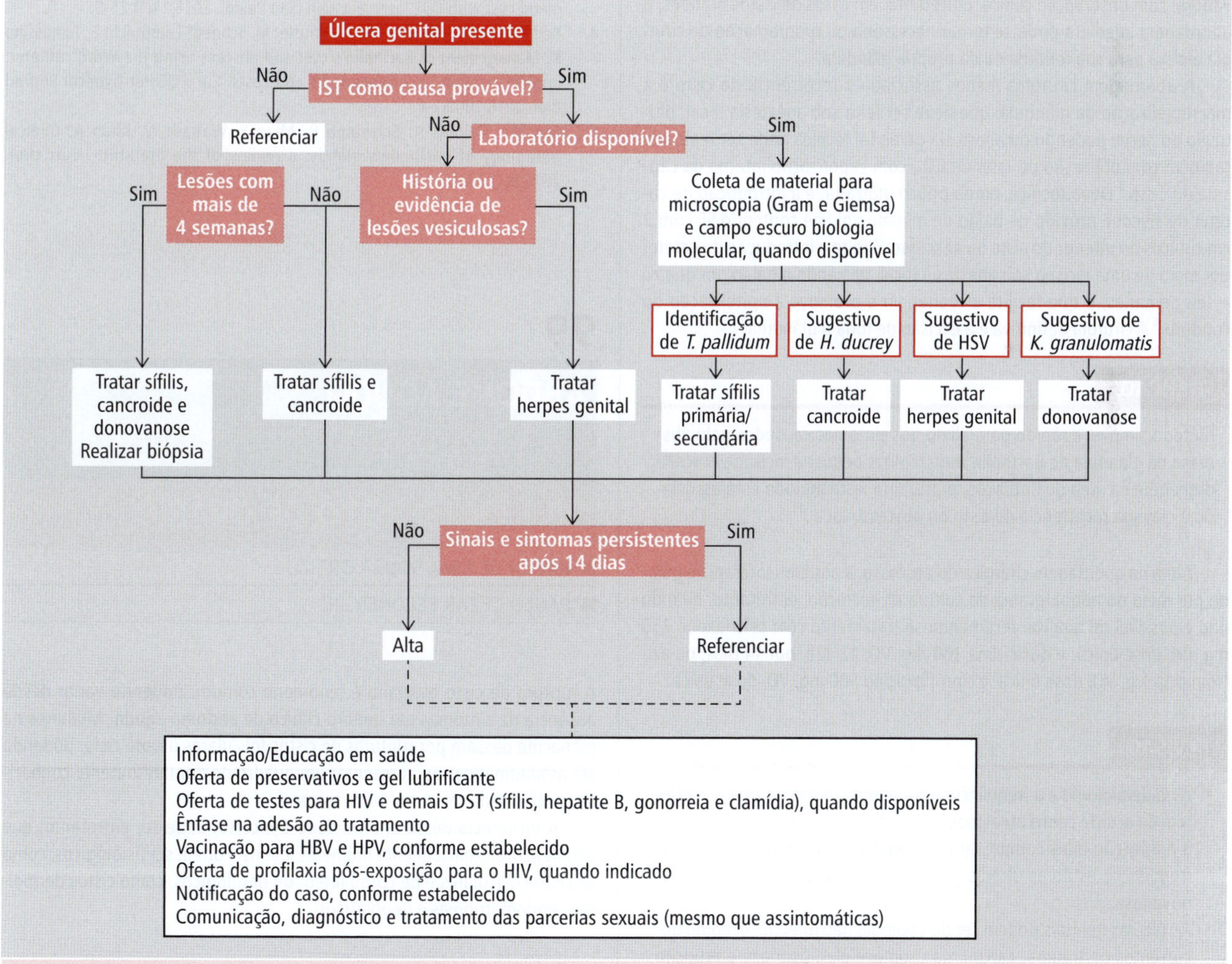

FIGURA 98.1 ■ Fluxograma para manejo de úlceras genitais.

Fonte: Brasil.[1]

QUADRO 98.3 ■ Patógenos encontrados no abscesso da glândula de Bartholin

BACTÉRIAS AERÓBIAS	BACTÉRIAS ANAERÓBIAS
Brucella melitenses	Bacteroides species
Chlamydia trachomatis	*Pasteurella bettii*
Escherichia coli	
Hypermucoviscous Klebsiella pneumonia	
Neisseria gonorrhea	
Neisseria sica	
Pseudomonas aeruginosa	
Staphylococcus aureus	
Streptococcus species	

A abordagem do cisto pode ser conservadora ou cirúrgica, sendo que nenhuma conduta demonstrou ser superior à outra. As taxas de recorrência são superiores a 38%, as quais estão associadas ao fechamento do pertuito e acúmulo de secreção, formando nova coleção. Em casos de cistos pequenos e assintomáticos, geralmente, é tomada conduta conservadora, com observação clínica. Entretanto, em casos de cistos grandes, a abordagem imediata pode-se tornar necessária ou programação de cirurgia eletiva para sua retirada ou da própria glândula.

A abordagem cirúrgica menos associada à recorrência do cisto é a marsupialização da glândula, que deve ser feita sob anestesia local, bloqueio do nervo pudendo ou anestesia geral; tal técnica pode ser realizada também com utilização de *laser* de CO_2, com vaporização interna da cápsula do cisto.[3] Nova técnica, ainda pouco utilizada, é a introdução de cateter de silicone provido de balão de mínimo volume contendo SF com 3 cm cúbicos no interior do cisto ou abscesso; é feita a introdução do cateter por meio de uma incisão sob anestesia local, deixando o balão por quatro a seis semanas, o que facilita a drenagem e promove a epitelização do conduto.[4] A cirurgia definitiva é a excisão de toda a glândula.

ATENÇÃO!

Método simples e rápido para alívio dos sintomas causados pelo abscesso na glândula de Bartholin seria realizar pequena incisão vertical e drenagem na área de flutuação; entretanto, este método está associado à elevada recorrência do cisto ou abscesso local.[5]

Além da abordagem cirúrgica do abscesso, a antibioticoterapia é guiada por meio do antibiograma da cultura da secreção; entretanto, quando não é possível tal análise, recomenda-se tratamento com ceftriaxona 250 mg, IM, dose única, e doxiciclina 100 mg, VO, 12/12h, por 14 dias, ou azitromicina 1 g, VO, dose única, e ciprofloxacino 500 mg, VO, dose única.

REVISÃO

- A epidemiologia e a frequência das doenças ulcerosas genitais diferem de acordo com a área geográfica e a população; o herpes genital é a infecção mais comum, alta associação com sífilis e, em menor frequência, estão as úlceras genitais causadas por cancroide e donovanose.
- As úlceras genitais podem ser de etiologia não infecciosa, como decorrentes de trauma, carcinoma espinocelular, psoríase e erupção fixa por medicamentos. Nas úlceras infecciosas, os agentes etiológicos mais comuns e decorrentes de DSTs são: HSV 1 e 2, LGV, donovanose, sífilis e cancroide.
- O diagnóstico com base nos aspectos clínicos das úlceras genitais, anais e perianais apresentou baixa sensibilidade e especificidade com o agente etiológico.
- A abordagem do cisto de Bartholin pode ser conservadora ou cirúrgica, sendo que nenhuma conduta demonstrou ser superior à outra. As taxas de recorrência são superiores a 38%, as quais estão associadas ao fechamento do pertuito e acúmulo de secreção, formando nova coleção.

■ REFERÊNCIAS

1. Brasil. Ministério da Saúde. Protocolo clínico e diretrizes terapêuticas de atenção integral as pessoas com infecções sexualmente transmissíveis [Internet]. Brasília: MS; 2015 [capturado em 05 jun. 2016]. Disponível em: http://www.aids.gov.br/sites/default/files/anexos/publicacao/2015/58357/pcdt_ist_28_04_2016_web_pdf_26946.pdf.
2. Workowski KA, Bolan GA; Centers for Disease Control and Prevention. Sexually transmitted diseases treatment guidelines, 2015. MMWR Recomm Rep. 2015;64(RR-03):1-137.
3. Speck NMG, Ruela KP, Mouzinho GL, Ribalta JCL. Treatment of Bartholin gland cyst with CO2 laser. Einstein (Sao Paulo). 2016;14(1):25-9.
4. Reif P, Ulrich D, Bjelic-Radisic V, Häusler M, Schnedl-Lamprecht E, Tamussino K. Management of Bartholin's cyst and abscess using the Word catheter: implementation, recurrence rates and costs. Eur J Obstet Gynecol Reprod Biol. 2015;190:81-4.
5. Lee MY, Dalpiaz A, Schwamb R, Miao Y, Waltzer W, Khan A. Clinical pathology of bartholin's glands: a review of the literature. Curr Urol. 2015;8(1):22-5.

99 ABDOME AGUDO

99.1 CISTO ROTO DE OVÁRIO

■ KAREN DE LIMA SOUZA ORTIZ

■ PAULO CEZAR FELDNER JR.

A ruptura de cisto ovariano é fenômeno comum, podendo variar desde ausência de sintomas até quadro clínico de abdome agudo. Mulheres na menacme passam por rupturas de cistos foliculares a cada ciclo, podendo ser assintomáticas ou apresentar um quadro de dor intermitente conhecida como dor do meio, ou *Mittelschmerz*.

A incidência dessa enfermidade é incerta. Sabe-se, entretanto, que acomete preferencialmente mulheres jovens. Podem ser fisiológicos, como os cistos foliculares e de corpo lúteo, ou patológicos, como cistos dermoides, endometriomas e neoplásicos.

■ FISIOPATOLOGIA

Durante o ciclo menstrual, o folículo maduro se rompe liberando o oócito para dar seguimento ao processo de fertilização. Ocasionalmente, esses folículos podem sangrar para dentro do ovário, causando distensão da cápsula e dor. Da mesma forma, os cistos de corpo lúteo também podem sangrar no final da fase secretora ou em uma gravidez inicial.

ATENÇÃO!

Cistos não fisiológicos, como teratomas e cistos neoplásicos, também podem se romper em casos isolados, causando processo irritativo no peritônio.

FATORES DE RISCO

Entre os principais fatores de risco, podemos citar:

- Gestação inicial, por hemorragia em cistos de corpo lúteo. Nesses casos, o quadro normalmente tem resolução espontânea e rápida;
- Pacientes com coagulopatias que aumentem o risco de sangramento, como algumas trombofilias e o uso de anticoagulantes.

QUADRO CLÍNICO

Pacientes com cisto roto de ovário normalmente têm dor em abdome inferior e/ou em região pélvica, de aparecimento agudo (Figura 99.1), que surge após episódio de esforço maior ou relação sexual. Ressalte-se que pode estar associada a náuseas e vômitos.

Os episódios de rotura mais comuns ocorrem com os cistos foliculares uma vez que a maioria das mulheres está no meio do ciclo menstrual. Assim sendo, a dor pode ser unilateral, de acordo com o lado do cisto roto.

Pode haver sinais de peritonite caso o conteúdo do cisto seja fator de irritação peritoneal. O conteúdo hemorrágico pode ser responsável por tais sintomas, porém isso acontece principalmente em casos de rotura de cistos não fisiológicos (teratomas, endometriomas, neoplásicos). Nessas pacientes, o exame abdominal mostrará sinais de irritação peritoneal, como o teste de descompressão brusca positivo e dor à mobilização do colo uterino.

Na maioria dos casos, os sinais vitais encontram-se normais; contudo, na presença de grande sangramento, pode haver sinas de hipovolemia, tais como taquicardia, hipotensão e queda da hemoglobina. Ao toque vaginal, pode haver abaulamento dos fórnices vaginais em casos de grande quantidade de líquido intracavitário.

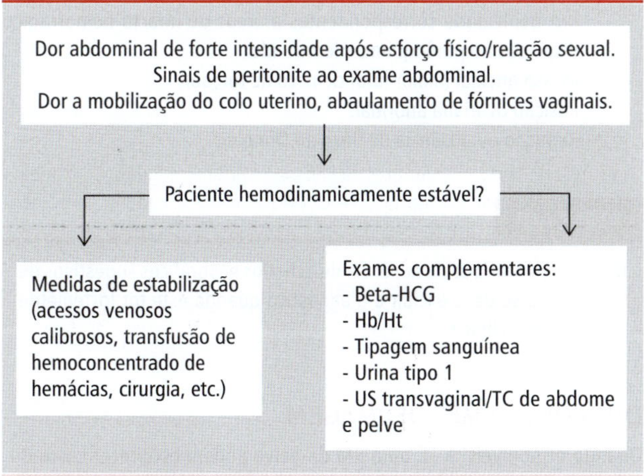

FIGURA 99.1 ■ Algoritmo para suspeita de abdome agudo.

DIAGNÓSTICO DIFERENCIAL

- Apendicite.
- Moléstia inflamatória pélvica.
- Gravidez ectópica.
- Cistite.
- Torção de ovário.

DIAGNÓSTICO

O primeiro passo na avaliação de mulheres na menacme com dor abdominal/pélvica de forte intensidade é descartar possível gravidez. Em caso positivo, a hipótese diagnóstica será de prenhez ectópica.

Entre os exames laboratoriais, é importante solicitar dosagem de hemoglobina e hematócrito e, até mesmo, seriar desse suspeitado sangramento ativo. Faz-se prudente também solicitar a tipagem sanguínea caso seja necessária uma transfusão sanguínea.

Para fazer diagnóstico diferencial com infecção do trato urinário, deve-se solicitar urinálise.

Entre os exames de imagem, preferivelmente deve ser feita a ultrassonografia transvaginal podendo ser identificados o cisto e a presença ou não de líquido livre na pelve. A imagem do cisto hemorrágico é semelhante à de vidro fosco. Nos casos de corpo lúteo, pode haver halo colorido ao Doppler, chamado de anel de fogo, ajudando no diagnóstico diferencial.

Em caso de dúvida, pode-se recorrer à TC.

A culdocentese ou a punção de fundo de saco não é mais tão valorizada em virtude da evolução nos exames de imagem.

CONDUTA

Será de acordo com o estado clínico e as condições hemodinâmicas da paciente. Na maioria dos casos, as pacientes estão clinicamente estáveis.

A conduta conservadora consiste em analgesia e observação clínica. Se houver melhora, a paciente pode ir de alta com as devidas orientações. Se o quadro de dor persistir ou os sinais vitais piorarem, deve-se repetir exames laboratoriais e de imagem para excluir ocorrência de sangramento ativo. Na presença de instabilidade clínica, queda do hematócrito e aumento do hemoperitônio, o tratamento cirúrgico está indicado.

ATENÇÃO!

A laparoscopia é o tratamento de escolha, mas a laparotomia pode ser uma opção a depender do estado clínico da paciente, da quantidade de sangue na cavidade e da habilidade do cirurgião.

REVISÃO

- Pacientes com cisto roto de ovário normalmente têm dor em abdome inferior e/ou em região pélvica, de aparecimento agudo, após episódio de esforço maior ou relação sexual e pode estar associada a náuseas e vômitos.
- Na maioria dos casos, os sinais vitais encontram-se normais; contudo, na presença de grande sangramento, pode haver sinas de hipovolemia. Ao toque vaginal, pode haver abaulamento dos fórnices vaginais em casos de grande quantidade de líquido intracavitário.
- O diagnóstico, depois de descartada gravidez, é auxiliado por exames laboratoriais e de imagem.
- A abordagem dependerá do estado clínico e das condições hemodinâmicas da paciente. A conduta conservadora consiste em analgesia e observação clínica. Se o quadro de dor persistir ou os sinais vitais piorarem, deve-se repetir exames laboratoriais e de imagem para excluir ocorrência de sangramento ativo.

LEITURAS SUGERIDAS

Bottomley C, Bourne T. Diagnosis and management of ovarian cyst accidentes. Best Pract Res Clin Obstet Gynaecol. 2009;23(5):711-24.

Kim JH, Lee SM, Lee JH, Jo YR, Moon MH, Shin J, et al. Successful conservative management of ruptured ovarian cysts with hemoperitoneum in healthy women. PLoS One. 2014;9(3):e91171.

Sharp HT. Evaluation and management of ruptured ovarian cyst [Internet]. Waltham: UptoDate; 2016 [capturado em 2 set. 2016]. Disponível em: http://www.uptodate.com/contents/evaluation-and-management-of-ruptured-ovarian-cyst.

Webb N. Ovarian cyst rupture [Internet]. New York: WebMD; 2015 [capturado em 2 set. 2016]. Disponível em: http://emedicine.medscape.com/article/253620-overview.

99.2 TORÇÃO ANEXIAL

MARIA GABRIELA BAUMGARTEN KUSTER

SAMOALIZA BRAZ AYRES BARBOSA

A torção anexial corresponde à rotação parcial ou completa das estruturas ligamentares do ovário e da tuba, impedindo o fluxo sanguíneo total ou parcial, sendo raro o acometimento apenas do ovário ou da tuba isoladamente [1,2].

A torção anexial corresponde de 2 a 3% de todas as emergências ginecológicas [3].

FATORES DE RISCO

A torção acontece em pacientes de qualquer idade, desde intraútero até a pós-menopausa, sendo mais comum em mulheres em idade reprodutiva [4].

O principal fator de risco para torção é a presença de massa ovariana, particularmente as maiores de 5 cm e de natureza benigna, uma vez que as malignas costumam estar fixas [5,6].

É incomum, mas anexos normais podem ser acometidos, especialmente na população pediátrica [7,8].

A gestação é fator de risco e é mais comum que a torção ocorra entre a 10ª e 17ª semanas [2,9].

A indução da ovulação e/ou a hiperestimulação ovariana também são consideradas fatores de risco, pois podem levar à formação de grandes cistos foliculares [9].

FISIOPATOLOGIA

Quando ocorre a rotação do pedículo anexial, seja ela completa ou parcial, o fluxo sanguíneo para o ovário é afetado. Os ramos anexiais dos vasos uterinos e ovarianos nutrem este compartimento, e, em uma situação de rotação dos anexos, um deles, e não os dois, pode estar envolvido. Outro ponto a considerar é que as veias de baixa pressão que drenam os anexos podem ser comprimidas, ao contrário das artérias de alta pressão, que só são comprometidas se houver persistência do edema estromal provocado pela oclusão venosa inicial. Com a manutenção do fluxo sanguíneo na torção inicial, é possível preservar os anexos; já a oclusão vascular completa leva à perda tecidual e perda do anexo.

ATENÇÃO!

O anexo direito costuma ser o mais envolvido no quadro (60% dos casos) devido à pouca mobilidade que o esquerdo apresenta em decorrência do sigmoide[10,11].

QUADRO CLÍNICO

Dor abdominal, náusea e/ou vômito são as apresentações clássicas. A dor ocorre em abdome inferior, sendo de início súbito, apresentando piora intermitente ao longo de várias horas, localizando-se no lado comprometido e com irradiação para flanco, região inguinal ou coxa. Febre baixa e sinais de irritação peritoneal são incomuns e, quando associados, sugerem evolução para necrose anexial [2,4].

DIAGNÓSTICO

O diagnóstico precoce é necessário, para preservar a função ovariana e/ou tubária, além de evitar hemorragia, peritonite e formação de aderências.

O diagnóstico definitivo é realizado pela visualização direta do ovário torcido durante cirurgia.

AVALIAÇÃO LABORATORIAL

Não existem marcadores séricos diagnósticos[12].

A hCG deverá ser solicitada para exclusão de gestação ectópica e/ou confirmação de gestação (fator de risco para torção).

O hemogram a pode revelar anemia e leucocitose devido à hemorragia, a processo inflamatório ou à infecção, associados à rotura e necrose anexial. Essas alterações são inespecíficas e podem estar ausentes.

ULTRASSONOGRAFIA

A US endovaginal tem sensibilidade variável entre 46 e 75%, porém a especificidade é baixa.[13]

Os achados ultrassonográficos variam, dependendo do grau de torção do pedículo, do comprometimento vascular, do tempo do início dos sintomas e da presença de cistos ou massas ovarianas.

São eles:

- Ovário de tamanho maior e mais arredondado quando comparado ao contralateral.
- Líquido livre ao redor do ovário acometido ou no fundo de saco.
- Parênquima ovariano heterogêneo, com áreas desiguais de hiperecogenicidade correspondentes a áreas de infarto hemorrágico dispersas no parênquima edemaciado.
- Massa anexial (maior fator de risco de torção).
- Posição ovariana anormal.
- Redução ou ausência de fluxo ao Doppler.

ATENÇÃO!

Deve-se atentar que na ausência de achados ecográficos sugestivos de torção, não se deve excluir o diagnóstico quando este for fortemente suspeito pela clínica.

OUTROS EXAMES DE IMAGEM

Quando disponíveis, a TC ou a RM da pelve podem esclarecer casos duvidosos e auxiliar no diagnóstico diferencial. Porém, o custo e o tempo necessário para a sua realização não justifica realizá-los na rotina.[2,13]

Durante a gestação, prefere-se a RM, para o diagnóstico de dor abdominal, considerando a dificuldade para visualização dos ovários e do apêndice pela US.

TRATAMENTO

É cirúrgico e vai variar de acordo com a friabilidade dos tecidos envolvidos, a presença de doença ovariana, a aparência do ovário após a destorção, a idade da paciente e seu estado menopausal e o desejo de preservar a fertilidade.

A identificação do fator causal da torção determina o tipo de tratamento a ser realizado. Para os casos envolvendo massas anexiais benignas, a cistectomia ou anexectomia (se paciente estiver na pós-menopausa) são mandatórias sempre que possível. Para os casos com anexos normais, ooforopexia e destorção são suficientes, mas deve-se fazer um seguimento com US pélvica após quatro a oito semanas, pois algumas massas anexiais podem passar despercebidas devido ao edema anexial. Para a torção anexial envolvendo cistos funcionais, a destorção com ou sem a fenestração do cisto pode ser realizada. Em todo o caso, o objetivo da cirurgia é preservar o anexo, exceto nos raros casos de suspeita de malignidade. A maioria dos ovários torcidos é considerada potencialmente viável, a menos que haja uma aparência claramente necrótica, com perda da anatomia e tecido gelatinoso ou friável (Figura 99.2).

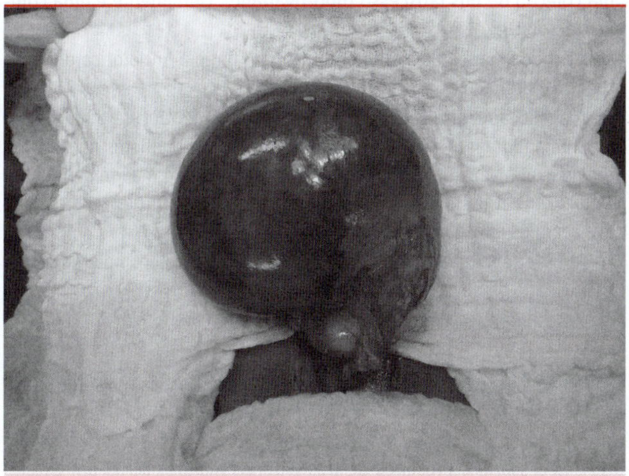

FIGURA 99.2 ■ Ovário torcido necrótico.

No passado, realizava-se a anexectomia em todos os casos, para evitar um possível deslocamento de coágulo e possível tromboembolismo ao destorcer, porém estudos demonstraram não ocorrer tal fato[14,15].

A ooforopexia uni ou bilateral pode ser realizada por meio do encurtamento do ligamento útero-ovárico, com sutura contínua ao longo deste, ou com sutura do ovário ou do ligamento útero-ovárico à face posterior do útero, à parede da pelve ou ao ligamento redondo. Deve ser realizada sutura com fio não absorvível.

Durante a gravidez, se o corpo lúteo for removido antes da 10ª semana de gestação, recomenda-se a administração de progestagênio até que se completem 10 semanas para a manutenção da gravidez[2].

A laparoscopia é o método de escolha, se houver disponibilidade no serviço, em todos os casos de torção anexial, considerando a segurança e a eficácia do tratamento, mesmo em gestantes[9].

REVISÃO

- A torção anexial corresponde à rotação parcial ou completa das estruturas ligamentares do ovário e da tuba, impedindo o fluxo sanguíneo total ou parcial, sendo raro o acometimento apenas do ovário ou da tuba isoladamente.
- O principal fator de risco para torção é a presença de massa ovariana, particularmente as maiores de 5 cm e de natureza benigna, uma vez que as malignas costumam estar fixas.
- Dor abdominal, náusea e/ou vômito são as apresentações clássicas.
- O diagnóstico definitivo é realizado pela visualização direta do ovário torcido durante cirurgia.
- O tratamento é cirúrgico e vai variar de acordo com a friabilidade dos tecidos envolvidos, a presença de doença ovariana, a aparência do ovário após a destorção, a idade da paciente e seu estado menopausal e o desejo de preservar a fertilidade.

REFERÊNCIAS

1. Schrager J, Robles G, Platz T. Isolated fallopian tube torsion: a rare entity in a premenarcheal female. Am Surg. 2012;78(2):118-9.
2. Hoffman B, Schorge J, Schaffer J, Halvorson L, Bradshaw K, Cunningham F. Williams gynecology. 2nd ed. New York: McGraw-Hill Medical; 2012.
3. Asfour V, Varma R, Menon P. Clinical risk factors for ovarian torsion. Journal of obstetrics and gynaecology. J Obstet Gynaecol. 2015;35(7): 721-5.
4. Melcer Y, Sarig-Meth T, Maymon R, Pansky M, Vaknin Z, Smorgick N. Similar but different: a comparison of adnexal torsion in pediatric, adolescent, and pregnant and reproductive-age women. J Womens Health (Larchmt). 2016;25(4):391-6.
5. Houry D, Abbott JT. Ovarian torsion: a fifteen-year review. Ann Emerg Med. 2001;38(2):156-9.
6. Oltmann SC, Fischer A, Barber R, Huang R, Hicks B, Garcia N. Cannot exclude torsion--a 15-year review. J Pediatr Surg. 2009;44(6):1212-6.
7. Pansky M, Smorgick N, Herman A, Schneider D, Halperin R. Torsion of normal adnexa in postmenarchal women and risk of recurrence. Obstet Gynecol. 2007;109(2 Pt 1):355-9.
8. Tsafrir Z, Azem F, Hasson J, Solomon E, Almog B, Nagar H, et al. Risk factors, symptoms, and treatment of ovarian torsion in children: the twelve-year experience of one center. J Minim Invasive Gynecol. 2012;19(1):29-33.
9. Hasson J, Tsafrir Z, Azem F, Bar-On S, Almog B, Mashiach R, et al. Comparison of adnexal torsion between pregnant and nonpregnant women. Am J Obstet Gynecol. 2010;202(6):536.e1-6.
10. Beaunoyer M, Chapdelaine J, Bouchard S, Ouimet A. Asynchronous bilateral ovarian torsion. J Pediatr Surg. 2004;39(5):746-9.
11. Huchon C, Fauconnier A. Adnexal torsion: a literature review. Eur J Obstet Gynecol Reprod Biol. 2010;150(1):8-12.
12. Daponte A, Pournaras S, Hadjichristodoulou C, Lialios G, Kallitsaris A, Maniatis AN, et al. Novel serum inflammatory markers in patients with adnexal mass who had surgery for ovarian torsion. Fertil Steril. 2006;85(5):1469-72.
13. Wilkinson C, Sanderson A. Adnexal torsion: a multimodality imaging review. Clin Radiol. 2012;67(5):476-83.
14. McGovern PG, Noah R, Koenigsberg R, Little AB. Adnexal torsion and pulmonary embolism: case report and review of the literature. Obstet Gynecol Surv. 1999;54(9):601-8.
15. Zweizig S, Perron J, Grubb D, Mishell DR Jr. Conservative management of adnexal torsion. Am J Obstet Gynecol. 1993;168(6 Pt 1):1791-5.

99.3 DOENÇA INFLAMATÓRIA PÉLVICA AGUDA

■ EDUARDO SCHOR
■ JOYCE CAMPODONIO

A DIP aguda é uma síndrome clínica decorrente da infecção aguda do trato genital superior, devido, na maior parte dos casos, à ascensão de micro-organismos do trato genital inferior, que pode ser espontâneo ou após manipulação (inserção de DIU, biópsia de endométrio, curetagem). Esse quadro inflamatório pode comprometer endométrio (endometrite), tubas uterinas, ovários e eventualmente levar à pelviperitonite ou peri-hepatite. Nas suas formas mais graves, pode levar a abscessos tubo-ovarianos.[1,2]

Trata-se de um problema de saúde pública e de uma das mais importantes complicações das DST, acometendo, principalmente mulheres jovens, entre 15 e 25 anos, com atividade sexual desprotegida e/ou múltiplos parceiros. Está associada a sequelas importantes em longo prazo, causando morbidades reprodutivas que incluem infertilidade por fator tubário, gravidez ectópica e dor pélvica crônica.[1-3]

ATENÇÃO!

Embora seja raro, a DIP pode ocorrer nas primeiras 12 semanas de gestação.[2,4]

■ ETIOLOGIA

Em torno de 85% dos casos de DIP são causados por agentes patogênicos sexualmente transmissíveis ou agentes patogênicos associados à vaginose bacteriana. Merecem destaque *Chlamydia trachomatis* e *Neisseria gonorrhoeae*. Entre as bactérias facultativas anaeróbias, *Gardnerella vaginalis*, *Haemophilus influenza*, *Streptococcus agalactiae*. Além disso, CMV, *Mycoplasma genitalium*, *Mycoplasma hominis* e *Ureaplasma urealyticum* podem estar associados com alguns casos de DIP.[2]

Menos de 15% dos casos estão associados com bactérias entéricas, como *Escherichia coli*, *Bacteroides fragilis*, estreptococos do Grupo B e *Campylobacter* sp, ou bactérias do trato respiratório, *Haemophilus influenza*, *Streptococcus pneumoniae*, estreptococos do grupo A e *Staphylococcus aureus*, que colonizaram o trato genital inferior.[5]

■ QUADRO CLÍNICO

O termo DIP abrange um amplo espectro de apresentações clínicas, embora algumas mulheres se apresentem oligossintomáticas.

A DIP sintomática é caracterizada pelo início agudo ou insidioso de dor em abdome inferior ou em pelve, em geral bilateral, e raramente de duração superior a duas semanas.[4,6] O caráter da dor é variável e, em alguns casos, pode ser bastante sutil. O começo da dor durante ou logo após a menstruação é particularmente sugestivo.[7]

Sangramento uterino anormal ocorre em um terço ou mais das pacientes com DIP, especialmente nas que cursam com endometrite.[8,9] O corrimento vaginal, tipo purulento, acompanha a maioria das infecções. Disúria e dispareunia são frequentes, principalmente nos casos mais insidiosos ou crônicos.

Apenas uma minoria desenvolverá peritonite ou abscesso pélvico que se manifestam por dor mais intensa, maior sensibilidade durante o exame e características sistêmicas, como febre. Nesses casos, é comum queixas como náusea e/ou vômitos.

No exame físico, nota-se sensibilidade abdominal à palpação, maior nos quadrantes inferiores, que podem ou não ser simétricos. Podem ser palpadas formações anexiais (salpingite, abscesso ovariano) ou espessamentos parametriais, além de abaulamento do fórnice posterior da vagina (abscesso pélvico).

ATENÇÃO!

Dor à descompressão brusca, febre e diminuição dos sons intestinais são geralmente limitadas a mulheres com DIP grave. Nos casos de peri-hepatite, a paciente pode cursar com dor tipo pleurítica, que pode irradiar para o ombro ou permanecer no hipocôndrio direito.

ABSCESSO TUBO-OVARIANO

Trata-se de uma massa inflamatória, em geral polimicrobiana, envolvendo trompa de Falópio, ovário, e, ocasionalmente, outros órgãos pélvicos adjacentes (p. ex.: intestino, bexiga).[10] Pode manifestar-se como um complexo tubo-ovariano (a aglutinação das referidas estruturas) ou uma coleção de pus (abscesso tubo-ovariano). Geralmente é uma complicação da DIP.[1]

As modalidades de tratamento incluem terapia antibiótica de largo espectro e drenagem cirúrgica.

A avaliação cirúrgica é indicada na suspeita de ruptura do abscesso (abdome agudo associado a sinais de sepse) ou em mulheres na pós-menopausa, uma vez que esta doença pode associar-se à malignidade ginecológica, entretanto, nesta situação, a programação cirúrgica, se possível, deve ser após a resolução do quadro agudo.[11-13]

Apesar de frequente, a ausência de febre não exclui completamente a possibilidade de abscesso tubo-ovariano.[14]

ATENDIMENTO NO PRONTO-SOCORRO

O quadro clínico continua a ser a ferramenta diagnóstica mais importante.[2] Ele é feito a partir de critérios maiores, critérios menores e critérios elaborados, apresentados no Quadro 99.1. Para a confirmação clínica de DIP, é necessária a presença de três critérios maiores MAIS um critério menor OU apenas um critério elaborado.

Os exames laboratoriais são úteis para auxílio no diagnóstico de DIP, entre eles: hemograma completo, VHS, proteína C-reativa, testes cuja sensibilidade e especificidade são baixas para o diagnóstico de DIP em geral, mas podem ser úteis na avaliação da gravidade (incluindo casos de suspeita de abscesso tubo-ovariano) e monitoração da resposta ao tratamento. A microscopia de corrimento vaginal (quando disponível), como testes de amplificação de ácidos nucleicos (NAAT) para *C. trachomatis* e *N. gonorrhoeae*, apesar de pouco valor para programação terapêutica pode ser realizada. Exames para rastreamento de outras DST, como HIV e sífilis, além de EQU e urocultura (para afastar hipótese de ITU), hemocultura e teste de gravidez (para afastar gravidez ectópica), devem ser solicitados.[1,2]

Entre os exames de imagem, a US, transvaginal e pélvica, é um importante método diagnóstico de complicações relacionadas à DIPA, como abscesso tubo-ovariano. Quando não disponível, a radiografia simples de abdome é útil nos casos de abdome agudo, revelando íleo paralítico ou camada de ar subdiafragmática que pode ser notada nos casos de ruptura

QUADRO 99.1 ■ Critérios diagnósticos de doença inflamatória pélvica

CRITÉRIOS MAIORES	CRITÉRIOS MENORES	CRITÉRIOS ELABORADOS
▪ Dor à palpação do hipogástrio ▪ Dor à palpação dos anexos ▪ Dor à mobilização do colo uterino	▪ Temperatura axilar > 37,5º C ou temperatura oral > 38,3º C ▪ Conteúdo vaginal mucopurulento ou friabilidade cervical ▪ Massa pélvica ▪ Mais de cinco leucócitos por campo de imersão em material de endocérvice ▪ Leucocitose em sangue periférico ▪ Proteína C-reativa ou velocidade de hemossedimentação elevada ▪ Comprovação laboratorial de infecção cervical pelo gonococo clamídia ou micoplasma	▪ Evidência histopatológica de endometrite ▪ Presença de abscesso tubo-ovariano ou de fundo de saco de Douglas em estudo de imagem ▪ Laparoscopia com evidência de DIP

de abscesso. A TC e a RM são reservadas para casos nos quais a US foi inconclusiva, sendo relevantes na identificação de afecção gastrintestinal ou diagnósticos alternativos, principalmente em pacientes com apresentação clínica atípica e grave.[1,2]

Quanto à laparoscopia, trata-se de um procedimento de baixa sensibilidade para os casos leves a moderados, não sendo considerado o padrão-ouro de diagnóstico. Além disso, é um procedimento invasivo para uma condição que normalmente não o justifica. Assim, a laparoscopia deve se reservada para casos em que o tratamento ambulatorial de uma provável DIP tenha falhado, ou em pacientes internadas que não respondam à terapêutica até as primeiras 72 horas.[1,2,4]

DIAGNÓSTICOS DIFERENCIAIS

Os diagnósticos diferenciais de DIP são amplos e incluem patologias pélvicas, do trato urinário e do TGI, sendo descritos no Quadro 99.2.

QUADRO 99.2 ■ Diagnósticos diferenciais de doença inflamatória pélvica

- Gravidez ectópica
- Apendicite aguda
- ITU
- Litíase ureteral
- Torção de tumor de ovário
- Torção de mioma uterino pediculado
- Rotura de cisto ovariano
- Endometrioma roto
- Diverticulite
- Entre outros

■ TRATAMENTO

O diagnóstico e o tratamento precoces são fundamentais na prevenção de sequelas reprodutivas graves.[15] Portanto, aceita-se a antibioticoterapia empírica de acordo com o diagnóstico clínico presuntivo.[2]

A DIP é uma infecção polimicrobiana que exige ampla cobertura, sobretudo entre pacientes com doença grave que requerem hospitalização. [1,4,15,16]

O tratamento ambulatorial deve ser realizado para mulheres que apresentam quadro clínico leve, sem sinais de pelviperitonite.

ATENÇÃO!

A laparotomia/laparoscopia está indicada apenas nos casos de massas anexiais não responsivas ao tratamento ou na sua ruptura.[1,4]

Os critérios para tratamento hospitalar de DIP estão resumidos no Quadro 99.3.

QUADRO 99.3 ■ Critérios para indicação de tratamento hospitalar de doença inflamatória pélvica

- Gravidez
- Abscesso tubo-ovariano
- Ausência de resposta clínica após 72 horas do início do tratamento com antibioticoterapia oral
- Intolerância a antibióticos orais ou dificuldade para seguimento ambulatorial
- Estado geral grave: febre alta, náuseas, vômitos e dor abdominal intensa
- Possível necessidade de intervenção cirúrgica ou a exploração de diagnóstico para a etiologia alternativa (p. ex.: apendicite, gravidez ectópica)

Não existem evidências científicas que sugiram que a idade avançada ou o fato de ser portadora do vírus HIV devam ser considerados critérios para internação.[17,18]

Os esquemas terapêuticos indicados estão descritos no Quadro 99.4.

Não há consenso sobre o grau de cobertura anaeróbia necessário para DIP.[18,20] Anaeróbios devem ser tratados empiricamente em grupos específicos de pacientes, como aquelas com *Trichomonas vaginalis*, infecção grave que requer hospitalização, abscesso tubo-ovariano[19] ou com uma história recente de instrumentação uterina.

O CDC recomenda qualquer um dos seguintes regimes de ambulatório, com ou sem o metronidazol (500 mg, 12/12h, por 14 dias).[4]

Para pacientes alérgicos à penicilina, mas que toleram as cefalosporinas, o tratamento deverá ser realizado com cefalosporina.[16]

Para pacientes grávidas, administrar uma cefalosporina de segunda geração por via parenteral e 1 g de azitromicina, VO (em substituição à doxiciclina), sempre internadas.[15]

QUADRO 99.4 ■ Antibioticoterapia para o tratamento de doença inflamatória pélvica

TRATAMENTO	1ª OPÇÃO	2ª OPÇÃO	3ª OPÇÃO
Ambulatorial	Ceftriaxona 250 mg, IM, dose única E Doxiciclina 100 mg, VO, 12/ 12 h, por 14 dias COM/SEM Metronidazol 500 mg, VO, 12/12h, por 14 dias	Cefoxitina 2g, IM, dose única E Probenecida 1g, VO, dose única E Doxiciclina 100 mg, VO, 12/ 12 h, por 14 dias COM/SEM Metronidazol 500 mg, VO, 12/12 h, por 14 dias	Levofloxacina 500 mg, VO, uma vez ao dia, por 14 dias OU Moxifloxacina 400 mg, VO, uma vez ao dia, por 14 dias COM Metronidazol 500 mg, VO, 12/12 h, por 14 dias
Hospitalar	Cefoxitina 2 g, IV, 6/6 h, por 14 dias E Doxiciclina 100 mg, VO, 12/ 12 h, por 14 dias	Clindamicina 900 mg, IV, 8/8 h, por 14 dias E Gentamicina (IV ou IM): dose de ataque 2 mg/kg; dose de manutenção 3-5 mg/kg/dia, por 14 dias	Ampicillina/Sulbactam 3 g, IV, 6/6 h, 14 dias E Doxiciclina 100 mg, VO, 12/ 12 h, por 14 dias

A melhora clínica deverá acontecer nos três primeiros dias após o início do tratamento antimicrobiano. Se houver piora do quadro, considerar outros exames de imagem, como TC ou RM.[1,4,16]

As pacientes que usam DIU não precisam removê-lo. Caso não haja melhora clínica em até 72 horas,[4] recomenda-se a remoção pelo menos após as duas primeiras doses do esquema terapêutico.

A transição da terapêutica de parenteral à oral geralmente pode ser iniciada após 24 horas de melhora clínica sustentada, tais como resolução de febre, náuseas, vômitos e dor abdominal intensa, se presente.[20]

A paciente que foi tratada em regime hospitalar deverá ser encaminhada para o ambulatório para seguimento na primeira semana após a alta médica e deverá seguir em abstinência sexual até a cura clínica. Visando a diminuir a possibilidade de recorrência e/ou infecção de outras mulheres, os parceiros sexuais devem ser tratados empiricamente para *Chlamydia trachomatis* e *Neisseria gonorrhoeae*, mesmo assintomáticos.

REVISÃO

- A DIPA é uma síndrome clínica decorrente da infecção aguda do trato genital superior, devido, na maior parte dos casos, à ascensão de micro-organismos do trato genital inferior, que pode ser espontâneo ou após manipulação (inserção de DIU, biópsia de endométrio, curetagem).
- A DIPA sintomática é caracterizada pelo início agudo ou insidioso de dor em abdome inferior ou em pelve, em geral bilateral, e raramente de duração superior a duas semanas.
- O abscesso tubo-ovariano é uma massa inflamatória, em geral polimicrobiana, envolvendo trompa de Falópio, ovário, e, ocasionalmente, outros órgãos pélvicos adjacentes (p. ex.: intestino, bexiga).
- Os exames laboratoriais são úteis para auxílio no diagnóstico de DIP, entre eles: hemograma completo, VHS, proteína C-reativa, testes cuja sensibilidade e especificidade são baixas para o diagnóstico de DIP em geral, mas podem ser úteis na avaliação da gravidade (incluindo casos de suspeita de abscesso tubo-ovariano) e na monitoração da resposta ao tratamento. Os exames de imagem incluem TC e RM.
- A DIP é uma infecção polimicrobiana que exige ampla cobertura, sobretudo entre pacientes com doença grave que requerem hospitalização.

REFERÊNCIAS

1. Brasil. Ministério da Saúde. Protocolo clínico e diretrizes terapêuticas (PCDT): atenção integral às pessoas com infecções sexualmente transmissíveis (IST). Brasília: MS; 2015.
2. Ross J, Chacko MR. Pelvic inflammatory disease: clinical manifestations and diagnosis [Internet]. Waltham: UpToDate; 2016 [capturado em 30 jun. 2016]. Disponível em: http://www.uptodate.com/contents/pelvic-inflammatory-disease-clinical-manifestations-and-diagnosis.
3. Sweet RL, Wiesenfeld HC. Pelvic inflammatory disease. In: Botte J, Peipert JF, editors. Epidemiology. London: Taylor and Francis; 2006. p. 1-17.
4. Centers for Disease Control and Prevention. Sexually Transmitted Diseases Treatment Guidelines, 2015. MMWR Recomm Rep. 2015;64(No. RR-3):1-137.
5. Brunham RC, Gottlieb SL, Paavonen J. Pelvic inflammatory disease. N Engl J Med. 2015;372(21):2039-48.
6. Ross J, Judlin P, Jensen J, International Union against sexually transmitted infections. 2012 European guideline for the management of pelvic inflammatory disease. Int J STD AIDS. 2014;25(1):1-7.
7. Korn AP, Hessol NA, Padian NS, Bolan GA, Donegan E, Landers DV, et al. Risk factors for plasma cell endometritis among women with cervical Neisseria gonorrhoeae, cervical Chlamydia trachomatis, or bacterial vaginosis. Am J Obstet Gynecol. 1998;178(5):987-90.
8. Jacobson L, Weström L. Objectivized diagnosis of acute pelvic inflammatory disease. Diagnostic and prognostic value of routine laparoscopy. Am J Obstet Gynecol. 1969;105(7):1088-98.
9. Wiesenfeld HC, Sweet RL, Ness RB, Krohn MA, Amortegui AJ, Hillier SL. Comparison of acute and subclinical pelvic inflammatory disease. Sex Transm Dis. 2005;32(7):400-5.
10. Granberg S, Gjelland K, Ekerhovd E. The management of pelvic abscess. Best Pract Res Clin Obstet Gynaecol. 2009;23(5):667-78.
11. Jackson SL, Soper DE. Pelvic inflammatory disease in the postmenopausal woman. Infect Dis Obstet Gynecol. 1999;7(5):248-52.
12. Protopapas AG, Diakomanolis ES, Milingos SD, Rodolakis AJ, Markaki SN, Vlachos GD, Papadopoulos DE, et al. Tubo-ovarian abscesses in postmenopausal women: gynecological malignancy until proven otherwise? Eur J Obstet Gynecol Reprod Biol. 2004;114(2):203-9.

13. Lipscomb GH, Ling FW. Tubo-ovarian abscess in postmenopausal patients. South Med J. 1992;85(7):696-9.
14. Wiesenfeld HC. Pelvic inflammatory disease: treatment [Internet] Waltham: UpToDate; 2016 [capturado em 30 jun. 2016]. Disponível em: http://www.uptodate.com/contents/pelvic-inflammatory-disease-treatment.
15. Beigi RH. Epidemiology, clinical manifestations, and diagnosis of tuboovarian abscess [Internet] Waltham: UpToDate; 2015 [capturado em 30 jun. 2016]. Disponível em: http://www.uptodate.com/contents/epidemiology-clinical-manifestations-and-diagnosis-of-tuboovarian-abscess.
16. Brasil. Ministério da Saúde. Manual de Controle das doenças sexualmente transmissíveis. 4. ed. Brasília: MS; 2006.
17. Walker CK, Wiesenfeld HC. Antibiotic therapy for acute pelvic inflammatory disease: the 2006 Centers for Disease Control and Prevention sexually transmitted diseases treatment guidelines. Clin Infect Dis. 2007;44 Suppl 3:S111-22.
18. Irwin KL, Moorman AC, O'Sullivan MJ, Sperling R, Koestler ME, Soto I, et al. Influence of human immunodeficiency virus infection on pelvic inflammatory disease. Obstet Gynecol. 2000;95(4):525-34.
19. Walker CK, Workowski KA, Washington AE, Soper D, Sweet RL. Anaerobes in pelvic inflammatory disease: implications for the Centers for Disease Control and Prevention's guidelines for treatment of sexually transmitted diseases. Clin Infect Dis. 1999;28 Suppl 1:S29-36.
20. Livengood CH 3rd, Hill GB, Addison WA. Pelvic inflammatory disease: findings during inpatient treatment of clinically severe, laparoscopy-documented disease. Am J Obstet Gynecol. 1992;166(2):519-24.

LEITURA SUGERIDA

Thompson SE, Brooks C, Eschenbach DA, Spence MR, Cheng S, Sweet R, et al. High failure rates in outpatient treatment of salpingitis with either tetracycline alone or penicillin/ampicillin combination. Am J Obstet Gynecol. 1985;152(6 Pt 1):635-41.

99.4 URGÊNCIAS EM MIOMA

CLAUDIO EMILIO BONDUKI

GIOVANA RABITTI

Os leiomiomas representam a neoplasia uterina mais frequente entre as mulheres e são resultantes da proliferação de um único clone de células musculares lisas. Podem estar localizados no colo (pouco frequente) e no corpo do útero. Nesta situação, podem ser classificados em subserosos, intramurais e submucosos de acordo com a posição em relação à parede do órgão. Existe uma condição especial em que miomas submucosos pediculados são expulsos da cavidade uterina, através do colo, sendo chamados de miomas paridos.[1]

Os miomas acometem cerca de 50% das mulheres e constituem fatores de risco: 1- faixa etária: a partir dos 25 anos, existe um aumento de risco de forma proporcional e declínio de incidência a partir dos 50 anos de idade. 2- etnia: a ocorrência de leiomioma uterino chega a ser de três a nove vezes maior nas mulheres de raça preta. 3- história menstrual: pesquisas mostram que menarca precoce é considerada fator de risco, assim como se nota diminuição de casos na pós-menopausa. 4- uso de contraceptivo hormonal: estudos concluíram que o uso de pílula anticoncepcional oral, principalmente devido ao componente progestagênico, diminui o risco relativo de leiomioma. 5- estado ponderal: a incidência é maior nas mulheres com sobrepeso e obesidade.

Outros fatores de risco são nuliparidade, sedentarismo, antecedentes familiares e doenças inflamatórias pélvicas (DIP).

Leiomiomas são em sua maioria assintomáticos, mas quando provocados, os principais sintomas são: aumento do fluxo menstrual, algia pélvica, infertilidade, aumento do volume abdominal e, mais raramente, compressão do trato intestinal, urinário ou sistema venoso.[2]

Neste capítulo, será abordado o manejo da doença nas situações de urgência.

ATENÇÃO!

Urgência ginecológica é qualquer quadro mórbido exuberante com gravidade prognóstica que guarda relação com os órgãos genitais e as mamas, exigindo diagnóstico rápido e assistência imediata.

A urgência divide-se em 1-urgência relativa: o tratamento pode ser postergado e 2- urgência real: o atendimento deve ser imediato, já que existe o risco de morte.[2]

Quando relacionado às urgências nas pacientes com mioma, encontram-se quadros de abdome agudo hemorrágico, inflamatório, vascular ou obstrutivo.[3]

O Quadro 99.5 a seguir correlaciona a urgência com a principal causa em questão.

QUADRO 99.5 ■ Correlação entre urgência e sua causa

Abdome agudo hemorrágico	Ruptura de vasos superficiais, sangramento uterino anormal
Abdome agudo vascular	Torção de miomas subseroso ou submucoso pediculados
Abdome agudo inflamatório/ infeccioso	Mioma parido (com exteriorização além do colo) No pós-operatório, necrose asséptica ou séptica do mioma
Abdome agudo obstrutivo	Aderências Efeito de compressão

SANGRAMENTO UTERINO ANORMAL

O sintoma mais comum relacionado aos leiomiomas, e o que leva com maior frequência à intervenção cirúrgica, é a menorragia.[4] O aumento do fluxo menstrual causado pelos miomas, em geral os intramurais e submucosos, se torna urgência ginecológica quando existe instabilidade hemodinâmica. No momento do sangramento agudo, a avaliação do estado geral da paciente é mandatória. Deve-se avaliar se a perda sanguínea levou a um quadro de instabilidade hemodinâmica ou até choque hipovolêmico.[5] Pela análise do nível de Hb e do impacto sistêmico gerado pelo sangramento (hipotensão e taquicardia), deve-se decidir rapidamente sobre a transfusão sanguínea (em geral, quando o nível de Hb está igual ou abaixo de 6 g/dL).

Uma anamnese direcionada deve ser realizada, a fim de que se descartem outras causas de sangramento vaginal (causas gestacionais, endócrinas, pólipos, adenomiose, hiperplasia ou carcinoma endometrial e coagulopatias) e causas extrauterinas (sangramentos da via urinária e DII, que podem ser confundidos com sangramento uterino).[6]

Se a causa do sangramento uterino for miomatose, dependendo do estado geral da paciente, pode-se lançar mão de tratamentos clínicos ou cirúrgicos. Exames de imagem, especialmente US e TC, ajudam no diagnóstico (localização e sinais de gravidade). Dentre as terapias medicamentosas usadas no tratamento clínico estão os análogos doGnRH (p. ex.: Goserelina uma vez por mês, durante três meses, ou uma ampola de efeito trimestral) e AINE.

ATENÇÃO!

Dentre os tratamentos cirúrgicos estão curetagem uterina, ablação endometrial, histerectomia ou embolização de artérias uterinas. Sempre devem ser levadas em conta a idade e a paridade da paciente.

DOR

Quando atribuído à miomatose uterina, o quadro de dor pélvica pode estar relacionado tanto à dismenorreia, que é o fenômeno da dor cíclica, quanto à dor aguda. A dor aguda é intensa e caracterizada por início súbito, aumento abrupto e de curta duração. Em geral, está relacionada à degeneração e torção de mioma. A degeneração dos miomas é secundária à perda de suprimento sanguíneo tumoral, em geral atribuível ao rápido crescimento na gestação, ou à necrose isquêmica de um leiomioma subseroso pediculado por torção. Quando um mioma submucoso é pediculado, o útero pode se contrair fortemente, como se fosse para expelir um corpo estranho, e a dor referida é similar ao do trabalho de parto. A dor difusa se dá graças à reação peritoneal e por isso se caracteriza como abdome agudo.[5]

O diagnóstico é realizado pela anamnese, exame físico e exames de imagem.

A palpação abdominal pode revelar a presença de massa sólida irregular. Se houver degeneração, a inflamação poderá causar dor à palpação e até dor à descompressão brusca localizada. Também podem ocorrer leucocitose e aumento da temperatura. A US é útil para elucidar a localização da massa.

Quando esse quadro não se resolve com internação para tratamento clínico (repouso absoluto e medicação sintomática, em geral os AINE s), pode acabar evoluindo para indicação cirúrgica.

Para os casos de dismenorreia secundária à miomatose, ambulatorialmente deve ser avaliada a necessidade de prescrever anticoncepcional oral combinado de uso contínuo. Em casos de leiomiomas subserosos pediculados torcidos, pode ser indicada videolaparoscopia para excisão do tumor.[2,7]

Os miomas paridos devem ser excisados via transcervical, com orientação histeroscópica, se necessário. Deve-se pinçar, por via vaginal, o mioma que se exterioriza pelo colo e rodá-lo em seu eixo até que se destaque de sua inserção no útero.

Se a paciente estiver gestante, é comum se tratar de um quadro de aumento do mioma às custas de edema e/ou hemorragia e alterações degenerativas, e a abordagem cirúrgica deve ser utilizada como último recurso.

EFEITOS DE COMPRESSAO

Leiomiomas volumosos podem causar um quadro de compressão de ureter, levando à retenção urinária e à IR, ou de suboclusão ou até obstrução intestinal. Nesse caso, quase sempre a abordagem cirúrgica é necessária.[2]

Outra situação pouco frequente é a TVP da veia femoral e/ou da ilíaca interna pela compressão do nódulo miomatoso sobre o vaso, promovendo lentidão do fluxo do sangue e risco de formação de trombo.[2,8]

COMPLICAÇÕES CIRÚRGICAS

Além do risco de hemorragia existente durante a realização de histerectomia (abdominal, vaginal ou laparoscópica) ou miomectomia, deve-se citar o risco de formação de aderências intraperitoneais, inerente a todo procedimento cirúrgico abdominopélvico. Tal complicação cursa com dor pélvica crônica, e, mais rara e gravemente, com quadro de suboclusão intestinal.[2]

ATENÇÃO!

Outras complicações que se podem caracterizar como urgência são: as deiscências de sutura, as eviscerações e as infecções.

Na embolização de artérias uterinas, a principal urgência se deve ao processo álgico secundário à necrose do nódulo, que, em geral, é controlado com analgesia parenteral.

REVISÃO

- Os leiomiomas representam a neoplasia uterina mais frequente entre as mulheres e são resultantes da proliferação de um único clone de células musculares lisas.
- A urgência ginecológica divide-se em: urgência relativa: o tratamento pode ser postergado; e urgência real: o atendimento deve ser imediato, já que existe risco de morte .
- O sintoma mais comum relacionado aos leiomiomas, e o que leva com maior frequência à intervenção cirúrgica, é a menorragia.
- A US é útil para elucidar a localização de uma massa sólida.
- Quando atribuído à miomatose uterina, o quadro de dor pélvica pode estar relacionado tanto à dismenorreia, que é o fenômeno da dor cíclica, quanto à dor aguda.
- Quando o quadro não se resolve com internação para tratamento clínico (repouso absoluto e medicação sintomática, em geral os AINE s), pode acabar evoluindo para indicação cirúrgica.

REFERÊNCIAS

1. Duarte G. Doenças benignas do corpo do útero. In: Halbe HW, editor. Tratado de ginecologia. 3. ed. São Paulo: Roca; 2000.
2. Bozzini N, editor. Leiomioma uterino: manual de orientação. São Paulo: Ponto; 2004.
3. Ramos J, Prado CF, Valle R. Atualização terapêutica de Prado, Ramos e Valle: diagnóstico e tratamento 2012/2013. 24. ed. São Paulo: Artes Médicas; 2013.
4. Berek JS. Novak: tratado de ginecologia. 14. ed. Rio de Janeiro: Guanabara Koogan; 2008.
5. Cecil A. Long evolution of patients with abnormal uterine bleeding. Am J Obstet Gynecol. 1996;175(3 Pt 2):784-6.
6. American College of Surgeons. Advanced trauma life support course [Internet]. Chicago: ACS; c1996-2016 [capturado em 06 jul. 2016]. Disponível em: https://www.facs.org/quality%20programs/trauma/atls.
7. Souen J, Carvalho JP, Pinotti JA. Oncologia genital feminina. 2. ed. São Paulo: Roca; 2001.
8. Benzecry LI, Molmenti LA, Ruiz V. Abdomen agudo ginecológico. Buenos Aires: Médica Panamericana; 1972.

100

EMERGÊNCIAS EM SANGRAMENTO GENITAL AUMENTADO

■ MARAIR GRACIO FERREIRA SARTORI

■ FERNANDA VIEIRA LINS ARCOVERDE

O sangramento genital aumentado em mulheres não grávidas é uma importante causa de procura ao pronto-socorro . Estatísticas norte- americanas apontam esta como a terceira causa de atendimento ginecológico em caráter de emergência, perdendo apenas para a DIP e as infecções do trato genital inferior.[1]

O sangramento genital pode ser oriundo de vulva, de vagina, de colo uterino ou de útero. A grande maioria dos casos, porém, refere-se a sangramento oriundo do corpo uterino. A FIGO define como sangramento uterino anormal crônico (SUAc) aquele originado do corpo do útero, que apresente anormalidade no volume, na regularidade e que esteve presente por mais de seis meses.[2] Tal sangramento não demandaria intervenção imediata. Em contraposição, o sangramento uterino anormal agudo (SUAa) seria definido por episódio intenso na opinião do clínico, em quantidade suficiente que indicasse intervenção imediata, e que pode acontecer ou não em vigência de SUAc.[3]

Observa-se que tal definição traz parâmetros abstratos na separação das duas entidades. Dessa forma, prevalecem a opinião e a experiência clínica para definir quais casos apresentam ou não indicação de atendimento de urgência.

As principais etiologias do sangramento genital variam de acordo com a faixa etária. Na infância, todo sangramento genital é considerado anormal e tem como principal causa as vulvovaginites. Na adolescência, geralmente resulta de anovulacão crônica secundária a um eixo hipotálamo-hipófise ainda imaturo, além de coagulopatias ainda não diagnosticadas. No menacme, aumenta a incidência de lesões orgânicas, como pólipos endometriais e miomas uterinos, assim como os sangramentos relacionados à gestação. Pacientes na perimenopausa apresentam disfunção no eixo hipotálamo-hipófise, que pode levar à anovulação e a SUA. Há, também, maior incidência de lesões orgânicas, como miomas e pólipos, além de lesões neoplásicas.

ATENÇÃO!

O sangramento após a menopausa tem como principal causa a atrofia endometrial e genital, porém, deve-se ter em mente a possibilidade de neoplasias.

Neste capítulo, serão discutidos os casos de sangramento genital na mulher não grávida. Quadros de abdome agudo hemorrágico, que podem estar associados a sangramento vaginal, serão discutidos em capítulo separado.

■ QUADRO CLÍNICO

É importante caracterizar o padrão de sangramento. O ciclo menstrual normal tem duração média de três a oito dias, com intervalos variando entre 26 a 34 dias, e perda sanguínea estimada entre 30 a 80 mL. O SUA é aquele que apresente alterações desse padrão.

O sangramento genital acomete mulheres de todas as idades. Pode ter origem na vulva, na vagina, no colo ou no corpo uterino. Dependendo da origem, apresentará quadro clínico e etiologias variados. É importante diferenciá-lo de sangramentos oriundos do TGI e urinário.

No contexto de atendimento de urgência/emergência, é prioridade a quantificação da perda sanguínea e a avaliação de sinais e sintomas sugestivos de hipovolemia e/ou anemia grave. Taquicardia, hipotensão e sangramento ativo e abundante são indicadores de gravidade e demandam atendimento imediato.[3]

A anamnese de tais pacientes deve incluir:

- Idade: dependendo da faixa etária, as hipóteses diagnósticas variam, conforme já descrito.
- DUM: pacientes com atraso menstrual e sangramento ao exame físico devem realizar exame para afastar gestação. Ressalta-se que a possibilidade de gestação deve sempre ser aventada em mulheres no menacme. Caso esta seja confirmada, realizar investigação referente a sangramentos do primeiro trimestre.
- Antecedentes obstétricos e ginecológicos: muitas pacientes já possuem diagnóstico de doenças que cursam com SUA, como miomas ou pólipos uterinos. Antecedente de miomectomia também indica miomatose uterina. Além disso, conhecer a paridade da paciente pode influenciar nas decisões terapêuticas. Pacientes sem prole constituída dificilmente serão candida tas à histerectomia, por exemplo.
- Método contraceptivo: quando presente, ajuda a afastar a hipótese de gestação. Métodos contraceptivos podem, ainda, ser responsáveis pela queixa: o DIU de cobre é sabidamente causa de sangramento aumentado; contraceptivos hormonais orais e injetáveis também podem cursar com SUA.
- Antecedentes pessoais: doenças hematológicas ou neoplásicas podem alterar mecanismos de coagulação e causar sangramentos anormais. Pacientes com antecedentes cardiovasculares podem fazer uso de medicações que alteram a crase sanguínea, o que também pode causar e ou agravar tais sangramentos.

■ ATENDIMENTO NO PRONTO-SOCORRO

A primeira medida no atendimento da paciente com sangramento genital é avaliar a estabilidade clínica. A aferição de sinais vitais, incluindo pressão arterial e pulso, é imprescindível.

Em todos os casos de sangramento genital, considerados importantes clinicamente, faz-se necessário obter:

- Acesso venoso calibroso para reexpansão volêmica, inicialmente com cristaloides (SF, Ringer-lactato) e se necessário, concentrado de hemácias.
- Exame ginecológico de órgãos genitais externos e internos.
- Dosagem de Ht e Hb para avaliar a perda sanguínea.
- Teste de gravidez, se paciente no menacme, para afastar gestação, independente do uso de métodos contraceptivos ou antecedentes sexuais.
- Tipagem sanguínea e reserva de sangue.
- USTV para avaliar doenças dos órgãos genitais internos (útero, tubas e ovários).

O exame físico é essencial para o estabelecimento da origem do sangramento genital. Deve-se proceder a exame ginecológico, em busca de possíveis lesões na vulva e na vagina, ou sinais de trauma. Ao exame especular, identificar possíveis lesões de colo uterino que possam causar sangramento, presença de pólipos ou miomas exteriorizando-se pelo orifício externo do colo ou sangramento que se exterioriza por este. Uma vez identificada a origem, é importante quantificar a perda. Sangramento ativo deve ser sempre valorizado. Ao toque vaginal, avaliam-se tamanho, consistência e mobilidade uterina. Úteros aumentados e bocelados indicam miomatose uterina. Úteros aumentados difusamente, com mobilidade diminuída e dor ao toque, podem sugerir adenomiose.

ATENÇÃO!

A maior parte dos casos de atendimento em emergência por sangramento genital tem origem no corpo uterino.

Tais pacientes se beneficiam da USTV para diagnóstico diferencial das possíveis causas de SUA. O ACOG sugere a regra mnemônica PALM-COEIN na classificação das possíveis etiologias de SUA,[2] sendo PALM referente a causas estruturais. e COEIN. a causas não estruturais. Assim, descreve-se SUA causado por leiomioma, como SUA-L, e assim por diante (Quadro 100.1).

TRATAMENTO

O atendimento em caráter de urgência e emergência tem como objetivo a estabilização clínica da paciente e o controle do sangramento agudo.

Aquelas que apresentarem sinais de instabilidade hemodinâmica (taquicardia, hipotensão, sinais de hipoperfusão, alteração do nível de consciência) devem ter atendimento imediato e estabilização clínica conforme visto em capítulo referente a choque.

Na presença de sangramento genital ativo, índices hematimétricos (Hb e Ht) devem ser dosados a cada 6 horas até sua estabilização. Transfusão sanguínea deve ser realizada com o objetivo de manter os níveis de Hb acima de 7 mg/dL.

As opções terapêuticas para controle do sangramento agudo variam de acordo com origem, a faixa etária e a intensidade.

SANGRAMENTOS ORIUNDOS DA VULVA E DA VAGINA

Lesões traumáticas da vulva e da vagina devem ser exploradas cirurgicamente e ter sua hemostasia por meio de sutura, conforme detalhado no capítulo referente a trauma genital. Embora sendo uma causa mais rara de sangramento genital, lesões malignas e pré-malignas da vulva e da vagina podem cursar com sangramento.

Nesses casos, é possível obter hemostasia com uso de substâncias hemostáticas aplicadas nos pontos sangrantes, tais como hipossulfito de sódio ou solução de cloreto férrico. Pode-se ainda, utilizar agentes hemostáticos, como esponjas ou gelatinas de colágeno, membrana de celulose oxidada, selantes de fibrina, trombina ou hidrogel.

SANGRAMENTOS ORIUNDOS DO COLO UTERINO

Sangramento que se inicia após relação sexual (sinusorragia), geralmente está associado à lesão de colo uterino.

O ectrópio, ou seja, a eversão do epitélio colunar para a ectocérvice, pode causar sinusorragia, que, em geral, é autolimitada e não necessita de intervenção.

Pacientes com massa tumoral em topografia de colo, sugestivas ou já previamente diagnosticadas como neoplasia maligna, podem apresentar sangramento ativo, sendo este importante causa de morte entre pacientes com doença avançada. A hemostasia deve inicialmente ser tentada com introdução cuidadosa de tampão vaginal, que pode ser confeccionado com gaze cirúrgica. Observa-se a estabilização do sangramento por seis horas, e em caso de melhora, a paciente pode ser liberada. Deverá retornar em 24 horas para retirada do tampão.

QUADRO 100.1 ■ Regra mnemônica Palm-Coein

SUA-P: pólipos endometriais ou cervicais são proliferações epiteliais benignas na maioria dos casos, que podem levar a SUA. São identificados na USTV.
SUA-A: adenomiose é a presença de tecido endometrial no miométrio e é causa conhecida de SUA e dor pélvica crônica.
SUA-L: leiomiomas são tumores fibromusculares presentes no miométrio e são bastante prevalentes na população feminina. Podem ser submucosos, intramurais ou subserosos e são facilmente identificados na USTV.
SUA-M: causas **malignas** e hiperplasias: a neoplasia maligna e as hiperplasias do endométrio são causas raras de SUA. Mais comuns em mulheres no climatério e pós-menopausa;, ainda assim, podem ser encontradas em mulheres no menacme. Na USTV, apresentam-se como espessamento endometrial.
SUA-C: coagulopatias: engloba todos os distúrbios sistêmicos da hemostasia, incluindo doenças hematológicas, como leucemias, coagulopatias hereditárias ou adquiridas, doença renal ou hepática crônica, além de pacientes que fazem uso de medicamentos anticoagulantes ou que estejam em vigência de quimioterapia. Pacientes jovens que apresentem SUA importante, próximo à menarca, levantam a suspeita para coagulopatias, e tais patologias devem ser investigadas ambulatorialmente. Casos sem alterações na USTV e que cursem com sangramento importante devem ser investigados com hemogram a e coagulogram a no pronto-socorro .
SUA-E: endometrial: deve ser suspeitado na vigência de SUA associado a ciclos regulares, sem causas orgânicas associadas. Acredita-se que possa haver um distúrbio primário nos mecanismos de regulação da hemostasia endometrial. Essa hipótese também deve ser investigada ambulatorialmente.
SUA-I: iatrogênica: secundária a intervenções médicas, como DIUs, tratamento hormonal que interfira no controle da ovulação (contraceptivos orais combinados, progestogênios), ou medicamentos diversos que interfiram no metabolismo da dopamina/serotonina, como ADT ou ISRS.
SUA-N: não classificada: sem causa identificada mesmo após investigação completa.

Fonte: Munro e colaboradores.[2]

ATENÇÃO!

Os casos que não apresentam melhora devem ser conduzidos em serviços terciários. Pode-se recorrer à embolização das artérias uterinas, à ligadura das artérias hipogástricas ou à radioterapia de urgência.

Pólipos endometriais ou cervicais que se exteriorizam pelo orifício externo do colo podem ser causa de sangramento genital. Sua extração pode ser realizada com pinçamento e torção repetida, até que a base se solte. Tal procedimento costuma ser realizado em nível ambulatorial.

O mioma uterino pode sofrer prolapso e se exteriorizar pelo colo, sendo causa de dor aguda e sangramento genital. A miomectomia por via vaginal é o procedimento de escolha nessa situação e costuma ser um procedimento simples. Em caso de pedículo delgado, pode-se torcer o mioma, até seu desprendimento. Em casos de pedículo mais espesso, procede-se a sua ligadura por meio de alça de sutura, e posterior secção do pedículo já ligado. Tal procedimento pode ser realizado em centro cirúrgico ou em regime ambulatorial, dependendor do diâmetro do pedículo e do conforto da paciente.[4]

SANGRAMENTOS ORIUNDOS DO CORPO UTERINO

Pacientes com sangramento intenso originado no corpo uterino e que apresentem repercussões clínicas devem ter o sangramento controlado em curto período de tempo. Para aquelas sem contraindicações, a opção inicial é o uso de estrogênios em dose alta, que promovem estabilização endometrial e cessação do sangramento.

São contraindicações ao seu uso: antecedentes tromboembólicos, antecedentes de tumores estrogênio-dependentes, doença cardíaca isquêmica, doença hepática ativa, gestação, trombofilias, hereditárias, tabagismo, dislipidemia, hipertensão arterial mal controlada, enxaqueca com aura e diabetes melito (DM) com doença vascular associada, entre outras.

Pode-se iniciar com estrogênios conjugados por via parenteral, que geralmente levam ao controle clínico em algumas horas. Devido ao risco de tromboembolia, esta medicação não deve ser continuada por mais de 24 horas. A transição de estrogênios em altas doses para contraceptivos orais combinados deve ser feita após melhora do sangramento e estabilização clínica e laboratorial (Tabela 100.1).

TABELA 100.1 ■ Esquemas de utilização de estrogênios

MEDICAÇÃO	POSOLOGIA	DURAÇÃO
Estrogênios conjugados	Parenteral: 25mg, IV, 6/6 h	Até 24 horas
	Via oral: 1,25 mg, VO 8/8 ou 12/12 h	Mínima necessária, até controle. Poucos dias
Estradiol	2 mg, VO, 8/8 ou 12/12h	Mínima necessária, até controle. Poucos dias
Contraceptivo oral combinado com 30 mcg de etinilestradiol	1 comp, VO, 6/6 a 12/12 h. Usar esquema com doses decrescentes	Até uma semana

ATENÇÃO!

Contraceptivos orais combinados (COC) usados em doses altas também são eficazes em controlar o sangramento moderado.

De preferência, utilizar COC com doses mais elevadas de estrogênios, como 30 mcg. Pode-se iniciar com cinco comprimidos ao dia, diminuindo um comprimido por dia, com manutenção de um comprimido ao dia posteriormente. Está indicado o uso de antieméticos profiláticos associados ao tratamento hormonal.

Em caso de contraindicações clínicas ao uso de estrogênio, mas não aos progestogênios, pode-se tentar tratamento com altas doses destes. Acetato de medroxiprogesterona 10 a 20 mg, duas vezes ao dia, VO, ou noretindrona 5 mg, uma a duas vezes ao dia, VO, são opções. A eficácia das progesteronas isoladas é inferior à de tratamentos que incluem o estrogênio.

AINH e os agentes antifibrinolíticos podem ser usados no sangramento leve a moderado, ou nas pacientes com contraindicações aos métodos hormonais. O ácido tranexâmico pode ser usado, na dose de 250 a 750 mg, VO, duas a três vezes por dia, por até 5 dias. O acido mefenâmico é AINE, e pode ser usado na posologia de 500 mg, VO, a cada 8 horas.

Pacientes com fatores de risco com suspeita clínica para câncer de endométrio, ou mesmo aquelas refratárias ao tratamento clínico, podem ser submetidas à curetagem uterina de prova. Tal procedimento permite controle do sangramento, além de fornecer amostra histopatológica que pode ajudar na elucidação diagnóstica.

O tamponamento da cavidade uterina pode ser tentado em pacientes refratárias, que desejem preservar fertilidade. Insere-se uma sonda de Folley no interior da cavidade uterina, seguido de insuflação do balão com 10 a 30 mL de água destilada. O balão pode ser mantido por até 12 horas.

Os casos refratários ao tratamento clínico podem ser candida tos a tratamento cirúrgico, embora tal tratamento raramente seja necessário no cenário de urgência e emergência. Pacientes com pólipo uterino podem ser submetidas à polipectomia histeroscópica. As que possuem mioma uterino e já têm prole constituída, com úteros volumosos, podem se beneficiar de histerectomia. As que ainda possuem desejo reprodutivo podem ser candida tas à miomectomia.

Uma vez controlado o sangramento, as pacientes devem ser encaminhadas para investigação e tratamento ambulatorial da afecção. As que apresentaram evidêencias de anemia durante internação devem receber suplemento de ferro na alta, como sulfato ferroso, 300 mg, VO, uma a três vezes ao dia. As que receberam tratamento hormonal devem ser liberadas com manutenção do tratamento, preferencialmente com COC já em doses baixas. Pacientes com suspeita de neoplasia maligna devem ser referenciadas com urgência a serviço de referência para diagnóstico e tratamento.

REVISÃO

- O sangramento genital pode ser oriundo de vulva, de vagina, de colo uterino ou de útero. A grande maioria dos casos, porém, refere-se a sangramento oriundo do corpo uterino.
- S UAc é o sangramento originado do corpo do útero, que apresenta anormalidade no volume, na regularidade e que esteve presente por mais de seis meses. Tal sangramento não demandaria intervenção imediata.
- O SUAa é definido por episódio intenso na opinião do clínico, em quantidade suficiente que indicasse intervenção imediata, e que pode acontecer ou não em vigência de SUAc.

- No contexto de atendimento de urgência/emergência, é prioridade a quantificação da perda sanguínea e a avaliação de sinais e sintomas sugestivos de hipovolemia e/ou anemia grave. Taquicardia, hipotensão e sangramento ativo e abundante são indicadores de gravidade e demandam atendimento imediato.
- O exame físico é essencial para o estabelecimento da origem do sangramento genital. Deve-se proceder a exame ginecológico, em busca de possíveis lesões na vulva e na vagina, ou sinais de trauma.
- Na presença de sangramento genital ativo, índices hematimétricos (Hb e Ht) devem ser dosados a cada seis horas até sua estabilização. Transfusão sanguínea deve ser realizada com o objetivo de manter os níveis de Hb acima de 7 mg/dL.
- As opções terapêuticas para controle do sangramento agudo variam de acordo com origem, a faixa etária e a intensidade.
- Os casos refratários ao tratamento clínico podem ser candida tos a tratamento cirúrgico, embora tal tratamento raramente seja necessário no cenário de urgência e emergência.

REFERÊNCIAS

1. Curtis KM, Hillis SD, Kieke BA Jr, Brett KM, Marchbanks PA, Peterson HB. Visits to emergency departments for gynecologic disorders in the United States, 1992-1994. Obstet Gynecol. 1998;91(6):1007-12.
2. Munro MG, Critchley HO, Broder MS, Fraser IS. FIGO classification system (PALM COEIN) for causes of abnormal uterine bleeding in nongravid women of reproductive age. Int J Gynaecol Obstet. 2011;113(1):3-13.
3. Matteson KA, Raker CA, Pinto SB, Scott DM, Frishman GN. Women presenting to an emergency facility with abnormal uterine bleeding: patient characteristics and prevalence of anemia. J Reprod Med. 2012;57(1-2):17-25.
4. Hoffman BL, John O. Schorge JO, Halvorson LM, Bradshaw KD, Cunningham FG. Ginecologia de Williams. 2. ed. Porto Alegre: AMGH; 2014.

LEITURA SUGERIDA

Petraco A, Badalloti M, Arent A. Sangramento uterino anormal. Femina. 2009; 37(7):389-94.

101

VIOLÊNCIA SEXUAL

OSMAR COLÁS

ZSUZSANNA ILONA KATALIN DE JÁRMY-DI BELLA

NATÁLIA MONTEIRO CORDEIRO

CONCEITO

Define-se a violência sexual como qualquer ato sexual ou contra os princípios de pudor de uma pessoa, imposto sob ameaça, sem seu consentimento inteligente e/ou responsável para obtenção de satisfação sexual do agressor e/ou humilhação da vítima.[1]

A Lei n. 12.015[2] considera como crime hediondo o estupro (constranger alguém mediante violência ou grave ameaça, a ter conjunção carnal ou a praticar ou permitir que com ele se pratique outro ato libidinoso), a violação sexual mediante fraude (ato libidinoso ou conjunção carnal que impeça ou dificulte a livre manifestação da vontade da vítima), o estupro de vulnerável (conjunção carnal ou outro ato libidinoso com menor de 14 anos mesmo permitido, e também com deficientes mentais ou pessoas com incapacidade racional e responsável momentânea), satisfação de lascívia mediante presença de criança ou adolescente (praticar, na presença de alguém menor de 14 anos, ou induzi-lo a presenciar, conjunção carnal ou outro ato libidinoso, a fim de satisfazer lascívia própria ou de outrem) e favorecimento da prostituição ou outra forma de exploração sexual de vulnerável (submeter, induzir ou atrair à prostituição ou outra forma de exploração sexual alguém menor de 18 anos ou que, por enfermidade ou deficiência mental, não tem o necessário discernimento para a prática do ato, facilitá-la, impedir ou dificultar que a abandone).[1,3]

IMPORTÂNCIA

Na maior parte das vezes, as vítimas procuram os serviços de urgência e prontoatendimento poucas horas após o ato de violência. Para isso, os profissionais da área da saúde devem estar preparados para lidar com as principais profilaxias e repercussões desse ato:

- Repercussões orgânicas: lesões físicas, gravidez indesejada, DST. Em torno de 1% das pacientes apresentam lesões graves ou morrem, 5% apresentam lesões moderadas e 25% lesões leves, como queimaduras e/ou contusões. Aproximadamente 0,5% dos estupros oportunistas podem levar à gestação, mas este número pode chegar a 3% em casos de estupros continuados (situações crônicas de estupro, como adolescentes violadas por pais, avós, ou menores de 14 anos). A prevalência de infecções bacterianas gira em torno de 16 a 46%, sendo as de maior importância a sífilis e a gonorreia, além da clamídia. Entre as viroses, temos as hepatites B e C, com uma incidência de 0,5%, e a Aids, com a prevalência variando também entre 1 a 3/1.000 estupros, também dependendo do tipo de violação, se oportunista ou continuada
- Repercussões psicológicas: depressão, pânico, fobias, síndrome do TEPT, e mais recentemente descrito no Manual de Diagnósticos de Saúde Mental (DSM-5),[4] "o Trauma de Estupro" . Observa-se que mais de 80% das vítimas desenvolvem algum tipo de trauma psíquico, seja pela agressão e humilhação, medo da morte e terror sofridos, seja pela ocorrência de gestação não planejada e as condições emocionais consequentes à interrupção. Em torno de 50% desenvolvem TEPT. O sofrimento emocional muitas vezes perdurará ao longo da vida.
- Repercussões sociais: abandono do emprego, perda de ano escolar, separação conjugal, prostituição, uso de álcool e drogas, etc. É frequente a violência sexual ocorrer a caminho da escola ou do trabalho, e posteriormente a vítima abandonar o emprego ou estudos pela impossibilidade emocional de continuar se expondo pelo mesmo caminho. Muitas vezes, sofrimento é motivado pela vítima se sentir culpada pela violência ou ainda pelo sentimento de que a sociedade a considere culpada.

A grande incidência dos estupros oportunistas acontece no início da manhã, entre 6 e 9 horas, e à noite, entre 21 a 23 horas. O mesmo acontece com menores retornando das festas, ou que utilizaram bebidas alcoólicas ou drogas. Esses aspectos reforçam o fato de que comportamentos de risco colocam as vìtimas em situação de vulnerabilidade, culminando muitas vezes com a absurda culpabilização da mesma pela situação de violência, esquecendo-se que o culpado não é a vitima e sim quem se aproveitou da situação de vulnerabilidade da mesma para perpetrar a violência.

INCIDÊNCIA

Nos Estados Unidos, estima-se que 10 a 25% das mulheres sofrerão alguma forma de violência sexual durante a sua vida. Registram-se 680 mil casos anuais, sendo a incidência de 8/10.000 mulheres. Na Universidade de Boston, constatou-se que 9% dos alunos e 20% das alunas já tinham sido vítimas de alguma violência sexual. Apenas 10 a 20% dos casos são registrados. No município de São Paulo, esses números giram em torno de 10 a 12 mil casos por ano.[1,3]

Dados brasileiros mostram que uma de cada quatro mulheres já sofreram violência em algum momento de suas vidas. No ano de 2011, foram atendidas mais de 13 mil mulheres vítimas de violência sexual.[5] A grande maioria de notificações ocorre no sexo feminino, sendo que 72% se referem a estupro e atentado violento ao pudor. A faixa etária de maior ocorrência de estupros é dos 10 aos 19 anos, seguida da faixa de 20 a 29 anos.[3,6]

SISTEMATIZAÇÃO DE ATENDIMENTO

O Ministério da Saúde[7] e a Federação Brasileira de Ginecologia e Obstetrícia[8] sistematizaram o atendimento a pacientes que sofreram violência sexual.[6] Para efeito prático, divide-se o atendimento em três momentos críticos, que são:

a | atendimento imediato (até 72 horas após a violência);
b | atendimento ambulatorial (após 72 horas);
c | paciente gestante vítima de estupro.

Este capítulo referir-se-á ao atendimento imediato, que é realizado no Pronto-Socorro ou Prontoatendimento, e preferencialmente nas primeiras 72 horas da violência sexual.

O atendimento imediato caracteriza-se principalmente pelo acolhimento da paciente por uma equipe que ofereça privacidade, apoio e compreensão, evitando emissão de opiniões próprias ou a busca por respostas de curiosidades pessoais sem interesse clínico por parte dos profissionais do prontoatendimento. Quando possível, com a participação de médico (que pode ser clínico geral ou ginecologista), enfermeira, psicóloga e assistente social.[6,9]

A Norma Técnica do Ministério da Saúde de 2015 e o Decreto Presidencial número 7958 dispõem sobre os registros que devam constar em prontuário:[7,10]

- local, dia e hora aproximados da violência sexual e do atendimento médico
- história clínica detalhada com dados sobre a violência sofrida informando o tipo;
- forma de constrangimento empregado;
- tipificação e número de agressores;
- exame físico completo e ginecológico e uroginecológico, informando presença ou ausência de sinais e sintomas de vulvovaginites e DST.
- descrição minuciosa das lesões e vestígios do ato com indicação de temporalidade e localização;
- identificação dos profissionais que atenderam a vítima;
- preenchimento da ficha de Notificação Compulsória de violência sexual.

Existe uma ficha preparada pelo Ministério da Saúde (Figura 101.1), que além de registrar os dados, serve como roteiro para que se padronizem os passos do atendimento. O registro da história de forma adequada, além da observação dos sinais de trauma genital e extragenital, além do realce da necessidade da coleta de material biológico da vagina ou das vestes da paciente que possam conter sêmen, é fundamental.

O procedimento ideal seria o realizado pelo IML, mas como muitas mulheres não querem se submeter a este exame, o que deve ser perfeitamente respeitado, a coleta pode ser realizada por profissional do pronto-socorro, bastando mergulhar um pedaço de papel filtro ou algodão no fundo vaginal (se necessário irrigar com SF para liberar o sêmen ressecado nas paredes vaginais ou na pele da paciente), armazenando em envelope de papel, fechado e identificado, afixado no prontuário da paciente. Atualmente, são feitos esforços no sentido de se negociar com os órgãos de segurança, para a guarda deste material, denominada cadeia de custódia. Alguns Estados brasileiros já fizeram um acordo com as secretarias de segurança para guardarem este material no IML, mesmo sem o registro do boletim de ocorrência, mantendo, assim, o direito da paciente em relação ao seu sigilo.

ATENÇÃO!

Após o acolhimento, o exame físico e ginecológico, e a coleta de material biológico, seguem-se as orientações e atividades preventivas relacionadas à contracepção de emergência e às DST.

Sugere-se, ainda, orientar a vítima que procure uma delegacia para registrar o fato e realizar o exame de corpo de delito no IML. Cabe à vítima aceitar estas orientações ou não; porém, as atividades preventivas obrigatoriamente devem ser realizadas.[9]

Em casos de estupro de menores de 18 anos e vulneráveis, é obrigatória a comunicação ao conselho tutelar ou à vara da infância e adolescência, já que se trata de uma ação penal incondicionada, que visa inclusive à proteção dos menores em relação à possível negligência dos seus responsáveis legais. Este procedimento deve ser encaminhado aos órgãos competentes formalmente pela diretoria clínica do serviço ou por pessoas pré-determinadas pela diretoria.

A Notificação Compulsória é obrigatória em qualquer situação de violência, principalmente nas sexuais. Deve ser realizada por qualquer profissional que tenha atendido a paciente, sendo que o formulário pode ser acessado pela internet na página do Ministério da Saúde.

Nos casos em que a violência sexual ocorreu há mais de 72 horas ou que já foram atendidas emergencialmente, deve-se encaminhar para o Serviço de Referência de Atendimento à Violência Sexual (em São Paulo, existem oito unidades), onde uma equipe multiprofissional, composta por médicos, psicólogas, enfermeiras e assistentes sociais, irá dar continuidade ao atendimento.[6]

É possível ainda que mulheres que engravidaram consequente à violência sexual previamente sofrida procurem o Serviço de Prontoatendimento ao se depararem com essa realidade. Também devem ser orientadas a procurar os Serviços de Referência de Atendimento à Violência Sexual, aonde serão orientadas a uma possível interrupção da gestação ou ao encaminhamento diferenciado de pré-natal. O único documento exigido por lei para a interrupção é a solicitação oficial assinada pela gestante ou pelos seus representantes legais quando menor de 18 anos. No entanto, recomenda-se que seja registrado o Boletim de Ocorrência da Violência Sexual para a realização da interrupção legal da gestação, embora não haja nenhuma justificativa para a negativa do procedimento pela falta deste documento (Figura 101.2).

DATA ___/___/_____.   PRONTUÁRIO_______________

Nome: ____ idade______ profissão__________________

Estado civil: Casada ☐ não casada ☐ Escolaridade: nenhum ☐ primário ☐ secundário ☐ superior ☐

Cor paciente: branca ☐ negra ☐ parda ☐ amarela ☐ Agressor : branco ☐ negro ☐ pardo ☐ amarelo ☐

Data violência__________. Hora: ______:_____ Local: residência ☐ rua ☐ outra _________________

Agressor: conhecido ☐ desconhecido ☐ múltiplos ☐ parente? ☐ _________________________________

Tipos de relação: vaginal ☐ oral ☐ anal ☐ Intimidação: arma ☐ _______ força física ☐ ameaça ☐

Paciente havia utilizado álcool ou drogas : não ☐ sim ☐ tipo _________ Agressor não ☐ sim ☐

Traumas físicos: não ☐ sim ☐ tipo ____.

Breve historia da ocorrência

____

____

____.

Uso contraceptivo antes da violência : não ☐ sim ☐ tipo ______________________________________

Uso de medicação após a violência: tipo____

Atividade sexual antes: Sim ☐ não ☐ - G _____ P _____ Ae___Ap __ DUM ____/____/___

EFG:____________PA____P_____T_____ Lesões genitais____

Outras____

Colhido conteúdo vaginal: sim ☐ não ☐ - colhido sangue ou sêmen vestes sim ☐ não ☐

Orientada para registro policial: sim ☐ não ☐ Orientada direitos legais: sim ☐ não ☐

Contracepção de emergência? Sim ☐ não ☐ tipo: ____

Profilaxia de DST : sim ☐ tipo: _____________________________ não ☐

Encaminhada ao ambulatório sim ☐ não ☐ motivo:____

Médico atendeu: ____CRM _______________

FIGURA 101.1 ■ Ficha de atendimento à mulher violentada sexualmente, padronizada pela Febrasgo e Ministério da Saúde.

Fonte: Brasil[7] e Federação Brasileira das Associações de Ginecologia e Obstetrícia.[8]

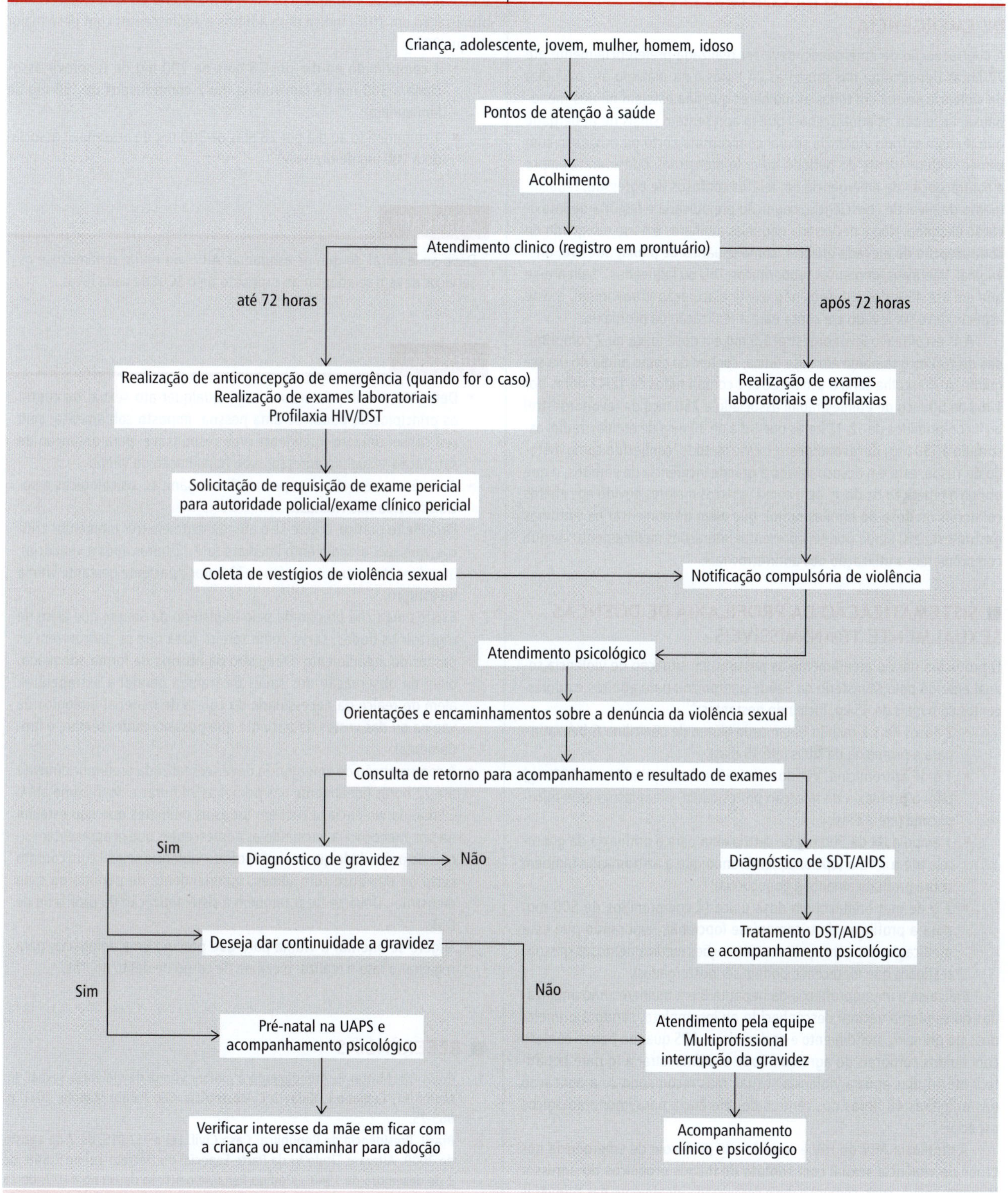

FIGURA 101.2 ■ Fluxograma de atendimento imediato às pacientes vitimas de violência sexual.

SISTEMATIZAÇÃO DA CONTRACEPÇÃO DE EMERGÊNCIA

A contracepção de emergência deve ser realizada preferencialmente até 72 horas (idealmente nas primeiras 24 horas e no máximo até o 5º dia) da violência sexual em todas as mulheres que não estejam na pós-menopausa, incluindo as adolescentes que já apresentem sinais de puberdade que tenham sofrido violência sexual com contato certo ou duvidoso com sêmen, independente do período do ciclo menstrual. Considerar sempre a contracepção de emergência em relatos confusos de agressão, rebaixamento de nível de consciência, cognição prejudicada e história de intoxicação exógena. Não é necessária naquelas mulheres em uso adequado de contracepção de elevada eficácia, como usuárias de pílula, adesivo, anel vaginal, injetáveis, implantes subdérmicos, DIU ou laqueadas.[9] Salienta-se que em até 45% dos estupros não existe ejaculação intravaginal, e este aspecto deve ser levado em conta para a realização da profilaxia.

A 1ª escolha é o levonorgestrel 1,5 mg em dose única ou 2 comprimidos de 750 mcg também em dose única, conhecido como pílula do dia seguinte. A 2ª escolha seria o uso de COC: 2 comprimidos de 12/12 horas por 1 dia de 50 mcg de etinilestradiol associado a 250 mcg de levonorgestrel ou 4 comprimidos de 12/12 horas por 1 dia de 30 mcg de etinilestradiol associado a 150 mcg de levonorgestrel. Esse método, conhecido como método de Yuspe, está em desuso devido à grande incidência de vômitos, o que obriga à repetição da dose, bem como os riscos maiores devido aos efeitos colaterais da dose do etinilestradiol, que além de aumentar os sintomas gastrintestinais, ainda podem apresentar interações medicamentosas que comprometem a utilização dos antirretrovirais.

SISTEMATIZAÇÃO DA PROFILAXIA DE DOENÇAS SEXUALMENTE TRANSMISSÍVEIS

O protocolo para o atendimento às pessoas em situação de violência sexual emitido pelo Ministério da Saúde padronizou para adultos e adolescentes com mais de 45 kg, incluindo gestantes:[9,11]

- 2 doses de 1,2 milhão UI em cada glúteo de penicilina G benzatina para a profilaxia da sífilis (até 15 dias);
- 1 g de azitromicina, VO, dose única (ou 2 comprimidos de 500 mg) para a profilaxia de infecção por clamídia, ureaplasma e/ou micoplasma (até 7 dias);
- 1 ampola IM de 500 mg de ceftriaxona para a profilaxia da gonorreia até o 7º dia (opcional, lembrando que a azitromicina também cobre profilaticamente a gonococcia);
- 2 g de metronidazol em dose única (4 comprimidos de 500 mg) para a profilaxia de tricomoníase (opcional, lembrando que esta medicação também apresenta interações medicamentosas gastrintestina is que merecem e podem ser postergadas).

Indica-se a imunoprofilaxia da hepatite B em mulheres não imunizadas ou esquema vacinal desconhecido ou incompleto, sendo a primeira dose no primeiro atendimento e as demais na APS quando houve contato com fluidos corporais do agressor. Pode-se administrar a Ig para hepatite B até 14 dias após a violência sexual, mas recomenda-se a aplicação nas primeiras 48 horas nos centros de referência para imunobiológicos especiais.

A profilaxia ARV do HIV é considerada protocolo de emergência nos casos de violência sexual com contato de fluidos orgânicos do agressor (sangue, saliva, suor, sêmen) e deve ser iniciada idealmente nas primeiras duas horas, ou no máximo em 72 horas, o esquema terapêutico e mantido por quatro semanas consecutivas.[11] Não está indicada nos casos de abuso crônico pelo mesmo agressor; nos casos duvidosos e nos casos de ejaculação oral, devem ser avaliadas à luz da clínica, se existem lesões nas mucosas orais que justifiquem os ARV. O Ministério da Saúde, em recente atualização em 2015, indica para adultos e adolescentes com peso maior do que 30 kg:[11]

- 1 comprimido ao dia por 28 dias de 300 mg de tenofovir associada a 300 mg de lamivudina (ou 2 comprimidos de 150 mg de lamivudina);
- 1 comprimido ao dia por 28 dias de 300 mg de atazanavir associado a 100 mg de ritonavir.

ATENÇÃO!

Deve-se lembrar de que os esquemas ARV são muito dinâmicos e os serviços devem se adaptar ao proposto pelo SCIH de cada local.

REVISÃO

- Define-se a violência sexual como qualquer ato sexual ou contra os princípios de pudor de uma pessoa, imposto sob ameaça, sem seu consentimento inteligente e/ou responsável para obtenção de satisfação sexual do agressor e/ou humilhação da vítima.
- A violência sexual tem repercussões orgânicas, psicológicas e sociais na vida das vítimas.
- Para efeito prático, divide-se o atendimento em três momentos críticos, que são: atendimento imediato (até 72 horas após a violência); atendimento ambulatorial (após 72 horas); paciente gestante vítima de estupro.
- Existe uma ficha preparada pelo Ministério da Saúde, que além de registrar os dados, serve como roteiro para que se padronizem os passos do atendimento. O registro da história de forma adequada, além da observação dos sinais de trauma genital e extragenital, além do realce da necessidade da coleta de material biológico da vagina ou das vestes da paciente que possam conter sêmen, é fundamental.
- A contracepção de emergência deve ser realizada preferencialmente até 72 horas (idealmente nas primeiras 24 horas e no máximo até o 5º dia) da violência sexual em todas as mulheres que não estejam na pós-menopausa, incluindo as adolescentes que já apresentem sinais de puberdade que tenham sofrido violência sexual com contato certo ou duvidoso com sêmen, independente do período do ciclo menstrual. Deve-se fazer também a sistematização da profilaxia de DSTs.
- Sugere-se orientar a vítima para que procure uma delegacia, para registrar o fato e realizar o exame de corpo de delito no IML.

REFERÊNCIAS

1. Colás OR, Mattar R. Atendimento à mulher vítima de violência sexual. In: Moron AF, Camano L, Kulay Jr L. Obstetrícia. São Paulo: Manole; 2011. p. 665-75.
2. Brasil. Presidência da República. Casa Civil. Lei nº 12.015, de 7 de agosto de 2009. Altera o Título VI da Parte Especial do Decreto-Lei no 2.848, de 7 de dezembro de 1940 – Código Penal, e o art. 1o da Lei no 8.072, de 25 de julho de 1990, que dispõe sobre os crimes hediondos, nos termos do inciso XLIII do art. 5o da Constituição Federal e revoga a Lei no 2.252, de 1o de julho de 1954, que trata de corrupção de menores [Internet]. Brasília: Casa Civil; 2009 [capturado em 12 maio 2016]. Disponível em: http://www.planalto.gov.br/ccivil_03/_ato2007-2010/2009/lei/l12015.htm.

3. Drezzet J. Violência sexual contra a mulher e impacto sobre a saúde sexual e reprodutiva. Rev Psicol UNESP. 2003;2(1):1-15.
4. American Psychiatric Association. Manual diagnóstico e estatístico de transtornos mentais: DSM-5. 5. ed. Porto Alegre: Artmed; 2014.
5. Waiselfisz JJ. Mapa da violência 2012 atualização: homicídio de mulheres no Brasil. Rio de Janeiro: FLACSO Brasil; 2012.
6. Brasil. Ministério da Saúde. Portaria Interministerial SPM/MJ/MS nº 288, de 25 de março de 2015. Estabelecimento de orientações para a organização e integração do atendimento às vítimas de violência sexual pelos profissionais de segurança pública e pelos profissionais de saúde do Sistema Único de Saúde (SUS) quanto à humanização do atendimento e ao registro de informações e coleta de vestígios [Internet]. Brasília: MS; 2015 [capturado em 12 maio 2016]. Disponível em: http://www.cremesp.org.br/index.php?siteAcao=PesquisaLegislacao&dif=a&ficha=1&id=13057&tipo=PORTARIA%20INTERMINISTERIAL&orgao=Secretaria%20de%20Pol%EDticas%20paras%20as%20Mulheres%20da%20Presid%EAncia%20da%20Rep%FAblica/Minist%E9rio%20da%20Justi%E7a/Minist%E9rio%20da%20Sa%FAde&numero=288&situacao=VIGENTE&data=25-03-2015#anc_integra.
7. Brasil. Ministério da Saúde. Ministério da Justiça. Secretaria de Políticas para as Mulheres. Norma técnica: atenção humanizada às pessoas em situação de violência sexual com registro de informações e coleta de vestígios [Internet]. Brasília: MS; 2015 [capturado em 12 maio 2016]. Disponível em: http://www.spm.gov.br/central-de-conteudos/publicacoes/publicacoes/2015/norma-tecnica-versaoweb.pdf.
8. Federação Brasileira das Associações de Ginecologia e Obstetrícia (FEBRASGO) [Internet]. São Paulo: FEBRASGO; 2016 [capturado em 12 maio 2016]. Disponível em: http://www.febrasgo.org.br/.
9. Brasil. Ministério da Saúde. Comissão Nacional de Incorporação de Tecnologias no SUS. Protocolo clínico e diretrizes terapêuticas infecções sexualmente transmissíveis [Internet]. Brasília: MS; 2015 [capturado em 12 maio 2016]. Disponível em: http://conitec.gov.br/images/Consultas/Relatorios/2015/Relatorio_PCDT_IST_CP.pdf.
10. Brasil. Presidência da República. Casa Civil. Decreto nº 7.958, de 13 de março de 2013. Estabelece diretrizes para o atendimento às vítimas de violência sexual pelos profissionais de segurança pública e da rede de atendimento do Sistema Único de Saúde [Internet]. Brasília: Casa Civil; 2013 [capturado em 12 maio 2016]. Disponível em: http://www.planalto.gov.br/ccivil_03/_Ato2011-2014/2013/Decreto/D7958.htm.
11. Brasil. Ministério da Saúde. Protocolo clínico e diretrizes terapêuticas para profilaxia antirretroviral pós-exposição de risco à infecção pelo HIV [Internet]. Brasília: MS; 2015 [capturado em 12 maio 2016]. Disponível em: http://www.aids.gov.br/sites/default/files/anexos/publicacao/2015/58168/pcdt_pep_20_10_1.pdf.

PARTE 22

OBSTETRÍCIA

Antonio Fernandes Moron // Luciano Marcondes Machado Nardozza

102

URGÊNCIAS HEMORRÁGICAS NA PRIMEIRA METADE DA GRAVIDEZ

■ ROSIANE MATTAR
■ JULIO ELITO JUNIOR
■ SUE YAZAKI SUN

As síndromes hemorrágicas da gravidez englobam patologias que se constituem em grandes causas de morte materna, que poderiam ser evitadas pela assistência médica adequada e oportuna.

Elas são habitualmente divididas, segundo a época em que ocorrem, em síndromes hemorrágicas da primeira e segunda metade da gravidez. Na primeira metade da gestação, três doenças constituem as síndromes hemorrágicas: abortamento, GE e MH.

Para evitar morbimortalidade materna, a urgência na assistência ao abortamento pode-se associar a quadros hemorrágicos e infecciosos, na GE, a quadros de abdome agudo hemorrágico, e na MH, a quadros de hemorragia profusa e complicações clínicas resultantes do agravamento da doença. Ainda se devem considerar urgências determinadas por complicações no tratamento, como perfurações uterinas decorrentes do esvaziamento uterino nos quadros de abortamento e mola.

■ ABORTAMENTO

É a síndrome hemorrágica da primeira metade, definida pela interrupção da gravidez antes de atingida a vitalidade do concepto. A OMS[1] estabeleceu como limites para caracterizar o abortamento a perda de conceptos de até 22 semanas completas, 500 g ou 16,5 cm. O abortamento espontâneo é clinicamente diagnosticado em 10 a 15% do total de gestações.

Quanto à época, é considerado precoce quando se dá até 12 semanas, e tardio, com mais de 12 e até 22 semanas. Cerca de 80% dos abortamentos ocorrem nas primeiras 12 semanas de gestação.

Em relação às formas clínicas, no aborto evitável, o concepto mantém a vitalidade, o quadro clínico é discreto quanto à hemorragia e dor e o orifício uterino se mantém fechado. Na forma inevitável, o produto conceptual perde a vitalidade e não existe possibilidade de evolução da gestação; a sintomatologia é mais intensa quanto à hemorragia, há dor em cólica e o canal cervical pode apresentar-se dilatado, embora o produto gestacional possa ter sido eliminado, ou não, total ou parcialmente. Na forma completa, existe eliminação total do material intrauterino; na incompleta, somente parcial. O abortamento incompleto pode ser afebril, quando ainda existe conteúdo intrauterino sem vitalidade e sem sinais de infecção, e febril, quando existem restos com a presença de infecção local ou generalizada.

O abortamento pode ser espontâneo, se devido a causas naturais, e induzido, quando motivado por fatores externos. No Brasil, são consideradas dentro da lei as interrupções de gravidez resultantes de estupro, as que colocam a mãe em risco de vida iminente e já existe jurisprudência para os casos de anencefalia; o abortamento pode ser ilegal quando provocado por motivos não incluídos na Constituição, como motivos socioeconômicos ou mesmo malformações fetais. Entre os ilegais, é que se verificam quadros infecciosos que determinam morbimortalidade materna, ressaltando-se aqueles em que há invasão do *Clostridium welchii,* muito patogênico, determinando quadro de choque com icterícia cianótica e hemoglobinúria e elevado grau de mortalidade materna.

Quanto aos fatores causais, em grande porcentagem dos abortos espontâneos, não se consegue determinar a razão da perda gestacional. Porém, mais de 50% dos abortamentos precoces ocasionais se devem a alterações cromossômicas no embrião. As mais encontradas são: 22% de trissomia autossômica, 9% de monossomia X, 8% de triploidia, 3% de tetraploidia, 2% de anomalias estruturais e 1,3% de mosaicos.

> **ATENÇÃO!**
>
> Outras possibilidades de causas são doenças maternas, como LES, diabetes melito, alterações tiroideanas, trombofilias, alterações uterinas e a exposição a agentes ambientais e tóxicos.

Diagnóstico. Para o diagnóstico da categoria clínica do abortamento e seu prognóstico, são importantes, além da história e exame tocoginecológico, a avaliação laboratorial pela subunidade β dehCG na urina e eventualmente da evolução da sua quantidade no sangue, e a realização da USTV. Esta última permite a elucidação rápida do diagnóstico, fornecendo dados quanto ao prognóstico e fazendo um diagnóstico diferencial com outras doenças.

Em uma gestação normal, o nível de β-hCG deve dobrar a cada 24 a 48 horas. Para elucidação da vitalidade do concepto e provável evolução, avaliam-se pela US a forma do saco gestacional, a velocidade de crescimento, o embrião – seus movimentos cardíacos e corporais –, a vesícula vitelínica, o conteúdo uterino. São sinais de prognóstico ruim no início da gestação, na USTV, reação trofoblástica menor do que 2 mm e fracamente ecogênica, saco gestacional com implantação baixa na cavidade uterina, bordos irregulares ou crescimento menor do que 0,7 mm/dia, com diâmetro médio menor do que 8 ou maior do que 16 mm sem visualização da vesícula vitelínica, concepto com bradicardia, FCF abaixo de 90 bpm.

Pode-se também surpreender a morte do concepto no aborto inevitável, a presença de conteúdo uterino com áreas ecorrefringentes irregulares no aborto incompleto, o esvaziamento uterino no aborto completo e áreas de coleção pélvica no aborto incompleto infectado complicado.

Os quadros que podem caracterizar urgência são os abortamentos inevitáveis incompletos, com hemorragia profusa. Nesses casos, a clínica fará o diagnóstico, pois haverá dilatação cervical e eventualmente saída de restos ovulares. Raramente, será necessária confirmação pela US. Também pode caracterizar urgência o abortamento infectado, que, com frequência, está associado a manipulações da cavidade uterina ilegais pelo uso de técnicas inseguras. São quadros polimicrobianos provocados, geralmente, por bactérias da flora vaginal, em que a paciente se apresentará toxemiada, com febre, sinais eventuais de septicemia, dor abdominal localizada na pelve ou estendida a todo o abdome, útero amolecido, colo aberto e saída de sangramento e material com odor ruim ou mesmo purulento. A paciente costuma referir dor intensa ao exame tocoginecológico. Deve-se sempre pensar na possibilidade de perfuração uterina provocada pela manipulação uterina

No aborto infectado, a US pélvica e de abdome total, a radiografia e a tomografia podem diagnosticar coleções intracavitárias.

Tratamento. Para casos de aborto inevitável com hemorragia abundante, deve-se, incialmente, repor volume para tentar estabilizar as condições hemodinâmicas (cristaloide ou sangue). Ao mesmo tempo, para manter o útero contraído, já no pré-operatório, deve-se utilizar ocitocina – 15 UI em 500 mL de soro glicosado a 5% por via IV e iniciar o esvaziamento uterino por curetagem cirúrgica ou aspiração ou pela técnica de AMIU.

A ocitocina deve ser mantida durante o procedimento e até a contração adequada do útero.

O melhor é, sempre que possível, optar pelos métodos aspirativos, pois eles garantem menos sangramento e menor risco de perfuração; entretanto, algumas vezes, isso não é possível devido à cervicodilatação, que impossibilita o vácuo, mesmo com a maior cânula existente.

Nos casos de aborto inevitável incompleto febril localizado, a urgência se relaciona à necessidade de esvaziar o útero e bloquear o processo infeccioso. Deve-se hospitalizar a paciente. Coletar material para bacterioscopia e cultura. Como, na grande maioria das vezes, a infecção é por germes anaeróbios, inicia-se esquema antibiótico com penicilina – 4 milhões de unidades IV a cada 6 horas + metronidazol – 500 mg. IV a cada 6 horas, junto com a administração da ocitocina, para manter o útero contraído. Realiza-se o esvaziamento uterino, de preferência por aspiração mecânica, para diminuir o risco de perfuração uterina.

No aborto inevitável incompleto febril complicado, nos casos em que a infecção ultrapassou os limites do útero, deve-se instalar penicilina cristalina (4-5 milhões de unidades EV a cada 6 horas) + gentamicina (6080 mg EV lentamente a cada 8 horas) + metronidazol (500 mg, EV a cada 8 horas), ou outro esquema de cobertura antibiótica, além de providenciar medidas de suporte para o quadro tóxico-infeccioso. Nos casos em que se formaram coleções purulentas intracavitárias, deve-se realizar imediatamente sua drenagem por meio de colpotomia ou mesmo laparotomia, junto com o esvaziamento uterino. Quando existir comprometimento da vitalidade dos tecidos uterinos, deve-se realizar histerectomia total para retirada do foco de infecção.

Nas urgências devidas às complicações do tratamento do aborto, podemos nos deparar com perfuração uterina não complicada, a que se deve à penetração de pinça romba, como o histerômetro, vela dilatadora, e que ocorre sem lesão de outros órgãos. Nesse caso, deve-se interromper a curetagem e tentar contrair o útero com administração EV de ocitocina para bloquear o sangramento. O esvaziamento uterino deverá ser completado somente após estabilização do quadro e após a contração uterina, um ou mais dias após controle da paciente. Nos casos complicados, com pinças cortantes, como a cureta ou a pinça de Winter, mediante possibilidade de lesão de estruturas intra-abdominais vizinhas, será necessário proceder à laparotomia exploradora.

Prognóstico. Quando bem assistido, o abortamento apresenta poucos riscos, entretanto, principalmente os abortamentos provocados em situação não segura ainda são, com frequência, causa de morte materna.

GRAVIDEZ ECTÓPICA

Define-se como GE a implantação e o desenvolvimento do ovo fora da cavidade corporal uterina. Sua localização mais frequente é a tubária (95% dos casos).

Quadro clínico. Na gravidez tubária complicada (aborto ou rotura), a dor é sincopal e lancinante na rotura tubária e em caráter de cólicas no aborto. O hemoperitônio, que se estabelece, acentua e generaliza a dor em todo o abdome, com ocorrência de náuseas e vômitos. Em alguns casos, há dor escapular. No exame físico geral, destacam-se sinais que caracterizam estado hipovolêmico: palidez cutâneo-mucosa sem perda sanguínea visível, taquicardia e hipotensão arterial. No exame físico especial, podem-se evidenciar reação peritoneal, descompressão brusca dolorosa e diminuição de ruídos hidroaéreos intestinais. No exame dos genitais internos, há intensa dor e abaulamento do fundo de saco de Douglas. O útero apresenta-se ligeiramente aumentado e amolecido e, nos anexos, tumoração palpável só é detectada em metade dos casos.

ATENÇÃO!

Para evitar que a paciente evolua para quadro grave de abdome agudo hemorrágico devido à rotura tubária, é preciso atentar-se para a realização do diagnóstico precoce, ou seja, de gestação tubária íntegra.

Nessas situações, a história clínica é pouco esclarecedora, podendo, às vezes, cursar com a tríade clássica de dor abdominal, atraso menstrual e sangramento genital. O exame clínico muitas vezes não é elucidativo. Deve-se lançar mão de exames subsidiários, como a dosagem da fração β de hCG e a USTV.

Diagnóstico.: O diagnóstico precoce da GE é importante para reduzir o risco de rotura tubária, além de melhorar o sucesso das condutas conservadoras.

Pacientes com GE prévia, cirurgia tubária anterior, infertilidade, DIP, endometriose, usuárias de DIU, anticoncepção de emergência e tabagismo são as de maior risco para gestação ectópica.

Na vigência de atraso menstrual, sangramento genital e/ou dor abdominal, deve ser realizado acompanhamento cuidadoso até o diagnóstico ser elucidado. Na paciente de risco para GE, hemodinamicamente estável, a patologia deve ser diagnosticada de forma não invasiva pela US. O diagnóstico precisa ser complementado com a realização de exames subsidiários, como a evolução dos títulos de β-hCG, a USTV e, excepcionalmente, com a curetagem uterina, realizada com o objetivo de verificar a presença da reação de Arias-Stella ou descartar o diagnóstico mediante a presença de restos ovulares.

A US no diagnóstico da GE deve ser realizada de preferência via transvaginal. O exame consiste em analisar a presença de massa anexial extraovariana, que deve ser caracterizada conforme o seu aspecto (hematossalpinge, anel tubário e embrião vivo). É frequente o achado de líquido livre na cavidade peritoneal. Atenção especial deve ser dada aos casos em que a US não visibiliza a gravidez intrauterina e nem a GE em pacientes com β-hCG positivo. Nestes casos o acompanhamento deve ser feito com dosagens as de β-hCG até a elucidação do diagnóstico ou até a resolução da gravidez quando os títulos ficam negativos. Nessas situações, devem-se associar, na investigação, os valores quantitativos da β-hCG, cujo valor discriminatório é 2.000 mUI/mL – ou seja, com valores superiores a este, a gestação intrauterina deveria ser confirmada à USTV. A ausência de imagem de gestação tópica com valores da β-hCG acima da zona discriminatória é indicativa de gestação anormal. Contudo, se os valores iniciais da β-hCG forem inferiores aos da zona discriminatória e a USTV não visualizar gravidez tópica ou ectópica, é necessária a dosagem seriada da β-hCG. Os valores da β-hCG tendem a aumentar a cada 48 horas na gravidez tópica viável; o ritmo de evolução é o aumento de 53% ou mais dos valores da β-hCG em 2 dias.

Quando os valores da β-hCG ultrapassam o valor discriminatório, a USTV deve ser realizada para documentar a presença ou a ausência de gravidez intrauterina. A ausência de saco gestacional tópico com β-hCG acima da zona discriminatória, ou com curva de evolução anormal, ou títulos em declínio, sugere gravidez inviável; na maioria dos casos, a USTV consegue distinguir a gravidez ectópica de abortamento. Esses conceitos foram resumidos no fluxograma de diagnóstico não invasivo da gravidez ectópica, demonstrado na Figura 102.1.

Tratamento. A laparotomia estará indicada nos casos de instabilidade hemodinâmica. A laparoscopia é a via preferencial para o tratamento da gravidez tubária. A salpingectomia deve ser realizada nas pacientes com prole constituída. A salpingostomia nas com desejo reprodutivo e quando os títulos da β-hCG forem inferiores a 5.000 mUI/mL.

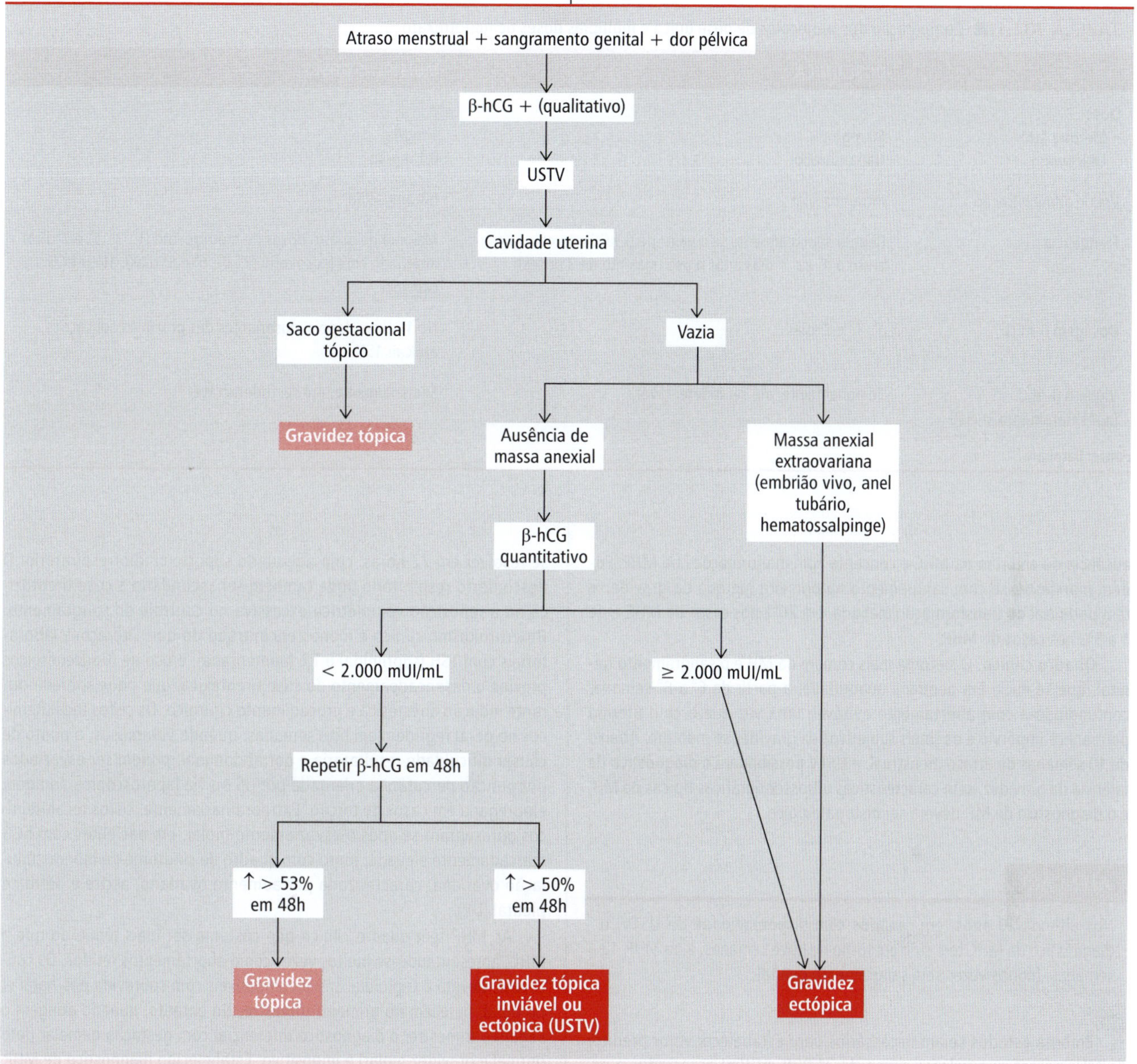

FIGURA 102.1 ■ Diagnóstico: associação entre β-hcg e ultrassonografia.

USTV, ultrassonografia transvaginal; β-hCG, subunidade beta da gonadotrofina coriônica humana.

Conduta consagrada, o tratamento com metotrexate (MTX) pode ser indicado como 1ª escolha, cujos principais critérios para adoção são massa anexial ≤ 3,5 cm, β-hCG ≤ 5.000 mUI/mL e ausência de embrião vivo. A dose única de MTX 50 mg/m^2 via IM é a preferencial. O protocolo com múltiplas doses deve ficar restrito para os casos de localização atípica com valores da β-hCG > 5.000 mUI/mL (Tabela 102.1). A conduta expectante deve ser indicada nos casos de declínio dos títulos da β-hCG em 48 horas antes do tratamento e quando os títulos iniciais são inferiores a 2.000 mUI/mL. Em relação ao futuro reprodutivo, existem controvérsias entre a salpingectomia e a salpingostomia. Até obter-se um consenso na literatura, orienta-se as pacientes desejosas de futura gestação a optarem pelas condutas conservadoras. Na Figura 102.2, propõe-se um fluxograma com objetivo de orientar a conduta adotada no Departamento de Obstetrícia da Escola Paulista de Medicina da Universidade Federal de São Paulo (Unifesp).[2]

■ MOLA HIDATIFORME

Introdução. A MH constitui uma gravidez em que há excesso de haploides paternos. Na MH completa (MHC), há ausência de material genético nuclear materno e dois haploides paternos (46XX ou 46XY, diploidia diandrica) e na MH parcial (MHP), há um haploide materno e dois paternos (69XXX ou 69XXY ou 69XYY, triploidia diandrica). Em decorrência destas alterações genéticas, há proliferação trofoblástica exagerada em ambas,

TABELA 102.1 ■ Comparação dos protocolos de dose única e múltiplas doses de metotrexato

	DOSE ÚNICA	MÚLTIPLAS DOSES
Dose Metotrexato Leucovorin	 50 mg/m^2 Não utilizado	 1 mg/kg 0,1 mg/kg
Via de administração	Intramuscular	Intramuscular
Frequência	Repetir semanalmente se o valor de β-hCG não cair 15% entre o 4° e o 7° dias após o uso (máximo de 3 doses)	Máximo de quatro doses de metotrexato (1°, 3°, 5° e 7° dias) alternado com leucovorin (2°, 4°, 6° e 8° dias), até β-hCG cair 15%
Dosagem β-hCG	1°, 4° e 7° dias	No 1° dia e, depois, dosar antes das próximas aplicações, até cair 15%
Vigiar o β-hCG (após tratamento inicial)	Semanalmente, até ser indetectável	Semanalmente, até ser indetectável

Fonte: Barnhart.[2]

ausência de embrião na MHC e concepto com malformações na MHP. Podem manifestar-se com sangramento na primeira metade da gravidez e têm potencial de transformação maligna, em 20% nos casos de MHC e de 1 a 5% nos casos de MHP.

Quadro clínico. O sintoma mais comum da MH é o sangramento genital, que se inicia em pequena quantidade, a partir da 6ª a 8ª semana, confundindo-a com abortamento evitável, uma vez que o colo uterino permanece impérvio e os sinais subjetivos da gravidez se mantêm. Abaixo de 10 semanas de atraso menstrual, a USTV possibilitará o diagnóstico de falência da gravidez, sem características ultrassonográficas típicas de MH, e o diagnóstico de MH deverá ser histopatológico.

ATENÇÃO!

Nos últimos 20 anos, em cenários com disponibilidade da USTV, o diagnóstico da MHC tem sido em torno de nove semanas, e da MHP, 12 semanas, muitas vezes sem sangramento genital.

Embora estudos sejam necessários para estabelecer valor preditor de MH, parece que valores acima de 71.000 mUI/ml associados a aspecto não evolutivo da gravidez, favorecem seu diagnóstico. Quando o diagnóstico é feito tardiamente, no segundo trimestre, aparecem sintomas "clássicos", tais como, volume uterino maior do que o esperado para a idade gestacional (IG), pré-eclâmpsia, cistos tecaluteínicos, hipertiroidismo e hiperêmese. Esses sintomas marcam a MH como de alto risco para complicações clínicas. Quando a MH adentra o segundo trimestre, o sangramento tende a aumentar progressivamente e pode culminar com hemorragia decorrente de ortamento molar, condição potencialmente ameaçadora à vida materna, causando mortes maternas ainda nos dias atuais. Além do risco de hemorragia, a demora no esvaziamento permite o aparecimento de várias complicações médicas, tais como pré-eclâmpsia, síndrome HELLP e eclâmpsia. Desconforto respiratório decorrente de embolização trofoblástica é outra complicação muito rara e temida; as pacientes, habitualmente com úteros volumosos, apresentarão taquicardia, taquipneia, ansiedade e confusão mental, havendo hipóxia e alcalose respiratória na gasometria arterial (GA) e infiltrado pulmonar bilateral na radiografia torácica. O quadro costuma se resolver em 72 horas, com adequado suporte cardiorrespiratório. O desconforto respiratório pode também ser secundário à crise tireotóxica ou à reposição volumétrica excessiva no controle do sangramento. Hipertiroidismo clínico é menos encontrado do que alterações laboratoriais com TSH (suprimida) e T_4L (aumentada); o uso de β-adrenérgicos previne o desencadeamento de crise tireotóxica, que pode sobrevir durante indução anestésica e procedimento cirúrgico. Os cistos tecaluteínicos no geral regridem em oito semanas; quando volumosos, a ponto de causar dificuldade respiratória e dor abdominal, podem ser esvaziados por punção percutânea orientada por US ou via laparoscópica, também empregada em casos de torção. Extraordinariamente, cistos tecaluteínicos apresentam-se após o esvaziamento molar, em pacientes com hCG marcadamente elevado, junto com quadro de síndrome de hiperestimulação ovariana, caracterizada por aumento ovariano, ascite e derrame pleural (DP).

As MHP têm quadro clínico que costuma ser mais tênue do que a MHC, apresentando-se muitas vezes como abortamentos retidos. Os conceptos, devido à triploidia, são incompatíveis com sobrevida pós-natal e, no geral, perecem no primeiro trimestre. No entanto, quando atingem o segundo trimestre, o diagnóstico diferencial com gestação gemelar (feto normal e gravidez molar) é impositivo. Estabelecido diagnóstico de MHP, mesmo com feto vivo, a interrupção está indicada, pois o prolongamento da gravidez pode originar as complicações médicas descritas, principalmente pré-eclâmpsia, expondo a gestante a risco de morte.

Em conclusão, o quadro clínico da MH no primeiro trimestre não tem características típicas. No entanto, o esvaziamento uterino em IG mais precoce previne o aparecimento de complicações clínicas.

Diagnóstico. Pela US, na MHC, a imagem típica aparece no final do primeiro trimestre, sendo o diagnóstico simples, pois associa a ausência de concepto à presença de tecido microvesicular, com ecogenicidade mista (áreas hipo e hiperecoicas). No começo do primeiro trimestre, a imagem ultrassonográfica da MHC é inespecífica, podendo se apresentar como gravidez anembrionada (saco gestacional medindo entre 16-24 mm, sem embrião em seu interior) ou outras apresentações compatíveis com gestação não evolutiva ou abortamento incompleto (conteúdo amorfo de ecogenicidade mista, saco gestacional irregular sem embrião, hematomas subcoriônicos). Quanto à US da MHP, no primeiro trimestre, embora possa ter estes aspectos inespecíficos, cursa, na maioria das vezes, com óbito

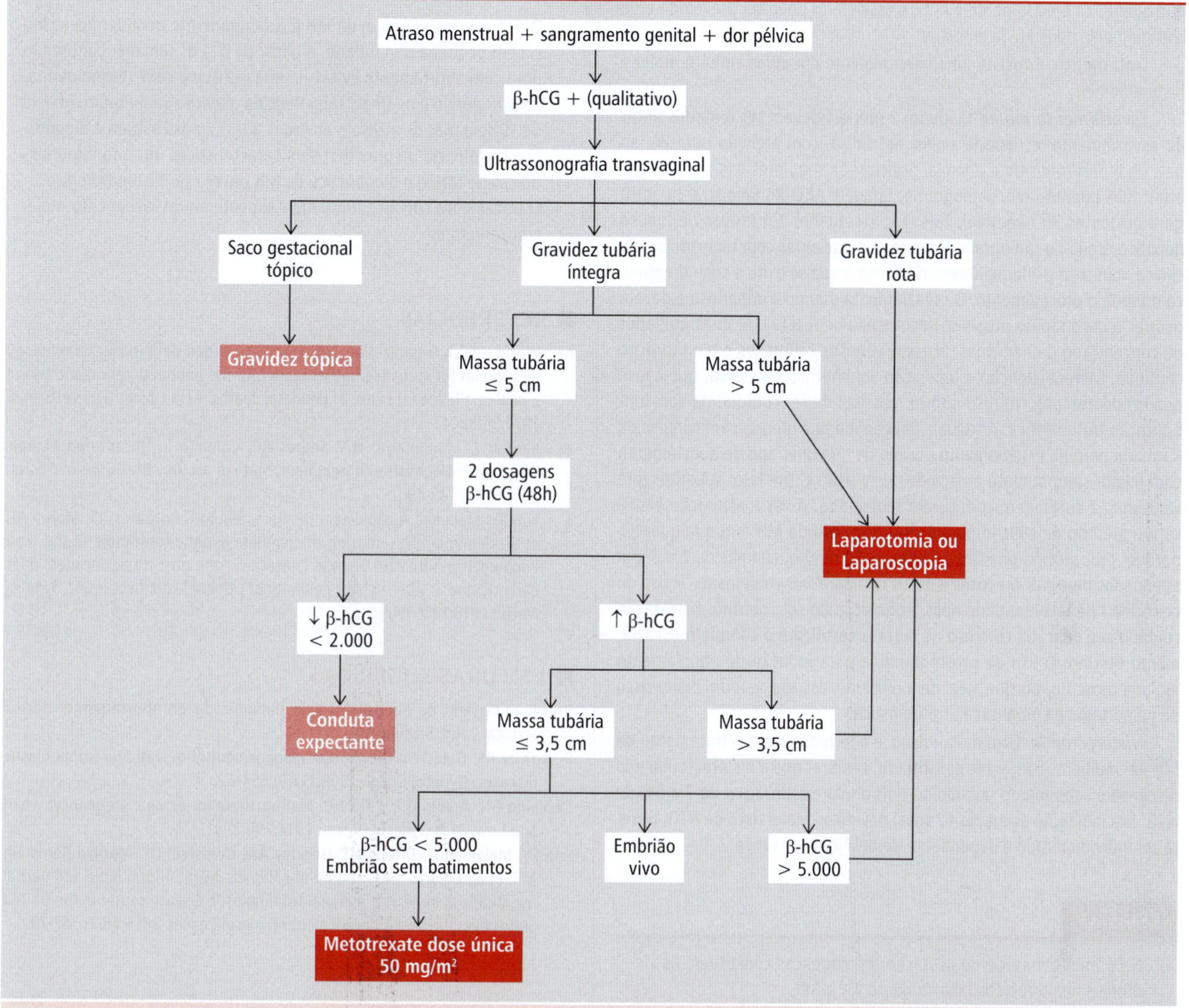

FIGURA 102.2 ■ Orientação na conduta da gravidez tubária do Departamento de Obstetrícia da Escola Paulista de Medicina da Universidade de São Paulo.

Fonte: Elito Jr e colaboradores.[2]

embrionário e evolui como abortamento retido. Uma característica ultrassonográfica descrita para MHP é a relação entre o diâmetro transverso e anteroposterior do saco gestacional superior a 1,5. Quando o feto chega vivo ao segundo trimestre, apresentará malformações e crescimento intrauterino restrito, decorrentes de triploidia. A placenta tem tamanho aumentado com cistos dispersos, conferindo aparência de "queijo suíço". Nesses casos, com feto vivo, o diagnóstico diferencial deverá ser feito entre MHP, displasia placentária mesenquimal e gestação gemelar com um ovo resultando em concepto normal e outro em MHC. No último, haverá duas áreas placentárias distintas, uma normal, onde se insere o cordão umbilical, e outra molar. Exame citogenético é o método auxiliar empregado nesses casos. Além da USTV, avaliação por via suprapúbica em casos de suspeita de MH é importante porque poderá surpreender cistos tecaluteínicos. É importante ressaltar que no Reino Unido, em estudo no qual 87% dos casos tinham menos que 14 semanas, o diagnóstico ultrassonográfico ocorreu em menos que 50% das MH.[3]

ATENÇÃO!

É importante o exame anatomopatológico nos materiais de abortamentos ou a obtenção de exame de hCG negativo 3 a 4 semanas após a eliminação da gravidez.

Na dosagem de hCG, cabe ressaltar que no 2º trimestre, em pacientes com MH e úteros volumosos, a possibilidade de resultado falso-negativo deve ser considerada. Tal resultado é causado pelo efeito *hook*, situação em que o excesso de hCG impede que haja a formação do "sanduíche", que quantifica precisamente o hCG, e esse efeito pode ser prevenido e/ou corrigido pela diluição da amostra.

Tratamento. Consiste fundamentalmente em esvaziamento molar e histerectomia.

Esvaziamento molar. Cuidados especiais devem ser tomados antes do esvaziamento: esmerada avaliação clínica, com atenção para PA, sinais de hipertiroidismo e anemia. Solicitar os seguintes exames subsidiários: hCG quantitativo, hemograma, tipagem ABO-Rh (ministrar Ig antiD para gestantes Rh negativo), TSH /T_4L, creatinina, (Cr) provas de função hepática, urina I e radiografia torácica. Em pacientes com hipertiroidismo clínico, ministrar β-bloqueadores de forma a que se evite a crise tireotóxica durante o procedimento. O esvaziamento uterino é imperioso e deverá ocorrer o mais rápido possível. Recomenda-se reserva de duas unidades de concentrado de hemácias, acessos venosos calibrosos e monitoração contínua. Merece atenção a reposição volumétrica excessiva, que causa quadro de desconforto respiratório, passível de ser confundida com embolização trofoblástica. A vacuoaspiração manual uterina com cânulas de Karmann permite esvaziamento uterino de qualquer tipo de abortamento com menor sangramento e risco de perfuração e, por isso, substitui com vantagem a curetagem com cureta fenestrada. A vacuoaspiração elétrica é o método de eleição para o esvaziamento da MH, em qualquer IG, porque proporciona pressão a vácuo de 60 mmHg, cânulas de 7 a 8 mm adequadas para MH precoces e de 10 mm para MH volumosas. O uso de ocitocina IV é recomendado após a dilatação do colo uterino. Finalização cuidadosa e delicada com uso de curetas certificará o completo esvaziamento uterino. O uso de prostaglandina para indução de abortamento molar é proscrita, porque além de ineficiente, associa-se a um maior risco de hemorragia e embolização trofoblástica.

Histerectomia. Com mola *in situ,* é alternativa para o tratamento da MH em mulheres com prole constituída. Lembrar que a histerectomia não dispensa o seguimento pós-molar, pois ainda existirá risco de 3 a 5% de NTG. Sua indicação acima de 40 anos, devido ao maior risco de NTG, deverá ser individualizada e dependente do desejo reprodutivo.

REVISÃO

- Na primeira metade da gestação, três doenças constituem as síndromes hemorrágicas: abortamento, GE e MH.
- É a síndrome hemorrágica da primeira metade, definida pela interrupção da gravidez antes de atingida a vitalidade do concepto.
- Para o diagnóstico da categoria clínica do abortamento e seu prognóstico, são importantes, além da história e exame tocoginecológico, a avaliação laboratorial pela subunidade β-hCG na urina e eventualmente da evolução da sua quantidade e a realização de USTV.
- Define-se como GE a implantação e o desenvolvimento do ovo fora da cavidade corporal uterina. Sua localização mais frequente é a tubária (95% dos casos).
- O exame clínico muitas vezes não é elucidativo. Deve-se lançar mão de exames subsidiários, como a dosagem da fração β de hCG e a USTV.
- O diagnóstico precoce da GE é importante para reduzir o risco de rotura tubária, além de melhorar o sucesso das condutas conservadoras.
- A MH constitui uma gravidez em que há excesso de haploides paternos. Na MHC, há ausência de material genético nuclear materno e dois haploides paternos (46XX ou 46XY, diploidia diandrica) e na MHP, há um haploide materno e dois paternos (69XXX ou 69XXY ou 69XYY, triploidia diandrica).
- O sintoma mais comum da MH é o sangramento genital, que se inicia em pequena quantidade, a partir da 6ª a 8ª semana, confundindo-a com abortamento evitável, uma vez que o colo uterino permanece impérvio e os sinais subjetivos da gravidez se mantêm. Abaixo de 10 semanas de atraso menstrual, a USTV possibilitará o diagnóstico de falência da gravidez, sem características ultrassonográficas típicas de MH, e o diagnóstico de MH deverá ser histopatológico.
- O tratamento consiste fundamentalmente em esvaziamento molar e histerectomia.

REFERÊNCIAS

1. World Health Organization. WHO: recommended definitions, terminology and format for statistical tables related to the perinatal period and use of a new certificate for cause of perinatal deaths. Acta Obstet Gynecol Scand. 1977;56(3):247-53.
2. Elito Jr J, Montenegro NA, Soares RC, Camano L. Unruptured ectopic pregnancy: diagnosis and treatment. State of art. Rev Bras Ginecol Obstet. 2008;30(3):149-59.
3. Sun SY, Melamed A, Goldstein DP, Bernstein MR, Horowitz NS, Moron AF, et al. Changing presentation of complete hydatidiform mole at the New England Trophoblastic Disease Center over the past three decades: does early diagnosis alter risk for gestational trophoblastic neoplasia? Gynecol Oncol. 2015;138(1):46-9.

LEITURAS SUGERIDAS

Brasil. Ministério da Saúde. Atenção humanizada ao abortamento: norma técnica. 2. ed. Brasília: MS; 2011.

Berkowitz RS, Goldstein DP. Current management of gestational trophoblastic diseases. Gynecol Oncol. 2009;112(3):654-62.

Cecchino GN, Araujo Jr E, Elito Jr J. Methotrexate for ectopic pregnancy: when and how. Arch Gynecol Obstet. 2014;290(3):417-23.

Sun SY, Melamed A, Joseph NT, Gockley AA, Goldstein DP, Marilyn Bernstein MR, et al. Clinical presentation of complete hydatidiform mole and partial hydatidiform mole at a regional trophoblastic disease center in the United States over the past 2 decades. Int J Gynecol Cancer. 2016;26(2):367-70.

103

URGÊNCIAS HEMORRÁGICAS DA SEGUNDA METADE DA GRAVIDEZ

LUCIANO MARCONDES MACHADO NARDOZZA

JULIO ELITO JUNIOR

SUE YAZAKI SUN

DESCOLAMENTO PREMATURO DE PLACENTA

O DPP é definido pela separação inopinada, intempestiva e prematura da placenta no corpo do útero, após a 20ª semana de gestação.

A causa primária do DPP é, ainda, obscura. A associação de fatores como idade materna avançada, multiparidade, distúrbios hipertensivos, rotura prematura das membranas, hábito de fumar, presença de trombofilias, usuários de cocaína e DPP prévio, é frequente.

Dentro da fisiopatologia do DPP, serão descritas as alterações locais (uterinas) e as gerais (alterações de coagulação, renais e hipofisárias). As alterações uterinas caracterizam-se pela hipertonia uterina e apoplexia uteroplacentária; as alterações renais, por NTA e necrose cortical aguda, as hipofisárias, pela síndrome de Sheehan, e as alterações da coagulação, por coagulopatia de consumo e processo de fibrinólise.

A manifestação clínica preponderante é a dor abdominal súbita e intensa, seguida de perda sanguínea que, em 80% dos casos, se exterioriza pela vagina caracterizando quadro de hemorragia externa e, nos 20% restantes, permanece retida atrás da placenta, configurando a hemorragia oculta.

No exame físico geral, verifica-se que as pacientes preferem o decúbito lateral, homônimo ao lado da implantação placentária (sinal de Hastings de Mello e Ivan Figueiredo) e assume características peculiares ao estado hipovolêmico: palidez cutânea, sudorese, mucosas descoradas, pulso acelerado e queda progressiva dos níveis pressóricos, qualificando o estado de choque.

No exame obstétrico, observa-se hipertonia uterina decorrente do efeito irritativo do miométrio ocasionado pela presença do hematoma retroplacentário. A palpação uterina revela a consistência lenhosa permanente.

ATENÇÃO!

Nas formas leves de descolamento, é possível auscultar os batimentos cardíacos fetais, mas não infrequente se pode observar o óbito fetal.

Inicialmente, ao exame de toque, observa-se perda sanguínea variável. Em decorrência da hipertonia uterina, a bolsa das águas mostra-se tensa, e quando rota, eventualmente demonstra o hemoâmnio característico.

DIAGNÓSTICO

Os sinais e sintomas do DPP podem ser extremamente variáveis. O quadro clínico é característico e quase que inconfundível, caracterizando-se pelo aparecimento de dor repentina, de forte intensidade, seguida de hemorragia vaginal. Quanto ao estado geral, observam-se sinais de hipovolemia.

No exame físico especializado, salienta-se o tônus uterino hipertônico e a ausência dos batimentos cardíacos fetais, na grande maioria das vezes. O toque vaginal torna-se importante para quantificar o volume de sangramento e para afastar a presença de tecido placentário.

Exames complementares, como cardiotocografia anteparto e US, podem fornecer subsídios de valor diagnóstico. As alterações cardiotocográficas e tocográficas, em particular as desacelerações tardias relacionadas com a hipercontratilidade, podem identificar a possibilidade de DPP. Embora o diagnóstico do DPP à US de rotina seja feito por exclusão, ao afastar-se a presença de placenta de inserção baixa, é possível a visualização de hematomas retroplacentários de tamanhos variáveis.

Quanto ao diagnóstico da coagulopatia, a propedêutica laboratorial especializada é a de escolha por meio da hipofibrinogemia (valores < 300 mg % e, em níveis críticos, < 100mg%); plaquetopenia e valores elevados do tempo de lise da euglobulina e teste de floculação do fibrinogênio degradado.

TRATAMENTO

ASSISTÊNCIA CLÍNICA

Tratamento do choque hipovolêmico

A assistência terapêutica desta situação envolve equipe multidisciplinar que inclui obstetra, hematologista, clínico, anestesista e equipe de enfermagem. A volemia deve ser restabelecida por meio da transfusão sanguínea, com o propósito de evitar a IR, levando-se em conta que a pressão arterial (PA) materna pode não espelhar a realidade, as condições gerais da paciente.

O choque hipovolêmico prolongado pode levar à CIVD e consequente falência hemostática, que culmina com hemorragia grave e/ou prolongada.

Sugere-se, inicialmente, a infusão de sangue fresco, com o objetivo de fornecer elementos de coagulação importantes, como fibrinogênio e plaquetas, além dos fatores V e VII ao organismo materno, por proporcionar a adequada correção da hemostasia. Como as plaquetas desaparecem em 24 a 48 horas em sangue estocado, obtém-se sua preservação pela coleta colheita do sangue em frascos siliconizados, evitando ao máximo sua agitação. Na impossibilidade de obtenção do sangue fresco, o concentrado de hemácias e o PFC representam opções de valor. Apesar do caráter emergencial, torna-se necessário apurar as alterações hemostáticas prévias por meio de testes de rastreamento rápido, como testes de coagulação, produto s de degradação da fibrina, hemograma completo com contagem de plaquetas, sangue para realização de prova cruzada e tipagem sanguínea.

ASSISTÊNCIA OBSTÉTRICA

O tratamento obstétrico do DPP depende da idade gestacional (IG) e das condições maternofetais. De forma didática, esquematizou-se a conduta em:

- Tratamento obstétrico com feto vivo e viável: indica resolução imediata do parto, optando-se por intervenção obstétrica condicionada às condições do organismo materno e fetal. Nas situações que impeçam a resolução imediata do parto via vaginal, a conduta expectante torna-se injustificável, optando-se pelo parto operatório, a cesárea.
- Tratamento obstétrico com feto morto e/ou inviável: implica amniotomia (rotura das membranas ovulares) com inúmeras vantagens clínicas descritas, como: compressão reduzida da VCI, diminuição da área de descolamento placentário, melhora da hipertonia uterina, detecção do hemoâmnio, redução da pressão uterina e da entrada de tromboplastina na circulação materna e consequente da incidência de coagulopatia, melhora do quadro de coagulopatia quando já instalada, redução do reflexo uterorrenal e indução ou aceleração da parturição.

A administração rotineira de ocitócico é excepcional e se faz necessária em situações nas quais o trabalho de parto com hipertonia ausente, não apresenta evolução favorável. A ação sedativa, além da coordenação contratural, pode ser obtida com derivados da meperidina.

Frente ao DPP com feto morto, opta-se por reavaliar as condições obstétricas duas horas após a rotura das membranas. Evidência de progressão da parturição permite a observação acurada por um período de mais duas horas.

A cesárea está indicada nas seguintes eventualidades: não resolução do parto em tempo de quatro a seis horas, quadro de hemorragia severa e presença de coagulopatia.

INSERÇÃO BAIXA DA PLACENTA

Devido à elevada incidência de cesarianas associada ao fato de que as mulheres têm postergado a gravidez, tais fatores resultam no aumento do número de casos de placenta prévia e suas complicações, como o acretismo placentário.

> **ATENÇÃO!**
>
> A inserção baixa de placenta ocorre quando a placenta está inserida total ou parcialmente na área do segmento inferior, entre o anel de Bandel e o orifício interno do colo, na segunda metade da gestação, e poderá ou não estar à frente da apresentação.

A inserção baixa de placenta é classificada conforme os achados ultrassonográficos:

- Lateral: atinge o segmento inferior, mas não atinge a borda do orifício interno do colo (OIC) ficando a menos de 2 cm do orifício interno do colo.
- Marginal: atinge a borda do OIC
- Centro-total: recobre totalmente OIC
- Centro-parcial: recobre parcialmente o OIC

Pode ser classificada também como *major* ou *minor*. *Major* quando a placenta recobre o OIC, e *minor* ou parcial, quando a borda da placenta atinge o segmento inferior, mas não recobre o OIC.

Em relação à etiopatogenia, pode ser primária ou secundária. A primária ocorre devido à hipomaturidade do ovo ou impropriedade do terreno.

A secundária devido ao crescimento placentário inusitado em termos de superfície. A placenta compensa a insuficiência vascular do segmento inferior crescendo em área, adelgaçando-se e até penetrando o miométrio (acretismo).

Dentre os fatores de risco se podem destacar: cesárea prévia, idade materna avançada, multiparidade, abortamento espontâneo ou provocado, curetagens uterinas, extração manual intempestiva da placenta, gestação múltipla; mioma; adenomiose; patologias endometriais inflamatórias, vasculares e atróficas; tabagismo e reprodução assistida.

O quadro clínico pode ser pobre, e o diagnóstico pode ser suspeitado em uma US de rotina. Sangramento da segunda metade imotivado, indolor, de início e cessar súbito, de caráter reincidente e progressivo.

O sangramento na placenta centro-total é no momento do trabalho de parto. A causa do sangramento é que ocorrem pequenas lacerações da placenta conforme evolui a dilatação. O sangramento persiste, porque as fibras miometriais do segmento inferior não se contraem de forma adequada para tamponar o sangramento. O sangramento pode persistir no pós-parto pela dificuldade de contração do segmento inferior. Em 10% dos casos, o sangramento pode vir acompanhado de dor devido ao DPP. Existe risco aumentado de parto prematuro, que pode ocorrer em 25% dos casos.

No exame físico geral, pode-se avaliar o comprometimento hemodinâmico. No exame obstétrico, identifica-se a presença de sangramento e o aumento do eixo transverso (apresentação anômala). Os batimentos cardíacos fetais estão presente na maioria dos casos. O toque vaginal deve ser realizado por obstetra experiente e em ambiente cirúrgico pela necessidade de indicar cesárea na urgência, se o toque desencadear sangramento profuso. O ideal é avaliar pelo fundo de saco, avaliando a placenta interposta entre a apresentação e o dedo.

DIAGNÓSTICO

A suspeita clínica deve ser grande em qualquer mulher com sangramento vaginal após 20 semanas de gestação. Independentemente dos resultados de imagem anteriores, uma apresentação anômala associada a sangramento indolor, provocado por relações sexuais, são altamente sugestivos de uma placenta baixa. O diagnóstico definitivo baseia-se na determinação do local de implantação da placenta avaliado pela US.

Na USTV, realizada entre 20 a 24 semanas, para avaliar a medida do colo uterino, pode-se, neste momento, identificar uma inserção baixa da placenta. No entanto, a migração pode ocorrer durante o segundo e terceiro trimestre, devido ao desenvolvimento do segmento inferior do útero. Esta migração é menos provável se a placenta for posterior, centro-total ou se houver uma cesariana prévia.

A RM está indicada quando existe suspeita de acretismo placentário.

Dentre os diagnósticos diferenciais se destacam DPP, ruptura do seio marginal, da vasa prévia (início com a ruptura das membranas), ruptura uterina, deciduose do colo, pólipos endocervicais, carcinoma de colo, tumores vulvovaginais, ruptura de varizes vulvares e traumas.

TRATAMENTO

A conduta dependerá da apresentação clínica de cada caso. Na maioria dos casos de feto pré-termo, a opção é pela conduta expectante quando a paciente está estável e o sangramento cessou espontaneamente. Na conduta expectante, a gestante deve ficar em repouso, com acompanhamento obstétrico rigoroso, avaliação clinica criteriosa, e caso haja anemia, tentar corrigir a Hb para 11 e o Ht para 35%; a transfusão de concentrado de glóbulos vermelhos fica restrita para casos mais graves, e programas de autotransfusão podem ser adotados, uma vez que o parto é evento hemorrágico nestas condições. Aspecto controverso na literatura é sobre o repouso domiciliar ou hospitalar. Nas pacientes assintomáticas sem sangramento ou contrações, o repouso domiciliar é o mais indicado. O repouso em ambiente domiciliar pode ser realizado em gestantes que em 72 horas de observação não apresentaram sangramento, com Hb e Ht adequados, cardiotocografia confirmando bem-estar fetal, devendo realizar seguimento clínico semanal, avaliação hematimétrica e US seriadas, condições socioeconômicas e culturais para entender o problema e que possam ter rápido acesso ao hospital. Por outro lado, nos casos de sangramento vaginal, o repouso hospitalar é a conduta mais adequada. Durante a conduta expectante, prescrever o corticosteroide caso apresente sangramento antes de 34 semanas. A tocólise é aspecto polêmico na literatura e seus benefícios não foram comprovados.

A conduta ativa deve ser realizada no feto de termo, ou quando a paciente entra em trabalho de parto e no sofrimento fetal.

> **ATENÇÃO!**
>
> Mediante hemorragia importante, o parto precisa ser realizado independente da IG.

A cesariana é a via de parto mais segura na placenta prévia. O momento de se indicar a cesariana na placenta prévia que evolui de forma estável é controverso. Os benefícios da cesariana planejada em condições favoráveis e antes do trabalho de parto ou de sangramento devem ser avaliados pesando-se os riscos relacionados a prematuridade. Alguns trabalhos demonstraram que o melhor momento para realização do parto é entre 36 e 37 semanas. A incisão no útero deve ser avaliada de forma criteriosa. Na ausência de acretismo, ela pode ser realizada no segmento inferior. A US antes do parto para indicar a localização exata da placenta é ferramenta útil para tomada de decisão do obstetra. A incisão corporal está justificada em alguns casos quando se procura evitar a placenta, especialmente nas mulheres com prole definida, ou quando o segmento inferior não está formado devido à prematuridade e/ou está muito vascularizado e nas apresentações anômalas.

As hemorragias no pós-parto podem ocorrer independentes da associação com o acretismo placentário. Isto acontece devido ao sangramento difuso no local de implantação da placenta no segmento inferior. Nos sangramentos do leito placentário persistentes, realiza-se o emprego de uterotônicos. Na sua falha, pode-se utilizar curagem, curetagem captonagem (pregueamento endometrial no leito), emprego do balão de Bakri e cirurgia de B-Lynch. Em casos excepcionais, pode-se empregar a embolização e ligadura das artérias ilíacas com objetivo de conservar a função reproduto ra.

A histerectomia puerperal é recurso utilizado nos casos de acretismo parcial e total. O risco é maior na placenta anterior com cicatriz de cesárea.

ACRETISMO PLACENTÁRIO

Placenta acreta é definida como a aderência anormal do vilo placentário ao miométrio com ausência da decídua basal. O fator preditor mais importante do acretismo placentário é a placenta prévia localizada em parede uterina anterior associada à história de cesárea prévia. Em decorrência do aumento mundial do número de partos por cesárea a partir dos anos 19880, houve também aumento do acretismo placentário. Os exames de imagem, US e RM, são as ferramentas fundamentais na investigação do diagnóstico antenatal do acretismo na placenta acreta e dos seus graus de penetração ao miométrio (acreta, adere ao miométrio; increta, invade o miométrio e percreta penetra e perfura, atingindo a serosa e órgãos vizinhos) permitindo planejamento adequado do parto em centros terciários, com equipe multidisciplinar treinada, diminuindo a morbidade e mortalidade materna.

QUADRO CLÍNICO

O acretismo placentário associa-se a multiparidade, cirurgias uterinas prévias (ressecção de miomas, curetagens uterinas, histeroscopias) e de forma mais importante, com placenta prévia, principalmente aquelas implantadas na parede uterina anterior. Não apresenta quadro clínico próprio, e seu diagnóstico deve ser suspeitado sempre que houver placenta prévia e cirurgias uterinas prévias, sobretudo cesarianas.

DIAGNÓSTICO

Os exames subsidiários utilizados são a US (escala de cinzas, color Doppler e Power Doppler tridimensional) por vias abdominal e transvaginal e a RM. A sensibilidade e especificidade de ambos são semelhantes: sensibilidade de 83% e especificidade de 95% para a US e sensibilidade de 82% e especificidade de 88% para RM. A US é o exame de imagem mais utilizado na avaliação do acretismo por sua disponibilidade, baixo custo e não ser invasivo. A via transvaginal pode melhorar o campo de resolução entre segmento uterino inferior e placenta, importantesobretudo na avaliação de placentas inseridas posteriormente. Considerando a maior acessibilidade dos pacientes ao exame US e ausência de diferença no valor diagnóstico com RM, a US continuará como exame principal no diagnóstico do acretismo placentário. Contudo, frente à placenta posterior, a avaliação por US é limitada, e a RM pode ter melhor acurácia nestes casos. Embora a US e a RM tenham alto grau de sensibilidade e especificidade no diagnóstico do acretismo, pacientes de alto risco para placenta acreta (duas ou mais cesárea s prévias, placenta prévia em parede anterior), com achados de imagem negativos à US e RM, não devem ser negligenciadas, porque acretismo placentário pode ocorrer mesmo nesta situação (não há 100% de sensibilidade e especificidade), levando a situações de risco à vida materna e até mesmo à morte.

TRATAMENTO

O parto das gestantes com suspeita de acretismo placentário deve ser realizado entre 34 a 35 semanas de IG com equipe multidisciplinar treinada (obstetra, médico fetal, anestesiologista, urologista, cirurgião vascular, pediatra) seguindo protocolos e *check list* preestabelecidos, no intuito de minimizar o risco de vida materno decorrente de hemorragia. A paciente deve ser internada a partir de 33 a 34 semanas, mesmo que sem sangramento. Deve ser solicitado reserva de concentrado de hemácias durante todo o período de internação, avaliação pré-anestésica, oferecido termo de consentimento informado alertando sobre a possibilidade de transfusão sanguínea e de histerectomia durante a cesárea, além de laparotomia longitudinal. Na véspera da cirurgia, reservar plasma fresco, plaquetas e concentrado de hemácias.

ATENÇÃO!

Em casos de suspeita de placenta increta/percreta recomenda-se cistoscopia pré-operatória para avaliação de mucosa da bexiga urinária e passagem de duplo "J" em ureteres, seguida por sondagem vesical de demora com sonda de três vias.

Em seguida, colocação de balões intravasculares em artérias ilíacas internas que serão insuflados durante histerectomia, se essa for necessária, a fim de minimizar a perda sanguínea. A avaliação ultrassonográfica da localização placentária, em sala operatória, é importante para definir qual a incisão laparotomica a ser realizada, a fim de permitir campo operatório adequado para histerotomia fugidia da placenta. Realizada a abertura da cavidade peritoneal, o segmento uterino inferior, quando presente placenta increta/percreta, apresentará vascularização intensa e sinais de invasão placentária. A US intraoperatória auxilia na identificação de região uterina livre de placenta, no geral corporal alta ou até mesmo fúndica, onde será realizada a histerotomia. Após extração fetal, em casos de suspeita de placenta acreta, ministra-se ocitocina e leve tração no cordão umbilical pode ser feita. Caso não haja desprendimento placentário espontâneo, com essa manobra, está proscrita tentativa de dequitação manual, devendo a placenta ser abandonada *in situ*, com fechamento uterino e realizada histerectomia.

Em caso de placenta increta/percreta, nenhuma tentativa de dequitação deve ser feita, pois pode levar a sangramento maciço com risco de vida materno. Em situações em que o diagnóstico de acretismo não foi feito previamente à cesariana, e as condições do hospital são desfavoráveis, a placenta pode ser abandonada *in situ,* realizado fechamento uterino e de parede abdominal e a histerectomia realizada em segundo tempo, após transferência da paciente para centro terciário.

REVISÃO

- O DPP é definido pela separação inopinada, intempestiva e prematura da placenta no corpo do útero, após a 20ª semana de gestação.

- A manifestação clínica preponderante de DPP é a dor abdominal súbita e intensa, seguida de perda sanguínea que, em 80% dos casos, se exterioriza pela vagina caracterizando quadro de hemorragia externa e, nos 20% restantes, permanece retida atrás da placenta, configurando a hemorragia oculta.
- No exame físico de DPP, salienta-se o tônus uterino hipertônico e a ausência dos batimentos cardíacos fetais, na grande maioria das vezes. O toque vaginal torna-se importante para quantificar o volume de sangramento e para afastar a presença de tecido placentário.
- O tratamento deve ser feito com assistência clínica e obstétrica.
- A inserção baixa de placenta ocorre quando a placenta está inserida total ou parcialmente na área do segmento inferior, entre o anel de Bandel e o orifício interno do colo, na segunda metade da gestação, e poderá ou não estar à frente da apresentação.
- Dentre os fatores de risco na inserção baixa de placenta se podem destacar: cesárea prévia, idade materna avançada, multiparidade, abortamento espontâneo ou provocado, curetagens uterinas, extração manual intempestiva da placenta, gestação múltipla; mioma; adenomiose; patologias endometriais inflamatórias, vasculares e atróficas; tabagismo e reprodução assistida.
- O quadro clínico pode ser pobre, e o diagnóstico pode ser suspeitado em US de rotina.
- A conduta dependerá da apresentação clínica de cada caso. Na maioria dos casos de feto pré-termo, a opção é pela conduta expectante quando a paciente está estável e o sangramento cessou espontaneamente.
- Placenta acreta é definida como a aderência anormal do vilo placentário ao miométrio com ausência da decídua basal.
- A placenta acreta não apresenta quadro clínico próprio, e seu diagnóstico deve ser suspeitado sempre que houver placenta prévia e cirurgias uterinas prévias, sobretudo cesarianas.
- O parto das gestantes com suspeita de acretismo placentário deve ser realizado entre 34 a 35 semanas de IG com equipe multidisciplinar treinada (obstetra, médico fetal, anestesiologista, urologista, cirurgião vascular, pediatra) seguindo protocolos e *check list* preestabelecidos, no intuito de minimizar o risco de vida materno decorrente de hemorragia.

LEITURAS SUGERIDAS

American College of Obstetricians and Gynecologists. ACOG committee opinion no. 560: Medically indicated late-preterm and early-term deliveries. Obstet Gynecol. 2013;121(4):908-10.

Blackwell SC. Timing of delivery for women with stable placenta previa. Semin Perinatol. 2011;35(5):249-51.

Jauniaux E, Jurkovic D. Placenta accreta: pathogenesis of a 20th century iatrogenic uterine disease. Placenta. 2012;33(4):244-51.

Kollmann M, Gaulhofer J, Lang U, Klaritsch P. Placenta praevia: incidence, risk factors and outcome. J Matern Fetal Neonatal Med. 2016;29(9):1395-8.

Meng X, Xie L, Song W. Comparing the diagnostic value of ultrasound and magnetic Resonance imaging for placenta accreta: a systematic review and meta-analysis. Ultrasound Med Biol. 2013;39(11):1958-65.

Shih JC, Palacios Jaraquemada JM, Su YN, Shyu MK, Lin CH, Lin SY, Lee CN. Role of three-dimensional power Doppler in the antenatal diagnosis of placenta accreta: comparison with gray-scale and color Doppler techniques. Ultrasound Obstet Gynecol. 2009;33(2):193-203.

Vintzileos AM, Ananth CV, Smulian JC. Using ultrasound in clinical management of placental implantation abnormalities. Am J Obstet Gynecol. 2015;213(4 Suppl):S70-7.

104

URGÊNCIAS HIPERTENSIVAS NA GRAVIDEZ

MARIA RITA DE SOUZA MESQUITA

NELSON SASS

Os distúrbios hipertensivos representam uma das importantes intercorrências obstétricas e associam-se a altos índices de morbidade e mortalidade, tanto materna como perinatal. A incidência da doença de acometimento mundial varia entre 5 e 8% das gestantes. Em nosso país, a hipertensão na gravidez, junto com quadros de hemorragia e infecção forma a tríade responsável pela maioria dos óbitos maternos.[1,2]

Na gestação, define-se como emergência hipertensiva níveis de pressão arterial (PA) maiores ou iguais a 170/110 mmHg ou PAM de 130 mmHg, associados a sintomas e sinais clínicos, como cefaleia, escotomas, borramento da visão, dor epigástrica e/ou no hipocôndrio direito, oligúria, convulsões e coma.[1]

Esta situação, em geral, é atribuída a gestantes hipertensas crônicas que não foram submetidas a tratamento adequado ou que tiveram associação de pré-eclâmpsia à hipertensão de base e, raramente, decorrentes de pré-eclâmpsia pura.

Os efeitos nocivos do aumento agudo da pressão intravascular foram demonstrados, experimentalmente, por Goldby e Beilin,[2] em 1972. Eles descreveram que a constrição arterial, em resposta à elevação moderada da pressão, tenta proteger a microcirculação distal, porém, esta autorregulação falha quando a PAM ultrapassa 150 mmHg. A resultante é o aparecimento de segmentos alternados de constrição e dilatação, associados à progressiva perda da integridade da estrutura arteriolar, permitindo a penetração dos constituintes do plasma nas camadas íntima e média, com distorção e destruição muscular.[3]

Como a lesão endotelial se instala rapidamente frente a níveis de PAM maiores do que 150 mmHg e os efeitos maternofetais se tornam prevalentes, o tratamento imediato se faz obrigatório.[4]

Emergências hipertensivas na gravidez associam-se a maior incidência de complicações maternas, como AVC, Insuficiência cardíaca esquerda, DPP, convulsões, IR e coagulação intravascular. No que diz respeito ao concepto, apura-se elevada morbidez e mortalidade perinatal em decorrência da prematuridade.[3]

O diagnóstico baseia-se fundamentalmente na confirmação dos níveis de PA iguais ou superiores a 170/110 mmHg, após 30 minutos de repouso em decúbito lateral esquerdo. Entretanto, mesmo que a presença de hipertensão seja um pré-requisito importante, não deve ser considerado o único indicador de severidade, podendo associar-se aos sinais e sintomas clínicos já referidos, concomitantes ou não a alterações laboratoriais, como proteinúria maior ou igual a 2 g/24h, creatinina sérica maior do que 1,2 mg%, desidrogenase láctica acima de 600 UI/l, hemoconcentração, trombocitopenia (plaquetas $< 100.000/mm^3$), hiperbilirrubinemia (bilirrubinas totais $> 1{,}2$ mg/ dL) e elevação das enzimas hepáticas.[4]

ATENÇÃO!

Frente às elevações excessivas da PA e com o objetivo de redução de complicações maternofetais, a conduta deve abranger duas situações bastante distintas, porém associadas, que são a terapêutica clínica e a obstétrica.

O tratamento clínico das emergências hipertensivas tem como objetivos primordiais a redução dos níveis pressóricos e a prevenção de crises convulsivas.

Como medidas gerais indicamos o repouso em decúbito lateral esquerdo, com o intuito de aumentar o retorno venoso, com mobilização do edema do espaço intersticial para o intravascular, diminuir a atividade do SNS, aumentar o débito cardíaco (DC), aumentar o fluxo plasmático renal, diminuir a reatividade vascular, diminuir a PA e aumentar o fluxo uteroplacentário.

Quando não estiver indicada a resolução, a dieta deverá ser balanceada, hiperproteica e normossódica (até 8 g de sódio/dia). A sedação, visando diminuir a ansiedade e a labilidade, tanto vascular quanto emocional, pode ser realizada com a levomepromazina, na dosagem de 3 mg (3 gotas), VO, em intervalos de 8 horas.

Frente ao risco potencial de complicações maternofetais utiliza-se como critério para a internação, a presença de níveis de PAD maior ou igual a 110 mmHg, associados ou não à sintomatologia, com o intuito de realizar uma adequada investigação laboratorial e controle da PA.

O tratamento com medicações anti-hipertensivas deve, de forma ideal, incluir um agente que tenha ação rápida, de fácil manuseio, que promova decréscimo lento e progressivo dos níveis pressóricos, não reduza o trabalho cardíaco e possua capacidade de reverter a vasoconstrição uteroplacentária, minimizando os efeitos para a mãe e o feto.[4]

Porém, todos os hipotensores conhecidos para o controle imediato da PA na gravidez atravessam a placenta e, como consequência, exercem efeitos diretos e indiretos sobre a circulação fetal e na perfusão uteroplacentária.

Na atualidade, não há evidências de que um anti-hipertensivo seja melhor do que os demais no que diz respeito à redução dos níveis pressóricos.[5]

O tratamento de 1ª opção é a hidralazina, substância derivada quimicamente da 1-hidralazinoftalazina, que exerce maior sítio de ação sobre a musculatura lisa, com predominância ativa sobre os vasos de resistência (pequenas artérias e arteríolas) e menor efeito nos vasos de capacitância (pequenas veias e vênulas), resguardando a oxigenação de áreas vitais, como a esplâncnica, a coronariana, a cerebral e a renal (Tabela 104.1).[5,6]

Paralelamente à vasodilatação periférica, ocorre elevação da frequência cardíaca (FC) e DC, além da maior oxigenação do miocárdio, fenômenos provavelmente relacionados à ação mediada por barorreceptores e aumento da atividade simpática. Sua ação central é menos importante, consistindo na depressão do hipotálamo e dos centros nervosos do bulbo, bem como na inibição dos influxos vasopressores.

Os efeitos adversos ao emprego desta medicação são comuns e incluem taquicardia, palpitações, ansiedade e crises anginoides, manifestações estas decorrentes de sua possível ação simpatomimética. A hipotensão postural e sintomas como adinamia, tonturas, cefaleia, náuseas, vômitos e dores epigástricas podem ser relacionados, ressaltando que a intensidade desses efeitos possam estar coligados à utilização de doses exacerbadas.

Sua ação sobre o fluxo placentário ainda é incerta, porém, apura-se redução significativa da PA e aumento da FC, sem, entretanto, haver mudanças apreciáveis no fluxo e na resistência uteroplacentária.

A dose de ataque ministrada de hidralazina é a de 5,0 mg, IV, lento, repetida a cada 30 minutos, até obter-se a PAD entre 90 e 100 mmHg. O pico de ação é de 20 a 30 minutos, e sua vida média, de 4 a 6 horas, sendo necessária a repetição da dose inicial diante de nova elevação dos níveis pressóricos. Quando não se obtém equilíbrio da PA com o uso de até 20 mg, deve-se considerar o emprego de uma medicação alternativa.[5,6]

Como 2ª opção no tratamento hipotensor de emergência, indica-se a nifedipina, um derivado diidropiridínico, antagonista do ingresso celular de cálcio através dos canais lentos situados nas membranas celulares, com maior efeito sobre o sistema cardiovascular, principalmente nas células musculares estriadas do miocárdio e fibras musculares lisas.

Os íons de cálcio são vitais em muitos processos biológicos, interferindo na excitabilidade celular, além da fundamental importância sobre a hemostasia, o metabolismo ósseo e várias reações enzimáticas. Ao penetrar na célula muscular lisa do vaso, o cálcio liga-se a uma proteína, a calmodulina, cujo complexo ativa a enzima miosinoquinase. Tal enzima leva à fosforilação de uma cadeia pura de miosina, que, por sua vez, intera-se à actina, promovendo a contração muscular. A inibição do influxo de cálcio pela nifedipina leva ao desacoplamento eletromecânico, resultando na inibição da contração, além do relaxamento das fibras musculares lisas e cardíacas.

Em consequência, ocorre redução da RVS e da PAM, seguida de estimulação reflexa dos barorreceptores e aumento do trabalho cardíaco. Há diminuição do consumo de oxigênio pelo miocárdio, queda da resistência vascular renal e maior fluxo sanguíneo coronariano e renal, respectivamente.

Os efeitos colaterais pertinentes à medicação são geralmente benignos e consistem em cefaleia, rubor facial, náuseas, vômitos, palpitações,

TABELA 104.1 ■ Esquemas terapêuticos de hipotensores de ação rápida

FÁRMACO	ESQUEMA DE ATAQUE	ESQUEMA DE MANUTENÇÃO
Hidralazina	5 mg IV a cada 30 min, até PAD entre 90 e 100 mmHg (dose máxima: 20 mg)	A cada 6 h, 5 mg IV a cada 30 min, até PAD entre 90 e 100 mmHg
Nifedipina	5,0 mg VO OU SF a cada 30 min, até PAD entre 90 e 100 mmHg	A cada 6 h, 5 mg VO ou SF a cada 30 min, até PAD 90 e 100 mmHg
Nitroprussiato de sódio	0,25 mcg/kg/min IV contínuo até PAD 90-100 mmHg	Gotejamento contínuo para PAD 90-100 mmHg

VO via oral; SF, solução fisiológica; IV, intravenoso; PAD, pressão arterial diastólica.
Fonte: Sass e colaboradores[5] e Duley e colaboradores.[6]

hipotensão ortostática e edema de membros inferiores, este último decorrente de seu uso crônico. A maioria destas manifestações deve-se a uma marcante vasodilatação que a substância ocasiona e pode, certamente, ser minimizada por meio da terapia inicial em baixas doses.

ATENÇÃO!

A nifedipina pode causar relaxamento uterino, contudo, não há evidências de que as doses preconizadas no tratamento emergencial hipertensivo possam ocasionar atonia uterina no pós-parto.

Sugere-se a utilização inicial de 5 mg, VO, ou sublingual repetida a cada 30 minutos até no máximo 20 mg, com a intenção de manter a PAD em torno de 90 e 100 mmHg. Quanto à dose de manutenção, recomenda-se 5 mg sublingual ou metade da dose inicial, repetida a cada 6 a 8 horas.[5,6]

Outros agentes anti-hipertensivos têm sido propostos como alternativas terapêuticas: o nitroprussiato de sódio, o labetalol e a ketanserina.[4]

Na ausência de hidralazina e nifedipina, o nitroprussiato de sódio deve ser utilizado como alternativa preferencial, em particular nos casos de emergências hipertensivas gestacionais severas acompanhadas de IC e edema agudo de pulmão.[5,6] Ainda que amplamente descrito como potencialmente tóxico para o feto, não existem estudos conclusivos sobre o risco real da exposição fetal. Uma revisão sistemática identificou apenas relatos de casos nos quais não é possível atribuir as mortes fetais à ação da medicação.[5,7]

O nitroprussiato de sódio é usado em infusão IV contínua, na dose inicial de 0,25 mcg/kg/min, aumentando-se quando necessário para 5 mcg/kg/min O início de ação é imediato e persiste enquanto a medicação for ministrada, recomendando-se, devido à sua grande capacidade hipotensora, monitoração constante realizada por pessoal habilitado.

Os possíveis efeitos colaterais descritos incluem náuseas, vômitos, taquicardia, taquipneia, anorexia, sensação de fraqueza, inibição da anidrase carbônica e hipotiroidismo.

Quanto ao labetalol, trata-se de um β-bloqueador com ação simpaticomimética intrínseca e ação complementar sobre os receptores α-adrenérgicos, promovendo efeito hipotensor sem aparentemente comprometer o sistema cardiovascular materno. Preconiza-se a dose IV inicial de 10 mg e, caso o efeito hipotensor não seja observado no período de 10 minutos, doses progressivamente maiores de 20, 40 e 80 mg podem ser utilizadas a cada 10 minutos, até a dose total máxima de 220 mg.[5]

Evidências recentes destacam que a melhor escolha para o tratamento emergencial da hipertensão gestacional é dependente da experiência individual de cada profissional médico com seu manuseio e dos efeitos adversos que possam ocasionar no binômio materno-fetal.[5] Todas as medicações descritas podem ser utilizadas, resguardando exceção para a ketanserina, não utilizada em nosso meio e, para o diazóxido, por ter apresentado maiores riscos de hipotensão súbita e por elevar os índices de cesárea. Derivado benzotiadiazídico, o diazóxido caracteriza-se por suas propriedades não diuréticas e retentoras de sódio, agindo diretamente na musculatura lisa da parede arteriolar por meio de mecanismo que parece envolver o íon cálcio. Na prática obstétrica, a retenção de sódio e a indução de hiperglicemia fetal limitam o seu uso.[5]

O emprego de medicações anticonvulsivantes tem como premissa fundamental, impedir o aparecimento de crises convulsivas para salvaguardar a sobrevivência materna e reduzir a mortalidade perinatal. Para este fim, a medicação de escolha preconizada é o sulfato de magnésio hepta-hidratado ($MgSO_4 - 7H_2O$) que possui ação anticonvulsivante central, melhorando o fluxo sanguíneo cerebral e com efeitos preventivos superiores aos observados com o uso da fenitoína e do diazepam.[5-7]

Ele pode ser ministrado de duas formas, o esquema de Pritchard, que consiste na infusão IM intermitente e, o esquema de Zuspan, cuja ministração é exclusivamente IV (Tabela 104.2).

TABELA 104.2 ■ Doses terapêuticas de sulfato de magnésio

ESQUEMA	DOSE/ATAQUE	DOSE/MANUTENÇÃO
Pritchard	4g IV + 10 g IM (5 mg em cada nádega)	5 g IM 4/4 h
Zuspan	4g IV em 5-10 min	1-2g/h IV

IV, intravenosa; IM, intramuscular.

O esquema exclusivamente IV contínuo tem grandes vantagens, pois ocasiona redução no desconforto, menor risco nas punções, além de resultar em maior eficácia clínica e apresentar facilidades no controle da intoxicação pelo magnésio.

Para obter 4,0 g de $MgSO_4$ é feita a diluição de 8,0 ml de uma ampola a 50% de $MgSO_4$ em 12 ml de água destilada. O total de 20 ml deve ser infundido lentamente (em 5 minutos).

Para a manutenção da terapia anticonvulsivante, a toxicidade da medicação deve ser monitorizada por meio da avaliação do reflexo patelar, que deve estar presente; da diurese nas quatro horas precedentes, que deve estar > 100 ml e, da frequência respiratória (FR) que, deve estar acima de 14 por minuto.

A dosagem plasmática de magnésio não é recomendada de rotina e está indicada a pacientes com IR grave. Os níveis terapêuticos do íon Mg devem permanecer entre 4 e 7,5 mEq/L (1,0 mEq/L = 1,2 mg/dL) ocorrendo abolição dos reflexos patelares, com 10 mEq/L e parada respiratória, com 15 mEq/L. As doses de $MgSO_4$ são consideradas seguras quando o ritmo da diurese estiver adequado (acima de 25 ml/h). Ressalta-se a importância do gluconato ou cloreto de cálcio (10 ml a 10%) como antídoto eficiente do $MgSO_4$.[5]

O tratamento obstétrico será dependente das condições clínicas maternas e fetais. Se maturidade fetal adequada, após estabilização do quadro materno, antecipar o parto. Nas situações em que não há indicação obstétrica para a interrupção da gestação, após 48 a 72 horas da estabilização clínica materna, introduzir hipotensores de uso crônico, associados ou não a sedativos. Caso não ocorra melhora evidente das condições clínicas e/ou laboratoriais maternas, ou se identifique o agravamento destas situações, a resolução do parto se impõe, independente da idade gestacional (IG), visando a resguardar o interesse materno.

Na vigência de crise hipertensiva, não há vantagens na manutenção da gestação, além de 34 semanas.

ATENÇÃO!

Quando há condições maternofetais, diante de IG abaixo de 34 semanas, é imperativo ministrar corticoides para a aceleração da maturidade pulmonar.

O esquema terapêutico preconiza a utilização de 12 mg de betametasona por via IM por dois dias consecutivos (duas doses com intervalo de 24 horas). O efeito máximo ocorre entre 48 e 72 horas após a ministração da primeira dose, momento em que a extração fetal deve ser planejada, não necessariamente por cesariana. Os efeitos esteroides são mantidos por sete dias após a aplicação de 24 mg, e a repetição de uma nova dose ainda é discutível.

Quando as condições maternofetais são estáveis, a via de parto preferencial é a natural, utilizando-se prostaglandinas ou misoprostol para melhorar as condições do colo uterino. Posteriormente, inicia-se indução com ocitocina. Frente a situações clínicas instáveis e/ou condições obstétricas desfavoráveis, a opção é a operação cesariana, com anestesia de bloqueio raquidiano ou peridural.

REVISÃO

- Na gestação, define-se como emergência hipertensiva níveis de PA maiores ou iguais a 170/110 mmHg ou PAM de 130 mmHg, associados a sintomas e sinais clínicos, como cefaleia, escotomas, borramento da visão, dor epigástrica e/ou no hipocôndrio direito, oligúria, convulsões e coma.
- Emergências hipertensivas na gravidez associam-se a maior incidência de complicações maternas, como AVC, IC esquerda, DPP, convulsões, IR e coagulação intravascular. No que diz respeito ao concepto, apura-se elevada morbidez e mortalidade perinatal em decorrência da prematuridade.
- O tratamento clínico das emergências hipertensivas tem como objetivos primordiais a redução dos níveis pressóricos e a prevenção de crises convulsivas.
- Como medidas gerais se indica o repouso em decúbito lateral esquerdo, com o intuito de aumentar o retorno venoso, com mobilização do edema do espaço intersticial para o intravascular, diminuir a atividade do SNS, aumentar o DC, aumentar o fluxo plasmático renal, diminuir a reatividade vascular, diminuir a PA e aumentar o fluxo uteroplacentário.
- O tratamento com medicações anti-hipertensivas deve, de forma ideal, incluir um agente que tenha ação rápida, de fácil manuseio, que promova decréscimo lento e progressivo dos níveis pressóricos, não reduza o trabalho cardíaco e possua capacidade de reverter a vasoconstrição uteroplacentária, minimizando os efeitos para a mãe e o feto.
- O tratamento obstétrico será dependente das condições clínicas maternas e fetais. Se maturidade fetal adequada, após estabilização do quadro materno, antecipar o parto.

REFERÊNCIAS

1. Report of the National High Blood Pressure education program Working Group on high blood pressure in pregnancy. Am J Obstet Gynecol. 2000;183(1):S1-S22.
2. Brasil. Ministério da Saúde. DATASUS. Estatísticas vitais: mortalidade e nascidos vivos: óbitos maternos [Internet]. Brasília: MS; c 2008 [caturado em 15 jun. 2016]. Disponível em: http://www2.datasus.gov.br/DATASUS/index.php?area=02.
3. Goldby FS, Beilin LJ. How an acute rise in arterial pressure damages arterioles. Cardiovasc Res. 1972;6(5):569-84.
4. Cunningham FG, Leveno KJ, Bloom SL, Hauth JC, Rouse DJ, Spong CY. Pregnancy hypertension. In: Cunningham FG, Leveno KJ, Bloom SL, Hauth JC, Rouse DJ, Spong CY. Williams obstetrics. 23rd ed. New York: McGraw-Hill; 2010. p. 706-56.
5. Sass N, Itamoto CH, Silva MP, Torloni MR, Atallah AN. Does sodium nitroprusside kill babies? A systematic review. Sao Paulo Med J. 2007; 125(2):108-11.
6. Duley L, Meher S, Jones L. Drugs for treatment of very high blood pressure during pregnancy. Cochrane Database Syst Rev. 2013;(7):CD001449.
7. Sass N, Sato JL, Mesquita MRS. Síndromes hipertensivas e nefropatias. In: Borges DR. Atualização terapêutica de Prado, Ramos e Valle. 25. ed. São Paulo: Artes Médicas; 2014/15. p. 588-93.

105

URGÊNCIAS E EMERGÊNCIAS NA ASSISTÊNCIA AO PARTO

ROSELI NOMURA
EDUARDO DE SOUZA
MARY UCHIYAMA NAKAMURA

A assistência ao parto tem como objetivo primordial a manutenção da saúde do binômio mãe-feto visando a redução da morbidade e mortalidade, materna e perinatal. No entanto, eventos ominosos podem ocorrer, exigindo pronta atuação do obstetra. O sucesso na assistência ao parto dependerá não apenas do acompanhamento dos fenômenos fisiológicos da parturição, mas também do correto manejo frente às situações de urgência ou emergência. Neste capítulo, serão abordadas as principais complicações do parto e do pós-parto.

FÓRCIPE

O fórcipe obstétrico é instrumento utilizado para apreensão, rotação e extração da cabeça fetal no momento do parto. Os mais usados são os de Simpson-Braun, Kielland e Piper (Figura 105.1). Antes da aplicação do fórcipe, é essencial verificar as condições de sua aplicabilidade: colo totalmente dilatado; ausência de desproporção fetopélvica; bolsa amniótica rota; feto vivo; cabeça insinuada profundamente encaixada (plano +3 de De Lee).

A aplicação do fórcipe pode ser classificada de acordo com a altura da apresentação, segundo o Quadro 105.1.

QUADRO 105.1 ■ Classificação da aplicação do fórcipe obstétrico

TIPO DE FÓRCIPE	ALTURA DA APRESENTAÇÃO PELOS PLANOS DE DE LEE
Alto	acima do plano zero
Médio	plano zero/+1
Médio-baixo	plano +2 e biparietal no plano zero
Baixo	plano +3 / +4

Hoje não se justifica a aplicação do fórcipe alto. Excepcionalmente, o fórcipe médio pode ser indicado, desde que o obstetra seja experiente nesse procedimento. Defende-se, sobretudo, o fórcipe de baixo que, quando realizado em cabeça totalmente rotada em variedade occipitopúbica

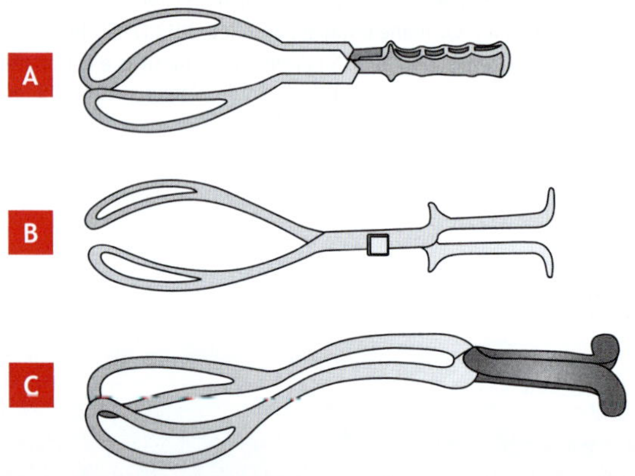

FIGURA 105.1 ■ Tipos de fórcipe. (A) Simpson-Braun. (B) Kielland. (C) Piper.

(OP), chama-se fórcipe de alívio. Sua execução abrevia o período expulsivo, reduzindo, quando necessário, a exposição fetal à hipóxia. O ACOG tem preconizado que o fórcipe baixo realizado em variedades oblíquas anteriores (OEA ou ODA) seja também considerado de alívio.[1]

As principais indicações para o uso do fórcipe são exaustão materna, sofrimento fetal, distocia de rotação e cabeça derradeira encravada. Na Unifesp, tem-se utilizado o fórcipe de Simpson-Braun no alívio e nas variedades oblíquas, anteriores ou posteriores. O fórcipe de Kielland é preconizado nas variedades transversas, que, em geral, cursam com assinclitismo, necessitando de correção. O fórcipe de Piper é utilizado na cabeça derradeira encravada em parto pélvico.

O obstetra deve utilizar o instrumento com o qual esteja mais habituado. Alguns possuem experiência com o uso do fórcipe de Kielland em todas as variedades de posição.

As complicações do parto fórcipe incluem traumas maternos ou fetais, tais como lacerações do canal de parto, fraturas de crânio, hemorragias cerebrais, lesões oftálmicas, auriculares ou do pescoço. Excepcionalmente pode ocorrer o insucesso na tentativa do uso do fórcipe, devendo ser escolhido o parto por via alta, caracterizando uma situação de emergência.

Uma alternativa ao uso do fórcipe é o vácuo extrator. Nos Estados Unidos, em 2014, o fórcipe foi utilizado em 0,6% dos partos vaginais e o vácuo extrator em 2,6%.[2] O parto com o auxílio do vácuo extrator não tem um sistema de classificação específico. Deve ser aplicado somente em variedades anteriores próximas à occipitopúbica. As manobras de rotação não devem ser efetuadas pelo risco de lacerações graves no couro cabeludo.

ATENÇÃO!

A escolha do instrumento, vácuo ou fórcipe, fica a critério da experiência do operador. Em geral, o vácuo é menos traumático para a mãe e o fórcipe menos traumático para o feto.

O vácuo tem aplicação mais fácil, impõe menos força sobre a cabeça fetal, o nível de anestesia materna requerido é menor, e resulta em menor traumatismo materno dos tecidos perineais. A rotação do polo cefálico é secundária à extração fetal. Entretanto, pode haver escape do dispositivo do vácuo na extração difícil, o que não ocorre com o fórcipe. Recomenda-se não utilizar esses instrumentos de forma sequencial, pois se associa a maior risco de hemorragia, lesões perineais graves e sequelas neonatais.

■ DISTOCIA DE OMBROS

Também denominada "biacromial", é definida como o encravamento das espáduas no desprendimento fetal, com impactação do ombro anterior contra a sínfise púbica, após a exteriorização da cabeça fetal. É emergência obstétrica pouco frequente, com potencial de determinar graves complicações maternas e perinatais.

A incidência relatada é de 1 para 300 partos vaginais. Os fatores predisponentes incluem macrossomia fetal, obesidade materna, diabetes, gravidez prolongada, baixa estatura e antecedente de distocia de ombro em parto anterior. Ainda devem ser considerados importantes as apresentações defletidas, variedades posteriores, anomalias da bacia como ângulo subpúbico reduzido, período de dilatação moroso, descida lenta da apresentação, período expulsivo prolongado e necessidade de uso do fórcipe ou vácuo extrator. Apesar de serem conhecidos, fatores de risco pré-gestacionais ou do anteparto têm valor preditivo extremamente pobre para a predição da distocia do ombro. Portanto, todo profissional que promove a assistência ao parto deve ser capaz de prontamente reconhecer essa distocia e realizar as manobras para a sua correção.

As principais complicações maternas incluem a hemorragia pós-parto por atonia uterina e as lacerações perineais de 3º e 4º graus. Estão geralmente relacionadas com as manobras necessárias para promover o desprendimento fetal, ainda que realizadas de forma apropriada. Outras lesões incluem a rotura uterina e a diástase da sínfise púbica. Em casos extremos, lesões de órgãos abdominais, tais como o fígado e o baço, podem ocorrer por trauma abdominal na tentativa de liberação do concepto. Além disso, a compressão excessiva de partes maternas, como uretra, bexiga e reto, pode ocasionar isquemia e favorecer a formação de fístulas.

ATENÇÃO!

As complicações para o recém-nascido são graves. A tração excessiva do polo cefálico pode provocar lesões transitórias ou permanentes do plexo braquial, com sequelas a longo prazo.

A paralisia de Erb-Duchene é a mais comum, por comprometimento das 5ª e 6ª raízes cervicais, e a paralisia de Kumpke, por lesão das 7ª e 8ª raízes cervicais. Fraturas ósseas da clavícula ou húmero, geralmente, têm curso favorável, com recuperação completa sem sequelas. Traumas viscerais fetais também são relatados. A asfixia fetal é de rápida instalação e pode ser fatal; a compressão dos vasos do pescoço fetal, principalmente das veias jugulares, causa a estase circulatória e lesão cerebral.

DIAGNÓSTICO

Em geral, o diagnóstico é clínico e subjetivo. A distocia de ombros deve ser suspeitada quando a cabeça fetal retrai para o períneo, após o seu desprendimento (sinal da tartaruga), em virtude da tração reversa do ombro fetal emperrado na sínfise púbica. O diagnóstico se estabelece quando houver falha no desprendimento do ombro anterior com a tração suave da cabeça fetal para baixo, por período máximo de 60 segundos.

TRATAMENTO

O objetivo é promover o desprendimento seguro do ovoide córmico antes que a asfixia e a lesão cerebral fetal se estabeleçam.

ATENÇÃO!

A maioria das intervenções busca desempacar o ombro anterior de trás da sínfise púbica. Em geral, isso deve ocorrer em, no máximo, 5 minutos, para reduzir o risco da asfixia grave com sequelas para o neonato.

Diagnosticada a distocia de ombro, algumas manobras obstétricas podem ser realizadas visando o desprendimento da cintura escapular. Sabe-se que não existe determinada ordem que seja melhor para aplicar tais manobras, mas é dada preferência para iniciar com as manobras externas (Figura 105.2 – manobra de McRoberts e pressão suprapúbica ou Rubin I), também chamadas de manobras de "1ª linha" por serem não são invasivas, de maior facilidade e rápidas.[3]

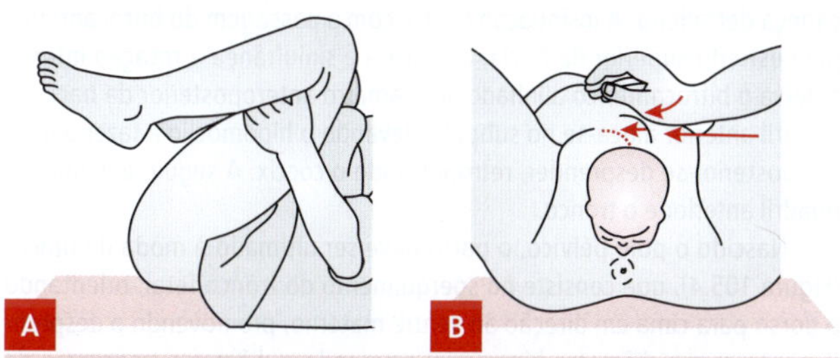

FIGURA 105.2 ■ Manobras de 1ª linha para correção da distocia de ombros: McRoberts (A) e pressão suprapúbica – Rubin I (B).

Fonte: Stitely e Gherman.[3]

São adotados mnemônicos para auxiliar na condução dos casos de distocia de ombro com o objetivo de planejar e treinar os profissionais da saúde, buscando melhores resultados perinatais. Um deles, muito divulgado no Brasil, é o ALEERTA (Quadro 105.2), segundo recomendação da Academia Americana de Médicos da Família, por meio do ALSO, com a seguinte interpretação:[4]

A – Alerta; pedir ajuda; assegurar a presença de obstetra, enfermeiro, anestesista, neonatologista, para a assistência necessária;

L – Levantar as pernas da paciente, que corresponde à manobra de McRoberts; pela flexão acentuada das pernas da parturiente sobre o abdome, com abdução das pernas (taxa de sucesso de até 42%).

E – Pressão externa suprapúbica por um assistente (manobra de Rubin I). Deve ser realizada por 30 a 60 segundos, contínua e/ou intermitente, sendo que o profissional que realiza esta manobra deve estar posicionado do lado do dorso fetal. A manobra não deve ser realizada no fundo uterino, e sim na região suprapúbica, a fim de reduzir o diâmetro bisacromial ao aplicar pressão sobre a face posterior do ombro anterior do feto. Em conjunto com a manobra de McRoberts, a taxa de sucesso é em torno de 54 a 58%.

E – Episiotomia. Como serão realizadas manobras internas, avaliar a necessidade de ampliar o canal vaginal.

R – Remover o braço posterior pela manobra de Jacquemier. Localizar o braço posterior e retirá-lo flexionando o cotovelo e passando o braço pelo tórax do feto. Quando realizada com sucesso, o feto roda e desprende os ombros. A complicação mais grave associada a este procedimento é a fratura de úmero.

T – Toque vaginal para realização de manobras internas: Rubin II, que consiste em aplicar pressão com dois dedos na região posterior do ombro anterior do feto; Woods, aplicar pressão com dois dedos na região anterior do ombro posterior do feto; Woods reverso, aplicar pressão com dois dedos na região posterior do ombro posterior, procurando rodar o biacromial em sentido contrário às manobras anteriormente citadas.

A – Alterar a posição da paciente para a de Gaskin, colocando a parturiente sobre os quatro membros ou posição de quatro apoios. Esta manobra mostra sucesso em até 83% das vezes.

QUADRO 105.2 ■ Significado do mnemônico ALEERTA para o manejo da distocia de ombros

A	Alerta (ajuda)
L	Levantar as pernas (McRoberts)
E	Externa (pressão suprapúbica)
E	Episiotomia (considerar o procedimento)
R	Remover o braço posterior (manobra de Jacquemier)
T	Toque vaginal (para realização de manobras internas)
A	Alterar a posição para quatro apoios (Posição de Gaskin)

Fonte: American Academy of Family Physicians.[4]

ATENÇÃO!

Se o parto não ocorrer em 4 a 5 minutos, medidas de último recurso devem ser tomadas, que incluem cesárea após manobra de Zavanelli (reintrodução do polo cefálico no abdome materno) e sinfisiotomia. A fratura intencional da clavícula pode reduzir o diâmetro biacromial, entretanto é de difícil realização e pode provocar lesões vasculares e de estruturas pulmonares, não sendo habitualmente indicada.

■ PARTO PÉLVICO

A apresentação pélvica é aquela em que o polo pélvico fetal ocupa a área do estreito superior da bacia e nela vai se insinuar. É denominada completa quando o feto flete as coxas sobre o abdome e as pernas sobre as coxas (Figura 105.3). As pélvicas incompletas compreendem o modo de nádegas (Agripina), de joelhos e o modo de pés. No termo da gestação, sua ocorrência é em torno de 3 a 4%.

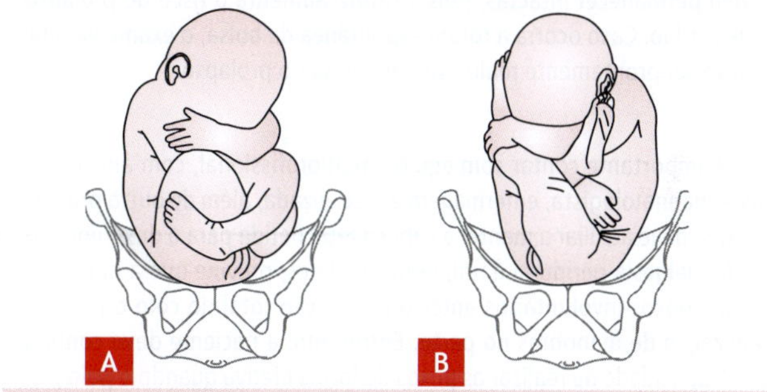

FIGURA 105.3 ■ Tipos de apresentação pélvica: completa (A) e modo de nádegas ou agripina (B).

Apesar de muitas instituições indicarem a cesárea como a via de parto na apresentação pélvica, o parto pélvico transvaginal ainda ocorre, principalmente nos casos de parto precipitado, que se inicia fora do ambiente hospitalar, ou nos casos de fetos com malformações graves ou óbito fetal.

O parto vaginal na apresentação pélvica é procedimento de elevada dificuldade, em que o obstetra deve estar treinado para agir nas complicações. A via vaginal está restrita aos casos admitidos com dilatação cervical avançada ou no expulsivo, com os elementos de conduta amplamente favoráveis.

ATENÇÃO!

É importante rever as técnicas do parto pélvico, pois, em situações de urgência ou emergência, complicações podem ocorrer e demandam procedimentos específicos.

Algumas condições minimizam os riscos do parto pélvico (Quadro 105.3),[5,6] e alguns autores as utilizam como critérios de melhor prognóstico. A US realizada antes do parto pode determinar o tipo de apresentação pélvica, se completa ou incompleta, o grau de flexão da cabeça, o peso fetal estimado e excluir anomalias.

QUADRO 105.3 ■ Condições que minimizam os riscos do parto pélvico

- Ausência de contraindicação para parto vaginal (p. ex.: placenta prévia, vício pélvico, prolapso de cordão)
- Ausência de cesárea anterior
- Parto vaginal anterior sem dificuldades
- Ausência de anomalia fetal que possa causar distocia
- Peso fetal estimado abaixo de 750 g ou entre 2.000 e 4.000 g
- Idade gestacional acima de 36 semanas
- Não haver hiperextensão da cabeça fetal
- Apresentação pélvica completa
- Bolsa íntegra
- Trabalho de parto de início espontâneo
- Equipe treinada para parto pélvico e condições operacionais para realização da cesárea de emergência

Fonte: ACOG Committee on Obstetric Practice[5] e Kotaska e colaboradores.[6]

ATENÇÃO!

No manejo do trabalho de parto, as membranas corioamnióticas devem permanecer intactas, pois a rotura aumenta o risco de prolapso de cordão. Caso ocorra a rotura espontânea da bolsa, o exame vaginal deve ser prontamente realizado para excluir o prolapso.

É importante contar com equipe multiprofissional, com anestesiologista, neonatologista, enfermagem especializada, além de outro profissional que deve auxiliar a manter a cabeça fetal fletida para o desprendimento. A analgesia peridural é útil, reduz as dores, previne que a parturiente realize puxos involuntários antes da dilatação total do colo e permite a realização de manobras no parto. Entretanto, a paciente deve continuar com capacidade de realizar os puxos de forma efetiva quando o polo pélvico atingir a pelve. Quando não for possível realizar a analgesia, o bloqueio pudendo pode ser feito quando o polo pélvico atingir o períneo.

A maioria dos autores recomenda evitar a indução do trabalho de parto. A ocitocina pode ser utilizada no tratamento da hipocontratilidade uterina após a anestesia peridural. Não deve ser utilizada na fase ativa do trabalho de parto. Quando a progressão do trabalho de parto é inadequada na fase ativa, pode haver desproporção fetopélvica, e a cesárea deve ser indicada. No expulsivo, caso o parto não ocorra após 30 a 60 minutos de puxos maternos efetivos, a cesárea deve ser indicada.

No momento da expulsão fetal, a parturiente deve ser posicionada de forma adequada na mesa cirúrgica, com parte das nádegas além do limite da mesa, com hiperflexão das coxas sobre o abdome e obtenção plena dos diâmetros da bacia.

A extração pélvica deve ser evitada nas gestações únicas. O desprendimento deve ocorrer de forma espontânea. É importante evitar qualquer manobra ou tração até que a parturiente expulse o polo pélvico até a inserção do cordão umbilical no abdome fetal e, então, deve ser aplicada pressão que promova a flexão e descida da cabeça. A rotação do tronco, para anteriorização do dorso e extração dos membros, é aceitável quando necessária a assistência nesse período.

O mecanismo do parto pélvico pode ser dividido em: desprendimento do polo pélvico; desprendimento das espáduas; e desprendimento da cabeça derradeira. A insinuação ocorre com a passagem do bitrocantérico pelo estreito superior da bacia; a descida é simultânea à rotação interna e deixa o bitrocantérico alinhado ao diâmetro anteroposterior da bacia. O quadril anterior aloca-se no subpúbis levando o hipomóclio a fazer o quadril posterior se desprender, retropulsando o cóccix. A seguir, é expulso o quadril anterior e o tronco.

Nascido o polo pélvico, o parto deve ser ultimado à moda de Bracht (Figura 105.4), que consiste no soerguimento do tronco fetal, orientando o dorso para cima em direção ao ventre materno, promovendo o desprendimento com o diâmetro biacromial ocupando o diâmetro transverso da bacia. Antes da manobra de Bracht, convém realizar a alça de cordão umbilical para evitar sua tração e estiramento. A saída da cabeça fetal se dá pela sua flexão, liberando-se, progressivamente, os diâmetros suboccipitomentoneiro, suboccipitofrontal e suboccipitobregmático.

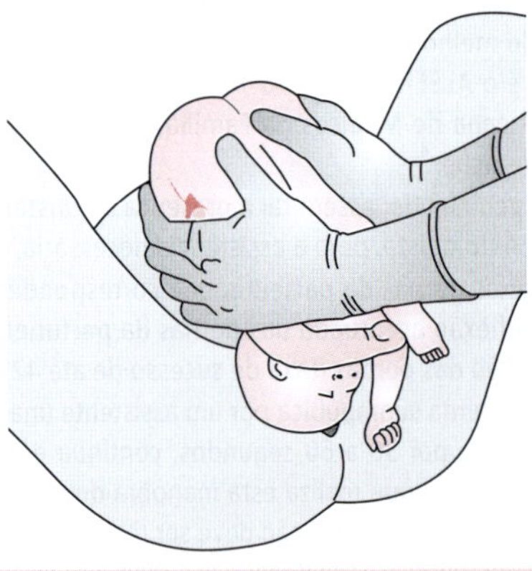

FIGURA 105.4 ■ Manobra de Bracht no parto pélvico.

O mecônio é frequentemente eliminado pelo feto, por compressão, e não deve ser valorizado. A episiotomia, via de regra, deve ser realizada quando é necessário ampliar o canal de parto.

Alguns advogam a manobra de Thiessen, que consiste na postergação da saída do polo pélvico, durante algumas contrações, obstruindo-se a fenda vulvar com uma compressa e a palma da mão. Após a retirada da mão o parto deve ocorrer em monobloco. Deve-se valer dessa manobra quando a dilatação ainda não é completa.

Além disso, recentemente, alguns propuseram a realização do parto pélvico na posição de quatro apoios. Até o momento, não existem evidências científicas que suportem essa posição na assistência ao parto pélvico.

COMPLICAÇÕES

Nas situações em que houver dificuldade no desprendimento da cintura escapular, é provável que os braços estejam defletidos. Nessa condição, o bisacromial deve ser orientado para o diâmetro anteroposterior da bacia, o polo pélvico deve ser soerguido com uma mão e, com a outra, tenta-se liberar o braço posterior, com os dedos indicador e médio procurando alcançar, de fora para dentro, a flexura do cotovelo, recalcando o braço por toda a sua extensão. O braço anterior é desprendido, abaixando-se o polo pélvico e a mão dorsal (que está no mesmo lado que o dorso fetal) é disposta de modo que as extremidades dos dedos indicador e médio se apliquem à flexura do cotovelo e o polegar sob a axila, trazendo o cotovelo para a escava, liberando o braço.

Por exceção, recorre-se à manobra de Deventer-Muller, que consiste na anteroposteriorização do bisacromial, seguida de tração enérgica com oscilação para baixo até trazer a cintura escapular ao estreito inferior com desprendimento da espádua e do braço anterior, seguido pela oscilação do feto para cima para desprender a espádua posterior; ou, à de Rojas, que consiste na ampla rotação do tronco fetal da direita para a esquerda e vice-versa, transformando sucessivamente o braço posterior e anterior, levando ao desprendimento.

ATENÇÃO!

São manobras traumáticas de grande morbidade que podem levar à lesão de órgãos fetais.

No desprendimento da cabeça, pode haver dificuldades caso esteja rodada ou defletida. Pelo toque, é possível verificar a variedade de posição e completar a rotação. Não se advoga a realização da manobra de Mauriceau por ser muito traumática; consiste em introduzir os dedos indicador e médio da mão ventral na boca fetal e, sobre a mandíbula, forçar a flexão da cabeça, enquanto os dedos indicador e médio da outra mão furculam o pescoço e tracionam a cabeça.

A opção mais segura no encravamento da cabeça derradeira consiste na aplicação do fórcipe de Piper. É necessário que a cabeça esteja insinuada e fletida. Se estiver muito alta, a compressão do fundo do útero deve orientar a flexão e a insinuação. O auxiliar deve apreender os membros fetais e elevar o tronco. A primeira colher a ser introduzida é a esquerda, por pega direta, seguida pela colher direita e articulação das colheres. A tração, auxiliada pela compressão do fundo uterino, é realizada para baixo, na direção dos cabos, até que o mento apareça na fenda vulvar e, a seguir, elevam-se os cabos para ultimar o desprendimento da cabeça.

HEMORRAGIA PÓS-PARTO

A HPP é habitualmente conceituada como a perda de mais de 500 mL de sangue após o parto. Pode ainda ser categorizada como HPP menor quando a perda é de 500 a 1.000 mL, e HPP maior quando a perda excede 1.000 mL. Ainda quanto ao momento em que ocorre, pode ser classificada como HPP precoce ou primária, quando ocorre nas primeiras 24 horas, e, tardia ou secundária, entre 24 horas e 6 semanas. A incidência é de 4 a 6% dos nascimentos.

CAUSAS E FATORES DE RISCO

A causa da HPP está associada a uma das quatro etiologias, definidas como 4Ts:

T – Tônus: contratilidade uterina anormal ou atonia
T – Trauma: lacerações, ruptura uterina e inversão uterina
T – Tecido: retenção de tecidos, acretismo
T – Trombina: anormalidades de coagulação

ATENÇÃO!

A atonia uterina é a causa mais importante da HPP, podendo responder por mais de 80% dos casos. A atonia pode ser antecipada se detectados fatores de risco para essa complicação.

Os principais fatores de risco para a HPP[7] relacionam-se aos eventos que promovem a distensão excessiva do útero durante a gravidez e estão apresentados no Quadro 105.4. O antecedente de HPP é o fator de risco de maior importância, pois em mulheres que apresentaram essa complicação na primeira gestação, a recorrência em uma segunda gestação consecutiva é de 14,8% (RR 3,3, IC95% 3,1 a 3,5).

QUADRO 105.4 ■ Fatores de risco para a hemorragia pós-parto

▪ Antecedente de hemorragia pós-parto	▪ Anestesia geral
▪ Idade materna > 35a	▪ Pré-eclâmpsia
▪ Multiparidade	▪ Febre/corioamnionite
▪ Gemelidade	▪ Indução do parto
▪ Macrossomia fetal	▪ Trabalho de parto prolongado
▪ Obesidade materna	▪ Placenta prévia
▪ Polidrâmnio	▪ Descolamento prematuro de placenta
▪ Cesárea anterior	▪ Mioma uterino

Fonte: Kramer e colaboradores.[7]

Quando a HPP não é determinada pela atonia, o trauma genital pode ser a causa do sangramento excessivo. O trauma pode resultar de lacerações perineais, da cérvix, da episiotomia ou da rotura uterina. O parto vaginal operatório, pelo uso do fórcipe ou do vácuo extrator, também aumenta o risco de HPP. A inversão uterina aguda é evento raro, pode ser completa ou incompleta e demanda rápido diagnóstico e correção, pois a hemorragia profusa e choque podem ocorrer.

A retenção de fragmentos placentários prejudica a adequada contração uterina, podendo causar a HPP. A placentação anormal, com acretismo placentário, favorece essa condição.

A coagulação vascular disseminada, que pode ocorrer em casos de descolamento prematuro de placenta, óbito fetal, embolia amniótica, sepse e na transfusão sanguínea excessiva, pode ser causa da HPP. Outras coagulopatias como a doença de Von Willebrand, trombocitopenias e uso de anticoagulantes também estão associadas ao sangramento excessivo no parto e pós-parto.

TRATAMENTO

Conduta clínica

No pós-parto vaginal, havendo a dequitação, o sangramento vaginal excessivo impõe a exploração cuidadosa do canal de parto e do útero. Isso geralmente permitirá a avaliação das três primeiras etiologias, mas pode não conseguir diagnosticar as alterações na coagulação. O tônus e o tamanho do útero devem ser avaliados pela palpação do fundo do útero e da sua face anterior. Se o útero estiver amolecido à palpação, aumentado, e o sangramento excessivo é observado, muito provavelmente a HPP tem como causa a atonia uterina, e a massagem uterina está indicada. A ruptura uterina e a inversão uterina serão abordadas em tópicos específicos.

O tratamento da HPP deve atender a uma abordagem sequencial com equipe composta por diversos profissionais de saúde.[8] Inicialmente, a conduta busca investigar a atonia uterina, mas as demais causas devem ser rapidamente investigadas (Figura 105.5).

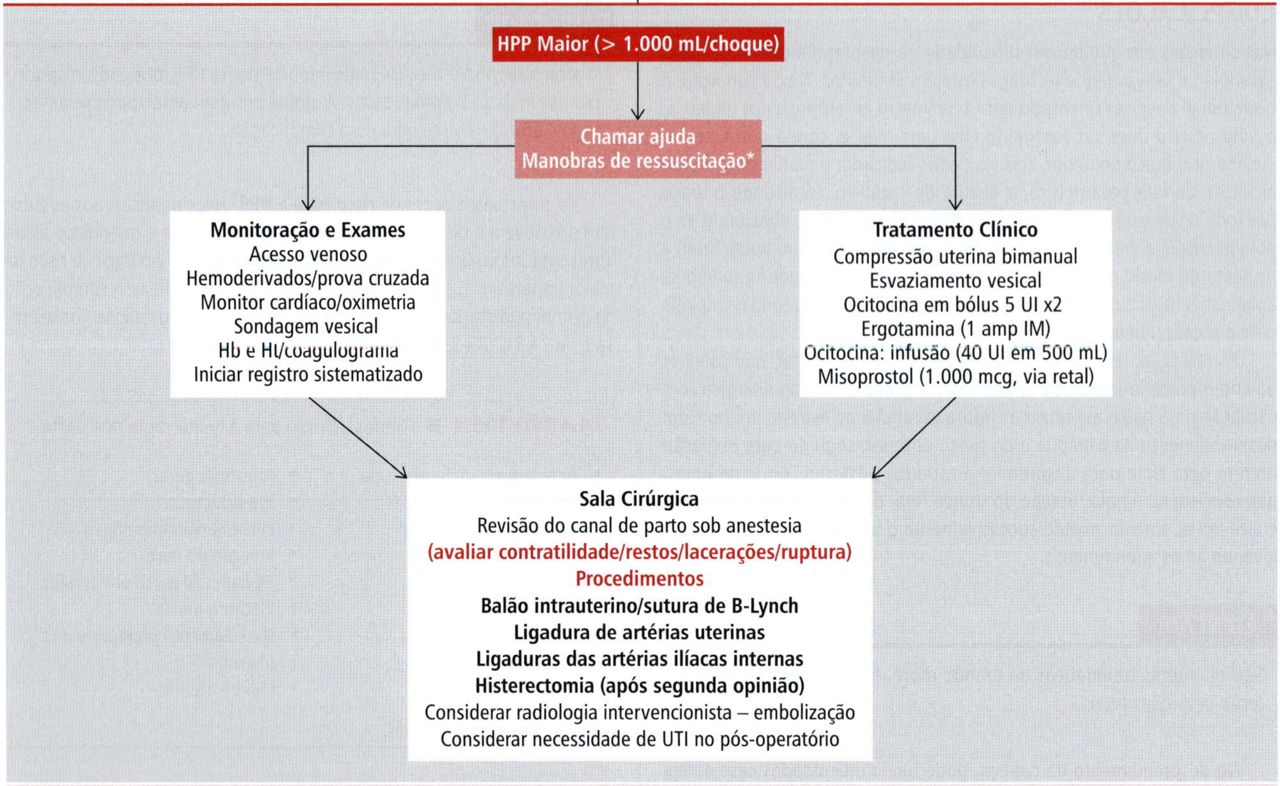

FIGURA 105.5 ■ Fluxograma de conduta na hemorragia pós-parto.

*Ressuscitação, monitoração, exames e tratamento devem ser realizados simultaneamente.
Fonte: Adaptada de Royal College of Obstetricians and Gynaecologists.[8]

ATENÇÃO!

Caso a paciente apresente sinais de parada cardiorrespiratória, as manobras de ressuscitação devem ser iniciadas. É necessário chamar ajuda para o tratamento em equipe da paciente em situação de emergência.

Deve ser obtido acesso venoso calibroso para infusão de volume e medicamentos. Três amostras de sangue devem ser providenciadas: (1) para prova cruzada e reserva de hemoderivados; (2) para determinar nível de hemoglobina e hematócrito; e (3) para coagulograma. A monitoração cardíaca e de saturação de oxigênio devem ser prontamente providenciadas. É necessário que seja realizado o registro sistematizado de todos os procedimentos realizados, bem como medicamentos infundidos e volume administrado.

A intervenção inicial mais importante é a compressão uterina bimanual (Figura 105.6), feita da seguinte maneira: coloca-se uma mão na vagina empurrando a parede uterina anterior para cima enquanto a mão sobre o abdome comprime a parede posterior do útero contra a outra. A elevação do útero estica as artérias uterinas, causando compressão enquanto o miométrio é estimulado a se contrair. Se o tônus permanecer fraco após vários minutos, apesar da massagem vigorosa do útero, devem ser administrados uterotônicos, tais como ocitocina, metilergonovina (na ausência de hipertensão), ou prostaglandinas (**misoprostol**). Devem ser realizados a sondagem e o esvaziamento vesical, pois a bexiga cheia pode interferir na contração do segmento inferior do útero, mesmo quando o fundo uterino estiver contraído.

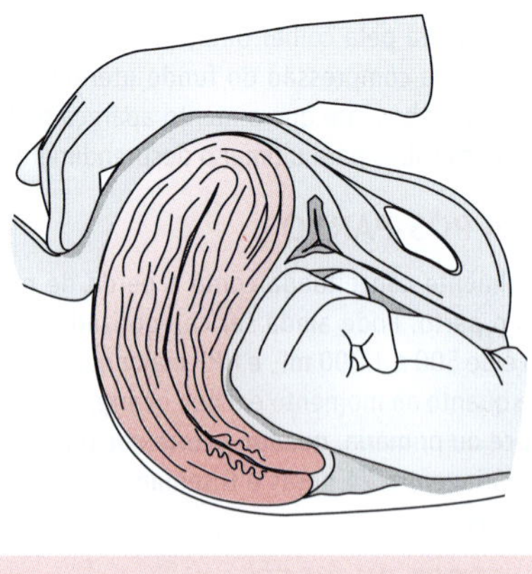

FIGURA 105.6 ■ Compressão uterina bimanual.

Agentes uterotônicos

A ocitocina é o medicamento de 1ª linha para estimular a contração do útero. Tem rápido início de ação, em torno de 1 minuto, e meia-vida curta. Pode ser administrada por via IV ou IM.

ATENÇÃO!

A ocitocina é sensível ao calor e deve ser corretamente armazenada. Podem ser administradas 5 UI em bólus, repetindo-se em poucos minutos. Entretanto, deve ser usada com cautela na administração em bólus, pois pode causar hipotensão. Pode ainda ser infundida dose de 40 UI, diluída em 500 mL de solução salina, em velocidade de 250 mL/hora.

A metilergonovina, ergotamina e ergometrina (alcaloides derivados do ergot) promovem contração tetânica do útero, por aumentare a entrada do cálcio e ativar a musculatura lisa do útero. São contraindicadas para pacientes portadoras de hipertensão arterial, enxaqueca ou síndrome de Raynaud. A dose recomendada é de 0,2 mg, IM, repetida em 15 minutos. Efeitos colaterais incluem náuseas, vômitos, zumbido, dor de cabeça e aumento da pressão arterial.

Prostaglandinas

Desempenham papel importante na contratilidade uterina. O misoprostol é a prostaglandina mais utilizada no nosso país e é efetiva no tratamento da HPP. Recomenda-se dose de 1.000 mcg, via retal, no tratamento da atonia uterina. A administração por via retal parece ter a mesma biodisponibilidade daquela por via vaginal. Os efeitos colaterais do misoprostol incluem náuseas, vômitos, pirexia e tremores, todos mais frequentes quando utilizado por via oral.

Conduta cirúrgica

Balão intrauterino

Promove tamponamento da cavidade uterina. Para essa finalidade, pode ser utilizado o balão de Bakri ou o de Sengstaken-Blakemore (balão esofágico). O dispositivo deve ser inserido na cavidade uterina e tem a capacidade de conter 400 a 500 mL de solução salina. Uma vantagem do balão de Bakri é ter uma via de saída que permite avaliar a persistência do sangramento. Em geral, o balão é retirado 24 horas depois de inserido. A maioria dos autores descreve o uso de antibióticos de amplo espectro nessas situações.

Ligaduras arteriais

As ligaduras das artérias uterinas e útero-ovarianas têm sido descritas para o tratamento cirúrgico conservador da HPP. O objetivo é reduzir a perfusão uterina e o sangramento. As taxas de sucesso variam de 40 a 95%. A técnica foi descrita inicialmente por O'Learly. O procedimento é efetuado com uma agulha curva grande, com a qual se realiza a sutura no sentido anterior para o posterior, através do miométrio, no nível do seguimento inferior do útero, aproximadamente a 1 a 2 cm medial ao ligamento largo. Em seguida, a sutura é efetuada no sentido posterior ao anterior, atravessando o espaço avascular do ligamento largo, próximo à borda uterina. A sutura é, então, amarrada para comprimir os vasos sanguíneos. A ligadura unilateral controlará a hemorragia em 10 a 15% dos casos, ao passo que a bilateral controlará 75%. Caso o sangramento persista após a ligadura das artérias uterinas, os vasos útero-ovarianos podem ser ligados.

ATENÇÃO!

A ligadura da artéria hipogástrica (ilíaca interna) pode ser considerada tecnicamente difícil e demanda tempo significativo para ser realizada. Além disso, o cirurgião deve ser experiente e estar familiarizado com a anatomia local.

Suturas compressivas

Em 1997, B-Lynch e colaboradores[9] descreveram a técnica de sutura compressiva do útero para o controle do sangramento pós-parto devido à atonia uterina (Figura 105.7). Classicamente, a técnica foi descrita para ser realizada durante a cesárea, antes do fechamento da incisão uterina. Entretanto, atualmente, quando indicada na cesárea, é realizada após a histerorrafia.

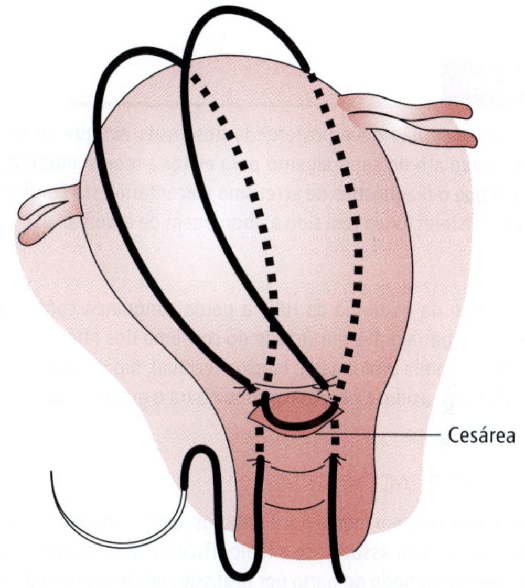

FIGURA 105.7 ■ Sutura compressiva de B-Lynch.

Fonte: B-Lynch e colaboradores.[9]

Consiste na aplicação de ponto com fio de catgute cromado 2 ou Vycril 2 pela seguinte técnica: o primeiro ponto é passado 3 cm abaixo da histerotomia transversa, à direita, passando pela cavidade uterina, e saindo em um ponto acima da incisão, a cerca de 4 cm da borda lateral do útero, na parede anterior do útero. A sutura é, então, transportada verticalmente sobre o fundo, enquanto o assistente cirúrgico mantém a compressão do útero. Outro ponto de sutura é passado através da parede uterina posterior, no nível da histerotomia e do ligamento uterossacro, na horizontal, do lado direito para o esquerdo do útero. O fio de sutura é transportado ao longo do fundo e pelo lado esquerdo do útero anteriormente e, outra vez, aproximadamente a 4 cm da face lateral do útero, o ponto é efetuado através da parede uterina para a cavidade, de forma simétrica ao feito no lado oposto, de modo que o fio de sutura é passado pela parede abaixo da histerotomia transversa, em um ponto que corresponde ao ponto de entrada inicial, mas no lado oposto. Finalmente, as duas extremidades da sutura são amarradas. Durante esse processo, o assistente cirúrgico deve manter a compressão no útero de modo a assegurar que a sutura promova o maior grau possível de compressão.

De modo geral, complicações são raras. Muitas gestações sem intercorrências têm sido relatadas em mulheres com antecedente da sutura de B-Lynch.

Embolização

A embolização da artéria uterina por técnicas de radiologia intervencionista pode desempenhar papel importante no manejo da HPP. É uma opção em pacientes hemodinamicamente estáveis com sangramento persistente, em centros que o acesso ao procedimento seja rápido e fácil. Nos casos em que houver coagulopatia, esta deve ser corrigida antes do procedimento. Alguns consideram a coagulopatia uma contraindicação ao procedimento.

Histerectomia

Último recurso para o tratamento da HPP, geralmente indicada nas situações em que as medidas anteriormente descritas não obtiveram sucesso no controle do sangramento.

ATENÇÃO!

A histerectomia não deve postergada nos casos em que se exige o controle imediato do sangramento para evitar a morte materna. Nos casos em que o diagnóstico de acretismo placentário está confirmado, a cesárea-histerectomia tem sido a abordagem de escolha.

A despeito da etiologia da HPP, a perda sanguínea contínua pode levar à coagulopatia grave em virtude do consumo dos fatores de coagulação. A hipovolemia prolongada, hipoxia tecidual, hipotermia, alterações hidreletrolíticas e acidose podem contribuir para o grave comprometimento da paciente.

RETENÇÃO PLACENTÁRIA

A dequitação ocorre em média 8 a 9 minutos após a expulsão fetal. Intervalos maiores podem associar-se a maior risco de hemorragia. O manejo ativo do terceiro período do parto por profissionais de saúde reduz o risco de complicações nesse período e inclui a tração controlada do cordão umbilical e a utilização de uterotônicos (ocitocina 10 UI, IM ou IV). A ocitocina por via IV, em bólus, deve ser usada com cautela, pois pode causar hipotensão.

Quando a dequitação não ocorre em até 30 minutos, caracteriza-se a retenção placentária. Nessa situação, indica-se a extração manual da placenta, procedimento que deve ser realizado com a paciente sob anestesia e indica-se o uso de antibióticos.

LACERAÇÕES PERINEAIS

Quando a revisão do canal de parto evidenciar lacerações perineais, estas devem ser reparadas, principalmente quando forem a causa da hemorragia. Mesmo que a inspeção tenha sido realizada após o parto, o exame deve ser refeito, pois eventuais lacerações podem ter ficado despercebidas. As lacerações do colo e da vagina são mais comuns após parto vaginal operatório, parto de fetos macrossômicos e nas situações de parto precipitado. A adequada visualização é necessária e deve ser facilitada pela anestesia.

HEMATOMAS

Em virtude da grande vascularização da pelve na gravidez, a laceração de vasos pode levar à formação de hematomas no trato genital inferior e superior. Os locais mais comuns são a vulva, vagina e retroperitônio. Em geral, cursam com dor local nas primeiras 24 horas após o parto.

Os hematomas vulvares podem ser decorrentes de episiotomias ou de lacerações perineais espontâneas. O manejo inicial inclui o uso de analgésicos e aplicação de bolsa de gelo. Hematomas pequenos, com menos de 5 cm de diâmetro, não expansivos, resolvem-se espontaneamente com as medidas de suporte. Casos de hematomas expansivos, de grande volume, podem resultar em alterações hemodinâmicas e queda de hematócrito, sendo indicadas a drenagem cirúrgica, hemostasia local e ressutura.

Hematomas de retroperitônio são mais raros, mas de maior gravidade, podendo colocar em risco a vida da paciente. Podem ocorrer na cesárea, por lesões de ramos da artéria ilíaca interna. No parto vaginal podem ser decorrentes de extensão de hematoma paravaginal. Em geral, as pacientes estão assintomáticas no início e, com o acúmulo progressivo do sangue no espaço retroperitoneal, passam a apresentar sinais de hipotensão e choque. O tratamento inclui a exploração cirúrgica e/ou procedimentos da radiologia intervencionista (embolização).

RUPTURA UTERINA

Evento raro na gestação, mas representa uma das mais graves emergências em obstetrícia, associada à elevada mortalidade materna e perinatal. A incidência varia na literatura, mas é estimada em 0,1%. Corresponde à abertura da parede miometrial e da serosa visceral que a recobre, associada com sangramento volumoso das bordas da lesão. Ocorre habitualmente a extrusão do feto ou partes dele, da placenta ou do cordão umbilical para a cavidade abdominal; ou a completa avulsão uterina.

Numerosos fatores de risco estão relacionados: antecedente de rotura uterina; antecedente de histerotomia vertical ou fúndica; indução do parto; indução do parto em cesárea anterior; antecedente de cirurgia uterina que tenha atingido a cavidade endometrial; malformações congênitas do útero; uso excessivo de ocitocina ou prostaglandinas; multiparidade e trauma. Tipicamente, a ruptura uterina ocorre durante o trabalho de parto, mas pode ocorre também no final da gravidez. A deiscência uterina é uma condição similar que resulta da separação das bordas miometriais de cicatriz preexistente, apresenta menor sangramento e menor risco materno e fetal.

A ruptura uterina é tradicionalmente associada ao antecedente de cesárea. O risco de ruptura do útero no parto é diretamente relacionado ao número de cesáreas prévias e ao tipo de incisão uterina. O risco de ruptura é maior em mulheres com antecedente de cesárea corporal (clássica) ou incisão em forma de T invertido ou em J. Quando há o antecedente de cesárea clássica, o risco de ruptura relatado é de 1 a 12%. Nos casos com antecedente de histerotomia segmentar transversa, o risco de ruptura relatado é de 0,7%.

As manifestações clínicas variam de achados sutis, como maior sensibilidade uterina ou alterações na cardiotocografia, até choque hipovolêmico de início súbito. Podem ocorrer ainda redução na contratilidade uterina, recuo da apresentação fetal, dor abdominal, sangramento vaginal e hematúria, quando a ruptura estende-se à bexiga. A conduta exige laparotomia exploradora imediata e reposição volêmica e de hemoderivados. De acordo com as condições do útero e da paciente, pode ser realizada a histerorrafia ou a histerectomia.

ATENÇÃO!

O sucesso do tratamento dependerá da rapidez com que o diagnóstico é estabelecido para a adoção das medidas necessárias. A intervenção cirúrgica rápida minimiza os riscos de danos fetais.

A ruptura uterina na ausência de cicatriz prévia no órgão é associada com a multiparidade e exposição à hiperestimulação pela ocitocina. Primigestas expostas a doses excessivas de ocitocina também podem apresentar a ruptura uterina.

Anormalidades no período intraparto, nas condições maternas, na frequência cardíaca fetal, ou na atividade uterina podem sugerir o diagnóstico de ruptura uterina ou deiscência de cicatriz uterina, mas o diagnóstico dependerá essencialmente da suspeita levantada pela equipe de saúde que presta a assistência à parturiente. Como em qualquer emergência obstétrica, o prognóstico materno e fetal, bem como o sucesso no manejo do caso, depende do preparo das equipes.

INVERSÃO UTERINA

Complicação obstétrica em que o fundo uterino é forçado para a cavidade uterina, de forma parcial ou total, através da cérvix.

ATENÇÃO!

A inversão uterina aguda obstétrica é complicação rara e configura situação de emergência, pois a paciente pode evoluir com quadro de hemorragia pós-parto e choque neurogênico grave, colocando em risco sua vida.

Nos Estados Unidos, a incidência é de 1 em 23 mil partos e, no Reino Unido, 1 em 28 mil partos. A mortalidade materna relatada era de 13 a 41%, mas, em estudos recentes, em países com elevados recursos, nenhuma morte materna foi relatada. Em casos raros, tem sido descrita durante a cesárea.

A etiologia está relacionada ao manejo inadequado do terceiro período do parto, pela tração excessiva do cordão umbilical e pressão do fundo uterino (manobra de Credé) antes do descolamento da placenta. Outros fatores de risco incluem atonia uterina, implantação fúndica com acretismo placentário, extração manual da placenta, parto precipitado, cordão umbilical curto e doenças do tecido conectivo (síndrome de Marfan e síndrome de Ehler-Danlos). Entretanto, em 50% dos casos não é identificado nenhum fator de risco.

Várias classificações são descritas. A classificação por gravidade e grau de inversão está apresentada no Quadro 105.5.[10-12]

QUADRO 105.5 ■ Classificação do grau de inversão uterina

GRAU	DESCRIÇÃO
Primeiro grau (incompleta)	Depressão do fundo uterino em direção do anel cervical, sem ultrapassá-lo.
Segundo grau (incompleta)	O fundo uterino invertido estende-se pelo anel cervical, ultrapassando-o, mas permanece dentro da vagina.
Terceiro grau (completa)	O fundo uterino invertido estende-se pelo introito vulvar, ultrapassando-o.
Quarto grau (total)	Inversão do útero, colo e vagina.

Fonte: Bhalla e colaboradores,[10] Mirza e Gaddipati[11] e Witteveen e colaboradores.[12]

A apresentação clínica mais comum é a hemorragia pós-parto acompanhada de exteriorização de massa na vagina, que corresponde ao fundo do útero. Ocasionalmente, a placenta pode estar ainda aderida

O tratamento do choque baseia-se nos princípios da ressuscitação e seguem os passos do tratamento da hemorragia pós-parto. O uso de uterotônicos deve ser descontinuado e o obstetra deve restaurar o útero para a sua correta posição. A maneira mais rápida para tratar o choque neurogênico é corrigir a inversão do útero. A manobra consiste em conduzir internamente o fundo uterino com a palma da mão, mantendo as polpas digitais na junção uterocervical e elevar o fundo para o nível da cicatriz umbilical (Figura 105.8). É necessário manter a mão no interior do útero por alguns minutos até que fique contraído, o que exige, por vezes, a infusão de ocitocina. É indicado o uso de antibióticos para prevenir infecções.

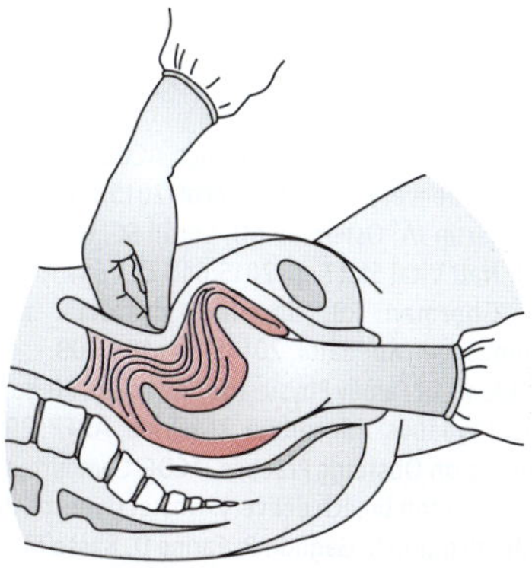

FIGURA 105.8 ■ Manobra de Taxe para correção da inversão uterina aguda no pós-parto.

ATENÇÃO!

Quando a placenta permanece aderida ao útero (acretismo), alguns autores recomendam a removê-la antes da reposição da matriz. No entanto, esse procedimento pode aumentar a hemorragia. Outros preferem repor o útero com a placenta aderida e, posteriormente, tentar removê-la; no entanto, pode haver dificuldade nesse procedimento.

No insucesso na reposição manual do útero, o que ocorre em 10 a 15% dos casos, ou quando ocorre a retração do colo, as manobras tornam-se inexequíveis e deve ser indicada a correção cirúrgica via abdominal. A primeira opção é pela técnica de Huntington, que consiste no pinçamento sucessivo do corpo uterino por meio do funil de inversão, em direção à cavidade abdominal, procurando repor o órgão na sua posição original. Havendo dificuldade, pode-se utilizar a técnica de Haultain, que preconiza a secção do bordo posterior buscando resolver o problema da retração do colo.

O diagnóstico clínico da inversão uterina não impõe dificuldades, e a reposição do órgão por via vaginal é o tratamento de eleição, enquanto se corrigem as condições gerais da paciente. A prevenção dessa grave complicação consiste em evitar o fator desencadeante: expressão fúndica associada à tração do cordão no terceiro período do parto.

REVISÃO

- O sucesso na assistência ao parto dependerá não apenas do acompanhamento dos fenômenos fisiológicos da parturição, mas também do correto manejo frente às situações de urgência ou emergência.
- As situações de emergência aqui descrita são as complicações do parto fórcipe (traumas maternos e/ou fetais); distocia de ombros (pouco frequente, com potencial de graves complicações maternas e perinatais); complicações do parto pélvico (não desprendimento da cintura escapular, HPP, retenção placentária, lacerações perineais, hematomas), ruptura uterina, invasão uterina.

- A abordagem dessas emergências é específica, mas todas requerem prontas identificação e intervenção médica, geralmente de equipe multidisciplinar, e que os profissionais estejam familiarizados com a situação que se apresentar.

REFERÊNCIAS

1. Committee on Practice Bulletins-Obstetrics. ACOG practice bulletin No. 154: operative vaginal delivery. Obstet Gynecol. 2015;126(5):e56-65.
2. Hamilton BE, Martin JA, Osterman MJ, Curtin SC, Matthews TJ. Births: final data for 2014. Natl Vital Stat Rep. 2015;64(12):1-64.
3. Stitely ML, Gherman RB. Shoulder dystocia: management and documentation. Semin Perinatol. 2014;38(4):194-200.
4. American Academy of Family Physicians. Advanced life support in obstetrics (ALSO) provider syllabus. 4th edition. Leawood: AAFP; 2003
5. ACOG Committee on Obstetric Practice. ACOG Committee Opinion No. 340: mode of term singleton breech delivery. Obstet Gynecol. 2006;108(1):235-7.
6. Kotaska A, Menticoglou S, Gagnon R, Farine D, Basso M, Bos H, et al. SOGC clinical practice guideline: Vaginal delivery of breech presentation: no. 226, june 2009. Int J Gynaecol Obstet. 2009;107(2):169-76.
7. Kramer MS, Berg C, Abenhaim H, Dahhou M, Rouleau J, Mehrabadi A, et al. Incidence, risk factors, and temporal trends in severe postpartum hemorrhage. Am J Obstet Gynecol. 2013;209(5):449.e1-7.
8, Royal College of Obstetricians and Gynaecologists. RCOG green-top guideline no. 52: prevention and management of postpartum haemorrhage [Internet]. London: RCOG; 2009[capturado em 2 set. 2016]. Disponível em: https://www.rcog.org.uk/globalassets/documents/guidelines/gt52postpartumhaemorrhage0411.pdf.
9. B-Lynch C, Coker A, Lawal AH, Abu J, Cowen MJ. The B-Lynch surgical technique for the control of massive postpartum haemorrhage: an alternative to hysterectomy? Five cases reported. Br J Obstet Gynaecol. 1997;104(3):372-5.
10. Bhalla R, Wuntakal R, Odejinmi F, Khan RU. Acute inversion of the uterus. Obstet Gynaecol. 2009;11(1):13-8.
11. Mirza FG, Gaddipati S. Obstetric emergencies. Semin Perinatol. 2009;33(2):97-103.
12. Witteveen T, van Stralen G, Zwart J, van Roosmalen J. Puerperal uterine inversion in the Netherlands: a nationwide cohort study. Acta Obstet Gynecol Scand. 2013;92(3):334-7.

106

CONDUTA NA ASSISTÊNCIA AO TRABALHO DE PARTO PREMATURO

- EDUARDO DE SOUZA
- ALAN HATANAKA
- ANTONIO FERNANDES MORON

Definido como o nascimento antes da 37ª semana de gestação, o parto prematuro é responsável por mais de 70% de todas as mortes neonatais e aproximadamente metade dos déficits neurológicos em longo prazo. Nos Estados Unidos, houve elevação de 21% em incidência nos últimos 20 anos, apesar do aumento do número de exames subsidiários e cuidados durante o pré-natal. No Brasil, tem incidência de 9,2%, gerando 12 mil óbitos neonatais por ano.

Apesar de o parto pré-termo ter o limite superior definido pela OMS como aquele abaixo de 37 semanas completas ou 269 dias, o limite inferior é arbitrário. É considerado aquele que ocorre a partir da viabilidade fetal, ou seja, ao redor da 24ª semana de gestação ou, ainda, com peso maior do que 500 g para fetos com idade gestacional (IG) indeterminada. Principal classificação da prematuridade depende da IG de nascimento:

- partopré-termo tardio: entre 34 e 37 semanas (60%);
- partopré-termo moderado: entre 32 e 34 semanas (20%);
- parto muito pré-termo: entre 28 e 32 semanas (15%);
- partopré-termo extremo: menor do que 28 semanas (5%).

QUADRO CLÍNICO

Para o diagnóstico de trabalho de parto prematuro, há necessidade de ocorrência de contrações uterinas regulares com a presença de alterações cervicais progressivas. Classicamente, devem-se ter duas a três contrações em 10 minutos e dilatação cervical> 1 cm, ou esvaecimento > 80%.

Muitas vezes, o diagnostico não é óbvio, sendonecessáriaobservação em ambiente hospitalar. Nestes casos, pode-se lançar mão de outros recursos diagnósticos, como a USTV, para avaliação morfológica do colo, e a pesquisa da fibronectina fetal.

O comprimento do colo uterino menor do que 15mm, mensurado por meio da USTV em pacientes sintomáticas,apresenta sensibilidade de 77% e especificidade de 88%, para nascimento em 48 horas, e sensibilidade de 74% e especificidade de 89%, para nascimento em sete dias. O VPN é bastante elevado, atingindo cerca de 97%.

A fibronectina fetal é uma glicoproteína ausente na secreção vaginal entre 20 e 37 semanas. Sua presença em gestante com contrações uterinas resulta em uma taxa de detecção de 76,1% para nascimento dentro de uma semana. No entanto, o significado mais importante do exame é seu VPN de 97,6% – ou seja, das pacientes sintomáticas, se o teste for negativo, apenas 2,4% terão concebido no período de uma semana.

ATENÇÃO!

É importante salientar que o exame de fibronectina fetal deve ser feito antes da manipulação vaginal, portanto, antes da realização do toque vaginal ou da USTV.

Recomenda-se a sua coleta entre 24 e 34 semanas de gestação para pacientes com contrações uterinas, idealmente com comprimento cervical menor do que 30mm.

TOCÓLISE

A utilização de substâncias tocolíticas, capazes de inibir a atividade contrátil do miométrio, é uma estratégia importante para tentar reduzir os índices de prematuridade espontânea e subsequente morbidade e mortalidade neonatais, apesar de apresentar diversos aspectos controversos.

Para o uso correto da tocólise, há necessidade de se realizar adequadamente o diagnóstico de verdadeiro trabalho de parto prematuro, atentando-se principalmente para a presença de contrações uterinas rítmicas, persistentes, duradouras e promovedoras de modificações cervicais. Nem sempre há consenso em como fazer esse diagnóstico, e os estudos podem partir de situações clínicas diferentes. O uso da medida do colo do útero, por meio da US TV, e a realização do teste da fibronectina fetal na secreção vaginal, quando disponíveis, podem auxiliar nessa tomada de decisão. E m relação à dilatação cervical máxima, para que a tocólise seja tentada, admite-se cerca de 4 a 5 cm.

Todos os tocolíticos possuem efeitos adversos. Antes do seu uso, deve-se ter conhecimento preciso da IG. Devem ser utilizados preferencialmente até 34 semanas. A utilização entre 34 e 36 semanas precisa ser individualizada, de acordo com as condições da paciente e do local de atendimento.

Devem-se avaliar rigorosamente as condições clínicas da parturiente e a vitalidade fetal. Concomitantemente à instalação da tocólise, portanto, é fundamental o controle materno de pulso, a temperatura e a pressão arterial (PA), bem como uma atenta ausculta cardíaca e pulmonar. A solicitação de exames subsidiários, como hemograma, proteína Creativa, urina tipo I, urocultura e pesquisa para estreptococo do grupo B, e a realização de exame de cardiotocografia e US obstétrica com Doppler /fluxometria, quando disponíveis, também são importantes. Essa avaliação global é necessária para que sejam afastados diagnósticos de infecção intrauterina, DPP, restrição do crescimento fetal, malformações fetais, entre outros. Não se recomenda, via de regra, uso de tocolíticos diante de rotura prematura pré-termo de membranas. Alguns defensores desse uso prescrevem o medicamento de forma preventiva, por cerca de 48 horas, em casos dramáticos de IG muito precoce, mas entende-se que tal postura deva ser evitada por dificultar a monitoração do risco infeccioso.

Uma vez iniciada a tocólise, é preciso prestar muita atenção à resposta clínica da paciente e ao aparecimento de possíveis efeitos colaterais e eventos adversos.

O objetivo da tocólise não é somente inibir as contrações uterinas, mas também, e principalmente, ganhar tempo suficiente (pelo menos 48 horas, até 7 dias) para transferir a gestante para um centro de referência e permitir o uso oportuno de corticosteroides para indução de maturidade pulmonar fetal, a fim de diminuir os agravos neonatais dessa condição. É bom frisar, portanto, que sempre se deve associar a corticoterapia (12 mg de betametasona, via IM, a cada 24 horas, por dois dias consecutivos) ao uso do tocolítico.

Os principais agentes tocolíticos na atualidade são os β-miméticos (β_2-adrenérgicos, principalmente terbutalina, salbutamol e ritodrina), bloqueadores de canais de cálcio (com destaque para a nifedipina), inibidores da síntese de prostaglandinas (inibidores da cicloxigenase, como a indometacina) e os antagonistas de receptores de ocitocina (atosiban).

O sulfato de magnésio, de acordo com as últimas evidências científicas, não deve ser mais utilizado com o propósito de inibir o trabalho de parto prematuro. O medicamento não foi considerado efetivo e houve associação com aumento da mortalidade fetal e pediátrica. Os doadores de óxido nítrico (nitroglicerina), embora ainda indisponíveis em nosso meio, também não se mostraram eficientes quando comparados com placebo ou outros tocolíticos, além da associação com significativo aumento nas queixas de cefaleia em gestantes usuárias.

A ação dos β-miméticos se dá no nível dos receptores adrenérgicos localizados na musculatura uterina. A ocupação desses receptores impediria a contração muscular. Existem duas classes de β-adrenérgicos: β-1, que atuam de forma predominante no coração e nos intestinos; e β-2, que agem principalmente no miométrio, nos vasos sanguíneos e nos brônquios, preferíveis para atuação em obstetrícia. Diversos efeitos colaterais são relatados com o uso desses medicamentos, como hiperglicemia, hipocalemia, hipotensão, edema pulmonar, insuficiência cardíaca (IC), arritmias, isquemia miocárdica, náuseas, vômitos, cefaleia, tremores musculares, febre, alucinações e até morte materna.

ATENÇÃO!

Poucos estudos puderam comprovar a real eficiência do uso de β-miméticos na inibição do trabalho de parto prematuro. Porém, há boas evidências de que sejam bem-sucedidos no prolongamento da gravidez, por cerca de 48 horas.

O tratamento oral com terbutalina foi considerado ineficaz por vários grupos.

O esquema terapêutico sugerido para uso da terbutalina é:

- Dose de ataque: adicionar cinco ampolas, cada uma com 0,5 mg, em 500 mL de soro glicosado a 5%; iniciar com 30 mL/h (10 a 20 gotas/minuto), via EV, e observar a tolerância da paciente; manter o pulso materno abaixo de 120 bpm e os batimentos cardíacos fetais abaixo de 180 bpm; se necessário, aumentar 10 a 20 gotas/minuto a cada 20 a 30 minutos até obter a inibição; manter a infusão por cerca de 12 horas (dose máxima de 80 gotas/minuto, atingida desde que a gestante e o feto estejam suficientemente monitorados em relação a efeitos colaterais cardiovasculares e metabólicos, devendo ser reduzida ou suspensa em qualquer dosagem se tais efeitos se manifestarem). Alguns serviços preconizam administração de doses mais baixas, com dose máxima de 40 gotas/minuto (120 mL/hora em bomba de infusão).
- Dose de manutenção: após 12 horas, na ausência de contrações, diminuir 10 a 20 gotas/minuto, a cada 20 a 30 minutos, mantendo dose mínima necessária por cerca de mais 12 horas. Não utilizar em gestantes com suspeita de infecção, em cardiopatas, em hipertensas e em diabéticas. Evitar hidratação excessiva concomitante com sua utilização, devido ao risco de edema pulmonar.

Entre os bloqueadores de canais de cálcio, destaca-se a nifedipina. Seu efeito vasodilatador na circulação sistêmica e pulmonar só foi observado nas pacientes hipertensas. Estudos randomizados mostraram que a nifedipina causa relaxamento muscular miometrial semelhante à ritodrina e é mais efetivado que o sulfato de magnésio, sem efeitos deletérios para a mãe e os conceptos. É apontada na atualidade, por alguns, como o melhor tocolítico.

O esquema terapêutico sugerido para uso da nifedipina é:

- Dose de ataque: 10 mg, VO, a cada 20 minutos, até observar-se a eficácia, utilizando-se no máximo três cápsulas em uma hora.
- Dose de manutenção: 20 mg a cada oito horas, durante 48 horas. Não utilizar em gestantes cardiopatas ou em hipertensas.

Os antagonistas de ocitocina (atosiban) vêm ocupando um lugar de destaque como tocolíticos, principalmente pela quase ausência de efeitos colaterais maternos de relevância. É o primeiro antagonista específico da ocitocina utilizado clinicamente. Sua estrutura química, muito semelhante à da ocitocina, permite-lhe ocupar os receptores específicos, impedindo a contração uterina. O custo mais elevado limita o seu uso em larga escala na prática diária; entretanto, estudos iniciais de farmacoeconomia, comparando os custos do nascimento pré-termo com aqueles decorrentes da utilização de tocolíticos, indicaram relação custo-benefício a favor do uso do atosiban, pois a quase ausência de efeitos adversos permite que o tratamento seja concluído com sucesso em mais de 75% dos casos.

O esquema terapêutico sugerido para uso do atosiban (0,9-5mL) se dá em três fases:

1 | infusão em um minuto, via EV, de um frasco de 0,9 mL;

2 | dois frascos de 5 mL adicionados em 90 mL de solução (glicosada, fisiológica ou Ringerlactato), realizando-se infusão de 24 mL/hora, durante três horas, em um total, nesse período, de 72 mL. O restante (28 mL) é injetado 8mL/hora por mais 3h 30min;

3 | se houver necessidade, nova solução é preparada (10 mL de atosiban em 90 mL de solução), mantendo-se a infusão de 8 mL/hora por até 45 horas.

Entre os tocolíticos de exceção, os inibidores da síntese de prostaglandinas (indometacina) são os mais comumente utilizados. Em virtude dos possíveis efeitos colaterais (p. ex.: enterocolitenecrosante, diminuição de líquido amniótico, fechamento de ducto arterial e leucomaláciaperiventricular), seu uso deve ser restrito a casos muito bem selecionados antes de 32 semanas de gestação, por curta duração (menos de 48-72 horas); idealmente, o parto não deveria ocorrer antes de 48 horas após o término do tratamento tocolítico.

Sugere-se empregar a indometacina via supositórios (100 mg) a cada 12 ou 24 horas ou VO (25 mg) a cada 6 horas; utilizar por 48 horas. Não deve ser utilizada em IG de 32 semanas ou mais e em gestações com oligoâmnio e/ou com restrição de crescimento fetal.

A progesterona também é considerada uma substância tocolítica. Na decídua, age interferindo na síntese, na liberação e na metabolização de prostaglandinas. No miométrio, determina aumento dos receptores β-adrenérgicos, diminuição dos receptores estrogênicos e de ocitocina e diminuição do cálcio livre intracelular. Há poucos anos, com o surgimento da progesterona natural micronizada, foram retomados os estudos sobre seu uso na prevenção do trabalho de parto prematuro. É absorvida VO e VV, com mínimos efeitos adversos. Em estudos randomizados, duplos-cegos, observou-se que 100 a 200 mg por dia de progesterona proporcionaram redução significativa na incidência de parto prematuro na população de alto risco (gestantes com história de parto prematuro espontâneo anterior e naquelas em que o colo curto é detectado na USTV). Obviamente, trata-se de tocolítico profilático, de uso prolongado na gestação (de 16 até cerca de 36 semanas), podendo ser ministrado, também, após o processo de tocólise, como manutenção.

ATENÇÃO!

Tem-se evitado, também, realizar o tratamento concomitante com múltiplos agentes medicamentosos, procedimento que só deve ser utilizado em casos individualizados.

Diante de recorrência do trabalho de parto prematuro, é importante a reavaliação global do caso antes de reintroduzir nova terapêutica uterolítica.

Não há evidência científica para evitar o trabalho de parto prematuro em relação a repouso, à hiper-hidratação, à sedação e ao uso de antiespasmódicos. O uso rotineiro de antibióticos sistêmicos e a aplicação de cremes vaginais também não são apoiados nas evidências científicas disponíveis.

ASSISTÊNCIA AO TRABALHO DE PARTO PREMATURO

A diminuição da mortalidade neonatal entre recém-nascidos (RNs) prematuros só poderá ser alcançada quando a condução adotada durante a parturição conseguir evitar, ao máximo, a anoxia e o trauma fetal e, também, quando houver possibilidades plenas, em centros neonatais especializados, de dispensar cuidados intensivos ao pré-termo.

Julga-se de grande relevância, portanto, que o parto prematuro seja assistido em hospital de referência com recursos adequados na sala de parto e na UTIN. É impositivo o apuro dos profissionais das equipes médica e paramédica, com presença obrigatória de dois obstetras (pelo menos um com consolidada experiência), anestesiologista dedicado àobstetrícia, dois neonatologistas de excelência e equipe de enfermagem especializada e atuante.

Apesar de o sulfato de magnésio não apresentar atividade tocolítica satisfatória, nos últimos anos, tem sido enfatizado seu papel na neuroproteção ao concepto, diminuindo as chances de paralisia cerebral. Com diversos protocolos propostos, os autores são favoráveis à sua utilização em gestantes com idade gestacional inferior a 32 semanas, preferencialmente na prematuridade eletiva. Recomendam-se 4 g, via EV, como dose de ataque, e 1 g, via EV, por hora até o parto, completando 24 horas de infusão. Na parturição iminente, indica-se sua utilização por um período de pelo menos 4 horas.

É controversa a natureza da via de parto do nascituro pré-termo. Entre os fatores que mais a influenciam, destacam-se a IG e o peso fetal estimado. A parturição prematura com IG em torno da chamada viabilidade fetal (nos hospitais, em nosso meio, que prestam assistência terciária, situa-se em torno de 25-26 semanas) é a que se reveste de maior dramaticidade. Como regra geral, abaixo da IG de viabilidade fetal, a VV deve ser privilegiada, independentemente da apresentação fetal, como forma de melhor resguardar a saúde e o porvir obstétrico materno.

Acima da IGda viabilidade fetal, a escolha da via de parto deverá ser aquela que melhor resguardar o bem-estar materno e fetal. Diante de apresentação cefálica fletida, sem quaisquer outras intercorrências além da própria prematuridade, é possível considerar, com muita cautela, a VV. Nas demais circunstâncias, a opção pela cesariana é preferível.

Deve-se, contudo, tomar medidas de proteção ao concepto, com o objetivo de oferecer ao neonatologista crianças com as melhores condições possíveis. A máoxigenação do concepto durante o trabalho parturitivo deverá ser rastreada em todos os casos, obrigatoriamente, pelo registro eletrônico contínuo dos batimentos cardíacos fetais e das contrações uterinas maternas por meio da cardiotocografia; lembrando que a interpretação dos registros nos conceptos muito prematuros pode oferecer maiores dificuldades. Caso a frequência cardíaca (FC) não possa ser monitorada continuamente, deverá ser avaliada a curtos intervalos, utilizando-se o sonar *Doppler*, por pessoal adequadamente treinado.

ATENÇÃO!

Enfatiza-se que o concepto pré-termo, à semelhança daquele que apresenta crescimento retardado, tem menor tolerância à asfixia que o de termo, e, por conseguinte, episódios hipóxicos repetidos, mesmo de curta duração, podem conduzir à acidose láctica muito mais precocemente.

Em relação à amniotomia, esta deve ser praticada somente no final da cervicodilatação, com o objetivo de prevenir a contaminação da cavidade âmnica pelos micro-organismos da vagina, minimizando-se, assim, a maior propensão dos prematuros aos processos infecciosos. Além disso, é preciso proteger o delicado polo cefálico fetal das pressões que podem acontecer durante sua parturição.

No que diz respeito ao uso de analgésicos, é bom evitar fármacos sedativos ou narcóticos, para impedir os riscos de depressão sobre os centros respiratórios fetais, geralmente pouco maduros. Nesses casos, é possível utilizar outras técnicas de alívio das dores do trabalho de parto, como a respiração adequada, as massagens lombares, os banhos de ducha morna, o deambular, a estimulação nervosa elétrica transcutânea, entre outros. Não se deve esquecer do apoio psicológico às parturientes com parto prematuro, apoio imprescindível em momento tão delicado de suas vidas.

Quanto à anestesia, preconiza-se a de condução, raquidiana ou peridural, que, quando realizadas por profissionais experientes, não têm influenciado negativamente os resultados. Saliente-sa, contudo, ser consenso que esses bloqueios podem interferir na oxigenação intrauterina, em geral em bebês prematuros.

Defende-se o uso parcimonioso de ocitocina na prematuridade, evitando-se, assim, o desencadeamento de distocias funcionais hipercinéticas. Quanto à episiotomia, pode ser seletiva, sendo indicada nos casos em que haja resistência dos tecidos moles maternos ao frágil crânio do nascituro, principalmente se a musculatura perineal materna não estiver relaxada. Dessza forma, previnem-se os tocotraumas encefálicos, para os quais os fetos pré-termo são especialmente propensos. Poderá ser indicado o uso de fórcipe de alívio nos conceptos com IG próxima ao termo, se houver necessidade.

Em casos de opção para a cesariana, a escolha quanto ao tipo de histerotomia requer cuidados – acredita-se que a decisão deverá ser tomada somente no intraoperatório, com a cavidade abdominal aberta, quando é possível inspecionar e palpar o segmento inferior uterino. Sabe-se que, quanto menor a IG, maior a possibilidade de ser indicado o talho uterino longitudinal, pois maior será a espessura do segmento inferior, sobretudo fora do trabalho de parto. O obstetra não deve hesitar, diante de segmento inferior não bem formado, em realizar incisão segmento-corporal longitudinal, para a extração fetal, evitando a hipóxia e o tocotrauma. Prefere-se essa incisão miometrial àquela em "T" para corrigir o erro de previsão. A tocóliseintraoperatória pode ser necessária, com o objetivo de facilitar a extração fetal, no parto abdominal, principalmente diante de apresentações anômalas ou oligoâmnio, a fim de promover o relaxamento da musculatura uterina.

Deve-se aguardar pelo menos um minuto para a ligadura do cordão umbilical, desde que não haja alguma contraindicação, sendo desaconselhável a sua ordenha sistemática. Preconiza-se a assistência imediata do neonato, prestada por neonatologistas competentes, por meio de tecnologia moderna e especializada.

REVISÃO

- Definido como o nascimento antes da 37ª semana de gestação, o parto prematuro é responsável por mais de 70% de todas as mortes neonatais e aproximadamente metade dos déficits neurológicos em longo prazo.
- Classifica-se a prematuridade de acordo com a IG de nascimento: parto pré-termo tardio: entre 34 e 37 semanas (60%); parto pré-termo moderado: entre 32 e 34 semanas (20%); parto muito pré-termo: entre 28 e 32 semanas (15%); parto pré-termo extremo: menor do que 28 semanas (5%).
- Para o diagnóstico de trabalho de parto prematuro, há necessidade de ocorrência de contrações uterinas regulares com a presença de alterações cervicais progressivas. Classicamente, devem-se ter duas a três contrações em 10 minutos e dilatação cervical > 1 cm, ou esvaecimento > 80%. Muitas vezes, o diagnostico não é óbvio, sendo necessária observação em ambiente hospitalar.
- A utilização de substâncias tocolíticas, capazes de inibir a atividade contrátil do miométrio, é uma estratégia importante para tentar reduzir os índices de prematuridade espontânea e subsequente morbidade e mortalidade neonatais, apesar de apresentar diversos aspectos controversos.
- É muito importanteque o parto prematuro seja assistido em hospital de referência, com recursos adequados na sala de parto e na UTIN.
- Acima da IG da viabilidade fetal, a escolha da via de parto deverá ser aquela que melhor resguardar o bem-estar materno e fetal.

LEITURAS SUGERIDAS

American College of Obstetricians and Gynecologists; Committee on Practice Bulletins-Obstetrics. ACOG practice bulletin no. 159: management of preterm labor. Obstet Gynecol. 2016;127(1)e29-38.

Bergh ella V, Baxter JK, Hendrix NW. Cervical assessment by ultrasound for preventing preterm delivery. Cochrane Database Syst Rev. ;(1):CD007235.

Goya M, Pratc orona L, Merced C, Rodó C, Valle L, Romero A, et al. Cervical pessary in pregnant women with a short cervix (PECEP): an open-label randomised controlled trial. Lancet. 2012;379(9828):1800–6.

Passini R, Tedesco RP, Marba ST, Cecatti JG, Guinsburg R, Martinez FE, et al. Brazilian multicenter study on prevalence of preterm birth and associated factors. BMC PregnancyChildbirth. 2010;10(1):22.

Romero R, Nicolaides K, Conde-Agudelo A, Tabor A, O'Brien JM, Cetingoz E, et al. Vaginal progesterone in women with an asymptomatic sonographic short cervix in the midtrimester decreases preterm delivery and neonatal morbidity: a systematic review and metaanalysis of individual patient data. Am J Obstet Gynecol. 2012;206(2):124.e1-19.

107 SOFRIMENTO FETAL

LUCIANO MARCONDES MACHADO NARDOZZA

LILIAM CRISTINE ROLO

DAVID PARES

O SFA é uma condição resultante de um quadro de hipóxia fetal grave, causando lesão permanente com progressiva evolução para morte fetal em curto intervalo de tempo. Tal evento pode acometer desde fetos saudáveis a fetos previamente comprometidos, que cronicamente tenham uma menor oferta de oxigênio (sofrimento fetal crônico).[1]

DIAGNÓSTICO

QUADRO CLÍNICO

Avaliação dos batimentos cardíacos fetais

A ausculta fetal, por meio do Pinard ou do sonar Doppler, é um método clínico que oferece importantes dados sobre a vitalidade fetal. A observação da bradicardia fetal (< 110 batimentos), da taquicardia fetal (> 160 batimentos) ou mesmo de desacelerações cardíacas prolongadas e/ou ausência de acelerações transitórias à ausculta dos batimentos cardíacos fetais são considerados sinais de alarme.[2]

Movimentos fetais

A redução da movimentação fetal referida pela gestante pode sugerir a presença do sofrimento fetal, assim como a não observação dos movimentos fetais durante o exame clínico do abdome materno. Existem vários protocolos de avaliação pelo mobilograma, porém um dos mais utilizados e recomendados pelo Ministério da Saúde[3] consiste em contar os movimentos fetais durante uma hora após uma refeição.

ATENÇÃO!

É preciso considerar sinal de alarme se a contagem dos movimentos fetais for menor ou igual a seis movimentos.

Líquido meconial

Diante da má oxigenação fetal, em resposta a esta condição, pode ocorrer maior contratilidade intestinal e relaxamento dos esfíncteres, de modo semelhante à exposição ao estresse fetal. O sofrimento fetal frequentemente está presente quando se observa o líquido meconial à amnioscopia ou à amniotomia em concomitância à redução da movimentação fetal e alterações descritas da ausculta fetal. Método subjetivo, que exige experiência do examinador. O achado de líquido meconial somente é ominoso para o nascituro quando acompanhado de alterações na FCF.

LABORATORIAL

Cardiotocografia

Na avaliação do traçado cardiotocográfico, a linha de base compatível com bradicardia ou com taquicardia; redução da variabilidade (< 06 bpm) ou presença do padrão sinusoidal; presença de desacelerações tardias são sinais indicadores de hipóxia fetal. No estudo anteparto, pode-se classificar o traçado em reativo (duas ou mais acelerações em 20 minutos de registro) e não reativo (nenhuma ou uma aceleração no registro, mesmo após estimulo estímulo mecânico ou vibratório).[4]

Na avaliação intraparto, classifica-se a cardiotografia em Categoria I (traçado normal), Categoria II (traçado indeterminado) e Categoria III (traçado anormal) de acordo com os achados da linha de base, da variabilidade, da presença ou não de acelerações e desacelerações.[5] A presença de acelerações geralmente assegura que o feto não está em acidemia, ao passo que na maioria dos casos, uma variabilidade normal assegura o estado fetal e a ausência de acidemia.

Perfil biofísico fetal

As atividades biofísicas fetais fornecem informações indiretas do funcionamento do SNC, sendo que já foi constatado que as primeiras a surgirem ao longo do desenvolvimento são as últimas a desaparecerem diante da hipóxia fetal (tônus, movimentos corporais, movimentos respiratórios e reatividade da FCF).[6] Por isso, diante do sofrimento fetal, pode-se observar a ausência dessas atividades, desde é claro que estejam excluídas situações normais e fisiológicas, tais como o sono fetal e ação de medicações maternas depressoras e sedativas. A partir da observação dos parâmetros resumidos no Quadro 107.1, pode-se determinar a pontuação de 0 a 10 pontos. O bom prognóstico fetal e perinatal são supostos quando a nota é acima de 8, mas exige uma avaliação mais seriada e pormenorizada se os 2 pontos perdidos foi devido ao líquido amniótico. Sempre que for abaixo de 8, avaliar idade gestacional (IG) para considerar o parto. A interpretação do PBF é essencial para a decisão da conduta clínica, resumidos na Tabela 107.1.[7]

Doppler velocimetria

Um método de grande utilidade para determinação do bem-estar fetal por meio dos sonogramas e seus respectivos índices obtidos sob a insonação dos vasos mais comumente abordados no território fetal (arterial: cerebral média e umbilical; venoso: ducto venoso) e no território materno (artérias uterinas).[7]

Em decorrência da má implantação placentária, ainda com perfil hemodinâmico fetal normal, é possível notar a presença do aumento da resistência das artérias uterinas. Diante da hipoxemia fetal persistente, com redução do fluxo placentário, em seguida, o aumento da resistência nas artérias umbilicais pode ocorrer e, progressivamente, apresentar ondas com ausência do componente diastólico ou mesmo a presença da diástole reversa. Concomitantemente a esse processo, nota-se a redução da resistência da artéria cerebral média fetal, sob um mecanismo de adaptação do feto com perfusão preferencial dos tecidos nobres (SNC, suprarrenais e coração) em contrapartida à vasoconstrição de outros órgãos. Dessa forma, o processo conhecido como mecanismo de centralização fetal se estabelecerá, com relação entre o índice de pulsatilidade (IP) da cerebral e o da umbilical menor do que 1.

ATENÇÃO!

Nesta fase, a monitoração do sonograma do ducto venoso é uma forma de se determinar a piora da acidose fetal: o aumento do IP e o estabelecimento da onda reversa no ducto venoso estão frequentemente associados a uma maior incidência de complicações neonatais e óbito fetal/neonatal.[7]

QUADRO 107.1 ■ Esquematização dos parâmetros fetais avaliados para pontuação do perfil biofísico fetal

PARÂMETRO BIOFÍSICO	NORMAL (2 PONTOS)	ANORMAL (0 PONTOS)
Tônus fetal	Um ou mais episódios de extensão de tronco ou membros e retorno à flexão (abertura e fechamento das mãos; flexão e extensão de coluna)	Extensão lenta dos membros e retorno parcial à flexão ou extensão completa Movimentação fetal ausente ou mãos parcialmente abertas (30 minutos de avaliação)
Movimentos corporais	Observação de um movimento rápido e amplo ou três lentos	Presença de dois ou menos movimentos rápidos (30 minutos de observação)
Movimentos respiratórios	Um ou mais episódios com duração de 30 segundos	Ausência de pelo menos um episódio (30 minutos de observação)
Reatividade cardíaca	Pelo menos duas acelerações transitórias na cardiotocografia (Incremento na linha de base de 15 bpm ou mais que dure pelo menos 15 segundos cada)	Uma ou nenhuma aceleração transitória (30 minutos de observação)
Quantidade de líquido amniótico	Um bolsão de líquido amniótico maior ou igual a 2,0 cm	Maior bolsão inferior a 2,0 cm

TABELA 107.1 ■ Esquematização para interpretação dos resultados do perfil biofísico fetal e conduta clínica

RESULTADO	INTERPRETAÇÃO	MORTALIDADE	CONDUTA
10/10 8/10 (LA normal)	Risco de asfixia raro	1/1.000	Conservadora
8/10 (LA alterado)	Provável sofrimento fetal crônico	89/1.000	Resolução de acordo com a maturidade fetal
6/10 (LA normal)	Teste suspeito, possível asfixia fetal	Variável	Parto, se maturidade pulmonar presente. Se ausente, aguardar 24 h e se 6/10 ou menos, parto
6/10 (LA alterado)	Provável asfixia fetal	89/1.000	Parto
4/10	Grande probabilidade de asfixia fetal	91/1.000	Parto
2/10	Asfixia fetal	125/1.000	Parto
0/10	Asfixia fetal	600/1.000	Parto

LA, líquido amniótico.
Fonte: Nardozza e Moron.[7]

Ph Fetal

O pH fetal pode ser obtido durante o trabalho de parto a partir de microgota de sangue obtida da apresentação fetal (pH capilar), sendo considerado normal se o pH > 7,2 durante a fase de dilatação e > 7,15 durante o período expulsivo. Além disso, pode ser obtido diretamente do cordão umbilical no período imediato, para auxiliar no diagnóstico de possível hipoxemia.[1,8,9]

■ TRATAMENTO

ANTEPARTO

Devem-se tentar corrigir estados maternos desfavoráveis à vitalidade fetal, tais como diabetes, cardiopatias, anemias, estados hipertensivos, isoimunização, síndromes hemorrágicas, entre outros.[9]

INTRAPARTO

- Mudança de decúbito, laterizando a gestante para o lado esquerdo, pode aumentar o débito cardíaco (DC), melhorando o fluxo uterino. Dessa forma, bradicardias fetais associadas à compressão aortocava podem melhorar significativamente. Resposta semelhante é obtida ao se deslocar o útero para a esquerda.[9]
- Redução das contrações uterinas: a indução ou a condução do parto utilizando a ocitocina pode causar hiperestimulação uterina e bradicardias fetais. A interrupção da medicação e o uso de uterolíticos permitem contrações menos intensas, aumentando o fluxo uteroplacentário.
- Hidratação das parturientes, principalmente na anestesia de condução de parto.
- Melhora do fluxo sanguíneo umbilical: alterar a posição materna ou elevar a apresentação fetal, principalmente nas compressões de cordão ou prolapso, pode abolir desacelerações variáveis e a bradicardia fetal.
- A administração de glicose pode ser útil para a recuperação de hipóxia, além de prevenir a acidose materna decorrente do jejum.
- Amnioinfusão com SF ou Ringer-lactato pode ser uma alternativa para atenuar a compressão de cordão, assim como para aliviar ou prevenir desacelerações dos batimentos cardíacos fetais.

REVISÃO

- O SFA é uma condição resultante de um quadro de hipóxia fetal grave, causando lesão permanente com progressiva evolução para morte fetal em curto intervalo de tempo.
- A redução da movimentação fetal referida pela gestante pode sugerir a presença do sofrimento fetal, assim como a não observação dos movimentos fetais durante o exame clínico do abdome materno.
- É preciso considerar sinal de alarme se a contagem dos movimentos fetais for menor ou igual a seis movimentos.
- O diagnóstico deve ser obtido em nível laboratorial: Doppler, PBF, cardiocotografia, pH fetal; em nível clínico: avaliação dos batimentos cardíacos fetais, dos movimentos fetais e do líquido meconial.
- O tratamento dever ser feito anteparto e intraparto.

■ REFERÊNCIAS

1. Montenegro CAB, Rezende Filho J. Obstetrícia fundamental. 12. ed. Rio de Janeiro: Guanabara Koogan; 2011.
2. Divanovic E, Buchmann EJ. Routine heart and lung auscultationin pre natal care. Int J Gynaecol Obstet. 1999;64(3):247-51.
3. Brasil. Ministério da Saúde. Pré-Natal e puerpério: atenção qualificada e humanizada: manual técnico. Brasília: MS; 2006.
4. American College of Obstetricians and Gynecologists. Practice bulletin no. 145: antepartum fetal surveillance.Obstet Gynecol. 2014;124(1):182-92.
5. American College of Obstetricians and Gynecologists. ACOG Practice bulletin no. 106: intrapartum fetal heart rate monitoring: nomenclature, interpretation, and general management principles. Obstet Gynecol. 2009;114(1):192-202.
6. Vintzleos AM, Fleming AD, Scorza WE, Wolf EJ, Balducci J, Campbell WA, et al. Relationship between fetal biophysical activities and umbilical cord blood gas values. Am J Obstet Gynecol. 1991;165(3):707-13.
7. Nardozza LMM, Moron AF. Vitalidade fetal. Barueri: Manole; 2012.
8. Yli BM, Kessler J, Eikeland T, Hustad BL, Dragnes W, Henriksen T. What is the gold standard for intrapartum fetal monitoring? Acta Obstet Gynecol Scand. 2012;91(9):1011-4.
9. Walton JR, Peaceman AM. Identification, assessment and management of fetal compromise. Clin Perinatol. 2012;39(4):753-68.

108

ABDOME AGUDO NA GRAVIDEZ

■ RONEY CESAR SIGNORINI FILHO
■ ROSIANE MATTAR
■ ÉVELYN TRAINA

Durante o ciclo gravidicopuerperal, a mulher pode apresentar patologias que determinem quadros de abdome agudo (AA) e a própria gestação pode cursar com intercorrências que originem quadros de urgência abdominal.

■ ETIOLOGIA

Quanto à etiologia, o AA pode ser classificado em obstétrico, ginecológico e extratocoginecológico. Das causas obstétricas, destacam-se o abortamento complicado, gravidez ectópica, doença trofoblástica gestacional, descolamento prematuro da placenta, rotura uterina e infecção puerperal. As causas não obstétricas mais comuns são as torções de massas anexiais, degeneração de miomas e apendicite aguda. Outros diagnósticos extratocoginecológicos, que incidem com menor frequência, são colelitíase, colecistite, pancreatite, rotura hepática, nefrolitíase, pielonefrite e oclusão intestinal.

CAUSAS OBSTÉTRICAS

O quadro de abortamento pode evoluir para AA quando, ao se proceder ao esvaziamento do útero, ocorrer perfuração uterina e de alças intestinais. Outra possibilidade seria a infecção pós-aborto, em virtude de restos embrionários ou uso de material contaminado, principalmente na prática do aborto ilegal. A infecção pós-aborto pode se disseminar para a pelve e, posteriormente, para toda a cavidade abdominal e representa uma das três mais frequentes causas de morte materna nos países em desenvolvimento.

Gravidez ectópica, por sua vez, determina quadros de urgência quando há rotura ou aborto tubário com sangramento intra-abdominal maciço.

A DTG, ou gestação molar, raramente desenvolve quadros de AA. Isso pode acontecer na torção e/ou rotura de cistos tecaluteínicos, o que é raro. Já o esvaziamento molar por curetagem ou AMIU tem alto risco de perfuração, em vista do grande volume uterino e da congestão miometrial. Já a NTG, quando infiltrativa em topografia uterina (mola invasora), pode evoluir para rotura uterina espontânea, desencadeando AA hemorrágico.

A gestação normal também pode se associar à rotura uterina com hemorragia. Exceto nos casos de trauma, explícitos na história clínica, a própria contração uterina seria o fator etiológico do esgarçamento miometrial em local de maior fragilidade, como cicatriz uterina prévia. Também é possível ocorrer em primiparturientes, na associação com outros fatores de risco como indução do trabalho de parto e período expulsivo prolongado.

O quadro de AA, no descolamento prematuro da placenta, está relacionado à presença de hipertonia e dor intensa na localização do útero. Apesar de ser entidade obstétrica, pode ser causa de procura pelo pronto-socorro geral, sobretudo nas gestações menos evidentes de 2º trimestre e em usuárias de drogas.

CAUSAS NÃO OBSTÉTRICAS

Das causas não obstétricas, destacam-se as complicações das massas anexiais. Torção é a mais frequente, ocorrendo mais nos tumores sólidos e de grandes dimensões. Outra importante causa de AA vascular é a degeneração do leiomioma uterino. Complicações gastrintestinais também podem ser causa de AA.

■ QUADRO CLÍNICO

É fundamental relembrar que existem alterações fisiológicas, anatômicas e funcionais do ciclo gravídico-puerperal que podem mimetizar as manifestações clínicas das patologias que determinam o AA. No 1º trimestre da gravidez, queixas como náuseas, vômitos, pirose e dor abdominal são frequentes, o que pode confundir o diagnóstico. Na gestação avançada, por sua vez, o aumento do útero desloca os órgãos abdominais e pode causar confusão.

> **ATENÇÃO!**
>
> É necessária a obtenção de anamnese detalhada com as características da dor, tempo de início dos sintomas, duração, intensidade e pesquisa de fatores associados. Tendo em vista a diversidade etiológica do AA na gravidez, o quadro clínico é extremamente diversificado.

■ DIAGNÓSTICO

O diagnóstico da gravidez deve ser realizado com precisão, sobretudo no 1º trimestre quando a própria paciente pode ainda desconhecer sua condição e a idade gestacional correta é importante na tomada de decisão.

A abordagem da gestante com dor abdominal deve ser semelhante à da não grávida, exceto pelo emprego de alguns exames na propedêutica subsidiária.

Na gestação, alguns achados de exame físico são menos proeminentes, como os sinais de irritação peritoneal. O estiramento da parede abdominal anterior pode excluir a resposta de defesa, e o sítio da inflamação pode não se encontrar em contato direto com o peritônio parietal em virtude da interposição do útero gravídico. Além disso, a presença do órgão extrapélvico pode reduzir a movimentação do omento e das alças intestinais, dificultando a formação e palpação de bloqueios.

> **ATENÇÃO!**
>
> É essencial conhecer as diferentes posições das vísceras abdominais nas diversas fases da gestação. O apêndice cecal, por exemplo, localizado na fossa ilíaca direita (ponto de McBurney) é progressivamente deslocado cranial e lateralmente após o 1º trimestre, ficando próximo à vesícula biliar na gravidez tardia.

Em quadro de AA, a dor estará sempre presente, em intensidade e localização variáveis, acompanhada ou não de distensão abdominal, diminuição dos ruídos hidroaéreos e descompressão brusca dolorosa. Dependendo da etiologia e evolução do caso, evidenciam-se massas palpáveis, representando tumores anexiais ou bloqueio de alças intestinais, timpanismo em virtude de alças paréticas ou macicez na presença de líquido livre peritoneal, sangue ou pus. Quadros infecciosos cursam com febre (T $\geq$ 37,8 °C) e taquicardia, não raramente associados à hipotensão e hipoperfusão, traduzindo septicemia.

ATENÇÃO!

A propedêutica por imagem básica são a US e a radiografia. TC é contraindicada na gravidez e deve ser evitada sempre que possível.

TRATAMENTO

Ao analisar uma gestante, o médico deve avaliar dois pacientes ao mesmo tempo: mãe e feto. É fundamental precisar a idade gestacional e as condições do concepto, bem como a presença e a intensidade de contrações uterinas durante o período de avaliação. As decisões apropriadas quanto ao tratamento também devem se basear na vitalidade e maturidade fetal.

PERFURAÇÃO UTERINA PÓS-ABORTO

A prevalência de perfuração no esvaziamento uterino é bastante variável, sendo mais frequente nos úteros retrovertidos. O diagnóstico da perfuração se estabelece no momento de sua ocorrência, pela falta de resistência ao instrumental cirúrgico (histerômetro, vela dilatadora, pinça de Winter ou cureta).

Nas perfurações simples, geralmente será suficiente o uso de ocitócitos para estimular a contração do útero. Deve-se monitorizar a paciente continuamente quanto aos sinais vitais e realizar curva de hemoglobina e hematócrito a cada 6 horas.

A laparotomia exploradora será necessária ao se suspeitar de lesão intestinal e bexiga ou se houver evidência de hemorragia intra-abdominal. Algumas vezes, a perfuração uterina e de órgãos vizinhos não é percebida e quadros graves de peritonite podem se instalar, obrigando abordagem cirúrgica em condições de agravo.

ABORTO SÉPTICO

A hipótese de aborto infectado deve ser aventada sempre que houver febre e sinais de endometrite, parametrite, peritonite pélvica ou generalizada. Com elevada frequência, a anamnese revela intervenção cirúrgica prévia com intenção de provocar aborto e, nesses casos, deve-se considerar a possibilidade de perfuração uterina não diagnosticada e de conteúdo intrauterino residual.

Ao exame físico, o colo uterino pode se apresentar dilatado com saída de material purulento, odor fétido e mobilização uterina dolorosa.

ATENÇÃO!

O tratamento inicial do quadro infeccioso compreende a manutenção das condições hemodinâmicas, uso de antibióticos de amplo espectro e a remoção do conteúdo uterino. Essa retirada deve ser feita, preferencialmente, por métodos aspirativos, com menor risco de perfuração.

A antibioticoterapia intravenosa mais difundida é o esquema tríplice: penicilina cristalina 4.000.000 UI IV, a cada4 horas + gentamicina 240 mg IV, a cada24 horas + metronidazol 500 mg IV, a cada8 horas. Outros esquemas mais práticos e com menor nefrotoxicidade são ceftriaxone 1 g IV ou IM, a cada12 horas + metronidazol 500 mg IV, a cada8 horas e ainda ciprofloxacino 200 mg IV, a cada12 horas + clindamicina 600 mg IV, a cada6 horas, este último podendo ser substituído por terapia oral após a alta hospitalar.

ATENÇÃO!

Laparotomia com drenagem cirúrgica de abscessos intracavitários localizados é fundamental para melhorar o prognóstico da paciente.

Histerectomia deve ser indicada se houver infecção refratária ao tratamento clínico ou na presença de lacerações ou áreas de necrose, preferencialmente com preservação ovariana. Vale ressaltar que a histerectomia total deve ser a de escolha, respeitando dificuldades técnicas.

INFECÇÃO PUERPERAL

Classicamente definida como a que se origina no aparelho genital após parto recente. Tem como fatores predisponentes anteparto a rotura prematura das membranas e a presença de patologias maternas; e, intraparto, o trabalho de parto prolongado, rotura das membranas superior a 12 horas, número excessivo de toques vaginais, grande perda sanguínea e cesariana.

Os agentes mais frequentes são os microrganismos endógenos, provenientes da vagina, cérvice e intestino. Geralmente, a infecção é polimicrobiana e os anaeróbios costumam ser os mais prevalentes.

O diagnóstico é eminentemente clínico e se baseia EM febre, comprometimento do estado geral, dor abdominal, subinvolução e amolecimento uterinos e alteração do aspecto da loquiação.

A forma localizada é caracterizada pela endometrite. A partir dela, se originarão as formas propagadas, com salpingite, ooforite, pelviperitonite e peritonite generalizada. Quando progride pela intimidade miometrial, o processo infeccioso pode evoluir para miometrite supurativa e dissecante, com perda da substância uterina e necrose. Estes são os eventos que determinam quadro de AA inflamatório. Na forma propagada, observam-se resistência ao toque das regiões anexiais, mobilização dolorosa do colo uterino e dor intensa ao toque do fundo de saco de Douglas.

O diagnóstico é fundamentalmente clínico. Exames laboratoriais com alteração hematológica podem confirmar o quadro infeccioso e predizer gravidade. Exames radiológicos como a US são importantes na avaliação de conteúdo intrauterino residual e a TC é imprescindível nos casos refratários ao tratamento clínico e no eventual planejamento cirúrgico.

O tratamento clínico baseia-se na manutenção das condições hemodinâmicas e uso de antibióticos e o cirúrgico, na laparotomia exploradora, drenagem das lojas e histerectomia nos quadros de necrose uterina.

GRAVIDEZ ECTÓPICA

É a implantação e desenvolvimento do ovo fora da cavidade uterina, mais frequente na tuba. Na evolução da gravidez, pode haver complicações que determinem AA, tais como a rotura tubária, por sangramento no interior da cavidade abdominal. O hemoperitônio que se estabelece acentua os sinais de irritação peritoneal, desencadeia náuseas e vômitos e, em alguns casos, aparece dor escapular (sinal de Laffont). A dor sincopal sugere rotura tubária.

Ao exame físico, podem estar presentes sinais de hipovolemia, como taquicardia, hipotensão arterial e palidez cutaneomucosa. A paciente refere dor ao toque do fundo de saco de Douglas, o útero apresenta-se ligeiramente aumentado, amolecido e, somente em metade dos casos, o toque identifica massa anexial.

Muito raramente, após o advento da US, em casos selecionados, pode ser indicada a punção em fundo de saco posterior (culdocentese), sobretudo quando abaulado, que confirmaria a presença de hemoperitônio mediante a identificação de sangue não coagulável.

O diagnóstico baseia-se na dosagem de beta-hCG, normalmente em titulações menores do que nas gestações tópicas de mesma idade gestacional. O diagnóstico por imagem se fundamentará na US transvaginal, pela ausência de saco gestacional intraútero, massa anexial e líquido livre na cavidade pélvica.

A conduta primordial visa a manutenção dos parâmetros hemodinâmicos. O tratamento cirúrgico pode ser realizado por laparoscopia ou laparotomia. O procedimento mais recomendado é a salpingectomia total, exceto nos casos de abortamento tubário distal com tuba uterina íntegra. Abordagem conservadora, como ordenha tubária e salpingostomia, vêm sendo abandonadas.

DOENÇA TROFOBLÁSTICA GESTACIONAL

A mola hidatiforme é constituída pela proliferação anormal do epitélio trofoblástico. O útero fica preenchido por vesículas translúcidas, que correspondem aos vilos coriais hiperplásicos.

Em cerca de 25 a 50% das gestações molares, observa-se nos ovários a presença de cistos tecaluteínicos, resultantes da hiperestimulação dos anexos pelo hCG em excesso. Costumam ser bilaterais, multiloculados, podendo estar associados à ascite e atingir até 10 cm de diâmetro. Essas formações ovarianas podem determinar quadros de AA em casos de torção, rotura ou hemorragia. Nessas ocasiões, além da sintomatologia própria da doença, a paciente referirá dor e sensibilidade abdominal. Quando sintomáticos, pode-se realizar punção por via percutânea, transvaginal ou laparoscópica. Anexectomia raramente é indicada, exceto quando há sinais de infarto ovariano em virtude da torção prolongada.

Algumas vezes, essa doença pode sofrer malignização e a NTG pode determinar invasão e perfuração uterina, promovendo sangramento para dentro da cavidade abdominal. A conduta será laparotomia e histerectomia, além de eventual intervenção sobre órgãos vizinhos comprometidos. Não se recomenda abordagem laparoscópica nesses casos, uma vez que a friabilidade e intensa vascularização da região afetada podem cursar com sangramento maciço de difícil controle. O cirurgião deve dominar técnicas de hemostasia pélvica avançada, como a ligadura de artérias hipogástricas.

ROTURA UTERINA

Quando completa, caracteriza-se pela abertura da parede miometrial com comunicação entre cavidades uterina e peritoneal, geralmente associada a sangramento volumoso das bordas da lesão definindo a presença de evento hemorrágico.

Geralmente, decorre de atividade uterina, mais frequente após indução do trabalho de parto ou quando este é prolongado, sobretudo na presença de cicatriz uterina prévia, como cesárea anterior ou miomectomia. Raras vezes decorre de traumas por acidente de trânsito, contusos ou ferimentos por armas.

O quadro clínico é representado pela parada das contrações uterinas, aparecimento de duas massas distintas no abdome (feto e corpo uterino), desaparecimento dos batimentos cardíacos fetais, sinais de hipovolemia materna e quadro de AA.

Habitualmente o diagnóstico é clínico e os exames de imagem não são realizados pela emergência. Em raras situações, a US abdominal pode mostrar a dissociação da musculatura miometrial ou o concepto na cavidade abdominal.

Detectada a rotura, a laparotomia deve ser imediata. A depender das condições técnicas da lesão uterina e parâmetros hemodinâmicos da paciente, pode ser necessária a realização de histerectomia, total ou subtotal. O prognóstico fetal é sombrio, sendo que a mortalidade aproximada é de 50 a 75%.

DESCOLAMENTO PREMATURO DA PLACENTA

Conceituado como descolamento intempestivo e prematuro da placenta, normalmente inserida, após a 22ª semana da gravidez. Cerca de 1% das vezes pode ser de etiologia traumática.

Com o deslocamento da placenta, ocorre sangramento local que pode ficar restrito à formação de coágulo retroplacentário, extravasar para a cavidade âmnica e formar hemoâmnio ou se exteriorizar pelos genitais. A infiltração de sangue no miométrio determina dissociação e necrose isquêmica das fibras miometriais, gerando a apoplexia uterina.

Clinicamente, há sangramento vaginal e dor abdominal de forte intensidade. Habitualmente, são pacientes hipertensas e que podem apresentar níveis normais de PA em virtude da perda sanguínea. Ao exame físico, percebem-se hipertonia uterina e hemoâmnio.

ATENÇÃO!

O diagnóstico é clínico e a intervenção deve ser rápida se o concepto estiver vivo, pois, em curto intervalo de tempo, a alteração da circulação maternofetal determina morte do concepto.

Com feto vivo, a conduta será laparotomia, histerotomia e retirada do concepto. Nos casos complicados por infiltração miometrial e atonia, por vezes é necessário histerectomia subtotal por ser mais rápida e atender melhor às condições da paciente.

COMPLICAÇÕES DE TUMOR DE OVÁRIO

Uma a cada 200 gestações cursa com a presença de massas anexiais. Apenas 6% dessas formações são neoplasias malignas de ovário, compreendendo 1/12.000 nascimentos. Qualquer tipo de tumor de ovário pode complicar a gravidez e provocar AA. O mais frequente na gestação é o teratoma cístico maduro ou cisto dermoide, tumor benigno de linhagem germinativa.

Aproximadamente 10 a 15% dos tumores de ovário associados à gestação evoluem para torção. Geralmente, ela acontece nos momentos em que o útero se eleva com velocidade (8 a 16 semanas) ou nos primeiros dias do puerpério, quando ele diminui rapidamente.

ATENÇÃO!

Com atraso no diagnóstico, a evolução da isquemia pode determinar hemorragia, necrose, infecção e rotura.

O quadro clínico se inicia com dor repentina e lancinante no andar inferior do abdome, náuseas e vômitos. O abdome pode apresentar resistência à palpação devido à dor, rigidez e descompressão brusca positiva. Nem sempre é possível identificar as massas anexiais por meio da palpação abdominal ou do exame ginecológico bimanual. Não são infrequentes quadros de torção parcial e intermitente, quando a queixa referida difere dos sinais clínicos, com atenção especial à dor que oscila em intensidade com a mudança de decúbito.

A US é o exame de eleição. O achado mais comum é o aumento do volume ovariano, com anexos 5 a 20 vezes maiores que o habitual. Ascite de pequeno e médio volume também é achado frequente. Apenas 40% das torções anexiais não têm vascularização arterial ou venosa ao estudo doppler. Uma vez que esse sinal é altamente sugestivo dessa patologia, o exame deve ser sempre realizado por radiologista experiente, a fim de se evitar cirurgia desnecessária.

Em situações duvidosas, quando não houver critérios clínicos para cirurgia imediata, pode ser solicitada RM de pelve, que evidenciará alargamento e hipersinal do estroma ovariano na sequência ponderada em T2, devido ao edema. Espessamento tubário também pode estar presente. A presença de múltiplos folículos corticais na periferia da massa edematosa é sinal específico de torção ovariana.

O intervalo entre a instalação da dor e o tratamento definitivo, ou seja, o tempo de isquemia anexial, é determinante para a manutenção do ovário e preservação da sua função, importante em pacientes no menacme ou com desejo reprodutivo. Por esse motivo, quando a história clínica, exame ginecológico e achados ultrassonográficos forem sugestivos de torção anexial, a cirurgia deve ser realizada imediatamente. Em situações duvidosas, o exame físico abdominal e o estado geral da paciente serão imperativos na tomada de decisão. Mulheres que não apresentarem melhora da dor após analgesia plena, bem como aquelas com sinais de irritação peritoneal, serão candidatas à intervenção cirúrgica.

A anexectomia foi preconizada por muito tempo, a fim de se prevenir embolismo a partir das veias ovarianas supostamente trombosadas; porém, isso ocorre apenas em 0,2% dos casos. Em pacientes no menacme, a destorção do anexo é o único procedimento preconizado pela maioria dos autores. A ooforectomia só está indicada quando há nítida decomposição tecidual, ruptura ligamentar, ovários francamente tumorais e em mulheres na pós-menopausa.

No caso de tumores de ovário, o estudo anatomopatológico imediato da peça, mediante biópsia de congelação, pode ser útil na escolha entre anexectomia e preservação dos órgãos. A via de acesso preferencial é laparoscópica.

ATENÇÃO!

O diagnóstico diferencial mais importante é o leiomioma subseroso pediculado e torcido.

DEGENERAÇÃO DE LEIOMIOMA UTERINO

Leiomiomas uterinos são achados comuns no útero gravídico, ocorrendo em 0,5 a 5% das gestantes. São mais frequentes nas mulheres com mais de 30 anos. Na maioria das vezes cursam com a gestação sem complicá-la.

Os miomas mais associados a quadros de AA são os volumosos, que podem sofrer degeneração, e os pediculados, que podem sofrer torção. Quase todos os miomas aumentam de volume durante a gravidez, por edema, o que dificulta o aporte sanguíneo, gerando isquemia e alterações degenerativas. Caracteriza-se por dor local, leucocitose e sinais de irritação peritoneal.

O diagnóstico por imagem se baseará na US e RM. A degeneração proporciona imagens arredondadas miometriais, heterogêneas, por vezes solidocísticas, o que sugeriria infarto. À RM, o hipersinal dos nódulos isquêmicos na sequência ponderada em T2 é característico em razão do edema e das áreas císticas.

Algumas vezes pode ocorrer infarto acentuado, necrose ou infecção secundária, o que indicará a laparotomia. Tanto na degeneração como na torção de pedículo, deve-se tentar inicialmente a miomectomia e, na impossibilidade, a histerectomia.

APENDICITE AGUDA

É a causa mais comum de dor abdominal não obstétrica durante a gravidez. Ocorre em aproximadamente 1 a cada 1.500 gestações e deve ser considerada sempre que houver febre e dor abdominal persistente.

A gravidez torna o diagnóstico da apendicite mais difícil. Hiporexia, náuseas e vômitos, que acompanham gravidez normal, são sintomas usuais da apendicite aguda. Na gravidez, a leucocitose é achado normal, o que pode confundir o diagnóstico.

ATENÇÃO!

O desenvolvimento da gravidez desloca o apêndice cranialmente e para a direita, conduzindo-o próximo ao flanco direito; sendo assim, a dor não será localizada no ponto de McBurney, mas no flanco direito, levando à confusão entre os sintomas e a patologia hepática ou vesicular.

Como o apêndice não se encontra no local anatômico original, os mecanismos de contenção do processo inflamatório, como o bloqueio de omento, são ineficientes. Há maior risco de perfuração do apêndice nesses casos, com peritonite posterior.

Se houver suspeita de apendicite aguda na gravidez, a exploração cirúrgica deverá ser imediata. O erro diagnóstico com apendicectomia desnecessária parece causar menos morbimortalidade do que a cirurgia realizada com peritonite generalizada. O erro diagnóstico relatado em literatura é de 25% no 1º trimestre e de 40% nos dois últimos.

No 1º trimestre, a laparoscopia é possível; mas, com útero volumoso, a intervenção será a laparotomia. O manejo cuidadoso e o deslocamento discreto do útero devem ser adotados durante a cirurgia.

O prognóstico costuma ser bom nos casos de apendicite não complicada, entretanto, na presença de peritonite, é frequente o desencadeamento de contrações uterinas e trabalho de parto. A apendicite durante a gravidez pode determinar maior ocorrência de aborto, parto prematuro e perda fetal.

LITÍASE BILIAR E COLECISTITE AGUDA

Cálculos biliares são mais comuns no sexo feminino e grande parte das mulheres com mais de 40 anos os apresenta. São pouco frequentes na gestação, sendo mais vistos em multíparas e idosas.

As modificações hormonais da gravidez determinam maior risco de formação de colelitíase por aumentar a secreção biliar de colesterol. Também as modificações próprias da gravidez como o aumento do volume da vesícula, lentidão do esvaziamento e maior volume residual de bile são fatores importantes.

A cólica biliar é dor visceral que ocorre por obstrução passageira do ducto cístico. Localiza-se no epigástrio ou no hipocôndrio direito, ocorre 1 a 2 horas após refeição e costuma durar de 2 a 3 horas. A obstrução vesicular associada à infecção bacteriana caracteriza o quadro de colecistite aguda, com anorexia, náuseas, vômitos, febre baixa e leucocitose.

O achado de cálculo biliar assintomático em US na gravidez é frequente, de 2,5 a 10% na literatura, não havendo indicação de colecistectomia neste momento.

O tratamento da cólica biliar deve ser sintomático, o quadro costuma perdurar somente por algumas horas. A conduta cirúrgica deve ser indicada nos casos de falha do tratamento medicamentoso.

Na colecistite, deve-se instituir tratamento medicamentoso com antibioticoterapia e analgésicos antes da cirurgia. O consenso atual é de que a colecistectomia deve ser indicada precocemente. Quando possível, a via de acesso laparoscópica é a 1ª opção, podendo ser realizada até 30 semanas de gestação.

ATENÇÃO!

O atraso no diagnóstico e a relutância em indicar a cirurgia aumentam o risco de prematuridade e morte perinatal, além de determinarem maior morbidade materna.

PANCREATITE AGUDA

Inflamação aguda do pâncreas resultante da ativação do tripsinogênio pancreático seguida de autodigestão caracterizada pela rotura da membrana celular e proteólise, edema, hemorragia e necrose. Na gravidez, há relatos de incidência de 1:1.500 a 1:4.000.

Geralmente decorre de colelitíase ou abuso de álcool. Também é encontrada em pós-operatório, pós-trauma, uso de drogas ilícitas, esteatose hepática aguda da gravidez, hipertrigliceridemia familiar e algumas infecções virais. O quadro clínico é de dor epigástrica intensa, em faixa, que pode se irradiar para o dorso, náuseas e vômitos profusos. Geralmente há febre, taquicardia e hipotensão. No exame físico, há rigidez e distensão abdominal.

Os níveis de amilase e lipase no soro ficam elevados. Usualmente, há leucocitose e hipocalcemia. Em grande parte dos casos, o diagnóstico inicial é confundido com hiperemese gravídica.

O tratamento se faz com analgésicos, hidratação endovenosa e jejum oral para diminuir a secreção pancreática. Antibióticos devem ser prescritos somente na pancreatite necrotizante. Geralmente, a pancreatite é autolimitada com remissão em 3 a 7 dias.

REVISÃO

- Durante o ciclo gravidicopuerperal, a mulher pode apresentar patologias que determinem quadros de abdome agudo (AA) e a própria gestação pode cursar com intercorrências que originem quadros de urgência abdominal.
- O AA pode ser classificado em obstétrico, ginecológico e extratocoginecológico.
- É fundamental relembrar que existem alterações fisiológicas, anatômicas e funcionais do ciclo gravídico-puerperal que podem mimetizar as manifestações clínicas das patologias que determinam o AA.
- O diagnóstico da gravidez deve ser realizado com precisão, sobretudo no 1º trimestre quando a própria paciente pode ainda desconhecer sua condição e a idade gestacional correta é importante na tomada de decisão.
- A abordagem da gestante com dor abdominal deve ser semelhante à da não grávida, exceto pelo emprego de alguns exames na propedêutica subsidiária.
- Em quadro de AA, a dor estará sempre presente, em intensidade e localização variáveis, acompanhada ou não de distensão abdominal, diminuição dos ruídos hidroaéreos e descompressão brusca dolorosa.
- Ao analisar uma gestante, o médico deve avaliar dois pacientes ao mesmo tempo: mãe e feto.
- É fundamental precisar a idade gestacional e as condições do concepto, bem como a presença e a intensidade de contrações uterinas durante o período de avaliação.
- As decisões apropriadas quanto ao tratamento de cada caso de AA na gravidez devem se basear na vitalidade e maturidade fetal.

LEITURAS SUGERIDAS

Baheti AD, Nicola R, Bennett GL, Bordia R, Moshiri M, Katz DS, et al. Magnetic resonance imaging of abdominal and pelvic pain in the pregnant patient. Magn Reson Imaging Clin N Am. 2016;24(2):403-17.

Bouyou J, Gaujoux S, Marcellin L, Leconte M, Goffinet F, Chapron C, Dousset B. Abdominal emergencies during pregnancy. J Visc Surg. 2015;152(6 Suppl):S105-15.

Franca Neto AH, Amorim MM, Nóbrega BM. Acute appendicitis in pregnancy: literature review. Rev Assoc Med Bras. 2015;61(2):170-7.

Furey EA, Bailey AA, Pedrosa I. Magnetic resonance imaging of acute abdominal and pelvic pain in pregnancy. Top Magn Reson Imaging. 2014;23(4):225-42.

Hancock BW, Seckl MJ, Berkowitz RS. Gestacional trophoblastic disease [Internet]. 4th ed. Connecticut: ISSTD; 2015. Chapter 21, The role of surgery in the management of gestacional trophoblastic disease; [capturado em 2 set. 2016]. Disponível em: http://isstd.org/wp-content/uploads/2016/05/Chapter-21-Surgery-in-GTT.pdf.

Koo YJ, Kim HJ, Lim KT, Lee IH, Lee KH, Shim JU, et al. Laparotomy versus laparoscopy for the treatment of adnexal masses during pregnancy. Aust N Z J Obstet Gynaecol. 2012;52(1):34-8.

Masselli G, Derchi L, McHugo J, Rockall A, Vock P, Weston M, et al. Acute abdominal and pelvic pain in pregnancy: ESUR recommendations. Eur Radiol. 2013;23(12):3485-500.

Phelan N, Conway GS. Management of ovarian disease in pregnancy. Best Pract Res Clin Endocrinol Metabo. 2011;25(6):985-92.

Sahin S, Guzin K, Eroğlu M, Kayabasoglu F, Yaşartekin MS. Emergency peripartum hysterectomy: our 12-year experience. Arch Gynecol Obstet. 2014;289(5):953-8.

Sentilhes L, Vayssière C, Beucher G, Deneux-Tharaux C, Deruelle P, Diemunsch P, et al. Delivery for women with a previous cesarean: guidelines for clinical practice from the French Colege of Gynecologists and Obstetrician (CNGOF). Eur J Obstet Gynecol Reprod Biol. 2013;170(1):25-32.

Vitale SG, Tropea A, Rossetti D, Carnelli M, Cianci A. Management of uterine leiomyomas in pregnancy: review of literature. Updates Surg. 2013;65(3):179-82.

Yacobozzi M, Nguyen D, Rakita D. Adnexal masses in pregnancy. Semin Ultrasound CR MR. 2012;33(1):55-64.

109 MORBIDADE MATERNA GRAVE

- FELIPE FAVORETTE CAMPANHARO
- DANIEL BORN
- ANTONIO FERNANDES MORON

Anualmente, ocorrem cerca de 287 mil mortes maternas em todo o mundo, com grande variação entre as regiões desenvolvidas e subdesenvolvidas.[1] Por não haver melhores parâmetros para a avaliação do bem-estar da população feminina, a mortalidade materna (MM) permanece como um dos melhores indicadores da assistência à saúde da mulher, devendo ser encarada como indicador não só de saúde, mas também social.[2]

As causas de MM podem ser divididas em diretas e indiretas e variar de acordo com o cenário considerado.

ATENÇÃO!

Atualmente, há uma transição obstétrica em curso, em que as regiões com menores taxas de mortalidade materna experimentam mudança no sentido do aumento dos índices de causas indiretas, que têm ganhado mais relevância, mesmo em países de renda média.

As prevenções secundária e terciária são necessárias para melhorar a saúde materna nessa etapa.[3]

MM indireta é aquela resultante de doenças existentes previamente à gravidez ou recém-desenvolvidas, mas não relacionadas com a gestação, como doenças cardíacas, Aids, hipertensão arterial crônica, anemia, doença cerebrovascular e infecções.[4] Estudos anteriores demonstraram que as causas indiretas foram responsáveis por cerca de 25% de todas as mortes maternas no Brasil.[4]

A redução da MM constitui um dos Objetivos de Desenvolvimento do Milênio, cuja meta é a diminuição da 75% da razão de morte materna (RMM) de 1990 até 2015.

Desde 1990, pudemos observar redução da RMM da ordem de 51%: de 141/100 mil, em 1990, para 68/100 mil, em 2010 – declínio este ainda longe do alvo de 35/100 mil para 2015 (Figura 109.1).[5]

A morbidade materna, muito mais frequente que a mortalidade, exerce enorme impacto sobre a vida das mulheres e seu estudo vem sendo cada vez mais valorizado como estratégia para obtenção de melhorias na saúde da mulher e na prevenção da morte no ciclo gravídico puerperal.[2,3] O estudo do Near Miss Materno (NMM) tem ganhado espaço nos últimos 20 anos no contexto da saúde materna.[2,3]

Estudos iniciais sobre morbidade materna eram, em sua maioria, retrospectivos, apresentavam critérios de inclusão das participantes não uniformes e baseavam-se na ocorrência de doenças especificas, como pré-eclampsia grave ou hemorragia pós-parto, ou em condições ditas de manejo, como necessidade de internação em UTI, transfusão sanguínea ou necessidade de histerectomia.[6]

Mantel e colaboradores,[7] em 1998 definiram critérios baseados em "disfunção orgânica", segundo os quais a paciente com NMM (Quadro 109.1) era aquela que apresentava disfunção orgânica aguda, que, se não tratada adequadamente, poderia resultar em sua morte. Neste estudo, as principais causas de NMM foram as complicações hipertensivas (26%), hemorrágicas (26%) e a sepse (20%).

Em 2004, a OMS publicou revisão sistemática sobre MMG e NMM, a qual evidenciou a heterogeneidade dos conceitos expressos na literatura. A falta de consenso inspirou a formação de um grupo de profissionais de diversas áreas ligadas à obstetrícia, epidemiologia e a saúde pública, na tentativa de uniformizar critérios definidores de gravidade.[8]

Desde 2009, um novo conceito de NMM vem sendo divulgado, correspondendo ao de "uma mulher que quase morreu, mas sobreviveu, durante a gestação, parto ou puerpério, seja devido ao acaso ou ao bom cuidado hospitalar" (Figura 109.2).[9]

QUADRO 109.1 ■ Critérios de Near Miss materno

CRITÉRIOS CLÍNICOS
Cianose aguda, gasping, frequência respiratória > 40 ou < 6 irpm, choque, oligúria não responsiva a fluidos ou diuréticos, distúrbios de coagulação, perda da consciência por ≥ 12 horas, AVC, ausência de consciência e de pulso/batimento cardíaco, paralisia total, icterícia na presença de pré-eclâmpsia.
CRITÉRIOS LABORATORIAIS
Saturação de oxigênio < 90% por mais que 60 minutos, lactato > 5, trombocitopenia aguda (< 50 mil plaquetas), pressão parcial de oxigênio/fração inspirada de oxigênio (PaO_2/FiO_2) < 200, creatinina 300 mcmol/L ou 3,5 mg/dL, pH < 7,1, bilirrubina > 6 mg/dL, ausência de consciência, e presença de glicose e cetoácidos na urina.
CRITÉRIOS DE MANEJO
Uso de medicação vasoativa contínua, diálise para LRA, histerectomia puerperal por infecção ou hemorragia, ressuscitação cardiopulmonar, transfusão + 5 CGV, intubação e ventilação por tempo > 60 minutos, não relacionadas à anestesia.

Fonte: Say e colaboradores.[9]

Esse conceito envolve critérios definidos de condições de gravidade, vigilância a esses agravos e elaboração de planos de ação com base em uma referência teórica uniforme (Quadro 109.2). Assim, em contextos es-

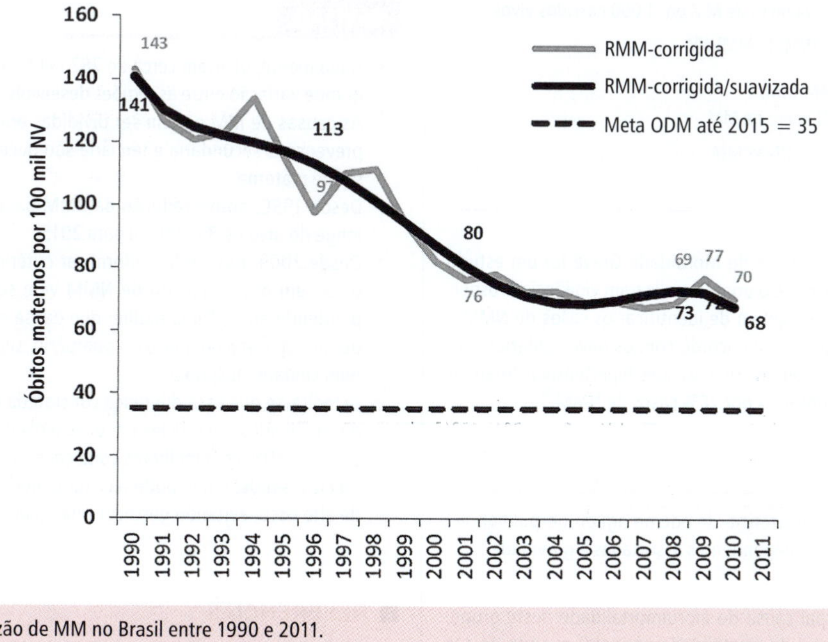

FIGURA 109.1 ■ Razão de MM no Brasil entre 1990 e 2011.

Fonte: Brasil.[5]

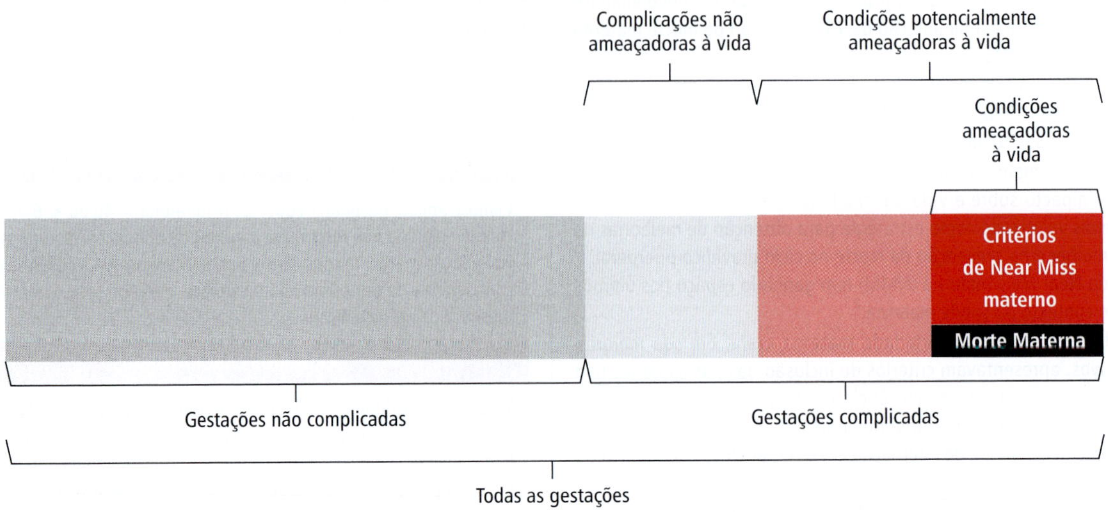

FIGURA 109.2 ■ Espectro da morbidade materna.

Fonte: Say e colaboradores.[9]

pecíficos, esses dados podem ser utilizados em auditorias internas para avaliação da qualidade da assistência obstétrica prestada.[9]

QUADRO 109.2 ■ Indicadores de saúde

Razão de Near Miss Materno (RNMM) Número de casos de NMM a cada 1.000 nascidos vivos: NMM/NV
Razão de morbidade materna grave (RMMG) Número de casos de NMM + número de MM por 1.000 nascidos vivos: (NMM+MM)/NV
Relação NMM/MM (RelNMM/MM) Número de casos de NMM/Número de MM: NMM/MM

Fonte: Say e colaboradores.[9]

A Rede Brasileira de Vigilância de Morbidade Grave foi um estudo transversal, multicêntrico, durante o qual se realizaram vigilância prospectiva e coleta de dados com o objetivo de identificar os casos de NMM e morbidade materna grave (MMG), de acordo com os novos critérios propostos pela OMS.[10] Nesse estudo, as complicações hipertensivas foram as mais frequentes sendo responsáveis por 70% casos de NMM.[11]

ATENÇÃO!

Início precoce da doença, ocorrência de edema agudo de pulmão e cardiopatia foram variáveis independentes associadas à gravidade.

A eclampsia é a principal causa de morbimortalidade neste grupo, com 10% de prevalência total de mortalidade perinatal quando de sua ocorrência.[12] Hemorragia e infecção representaram respectivamente 20 e 5,3% dos casos de NMM.[13-15]

A MMG tem grande impacto na qualidade de vida das mulheres. Após a ocorrência desse evento, a mulher pode seguir sua vida sem sequelas físicas, mas, muitas vezes, ela o faz carregando desordens orgânicas ou psicológicas para o resto da vida.[16]

Acredita-se que essa diferença entre a MMG nos países desenvolvidos e naqueles em desenvolvimento, como o Brasil, resulta, em parte, do maior IDH, com melhores condições socioeconômicas e de assistência à saúde,[17] o que pode facilitar o monitoramento das pacientes de alto risco, evitando gestações não planejadas.

REVISÃO

- Anualmente, ocorrem cerca de 287 mil MM em todo o mundo, com grande variação entre as regiões desenvolvidas e subdesenvolvidas. As causas de MM podem ser divididas em diretas e indiretas e as prevenções secundária e terciária são necessárias para melhorar a saúde materna.
- Desde 1990, houve redução da RMM para 68/100 mil, mas ainda longe do alvo de 35/100 mil para 2015.
- Desde 2009, buscando uniformizar critérios definidores de gravidade, um novo conceito de NMM vem sendo divulgado, correspondendo ao de "uma mulher que quase morreu, mas sobreviveu, durante a gestação, parto ou puerpério, seja devido ao acaso ou ao bom cuidado hospitalar".
- Acredita-se que essa diferença constatada entre a MMG nos países desenvolvidos e naqueles em desenvolvimento, resulta, em parte, do maior IDH, com melhores condições socioeconômicas e de assistência à saúde, o que pode facilitar o monitoramento das pacientes de alto risco, evitando gestações não planejadas.

■ REFERÊNCIAS

1. Say L, Chou D, Gemmill A, Tuncalp O, Moller AB, Daniels J, et al. Global causes of maternal death: a WHO systematic analysis. Lancet Glob Health. 2014; 2(6):e323-33.

2. Pattinson RC, Hall M. Near misses: a useful adjunct to maternal death enquiries. Br Med Bull. 2003;67:231-43.
3. Souza JP, Tuncalp O, Vogel JP, Bohren M, Widmer M,Oladapo OT, et al. Obstetric transition: the pathway towards ending preventable maternal deaths. BJOG. 2014;121 Suppl 1:1-4.
4. Hogan MC, Foreman KJ, Naghavi M, Ahn SY, Wang M, Makela SM, et al. Maternal mortality for 181 countries, 1980–2008: a systematic analysis of progress towards Millennium Development Goal 5. Lancet. 2010;375(9726):1609-23.
5. Brasil. Ministério da Saúde. Secretaria de Vigilância em Saúde. Saúde Brasil 2011: uma analise da situação de saúde e de evidencias selecionadas de impacto de ações de vigilância em saúde [Internet]. Brasília: MS; 2011. Mortalidade materna no Brasil: principais causas de morte e tendências temporais no período de 1990 a 2010; [capturado em 2 set. 2016]; p. 345-57. Disponível em: http://bvsms.saude.gov.br/bvs/publicacoes/saude_brasil_2011.pdf
6. Waterstone M, Bewley S, Wolfe C. Incidence and predictors of severe obstetric morbidity: case-control study. BMJ. 2001;322(7294):1089-94.
7. Mantel GD, Buchmann E, Rees H, Pattinson RC. Severe acute maternal morbidity: a pilot study of a definition for a near-miss. Br J Obstet Gynaecol. 1998;105(9):985-90.
8. Say L, Pattinson RC, Gulmezoglu AM. WHO systematic review of maternal morbidity and mortality: the prevalence of severe acute maternal morbidity (near miss). Reprod Health. 2004;1(1):3.
9. Say L, Souza JP, Pattinson RC; WHO working group on Maternal Mortality and Morbidity classifications. Maternal near miss--towards a standard tool for monitoring quality of maternal health care. Best Pract Res Clin Obstet Gynaecol. 2009;23(3):287-96.
10. Haddad SM, Cecatti JG, Parpinelli MA, Souza JP, Costa ML, Sousa MH, et al. From planning to practice: building a National Network for Surveillance of Severe Maternal Morbidity. BMC Public Health. 2011;11:283.
11. Zanette E, Parpinelli MA, Surita FG, Costa ML, Haddad SM, Sousa MH, et al. Maternal near miss and death among women with severe hypertensive disorders: a Brazilian multicenter surveillance study. Reprod Health. 2014 Jan 16;11(1):4.
12. Giordano JC, Parpinelli MA, Cecatti JG, Haddad SM, Costa ML, Surita FG, et al. The burden of eclampsia: results from a multicenter study on surveillance of severe maternal morbidity in Brazil. PLoS One. 2014;9(5):e97401.
13. Rocha Filho EA, Costa ML, Cecatti JG, Parpinelli MA, Haddad SM, Sousa MH, et al. Contribution of antepartum and intrapartum hemorrhage to the burden of maternal near miss and death in a national surveillance study. Acta Obstet Gynecol Scand. 2015;94(1):50-8.
14. Rocha Filho EA, Costa ML, Cecatti JG, Parpinelli MA, Haddad SM, Pacagnella RC, et al. Severe maternal morbidity and near miss due to postpartum hemorrhage in a national multicenter surveillance study. Int J Gynaecol Obstet. 2015;128(2):131-6.
15. Pfitscher LC, Cecatti JG, Haddad SM, Parpinelli MA, Souza JP, Quintana SM, et al. The role of infection and sepsis in the Brazilian Network for Surveillance of Severe Maternal Morbidity. Trop Med Int Health. 2016;21(2):183-93.
16. Souza JP, Cecatti JG, Parpinelli MA, Krupa F, Osis MJ. An emerging "maternal near miss syndrome": narratives of women who almost died during pregnancy and childbirth. Birth. 2009;36(2):149-58.
17. Programa das Nações Unidas para o Desenvolvimento. Relatório do desenvolvimento humano 2013. A ascensão do sul: progresso humano num mundo diversificado [Internet]. Nova Iorque: UNDP; 2013 [capturado em 2 set. 2016]. Disponível em: http://hdr.undp.org/sites/default/files/hdr2013_portuguese.pdf.

PARTE

23

NEUROCIRURGIA

Sergio Cavalheiro

110 TRAUMA CRANIENCEFÁLICO

■ ITALO CAPRARO SURIANO
■ VINICIUS DE MELDAU BENITES
■ THIAGO SALATI

O trauma craniencefálico consiste em qualquer agressão que acarrete lesão anatômica ou funcional do crânio, das meninges ou do encéfalo. É a principal causa de morbimortalidade, tornando-se um problema de saúde pública, atingindo os adultos jovens em fase produtiva e crianças. Nos Estados Unidos, cerca de 1,1 milhão de pessoas sofrem TCE, das quais cerca de 235 mil são hospitalizadas com 50.000 mortes por ano. No Brasil, anualmente, 500 mil pessoas requerem hospitalização por traumatismos cranianos; destas, 75 a 100 mil morrem no decorrer de horas, enquanto outras 70 a 90 mil desenvolvem perda irreversível de alguma função neurológica. O sexo masculino é o mais acometido, em torno de 70% dos casos; a causa mais comum é a queda, representando 30%, com maior incidência nos extremos das idades. Seguido pelos acidentes de trânsitos em 25%, o acidente de motocicletas representa 75% destes, com maior incidência entre os adultos jovens.[1,2]

O TCE pode ser graduado segundo a pontuação da escala de coma de Glasgow (ECG) de 3 a 15 pontos. Considerado trauma leve quando pontuado entre 13 e 15, responsável por cerca de 80% dos traumas, tem bom prognóstico, a mortalidade neste grupo é de 0,1%. O trauma moderado recebe pontuação entre 9 e 12 e o grave, entre 3 e 8 pontos, representa 10 a 20% das internações por TCE, podem evoluir para óbito em até 30%; quando analisados somente os graves, estes podem evoluir para óbito em até 50%. Nos traumas graves, 25% necessitam de intervenção cirúrgica intracraniana e em 5% pode haver trauma raquimedular associado.

As lesões encefálicas decorrem da aceleração linear ou angular e desaceleração decorrentes da rotação e translação cerebral no momento do trauma, podendo ser classificada em primárias e secundárias. As primárias ocorrem no momento do trauma e podem ser subdividas em focal (contusões, lacerações, fraturas, afundamento craniano e hematomas) e difusa (concussão, lesão axonal difusa e hemorragia subaracnóidea). Estas lesões podem evoluir, mais tardiamente, para secundárias e ser subdivididas em intracranianas (hematomas, contusões e os inchaços cerebrais) e sistêmicas decorrentes de situações gerais como a hipóxia, hipotensão, hipertermia e alteração hidreletrolíticas, entre outras.

■ QUADRO CLÍNICO

LESÕES DIFUSAS

1 | **Concussão:** alteração da consciência decorrente de uma lesão encefálica traumática não penetrante. As alterações da consciência incluem confusão, amnésia (característica da concussão) ou perda da consciência por poucos minutos.[3] Não há consenso em relação à duração desses sintomas, podendo durar apenas algumas horas ou dias. Não há anormalidades parenquimatosas visíveis ou microscópicas.

ATENÇÃO!

Os níveis de glutamato (neurotransmissor excitatório) aumentam após a concussão, e o cérebro entra em estado hiperglicolítico e hipermetabólico demonstrável até 7 a 10 dias depois, período em que fica mais suscetível a um segundo trauma, podendo desenvolver a síndrome do segundo impacto, resultante, em parte, da alteração da autorregulação cerebral.

As consequências podem ser catastróficas, incluindo a evolução para o edema cerebral maligno.[3] A síndrome do segundo impacto é uma condição rara, inicialmente descrita em atletas que apresentam um segundo TCE, ainda na vigência de sintomas do TCE anterior, e nos quais se desenvolveu um edema cerebral maligno refratário a qualquer tipo de tratamento, culminando em óbito em 50 a 100% das vezes. Sua predileção é por crianças e adolescentes, de modo que esses pacientes necessitam de mais cuidados após uma concussão.[3]

2 | **Lesão axonal difusa**: lesão primária do TCE causada por aceleração angular/desaceleração. Podendo ser leve, moderada ou grave. Na forma grave, surgem focos hemorrágicos na substância branca cerebral parasagital, no corpo caloso e no tronco cerebral em sua porção dorsolateral da região pontinomesencefálica, com evidências microscópicas de lesão difusa aos axônios (bolas de retração axonal, estrelas micróglias e degeneração das fibras dos tratos de substância branca) e capilares cerebrais. Geralmente é considerada causa de coma instalado imediatamente após TCE, podendo estar associada a alterações neurovegetativas como variações muito bruscas de pressão arterial, frequência cardíaca e sudorese, na ausência de lesões que a justifiquem na TC.[3,4]

3 | **Hemorragia subaracnóidea:** ocorre em até 40% dos TCE graves, tem correlação com prognóstico ruim. Geralmente está presente nos sulcos corticais superficiais. É responsável também por desenvolver vasoespasmo cerebral, piorando o quadro clínico dos pacientes.

4 | **Inchaço cerebral pós-traumático:** o inchaço cerebral, também denominado de *brain swelling*, envolve dois processos distintos em sua formação: aumento do volume sanguíneo cerebral (hiperemia cerebral) pela perda da autorregulação vascular; e edema cerebral propriamente dito, incluindo o edema vasogênico e o citotóxico, que podem se desenvolver após horas do trauma. O inchaço cerebral pode ser hemisférico ou difuso, geralmente associado aos traumas de alto impacto.

5 | **Síndrome do bebê chacoalhado (*shaken baby syndrome*):** TCE relacionado com abuso infantil, decorrente de traumas de aceleração e desaceleração angular de curta duração, ocorre em crianças menores de 2 anos, geralmente até o 6º mês de vida, que se apresentam com hematoma subdurais agudo, coleções subdurais, hemorragias subaracnóideas traumáticas, atrofia cerebral e sangramento em retina associado a fraturas de ossos longos em diferentes estágios de ossificação. Geralmente, as crianças são levadas ao pronto-socorro por irritabilidade, sonolências ou crise convulsiva. No exame físico, às vezes, identificam-se sinais de maus-tratos; no exame de fundo de olho, observam-se as alterações, confirmadas TC de crânio, em que se constatam as coleções subdurais agudas, subagudas e crônicas.

ATENÇÃO!

Esse quadro é de notificação compulsória ao Conselho Tutelar.

LESÕES FOCAIS

1 | **Contusão:** lesão intraparenquimatosa, que ocorre principalmente nas áreas em que a desaceleração súbita da cabeça faz o tecido cerebral se

deslocar e ir contra algumas proeminências ósseas.[3] Representa a morte neuronal com necrose, hemorragia e edema. Há liberação de aminoácidos excitatórios, radicais livres, íons orgânicos e inorgânicos, alteração da osmolaridade e da perfusão cerebral. Caracterizada pela presença de áreas hipodensas (edema associado) ou hiperdensas (contusões hemorrágicas que podem progredir para hematoma intraparenquimatoso), na TC de crânio (Figura 110.1 A). Pela inercia do cérebro, no momento do trauma ele é forçado a se deslocar em sentido contrário e, frequentemente, encontramos lesões contralaterais ao local do trauma inicial explicadas por este fenômeno e denominadas de "lesões por contragolpe".[4]

2 | **Laceração:** tem as mesmas características das contusões, porém mais agressivas, promovendo lesões maiores com envolvimento da pia-máter e aracnóideas, ocorrendo, geralmente, em lobos temporais e frontais, decorrente de traumas graves, muitas vezes denominadas de "explosão lobar".

3 | **Fraturas cranianas:** geralmente são lesões causadas por objetos contundentes. Classificadas como simples (ou lineares) e complexas (ou radiadas), com ou sem afundamento do crânio; também se classificam em abertas, isto é, associadas a ferimentos cortocontusos ou lacerações da pele ou fechadas. Podem ou não estar associadas a fístulas LCS e outras lesões intracranianas.

3-1 | **Fraturas em neonatos:** denominadas "bola de pingue-pongue", ocorrem, geralmente, no momento do partos e, em virtude da elasticidade do crânio, sofrem essa deformação.

3-2 | **Fraturas em crescimento:** fraturas de crânio que ocorrem em crianças de até 3 anos geralmente; no momento do trauma, provocam lesão da aracnóidea, aparecendo uma meningocele que, pela pulsação cerebral, vai afastando o osso e abaulando a pele da criança. Também denominadas "cistos leptomeníngeos".

3-3 | **Fraturas do osso temporal:** embora geralmente mistas, existem dois tipos básicos de fraturas do osso temporal: 1) as longitudinais, as mais comuns (70 a 90%), longitudinais ao meato acústico externo, em geral passam entre a cóclea e os canais semicirculares, poupando os nervos VII e VIII, mas rompendo a cadeia ossicular; e 2) as transversas, perpendiculares ao meato acústico externo e, geralmente, atravessam a cóclea e podem distender o gânglio geniculado, resultando em déficits dos VIII e VII nervos.

3-4 | **Fraturas da base do crânio:** envolvem os seios paranasais, mastoide, geralmente associadas e traumas graves. Podem apresentar hematomas nos locais do trauma, como o retroauricular chamado "sinal de Beatle", periorbitário chamado de "sinal do guaxinim;, pode estar associadas com fístula do LCS pelo nariz ou ouvido.

4 | **Hematomas Intracraniano**

4-1 | **Hematoma extradural:** ocorre em cerca de 0,2 a 6% dos TCE leve e 9 a 12% dos TCE moderados e graves, na proporção de 4 homens para cada mulher, principalmente em jovens, sendo raro antes dos 2 anos de idade e depois dos 60 anos. O principal mecanismo é por uma fratura temporoparietal, que rompe a artéria meníngea média, causando um sangramento arterial que disseca a dura da tábua interna. Cerca de 60 a 80% dos sangramentos são da artéria meníngea média e o restante ocorre por sangramento de outras artérias e das veias meníngeas médias ou seios durais, a localização temporal ocorre em 70%, com o epicentro no ptério. A apresentação clínica clássica está presente em cerca de 30% dos casos e inclui perda de consciência pós-traumática breve, intervalo lúcido e, então, rebaixamento do nível de consciência, hemiparesia lateral e dilatação pupilar ipsilateral, seguida da tríade de Cushing, isto é, hipertensão arterial, bradicardia e alteração respiratória, quando não tratado a tempo pode levar ao óbito. A radiografia simples de crânio mostra fratura em até 60% dos casos, pela TC a apresentação clássica ocorre em 84% dos casos, com presença do hematoma no formato de lente biconvexa, hiperdensa extra-axial adjacente à calota craniana (Figura 110.1) (em 5% dos casos, tem a forma de uma crescente, sendo confundido com um hematoma subdural agudo). (O diagnóstico precoce e o tratamento adequado reduzem para cerca de 5% o número de óbitos)[5] (Figura 110.1 B).

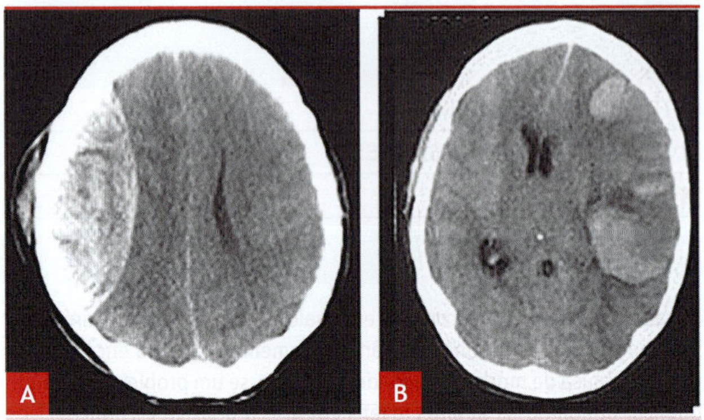

FIGURA 110.1 ■ (A) Contusão cerebral intraparenquimatosa frontal esquerda e temporo parietal esquerda com desvio de linha média para direita. (B) Hematoma extradural fronto temporal direito, compressão de ventrículo lateral direito e desvio de linha média para esquerda.

4-2 | **Hematoma subdural agudo:** geralmente relacionado a trauma de alto impacto, com mecanismo de aceleração e desaceleração muito intenso, provocando lesões vasculares subdurais e lesões parenquimatosas primárias graves, o que torna essa lesão mais letal, correspondendo à mortalidade de até de 80% dos pacientes. Pelo mecanismo do trauma, é comum o aparecimento do inchaço cerebral associado, piorando muito a evolução. A idade média acometida é de 42 anos, em que o tecido cerebral tem pouca complacência tornando o quadro de HIPC mais intenso. Quando ocorre em paciente mais idosos ou com complacência aumentada pela atrofia cerebral, a evolução tende a ser menos grave.

ATENÇÃO!

Nos pacientes em uso de anticoagulantes ou antiagregantes plaquetários, estes quadros costumam ser mais dramáticos.

A TC demonstra massa em forma de uma crescente hiperdensa, adjacente à tábua óssea (Figura 110.2). O Inchaço cerebral, geralmente, está presente, com desvio de linha mediana e, muitas vezes, com contusões por contragolpe presente[6] (Figura 110.2 A).

4-3 | **Hematoma subdural crônico:** geralmente ocorre em idosos, com idade média de 63 anos. O TCE é identificado em 50% das vezes. Outros fatores de risco incluem etilismo crônico, derivações do LCS e coagulopatias. Está presente bilateralmente em 20 a 25% dos casos. Tende a ser maior quanto maior a idade do paciente em virtude do menor volume cerebral. Classicamente, contém um líquido escuro tipo "óleo de motor", sem coágulos. Quando a coleção é clara (CSF), denomina-se higroma subdural. Após o trauma, a presença do sangue no espaço subdural organiza-se em um coágulo, ocorre reação inflamatória com o passar dos dias e os fibroblastos invadem o coágulo e formam novas membranas na superfície cortical e dural. A esse fenômeno, seguem-se o crescimento de novos vasos e a fibrinólise enzimática e liquefação dos coágulos. Os produtos de degradação da fibrina são reincorporados em novos coágulos e inibem a hemostasia, ocorrendo novos pequenos sangramentos das membranas recém-formadas, aumentando o hematoma. Clinicamente, pode, no início, se apresentar com sintomas leves como cefaleia, confusão e distúrbios da linguagem pelos fenômenos de compensação intracraniana da HIC ou, rapidamente, evoluir para graus variáveis de coma, crises convulsivas e hemiplegia. Usualmente, o diagnóstico não é esperado até a realização de exame de imagem (Figura 110.2 B).

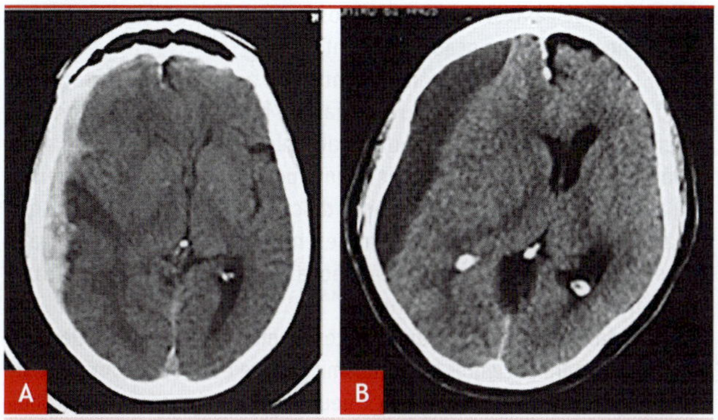

FIGURA 110.2 ■ (A) Hematoma subdural agudo fronto temporal direito, compressão de ventrículo lateral direito e desvio de linha média para esquerda. (B) Hematoma subdural crônico fronto temporal direito, compressão de ventrículo lateral direito e desvio de linha média para esquerda.

4-4 | **Ferimento por projétil de arma de fogo (PAF):** tipo de ferimento mais letal de TCE, pelo qual 70% das vítimas morrem no local do evento e 30% conseguem chegar ao hospital. Desses, 1% não precisa de cirurgia, 18% morrem na sala de emergência e 11% são operados, dos quais sobrevivem apenas 2%. O projétil causa laceração direta, transmissão da onda de choque e cavitação. Quando a velocidade do projétil é baixa, causa maior laceração e, quanto mais alta a velocidade, maior a cavitação. Quando o projétil entra e sai do crânio, em uma lesão perfurante, ele cria, por onde passa, uma pressão negativa que ajuda a coaptar as bordas da lesão cerebral. Quando o projétil não tem velocidade para sair, como em uma lesão penetrante, ele causa maior lesão tecidual provocando maior inchaço cerebral.[7]

■ DIAGNÓSTICO

O atendimento inicial de qualquer paciente politraumatizado com ou sem TCE deve ser realizado segundo o ATLS, desenvolvido pelo Colégio Americano de Cirurgiões, também muito conhecido pelo ABCDE do trauma, estando a avaliação neurocirúrgica na letra D, correspondente ao termo *disability*.[8]

ATENÇÃO!

A história clínica é importante para entendimento dos mecanismos de trauma e ajuda na elaboração do diagnóstico, interpretação dos exames complementares e a instituir o melhor tratamento inicial e evolutivo. Deve-se aplicar o ATLS para avaliar as condições clínicas iniciais do paciente e, na letra D, inicia-se o exame neurológico.

Com a simples inspeção do crânio, podemos evidenciar ferimentos com fraturas e/ou afundamentos cranianos, presença do sinal de Beatle ou do guaxinim, ambos demonstrando presenças de hematomas intracranianos, presença de rinorreia ou otoliquorreia, lesão em coluna vertebral, além do exame neurológico específico com a pontuação na escala de coma de Glasgow. Se o paciente for cooperativo, avalia-se a força nos quatro membros; se não, são avaliados os movimentos nas extremidades ao estímulo doloroso; faz-se o exame objetivo de nervos cranianos e a avaliação das pupilas, avalia-se a sensibilidade tátil nos principais dermátomos; se não cooperativo, avalia-se a reação à dor em diversos pontos; checar reflexo cutaneoplantar; se houver dúvida de lesão medular, deve-se checar o tônus anal em repouso e avalia-se a contração do esfíncter e reflexo bulbo cavernoso.

ATENÇÃO!

O exame radiológico de excelência para avaliação do poli traumatizado com TCE é a TC de crânio.

Hoje, com os aparelhos *multislice*, conseguimos realizar rapidamente TC do corpo todo sem prejuízo do paciente. Na ausência desse exame, a radiografia de crânio ajuda, mas não substitui a TC; conseguimos fazer diagnóstico de fratura de crânio em até 70% dos casos somente pela radiografia. Já com a TC de crânio, conseguimos fazer os diagnósticos de lesões multissistêmicas, coluna vertebral e intracraniana. Já com o exame inicial, podemos iniciar o tratamento adequando bem como poder predizer o prognóstico. A TC de crânio deve ser realizada nos pacientes com ECG 15, com médio e alto risco de desenvolver lesão intracraniana e em todos os pacientes com ECG ≤ 14.

A RM é reservada para casos de difícil diagnóstico clínico e lesões de coluna vertebral. Os exames de RM são demorados e, dependendo do quadro do paciente, é difícil mantê-lo dentro de um aparelho por muito tempo.

■ CONDUTA INICIAL

1 | **Trauma leve:** nos pacientes diagnosticados com TCE leve e com ECG de 15 pontos, podemos predizer se há risco de lesão intracraniana e, com isso, deixarmos o paciente em observação ou liberá-lo.[8]

1-1 | **Baixo risco de desenvolver lesão intracraniana:** pacientes que sofreram TCE, mas negam perda de consciência ou perda muito rápida, negam confusão mental, crise convulsiva, cefaleia, vômitos, tonturas, não usaram álcool ou drogas ilícitas e não possuem doenças neurológicas previas – não precisam realizar TC e devem receber alta com orientação familiar.

1-2 | **Médio risco de desenvolver lesão intracraniana:** pacientes que referem perda de consciência, apresentaram confusão mental, mas estão bem no momento do atendimento, referem cefaleia não intensa, tonturas e já tiveram algum episódio de vômito, podem ou não ter consumido álcool ou drogas ilícitas, podendo ou não ter doenças neurológicas prévias – devem realizar TC de crânio ou radiografia na falta de TC e ficar em observação por no mínimo 6 a 12 horas se o exame estiver normal.

1-3 | **Alto risco de desenvolver lesão intracraniana:** pacientes que perderam a consciência, ficaram confusos e desorientados, estão com cefaleias, tonturas, náuseas e vômitos, podem ou não ter consumido álcool ou drogas ilícitas, podendo ou não ter doenças neurológicas prévias. No exame clínico, podem apresentar sinais de hematomas no crânio, lesão de nervos cranianos e/ou fístula do LCS – devem fazer TC de crânio e ficar em observação para repetir TC em 12 a 24 horas.

1-4 | **ECG 13 e 14:** os pacientes devem permanecer em observação e repetir a TC em 12 a 24 horas ou se houver piora clínica, caso não tenha já no exame inicial lesão com indicação cirúrgica.

1-5 | ***Talk and die***: os pacientes admitidos com ECG 15 referem perda de consciência, tonturas, pouca confusão, cefaleia e náuseas; Apresentam exame inicial de TC com pequenas lesões hemorrágicas não cirúrgicas ou mesmo TC normal. Após 12 a 24 horas, ocorre piora clínica rápida, entram em coma e, se submetidos à nova TC, visibilizam-se lesões cirúrgicas ou inchaço cerebral difuso. Apesar de instituir tratamento clínico ou cirúrgico de urgência, os pacientes evoluem para inchaço cerebral difuso e morrem.

O paciente com trauma leve, com exceção daquele cuja ECG 15 (baixo risco), deve ficar em observação neurológica por um período de 24 a 48 horas. Deve-se repetir a TC de crânio 12 ou 24 horas após o primeiro exame ou caso haja piora na pontuação da ECG. Recomendam-se repouso no leito e cabeceira a 30°; avaliação neurológica a cada 2 horas; repetir ECG e pupilas; dieta zero até estar alerta e, depois, iniciar com líquidos e avançar de acordo com a tolerabilidade; administram-se analgésicos leves e antieméticos.

2 | **Trauma moderado:** pacientes com ECG de 9 a 12 pontos devem ser internados, submetidos à avaliação pelo ATLS; se apresentarem lesões já cirúrgicas, deverão ser submetidos ao procedimento. O ideal é que se consiga uma vaga em UTI para acompanhamento clínico ou pós-operatório. Todo paciente não cirúrgico, inicialmente, deverá ficar em jejum e com exames pré-operatórios realizados e corrigidos se necessários, pois seu quadro pode se tornar cirúrgico de urgência. O exame de TC deve ser repetido 12 a 24 horas depois do inicial ou caso haja piora na pontuação da ECG. Recomendam-se repouso no leito e cabeceira a 30°; avaliação neurológica a cada 2 horas; repetir ECG e pupilas; dieta zero até estar alerta e, depois, iniciar com líquidos e avançar de acordo com a tolerabilidade; administram-se analgésicos leves e antieméticos.

3 | **Trauma grave:** pacientes com ECG $\leq$ 9 pontos devem ser internados, submetidos à avaliação pelo ATLS, a reanimação do paciente na sala de emergência.

ATENÇÃO!

É necessário promover a intubação orotraqueal, com proteção cervical, acesso à veia calibrosa, hipotensão e hipóxia devem ser evitadas e/ou corrigidas o mais rápido possível.

A PAM deve ser mantida acima de 90 mmHg, por meio da infusão de líquidos ou medicações vasoativas. Quando necessário, os pacientes devem ser prontamente encaminhados para a realização de TC, desde que as condições clínicas o permitam. Contudo, existem casos nos quais algumas medidas devem ser tomadas antes da realização da TC, seja por motivos clínicos (instabilidade hemodinâmica) ou por indisponibilidade de tomógrafo e na vigência de deterioração neurológica grave determinada por sinais de HIC grave (anisocoria, déficit focal, descerebração, decorticação). Para esses casos, as medidas preconizadas incluem sedação e hiperventilação leves, uso de manitol ou solução salina hipertônica e, eventualmente, trepanação exploradora

3-1 | **Monitoração da PIC:** todo TCE grave deve ser submetido à monitoração da PIC para orientar seu tratamento independentemente do procedimento neurocirúrgico a ser adotado para a resolução da causa da HIC. Indicação básica: Idade > 40 anos e/ou PAS < 90 mmHg e/ou postura anormal (uni ou bilateralmente).[7-8]

4 | **Condutas específicas no atendimento de emergência**

4-1 | **Intubação orotraqueal:** deve-se ter atenção para intubação de pacientes com suspeita de fratura de base de crânio para os quais indica-se intubação orotraqueal. Vale lembrar que pacientes entubados estão impossibilitados de falar, o que pode interferir na avaliação da ECG. Em muitos pacientes com trauma facial grave, a realização de cricotiroideostomia ou de traqueostomia é necessária, conforme o fluxograma ilustrado na Figura 110.3.[9]

4-2 | **Sedação e uso de relaxantes musculares:** a sedação deve ser feita com midazolam e fentanil. O uso de bloqueadores neuromusculares deve ser feito quando a sedação for insuficiente. O uso rotineiro de sedação e bloqueadores neuromusculares em neurotrauma pode aumentar a incidência de pneumonia, a permanência em UTI e a sepse. Seu uso deve ser reservado para casos com evidência clínica de HIC ou, se for necessário, remoção do paciente.

4-3 | **Hiperventilação:** a hiperventilação antes da monitoração da PIC deve ser realizada se houver sinais de herniação transtentorial ou déficit neurológico progressivo não atribuível a causas extracranianas. Não deve ser utilizada profilaticamente pelo risco de causar isquemia. A alcalose aguda aumenta a ligação do cálcio à proteína, de modo que pacientes hiperventilados podem desenvolver hipocalcemia ionizada com tetania. Quando houver indicação, a hiperventilação deve ter como alvo uma PCO_2 entre 30 e 35 mmHg.[4,5]

4-4 | **Manitol:** o uso de manitol antes da monitoração da PIC deve ser reservado para pacientes hemodinamicamente estáveis e com sinais de herniação transtentorial ou déficit neurológico progressivo não atribuível a outras causas extracranianas. As indicações na sala de emergência são: evidência de HIC; evidência de efeito de massa (déficit focal); deterioração neurológica súbita antes da realização de TC; após TC, se houver lesão intracraniana associada à HIC; para avaliar viabilidade de pacientes sem função de tronco cerebral; observar se há retorno de reflexos de tronco. As contraindicações são o uso profilático, pois o manitol interfere no volume intravascular; hipotensão ou hipovolemia (usar hiperventilação em paciente hipotenso); uma contraindicação relativa é que o manitol pode interferir na coagulação; antes de causar diurese, o manitol aumenta transitoriamente o volume intravascular, o que é prejudicial aos pacientes com insuficiência cardíaca. A dose indicada é 1,4 g/kg em 20 minutos, quando ocorre o pico de ação, e volume idêntico ao de manitol deve ser feito com cristaloides, segundo o fluxograma da Figura 110.4.[9]

4-5 | **Solução salina hipertônica:** outro agente osmótico utilizado no local do manitol em situações de hipovolemia e hipotensão promovendo o aumento do volume intravascular e diminuindo a PIC. Normalmente, podemos utilizar a 20% 1 mL/kg/dose em bolos.

4-6 | **Nutrição:** por volta do 7º dia após o TCE, deve-se fazer reposição, enteral ou parenteral. Pacientes não paralisados recebem 140% do gasto energético basal, enquanto pacientes paralisados recebem 100% do gasto energético basal previsto, e 15% das calorias devem vir de proteínas.[3]

ATENÇÃO!

A reposição nutricional deve ser iniciada após 72 horas do trauma considerando as especificações descritaspara o 7º dia. A via enteral é preferida, pois reduz o risco de hiperglicemia e infecção e é mais barata. Mas, se for necessária ingesta maior de nitrogenados ou diminuição no esvaziamento gástrico, a via de escolha é a endovenosa.

Os pacientes comatosos com TCE isolado têm gasto metabólico de cerca de 140% do normal. O uso de bloqueadores neuromusculares e o coma barbitúrico reduzem a necessidade para cerca de 100 a 120% do normal. As necessidades energéticas aumentam durante as 2 primeiras semanas do trauma, mas não se sabe por quanto tempo essa elevação persiste. A mortalidade é reduzida nos pacientes que têm a reposição calórica completa no 7º dia após o trauma.

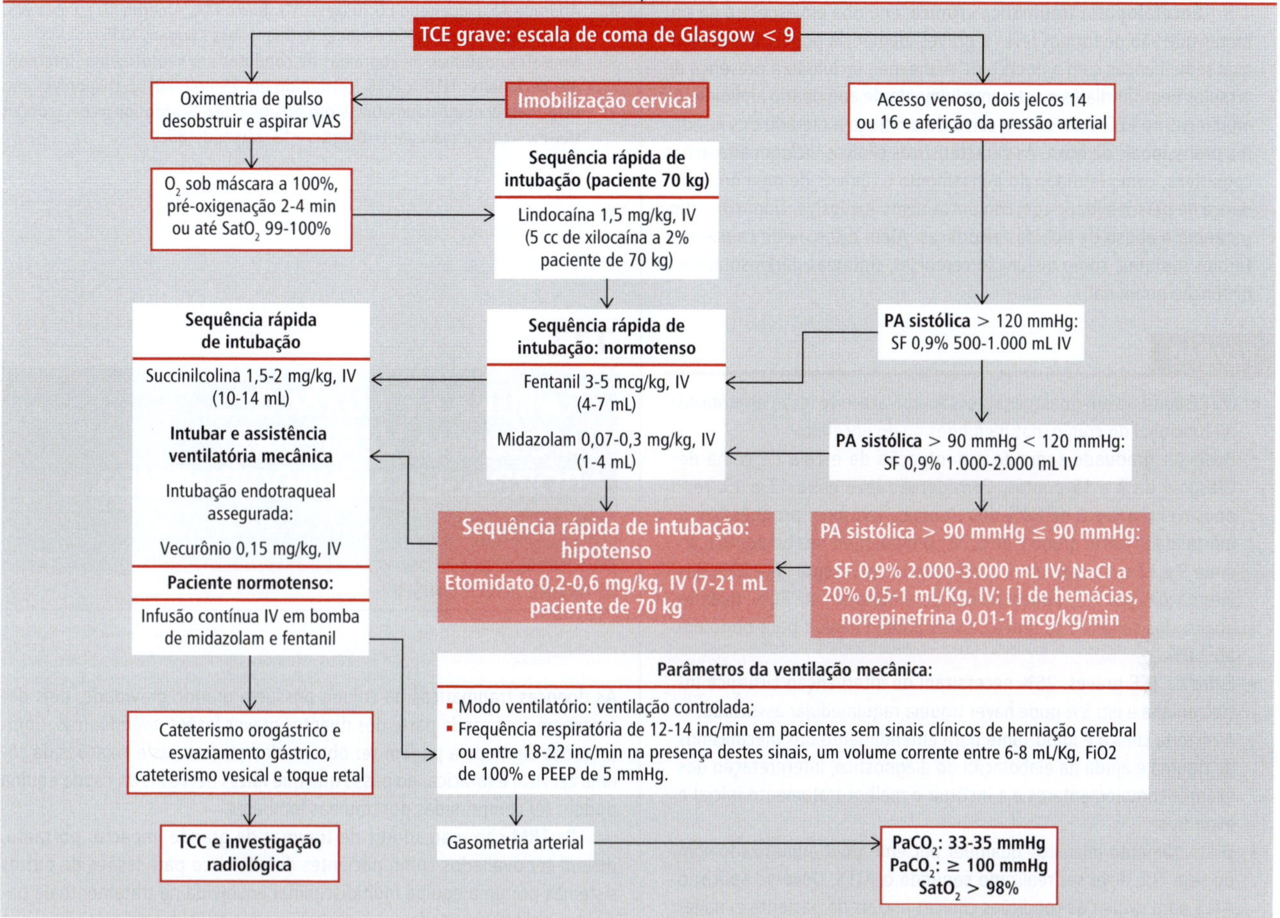

FIGURA 110.3 ■ Manejo do TCE grave na sala do trauma.

TCC, tomografia computadorizada cerebral.
Fonte: NeuroTraumaBrasil.[9]

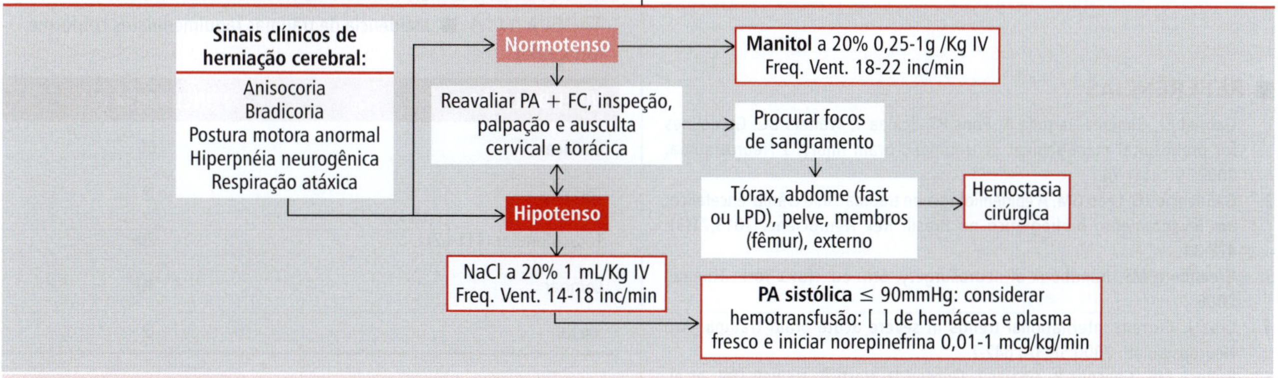

FIGURA 110.4 ■ Condutas pré-cirúrgicas na hipertensão intracraniana.

Fonte: NeuroTraumaBrasil.[9]

4-7 | **Complicações tardias**: incluem epilepsia pós-traumática, hidrocefalia comunicante, síndrome pós-traumática ou pós-concussiva (somáticos: cefaleia; tontura e sensação de cabeça vazia; distúrbios visuais e anosmia; cognitivo: déficit de concentração; psicossociais: dificuldades emocionais: depressão, alteração de humor, irritabilidade fácil, perda de motivação e abulia; mudança de personalidade; perda de libido).

4-8 | **Encefalopatia traumática crônica**: engloba um espectro de sintomas que vão de formas leves a graves (demência pugilista). Há algumas semelhanças com a doença de Alzheimer, incluindo a presença de arranjos neurofibrilares e o desenvolvimento de angiopatia amiloide. As mudanças no EEG ocorrem em cerca de um terço à metade dos lutadores profissionais de boxe. As características clínicas incluem alterações cognitivas, como lentidão do pensamento e déficits de memória, mudança de personalidade com comportamento explosivo, ciúme doentio, paranoia e abuso de bebidas alcoólicas. Além disso, pode causar distúrbios motores, como disfunção cerebelar, sintomas parkinsonismo e disfunção piramidal.

REVISÃO

- O TCE consiste em qualquer agressão que acarrete lesão anatômica ou funcional do crânio, das meninges ou do encéfalo.
- Pode ser graduado segundo a pontuação da escala de coma de Glasgow de 3 a 15 pontos. Considerado leve entre 13 e 15, responsável por cerca de 80% dos traumas, tem bom prognóstico, a mortalidade neste grupo é de 0,1%. O moderado recebe pontuação entre 9 e 12 e o grave, entre 3 e 8 pontos, representa 10 a 20% das internações por TCE, podem evoluir para óbito em até 30%; quando analisados somente os graves, estes podem evoluir para óbito em até 50%.
- Entre os TCE graves, 25% necessitam de intervenção cirúrgica intracraniana e em 5% pode haver trauma raquimedular associado.
- A história clínica é importante para entendimento dos mecanismos de trauma e ajuda na elaboração do diagnóstico, interpretação dos exames complementares e a instituir o melhor tratamento inicial e evolutivo.
- O atendimento inicial de qualquer paciente politraumatizado com ou sem TCE deve ser realizado segundo o ATLS. Deve-se aplicar o ATLS para avaliar as condições clínicas iniciais do paciente e, na letra D, inicia-se o exame neurológico.
- A TC de crânio deve ser realizada nos pacientes com ECG 15, com médio e alto risco de desenvolver lesão intracraniana e em todos os pacientes com ECG ≤ 14.
- A RM é reservada para casos de difícil diagnóstico clínico e lesões de coluna vertebral.

REFERÊNCIAS

1. Gabriel EJ, Ghajar J, Jagoda A, Pons PT, Scalea T, Walters BC. Guidelines for prehospital management of traumatic brain injury. J Neurotrauma. 2002;19(1):111-74.
2. Gaudencio TG, Leao GM. A epidemiologia do traumatismo crânio-encefálico: um levantamento bibliográfico no Brasil. Rev Neurocienc. 2013;21(3): 427-34.
3. Greenberg MS. Handbook of neurosurgery. 6th. ed. Nova York: Thieme, 2006.
4. Cruz J. Current international trends in severe acute brain trauma. Arq Neuropsiquiatr. 2000;58(3A):642-7.
5. Bullock MR, Chesnut R, Ghajar J, Gordon D, Hartl R, Newell DW, et al. Surgical management of acute epidural hematomas. Neurosurgery. 2006;58(3 Suppl):S7-15.
6. Bullock MR, Chesnut R, Ghajar J, Gordon D, Hartl R, Newell, et al. Surgical management of acute subdural hematomas. Neurosurgery. 2006;58(3 Suppl):S16-24.
7. De Souza RB, Todeschini AB, Veiga JC, Saade N, de Aguiar GB. Traumatic brain injury by a firearm projectile: a 16 years experience of the neurosurgery service of Santa Casa de São Paulo. Rev Col Bras Cir. 2013;40(4):300-4.
8. Andrade AF, Figueiredo EG, Teixeira MJ, Tarico MA, Amorim RLO, Paiva WS. Neurotraumatologia. Rio de Janeiro: Guanabara Koogan; 2015.
9. NeuroTraumaBrasil. Fluxogramas de condutas em neurotrauma [Internet]. Rio de Janeiro: NTB; c2016 [capturado em 25 nov. 2016]. Disponível em: http://www.neurotraumabrasil.org.br/site/index.php?option=com_content&view=category&layout=blog&id=133&Itemid=86.

111

FRATURAS E LUXAÇÕES DA COLUNA VERTEBRAL: ABORDAGEM NEUROCIRÚRGICA

■ FRANZ JOOJI ONISHI

As doenças traumáticas da coluna possuem grande gravidade, pois determinam em grande parte dos doentes graves lesões neurológicas. Compressões da medula podem ser observadas em fraturas e luxações da coluna cervical e torácica, ao passo que que raízes nervosas da cauda equina podem ser comprimidas por traumas lombares.

Os TRM são marcadores de traumas de grande impacto, portanto, devem ser avaliados como pacientes de alto risco para lesões de outros sistemas por uma equipe multidisciplinar envolvida no tratamento de pacientes politraumatizados.

A região mais acometida da coluna é a de maior mobilidade, a cervical, seguida da região toracolombar, que, por definição, é composta pelos corpos vertebrais de T11, T12, L1 e L2 (Tabela 111.1).[1-4]

TABELA 111.1 ■ Incidência de traumas raquimedulares conforme topografia

NÍVEL DA LESÃO	INCIDÊNCIA (%)
Cervical	60
Torácica	8
Toracolombar (T11-L2)	20
Lombar	10
Sacral	2

ATENÇÃO!

O papel do cirurgião que trata doenças traumáticas da coluna vertebral pode ser dividido na descompressão de elementos neurais comprometidos pelo trauma e na identificação e estabilização de fraturas instáveis, mesmo na ausência de déficits neurológicos.

DEFINIÇÃO

As fraturas e luxações são perdas de continuidade da porção estrutural óssea ou ligamentar da coluna vertebral e estão incluídas em um conceito maior denominado TRM.

São considerados TRM lesões que decorrem de forças traumáticas agudas que promovem carga excessiva sobre as estruturas ósseas, provocando lesão estrutural óssea e/ou ligamentar, podendo ou não determinar lesão neurológica medular ou radicular.

QUADRO CLÍNICO

Os pacientes que se apresentam conscientes no momento da avaliação neurológica geralmente referem dor na região acometida, podendo ser a dor elicitada pela compressão local da região. Em muitos casos, a avaliação neurológica dos pacientes vai ser prejudicada por alteração do nível de consciência destes pacientes.

A avaliação da coluna engloba a palpação da coluna em toda sua extensão. Para tal, deve-se colocar o paciente em decúbito lateral em bloco, e o examinador deverá palpar as apófises espinhosas da coluna do paciente. Qualquer queixa álgica deverá ser investigada inicialmente com radiografia simples em duas incidências.

Todo paciente politraumatizado deve ter sua coluna cervical imobilizada e permanecer em prancha rígida até a realização de todos os exames radiológicos pertinentes e avaliação do especialista. Tão logo realizados os exames, ele deve ser retirado da prancha, evitando a formação de úlceras de pressão.

Traumas cervicais altos podem determinar falência respiratória, principalmente em lesões de transição craniocervical. A ventilação pode também estar acometida em lesões entre C3 e C5, por acometimento da mobilidade diafragmática.[2,3]

Pacientes com doença degenerativa avançada são mais propensos a lesões neurológicas em traumas cervicais. A síndrome medular central, na qual predominam sintomas em membros superiores, é de ocorrência comum em pacientes com traumas em extensão do pescoço e mielopatia espondilótica prévia.

Pacientes com espondilite anquilosante e Klippel-Feil (fusão congênita de vértebras cervicais) possuem propensão a Lesões cervicais em distração.[1]

Os sinais e sintomas dependem da topografia do trauma, sendo que lesões cervicais podem determinar déficits nos quatro membros, e lesões torácicas determinam sintomas nos membros inferiores. Dificilmente, têm-se Lesões medulares em traumas lombares baixos, tendo em vista o término da medula espinal em torno de L1 ou L2 na maioria das pessoas. No entanto, Lesões naquela topografia podem determinar compressões das raízes que compõem a cauda equina, determinando sintomas em membros inferiores e esfincterianos predominantemente.[5,6]

Existem escalas para classificar neurologicamente os pacientes segundo seus déficits neurológicos. A mais utilizada é a escala da American Spinal Injury Association (ASIA) (Tabela 111.2).[2,7] Os déficits neurológicos incompletos podem se apresentar como algumas síndromes, sendo a medular central a de incidência mais habitual (Tabela 111.3).

MANEJO CONFORME A TOPOGRAFIA DA LESÃO

Para a melhor investigação radiológica dos TRMs, deve-se obter uma hipótese diagnóstica topográfica correta.

Apresentam-se a seguir pontos-chave para a elaboração do diagnóstico topográfico em TRM. A associação de dados motores e sensórios nos auxilia no diagnóstico topográfico (Quadros 111.1 e 111.2).

TABELA 111.2 ■ Escala de lesão neurológica da American Spinal Injury Association (ASIA)

	LESÃO	DEFINIÇÃO
A	Completa	Sem função motora ou sensória, incluindo segmentos S4-S5
B	Incompleta	Sem função motora, mas com sensibilidade preservada abaixo do nível neurológico, incluindo segmentos S4-S5
C	Incompleta	Mais da metade dos músculos abaixo da lesão possuem força muscular menor do que grau 3
D	Incompleta	Mais da metade dos músculos abaixo da lesão possuem força muscular maior ou igual a grau 3
E	Intacto	Funções motoras e sensórias normais

Fonte: Anderson e Vaccaro.[1]

TABELA 111.3 ■ Síndromes neurológicas incompletas decorrentes de traumas da coluna

Síndrome medular central (Schneider)	Síndrome mais comum por lesão incompleta da medula Déficit motor desproporcionalmente maior nas extremidades superiores do que nas inferiores. Trauma em hiperextensão, mais conhecido como chicote
Síndrome medular anterior	Infarto do território suprido pela artéria espinal anterior. Paraplegia ou quadriplegia, perda sensória das modalidades de dor e temperatura e preservação do tato discriminativo, propriocepção
Síndrome da hemissecção medular (Brown-Séquard)	Contralateral: perda da sensibilidade da dor e temperatura Ipsilateral: perda da motricidade e perda das modalidades sensórias do funículo posterior
Síndrome medular posterior	Rara. Normalmente apresenta dor e parestesias no pescoço e dorso. Paresia leve de membros superiores. Déficit das modalidades de tato fino e propriocepção

Fonte: Greenberg[2] e Rengachary e Ellenbogen.[3]

ATENÇÃO!

Especificamente na coluna torácica, o nível sensório apresenta grande utilidade, pois a função motora não pode ser objetivamente estudada nesta topografia.[5]

Os exames radiológicos e outros exames diagnósticos devem ser dirigidos ao segmento suspeito. Sempre que se encontram alterações radiográficas em um segmento da coluna, prossegue-se com a investigação de toda a sua extensão, pois são descritos traumas concomitantes em diferentes alturas na coluna vertebral.

QUADRO 111.1 ■ Referências sensórias na avaliação do trauma raquimedular, conforme a Asia

C4	Ombros
C6	Polegar
C7	Dedo médio
C8	Dedo mínimo
T4	Mamilos
T6	Processo xifoide
T8	Rebordo costal
T10	Cicatriz umbilical
L3	Coxa acima da patela
L4	Maléolo medial
L5	Hálux
S1	Maléolo lateral
S4-S5	Perianal

Fonte: Rengachary e Ellenbogen[3] e Rowland.[6]

QUADRO 111.2 ■ Referências motoras na avaliação do trauma raquimedular, conforme a Asia

C5	Abdução do ombro
C6	Extensão do punho
C7	Extensão do antebraço
C8	Apertar a mão
T1	Abdução dos dedos da mão
L2	Flexão do quadril
L3	Retificar o joelho
L4	Dorsoflexão do pé
L5	Dorsoflexão do hálux
S1	Flexão plantar

Fonte: Rengachary e Ellenbogen[3] e Rowland.[6]

■ DIAGNÓSTICO (INVESTIGAÇÃO RADIOGRÁFICA)

CERVICAL

A investigação deve começar com uma radiografia simples em perfil da coluna cervical. A técnica adequada deve permitir necessariamente a visualização da transição cervicotorácica, ou seja, do segmento C7-T1.

Quando existe suspeita de lesão de C1 ou C2, estas podem ser mais bem estudadas por uma incidência transoral.

Radiografias em flexão e extensão, também conhecidas como radiografias dinâmicas, podem ser utilizadas em pacientes conscientes e colaborativos, com o intuito de avaliar possível instabilidade segmentar. As provas devem ser acompanhadas pelo médico e imediatamente interrompidas caso haja relato de agravo da dor ou aparecimento de qualquer déficit neurológico. É contraindicado em pacientes com subluxação já demonstrada em prova estática e em pacientes que já apresentam déficit neurológico estabelecido.[8]

A TC é de particular utilidade na avaliação radiológica das transições occipitocervical e cervicotorácica, regiões que podem ser de difícil avaliação apenas com a radiografia simples. Áreas suspeitas encontradas nas radiografias simples também devem ser estudadas com cortes finos de tomografia.

A RM pode fornecer dados de tecidos moles, como hérnias traumáticas, lesões ou ruptura de estruturas ligamentares.

Utiliza-se atualmente a classificação morfológica das fraturas e das luxações da AOSPINE, descrita por Vaccaro e colaboradores para traumas cervicais.[4,9]

- **Tipo A**: Compressão

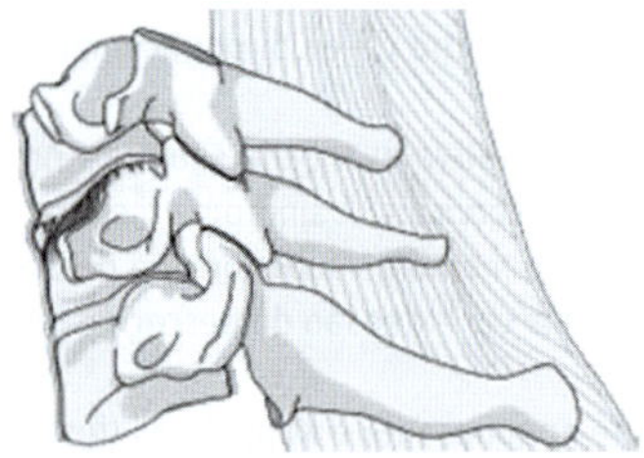

- **Tipo B**: Distração

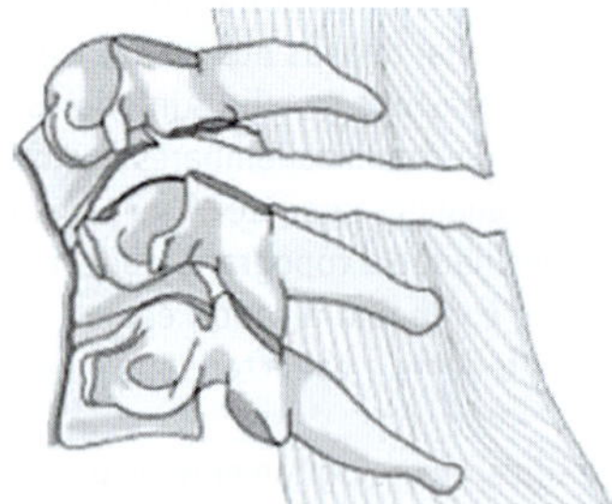

- **Tipo C**: Translação

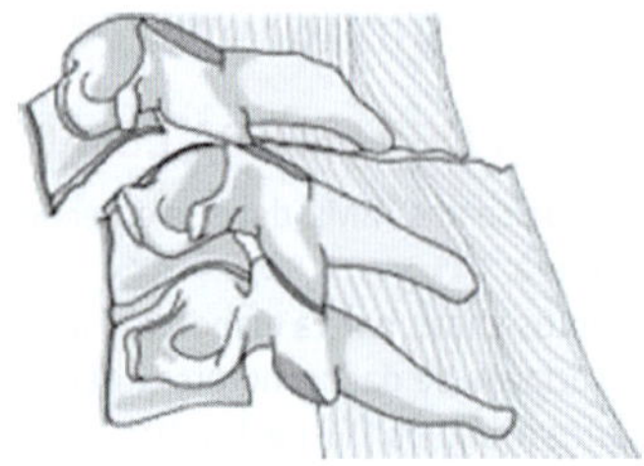

TORACOLOMBAR

A investigação mínima radiológica para pacientes com suspeita de lesão vertebral inclui a radiografia em incidências lateral e anteroposterior.

A tomografia deve ser obtida em todos os pacientes com fratura toracolombar conhecida. Este exame permite delinear melhor o comprometimento do canal vertebral, assim como a existência de fratura de elementos posteriores da coluna.[10]

A RM permite a avaliação da estrutura ligamentar e outros tecidos moles.

ATENÇÃO!

A RM torna-se indispensável em situações nas quais um déficit neurológico não pode ser explicado pela lesão óssea ou sua ausência, comumente observado na faixa etária pediátrica conhecida pelo acrônimo em inglês SCIWORA – Spinal Cord Injury Without Radiological Anormalities.[2]

A classificação radiológico-morfológica das fraturas toracolombares atualmente mais difundida é a da AO.[11]

- **Tipo A:** Compressão

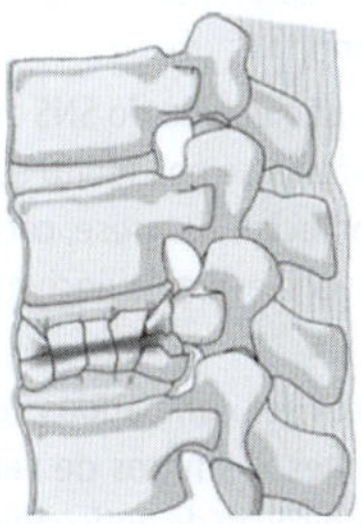

- **Tipo B**: Distração

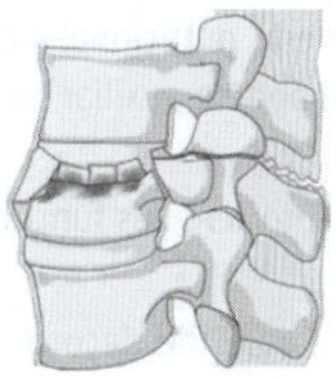

- **Tipo C:** Translação

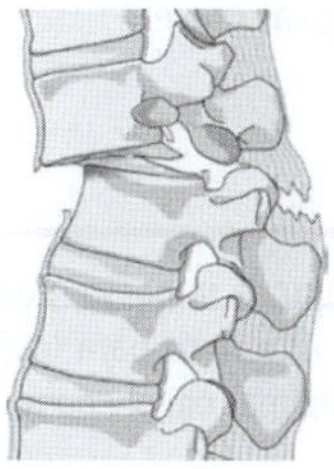

Vaccaro e colaboradores[9] propõem atualmente um escore para a classificação das fraturas toracolombares em cirúrgicas ou não cirúrgicas, baseando-se na morfologia da fratura, no déficit neurológico do paciente e na integridade do complexo ligamentar posterior.

Quando existe **pontuação de cinco ou mais pontos**, sugere-se tratamento cirúrgico da lesão por inferir instabilidade da fratura (Tabela 111.4).[9,12]

TABELA 111.4 ■ Escore de avaliação de fratura

	PONTUAÇÃO
Morfologia da fratura	
a | Compressão	1
b | Translação	3
c | Distração	4
Integridade do complexo ligamentar posterior	
a | Intacto	0
b | Suspeito-Indeterminado	2
c | Lesado	3
Estado neurológico	
a | Radiculopatia	2
b | Lesão medular completa	2
c | Lesão medular incompleta	3
d | Síndrome da cauda equina	3

Fonte: Vaccaro e colaboradores.[9]

■ TRATAMENTO

CIRÚRGICO

O tratamento cirúrgico das fraturas vertebrais está indicado quando existe instabilidade mecânica da fratura, quando há progressão do déficit neurológico, quando existe compressão neural com sintomas neurológicos ou quando há falha no tratamento com imobilização externa. Existem diversos modelos de biomecânica propondo a classificação das fraturas em estáveis ou não estáveis.[8,10,12,13]

Ao contrário de outras regiões da coluna vertebral, a coluna cervical pode ser realinhada por técnicas não cirúrgicas. Apesar de inúmeros padrões de lesão serem passíveis de redução pela tração (Figura 111.1), esta é instituída comumente nos casos de subluxações ou luxações das articulações facetárias, assim como em fraturas tipo explosão. No entanto, se a tração craniana não for realizada com extremo cuidado, poderá acarretar consequências devastadoras. Lesões por separação (distração) são, no geral, contraindicações para a tração craniana.

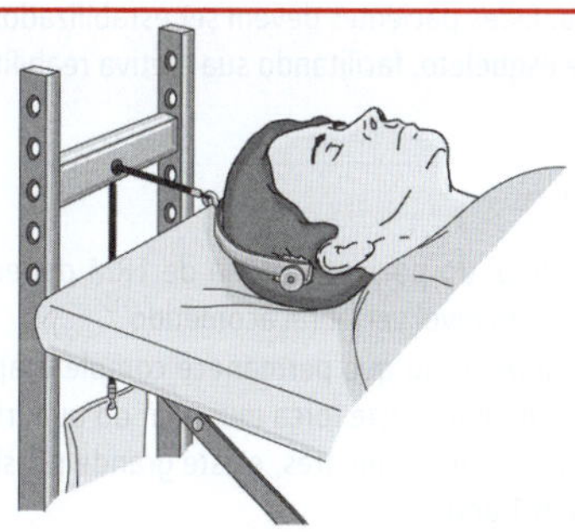

FIGURA 111. 1 ■ Tração cervical aplicada por halo craniano.

Em pacientes candidatos à cirurgia, ela deve ser realizada o mais breve possível, objetivando mobilização precoce, menor tempo de internação, menores taxas de complicações infecciosas e descompressão precoce das estruturas neurais.[14]

As técnicas cirúrgicas têm melhorado a cada dia, com sistemas de fixação que aumentam a taxa de consolidação e fusão das fraturas de coluna. As vias de acesso cirúrgico são determinadas por algoritmos que levam em consideração a região acometida, o grau de comprometimento neurológico, a preservação ou não de estruturas ligamentares, entre outros.[4]

Técnicas e vias cirúrgicas

Os objetivos do tratamento cirúrgico são a descompressão do canal vertebral e a estabilização da coluna. As seguintes abordagens são usadas no manejo das fraturas toracolombares:[4]

- Acessos posteriores – Podem ser usados em praticamente toda a extensão da coluna – descompressão de fraturas por elementos das lâminas ou descompressão indireta do canal vertebral.
- Acesso anterior – Permite acesso ao corpo vertebral, é muito útil na descompressão do canal decorrente de fraturas do corpo vertebral. Pode ser realizada por cervicotomia, toracotomia ou lombotomia.

Tipos de estabilização da coluna[1,4]

- Fixação posterior – utilizando parafusos pediculares, de massa lateral associados a has tes longitudinais, geram grande estabilidade da coluna.
- Placas anteriores ou laterais – Z-Plates – para acessos anteriores cervicais ou acessos laterais a coluna, geralmente associados a gaiolas (cages) que substituem o corpo vertebral ou o disco intervertebral.
- Gaiolas (Cages) que são utilizados na substituição do corpo vertebral ou do disco intervertebral, gerando melhor suporte anterior da coluna nas cirurgias.

Abordagens combinadas

Como todos os pacientes com restrição a livre movimentação e deambulação, deve-se ter especial cuidado com complicações tromboembólicas, instituindo o breve possível medidas para profilaxia de TVP.

NÃO CIRÚRGICO

Fraturas menores ou aquelas com estabilidade são tratadas sem cirurgia. O tratamento não cirúrgico de fraturas instáveis da coluna envolve o uso de coletes ou halo-vest para prevenir rotações e lateralizações da coluna.[2]

ATENÇÃO!

A estabilização deve ser considerada em pacientes com lesões medulares e paraplegia. Estes pacientes devem ser estabilizados para sustentar seu tronco e esqueleto, facilitando sua efetiva reabilitação.

REABILITAÇÃO

O nível funcional final do paciente vítima de TRM depende do grau da lesão neurológica e do nível vertebral acometido.[15]

Dificilmente, uma lesão que permanece completa após 72 horas se torna incompleta. Quando existe força muscular do quadríceps, com força muscular com grau maior do que três, existe grande possibilidade do paciente caminhar em 1 ano.

A reabilitação deve abordar também complicações clínicas frequentemente observadas nestes pacientes (Quadro 111.3).[4]

QUADRO 111.3 ■ Complicações clínicas pós-trauma raquimedular

Intestino neurogênico
Bexiga neurogênica
Disreflexia autonômica
Trombose venosa profunda e embolia pulmonar
Úlceras de decúbito
Dor e espasticidade

Fonte: Anderson e Vaccaro[1] Greenberg[2] e Kim e colaboradores.[4]

Alterações do hábito intestinal devem ser manejadas com uso criterioso de laxativos e enemas. Alguns pacientes preferem a remoção manual do bolo fecal.

Há 50 anos, complicações renais eram a principal causa de mortalidade na população com lesão da medula espinal . As opções de tratamento para uma bexiga neurogênica podem incluir cateterismo intermitente, sondagem vesical de demora ou coletor urinário.

A disreflexia autonômica é uma resposta não inibida do SNS aos estímulos nocivos abaixo do nível da lesão. Manifesta-se por súbito aumento da pressão arterial (PA), cefaleia pulsátil, rubor facial, sudorese, congestão nasal. O tratamento envolve encontrar e remover o estímulo nocivo e o uso de anti-hipertensivos.[3]

As complicações tromboembólicas devem ser combatidas com uso de dispositivos pneumáticos ou anticoagulantes. Os filtros de veia cava podem ser considerados em casos de contraindicação de anticoagulação.

As úlceras de pressão constituem um grande problema evitável na população de lesados medulares. A estabilização da coluna vertebral, permitindo uma mobilização precoce, uma boa oferta nutricional e cuidados com a mudança de decúbito são medidas que podem auxiliar na prevenção de úlceras.

A espasticidade deve ser tratada quando interfere nas funções de higiene pessoal ou em casos de dor.

Não existem dúvidas de que grande parte dos TRM decorre de comportamentos e atitudes que podem ser modificados ou evitados por meio de campanhas educativas. A melhor estratégia para este tipo de doença é a prevenção, pois o tratamento atual não é capaz de restituir a integridade neurológica de pacientes com Lesões neurológicas graves.

REVISÃO

- Os TRM são marcadores de traumas de grande impacto, portanto, devem ser avaliados como pacientes de alto risco para lesões de outros sistemas por uma equipe multidisciplinar envolvida no tratamento de pacientes politraumatizados.
- A região mais acometida da coluna é a de maior mobilidade, a cervical, seguida da região toracolombar, que, por definição, é composta pelos corpos vertebrais de T11, T12, L1 e L2.
- As fraturas e luxações são perdas de continuidade da porção estrutural óssea ou ligamentar da coluna vertebral e estão incluídas em um conceito maior denominado TRM.

- Os pacientes que se apresentam conscientes no momento da avaliação neurológica geralmente referem dor na região acometida, podendo ser a dor elicitada pela compressão local da região.
- Os sinais e sintomas dependem da topografia do trauma, sendo que lesões cervicais podem determinar déficits nos quatro membros, e lesões torácicas determinam sintomas nos membros inferiores.
- A investigação deve começar com uma radiografia simples em perfil da coluna cervical. Outros exames muito utilizados são TC e RM.
- O tratamento cirúrgico das fraturas vertebrais está indicado quando existe instabilidade mecânica da fratura, quando há progressão do déficit neurológico, quando existe compressão neural com sintomas neurológicos ou quando há falha no tratamento com imobilização externa.
- Fraturas menores ou aquelas com estabilidade são tratadas sem cirurgia.

REFERÊNCIAS

1. Anderson DG, Vaccaro AR, editors. Decision making in spinal care. New York: Thieme; 2007.
2. Greenberg M. Handbook of neurosurgery. 5th ed. New York: Thieme; 2001.
3. Rengachary SS, Ellenbogen RG, editors. Principles of neurosurgery. 2nd ed. Philadelphia, Elsevier, 2005.
4. Kim DH, Henn JS, Vaccaro AR, Dickman CA. Coluna vertebral: anatomia e técnicas cirúrgicas. Rio de Janeiro: Dilivros; 2007.
5. Patten J. Diagnóstico diferencial em neurologia. 2. ed. Rio de Janeiro: Revinter; 2000.
6. Rowland LP. Merritt: tratado de neurologia. 10. ed. Rio de Janeiro: Guanabara Koogan; 2002.
7. American Spinal Injury Association. International standards for neurological classification of spinal cord injury. Atlanta: ASIA; 2011.
8. Dvorak MF, Fisher CG, Fehlings MG, Rampersaud YR, Oner FC, Aarabi B, et al. The surgical approach to subaxial cervical spine injuries: an evidence-based algorithm based on the SLIC classification system. Spine (Phila Pa 1976).2007;32(23):2620-9.
9. Vaccaro AR, Baron EM, Sanfilippo J, Jacoby S, Steuve J, Grossman E, et al. Reliability of a novel classification system for thoracolumbar injuries: the Thoracolumbar Injury Severity Score. Spine (Phila Pa 1976). 2006;31(11 Suppl):S62-9.
10. Chapman JR, Agel J, Jurkovich GJ, Bellabarba C. Thoracolumbar flexion-distraction injuries: associated morbidity and neurological outcomes. Spine (Phila Pa 1976).2008;33(6):648-57.
11. Magerl F, Aebi M, Gertzbein SD, Harms J, Nazarian S. A comprehensive classification of thoracic and lumbar injuries. Eur Spine J. 1994;3(4):184-201.
12. Sethi MK, Schoenfeld AJ, Bono CM, Harris MB. The evolution of thoracolumbar injury classification systems. Spine J. Spine J. 2009;9(9): 780-8.
13. White AA Panjabi MM, editors. Clinical biomechanics of the spine. Philadelphia: JB Lippincott; 1978.
14. Fehlings MG, Perrin RG. The timing of surgical intervention in the treatment of spinal cord injury: a systematic review of recent clinical evidence. Spine (Phila Pa 1976).2006;31(11 Suppl):S28-35.
15. Fisher CG, Noonan VK, Smith DE, Wing PC, Dvorak MF, Kwon BK. Spine. Motor recovery, functional status, and health-related quality of life in patients with complete spinal cord injuries. Spine (Phila Pa 1976). 2005;30(19):2200-7.

LEITURA SUGERIDA

Hadley ON. The outcome following traumatic spinal cord injury. Neurosurgery. 1933;33:170-1.

112

LESÕES DE NERVOS PERIFÉRICOS

FÁBIO VEIGA DE CASTRO SPARAPANI

Aproximadamente 3% dos politraumatizados apresentam lesão do SNP, se somarmos as lesões de plexos e raízes, esse número cresce para 5%. Nos casos de pacientes com lesões traumáticas do SNC, até 30% dos pacientes podem apresentar lesão periférica associada.

Apesar de parecer uma percentagem pequena, se considerados os números alarmantes de acidentes de trânsito e de trabalho, as grandes causas de lesões, que acometem principalmente os jovens no auge de sua capacidade produtiva, em nosso país, se verá que a incidência é muito grande e o atendimento primário é fundamental para um bom desfecho dos casos.

Em 2014, mais de 760 mil indenizações do Seguro DPVAT foram pagas para as vítimas de acidentes de trânsito em todo o Brasil. Este mesmo levantamento aponta que 78% (595.693) das indenizações pagas correspondem à cobertura de invalidez permanente, 15% (115.446), de reembolso de despesas médicas, e 7% (52.226), de morte.[1]

Os números relativos aos acidentes de trabalho não são menores ou menos trágicos: 5 milhões de acidentes de trabalho foram registrados pelo INSS entre 2007 e 2013.[2]

Os dedos das mãos são a parte do corpo mais vulnerável entre os trabalhadores. Os brasileiros mutilam ou incapacitam 135 mil deles todos os anos em acidentes de trabalho, seguido pelo braço, que é a segunda parte do corpo mais atingida em acidentes de trabalho, com 50 mil ocorrências por ano. Depois, em ordem decrescente de número de Lesões e não de importância, vem o pé, com 41 mil registros anuais, as mãos, com 40 mil casos, as pernas, com 38 mil, e a cabeça, com 22 mil notificações.

Agora, diante destes dados, fica evidente a necessidade do conhecimento e do treinamento dos médicos em relação a este tipo de lesão no pronto-socorro.

TIPOS DE LESÃO

O SNP é acometido geralmente por Lesões decorrentes da ação da energia mecânica, desde a ação de objetos até as decorrentes de acidentes propriamente ditos, que modifica o estado de repouso ou de movimento de um corpo ou parte dele produzindo uma lesão.

As lesões principais são: por tração, contusa/compressão, cortocontusa e térmica.

TRAÇÃO

A tração, se exagerada, pode vencer a resiliência do nervo periférico, mormente os que apresentam pontos de fixação ósseos ou passam através dos ditos túneis ósteo-fibrosos , como o túnel do carpo ou do tarso, que facilitaria sua tração excessiva e consequente lesão.

No caso específico do plexo braquial, seria associada à flexão do pescoço em direção contralateral com ou sem a hiperextensão do membro superior, sendo que a tração caudal geralmente afeta as raízes superiores, e a tração cefálica, as raízes inferiores.

CONTUSA

São geralmente causadas por objetos não cortantes e acontecem por compressão causada por impacto direto e contundente, acometendo o pescoço ou os membros, com ou sem lesões associadas. O plexo pode ser comprimido entre a clavícula e a primeira costela, e os nervos periféricos, pela presença de hematomas ou por estruturas adjacentes lesadas e, mais raramente, por fragmentos ósseos de fraturas.

CORTOCONTUSA

As lesões cortocontusas decorrem da associação da ação contundente de um objeto cortante manejado com força, levando a lesões mais graves que as decorrentes da simples lesão incisa decorrente do uso do seu uso como objeto cortante.

ATENÇÃO!

Dependendo da energia associada, as leõses cortocontusas podem acometer planos profundos, inclusive o ósseo, levando à laceração das estruturas neurais.

TÉRMICA

A lesão térmica é associada a ferimentos por projéteis de arma de fogo ou queimaduras propriamente ditas. Deve se lembrar que a cavitação decorrente da penetração de um projétil também pode levar à tração dos nervos e sua consequente lesão.

CLASSIFICAÇÃO

As classificações mais utilizadas são a de Seddon[3] e a de Sunderland.[4]

A classificação de Seddon é a mais simples e difundida, sendo divididas as lesões em três grupos:[3]

I. | Neuropraxia: lesão reversível da bainh a de mielina, cuja recuperação ocorre em semanas ou meses.

II. | Axonotmese: lesão axonal com lesão intraneural variável, porém com preservação do epineuro. A recuperação pode ser boa ou pobre decorrente do grau de preservação das estruturas de suporte e da distância até o órgão efetor.

III. | Neurotmese: lesão completa, incluindo o epineuro. Não há recuperação espontânea, sendo necessária cirurgia.

A classificação de Sunderland,[4] na realidade, somente subdivide a axonotmese de Seddon em três graus, correspondendo o grau I à neuropraxia, e o grau V à neurotmese. Os graus são os seguintes:

- Grau II: lesão axonal com endoneuro preservado. Boa recuperação dependendo da distância até o músculo efetor.
- Grau III: lesão axonal e do endoneuro, com o perineuro preservado. Recuperação pobre, podendo haver necessidade de cirurgia.
- Grau IV: lesão axonal, do endoneuro e do perineuro, com o epineuro preservado. Recuperação difícil, geralmente havendo necessidade de cirurgia.

DIAGNÓSTICO

Como toda doença, o diagnóstico deve basear-se na história e no exame físico, que irão nortear o tratamento e sugerir o prognóstico. Apesar disto, circunstâncias associadas às lesões do SNP podem dificultar, e muito, o seu reconhecimento.

É sabido que, em aproximadamente 60% dos casos, pacientes com lesão traumática de plexo braquial dão entrada no serviço de emergência (SE) politraumatizados e com rebaixamento do nível de consciência. Isto dificulta o diagnóstico, que deve ser suspeitado por flacidez assimétrica, arreflexia ou menor movimentação de um só membro superior.

O examinador deve pesquisar, quando possível, o tônus, a força, a sensibilidade (tátil e dolorosa), para topografar corretamente as lesões.

Algumas alterações devem ser objetivamente procuradas: o sinal de Tinel (importante para o acompanhamento da regeneração ou não dos axônios) e a presença da síndrome de Horner, que sugere a avulsão das raízes C8 e T1 e, consequentemente, um prognóstico ruim.

EXAMES SUBSIDIÁRIOS

EXAMES DE IMAGEM

O paciente deve ser submetido a exames radiológicos da coluna cervical e das demais regiões afetadas. Nas radiografias da coluna cervical, devem-se procurar fraturas de processos transversos que podem indicar lesão das raízes associadas.

Além das radiografias torácicas-padrão, caso haja suspeita, devem ser realizadas em inspiração e expiração forçadas, para avaliar uma possível lesão do nervo frênico, indicativo de uma lesão muito proximal do plexo.

A RM atualmente é o exame de escolha para tais lesões. Podendo ser utilizada para verificar desde a presença de pseudomeningoceles, que sugerem fortemente a avulsão das raízes cervicais, embora não seja patognomônico, como para evidenciar Lesões vasculares, como pseudoaneurismas, e as lesões neurais em si e de estruturas vizinhas aos nervos, os comprometendo.

EXAMES ELETROFISIOLÓGICOS

Os primeiros sinais de desnervação ativa, decorrentes da degeneração walleriana, como o aumento da atividade insercional, a presença de ondas agudas positivas e de fibrilações, aparecem, em geral, após aproximadamente 14 dias, ficando mais evidentes após três semanas. Assim, tais exames devem esperar esse prazo para serem realizados.

Tais exames devem ser feitos por profissionais com experiência em lesões traumáticas do SNP, pois ele pode estar acometido em vários locais nestes pacientes, dificultando o diagnóstico topográfico nestes casos.

TRATAMENTO

A cirurgia precoce, em até 48 horas após a lesão, está indicada nos casos de Lesões incisas limpas, nas quais os cotos são regulares e sem contusão, situação infelizmente muito rara no dia a dia.

ATENÇÃO!

A situação mais comum com a qual os profissionais se deparam são as decorrentes de lacerações ou Lesões cortocontusas, nas quais há a indicação de exploração e correção das lesões ósseas, vasculares e tendíneas.

Porém,se os cotos neurais se apresentam irregulares e/ou contusos, deve se proceder a fixação dos cotos em planos fixos (fáscias ou músculos adjacentes), facilitando sua localização *a posteriori* e reduzindo sua retração. A correção em si da lesão será realizada em num reparo tardio, entre a terceira e quarta semana, com enxerto. Tal procedimento visa a evitar uma enxertia em num coto não viável, ainda sofrendo a degeneração walleriana, e a realização de uma cirurgia em numa lesão contaminada com potencial transformação em lesão infectada.

Caso a lesão seja em continuidade, o reparo tardio deve ser realizado entre o terceiro e quarto mês, porém existem indicações de se urgenciar estas cirurgias, como no caso de Lesões parciais associadas a hematomas, pseudoaneurismas ou fístulas arteriovenosas traumáticas que devem ser abordadas o mais rápido possível.

Nas Lesões decorrentes de projéteis de arma de fogo, geralmente focais e em continuidade, elas devem ser seguidas clinicamente e por exames eletrofisiológicos por dois a três meses, e caso não apresentem melhora clínica ou eletroneuromiográfica significante, tratadas cirurgicamente.

O tratamento destas Lesões é sintetizado nas Figuras 112.1 e 112.2 e seguem as orientações do Projeto Diretrizes da Sociedade Brasileira de Neurocirurgia.[5]

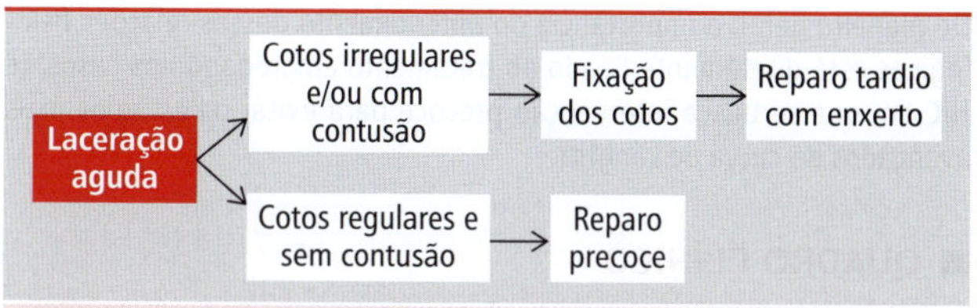

FIGURA 112.1 ■ Fluxograma das lacerações agudas.

REABILITAÇÃO

A fisioterapia deve ser instituída o mais precoce possível para evitar contraturas, anquiloses e retardar o processo de amiotrofia, devendo ser reiniciada após a cirurgia, caso esta ocorra.

Exames clínicos e eletrofisiológicos seriados orientarão o tratamento e servirão também para documentar a recuperação.

REVISÃO

- O SNP é acometido geralmente por lesões decorrentes da ação da energia mecânica, desde a ação de objetos até as decorrentes de acidentes propriamente ditos, que modifica o estado de repouso ou de movimento de um corpo ou parte dele produzindo uma lesão.
- As lesões principais são: por tração, compressão, cortocontusa e térmica.
- As classificações mais utilizadas são a de Seddon (1943) e a de Sunderland (1951).
- O exame neurológico minucioso, quando possível, com especial atenção ao tônus, a força, a sensibilidade (tátil e dolorosa), deve ser realizado para topografar corretamente as lesões.
- A cirurgia precoce, em até 48 horas após a lesão, está indicada somente nos casos de lesões incisas limpas, nas quais os cotos são regulares e sem contusão, situação infelizmente muito rara no dia a dia.

REFERÊNCIAS

1. Seguradora Líder DPVAT. Anuário estatístico 2014 [Internet]. Rio de Janeiro: Seguradora Líder; 2014 [capturado em 31 jul. 2016]. Disponível em: http://www.seguradoralider.com.br/Pages/Anuario-Estatistico.aspx.
2. Brasil. Ministério do Trabalho e Previdência Social. Anuário Estatístico da Previdência Social 2013 [Internet]. Brasília: MTPS; 2014 [capturado em 31 jul. 2016]. Disponível em: http://www.previdencia.gov.br/dados-abertos/aeps-2013-anuario-estatistico-da-previdencia-social-2013/.
3. Seddon HJ. Three types of nerve injury. Brain. 1943;66(4): 237-88.
4. Sunderland S. A classification of peripheral nerve injuries producing loss of function. Brain. 1951;74(4):491-516.
5. Sociedade Brasileira de Neurocirurgia. Diretrizes em neurocirurgia 2004-2006. São Paulo: SBN; 2006.

LEITURAS SUGERIDAS

Bertorini TE Neuromuscular case studies.Philadelphia: Elsevier; 2008.

David CP, Barbara ES, editors. Electromyography and neuromuscular disorders. clinical-electrophysiologic correlations. Boston: Butterworth-Heinemann; 1998.

Dick PJ, Thomas PK, Griffin JW, Law PA, Peduslo JF, editors. Peripheral neuropathy. 3rd ed. Philadelphia: W. B. Saunders; 1993.

Kim DH, Midha R, Murovic JA, Spinner RJ, Teil R, editors. Kline and Hudson's nerve injuries. 2nd ed. Philadelphia: Saunders; 2007.

Michael JA, editor. Neurology and general medicine. 2nd ed. New York: Churchill Livingstone; 1995.

Penkert G, Fansa H. Peripheral nerve lesions: nerve surgery and secondary reconstructive repair. Berlin-Verlag: Springer; 2004.

113 SÍNDROME DE HIPERTENSÃO INTRACRANIANA AGUDA

■ MARCOS DEVANIR SILVA DA COSTA
■ SERGIO CAVALHEIRO

A HIC é uma condição de urgência que está associada a inúmeras afecções prevalentes na prática médica. O seu reconhecimento e a condução inicial é de vital importância para o prognóstico do paciente. Sua real incidência e prevalência são difíceis de serem estimadas, tendo em vista as várias doenças, como será visto adiante, que podem cursar com essa síndrome.

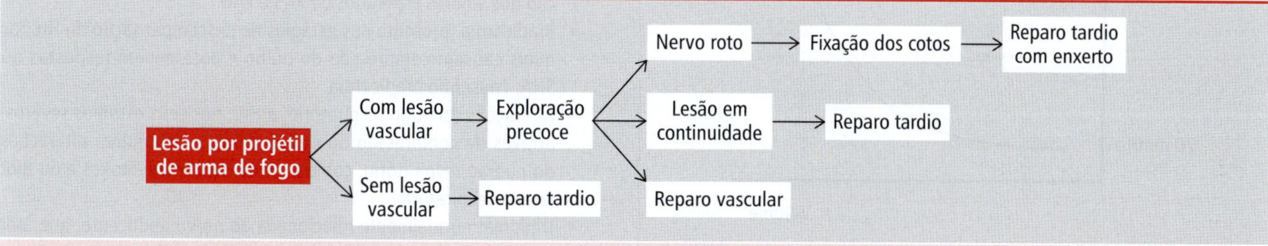

FIGURA 112.2 ■ Fluxograma do manejo dos ferimentos por projéteis de arma de fogo.

A definição de HIC é baseada em valores de PIC. Valores abaixo de 15 mmHg são considerados normais para adultos, entre 15 e 20 mmHg podem corresponder a aumentos pressóricos transitórios fisiológicos, como na tosse e nas manobras de Valsava, e valores acima de 20 mmHg sustentados por mais de 5 minutos em adultos, considera-se patológico. No entanto, esses valores só poderão ser obtidos por meio de métodos invasivos de monitoração, portanto na prática clínica, o médico deverá reconhecer a HIC por meio de sinais e sintomas. O conhecimento de alguns princípios de neurofisiologia e da semiologia dessa síndrome são a chave para o seu reconhecimento clínico, bem como de suas etapas/ sua evolução e tratamento. Dentre os conceitos neurofisiológicos, a doutrina modificada de Monro-Kellie é extremamente simples e relevante. Ela considera o crânio como uma caixa inelástica com conteúdo fixo e composto por três elementos: encéfalo (1.400 mL), LCS (150 mL) e sangue (150 mL), sendo a PIC determinada pelo equilíbrio dinâmico dos três componentes. Portanto, no aumento patológico de um deles, é necessário que exista uma adequação volumétrica dos outros componentes para que se mantenha valores normais de PIC.

Essa readequação de volumes ocorre inicialmente através da migração do LCS para o espaço subaracnoide da coluna vertebral, e quando esse mecanismo se esgota, é a vez do sangue venoso ceder espaço e direcionar seu fluxo dos seios durais para as veias jugulares. A partir desse ponto de equilíbrio, o último componente a se adequar é o próprio encéfalo, que poderá sofrer deslocamentos chamados de herniações e que serão discutidas mais adiante.

Diferentemente do que se poderia imaginar, não existe linearidade na relação entre o aumento do volume intracraniano e o aumento da PIC. Na realidade, os mecanismos de adequação do volume intracraniano, descritos, produzem uma curva exponencial da relação PIC *versus* aumento de volume intracraniano, conhecida também como curva de Langfitt (Figura 113.1). A primeira fase da curva de Langfit é caracterizada pelo ajuste do LCS e sangue venoso frente a um volume crescente, não causando de início aumento da pressão, ou seja, na situação do crescimento inicial de um hematoma intracraniano, não haveria um aumento da PIC, ou haveria um aumento pequeno, até que os mecanismos de adequação se esgotassem. No entanto, após esgotados os mecanismos de adaptação, a PIC passa a ter elevações significativas, mesmo com pequenos aumentos de volume intracraniano, assumindo uma progressão exponencial, que seria a segunda fase, ou fase de descompensação. Ainda, notam-se outras duas fases nessa curva de Langfitt, a terceira, que seria a fase de lesão secundária, na qual o valor da PIC ultrapassa os valores da PAM diminuindo a pressão de perfusão cerebral (PPC) e, portanto, causando isquemia e vasodilatação compensatória, aumentando ainda mais o volume intracraniano, em um ciclo vicioso e que culminaria na quarta fase, que seria a equalização da PIC com PAM tornando zero a PPC e causando morte encefálica.

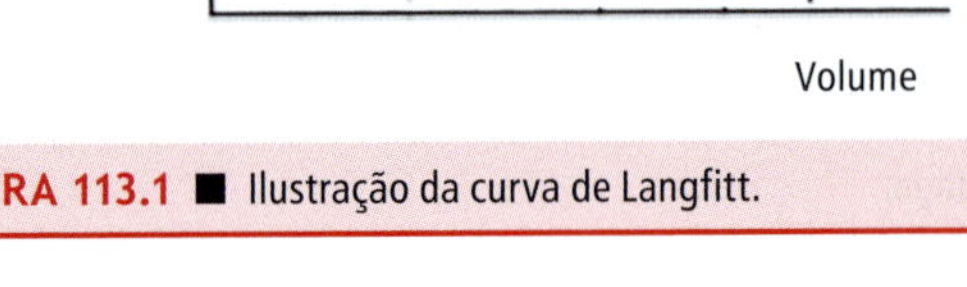

FIGURA 113.1 ■ Ilustração da curva de Langfitt.

ATENÇÃO!

Uma atenção deve ser dada a crianças menores de dois anos, nas quais o aumento craniano, ou seja, a macrocrania é outro mecanismo compensatório que contraria a doutrina de Monro-Kellie, uma vez que, nesse período da vida, a caixa craniana pode mudar de volume, para acomodar aumentos dos seus elementos internos.

De maneira geral, a importância do entendimento dessas relações fisiológicas está diretamente ligado ao tratamento empregado nos casos de HIC em que se busca intervenção precoce para evitar os estágios mais avançados da curva de Langfitt.

■ QUADRO CLÍNICO

A síndrome de HIC é caracterizada clinicamente por meio de sinais e sintomas, descritos a seguir, com suas particularidades semiológicas:

- Cefaleia, a cefaleia na HIC é descrita como dor holocraniana, em pressão ou aperto, podendo ser mais intensa na região occipital ou frontal, pior pela manhã ou que aparece na recumbência; piora com manobras de Valsalva; refratária ao uso de analgésicos comuns, sendo causada pela distensão das meninges, dos vasos e dos nervos cranianos, que são estruturas com terminações sensitivas sensórias , já que o cérebro propriamente não as tem.
- Vômitos, os vômitos na HIC são classicamente caracterizados por não serem precedidos por náusea, sendo descritos como vômitos em jato, pelo seu caráter abrupto, e normalmente ocorrem por pressão no assoalho do quarto ventrículo.
- Alterações no nível de consciência. : com o aumento da PIC, pode ocorrer deterioração do nível de vigília e, por isso, podem-se identificar diversos estágios de perturbação nível de consciência, como sonolência, estupor, torpor ou coma, normalmente relacionada à compressão de estruturas envolvidas no sistema reticular ativador ascendente.
- Papiledema, esse é um sinal identificado na oftalmoscopia direta ou indireta e está presente na HIC devido à transmissão de PIC através do manguito meníngeo que envolve o nervo óptico até adentrar no globo ocular. Dessa forma, com o aumento da PIC, diminui-se o retorno venoso da papila óptica, gerando um borramento ou apagamento do disco óptico, sendo a diminuição do pulso venoso das veias retinianas um dos sinais mais precoces de HIC.
- Hipertensão arterial, durante a fase de descompesação da HIC, é necessário um aumento compensatório da PAM para manter valores normais de PPC, logo, clinicamente, isso é traduzido como hipertensão arterial sistêmica (HAS). Nesse ponto, é importante lembrar que crianças possuem curvas específicas para determinação dos valores esperados de PAS e PAD.
- Bradicardia, presente nos estágios de descompensação da HIC, os quais causam compressão do bulbo e determinam respostas do SNA, causando bradicardia.
- Alterações do ritmo respiratório: a HIC, nos seus estágios severos, através de compressão do bulbo, passa a determinar alterações do padrão respiratório, como o ritmo de Cheyne-Stokes e/ou Biot (ataxia respiratória).
- Diplopia: normalmente relacionada ao nervo abducente, que, por ter um longo trajeto intracraniano, tende a sofrer compressão na vigência de HIC.

- Em neonatos e lactentes: cumpre lembrar que eles podem apresentar abaulamento e tensão nas fontanelas, em geral, a anterior, que é mais facilmente palpável, macrocrania e disjunção de suturas, sendo essas características inerentes dessa faixa etária pelo não fechamento das suturas.

Dentro do quadro clínico, existem duas tríades relacionadas à HIC, a primeira caracterizada por cefaleia, vômitos e papiledema, e a segunda, também conhecida como tríade de Cushing, caracterizada por HAS, bradicardia e alteração do ritmo respiratório, normalmente associada a estágios de severa descompensação da HIC. Se não houver intervenção precoce, o próximo estágio de reajuste de conteúdo intracraniano se dá com o deslocamento craniocaudal do encéfalo, causando herniações. Um resumo das características das herniações é apresentado no Quadro 113.1.[1]

DIAGNÓSTICO E ETIOLOGIA

A suspeita diagnóstica deve ser baseada na história clínica e no exame físico. Frente à hipótese clínica de HIC, é imperativa a investigação diagnóstica. Nesse sentido, existem dois exames a serem solicitados, a TC e a RM.. Apesar da RM apresentar superioridade em relação aos detalhes anatômicos e possibilidade de diagnósticos diferenciais, principalmente em casos de neoplasia, a TC tem seu papel ainda muito bem definido para situações de urgências principalmente por ser um exame rápido e realizado em poucos minutos em aparelhos helicoidais e em paciente intubados, sem depender de equipamentos adicionais, além de ser extremamente sensível para detectar sangramentos, o que a torna muito útil em urgências traumáticas e vasculares. A RM pode ser reservada para os casos em que restar dúvida em relação aos achados da tomografia, em gestantes, ou em casos que precisem de complementação diagnóstica, como nas lesões neoplásicas.

ATENÇÃO!

Na suspeita de lesões neoplásicas, existe a necessidade de complementação do exame com injeção de contraste, no caso da TC, o contraste não iodado, e no caso da RM, o gadolíneo.

Uma vez realizado o exame de imagem, a presença de algum dos achados descritos a seguir pode corroborar a hipótese de HIC:

- **Desvios da linha média.** Linha média é uma linha imaginária traçada no sentido anteroposterior na altura do septo pelúcido. O seu desvio indica efeito de massa deslocando a linha para o lado contralateral, podendo ser causado por hematoma, edema vasogênico secundário à neoplasia ou mesmo devido a edema citotóxico secundário a AVC, etc.
- **Apagamento ou compressão de cisternas da base (cisterna interpeduncular, crural, ambiens e da lâmina quadrigêmea).** Cisternas são dilatações dos espaços aracnoides, ou seja, contêm LCS. O seu apagamento ou compressão indica indiretamente que o LCS intracraniano, ora presente nas cisternas, deslocou-se para o espaço subaracnoide da coluna vertebral, demonstrando indiretamente, como visto, que o compartimento intracraniano está sofrendo adaptações para se adequar a um novo volume crescente e patológico. Na TC, as cisternas são caracterizadas por sua hipodensidade idêntica ao LCS, e na RM, por seu hipersinal nas sequências de T2 e Flair idêntico ao LCS.
- **Apagamento de sulcos corticais.** Da mesma forma que as cisternas contêm LCS, os sulcos contêm espaços subaracnoides e, portanto, podem se apagar devido ao desvio do LCS para espaço subaracnoide da coluna vertebral, sendo frequentemente identificado

QUADRO 113.1 ■ Tipos de herniações encefálicas, seus mecanismos, sinais e sintomas

TIPO DE HERNIAÇÃO	ESTRUTURAS ENVOLVIDAS/MECANISMO	SINAIS E SINTOMAS
Herniação central	O diencéfalo sofre herniação através da incisura tentorial, causando compressão do tronco encefálico e da artéria cerebral posterior, pode ser causada por edema cerebral difuso ou neoplasia nos lobos frontais.	Alteração do nível de consciência, pupilas dilatadas ou médio-fixas, tetraparesia, atitude de decorticação ou descerebração, sinal de Babinski contra ou bilateral, Respiração de Cheyne-Stokes, hemianopsia ou amaurose.
Herniação uncal	O unco, estrutural mesial temporal, é forçado através da borda da incisura da tenda e comprime diretamente o terceiro nervo e o mesencéfalo. Pode ser causada por hematomas traumáticos na fossa média.	Dilatação pupilar ipsilateral ou bilateral (tardia), alteração do nível de consciência, hemiparesia contralateral ou tetraparesia (tardia), atitude de descebração ipsilateral ou bilateral (tardia), sinal de Babinski ipsilateral ou bilateral (tardio).
Herniação subfalcina	O giro do cíngulo sofre herniação através da porção inferior da foice cerebral, causando compressão das artérias pericalosas. Pode ser causado por lesões neoplásicas ou hematomas hemisféricos.	Monoparesia ou diparesia/plegia crural.
Herniação cerebelar ascendente	O cerebelo e o tronco encefálico sofrem herniação ascendente através da incisura da tenda, causando compressão do tronco encefálico, normalmente causado por tumores volumosos da fossa posterior. Pode ser precipitada por diminuição da pressão do compartimento supratentorial, como no caso de uma drenagem de LCS intempestiva.	Alteração do nível de consciência, pupilas dilatadas ou médio-fixas, tetraparesia, atitude de decorticação ou descerebração, sinal de Babinski contra ou bilateral, Respiração de Cheyne-Stokes.
Herniação tonsilar	As tonsilas cerebelares sofrem herniação através do forame Magno, causando sua compressão contra o bulbo.	Alteração do nível de consciência, respiração lenta, atáxica (ritmo de Byot), apneia, bradicardia, parada cardiorrespiratória.

Fonte: Adaptado de Greenberg.[1]

nos casos de edema cerebral pós-traumático, edemas causados por diversas etiologias, hidrocefalia, etc.

- **Edema**. O edema vasogênico decorrente da quebra da BHE nas lesões neoplásicas causam um aspecto em "dedo de luva" por ser mais intenso na substância branca. Por isso, na TC, caracteriza-se por hipodensidade, e na RM, por hipersinal nas sequências de T2 e Flair. O edema citotóxico ou celular, presente nos AVCi, caracteriza-se por perda da diferenciação corticosubcortical e por acometer território restrito à área de isquemia, aparecendo na TC como hipodensidade, e na RM, com hipersinal nas sequências de T2 e Flair, numa fase não aguda. No caso do edema transependimário, presente na hidrocefalia, ocorre por aumento da pressão hidrostática no interior dos ventrículos, causando transudação nas regiões periventriculares. Na TC, caracteriza-se por hipodensidade ao nível do corno frontal e occipital, e na RM, nos mesmos sítios, mas determinando hipersinal nas sequências de T2 e Flair.

Observação deve ser feita em relação a uma etiologia específica conhecida como HIC idiopática ou pseudotumor, doença na qual há sinais clínicos de HIC, mas carece de achados nos exames de imagem, ou seja, não se acham nenhum dos sinais assinalados. Nesses casos, o diagnóstico é confirmado por meio da punção lombar (PL), na qual a pressão de abertura deverá ser maior do que 25 mmHg.

A Figura 113.2 ilustra alguns exemplos de alterações em exames de imagem.

Outros exames diagnósticos também usados são o *Doppler* transcraniano, que por meio da diminuição do índice de pulsatilidade e da diminuição do FSC nas artérias, pode indicar indiretamente HIC, sendo este um exame interessante para pacientes em ambientes de terapia intensiva por estar disponível à beira do leito.

Outro exame que atualmente cumpre um papel praticamente histórico no arsenal médico diagnóstico é a radiografia de crânio, na qual se identifica o sinal de "prata batida", sendo esse artefato formado pela impressão dos giros na calota craniana através da pulsatilidade cerebral em vigência de HIC.

Muitas etiologias podem estar presentes frente a um quadro de HIC. No Quadro 113.2, encontram-se as principais etiologias e seus mecanismos.[2]

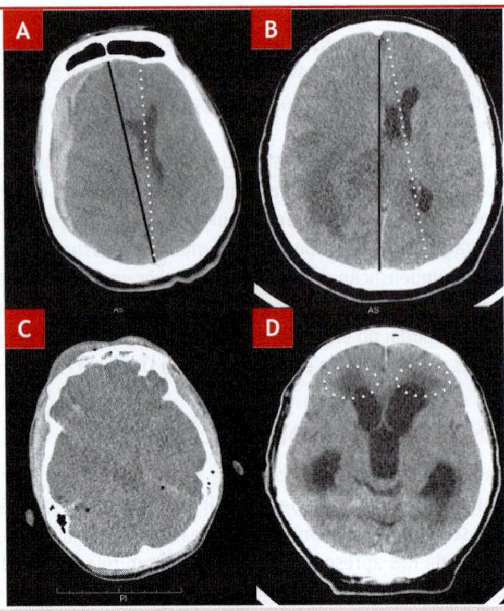

FIGURA 113.2. ■ (A) Imagem de tomografia de crânio em corte axial demonstrando desvio de linha média causada por hematoma subdural agudo; a linha preta demonstra o local teórico da linha média; a linha tracejada vermelha demonstra o local real da linha média mostrando que houve seu desvio da direita para esquerda. (B) Imagem de tomografia de crânio em corte axial demonstrando desvio de linha média causada por tumor cerebral; a linha preta demonstra o local teórico da linha média; a linha tracejada vermelha demonstra o local real da linha média mostrando que houve seu desvio da direita para esquerda. (C) Imagem de tomografia de crânio em corte axial demonstrando edema cerebral difuso causado por trauma craniencefálico. Na imagem, observa-se intenso apagamento das cisternas da base. (D) Imagem de tomografia de crânio em corte axial demonstrando hidrocefalia hipertensiva. Os círculos vermelhos tracejados identificam áreas de edema transependimário.

■ TRATAMENTO

PIC é considerada normal para valores abaixo de 15 mmHg para adultos, 3 a 7 mmHg para lactentes e 1,5 a 6 mmHg para neonatos, respectivamente. Para intervenção terapêutica, consideram-se pressões sustentadas acima de 20 mmHg em adultos como patológico. No entanto, algumas medidas terapêuticas devem e podem ser tomadas antes mesmo que o paciente receba qualquer tipo de intervenção para monitorizar a PIC. Essas medidas serão chamadas de medidas gerais e normalmente são de grande valor e podem ser empregadas por qualquer médico; as medidas específicas dependem de um diagnóstico preciso da causa de HIC, uma vez que podem variar desde intervenções cirúrgicas a medicamentosas.

MEDIDAS GERAIS

Elevação da cabeceira. A elevação da cabeça em 30° acima do nível do átrio cardíaco, em posição neutra, auxilia o retorno venoso dos seios durais para as veias jugulares e dessas para o átrio cardíaco, facilitando, assim, um daqueles primeiros mecanismos de adaptação da PIC, o retorno venoso através da veias jugulares. Uma cabeça posicionada abaixo no nível cardíaco ou extremamente fletida ou lateralizada poderá dificultar o retorno venoso.

Controle térmico. Pacientes com HIC deverão manter-se com a temperatura variando entre os valores da normalidade. Controle agressivo da febre deve ser empregado, pois essa condição aumenta o FSC e, assim, a PIC. Não há dados suficientes que sustentem o uso de hipotermia para pacientes vítimas de TCE grave com HIC refratária.

Proteção de vias aéreas. Pacientes com HIC e rebaixamento do nível de consciência com 8 ou menos pontos na Escala de Coma de Glasgow (ECG) deverão ser submetidos à IOT, por algumas razões. A primeira delas é proteção de vias aéreas evitando que paciente sem controle de consciência sofra de hipóxia e broncoaspirações. A segunda é evitar hipoventilação e hipercapnia, que causa vasodilatação e aumento da PIC. Deve-se evitar hiperventilação com hipocapnia com PCO_2 abaixo de 30 mmHg pelo risco gerar isquemia devido à vasoconstrição severa.

ATENÇÃO!

Portanto, recomenda-se manter os níveis de pressão parcia arterial de gás carbônico ($PaCO_2$) entre 30 e 35 mmHg e nunca acima desses.

QUADRO 113.2 ■ Principais causas de hipertensão intracraniana aguda e seus mecanismos fisiopatológicos

ETIOLOGIA	MECANISMO FISIOPATOLÓGICO
TCE	Efeito de massa Edema Vasodilatação
HSA	Efeito de Massa Edema Distúrbio da circulação do LCS
Trombose em seios venosos	Edema Distúrbio da circulação do LCS
Encefalopatia hipóxico-isquêmica	Edema
Tumor cerebral	Efeito de massa Edema
AVCi	Edema
Hemorragia cerebral espontânea	Efeito de massa Edema
Abscesso	Efeito de Massa Edema
Meningite	Edema
HIC idiopática	Distúrbio da circulação do LCS
Encefalopatia Hepática aguda	Edema Vasodilatação
Síndromes hiperosmolares agudas	Edema
Encefalopatia hipertensiva	Edema
Síndrome de Reye	Edema
Hidrocefalia	Distúrbio da circulação do LCS
Cranioestenoses	Restrição do crescimento craniano

Fonte: Adaptado de Stocchetti e Maas.[2]

Sedação e analgesia. Pacientes com hipertensão, com HIC impondo quadro de coma (ECG $\leq$ 8), além da intubação com ventilação adequada para evitar a hipercapnia, deverão receber sedação à base de midazolam na dose de 2 a 4 mg/h, IV, de modo contínuo em bomba de infusão, ou Propofol, na dose de 20 a 75 mcg/kg/min, IV, de modo contínuo em bomba de infusão. A analgesia deverá ser baseada no uso de opióides, como fentanil na dose de 2 a 5 mcg/kg/h, IV, de modo contínuo em bomba de infusão, ou sulfentanil, 0,05 a 2 mcg/kg/h, IV, de modo contínuo em bomba de infusão. Essas medidas têm como objetivo reduzir o tônus simpático elevado, a HIC induzida por movimento, esforço, a tosse, a tensão da musculatura abdominal e permitir acoplamento à VM.

Controle hidreletrolítico. Devem-se evitar alterações hidreletrolíticas principalmente do sódio, pois tanto a hiponatremia quando a hipernatremia podem contribuir para aumento do edema cerebral.

MEDIDAS ESPECÍFICAS

Essas medidas são normalmente empregadas após a identificação do diagnóstico etiológico de HIC e, muitas vezes, dependerá de um especialista, como o neurocirurgião, o neurologista ou o neurointensivista para o seu adequado manejo.

Uso de glicocorticoides. Normalmente empregado para situações em que a etiologia causadora de HIC é uma lesão neoplásica causando edema vasogênico. Seu papel, nesses casos, é restaurar a BHE, restabelecendo os mecanismos de transporte ativo, permitindo correção de distúrbios que propiciam a formação do edema vasogênico. Seu mecanismo exato de diminuição de HIC, nesses casos, não é perfeitamente conhecido, e um dos mecanismos envolvidos é a diminuição da produção de LCS. A dexametasona utilizada em uma dose de ataque de 10 mg e mantida com doses de 4 mg de 6/6h pode causar diminuição da PIC em 2 a 8 dias. Efeitos colaterais são aumento do risco de infecção, síndrome de Cushing, úlceras gástricas, dentre outros principalmente se utilizados a longo prazo.

Uso de soluções hiperosmolares. Em geral, as terapias hiperosmolares são empregadas em casos de HIC documentadas por cateter monitor de PIC. Nesses casos, esforços devem ser empregados quando a PIC for maior do que 20 mmHg sustentada por um tempo maior do que cinco minutos. Dentre as soluções hiperosmolares, o manitol e a salina hipertônica são utilizadas em condições em que se pressupõe que há integridade da BHE, já que seus mecanismos de ação dependem da integridade da BHE para que ocorra transporte osmótico do meio extracelular para o intravascular e, assim, diminua o edema cerebral. O manitol 20% é usado em bólus 0,25 a 1 g/kg infundido em menos de 10 minutos seguido por bólus de 0,25 g/kg a cada 6 horas. A salina hipertônica (NaCl 20%) na dose de 1 ml/kg pode ser usada de forma adjunta ou na refratariedade ao uso de manitol. Ambos os agentes devem ser usados se osmolaridade sérica for menor do que 320 mOsm/L; dessa forma, os níveis de osmolaridade devem ser monitorizados, bem como o sódio sérico, que poderá sofrer aumento. Na presença de sódio sérico maior do que 160 a 165 mEq/L, torna as terapias hiperosmolares ineficazes.

Outras circunstâncias que as soluções hiperosmolares podem ser usadas sem monitoração de PIC é no contexto do TCE grave, quando o paciente, na internação, já apresenta sinais de herniação transtentorial descendentes, por exemplo. Nesses casos, tanto o manitol 20% quando a salina hipertônica podem ser usados, lembrando que, em pacientes com instabilidade hemodinâmica (PAS $<$ 90), se dá preferência pelo uso de salina hipertônica, devido ao menor risco de depleção do volume intravascular.

Cirurgia. Os procedimentos cirúrgicos têm um papel amplo dentro da síndrome de HIC, podendo variar desde a derivação ventricular externa (DVE) até a microcirurgia para exérese de uma lesão neoplásica.

- DVE e monitoração da PIC. Nos pacientes vítimas de TCE, é estabelecido que pacientes com Glasgow $\leq$ 8 + TC alterada ou Glasgow $\leq$ 8 com TC normal que tiverem dois ou mais dos seguintes achados: idade $>$ 40 anos, PAS $<$ 90 mmHg e postura de decerebração ou decorticação deverão ser submetidos à monitoração da PIC com cateter parenquimatoso ou ventricular, sendo que o último tem o benefício de poder drenar LCS, como em uma DVE.

Outros casos que poderão se beneficiar de DVE são os pacientes com hidrocefalia causada por infecção aguda não tratada.

- Derivação ventriculoperitoneal. Procecidamento indicado para pacientes com hidrocefalia comunicante.
- Terceira ventriculostomia endoscópica. Procedimento indicado para pacientes com hidrocefalia obstrutiva.
- Craniotomia para drenagem de hematomas. De maneira geral, hematomas intracranianos com efeito de massa poderão ser tratados

por meio de craniotomia para drenagem do hematoma, como nos casos de hematomas epidurais, subdurais e contusões. Há discussão acerca do benefício de tratar pacientes com hematomas intraparenquimatosos espontâneos profundos.

- Craniectomia descompressiva. Esse procedimento pode ser indicado nas circunstâncias em que a HIC é refratária a medidas clínicas, portanto, necessitando de expansão do continente para manutenção da vida. Esse procedimento está indicado para pacientes vítimas de AVCi que acomete > 50% do território da artéria cerebral média, menos de 60 anos e com intervalo de início do quadro menor do que 72 horas e, em alguns estudos, considerou-se até 96 horas; e nos casos de TCE grave refratários a todas as outras medidas já apresentadas de controle para HIC, sendo considerada medida de segunda linha.

Drenagem de LCS. Para pacientes com cateter de monitoração de PIC acoplados a sistemas de DVE, é possível realizar drenagem de LCS por meio do próprio dispositivo da DVE. Essa drenagem deve ser feita de forma passiva deixando a altura de régua hidrostática de 10 a 15 mmHg do meato acústico interno, permitindo drenagem de 5 a 10 mL de LCS.

Agentes barbitúricos. Essas medicações agem através da vasoconstrição de arteríolas de áreas normais desviando o fluxo sanguíneo para áreas isquêmicas; além disso, diminuem a demanda metabólica de O_2, com redução do FSC, estabilizando a perfusão cerebral e diminuindo a PIC. No entanto, sua ação sistêmica promove redução do tônus simpático, causando vasodilatação periférica e depressão miocárdica, o que, muitas vezes, limita o uso da medicação. Atualmente, esses agentes têm sido reservados apenas para casos de TCE grave, com HIC refratária a todas as medidas terapêuticas citadas.

Modo de uso do Tiopental

- Dose inicial 5 mg/kg. IV, administrado em 10 minutos.
- Dose de manutenção 5 mg/kg/h por 24 h e, após esse período, a dosagem pode ser reduzida para 2,5 mg/kg/h, o nível sérico terapêutico é de 6 a 8,5 mg/dL, devendo-se titular a dosagem conforme a PIC e a supressão do EEG.

ATENÇÃO!

O cenário ideal para uso da medicação é o paciente em ambiente de terapia intensiva, como cateter monitor de PIC, monitoração invasiva de pressão arterial (PA) e PVC, além da monitoração dos demais parâmetros vitais.

REVISÃO

- A definição de HIC é baseada em valores de PIC. Valores abaixo de 15 mmHg são considerados normais para adultos, entre 15 e 20 mmHg pode corresponder a aumentos pressóricos transitórios fisiológicos, como na tosse e nas manobras de Valsava, e valores acima de 20 mmHg sustentados por mais de 5 minutos em adultos, considera-se patológico.
- De maneira geral, a importância do entendimento das relações fisiológicas está diretamente ligado ao tratamento empregado nos casos de HIC, em que se busca intervenção precoce para evitar os estágios mais avançados da curva de Langfitt.
- A síndrome de HIC é caracterizada clinicamente por meio de sinais e sintomas, com suas particularidades semiológicas: cefaleia, vômitos, alteração do nível de consciência, papiledema, hipertensão arterial, em neonatos e lactentes, abaulamento e tensão na fontanela, lbradicardia, alterações do ritmo respiratório, diplopia.
- A suspeita diagnóstica deve ser baseada na história clínica e no exame físico. Frente à hipótese clínica de HIC, é imperativa a investigação diagnóstica. Nesse sentido, existem dois exames a serem solicitados, a TC e a RM.
- No tratamento da HIC, algumas medidas terapêuticas devem e podem ser tomadas antes mesmo que o paciente receba qualquer tipo de intervenção para monitorizar a PIC. Essas medidas serão chamadas de medidas gerais e normalmente são de grande valor e podem ser empregadas por qualquer médico; as medidas específicas dependem de um diagnóstico preciso da causa de HIC, uma vez que podem variar desde intervenções cirúrgicas a medicamentosas.

REFERÊNCIAS

1. Greenberg MS. Handbook of neurosurgery. 7th ed. New York: Thieme Medical; 2010.
2. Stocchetti N, Maas AI. Traumatic intracranial hypertension. N Engl J Med. 2014;370(22):2121-30.

LEITURAS SUGERIDAS

Kheirbek T, Pascual JL. Hypertonic saline for the treatment of intracranial hypertension. Curr Neurol Neurosci Rep. 2014;14(9):482.

Masri A, Jaafar A, Noman R, Gharaibeh A, Ababneh OH. Intracranial hypertension in children: etiologies, clinical features, and outcome. J Child Neurol. 2015; 30(12):1562-8.

Stevens RD, Shoykhet M, Cadena R. Emergency neurological life support: intracranial hypertension and herniation. Neurocrit Care. 2015;23 Suppl 2:S76-82.

PARTE 24

OFTALMOLOGIA

Ana Luisa Höfling-Lima

114

BAIXA SÚBITA DE VISÃO

■ NILVA S. B. MORAES

A perda súbita de visão é, por definição, a baixa visual que ocorre de maneira abrupta, podendo ser uni ou bilateral. Quando unilateral, deve ser diferenciada de descoberta súbita da baixa visual, em que o paciente já apresentava a acuidade visual diminuída em virtude, por exemplo, da ambliopia, porém por ter visão preservada no outro olho, não havia feito o diagnóstico da baixa visão. A história de doenças oculares prévias é fundamental para a compreensão da baixa visual.

Quando a baixa súbita da visão é uni ou bilateral, é considerada uma urgência oftalmológica e o paciente deve procurar um pronto-socorro oftalmológico.

ATENÇÃO!

A perda súbita da visão bilateral está mais associada a doenças sistêmicas, principalmente as neurológicas; quando a baixa visual súbita é unilateral, trata-se de doença ocular.

Se a baixa visual é acompanhada de vermelhidão ocular e dor, devemos descartar a presença de inflamação intraocular e do nervo óptico. E, se antes da baixa visual súbita, houve história de alterações transitórias da visão (amaurose fugaz), pode-se tratar de fenômenos embólicos.

Pacientes hipertensos e diabéticos podem apresentar baixa súbita de visão por alterações vasculares, como oclusões de veia ou de artéria retinianas ou hemorragia vítrea.

O exame ocular deve ser detalhado, com a medida da acuidade visual em cada olho separadamente, o teste dos reflexos pupilares direto e consensual, avaliação da motilidade extrínseca ocular, determinar se a baixa visual é predominantemente central ou difusa, biomicroscopia (presença de hifema, edema de córnea, catarata), medida da pressão ocular e, por último, a oftalmoscopia binocular indireta sob dilatação pupilar.

O exame de oftalmoscopia binocular indireta (fundo de olho) permite a observação de detalhes da cabeça do nervo óptico, da retina e dos vasos como um todo e é fundamental para o diagnóstico do que causou a baixa visual.

ATENÇÃO!

Dependendo do diagnóstico ocular, uma avaliação sistêmica detalhada é mandatória.

Muitas doenças podem causar baixa súbita de visão uni ou bilateral. Nos casos bilaterais acompanhados de dor e sem olho vermelho, podemos pensar em papiledema pela presença de hipertensão intracraniana e, com olho vermelho, uveíte. Nos casos unilaterais, sem dor e sem olho vermelho, podemos pensar em amaurose fugaz, hemorragia vítrea, oclusão vascular da retina, neuropatia óptica isquêmica. E nos casos com presença de dor sem olho vermelho, pode-se tratar de neurite óptica isquêmica arterítica ou neurite óptica não isquêmica. Se a baixa visual unilateral for acompanhada de dor e vermelhidão ocular, devemos descartar glaucoma agudo e uveíte.

Entre as doenças que levam à baixa visão de descoberta súbita, além da ambliopia já mencionada, podemos incluir a degeneração macular relacionada à idade, com atrofia ou sangramento na mácula e buraco macular que levam ao comprometimento visual central e o descolamento de retina em que a baixa visual só é percebida quando existe envolvimento da região macular.

Nos casos de baixa súbita de visão bilateral com olhos vermelhos e dor, a uveíte (inflamação do trato uveal – íris, corpo ciliar e coroide) pode ser anterior ou posterior. Em geral, a baixa visual é leve ou moderada, com embaçamento. É mais grave quando afeta a retina e a coroide, como observamos nos casos de toxoplasmose, sífilis ou tuberculose. O exame oftalmológico mostra presença de células inflamatórias na câmara anterior ao exame de biomicroscopia, podendo a pressão ocular estar normal ou aumentada. As uveítes posteriores apresentam células no vítreo e fundo de olho com lesão exsudativa retinocoroidiana. Os casos autoimunes como artrite reumatoide inespecífica, doença de Behcet, doença de Vogt-Koyanagi-Harada cursam com uveítes bilaterais.

Quando o paciente se queixa de baixa súbita de visão bilateral leve a moderada, podendo ou não estar associada à cefaleia, sem hiperemia ocular e com dor à movimentação, devemos descartar a presença de papiledema associada à presença de hipertensão intracraniana. Nesses pacientes, além da baixa súbita da visão, pode estar associada alteração do campo visual periférico.

ATENÇÃO!

A avaliação neurológica com imagem e punção do LCS é mandatória.

■ DIAGNÓSTICO DIFERENCIAL

1 | **Glaucoma por fechamento angular (glaucoma agudo):** é um aumento abrupto da pressão intraocular, com uma baixa visual unilateral, acompanhada de dor forte e olho vermelho. É comum os pacientes procurarem o pronto-socorro neurológico por quadro de cefaleia frontal acompanhada de vômitos, além da vermelhidão ocular. Ocorre mais comumente em mulheres acima dos 45 anos, hipermétropes ou asiáticas. Podemos observar crises de fechamento angular em usuários de medicamentos anticolinérgicos e antidepressivos. No exame oftalmológico, além da baixa visual, observam-se edema de córnea, meia midríase, câmara anterior rasa, células na câmara anterior e aumento da pressão intraocular.

2 | **Uveíte:** é a inflamação dos tecidos uveais (íris, corpo ciliar, coroide e retina). Pode ser anterior ou posterior ou difusa. Os quadros bilaterais estão associados a doenças imunológicas e as unilaterais aos quadros infecciosos, em especial à toxoplasmose. Além da baixa visão, que pode ser variável, existe olho vermelho, presença de células na câmara anterior, opacidades no vítreo e dificuldade na dilatação pupilar.

3 | **Neuropatia óptica isquêmica anterior (NOIA):** na forma arterítica ocorre uma baixa visual súbita unilateral em decorrência de uma perfusão inadequada da cabeça do nervo óptico em razão das alterações das artérias cilares posteriores. Observa-se uma perda de campo visual altitudinal, acompanhada de dor à movimentação ocular, cefaleia temporal ou generalizada (moderada ou grave), claudicação da mandíbula com dor ao falar ou mastigar. Existe um defeito pupilar aferente e, no fundo de olho, observa-se edema de papila.

4 | **Neurite óptica:** inflamação do nervo óptico de etiologia desconhecida, podendo estar associada à esclerose múltipla. A baixa visual é súbita, piorando no decorrer do dia, com dor atrás do olho, pior à movimentação.

Além da baixa visão, existe um escotoma central, defeito pupilar aferente relativo ao exame dos reflexos pupilares e o fundo de olho pode ser normal se a inflamação estiver acometendo apenas a porção retrobulbar do nervo óptico.

5 | **Hemorragia vítrea:** baixa de visão súbita, indolor, que pode ser apenas um embaçamento visual ou baixa grave da visão, quando o sangue preenche toda a cavidade vítrea. A causa mais comum é a retinopatia diabética proliferativa, mas outras etiologias como o trauma, roturas retinianas, discrasias sanguíneas e oclusões vasculares da retina, descolamento de vítreo posterior e síndrome de Terson (hemorragia subaracnóidea) podem levar à hemorragia vítrea.

6 | **Descolamento de retina:** ocorre uma alteração no campo visual primariamente, correspondendo à área de retina descolada. A baixa visual ocorre quando a mácula é afetada pelo descolamento. O descolamento da retina é precedido pela queixa de moscas volantes e fotopsias, com ocorrência maior em pacientes míopes e operados de catarata. O exame de fundoscopia binocular indireta faz o diagnóstico.

7 | **Degeneração macular relacionada** à **idade (DMRI):** a baixa visual é central, ocorrendo em idosos acima dos 60 anos de idade. Tanto a forma seca como a hemorrágica (exsudativa) podem causar baixa da visão, sendo a seca mais insidiosa e a hemorrágica, abrupta. Ao exame da retina, observa-se lesão macular bilateral assimétrica.

8 | **Amaurose fugaz:** caracterizada por embolia nos vasos retinianos causados por doença carotídea (placa de ateroma) ou êmbolos originados do coração. A queixa é baixa visual grave com duração de minutos a uma hora, com restabelecimento da visão normalmente, sem sequelas. É mandatória a avaliação cardíaca (ecocardiograma e dopller de carótida).

9 | **Oclusões vasculares da retina**

a. oclusão da veia central da retina: associada a doenças sistêmicas (diabetes, hipertensão arterial, doenças cardiovasculares e hematológicas) e doenças oculares como o glaucoma. O exame de fundoscopia revela a presença de hemorragias retinianas em todos os quadrantes, com tortuosidade e ingurgitamento venosos. Pode haver ocorrência de glaucoma neovascular na forma de oclusão da veia central isquêmica;
b. Oclusão de ramo venoso da retina: em geral, a baixa visual ocorre se existe comprometimento da área macular, por hemorragia ou por edema. O exame de fundo de olho mostra hemorragias retinianas na região onde ocorreu a obstrução (temporal ou nasal, inferior ou superior). A alteração do campo visual está presente, mesmo com a acuidade visual central preservada; c) oclusão da artéria central da retina: mais frequente em homens, unilateral, associada às doenças sistêmicas. Nota-se defeito pupilar aferente, com retina esbranquiçada ao exame de fundo de olho e mácula avermelhada (mácula "em cereja"). A acuidade visual é de percepção luminosa a conta-dedos. Se a oclusão ocorreu na artéria oftálmica, a visão é nula (ausência de percepção luminosa). Não há tratamento ocular, mas é fundamental a investigação da fonte embólica; d) oclusão de ramo arterial da retina: a queixa é perda do campo visual correspondente ao local da obstrução arterial. Só existe baixa visual quando a mácula é afetada. Não há tratamento.

REVISÃO

- A perda súbita de visão é a baixa visual que ocorre de maneira abrupta, podendo ser uni ou bilateral. A história de doenças oculares prévias é fundamental para a compreensão da baixa visual.
- Quando a baixa súbita da visão é uni ou bilateral, é considerada uma urgência oftalmológica e o paciente deve procurar um pronto-socorro oftalmológico.
- O exame ocular deve ser detalhado, com, entre outras medidas, a oftalmoscopia binocular indireta para a observação de detalhes da cabeça do nervo óptico, da retina e dos vasos como um todo e é fundamental para o diagnóstico do que causou a baixa visual.
- Muitas doenças podem causar baixa súbita de visão uni ou bilateral, como ambliopia, uveíte; casos autoimunes como artrite reumatoide inespecífica, doença de Behcet, doença de Vogt-Koyanagi-Harada cursam com uveítes bilaterais.
- Importante estabelecer diagnóstico diferencial para estabelecimento da conduta terapêutica.

LEITURAS SUGERIDAS

Buissaret D, Coromier M : Diagnosis of a sudden loss of vision (without redness nor eye pain) Rev Med Brux. 2014;35(4):271-7.

Greenberg PB, Chen AJ, WU WC. Sudden vision loss and mortality. Ophthalmic Epidemiol. 2016;23(5):285-91.

Hunwitz BJ, Heyman A, Wilkinson WE, Haynes CS, Utley CM. Comparison of amaurosis fugax and transient cerebral ischemia : a prospective clinical and arteriografic study. Ann Neurol. 1985;18(6):698-704.

Meekins JM. Acute blindness. Top Companion Anim Med. 2015;30(3):118-25.

Miller NR, Newman NJ, Biousse V, Kerrison JB, editors. Walsh and Hoyl's clinical neuro-ophthalmology: the essentials. 5th. ed. Baltimore. Williams and Wilkins; 1999.

Nascimento VP. Perda súbita da visão [Internet]. Porto Alegre: MedicinaNET; 2009 [capturado em 25 nov. 2016]. Disponível em: http://medicinanet.com.br/conteudos/artigos/1600/perda_subita_de_visao.htm.

Ryan SJ, editor. Retina. 3rd ed. St. Louis: Mosby; 2001.

115

DIPLOPIA

ANA LUISA HÖFLING-LIMA

SILVIA HERCULANO SHIDA

Diplopia ou visão dupla é a percepção simultânea de duas imagens idênticas de um único objeto. Resulta de um desalinhamento ocular. Trata-se de um sintoma comum a diversas doenças. Vale ressaltar que o manejo da diplopia no pronto-socorro visa a excluir e a tratar rapidamente causas com risco de vida iminente, como: MAV cerebrais (aneurismas), herniação do uncus, aumento da PIC e crise miastênica. Posteriormente, todos os pacientes com queixa de visão dupla devem ser encaminhados ao oftalmologista para avaliação e tratamento específicos.

A diplopia classifica-se em monocular e binocular. A primeira se dá quando a duplicidade de imagens é percebida em um único olho, mediante a oclusão do contralateral, e ocorre devido a erros refracionais, tais como astigmatismo, doenças oculares externas (ceratocone, pterígio), catarata, luxação de cristalino e doenças retinianas. A diplopia binocular pode ser causada por afecções que acometam a MOE, dentre elas, paralisias periféricas dos nervos oculomotores (oculomotor, troclear e abducente), doenças sistêmicas, como Miastenia grave e doença de Graves; e trauma direto da MOE, encarceramento muscular associado à fratura orbitária.

Neste capítulo, serão abordadas as principais causas de diplopia no atendimento de emergência (Quadro 115.1).

QUADRO 115.1 ■ Causas de diplopia no atendimento de urgência

PARESIA/ PARALISIAS OCULOMOTORAS	OCULOMOTOR	TROCLEAR	ABDUCENTE
Doenças sistêmicas	Doença de Graves	Miastenia grave	
Causas orbitárias	Orbitopatia de Graves	Pseudotumor orbitário	Trauma de órbita

■ QUADRO CLÍNICO

O paciente com diplopia pode apresentar torcicolo e posição viciosa de cabeça para compensar o campo de visão dupla e, assim, manter a binocularidade. Também pode haver ptose (paralisia completa do nervo oculomotor, miastenia) e, nesse caso, os sintomas estão diminutos, já que um dos olhos se encontra ocluído parcial ou completamente.

ATENÇÃO!

Com frequência, são relatados sintomas como náuseas, cefaleia, desconforto, dificuldade ao caminhar e realizar atividades do cotidano.

- **Paresia/paralisia Oculomotora (3° NC).** O núcleo do **3°** par localiza-se no mesencéfalo. Suas fibras passam pelo núcleo rubro e, após emergirem do tronco cerebral, situam-se próximas à borda do cerebelo, estando vulnerável a compressões pela porção medial do lobo temporal. Suas fibras motoras inervam o Reto Medial (RM), Reto Inferior (RI) e Oblíquo Inferior (OI) ipsilaterais e Reto Superior (RS) contralateral. As fibras periféricas (parassimpáticas) são responsáveis pela constrição pupilar. O paciente com paresia/paralisia do 3°. NC apresenta ptose parcial ou completa, hipotropia e exodesvio. Ao exame da MOE, o médico observará limitação da adução e elevação do olho comprometido. A paresia periférica, sem acometimento pupilar (pupilas fotorreagentes), decorre de lesões vasculares isquêmicas da *vasa nervorum,* poupando as fibras periféricas parassimpáticas que inervam a pupila. Dentre as principais causas estão o diabetes, A hipertensão e A arterite de células gigantes. a paresia oculomotora com acometimento pupilar é causada por lesões compressivas, dentre elas tumores, aneurisma da comunicante posterior, herniação do uncus e lesões do seio cavernoso (3°, **4°**, 5° e 6° NC).
- **Paresia/paresia do troclear (4° NC).** O núcleo do **4°** NC localiza-se no mesencéfalo, na altura do colículo inferior, ventral ao aqueduto de Sylvius, abaixo do núcleo oculomotor. O fascículo se curva posteriormente ao redor do aqueduto e decussa no véu medular. O feixe do **4°** NC tem íntima relação com a artéria cerebral posterior e cerebelar superior. A porção intracavernosa segue lateral à parede do seio cavernoso, inferiomente ao 3° NC e acima da primeira divisão do 5° NC. A porção orbitária inerva o músculo oblíquo superior. O paciente com paresia/paralisia de **4°** NC geralmente apresenta PVC com mento deprimido e face girada para compensar a diplopia torsional ocasionada pelo desvio ocular. Ao exame da MOE, o médico observará hipertropia na PPO com piora na adução do olho comprometido. É o mais exposto dos NC, pois emerge do lado dorsal do encéfalo e é, portanto, mais vulnerável aos traumas.
- **Paresia/paralisia do abducente** (6° **NC**). O núcleo do 6° NC situa-se na ponte, ventral ao assoalho do quarto ventrículo e emerge do tronco na transição entre a ponte e o bulbo. Em sua porção intracavernosa, está intimamente relacionado à carótida interna. A porção orbitária atravessa a fissura orbitária superior para inervar o RL. O paciente com paresia/paralisia de 6° NC refere diplopia horizontal e apresenta PVC com face girada para o lado oposto ao desvio. Ao exame da MOE, o médico observará limitação de abdução do olho comprometido. É o mais longo dos NC, vulnerável a compressões e processos infecciosos. As principais etiologias icluem:
    - vasculopatias (diabetes e HAS);
    - PIC aumentada, nesses casos, geralmente paralisia bilateral;.
    - inflamações: síndrome de Gradenigo (mastoidite ou petrosite aguda e paresia/paralisia do 6° NC), paralisia pós-viral;
    - neoplasias,

A paresia de 6° NC causa desvio convergente, e os principais diagnósticos diferenciais são orbitopatia de Graves, esotropia infantil, síndrome de Duane e fratura orbitária (encarceramento do RM).

- **Miastenia grave.** Ocorre por alteração na junção neuromuscular devido à presença de anticorpos antirreceptores de acetilcolina. A apresentação é bimodal, sendo o primeiro pico dos 10 aos 40 anos, com predominância no sexo feminino; o segundo pico, dos 50 aos 70 anos, mais nos homens. A prevalência é de 3:100.000 nos Estados Unidos, aproximadamente. Os pacientes com miastenia apresentam fraqueza flutuante dos músculos voluntários estriados esqueléticos, especialmente oculares e mastigadores envolvidos na deglutição, principalmente depois de esforço físico com restabelecimento após repouso. Comumente, há ptose e diplopia vertical flutuante. Há rápida recuperação após a administração de anticolinesterásicos.
- **Orbitopatia de Graves.** 60 a 80% dos casos ocorrem em associação ao hipertirodismo, podendo anteceder, coincidir ou suceder a ele. A doença clínica (doença de Graves) caracteriza-se por bócio, hipertiroidismo, mixedema pré-tibial e orbitopatia infiltrativa. Tais condições podem ocorrer isoladamente. A patogênese da doença está relacionada com a presença de anticorpos contra os receptores de TSH, associado ao aumento de glicosaminoglicanos nos fibroblastos. Consequentemente, há um processo inflamatório que acomete tanto a gordura quanto a musculatura periocular. Há períodos de remissão e atividade da inflamação. Na fase inflamatória, o paciente pode apresentar hiperemia ocular (carúncula principalmente), edema palpebral e proptose. Na fase crônica, há estrabismo restritivo (limitação da elevação e adução) devido à fibrose da MOE.

ATENÇÃO!

O início da diplopia é insidioso com acometimento bilateral e assimétrico da MOE (especialmente RI e RM).

- **Pseudotumor orbitário.** é uma causa comum de órbita aguda (proptose, limitação da MOE e sinais flogísticos, como dor e hiperemia). Pode haver baixa acuidade visual, diplopia e sinais sistêmicos, como febre e mal-estar. Ocorre predominantemente em adultos. Trata-se de inflamação orbitária idiopática, histologicamente caracterizada pela presença de infiltrado pleomórfico inespecífico e linfocítico policlonal.

- **Fratura de órbita**. a diplopia pode ocorrer em casos de fratura orbitária devido ao encarceramento muscular (RI, RM, OI) ou do tecido conectivo adjacente e gordura orbitária.
  - ***fratura do soalho (blow-out)***. é a mais comum das fraturas orbitárias, provocada por golpe direto sobre o osso malar e globo ocular levando à herniação do conteúdo orbitário para o seio maxilar. O paciente apresenta sinais perioculares (equimose, edema e enfisema) de grau variável conforme a gravidade da lesão, anestesia do nervo infraorbitário é comum (pálpebra inferior, região malar, lateral nasal, lábio superior e gengivas), diplopia vertical que piora à supradução. O encarceramento é facilmente visível à radiografia de órbita e seios da face sob o formato de gota pendente.
  - ***fratura da parede medial***. a maioria está associada à fratura do soalho, raramente ocorre de forma isolada. Pode haver encarceramento do músculo RM e ou RI nas fraturas mistas. O paciente apresenta enfisema subcutâneo que piora à manobra de valsalva, diplopia horizontal associada ou não à diplopia vertical. A radiografia mostra sinais indiretos, como velamento do seio etmoidal ipsilateral e enfisema. TC e RM têm melhor acurácia nesses casos no detalhamento da lesão óssea e dos tecidos encarcerados, respectivamente.
  - ***fratura da parede lateral e teto***. são mais raras e envolvem mecanismo violento de trauma. As fraturas da parede lateral envolvem o RL, já as do teto, RS e levantador da pálpebra. O globo ocular sofre deslocamento nos planos axial e inferior.

DIAGNÓSTICO

- **Acuidade visual (AV)**. A medida da AV detecta déficit nas vias ópticas da retina, do nervo óptico e do encéfalo. Deve ser medida separadamente em cada olho e com a correção óptica caso o paciente já faça uso da mesma. Preferencialmente, utiliza-se a Tabela de Optotipos de Snellen a 6 metros ou 20 pés do paciente; o registro é expresso por uma fração, cujo denominador representa a menor linha que foi lida, e o numerador, a distância da tabela.
- **Teste de cobertura monocular.** Inicialmente é preciso diferenciar diplopia monocular de binocular. Para tal, ocluir um dos olhos do paciente e, em seguida, o contralateral, se persistir a queixa mesmo com um dos olhos ocluído, trata-se de diplopia monocular. Nesse caso, o médico deve encaminhar o paciente ao oftalmologista para uma avaliação específica. Caso o sintoma desapareça mediante a oclusão de um dos olhos, trata-se de diplopia binocular, e o examinador observará desvio do olho afetado após desocluí-lo.
- **Teste do reflexo corneano (Hirschberg).** Com a luz de uma lanterna, o examinador observará a localização do reflexo corneano produzido. No paciente sem desvio ocular, o reflexo será centrado em ambos os olhos (no centro das pupilas). Em um paciente com desvio convergente, o reflexo corneano do olho desviado está situado no bordo lateral da pupila, e no desvio divergente, no bordo nasal. Na hipertropia, o reflexo corneano do olho afetado estará no bordo inferior da pupila, e o inverso, ou seja, no bordo superior em caso de hipotropia.
- **Versões oculares**. Em seguida, deve-se avaliar a MOE. O paciente deve fixar um objeto a 30 centímetros de seus olhos e o acompanhar à movimentação horizontal e vertical, abrangendo todos os campos da rotação ocular. O examinador deve observar se há alguma limitação durante as versões.
- **Oftalmoscopia direta.** O exame de fundoscopia com oftalmoscópio direto é essencial para descartar papiledema (edema bilateral e simétrico do disco óptico secundário ao aumento da PIC). No caso da doença de Graves com comprometimento orbitário, pode haver edema unilateral do disco, assim como em outras neurites ópticas.
- **Estudos de imagem**
  - ***Radiografia***. Possibilita avaliação das partes ósseas. Radiografia das órbitas e seios da face auxilia no diagnóstico das fraturas do soalho da órbita.
  - ***Tomografia computadorizada de crânio***. Deve ser realizada nos casos suspeitos de paresia/paralisia oculomotora para excluir causas compressivas, tumorais e alterações cerebrovasculares (aneurisma, hemorragia). Na orbitopatia de Graves, o estudo de imagens têm grande importância no diagnóstico. Além da ***tomografia computadorizada*** de crânio, deve-se realizar ***tomografia computadorizada*** de órbita com corte coronal e axial para avaliação da MOE. Nota-se espessamento fusiforme dos músculos com tendões preservados e acometimento principalmente dos músculos RI e RM. No pseudotumor orbitário, há espessamento difuso da MOE, não poupando os tendões musculares.
  - RM. ideal para avaliação de partes moles, incluindo gordura orbitária e MOE, porém deve ser evitada devido ao alto custo.
- **Avaliação diagnóstica específica**
  - ***Miastenia grave***:
    - *Teste do Tensilon (Edrofônio).* 10 mg (intravenosa), melhoria da força em 30 a 60 segundos até 4 a 5 minutos.
    - *Piridostigmina.* 1,5 mg, melhoria da força em 10 a 15 minutos com pico em 30 minutos e duração de até 3 horas.
    - *Eletroneuromiografia.* decrescimento progressivo dos potenciais de ação musculares à estimulação repetitiva.

TRATAMENTO

A condução da diplopia no PS dependerá diretamente de sua causa. Após a anamnese detalhada, exame físico geral e específico, incluindo AV, motilidade e fundoscopia, o médico emergencista deverá solicitar os exames complementares necessários para o diagnóstico e tratamento.

ATENÇÃO!

Para alívio dos sintomas provocados pela visão dupla, deve ser prescrita a oclusão monocular, independente da causa.

- **Paresia/paralisia do 3°, NC**:
  - com acometimento pupilar (RFM ausente). em geral, são lesões cirúrgicas, tais como aneurismas, herniação uncal e trauma. Deve ser realizado o atendimento de suporte conforme as necessidades do paciente, bem como tratamento neurocirúrgico adequado para o caso (craniotomia, embolização).
  - sem acometimento pupilar (RFM presente). lesões clínicas, principalmente diabetes e hipertensão. No atendimento da urgência, os pacientes devem ser submetidos à mensuração da pressão arterial (PA), avaliação da glicemia (dextro, glicemia de jejum e Hb glicosilada), análise urinária (urina I, ureia e creatinina [Cr]). Na maioria dos casos, há remissão espontânea em três meses, e o paciente deve ser encaminhado ao oftalmologista para seguimento e tratamento específico (aplicação de toxina botulínica no RL para prevenir contratura do olho e cirurgia), se necessário.

- **Paresia/paralisia do IV NC**. A principal causa de paresia de 4° NC em adultos é o TCE. Os pacientes devem ser submetidos ao protocolo de tratamento do TCE na emergência e posterior seguimento com o oftalmologista para correção cirúrgica do desvio quando necessário ou uso de prismas para compensação do desvio.
- **Paresia/paralisia do 6° NC**. Se a causa for lesão clínica (diabetes e hipertensão) deve ser realizada avaliação laboratorial (glicemia de jejum, Hb, urina I, ureia e Cr) e tratamento de suporte na emergência com posterior encaminhamento ao oftalmologista. O tratamento clínico específico por ser feito por meio da aplicação de toxina botulínica no reto medial do olho afetado para evitar contratura ou uso de prismas. Também pode ser necessária correção cirúrgica do desvio.
- **Miastenia grave**
  - ***Tratamento sintomático***. Piridostigmina (mestinon R) 60 a 120 mg ou neostigmina (prostigmine R) 15 mg.
  - ***Tratamento imunoterápico***. Predinisona 80 a 100 mg/dia, com redução gradativa, no máximo por seis meses. A predinisona, mesmo quando não associada à piridostigmina, traz bom resultado no controle da miastenia ocular. Ciclosporina e Azatioprina são substitutos para os pacientes intolerantes ao corticosteroide.
  - ***Timectomia***. Em casos confirmados de timoma (tomografia computadorizada de tórax) ou paciente resistente ao anticolinesterásico.
  - ***Cirurgia corretora de estrabismo***. Quando há estabilidade clínica por mais de seis meses.
- **Orbitopatia de Graves**
  - ***Fase aguda***. (Tratamento imunossupressor) predinisona 1 mg/kg/dia com redução gradativa após um mês, radioterapia.
  - ***Fase crônica***. (Tratamento cirúrgico) descompressão orbitária, correção de estrabismo e anomalias palpebrais nessa ordem.
- **Pseudotumor orbitário**. Corticoterapia, via oral, em dose imunossupressora (predinisona 1 mg/kg/dia), radioterapia, descompressão orbitária.
- **Fratura de órbita**
  - Em caso de neuropatia óptica, está indicada a pulsoterapia com metilpredinisolona 30 mg/kg nos primeiros 15 minutos e após 2 horas, mais 15 mg/kg com dose de manutenção de 15 mg/kg intra venosa de 6/6 h.
  - Tratamento cirúrgico, na maioria dos casos, no entanto, após a fase aguda do trauma.

REVISÃO

- Diplopia ou visão dupla é a percepção simultânea de duas imagens idênticas de um único objeto. Resulta de um desalinhamento ocular. Trata-se de um sintoma comum a diversas doenças.
- A diplopia classifica-se em monocular e binocular.
- A diplopia monocular se dá quando a duplicidade de imagens é percebida em um único olho, mediante a oclusão do contralateral, e ocorre devido a erros refracionais, tais como astigmatismo, doenças oculares externas (ceratocone, pterígio), catarata, luxação de cristalino e doenças retinianas.
- A diplopia binocular pode ser causada por afecções que acometam a MOE, dentre elas, paralisias periféricas dos nervos oculomotores (oculomotor, troclear e abducente), doenças sistêmicas, como miastenia grave e doença de Graves; e trauma direto da MOE, encarceramento muscular associado à fratura orbitária.
- Com frequência, são relatados sintomas como náuseas, cefaleia, desconforto, dificuldade ao caminhar e realizar atividades do cotidiano.
- A condução da diplopia no PS dependerá diretamente de sua causa. Após a anamnese detalhada, exame físico geral e específico, incluindo AV, motilidade e fundoscopia, o médico emergencista deverá solicitar os exames complementares necessários para o diagnóstico e tratamento.

LEITURAS SUGERIDAS

Alves MR. Órbita, sistema lacrimal e oculoplástica. Rio de Janeiro: Guanabara Koogan; 2008.

Barros E, Albuquerque GC, Pinheiro CTS, Czepielewski MA, organizadores. Exame clínico: consulta rápida. 2. ed. Porto Alegre: Artmed; 2004.

Bicas HEA, Souza-Dias CR, Almeida HC, editores. Estrabismo. Rio de Janeiro: Cultura Médica: Guanabara Koogan; 2008.

Greenberg MS. Manual de neurocirurgia 5. ed. Porto Alegre: Artmed; 2003.

Kanski JJ. Oftalmologia clínica: uma abordagem sistemática. 5a ed. São Paulo: Elsevier; 2004. p. 562-63.

Nazerian P, Vanni S, Tarocchi C, Portaccio E, Vannucci N, Para O, et al. Causes of diplopia in the emergency department: diagnostic accuracy of clinical assessment and of head computed tomography. Eur J Emerg Med. 2014;21(2):118-24.

Nitrini R, Bacheschi LA. A neurologia que todo médico deve saber. 2. ed. São Paulo: Atheneu; 2003.

Richardson LD, Joyce DM. Diplopia in the emergency department. Emerg Med Clin Notrh Am. 1997;15(3):649-64.

116 FLASHES E FLOATERS

LILLIAN ABREU DIAS

MICHEL EID FARAH

Uma queixa visual muito comum dos pacientes em emergências, oftalmológicas ou não, é a de visão de pontos ou manchas escuras e móveis (*floaters*), de aparecimento súbito, acompanhados ou não de *flashes* (fotopsias).

O descolamento posterior do vítreo é o diagnóstico mais frequente por ser uma condição tipicamente relacionada à idade, sendo a causa mais comum desses sintomas.

Sua prevalência está entre 24% para adultos na faixa etária de 50 a 59 anos, aumentando a proporção para 87% entre pessoas maiores de 80 anos de idade.[1]

Em todas as faixas etárias, essa condição acomete mais frequentemente indivíduos do sexo feminino (65%) em relação aos do masculino (35%).[2]

Os fatores de risco para descolamento posterior do vítreo incluem idade, miopia, cirurgia ocular prévia, terapia prévia com *laser* ocular, trauma ocular e doenças inflamatórias oculares[3] (Tabela 116.1).

TABELA 116.1 Valor preditivo dos fatores de risco para doenças agudas retinianas

DIAGNÓSTICO	N(%)
Exame oftalmológico normal	47 (14,1)
Descolamento posterior do vítreo **não** complicado	206 (61,9)
Doença retiniana aguda	
▪ rotura retiniana ou deslocamento	80 (24)
▪ hemorragia vítrea	50 (15)
▪ coriorretinopatia serosa central	11 (3,3)
▪ neovascularização coroideana	5 (1,5)
▪ oclusão de ramo venoso da retina	4 (1,2)
▪ oclusão de ramo arterial da retina	3 (0,9%)
▪ oclusão de veia central da retina	2 (0,6)
▪ retinopatia diabética proliferativa	1 (0,3)
▪ uveíte posterior	1 (0,3)
▪ macroaneurisma arterial da retina	1 (0,3)
▪ neurite óptica	1 (0,3)

Fonte: Hurst e colaboradores.[4]

QUADRO CLÍNICO

No descolamento posterior do vítreo, o vítreo se contrai e se separa da superfície retiniana, levando a sintomas de *floaters*, nos mais diferentes formatos – os mais frequentemente relatados são as "moscas volantes" – acompanhadas ou não de *flashes*.

O humor vítreo é densamente aderido à retina na base do vítreo, que é a região que se encontra de 3 a 4 mm posterior à *ora serrata*, na junção entre a retina e o corpo ciliar. O vítreo também é aderido, embora menos firmemente, no disco óptico, na mácula e na vasculatura retiniana. À medida que o vítreo envelhece, há um fenômeno de condensação e separação da retina. Quando essa separação acontece, o vítreo pode tracionar a retina nesses pontos de maior aderência. Essa tração retiniana estimula os fotorreceptores e fibras nervosas, levando aos *flashes*.

Os *floaters* ocorrem por conta das opacidades flutuantes no vítreo, agora móvel, causando sombras na retina subjacente. O descolamento posterior do vítreo acontece quando este se solta da cabeça do nervo óptico, formando uma condensação chamada de "anel de Weiss". Os *floaters* também podem ser sinais de hemorragia e podem ocorrer quando o vítreo se solta no nível das arcadas vasculares ou quando causa uma rotura retiniana.[3]

Forças tracionais do humor vítreo sobre a retina podem causar uma rotura retiniana de espessura total, apresentando o aspecto de "rotura em ferradura" ao exame do fundo de olho – recomenda-se a realização de oftalmoscopia indireta sob midríase para visibilização ampla da periferia retiniana. Essas lesões são frequentemente encontradas na região temporal superior, mas podem aparecer em qualquer área da superfície retiniana.

ATENÇÃO!

Se não tratadas, as roturas retinianas podem permitir que o vítreo, já fluido (sinerético), adentre o espaço subrretiniano – entre a retina neurossensorial e o epitélio pigmentário da retina – e progrida para um descolamento de retina, que deve ser abordado clínica ou cirurgicamente, dependendo do estágio, visão e local.[5]

DIAGNÓSTICO

A avaliação de um paciente com queixa de *flashes* e *floaters* requer uma anamnese focada: pesquisar início precoce dos sintomas; duração, lateralidade e mobilidade dos *floaters*; associação com trauma contuso ou impacto. *Flashes* rápidos, monoculares, não associados à transição de ambiente claro-escuro e ao ato de fechar os olhos são mais indicativos de descolamento posterior do vítreo agudo.

A medida da acuidade visual é importante, pois a maioria desses pacientes relata redução subjetiva de visão, porém, à medição monocular objetiva, a acuidade visual encontra-se em geral preservada em ambos os olhos, mesmo com descolamento posterior do vítreo. Alguns pacientes não se queixam de queda da visão, pois a binocularidade é um fator aliado para mascaramento desses sintomas.

ATENÇÃO!

Ao encaminhar o caso ao oftalmologista, é de suma importância a avaliação da acuidade visual, pois um paciente com acuidade de 20/100 em um dos olhos pode já apresentar um descolamento de retina ou hemorragia.

Também é recomendado o teste de campo visual de confrontação, para avaliar possível descolamento de retina, na qual o paciente apresenta já um descolamento de retina, porém com a região central ainda não afetada e acuidade visual preservada. Na Tabela 116.2, exemplificam-se as alterações oftalmológicas mais comumente encontradas em pacientes com esse quadro clínico.

Oftalmoscopia direta com dilatação das pupilas seria um ótimo aliado para detecção de mais detalhes que possam ajudar a agilizar o processo de resolução. A dilatação pupilar é evitada por muitos médicos generalistas pelo risco de glaucoma agudo, porém acredita-se que o benefício de um diagnóstico precoce exceda o risco de uma condição clinicamente tratável. Um estudo com 600 mil pacientes que receberam colírios midriáticos, foi detectado risco de crise de glaucoma agudo em 1 a cada 3.800 e 1 a cada 20.000 pacientes. Embora exista o risco, o paciente deve ser informado e deve consentir o exame pelo baixo risco.[6,7]

O início agudo de *flashes*, embora já se saiba que é mais frequentemente associado ao descolamento posterior do vítreo, deve ser considerado o diagnóstico diferencial de enxaqueca com aura (geralmente com sintomas bilaterais precedendo cefaleia intensa e recorrente), entre outras condições neurológicas, caso haja déficit motor ou cognitivo associados.

TRATAMENTO

Os pacientes com possível descolamento posterior de vítreo agudo devem ser encaminhados ao oftalmologista para um exame completo de fundo de olho sob dilatação pupilar (mapeamento de retina), com oftalmoscopia binocular indireta ou biomicroscopia para observação da retina.

Em virtude da localização periférica das roturas mais comuns, a oftalmoscopia direta apenas seria insuficiente.

TABELA 116.2 ■ Alterações oftalmológicas em pacientes com descolamento de retina

QUADRO CLÍNICO	PREVALÊNCIA (%)	SENSIBILIDADE (%)	ESPECIFICIDADE (%)	VALOR PREDITIVO POSITIVO (%)
Baixa acuidade visual subjetiva	24	69,9	91,2	82,5
Baixa acuidade visual subjetiva em pacientes com deslocamento posterior do víetro	23	63,9	93,1	73,6
Histórico de cirurgia ocular prévia	11,7	16,9	90	35,9
Histórico familiar de descolamento de retina	4,8	8,4	96,4	44,8
Histórico pessoal de rotura retiniana ou deslocamento	4,8	4,8	95,2	25
Alta miopia	3,9	3,6	96	23,1
História de trauma	3,3	3,6	96,8	27,3

Fonte: Hurst e colaboradores.[4]

Estudos de meta-análise defendem que o encaminhamento deve ser para qualquer paciente com sintomas de *floaters* e *flashes* e/ou defeitos de campo visual de confrontação detectados pelo médico generalista. Baixa de visão subjetiva, presença de hemorragia ou pigmentação vítrea são sinais e sintomas que sugerem um risco maior de rotura retiniana já instalada. Nesses casos, os pacientes obrigatoriamente devem ser avaliados por oftalmologista.[5]

Na Tabela 116.3, estão resumidas as principais condutas recomendadas frente às situações mais comuns relacionadas a esses sintomas.

TABELA 116.3 ■ Triagem sugerida para pacientes com *flashes* e *floaters*

QUADRO CLÍNICO	CONDUTA RECOMENDADA
Floaters ou *flashes* com "sinal vermelho" de deslocamento de retina agudo: ▪ perda de campo visual monocular	Encaminhar para avaliação em até 24 horas para oftalmologista retinólogo
Floaters agudos e/ou *flashes* com características de alto risco incluindo: ▪ redução subjetiva ou objetiva da acuidade visual ▪ hemorragia ou pigmentação vítrea	Encaminhar para avaliação oftalmológica em 24 horas
Floaters agudos e/ou *flashes* sem características de alto risco	Encaminhar para avaliação oftalmológica em até 1-2 semanas, orientar sobre sinais de alerta
Descolamento posterior do vítreo recém-diagnosticado com: ▪ novo aparecimento de *floaters* ▪ nova redução subjetiva da acuidade visual	Encaminhar para oftalmologista para descartar rotura ou deslocamento de retina O oftalmologista deve ser contatado para determinar a urgência do caso
Sintomas estáveis ou *floaters* e/ou *flashes* por várias semanas ou meses, sem sinais de alto risco	Encaminhamento ao ambulatório/consultório oftalmológico, orientar sobre sinais de alerta

Fonte: Hurst e colaboradores.[4]

No consultório oftalmológico, o paciente é submetido à consulta de rotina (acuidade visual, biomicroscopia, tonometria, mapeamento de retina sob midríase) e, a critério do médico, são solicitadas repetidas avaliações, acompanhadas ou não de US e tomografia de coerência óptica, caso haja dúvida diagnóstica. O paciente é reavaliado seriadamente até desaparecimento dos *flashes* e, caso haja rotura retiniana, o tratamento é feito com fotocoagulação a *laser* de argônio – comprimento de onda aproximado de 540 nm – com cicatrização completa em torno de 3 semanas.

ATENÇÃO!

Os pacientes que já apresentam descolamento de retina devem ser submetidos à abordagem cirúrgica.

Dependendo do tipo do descolamento, podemos utilizar as seguintes técnicas cirúrgicas:

1 | **Retinopexia pneumática com crioterapia:** para roturas superiores parciais, únicas ou próximas, em pacientes jovens com cristalino transparente a ser preservado.

2 | **Retinopexia com introflexão escleral:** mais invasiva que a primeira opção, contudo mantém a proposta de preservar o cristalino, passando-se uma faixa de silicone sob as inserções musculares dos retos superior, inferior, medial e lateral, por 360°, posicionando-se um esforço para introflexão maior e mais profunda na região da rotura.

3 | **Vitrectomia via pars plana:** cirurgia feita por inserção de três trocateres a 3 ou 4 mm do limbo corneano, para remoção do vítreo e abordagem direta da retina, com drenagem do fluido subrretiniano e tratamento com endolaser – ressalta-se maior risco de catarata pela manipulação próxima ao cristalino – indicada para descolamentos maiores ou com fibrose associada ou com catarata associada.

REVISÃO

- A de visão de pontos ou manchas escuras e móveis (*floaters*), de aparecimento súbito, acompanhados ou não de *flashes* (fotopsias) tem no descolamento posterior do vítreo o diagnóstico mais frequente por ser uma condição tipicamente relacionada à idade, sendo a causa mais comum desses sintomas.

- A anamnese de um paciente com queixa de *flashes* e *floaters* deve: pesquisar início precoce dos sintomas; duração, lateralidade e mobilidade dos *floaters*; associação com trauma contuso ou impacto.
- *Flashes* rápidos, monoculares, não associados à transição de ambiente claro-escuro e ao ato de fechar os olhos são mais indicativos de descolamento posterior do vítreo agudo.
- A medida da acuidade visual é importante, pois a maioria desses pacientes relata redução subjetiva de visão, porém, à medição monocular objetiva, a acuidade visual encontra-se em geral preservada em ambos os olhos, mesmo com descolamento posterior do vítreo.
- Os pacientes que já apresentam descolamento de retina devem ser submetidos à abordagem cirúrgica. Na Tabela 116.3, estão resumidas as principais condutas recomendadas frente às situações mais comuns relacionadas a *flashes* e *floaters*.

REFERÊNCIAS

1. Hikichi T, Hirokawa H, Kado M, Akiba J, Kakehashi A, Yoshida A, et al. Comparison of the prevalence of posterior vitreous detachment in whites and Japanese. Ophthalmic Surg. 1995;26(1):39-43.
2. Murakami K, Jalkh A, Avila M, Trempe C, Schepens L. Vitreous floaters. Ophthalmology. 1983 ov;90(11):1271-6.
3. Sharma P, Sridhar J, Mehta S. Flashes and floaters. Prim Care. 2015;42(3):425-35.
4. Hurst J, Johnson D, Law C, Schweitzer K, Sharma S. Value of subjective visual reduction in patients with acute-onset floaters and/or flashes. Can J Ophthalmol. 2015;50(4):265-8.
5. Hollands H, Johnson D, Brox AC, Almeida D, Simel DL, Sharma S. Acute-onset floaters and flashes: is this patient at risk for retinal detachment? JAMA. 2009;302(20):2243-9.
6. Liew G, Mitchell P, Wang JJ, Wong TY. Fundoscopy: to dilate or not to dilate? BMJ. 2006;332(7532):3.
7. Pandit RJ, Taylor R.Mydriasis and glaucoma: exploding the myth: a systematic review. Diabet Med. 2000;17(10):693-9.

117

DOR OCULAR

PAULO SCHOR

DEFINIÇÃO DE DOR

Como uma das cinco características clássicas da inflamação, a dor (junto ao edema, calor, rubor e perda de função) faz parte do complexo mecanismo eliciado por uma agressão à homeostase, ora indesejado por sua intensidade, ora comemorado por ser um importante sinal de alerta.[1]

O olho compreende desde as pálpebras até o nervo óptico, e quase todos seus componentes têm terminações nervosas capazes de responder à ação de citocinas como as interleucinas (IL1-beta e IL6) e FNT-alfa.[2]

DOR PALPEBRAL: UM SINAL FREQUENTE DE UMA MANIFESTAÇÃO MUITO COMUM

A dor palpebral pode ser de origem superficial ou profunda e, partindo-se das glândulas produtoras de lipídeos (glândulas de Meibomius), há os quadros agudos como os hordéolos, que causam edema em virtude de a pele palpebral ser tecido com baixa adesão ao tecido ósseo subjacente. O aparecimento é agudo e pode haver hiperemia localizada, próxima ao ponto de obstrução da glândula. Há exacerbação à palpação, sendo o quadro unilateral geralmente. Seu manejo inclui a exclusão de outras causas e a escolha da estratégia quente ou fria. Ao se optar por acelerar o processo, aplicamse compressas mornas e estimulase a drenagem com massagem suave no local, com analgésicos sistêmicos para alívio da dor. Se a opção for esfriar o quadro, é possível a administração de compressas frias e pomada de corticosteroides tópicos. Antes da obstrução total e franca formação de abscesso, pode se caracterizar um quadro crônico, denominado de blefarite seborreica. Ha concomitante semiobstrução da saída de lipídeo, secundária ao aumento da densidade da secreção. Sem a produção de material adequado, a lágrima evapora mais rapidamente, causando desconforto típico de olho seco. Podemos observar hiperemia da margem palpebral, queda de cílios e prurido. O tratamento inclui modificação da consistência dos lipídeos (com derivados sistêmicos da tetraciclina e adição de ômega 3 na dieta) e aumento da sua drenagem mecânica, além da proteção ocular com colírios substitutos da lágrima.[3]

ATENÇÃO!

Avaliar a presença de possível infecção e tratá-la, sendo o caso, prevenindo a disseminação para estruturas nobres, como o seio cavernoso e o SNC.

A dor palpebral profunda denota acometimento de estruturas subjacentes, desde a córnea até a parede orbitária.

DOR CONJUNTIVA OU CÓRNEA?

Mais internamente às pálpebras, encontramos a conjuntiva, que embora tenha vasos e, portanto, se edemaciada e hiperemiada com muita facilidade, raramente é sítio isolado de dor. A dor das conjuntivites está presente e é de intensidade quando há acometimento da córnea. Tal estrutura apresenta um número imenso de terminações nervosas por área exposta. Pela anatomia superficial, tais fibras são facilmente anestesiadas com uma gota de proparacaína. Há terminações nervosas epiteliais e subepiteliais, de modo que corpos estranhos sejam percebidos mesmo sem penetrar o epitélio corneano. Havendo solução de continuidade, o próprio atrito do piscar causa dor, e vários pacientes preferem manter o olho aberto ou fechado para alívio fugaz. O comprometimento corneano é suspeito quando, além da dor e lacrimejamento e borramento visual, há fotofobia. Assim é nas ceratoconjuntivites e abrasões corneanas. Um quadro que merece atenção é a ceratite fotoelétrica, causa comum de atendimento nos prontos-socorros de oftalmologia.

CERATITE FOTOELÉTRICA: CAUSA FREQUENTE DE DOR EM PRONTOS-SOCORROS

Após soldagem de metal com produção de calor e luz ultravioleta sem proteção, o epitélio sofre dano intenso e morte celular. A descamação ocorre em horas, e pequenos pontos são percebidos no exame especializado (biomicroscopia ou lâmpada de fenda). O paciente aguarda algumas horas até que o sintoma cesse e, se isso não acontecer, há lacrimejamento, hiperemia e dor importante com fotofobia, pela dispersão da luz decorrente da ausência da regularidade epitelial. Após exame e constatação do dano sob anestesia no local do exame, procedese à proteção local com pomada e oclusão, lente de contato terapêutica ou orientação. Notese que a oclusão é efetiva por poucas horas e pode se tornar, se não for refeita e houver contaminação, reduto de microrganismos. As lentes terapêuticas também necessitam de cuidado e ser revistas em 24 horas, pois a infecção subjacente pode ser mascarada com tal "proteção".

ATENÇÃO!

Orientações exaustivas e a comunicação direta com o paciente pode ser uma ótima opção, tranquilizando-o e permitindo a reepitelização (eventualmente com diminuição de sintomas com antiinflamatórios tópicos) durante a noite.

FOTOFOBIA COMO MANIFESTAÇÃO PAROXÍSTICA DE DOR

Diversas manifestações se confundem e podem ter a mesma origem da dor corneana. A fotofobia é a primeira delas. Com abrasão a inflamação local que eventualmente alcança o corpo ciliar. Além disso, há edema que aumenta a dispersão luminosa na retina paracentral. Esses dois efeitos colaterais à exposição das terminações nervosas são suficientes para o paciente confundir fotofobia e dor.[4] Colírios que relaxam o corpo ciliar (midriáticos) e a diminuição da entrada de luz (óculos escuros) diminuem a sintomatologia.

DOR E ARDOR: O EXEMPLO DO OLHO SECO

O ardor, que está presente frequentemente em casos de olho seco, também carrega componentes inflamatórios e até pode ser caracterizado como um tipo de dor leve. Em nível ainda mais superficial, pode haver sensações mais inespecíficas como aumento de sensibilidade, que os pacientes, por vezes, referem como "olho pesado". Ocasionalmente, há sensação de corpo estranho não constante também. Todos esses sintomas apontam para a falta de lubrificação adequada do epitélio corneano, com exposição pontual. Paradoxalmente, há queixa de lacrimejamento, que dificulta ainda mais o entendimento de "olho seco" por parte do paciente. O excesso de produção espasmódica de lágrima (que não é contida no fundo de saco e escorre) é consequente ao estímulo irritativo na superfície ocular, com reflexo na glândula lacrimal principal, que não modula a quantidade de secreção aquosa finamente, produzindo o lacrimejamento. O tratamento para tal quadro também pode parecer paradoxal, com mais lágrima (artificial) no olho.

AS CONSEQUÊNCIAS DANOSAS DO COLÍRIO ANESTÉSICO

Vale ressaltar o papel do anestésico tópico na córnea, que pode estar relacionado ao uso para evitar a dor, mas também eliciar um processo de necrose estromal, podendo levar à perfuração ocular. Em casos de dor intensa, como nas ceratites por acanthamoeba, por exemplo, é necessário pesquisar também o uso excessivo de anestésico tópico como uma forma de aliviar a dor: essa avaliação pode ser complexa, pois o achado de anel paracentral estromal é visto tanto no abuso dessa medicação como na ceratite por acanthamoeba.[5] Alguns oftalmologistas prescrevem anestésicos tópicos diluídos após cirurgia refrativa. Não há literatura que limite tal ação, mas o acompanhamento próximo, com exame a cada 48 horas, é mandatório nesses casos, permitindo bloquear o abuso da medicação e/ou reverter quadros iniciais de necrose.[6]

DORES INTENSAS: ESCLERITE E EPISCLERITES

A esclera e episclera sao sítios localizados mais internamente em relação à conjuntiva e podem causar dor importante, principalmente em quadros inflamatórios graves, como as esclerites necrosantes. O diagnóstico diferencial destas, aliás, leva em consideração a intensidade da dor. Tal como em outros sítios, há de se caracterizar a dor, que pode ser aguda ou crônica, leve ou intensa, contínua ou intermitente, localizada ou irradiada, ter fatores de melhora ou piora e está relacionada a outros achados.

ATENÇÃO!

A anamnese é fundamental, e exames são subsidiários; justificadas após direcionamento e suspeita de um quadro.

A AÇÃO DE ANTIINFLAMATÓRIOS NÃO HORMONAIS NO CONTROLE DA DOR OCULAR

O efeito de AINE na dor ocular é relativamente controverso. Sua potência é baixa se comparada ao uso sistêmico e a inibição da inflamação conseguida com antiinflamatórios hormonais. O uso por mais de 48 horas em casos de desepitelização pode levar a infiltrados estéreis, facilmente confundidos com infecção. Um uso paralelo dessa medicação, de eficácia recentemente comprovada, é a prevenção de edema macular após cirurgia de catarata,[7] mas sua ação na manutenção e potencialização da midríase perioperatória o mantém como medicamento de uso cirúrgico.

CEFALEIA E OFTALMOLOGIA

Dores de cabeça são uma fonte de queixa nos consultórios médicos oftalmológicos. Sua origem pode ser a contração excessiva do músculo ciliar, como resposta a uma hipermetropia clinicamente significante. Crianças são capazes de realizar grandes contrações (prolongadas) do músculo ciliar e podem acomodar até cinco dioptrias facilmente. Isso significa que uma criança de 5 anos, lendo a uma distância de 30 cm (duas dioptrias), com duas dioptrias de hipermetropia, dificilmente apresentará dor de cabeça (também chamada de astenopia) pelo vício refracional. Já um adulto com 35 anos pode ter dor de cabeça nas mesmas condições. A astenopia tem localização na fronte e não aparece ao acordar. Geralmente, não está presente em finais de semana e piora no final do dia. Seu alívio é diretamente relacionado ao uso de correção óptica. Outra dor de cabeça, mais grave, tem a ver com aumento da pressão ocular.

UMA DOR TÍPICA: O GLAUCOMA AGUDO

O glaucoma agudo se caracteriza por aumento da pressão ocular abrupto e há dor pela distensão das estruturas intraoculares. A pressão na casa dos 40 mmHg ou mais faz o paciente sentir irradiação para os ossos da órbita e ter sinais vagais. Sua visão se torna borrada pelo edema corneano secundário à entrada de água sob pressão no estroma e halos coloridos são vistos ao redor de lâmpadas (como quando se treina natação sem óculos de protecão). À digitopressão, é possível diferenciar um olho do outro, que se encontra "duro como uma pedra".

ATENÇÃO!

Esses quadros são emergências que necessitam de medidas terapêuticas sistêmicas (como desidratação com manitol EV), tópicas (colírios betabloqueadores ou míticos) ou cirúrgicas (drenagem).

Pacientes portadores de alta hipermetropias, com ângulo da câmara anterior estreito, com malformações, complicações cirúrgicas ou trauma estão sujeitos a tal quadro e devem ser orientados para essa possibilidade.

INFLAMAÇÃO INTRAOCULAR: AS UVEÍTES

O trauma fechado causa dor por diversos motivos, desde o possível envolvimento palpebral, do periósteo da orbita, do epitélio corneano, até a inflamação do músculo ciliar com uveíte anterior. Há de se descartar todas as consequências anatômicas do evento, como perfuração, descolamento de retina, diálise de íris, etc. e, após isso, procede-se ao alívio da dor, com manutenção do repouso ciliar (com colírios que provocam midríase de longa duração – ciclopentolato ou até atropina em casos específicos) e eventuais corticosteroides sistêmicos e/ou tópicos.

A inflamação da úvea (uveíte), geralmente, cursa com dor em diferentes escalas. Da fotofobia causada por trauma ou *pars planite* (dor ciliar), até a esclerite necrosante. Embora a inibição da inflamação seja comum a todas elas, a definição de sua causa e especialmente a localização anatômica definem o prognóstico. Uveítes posteriores que atingem a região macular devem ser inibidas, por exemplo.

NEURITES E SUA DOR CARACTERÍSTICA

Na porção mais posterior do globo, encontramos o nervo óptico, sítio de inflamações geralmente graves por sua consequência na visão. As neurites apresentam dor na fase aguda, que são evidenciadas quando da movimentação do globo e consequente mobilização do nervo óptico.

ANESTESIA OFTÁLMICA

Por sua transição no decorrer dos tempos, a anestesia oftalmológica merece menção. Hoje, as cirurgias são realizadas predominantemente com anestesia tópica, ou seja, colírios, acompanhada de leve sedação sistêmica. Quando os procedimentos envolvem grande manipulação da íris e conjuntiva, pode ser adequada anestesia locorregional, dentro do cone orbitário, ou próxima ao próprio nervo óptico (anestesia peri ou retrobulbar respectivamente). Intervenções de longa duracao (mais de 45 minutos) também são indicações de anestesias não tópicas. Nos casos da anestesia com colírio, há referência ao termo "anestesia verbal", que aponta para a comunicação intensa e direta entre o cirurgião que está realizando o procedimento e o paciente. Quanto maior a confiança estabelecida nas consultas prévias, melhor será o resultado dessa "anestesia verbal", e mais controlado o procedimento.

REVISÃO

- O olho compreende desde as pálpebras até o nervo óptico, e quase todos seus componentes têm terminações nervosas capazes de responder à ação de citocinas como as interleucinas e FNT-alfa.
- A dor palpebral pode ser de origem superficial ou profunda, o aparecimento é agudo e pode haver hiperemia localizada, próxima ao ponto de obstrução da glândula.
- Seu manejo inclui a exclusão de outras causas e a escolha da estratégia quente ou fria.
- É necessário avaliar a presença de possível infecção e tratar a contento tal aspecto, prevenindo a disseminação para estruturas nobres como o seio cavernoso e SNC.
- O glaucoma agudo, caracterizado por aumento da pressão ocular abrupto com dor pela distensão das estruturas intraoculares, é um quadro grave e se configura em uma urgência.
- Outros quadros devem ser avaliados e tratados conforme apresentação clínica.

REFERÊNCIAS

1. Abbas AK, Kumar V, Mitchell RN, Fausto N, Aster JC. Robbins e Cotran: fundamentos de patologia. 8. ed. Rio de Janeiro: Elsevier; 2012.
2. de Oliveira CM, Sakata RK, Issy AM, Gerola LR, Salomão R. Cytokines and pain. Rev Bras Anestesiol. 2011;61(2):260-5.
3. Suzuki T, Teramukai S, Kinoshita S. Meibomian glands and ocular surface inflammation. Ocul Surf. 2015;13(2):133-49.
4. Miller D, Schor P. Optics. In: Levin L, Adler F, editors. Physiology of the eye. 11st ed. Edingburg: Saunders; 2011. p. 223.
5. Alvarenga LS, Freitas D, Hofling-Lima AL. Ceratite por acanthamoeba. Arq Bras Oftalmol. 2000;63(2):1559.
6. Yagci A, Bozkurt B, Egrilmez S, Palamar M, Ozturk BT, Pekel H. Topical anesthetic abuse keratopathy: a commonly overlooked health care problem. Cornea. 2011;30(5):571-5.
7. Kim SJ, Schoenberger SD, Thorne JE, Ehlers JP, Yeh S, Bakri SJ. Topical nonsteroidal anti-inflammatory drugs and cataract surgery: a report by the American Academy of Ophthalmology. Ophthalmology. 2015;122(11):2159-68.

118 OLHO VERMELHO

- DENISE DE FREITAS
- MATHEUS PORTO STICCA
- ALBERT SANTOS

O olho vermelho é um achado frequente em oftalmologia e pode ser causado por inúmeros fatores etiológicos. Os objetivos mais importantes no diagnóstico e tratamento desta condição são[1] identificar precocemente uma possível associação com doença sistêmica subclínica como nos casos de doenças oculares secundárias a reumatismo e[2] intervir precocemente, da perspectiva oftalmológica, a tempo de evitar a perda severa ou irreversível da visão. A maioria dos olhos vermelhos atendidos em serviços de pronto atendimento tem caráter benigno e, geralmente, está presente em pacientes com doenças autolimitadas, como conjuntivite ou hemorragia subconjuntival (Quadro 118.1), que podem ser primariamente orientados pelo médico do pronto atendimento, com posterior encaminhamento ao ambulatório ou clínica diária oftalmológicos. As doenças de caráter benigno e aquelas que ameaçam a visão podem se apresentar de forma muito semelhante, no entanto há sintomas e sinais que podem indicar um potencial risco à visão no olho vermelho (Quadro 118.2) como: presença de injeção ciliar; pupila pouco ou não reativa; vermelhidão severa em área localizada; dor ocular de moderada a grave; fotofobia; diminuição da acuidade visual; secreção copiosa e rapidamente progressiva; inabilidade em abrir ou manter o olho aberto; história de trauma; corpo estranho ou suspeita de perfuração ocular; presença de opacidade da córnea.[1]

O olho vermelho é causado pela dilatação de vasos da parte anterior do olho. É importante diferenciar se esses vasos encontram-se dilatados ao redor da córnea ou perilimbar (injeção ou *flush* ciliar) ou na conjuntiva como um todo (injeção conjuntival) diminuindo na área perilimbar. A injeção ciliar, hiperemia mais concentrada ao redor da córnea, na área perilimbar, pode ser uma indicação de inflamação intraocular (íris e corpo ciliar) ou da córnea, geralmente mais graves, enquanto a injeção conjuntival, hiperemia difusa que geralmente poupa a área perilimbar, é mais

QUADRO 118.1 ■ Causas frequentes de olho vermelho

CAUSA	VISÃO	DOR	SECREÇÃO
Blefarite	Limites normais	Ausente	Ausente/Leve
Conjuntivite	Limites normais	Ausente/Leve	Moderada/ Grave
Hemorragia subconjuntival	Limites normais	Ausente	Ausente
Doenças da córnea	Diminuída	Moderada/ Grave	Ausente/Leve
Episclerite	Limites normais	Ausente	Ausente
Esclerite	Limites normais/ Diminuída	Moderada/ Grave	Ausente
Olho seco	Limites normais	Ausente/Leve	Ausente/Leve
Glaucoma agudo	Limites normais/ Diminuída	Moderada/ Grave	Ausente
Trauma	Diminuída	Moderada/ Grave	Ausente

QUADRO 118.2 Sintomas e sinais em olho vermelho que podem indicar potencial risco de comprometimento da visão e que devem ser encaminhados com urgência ao oftalmologista

- Presença de injeção ciliar
- Pupila pouco ou não reativa
- Vermelhidão severa em área localizada
- Dor ocular de moderada a grave
- Fotofobia
- Diminuição da acuidade visual
- Secreção copiosa e rapidamente progressiva
- Inabilidade em abrir ou manter o olho aberto
- História de trauma, corpo estranho ou suspeita de perfuração ocular
- Opacidade da córnea

encontrada nas doenças conjuntivais, na grande maioria menos graves (Figura 118.1).

Como já citado, numerosas condições podem estar associadas ao olho vermelho e para diferenciá-las quanto à etiologia e gravidade podemos atentar para alguns itens associados: avaliar como a vermelhidão começou, se foi aguda, de instalação lenta; se é uni ou bilateral; se ocorreu embaçamento ou perda da visão; se houve trauma; se o paciente é usuário de lentes de contato; se tem sensação de corpo estranho; se tem dor; fotofobia (aversão à luz); secreção; se já houve episódios anteriores;se o paciente possui alguma doença sistêmica, principalmente autoimune; e se ele usa medicações orais. Lembrar que na criança o olho vermelho pode assinalar todas as causas descritas, adicionadas a algumas doenças sistêmicas como leucemia, sarcoidose e reumatismos infantis.[2] Em adultos, as doenças sistêmicas mais frequentemente causadoras de olho vermelho são doença de Graves, síndrome de Sjögren, artrite reumatoide, síndrome de Reiter, LES, granulomatose de Wegener, policondrite recidivante, poliarterite nodosa e rosácea.[3] O exame deve incluir a medida da acuidade visual; avaliação do reflexo pupilar e do tamanho e formato da pupila; exame da parte externa do olho, mesmo que seja com uma lanterna, para averiguar o padrão da vermelhidão; presença de secreção, corpos estranhos, perfuração ocular; opacidade da córnea (não permite uma boa visibilização da íris e pupila).

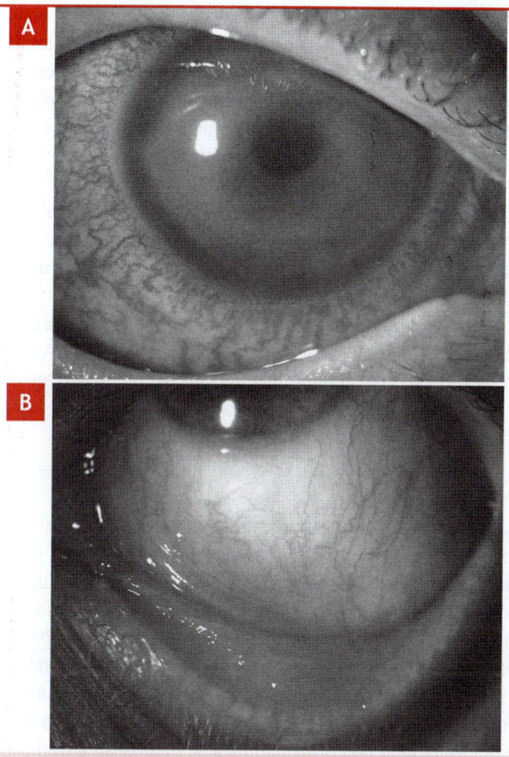

FIGURA 118.1 ■ (A) Injeção ciliar: hiperemia ao redor da córnea (perilimbar), indicativa de inflamação intraocular (íris e corpo ciliar) ou doenças da córnea, geralmente mais graves. (B) Injeção conjuntival: hiperemia mais inferior ou superior, sem ou com pouca concentração ao redor da córnea, mais frequente nas doenças conjuntivais; na grande maioria dos casos, menos grave.

ATENÇÃO!

Em casos considerados suspeitos de gravidade (com perda de visão, dor intensa, que ocorrem, por exemplo, no glaucoma agudo e úlceras de córnea), nas perfurações oculares, nas queimaduras, o exame pelo oftalmologista deve ser urgente.

■ ETIOLOGIAS MAIS FREQUENTES, DIAGNÓSTICO E TRATAMENTO

BLEFARITE

É a inflamação das pálpebras que podem estar acometidas nas margens (blefarite anterior) ou na forma de distúrbios das glândulas de Meibomius (blefarite posterior), que produzem o óleo que evita a evaporação da lágrima da superfície ocular. As blefarites anteriores podem ser de causa não infecciosa, decorrentes, por exemplo, da dermatite seborreica, ou infecciosas, geralmente causadas pelos estafilococos, mas podendo também ser desencadeadas por vírus (herpes, molusco contagioso) ou por parasitas (piolho-da-púbis ou *Phthirus pubis*). Nos distúrbios das glândulas de Meibomius, ocorre a obstrução do ducto terminal das glândulas e/ou por alterações da secreção glandular. Clinicamente, as blefarites se manifestam por bordas palpebrais inflamadas, com descamação ("caspas"), espessamento, alteração de cílios, desenvolvimentos de hordéolos e calázios ("terçol"). A superfície ocular pode tornar-se hiperemiada por toxidade (toxinas bacterianas), infecção, olho seco ou reações imunológicas. O diagnóstico da blefarite é clínico e, excepcionalmente, em casos resistentes a tratamento, pode ser necessária a pesquisa laboratorial, com cultura da borda palpebral ou dos cílios ou pesquisa de *Demodex* sp nos cílios. As blefarites podem ser tratadas com antimicrobianos tópicos conforme o agente etiológico envolvido, xampu específico para as pálpebras e massagem para evitar a obstrução das glândulas de Meibomius.[4]

CONJUNTIVITE

É causa frequente de olho vermelho em pronto atendimento[5] e é caracterizada pela dilatação dos vasos sanguíneos superficiais da conjuntiva, infiltração celular e exsudação. A vermelhidão tende a ser difusa no olho e principalmente nas conjuntivas tarsais. Para a averiguação destas, o paciente deve olhar para cima e se examina a parte interna da pálpebra inferior (conjuntiva tarsal inferior), e olhar para baixo, evertendo-se a pálpebra superior, da qual se examina a parte interna desta (conjuntiva tarsal superior); mas essa eversão palpebral superior é uma manobra mais difícil de ser realizada pelo não oftalmologista. A exsudação é traduzida pela formação de secreção, sinal importante da conjuntivite, na qual o paciente frequentemente se queixa de que os olhos "estão grudados", principalmente quando acorda pela manhã. A exsudação tende a ser mais aquosa, esbranquiçada e transparente nas conjuntivites alérgicas e virais e mais amarelada nas conjuntivites bacterianas. Pacientes com conjuntivite não têm ou têm pouca alteração da visão e raramente se queixam de dor, que deve ser diferenciada de sensação de corpo estranho e desconforto, frequentes nestes casos. As conjuntivites podem ser infecciosas (virais, na maioria, ou bacterianas) ou não infecciosas, sendo mais frequentes nesta última categoria as conjuntivites alérgicas (a queixa de prurido e história de outras alergias é frequente) e as tóxicas (exposição a químicos, toxicidade por conservante de colírios). Entre as conjuntivites infecciosas, as virais, particularmente as causadas por adenovírus, são altamente contagiosas e podem desencadear inflamação corneana a longo prazo (infiltrados adenovirais), com embaçamento visual crônico após a fase aguda da infecção.

ATENÇÃO!

O profissional que atender um paciente com conjuntivite viral, sempre deve, em seguida, lavar as mãos copiosamente com sabonete líquido e enxugá-las com toalha de papel descartável. O profissional de saúde que trabalha em um pronto-socorro tem de evitar tocar os próprios os olhos com as mãos durante o atendimento de pacientes.

As conjuntivites bacterianas, geralmente, ocorrem em superfícies oculares comprometidas como no olho seco e na exposição ocular por mal posicionamento das pálpebras (lagoftalmo) ou dos cílios (triquíase). As conjuntivites alérgicas são tratadas com colírios contendo estabilizadores de mastócitos e anti-histamínicos, as tóxicas com a eliminação do agente desencadeador e lubrificação da superfície ocular com lágrimas artificiais **sem conservante**. As conjuntivites por adenovírus são autolimitadas, geralmente em 2 semanas, e devem ser tratadas somente com compressas frias e, eventualmente, colírios anti-inflamatórios. As conjuntivites bacterianas são tratadas com antibióticos tópicos e tendem a curar em 5 dias de tratamento.

HEMORRAGIA SUBCONJUNTIVAL

É o sangramento dos vasos sanguíneos da conjuntiva ou episclerais para o espaço subconjuntival. É causa frequente de olho vermelho em indivíduos totalmente assintomáticos que não percebem nada a não ser que olhem no espelho ou que uma pessoa próxima chame a atenção para o problema. A hemorragia subconjuntival geralmente assusta muito o paciente pelo tom vermelho intenso que contrasta com o branco da esclera (Figura 118.2). A hemorragia subconjuntival pode ser espontânea e sem causa obrigatória, mas tende a ocorrer quando há distúrbios da coagulação sanguínea, incluindo o uso de anticoagulantes e antiagregantes plaquetários, crise hipertensiva, esforços de grande magnitude, nos traumas oculares, inclusos aqui também o ato de coçar fortemente e excessivamente o olho, entre outras. Nas hemorragias subconjuntivais extensas e sobrelevadas, globosas, com história de trauma contuso, deve-se afastar a possibilidade de ruptura do globo ocular mascarada pela hemorragia. Nos traumas contusos, deve-se, também, afastar hemorragia retrobulbar que pode colocar o nervo óptico em risco. Nos casos de hemorragia subconjuntival recorrente, sem causa aparente, pode-se pedir um perfil sanguíneo de coagulação. A hemorragia subconjuntival não requer tratamento. Deve-se explicar ao paciente que, em um prazo médio de 2 semanas, a hemorragia desaparecerá. Em pacientes com desconforto ocular, pode-se prescrever compressas geladas.

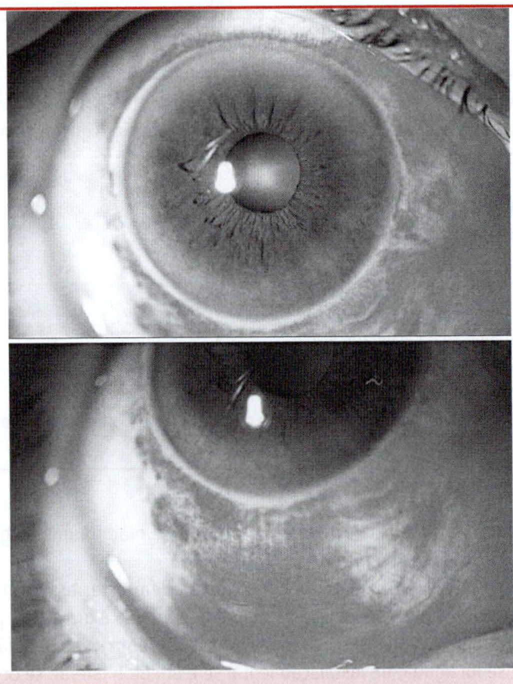

FIGURA 118.2 ■ Hemorragia subconjuntival extensa por sangramento dos vasos sanguíneos da conjuntiva subconjuntival. Apesar da apresentação clínica grave, é autolimitada, não traz complicação ao olho e pode ser tratada com compressas gelada.

CANALICULITE

É a inflamação dos canais de drenagem da lágrima, geralmente de caráter infeccioso e, muitas vezes, causada por microrganismos como o estafilococo e, mais tipicamente, o *Actinomyces israelii*. A doença é, quase sempre, unilateral e o olho vermelho pode ser causado pela própria infecção do canalículo ou pela estase da lágrima na superfície ocular, pela deficiência na drenagem pelo canalículo acometido, uma vez que essa lágrima, por ser rica em proteínas, pode, facilmente, ser contaminada com outras bactérias. O diagnóstico é realizado pela observação da estase da lágrima na superfície ocular e pela saída de material purulento pelo ponto lacrimal quando se faz pressão na área do canalículo. O tratamento pode ser com antibióticos tópicos, mas, muitas vezes, é ncessário curetar o canalículo lacrimal para cura definitiva da infecção, principalmente nos casos de *Actinomyces*.

DOENÇAS DA CÓRNEA

São numerosas as doenças que acometem a córnea, podendo, a princípio, ser divididas em infecciosas e não infecciosas.[6] As doenças corneanas geralmente levam a uma diminuição da visão, e a queixa de dor significativa é frequente. As causas infecciosas incluem uma categoria importante de **urgência oftalmológica**, denominada ceratites microbianas ou infecciosas (Figura 118.3).

ATENÇÃO!

Ceratites são, geralmente, associadas a trauma, uso de lentes de contato e exposição a materiais vegetais e orgânicos. Necessitam de ação imediata para que não haja perda significativa da visão e, por isso, requerem encaminhamento imediato ao oftalmologista.

A córnea pode ser infectada por bactérias, vírus, principalmente o *Herpes simples*, fungos e parasitas. Nas causas não infecciosas, há as úlceras estéreis, que podem ocorrer por dificuldade de cicatrização (neurotróficas), por substâncias químicas ou exposição térmicas que alcancem a superfície ocular (queimadura ocular), erosão do epitélio corneano espontânea ou secundária a trauma, incluindo aqueles por corpos estranhos que se alojam na própria córnea ou na parte interna da pálpebra superior (conjuntiva tarsal) e o paciente, ao piscar, lesiona a córnea (Figura 118.4). Sempre que houver suspeita de envolvimento de um corpo estranho, é necessário obter a certeza de que não há perfuração ocular (mediante teste de Seidel, que mostra vazamento do humor aquoso que lava a fluoresceína instilada na superfície ocular por toxicidade pelo uso crônico de medicação tópica ocular, e radiografia para a detecção de corpos estranhos intraoculares metálicos ou de RM para os não metálicos).

ATENÇÃO!

Corpos estranhos da superfície ocular devem ser imediatamente retirados e antibióticos profiláticos devem ser prescritos.

As ceratites microbianas devem ser, sempre que possível, submetidas à pesquisa laboratorial, com raspado de córnea para esfregaços, que devem ser corados com Gram, Giemsa ou colorações mais específicas para identificação do microrganismo envolvido. Também o raspado corneano deve ser feito para cultura em ágar sangue, chocolate e Sabouraud, além dos meios líquidos de tioglicolato, infusão de cérebro/coração (BHI) e transporte para Acanthamoeba. A cultura permite a identificação do microrganismo e também realização de testes de sensibilidade a antimicrobianos para um tratamento específico, mais preciso e eficaz. O tratamento inclui o uso de colírios antimicrobianos de amplo espectro na grande maioria das vezes; mas, eventualmente, pode ser necessário usar medicação periocular (injeção subconjuntival), intracamerular (injeção na câmara anterior do olho) ou sistêmica, oral ou endovenosa. As ceratites não infeciosas, geralmente por dificuldade de cicatrização, são tratadas com agentes que promovam fechamento da úlcera corneana, com o uso de lubrificação **sem conservante**, uso oral de comprimidos de doxiciclina que, apesar de ser um antibiótico, tem a capacidade de estabilizar a lágrima, desinflamar a superfície ocular e facilitar a cicatrização da córnea. Ainda, pode ser necessário o uso de lentes de contato terapêuticas ou o fechamento cirúrgico parcial da fenda palpebral, diminuindo a exposição e promovendo a cicatrização.

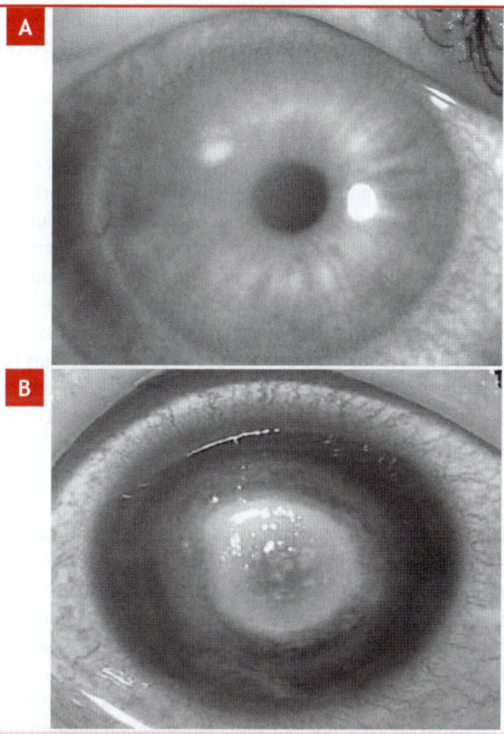

FIGURA 118.3 ■ Ceratite infecciosa com perda da transparência corneana. (A) Lesão precoce. (B) Lesão avançada. Ambas são urgências e devem obrigatoriamente ser encaminhadas ao oftalmologista.

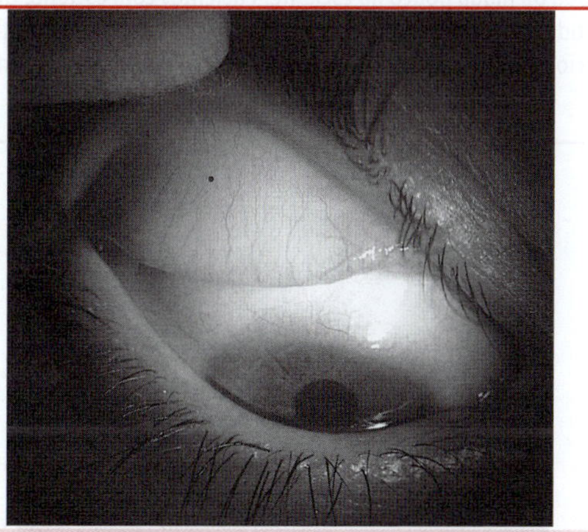

FIGURA 118.4 ■ Esquema de corpo estranho alojado e fixo na conjuntiva tarsal superior que, quando o paciente pisca, lesiona a córnea.

DACRIOCISTITE

É a inflamação do saco lacrimal causada pela obstrução do canal nasolacrimal. Pode ocorrer em recém-nascidos, por falha da canalização ou em adultos, por obstrução crônica do mesmo canal. As formas agudas de obstrução, geralmente, envolvem infecção pelos estafilococos e estreptococos. Os casos agudos em crianças podem envolver o *Haemophilus influenzae*. A doença é caracterizada por inflamação e edema significativos na região do saco lacrimal acompanhados de dor. Pode haver saída de secreção purulenta do ponto lacrimal, desencadeando olho vermelho. O tratamento consiste no uso de antibióticos sistêmicos e correção cirúrgica após controle da fase aguda de infecção.

EPISCLERITE

É a inflamação da episclera, camada mais superficial da esclera, em geral assintomática ou com pouco sintoma traduzido em desconforto ocular e lacrimejamento, mas **sem** dor significativa. São de caráter benigno, autolimitadas e apresentam-se clinicamente na forma nodular ou simples (inflamação setorial ou difusa, respectivamente). Pode ser causada por doenças locais oculares (olho seco, blefarite) ou por doenças sistêmicas (por volta de 30% dos casos), incluindo as autoimunes. Muitas vezes, não é possível determinar a causa exata da episclerite. Deve-se realizar pesquisa laboratorial para doenças sistêmicas autoimunes e infecciosas, como sífilis e tuberculose principalmente nos casos de episclerite recorrente. Localmente, estes pacientes são tratados com colírios de corticosteroides.

ESCLERITE

É a inflamação da esclera, que cursa com dor ocular **significativa**, principalmente ao toque (digitopressão), e está, geralmente, relacionada a doenças sistêmicas (por volta de 70% dos casos). As esclerites acometem mais frequentemente a esclera do segmento anterior do olho do que a posterior e podem ser difusas (Figura 118.5), nodulares e necrosantes. As esclerites podem levar a complicações oculares severas,[7] como perda de tecido escleral e perfuração do globo ocular, descolamento de retina, edema do nervo óptico e, por isso, requerem encaminhamento imediato ao oftalmologista. O teste da fenilefrina (instilação no olho de uma gota de colírio de fenilefrina a 10%) é utilizado na diferenciação entre episclerite e esclerite, pois a fenilefrina apresenta maior efeito vasoconstritor no plexo episcleral superficial, envolvido na episclerite, do que no episcleral profundo, envolvido na esclerite. Após 10 minutos de instilação da fenilefrina, a hiperemia ocular diminui significativamente na episclerite e não muda ou muda pouco na esclerite. Pacientes com esclerite devem ser submetidos à pesquisa laboratorial sistêmica para doenças autoimunes e infecciosas. O tratamento deve ser sistêmico conforme a doença diagnosticada e, esporadicamente, local, a não ser pelo uso de corticosteroides tópicos como tratamento adjuvante.

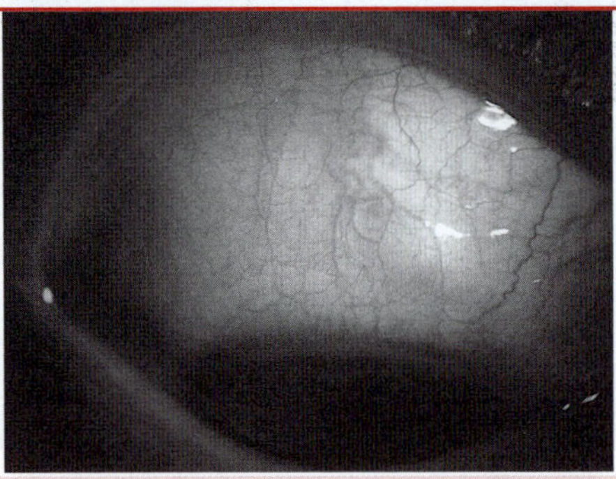

FIGURA 118.5 ■ Paciente com vermelhidão ocular localizada, de aspecto violáceo, observado nas esclerites.

IRITE

É a inflamação do trato uveal anterior, composto pela íris e corpo ciliar, que pode ser uni ou bilateral, de ataque único ou recorrente. Tende a diminuir pouco a acuidade visual e causa dor moderada ou desconforto ocular, além de fotofobia. A vermelhidão ocular tende ao padrão de injeção ciliar. A pupila do olho afetado pode estar diminuída ou irregular por aderências da íris no cristalino (sinéquia posterior). A irite pode ser causada por doenças autoimune sistêmicas, infecções sistêmicas (herpes, sífilis), trauma ocular ou até mesmo não ter causa etiológica específica e nem associação com doença sistêmica. Pacientes com irite apresentam antígeno leucocitário humano (HLA) B27 positivo em alta frequência[8] e as muitas doenças associadas com este. Pacientes devem ser submetidos a exame laboratorial contendo pesquisa para *HLA B27*, sífilis, tuberculose, sarcoidose, entre outros. O tratamento oftalmológico é, basicamente, com colírios de corticosteroide e para dilatação da pupila.

ATENÇÃO!

A irite pode causar complicações oculares (glaucoma, catarata, inflamação macular/retina) e o encaminhamento ao exame oftalmológico é obrigatório.

OLHO SECO

É uma das doenças mais comuns em oftalmologia. No olho seco, há uma diminuição ou instabilidade do filme lacrimal que recobre a córnea e a conjuntiva. Uma série de sintomas e sinais são gerados quando o olho fica seco: sensação de ardor; queimação; prurido; lacrimejamento reflexo paradoxal; sensação de corpo estranho e de que os olhos "colam"; secreção; fotofobia; e embaçamento visual. O olho tende a ficar vermelho como um todo, mas mais acentuadamente na área da fenda palpebral. O olho seco pode ocorrer por alteração local, como por distúrbios das glândulas de Meibomius, que produzem a camada oleosa do filme lacrimal com o objetivo de evitar sua evaporação.[9] Também, o olho seco pode ser secundário a doenças sistêmicas, em geral autoimunes, que inflamam e lesam a glândula lacrimal diminuindo a formação da camada aquosa do filme lacrimal. A síndrome de Sjögren e a artrite reumatoide desencadeiam olho seco com alta frequência. O paciente deve ser submetido à pesquisa laboratorial sistêmica para a pesquisa de doenças autoimunes. O tratamento inclui evitar fatores adversos que piorem a condição como uso excessivo da visão (computadores, televisão, smartphones, tablets, livros, etc.), ar-condicionado, ventiladores, entre outros.

ATENÇÃO!

O paciente deve fazer uso de colírios de lágrimas artificiais e, se houver necessidade desse uso em alta frequência (mais do que quatro vezes por dia), esta lágrima artificial deverá ser sem conservante. Pode-se usar, também, colírios anti-inflamatórios.

Casos graves podem requerer a obstrução temporária ou definitiva dos canais de drenagem lagrimal na tentativa de represar a pouca lágrima produzida pelo paciente. Uso de soro autólogo na forma de colírios é uma boa opção no paciente com olho seco grave. Pode-se usar oralmente secretagogos; entre eles, a pilocarpina. O tratamento da doença sistêmica, se presente, é fundamental e tende a estabilizar o olho seco.

GLAUCOMA AGUDO

Diferente dos glaucomas crônicos, o glaucoma agudo apresenta uma condição anatômica que predispões o fechamento do ângulo de drenagem do humor aquoso, acarretando um aumento súbito e extremamente elevado da pressão intraocular (o olho encontra-se rígido à palpação em comparação ao olho contralateral), causando dor significativa no olho e na hemiface correspondente, vômitos, vermelhidão ocular e achado característico de pupila em meia dilatação não reagente a luz (teste do reflexo luminoso). O paciente pode se queixar de visibilização de halos coloridos decorrentes da instalação do edema de córnea secundário. Ocorre no paciente mais idoso (raro no adulto) e é, geralmente, unilateral. O olho tende a ficar vermelho com injeção ciliar. O tratamento inclui colírios antiglaucomatosos, com o objetivo de diminuir a pressão intraocular, apesar da pouca eficácia pelos altos níveis da pressão intraocular.[10] O mesmo ocorre com o uso da pilocarpina, na tentativa de reverter a midríase pupilar, apesar de utilizado, a alta pressão pode impedir sua ação. É importante o uso de manitol endovenoso para diminuição aguda da pressão intraocular. Pode ser necessária a realização de iridotomia a laser (permite a circulação dos líquidos intraoculares) e, eventualmente, cirurgia nos casos mais graves.

ATENÇÃO!

O glaucoma agudo é uma emergência ocular e o paciente deve ser imediatamente encaminhado ao oftalmologista.

TRAUMA OCULAR

O olho pode apresentar-se vermelho quando ocorre um trauma contuso (hemorragia subconjuntival e ou intraocular/hifema – acúmulo de sangue na câmara anterior do olho), no trauma com perfuração ocular (hemorragia globosa que mascara a identificação da extrusão do conteúdo intraocular) e nas queimaduras oculares químicas e térmicas, mais frequentes. Nas queimaduras oculares, dependendo da substância química envolvida, a situação é considerada uma **emergência** ocular, pois se não houver atuação imediata do oftalmologista, pode ocorrer a perda do globo ocular, principalmente se o olho for exposto a químicos com pH baixo (álcalis).[11] Quando ocorre uma queimadura ocular, a lavagem do olho com soro fisiológico ou até mesmo água deve ser **imediata**, para a retirada do químico da superfície ocular e o encaminhamento ao oftalmologista o mais rápido possível.

ATENÇÃO!

Quando o olho se torna vermelho após uma cirurgia ocular sem intercorrência como a de catarata ou refrativa (correção de grau), pode estar se desenvolvendo uma infecção pós-operatória, situação considerada uma emergência ocular, pois, por exemplo, uma endoftalmite (infecção intraocular pós-operatória) pode levar à perda do globo ocular.

A maioria dos traumas coloca o olho e a visão em risco significativo, portanto todos os traumas oculares requerem atenção do oftalmologista desde o atendimento inicial.

REVISÃO

- Os principais objetivos no diagnóstico e tratamento do olho vermelho são identificar precocemente uma possível associação com doença sistêmica subclínica como nos casos de doenças oculares secundárias a reumatismo e intervir a tempo de evitar a perda severa ou irreversível da visão.
- A maioria tem caráter benigno e acomete pacientes com doenças autolimitadas, como conjuntivite ou hemorragia subconjuntival.
- As doenças de caráter benigno e aquelas que ameaçam a visão podem se apresentar de forma muito semelhante, mas há sintomas e sinais que podem indicar um potencial risco à visão no olho vermelho (Quadros 118.1 e 118.2).
- O exame clínico guiado por oftalmologista e auxiliado por alguns exames de imagem podem definir o diagnóstico e este orientará o tratamento para cada quadro.

REFERÊNCIAS

1. Kilduff C, Lois C. Red eyes and red-flags: improving ophthalmic assessment and referral in primary care. BMJ Qual Improv Rep. 2016;5(1).
2. Beal C, Giordano B. Clinical evaluation of red eyes in pediatric patients. J Pediatr Health Care. 2016;30(5):506-14.
3. Dunlop AL, Wells JR. Approach to red eye for primary care practitioners. Prim Care. 2015;42(3):267-84.
4. Duncan K, Jeng BH. Medical management of blepharitis. Curr Opin Ophthalmol. 2015;26(4):289-94.
5. Alfonso SA, Fawley JD, Alexa Lu X. Conjunctivitis. Prim Care. 2015;42(3):325-45.
6. American Academy Ophthalmology. External eye disease and cornea. California: AAO; 2016.
7. Diaz JD, Sobol EK, Gritz DC. Treatment and management of scleral disorders. Surv Ophthalmol. 2016; 61(6):702-17.
8. D'Ambrosio EM, Cava M, Tortorella P, Gharbyia M, Campanella M, Iannetti L. Clinical features and complications of the HLA-B27-associated Acute Anterior Uveitis: a metanalysis. Semin Ophthalmol. 2016:1-13.
9. Tsubota K, Yokoi N, Shimazaki J, Watanabe H, Dogru M, Yamada M, et al. New perspectives on dry eye definition and diagnosis: a consensus report by the Asia Dry Eye Society. Ocul Surf. 2016; pii: S1542-0124(16)30190-2.
10. Emanuel ME, Parrish RK 2nd, Gedde SJ. Evidence-based management of primary angle closure glaucoma. Curr Opin Ophthalmol. 2014;25(2):89-92.
11. Hamill CE, Bozorg S, Peggy Chang HY, Lee H, Sayegh RR, Shukla AN, et al. Corneal alkali burns: a review of the literature and proposed protocol for evaluation and treatment. Int Ophthalmol Clin. 2013;53(4):185-94.

119 TRAUMAS OCULARES

ELISABETH NOGUEIRA MARTINS

O trauma ocular é uma das principais causas de perda unilateral de visão. Dezoito milhões de pessoas no mundo têm cegueira uniocular por lesão traumática. Mesmo com os avanços no diagnóstico e no tratamento destes traumas, o prognóstico visual pode ser reservado e estar na dependência do tipo, da gravidade e da abordagem na fase aguda. Além da deficiência visual, os gastos em tratamento e reabilitação, os dias perdidos de trabalho e as deformidades com comprometimento estético também causam impacto social.

Algumas das alterações descritas neste capítulo serão tratadas definitivamente pelo oftalmologista, porém, a correta orientação do paciente pelo primeiro profissional que lhe atende é de suma importância para evitar atraso no diagnóstico e no tratamento adequado .

■ EPIDEMIOLOGIA

Não há estudos ou registros significativos sobre a epidemiologia do trauma ocular no Brasil. As causas e os diferentes tipos de traumas oculares têm incidências diferentes e estão relacionadas à faixa etária, ao sexo, às condições sociais e aos locais da ocorrência, como em ambientes domésticos e de trabalho.

Entre as crianças, a maioria dos acidentes com acometimento ocular ocorre dentro de casa (42-79%), envolvendo objetos pontiagudos (facas, tesoura, garfos etc.) em 50% dos casos.

Entre os adultos jovens, os traumas oculares são mais comuns no sexo masculino, ocorrendo no ambiente de trabalho. Entre os idosos, a queda da própria altura leva ao trauma ocular em 45% dos casos.

Os traumas oculares graves (queimaduras, explosões, acidentes de carro) costumam acometer os dois olhos; outros traumas são, geralmente, unilaterais, como os que envolvem corpos estranhos, agressões com contusão, entre outros.

ATENÇÃO!

Em um grande estudo epidemiológico nos Estados Unidos,[1] foi observado que entre os 12 milhões de pessoas atendidas em unidades de emergência com queixas oculares entre 2006 e 2011, 36,3% dos pacientes apresentavam lesões traumáticas oculares, sendo as lacerações superficiais e a presença de corpo estranho observadas em 37,8% destes casos.

■ CLASSIFICAÇÃO

A comunicação é fundamental na medicina, especialmente na avaliação de pacientes vítimas de trauma, em que o tempo é escasso e uma equipe multiprofissional está envolvida.

Com a finalidade de uniformizar a descrição das lesões oculares decorrentes do trauma mecânico, facilitar seu estudo e até estabelecer parâmetros de prognóstico, foi desenvolvido, em 1996, um sistema de classificação internacional dos traumas oculares, revisado em 2002, conhecido pela sigla BETT (*BirminghamEye Trauma Terminology*).[2] Nesta classificação, os traumas são divididos em traumas abertos e fechados, de acordo com a ocorrência de comprometimento da espessura total da parede ocular (esclera ou córnea) (Figura 119.1).[2]

Como trauma fechado incluem-se as contusões, as lacerações lamelares e os corpos estranhos superficiais. Nas contusões,o trauma écausado por impacto de objetos nãopontiagudos (rombos), e as lesões resultantes podem ocorrer no local de impacto ou não. As lacerações lamelares são decorrentes de trauma da parede do globo ocular (esclera ou córnea) ou da conjuntiva bulbar e são causados por um objeto cortante, sem penetração intraocular.

No trauma aberto, incluem-se as lacerações e as rupturas. As lacerações são lesões que envolvem toda a espessura da parede ocular causadas por um objeto cortante, ocorrendo no local do impacto. As lacerações abrangem os ferimentos penetrantes (um único ferimento de espessura total no globo), perfurantes (duas lesões –uma de entrada e outra de saída – de espessura total) e corpo estranho intraocular (CEIO). As rupturas também são lesões que comprometem a espessura total da parede do globo, porém provocadas por um objeto rombo. Nesta situação, o globo irá romper em um ponto de maior fraqueza, podendo ou não ser o local do impacto.

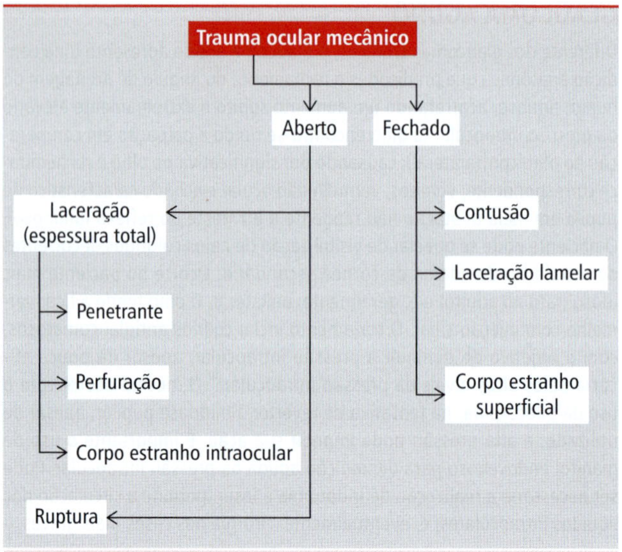

FIGURA 119.1 ■ Classificação internacional do trauma ocular.

Fonte: Kuhn e colaboradores.[2]

Essa classificação tem sua utilização recomendada pela Academia Americana de Oftalmologia, Sociedade Internacional de Trauma Ocular, Sociedade Americana de Trauma Ocular, Sociedade Brasileira de Trauma Ocular, entre outros.

■ AVALIAÇÃO CLÍNICA

Após a realização do protocolo ATLS e descartado o risco à vida , o paciente vítima de trauma ocular deve ser avaliado para identificação de situações que exijam conduta emergencial, como as queimaduras oculares.

QUEIMADURA

As queimaduras são traumas químicos sobre as estruturas oculares, causadas por substâncias ácidas ou álcalis e têm sua gravidade relacionada à toxicidade, à concentração, ao volume e à duração do contato do produto químico com o olho.Assim, o pronto atendimento e a lavagem imediata são fundamentais para reduzir o dano irreversível da superfície ocular, bem como da integridade do globo ocular.

Deve ser realizada irrigação copiosa com SF balanceada ou água corrente, por pelo menos 30 minutos, ou até que o pH do fundo de saco conjuntival atinja um valor próximo a 7.

De forma geral, as queimaduras causadas por álcalis são mais graves, em decorrência da reação de destruição dos componentes celulares, desnaturação com degradação do colágeno e liberação de mediadores inflamatórios. Na nossa população, os álcalis mais comumente envolvidos nas queimaduras são cal virgem (CaO) ou cal hidratada ($Ca(OH)_2$), soda cáustica (NaOH) e amônia (NH_3).

Após a lavagem e o exame, o tratamento inicial consiste em antibioticoterapia tópica de amplo espectro para profilaxia das infecções, colírio cicloplégico (para alívio da dor) e colírios hipotensores nos casos de aumento da pressão intraocular.

Na fase inicial (primeiros 7-10 dias), corticosteroides tópicos podem ser utilizadospara redução da inflamação (após esse período, os esteroides podem aumentar o risco de ulceração e perfuração).

AVALIAÇÃO OCULAR

Nos traumas mecânicos, a história detalhada do trauma (identificação do agente causal), auxilia a programação dos exames a serem realizados, uma vez que fornece subsídios para estimar o comprometimento das estruturas oculares.

A avaliação da acuidade visual inicial deve ser sempre realizada e registrada em prontuário médico por motivos legais e também para estimativa do prognóstico visual. Deve ser realizada em ambos os olhos, separadamente, para longe (tabela de Snellen a 5 m) e para perto (Tabela de Jagger a 33 cm). Na impossibilidade de sua aferição (paciente inconsciente, edema das pálpebras impedindo abertura ocular, etc.), essa condição deve constar do prontuário médico.

Após a medida da acuidade visual, a avaliação do segmento anterior do olho (conjuntiva, córnea, câmara anterior, íris, ângulo camerular, cristalino e vítreo anterior) pode ser realizada por meio da insp eção com lanterna, buscando identificar lacerações e corpos estranhos maiores, da detecção de hipópio ou hifema (sangue na câmara anterior) e da verificação da presença de quemose (edema de conjuntiva) ou de hemorragia conjuntival.

ATENÇÃO!

O conteúdo ocular, quando herniado através de laceração da parede do globo ocular, pode ser confundido com corpo estranho, no exame sem auxílio óptico. Assim, deve-se ter muito cuidado na manipulação e nalimpeza da face.

A alteração da forma (discoria) ou a descentração (corectopia) da pupila pode ser sinal de trauma ocular aberto oculto, assim como a alteração da profundidade da câmara anterior (muito rasa ou muito profunda, em relação ao olho contralateral).

O cristalino pode estar subluxado ou luxado (para a câmara anterior ou para a cavidade vítrea) ou ter sofrido ruptura; nesta última situação, observa-se a presença de material esbranquiçado em grânulos ou flocos, na câmara anterior.

Se detectado trauma aberto ou na sua suspeita, o exame pode ser interrompido e completado com anestesia geral, em centro cirúrgico, que será necessária para se realizar a síntese.

Se afastada a hipótese de trauma aberto, a pressão intraocular pode ser estimada por meio da palpação bidigital sobre a pálpebra superior do paciente (olhos fechados), exercendo apenas leve pressão sobre cada bulbo ocular alternada e comparativamente.

Qualquer paciente vítima de trauma ocular deve ser submetido à oftalmoscopia indireta por oftalmologista, para a avaliação do segmento posterior (vítreo e retina), com dilatação pupilar. No entanto, a instilação de colírio para dilatação pupilar somente deve ser realizada após afastamento da ocorrência de trauma aberto ou sua reparação (sutura).

A TC pode ser de grande auxílio, principalmente nos traumas abertos com suspeita de corpo estranho intraocular. A RM só será indicada se houver certeza da inexistência de corpo estranho metálico.

TRAUMA ORBITÁRIO

O trauma orbitário é uma ocorrência muito comum nos atendimentos de pronto-socorro. As principais lesões traumáticas da órbita são: as fraturas, as hemorragias e o enfisema orbital, os traumas dos músculos extraoculares e da glândula lacrimal, os traumas do nervo óptico e os corpos estranhos orbitais.

As lesões penetrantes da órbita devem ser avaliadas com muita cautela, buscando-se identificar a possibilidade de extensão da lesão até o SNC (lesão grave e potencialmente fatal). Nessa situação, o exame neurológico e o emprego da propedêutica armada (exames de imagem) são fundamentais.

As fraturas são lesões frequentes devido à posição anterior da órbita, sendo a mais comum a do assoalho da órbita (*blow-out*). Neste tipo de fratura, o paciente pode apresentar dor, hemorragia subconjuntival, hematoma e edema nas pálpebras, diplopia, adormecimento da face, estrabismo vertical (mais comumente, limitação do olhar para cima no lado afetado), proptose ou enoftalmia (bulbo ocular do lado acometido desloca-se para dentro da órbita).

Ao examinar o paciente, a ectoscopia (presença de proptose/enoftalmia), a palpação (creptação, enfisema) e o teste da movimentação ocular são importantes na detecção das fraturas. Em casos suspeitos, os exames de imagens são fundamentais:a radiografia simples é capaz de localizar a fratura, porém a TC (órbita, seios paranasais e crânio) permite melhor avaliação e programação cirúrgica. O reparo cirúrgico pode ser realizado de imediato ou após a diminuição do edema (a critério do cirurgião).

Nos pacientes com quadro de enfisema orbital ou subcutâneo, epistaxe ou diplopia horizontal, deve-se suspeitar de fratura da parede medial da órbita, sendo necessária realização de TC para sua comprovação.

Nos casos de fratura do teto orbitário, podem-se observarproptose, distopia ocular inferior, ptose palpebral, diplopia, limitação da movimentação ocular e até perda visual associada. A presença de laceração e hematoma é comum na área da ruptura.

As hemorragias são complicações relativamente frequentes dos traumas orbitários, especialmente nos casos de trauma contuso. Caso haja hemorragia retro-orbitária volumosa, levando à proptose importante e hipertensão ocular, deve-se realizar a descompressão cirúrgica para diminuir o dano ao nervo óptico.

A presença de enfisema demonstra que há continuidade entre o conteúdo orbitário e uma cavidade que contenha ar (geralmente um dos seios paranasais, em especial o etmoide). Porém, apesar de raro, deve-se destacar uma fratura medial, em vez de provocar enfisema orbitário, induz quadro de pneumomediastino. Em sua maioria, os casos de enfisema são benignos e podem ser tratados de forma conservadora.

LESÕES PALPEBRAIS

É importante a avaliação da integridade da pele, possível perda de substância, plano de laceração (linear ou biselado) e da presença de avulsões. Particular importância deve ser dada às lesões envolvendo o canto medial das pálpebras, devido à possibilidade de acometimento do sistema lacrimal.

Nos casos de lesão por mordedura, a reconstrução com menos de 24 horas de evolução associada à limpeza adequada favorece o resultado funcional e estético.

A profilaxia com uso de antibióticos e pararaiva e tétano devem ser cuidadosamente avaliadas.

ATENÇÃO!

Nos casos com laceração palpebral associada a trauma aberto, a sutura da pálpebra deve ser sempre realizada após a reconstrução do bulbo ocular aberto.

HEMORRAGIA, CORPOS ESTRANHOS E LACERAÇÃO CONJUNTIVAIS

A hemorragia subconjuntival (hiposfagma) é achado frequente nos traumas oculares, podendo, em alguns casos, ser indicativa de rotura do bulbo ocular. Diante de hemorragia subconjuntival com suspeita de trauma aberto, deve-se sempre indicar cirurgia exploradora.

A hemorragia subconjuntival isolada não traz qualquer risco para o bulbo ocular, apesar de causar grande preocupação nos pacientes e familiares. Nenhuma medicação diminui efetivamente o tempo de reabsorção do sangue (2 semanas).

Corpos estranhos localizados na conjuntiva tarsal (revestimento interno das pálpebras)são facilmente removidos com anestesia tópica e uso de cotonete ou pinça. Nos casos de corpos estranhos alojados na conjuntiva tarsal superior, é necessária a eversão da pálpebra superior para sua retirada. A eversão palpebral deve ser realizada apenas após se confirmar a integridade do globo ocular.

Corpos estranhos localizados na conjuntiva bulbar, esclera ou córnea, não devem ser manipulados pelo risco de comprometimento da integridade da parede do globo. Esses devem ser avaliados por médico oftalmologista, com uso de lâmpada de fenda ou microscópio cirúrgico para conduta adequada.

As lacerações conjuntivais frequentemente acompanham trauma ocular aberto, sendo imprescindível a pesquisa de lesão escleral subjacente.

ABRASÕES CORNEANAS

Abrasões do epitélio corneano são causadas por trauma direto ou tangencial. As lentes de contato também podem causar abrasões da córnea, e esses casos devem merecer atenção especial, devido ao risco de desenvolvimento de infecção. As abrasões corneanas são dificilmente visíveis a olho nu, mas a instilação de fluoresceína evidencia a área acometida. Deve-se realizar a oclusão ocular com pomada de antibiótico de amplo espectro e acompanhamento por médico oftalmologista até que haja cicatrização.

CONCUSSÃO DO GLOBO OCULAR

O trauma contuso pode levar à formação de hifema (sangue na câmara anterior), irites, iridodiálises (desinserção da raiz da íris), midríase traumática, hemorragia vítrea, deslocamento do cristalino, catarata, descolamento de retina e glaucoma. Por este motivo, devem ser avaliados por oftalmologista.

A detecção de hifema é importante, pois podem estar associados à presença de trauma aberto ou apresentar complicações em sua evolução (aumento de pressão intraocular, ressangramentoetc), que podem comprometer a acuidade visual final do paciente. Prescreve-se repouso absoluto e o uso de midriáticos e corticosteroides tópicos e encaminhamento para avaliação e acompanhamento por médico oftalmologista.

TRAUMA ABERTO

São sinais de trauma aberto oculto: hipotonia, desvios da pupila, câmara anterior rasa ou muito profunda, hemorragia subconjuntival volumosa, hifema, pigmentação na conjuntiva.

A descontinuidade da parede ocular exige reparo em caráter de urgência, com anestesia geral; assim, nos casos de suspeita de trauma aberto, os pacientes já devem ser colocados em jejum até avaliação e conduta pelo oftalmologista. Deve-se sempre solicitar radiografia de órbita para descartar a presença de corpos estranhos metálicos.

PREVENÇÃO

A prevenção do trauma ocular deve ser divulgada e praticada de maneira multidisciplinar, para minimizar a deficiência visual muitas vezes inevitável nestes casos. É notório que os traumas oculares podem ser, em grande parte, evitados se medidas preventivas forem conhecidas e utilizadas, e suas sequelas podem ser evitadas com o pronto e adequado atendimento.

REVISÃO

- As causas e os diferentes tipos de traumas oculares têm incidências diferentes e estão relacionadas à faixa etária, ao sexo, às condições sociais e aos locais da ocorrência, como em ambientes domésticose de trabalho.
- Os traumas oculares graves (queimaduras, explosões, acidentes de carro) costumam acometer os dois olhos; outros traumas são, geralmente, unilaterais, como os que envolvem corpos estranhos, agressões com contusão, entre outros.
- Com a finalidade de uniformizar a descrição das lesões oculares decorrentes do trauma mecânico, facilitar seu estudo e até estabelecer parâmetros de prognóstico, foi desenvolvido, em 1996, um sistema de classificação internacional dos traumas oculares, revisado em 2002, conhecido pela sigla BETT. Nesta classificação, os traumas são divididos em traumas abertos e fechados, de acordo com a ocorrência de comprometimento da espessura total da parede ocular (esclera ou córnea).
- Como trauma fechado se têm as contusões, as lacerações lamelares e os corpos estranhos superficiais. No trauma aberto, têm-se as lacerações e as rupturas.
- Após a realização do protocolo ATLS e descartado o risco à vida , o paciente vítima de trauma ocular deve ser avaliado para identificação de situações que exijam conduta emergencial, como as queimaduras oculares.

REFERÊNCIAS

1. Channa R, Zafar SN, Canner JK, Haring RS, Schneider EB, Friedman DS. Epidemiology of eye-related emergency department visits. JAMA Ophthalmol. 2016;134(3):312-9.
2. Kuhn F, Morris R, Witherspoon CD. Birmingham Eye Trauma Terminology (BETT): terminology and classification of mechanical eye injuries. Ophthalmol Clin North Am. 2002;15(2):139-43.

LEITURAS SUGERIDAS

Moraczewski AL. History and examination of the injured eye. In: Banta JT, editor. Ocular trauma. Philadelphia: Elsevier; 2007. p.19-38.

Dantas AM. Semiologia da órbita. In: Dantas AM, Monteiro MLR, editores. Doenças da órbita. Rio de Janeiro: Cultura Médica; 2002, p.117-37.

Harlan JB Jr, Pieramici DJ. Evaluation of patients with ocular trauma. Ophthalmol Clin North Am 2002;15(2):153-61.

PARTE

25

ORTOPEDIA

Flavio Faloppa

120

ATENDIMENTO ORTOPÉDICO DO POLITRAUMATIZADO

■ DANIEL BALBACHEVSKY
■ GUSTAVO TADEU SANCHEZ

A quantidade de pacientes politraumatizados atendidos nos hospitais tem aumentado nas últimas décadas devido à maior eficiência do atendimento pré-hospitalar, aos dispositivos de proteção utilizados nos automóveis, ao aumento constante de motociclistas, à piora do trânsito nas grandes cidades e ao natural aumento da população. Muitos pacientes que antes faleciam na cena do acidente ou durante o transporte chegam com vida nos hospitais e com combinações de lesões muito complexas que antes não eram presenciadas.

■ FISIOPATOLOGIA

O trauma é capaz de provocar efeitos locais e sistêmicos. Os efeitos locais são caracterizados pelas lesões teciduais e de órgãos específicos envolvidos no trauma; e os efeitos sistêmicos consistem nas alterações metabólicas, hemodinâmicas e pelo comprometimento de órgãos distantes da região traumatizada.

Como reação fisiológica à agressão ocorre a ativação do sistema neuroendócrino, que leva à liberação de adrenocorticoides e catecolaminas, resp onsáveis por provocar alterações hemodinâmicas e metabólicas, a fim de manter a homeostase corporal. Para isso, ocorrem fenômenos vasomotores visando à manutenção da perfusão cerebral; promovendo maior disp onibilidade de glicose aos órgãos nobres; provocando retenção urinária de água e sódio e garantindo maior volume extracelular.

O sistema imune e os mediadores inflamatórios são ativados no local da lesão tecidual, sendo disp ersados de forma sistêmica por meio de uma cascata reacional. Entre essas substâncias estão os radicais livres e as proteases, o sistema complemento e a cascata de coagulação, o TNF, as interleucinas pró-inflamatóri as (IL 1,6, 10 e 18) e as citocinas anti-inflamatórias (IL4, IL 10, IL 11 e 13). Nos casos de múltiplas lesões, as interleucinas pró-inflamatóri as (IL-6) são as mais esp ecíficas e permanecem elevadas por mais de cinco dias, sendo relatados piores prognósticos quanto maior o seu nível plasmático (Figura 120.1).

■ EPIDEMIOLOGIA

O trauma continua sendo a principal causa de óbito nas primeiras quatro décadas de vida, sendo responsáveis por mais de 5 milhões de mortes anualmente.

ATENÇÃO!

As lesões do SNC representam a principal causa de morte no politraumatizado, seguido de choque hemorrágico e sepse.

A mortalidade no paciente de trauma tem uma distribuição trimodal. Na fase imediata (instantaneamente ou dentro de poucos minutos), ocorrem as lesões incompatível com a vida, tais como TC E muito grave, lesões do tronco cerebral ou da medula esp inal alta e danos cardiovasculares, como rompimento de grandes vasos. Na fase precoce (nas primeiras horas), principalmente devido a duas causas: trauma craniano grave e

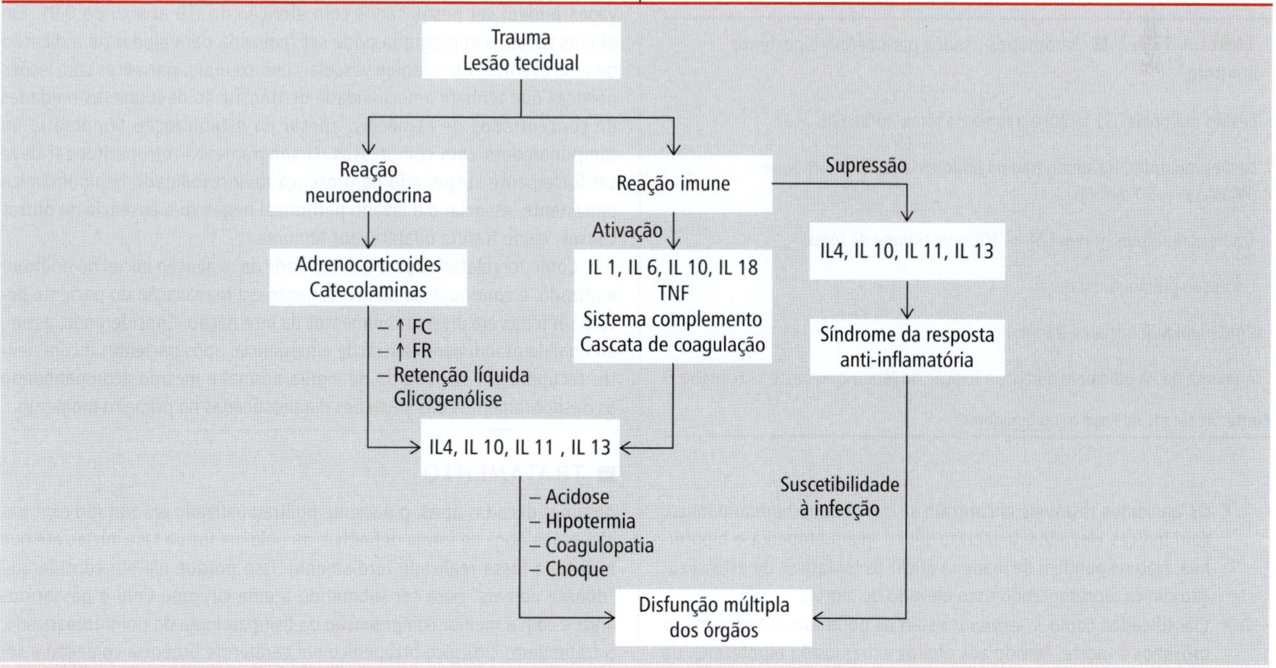

FIGURA 120.1 ■ Fluxograma da resposta metabólica ao trauma.

choque hemorrágico. Tardiamente (em dias ou semanas), principalmente como resultado de lesão cerebral, falência de múltiplos órgãos e sepse.

QUADRO CLÍNICO

A manifestação clínica dos pacientes politraumatizados é bastante variada, que decorre do mecanismo do trauma sofrido, da gravidade e do tipo de lesões presentes, do atendimento realizado e da resp osta fisiológica apresentada.

A SIRS é o principal quadro clínico no paciente politraumatizado. Os critérios para seu diagnóstico estão apresentados na Tabela 120.1.

TABELA 120.1 ■ Parâmetros para a síndrome da resposta inflamatória sistêmica

Temperatura corporal	> 38° C ou < 36° C
FC	> 90 batimentos/min
FR	> 20/min ou $PaCO_2$ < 32 mmHg
Contagem de leucócitos	> 12.000 ou < 4.000 mm^3 ou > 10% de bastões

Existem quatro classificações para pacientes politraumatizados.[1]

- Os pacientes estáveis não estão em risco iminente de morte. Apresentam boa resposta ao tratamento inicial, com estabilidade hemodinâmica, sem grandes alterações na coagulação, na temperatura corporal e na FR.
- Os pacientes limítrofes são aqueles que, após estabilização, ainda apresentam algum risco de piora. Os parâmetros que definem os pacientes limítrofes estão apresentados na Tabela 120.2.[1]

TABELA 120.2 ■ Parâmetros usados para definir o paciente limítrofe

Lesões múltiplas (ISS > 20) e trauma do tórax (tórax EAL > 2)
Lesões múltiplas, incluindo trauma abdominal/pélvico e choque (PA inicial < 90 mmHg)
Traumas múltiplos graves (ISS > 40), sem trauma de tórax
Contusão pulmonar bilateral
PAM pulmonar inicial > 24 mmHg
Aumento da PA pulmonar durante a fixação do fêmur com haste > 6 mmHg

Fonte: Adaptada de Pape e colaboradores.[1]

- Os pacientes instáveis encontram-se em choque hemodinâmico, com índices elevados de lactato sérico, plaquetopenia e hipotermia. Não respondem de maneira eficaz às tentativas de estabilização clínica, apresentando risco elevado de morte.
- Classificados como *in extremis* estão os politraumatizados muito próximos à morte. Devido aos efeitos extremos da hipotermia, da acidose e da coagulopatia ("tríade mortal"), permanecem intensamente instáveis, à revelia das tentativas de ressuscitação.

DIAGNÓSTICO

A avaliação do paciente politraumatizado é obrigatoriamente realizada por uma equipe multiprofissional e se inicia com os princípios do ATLS. Neste capítulo, vamos nos ater principalmente ao ponto de vista ortopédico.

Compreender o mecanismo de lesão que originou o trauma pode ajudar a levantar suspeitas de lesões ocultas ou potencialmente lesivas e, assim, agir com mais eficiência.

ATENÇÃO!

Pacientes com susp eita de esmagamento de partes moles, com fraturas de alta energia ou que tenham recebido grandes transfusões, necessitam de maior vigilância para avaliação da síndrome compartimental.

O ambiente e o momento em que se avaliam o paciente politraumatizado obviamente não se aproximam das condições ideais. No entanto, isso exige ainda mais atenção e dedicação do médico ortopedista, de forma que, mesmo com menos informações e exame físico prejudicado, não haja prejuízo para o diagnóstico de lesões grave ou potencialmente fatais.

A integridade da cobertura de partes moles ou mesmo suas condições devem ser bem documentadas. Mesmo lesões fechadas podem estar envolvidas com agravos significativos, como o desenluvamento fechado (Morel-Lavallée). O toque retal e vaginal, investigando possíveis espículas ósseas, sinais de sangramentos ou deslocamentos prostáticos; assim como a observação de sangramentos uretrais, podem ajudar a diagnosticar lesões pélvicas expostas ocultas, que aumentam a mortalidade desse paciente.

Deformidades grosseiras das extremidades, principalmente articulares, necessitam de atenção esp ecial em relação ao *status* neurovascular do membro. A ajuda de um cirurgião vascular nesse momento pode ser requisitada. Casos em que não se diagnosticaram clinicamente lesões de vasos podem ser pesquisados com aferição do ITB abaixo de 0,91. Em alguns casos, a angiografia pode ser realizada para ajudar na indicação de uma eventual abordagem vascular; por exemplo, pacientes com lesões pélvicas que tenham a necessidade de transfusão de inúmeras unidades de concentrados de hemácias, apesar da estabilização temporária ou tamponamento com compressas. O sangramento retroperitoneal deve ser fortemente suspeitado na presença de instabilidade hemodinâmica persistente, associado a lavado peritoneal negativo e ausência de outras causas, como fratura bilateral dos fêmures.

Como foi relatado sobre a dificuldade da avaliação inicial no politraumatizado, a continuidade da investigação e a reavaliação do paciente devem ser feitas em diversos momentos da internação. Considerando, assim, ao final do atendimento inicial de emergência, após pacientes inconscientes recuperarem seu estado de vigília normal e mesmo acompanhando os desdobramentos das situações diagnosticadas no primeiro momento.

TRATAMENTO

Algumas décadas atrás, o paciente politraumatizado era tratado com tração esquelética de forma definitiva, ou pelo menos na fase inicial, até que a cirurgia fosse realizada tardiamente. Isso porque ele era considerado "doente demais" para ser submetido a uma cirurgia. Com o passar dos anos e com a melhor compreensão da fisiopatologia do politraumatizado, o tratamento cirúrgico ortopédico em caráter de urgência começou a ser visto como benéfico para se obter uma resposta clínica satisfatória. Isso se baseia em uma menor incidência de SDRA, de pneumonia, da síndrome de embolismo gorduroso e também contribuindo com um tempo de internação hospitalar mais curto.

O trauma desencadeia respostas fisiológicas até mesmo pelo seu estado de hiperinflamação, que predispõe a uma maior suscetibilidade à hipotermia e à coagulopatia, fatores esses que podem aumentar a mortalidade. Identificar e entender quais são as lesões musculoesqueléticas que necessitam de atendimento com graus variáveis de urgência é tarefa do ortopedista no atendimento multiprofissional. O Quadro 120.1 apresenta diretrizes para o agendamento da intervenção cirúrgica no paciente com trauma, deixando claro que peculiaridades de cada caso podem determinar momentos distintos ao sugerido.

QUADRO 120.1 ■ Diretrizes para o agendamento da intervenção cirúrgica no paciente com trauma

EMERGENCIAL (EM 1-2 HORAS)

- Síndrome compartimental
- Redução fechada ou aberta de luxação ou fratura-luxação nas quais a vascularização do membro, vascularização/integridade da pele sobrejacente ou dos nervos estejam comprometidos devido à deformidade da luxação ou fratura (p. ex.: luxação da articulação subtalar lateral que não é reduzível e dormência do aspecto plantar do pé com a pele medial do tornozelo esbranquiçada; fratura do calcâneo tipo "em língua" na qual a tuberosidade esteja esbranquiçando a pele na região do tendão do calcâneo)
- Estabilização de fraturas associadas com lesões vasculares
- Redução fechada de luxações da articulação (p. ex.: quadril e joelho)
- Estabilização mecânica de lesões pélvicas instáveis em pacientes hemodinamicamente instáveis

URGENTE (EM 6-12 HORAS, NO MÁXIMO)

- Estabilização de fraturas de osso longo (p. ex.: fêmur, tíbia) no paciente politraumatizado
- Redução aberta e fixação interna de fratura do colo femoral em adulto jovem
- Redução aberta e fixação interna de fratura deslocada do colo do tálus
- Debridamento e estabilização de fraturas expostas
- Redução e estabilização de lesões instáveis da coluna, com déficits neurológicos evolutivos

EXPEDIENTE (< DE 24 HORAS, NO MÁXIMO)

- Estabilização de fraturas do fêmur em pacientes sem múltiplos traumas
- Estabilização (p. ex.: fixação externa) através de lesões articulares instáveis no aspecto axial (p. ex.: fraturas do platô tibial e do pilão)
- Fraturas do quadril (p. ex.: fraturas intertrocantéricas do fêmur, de alta energia)

SEMIELETIVA (1-10 DIAS NO MÁXIMO)

- Fraturas do pé e do tornozelo, excluindo as do pilão e do calcâneo
- Fraturas acetabulares
- Tratamento definitivo de lesões instáveis do anel pélvico
- Trauma fechado da extremidade superior (p. ex.: fratura do úmero distal supracondilar-intracondilar, fraturas de ambos os ossos do antebraço)
- Redução e estabilização de lesões instáveis da coluna, com déficit neurológico completo ou sem déficit neurológico

ELETIVAS (1-4 SEMANAS)

- Fraturas articulares em torno da extremidade inferior onde os tecidos moles determinam a data da cirurgia (p. ex.: fraturas de calcâneo, pilão, platô tibial)

O tratamento cirúrgico Ortopédico de urgência pode ser dividido em basicamente duas formas: fixação definitiva precoce, ou COD, por meio de uma estabilização provisória na urgência, seguida de fixação definitiva tardia. Saber quando e qual caminho escolher talvez seja a chave para se alcançarem bons resultados no paciente politraumatizado.

O primeiro estágio do COD inclui a estabilização temporária com fixador externo, controle de hemorragia e debridamento de ferimentos abertos. Esse estágio permite uma redução da resp osta inflamatória desencadeada pelo trauma, bem como a mobilização durante os cuidados hospitalares, evitando um procedimento maior que poderia ser interpretado pelo organismo como um segundo trauma. O segundo estágio é a ressuscitação, quando o paciente pode precisar de cuidados mais intensivos, reposição de hemocomponentes e estabilização hemodinâmica. Por fim, o terceiro estágio é definido pela fixação definitiva em um paciente preparado tal procedimento.

ATENÇÃO!

Os pacientes politraumatizados estáveis podem receber fixação definitiva precoce, e os limítrofes necessitam passar por ressuscitação antes do tratamento definitivo para redução dos riscos de piora do quadro.

Por estarem na zona de transição, os pacientes limítrofes podem ser elegíveis, tanto para o cuidado total precoce (Tabela 120.3) quanto para o COD, se apresentarem alterações clínicas durante o tratamento.

TABELA 120.3 ■ Parâmetros para tratamento definitivo da fratura

PAS	> 90 mmHg
Temperatura central	> 34ºC
Produção de urina	> 150 mL/h
PPC	> 70 mmHg
Escore da SIRS	< 2
Razão PaO_2:FiO_2	> 280
Lactato	< 2,0 mmol/L
Contagem de plaquetas	> 100.000/mcL
Pronteína C-reativa	< 11 mg /dL
IL-6	< 500 pg/dL

Os pacientes instáveis necessitam de COD. Quando o paciente não reage à ressuscitação inicial (*in extremis*), pode necessitar de medidas pouco convencionais na tentativa de provocar qualquer resposta positiva.

Nos casos em que é realizada a conversão da fixação externa temporária para a definitiva com has te intramedular, deve-se evitar a conversão após duas semanas, devido ao aumento no risco de infecção em razão da contaminação do trajeto do pino.[2]

Como levantado durante o capítulo, o politraumatizado é um paciente complexo, sujeito a diversas variáveis, e como se viu, não é fácil e nem existe uma formula mágica que determine o tempo exato e qual tratamento o paciente deve ser submetido. O atendimento por uma equipe multiprofissional, somando-se cuidados clínico e cirúrgico, conhecimento e treinamento atualizado, além da experiência do profissional são determinantes para o sucesso do tratamento empregado.

REVISÃO

- O trauma é capaz de provocar efeitos locais e sistêmicos. Os efeitos locais são caracterizados pelas lesões teciduais e de órgãos esp ecíficos envolvidos no trauma; e os efeitos sistêmicos consistem nas alterações metabólicas, hemodinâmicas e pelo comprometimento de órgãos distantes da região traumatizada.
- As lesões do SNC representam a principal causa de morte no politraumatizado, seguido de choque hemorrágico e sepse.
- A SIRS é o principal quadro clínico no paciente politraumatizado.
- Existem quatro classificações para pacientes politraumatizados: estáveis, limítrofes, em choque e *in extremis*.
- Compreender o mecanismo de lesão que originou o trauma pode ajudar a levantar susp eitas de lesões ocultas ou potencialmente les ivas e, assim, agir com mais eficiência.
- o tratamento cirúrgico ortopédico em caráter de urgência começou a ser visto como benéfico para se obter uma resp osta clínica satisfatória. Isso se baseia em uma menor incidência de SDRA, de pneumonia, da síndrome de embolismo gorduroso e também contribuindo com um tempo de internação hosp italar mais curto.
- O tratamento cirúrgico ortopédico de urgência pode ser dividido em basicamente duas formas: fixação definitiva precoce ou COD, por meio de uma estabilização provisória na urgência, seguida de fixação definitiva tardia.

REFERÊNCIAS

1. Pape, Giannoudis P, Krettek C. The timing of fracture treatment in polytrauma patients: relevance of damage control orthopedic surgery. Am J Surg. 2002;183(6):622-9.
2. Harwood PJ, Giannoudis PV, Probst C, Krettek C, Pape HC. The risk of local infective complications after damage control procedures for femoral shaft fracture. J Orthop Trauma. 2006;20(3):181-9.

LEITURAS SUGERIDAS

Hildebrand F, Giannoudis P, van Griensven M, Chawda M, Probst C, Harms O, et al. Secondary effects of femoral instrumentation on pulmonary physiology in a standardized sheep model: what is the effect of lung contusion and reaming? Injury. 2005;36(4):544-55.

Mills WJ, Barei DP, McNair P. The value of the ankle-brachial index for diagnosing arterial injury after knee dislocation: a prospective study. J Trauma. 2004;56(6):1261-5.

Mitchell EJ, Kregor PJ, Schmidt AH. The polytrauma patients. In: Stannard JP, Schmidt AH, Kregor PJ. Surgical treatment of orthopaedic trauma. New York: Thieme; 2007.

World Health Organization. Injuries and violence: the facts [Internet]. WHO: Geneva; 2010 [capturado em 03 out. 2016]. Disponível em: http://apps.who.int/iris/bitstream/10665/44288/1/9789241599375_eng.pdf.

121 FRATURAS EXPOSTAS

- FERNANDO BALDY DOS REIS
- GUILHERME BONI

Fratura exposta é aquela em que ocorre uma comunicação entre o foco fraturário e o meio externo, devido à lesão do dos tecidos moles no local da fratura, ou próxima a ela. A exposição óssea pode ser direta, através da pele, ou por um ferimento puntiforme próximo ao local da fratura, havendo relação entre o ferimento e o foco de fratura, comunicando-o com o ambiente externo.

As fraturas expostas representam 3,17% das fraturas do esqueleto humano. Dentre essas, as fraturas dos ossos da mão e da perna representam em torno de 27% e de 25 a 36% resp ectivamente, seguida então pelas fraturas dos ossos do pé, com 13%, e antebraço, 11%. A maior incidência destes ossos se deve à pouca proteção das partes moles que os envolvem.

As fraturas expostas podem ser causadas tanto por um trauma direto de alta energia, como colisões automobilísticas ou quedas de altura, quanto por um trauma indireto de baixa energia, em que o mecanismo de torção gera uma esp icula óssea que penetra nos tecidos moles perfurando a pele e promovendo a comunicação com o meio externo. Outra causa de fratura exposta são as lesões causadas por armas de fogo, em que a balística do projétil causa um ferimento grave dos tecidos moles além do tecido ósseo. Estatisticamente, no Brasil, 35,4% das fraturas expostas são decorrentes de acidentes automobilísticos, 15,9%, por ferimento por projétil de arma de fogo, e 9%, por quedas de altura.

QUADRO CLÍNICO

O quadro clínico da fratura exposta depende da gravidade da lesão óssea e de partes moles, da energia do trauma e do local acometido (Figura 121.1).

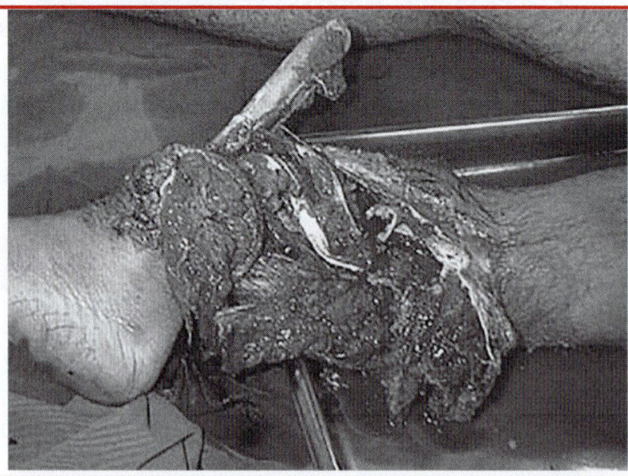

FIGURA 121.1 ■ Fratura exposta por esmagamento da perna, com grave lesão de partes moles e exposição óssea.

Esses pacientes apresentam o quadro de dor e sangramento através da exposição no local ou próximo ao foco de fratura. Também pode ser observada deformidade neste local, como nos casos de fratura dos ossos longos dos membros superiores ou inferiores.

ATENÇÃO!

Nos pacientes politraumatizados com fraturas da pelve, em que o estado hemodinâmico costuma estar alterado, há risco de vida; nesses casos, o paciente deve ter uma avaliação multidisciplinar no serviço de emergência (SE).

É muito importante um exame físico completo dos pacientes com fratura exposta. As roupas devem ser retiradas, e o membro exposto, a fim de permitir uma inspeção local adequada.

O exame neurovascular deve ser realizado, por meio do pulso periférico, da perfusão, da cor e do calor do membro. Com relação ao exame neurológico, deve-se avaliar a sensibilidade e a motricidade dos segmentos comprometidos, devendo-se ressaltar que esse exame pode ser dificultado no caso do paciente sedado ou intubado.

DIAGNÓSTICO

O diagnóstico da fratura exposta nem sempre é tão óbvio. Fraturas simples, com pouco desvio e a exposição puntiforme relativamente distante ao foco de fratura, pode ser de difícil diagnóstico, diferente de uma lesão extensa, com evidente exposição óssea, em que o diagnóstico é simples.

Pacientes encaminhados de outros serviços, com suturas realizadas no local da fratura ou próximo a ela, são difíceis de ser avaliados pois a lesão poderia ou não ter comunicação com o meio externo.

A característica clássica da fratura exposta é a exposição óssea através do tecido cutâneo, associada a sangramento e deformidade do membro em questão. Nos casos de lesões geralmente menores do que 1 cm, ou sem visualização óssea evidente, pode-se suspeitar do diagnóstico de fratura exposta a partir de alguns sinais: presença de espícula óssea visualizada em radiografia prévia, presença de sangramento ativo com gotículas de gordura proveniente da medula óssea, presença de sangue durante toque retal ou vaginal nas fraturas da pelve.

CLASSIFICAÇÃO

As classificações das fraturas expostas avaliam não só a lesão óssea, mas também a lesão de partes moles e, em alguns casos, em que ambiente ela ocorreu, permitindo ao cirurgião o planejamento terapêutico em relação ao grau de infecção. São duas as classificações mais difundidas; a de Gustilo & Anderson e a de Tscherne.

CLASSIFICAÇÃO DE GUSTILO E ANDERSON

Tipo I

Ferimento cutâneo < 1 cm

- Limpa (contaminação mínima)
- Mínima lesão de partes moles
- Sem cominuição da fratura

Tipo II

Ferimento cutâneo > 1 cm

- Contaminação moderada
- Lesão de partes moles não é extensa
- Cominuição moderada da fratura

Tipo III

Ferimento cutâneo > 10 cm

- Alto grau de contaminação
- Lesão de partes moles grave e extensa
- Fratura cominuta
- Possível cobertura de partes moles

Ferimento cutâneo > 10 cm

- Alto grau de contaminação
- Lesão de partes moles grave e extensa
- Fratura cominuta
- Não é possível a cobertura óssea por partes moles

Ferimento cutâneo > 10 cm

- Alto grau de contaminação
- Lesão de partes moles grave e extensa
- Fratura cominuta
- Associada à lesão vascular que necessite de reparo

CLASSIFICAÇÃO DE TSCHERNE (FRATURAS EXPOSTAS)

- ***Tipo I:*** laceração cutânea por um fragmento ósseo de dentro para fora, contusão mínima da pele, contaminação mínima.
- ***Tipo II:*** qualquer tipo de laceração cutânea com lesão circunferencial da pele e contaminação moderada.
- ***Tipo III:*** extensa lesão de partes moles, com frequente lesão grave de um vaso ou nervo. Acidentes no campo, ferimentos à bala e síndrome compartimental.
- ***Tipo IV:*** amputações subtotais e totais.

TRATAMENTO

Deve-se abordar o paciente politraumatizado segundo o sistema do ATLS,[1] que prioriza os setores A/B/C/D/E. Ao mesmo tempo, pode-se dar o enfoque necessário à fratura exposta.

ATENÇÃO!

O atendimento do paciente com fratura exposta, qualquer que seja sua topografia, deve obedecer às seguintes diretrizes: administração de antibióticos, tratamento de partes moles, limpeza cirúrgica e estabilização óssea.

Devido ao fato de que essas diretrizes são interdependentes, é necessário um tratamento coordenado com planejamento cirúrgico rápido.

ANTIBIÓTICOS

A administração de antibióticos se faz necessária quanto mais precocemente possível, a partir do momento em que foi realizado o diagnóstico de fratura exposta, bem como a profilaxia antitetânica.

Os antibióticos utilizados e sua duração dependerão de fatores como: o ambiente onde ocorreu a lesão, a sua causa e o tipo de fratura.

O protocolo utilizado no Hospital São Paulo é semelhante ao da maioria dos serviços de ortopedia, sendo:

- Cefalosporina de primeira geração, que são ativas contra cocos gram-positivos e têm atividade moderada contra *E. coli, Proteus mirabilis* e *K. pneumoniae* adquiridos na comunidade, para todas as fraturas
- Os aminoglicosideos, que têm sua ação voltada contra bacilos e cocos gram-negativo s aeróbios, entre eles, *Klebsiella* sp., *Serratia* sp., *Enterobacter* sp., *Citrobacter* sp., *Haemophilus* sp., *Acinetobacter* s p. e cepas de *Pseudomonas aeruginosa*. Apresentam também atividade contra bactérias gram-positivas, entre elas: *Staphylococcus aureus*, *S. epidermidis*, *Listeria monocytogenes*, *Enterococcus faecalis* e *Nocardia asteroides*, além de serem ativas contra micobactérias. São também utilizados no caso de fraturas expostas grau III, de Gustilo e Anderson.

- Quando a lesão ocorrer em ambientes rurais, deve ser introduzida a penicilina cristalina; no caso de alergia, deve ser utilizada clindamicina ou vancomicina.

Fraturas tipo I e II: cefalosporina de 1ª geração, cefazolina 2 g, EV, na entrada do paciente, mantendo 1 g a cada 8 horas, por 2 a 3 dias.

Fraturas tipo III: cefalosporina de primeira geração, cefazolina 2 g, associada a 80 mg de gentamicina, EV, na entrada do paciente, mantendo 1 g a cada 8 horas de cefazolina 60 a 80 mg de gentamicina a cada 8 horas durante 3 a 5 dias.

LIMPEZA E DEBRIDAMENTO CIRÚRGICO

A fratura exposta é considerada uma urgência ortopédica. Deve ser realizado o tratamento o mais breve possível, de preferência dentro das seis primeiras horas de exposição, pois, a partir de então, o ferimento passa a ser considerado infectado e não mais contaminado.

Deve ser realizado debridamento de todo e qualquer tipo de corpo estranho e tecido desvitalizado, além de fragmentos ósseos desvascularizados, avaliando concomitantemente a vitalidade da musculatura adjacente Para isso, deve-se levar em conta quatro parâmetros, que são cor, consistência, contratilidade e capacidade de sangrar.

ATENÇÃO!

A irrigação deve ser feita de maneira minuciosa, de forma que, além de auxiliar na limpeza local, também atue na diluição da contaminação, sendo o ideal que a limpeza seja realizada com 10 L e SF, porém, isso depende do grau da lesão.

ESTABILIZAÇÃO ÓSSEA

O método de estabilização de qualquer fratura exposta vai depender do grau de contaminação, do tempo da fratura e do tipo de fratura.

As opções quanto à estabilização óssea são diversas, desde fixadores externos lineares até placas e has tes bloqueadas.

Geralmente as fraturas tipo I são tratadas como se fossem fraturas fechadas, ou seja, podem-se utilizar placas de compressão ou placas com princípios de osteossíntese em ponte, em fraturas do antebraço, úmero, tibia distal ou hastes intramedulares, no caso de fraturas de fêmur, tibia e úmero, além de fios de Kirschner, em fraturas de metacarpo, metatarso e falanges.

As fraturas tipo II e IIIA também podem ser tratadas de maneira definitiva através de osteossínteses internas, porém, o cirurgião, no caso, deve ficar atento quanto à lesão de partes moles, podendo lançar mão de técnicas minimamente invasivas, preservando o invólucro de partes moles. Todas essas opções descritas são realizadas em condições ideais, em que o serviço tenha disponível todo esse material. No caso de falta de condições ideais, deve-se utilizar a fixação externa provisória como opção, seja ela linear ou tubo a tubo. Principalmente nas fraturas mais complexas que envolvem a região articular, em que se deve manter a articulação o mais alinhada possível através de uma ligamentotaxia, com os fixadores externos transarticulares, resp eitando-se a zona de segurança de cada osso e seu segmento.

As fraturas tipo III B e C são, de preferência, tratadas com fixação externa, preservando-se o máximo possível os tecidos moles, porém, dependendo do caso, o cirurgião está autorizado a realizar síntese definitiva interna em fraturas tipo IIIB, não sendo nosso principal método de escolha. Nas fraturas tipo IIIC, deve-se atuar rapidamente, pois o reparo vascular deve ser feito após a estabilização óssea, facilitando, desse modo, o manuseio do membro (Figura 121.2).

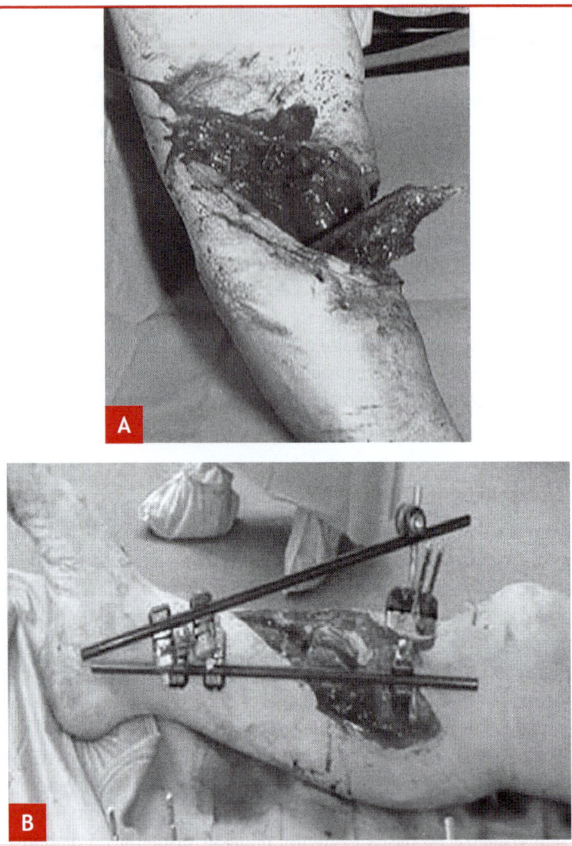

FIGURA 121.2 ■ (A) Fratura exposta da tíbia. (B) Aspecto após limpeza cirúrgica e estabilização com fixador externo.

A reversão da fixação externa depende do grau da fratura, das condições clinicas do paciente e de partes moles.

Em pacientes com diagnóstico de fraturas expostas que foram submetidos à osteossíntese com fixação externa provisória e que têm condições clínicas de novo procedimento cirúrgico, a reversão para síntese definitiva pode ser realizada, assim que as partes moles permitirem.

Nos casos de pacientes politraumatizados ou hemodinamicamente instáveis, deve ser realizado o controle de danos, com fixação externa rápida e eficaz, pois não se sabe quando se poderá realizar a síntese definitiva, e a fixação externa passa a ser, nesse caso, o tratamento definitivo da fratura. Se o paciente apresentar melhora clínica até o 10° dia, pode-se reverter para síntese definitiva, sendo do 5° ao 10° dia o melhor período, pois, nos primeiros cinco dias, há uma intensa reação inflamatória. Se não for possível a intervenção entre o 5º e 10º dia, posterga-se até o 21° dia, pois nesse período, chamado de "janela de oportunidade", o paciente se encontra em um período de imunossupressão, impróprio para intervenções cirúrgicas.

■ CONCLUSÃO

As fraturas expostas podem levar a diversas complicações e devem ser tratadas rápida e adequadamente, sempre levando em conta a personalidade da fratura, o tempo e o local em que ocorreu.

Lembrando sempre que em todos os casos se devem realizar as quatro etapas citadas durante o capítulo: antibioticoterapia, limpeza + debridamento cirúrgico, estabilização óssea e manejo de partes moles.

REVISÃO

- As fraturas expostas podem ser causadas tanto por um trauma direto de alta energia, como colisões automobilísticas ou quedas de altura, quanto por um trauma indireto de baixa energia, em que o mecanismo de torção gera uma espícula óssea que penetra nos tecidos moles perfurando a pele e promovendo a comunicação com o meio externo. Outra causa de fratura exposta são as lesões causadas por armas de fogo.
- O quadro clínico da fratura exposta depende da gravidade da lesão óssea e de partes moles, da energia do trauma e do local acometido.
- É muito importante um exame físico completo dos pacientes com fratura exposta. As roupas devem ser retiradas, e o membro exposto, a fim de permitir uma insp eção local adequada.
- As características clássicas da fratura exposta são a exposição óssea através do tecido cutâneo, associado a sangramento e deformidade do membro em questão.
- São duas as classificações mais difundidas das fraturas expostas: a de Gustilo & Anderson e a de Tscherne.
- O atendimento do paciente com fratura exposta, qualquer que seja sua topografia, deve obedecer às seguintes diretrizes: administração de antibióticos, tratamento de partes moles, limpeza cirúrgica e estabilização óssea.

REFERÊNCIA

1. American College of Surgeons. ATLS: advanced trauma life support for doctors. 9th ed. Chicago: ACS; 2012.

122

AMPUTAÇÕES TRAUMÁTICAS

■ FLAVIO FALOPPA
■ LUIS RENATO NAKACHIMA
■ MARCELA FERNANDES

Os reimplantes de dedos ou segmentos de membros amputados são hoje prática comum e constante nos serviços de urgências e emergências. Mais do que com a simples sobrevivência do segmento reimplantado, devese se preocupar com a questão ortopédica, com a função e o retorno precoce às atividades laborativas com consequente diminuição do custo previdenciário. Em contrapartida, nos reimplantes das amputações proximais de membros com grande comprometimento de massa muscular, pode ocorrer necrose maciça e consequente hemoglobinúria, podendo o paciente evoluir para óbito. Nesses casos, a indicação deve ser criteriosa, e os cuidados pós-operatórios, em UTI. As indicações e as contraindicações sofreram mudanças desde o início dos anos 1970, época da introdução das técnicas microcirúrgicas.[1] Elas são relativas e sem caráter absoluto, dependendo da análise individual de cada caso.

INDICAÇÕES

- 01 – Dedos múltiplos
- 02 – Polegar
- 03 – Amputação em crianças
- 04 – Amputações proximais
- 05 – Dedo único, porém distal à inserção do flexor superficial

CONTRAINDICAÇÕES

- 01 – Patologias associadas
- 02 – Esmagamentos e avulsões
- 03 – Amputações em vários níveis
- 04 – Amputações em pacientes com presença de vasos arterioescleróticos
- 05 – Amputações com longos períodos de isquemia quente
- 06 – Dedo único proximal à inserção do flexor superficial

CONDUTA INICIAL

PARTE AMPUTADA

Deve-se proceder com limpeza mecânica exaustiva com SF. A seguir, armazena-se a parte amputada em um recipiente fechado com SF, que, por sua vez, será colocado dentro de um isopor com água e gelo (comum, não seco). Outra forma seria envolver a peça em uma toalha úmida e armazenar este conjunto em um saco plástico fechado; a seguir, colocá-lo dentro de um isopor com água e gelo. Nas duas situações, deve-se tomar cuidado para que a peça nunca fique em contato direto com o gelo, evitando, dessa forma, a sua queimadura e consequente inviabilização do reimplante (Figura 122.1).[2,3]

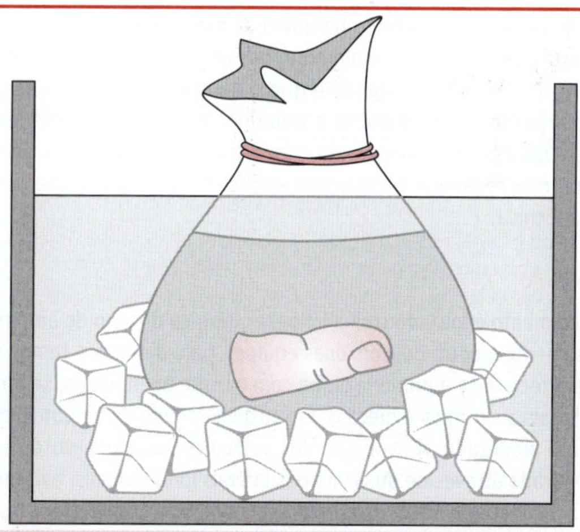

FIGURA 122.1 ■ Armazenamento do coto amputado.

Fonte: Green[2] e Pederson.[3]

COTO PROXIMAL

Após limpeza exaustiva, deve-se realizar um curativo compressivo para diminuir o sangramento local, tomando-se o cuidado de não provocar isquemia no membro; caso as medidas não sejam suficientes para cessar a hemorragia, indica-se um torniquete proximal, aliviando-se a pressão por dois a três minutos, a cada 10 minutos de garroteamento, até que pare o sangramento. A cauterização, a ligadura ou o clampeamento dos vasos sangrantes provocam lesão adicional iatrogênica, piorando as condições locais ao reimplante.

ATENÇÃO!

Lesões graves nos membros, com lesão vascular importante, como as que ocorrem nas amputações parciais, após limpeza local, devem ser submetidas a curativo compressivo e imobilização. A seguir, envolve-se este conjunto com gelo acondicionado em um saco plástico fechado e preso por faixas.

O paciente deve ser mantido em jejum absoluto, em uso de medicação analgésica e antibiótico profilático, para fraturas expostas. Após, ele deve ser encaminhado o mais rápido possível para um serviço de referência para avaliação por profissional habilitado.[2,3]

ISQUEMIA

O tempo de isquemia tem grande importância no sucesso dos reimplantes devido às alterações teciduais decorrentes da ausência de perfusão sanguínea. Os efeitos da isquemia são mais acentuados nas amputações mais proximais, como braço, antebraço e mão, onde há maior tecido muscular. Nesses casos, a parte amputada apresenta tempo limite de isquemia quente de até seis horas, que pode ser ampliado por meio de resfriamento adequado do membro por até 12 horas. Como os dedos não apresentam tecido muscular, esses intervalos podem ser de até 12 horas de isquemia quente, havendo relatos de reimplantes realizados com sucesso após 54 horas de isquemia fria.[2]

ANESTESIA

Utiliza-se preferencialmente o bloqueio de plexo braquial, por duas razões. A primeira é que, normalmente, nas urgências, o paciente não se encontra de jejum, e a segunda é que o bloqueio promove uma vasodilatação periférica do membro acometido. Nas cirurgias mais longas, porém, é necessária a associação com anestesia geral, pois o paciente em geral não consegue permanecer imóvel na mesma posição, dificultando a técnica.

TÉCNICA

O procedimento é iniciado com a limpeza cirúrgica do coto de amputação e do segmento amputado, com duas equipes, para diminuir o tempo de isquemia. Procede-se a primeira etapa com garrote pneumático, sendo realizada limpeza cirúrgica e mecânica exaustiva do coto de amputação e do segmento amputado. A avaliação dos pedículos vasculonervosos é mais bem realizada através de duas incisões laterais longitudinais, evitando-se danos adicionais aos vasos e expondo-se e isolando-se os tecidos a serem reparados (Figura 122.2). Inicia-se o reimplante pela osteossíntese, com ou sem encurtamento ósseo, procurando-se preservar as articulações. Esta pode ser realizada com fios Kirschner intramedulares ou cruzado,s ou placa e parafusos, quando disp oníveis. Realiza-se a seguir a tenorrafia de flexores, seguida da tenorrafia de extensores.

Após esta etapa inicial, esvazia-se o garrote pneumático e avaliam-se as artérias les adas e o seu fluxo no coto de amputação. Às vezes, é necessária a ressecção de um segmento da artéria próxima ao sítio da lesão, para se restabelecer o fluxo, devido à presença de lesões da íntima e presença de trombos. Selecionada(s) a(s) artéria(s), realiza-se a sutura arterial com o auxílio de clampe duplo unidos por barra e, quando necessário, para evitar suturas com tensão, utiliza-se enxerto de veia, retirado

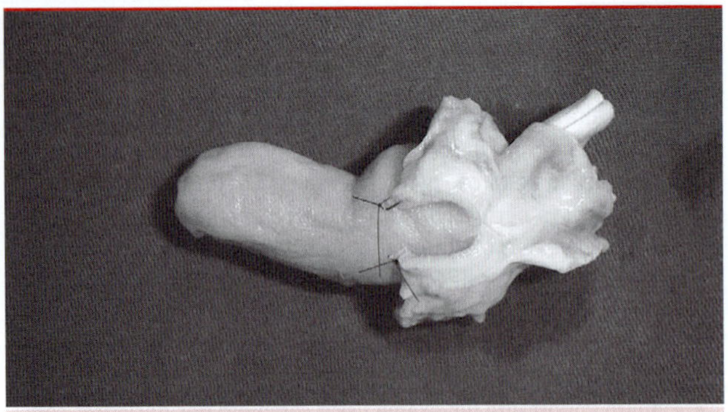

FIGURA 122.2 ■ Abordagem por duas vias laterais e identificação das estruturas.

geralmente da face ventral do punho, que em geral apresenta calibre semelhante à artéria digital.

ATENÇÃO!

Em algumas situações, pode-se realizar a transp osição de artéria digital de dedo adjacente íntegro.[4]

Prossegue-se o procedimento com a anastomose de duas veias para cada artéria reconstruída, quando possível, e, por fim, a neurorrafia seguida do fechamento cutâneo (Figuras 122.3, 122.4 e 122.5).

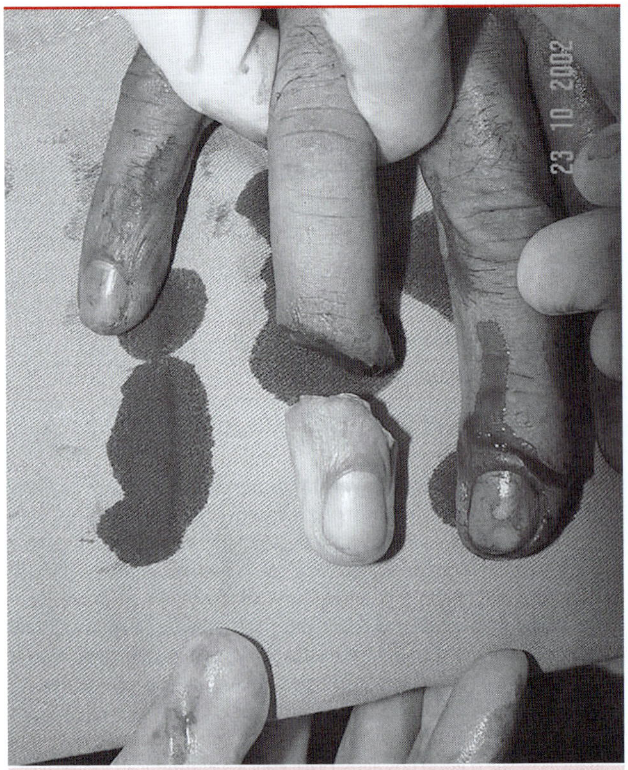

FIGURA 122.3 ■ Amputação traumática por guilhotina.

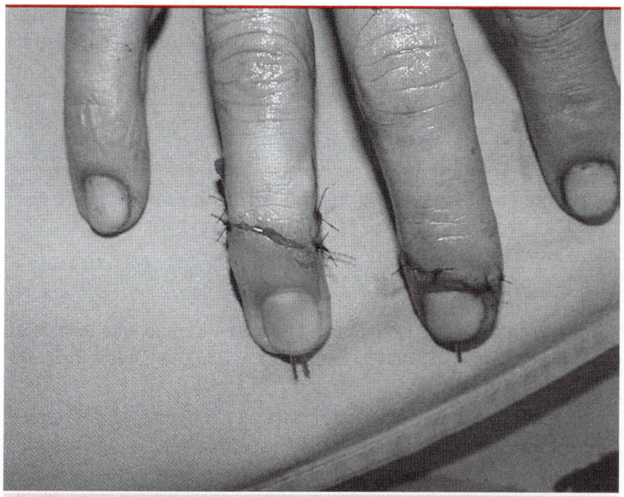

FIGURA 122.4 ■ Pós-operatório imediato do reimplante.

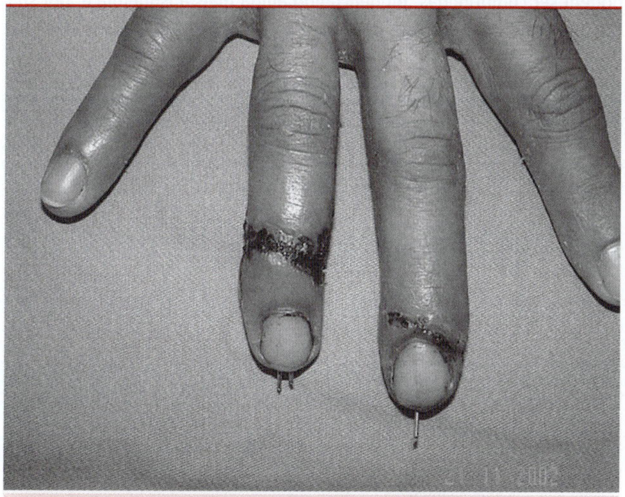

FIGURA 122.5 ■ Um mês pós-operatório do reimplante.

Em suma, realizam-se os procedimentos na seguinte ordem:

- Limpeza cirúrgica.
- Debridamento e identificação das estruturas.
- Osteossíntese com ou sem encurtamento ósseo.
- Tenorrafias de flexores e extensores.
- Anastomose arterial com ou sem enxerto/transp osição arterial.
- Anastomose venosa.
- Neurorrafia.
- Sutura de pele.

■ MEDIDAS PÓS-OPERATÓRIAS

- Imobilização gessada.
- Repouso no leito ou movimentação restrita por três a cinco dias.
- Temperatura do quarto em torno de 25° C.
- Privacidade para o paciente, limite de visitas e diminuição de estresse emocional.
- Analgesia adequada.
- Proibição de fumo, cafeína e chocolate para evitar vasoconstrição.[5]

ATENÇÃO!

A vasoconstrição pode ocorrer em geral nas primeiras 12 horas após as suturas, portanto, é necessário que um membro da equipe cirúrgica avalie o paciente neste período.

A administração de líquidos é importante para diminuir a viscosidade do sangue e o fornecimento de um fluxo arterial adequado. Vasopressores são contraindicados.

A utilização de cateteres no plexo braquial colocados pela equipe de anestesia são úteis para a analgesia dos primeiros cinco dias pós-operatórios. Esse cateter é ligado a uma bomba de marcaína que mantém um bloqueio axilar contínuo no período pós-operatório.

A monitoração dos tecidos pode ser feita por meio de vários instrumentos, como *laser* Doppler, oxigênio transcutâneo, monitoração do pH ou fotopletismografia – a escolha do tipo é feita pelo cirurgião.

■ MEDICAMENTOS

O momento adequado para a administração dos medicamentos é importante para alcançar o benefício máximo. O estresse anestésico e cirúrgico causa a liberação de epinefrina na circulação, que aumenta a possibilidade de trombose.

A heparina é uma substância complexa com várias ações. Na zona les ada, sua alta concentração local inibe a agregação plaquetária, a ativação do fibrinogênio e a ativação da antitrombina III. A heparina sistêmica também tem dois efeitos diretos no sangue, como ativação da antitrombina III e diminuição da viscosidade do sangue.

O ácido acetilsalicílico é amplamente usado nos procedimentos microvasculares devido ao seu efeito antiplaquetário. A administração de uma única dose abaixo de 3 mg/kg inativará a circulação plaquetária pela acetilação da enzima ciclo-oxigenase que está presente na parede plaquetária. O ácido araquidônico não pode ser metabolizado em PGG2 e PGH 2, e o tromboxano A_2 não pode ser formado. O tromboxano A_2 é necessário para liberar o fenômeno que leva à agregação plaquetária.[6]

O dextran é um expansor plasmático e é indicado para profilaxia da TVP e embolia pulmonar (EP) em pacientes que serão submetidos a procedimentos e que possuem uma alta incidência de complicações tromboembólicas.[4] Alguns cirurgiões incluem rotineiramente o dextran após procedimentos microvasculares eletivos ou traumáticos na dose de 500 cc, administrado em 6 horas, diariamente, por 3 a 5 dias.

Os vasodilatadores podem ser usados tópicos, intra-arteriais ou de forma sistêmica. Os vasodilatadores tópicos são aplicados diretamente sobre os vasos durante a dissecção ou após a sutura. A lidocaína é a medicação mais utilizada, suas concentrações podem variar de 4 a 20%, porém, acima de 10%, pode gerar problemas de toxicidade.

REVISÃO

- Os reimplantes de dedos ou segmentos de membros amputados são hoje prática comum e constante nos serviços de urgências e emergências.
- As indicações e as contraindicações sofreram mudanças desde o início dos anos 1970, época da introdução das técnicas microcirúrgicas. Elas são relativas e sem caráter absoluto, dependendo da análise individual de cada caso.
- Lesões graves nos membros, com lesão vascular importante, como as que ocorrem nas amputações parciais, após limpeza local, devem ser submetidas a curativo compressivo e imobilização.

- O tempo de isquemia tem grande importância no sucesso dos reimplantes devido às alterações teciduais decorrentes da ausência de perfusão sanguínea.
- Os procedimentos são realizados na seguinte ordem: limpeza cirúrgica; debridamento e identificação das estruturas; osteossíntese com ou sem encurtamento ósseo; tenorrafias de flexores e extensores; anastomose arterial com ou sem enxerto/transposição arterial; anastomose venosa; neurorrafia. sutura de pele.
- São as seguintes as medidas pós-operatórias: imobilização gessada; repouso no leito ou movimentação restrita por três a cinco dias; temperatura do quarto em torno de 25° C; privacidade para o paciente, limite de visitas e diminuição de estresse emocional; analgesia adequada; proibição de fumo, cafeína e chocolate para evitar vasoconstrição.
- O momento adequado para a administração dos medicamentos é importante para alcançar o benefício máximo.

REFERÊNCIAS

1. Komatsu S, Tamai S. Successful replantation of completely cut-off thumb. J Plast Reconstr Surg. 1968;42:374-77.
2. Green DP. Operative hand surgery .5th ed. New York: Churchill Livingstone, 2005. p. 1569-86.
3. Pederson WC. Replantation. Plast Reconstr Surg. 2001;107(3):823-41.
4. Chuang DC, Lai JB, Cheng SL, Jain V, Lin CH, Chen HC. Traction avulsion amputation of the major upper limb: a proposed new classification, guidelines for acute management, and strategies for secondary reconstruction. Plast Reconstr Surg. 2001;108(6):1624-38.
5. Krueger JK, Rohrich RJ. Clearing the smoke: the scientific rationale for tobacco abstention with plastic Surgery. Plast Reconstr Surg. 2001;108(4):1063-73.
6. Beatancourt C, Mah ET, McCabe SJ. Timing of critical thrombosis after replantation surgery of the the digits. J Reconstr Microsurg. 1998;14(5): 313-6.

123

SÍNDROME COMPARTIMENTAL

- MOISÉS COHEN
- LUIZ FERNANDO COCCO
- GUSTAVO TADEU SANCHEZ

A síndrome compartimental se caracteriza pelo aumento da pressão dentro de um compartimento limitado, resultando no comprometimento da vascularização de estruturas intracompartimentais como nervos e músculos.[1] Instala-se basicamente de duas maneiras: compressão externa ou aumento do conteúdo interno. Este último se explica pelo fato de as fáscias musculares serem estruturas pouco complacentes e, quando existe um edema muscular ou mesmo presença de líquidos, como sangramentos, por exemplo, este compartimento fica sujeito à elevação de pressão interna.

Eventos adversos podem desencadear o início da síndrome, como fraturas, cirurgias, lesão vascular, esforço excessivo, esmagamento de membros, queimaduras, redução de retorno venoso (garrote, ataduras, imobilização gessada), embolização, lesão por reperfusão, contusões ou hipotermia.[2]

ATENÇÃO!

O compartimento mais comumente associado com a síndrome é o anterior da perna, geralmente após uma fratura em pacientes jovens do sexo masculino.[3]

A fisiopatologia desta síndrome se apresenta como uma cascata de eventos que formam círculos viciosos (Figura 123.1),[4] em que o maior desafio é interrompê-los.

O aumento da pressão intracompartimental pode levar à compressão de veias que resulta em diminuição do retorno venoso e de vasos linfáticos, provocando um edema das estruturas e piorando ainda mais o nível pressórico. Capilares também podem ser comprimidos, resultando em isquemia, que altera a permeabilidade capilar, agravando o edema e, por consequência, a pressão. Com níveis mais altos pressóricos, arteríolas podem ser comprimidas, influenciando ainda mais a isquemia e, por sua vez, a pressão.

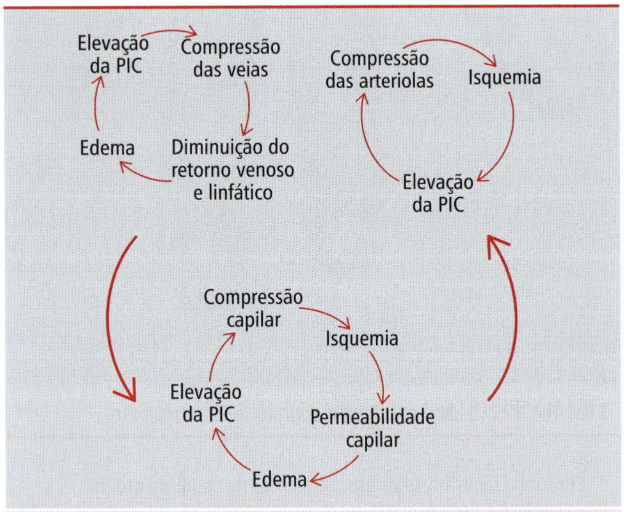

FIGURA 123.1 ■ Cascata de eventos na síndrome compartimental.

Fonte: Waddle e Amendola.[4]

QUADRO CLÍNICO

Classicamente, os sintomas são reconhecidos como os 5 "Ps": dor (*pain*), palidez (*pallor*), pulso ausente (*pulselessness*), parestesia (*paresthesia*) e paralisia (*paralysis*). Entretanto, são, em sua maioria, sintomas tardios que indicam evolução irreversível.

Os primeiros sintomas que devem ser valorizados nos quadros agudos são dor desproporcional à lesão, que, geralmente, não melhora com medidas analgésicas, e a dor com o alongamento passivo da musculatura envolvida. À palpação, o compartimento costuma estar tenso. Sintomas como disestesia focal podem ser um achado precoce, enquanto alterações grosseiras indicam quadros mais avançados da síndrome.

DIAGNÓSTICO

O diagnóstico da síndrome compartimental talvez seja uma das etapas que mereçam maior atenção, afinal ela pode determinar o momento ideal da abordagem cirúrgica.

ATENÇÃO!

Para o diagnóstico correto, é fundamental a suspeita da síndrome. Portanto, devemos considerá-la uma possibilidade em qualquer membro edemaciado e com dor.

Os sintomas se apresentam com bastante variabilidade e pouco consistentes, tornando o exercício do diagnóstico algo muito subjetivo e médico dependente. Não há nenhum exame específico e reprodutível que forneça o diagnóstico exato da síndrome compartimental.[5] O diagnóstico depende da suspeita, associada ao exame físico adequado em diversos tempos e muito bem documentado.

Pacientes que, por qualquer razão, estejam sob sedação, intoxicados ou vítimas de TCE, não permitem que a dor, o principal e primeiro sintoma a aparecer, seja adequadamente avaliada. Para esses casos, alguns métodos permitem a aferição da pressão dentro do compartimento. A primeira técnica mais difundida foi descrita por Whitesides e colaboradores,[6] utilizando manômetro com agulha e injeção com solução fisiológica. No entanto, por ser de difícil execução e haver hoje alternativas melhores, foi abandonada.

Existem diversos dispositivos próprios e portáteis para aferir a pressão intracompartimental, por exemplo, o Stryker Quick Pressure Monitor (Stryker Surgical). No entanto, esses métodos não medem diretamente a isquemia muscular ou dos nervos. A evolução da isquemia depende da magnitude e da duração da pressão elevada, podendo ainda variar entre pacientes conforme a presença de choque, hipertensão compensatória e lesão muscular preexistente. O valor da pressão para indicação de uma fasciotomia varia conforme os autores, mas se considera o de 30 mmHg ou acima para a pressão diastólica do paciente.[7]

Atualmente, há pesquisas em andamento a respeito de métodos menos invasivos para o diagnóstico da síndrome compartimental, como oximetria transcutânea, medida de impedância mecânica, medida da rigidez da superfície do compartimento, entre outros. Mas nenhum deles ainda obteve comprovação de eficácia para o diagnóstico.

TRATAMENTO

Embora existam estudos sobre o tratamento conservador, nenhum apresentou sucesso com resultados consistentes. O tratamento recomendado para a síndrome compartimental aguda é o cirúrgico por meio da fasciotomia imediata. Como já afirmado anteriormente, o momento da indicação é fundamental para o melhor resultado em vista de possíveis alterações irreversíveis das estruturas acometidas.

ATENÇÃO!

Diante de uma situação em que paire dúvida sobre o diagnóstico, é recomendada a fasciotomia, pois os resultados da síndrome compartimental negligênciada são devastadores.

No tratamento cirúrgico a liberação da fáscia unicamente não é suficiente. Deve-se associar incisões longitudinais cutâneas, evitando a fasciotomia subcutânea. Ao se "economizar" na incisão da pele, buscando um resultado estético melhor ou mesmo facilitar o procedimento do fechamento secundário, existe o risco de não se atingir o resultado esperado para o tratamento proposto, uma vez que a pele, embora mais elástica e distensível do que a fáscia, funciona como um compartimento fechado ao atingir sua distensão máxima. É recomendável a liberação de todos os compartimentos do membro acometido, evitando-se a liberação seletiva e o tratamento incompleto da doença.

A fasciotomia da perna geralmente é feita por duas incisões, uma lateral e outra medial. Pela incisão lateral, são liberados os compartimentos anterior e lateral. A incisão medial permite a descompressão dos compartimentos posterior superficial e posterior profundo.

O braço pode ter seu compartimento anterior liberado por uma via ao longo da porção medial do bíceps. Enquanto o tríceps é descomprimido por uma incisão longitudinal posterior.

A descompressão do antebraço pode ser mais trabalhosa em virtude de diversos locais com potencial de constrição. A abordagem ulnar, entre o flexor ulnar do carpo e o flexor superficial dos dedos, é segura para a descompressão do compartimento anterior. O compartimento dorsal pode ser liberado pela via dorsal, entre o extensor comum dos dedos e o extensor radial curto do carpo.

O pé pode apresentar um quadro de síndrome compartimental subdiagnosticada, evoluindo com pé cavo residual. Duas incisões são feitas longitudinais dorsais para liberação dos músculos interósseos, o abductor do hálux e o quadrado plantar são descomprimidos por uma via longitudinal medial acompanhando o 1º raio.

ATENÇÃO!

O fechamento das fasciotomias é bastante controverso. Ele pode ser realizado em um segundo tempo, geralmente 5 dias após a liberação, com o edema regredido. No entanto, se houver qualquer dúvida, deve-se optar por outras soluções para evitar a síndrome compartimental recorrente.

A alternativa seria o uso do enxerto de pele para a cobertura ou tração da derme com suturas elásticas em formato de cadarço. Fechamento assistido por vácuo é um método relativamente novo e vem sendo utilizado para permitir fechamento mais precoce, muitas vezes dispensando o uso de enxertia.

Diversos fatores e etapas devem ser respeitados durante o tratamento da síndrome compartimental aguda, que são mais bem apresentados conforme a Figura 123.2.[8]

REVISÃO

- A síndrome compartimental se configura em uma cascata de eventos que formam círculos viciosos, em que o maior desafio é interrompê-los.
- O aumento da pressão intracompartimental pode levar à compressão de veias que diminui o retorno venoso e de vasos linfáticos, provocando edema das estruturas e piorando ainda mais o nível pressórico. Capilares podem ser comprimidos, resultando em isquemia, que altera a permeabilidade capilar, agravando o edema e, por consequência, a pressão. Com níveis mais altos pressóricos, arteríolas podem ser comprimidas, influenciando ainda mais a isquemia e, por sua vez, a pressão.
- Os sintomas que devem ser valorizados nos quadros agudos são dor desproporcional à lesão, que, geralmente, não melhora com medidas analgésicas, e a dor com o alongamento passivo da musculatura envolvida. Sintomas como disestesia focal podem ser um achado precoce, enquanto alterações grosseiras indicam quadros mais avançados da síndrome.

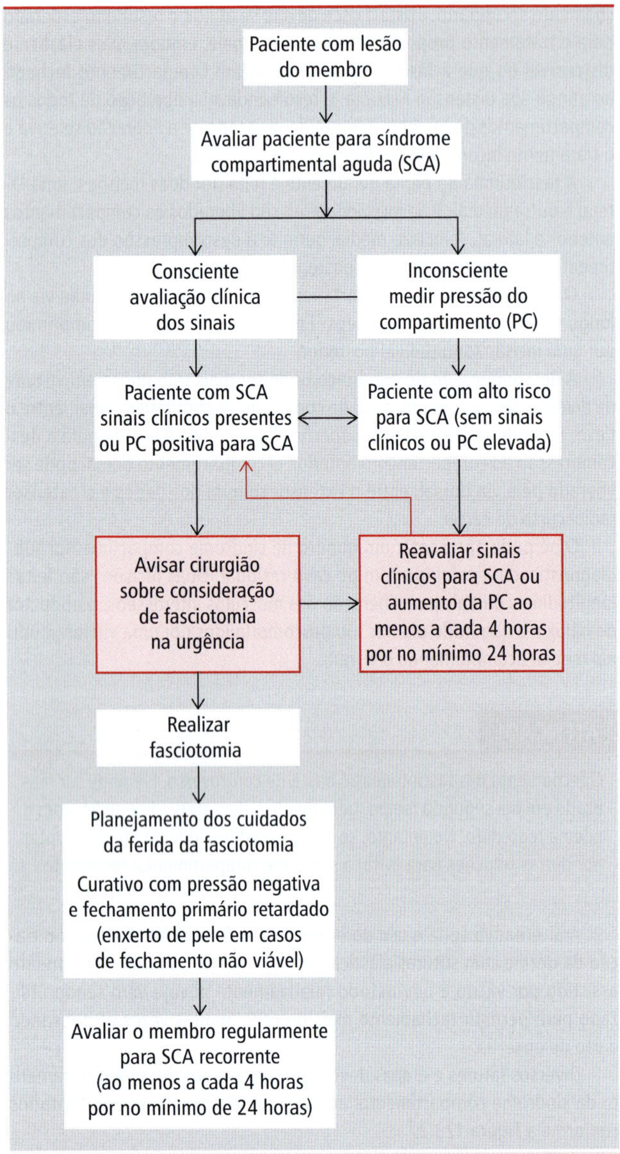

FIGURA 123.2 ■ Fatores e etapas no tratamento da síndrome compartimental.

Fonte: Wall e colaboradores.[8]

- O diagnóstico determina o momento ideal da abordagem cirúrgica. Não há exame específico e reprodutível para estabelecer o diagnóstico exato da síndrome compartimental; ele depende da suspeita, associada ao exame físico adequado.
- Os diversos dispositivos para aferir a pressão intracompartimental não medem diretamente a isquemia muscular ou dos nervos. A evolução da isquemia depende da magnitude e da duração da pressão elevada, podendo ainda variar entre pacientes conforme a presença de choque, hipertensão compensatória e lesão muscular preexistente.
- O tratamento recomendado para a síndrome compartimental aguda é o cirúrgico por meio da fasciotomia imediata.

REFERÊNCIAS

1. Matsen FA 3rd, Krugmire RB Jr. Compartmental syndromes. Surg Gynecol Obstet. 1978;147(6):943-9.
2. Konstantakos EK, Dalstrom DJ, Nelles ME, Laughlin RT, Prayson MJ. Diagnosis and management of extremity compartment syndromes: an orthopaedic perspective. Am Surg. 2007;73(12):1199-209.]
3. McQueen MM, Gaston P, Court-Brown CM. Acute compartment syndrome. Who is at risk? J Bone Joint Surg Br. 2000;82(2):200-3.
4. Waddle BC, Amendola A. Compartment syndrome. In: Browner BD, Jupiter JB, Levine AM, Trafton PG, Krettek C, editors. Skeletal trauma. 4th ed. Philadelphia: Saunders; 2008.
5. Willy C, Sterk J, Völker HU, Sommer C, Weber F, Trentz O, et al. Acute compartment syndrome: results of a clinico-experimental study of pressure and time limits for emergency fasciotomy. Unfallchirurg. 2001;104(5):381-91.
6. Whitesides TE, Haney TC, Morimoto K, Harada H. Tissue pressure measurements as a determinant for the need for fasciotomy. Clin Orthop Relat Res. 1975;(113):43-51.
7. White TO, Howell GE, Will EM, Court-Brown CM, McQueen MM. Elevated intramuscular compartment pressures do not influence outcome after tibial fracture. J Trauma. 2003;55(6):1133-8.
8. Wall CJ, Lynch J, Harris IA, Richardson MD, Brand C, Lowe AJ, et al. Clinical practice guidelines for management of acute limb compartment syndrome following trauma. ANZ J Surg. 2010;80(3):151-6.

124

FRATURAS CAUSADAS POR ARMA DE FOGO

■ ROBERTO S. T. CANTO

■ FABIANO R. T. CANTO

Nos Estados Unidos, acontecem de 60 mil a 80 mil ferimentos não fatais por arma de fogo por ano, com custo anual na fase emergencial do ferimento de 2,7 bilhões de dólares.

A fratura complica e encarece o tratamento demonstrando, também nesse aspecto econômico, a importância de o médico se inteirar completamente do assunto.

CAVITAÇÃO PERMANENTE

É a destruição direta do tecido no trajeto percorrido pela bala. A intensidade é influenciada por vários fatores. Assim que o projétil atinge o alvo, ele perde o efeito estabilizador do giro. Quando o projétil começa a dar cambalhotas, o grau de destruição aumenta e será maior quando a bala estiver posicionada a 90º com a trajetória. A bala pode, inclusive, permanecer invertida 180º quando já em repouso dentro do alvo. Essa é a razão da possibilidade de haver uma grave destruição atrás de um pequeno orifício de entrada.

ATENÇÃO!

Diferentes projéteis inclinam-se em diferentes profundidades no alvo. Aqueles mais velozes e estáveis tendem a se inclinar mais fundo. A proporção entre o tamanho da bala e a velocidade influencia a destruição de tecido no trajeto.

Uma bala maior com menos velocidade destruirá tecido no seu trajeto com pouca cavitação temporária. Uma bala menor, mas mais veloz produzirá uma destruição menor no trajeto do projétil, mas causará grande cavitação temporária. Duas balas de mesma energia cinética poderão produzir efeitos destrutivos diferentes nos tecidos.

■ CAVITAÇÃO TEMPORÁRIA

Ao atingir o alvo e penetrar, o projétil cria uma cavidade temporária ao redor do trajeto em virtude de forças radiais de estiramento e do vácuo criado pela sua passagem. A cavidade é criada originando pressões entre 4 atmosferas e subatmosféricas. O tamanho da cavidade pode chegar a 30 vezes o diâmetro da bala. O efeito dessa cavidade dependerá do tecido por onde a bala passa. Quanto maior a elasticidade, maior a acomodação das ondas de choque e menor o efeito destruidor da cavitação. Um tecido elástico como o pulmão acomoda bem as pressões e o dano é menor. Já no fígado ou em um órgão enclausurado por uma capa inelástica, como o cérebro, a destruição é grave. A cavitação próxima ao osso pode esmigalhá-lo propelindo inúmeros fragmentos, como estilhaços de uma granada, aumentando muito a gravidade da lesão.

ATENÇÃO!

Para o cirurgião, a questão prática é como lidar com os efeitos extremamente variáveis da cavitação temporária e ater-se, no desbridamento, aos tecidos nitidamente destruídos.

As armas modernas, com as suas destrutivas cavitações secundárias, impõem aos cirurgiões grande dificuldade em reconhecer a totalidade da destruição. O que se recomenda é uma atitude mais econômica efetuando o desbridamento em várias etapas, à medida que a desvitalização dos tecidos se torna mais aparente.

FERIMENTO ARTICULAR

O ferimento peri e intra-articular é comum. A cintura escapular é o alvo mais frequente no membro superior (21,4%), ou seja, ferimentos na clavícula, escápula, articulação glenoumeral e parte proximal do úmero. O punho seria a área menos atingida (3,7%) do membro superior. O membro inferior tem uma incidência menor de ferimentos peri ou intra-articulares. O joelho é o mais atingido em uma porcentagem de 9,5% das vezes e aqui também o tornozelo concorre apenas com 0,4% das vezes. As consequências de um ferimento a bala intra-articular que não tenha sido percebido ou que tenha sido negligenciado podem ser dramáticas.

ATENÇÃO!

Um ferimento penetrante próximo de uma articulação deve sempre levantar suspeita de uma possível invasão, e a articulação deve ser aberta, desbridada e profusamente lavada com uma grande quantidade de soro fisiológico ou Ringer-lactato, dependendo da situação chegamos a utilizar até a 10 litros.

Sinais de penetração articular podem ser a presença de ar à radiografia, fragmentos ósseos soltos e hematoma intra-articular. Caso haja fragmentos soltos, esta é a hora de fixá-los com estabilidade absoluta utilizando-se compressão interfragmentária após a redução anatômica. Fragmentos pequenos inaproveitáveis devem ser removidos. Além da prevenção da infecção, a abordagem cirúrgica da articulação para remover o projétil e os seus fragmentos procura evitar duas complicações: a primeira é a artrose resultante do dano cartilaginoso mecânico imposto à articulação pelo movimento articular; a segunda é o efeito da limalha de chumbo liberada dentro da articulação pelo movimento articular irritando cronicamente a membrana sinovial que, além de piorar a artrite, pode gerar efeitos sistêmicos, como sinais de neurotoxicidade, anemia, vômito, cólica abdominal e insuficiência renal – sinais da doença conhecida como saturnismo ou intoxicação pelo chumbo. O projétil de chumbo fora da articulação é logo enclausurado por tecido fibroso, ficando isolado do organismo e, portanto, assintomático. A remoção da bala ou dos fragmentos também pode ser feita por artroscopia ou, algumas vezes, de forma percutânea com pinças longas (Figura 124.1). As vantagens seriam a adição de pouca morbidade, melhor visualização da junta e melhor reabilitação. As desvantagens seriam o tempo maior para preparar e realizar o procedimento, além do risco de síndrome compartimental por extravasamento de líquido.

No ombro, apenas 10% dos projéteis são intra-articulares. Os ferimentos nessa região causam frequentes danos neurovasculares. Em até 15% das vezes, ocorre dano arterial.

ATENÇÃO!

A lesão nervosa é bem menos frequente, mas é o que determina o prognóstico a longo prazo quanto à função.

Todas as estruturas no caminho de um projétil de baixa energia podem estar lesadas. Tendões, ligamentos, fragmentos ósseos ou articulares e o labrum podem ser reconstruídos no momento da abordagem, de forma aberta ou artroscopica. Fraturas mais graves articulares ou metafisodiafisárias de-

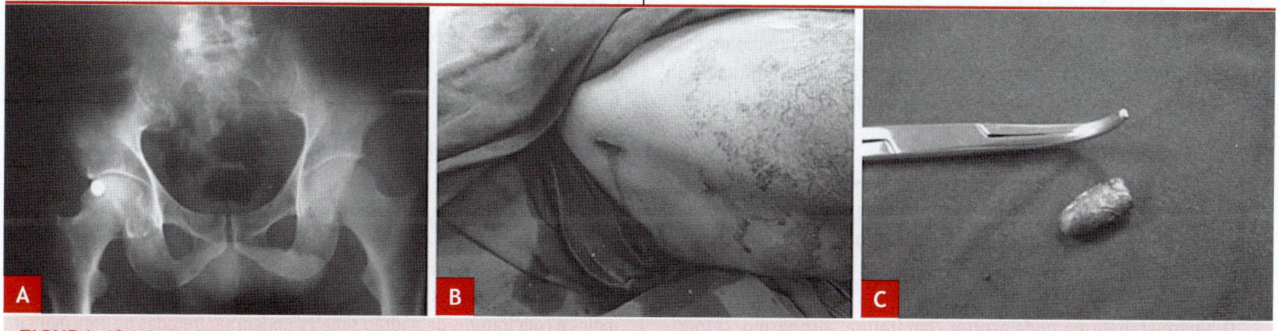

FIGURA 124.1 ■ (A) Radiografia em AP da bacia demonstrando o projetil por arma de fogo intrarticular. (B) Mini-incisão para a retirada do projetil de dentro da articulação com uma pinça longa. (C) Projétil de arma de fogo.

vem ser reduzidas de forma aberta e fixadas com placas comuns ou mesmo bloqueadas. Por vezes, na impossibilidade de reconstruir a cabeça umeral, pode-se lançar mão da hemiartroplastia. As complicações são aquelas que esperaríamos das fraturas graves dessa região como rigidez, pseudoartrose, infecção, síndrome compartimental e sequelas neurovasculares.

No cotovelo, a incidência de lesão por arma de fogo é de 4,8%, além dos cuidados da ferida pode ser necessária a colocação de um fixador externo transarticular enquanto se planeja o tratamento definitivo que poderá ser, algumas vezes, uma combinação de estabilização externa com fixação interna.

A incidência de ferimentos a bala no punho é de 1,7% em relação a todos os ferimentos. Após os cuidados iniciais de um criterioso desbridamento e de exaustiva lavagem, poderão ser encontradas lesões de artéria, nervos e de ossos, assim como também extensas perdas da cobertura cutânea que exigirão futuros retalhos ou enxertos de pele. A colocação de um fixador transarticular é uma opção interessante na maioria das vezes. A reconstrução arterial deve ser realizada na fase aguda, enquanto as tenorrafias e neurorrafias são feitas após alguns dias.

No quadril, quando o projétil penetra primeiro no abdome, representa uma situação especial em razão do grande risco de evoluir para a artrite piogena. Recomenda-se, atualmente, que a articulação, nesse quadro, deva ser desbridada e irrigada profusamente de forma urgente e, no mesmo ato, fixar as fraturas, caso houver. Os projéteis e seus fragmentos podem ser removidos por artrotomia ou artroscopia. A remoção com artroscopia requer cuidados e equipamentos especiais. Existem relatos de síndrome compartimental abdominal por extravasamento de líquido da artroscopia para dentro da cavidade.

ATENÇÃO!

Caso haja fratura acetabular, a entrada e a saída de líquido da artroscopia devem ser monitoradas e, se detectado o problema, a artroscopia deve ser suspensa imediatamente. Nas outras articulações, o tratamento segue o mesmo princípio.

TOXICIDADE DO CHUMBO

Pode ocorrer na presença do projétil, principalmente quando em contato com o líquido sinovial. O chumbo se torna solúvel em soluções com ácidos orgânicos como no líquido sinovial, favorecendo, por vezes, um grande aumento de concentração na corrente sanguínea. Outro mecanismo de invasão do chumbo na corrente sanguínea é os macrófogos fagocitarem as partículas metálicas. Embora na grande maioria das vezes seja dispensável a remoção de projéteis de regiões fora do contato com o líquido sinovial, não se deve esquecer da possibilidade, embora bem mais rara, de intoxicação oriunda de fragmentos metálicos longe das articulações. Aproximadamente de 90 a 95% do chumbo é armazenado no osso, tomando o lugar do cálcio na molécula de hidroxiapatita. A meia-vida do chumbo no osso é de 25 a 30 anos. A meia-vida na corrente sanguínea gira em torno de 30 dias e a excreção se dá pelas vias biliares e pelo rim.

ATENÇÃO!

Situações clínicas potencialmente geradoras de estado hipermetabólico podem liberar chumbo dos ossos na circulação e causar os sintomas de intoxicação.

O hipermetabolismo pode ocorrer com fratura, alcoolismo, cetoacidose diabética, infecção, gravidez, hiperparatiroidismo, doença de Paget e com o uso de várias drogas ilícitas e medicamentos. O médico deve ficar atento aos sintomas da intoxicação pelo chumbo, frequentemente vagos, que podem atingir vários órgãos e, por isso, o diagnóstico é retardado comumente. Os sintomas são fadiga, mal-estar, queixas abdominais, como náusea, vômitos, constipação, cefaleia e artralgia. Podem estar presentes também dificuldade de memória, deficiência de atenção e alteração de comportamento. Outros sinais de intoxicação pelo chumbo são a anemia microcítica hipocrômica, encefalopatia, alteração nervosa periférica por desmielinização dos axônios motores e insuficiência renal crônica. Alterações encefalopáticas crônicas incluem edema cerebral e convulsões. As suspeitas devem ser levantadas em todo paciente com anemia microcítica ou sintomas de dor abdominal persistente. Nessas situações, a dosagem do chumbo no sangue pode fechar o diagnóstico.

■ FRATURAS DOS OSSOS LONGOS

ÚMERO

FAF no úmero são menos comuns do que no fêmur e na tíbia. A lesão nervosa é comum, principalmente quando o ferimento ocorre na parte distal. O tratamento conservador pode ser adotado quando o dano de partes moles não for grande e a fratura puder ser mantida em boa posição com um *brace*. O tratamento conservador com aparelhos gessados ou *braces* é mais difícil para fraturas muito proximais ou distais.

ATENÇÃO!

Embora ainda controverso, o manejo de fraturas instáveis por trauma de baixa energia tem oscilado mais em direção ao tratamento cirúrgico por técnicas minimamente invasivas intramedulares com as hastes ou com as placas percutâneas, mesmo que ainda permaneça indefinido qual dos dois métodos seria melhor.

A vantagem preconizada é a liberação rápida do paciente para livre movimentação e um retorno mais rápido às atividades profissionais (Figura 124.2). Evidentemente, em ferimentos graves ou de guerra provocados por projéteis de alta energia, o fixador externo (FE) é, inicialmente, uma boa opção de estabilização até que se promova o tratamento completo da ferida e sua cobertura cutânea. Em 26 desses ferimentos, em Israel, tratados com FE lateral monoplanar, houve 15 consolidações com o método. Placa de compressão foi usada em cinco e gesso, em seis. Desses, cinco tiveram retardo de consolidação, sendo que quatro receberam placa e enxerto. Quinze pacientes tiveram um total de 20 lesões nervosas e, em um deles, a lesão resultou de colocação do pino distal lateralmente no úmero. Todas as fraturas, de certa forma, consolidaram e os autores enfatizam o FE como um bom método para tratamento inicial de fraturas com graves lesões de partes moles aconselhando a colocação de pinos distais laterais sob visão direta e deixando a colocação percutânea somente para inserção posterior. Mesmo ferimentos oriundos de projéteis de baixa energia, mas com lesões graves, quando impingidos a queima roupa, podem se beneficiar muito do FE, usado até que se possa cobrir a ferida e, já também com o paciente estável, planejar cuidadosamente a fixação interna.

ANTEBRAÇO

As lesões nervosas por arma de fogo no antebraço são relativamente comuns e a síndrome compartimental está presente em 10% dos casos. As fraturas causadas por projéteis de baixa energia sem grande destruição de partes moles e com fraturas de padrão simples podem ser tratadas de uma maneira eletiva com desbridamentos limitados e reconstrução óssea, frequentemente com estabilidade relativa com placas em ponte e enxertia óssea.

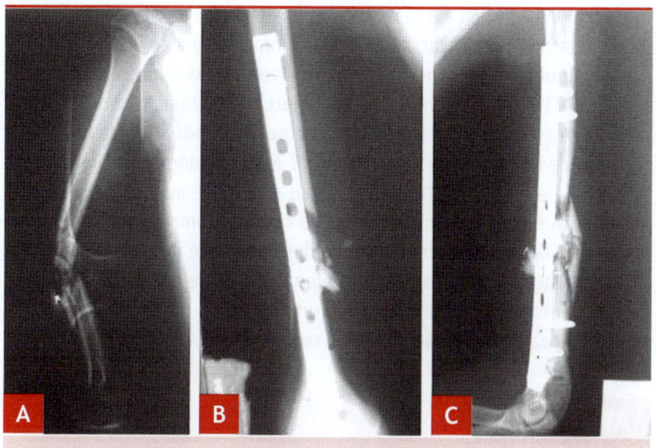

FIGURA 124.2 ■ (A) Radiografia em AP do úmero com uma fratura diafisária com um alto grau de cominuição. (B e C) Radiografia em AP e P após a osteossíntese da fratura do úmero com placas e parafusos de grandes fragmentos.

ATENÇÃO!

O tratamento das fraturas do antebraço por arma de fogo dependerá em, última estância, do comprometimento das partes moles e dos ossos como acontece nas fraturas por outros agentes etiológicos.

Uma fratura da ulna com desvio mínimo e pequeno comprometimento de partes moles pode ser tratada com uma órtese após os devidos cuidados com o ferimento de partes moles. Em razão do movimento de pronossupinação, os ossos do antebraço funcionam como uma articulação e, por isso, as fraturas desviadas têm de sofrer redução aberta e fixação interna, almejando sempre a reconstrução anatômica a mais perfeita possível, logo que a condição das partes moles o permitir. O fixador externo deve ser empregado quando houver perda óssea e fratura dos dois ossos. Se um dos ossos estiver preservado, o caso pode ser conduzido perfeitamente com uma tala para os curativos. O espaço da perda óssea pode ser preenchido com um espaçador de cimento com antibiótico que facilitará muito a enxertia futura. O fixador externo pode ser usado também em casos de trauma por explosão de granadas ou outros artefatos bélicos com grande comprometimento de partes moles. Isso permite a estabilização enquanto se promove a reconstrução das partes moles e ósseas se for o caso. Nas reconstruções, o enxerto ósseo autólogo é o preferido.

FÊMUR

A fratura do fêmur é a mais comum entre todas causadas por ferimento a bala. De um passado em que se tratava a tração esquelética, passando por alguns trabalhos que tentaram tratar até a consolidação com fixador externo, chegou-se a uma opinião quase unânime segundo a qual o FE deve ser usado temporariamente até o tratamento definitivo com osteossíntese. A haste intramedular é o tratamento padrão-ouro também para as fraturas causadas por arma de fogo. A literatura relata que, com a fixação sendo feita de imediato, 2 e 14 dias respectivamente após o ferimento, não se nota diferença quanto aos resultados, todos eles bons e uniformes, com baixíssimos índices de infecção (Figura 124.3). Em várias séries, houve pouca lesão arterial e nervosa. As lesões nervosas são tratadas de forma expectante e com chance substancial de recuperação. O tempo de consolidação com a haste variou de 2,5 a 5 meses, e o fresamento do canal parece ser uma boa indicação. A haste colocada retrogradamente, sobretudo nas fraturas mais próximas do joelho, demonstrou também ser uma boa opção. O inicialmente temido risco de infecção, tanto no joelho como no sítio da fratura por bala, não se confirmou na prática. O risco de síndrome compartimental após fratura do fêmur por ferimentos por armas de fogo (FAF) não é alto e ocorreria em 3% dos casos.

TÍBIA

É a segunda fratura de osso longo mais frequente por FAF. Desde a Primeira Guerra Mundial, houve uma infinidade de tratamentos para as fraturas da tíbia causadas por arma de fogo. Durante muito tempo, a abordagem terapêutica compreendia um período no aparelho gessado e, depois, uma órtese até a consolidação. Vários trabalhos combinavam o uso inicial do fixador externo com o uso de órteses ou gesso nas etapas finais. Na década de 1960, Sarmiento preconizava o tratamento funcional com gesso tanto nas fraturas fechadas como nas expostas.

ATENÇÃO!

Atualmente, o tratamento das fraturas por FAF depende do grau de cominuição óssea e do nível de comprometimento das partes moles.

Uma fratura com desvio mínimo e pequeno comprometimento de partes moles pelo projétil pode ser tratada ambulatorialmente após curativo

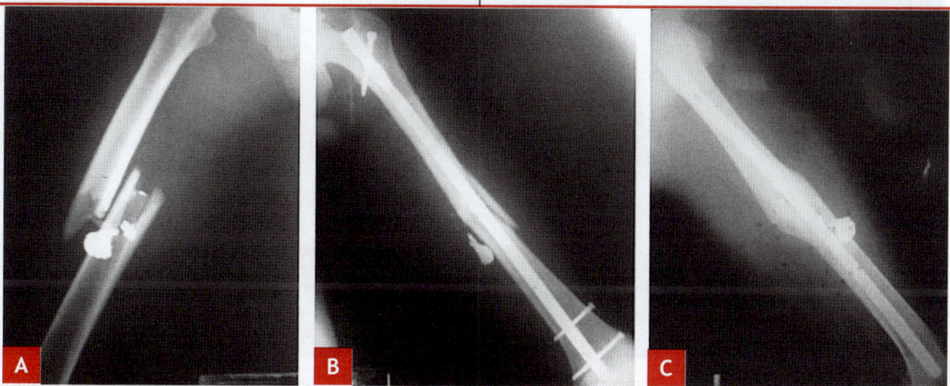

FIGURA 124.3 ■ (A) Radiografia em AP do fêmur com uma fratura diafisária. (B) Radiografia em AP no pós-operatório imediato. (C) Radiografias em P com 4 anos de evolução mostrando a fratura consolidada.

local com gesso inicialmente e, depois, um *brace*. Fraturas com grande cominuição, indiscutivelmente, são mais bem tratadas com haste intramedular. Quando a lesão de partes moles é significativa, pode-se usar um fixador externo até que uma cobertura cutânea precoce seja obtida pelas inúmeras técnicas de transferências de partes moles. Em seguida, faz-se a conversão para uma haste intramedular, de preferência até o 14° dia após a ocorrência da fratura.

COLUNA VERTEBRAL

Os FAF na coluna vertebral correspondem entre 17 e 21% das lesões traumáticas da coluna e já são a terceira causa de lesão medular no adulto jovem, ficando atrás apenas da queda de altura e dos acidentes de trânsito.

ATENÇÃO!

As bases do tratamento de lesão na coluna vertebral por arma de fogo são a manutenção ou a restauração neurológica, a estabilização da coluna vertebral instável e a prevenção de complicações graves nesses pacientes.

A coluna torácica é a mais acometida com 45,6 a 63% dos casos, seguida pela coluna cervical (20 a 30%) e a lombar (10 a 24,5%).

A frequência de lesões neurológicas completas e incompletas pode variar de 33 a 94,2% com frequência mais alta para a coluna torácica e cervical. A coluna do paciente vítima de acidente por arma de fogo deve ser operada quando houver sinais clínicos e/ou radiológicos de instabilidade naquele segmento fraturado. Os sinais clínicos de instabilidade são dor importante e incapacitante no local da fartura e uma deformidade que, na maioria das vezes, é em cifose. A cifose acontece porque, radiologicamente, o paciente pode apresentar uma lesão dos elementos posteriores da coluna vertebral, ou uma grande cominuição do corpo vertebral que o torna incapaz de sustentar o peso do corpo.

ATENÇÃO!

O paciente com lesão neurológica incompleta e piora neurológica progressiva, com projétil no interior do canal vertebral, tem indicação absoluta de retirada desse projétil e do reparo da dura-máter para evitar a formação de fístula do LCS. Nesses casos, a RM da coluna vertebral está contraindicada porque, durante o exame, o projétil pode se mover e agravar o quadro neurológico.

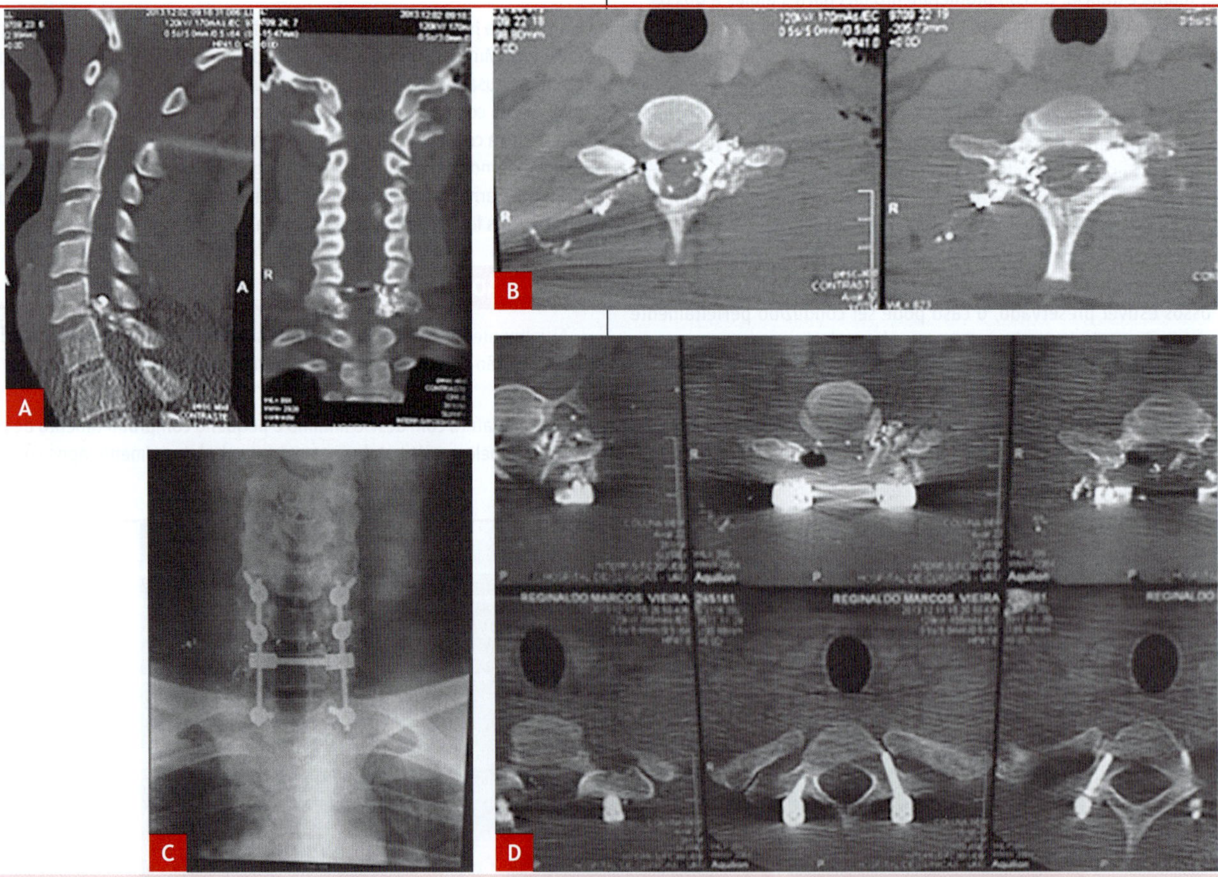

FIGURA 124.4 ■ (A) Tomografia da coluna cervical mostrando projétil intra-raquídeo com lesão medular incompleta. (B) Tomografia da coluna cervical em corte transversal mostrando a localização do projétil e uma fratura da faceta articular C6-C7. (C) Radiogradia mostrando a estabilização com parafusos de massa lateral e pediculares. (D) Tomografia após a remoção do projétil e estabilização cirúrgica.

Outra indicação de retirada do projétil da coluna vertebral é evitar a intoxicação tardia do paciente por chumbo. As consequências do plumbismo ou saturnismo são anemia, dores abdominais, letargia, neuropatia e encefalopatia. Os sintomas podem ser intermitentes e coincidir com a liberação do chumbo na corrente sanguínea. O local onde está o projétil da arma de fogo é importante para determinar o grau de intoxicação por chumbo. O líquido articular é muito mais corrosivo para o chumbo do que o LCS. Assim, projéteis no disco intervertebral ou na faceta articular podem levar à intoxicação por chumbo. A retirada dos projéteis do interior do osso da coluna ou da musculatura paravertebral não está indicada se eles não estiverem causando instabilidade. Contudo, projéteis no interior do canal, no disco intervertebral ou na faceta articular mesmo em pacientes com lesão neurológica completa, devem ser retirados para evitar o risco de lesões secundárias decorrentes da intoxicação por chumbo (Figura 124.4).

REVISÃO

- As armas modernas, por suas destrutivas cavitações secundárias, impõem aos cirurgiões grande dificuldade em reconhecer a totalidade das lesões. Recomenda-se efetuar o desbridamento em várias etapas, à medida que a desvitalização dos tecidos se torna mais aparente.
- O tratamento das FAF depende, em geral, do comprometimento das partes moles e dos ossos, como acontece nas fraturas por outros agentes etiológicos.
- O local lesionado determinará a abordagem terapêutica que, quase sempre, compreende intervenção cirúrgica. No caso de lesão nas articulações, por exemplo, buscam-se a reconstrução anatômica o mais perfeita possível para preservação dos movimentos específicos; remoção de fragmentos do projétil e de ossos para evitar infecções, artrose e o efeito de limalha de chumbo.
- Exames de imagem estão indicados, exceto a RM no caso de pacientes com projéteis no canal vertebral e quadro neurológico com piora progressiva.
- Além do tratamento da fratura propriamente dita, o paciente requer os cuidados específicos para a intoxicação por chumbo, sobretudo se o projétil tiver contato com o líquido sinovial.

LEITURAS SUGERIDAS

Abghari M, Monroy A, Schubl S, Davidovitch R, Egol K. Outcomes following low-energy civilian gunshot wound trauma to the lower extremities: results of a standard protocol at an urban trauma center. Iowa Orthop J. 2015;35:65-9.

Azzam W, Atef A. Our experience in the management of segmental bone defects caused by gunshots. Int Orthop. 2016;40(2):233-8.

Bumpass DB, Buchowski JM, Park A, Gray BL, Agarwal R, Baty J, et al. An update on civilian spinal gunshot wounds:treatment, neurological recovery, and complications. Spine. 2015;40(7):450-61.

Franke A, Bieler D, Wilms A, Hentsch S, Johann M, Kollig E. Treatment of gunshot fractures of the lower extremity: Part 1: Incidence, importance, casenumbers, pathophysiology, contamination, principles of emergency and first responder treatment. Unfallchirurg. 2014;117(11):975-6.

Machado MP, Simões MP, Gamba TO, Flores IL, Haiter Neto F, Durão CH, et al. A wormian bone, mimicking an entry gunshot wound of the skull, in an anthropological specimen. J Forensic Sci. 2016;61(3):855-857.

Pingarrón-Martín L, Otero TG, Gallo LJ. Experience with mandibular reconstruction using transport-disc-distraction osteogenesis. Craniomaxillofac Trauma Reconstr. 2015;8(2):117-22

Walter T, Schwabe P, Schaser KD, Maurer M. Positive outcome after a small-caliber gunshot fracture of the upper cervical spine without neurovascular damage. Pol J Radiol. 2016;81:134-7.

125 MAUS-TRATOS

ALEXANDRE FRANCISCO DE LOURENÇO

MAURICIO TAKASHI DE LIMA UYEDA

Muitos termos já foram usados para descrever o que hoje é mais reconhecido pelo nome genérico de **maus-tratos**. Há alguns anos, Caffey[1] foi um dos pioneiros em descrever as implicações ortopédicas do abuso físico de crianças. Assim, um dos nomes usados para descrever esta condição era síndrome de Caffey.[1] Contudo, com o tempo, a definição passou a englobar muito mais do que o aspecto físico das lesões, como estava implícito na chamada síndrome da criança espancada, outro termo frequentemente usado no passado.[2]

O ECA[3] define a prática de maus-tratos como toda ação ou omissão que prejudique o desenvolvimento físico, mental, moral, espiritual e social, em condições de dignidade e de liberdade. Podem ser classificados em quatro tipos: físicos, emocionais (psicológicos), sexuais e de negligência (omissão ou abandono).

ATENÇÃO!

Os atos violentos podem ocorrer de maneira isolada, embora frequentemente aconteçam de forma associada.

TIPOS DE MAUS-TRATOS, SEGUNDO A CLASSIFICAÇÃO INTERNACIONAL DE DOENÇAS (CID10)[4]

- T 74.0 Abandono
- T 74.1 Sevícias físicas
- T 74.2 Abuso sexual
- T 74.3 Abuso psicológico
- T 74.8 Outras síndromes especificadas de maus-tratos
- T 74.9 Síndrome não especificada de maus-tratos

Maus-tratos é, hoje, um termo bastante difundido para se referir à violência contra crianças e adolescentes no âmbito familiar, no âmbito institucional mais amplo ou pela sociedade. Essa noção também não é muito precisa e tem sido criticada por vários estudiosos porque faz supor que aos "maus-tratos" se oporiam aos "bons tratos". Assim, maus-tratos carrega uma conotação apenas moral, enquanto a violência contra meninos e meninas é um problema social muito mais sério.[5]

A violência intrafamiliar e institucional sempre afetou a saúde e a qualidade de vida de milhares de crianças e jovens no Brasil. Em nosso país, formas agressivas e cruéis de se relacionar são frequentemente usadas por pais, educadores e responsáveis por escolas, abrigos ou internatos como estratégias para educar e para corrigir erros de comportamento de crianças e adolescentes. Mas já está reconhecido cientificamente que, essa mentalidade e esse tipo de atuação, além de serem contraproducentes, são nocivos por vários motivos:

Muitos estudos mostram que a violência, da qual a pessoa é vítima nos primeiros anos de vida, deixa sequelas por toda a sua existência;

- A criança e o jovem não são objeto ou propriedade dos pais ou de qualquer adulto, e sim sujeitos de direitos especiais reconhecidos pela Constituição Brasileira[6] e pelo ECA;[3]

- Essa violência que ocorre silenciosamente dentro das famílias e na sociedade, como se fosse um fenômeno banal, é potencializadora da violência social em geral;
- As pessoas vítimas de violência na infância podem repeti-la quando se tornam adultas, especialmente com seus próprios filhos ou com outras crianças e adolescentes com as quais se relacionam socialmente.[5]

Existem alguns fatores de maior risco, representados por situações do ambiente familiar e por características das próprias vítimas, que propiciam a ocorrência dos maus-tratos.

ATENÇÃO!

Os maus-tratos não são um problema apenas dos estratos mais desfavorecidos da sociedade, mas de todas as classes sociais indistintamente.

FATORES DE RISCO

- Divórcio;
- Desemprego;
- Morte de familiares;
- Uso de álcool e drogas ilícitas;
- Gravidez indesejada;
- Filhos adotivos;
- Deficientes físicos e intelectuais;
- Adulto sem parentesco residindo na casa da criança.

No Brasil, a incidência de maus-tratos é desconhecida porque não existem muitos dados oficiais sobre casos notificados de abuso contra crianças e adolescentes, assim como não se realizam estudos sistemáticos sobre esse fenômeno.

ATENÇÃO!

Mesmo quando os maus-tratos levam a criança ou o jovem à morte, muitas vezes, recebem outras denominações nos boletins de ocorrência e atestados de óbitos, e a tipificação da violência acaba encoberta.

Um dos poucos estudos disponíveis sobre a incidência do problema no Brasil foi feito pelo Laboratório de Estudos da Criança (LACRI), ligado ao Instituto de Psicologia da Universidade de São Paulo.[7] Os dados foram coletados em várias cidades no Brasil, onde foi possível obter a denúncia de maus-tratos em uma pesquisa realizada entre 1996 e 2004. Embora longe de representar o real âmbito da violência contra as crianças e adolescentes no Brasil, pode-se ter uma ideia do espectro do problema (Tabela 125.1).

QUADRO CLÍNICO & DIAGNÓSTICO

Frequentemente, o médico que está em um pronto-atendimento é o primeiro a avaliar um caso de maus-tratos e deve sempre estar atento porque tem papel central em fazer o diagnóstico, o tratamento e a prevenção desse problema social.

ATENÇÃO!

Para o diagnóstico, é fundamental proceder à anamnese detalhada, a fim de averiguar se as lesões apresentadas pela criança são compatíveis com a história contada pelo acompanhante. Além disso, deve-se prestar atenção em alguns aspectos das lesões causados por traumas não acidentais.

Os sinais gerais de maus-tratos são: lesões incompatíveis com idade ou DNPM e com o acidente descrito; lesões em várias partes do corpo, em partes cobertas do corpo e em estágios diferentes de cura; histórico de acidentes frequentes; atraso entre o "acidente" e a procura tratamento.

O exame físico deve ser minucioso, procurando-se ferimentos que possam sugerir o abuso infantil, principalmente queimaduras e hematomas. Pensando nas lesões contusas, deve-se suspeitar principalmente quando ocorrem nas bochechas, pescoço, braços, mãos, genitais, coxas e pés. Quanto às queimaduras, elas estão presentes em aproximadamente 20% dos casos de maus-tratos e, na sua maioria, em menores de 3 anos, sendo os locais mais frequentes cabeça, mãos, genitais e membros inferiores.[8]

FRATURAS

Nos casos de maus-tratos físicos, as fraturas são muito comuns. Portanto, deve-se ter um alto grau de suspeição no atendimento a crianças com fraturas ou lesões de pele pouco explicadas pelo mecanismo de trauma, porém, não existe uma fratura patognomônica de maus-tratos em crianças.

TABELA 125.1 ■ Incidência da violência (1999 a 2004)

MODALIDADE DE VIOLÊNCIA	INCIDÊNCIA PESQUISADA									TOTAL
	1996	1997	1998	1999	2000	2001	2002	2003	2004	
Física	525	1.240	2.804	2.620	4.330	6.675	5.721	6.497	6.066	36.478
Sexual	95	315	578	649	978	1.723	1.728	2.599	2.573	11.238
Psicológica	0	53	2.105	893	1.493	3.893	2.685	2.952	3.097	17.171
Negligência	572	456	7.148	2512	4.205	7.713	5.798	8.687	7.799	44.890
Fatal	–	–	–	–	135	257	42	22	17	473
Total	1.192	2.064	1.2635	6.674	11.141	2.0261	15.974	20.757	19.552	110.250

Fonte: Instituto de Psicologia USP.[7]

Algumas fraturas são altamente sugestivas de maus-tratos. A fratura do fêmur isolada deve entrar nesse espectro quando ocorre em crianças não deambuladoras, já que até 70% das fraturas nessa situação estão relacionadas ao abuso infantil[9,10] (Figura 125.1).

O descolamento epifisário distal do úmero, muitas vezes de difícil diagnóstico em crianças menores, é outro tipo de fratura muito frequentemente associada a maus-tratos.

ATENÇÃO!

É frequente a presença de mais um osso fraturado, assim como fraturas em diferentes estágios de consolidação.

Alguns outros tipos de fraturas altamente suspeitas (Figura 125.2) de abuso são: metafisária; parte posterior das costelas; escápula; processo espinhoso; e esterno.

Na presença de fratura ou suspeita de fraturas ocultas associadas a maus-tratos, é recomendável a radiografia de todo esqueleto, embora não exista consenso sobre isso. Para alguns, seria melhor a radiografia apenas da parte suspeita, enquanto para outros seria recomendável a associação com cintilografia óssea.[11,12]

Deve ser feito diagnóstico diferencial com osteogênese *imperfecta*, raquitismo, leucemias, tumores, osteomielite, insensibilidade congênita à dor. O diagnóstico diferencial de lesões de pele inclui manchas mongólicas, doença hemorrágica do recém-nascido, deficiência vitamina K, leucemia, púrpuras, hemofilia de von Willebrand, fitofotodermatose.

TRATAMENTO

Além de cuidar das lesões encontradas, é fundamental que se procure uma forma de proteger a criança de mais agressões. Para tal, a internação hospitalar é uma alternativa que deve ser contemplada sempre que possível. Caso não seja viável, é importante identificar um familiar ou vizinho que possa ajudar. O Conselho Tutelar pode auxiliar na resolução imediata desses casos, porém também cabe à unidade de saúde apresentar alternativas.

O mais importante é pensar no diagnóstico e, uma vez que este seja cogitado, é obrigação legal do médico fazer a notificação de maus-tratos. Conforme manda o ECA, sempre que houver suspeita ou confirmação de castigo físico, de tratamento cruel ou degradante e de maus-tratos contra criança ou adolescente, deve-se obrigatoriamente comunicar o Conselho Tutelar da respectiva localidade, sem prejuízo de outras providências legais.

Caso o profissional de saúde descumpra o estatuto, pode ser responsabilizado civilmente pela falta de notificação, como diz o art. 245 do ECA:[3] "Deixar o médico, professor ou responsável por estabelecimento de atenção à saúde e de ensino fundamental, pré-escola ou creche, de comunicar à autoridade competente os casos de que tenha conhecimento, envolvendo suspeita ou confirmação de maus tratos contra criança ou adolescente". A pena é de multa de 3 a 20 salários de referência, aplicando-se o dobro em caso de reincidência

O médico tem papel central nesta questão, pois casos eventualmente despercebidos podem ter consequências terríveis para a criança. Estima-se que a maioria das crianças vítimas de abuso físico que retornam ao lar voltam a ser espancadas e muitas evoluem para a morte.

Não se pode ignorar o fato de que o médico que atende em um pronto-atendimento dentro do sistema de saúde atual tem uma carga imensa de trabalho e isso pode prejudicar sua disponibilidade de fazer a notificação necessária para casos de maus-tratos. Para minimizar isso,

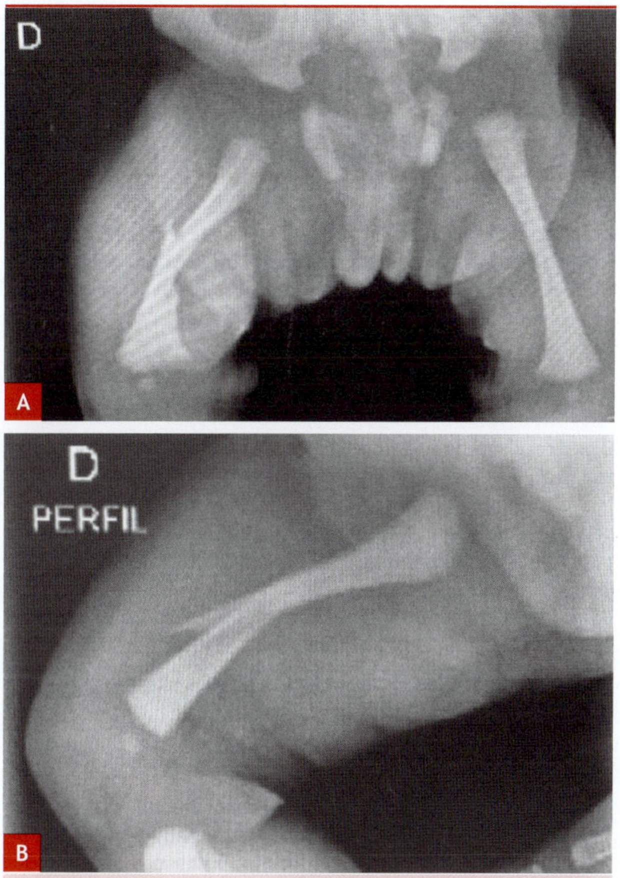

FIGURA 125.1 ■ Fratura de fêmur direito em um recém-nascido de 15 dias de vida. (A) Radiografia de frente. (B) Radiografia de perfil. A mãe tinha 17 anos, pai desconhecido. A criança apresentava várias lesões cutâneas.

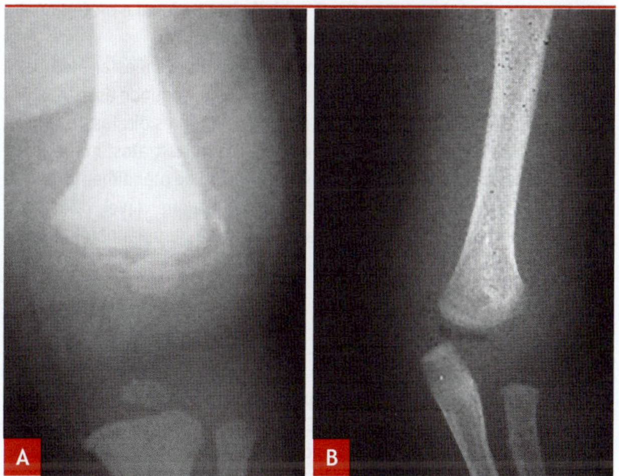

FIGURA 125.2 ■ Alguns tipos de fraturas frequentes em maus tratos. (A) Fratura metafisária de fêmur distal em consolidação. (B) Descolamento epifisário de úmero distal, embora a epífise não seja visível, observa-se o desalinhamento, que, associado ao quadro clínico, induz ao diagnóstico.

o médico deve ter o auxílio dos outros membros da equipe, como enfermagem e assistência social e compartilhar sua suspeita clínica com outros colegas.

ATENÇÃO!

O médico não deve exercer o papel de policial ou juiz da questão e confrontar ou julgar a família ou acompanhante do menor. Ele deve ter o cuidado de não se indispor ou gerar conflitos com familiares ou acompanhantes, mas a notificação é obrigatória afim de diminuir e coibir tais crimes contra as crianças e os adolescentes.

NOTIFICAÇÃO

O médico, diante de uma suspeita de maus-tratos, deve notificar imediatamente um destes três órgãos: Conselho Tutelar, delegacia de polícia ou Ministério Público. Todas essas instituições têm a incumbência de zelar pela defesa dos direitos da população infantojuvenil.[5]

O Unicef e o Governo brasileiro lançaram em 2013 o aplicativo "Proteja Brasil", que promete facilitar e incentivar as denúncias de qualquer tipo de maus-tratos contra crianças e adolescentes. Nesse aplicativo, é possível encontrar a localização e os telefones dos conselhos tutelares em todo Brasil, além de outras informações importantes.

REVISÃO

- Ainda há muito a ser feito para diminuir os casos de maus-tratos contra crianças e adolescentes. A notificação não é um favor que o profissional poderá ou não prestar, mas uma obrigação estabelecida por lei no Estatuto da Criança e do Adolescente, com previsão de pena para o descumprimento.
- Na abordagem, o médico deve procurar sinais da síndrome da criança espancada.
- A criança e o adolescente vítimas de maus-tratos, ao chegarem a um serviço de saúde, à escola ou outra instituição qualquer, demandam atendimento e proteção. O cuidado institucional e profissional é um direito que a criança e o adolescente têm.
- O médico e os demais profissionais de saúde devem estar atentos, mas não cabe a eles descobrir o agressor; este, segundo as estatísticas, em 30% das vezes não é os pais ou cuidadores diretos.
- A equipe médica não precisa comprovar os maus-tratos, mas é importante documentá-la e seguir um protocolo de atendimento.
- Além de tratar as lesões encontradas, sempre que viável, pode ser importante internar a criança para protegê-la de um ambiente doméstico violento.

REFERÊNCIAS

1. Caffey J. The classic: multiple fractures in the long bones of infants suffering from chronic subdural hematoma. Clin Orthop Relat Res. 2011;469(3):755-8.
2. Forlin E. Maus tratos na infância e adolescência. In: Programa de Atualização em Traumatologia e Ortopedia (Proato) Porto Alegre: Panamericana; 2004.
3. Brasil. Presidência da República. Casa Civil. Lei nº 8.069, de 13 de julho de 1990. Dispõe sobre o Estatuto da Criança e do Adolescente e dá outras providências [Internet]. Brasília: Casa Civil; 1990 [capturado em 20 set. 2016]. Disponível em: http://www.planalto.gov.br/ccivil_03/leis/l8069.htm.
4. Organização Mundial da Saúde. Classificação de transtornos mentais e de comportamento da CID-10. Porto Alegre: Artmed; 1993.
5. Hidalgo NTR, Gawryszewski VP. Notificação de maus-tratos contra crianças e adolescentes (Guia para os profissionais de saúde). São Paulo: Secretaria de Estado da Saúde de São Paulo; 2004.
6. Brasil. Presidência da República. Casa Civil. Constituição da República Federativa do Brasil de 1988 [Internet]. Brasília: Casa Civil; 1988 [capturado em 20 set. 2016]. Disponível em: http://www.planalto.gov.br/ccivil_03/constituicao/constituicao.htm.
7. Instituto de Psicologia USP. Laboratório de Estudos da Criança: LACRI [Internet]. São Paulo: USP; 2004 [capturado em 20 set. 2016]. Disponível em: www.usp.br/ip/laboratorios/lacri.
8. Maguire S, Mann MK, Sibert J, Kemp A. Are there patterns of bruising in childhood which are diagnostic or suggestive of abuse? A systematic review. Arch Dis Child 2005;90(2):182-6.
9. Coffey C, Haley K, Hayes J, Groner JI. The risk of child abuse in infants and toddlers with lower extremity injuries. J Pediatr Surg. 2005;40(1):120-3.
10. Terra BB, Figueiredo EA, Lima Terra, MPEO, Andreoli CV, Ejnisman B. Maus tratos infantis. Revisão da literatura. Rev Bras Ortop. 2013;48(1):11-6.
11. Bajaj M, Offiah AC. Imaging in suspected child abuse: necessity or radiation hazard? Arch Dis Child. 2015;110(12):1163-8.
12. Bainbridge JK; Huey BM; Harrison SK. Should bone scintigraphy be used as a routine adjunct to skeletal survey in the imaging of non-accidental injury? A 10 year review of reports in a single centre. Clin Radiol. 2015;70(8):e83-9.

126

FRATURAS DA COLUNA VERTEBRAL DO ADULTO

- FELIPE AUGUSTO GARCEZ DE CAMPOS
- FABIO A. VIEIRA
- DAVID DEL CURTO
- RENATO HIROSHI SALVIONI UETA
- EDUARDO BARROS PUERTAS

As fraturas e luxações da coluna vertebral são lesões graves ou potencialmente graves que devem ser suspeitadas e investigadas ativamente pela equipe médica em pacientes da emergência com ou sem traumatismo craniano, que apresentem alteração neurológica, deformidades, dor ou graves lacerações faciais, no couro cabeludo e no dorso.

Aproximadamente 5 a 10% dos pacientes com politrauma sofrem de fratura ou luxação na coluna, com 65 a 80% ocorrendo na região torácica ou lombar, seguidos pela coluna cervical e, em menor número, no sacro. Das lesões mais frequentes, a grande maioria incide nos seguimentos T11-L2 que compõem a junção toracolombar. Na coluna cervical, a região alta é o local mais frequente quando comparada às lesões subaxiais, em que cerca de 40% das lesões estão próximas da transição C6 e C7. Esse fato é explicado pela redução da estabilidade entre o segmento torácico, que é mais rígido e estável em razão da estrutura óssea e ligamentar, em que participam as costelas, o esterno e o segmento adjacente mais móvel.

A distribuição epidemiológica dessas lesões é bimodal, apresenta o primeiro e mais alto pico em adultos jovens do sexo masculino antes dos 30 anos, resultante de traumas de alta energia, como acidentes automobilísticos (45%), quedas de altura (20%) e lesões esportivas (15%) ou como resultado de atos de violência, incluindo ferimento por arma de fogo, arma branca ou agressão direta. Um segundo pico em idosos do sexo feminino, cujo mecanismo de trauma envolve fratura por trauma de baixa energia. A principal causa é queda em ortostatismo em razão da fragilidade óssea pela baixa densidade mineral.

Entre os pacientes com fratura toracolombar, aproximadamente 20% desenvolvem algum déficit neurológico e 4% evoluem com lesão neurológica completa. A coluna torácica, apesar do efeito estabilizador do gradil costal, está associada a grave déficit neurológico por dois motivos principais: 1) o canal medular é muito estreito; e 2) sua vascularização ocorre de forma retrógrada pela artéria de Adamkiewicz, entrando por um único forame entre os níveis de T9-L2, geralmente à esquerda.

ATENÇÃO!

Em razão da proximidade da coluna vertebral e de estruturas vitais como vísceras abdominais e torácica, mais de 50% dos indivíduos portadores de lesões toracolombares podem apresentar uma lesão extraespinal associada, podendo desviar a atenção do examinador para o não diagnóstico da lesão vertebral.

Uma associação comum, por exemplo, é a lesão do cinto de segurança (flexodistração) com lesão na coluna cervical e lesão intra-abdominal. Entre 5 e 20% dos pacientes com fratura toracolombar apresentam outra lesão espinal não contígua, sendo a mais comum a cervical.

■ AVALIAÇÃO INICIAL

Todo paciente politraumatizado pode apresentar fratura da coluna vertebral até que se prove o contrário; em uma série de casos aproximadamente 24% de todas as fraturas toracolombares foram perdidas na avaliação inicial de um politrauma. Os pacientes com suspeita de lesão da coluna vertebral devem ser atendidos de forma sistemática, com cuidados para vias aéreas, ventilação e circulação.

ATENÇÃO!

Os cuidados com a coluna aplicados no local do acidente, como prancha rígida e colar cervical, devem ser mantidos durante todo o transporte e manejo dentro do hospital.

Nos casos de déficit neurológico, esforços devem ser direcionados para minimizar a lesão secundária por isquemia medular. A administração de volume e reposição de sangue são mandatórias frente à hipotensão, contudo é importante diferenciar pacientes com choque hipovolêmico que estaãão taquicárdicos e hipotensos daqueles com choque neurogênico que apresentam diminuição da pressão sanguínea e bradicardia paradoxal.

Pacientes com lesão medular documentada podem ser candidatos ao uso de corticoterapia. O trauma inicial ao tecido neural precipita uma complexa cascata bioquímica levando a edema tecidual, alterações microvasculares com isquemia local e produção de fatores inflamatórios. Os grandes ensaios do National Acute Spinal Cord Injury Study (NASCIS II e III)[1,2] mostram benefício no uso de altas doses de metilprednisolona, embora estudos mais recentes apontem para o risco de sangramento gastrintestinal, pneumonias, infecção do sítio cirúrgico e sepse como efeitos adversos, o que vem causando o abandono dessa prática em muitos centros.

■ AVALIAÇÃO NEUROLÓGICA

O exame neurológico detalhado completo e preciso, por dermátomos, com o paciente acordado e colaborativo é fundamental quando possível para identificarmos lesões totais ou parciais da medula. A presença de lesão medular afeta drasticamente as chances de sobrevida inicial do paciente, com taxa de mortalidade de 2,6%, além de altos índices de morbidade, afetando a função permanentemente com repercussão direta na qualidade de vida.

ATENÇÃO!

A avaliação deve incluir sensibilidade superficial e profunda, função motora, reflexos superficiais e profundos, sensibilidade perineal e reflexo bulbo cavernoso.

O nível de consciência pode ser rapidamente determinado por meio da escala de coma de Glasgow, que numera de 3 a 15, mediante resposta ocular (1-4), resposta verbal (1-5) e resposta motora (1- 6), sendo considerados em coma pacientes com valor menor ou igual a 8 e que necessitam de proteção das vias aéreas, identificados pela letra T.

A avaliação motora também deve ser pormenorizada conforme o dermátomo e quantificada segundo a classificação proposta por Kendall (Tabela 126.1)[3] para o exame da força motora em 6 graus numéricos, de 0 a 5. São consideradas forças não úteis aquelas cujo grau numérico esteja abaixo de 3, em que zero é a ausência de ação muscular palpável e 5, a força muscular normal quando comparada com membro contralateral.

TABELA 126.1 ■ Avaliação da força muscular proposta por Kendall

GRAU	CARACTERÍSTICAS	% DE FORÇA EM RELAÇÃO AO NORMAL
0	Não existe contração muscular (sem movimento)	0
1	Existe contração muscular perceptível, sem haver movimento	0-10
2	O músculo é capaz de movimentar-se quando a gravidade é eliminada	11-25
3	O músculo é capaz de movimentar-se contra a gravidade, porém não contra a resistência	26-50
4	O músculo é capaz de se movimentar contra algum grau de resistência	51-75
5	Força muscular normal	76-100

Fonte: Kendall e colaboradores.[3]

Após o exame dos membros, é importante determinar a preservação dos segmentos sacrais da medula por meio da sensibilidade perineal, contração do esfíncter anal e flexão do hálux. Quando é observada a preservação das vias de condução para os segmentos sacrais, diagnostica-se lesão incompleta da medula.

Nos pacientes com lesão neurológica, a presença do reflexo bulbo cavernoso (arco reflexo de S2-S4) indica o fim do choque medular, que dura de 24 a 48 horas. Esse reflexo pode ser obtido pela tração da sonda uretral, tanto em homens quanto em mulheres, que estimula o trígono da bexiga e provoca uma contração reflexa do esfíncter anal ao exame de toque retal. O mesmo reflexo pode ser testado mediante compressão da glande peniana ou do clitóris.

Nível neurológico da lesão é o segmento mais caudal da medula com função motora e sensitiva normal em ambos os lados.

Com avaliação das deficiências sensitivas, motoras e reflexos, podemos utilizar a escala de Frankel modificada pela ASIA (American Spinal Injury Association) (Tabela 126.2), que ajuda a categorizar a gravidade das lesões, a permitir comparações e a guiar tratamento, embora as lesões neurológicas, muitas vezes, sejam contínuas e nem sempre se encaixem nas várias categorias.

■ EXAMES DE IMAGEM

A radiografia simples é o exame mais barato e disponível para a maioria dos centros. Desde que realizada de modo adequado, fornece informações importantes quanto a integridade dos componentes ósseos e seu alinhamento conforme o seguimento.

Na coluna cervical, podem ser liberados do exame de imagem com base no exame clínico pacientes vítimas de trauma, colaborativos, sem outras lesões como ferimentos ou outras fraturas identificáveis em extremidades, que não estejam sob efeito agentes de álcool ou drogas ilícitas, sem dores na coluna ou contraturas.

Porém, aqueles que apresentam contusão craniana, com múltiplas lesões, inconscientes ou não colaborativos devem ser submetidos ao exame mais rápido possível, mediante radiografias ou TC. Radiografias nas incidências anteroposterior (AP), perfil (P), oblíquas e transoral devem ser realizadas. São adequadas quando incluem tanto a transição occiptocervical como a transição cervicotorácica.

Muitas vezes, a conformação biológica do paciente e seu estado clínico não permitem uma adequada visualização destas áreas por meio de radiografias simples, prejudicando a avaliação e que pode levar à falta de diagnóstico adequado. Com o avanço da tecnologia e a difusão de aparelhos nos centros de tratamento, os tomógrafos com vários canais de aquisição de imagem vêm ganhando espaço já na avaliação inicial, permitindo exames de imagem adequados sem prejudicar o tratamento.

TABELA 126.2 ■ Definições da escala de categorias para deficiências da Asia modificadas da escala de Frankel

A	Completa	Não existe função motora ou sensitiva nos segmentos sacrais mais baixos (S4-S5)
B	Incompleta	Função sensitiva abaixo do nível neurológico e em S4-S5, sem função motora abaixo do nível neurológico
C	Incompleta	Função motora é preservada abaixo do nível neurológico E mais da metade dos grupos de músculos chave abaixo do nível neurológico tem gradação muscular menor do que 3
D	Incompleta	Função motora é preservada abaixo do nível neurológico E mais da metade dos grupos de músculos-chave abaixo do nível neurológico tem gradação muscular pelo menos 3
E	Normal	Função sensitiva e motora é normal

Fonte: American Spinal Injury Association.[4]

Na coluna toracolombar, devem ser realizadas radiografias nas incidências AP e lateral. Na AP (Figura 126.1), pode-se identificar um aumento na distância interpedicular característico de uma fratura explosão ou um aumento na distância interespinhosa em virtude de lesão do CLP. Na incidência lateral, pode ser quantificado o grau da deformidade cifótica pelo ângulo de Cobb, a altura dos corpos vertebrais e discos ou uma translação sagital com uma quebra da linha vertebral posterior.

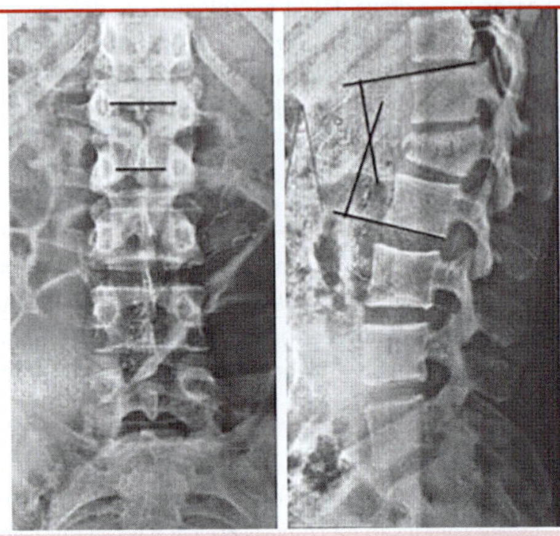

FIGURA 126.1 ■ Radiografias AP e P de uma fratura L1, à esquerda observamos o aumento da distância interpedicular e, à direita, a cifose regional calculada pelo método de Cobb.

Muitos autores propõem que uma cifose segmentar maior que 30°, uma translação maior que 2,5 mm em qualquer plano ou perda da altura do corpo maior que 50% representam um parâmetro indireto de lesão do CLP. Apesar de as radiografias serem adequadas para avaliar a maioria dos casos de traumam estas podem levar a um erro diagnóstico em 25% das fraturas do tipo explosão e subestimar o comprometimento do canal em até 20%.

A TC multiplanar de alta resolução com cortes menores que 2 mm se faz necessária para elucidação diagnóstica e melhor programação cirúrgica. Ela é mais sensível para avaliação dos elementos ósseos, sendo capaz de identificar cominuição do corpo, assim como o local e tamanho de qualquer fragmento retropulsado no canal. Em muitos centros no mundo, a TC vem substituindo as radiografias em qualquer vítima de trauma toracolombar.

Nos casos em que o déficit neurológico não é condizente com a lesão encontrada ou havendo dúvida sobre a integridade do CLP, deve-se indicar uma RM. Esse exame é o padrão-ouro para visualização de lesões em tecidos moles que incluem herniação do disco, hematoma epidural, lesões ligamentares e lesões aos elementos neurais. Os achados da RM podem contribuir para o entendimento da gravidade da lesão, incluindo o potencial para instabilidade da coluna e a necessidade de tratamento cirúrgico, bem como para tentar prever a recuperação neurológica.

■ TIPOS DE FRATURAS

FRATURAS E FRATURAS-LUXAÇÕES DA COLUNA CERVICAL SUPERIOR

São consideradas lesões da coluna cervical superior as que envolvem os côndilos occipitais, atlas (C1) e áxis (C2) (Figura 126.2). As lesões occipito-cervicais na porção superior da coluna cervical facilmente passam desapercebidas, merecendo importante suspeita clínica, principalmente no paciente politraumatizado.

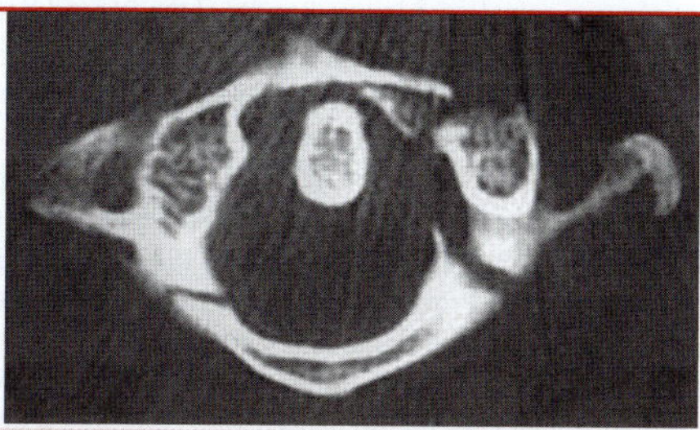

FIGURA 126.2 ■ Fratura de Jefferson: áxis em quatro partes.

■ LESÕES DA COLUNA CERVICAL BAIXA (C3 A C7)

Acontecem da vértebra C3 até C7. Podem ser divididas em ruptura aguda do disco intervertebral, subluxação facetária, luxação uni ou bilateral, fraturas do corpo vertebral e do arco posterior e fraturas luxações. Os principais objetivos do tratamento são realinhar a coluna vertebral, impedir lesão adicional do tecido nervoso e promover recuperação neurológica e funcional precoces.

As luxações unilaterais das facetas são causadas por flexão e rotação da coluna cervical. O local mais comum de ocorrer a luxação é C5-C6. Radiografias podem mostrar estreitamento do espaço intervertebral, angulação vertebral anterior, listese vertebral de corpos adjacentes e aumento da distância entre seus processos espinhosos. Geralmente, não são encontradas fraturas nessas lesões. A redução da lesão pode ser tentada por meio da tração halocraniana, porém as luxações unilaterais são de difícil redução. Comumente, a instrumentação vertebral associada à artrodese é necessária para a adequada estabilização. Se o paciente tem instabilidade posterior, a fusão posterior é preferível, associando-se à fusão intersomática anterior.

■ TRATAMENTO

A decisão para tratamento de uma fratura cirurgicamente com fixação interna com ou sem descompressão dos elementos neurais, ou de modo conservador com uso de colete, depende de diversos fatores. Em ambos os casos, as metas do tratamento das lesões da coluna vertebral são:

1 | Realinhar a coluna vertebral;
2 | Prevenir lesões adicionais;
3 | Promover a recuperação neurológica e melhora da dor;
4 | Manter ou restabelecer a estabilidade da coluna;
5 | Promover recuperação funcional precoce.

A indicação cirúrgica, em alguns casos, é clara; mas, em outros, pode ser controversa. Algumas indicações cirúrgicas são: instabilidade mecânica déficit neurológico; deformidade significante; e múltiplas lesões que inviabilizem o uso de colete.

■ COLUNA CERVICAL

A localização e os diversos tipos de fraturas apresentam tratamento específico e deve ser realizado por especialista na área da coluna. Nos casos de fraturas-luxações facetárias cervicais, por exemplo, a intervenção pode ser dividida em dois estágios: redução; e fixação interna.

A redução pode ser fechada, com tração craniana, ou cirúrgica, por via anterior ou posterior. A tração craniana é realizada por meio do halo craniano ou pinças de Gardner-Wells, e o paciente deve estar alerta e consciente durante todo o procedimento para evitar lesão iatrogênica causada por tração excessiva. São aplicados 4,5 kg de peso e adicionados 2,5 kg por nível lesado, realizando radiografias a cada aumento de peso. A redução fechada precoce teria a vantagem de melhorar o quadro neurológico e facilitar a mobilização adequada do paciente. No entanto, esse procedimento é passível de complicações, pois as luxações facetárias cervicais podem estar associadas a hérnias discais traumáticas em 54% dos casos. Nesse aspecto, alguns autores defendem a realização da discectomia do nível comprometido por uma via de acesso cirúrgico anterior, seguida de redução pela mesma via, ou ante o insucesso desta, por via de acesso posterior.

Em razão da natureza instável dessas lesões, resultante do comprometimento do complexo ligamentar posterior, torna-se necessária a fixação cirúrgica do nível afetado. Essa fixação pode ser realizada pela via de acesso anterior ou posterior, após a redução fechada, ou pela mesma via de acesso utilizada para a redução cirúrgica. Em revisão sistemática, Del Curto *et al* demonstraram não haver diferença quanto à via de acesso, se anterior ou posterior, para o tratamento das fraturas cervicais.

■ COLUNA TORACOLOMBAR

Fraturas por compressão com altura do corpo preservada maior que 50%, menos de 25° de cifose e sem lesão do CLP, normalmente, podem ser tratadas por método conservador com ortetização por 12 semanas. O colete de Jewett em hiperextensão foi projetado para resistir às forças em flexão, porém é menos resistente no controle da rotação e flexão lateral. A órtese toracolombossacra (OTLS) reduz a movimentação em múltiplos planos sendo mais bem indicada para as fraturas mais instáveis. Ambos estão indicados para fraturas entre T7-L4, acima desse nível, uma órtese cervicotorácica deve ser empregada e, abaixo, uma órtese com extensão para a coxa pode ser necessária. Sempre que indicado uso de colete, devem ser solicitadas radiografias em ortostase para avaliar estabilidade da lesão e assegurar que não haja colapso em cifose regional.

As fraturas em flexodistração e as fraturas-luxações, por apresentarem alto grau de instabilidade, não devem ser tratadas de forma conservadora, com exceção da fratura de *Chance* puramente óssea. Essa fratura, normalmente, pode ser tratada com colete em hiperextensão por 12 semanas até que o osso tenha se consolidado.

ATENÇÃO!

Lesões não aptas para o uso de colete devem ser tratadas cirurgicamente. Os objetivos da cirurgia são manter a redução anatômica e minimizar os níveis envolvidos enquanto prove estabilidade suficiente para permitir mobilização precoce, alcançando uma descompressão neural quando indicada, no tempo correto, sem complicações.

Para manter a redução anatômica, as forças deformantes devem ser suportadas pelas diversas formas de instrumentação até que a fratura se consolide. A via anterior foi primariamente descrita para descompressão neural e para restabelecer a coluna anterior por meio de corpectomia seguida de enxerto estrutural ou cages de titânio, em vértebras com grande cominuição. A instrumentação via posterior com parafusos pediculares provêm maior rigidez do que as construções anteriores e vêm se tornando a principal instrumentação nas fraturas toracolombares.

Minimizar o comprimento da instrumentação é um assunto muito debatido recentemente e tem maior vantagem na coluna lombar móvel do que na torácica. Classicamente, as instrumentações se constituíam de dois a três níveis acima e abaixo do nível fraturado. Fixação de "segmento curto" é um termo utilizado para descrever uma construção limitada um nível acima e abaixo da fratura, como exemplo dessa técnica temos o fixador interno com pinos de *Schanz* da AO. Essa última técnica apresenta taxa de sucesso semelhante às técnicas clássicas em fraturas mais estáveis preservando mais a movimentação fisiológica da coluna.

A descompressão dos elementos neurais normalmente é reservada para pacientes com déficit neurológico. Paciente com avaliação neurológica intacta, mesmo quando apresentam um comprometimento do canal maior que 50%, não se beneficiam da descompressão. A reabsorção do fragmento ocorre naturalmente e esses pacientes, em geral, não evoluem para estenose do canal. Pacientes com déficit neurológico podem ser descomprimidos de forma direta ou indireta (ligamentotaxia), sendo que os melhores resultados são obtidos com até 48 horas após o trauma.

REVISÃO

- Todo paciente politraumatizado pode apresentar fratura da coluna vertebral até que se prove o contrário. Os pacientes com suspeita de lesão da coluna vertebral devem ser atendidos de forma sistemática, com cuidados para vias aéreas, ventilação e circulação, além de prancha rígida e colar cervical, cuidados que devem ser mantidos durante todo o transporte e manejo dentro do hospital.
- As fraturas e luxações da coluna vertebral sempre devem ser investigadas no paciente vítima de trauma. A avaliação primária inicial fica a cargo do médico da emergência, que deve manejar até avaliação do especialista. Os exames físico e neurológico detalhados, associados a exames de imagem radiográficos de qualidade, devem fazer parte da avaliação inicial e propedêutica armada.
- Na avaliação inicial, a administração de volume e reposição de sangue são mandatórias frente à hipotensão, contudo é importante diferenciar pacientes com choque hipovolêmico que estão taquicárdicos e hipotensos daqueles com choque neurogênico que apresentam diminuição da pressão sanguínea e bradicardia paradoxal.
- A TC multiplanar de alta resolução com cortes menores que 2 mm se faz necessária para elucidação diagnóstica e melhor programação cirúrgica.
- O exame neurológico detalhado completo e preciso, por dermátomos, com o paciente acordado e colaborativo é fundamental quando possível para identificarmos lesões totais ou parciais da medula.

REFERÊNCIAS

1. Bracken MB, Shepard MJ, Collins WF, Holford TR, Young W, Baskin DS, et al. A randomized, controlled trial of methylprednisolone or naloxone in the treatment of acute spinal-cord injury. Results of the Second National Acute Spinal Cord Injury Study. N Engl J Med. 1990;322(20):1405-11.
2. Bracken MB, Shepard MJ, Holford TR, Leo-Summers L, Aldrich EF, Fazl M, et al. Administration of methylprednisolone for 24 or 48 hours or tirilazad mesylate for 48 hours in the treatment of acute spinal cord injury. Results of the Third National Acute Spinal Cord Injury Randomized Controlled Trial. National Acute Spinal Cord Injury Study. JAMA. 1997;277(20):1597-604.
3. Kendall PF, McCreary KE, Provance GP, Rodgers IM, Romane AW. Músculos: provas e funções. 5. ed. Barueri: Manole; 2007. p. 170.
4. American Spinal Injury Association. International Standards for Neurological Classification of Spinal Cord Injury: revised 2002. Chicago: ASIA; 2002.

LEITURAS SUGERIDAS

American College of Surgeons Committee on Trauma. Advanced trauma life support (ATLS) student course manual. 9th ed. Chicago: American College of Surgeons; 2012.

Del Curto D, Tamaoki MJ, Martins DE, Puertas EB, Belloti JC. Surgical approaches for cervical spine facet dislocations in adults. Cochrane Database Syst Rev. 2014;(10):CD008129.

Harris MB, Reichmann WM, Bono CM, Bouchard K, Corbett KL, Warholic N, Simon JB, et al. Mortality in elderly patients after cervical spine fractures. J Bone Joint Surg Am. 2010;92(3):567-74.

Hasler RM, Exadaktylos AK, Bouamra O, Benneker LM, Clancy M, Sieber R, et al. Epidemiology and predictors of spinal injury in adult major trauma patients: European cohort study. Eur Spine J. 2011;20(12):2174-80.

Middleton JW, Dayton A, Walsh J, Rutkowski SB, Leong G, Duong S. Life expectancy after spinal cord injury: a 50-year study. Spinal Cord. 2012;50(11):803-11.

Oliver M, Inaba K, Tang A, Branco BC, Barmparas G, Schnüriger B, et al. The changing epidemiology of spinal trauma: a 13-year review from a level I trauma centre. Injury. 2012;43(8):1296-300.

Wang H, Zhang Y, Xiang Q, Wang X, Li C, Xiong H, et al. Epidemiology of traumatic spinal fractures: Experience from medical university-affiliated hospitals in chongqing, china, 2001–2010. J Neurosurg Spine. 2012;17(5):459-68.

OTORRINOLARINGOLOGIA E CIRURGIA DE CABEÇA E PESCOÇO

Marcio Abrahão // Onivaldo Cervantes

PARTE

26

127 FERIMENTOS CERVICAIS

■ ONIVALDO CERVANTES
■ ROBERTO MASSAO TAKIMOTO

O pescoço é uma região complexa onde se localizam as mais diferentes estruturas anatômicas, desde grandes vasos sanguíneos e linfáticos, estruturas nervosas, a medula espinal, a coluna cervical e a via aerodigestiva superior. O seu tratamento também é complexo e requer um perfeito conhecimento, por parte do cirurgião, da localização de cada estrutura e como ela pode ser lesada durante o mecanismo de trauma.

■ EPIDEMIOLOGIA

Durante muitos anos, o principal fator causal dos traumas cervicais foram os acidentes automobilísticos, em que o motorista e/ou passageiro eram arremessados contra o volante ou o painel do veículo. Com a obrigatoriedade da utilização do cinto de segurança, houve queda acentuada na incidência deste tipo de trauma. Porém, com o aumento calamitoso da violência urbana, hoje nos deparamos com ferimentos causados pelos mais diversos tipos de armas brancas e de fogo. Observamos também, nos grandes centros, acidentes motociclísticos, lesões cervicais provocadas por linha de pipa, tentativas de estrangulamento, lesões provocadas por brinquedos de parque de diversão, entre outros.

Em relação aos ferimentos penetrantes do pescoço, as armas de fogo são responsáveis por cerca de 48% deles; as armas brancas, por aproximadamente 40%; e outros tipos de instrumentos pontiagudos, por 12%. Os causados por armas de fogo são potencialmente mais graves; de maneira geral, aproximadamente 35% de todos os ferimentos causados por elas e 20% dos causados por armas brancas estão associados a danos significantes de estruturas vitais, entretanto, apenas 16,5% dos ferimentos por armas de fogo e 10,1% dos por armas brancas requerem terapêutica cirúrgica. As estruturas mais afetadas no trauma penetrante do pescoço são os vasos, a medula espinal, o trato aerodigestivo superior e os nervos.

Em relação aos traumas contusos, apesar de frequentes, as lesões laringotraqueais e faringoesofágicas são raras, ocorrendo em 0,04 a 0,3% de todos os traumas contusos. Também pouco frequentes são as lesões das artérias vertebral e carótida, ocorrendo respectivamente em 0,7 e 0,9% dos traumas contusos.

■ CLASSIFICAÇÃO

Os ferimentos do pescoço podem ser penetrantes ou contusos. Quando penetrantes, podem ter como mecanismo de trauma, as armas de fogo, as armas brancas (facas, espadas, etc.), estilhaços (de vidro, de bombas, etc.) e quaisquer instrumentos pontiagudos. Já os ferimentos contusos não apresentam solução de continuidade, sendo os principais mecanismos de trauma os relacionados aos acidentes de trânsito (atropelamentos, movimento de chicote do pescoço, colisões entre veículos, etc.), sufocamento (enforcamentos, estrangulamentos, etc.) e contusões de origem esportiva.

O pescoço é dividido em três áreas anatômicas ou zonas (Figura 127.1):[1]

- Zona I: estende-se da clavícula até a cartilagem cricoide;
- Zona II: estende-se da cricoide até o ângulo da mandíbula;
- Zona III: do ângulo da mandíbula até a base do crânio.

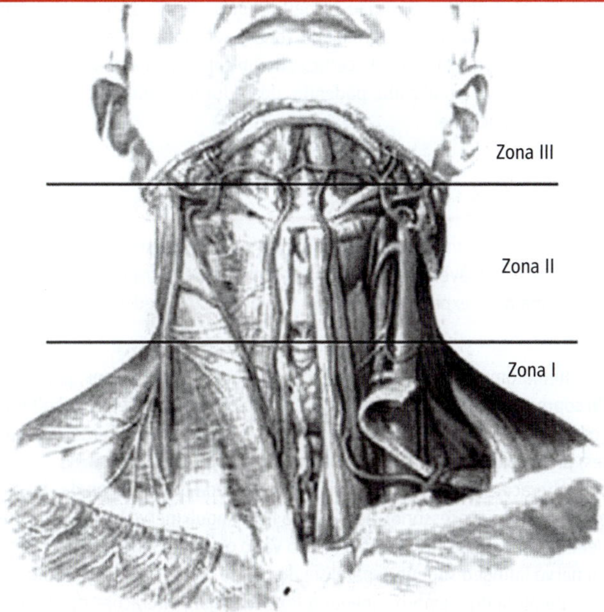

FIGURA 127.1 ■ Ilustração esquemática das zonas do pescoço.

Fonte: Roon e Christensen.[1]

De forma geral, a zona II é a mais comumente atingida nos ferimentos penetrantes (47%), seguida pela zona III (19%) e pela zona I (18%). Em cerca de 16% das vezes, há envolvimento de mais de uma região. Em séries com predomínio de ferimentos causados por armas brancas, a zona I é a mais atingida (44%), seguida pela II (29%) e pela III (27%). A maioria das feridas por armas brancas acontece do lado esquerdo do pescoço, provavelmente em razão de a maioria dos agressores ser destra.

O conhecimento da anatomia cervical permitirá ao cirurgião suspeitar quais estruturas foram lesadas, dependendo da zona atingida no trauma, assim como instituir os métodos propedêuticos que o auxiliarão no diagnóstico exato, seja do sistema respiratório (laringe e traqueia), do cardiovascular (artérias subclávia, carótidas comum, interna ou externa, artéria vertebral, veias jugulares internas ou externa e seus ramos, vasos linfáticos ou troncos), do sistema digestório (faringe e esôfago), do sistema endócrino (tiroide e paratiroides) ou do sistema nervoso (nervos periféricos e medula espinal).

■ DIAGNÓSTICO

A avaliação radiológica sofreu algumas alterações nos últimos anos, propiciando uma troca de métodos mais invasivos para outros menos invasivos, e também com ganho significativo de confiabilidade nos resultados.

ATENÇÃO!

O mecanismo de lesão deve ser identificado de imediato, observando-se a presença de sangramento profuso, presença ou ausência de deterioração neurológica e/ou respiratória. A dificuldade em respirar, falar e deglutir é dado importante, assim como a presença e a localização da dor.

A observação de lesão de nervos periféricos pode estar prejudicada pelo nível de consciência do paciente. A elucidação do trajeto do agente agressor permitirá ao cirurgião suspeitar quais estruturas poderão estar lesadas dentro de uma determinada zona e selecionar os exames apropriados para o diagnóstico de certeza, assim como qual a prioridade com que cada um será realizado, podendo, dessa forma, elaborar melhor tratamento ao paciente.

ATENÇÃO!

Exames só devem ser realizados quando o paciente estiver hemodinamicamente estável. Aqueles que apresentam hemorragia maciça ou hematoma em expansão devem ser explorados de imediato.

Hematomas pulsáteis ou em expansão, ausência de pulsos, presença de sopros e hemorragia externa ativa, assim como, hemiplegias ou alterações neurológicas graves são indicativos de lesões de estruturas vasculares, principalmente no território das artérias carótidas.

Alterações neurológicas focais, como a queda do ombro ou da cintura escapular (nervo acessório), paralisia da hemilíngua (nervo hipoglosso), da hemiface (nervo facial), disfonia (nervo vago ou nervo laríngeo recorrente ou nervo laríngeo superior), paralisia do palato (nervo vago e glossofaríngeo) paralisia do membro superior (plexo braquial), alterações da sensibilidade (nervo trigêmio), paraplegia ou tetraplegia (medula espinal) são as mais frequentes decorrentes de lesões nervosas.

Enfisema subcutâneo, hemoptise ou hematêmese sugerem lesão do trato respiratório ou digestivo. Lesões das cartilagens tiroide e/ou cricoide levam, habitualmente, a quadros de disfonia e dispneia.

Entre os principais métodos diagnósticos temos os exames radiológicos simples ou contrastados, US, arteriografias, TC, RM, laringoscopia indireta, direta e/ou através de fibroscópios (telescópio ou nasofibrolaringoscópio), broncoscopia, esofagoscopia, sempre no intuito de precisar melhor o diagnóstico e preconizar o melhor e o mais eficaz tratamento na urgência.

ATENÇÃO!

A arteriografia é o exame de eleição para confirmarmos lesão vascular, sendo uma alternativa o uso de US com Doppler. A laringoscopia e a broncoscopia são fundamentais e precisas no diagnóstico das lesões laríngeas e traqueais.

A confirmação de lesão esofágica é a mais difícil, mesmo utilizando a esofagografia, endoscopia flexível ou rígida, sendo esta última mais sensível para este tipo de diagnóstico.

TRATAMENTO

O manejo de muitas das lesões traumáticas do pescoço ainda permanece fonte de grande controvérsia na literatura. O atendimento inicial deve obedecer aos preceitos do ATLS,[2] do American College of Surgeons.

ATENÇÃO!

A via aérea pode estar obstruída por hematoma, pelo sangramento, por próteses ou por lesão nervosa (nervo laríngeo recorrente).

Com base nos resultados de Fogelman e Stewart,[3] em que descreveram 6% de óbitos nos pacientes sistematicamente operados contra 35% nos pacientes seletivamente operados, estabeleceu-se a conduta de operar todos os pacientes, cujo trauma estendeu-se além do músculo platisma. Entretanto, esta conduta está associada a altos índices de cervicotomias desnecessárias (de 30 a 80%). Por isso e também pela melhora dos métodos diagnósticos, é que alguns centros optam por abordagens seletivas, ou seja, apenas quando há indícios de lesões que necessitem de reparo cirúrgico. Essa conduta seletiva somente deve ser tomada em centros que disponham de equipe experiente e métodos diagnósticos adequados.

Ainda nos dias atuais persiste a controvérsia nos traumas cervicais entre a abordagem seletiva *versus* a mandatória, principalmente nos ferimentos da zona II. A exploração seletiva é segura nos pacientes assintomáticos e hemodinamicamente estáveis, mas devem estar à disposição meios para a realizar o diagnóstico preciso e para detectar a presença de lesões que necessitem de tratamento cirúrgico.

A exploração mandatória é um método seguro, confiável e consagrado pelo tempo, mas, nos dias atuais, preferimos usar todos os métodos diagnósticos disponíveis antes de optarmos pela exploração.

ATENÇÃO!

A exploração mandatória é realizada sempre que um ferimento ultrapasse o músculo platisma, mas os avanços nos métodos diagnósticos permitem que ferimentos maiores possam ser tratados clinicamente. Uma conduta criteriosa deve ser adotada em cada caso, não se generalizando os ferimentos.

Quando decidimos operar um paciente, devemos estar preparados para enfrentar todas as possíveis lesões cervicais. Portanto, uma cervicotomia deveria ser realizada por alguém com experiência em cirurgia de cabeça e pescoço, mas nem sempre isso é possível, nem há tempo hábil para localizar esse cirurgião.

Na sala de cirurgia, o paciente deve ser colocado em posição de decúbito dorsal horizontal, com um coxim subescapular, permitindo a hiperextensão do pescoço (após terem sido descartadas lesões de coluna cervical), com os braços ao longo do corpo. A face, o pescoço, as áreas supraclaviculares e o tórax devem ser incluídos no campo operatório. Na suspeita de lesão de grandes vasos, a região inguinal e a coxa contralateral devem ser preparadas e cobertas separadamente, para o caso de ser necessário um segmento de veia safena para reparo da lesão.

O sucesso na exploração se inicia com a escolha da incisão. Nas lesões unilaterais, podemos realizar uma cervicotomia pela borda anterior do músculo esternocleidomastóideo, da apófise mastoide até o terço médio da clavícula, cabendo ao cirurgião determinar essa extensão. A incisão pode ser direcionada para a fúrcula esternal, caso seja necessária uma toracotomia. Nas lesões transfixantes bilaterais, podemos efetuar duas incisões citadas anteriormente e fazerem-nas comunicar-se por outra transversal, na forma de um "H". Mas, nesses casos, damos preferência à incisão em "U", podendo ir de uma apófise mastoide à outra, dependendo da gravidade da lesão, com a porção inferior passando acima da fúrcula esternal ou na altura do istmo da tiroide, deslocando-se o retalho de pele superiormente, sob o músculo platisma.

Abordaremos, a seguir, algumas das lesões mais frequentes.

LESÕES DA ARTÉRIA CARÓTIDA

Graves, difíceis de tratamento e que ameaçam a vida do paciente de imediato. Apresentam sangramento ativo e podem, pela formação de hematoma, ocluir a via aérea, assim como provocar graves problemas neurológicos, por falta de circulação arterial cerebral. A carótida comum é mais frequentemente lesada, sendo a arteriografia o exame de eleição para seu diagnóstico. A mortalidade é alta e devemos, sempre que possível, optar pela reconstrução, diminuindo, dessa forma, a morbidade e a mortalidade. A reconstrução ou reparo da carótida devem ser feitos com veia safena invertida ou próteses. Em alguns casos, podemos utilizar parte da veia jugular interna, quando esta também foi lesada e será ligada, e seu calibre não for maior do que o da carótida. Os pacientes que apresentam déficits neurológicos terão pior prognóstico, pois poderemos transformar um infarto isquêmico em hemorrágico, com a revascularização. A ligadura da artéria carótida comum é conduta de exceção, mas tem uma evolução melhor do que com a ligadura simples da carótida interna em virtude de refluxo sanguíneo que se dá pela carótida externa. A anastomose entre a carótida externa e a interna pode ser realizada, utilizando-se sempre fios e suturas vasculares. A principal causa de lesão das artérias carótidas são os projéteis de arma de fogo.

LESÕES VENOSAS

As veias jugulares são as estruturas vasculares mais lesadas no pescoço. O principal sinal é o sangramento intenso. Não há necessidade de um exame específico para se detectar este tipo de lesão (flebografia) e devemos evitar a exploração digital do ferimento se não devidamente preparados para uma pronta intervenção. Quando possível, suturar a veia jugular interna e simplesmente fazer a ligadura com fios inabsorvíveis das demais veias lesadas.

ATENÇÃO!

Deve-se evitar ao máximo a ligadura das duas veias jugulares internas, com grande risco de complicação para o SNC (edema cerebral, trombose, amaurose, etc.).

LESÕES ESOFÁGICAS E FARÍNGEAS

A defesa da exploração mandatória do pescoço por diferentes autores se baseia, principalmente, no intuito de excluir lesões dessas estruturas, principalmente o esôfago, que podem ser de difícil diagnóstico.

Na fase aguda, podemos observar enfisema subcutâneo, edema retrofaríngeo, hematoma, desvio de traqueia e/ou fístula salivar, além de hematêmese, mas, habitualmente, os pacientes não apresentam sinais e os sintomas são pobres para indicar uma lesão dessas estruturas. Eventualmente, as queixas de disfagia e odinofagia podem estar presentes.

A maior parte das lesões se localiza no esôfago cervical (cerca de 70%), provocadas principalmente por ferimentos de arma de fogo ou arma branca. A mortalidade média encontra-se ao redor de 10%.

ATENÇÃO!

O melhor método para diagnosticarmos com certeza essas lesões é a endoscopia. Se o paciente encontra-se estável, do ponto de vista clínico, podemos associar a esofagografia (faringodeglutograma) com a qual pode ser observada a saída de contraste da via digestiva.

O tratamento de escolha é o reparo primário, fazendo-se uma sutura cuidadosa com fios absorvíveis, tomando-se o cuidado de manter a mucosa invaginada. Deve-se ter todo o cuidado para a identificação do nervo laríngeo recorrente, que chega à laringe através da goteira traqueoesofágica e pode ser lesado inadvertidamente, provocando paralisia da prega vocal homolateral. O mesmo cuidado devemos ter quando abordamos as lesões da faringe, principalmente quanto aos nervos vago, laríngeo superior, hipoglosso e lingual. Sempre devemos deixar a região cervical com dreno (de preferência um sistema fechado).

Nessas lesões, utilizamos a associação de clindamicina (600 mg, EV, a cada 6 horas) e amicacina (500 mg a cada 12 horas, IM ou EV, com 100 mL de solução fisiológica ou como terapêutica antimicrobiana).

LESÕES LARINGOTRAQUEAIS

A laringe tem uma proteção natural, ou seja, a coluna cervical posteriormente e a mandíbula anteriormente, sendo que suas lesões representam isoladamente apenas 1/30.000 dos ferimentos cervicais que dão entrada no setor de emergência.

Além dos ferimentos por arma de fogo e branca, há também os traumas fechados da laringe, que ocorrem principalmente durante a prática de esportes, em lutas marciais, em acidentes automobilísticos, quando o paciente é jogado contra o volante ou o painel do veículo ou mesmo uma compressão pelo cinto de segurança, nos parques de diversão, quando um balanço pode atingir o pescoço da criança, e também os acidentes com fios, de varal ou de pipa, que provocam ferimentos graves, em decorrência dos quais o paciente pode morrer no próprio local.

Essas lesões provocam, habitualmente, quadros de disfonia, hemoptise, enfisema subcutâneo e obstrução das vias aéreas superiores nos casos mais graves. Nos ferimentos contusos, muitas vezes, o único sinal é a perda do contorno da cartilagem tiroide.[4,5]

O diagnóstico deve ser confirmado por laringoscopia (indireta, nasofibrolaringoscopia, telaringoscopia ou laringoscopia direta) pela qual se pode observar edema, hematoma das pregas vocais, paralisia de prega vocal, luxação de cartilagem aritenoide e também obstrução da região infraglótica.

Quando necessitamos avaliar a traqueia, devemos utilizar o nasofibroscópio ou o broncoscópio.[4,5]

Lesões pequenas que não provocam obstrução da via aérea podem ser tratadas clinicamente com anti-inflamatórios hormonais ou não, antibioticoterapia com cefalosporina de 2ª geração e inalações. Quando as lesões são graves, com fraturas das cartilagens tiroide e/ou cricoide, devemos abordar cirurgicamente e repararmos as lesões. As fraturas devem ser fixadas com pontos absorvíveis e as lesões mucosas, reparadas. A experiência do cirurgião determinará a necessidade ou não da utilização de molde endolaríngeo. As lesões traqueais devem ser suturadas. Na dúvida, deixar o paciente traqueostomizado para manutenção da via aérea e, sempre que possível, com a incisão traqueal abaixo da lesão, evitando a formação de enfisema subcutâneo. Quando o paciente for submetido à cricotiroidostomia na sala de emergência, devemos realizar traqueostomia e fecharmos a cricotiroidostomia. Isso evita infecção, condrite e, posteriormente, estenose laríngea. Devemos estar atentos às lesões do nervo laríngeo recorrente e, sempre que possível, se observada, deve ser reparada com sutura perineural, sob visão microscópica.

ATENÇÃO!

A traqueostomia, quando realizada, só deve ser retirada quando houver total segurança que a via aérea se manterá pérvia. Isso pode ser feito mediante uma boa avaliação laríngea através de videolaringoscopia. Exames de imagem, como radiografia simples do pescoço, TC e RM podem ser úteis na confirmação das lesões laringotraqueais.

LESÕES NERVOSAS

Em todo trauma cervical, devemos nos preocupar com a medula espinal, principalmente quando o paciente apresenta plegias já na sala de emergência. A avaliação neurocirúrgica pode contribuir no diagnóstico e no tratamento, se houver esse tipo de lesão. Devemos estar atentos principalmente nos traumas fechados, em que, por mecanismo de chicote, pode haver lesão medular. Fraturas vertebrais instáveis também podem levar à lesão medular.

Entre os principais nervos que podem ser lesados no trauma cervical, há o nervo vago e seus ramos laríngeo superior e recorrente, hipoglosso, lingual, acessório, plexo braquial, frênico, simpaticocervical.

As lesões do vago são facilmente percebidas quando o paciente apresenta disfonia. A do hipoglosso leva à paralisia da hemilíngua homolateral, podendo ser observado um desvio da língua para o lado lesado quando da movimentação desta para fora da cavidade oral. As lesões do nervo lingual são mais difíceis de serem diagnosticadas na sala de emergência, pois levam à perda da sensibilidade da hemilíngua homolateral. A lesão do nervo acessório é facilmente percebida, pois o paciente não consegue elevar ombro (cintura escapular). Já nas lesões do plexo braquial, temos a perda de movimentos do membro superior do lado lesado. Lesões do frênico podem ser observadas pela elevação da cúpula diafragmática à radiografia torácica. As lesões do simpático cervical levam à síndrome de Claude-Bernard-Horner; muitas vezes, passando desapercebida na sala de emergência. Devemos lembrar também as lesões do nervo facial, nos ferimentos altos do pescoço, próximos à região parotídeo, quando esse nervo emerge pelo forâmen estilomastóideo.

ATENÇÃO!

Sempre que, em uma exploração cervical, se identificar uma lesão nervosa, esta deve ser reparada por técnica microcirúrgica, suturando-se o perineuro com 4 pontos cardinais de fio monofilamentar 6-0 ou 7-0, ou ainda mais finos. Se a sutura for impossível, devemos deixar os cotos reparados para uma possível reabordagem em um segundo tempo.

LESÕES DAS GLÂNDULAS TIROIDE E PARATIROIDES

Um sangramento abundante é observado quando da lesão da glândula tiroide, devido à sua vascularização característica: quando lesada, o paciente apresentará hematoma cervical, podendo desviar a traqueia e mesmo comprimir a via respiratória. Quando essa lesão for observada durante uma cervicotomia, devemos suturá-la com fios de categute cromado 3-0, sempre tomando cuidado com os nervos laríngeos superior e recorrente.

As lesões das glândulas paratiroides podem passar despercebidas devido ao hematoma local que se forma pela lesão da tiroide: se identificada e havendo necessidade de remoção de uma delas – por suas características peculiares –, deve-se implantá-la nos músculos pré-tiroideos.

LESÕES DE VASOS LINFÁTICOS

Habitualmente, lesões de pequenos vasos passam desapercebidas e não têm maiores consequências. Já, a lesão do ducto torácico ou de seus ramos pode levar à fístula linfática de difícil controle.

ATENÇÃO!

Sempre que houver lesão cervical na fossa supraclavicular, na região da desembocadura do ducto torácico, este deve ser explorado e sua ligadura e/ou de seus ramos deve ser realizada com extrema atenção, para evitar a formação de fístula no pós-operatório.

Dieta com ácidos graxos de cadeias média e pequena auxiliam na diminuição do débito, caso haja fístula.

REVISÃO

- No tratamento do trauma cervical, o ponto mais importante é o bom senso do cirurgião, tratando individualmente cada caso, sabendo solicitar exames adequados que o auxiliarão no diagnóstico e também sabendo interpretá-los.
- A escolha da incisão adequada ajudará de maneira significante o intraoperatório, nos mais diferentes tipos de lesões a serem abordadas.
- Nem sempre no atendimento de emergência é possível contar com a presença de um especialista de cada área, mas o cirurgião deve ter humildade para solicitar este apoio, discutindo cada caso e obtendo uma opinião para o melhor tratamento, pois uma lesão iatrogênica pode ser mais grave do que a própria lesão que levou o paciente ao serviço de emergência.
- A confirmação de lesão esofágica é a mais difícil, mesmo utilizando a esofagografia, endoscopia flexível ou rígida, sendo esta última mais sensível para este tipo de diagnóstico.
- O manejo de muitas das lesões traumáticas do pescoço ainda permanece fonte de grande controvérsia na literatura. O atendimento inicial deve obedecer aos preceitos do ATLS, do American College of Surgeons.
- A complexidade e a gravidade das lesões determinam a abordagem, geralmente cirúrgica.

REFERÊNCIAS

1. Roon AJ, Christensen N. Evaluation and treatment of penetrating cervical injuries. J Trauma. 1979;19(6):391-7.
2. American College of Surgeons. Advanced Trauma Life Support (ATLS) [Internet]. Chicago: ACS; c2016 [capturado em 10 out. 2016]. Disponível em: https://www.facs.org/quality%20programs/trauma/atls.
3. Fogelman MJ, Stewart RD. Penetrating wounds of the neck. Am J Surg. 1956;91(4):581-93.
4. Hwang SY, Yeak SC. Management dilemmas in laryngeal trauma. J Laryngol Otol.2004;118(5):325-8.
5. Cervantes O, Abrahão M. Diagnóstico e conduta no trauma da laringe. In: Carvalho M, editor. Tratado de cirurgia de cabeça e pescoço e otorrinolaringologia. São Paulo: Atheneu, 2001.

LEITURAS SUGERIDAS

Brywczynski JJ, Barrett TW, Lyon JA, Cotton BA. Management of penetrating neck injury in the emergency department: a structured literature review. Emerg Med J. 2008;25(11):711-5.

Demetrios D, Ali S, Carlos B, Matthew M, Peter R. Neck injuries. Curr Probl Surg. 2007;44(1):13-85.

Doctor VS, Farwell DG. Gunshot wounds to the head and neck. Curr Opin Otolaryngol Head Neck Surg. 2007;15(4):213-8.

Dvorak MF, Fisher CG, Fehlings MG, Rampersaud YR, Oner FC, Aarabi B, et al. The surgical approach to subaxial cervical spine injuries: an evidence-based algorithm based on the SLIC classification system. Spine. 2007;32(23):2620-9.

Kesser BW, Chance E, Kleiner D, Young JS. Contemporary management of penetrating neck trauma. Am Surg. 2009;75(1):1-10.

Laughon K, Renker P, Glass N, Parker B. Revision of the abuse assessment screen to address nonlethal strangulation. J Obstet Gynecol Neonatal Nurs. 2008;37(4):502-7.

128 ABSCESSO CERVICAL

■ MARCIO ABRAHÃO
■ LEONARDO HADDAD

O abscesso cervical é uma coleção purulenta decorrente de infecção nos espaços entre as estruturas do pescoço, são uma das principais doenças atendidas nos serviços de urgência, não apenas pela frequência, mas também pelo potencial de gravidade em razão da alta morbidade e mortalidade da doença. O diagnóstico rápido e o tratamento adequado com cirurgia precoce, complementada com antibioticoterapia de amplo espectro, são importantes para a melhor evolução clínica do paciente.

As infecções profundas do pescoço acometem principalmente pacientes imunocomprometidos, como transplantados, em uso de quimioterapia, aidéticos, diabéticos descompensados, renais crônicos e tuberculosos.

■ ANATOMIA

As fáscias cervicais são estruturas constituídas de tecido conectivo fibroso que envolve e divide as estruturas do pescoço, criando espaços virtuais e são divididas em duas camadas, superficial e profunda. A camada superficial localiza-se imediatamente abaixo da derme e envolve o platisma e os músculos da expressão facial, estendendo-se do crânio ao tórax e às axilas. Já a camada profunda subdivide-se em outras três camadas: superficial; média; e profunda.[1] Tais camadas delimitam espaços subdivididos em supra-hioideos, infra-hioideos e os espaços localizados ao longo de todo o pescoço.

Acima do osso hioide, existem os seguintes espaços:

- **Submandibular:** subdivido pelo músculo milo-hioideo em espaços submaxilar e sublingual.
- **Mastigatório:** contém a musculatura responsável pela mastigação e ramo ascendente da mandíbula.
- **Parotídeo:** contém a glândula parótida e o nervo facial.
- **Periamigdaliano:** localizado entre a tonsila faríngea e sua cápsula.
- **Parafaríngeo:** em forma de cone invertido, da base do crânio ao osso hioide. Tem comunicação com diversos outros espaços, sendo uma possível via de disseminação das infecções.

O único espaço localizado exclusivamente infra-hioide é o espaço visceral anterior, que contém a glândula tiroide, a laringe, a faringe, a traqueia e o esôfago cervical.

Entre os espaços que se situam ao longo de todo o pescoço, destacam-se:

- **Retro faríngeo:** localizado posteriormente à faringe e ao esôfago, estendendo-se da base do crânio à primeira ou segunda vértebra torácica.
- ***Danger space:*** posterior ao espaço retro faríngeo, tendo como limite cranial a base do crânio e caudal ao nível do diafragma.
- **Pré-vertebral:** imediatamente posterior ao *danger space*, com extensão até o cóccix.
- **Espaço vascular:** contém o feixe vasculonervoso principal do pescoço (artérias carótidas comum, externa e interna, veia jugular interna e nervo vago).

■ ETIOLOGIA

As causas de abscessos cervicais são bastante variáveis, a depender da faixa etária. Na faixa pediátrica, são tipicamente causados por supuração de linfonodos, decorrentes de infecções de vias aéreas superiores, na maioria deles na região retrofaríngea e parafaríngea.

Em adultos, observa-se maior incidência de abscessos relacionados com infecções odontogênicas, ou secundários a tonsilites e faringites.

Em até 20% dos casos, não se consegue identificar a causa.

Pacientes com doenças sistêmicas, em especial as que causam imunossupressão (diabéticos descompensados, Aids, uso crônico de corticosteroideterapia, transplantados, pacientes em uso de quimioterápicos), são mais suscetíveis a infecções profundas do pescoço e necessitam maior atenção.

As infecções costumam ser infecções polimicrobianas, envolvendo bactérias gram-positivas (em especial estreptococos beta-hemolíticos), gram-negativos e anaeróbios.

■ DIAGNÓSTICO

Baseia-se essencialmente em história clínica, exame físico e exames radiológicos, complementados por provas inflamatórias para seguimento e prognóstico do paciente.

Na história clínica, devemos questionar sinais e sintomas como febre, odinofagia, dispneia, dor cervical, trismo, surgimento de massa cervical, com calor e hiperemia local, tempo de evolução de cada um deles. Investigar antecedentes como procedimentos orais recentes, infecções de vias aéreas superiores prévia ou atual, trauma cervical ou de via aerodigestiva alta, uso abusivo de drogas ilícitas intravenosas e possíveis causas de imunossupressão. Ao exame, deve-se avaliar estado geral do paciente, sinais de sepse, estridores, condição ventilatória, assimetria de face ou cervical ou torcicolo antálgico. À oroscopia, podemos identificar abaulamento ou assimetria de orofaringe, presença de exsudatos em tonsila, dificuldade em abertura da boca (trismo), neste momento é necessário avaliar a condição dentária. À palpação cervical, devemos identificar áreas dolorosas, palpação de linfonodos, abaulamentos, sinais flogísticos, limitação de movimentos cervicais.

ATENÇÃO!

Muitas vezes, o exame clínico não traz alterações suficientes para o diagnóstico, portanto, na suspeita clínica, o exame físico com poucas alterações não exclui a possibilidade de abscesso cervical.

Na abordagem inicial, deve-se priorizar a manutenção de uma via aérea pérvia. Nos pacientes com desconforto respiratório, principalmente por edema de via aérea ou compressão extrínseca, pode ser necessária intubação orotraqueal, muitas vezes por broncoscopia ou mesmo traqueostomia. Deve-se ter atenção especial nessas situações, já que há importante alteração da anatomia da via aérea alta que dificulta a intubação. Muitas vezes esta deve ser feita com o paciente em ventilação espontânea, sem bloqueador neuromuscular, pois, ao aprofundar o nível de consciência para intubação, há um relaxamento da musculatura faríngea e colabamento da via aérea, que pode impedir o paciente de ventilar e levar a uma parada respiratória.

Deve-se estar alerta quanto à progressão de sintomas como disfagia, disfonia e dispneia. Suspeita-se de extensão da infecção para o mediastino, em geral, por dor torácica e dispneia intensa, que deve ser confirmada ou excluída com a TC de tórax. A mediastinite é a mais grave das complicações e pode evoluir com mortalidade em 50% dos casos. Outras complicações graves possíveis é a trombose séptica de veia jugular, aneurisma de carótida e osteomielite de coluna.

Os exames laboratoriais consistem em hemograma completo, provas inflamatórias como VHS e proteína C-reativa que também serão úteis na evolução do paciente. Hemocultura e cultura de material do local da infecção ajudam na identificação dos agentes etiológicos e serão úteis em caso de evolução insatisfatória. Os pacientes com sepse devem ser conduzidos conforme protocolo específico.

ATENÇÃO!

Entre os exames de imagem, a TC de pescoço com contraste é o exame de escolha para o diagnóstico. Os achados mais frequentes são massa com interface líquido/ar, aparência cística ou multilobulada, anel contrastado na periferia e diminuição da densidade e presença de gás nos espaços cervicais.

A radiografia cervical lateral já foi muito útil para avaliação de tecidos moles retrofaríngeos da parede posterior da hipofaringe e para demonstrar obstrução da via aérea, porém com a facilidade de acesso à TC e sua superioridade, é cada vez menos utilizada. A US é mais sensível em infecções superficiais e é mais acurada para diferenciar celulite de abscesso, mas tem pouca utilidade em infecções profundas. A RM, embora ofereça melhor resolução para tecidos moles, é pouco disponível, requer maior tempo de exame e é bem mais onerosa do que a TC.

TRATAMENTO

O tratamento inicial inclui internação hospitalar, hidratação venosa, antibioticoterapia precoce de amplo espectro e preservação de via aérea pérvia.

A urgência do tratamento é ditada pela gravidade e progressão dos sinais e sintomas. A drenagem não é necessária durante o estágio de formação de flegmão; contudo, um abscesso deve ser cirurgicamente drenado. Alguns autores aceitam uma observação clínica por 48 horas em abscessos menores que 3 cm de diâmetro máximo.

O tratamento antibiótico deve ser dirigido para germes gram-positivos, gram-negativos e anaeróbios. Na literatura há descrição de esquemas com penicilina cristalina, metronidazol e clindamicina. Hoje, a utilizada pelo nosso serviço é a ceftriaxona (uma cefalosporina de 3ª geração) associada à clindamicina. Rotineiramente, a antibioticoterapia intravenosa é mantida até que o paciente permaneça afebril por pelo menos 48 horas; em seguida, pode-se iniciar o antibiótico VO com cefuroxima e clindamicina, para programação de alta hospitalar.

O uso de corticosteroides é utilizado rotineiramente no nosso serviço e, apesar de não ser consenso na literatura, ajuda o controle da dor e regressão do edema.

A via aérea do paciente pode estar sob risco, e o cirurgião deve estar preparado para estabelecê-la apropriadamente. A mucosa da faringe muito edemaciada e o trismo tornam a intubação extremamente difícil e perigosa. A traqueostomia eletiva sob anestesia local pode evitar sua realização de modo emergencial.

ATENÇÃO!

O planejamento da drenagem deve ser feito de acordo com a localização dos espaços cervicais acometidos, com possibilidade de acesso a todas as lojas e comunicação dos espaços cervicais.

Nos casos de coleções em espaços supra-hioideos, principalmente em crianças, está indicada a abordagem VO se esta contemplar o acesso adequado à loja, caso contrário, está indicada a cervicotomia, e alguns casos com abordagem mista. Uma vez abertas e comunicadas as coleções, deve-se proceder à lavagem com solução fisiológica abundante por todos os espaços e, muitas vezes, manter a ferida operatória parcialmente aberta com drenos em todos os espaços comunicados.

A complementação do tratamento com antibioticoterapia se faz necessária no pós-operatório e, em alguns casos, é necessária a recuperação em UTI pelo risco de choque séptico.

Alguns autores preconizam o uso de câmara hiperbárica para auxiliar no tratamento de fasceíte necrosante e em pós-operatório, principalmente em casos mais graves. Na literatura, ainda é descrita de forma irregular e não há consenso, apesar de apresentar resultados promissores no seu uso.

REVISÃO

- As infecções profundas do pescoço acometem principalmente pacientes imunocomprometidos, como transplantados, em uso de quimioterapia, aidéticos, diabéticos descompensados, renais crônicos e tuberculosos.
- Em adultos, observa-se maior incidência de abscessos relacionados com infecções odontogênicas, ou secundários a tonsilites e faringites. Em até 20% dos casos, não se consegue identificar a causa.
- O diagnóstico rápido e o tratamento adequado do abscesso cervical com cirurgia precoce, complementada com antibioticoterapia de amplo espectro, são importantes para a melhor evolução clínica do paciente.
- O diagnóstico se baseia em história clínica, exame físico e exames radiológicos, complementados por provas inflamatórias para seguimento e prognóstico do paciente.
- Deve-se estar alerta quanto à progressão de sintomas como disfagia, disfonia e dispneia. Outras complicações graves possíveis é a trombose séptica de veia jugular, aneurisma de carótida e osteomielite de coluna.
- O tratamento inicial inclui internação hospitalar, hidratação venosa, antibioticoterapia precoce de amplo espectro e preservação de via aérea pérvia.

REFERÊNCIA

1. Durazzo M, Pinto F, Loures M. Os espaços cervicais profundos e seu interesse nas infecções da região. Rev Ass Med Brasil. 1997;43(2):119-26.

LEITURAS SUGERIDAS

Daya H, Lo S, Papsin BC, Zachariasova A, Murray H, Pirie J, et al. Retropharyngeal and parapharyngeal infections in children: the Toronto experience. Int J Pediatr Otorhinolaryngol. 2005;69(1):81-6.

Maroldi R, Farina D, Ravanelli M, Lombardi D, Nicolai P. Emergency imaging assessment of deep neck space infections. Semin Ultrasound CT MR. 2012;33(5):432-42.

Osborn TM, Assael LA, Bell RB. Deep space neck infection: principles of surgical management. Oral Maxillofac Surg Clin North Am. 2008;20(3):353-65.

Powell J, Wilson J. An evidence-based review of peritonsillar abscess. Clin Otolaryngol. 2012;37(2):136-45.

Schiodt M. Deep cervical infections: an uncommon but significant problem. Oral Dis. 2002;8(4):180-2.

Sennes L, Imamura R. Infecções dos espaços cervicais: estudo prospectivo de AC casos. Rev Bras Otorrinolaringol. 2002;68(3):388–93.

Tschiassny K. Ludwig's angina. Arch Otolaryngol. 1943;38(5):485-96.

129

SANGRAMENTO NASAL (EPISTAXE)

■ LUCIANO LOBATO GREGORIO

■ RODRIGO DE PAULA SANTOS

Epistaxe é definida como qualquer sangramento proveniente da mucosa nasal. Essa alteração da hemostasia nasal é a mais frequente urgência otorrinolaringológica com prevalência entre 10 e 12%. Estima-se que aproximadamente 60% da população geral apresentou ou apresentará algum tipo de sangramento nasal. Na grande maioria das vezes, a hemorragia é controlada facilmente sem auxílio médico. Sendo que apenas 6% dos episódios de epistaxe necessitam de intervenção médica para conter sangramento e, destes, somente 1% necessita de internação hospitalar.[1-3] Apesar da epistaxe ter distribuição igual entre os sexos, apresenta variação sazonal e curva bimodal de acometimento com relação à idade. Em países com estações climáticas bem definidas, os atendimentos hospitalares por epistaxe aumenta durante o inverno.[1,2] Além disso, existe pico de prevalência para menores de 10 anos, e para maiores do que 35 anos.[2]

Existem diferenças clinico anatômicas entre os picos de epistaxis. Nas crianças, geralmente o sangramento proveniente da região anterior da cavidade nasal é brando e autolimitado; e nos adultos (e idosos), são comuns os casos mais graves, com associadas alterações sistêmicas e provenientes da região posterior da cavidade nasal.[1]

■ CONSIDERAÇÕES ANATÔMICAS

A irrigação sanguínea nasal é fornecida pelos sistemas carotídeos externo e interno e as múltiplas anastomoses existentes entre esses sistemas na mucosa.[1,2,4]

O sistema da artéria carótida externa é o maior responsável pelo fluxo sanguíneo no nariz, por meio dos ramos maxilar e facial. A artéria maxilar é uma das artérias terminais da artéria carótida externa e encontra-se na fossa pterigomaxilar ou pterigopalatina,[5] originando diversos ramos.[1] Próximo ao forame esfenopalatino (parede lateral nasal), a artéria maxilar se torna a arteria esfenopalatina e então bifurca-se em dois ramos terminais: a artéria septal e a nasal, que irriga toda a parede posterior do nariz. A artéria facial dá o ramo labial superior que penetra na cavidade nasal e se distribui na parede anterior nasal.

O sistema da carótida interna emite o ramo denominado artéria oftálmica. Essa artéria apresenta dois ramos terminais que são as artérias etmoidais anterior e posterior.[1,5] As artérias etmoidais deixam a cavidade orbitária através da sutura frontoetmoidal, caminham cranialmente, perfuram a porção lateral da lâmina crivosa para tornarem intracranianas.. A artéria etmoidal anterior, mais calibrosa do que a posterior, irriga o terço anterior da parede lateral e superior do nariz. Já artéria etmoidal posterior, ausente em até 40% dos casos,[6] irriga a área da concha superior e a zona correspondente do septo.

A anastomose do sistema carotídeo interno e externo se faz na região anterior do septo, ou área de Little, e é chamada de plexo de Kiesselbach.[5,7] Esse plexo, considerado uma rede vascular não randômica, forma um triângulo anastomótico arterial consistente, com suprimento vascular constante. O "triângulo" é formado pela artéria etmoidal anterior, artéria labial e a artéria septal.

■ ETIOLOGIA

A etiologia de epistaxe é dividida em causas locais (específicas da cavidade nasal) e sistêmicas (doença com repercussão nasal)[3,4] e podem ser visualizadas no Quadro 129.1.

QUADRO 129.1 ■ Etiologia e epistaxe

CAUSAS LOCAIS	CAUSAS SISTÊMICAS
Trauma	Medicamentos
Inflamatórias	Hipertensão
Corpo estranho	Coagulopatias
Cirurgia nasal	Vasculopatias
Alterações anatômicas	
Tumores	

Fonte: Santos e colaboradores[3] e Douglas e Wormald.[4]

CAUSAS LOCAIS

Trauma

O trauma digital, isto é, o hábito de colocar o dedo no nariz, é o maior responsável pelos sangramentos nasais em crianças. A mucosa agredida leva à formação de costas que podem ser removidas pela manipulação, e o rompimento de vasos superficiais leva à formação de nova crosta hemática, gerando um ciclo vicioso. Manipulação que também ocorre como fator desencadeante de sangramento nas rinites alérgicas.

ATENÇÃO!

Em pacientes hospitalizados, não é incomum o trauma por introdução de sondas nasogástricas e nasoenterais. A fratura de face mais frequente ocorre no nariz (50% dos traumas), constituindo grande causa de epistaxe.

Inflamatórias

O sangramento nasal pode ocorrer de inflamação da mucosa nasal, por causas alérgicas ou infecciosas, agudas ou crônicas(alergia, resfriado comum, rinosinusite). Com inflamação, a mucosa torna-se congesta e edemaciada, com fragilidade e queda da resistência vascular, propiciando o aparecimento de hemorragias[8]. Outras doenças de caracteres específicas, como a granulomatose de Wegener pode estar relacionado a epistaxis.

Corpo estranho

Ocorre geralmente em crianças ou indivíduos com distúrbios mentais. Pode se apresentar como rinorreia purulenta fétida unilateral associada à epistaxe. A simples remoção e lavagem com solução isotônicas são as medidas mais indicadas.[8]

Cirurgia nasal

A hemorragia nasal é a mais frequente complicação das cirurgias de nariz, geralmente ocorrendo na 1ª semana de pós-operatório (com ocorrência de até 30 dias após o procedimento). Os procedimentos mais associados a sangramentos no pós-operatório são as turbinectomias.[8]

Alterações anatômicas

Apesar de incerto, os desvios de septo e as perfurações septais podem promover o mecanismo de turbulência e ressecamento da mucosa levando à epistaxe.[1,8]

Tumores

Tumores nasais, dos seios paranasais e da rinofaringe podem apresentar sangramentos exteriorizados pela cavidade nasal.

ATENÇÃO!

O angiofibroma nasofaríngeo juvenil, prevalente em adolescentes do sexo masculino, se destaca por apresentar obstrução nasal contínua e epistaxes recorrentes em adolescentes do sexo masculino.

CAUSAS SISTÊMICAS

Medicamentos

Os AINE e o ácido acetilsalicílico são as medicações mais associadas à epistaxe. Estudos mostram que 75% dos pacientes com sangramento nasal têm uso pregresso de uma dessas medicações.[1] Elas interferem na ciclo-oxigenase no metabolismo do ácido aracdônico inibindo agregação plaquetária. Já os anticoagulantes (varfarina, enoxaparina, heparina) podem induzir sangramento pela inibição da síntese de fatores de coagulação ligados à vitamina K. Outras substâncias, como alho, ginseng e ginkgo biloba podem interferir na agregação plaquetária.[9]

Hipertensão

O papel da HAS é discutindo e nenhuma associação clara foi estabelecida como fator isolado na epistaxe.[1,4] Um estudo transversal populacional não mostrou associação entre hipertensão e epistaxe, enquanto um estudo prospectivo em pacientes hipertensos que apresentaram epistaxe, a incidência de epistaxe não esteve relacionada à gravidade da HAS. Em contraste, outros estudos mostraram pressões arteriais elevadas em pacientes com epistaxe.

ATENÇÃO!

Por enquanto, não se pode afirmar a relação entre epistaxe e hipertensão, mas se sabe que níveis pressóricos elevados dificultam o controle do sangramento.

Coagulopatias

Pacientes com doenças hereditárias, como hemofilias, doença de von Willebrand e trombocitopenias, frequentemente apresentam epistaxe. Trombocitopenias com contagem de plaquetas menor que 20.000/mm^3 podem cursar com quadros dramáticos.[2] Trombocitopenia pode estar presente em diversas situações como doenças hematológicas malignas, quimioterapias, infecções virais, como dengue hemorrágica e Aids. Doença renal crônica com necessidade de hemodiálise é fator de risco para epistaxe, em razão da menor agregação plaquetária que é induzida pela doença, e também pelo uso de heparina (diálise).[8]

Vasculopatias

A doença de Rendu-Osler-Weber (telangiectasia hemorrágica hereditária) pode cursar com epistaxes pela degeneração focal do endotélio,[1,8] processo responsável por malformações arteriovenosas que promovem recorrentes episódios de epistaxe de difícil controle.

■ QUADRO CLÍNICO

A epistaxe comumente se apresenta como exteriorização de sangue e coágulos pelas narinas e/ou faringe. Dependendo da intensidade do sangramento, pode haver instabilidade hemodinâmica provocando sintomas como escotomas, tontura, palidez, taquicardia, hipotensão e perda da consciência. Quando há sangramento em direção à faringe, o paciente pode deglutir sangue de coágulos, o que pode provocar desconforto abdominal e vômitos. Além disso, pacientes com algum tipo de intervenção médica para tratamento de epistaxe podem apresentar síncope vasovagal.

■ DIAGNÓSTICO

Por se tratar de um quadro de urgência, ou até de emergência, o atendimento ao paciente com epistaxe acaba se sobrepondo ao diagnóstico e tratamento. A preocupação inicial na avaliação da epistaxe é garantir a via aérea e a estabilidade hemodinâmica.[1,2]

ATENÇÃO!

A anamnese deve ser sucinta, com especial atenção para a lateralidade, duração, frequência e a gravidade do sangramento. Por ser difícil quantificar o sangramento, deve-se atentar para a repercussão hemodinâmica provocada pela epistaxe.

É importante tentar identificar a etiologia, questionando o uso recorrente de ácido acetilsalicílico ou AINE, anticoagulante, história de trauma, presença de doenças nasais, hepatopatias, coagulopatias, vasculopatias (presença de hematomas e petéquias) e HAS. Obstrução ipsilateral ao sangramento pode sugerir neoplasia nasal.[1,2]

Inicialmente, portanto, deve-se avaliar o estado geral do paciente, permeabilidade da via aérea e a estabilidade hemodinâmica. Em seguida, por meio da rinoscopia anterior, deve-se topografar o ponto de sangramento, uma tarefa fundamental nem sempre fácil ser realizada. Além de uma grande quantidade de vasos dos dois sistemas carotídeos e intensa anastomose entre eles, dificuldades técnicas como iluminação inadequada podem prejudicar o topo diagnóstico. Deve-se efetuar sucção cuidadosa dos coagulos da cavidade nasal e vasoconstrição da mucosa nasal com algodão embebido em solução vasoconstritora, associada a algum anestésico. Esse procedimento facilita a identificação de vasos nas epistaxes anteriores (80 a 90% dos casos) e, com ajuda do endoscópio nasal, é possível identificar vasos posteriores. Além disso, identificar alterações anatômicas, tumores nasais, corpo estranhos e telangiectasias.[1,2]

■ TRATAMENTO

O tratamento pode variar de acordo com a gravidade e localização do sangramento e a experiência do médico. É fundamental na tomada de conduta, principalmente nos casos mais graves,[1] o "ABC básico" que deve sempre ser realizado na avaliação inicial.

ATENÇÃO!

Garantir via aérea com entubação orotraqueal ou traqueostomia pode ser necessário nos casos de choque hemorrágico. E, ainda, acesso venoso calibroso para pacientes com sangramentos intensos.

Ao puncionar a veia, deve-se coletar sangue para hemograma, coagulograma e tipagem sanguínea e iniciar hidratação vigorosa, especialmente quando há sinais de instabilidade hemodinamica.[8]

Sempre que possível, deve-se manter o paciente sentado para evitar deglutição de sangue. Após aspiração nasal cuidadosa dos coágulos,[2] é fundamental o uso de algodão embebido em solução tópica vasoconstritora (epinefrina 1:100.000, oximetazolina 0,05%) associada a anestésicos (neotutocaína 2%, lidocaína 2%). O paciente com epistaxe, em geral, é extremamente ansioso e, às vezes, com hipertensão arterial secundária à ansiedade, o que piora o sangramento. Acalmar o paciente, iniciar terapia anti-hipertensiva (em casos de HAS) e usar compressas geladas em dorso nasal auxiliam no tratamento.[8]

O fluxograma de condutas pode ser visualizado na Figura 129.1.

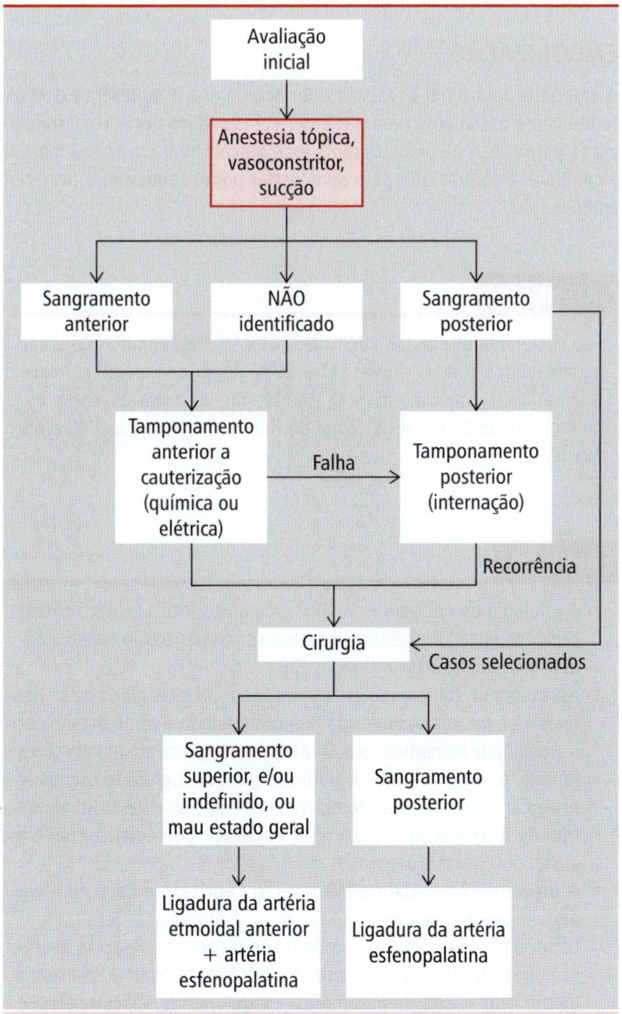

FIGURA 129.1 ■ Fluxograma da conduta frente à epistaxe.

COMPRESSÃO DIGITAL[1,2,8]

A compressão digital com o polegar e o indicador (por 5 minutos) é a primeira medida a ser tomada enquanto as outras são preparadas. Essa técnica pode ajudar a hemostasia quando adequada e aplicada na altura das cartilagens alares e septo anterior, associada a algodões embebidos de solução vasoconstritora-anestésica.

CAUTERIZAÇÃO NASAL[1,8]

A cauterização nasal pode tratar sangramentos quando o vaso é localizado (mais facilmente na epistaxe anterior). Para facilitar a localização e a cauterização dos sangramentos posteriores, pode-se usar endoscópio rígido. A cauterização pode ser química, com ácido tricloroacético (ATA) ou nitrato de prata, ou elétrica (mono ou bipolar), e sempre se faz o uso de soluções vasoconstritoras-anestésicas previamente.

A cauterização química costuma ser realizada com ATA a 80%. Após anestesia, vasoconstrição e identificação do ponto sangrante, aplica-se o algodão embebido em ácido (geralmente acoplado em haste flexível) de maneira centrípeta. Pode ser ineficiente em sangramentos mais graves em que o grande fluxo de sangue pode "lavar" a solução aplicada antes da sua ação efetiva.

ATENÇÃO!

Não se deve cauterizar uma mesma região dos dois lados do septo nasal, sob risco de perfuração septal.

A cauterização elétrica pode ser feita em sangramentos anteriores e posteriores, com rinoscopia anterior ou mesmo endoscopia nasal. Pode também ser realizada com aspiradores-coaguladores que facilitam a identificação do sangrante[4,8] e são mais eficazes em sangramentos mais graves.

TAMPONAMENTO NASAL ANTERIOR[4,8]

Tamponamento se faz necessário quando as medicas locais não obtêm sucesso em controle do sangramento.

ATENÇÃO!

O tamponamento é um procedimento desconfortável e pode ter complicações graves (posteriores).

Geralmente, o tamponamento anterior é realizado quando se consegue visualizar sangramento na região anterior do nariz. Mas também pode ser tentado quando não se visualiza o ponto de sangramento.

O tamponamento clássico é feito colocando-se *rayon* ou gazes embebidas em vaselina nas regiões posterior e superior do nariz, preenchendo todo a cavidade até a região anterior (exige treinamento, e pode ser um procedimento traumático ao paciente).

Outras alternativas são os tampões que podem ser feitos ou industrializados (absorvíveis ou não, anteriores ou posteroanteriores). O tampão "dedo de luva" pode ser feito com o dedo de uma luva cortado e preenchido com gaze, ancorado com um fio, lubrificado com vaselina e inserido na fossa nasal. Entre os absorvíveis, há a celulose oxidada (Surgicel®) e a espuma de gelatina (Gelfoam®), que estimulam a agregação plaquetária. Já entre os não absorvíveis, há uma infinidade de balões infláveis e esponjas. Não há diferença de eficácia entre os tampões, apenas a retirada atraumática dos balões quando desinsuflados durante sua remoção.

TAMPONAMENTO NASAL ANTEROPOSTERIOR[4,8,10,11]

As epistaxes posteriores são mais raras, porém mais graves. A combinação de localização posterior e alto fluxo de sangue dificulta a localização do ponto de sangramento. A realização do tamponamento posterior clássico é ainda mais difícil: deve-se posicionar o tampão de gazes na nasofaringe com auxílio da sonda que é inserida previamente na fossa nasal e recuperada pela boca. Em seguida, é realizado o tamponamento anterior com gazes (tamponamento que também pode ser realizado com cateteres pneumáticos, como a sonda de Foley). Tampões anteroposteriores industrializados são inseridos pela narina e insuflados, preenchendo a rinofaringe e a fossa nasal.

ATENÇÃO!

Os tamponamentos nasais posteriores não são muito eficazes (taxa de insucesso de 52%) e é necessário que os tampões permaneçam de 48 a 72 horas, pois, estes, muitas vezes, não exercem pressão direta no ponto sangrante (80% dos pontos de sangramentos são localizados na parede lateral das conchas e nos meatos).

Além disso, o tamponamento nasal pode gerar uma série de complicações: dor; disfagia; ulcerações; necrose alar; columelar ou palatal; infecções; perfurações septais; hipoxia/hipoxemia; apneia; arritmia; IAM; e até morte. Ademais, a síndrome do choque tóxico é uma das possíveis complicações e se apresenta com febre, vômitos, diarreia, hipotensão e *rash* cutâneo secundário à produção de toxina TSST-1 pelo *Staphylococcus aureus*. Em virtude das possíveis complicações, os pacientes devem ser hospitalizados, minimamente monitorados, se possível com suplementação de oxigênio e antibioticoterapia.

LIGADURAS ARTERIAIS[1-5,8,11]

Historicamente, as ligaduras arteriais têm indicação na falha do tratamento clínico (tamponamento anteroposterior). Diversas técnicas já foram descritas, desde a ligadura da artéria carótida externa por Hyde, em 1925, até a ligadura endoscópica da artéria esfenopalatina (AEP) por via transnasal de Budrovich e Saetti,[13] em 1992. Atualmente, a ligadura endoscópica (98% de taxa de sucesso e ausência de complicações graves) é considerada o melhor método cirúrgico para epistaxe posterior, pois uma oclusão é feita no ponto mais distal possível da vascularização nasal, evitando-se ressangramentos pela circulação colateral.

A ligadura endoscópica apresenta diversas vantagens, como maior eficácia com menor tempo de internação, o que redunda em custos menores em relação ao manejo clínicos.

Advoga-se hoje o uso da ligadura endoscópica da AEP como 1ª opção no tratamento da epistaxe grave, inclusive em coagulopatas. O tamponamento anteroposterior não só apresenta baixa eficácia, risco de complicações graves e necessidade de monitoração hospitalar, mas também internações prolongadas com alto custo hospitalar. Na prática, o paciente que apresenta sangramento posterior é submetido ao tamponamento anteroposterior apenas para controlar a hemorragia e levar o paciente à sala cirúrgica para se submetido a ligadura arterial. Conduta contraindicada quando o paciente não apresentar condições clínicas adequadas para anestesia geral.

A ligadura arterial pode envolver a AEP e/ou a artéria etmoidal anterior. Pacientes com sangramentos posteriores são beneficiados com a ligadura da AEP. A ligadura da artéria etmoidal anterior tem papel importante nos traumas faciais e, quando associada à ligadura da AEP, é bem-sucedida. Portanto, recomenda-se a ligadura da artéria etmoidal anterior sempre associada à da AEP. As possíveis indicações para ligadura da AEP e etmoidal anterior combinadas são: o sangramento de origem superior, ou indefinido e/ou mau estado geral do paciente.

A ligadura deve ser realizada sob anestesia geral, com o uso de endoscópio nasal rígido, em decúbito dorsal horizontal, com cabeceira levemente levada.

No caso da ligadura da artéria etmoidal anterior, o procedimento é realizado por acesso externo pela técnica de Lynch (viável por endoscopia em apenas 20% dos casos). Após incisão na pele e identificação da sutura frontoetmoidal, pode-se observar a artéria etmoidal anterior (24 mm da crista lacrimal), que é cauterizada e ligada.

Para ligadura da AEP, é identificada, no meato médio, a fontanela posterior onde será feita uma incisão vertical para dissecção do *flap* mucoperiosteal. A dissecção é feita posteriormente até que se encontre a crista etmoidal e, por fim, o forame esfenopalatino. Então, depois da identificação do ramo principal e dos acessórios, são realizadas a cauterização e a secção dos vasos, esta última, geralmente, serve para evitar recanalização.

A ligadura da artéria etmoidal posterior não deve ser realizada. Primeiro pela proximidade do nervo ótico (aproximadamente 6 mm), e também, por sua ausência em 40% dos pacientes.

EMBOLIZAÇÃO[4,8,10]

A embolização arterial é realizada por angiografia e representa uma alternativa de tratamento para pacientes com epistaxe grave e contraindicação para anestesia geral. Durante esse procedimento, a artéria maxilar é canulada e contrastada para demonstrar ponto sangrante e posterior embolização.

ATENÇÃO!

Seu sucesso pode chegar a 96%. No entanto, suas complicações são potencialmente mais graves (17 a 27%) como dor facial, cefaleia, edema facial, confusão mental, parestesias; ou maiores, como necrose, amaurose, paralisia facial periférica, hemiplegia, AVC e até morte.

REVISÃO

- A etiologia de epistaxe é dividida em causas locais (específicas da cavidade nasal) e sistêmicas (doença com repercussão nasal) e podem ser visualizadas no Quadro 129.1.
- Apresenta-se como exteriorização de sangue e coágulos pelas narinas e/ou faringe. A intensidade do sangramento pode determinar instabilidade hemodinâmica. Quando há sangramento em direção à faringe, o paciente pode deglutir sangue de coágulos, o que pode provocar desconforto abdominal e vômitos. Pacientes com algum tipo de intervenção médica para tratamento de epistaxe podem apresentar síncope vasovagal.
- A preocupação inicial na avaliação da epistaxe é garantir a via aérea e a estabilidade hemodinâmica. É importante tentar identificar a etiologia, questionando o uso recorrente de ácido acetilsalicílico ou AINE, anticoagulante, história de trauma, presença de doenças nasais, hepatopatias, coagulopatias, vasculopatias e HAS. Obstrução ipsilateral ao sangramento pode sugerir neoplasia nasal.

- Depois de estabilizado o paciente, é fundamental, mesmo que nem sempre possível, topografar o ponto de sangramento. Deve-se efetuar sucção cuidadosa da cavidade nasal e vasoconstrição da mucosa nasal e, com um endoscópio nasal, identificar alterações anatômicas, tumores nasais, corpo estranhos e telangiectasias.
- O tratamento depende da gravidade e localização do sangramento e a experiência do médico. É fundamental na tomada de conduta, principalmente nos casos mais graves, o "ABC básico" que deve sempre ser realizado na avaliação inicial.
- O fluxograma de condutas pode ser visualizado na Figura 129.1.

REFERÊNCIAS

1. Gifford TO, Orlandi RR. Epistaxis. Otolaryngol Clin North Am. 2008;41(3):525-36.
2. Schlosser RJ. Clinical practice. Epistaxis. N Engl J Med.2009;360(8):784-9.
3. Santos RP, Leonhardt FD, Ferri RG, Gregório LC. Ligadura endoscópia endonasal da artéria esfenopalatina para epistaxe severa. Rev Bras Otorrinolaringol. 2002;68(4):551-4.
4. Douglas R, Wormald PJ. Update on epistaxis. Curr Opin Otolaryngol Head Neck Surg. 2007;15(3):180-3.
5. Pádua FGM, Voegels RL. Severe posterior epistaxis-endoscopic surgical anatomy. Laryngoscope. 2008;118(1):156-61.
6. Bleier BS, Healy DY, Chhabra N, Freitag S. Compartmental endoscopic surgical anatomy of the medial intraconal orbital space. Int Forum Allergy Rhinol. 2014;4(7):587-91.
7. Chiu T, Dunn JS. An anatomical study of the arteries of the anterior nasal septum. Otolaryngol Head Neck Surg. 2006;134(1):33-6.
8. Tan LK, Calhoun KH. Epistaxis. Med Clin North Am. 1999;83(1):43-56. 9
9. Melia L, McGarry GW. Epistaxis: update on management. Curr Opin Otolaryngol Head Neck Surg. 2011;19(1):30-5.
10. Weller P, Christov F, Bergmann C, Lang S, Lehnerdt G. Treatment of recurrent epistaxis by artery ligation: up to date or old fashioned?. Laryngorhinootologie. 2014;93(10):665-70.
11. Saraceni Neto P, Nunes LMA, Gregório LC, Santos R de P, Kosugi EM. Surgical treatment of severe epistaxis: an eleven-year experience. Braz J Otorhinolaryngol. 2013;79(1):59-64.
12. Hyde FT. Ligation of the external carotid artery for control of idiopathic haemorrhage. Laryngoscope. 1925;35:899.
13. Budrovich R, Saetti R. Microscopic and endoscopic ligature of the sphenopalatine artery. Laryngoscope. 1992;102(12 Pt 1):1391-4.

130 SURDEZ SÚBITA

JOSE RICARDO GURGEL TESTA

OSWALDO LAÉRCIO M. CRUZ

A surdez súbita é definida como uma perda auditiva neurossensorial de pelo menos 30 dB envolvendo pelo menos três frequências adjacentes e de instalação aguda (de horas até poucos dias). É unilateral (cerca de 90% dos casos) e de etiologia desconhecida (85% dos casos). Entretanto, algumas causas podem ser aventadas e devem ser pesquisadas:

1 | **Infecciosa:** acredita-se que uma das principais causas de surdez súbita seria a neurite viral do ramo coclear do VIII nervo craniano. Esta lesão poderia ocorrer isoladamente ou em proximidade ou durante um quadro infeccioso viral, especialmente de vias aéreas. Outras infecções como meningite, caxumba ou outras viroses exantemáticas também podem causar perda súbita; porém, a sua identificação é facilitada pelo quadro clínico caraterístico, por vezes exuberante.

2 | **Autoimune:** as lesões imunomoduladas da orelha interna também costumam manifestar-se de forma aguda (dias ou semanas); porém, na maioria das vezes, com acometimento bilateral. Podem ocorrer de forma isolada ou como parte de uma doença já sistêmica como a artrite reumatoide, algumas vasculites, síndrome de Sjögren, lúpus, etc.

3 | **Ménière:** a doença de Ménière costuma manifestar-se com crises agudas de tontura rotatória precedidas por sensação de plenitude auricular e perda auditiva. As crises têm instalação súbita, por isso a sua inclusão neste diagnóstico diferencial. Entretanto, casos menos frequentes de Menière coclear podem ser detectados nos quais apenas os sintomas auditivos (plenitude e perda auditiva de instalação súbita) ocorrerem.

4 | **Alterações vasculares:** o suprimento vascular da orelha interna é feito exclusivamente por vasos capilares (microvascularização), portanto bastante susceptível às chamadas microangiopatias. Lesões agudas, isquêmicas ou hemorrágicas não são frequentes, mas podem acontecer principalmente em pacientes portadores de hipertensão arterial e/ou diabetes.

5 | **Ototóxicos:** alguns medicamentos são sabidamente ototóxicos como os antibióticos aminoglicosídeos, os derivados de quinino, os diuréticos ácido etacrínico e furosemida, e alguns agentes antineoplásicos como a cisplatina. Normalmente, a agressão é dose e tempo-dependente, porém depende também da susceptibilidade individual, o que justifica que, nas pessoas mais susceptíveis, ocorra o envolvimento auditivo de forma mais aguda.

6 | **Trauma cefálico:** o trauma craniano pode, muitas vezes, ter impacto suficiente para causar lesão da orelha interna. Em traumas chamados fechados, sem fratura ou ferimento penetrante, a perda auditiva ocorre pela movimentação brusca dos líquidos labirínticos e ruptura do seu tecido membranoso. Nos casos em que ocorre fratura envolvendo o osso temporal, o trauma direto dos tecidos sensoriais e/ou a fistulização (perda) dos líquidos labirínticos explicam a perda súbita.

7 | **Tumoral:** o tumor que mais frequentemente pode se expressar por uma perda auditiva súbita, em cerca de 8% dos casos, é o schwannoma vestibular (também chamado de neurinoma do acústico). Outra doença, que poderia ser considerada pseudo-tumor, o colesteatoma, principalmente na sua forma congênita, pode manifestar-se inicialmente com perda auditiva súbita. Normalmente, os colesteatomas estão relacionados à doença inflamatória e infecciosa crônica da orelha média e, dessa forma, o acometimento da orelha interna ocorre como uma complicação após longos períodos de otite supurativa.

8 | **Doença neurológica:** doenças desmielinizantes, em especial a esclerose múltipla, podem promover perda neurossensorial de instalação aguda. Alguns acidentes vasculares envolvendo o tronco encefálico também podem causar perda súbita.

O diagnóstico é sempre iniciado pela história, que pode nos orientar sobre a possibilidade de algumas das situações etiológicas descritas. Depois, o exame otorrinolaringológico deve ser completo e cuidadoso, com ênfase na otoscopia e avaliação do equilíbrio, complementado pela avaliação clínica básica dos pares cranianos e medida da pressão arterial. Segue-se o estudo da audição por meio da audiometria tonal, audiometria vocal e imitanciometria. Os potenciais evocados quando necessários, podem ser interessantes. Achamos recomendável a solicitação de um perfil bioquímico do paciente para identificação de eventuais comorbidades. A inclusão de testes relacionados a doenças imunomoduladas deve ocorrer quando dados de anamnese sugiram essa possibilidade.

ATENÇÃO!

O estudo por imagem da orelha interna mediante RM pode identificar a presença de acometimento inflamatório, hemorrágico ou tumoral.

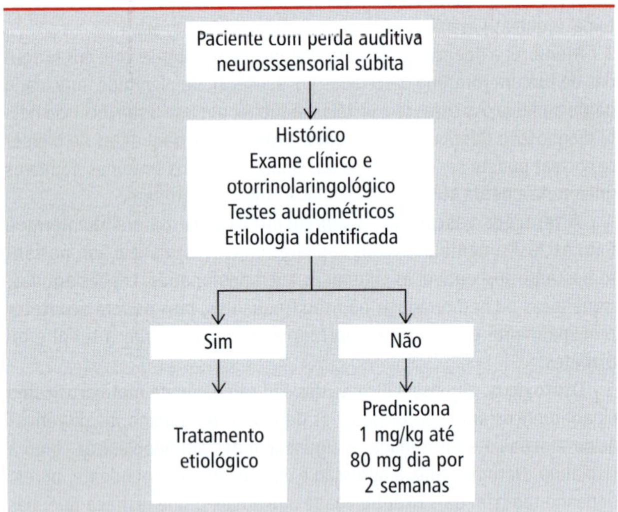

FIGURA 130.1 ■ Protocolo de tratamento para surdez súbita neurossensorial.

■ TRATAMENTO DE SURDEZ SÚBITA

Concomitantemente ao diagnóstico de surdez súbita neurossensorial, o tratamento deve ser instituído na fase aguda e se houver necessidade de um tratamento de resgate e de reabilitação. (Figura 130.1).

■ TRATAMENTO DE FASE AGUDA

Apresenta uma grande heterogeneidade, o que dificulta fazer recomendações e formar consensos. Outro problema é o grande número de pacientes com recuperação espontânea e que, por vezes, nem procuram unidades de saúde.

O tratamento mais frequente contempla o uso de corticosteroides orais, na dose única matinal de 1 mg/kg/dia até o máximo de 60 mg, por 7 a 14 dias.

ATENÇÃO!

A função dos corticosteroides seria de reduzir a inflamação da orelha interna, mas eles não são específicos, dependem do período para o início da terapia, têm conforme as vias de administração e não podem ser usados em todos os pacientes.

Em uma revisão da fundação Cochrane,[1] de 2013, mostrou-se que não existe significância estatística no efeito do corticosteroide oral. Entretanto, como vários artigos mostram efeito positivo, esses agentes podem ser recomendados, exceto nos pacientes com contraindicações (diabéticos descompensados, úlcera gástrica, tuberculose ativa, glaucoma, hipertensão descompensada). Os fatores para bom prognóstico são idade menor de 40 anos, tipo de audiograma com perdas moderadas, ausência de vertigem.[2-4]

Outro tratamento muito inclui os corticosteroides intratimpânicos já que eles podem, através da membrana da janela redonda, atingir a orelha interna com pouca absorção sistêmica (podem ser usados nos indivíduos com contraindicações aos corticosteroides sistêmicos) e com grande concentração no órgão. Também podem ser usados como terapia de resgate se não houver resposta aos corticosteroides sistêmicos. Pode-se usar dexametasona 24 mg/mL ou metilprednisolona 40 mg/mL; de 0,4 a 0,8 mL a cada semana, por 3 a 4 seções. A punção da membrana timpânica é feita sob anestesia tópica com fenol e realizada nos quadrantes posteroinferiores, também é feita uma paracentese anterior para que o ar saia e não haja distensão da membrana timpânica. Os riscos do procedimento são otalgia, vertigem, otite, sintomas vaso vagais e perfuração da membrana timpânica. Em nosso protocolo, realizamos audiometrias antes de cada procedimento e após a última injeção semanalmente até 4 semanas. Os diversos artigos referem que os corticosteroides intratimpânicos têm, ao menos, efetividade semelhante aos sistêmicos.[2,5-9]

O tratamento com oxigenioterapia hiperbárica (OTH) também pode ser usado e o aumento da concentração de oxigênio na orelha interna pode ser benéfico para os danos causados por deficiências isquêmicas. Os melhores resultados são obtidos com seu início nas primeiras 2 semanas da surdez e quando associado a corticosteroides. Os riscos desse tratamento são barotraumas de orelha media ou sinusal ou pulmonar. Muitos pacientes não são adequados para essa terapêutica por problemas de permanência em locais fechados e pela ansiedade.[10,11]

O uso de antivirais, vasodilatadores, anticoagulantes, antioxidantes e expansores plasmáticos têm recomendação negativa para seu uso pela maioria dos médicos.

Cuidados gerais devem ser realizados. Os pacientes não devem fazer atividades físicas excessivas e evitar ambientes muito ruidosos, excesso de álcool, cafeína, fumo e sal.[2,4,8,9,12]

O tratamento cirúrgico em casos de surdez súbita pode estar correlacionado ao fechamento de fístula perilinfática. As fístulas podem ser traumáticas ou espontâneas e em ambas é comum a tríade de surdez, *tinnitus* e vertigem. As fístulas podem ser da janela oval ou redonda. A identificação da fístula pode ser feita por timpanotomia e uso de microscopia ou endoscopia, usando anestesia local ou geral. O selamento da fístula pode ser feito com o uso de fragmento de gordura ou músculo e estabilizado com fragmentos hemostático e cola biológica.[2,4,8,12,13]

Nos casos de sequelas pós-surdez súbita com permanência de perda de audição, podemos instituir tratamento de reabilitação por meio de aparelhos AASI. Também podemos usar aparelhos próteses auditivas ancoradas ao osso como os sistemas Baha, Ponto ou Bone Bridge, etc.[2,8]

REVISÃO

- A surdez súbita é unilateral em cerca de 90% dos casos e, embora a etiologia seja desconhecida em aproximadamente 85% dos casos, algumas causas podem ser cogitadas: infecciosa; autoimune; doença de Ménière; alterações vasculares; ototóxicos; trauma cefálico; tumoral; doença neurológica.

- O diagnóstico abrange a história; um completo e cuidadoso exame otorrinolaringológico; complementado pela avaliação clínica básica dos pares cranianos e medida da pressão arterial, ao se segue o estudo da audição por meio da audiometria tonal, audiometria vocal e imitanciometria.
- Concomitantemente ao diagnóstico de surdez súbita neurossensorial, o tratamento deve ser instituído na fase aguda e se houver necessidade de um tratamento de resgate e de reabilitação.
- O tratamento da fase aguda apresenta uma grande heterogeneidade, o que dificulta fazer recomendações e formar consensos. A terapia mais frequente é com corticosteroides orais. Outras terapias medicamentosas e a abordagem cirúrgica podem ser usadas a depender do caso.
- Os fatores para bom prognóstico são idade menor de 40 anos, tipo de audiograma com perdas moderadas e ausência de vertigem.

REFERÊNCIAS

1. Wei BP, Stathopoulos D, O'Leary S. Steroids for idiopathic sudden sensorineural hearing loss. Cochrane Database Syst Rev. 2013;(7):CD003998.
2. Bogaz EA, Maranhão AS, Inoue DP, Suzuki FA, Penido NO, Variables with prognostic value in the onset of idiopathic sudden sensorineural hearing loss. Braz J Otorhinolaryngol. 2015;81(5):520-6.
3. Lawrence R, Thevasagayam R. Controversies in the management of sudden sensorineural hearing loss: an evidence-based review. Clin Otolaryngol. 2015;40(3):176-82.
4. McCall AA, Swan EE, Borenstein JT, Sewell WF, Kujawa SG, McKenna MJ. Drug Delivery for Treatment of inner ear disease: current state of knowledge. Ear Hear. 2010; 31(2): 156–165.
5. Barreto MA, Ledesma AL, de Oliveira CA, Bahmad F Jr. Intratympanic corticosteroid for sudden hearing loss: does it really work? Braz J Otorhinolaryngol. 2016;82(3):353-64.
6. Herraiz C, Miguel Aparicio J, Plaza G. Intratympanic drug delivery for the treatment of inner ear diseases. Acta Otorrinolaringol Esp. 2010;61(3): 225-32.
7. Plontke SK, Biegner T, Kammerer B, Delabar U, Salt AN. Dexamethasone concentration gradients along scala tympani after application to the round window membrane. Otol Neurotol. 2008;29(3):401-6.
8. Stachler RJ, Chandrasekhar SS, Archer SM, Rosenfeld RM, Schwartz SR, Barrs DM, et al. Clinical practice guideline: sudden hearing loss. Otolaryngol Head Neck Surg. 2012;146(3 Suppl):S1-35.
9. Swan EE, Mescher MJ, Sewell WF, Tao SL, Borenstein JT. Inner ear drug delivery for auditory applications. Adv Drug Deliv Rev. 2008;60(15): 1583-99.
10. Ergun Taşdöven G, Derin AT, Yaprak N, Özçağlar HÜ. The place of hyperbaric oxygen therapy and ozone therapy in sudden hearing loss. Braz J Otorhinolaryngol. No prelo 2016.
11. Murphy-Lavoie H, Piper S, Moon RE, Legros T. Hyperbaric oxygen therapy for idiopathic sudden sensorineural hearing loss. Undersea Hyperb Med. 2012; 39(3): 777-92.
12. Hoch S, Vomhof T, Teymoortash A. Critical evaluation of round window membrane sealing in the treatment of idiopathic sudden unilateral hearing loss. Clin Exp Otorhinolaryngol. 2015;8(1):20-5.
13. Nogueira-Neto FB, Gallardo FP, Suzuki FA, Penido NO. Prognostic and Evolutive factors of tinnitus triggered by sudden sensorineural hearing loss. Otol Neurotol. 2016;37(6):627-33.

131 OTITE MÉDIA AGUDA

- MARCOS LUIZ ANTUNES
- NORMA DE OLIVEIRA PENIDO

A OMA é definida como a instalação rápida de processo inflamatório na orelha média, acompanhada de secreção e é uma das doenças mais comuns da infância. Um grande estudo epidemiológico de OMA identificou que 62% das crianças terão pelo menos um episódio e 17% terão pelo menos três episódios da doença durante o seu 1º ano de vida.[1] A OMA pode também causar danos à orelha média a longo prazo, como a otite média com efusão e a otite média crônica supurativa, colocando em risco a audição da criança, o que prejudicaria o processo de aquisição da linguagem e aprendizagem. Acrescenta-se a isso a possibilidade de as infecções agudas causarem complicações graves como mastoidite, meningite e paralisia facial.

Em relação à microbiologia envolvida na OMA, podemos incluir agentes virais e bacterianos. Os vírus mais frequentemente envolvidos são o VSR, adenovírus, influenza e parainfluenza, rinovírus, enterovírus e coronavírus. As bactérias mais frequentes são o *Streptococcus pneumoniae, Haemophilus inflenzae, Moraxella catarrhalis* e menos frequentemente o *Staphylococcus aureus* e o *Mycoplasma* sp e gram-negativos nos lactentes.[2]

Foi comparada a flora das nasofaringes de crianças com ou sem OMA considerando as bactérias *Streptococcus pneumoniae, Haemophilus influenzae,* e *Moraxella catarrhalis* (Tabela 131.1). Entre 4 e 7 meses de idade, a nasofaringe de crianças com OMA contém a bactéria *H. influenzae* significativamente mais frequente do que as crianças sem ($P < 0,05$). Entre 8 e 12 meses de idade, as crianças com OMA apresentaram as bactérias *H. influenzae* ($P < 0,001$), *S. pneumoniae* ($P < 0,05$) e *M. catarrhalis* ($P < 0,01$) significativamente mais frequente do que as crianças sem OMA.[3]

Não houve diferença significativa na nasofaringe de *S.pneumoniae e M. catarrhalis* entre 2 e 6 meses de idade.

A fisiopatologia da OMA é de uma infecção ascendente das vias aéreas superiores, que atinge a orelha média através da tuba auditiva (canal que comunica a nasofaringe com a cavidade da orelha média, responsável pela ventilação dessa cavidade e pelo transporte mucociliar). Como na criança a tuba auditiva tem uma configuração que favorece a penetração de patógenos (é mais horizontalizada e mais curta que no adulto), isso explica em parte a maior incidência da doença nas crianças. Outros fatores são a incompetência imunológica inerente às crianças mais novas (imaturidade do sistema imune), o maior contato com os patógenos (crianças institucionalizadas em creches), posição de amamentação (posição supina favorece a ascensão e refluxo de alimentos à nasofaringe), obstrução de tuba auditiva (hipertrofia de tonsila faríngea-adenoide), malformações craniofaciais (com alteração na mobilidade do palato, dificultando a abertura da tuba auditiva), além de doenças que alteram a viscosidade de secreções e/ou o transporte mucociliar (mucoviscidose, fibrose cística), entre outras.

QUADRO CLÍNICO

O paciente geralmente apresenta sintomas de IVAS acompanhando ou precedendo o quadro de OMA. São comuns, então, sintomas como obstrução nasal e secreção nasal. Com a instalação da OMA, o sintoma mais

TABELA 131.1 ■ Colonização de nasofaringe em crianças com e sem OMA

IDADE (MESES)	OMA (+/–)	Nº DE CRIANÇAS	CRIANÇAS COLONIZADAS COM *Haemophilus influenzae*	*Streptococcus pneumoniae*	*Morazella catarrhalis*
1-3	+	7	0	1	0
	–	383	24	51	80
4-7	+	35	5	12	10
	–	365	15	91	100
8-12	+	69	17*	28	38**
	–	331	26	83	123

Nível de significância: P < 0.005. *p < 0.001. **p < 0.01.
Fonte: Aniansson e colaboradores.[3]

comum é a otalgia, geralmente unilateral súbita e intensa. As crianças menores manifestam-se com irritabilidade, inapetência, choro contínuo ou desencadeado durante as mamadas ou alimentação, febre que pode ser baixa ou muita alta (geralmente, mais relacionada, nesse caso, com infecção bacteriana) e, em uma porcentagem menor que 20% dos casos, pode apresentar otorreia purulenta por ruptura da membrana timpânica, o que geralmente alivia a dor do paciente. Em crianças maiores e adultos, os sintomas de hipoacusia (perda auditiva) e de sensação de plenitude auricular e, mais raramente, vertigem, podem ser relatados.

A presença de linfoadenomegalia cervical é frequente e sintomas como dor retroauricular e cefaleia devem ser valorizados, pois pode se tratar de complicação extra ou intracraniana, como será discutido a seguir.

■ DIAGNÓSTICO

É eminentemente clínico, associando-se os sintomas e sinais com o exame físico. No exame físico, além do que se encontra geralmente na IVAS, o achado otoscópico é o mais importante (Figura 131.1).

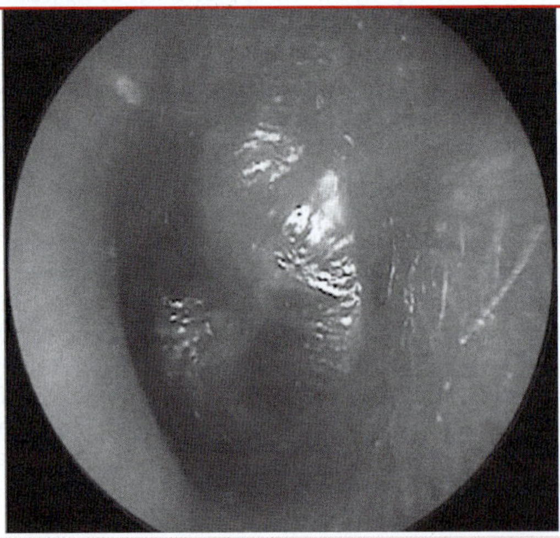

FIGURA 131.1 ■ Achado otoscópico.

Pode-se observar uma hiperemia localizada ao redor do cabo do martelo em uma fase inicial da doença, até abaulamento e hiperemia difusos da membrana timpânica, ou a presença de nível líquido retrotimpânico, com opacificação do tímpano e perda do triângulo luminoso.

ATENÇÃO!

As crianças, ao exame otoscópico, geralmente apresentam choro intenso, que pode causar uma hiperemia da membrana timpânica e confundir o diagnóstico. Por isso o exame físico deve ser sempre avaliado juntamente ao quadro clínico e não isoladamente.

Quando se encontra uma bolha circunscrita na membrana timpânica, sem nível líquido e o paciente apresenta otalgia, pode-se estar diante de uma miringite bolhosa, processo inflamatório causado por vírus e limitado à porção externa do tímpano, e essa bolha, muitas vezes, se rompe espontaneamente com melhora dos sintomas. Nos casos de otorreia por perfuração timpânica, observa-se a secreção purulenta ou piossanguinolenta ou mesmo mucopurulenta, de quantidade moderada e, frequentemente, pulsátil pela vasodilatação da mucosa da orelha média, decorrente do processo inflamatório. Nesses casos, é possível encontrar também sinais de inflamação da orelha externa, como hiperemia e edema da pele do meato acústico.

Quando se observa abaulamento retroauricular com sinais flogísticos na região, muitas vezes com lateralização do pavilhão auricular, deve-se pensar em mastoidite aguda e/ou abscesso subperiosteal na mastoide (Figura 131.2). Outro achado de complicação ao exame físico é a presença de paralisia facial periférica. Para o diagnóstico da OMA, não são necessários exames complementares e, na maioria dos casos, o tratamento é empírico, baseando-se na gravidade dos sintomas, idade do paciente e sinais de complicações.

■ TRATAMENTO

Compreende terapias clínicas e/ ou cirúrgicas a depender da fase evolutiva do processo infeccioso/inflamatório.

OBSERVAÇÃO

Desde 2004 existe uma diretriz para o tratamento das OMA, publicada pela Academia Americana de Pediatria, Academia Americana de Otorrinolaringologia e Cirurgia de Cabeça e Pescoço e Academia Americana de Médicos de Família,[4] recomendando apenas observação sem o uso de antibióticos como uma opção para o tratamento de crianças selecionadas

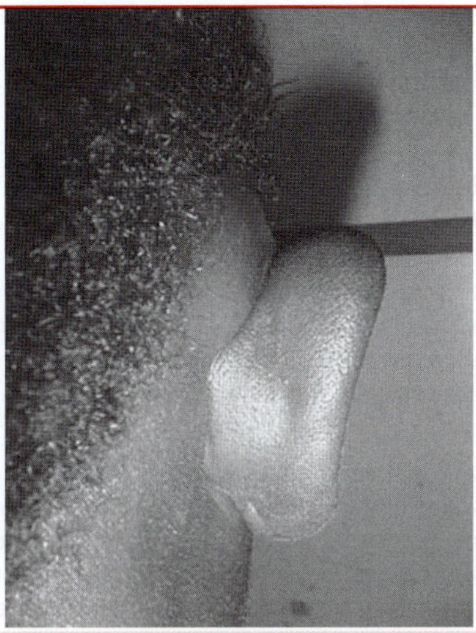

FIGURA 131.2 ■ Mastoidite aguda e/ou abscesso subperiosteal na mastoide.

com OMA objetivando evitar o uso abusivo de antibióticos e consequente aumento de resistência microbiana. Essa orientação foi recentemente atualizada para observação associada a acompanhamento próximo para as crianças entre 6 e 23 meses de idade com OMA unilateral sem gravidade e para crianças com mais de 24 meses com OMA unilateral ou bilateral sem gravidade, esclarecendo que "sem gravidade" significa otalgia leve por período inferior a 48 horas e temperatura inferior a 39 °C e, no caso de piora ou não melhora em 48 a 72 horas após o início dos sintomas, é salientada a revisão com intervenção. No entanto, a prática de não tratar OMA imediatamente com antibióticos, muitas vezes até dando uma prescrição de antibiótico para ser usada se os sintomas persistirem, está passando por uma análise mais aprofundada pelos países que utilizam essas diretrizes. As novas diretrizes também recomendam vigorosamente o manejo da dor em conjunto com a observação.[4]

TRATAMENTO MEDICAMENTOSO

Descongestionantes e anti-histamínicos: descongestionantes com ou sem anti-histamínicos eram utilizados para o tratamento de OMA, porém não são mais recomentados por não evidenciarem eficácia nos ensaios clínicos recentemente realizados.

Antibióticos: vários antibióticos estão disponíveis, porém a amoxicilina ainda é o antibiótico de primeira escolha para OMA na dose de 80 a 90 mg/kg/dia, dividida em duas tomadas. A amoxicilina-clavulanato (amoxicilina de 90 mg/kg/dia e 6,4 mg de ácido clavulânico/kg/dia, em duas doses divididas) é recomendada para crianças tratadas com amoxicilina nos últimos 30 dias e para aqueles com conjuntivite purulenta simultânea, ou para aqueles com uma história de OMA recorrente não respondendo à amoxicilina. Cefalosporinas como o axetil cefuroxima, cefpodoxima e ceftriaxona devem ser consideradas tratamento de 1ª escolha aceitável apenas para pacientes com alergia à penicilina. Em casos de falha do tratamento inicial, o diagnóstico deve, então, ser reavaliado e o antibiótico deve ser alterado para um agente de espectro mais amplo como amoxicilina-ácido clavulânico, se não houver melhora com a amoxicilina; e ceftriaxona, 50 mg por via IM ou por IV por 3 dias, se a amoxicilina-clavulânico não for eficaz. A duração de tratamento-padrão recomendada é ainda de 3 dias.

TRATAMENTO CIRÚRGICO

Para a drenagem e a identificação das bactérias, bem como para selecionar o antibiótico mais apropriado, a timpanocentese deve sempre ser considerada se a criança não responder ao antibiótico.

A miringotomia com inserção de tubo de ventilação está indicada para as crianças com episódios recorrentes de OMA (três ou mais episódios de OMA em 6 meses ou quatro ou mais episódios em 12 meses) que falharam aos tratamentos preventivos e medicamentosos com persistência de efusão na orelha média.[4]

■ PREVENÇÃO DA OMA

Duas estratégias são recomendadas para a prevenção de OMA.

- **Modificação dos fatores de risco:** promover o aleitamento materno nos primeiros 6 meses de vida, evitar a amamentação na posição supina e eliminar o uso de chupetas e do tabagismo passivo podem ser atitudes úteis na redução do risco de desenvolvimento de otite média.
- **Vacinação:** atualmente, as vacinas de *S. pneumoniae* (pneumovax e prevenar 13) são as únicas vacinas bacterianas disponíveis para a otite média. A vacina viral (influenza) contra a gripe é a única disponível recomendada que pode ter um impacto sobre a doença.

COMPLICAÇÕES

A OMA é uma das doenças mais comuns da infância e pode resultar em complicações intratemporais que incluem principalmente mastoidite aguda e crônica com ou sem abscesso subperiosteal, petrosite, osteomielite da base do crânio e também as complicações intracranianas que incluem meningites, abscessos encefálicos e tromboses de seios venosos. Devem ser ressaltadas também as sequelas advindas da privação auditiva na primeira infância. Essas complicações infecciosas e não infecciosas da otite média na infância podem resultar em grave morbidade e mortalidade. As sequelas não infecciosas incluem otite média com efusão persistente, perfuração permanente da membrana timpânica, erosão ossicular, erosão labiríntica e timpanosclerose e são as principais causas de perda auditiva em todo o mundo.

ATENÇÃO!

Embora incomuns, as complicações das otites médias ainda ocorrem e exigem tratamento hospitalar específico, oneroso, complexo e prolongado e, frequentemente, resultam em perda auditiva definitiva, com sequelas neurológicas e mortalidade.

É importante salientar para que todos os médicos precisam estar cientes e constantemente em alerta para essa possibilidade, sobretudo em crianças, e antecipar o diagnóstico, minimizando a ocorrência de sequelas.[5]

REVISÃO

- A OMA pode causar danos à orelha média a longo prazo, colocando em risco a audição da criança, o que prejudicaria o processo de aquisição da linguagem e aprendizagem. Há também o risco de as infecções agudas causarem complicações graves como mastoidite, meningite e paralisia facial.

- A fisiopatologia da OMA é de uma infecção ascendente das vias aéreas superiores, que atinge a orelha média através da tuba auditiva. Nas crianças, a tuba auditiva tem uma configuração que favorece a penetração de patógenos, o que explica em parte a maior incidência da doença nas crianças. O sintoma mais comum é a otalgia, geralmente unilateral súbita e intensa.
- O diagnóstico é eminentemente clínico, associando-se os sintomas e sinais com o exame físico. No exame físico, além do que se encontra geralmente na IVAS, o achado otoscópico é o mais importante.
- O tratamento compreende terapias clínicas e/ou cirúrgicas a depender da fase evolutiva do processo infeccioso/inflamatório, considerando também a possibilidade de conduta expectante para se evitar o uso abusivo de antibióticos.
- Para a drenagem e a identificação das bactérias e para escolher o antibiótico mais apropriado, a timpanocentese deve sempre ser considerada se a criança não responder ao antibiótico.
- Podem ajudar na prevenção da OMA medidas como modificação dos fatores de risco e vacinação antibacteriana.

REFERÊNCIAS

1. Salah M, Abdel-Aziz M, Al-Farok A, Jebrini A. Recurrent acute otitis media in infants: analysis of risk factors. Int J Pediatr Otorhinolaryngol. 2013;77(10):1665-9.
2. Fonseca VMG, Pignatari SSN. Infecções de vias aéreas superiores na criança. In: Borges DR, coordenador. Atualização terapêutica de Prado, Ramos e Valle 2014/2015: diagnóstico e tratamento. 25. ed. São Paulo: Artes Médicas; 2014. p. 1433-4.
3. Aniansson G, Alm B, Andersson B, Håkansson A, Larsson P, Nylén O, et al. A prospective cohort study on breast-feeding and otitis media in Swedish infants. Pediatr Infect Dis J. 1994;13(3):183-8.
4. American Academy of Family Physicians; American Academy of Otolaryngology-Head and Neck Surgery; American Academy of Pediatrics Subcommittee on Otitis Media With Effusion. Otitis media with effusion. Pediatrics. 2004;113(5):1412-29.
5. Penido NO, Chandrasekhar SS, Borin A, Maranhão ASA, Gurgel Testa JR. Complications of otitis media: a potentially lethal problem still present. Braz J Otorhinolaryngol. 2016;82(3):253-62.

132
VERTIGEM AGUDA

FERNANDO F. GANANÇA
EKTOR TSUNEO ONISHI
KAREN DE CARVALHO LOPES

A vertigem aguda é uma queixa bastante frequente no pronto-socorro. A prevalência estimada da vertigem parece ser 1,8% entre adultos jovens e maior que 30% em idosos.[1]

A tontura não é especificamente uma entidade nosológica, e sim um sintoma de diferentes doenças de etiologias variadas. Pode resultar do acometimento da orelha interna, nervo vestibular, tronco encefálico e cerebelo. Causas endocrinológicas, metabólicas, hormonais e cardiovasculares são etiologias possíveis. A vertigem corresponde à tontura com características rotatórias e sua presença é bastante sugestiva de alteração no sistema vestibular.

Usualmente, a vertigem não aumenta o risco de mortalidade, mas pode afetar a qualidade de vida do paciente.

ATENÇÃO!

Na maioria das vezes, a vertigem é causada por disfunções periféricas (acometimento de orelha interna e/ou nervo vestibular) com bom prognóstico e autolimitada. Entretanto, é de extrema importância diferenciar com causas centrais, que requeiram internação, investigação complementar e tratamento específicos como AVC.

Estratégias que visem identificar situações de real ameaça à vida são fundamentais ao atender o paciente vertiginoso no pronto-atendimento. A vertigem ocorre, geralmente, por uma alteração vestibular periférica, mas também é o sintoma mais comum associado à falha diagnóstica de AVC.[2] A vertigem também pode ser uma manifestação de doença cardiovascular primária.[3,4]

QUADRO CLÍNICO

Nos quadros vestibulares periféricos e centrais, é preciso reconhecer e analisar três elementos semiológicos: a vertigem, o nistagmo e as alterações do equilíbrio corporal.

ATENÇÃO!

Frente a um paciente em crise vertiginosa no pronto-atendimento, é primordial a diferenciação entre os casos periféricos e centrais.

A crise de vertigem pode se encaixar em uma das três situações: vertigem intensa aguda (p. ex.: neurite vestibular, acidente vascular de tronco encefálico ou cerebelo), crise recorrente de vertigem (p. ex.: doença de Ménière, migrânea vestibular) ou vertigem recorrente posicional (vertigem paroxística posicional recorrente [VPPB]).[5]

O paciente em crise apresenta vertigem acentuada que se agrava com a movimentação cefálica, sintomas neurovegetativos (náusea, vômitos, sudorese, palidez cutaneomucosa, taquicardia, mal-estar), desvio corporal à marcha ou a sensação de desvio, habitualmente para o lado afetado e nistagmo espontâneo.

Nos acometimentos periféricos, o paciente apresenta instabilidade postural, o nistagmo espontâneo não muda de direção com a mudança da posição do olhar (nistagmo unidirecional) e pode aumentar sua amplitude ao olhar para a direção da fase rápida do nistagmo (lei de Alexander) e sintomas auditivos como sensação de perda de audição, zumbido, plenitude aural, intolerância a sons intensos e distorção sonora, principalmente nos casos de doença de Ménière.

Nos acometimentos centrais, o paciente pode apresentar intensa instabilidade e desequilíbrio, com incapacidade de se manter na posição ortostática; o nistagmo espontâneo pode mudar de direção ao variarem as posições do olhar (nistagmo bi ou multidirecional) e pode apresentar outros sinais e sintomas neurológicos, como convulsão, perda da consciência, paralisias, paresias, parestesias, incoordenação, entre outros.

DIAGNÓSTICO

A avaliação do paciente por meio da história clínica e exame físico são fundamentais. A anamnese deve ser realizada com o acompanhante, caso o paciente esteja impossibilitado de se comunicar, buscando informações acerca do início da crise, duração, recorrência, fatores desencadeantes, presença de comorbidades e fatores de risco cardiovasculares, uso prévio de medicamentos e a presença de sintomas auditivos ou neurológicos associados.

O exame clínico visa, inicialmente, a distinção entre o comprometimento periférico e/ou central, uma vez que a definição do topodiagnóstico norteará o tratamento a ser instituído e o prognóstico.

ATENÇÃO!

O paciente com vertigem aguda sente-se melhor com os olhos fechados, mas estes devem ser abertos para se avaliar o padrão do nistagmo, caracterizado por movimentos rítmicos e involuntários dos olhos, compostos por uma componente lenta e outra componente rápida.

O nistagmo de origem periférica, resultante da perda aguda da função vestibular unilateral, como ocorre na neurite vestibular, apresenta um padrão unidirecional, de direção horizontal, cuja componente rápida (componente que dá a direção do nistagmo) aponta o lado são.[5]

Nos casos de perda aguda da função vestibular por lesão no labirinto ou no(s) nervo(s) vestibular(es), o RVO estará diminuído. Esse reflexo é o responsável por mover os olhos na direção contrária ao movimento da cabeça a fim de promover a estabilização do campo visual.

Em um paciente com vertigem aguda, no pronto-atendimento, a avaliação do RVO pode ser feita por meio do teste do impulso cefálico, conhecido pelo nome em inglês, *head impulse test* ou *headthrust test*. O paciente encontra-se sentado e o médico examinador, à sua frente, solicita-lhe que fixe o olhar na ponta do nariz do examinador; a seguir, o examinador realiza um movimento rápido e curto de rotação da cabeça (5 a 10º) no plano dos canais semicirculares. Caso exista uma lesão periférica que resulte em hipofunção, os olhos que deveriam permanecer focados na ponta nasal do examinador acompanharão o movimento da cabeça para o lado lesado, em razão do comprometimento do RVO e aparecerá um movimento corretivo dos olhos (sácada corretiva), retornando o olhar ao nariz do examinador.[5,6]

A avaliação sistematizada da presença e direção do nistagmo espontâneo, do teste do impulso cefálico, da habilidade de se manter em posição ortostática e da marcha é capaz de identificar o AVC com altas sensibilidade (100%) e especificidade (94,3%) em pacientes com vertigem aguda, atendidos no pronto-socorro.[2] Esses achados são corroborados por outro estudo, em que se identificaram 99% de sensibilidade e de especificidade no uso da história clínica e do exame físico na diferenciação de vertigem periférica e central, na sala de emergência.[1]

A complementação diagnóstica, de acordo com as hipóteses diagnósticas formuladas, poderá ser realizada com a solicitação de alguns exames complementares como testes de sangue, incluindo glicemia, hemograma, função renal, hormônios tiroidianos e perfil lipídico, para uma triagem inicial. No caso de suspeita de comprometimento do sistema vestibular central, deve-se solicitar a RM, para investigação de acidente vascular, tumores ou outra alteração de fossa posterior (tronco encefálico e cerebelo). Após o pronto-atendimento, o paciente deve ser encaminhado para avaliação funcional do sistema vestibular, por meio da nistagmografia computadorizada, audiometria e/ou outros testes otoneurológicos, disponíveis em serviços especializados.

ATENÇÃO!

Pacientes com vertigem relacionada a dor no peito, taquicardia ou outras arritmias, escurecimento visual, síncope, ortostatismo e/ou fatores de risco cardiovascular, devem passar por avaliação cardiológica.[6]

■ TRATAMENTO

Neste tópico, serão abordadas as opções de tratamento da vertigem aguda de origem vestibular periférica.

Atualmente, várias estratégias terapêuticas como medicamentos, reabilitação, manobras físicas e cirurgias estão disponíveis.

Os efeitos dos medicamentos utilizados são classificados como supressores vestibulares, antieméticos, vasoativos, hemorreológicos, antioxidantes, antidepressivos, ansiolíticos e anti-inflamatórios. Seus principais locais de ação parecem ser os órgãos vestibulares periféricos, os núcleos vestibulares e a formação reticular do tronco encefálico.

O tratamento farmacológico da crise de vertigem, de origem periférica, é principalmente sintomático. Os supressores vestibulares e os antieméticos são os mais utilizados.

A escolha de um supressor vestibular dependerá das condições clínicas do paciente. Devem-se levar em consideração a intensidade da crise, a presença de náusea/vômito e a via de administração do medicamento. Por exemplo, em pacientes com vertigem aguda e vômitos, é desejável um efeito supressor vestibular potente associado ao antiemético e, em algumas vezes, ao sedativo; a administração parenteral é a recomendada pelo rápido início da ação e pela presença de vômitos. Nos casos de crises leves ou moderadas, pode ser indicado um medicamento menos potente e menos sedativo, administrado VO.

A Figura 132.1 apresenta o fluxograma de atendimento para o paciente com vertigem aguda, realizado no pronto-socorro de Otorrinolaringologia do Hospital São Paulo – Unifesp.

PACIENTE COM VERTIGEM AGUDA

↓ Reavaliação 30-60 minutos

Dextro + hidratação EV (ringer-lactato 500 mL em 1 h)
Dimenidrinato, 1 ampola EV

↓ Reavaliação 30-60 minutos

Sem melhora: diazepam 5 a 10 mg EV
Se náusea: ondansetrona 4-8 mg (lento em 100 mL SF 0,9%)

↓

Com melhora: dimenidrinato/piridoxina 8/8 h ou meclizina 25 mg 8/8 h, VO. Acompanhamento ambulatorial para definição etiológica e avaliação vestibular funcional.

Sem melhora: internação + prometazina 25 mg, IM, manter hidratação. Se necessário, manter medicação de horário.

Após melhora: idem ao tópico "com melhora".

AVALIAÇÃO CLÍNICA ESPECIALIZADA (Otorrinolaringologia e/ou Neurologia)

↓

SE SUSPEITA DE NEURITE VESTIBULAR, acrescentar prednisona (1 mg/kg, até 60 mg)

FIGURA 132.1 ■ Algoritmo para tratamento da crise vertiginosa em pronto-socorro.

Fonte: Adaptada de Ganança e colaboradores.[7]

As principais características farmacológicas e os efeitos otoneurológicos dos medicamentos utilizados na crise vertiginosa encontram-se descritos no Quadro 132.1.

Assim que o paciente sair do período de crise vertiginosa, ele deve ser encorajado a retomar suas atividades rotineiras, pois a movimentação do dia a dia acelera os mecanismos centrais de compensação, em caso de assimetria da função vestibular. Se a tontura persistir após o período de crise, o paciente poderá ser encaminhado para reabilitação vestibular.

QUADRO 132.1 ■ Efeito e posologia dos principais medicamentos utilizados na vertigem aguda

SUBSTÂNCIA	EFEITO	POSOLOGIA
Dimenidrinato	Antivertiginoso, antiemético, Sedativo	50 mg dimenidrinato/50 mg piridoxina, IM, 6/6 a 8/8 h 25-50 mg, VO, 6/6 a 8/8 h
Ondansetrona	Antiemético	4-8 mg, IM/EV/VO, 8/8 h
Diazepam	Antivertiginoso Antiemética Sedativo Ansiolítico	10 mg IM/EV, 8/8 a 12/12 h
Prometazina	Antivertiginoso Antiemético Sedativo	25-50 mg, IM, 8/8 a 12/12 h
Meclizina	Antivertiginoso Antiemético Sedativo leve	25-50 mg, VO, 6/6 a 8/8 h

REVISÃO

- A vertigem é um sintoma de diferentes doenças de etiologias variadas, possivelmente resultante do acometimento da orelha interna, nervo vestibular, tronco encefálico e cerebelo. As causas podem ser endocrinológicas, metabólicas, hormonais e cardiovasculares.
- A vertigem corresponde à tontura com características rotatórias e sua presença é bastante sugestiva de alteração no sistema vestibular; não aumenta o risco de mortalidade, mas pode afetar a qualidade de vida do paciente. Estratégias que visem identificar situações de real ameaça à vida são fundamentais ao atender o paciente vertiginoso.
- Nos quadros vestibulares periféricos e centrais, é preciso reconhecer e analisar três elementos semiológicos, a vertigem, o nistagmo e as alterações do equilíbrio corporal. A crise de vertigem pode se encaixar em uma das três situações: vertigem intensa aguda, crise recorrente de vertigem ou VPPB.
- A avaliação do paciente por meio da história clínica e exame físico são fundamentais e a anamnese deve ser realizada com o acompanhante, caso o paciente esteja impossibilitado de se comunicar.
- O exame clínico visa, inicialmente, a distinção entre o comprometimento periférico e/ou central, uma vez que a definição do topodiagnóstico norteará o tratamento a ser instituído e o prognóstico.
- O tratamento da vertigem aguda de origem vestibular periférica contempla terapêuticas medicamentosa, reabilitação, manobras físicas e cirurgias. O tratamento farmacológico da crise de vertigem, de origem periférica, é principalmente sintomático.

■ REFERÊNCIAS

1. Shahrami A, Norouzi M, Kariman H, Hatamabadi HR, Arhami Dolatabadi A. True vertigo patients in emergency department; an epidemiologic study. Emerg (Tehran). 2016;4(1):25-8.
2. Vanni S, Pecci R, Casati C, Moroni F, Risso M, Ottaviani M, et al. STANDING, a four-step bedside algorithm for differential diagnosis of acute vertigo in the Emergency Department. Acta Otorhinolaryngol Ital. 2014;34(6):419-26.
3. Newman-Toker DE, Dy FJ, Stanton VA, Zee DS, Calkins H, Robinson KA. How often is dizziness from primary cardiovascular disease true vertigo? A systematic review. J Gen Intern Med. 2008;23(12):2087-94.
4. Lee CC, Ho HC, Su YC, Chiu BC, Su YC, Lee YD, et al. Increased risk of vascular events in emergency room patients discharged home with diagnosis of dizziness or vertigo: a 3-year follow-up study. PLoS One. 2012;7(4):e35923.
5. Kerber KA. Vertigo and dizziness in the emergency department. Emerg Med Clin North Am. 2009;27(1):39-50.
6. Bronstein A, Lempert T. Sintomas e exame do paciente com vertigem e tonturas. In: Bronstein A, Lempert T. Tonturas – diagnóstico e tratamento: uma abordagem prática. Rio de Janeiro: Revinter; 2010. p. 23-58.
7. Ganança FF, Manoel EM, Duarte JÁ. Tratamento clínico do paciente vertiginoso. In: Zuma e Maia FC, Albernaz PLM, Carmona S. Otoneurologia Atual. Rio de Janeiro: Revinter; 2014. p. 461-78.

133 CORPOS ESTRANHOS

■ JOÃO MANGUSSI-GOMES
■ LUCIANO RODRIGUES NEVES
■ EDUARDO MACOTO KOSUGI

A presença de corpo estranho (CE) nos ouvidos, nariz ou garganta (isto é, faringe e laringe) é uma queixa muito comum em ORL. Os devidos conhecimento, diagnóstico e manejo desse problema são fundamentais para a prevenção de complicações sérias.[1,2]

■ EPIDEMIOLOGIA

Segundo um estudo feito pelo Departamento de Otorrinolaringologia e Cirurgia de Cabeça e Pescoço da Unifesp, foram atendidos 827 casos de CE no pronto-socorro de ORL do HSP-Unifesp, no período de 12 meses. Isso representou 5,3% de todos atendimentos dessa especialidade.[1] Apesar disso, a queixa de CE pode representar até 11% de todos os casos atendidos em ORL.[2-4]

A queixa de CE em ORL é mais comumente atribuída a crianças do gênero masculino e cerca de 50 a 75% dos pacientes tem 8 anos ou menos.[1-5] Em adultos, entretanto, CE também podem ser encontrados em cavidades otorrinolaringológicas, principalmente naqueles portadores de doenças neurológicas ou psiquiátricas.[6]

Acredita-se que haja uma ordem definida de frequência na localização dos CE, sendo de forma decrescente: orelhas > nariz > garganta.[1,7,8] Os tipos de CE mais comumente encontrados variam de acordo com a cavidade envolvida:

- **Orelhas e nariz:** sementes (feijão, milho), miçangas, pedras, pedaços de espuma ou algodão, insetos e pequenas peças de plástico são frequentemente encontrados.[7,9]
- **Garganta:** ossos de galinha ou espinhas de peixe são os CE mais vistos na região da faringe e/ou laringe.[1,7]

QUADRO CLÍNICO

Em mais de 90% dos casos, os pacientes ou seus responsáveis procuram o serviço de ORL já se queixando da presença do CE em determinada cavidade. Assim, com poucos dados da história clínica, o médico já é capaz de suspeitar da ocorrência de um CE otorrinolaringológico.[1] Em outras situações, os responsáveis ou os próprios pacientes não conseguem identificar a origem de seus sintomas e procuram o pronto-atendimento com queixas inespecíficas. O achado do CE também pode ser apenas incidental, em parcela menor dos casos.[10] De acordo com a localização, os CE podem causar:

- **Orelhas**: normalmente, as queixas são unilaterais e incluem hipoacusia, por obstrução do MAE e/ou lesão da MT; otorragia, por laceração da pele do MAE ou da MT; zumbido e/ou sensação de "algo se mexendo", usualmente referidos na presença de insetos ou larvas vivas (miíase); otorreia, usualmente fétida, sugere infecção secundária e ocorre em pacientes com história antiga de CE na orelha; o contato da secreção com a pele do MAE ou do pavilhão auditivo pode causar dermatite irritativa.[9]
- **Nariz**: assim como nas orelhas, as queixas também são, frequentemente, unilaterais. Deve-se sempre suspeitar de CE nasal diante de um paciente com rinorreia fétida unilateral, associado ou não à obstrução nasal do mesmo lado. Assim como nas orelhas, a secreção proveniente das cavidades nasais pode causar dermatite irritativa na pele das narinas e do vestíbulo nasal (Figura 133.1). Epistaxe, aguda ou recorrente, também pode ocorrer.[7]

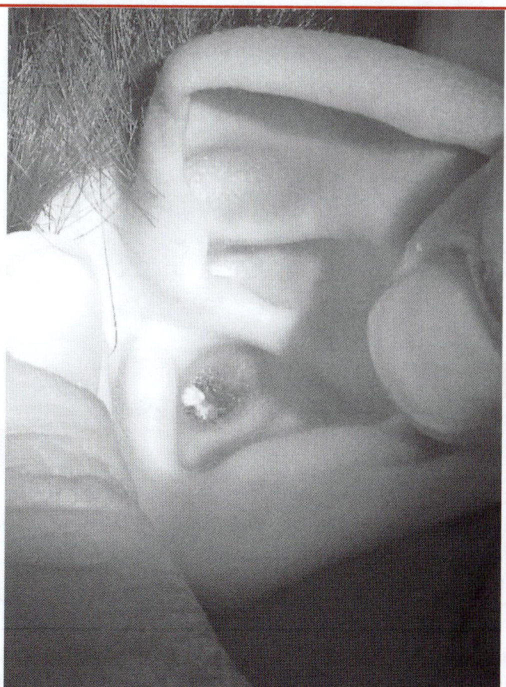

FIGURA 133.1 ■ Menino de 4 anos de idade, com síndrome de Down. Sua mãe compareceu ao pronto-socorro de ORL queixando-se de rinorreia fétida à esquerda, há cerca de 2 semanas. Ao exame, foi visualizado CE em cavidade nasal do mesmo lado; nota-se a dermatite causada pelo contato da secreção com a pele do vestíbulo nasal. O CE foi retirado com auxílio de uma pinça de preensão tipo Hartmann. Tratava-se de um pedaço de espuma de colchão.

- **Garganta**: laringe e faringe: os sintomas principais de CE na faringe são incômodo na garganta, sensação de corpo estranho ou pigarro. Odinofagia também é um sintoma comum e pode resultar de trauma causado pelo CE à via digestiva. CE grandes podem obstruir a passagem do alimento e causar disfagia. Quando o CE se desloca para o esôfago, sialorreia importante pode estar presente. Em casos de CE na laringe, disfonia e dor na região da laringe são sintomas sugestivos. A queixa de tosse indica deslocamento do CE para a traqueia ou brônquios. Estridor, dispneia e sinais de insuficiência respiratória são sinais de alarme e indicam obstrução parcial ou total da via aérea pelo CE.[1,11]

DIAGNÓSTICO

ATENÇÃO!

O diagnóstico definitivo de CE em cavidades otorrinolaringológicas é dado pelo exame físico. Em alguns casos, entretanto, exames complementares são necessários.

- **Orelhas:** otoscopia e/ou visualização direta do CE, com auxílio de fotóforo, é suficiente para o diagnóstico da maioria dos CE nas orelhas (Figura 133.2).[9] Em alguns casos, é necessária a aspiração ou retirada de secreção ou de sangue para a correta visualização do CE. Para objetos metálicos em que não se consegue determinar a extensão do CE ou sua profundidade, exames radiológicos (radiografia e TC) são úteis.

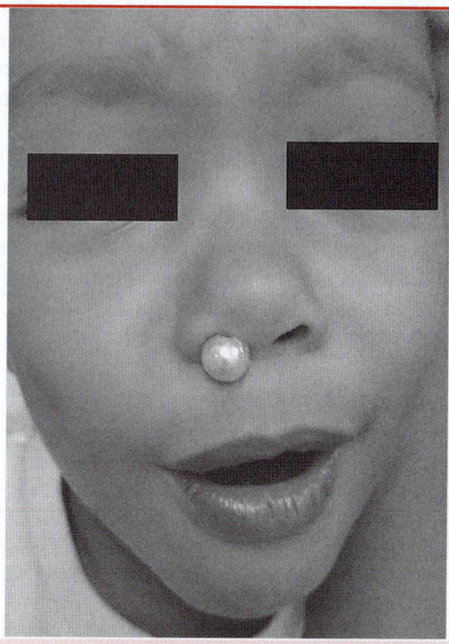

FIGURA 133.2 ■ Menino de 6 anos de idade foi trazido pela avó com história de ter introduzido um pedaço de pipoca na orelha esquerda. Ao exame, com auxílio de fotóforo, pôde ser visualizado o CE no MAE.

- **Nariz:** rinoscopia anterior, com auxílio de espéculo nasal e fotóforo, é o primeiro exame a ser realizado (Figura 133.3).[7] Para alguns casos, endoscopia nasal rígida e/ou flexível se fazem necessárias

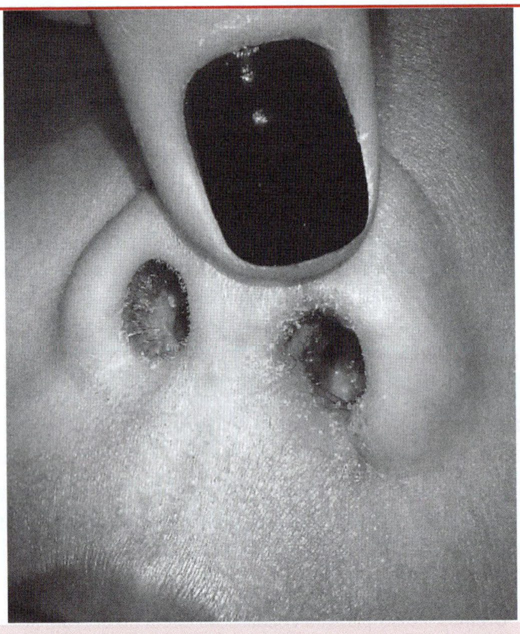

FIGURA 133.3 ■ Criança com história de introdução de CE através de narina esquerda, há poucas horas. Após retirada, verificou-se que se tratava de uma miçanga.

para a correta identificação do CE. Exames radiológicos (radiografia e TC) são úteis somente quando há a suspeita de CE metálicos.

- **Garganta:** a oroscopia simples permite identificar CE localizados nas tonsilas ou na parede posterior da orofaringe. CE em regiões mais baixas, como base da língua, valécula, seios piriformes e supraglote, normalmente não podem ser visualizados por essa técnica. A laringoscopia indireta com espelho de Garcia é útil nesses casos. Entretanto, CE localizados na hipofaringe ou na laringe são mais bem identificados e avaliados por meio de nasofibrolaringoscopia ou laringoscopia rígida com ótica de 70°. Radiografias de pescoço ou laringe servem apenas para avaliar CE metálicos ou radiopacos, mas não são indicadas para a avaliação de espinhas de peixe ou pequenos fragmentos de ossos de galinha, pois esses materiais são radioluscentes na maioria das vezes.[5]

■ TRATAMENTO

ATENÇÃO!

Uma vez localizado, o CE deve ser retirado. Existem várias técnicas e instrumentos disponíveis para a retirada de CE de cavidades otorrinolaringológicas, mas nenhuma se provou melhor do que as outras.[2,5] Para cada CE e para cada paciente a melhor técnica e o melhor instrumento podem variar (Figura 133.4).

Apesar disso, alguns princípios devem ser seguidos para que o tratamento seja bem-sucedido:

- Idealmente, o CE deve ser de fácil visualização durante todo o procedimento. Para isso, deve-se ter fonte de luz e instrumentos de visualização adequados – otoscópio ou fotóforo para CE na orelha; fotóforo e espéculo nasal para CE no nariz; fotóforo e espelho de Garcia ou laringoscopia rígida com ótica de 70° para CE na faringe ou laringe (a nasofibrolaringoscopia não é útil para a retirada de CE).
- O paciente deve ser colaborativo e permanecer imóvel durante todo o procedimento. Caso ele se mova, é grande o risco de complicações. Para crianças pequenas, não colaborativas, a contenção física pode ser empregada – pede-se ao responsável que segure firmemente a criança em seu colo ou que a enrole em um lençol dobrado sobre seu tronco e membros, deixando apenas sua cabeça e seu pescoço para fora (método conhecido como "charutinho"). Para crianças maiores que não colaboram ou para adultos com doenças neurológicas ou psiquiátricas, as técnicas de contenção física normalmente não são suficientes – nesse caso, sedação ou até mesmo anestesia geral (quando se estima que o procedimento seja longo ou quando há necessidade de proteção da via aérea) podem ser necessários. Estima-se que sedação ou anestesia geral sejam necessárias em menos de 5% dos casos, desde que o procedimento seja conduzido por profissional treinado.[1,3]
- Deve-se ter à disposição opções de instrumentos para a retirada do CE e utilizar a técnica correta para sua retirada, com paciência, precisão e rapidez (Figura 133.4).[5,12]

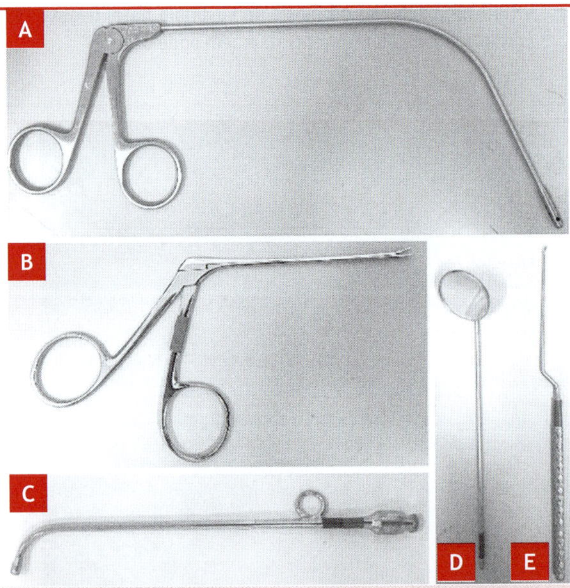

FIGURA 133.4 ■ Exemplos de instrumentos utilizados para a remoção de CE em ORL. (A) Pinça de laringe. (B) Pinça de preensão tipo jacaré. (C) Sonda de Itard. (D) Espelho de Garcia. (E) Cureta auricular em baioneta.

Para a retirada de CE em orelhas, usa-se seringa de 20 mL, Scalp G 23-25, água morna – a lavagem auricular com jatos de água morna é útil para a retirada de CE moles ou que não estejam incrustados no MAE. A técnica deve ser evitada no caso de sementes – pois elas se hidratam, aumentam de volume e amolecem, o que pode dificultar tentativas posteriores de retirada – e/ou quando há a suspeita de lesão do MAE ou da MT –, nesse caso, as cavidades devem ser mantidas secas, para a prevenção de infecções secundárias. As curetas retas ou em forma de baioneta são muito úteis para a retirada de qualquer CE nas orelhas.

ATENÇÃO!

Para que seja bem-sucedido o procedimento, a ponta da cureta deve passar pelos lados do CE. Uma vez atingida sua região posterior, o CE é tracionado para fora da cavidade, aproveitando-se da extremidade mais curva da cureta.

As pinças de preensão tipo jacaré, em alguns casos, podem ser utilizadas para a tracionar o CE para fora do MAE.

ATENÇÃO!

A limitação deste método é para CE com superfície lisa, que não tem local para preensão com a pinça.

Quando os CE estiverem no nariz, as sondas de Itard ou aspiradores curvos (de seio maxilar) são empregadas pela técnica semelhante àquela para a retirada de CE auriculares, introduzindo-se o instrumento, seguindo sua curvatura, posteriormente ao CE; uma vez posicionado, o objeto é tracionado para fora do nariz. As pinças de preensão tipo jacaré ou Hartmann também são úteis.

Para CE localizados na laringe e na faringe, pinças curvas especiais (Figura 133.4) são normalmente necessárias. Para o procedimento, a laringoscopia flexível não é útil e a laringoscopia rígida, ou indireta com espelho de Garcia, deve ser idealmente utilizada. Com uma mão segura-se a ótica, ou o espelho e, com a outra, a pinça de preensão. A exceção se faz para CE localizados nas tonsilas ou na parede posterior da orofaringe, situação na qual o CE pode ser facilmente retirado com pinças de preensão comuns (jacaré ou Hartmann).

ATENÇÃO!

Após a retirada do CE, deve-se inspecionar a cavidade à procura de sinais de complicação, como lacerações, infecção secundária ou trauma importante.

COMPLICAÇÕES

Podem ocorrer em até 22% dos pacientes.[2]

ATENÇÃO!

Quando a remoção é realizada por profissionais treinados, em ambiente e situação favoráveis, essa taxa de complicações pode cair para menos de 5%.[1,3]

Basicamente, as complicações podem ocorrer pelos seguintes motivos:[1,2,7]

- Características do CE (natureza, formato, consistência, superfície);
- Método como foi introduzido na cavidade (traumático ou atraumático);
- Tempo de permanência na cavidade (minutos, horas, dias, semanas);
- Forma e número de tentativas de remoção do CE – por profissional treinado ou não, com instrumentos adequados ou não, em situação favorável ou não.

ATENÇÃO!

A maioria das complicações pode ser facilmente resolvida. Outras, porém, podem ser mais graves e colocar a vida do paciente em risco.

De acordo com a localização, as complicações mais relevantes e seu correto tratamento são:[2]

- **Orelhas:** a laceração do MAE e/ou OEA exige proteção contra água e manipulação; gotas otológicas tópicas por 7 a 10 dias. A perfuração da MT com ou sem lesão da cadeia ossicular requer proteção contra água e manipulação por tempo prolongado; gotas otológicas tópicas por 7 a 10 dias (evitar aquelas com aminoglicosídeos e/ou anestésicos tópicos); encaminhamento ambulatorial à ORL.
- **Nariz:** se houver epistaxe, deve-se fazer compressão externa do nariz e 0,9% LNSF; tamponamento nasal, se necessário. Na presença de RSA, empregam-se LNSF e antibioticoterapia sistêmica por 7 a 10 dias. Na ocorrência de deslocamento do CE para via aérea, está indicada a manobra de Heimlich; deve-se assegurar via aérea definitiva e encaminhar o paciente para exame endoscópico (broncoscopia ou laringoscopia rígida de suspensão). Já o deslocamento do CE para via digestória, a depender da natureza e características do CE, requer esofagoscopia rígida ou flexível.
- **Garganta:** basicamente, as principais complicações de CE na região da faringe ou laringe referem-se ao deslocamento do CE para a via aerodigestiva. Nessa situação, valem as mesmas condutas já descritas.

SITUAÇÕES ESPECIAIS

Miíase

Caracteriza-se pela presença de larvas vivas no interior das cavidades otorrinolaringológicas. Sua ocorrência é mais comum nas orelhas do que no nariz. O achado de larvas na boca ou faringe é ainda mais raro. Ocorre em pacientes com lesões necróticas das cavidades otorrinolaringológicas, como colesteatomas da orelha média, tumores ou doenças ulcerogranulomatosas nasais (isto é, leishmaniose, hanseníase). Além disso, a ocorrência de miíase está associada a outros fatores socioeconômicos e doenças psiquiátricas.[13]

O diagnóstico de miíase é direto e baseia-se na visualização de larvas se movimentado no interior da cavidade envolvida.

ATENÇÃO!

O tratamento deve ser realizado com retirada mecânica e repetida de todas as larvas, associada ao uso de antibióticos, quando há suspeita de infecção secundária.

Ivermectina oral pode ser utilizada para matar as larvas, porém não há evidências sobre sua real eficácia. Iodofórmio tópico 2% pode ser utilizado para ajudar na remoção mecânica das larvas.[13]

Baterias

A presença de baterias nas cavidades otorrinolaringológicas talvez seja uma das situações mais preocupantes porque as baterias, quando em contato com superfícies úmidas, podem causar lesão elétrica e térmica. Além disso, oxidam e liberam um líquido corrosivo que necrosa os tecidos ao redor. A reação química que se inicia pode desencadear um processo de cicatrização que prejudica ainda mais as cavidades acometidas. Perfurações septais, sinéquias, estenoses, fístulas, entre outros, podem advir.[14,15]

Por isso, a retirada de baterias das cavidades otorrinolaringológicas deve ocorrer o mais rapidamente possível e todos esforços devem ser empregados para que o risco de sequelas seja minimizado.

REVISÃO

- As consequências do CE dependem de sua localização e contemplam: orelhas (hipoacusia por obstrução do MAE e/ou lesão da MT; otorragia, por laceração da pele do MAE ou da MT; etc.); nariz (como nas orelhas, a secreção proveniente das cavidades nasais pode causar dermatite irritativa na pele das narinas e do vestíbulo nasal, epistaxe, etc.); garganta (incômodo, odinofagia, disfagia, disfonia, dor na região da laringe). Estridor, dispneia e sinais de insuficiência respiratória são sinais de alarme e indicam obstrução parcial ou total da via aérea pelo CE.
- O diagnóstico definitivo de CE em cavidades otorrinolaringológicas é dado pelo exame físico. Em alguns casos, entretanto, exames complementares são necessários.
- Os devidos conhecimento, diagnóstico e manejo da presença de CE na faringe e na laringe são fundamentais para a prevenção de complicações sérias. Observadas as especificidades dos CE e as cavidades otorrinolaringológicas onde se localizam, o tratamento se baseia na retirada dos CE e, em geral, não há complicações.
- A presença de baterias nas cavidades otorrinolaringológicas é uma das situações mais preocupantes; elas devem ser retiradas o mais rapidamente possível e todos esforços devem ser empregados para que o risco de sequelas seja minimizado.

REFERÊNCIAS

1. Mangussi-Gomes J, Andrade JSC de, Matos RC, Kosugi EM, Penido NO. ENT foreign bodies: profile of the cases seen at a tertiary hospital emergency care unit. Braz J Otorhinolaryngol. 2013;79(6):699–703.
2. Figueiredo RR, Azevedo AA, Kós AO de A, Tomita S. Complications of ENT foreign bodies: a retrospective study. Braz J Otorhinolaryngol. 2008;74(1): 7–15.
3. Bressler K, Shelton C. Ear foreign-body removal: a review of 98 consecutive cases. The Laryngoscope. 1993;103(4 Pt 1):367-70.
4. Silva BSR, Souza LO, Camera MG, Tamiso AGB, Castanheira LVR. Foreign bodies in otorhinolaryngology: a study of 128 cases. Int Arch Otorhinolaryngol. 2009;13(4):394–9.
5. Heim SW, Maughan KL. Foreign bodies in the ear, nose, and throat. Am Fam Physician. 2007;76(8):1185-9.
6. Brunner J, Russel M, Herr K, Benjamin E, Myers L, Boyko O, et al. Nonsuicidal self-injury-related foreign bodies in the emergency department. Semin Ultrasound CT MR. 2015;36(1):80-7.
7. Oreh AC, Folorunsho D, Ibekwe TS. Actualities of management of aural, nasal, and throat foreign bodies. Ann Med Health Sci Res. 2015;5(2):108-14.
8. Gupta R, Nyakunu RP, Kippax JR. Is the emergency department management of ENT foreign bodies successful? A tertiary care hospital experience in Australia. Ear Nose Throat J. 2016;95(3):113-6.
9. Singh GB, Sidhu TS, Sharma A, Dhawan R, Jha SK, Singh N. Management of aural foreign body: an evaluative study in 738 consecutive cases. Am J Otolaryngol. 2007;28(2):87–90.
10. Thompson SK, Wein RO, Dutcher PO. External auditory canal foreign body removal: management practices and outcomes. Laryngoscope. 2003;113(11):1912–5.
11. Foltran F, Ballali S, Rodriguez H, Sebastian van As AB, Passali D, Gulati A, et al. Inhaled foreign bodies in children: a global perspective on their epidemiological, clinical, and preventive aspects. Pediatr Pulmonol. 2013;48(4):344–51.
12. DiMuzio J, Deschler DG. Emergency department management of foreign bodies of the external ear canal in children. Otol Neurotol. 2002;23(4): 473-5.
13. Arora S, Sharma JK, Pippal SK, Sethi Y, Yadav A. Clinical etiology of myiasis in ENT: a reterograde period – interval study. Braz J Otorhinolaryngol. 2009;75(3):356-61.
14. Buttazzoni E, Gregori D, Paoli B, Soriani N, Baldas S, Rodriguez H, et al. Symptoms associated with button batteries injuries in children: an epidemiological review. Int J Pediatr Otorhinolaryngol. 2015;79(12):2200–7.
15. Guidera AK, Stegehuis HR. Button batteries: the worst case scenario in nasal foreign bodies. N Z Med J. 2010;123(1313):68–73.

134

AMIGDALITES, ABSCESSOS PERIAMIGDALIANOS E INFECÇÕES OBSTRUTIVAS DA LARINGE

- SHIRLEY SHIZUE NAGATA PIGNATARI
- VITOR GUO CHEN

As amígdalas ou tonsilas palatinas fazem parte de um conjunto de estruturas linfoides estrategicamente localizadas no nível da faringe, denominado anel linfático de Waldeyer. Esse anel é constituído pelas tonsilas palatinas, tonsila faríngea, tecido linfático peritubário, tonsila lingual e pela granulação parafaríngea. As tonsilas palatinas, localizadas na orofaringe, no trajeto dos sistemas respiratório e digestivo, têm a função de coletar informação antigênica, além de atuar como órgão linfoide periférico. São frequentemente sede de processos inflamatórios, particularmente as infecções de vias aéreas superiores.

Embora a amigdalite ou faringotonsilite infecciosa bacteriana não seja comum em crianças menores de 1 ano de idade, ela pode ocorrer também nesta faixa etária e sua incidência tende a aumentar progressivamente após os 2 anos. A frequência desses eventos tende a ser maior nas fases pré-escolar e escolar, e também quando há associação de processos alérgicos. De forma geral, as faringotonsilites apresentam maior incidência em épocas ou meses frios, sendo que nas crianças menores a etiologia mais frequente é a viral.

MICROBIOLOGIA

Uma ampla variedade de microrganismos pode causar inflamação das estruturas que compõem o anel linfático de Waldeyer: bactérias aeróbicas e anaeróbicas; vírus; micoplasma; toxoplasma; e fungos.

A maioria das faringotonsilites agudas tem origem viral (75%). Os vírus, além da faringe, podem envolver várias regiões do trato respiratório e promover outras manifestações, como ocorre no resfriado comum e na gripe. Rinovírus e coronavírus são os principais agentes envolvidos nas faringotonsilites, mas geralmente causam sintomas leves. Os vários vírus influenzae também podem causar faringotonsilites com sintomas mais intensos. A herpangina tem sido associada a vários enterovírus, incluindo o coxsackie dos grupos A e B. A síndrome mão-pé-boca – em que, além do comprometimento da orofaringe, manifesta-se com vesículas nas mãos e pés – tem sido associada ao coxsackie do grupo A sorotipo 16. Uma das manifestações da infecção pelo vírus do sarampo (paramyxovirus) e o da varicela é a faringotonsilite. As manchas de Koplik, enantema patognomônico, surgem na região da mucosa jugal no nível do primeiro molar na fase prodrômica do sarampo.

Outros vírus, como Epstein-Barr, citomegalovírus, adenovírus e o herpes simples, apesar de causarem manifestações específicas, também podem ocasionar faringotonsilite e, em algumas circunstâncias, confundir o diagnóstico clínico com uma faringotonsilite estreptocócica. Recentemente, mais uma causa viral de faringotonsilite foi reconhecida, o vírus da imunodeficiência humana (HIV); a faringotonsilite acomete alguns pacientes durante a infecção primária.

As bactérias são responsáveis por cerca de 5 a 30% dos episódios de faringotonsilites e produzem sintomas parecidos com os causados pelos vírus.

O estreptococo beta-hemolítico do grupo A é a bactéria mais frequente nas faringotonsilites agudas. Cerca de 15 a 20% das crianças apresentam colonização faríngea por essa bactéria.

ATENÇÃO!

Não só por sua frequência, o estreptococo beta-hemolítico do grupo A é um importante agente também porque é o responsável por duas sérias sequelas não supurativas: a febre reumática; e a glomerulonefrite.

A maior incidência da faringotonsilite estreptocócica ocorre em crianças de 5 a 15 anos e responde por 15 a 20% dos casos nessa faixa etária. Sua incidência diminui entre as crianças abaixo dos 3 anos e nos adultos.

Além do SBHA, a orofaringe de indivíduos saudáveis assintomáticos pode estar colonizada por outras bactérias patogênicas como *Haemophilus influenzae, Streptococcus pneumoniae, Moraxella catarrhalis, Staphylococcus aureus e Arcanobacterium haemolyticum* que têm sido isoladas, tanto na superfície quanto no córion das tonsilas, assim como por bactérias não patogênicas, como o *Streptococcus viridans*, o qual acredita-se possa exercer uma função protetora, competindo pelo mesmo sítio.

A *Arcanobacterium hemolyticum* raramente ocasiona faringotonsilite aguda, tem predileção por adolescentes e adultos jovens e é reconhecidamente a bactéria que mais mimetiza a infecção pelo estreptococo do grupo A, podendo, em alguns casos, causar um *rash* escarlatiniforme. Outras bactérias causadoras de doenças específicas também podem provocar faringotonsilite aguda no curso de sua evolução. Entre elas, incluem-se: *Neisseria gonorrheae; Corynebacterium diphtheriae; Yersinia enterocolitica; Yersinia pestis; Treponema pallidum; Mycobacterium tuberculosis; e Francisella tularensis.*

ATENÇÃO!

A literatura recente tem enfatizado o aspecto polimicrobiano das tonsilites recorrentes e os trabalhos de investigação, mesmo em nosso meio, têm demonstrado que as bactérias predominantes nos pacientes com quadro de tonsilites de repetição são o *H. influenzae, o S. aureus e o* estreptococo beta-hemolítico do grupo A.

Algumas das hipóteses sobre a patogênese das infecções recorrentes estão relacionadas à flora microbiana. Acredita-se, por exemplo, que a presença de microrganismos produtores de b-lactamase possa impedir a ação das penicilinas sobre as bactérias habitualmente sensíveis, como é o caso do SBHGA. Além disso, talvez a combinação de aeróbios e anaeróbios provoque aumento da virulência, impedindo a erradicação da infecção. Finalmente, é possível que ocorra imunodepressão local das tonsilas, secundária à estimulação antigênica bacteriana constante, facilitando novas infecções

MANIFESTAÇÕES CLÍNICAS

As faringotonsilites agudas, tanto as virais como as bacterianas, apresentam sinais e sintomas gerais que incluem odinofagia, febre alta, calafrios, comprometimento do estado geral, astenia, mialgia, cefaleia, artralgia, otalgia reflexa e aumento de linfonodos cervicais. Entretanto, podem se apresentar sob variadas formas clínicas.

- **Eritematosas**: nas tonsilites eritematosas, observam-se hiperemia difusa e aspecto congesto de toda a mucosa faríngea, principalmente das tonsilas palatinas. Pode ou não estar presente exsudato esbranquiçado, sendo, em geral, de etiologia viral (influenza, adenovírus, parainfluenza). A duração é curta (de 3 a 7 dias) e evolui sem complicações na maioria dos casos. Clinicamente, no entanto, não é possível distinguir o exsudato viral do bacteriano. Doenças exantemáticas podem se desenvolver com um quadro de faringoamigdalite aguda. O sarampo, cujo agente etiológico é o paramyxovírus, além da hiperemia, apresenta um fino pontilhado branco-amarelado de 1 a 2 mm de diâmetro na mucosa jugal (manchas de Koplik), antecedendo o aparecimento do exantema. A escarlatina é uma infecção causada pelo estreptococo beta-hemolítico do grupo A, produtora de toxina eritrogênica, podendo causar vasculite sistêmica. A faringotonsilite pode variar de uma forma eritematosa até uma forma agressiva, ulceronecrótica. O aspecto da língua "em framboesa" auxilia no diagnóstico e, geralmente, surge 24 horas antes do exantema escarlatiniforme.
- **Eritematopultáceas:** apresentam um exsudato esbranquiçado ou purulento, localizado nas criptas e na superfície das tonsilas palatinas. Os agentes etiológicos mais frequentemente isolados são SBHGA, *H. influenzae*, *S.aureus* e *M.catarrhalis*. A mononucleose, causada pelo vírus Epstein-Barr, pode manifestar-se como uma forma eritematosa ou eritematopultácea, às vezes também com estomatite e enantema no palato, acompanhados de adenomegalia cervical bilateral e hepatoesplenomegalia. As tonsilas palatinas, em geral, estão extremamente hipertróficas, ocasionando obstrução significativa das vias aéreas superiores – em alguns casos, com a necessidade de traqueostomia. Seu diagnóstico é baseado no quadro clínico (não responde à antibioticoterapia) e na sorologia específica para o vírus Epstein-Barr – teste de Paul Bunnel ou o monoteste, de aglutinação.
- **Pseudomembranosas:** caracterizam-se pela formação de placas mais ou menos aderentes às tonsilas, que frequentemente invadem o palato mole e a úvula. Os principais diagnósticos diferenciais são difteria e infecção estreptocócica. A difteria (causada pelo *Corynebacterium diphteriae*) é rara nos dias de hoje graças à vacinação. Seu início é insidioso, apresentando mal-estar geral, inapetência, astenia e febre. Ocasiona, ainda, a formação de pseudomembranas brancas brilhantes que recobrem inteiramente as tonsilas palatinas, atingindo também os pilares, o palato mole e a úvula. As pseudomembranas são bastante aderidas à mucosa, causando sangramentos em tentativas de remoção; são acompanhadas de linfadenite cervical (aparência de pescoço taurino); as endotoxinas produzidas pelo bacilo podem acarretar miocardite, LRA, paralisia dos membros inferiores, do palato mole e/ou dos músculos respiratórios.

- **Ulcerosas:** as tonsilites agudas ulcerosas subdividem-se, de acordo com a profundidade da úlcera, em: superficiais (quando ocorre erupção vesiculosa) ou profundas (há necrose do tecido).
  - ***Superficiais:*** compreendem a faringotonsilite herpética (causada pelo vírus *Herpes hominis* tipo I) e a herpangina (vírus coxsackie A). As úlceras são semelhantes, podendo, inicialmente, surgir do mesmo modo que a forma eritematosa (início abrupto e aspecto congesto de toda a mucosa faríngea), acometendo crianças na faixa etária de 1 a 5 anos. A primoinfecção herpética é a virose mais comum que atinge a boca, ocorrendo formação de vesículas dolorosas que se rompem, dando lugar a ulcerações superficiais semelhantes a aftas na gengiva, na mucosa labial e oral, na língua e na orofaringe (também pode acometer a epiderme e a região perinasal, evoluindo ou não para a forma recidivante). A duração é de 7 a 10 dias e o tratamento é sintomático. Na herpangina, as vesículas se rompem, deixando ulcerações principalmente no palato mole, na úvula e nos pilares amigdalianos; quando é causada pelo vírus coxsackie 16 (doença mão-pé-boca), é comum o aparecimento de lesões papulovesiculosas nas mãos e nos pés, associadas com lesões orais e faringotonsilares. A febre tifoide, causada pela *Salmonella typhi*, também se caracteriza por ulceração superficial; em 20% dos casos, há uma úlcera única no pilar anterior, com formato oval.
  - ***Profundas:*** destacam-se as anginas de Plaut-Vicent e os quadros associados a hemopatias (neutropenias, leucemias agudas, síndromes imunoproliferativas e agranulocitose), além de tuberculose e sífilis. Angina de Plaut-Vincent é causada pela associação fusoespirilar, de bacilos saprófitas fusiformes e espiroquetas da cavidade oral. O paciente geralmente apresenta febre baixa, intensa odinofagia, halitose fétida significativa e amigdalite ulceronecrótica com adenopatia ipsilateral à lesão.

DIAGNÓSTICO

Embora a maioria dos quadros de faringotonsilites agudas seja autolimitada, existem razões importantes para estabelecer ou excluir o diagnóstico de certeza.

ATENÇÃO!

Quando os sinais clínicos e epidemiológicos sugerem a presença de faringotonsilite gonocócica ou diftérica, por exemplo, o diagnóstico deve ser realizado por técnicas microbiológicas distintas e a terapêutica específica instituída precocemente. Portanto, a grande questão ainda está na diferenciação do agente causador da faringotonsilite.

O *Streptococcus pyogenes* é responsável por 15 a 30% das faringotonsilites agudas nas crianças e por 5 a 10% dos casos em adultos. Entretanto, esse risco é maior para adultos que mantêm contato íntimo com crianças.

ATENÇÃO!

A cultura da secreção da orofaringe é considerada o padrão-ouro para a documentação da presença do SBHGA na confirmação do diagnóstico clínico de faringotonsilite.

Se realizada corretamente, a cultura tem sensibilidade de 90 a 95% na detecção do SBHGA. O material deve ser coletado da superfície de ambas as tonsilas, inclusive a posterior, e outras regiões da orofaringe e da boca não devem ser tocadas nem antes nem depois da coleta de secreção das tonsilas. Deve-se levar em conta os riscos da interpretação inadequada (flora normal *versus* flora patogênica *versus* colonização por bactérias patogênicas em portador são) e o custo do exame.

A cultura é recomendada nas crianças cujo teste rápido para a detecção do SBHGA foi negativo, mas apresentam características clínicas fortemente sugestivas de infecção pela bactéria. Ela pode ser indicada nos casos de tonsilites que não evoluem satisfatoriamente com o tratamento clínico, em pacientes imunocomprometidos, nas secreções de abscessos faringotonsilares e quando há interesse na pesquisa de portadores de *Neisseria meningitidis* e *Haemophilus influenzae* para vigilância epidemiológica de meningite.

Os testes rápidos foram desenvolvidos com o intuito de diminuir o tempo de espera para a confirmação ou não da presença do SBHGA, embora mais caros do que a cultura. A vantagem da detecção mais rápida consiste em evitar a disseminação da bactéria e diminuir a morbidade da doença. A maioria dos testes disponíveis tem especificidade de 95%, mas sua sensibilidade está em torno de 80 a 90%. Não é recomendado fazer o teste rápido nos casos em que a suspeita da etiologia é viral (tosse, rinorreia, úlceras orais), nem em menores de 3 anos, em virtude da baixa incidência de estreptococos nessa faixa etária e do baixo risco de desenvolvimento de febre reumática, exceto em casos em que um irmão mais velho está com SBHGA, e nem para acompanhamento da erradicação bacteriana. Embora seja muito utilizado nos países desenvolvidos como teste de triagem em pacientes com faringotonsilites agudas, sua maior limitação no Brasil é o alto custo.

ATENÇÃO!

Em nosso meio, o diagnóstico é clínico, baseado nas características clínicas e epidemiológicas sugestivas de infecção viral ou bacteriana, lembrando sempre que não é o mais recomendado para o diagnóstico de certeza da presença do SBHGA, mas suficiente para reconhecer os pacientes com alto risco de faringotonsilite estreptocócica.

TRATAMENTO

O tratamento clínico das faringotonsilites agudas nos quadros virais é realizado de acordo com a sintomatologia: analgésicos, antipiréticos, hidratação, anestésicos tópicos (antes da alimentação) e gargarejos com antissépticos devem ser ministrados de acordo com a intensidade do quadro.

ATENÇÃO!

Na suspeita de infecção bacteriana, o tratamento com antimicrobianos é empírico, direcionado para o *Streptococcus pyogenes*, o principal patógeno.

Estudos mostram que vários antibióticos podem ser utilizados com índice de sucesso semelhante. A penicilina, que permanece como medicamento de escolha para o tratamento da faringotonsilite estreptocócica, provou ao longo dos anos que é eficaz, segura, tem bom espectro de ação com baixos índices de resistência e, principalmente, tem baixo custo. É utilizada na dose de 1.200.000 UI (adultos) ou 50.000 UI/kg (crianças) IM, em dose única. Amoxacilina também pode ser utilizada na dose de 1.500 mg/dia (adultos) 25 mg/kg/dia (crianças) por 10 dias.

As cefalosporinas de 1ª geração (cefadroxila 1 a 2 g/dia – adultos, 25 mg/kg/dia – crianças, divididos em duas tomadas por 10 dias) podem ser utilizadas nos pacientes alérgicos à penicilina que não experimentaram reação de hipersensibilidade imediata aos antibióticos betalactâmicos. A claritromicina (1.000 mg/dia – adultos e 7,5 mg/kg, divididos em duas tomadas – crianças, por 5 dias) e a azitromicina (500 mg/dia – adultos, 10 mg/kg uma vez/dia – crianças, por 3 dias) podem ser utilizadas nos pacientes alérgicos à penicilina com hipersensibilidade aos betalactâmicos.

Nas faringotonsilites agudas, com abscesso periamigdaliano, além do tratamento antimicrobiano pode ser necessária a punção aspirativa com agulha de grosso calibre e/ou drenagem cirúrgica do abscesso. Nas faringotonsilites de repetição, com falha terapêutica após a utilização de penicilinas, o tratamento deve ser realizado com medicamentos penicilinase resistentes, entre os quais, cefalosporinas de 2ª geração como cefuroxima (500 mg – adultos, 10 mg/kg – crianças, a cada 12 horas) ou amoxicilina/clavulanato, por 10 dias. As cefalosporinas de 3ª geração são eventualmente utilizadas por via IM, em crianças com vômitos e intolerância a antibióticos por VO.

ABSCESSOS PERIAMIGDALIANOS OU PERITONSILARES

É a infecção profunda do pescoço mais comum em adultos, sendo mais frequente na faixa etária entre 20 e 40 anos. Ocasionalmente, pode acometer crianças mais jovens, especialmente em pacientes imunodeficientes, levando a um quadro de obstrução importante da via aérea.

■ ETIOLOGIA

Os microrganismos mais comumente associados com o abscesso peritonsilar são o *Streptococcus pyogenes* beta-homolítico do grupo A (aeróbio) e o Fusobacterium (anaeróbio). A maioria dos abscessos apresenta um perfil misto de microrganismos.

■ DIAGNÓSTICO

A localização da dor é parte fundamental da história e exame físico, sendo extremamente sugestivo da localização do abscesso. Febre, disfagia, trismo (dificuldade para abertura da boca), sialorreia e empastamento da voz (voz de "batata quente na boca") podem estar presentes.

Ao exame físico, podem-se observar o abaulamento e deslocamento da tonsila palatina para a linha média, com a úvula rebatida para o lado da tonsila sem abscesso.

Exames radiológicos para auxiliar o diagnóstico, porém, não podem ser substituídos por uma história detalhada e um bom exame físico.

A US é o método mais prático e seguro. Por meio do trasdutor colocado em topografia da glândula submandibular, pode-se avaliar toda a área tonsilar. Outro exame de imagem muito útil é a TC com contraste endovenoso.

O padrão-ouro para o diagnóstico é a punção aspirativa com agulha via peroral do abscesso. O líquido aspirado deve ser enviado para cultura e antibiograma para determinar qual o tratamento antimicrobiano mais adequado.

A aspiração por agulha do abscesso peritonsilar deve ser realizado apenas por profissionais experientes. As complicações mais importantes são os sangramentos. Se o abscesso estiver localizado na parte posterior da tonsila, a punção da artéria carótida pode ocorrer.

O tratamento consiste na punção e drenagem do abscesso, antibioticoterapia semelhante àquela empregada nos quadros de tonsilite bacteriana, corticoterapia oral e analgésicos/antitérmicos; em casos de maior toxemia, o paciente deve ser hospitalizado, iniciando-se antibioticoterapia endovenosa, preferencialmente com cefalosporinas de 3ª geração.

OUTRAS COMPLICAÇÕES OBSTRUTIVAS DA VIA AÉREA

- **Angina de Ludwig:** celulite fulminante que se inicia no espaço sublingual ou submandibular, causada por uma associação de aeróbios, anaeróbios e fusoespiroquetas. Pode ocorrer progressão da infecção para os planos profundos, levando a mediastinite e insuficiência respiratória aguda. Cefalosporina de 3ª geração associada à clindamicina EV é uma boa opção de tratamento medicamentoso, entretanto a drenagem externa e, às vezes, traqueostomia podem ser necessárias.
- **Abscesso laterofaríngeo:** pouco comum, apresenta-se como abaulamento da parede lateral da faringe, disfagia unilateral intensa, endurecimento e empastamento do pescoço, simulando torcicolo e trismo. O tratamento consiste em drenagem cirúrgica por via externa e antibioticoterapia.
- **Abscesso retrofaríngeo:** o abscesso se desenvolve ao longo dos linfonodos retrofaríngeos na altura da coluna vertebral cervical, causando disfagia e dispneia. Com a migração da infecção para regiões mais inferiores, ocorre um abaulamento da parede posterior da faringe, que pode propagar-se aos planos inferiores, até o mediastino. O tratamento consiste em antibióticos associados à drenagem intraoral da coleção purulenta.

Em seguida, o Quadro 134.1 traz uma revisão do capítulo.

QUADRO 134.1 ■ Revisão do capítulo

1 | Suspeitar da etiologia de acordo com o exame físico	
Eritematosa	▪ Maioria viral: vírus influenza, adenovírus, parainfluenza ▪ Doenças exantemáticas: paramyxovirus (sarampo), estreptococos beta-hemolítico (escarlatina)
Eritemato-pultácea	▪ SBHGA, *H.influenzae, S.aureus, M.catarrhalis* ▪ Epstein-Barr (mononucleose)
Ulcerosa	▪ Superficiais (vesículas): faringotonsilite herpética, herpangina, febre tifoide ▪ Profundas (necrose): angina de Plaut Vincent, hemopatias (neutropenias, leucemias agudas, síndromes imunoproliferativas, agranulocitose)
Pseudomembranosa	▪ Difteria ▪ Infecção estreptocócica
2 | Diagnóstico da faringotonsite estreptocócica	
Clínico	
3 | Utilidade dos exames subsidiários	
Teste rápido	▪ Boa especificidade ▪ Evita a disseminação da bactéria ▪ Diminui a morbidade da doença

Cultura	▪ Boa sensibilidade ▪ Teste rápido negativo, com quadro clínico fortemente sugestivo de infecção pela bactéria ▪ Tonsilites que não evoluem satisfatoriamente com o tratamento clínico (investigar imunidade) ▪ Pacientes imunocomprometidos ▪ Secreções de abscessos faringotonsilares – Para vigilância epidemiológica de meningite, na suspeita de *Neisseria meningitidis* e *Haemophilus influenzae*
4 | Tratamento	▪ PENICILINA 1.200.000 UI IM dose única OU AMOXACILINA 1.500 mg/dia divididos em 2 ou 3 tomadas (adultos) ▪ PENICILINA 50.000U/kg IM dose única OU AMOXACILINA 25 mg/kg/dia divididos em 2 ou 3 tomadas (CRIANÇAS)

Observações:
- Pacientes alérgicos à penicilina que não experimentaram reação de hipersensibilidade imediata aos antibióticos betalactâmicos: cefalosporinas de 1ª geração (p. ex.: cefadroxila 1 a 2 g/dia – adultos, 25 mg/kg/dia – crianças, divididos em duas tomadas por 10 dias).
- Pacientes alérgicos às penicilinas com hipersensilidade aos beta-lactâmicos: claritromicina (1.000 mg/dia – adultos e 7,5 mg/kg divídos em 2 tomadas – crianças, por 5 dias) ou azitromicina (500 mg/dia – adultos, 10 mg/kg uma vez/dia – crianças, por 3 dias).
- Faringotonsilites de repetição, com falha terapêutica após a utilização de penicilinas: medicamentos penicilinaserresistentes: cefalosporinas de 2ª geração cefuroxima (500 mg – adultos, 10 mg/kg – crianças, de a cada 12 horas) ou amoxicilina/clavulanato (1,5 a 2 g/250 mg – adultos, 25/3,6 mg/kg/dia – crianças, divididos em 2 tomadas).
- Crianças com vômitos e intolerância a antibióticos por VO: cefalosporinas de 3ª geração (ceftriaxone 40 mg/kg/dia).

REVISÃO

- O Quadro 134.1 foi elaborado para auxiliá-lo na revisão do conteúdo deste capítulo.

LEITURAS SUGERIDAS

Costa FN, Santos O, Weckx LLM, Pignatari SSN. Estudo microbiológico do core e superfície das tonsilas palatinas em crianças portadoras de faringotonsilites de repetição e hipertrofia adenoamigdaliana. Rev Bras Otorrinolaringol. 2003;69(2):181-4.

Figueiredo CR, Pignatari SSN, Valera FPC, Avelino MAG. Rinossinusites e faringotonsilites em crianças. Pediatr Moderna. 2001;37:647-59.

Shulman ST, Bisno AL, Clegg HW, Gerber MA, Kaplan EL, Lee G, et al. Clinical practice guideline for the diagnosis and management of group A streptococcal pharyngitis: 2012 update by the Infectious Diseases Society of America. Clin Infect Dis. 2012;55(10):1279-82.

Steyer TE. Peritonsillar abscess: diagnosis and treatment. Am Fam Physician. 2002;65(1):93-6.

Weckx LLM, Dualibi APFF, Teixeira MS. Amigdalites na infância. In: Borges DR, Rothschild HA, organizadores. Atualização terapêutica. 21. ed. São Paulo: Artes Médicas; 2003.

135

ESTENOSE LARINGOTRAQUEAL OBSTRUTIVA

- JOSÉ EDUARDO DE SÁ PEDROSO
- REGINALDO RAIMUNDO FUJITA

A ELTO é uma condição em que há a diminuição do lúmen da laringe e da traqueia que pode ser congênita ou adquirida. Pode envolver diversos tecidos como a cartilagem, mucosa e tecidos moles.

A evolução do tratamento dessa condição é relatada há muito tempo, vamos nos ater a um período mais recente. A partir do ano de 1862,[1] foram descritos métodos para a realização de dilatações em paciente já traqueostomizado. Eram usadas olivas de metal ou de borracha para a dilatação e colocação de tubos para sustentar a via aérea. Já no fim dos anos 1800 e início dos anos 1900, Killian (Alemanha) Barlatier (Lyons) e Sargun descreveram abordagens abertas para o tratamento da estenose subglótica referida como um laringotraqueostomia. Esse procedimento envolveu a criação de uma fenda vertical média da laringe e traqueia após uma incisão na pele. Nessa fase pré-antibiótico, era comum os pacientes morrerem de infecção, Laurens (Paris), em sua série de 25 pacientes, relatou, em 1924, 14 das 25 crianças que realizaram procedimentos abertos morreram. A causa de morte, em geral, foi relacionada com a infecção, mais frequentemente nos pulmões. Antes de 1930, a maioria dos casos de estenose subglótica em crianças foi o resultado de um processo inflamatório isoladamente ou em combinação com uma iatrogenia. Muitas crianças sofriam de difteria ou outras infecções da garganta e foram submetidos a dilatações traumáticas repetidas. Chevalier Jackson (Philadelphia) advertiu contra a colocação de uma traqueostomia alta, realizada muito próxima da cartilagem cricoide. Em 1953, John Conley (Nova York) publicou um artigo resumindo, então, seis abordagens cirúrgicas conhecidas para o tratamento da estenose subglótica, foi o primeiro a usar o termo "reconstrução". Um avanço significativo na cirurgia das vias aéreas veio em 1956, quando A. Rethi (Budapest) descreveu a sua operação para estenose cicatricial da laringe. A experiência do Rethi com a estenose de laringe foi derivada de pacientes que sofreram lesões na Primeira Guerra Mundial. Era realizada uma divisão vertical na linha média da cartilagem cricoide, incluindo a parede posterior. Um princípio importante de seu procedimento era que as cicatrizes da laringe permanecem intocadas, Rethi sustentou que, independentemente de quão espessas sejam estas, devem ser incisadas apenas na vertical e não devem ser excisadas, pois essa manipulação, muitas vezes, resulta no aumento do processo cicatricial. Em 1971, Grahne (Helsinque)[2] usou os princípios Rethi em sete crianças com idade entre 1 e 3 anos, usando uma combinação de *stent* e tubo de traqueostomia, que é bem conhecida pelos cirurgiões de vias aéreas hoje. Na década de 1970, houve uma mudança na principal causa das estenoses, que passaram a ser por IOT. Em 1972, Fearon e Cotton[3] descreveram uma técnica na qual faziam a incisão anterior na cartilagem cricoide e retiravam parte dela, também demonstraram que a laringe não parava de crescer após a cirurgia, conceito de Jackson.

Evans e Todd,[4] em 1974, descreveram uma nova técnica, com o nome de LTP. Em 1978, Savary publica a primeira ressecção cricotraqueal, e Monnier, com seu grupo de Lausenne, publica uma série com bons resultados em 1991.[5]

Há cerca de cinco décadas, observamos um aumento na gravidade dos acidentes automobilísticos, provavelmente em virtude do aumento da velocidade. Esses pacientes, assim como outros com as mais diversas doenças, acabam se tratando em UTI, geralmente ficando em IOT. Muitos pacientes que antigamente vinham a falecer, hoje, apresentam uma sobrevida, porém acabam adquirindo algumas sequelas, entre elas a ELTO.

Atualmente, há muitas dificuldades para mensurar a incidência de ELT. Na década de 1970, a incidência de estenose subglótica por IOT era de 12 a 20%, diminuindo para 4 a 8% em 1980. Estudos mais recentes demonstram que esse número pode variar de 10 a 20%, mas que as ELTO graves giram em torno de 1%. Aproximadamente, cerca de 50% das ELTO comprometem a região subglótica e 20%, a região glótica.

ATENÇÃO!

O objetivo principal do tratamento é restabelecer as funções da laringe e da traqueia: respiração; deglutição; e fonação.

CAUSAS

As causas da ELTO podem ser divididas em congênitas ou adquiridas, atualmente a causa de maior incidência é a ELTO por IOT (Figuras 135.1 e 135.2), os motivos que levam a esse número já foram discutidos anteriormente.

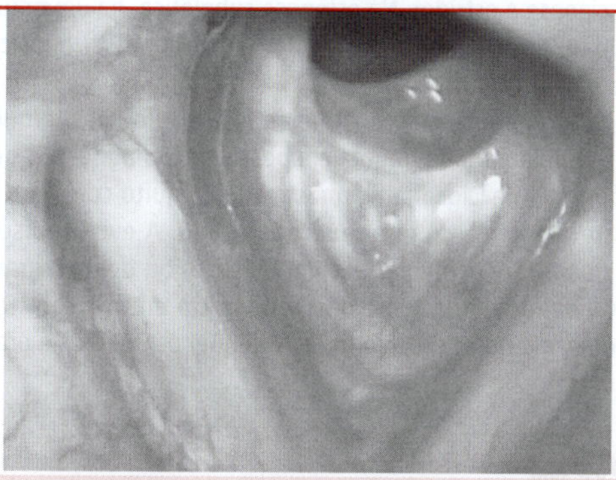

FIGURA 135.1 ■ Estenose subglótica causada por intubação prolongada.

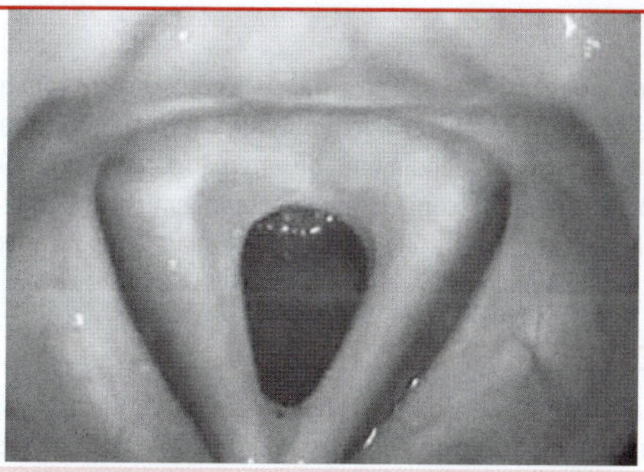

FIGURA 135.2 ■ Estenose glótica por intubação prolongada.

Para entendermos as ELTO de origem congênita, devemos relembrar alguns aspectos da embriologia. A laringe é talvez o órgão mais importante ao nascimento, não pode haver falha neste momento, pois pode ter como consequência a morte do paciente. Na 4ª semana de gestação já aparece como um sulco laringotraqueal na parede ventral da faringe primitiva, esse sulco se aprofunda e se invagina formando o divertículo laringotraqueal, que se diferencia e forma o tubo laringotraqueal. Entre a 7ª e 10ª semanas, com a proliferação epitelial intensa, o tubo laringotraqueal perde seu lúmen, voltando a se canalizar mais tarde.

A estenose subglótica congênita é definida como diâmetro da subglote menor de 4 mm no recém-nascido a termo ou menor do que 3 mm no lactente pré-termo. É a 3º causa mais frequente de anomalias congênitas da laringe. As membranas laríngeas aparecem em 5% das anomalias congênitas da laringe, e 75% dos casos ocorrerem na região glótica.

ATENÇÃO!

A atresia congênita da laringe é rara, mas seu índice de mortalidade é muito alto.

Nas ELTO adquiridas, há uma gama muito grande de causas (Quadro 135.1) e a principal é a intubação traqueal, correspondendo a cerca de 90% dos casos. Alguns fatores aumentam esta incidência como: tempo de intubação traqueal, intubação difícil ou traumática, efeito pistão (a cânula se move por causa da ventilação assistida e dos movimentos do paciente), infecção da via aérea superior, cânula muito alta (a sua ponta fica em contato com o terço superior da traqueia). Outros fatores que também têm relevância são o material da cânula e a pressão do balonete.

QUADRO 135.1 ■ Causas mais comuns de estenose laringotraqueal

Congênitas	Estenose subglótica congênita, membranas laríngeas e atresia congênita
Inflamatória ou de depósito	Granulomatose de Wegener, policondrite, amiloidose, lúpus eritematoso, síndrome de Behçet, sarcoidose, refluxo gastresofágico
Infecciosas	Tuberculose, difteria, blatomicose, hanseníase, sífilis
Neoplásicas	Condromas, fibromas, hemangiomase, carcinomas, mestástase
Traumáticas-Iatrogênicas	Entubação laringotraqueal, radioterapia, cirurgias endolaríngeas, laringectomias parciais, outros traumas – ingestão de substâncias cáusticas, inalação de fumaça, trauma cervical externo

Quando falamos de trauma, é importante que conheçamos os princípios da cicatrização. Esse processo pode ser de primeira ou segunda intensão. No primeiro caso, quando as bordas ficam limpas e sem complicações. No segundo, quando as feridas são extensas, abertas com falha na migração de células epiteliais, com formação de tecido de granulação. Nos primeiros dias, ocorre a inflamação, com duração de cerca de 3 dias, que apresenta edema, alteração da permeabilidade capilar, deposição de fibrina. Depois, se instala a fase do debridamento com proliferação dos polimorfonucleares, com liberação de enzimas e supuração. Na terceira fase, há angiogênese, fibrinólise, síntese de colágeno e migração epitelial.

Na última fase, acontece a maturação, com deposição de mais colágeno, diminuição dos vasos, aumento da resistência da cicatriz e contração. Essa última fase pode demorar até 1 ano para acontecer, o que pode explicar por que alguns casos de EOT demoram algum tempo para ocorrer.

A pressão de perfusão da mucosa pode variar entre 30 e 40 mmHg – portanto, qualquer trauma na cânula, no balonete ou no molde que exerça uma pressão igual ou maior que esta causará isquemia e necrose, condrite e perda de tecidos moles. Entre os locais mais atingidos por trauma na EOT, estão o processo vocal da aritenoide, região interaritenoidea, região subglótica e traqueal.

O trauma externo na região do pescoço acontece, geralmente, por acidente automobilístico, era muito frequente sobretudo na época anterior ao uso do cinto de segurança e de *air bag*, atualmente sua incidência está diminuindo com o uso desses dispositivos de segurança.

Entre as ELT iatrogênicas, ainda restam causas importantes como a radioterapia em pacientes com neoplasia malignas da laringe e traqueia ou de outras regiões próximas. Nas cirurgias endoscópicas da laringe e laringectomias parciais, pode acontecer a ELT quando é removida uma quantidade muito grande de tecido, deixando uma área cruenta extensa.

A inalação de gases, fumaça tóxica e substâncias cáusticas podem causar queimaduras e lesões que podem evoluir com ELTO complexas envolvendo, inclusive, a via aérea inferior e o sistema gastrintestinal.

Ainda como importantes causas, temos as inflamatórias ou de depósito: granulomatose de Wegener (Figura 135.3); policondrite; amiloidose; lúpus eritematoso; síndrome de Behçet; sarcoidose; refluxo gastresofágico; as infecciosas (tuberculose (Figura 135.4), difteria, blatomicose, hanseníase, sífilis); as neoplásicas (condromas, fibromas, hemangiomatose carcinomas, metástase); e, por fim, as neoplásicas (condromas, fibromas, hemangiomatose carcinomas, metástase).

■ QUADRO CLÍNICO

O quadro clínico nas ELTO quase sempre tem a dispneia como principal queixa, mas tanto no adulto como na criança, a história pregressa é o instrumento mais importante para o diagnóstico. Na criança, os sintomas de dispneia, retração supraesternal e costal podem se manifestar logo ao nascimento ou na UTI neonatal, com intubações repetidas ou falha na retirada do tubo. Outros sintomas importantes têm relação com a dificuldade na alimentação e consequente falta de ganho de peso e disfonia. A estenose subglótica congênita é a terceira causa mais comum de estridor, atrás da laringomalácia e paralisia de pregas vocais.

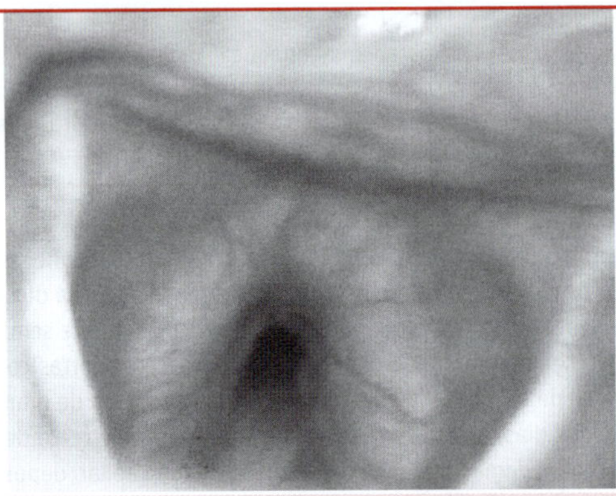

FIGURA 135.3 ■ Estenose subglótica por granulomatose de Wegener.

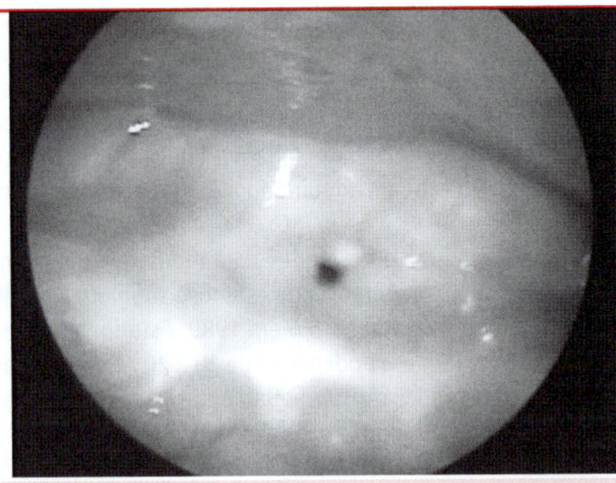

FIGURA 135.4 ■ Estenose supraglótica causada por tuberculose.

ATENÇÃO!

É muito importante que, quando encontrarmos essas alterações na região da laringe e traqueia, investiguemos outras como as cardíacas, pulmonares. A prematuridade e o refluxo gastresofágico são fatores importantes tanto como prognóstico como evolução no tratamento.

Os sintomas mais comuns são a irritabilidade, agitação, dispneia, taquipneia, cianose e estridor. Na estenose subglótica, há um grau variável de rouquidão, dispneia e estridor, este último pode ser bifásico (na inspiração e expiração).

No adulto, geralmente, constata-se história de IOT prolongada, ou o paciente com quadro de trauma em pescoço ou diagnóstico de doença inflamatória ou infecciosa já diagnosticada. É muito comum o paciente chegar para atendimento já traqueostomizado. A evolução se dá logo após um quadro de acidente (automobilístico) ou doença grave (infarto ou AVC), em que o paciente necessitou ficar em UTI sob IOT e, logo depois, começa a notar dificuldade aos pequenos, médios e grandes esforços.

ATENÇÃO!

Esses pacientes quase sempre procuram um pronto-socorro com história de dispneia sem grandes alterações na alimentação ou na voz. O quadro é muito grave, podendo levar o paciente a óbito se não for realizada uma cricotiroidostomia ou traqueostomia.

É comum que os pacientes procurem o pronto-socorro com quadro de dispneia e saia com diagnóstico de bronquite ou asma brônquica. Como a maioria dos serviços de atendimento de emergência não tem condições de realizar exames de endoscopia laríngea ou não tem profissionais especializados, em muitos casos os pacientes só confirmam o diagnóstico quando o quadro já está avançado.

EXAMES COMPLEMENTARES

Para a realização dos exames de imagem para diagnóstico das ELTO, é fundamental que o paciente esteja estável do ponto de vista respiratório e cardíaco e com ambiente com todo o preparo caso haja qualquer tipo de intercorrência.

ATENÇÃO!

Na população pediátrica, o melhor exame é a endoscopia, tanto rígida como flexível, com nasofibroscópio ou broncoscópio.

Deve ser executado em ambiente cirúrgico ou na UTI, sempre acompanhado por um anestesista, pois o paciente estará sedado. Cabe ao anestesista e a equipe decidirem os medicamentos e a ventilação a serem iniciados, de acordo com sua experiência. Na nasofibroscopia, além dos dados da região laringotraqueal, podemos observar a permeabilidade nasal e da faringe descartando outras alterações no trato respiratório superior. Podemos realizar o exame usando o laringoscópio do anestesista e introduzindo o aparelho na região supraglótica até a tragueia e, através de tubos e aparelhos de medidas, mensurar o diâmetro e a extensão da estenose, caso esta não seja total.

ATENÇÃO!

Logo após o exame, é importante observar se este não causou um edema na região estenótica, podendo necessitar de uma traqueostomia.

Todos esses aspectos devem ser discutidos com a família antes da realização desses exames. Caso o paciente já se encontre traqueostomizado, a ventilação se dará por tubo na traqueotomia, que poderá ser retirado por alguns instantes para a realização da traqueoscopia anterógrada e retrógrada, para podermos avaliar toda a via aérea. O ideal é que todos esses exames sejam gravados para posterior análise.

No adulto, os exames de endoscopia normalmente são realizados no ambulatório. Muitas vezes, é necessário que façamos a anestesia tópica com lidocaína, quando necessitamos realizar a traqueoscopia a anestesia é realizada incluindo a glote. Geralmente, começamos com a telelaringoscopia que dá uma imagem com maior magnificação do que a nasofibroscopia flexível, principalmente da região supraglótica e glótica e em alguns casos da região subglótica. Com a nasofibroscopia, é possível ultrapassar a região glótica chegando até a carina. Quando o paciente está com traqueostomia, esses exames são realizados por meio da traqueostomia. Em alguns casos, os pacientes podem ser encaminhados para a broncoscopia ou, então, realizar o exame sob sedação no centro cirúrgico.

Podemos realizar exames de imagem, a radiografia simples em perfil com penetração para partes moles, que pode ser muito útil na detecção de algum estreitamento e na altura em que ele acontece. A TC é um exame que pode fornecer mais detalhes, principalmente se for realizado com cortes finos e incluirmos uma reconstrução em 3D. Nesse caso, podemos observar se na região da estenose existe componente cartilagíneo, se há compressão externa e também calcular a extensão dela.

ATENÇÃO!

A RM é reservada para casos de exceção, pois, na grande maioria dos casos, a TC já fornece as informações necessárias para o diagnóstico.

CLASSIFICAÇÃO

A apresentação das ELTO é muito variada do ponto de vista de extensão, diâmetro e consistência dos tecidos. Talvez a classificação ideal fosse uma que incluísse todos os parâmetros, diâmetro, profundidade, extensão e consistência dos tecidos.

ATENÇÃO!

Nas classificações atuais, só alguns parâmetros são usados. É muito importante a uniformização delas para que seja possível comparar resultados de tratamentos realizados, de acordo com o grau da ELTO.

A classificação mais usada na literatura é a de Myer-Cotton,[6] utilizada para estenose circunferencial da região subglótica e descreve a estenose baseada na porcentagem relativa de redução na área seccional da subglote, utilizando a medida de tubos endotraqueais. É descrita em quatro graus:

- Grau I: comprometimento $\leq$ 50% de área.
- Grau II: comprometimento de 51 a 70% de área.
- Grau III: comprometimento de 71 a 90% de área.
- Grau IV: comprometimento de 100% da área.

McCaffrey[7] fez uma classificação baseada nas regiões envolvidas – glote, subglote e traqueia, – de acordo com a extensão da estenose.

- Estágio I: uma região e até 1 cm de extensão.
- Estágio II: áreas maiores que 1 cm confinadas à subglote.
- Estágio III: áreas de estenose que se estendem para a traqueia superior.
- Estágio IV: áreas de estenose que envolve a glote com fixação ou paralisia das pregas vocais.

Monier e colaboradores[8] publicaram o consenso da Sociedade Europeia de Laringologia, no qual se procurou fazer a sistematização das ELTO por meio de escores, que de acordo com a pontuação chegariam a uma classificação mais fidedigna. Essa classificação teria como parâmetros o diâmetro e a extensão da estenose, localização e também as comorbidades dos pacientes.

- Graus I-IV: igual à classificação de Myer-Cotton.
- A, B, C, D: de acordo com o número de sítios envolvidos (supraglote, glote, subglote e traqueia).
- Depois incluiria a comorbidade ou malformação.

TRATAMENTO

Para o tratamento da ELT, é necessário que o paciente tenha se submetido a avaliações quanto ao risco anestésico e também de outros especialistas como neurologista, pneumologista e gastroclínico.

ATENÇÃO!

O diagnóstico e tratamento da doença do refluxo são fundamentais para a cicatrização pós-operatória.

Alguns princípios devem ser seguidos para realizar as cirurgias para a correção das ELTO, um deles é não deixar área cruenta na região, principalmente se for circunferencial, pois ocorrerá uma cicatrização por segunda intensão, favorecendo a reestenose. Para isso, é possível recorrer à rotação de retalhos ou dar pontos aproximando o máximo possível as bordas da ferida, o que, na cirurgia endoscópica exige muita perícia.

Sabemos que, em todas as áreas da medicina, toda a cirurgia tem por objetivo a melhora do paciente. No caso das ELTO, a primeira cirurgia é a melhor chance para a decanulação; se não conseguirmos neste momento, as próximas cirurgias serão mais complexas com resultados cada vez mais improváveis.

O parâmetro utilizado para considerar o tratamento realizado com resultado positivo, satisfatório ou com êxito, é a decanulação do paciente. Pode haver pacientes que recobrem alguma função laríngea, como a fonação ou melhora da deglutição, mas o principal, segundo consenso da literatura, é que o paciente, ao final do tratamento, esteja sem a cânula de traqueostomia.

ATENÇÃO!

Em alguns casos, o tratamento para decanulação pode prejudicar as outras funções laríngeas, é muito importante que esses aspectos sejam discutidos com o paciente e a família para que eles possam optar, sem expectativas infundadas.

Muitos dos pacientes que procuram os serviços já veem com traqueostomia; na maioria das vezes, realizada na emergência. Em pacientes recém-nascidos, o diagnóstico é feito na sala de parto ou UTI neonatal e, de acordo com a gravidade, já é feita a traqueostomia. Mas alguns casos, como o da estenose subglótica congênita, menos grave do que a adquirida, podemos adotar uma conduta expectante, fazendo o acompanhamento com exames endoscópicos de rotina de acordo com a gravidade e evolução do caso e as condições da família. Tentando evitar a traqueostomia que por si só já pode acarretar malacia e estenose. Muitos autores lançam mão de terapias adjuvantes com uso de *laser*, substâncias tópicas (antibióticos, corticosteroides) e quimioterápicos (mitomicina C). A mitomicina C é um agente quimioterápico que altera a cicatrização modulando a sua intensidade e também a possibilidade de estenose. Seu uso é controverso, pois muitos autores referem bons resultados, mas outros negam sua eficácia terapêutica.

Dividimos os tratamentos cirúrgicos em endoscópicos e abertos.

PROCEDIMENTOS ENDOSCÓPICOS

Entre os procedimentos endoscópicos mais utilizados, estão as dilatações, tanto rígidas ou por balão, ressecções e rotação de retalhos com os mais diversos instrumentos de corte. O bisturi frio, *laser* de CO_2, bisturi alta frequência e bisturi harmônico estão entre os instrumentos de corte que podemos usar de acordo com a disponibilidade e experiência do serviço.

A dilatação das ELTO pode ser realizada por balão ou velas rígidas que vão aumentando de tamanho, é importante salientar que esse procedimento é realizado em ELTO com classificação I-III. A dilatação por balão é realizada com o paciente sob anestesia geral, ventilação espontânea e apneia intermitente durante a insuflação do balão, sob visão direta e, logo ao término, devemos observar se o lúmen ficou com um diâmetro satisfatório e se a supraglote não apresenta edema que possa necessitar de reentubação ou traqueostomia. De acordo com a idade do paciente, o diâmetro do balão, pressão, tempo de insuflação variarão. Em alguns casos poderão ser realizados mais de um procedimento para termos êxito. Na publicação de Avelino e colaboradores,[9] em 2015, sobre uso do balão na dilatação nas estenoses subglóticas em crianças, estas autoras demostraram que, nas estenoses agudas, o resultado foi de 100% de êxito e, nas estenoses crônicas, de 39%. No caso, como das estenoses agudas, o tecido ainda era mais frouxo e o resultado foi melhor, as estenoses consolidadas, que já passaram pela fase de maturação da cicatrização os tecidos não apresentavam mais a mesma plasticidade.

Chueng e Chadha,[10] em 2013, realizaram uma revisão sistemática sobre o tratamento por meio de dilatação realizados nas ELTO e compararam as dilatações rígidas, com balão e com e sem uso de terapia adjuvante. Nessa terapia adjuvante, foram utilizados *laser* (KTP e CO_2), agentes tópicos (antibióticos, e corticosteroides), corticosteroide injetável, microdebridador para a retirada das lesões e mitomicina C para conter efeitos da cicatrização. A utilização do balão sozinho mostrou uma eficácia de 50% e a dilatação rígida, de 54 %, as mesmas com terapia adjuvante foram 50 a 78% e 53 a 100% respectivamente. A conclusão é que a dilatação foi bem-sucedida como terapia primária, na maioria das ELTO pediátricos, e o estudo não conseguiu determinar a superioridade de um método sobre o outro.

O retalho posterior para correção da estenose em parede posterior da laringe menor que 10 mm é uma boa opção e pode ser realizado com *laser* ou outro instrumento de corte. A maior dificuldade é realizar a sutura cobrindo a área cruenta e posicionando o retalho. A ressecção de membranas e estenoses glóticas, subglóticas ou traqueais que sejam delgadas pode ser realizada por via endoscópica, as incisões nos pontos cardeais ou em estrela (símbolo da Mercedes), sendo possível, logo depois, fazer uma dilatação.

Podemos tratar por essa técnica as ELTO graus I e II de Myer-Cotton, quando aumentamos o grau, a indicação por via externa passa ser a melhor opção. Alguns fatores são associados à falha do tratamento endoscópico como extensão de estenose maior que 1 cm, cicatriz posterior com fixação da aritenoide, estenose laríngea e traqueal combinadas, condrite, exposição de cartilagem durante a ressecção com *laser*, perda do suporte cartilagíneo, cicatriz circunferencial e falha na ressecção endoscópica prévia.

TÉCNICA ABERTA

As técnicas utilizadas nas cirurgias abertas são basicamente as que retiram o seguimento estenosado e, depois, realizam uma anastomose término-terminal, e as que fazem uma incisão anterior, posterior e laterais com ou sem interposição de enxertos. Na literatura, essas técnicas foram apuradas, amadurecidas e, de acordo com pequenas variações ou advento de instrumental e materiais mais modernos, sofreram modificações, mas, geralmente, seguindo a mesma filosofia. Além destas, dependendo do grau de complexidade da ELT, podemos utilizar recursos e técnicas individualizando o tratamento, fazendo pequenas adaptações para melhorar o resultado.

A LTP é uma técnica para a expansão da região estenosada, com ou sem interposição de enxertos. Um dos princípios das cirurgias é a não remoção da área estenosada, para não deixar área cruenta e consequente cicatrização por segunda intenção. Existem várias técnicas de LTP, vamos nos ater a quatro delas: cricostomia anterior; LTP com laringofissura e abertura posterior da cricoide; LTP com abertura anterior e posterior da cricoide; e divisão da cricoide em quatro quadrantes. A LTP também implica o uso de moldes de diversos tipos e materiais, que, em alguns casos, podem ficar durante alguns meses, dependendo de fatores individuais do paciente ou gravidade da ELT. A cartilagem costal autógena é o enxerto de escolha nesses casos, ela dá boa sustentabilidade ao arcabouço cartilagíneo e tem uma absorção pequena em tempo prolongado. Podemos também utilizar cartilagem da orelha, tiroide, osso hioide, septo nasal e conchas nasais, crista ilíaca e clavícula. O uso da hidroxiapatita para a reconstrução do arcabouço já foi referido na literatura, o que evitaria a lesão da área doadora. Nas cirurgias em que colocamos enxertos, devemos colocar um molde que tem como objetivo manter o arcabouço cartilagíneo, o enxerto posicionado e evitar o estreitamento do lúmen e a retração cicatricial. O molde pode ser de diversos materiais e formas, o tempo que este ficará no local depende principalmente da extensão da cirurgia realizada, por exemplo, quando realizamos a cricostomia nos quatro quadrantes, podemos deixá-lo por até 6 meses.

ATENÇÃO!

Essas técnicas são utilizadas em estenoses subglóticas que podem ou não se estender para região traqueal. É muito importante verificarmos se não há imobilidade das pregas vocais, pois os problemas glóticos deverão ser resolvidos antes dos procedimentos.

Podemos realizar a laringofissura anterior e distração da cartilagem posterior com colocação do enxerto costal com o pericôndrio exposto para o lúmen, fixamos o enxerto e podemos cobri-lo ou não com mucosa, que pode ser retirada da região jugal. Depois, o paciente pode ficar em UTI sob sedação durante alguns dias, dependendo da evolução. Quando o tubo é retirado, devemos realizar exame endoscópico para a retirada de processo cicatricial agudo e prevenir a reestenose. Esse procedimento pode ser realizado com colocação de enxerto também na região anterior, que deve ser mais espesso e com uma moldagem diferente. Quando as ELT são completas, esses procedimentos podem ser realizados em um ou dois estágios.

A resseção cricotraqueal (RCT) pode ser realizada quando há cerca de 10 mm de tecido normal abaixo da glote, e não há quadro de imobilidade laríngea. É indicada no caso de malformação da cartilagem cricoide, estenoses subglóticas que podem se estender para a região traqueal. Em estenoses de cerca de 4 cm em crianças e até 6 cm em adultos, variando com a experiência da equipe. Nos casos de grande extensão, podemos realizar uma dissecção romba na região anterior da traqueia, chegando até a carina; em casos extremos, é descrita a esternotomia para soltar ligamentos traqueopulmonares. Não devemos soltar a parte posterior da traqueia, pois podemos comprometer a sua vascularização. Ainda podemos soltar a musculatura supra-hiodea para descer mais na laringe. Diversas técnicas descrevem a retirada da porção anterior, posterior e total da cartilagem cricoide, sempre com o cuidado para não lesar o nervo laríngeo recorrente. Após esses procedimentos, realizamos as suturas posterior e anterior da traqueia. Geralmente, as crianças ficam em UTI em EOT por 7 a 15 dias. Pacientes adultos em alguns serviços já saem sem intubação.

REVISÃO

- As causas da ELTO (Quadro 135.1) podem ser congênitas ou adquiridas, atualmente a causa de maior incidência é a ELTO por IOT para a qual contribuem o tempo de intubação traqueal, intubação difícil ou traumática, entre outros.
- O quadro clínico nas ELTO, quase sempre, tem a dispneia como principal queixa, mas tanto no adulto como na criança, a história pregressa é o instrumento mais importante para o diagnóstico.
- A estenose subglótica congênita é a terceira causa mais comum de estridor, atrás da laringomalácia e paralisia de pregas vocais.
- No adulto, geralmente, constata-se história de IOT prolongada, ou o paciente com quadro de trauma em pescoço ou diagnóstico de doença inflamatória ou infecciosa já diagnosticada. É muito comum o paciente já chegar à emergência traqueostomizado. A evolução se dá logo após um acidente (automobilístico) ou doença grave (infarto ou AVC), em que o paciente necessitou ficar em UTI sob IOT.
- O melhor exame de imagem para o diagnóstico das ELTO na população pediátrica é a endoscopia; para os adultos, a TC em 3D é a mais indicada. Para a realização dos exames, é fundamental que o paciente esteja estável do ponto de vista respiratório e cardíaco e com ambiente com todo o preparo caso haja qualquer tipo de intercorrência.
- A apresentação das ELTO é muito variada quanto a extensão, diâmetro e consistência dos tecidos e os critérios para classificação ainda não são padronizados. A classificação mais usada é a de Myer-Cotton.
- O tratamento cirúrgico pode ser endoscópico ou aberto, com diversas técnicas de abordagem e o objetivo terapêutico principal é restabelecer as funções da laringe e da traqueia: respiração; deglutição; e fonação.
- Em qualquer técnica escolhida, é necessário que o paciente tenha se submetido a avaliações quanto ao risco anestésico e também de outros especialistas como neurologista, pneumologista e gastroclínico.

REFERÊNCIAS

1. Koempel JA, Cotton RT. History of pediatric. Otolaryngol Clin North Am. 2008;41(5):825-35.
2. Grahne B. Operative treatment of severe chronic traumatic laryngeal stenosis in infants up to three years old. Acta Otolaryngol.1971;72(1):134-7.
3. Fearon B, Cotton R. Surgical correction of subglottic stenosis of the larynx. Prelimenary report of an experimental surgical technique. Ann Otol Rhinol Laryngol. 1972;81(4):508-13.
4. Evans JN, Todd GB. Laryngo-tracheoplasty. J Laryngol Otol.1974;88(7):589-97.
5. Monnier P, Lang F, Savary M. Partial cricotracheal resection for severe pediatric subglottic stenosis: update of the Lausanne experience. Ann Otol Rhinol Laryngol. 1998;107(11 Pt 1):961-8.
6. Myer CM 3rd, O'Connor DM, Cotton RT. Proposed grading system for subglottic stenosis based on endotracheal tube sizes. Ann Otol Rhinol Laryngol. 1994;103(4 Pt 1):319-23.
7. McCaffreyTV. Classification of laryngeal stenosis. Laryngoscope. 1992;102(12 Pt 1):1335-40.
8. Monnier P, Dikkers FG, Eckel H, Sittel C, Piazza C, Campos G, et. Preoperative assessment and classification of benign laryngotracheal stenosis: a consensus paper of the European Laryngological Society. Eur Arch Otorhinolaryngol. 2015;272(10):2885-96.
9. Avelino M, Maunsell R, Wastowski IJ. Predicting outcomes of balloon laryngoplasty in children with subglottic stenosis. Int J Pediatr Otorhinolaryngol. 2015;79(4):532-6.
10. Chueng K, Chadha NK. Primary dilatation as a treatment for pediatric laryngotracheal stenosis: a systematic review. Int J Pediatr Otorhinolaryngol. 2013;77(5):623-8.

PARTE

27

UROLOGIA

Nestor Schor

136 CÓLICA RENAL

■ GUSTAVO FRESCHI
■ NELSON GATTÁS

■ EPIDEMIOLOGIA

A cólica renal ou cólica nefrética é um quadro de grande importância clínica em razão do impacto que traz para o paciente, uma vez que pode ser considerada uma das mais intensas e incapacitantes dores descritas. O problema torna-se ainda mais relevante se considerarmos sua alta prevalência. Estima-se que nos departamentos de emergência dos Estados Unidos mais de 2 milhões de consultas sejam relacionadas a esse sintoma anualmente.[1]

Apesar de existirem muitas doenças capazes de causar cólica renal, a principal etiologia relacionada ao evento é a calculose urinária. Estima-se que cerca de 12% dos homens e 5% das mulheres apresentarão sintomas relacionados a cálculos renais durante a vida[2] e que, dos pacientes que apresentaram um episódio de cólica renal, cerca de 50% podem apresentar outro episódio nos próximos 10 anos.[3]

■ FISIOPATOLOGIA

A cólica de origem renal é causada principalmente por estiramento das terminações nervosas que ocorre quando há distensão aguda da cápsula e pelve renal após obstrução do trato urinário. O espasmo ureteral, na tentativa de vencer a obstrução, também tem participação no mecanismo da dor, uma vez que contração prolongada das fibras musculares lisas provoca ativação da cascata inflamatória e isquemia muscular gerando dor.[4]

A obstrução do sistema coletor apresenta um padrão trifásico. Nas primeiras 1 a 2 horas, ocorre um aumento na pressão do sistema coletor decorrente do aumento no fluxo sanguíneo renal para compensar a diminuição da taxa de filtração gerada pela obstrução. Isso é mediado por prostaglandina E2 e óxido nítrico. Nas 3 a 4 horas seguintes, a pressão se mantém elevada e estável, mas ocorre um declínio gradual no fluxo sanguíneo renal. Após esta fase, começa a haver queda mais acentuada no fluxo sanguíneo renal decorrente de vasoconstrição da arteríola aferente e, consequentemente, queda na pressão de perfusão renal e na pressão do sistema coletor.[5]

■ QUADRO CLÍNICO

A forma clássica é de dor na região lombar junto ao ângulo costovertebral lateralmente ao músculo sacroespinhoso. Apresenta irradiação em direção ao flanco, parede abdominal anterior e região inguinal, podendo ser referida no testículo e grandes lábios.

Os principais diagnósticos clínicos diferencias são dores causadas por patologias intraperitoneais, que podem ser acompanhadas de irradiação para escápulas, reflexo da irritação diafragmática, dores osteomusculares que geralmente têm relação com atividade física ou postura e não apresentam a característica de cólica.

A cólica renal pode ser acompanhada de sintomas gastrintestinais como náuseas e vômitos decorrente do estímulo reflexo do plexo ganglionar celíaco. Quando o cálculo está localizado na junção ureterovesical, os pacientes podem referir sintomas vesicais irritativos, como disúria, polaciúria e dor hipogástrica.

> **ATENÇÃO!**
>
> A obstrução do trato urinário pode também estar associada à infecção concomitante, portanto, deve-se ficar atento para sinais como febre, taquicardia e queda do estado geral, que, quando presentes, podem sugerir o início de um quadro séptico potencialmente grave.

■ DIAGNÓSTICO

O diagnóstico clínico é feito mediante história e exame físico do paciente. No entanto, o etiológico e topográfico só são possíveis com exames auxiliares.

Para a avaliação laboratorial, devem ser solicitados urina tipo I, urocultura, hemograma completo, creatinina, ureia, eletrólitos, proteína C-reativa e VHS.

> **ATENÇÃO!**
>
> A presença de leucocitúria e de nitrito na análise urinária é indicativa de infecção, porém o diagnóstico de certeza somente é feito pela urocultura.

O hemograma, creatinina, ureia, eletrólitos, proteína C-reativa e VHS têm o objetivo de avaliar um possível quadro séptico em curso e de deterioração da função renal.[5]

No diagnóstico por imagem, a radiografia simples de abdome tem um custo baixo, mas vem sendo cada vez menos utilizada na prática clínica, em pacientes, com cólica renal por apresentar uma sensibilidade baixa (50%). No entanto, deve ser utilizada para avaliar a migração de cálculos ureterais, no seguimento dos pacientes previamente diagnosticados por outros métodos.[6]

A US é o método de escolha para avaliação inicial desses pacientes por ser relativamente de menor custo, mais rápida e segura. Tem papel muito importante em gestantes e crianças pelo fato de não expor o paciente à radiação. No entanto, apresenta sensibilidade reduzida para cálculos ureterais, especialmente em ureter médio.

> **ATENÇÃO!**
>
> A TC é o método padrão-ouro para o diagnóstico etiológico e programação do tratamento da cólica renal.

Tem sensibilidade maior que 94% e especificidade de 92 a 99%, mas as vantagens de poder identificar cálculos com até 2 mm de tamanho em qualquer localização do sistema urinário, medir a dureza do cálculo pelas unidades Hounsfield (UH), identificar possíveis complicações da via excretora urinária relacionadas a essa obstrução, além de poder diagnosticar outras causas não litiásica relacionadas à dor do paciente.[6]

A grande desvantagem da TC é a exposição à radiação a que os pacientes são submetidos. Uma radiografia simples apresenta 0,5 a 1 mSv de radiação, enquanto uma tomografia sem contraste apresenta 4,5 a 5 mSv. Esse problema vem sendo contornado pelo uso da TC com baixa dose de radiação que apresenta sensibilidade variando de 96 a 100% em pacientes com IMC menor de 30, gerando radiação de apenas 0,97 a 1,9 mSv.[6]

Outros exames de imagem, como urografia excretora e RM têm seu papel reduzido na avaliação da cólica renal. A primeira porque apresenta alta taxa de radiação (até 3,5 mSv) e menor acurácia do que a tomografia. A segunda tem uso restrito pelo fato de não identificar cálculos, ter alto custo e pouca disponibilidade na maioria dos locais, apesar de seu papel importante em gestantes e crianças.

■ TRATAMENTO

O manejo do paciente com cólica renal deve visar inicialmente o controle medicamentoso da dor e da infecção urinária quando presente. (ver Figuras 136.1)

ATENÇÃO!

A abordagem do tratamento do cálculo deve ser feita eletivamente, a menos que esteja em curso quadro séptico. Nesses casos a desobstrução imediata do trato urinário é imperativa.[6]

Como na maioria dos casos o paciente chega ao pronto-socorro com intensa dor, vômitos e sintomas vagais, a primeira atitude, deve ser a de obter um acesso venoso e administração de medicações para aliviar os sintomas. As medicações mais utilizadas na urgência são os antiespasmódicos, analgésicos e anti-heméticos, que devem ser ministrados endovenosamente. Em nosso meio, os medicamentos mais utilizados são a hioscina ou butilbrometo de escopolamina, isolados ou em associação com a dipirona. O segundo se trata de antiespasmódico que atua diminuindo as contrações ureterais e, assim, diminuindo os picos pressóricos no sistema coletor. A dose utilizada é de 20 mg de escopolamina associada a 2,5 g de dipirona em aplicação EV a cada 6 horas.[6]

A reposição de volume deve ser realizada apenas com intuito de tratar a desidratação decorrente do quadro, visto que a hiper-hidratação aumenta a filtração glomerular e produção de urina, aumentando a pressão no sistema coletor e piorando o quadro álgico.[2]

Os AINH representam boa opção para o controle da dor. Atuam inibindo a produção de prostaglandinas, o que desencadeia efeito duplo para analgesia na cólica renal, visto que, além de inibir o estímulo doloroso e edema local diretamente relacionados com as prostaglandinas, também causam vasoconstrição da arteríola aferente, diminuindo a filtração renal e, por consequência, a pressão dentro do sistema coletor.[6]

Os anti-inflamatórios mais utilizados no nosso meio são o diclofenaco, na dose de 75 mg a cada12 horas IM; e o cetoprofeno, 100 mg a cada 12 horas EV. Estudos randomizados mostraram que essa classe de medicamento apresenta melhor resultado para controle da dor em comparação com opioides e antiespasmódicos.

ATENÇÃO!

Apesar dos benefícios, o uso de anti-inflamatórios exige cautela, sobretudo em pacientes com potencial comprometimento da função renal, pois esta pode ser agravada pela vasoconstrição da arteríola aferente. Também é importante evitar AINH não seletivos em pacientes com risco para sangramento, especialmente gastrintestinais.[6]

Os opioides também têm seu papel no controle da dor, atuando no SNC e com variados graus de potência. O tramadol tem potência intermediária e é usado na dose de 100 mg, quatro vezes/dia EV. Frequentemente causa náuseas e vômitos e pode precisar de associação com antiemético. Quando existe a necessidade de maior potência, as opções são morfina ou oxicodona, mas sempre considerando o risco de causar dependência química, especialmente em pacientes com cálculos recorrentes.[2]

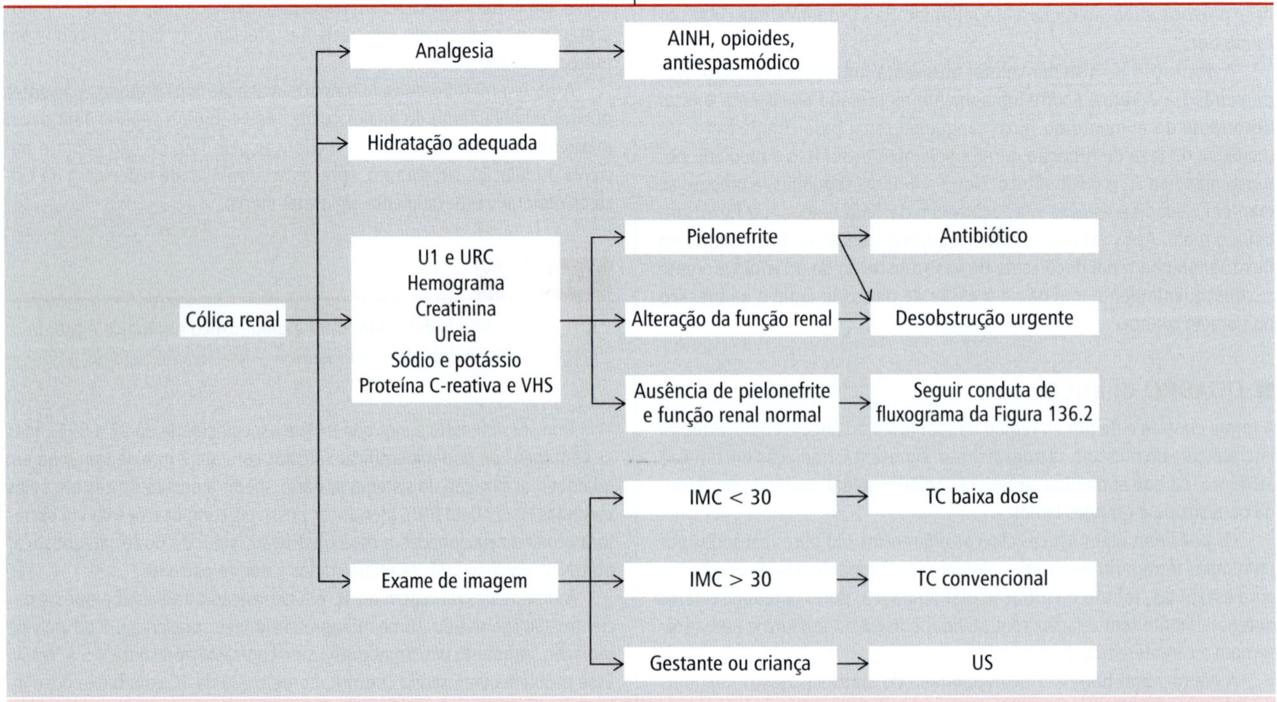

FIGURA 136.1 ■ Fluxograma de conduta para pacientes com cólica renal.

Uma vez controlada a dor, deve-se fazer o diagnóstico da possível associação com infecção do trato urinário. Quando diagnosticada, deve ser iniciado antibiótico de amplo espectro segundo protocolos de cada instituição baseados no perfil bacteriano local. Como dito anteriormente, a desobstrução feita em caráter de urgência deve ser realizada na eventualidade de um possível quadro séptico sendo instalado, pois este tem uma evolução rápida e, às vezes, fatal.[5]

As duas opções mais utilizadas para desobstrução do trato urinário são a colocação endoscópica de cateter ureteral e a drenagem percutânea por nefrostomia. Não existe comprovação na literatura da superioridade de uma sobre a outra, mas se sabe que a nefrostomia tem a vantagem de apresentar uma via de maior calibre para drenagem de conteúdo purulento espesso, não necessita de manipulação do ureter que poderia causar lesões graves em virtude de inflamação local, além de poder ser realizada sem uso de radiação (vantagem para gestantes); no entanto, é mais invasiva e apresenta maior risco de sangramento. O implante de cateter ureteral (duplo jota) é menos invasivo, tem menor risco de sangramento, mas apresenta calibre menor e, portanto, pode resultar em uma drenagem menos eficiente.[6]

O tratamento definitivo do cálculo urinário a ser feito eletivamente pode ser realizado por três modalidades, a saber, expectante, medicamentoso ou cirúrgico.

Cálculos menores de 5 mm têm chance de eliminação espontânea em cerca de 68% dos casos, enquanto cálculos de 5 a 10 mm têm chance de 47%.[7] O tempo para expelir o cálculo varia de 4 a 6 semanas. Esses números apresentam variações a depender do estudo realizado, mas a possibilidade de eliminação espontânea faz da observação uma opção terapêutica, principalmente para cálculos de ureter distal menores de 6 mm.[6]

O tratamento expectante pode estar associado à introdução de medicações que facilitam a migração do cálculo pelo ureter e diminuem a dor durante esse processo. O medicamento mais usado é a tansulosina (0,4 mg uma vez/dia, VO), um bloqueador alfa-adrenérgico, que age fazendo relaxamento da musculatura lisa da parede ureteral e, assim, facilita a passagem do cálculo. O paciente deve ser monitorado de perto para confirmar a eliminação do cálculo e diagnosticar precocemente possíveis complicações como infecção urinária ou piora da função renal.[6]

Outra opção de medicamento é o uso de bloqueadores do canal de cálcio, como a nifedipina (30 mg, uma vez/dia, VO), no entanto, apresenta menor eficácia. O uso de corticosteroides associado a essas medicações não se mostrou eficaz e não deve ser usado de rotina. Recentemente foi publicado um estudo que concluiu que o uso de tansulosina ou nifedipina não é efetivo em diminuir o risco de necessidade de tratamento cirúrgico após 4 semanas de tratamento. Apesar de ser um estudo multicêntrico e randomizado, despertou algumas críticas como a ausência de controle por exame de imagem pós-tratamento, o que mostra que ainda são necessários mais estudos visando melhorar o tratamento dos pacientes com cólica renal.[8]

Se durante o acompanhamento com terapia expulsiva medicamentosa, evoluir com infecção urinária ou piora da função renal, o paciente deverá ter o tratamento conservador interrompido e ser encaminhado para desobstrução urgente do trato urinário, conforme explicado anteriormente. Quando não existir nenhuma dessas condições, mas o paciente apresentar dor intratável ou refratária, falha na eliminação do cálculo com as medidas conservadoras ou ainda se for desejo do paciente ter uma resolução mais imediata do problema, o tratamento definitivo do cálculo deverá ser realizado.[6]

A LECO é uma das opções. Trata-se de um procedimento ambulatorial em que o cálculo é focado por fluoroscopia ou US e o aparelho envia ondas acústicas que provocam forças de cisalhamento e bolhas de cavitação em torno da pedra, levando à sua fragmentação. Pode ser realizado sob sedação, mas o uso de anestesia geral melhora os resultados visto que possibilita melhor precisão do aparelho.[5]

A segunda opção em escala de invasão é a ULT, na qual o paciente é abordado por via endoscópica com ureteroscópio semirrígido ou flexível e o cálculo é fragmentado com litotridor, sendo balístico ou *laser* os mais usados. No caso de uso de *laser*, pode-se optar por realizar pulverização completa dos cálculos ou reduzi-los a fragmentos que são retirados com pinças ou sondas extratoras. Após o procedimento, pode ser necessária a colocação de cateter ureteral, principalmente quando o ureter se apresenta com intensa inflamação no local da obstrução ou ainda quando há lesão da parede ureteral.[5]

A LECO é menos invasiva e tem menor risco de complicações, mas apresenta maior chance de necessitar de um segundo procedimento para

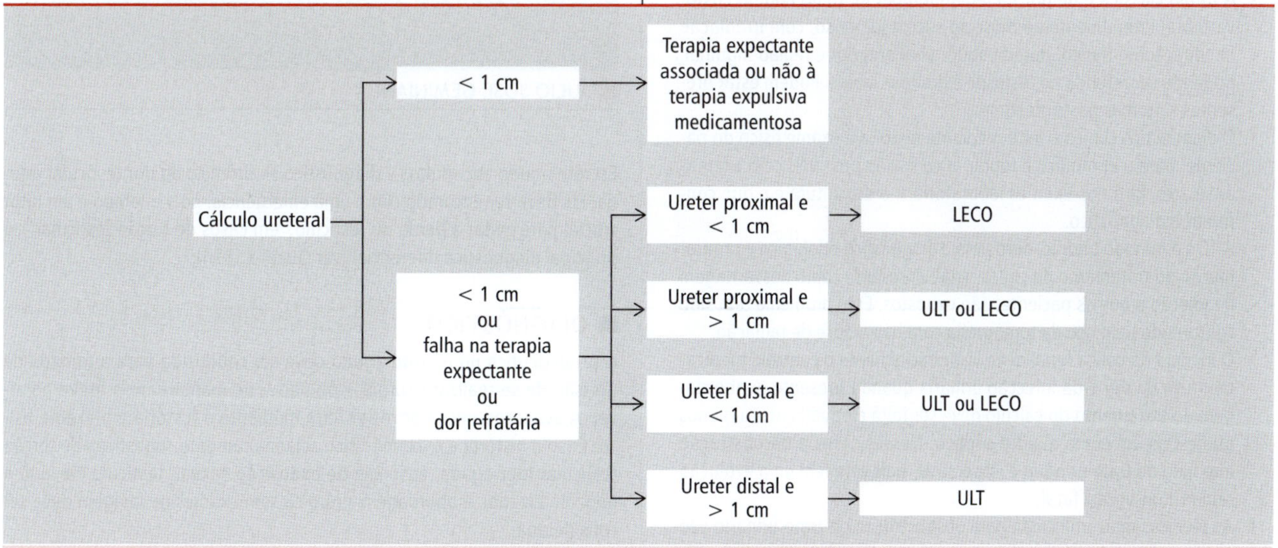

FIGURA 136.2 ■ Fluxograma de conduta para pacientes com cálculo ureteral sem pielonefrite.

eliminação completa do cálculo, principalmente para os maiores que 1 cm. A ULT tem maior chance de resolver o problema com um único procedimento, mas tem o inconveniente de ser um procedimento invasivo com maior risco de complicações, como lesão de parede ureteral e infeção urinária. Lesões graves como avulsão ou estenose de ureter são raras, acometendo menos de 1% dos casos.[6]

Para cálculos de ureter proximal a LECO apresenta uma taxa de sucesso de até 93% em cálculos de até 1 cm e 68% em cálculos maiores que 1 cm. A ULT apresenta taxa global de sucesso de 81%.[5] Para cálculos de ureter distal a LECO apresenta taxa de sucesso de 86% em cálculos menores que 1 cm e 74% nos maiores, enquanto a ULT apresenta sucesso de 97 e 93% em cálculos menores e maiores que 1 cm, respectivamente.[5]

Com base nesses dados, cálculos de ureter proximal menores que 1 cm têm como 1ª opção de tratamento pela LECO, seguida de ULT. Cálculos maiores que 1 cm podem ser tratados por ULT ou LECO. Os cálculos de ureter distal menores que 1 cm podem ser tratados tanto por LECO como por ULT, mas para aqueles maiores que 1 cm, a ULT deve ser a opção de escolha por apresentar resultados muito superiores.

Com o uso de LECO e ULT, pode-se resolver a maioria dos casos, mas existem algumas situações em que é necessário o emprego de outros métodos. Para pacientes com cálculos de ureter proximal muito grandes e impactados, quando há associação com cálculos renais ou ainda quando existe impossibilidade de acesso retrógrado endoscópico, como nas derivações urinárias, a ureteroscopia anterógrada percutânea ou a remoção cirúrgica videolaparoscópica podem ser utilizadas. A via aberta pode ser necessária na falha de outros métodos ou quando é necessária correção de outros problemas concomitantes, no entanto, nos dias de hoje a laparoscopia consegue substituir a via aberta na maioria das situações e proporciona menor morbidade.[6]

REVISÃO

- Apesar de existirem muitas doenças capazes de causar cólica renal, a principal etiologia relacionada ao evento é a calculose urinária.
- A cólica renal é causada principalmente por estiramento das terminações nervosas resultante de distensão aguda da cápsula e pelve renal após obstrução do trato urinário. O espasmo ureteral, na tentativa de vencer a obstrução, também participa do mecanismo da dor.
- A forma clássica é de dor na região lombar junto ao ângulo costovertebral lateralmente ao músculo sacroespinhoso, com irradiação em direção ao flanco, parede abdominal anterior e região inguinal, podendo ser referida no testículo e grandes lábios. Podem estar presentes sintomas gastrintestinais.
- O diagnóstico clínico é feito mediante história e exame físico do paciente; para o etiológico e topográfico só são possíveis com exames auxiliares. Entre os exames laboratoriais, a urocultura é o que confirmar o diagnóstico.
- A TC é o método padrão-ouro para o diagnóstico etiológico e programação do tratamento da cólica renal; apresenta como desvantagem a radiação a que os pacientes são expostos. Esse problema tem sido contornado pelo uso da tomografia com baixa dose de radiação.
- O manejo da cólica renal deve visar inicialmente o controle medicamentoso da dor e da infecção urinária quando presente. A abordagem do tratamento do cálculo deve ser feita eletivamente, a menos que esteja em curso quadro séptico. Nesses casos a desobstrução imediata do trato urinário é imperativa, pois este tem uma evolução rápida e, às vezes, fatal.
- As técnicas mais utilizadas para desobstrução do trato urinário são a colocação endoscópica de cateter ureteral e a drenagem percutânea por nefrostomia.
- A conduta expetante pode se associar a medicações como a tansulosina; o tratamento expulsivo pode ser feito por LECO ou ULT. Em pacientes com cálculos de ureter proximal muito grandes e impactados, cálculos renais ou ainda quando é impossível o acesso retrógrado endoscópico, a ureteroscopia anterógrada percutânea ou a remoção cirúrgica videolaparoscópica podem ser utilizadas. A via aberta raramente é empregada.

REFERÊNCIAS

1. Moore CL, Daniels B, Singh D, Luty S, Gunabushanam G, Ghita M, et al. Ureteral Stones: implementation of a reduced-dose CT protocol in patients in the emergency department with moderate to high likelihood of calculi on the basis of STONE Score. Radiology. No prelo 2016.
2. Nardi AC, Nardozza Jr A, Bezerra CA, Fonseca CEC, Truzzi JC, Rios LAS, et al. Urologia Brasil. Rio de Janeiro: PlanMark; 2013.
3. Heilberg IP, Schor N. Renal Stone disease: causes, evaluation and medical treatment. Arq Bras Endocrinol Metabol. 2006;50(4):823-31.
4. Travaglini F, Bartoletti R, Gacci M, Rizzo M. Pathophysiology of renoureteral colic. Urol Int. 2004;72 Suppl 1:20-3.
5. Wein AJ, Kavoussi LR, Novick AC, Partin AW, Peters CA, editors. Walsh urology. 11th ed. Philadelphia: Elsevier; 2016.
6. Türk C, Knoll T, Petrik A, Sarica K, Skolarikos A, Straub M, et al. Guidelines urolithiasis v. 2 [Internet]. Arnhem: EAU; 2015 [capturado em 18 jul. 2016]. Disponível em: https://uroweb.org/wp-content/uploads/EAU-Guidelines-Urolithiasis-2015-v2.pdf.
7. American Urological Association Education and Research. 2007 Guideline for the management of ureteral calculi [Internet]. Linthicum: AUA; 2007 [capturado em 18 jul. 2016]. Disponível em: https://www.auanet.org/common/pdf/education/clinical-guidance/Ureteral-Calculi.pdf.
8. Pickard R, Starr K, MacLennan G, Lam T, Thomas R, Burr J, et al. Medical expulsive therapy in adults with ureteric colic: a multicentre, randomised, placebo-controlled trial. Lancet. 2015;386(9991):341-9.

137

ESCROTO AGUDO

JÚLIO JOSÉ GEMINIANI

Escroto agudo em adultos é diagnóstico sindrômico da dor testicular aguda. Ele deve ser encarado como uma emergência, pois o tempo é um fator crucial para evitar a perda do testículo,[1] em casos de torção testicular – o principal diagnóstico diferencial (ver Quadro 137.1).

DIAGNÓSTICO

A propedêutica no escroto agudo deve ser conduzida para a tomada de decisão de se realizar cirurgia – ou não – de maneira mais breve possível. A avaliação inicial deve ser feita mediante a história e o exame físico. Caso a história e o exame físico sejam altamente sugestivas de torção testicular (dor aguda, ausência de exposição sexual, testículo elevado e horizontalizado), a abordagem cirúrgica sem exames de imagem deve ser considerada.[2,3]

Exame de imagem deve ser realizado sempre que disponível e em tempo hábil. O exame de escolha é a US de testículos com Doppler.[3-5]

É fundamental o uso do Doppler para identificar a presença de fluxo arterial e excluir o diagnóstico de isquemia testicular. Nos casos de trauma, a US procura identificar pontos de rotura na túnica albugínea. A US de região inguinal pode ser realizada como complementação em casos com fluxo preservado e exame físico não conclusivo para hérnia inguinal (pacientes obesos, não colaborativos – hérnia oculta).[6]

Exames de laboratório devem ser realizados para ajudar no diagnóstico de infecção. Devem ser solicitados hemograma completo, provas inflamatórias (VHS e proteína C-reativa) e exame de urina I e urocultura – principalmente em adultos com suspeita de orquiepididimite secundária à infecção do trato urinário.[7] Nos casos em que haja suspeita de tumor testicular (massa testicular ou nódulos na US), marcadores tumorais devem ser coletados – alfafetoproteína, beta-hCG e desidrogenase lática.

Em serviços que não dispõem de US, ou se o exame não é conclusivo, a abordagem cirúrgica é mandatória,[4] tanto para o diagnóstico (diagnóstico intraoperatório) como para o tratamento. Uma escrototomia exploradora "branca" (diagnóstico intraoperatório de orquite, ou negativo para torção) é aceitável, pois o benefício de se diagnosticar e tratar em tempo hábil uma isquemia testicular supera o risco cirúrgico da exploração (baixa comorbidade e baixo índice de complicações).

QUADRO 137.1 ■ Diagnósticos diferenciais de escroto agudo

Isquemia	Torção testicular (intravaginal – adultos; extravaginal – intraútero ou neonatal) Torção de apêndices testiculares Isquemia testicular secundária a outros fatores (lesão cordão, trombose)
Trauma	Rotura testicular Hematoma testicular Contusão testicular Hematocele
Infecção	Epididimite aguda Orquite Orquiepididimite Abcesso (intratesticular, intravaginal, escrotal) Gangrena de Fournier
Inflamação	Púrpura de Henoch-Schönlein – vasculite da parede escrotal Necrose gordura parede escrotal
Hérnia	Hérnia inguinal encarcerada/estrangulada, com ou sem comprometimento testicular
Agudização de doenças crônicas	Espermatocele (rotura ou hemorragia) Hidrocele (hemorragia ou infecção) Tumor testicular (hemorragia, rotura, infarto ou infecção) Varicocele

TORÇÃO TESTICULAR/APÊNDICES TESTICULARES

O testículo encontra-se dentro da túnica vaginal, que lhe confere certa mobilidade, mas ele é fixo na parede posterior, que impede a rotação em seu próprio eixo. Em alguns indivíduos, a fixação do testículo dentro da túnica vaginal é menor (redundância da vaginal), proporcionando uma maior mobilidade.[8] Essa variação, conhecida como "badalo de sino" ocorre em 12% da população (Figura 137.1), facilitando a torção intravaginal.

Durante a torsão, há interrupção do fluxo venoso, acompanhado de edema testicular e, consequentemente, interrupção do fluxo arterial e infarto testicular.[9] O paciente apresenta uma dor aguda, acompanhada de

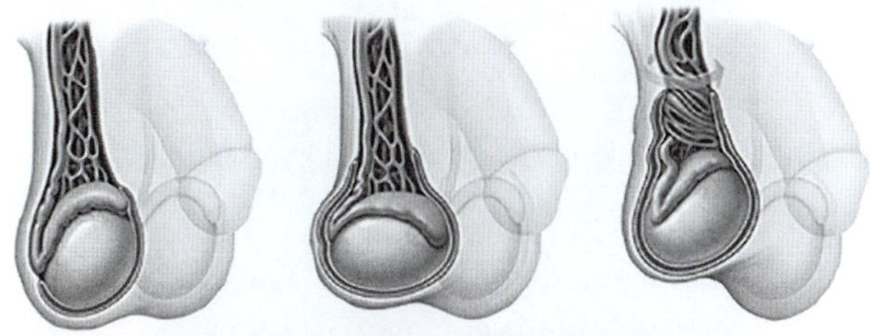

FIGURA 137.1 ■ Variação na fixação testicular e redundância na túnica vaginal, conhecida como "badalo de sino".

Fonte: Sharp e colaboradores.[8]

sintomas vagais, como náuseas e vômitos. No exame físico, além da dor e do edema, nota-se uma elevação e uma horizontalização do eixo do testículo acometido em virtude da torção do cordão. Em casos de torção há mais de 24 horas, há um intenso edema e enduramento de todo o testículo, não se diferenciando o epidídimo ou o limite do cordão, confundindo-se com orquiepididimite.

Como descrito anteriormente, a US é dispensável em casos de alta suspeita de torção.[2,3] Postergar a exploração cirúrgica na espera de uma US pode diminuir a chance de salvar o testículo.[3]

O tratamento definitivo consiste na exploração cirúrgica, com tentativa de reestabelecer o fluxo arterial e salvar o testículo isquêmico, além de realizar a orquidopexia contralateral.[10]

ATENÇÃO!

A taxa de salvamento do testículo é de 90 a 100% quando a abordagem cirúrgica é realizada antes de 6 horas do início da dor. Após 12 horas, apenas 20 a 50% de viabilidade testicular é encontrada após destorcer e, após 24 horas, nenhum testículo em torção é viável.[1,11]

A tentativa de reduzir manualmente a torção é válida apenas em casos que estão aguardando a cirurgia e nunca deve retardar ou substituir a exploração cirúrgica. Os testículos são destorcidos de medial para lateral, como se estivesse "abrindo um livro", e preferencialmente acompanhado de US.[12]

Os pacientes devem ter consentimento da chance de perda do testículo durante a cirurgia. Caso o testículo esteja necrótico ou inviável, orquiectomia é mandatória. A chance de perda do testículo varia com a idade e o tempo de apresentação, mas é certa em 100% dos casos não diagnosticados (Figura 137.2), fazendo da torção testicular um diagnóstico a ser investigado e descartado em todos casos de escroto agudo que serão tratados conservadoramente.

Os apêndices testiculares são remanescentes dos ductos de Wolff ou Müller. Na torção de apêndice, a apresentação é semelhante à torção testicular, contudo o testículo não está elevado e o eixo é normal. Um achado no exame físico é o "sinal do ponto azul" em que o apêndice necrótico pode ser visualizado através da pele escrotal.[13] Se a apresentação é mais tardia, o edema é mais importante, podendo-se confundir com torção ou orquiepididimite. Nesses casos, a US mostra um fluxo testicular normal. O curso é autolimitado, não necessitando de abordagem cirúrgica, exceto em casos com complicações, como edema importante, infecção associada ou na dúvida diagnóstica.

TRAUMA (PENETRANTE E FECHADO)

Após trauma testicular, a propedêutica deve ser direcionada para avaliar a rotura da túnica albugínea. Essa rotura pode se dar tanto em ferimentos

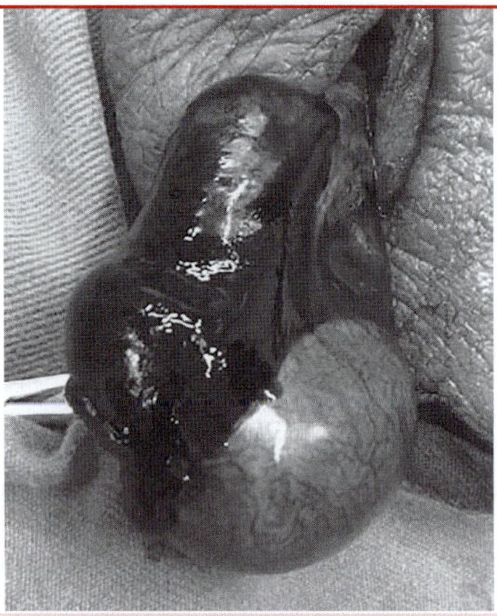

FIGURA 137.2 ■ Torção testicular com mais de 24 horas. Note intensa cianose do tecido testicular e epidídimos de aspecto necrótico.

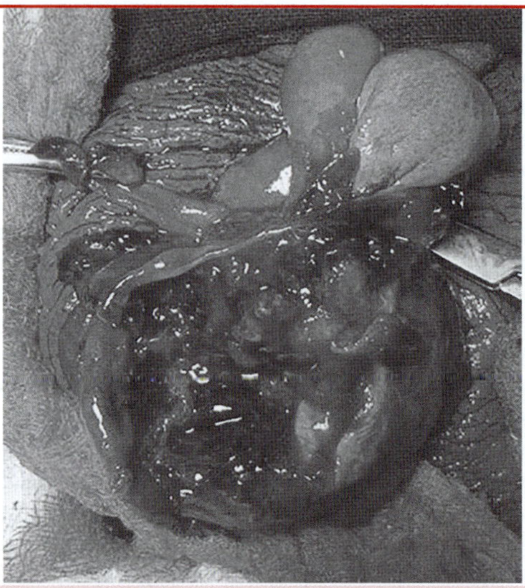

FIGURA 137.3 ■ Explosão testicular após trauma de motocicleta. Note rotura total da túnica albugínea com laceração intensa do parênquima testicular. Epidídimos permaneceram intactos.

penetrantes, quanto em trauma fechado. De uma maneira sistemática, ferimentos penetrantes devem ser explorados cirurgicamente em razão da alta probabilidade de acometimento do testículo.[14,15]

Já nos traumas fechados, a incidência do comprometimento da albugínea varia na literatura e depende de fatores como o mecanismo do trauma, energia desprendida e a mobilidade testicular. No exame físico pode-se identificar eritema e edema testicular, equimose escrotal, enduramento (a coleção de sangue na cavidade vaginal é chamada hematocele). A palpação de um testículo móvel e de paredes lisas sugere baixa probabilidade de rotura da túnica albugínea, contudo, a US é mandatória para o diagnóstico. Os achados ultrassonográficos incluem rotura, hematoma intratesticular, contusão testicular, ou hematocele. Caso não haja evidências de rotura da túnica albugínea, o tratamento de escolha é o conservador, com repouso, analgesia (AINH e analgésicos) e compressas com gelo. Em grandes hematoceles com dor refratária, há benefício em realizar drenagem cirúrgica.

O tratamento cirúrgico (tanto no trauma penetrante como no trauma fechado) consiste em uma escrototomia exploradora, na qual se deve realizar a inspeção do testículo, desbridamento do tecido desvitalizado, fechamento da albugínea, lavagem exaustiva com soro aquecido e drenagem com dreno laminar.[16,17] Em casos com grande quantidade de tecido desvitalizado – com necrose – ou laceração muito importante (explosão testicular), está indicada a orquiectomia (Figura 137.3).

INFECÇÕES

Infecções no testículo ou epidídimos são causadas por bactérias oriundas do trato geniturinário. Nos pacientes jovens e com contato sexual desprotegido, os principais agentes causadores são clamídia ou gonococo. Já em pacientes idosos, com obstrução do trato urinário (hiperplasia prostática benigna (HPB) – ou estenose de uretra), é mais frequente infecção por gram-negativos entéricos. Há outras causas não infecciosas de orquiepididimite, como refluxo de urina pelos ductos ejaculatórios ou extravasamento de esperma e fluidos após vasectomia. Infecções virais podem acometer o testículo, geralmente como um fenômeno pós infeccioso, causando uma reação inflamatória local.[7]

O início dos sintomas é mais tardio nos casos de infecção (comparado com o início abrupto em uma torção), e é importante avaliar na história atividade sexual desprotegida pregressa ou sintomas de HPB ou infecções do trato urinário. O exame físico pode evidenciar edema e eritema no escroto e o sinal de Prehn presente (melhora da dor com a elevação do testículo). A US é exame de escolha para diferenciar orquiepididimites de torções. Contudo, em casos mais avançados de infecção, o testículo pode ter um sofrimento vascular semelhante ao da torção e, nesses pacientes, o diagnóstico de certeza será no intraoperatório. Como citado anteriormente, exames laboratoriais são importantes no diagnóstico e na condução do caso.

A importância de se diagnosticar uma orquiepididimite corretamente deve-se ao fato de seu tratamento ser essencialmente clínico. O tratamento geral consiste em analgesia e AINH, cuidados locais com compressas geladas, elevação testicular (por meio de um suspensório escrotal) e repouso. O tratamento específico depende do agente etiológico, com antibiótico terapia específica para clamídia e gonococo – casos com exposição sexual (ceftriaxone, 250 mg IM, dose única; e doxiciclina, 100 mg VO, a cada 12 horas por 10 dias) ou para gram-negativos intestinais (ciprofloxacino, 500 mg VO, a cada 12 horas por 10 dias). Nos casos de inflamação pós-infecções virais ou reações medicamentosas, não é necessária a antibioticoterapia.

Em casos complicados com formação de abscesso ou infecções avançadas com comprometimento vascular, a exploração cirúrgica é necessária para drenagem do abscesso ou realização de orquiectomia. Em casos de fasceíte necrotsante (gangrena de Fournier), o tratamento deve ser agressivo, com cirurgia precoce – lavagem cirúrgica, desbridamento de todo tecido desvitalizado e drenagem –, antibioticoterapia de largo espectro (que cubra aeróbios e anaeróbios), trocas de curativos constantes (ou curativo a vácuo, caso disponível) e suporte intensivo.

INFLAMAÇÃO

Edema escrotal acompanhado de eritema e espessamento da pele, na ausência de infecção, podem ocorrer em algumas condições, como hipoalbuminemia, insuficiência cardíaca, linfedema e vasculites autoimunes, como a púrpura de Henoch-Schönlein. O diagnóstico é clínico, devendo-se diferenciar de outras causas de escroto agudo. O tratamento é inespecífico, devendo-se controlar as doenças de base.

HÉRNIA INGUINAL

Pode se apresentar como dor testicular e, inclusive, em serviços de emergência como escroto agudo. Nesses casos, é possível observar um edema escrotal com abaulamento do canal inguinal. Contudo, algumas hérnias não são palpáveis (hérnias ocultas). Em virtude da obesidade ou da não colaboração do paciente, o exame físico algumas vezes mostra-se ineficaz para o diagnóstico. Excluindo-se as causas testiculares para a dor (com US Doppler de testículos), uma complementação com US[6] de região inguinal revela o diagnóstico de hérnia inguinal em até 47%, sendo a RM o exame com maior sensibilidade para o diagnóstico (91%),[18] devendo ser realizada em caráter eletivo.

ATENÇÃO!

Hérnias inguinais encarceradas têm o diagnóstico mais exacerbado e o tratamento cirúrgico de emergência é mandatório.

AGUDIZAÇÃO DE DOENÇAS CRÔNICAS

Algumas doenças crônicas no testículo podem se manifestar com uma agudização. Pacientes com tumor de testículo podem permanecer assintomáticos e só notam o diagnóstico quando a massa deforma a parede escrotal. Contudo, alguns pacientes têm diagnóstico mais precoce quando o tumor cresce e provoca infarto, hemorragia ou necrose, causando dor e edema testicular, levando-os a procurar assistência. O exame físico revela uma massa endurada no testículo, que é confirmada na US como nódulo sólido com vascularização interna (Figura 137.4). Marcadores tumorais específicos devem ser coletados e o tratamento cirúrgico está indicado através da orquiectomia por via inguinal, para controle vascular do cordão e sem violação da túnica vaginal – evitando-se, assim, a disseminação de células tumorais.

A espermatocele é uma dilatação cística de um ducto seminífero, e a hidrocele é o acúmulo de líquido no espaço da túnica vaginal. Ambas podem apresentar hemorragia (pós-trauma) ou infecção. Varicocele é a dilatação das veias do plexo pampiniforme, podendo estar presente há longa data, mas se tornar sintomática agudamente. A história clínica e o exame físico levam ao diagnóstico, e a US com Doppler confirma essas patologias com facilidade. Raramente é necessário tratamento cirúrgico de urgência.

REVISÃO

- O escroto agudo é uma urgência urológica, com potencial tratamento cirúrgico. O principal diagnóstico diferencial é a torção testicular, que deve ser abordada o mais precocemente possível.
- A US é fundamental para o diagnóstico, mas não deve postergar a abordagem cirúrgica.
- É fundamental o uso do Doppler para identificar a presença de fluxo arterial e excluir o diagnóstico de isquemia testicular.
- Em serviços que não dispõem de US, ou se o exame não é conclusivo, a abordagem cirúrgica é mandatória, tanto para o diagnóstico (intraoperatório) como para o tratamento.
- A cirurgia visa salvar o testículo, mas sempre deve ser considerada a chance de orquiectomia.
- Ao indicar tratamento conservador, lesões isquêmicas devem ser descartadas.

REFERÊNCIAS

1. Kapoor S. Testicular torsion: a race against time. Int J Clin Pract. 2008;62(5):821-7.
2. Liang T, Metcalfe P, Sevcik W, Noga M. Retrospective review of diagnosis and treatment in children presenting to the pediatric department with acute scrotum. AJR Am J Roentgenol. 2013;200(5):W444-9.
3. Baker LA, Sigman D, Mathews RI, Benson J, Docimo SG. An analysis of clinical outcomes using color doppler testicular ultrasound for testicular torsion. Pediatrics. 2000;105(3 Pt 1):604-7.
4. Liguori G, Bucci S, Zordani A, Benvenuto S, Ollandini G, Mazzon G, et al. Role of US in acute scrotal pain. World J Urol. 2011;29(5):639-43.
5. Kuhn AL, Scortegagna E, Nowitzki KM, Kim YH. Ultrasonography of the scrotum in adults. Ultrasonography. 2016;35(3):180-97.
6. Robinson A, Light D, Kasim A, Nice C. A systematic review and meta-analysis of the role of radiology in the diagnosis of occult inguinal hernia. Surg Endosc. 2013;27(1):11-8.
7. Somekh E, Gorenstein A, Serour F. Acute epididymitis in boys: evidence of a post-infectious etiology. J Urol. 2004;171(1):391-4
8. Sharp VJ, Kieran K, Arlen AM. Testicular torsion: diagnosis, evaluation, and management. Am Fam Physician. 2013;88(12):835-40.
9. Nguyen L, Lievano G, Ghosh L, Radhakrishnan J, Fornell L, John E. Effect of unilateral testicular torsion on blood flow and histology of contralateral testes. J Pediatr Surg. 1999;34(5):680-3.
10. Bolln C, Driver CP, Youngson GG. Operative management of testicular torsion: current practice within the UK and Ireland. J Pediatr Urol. 2006;2(3):190-3.

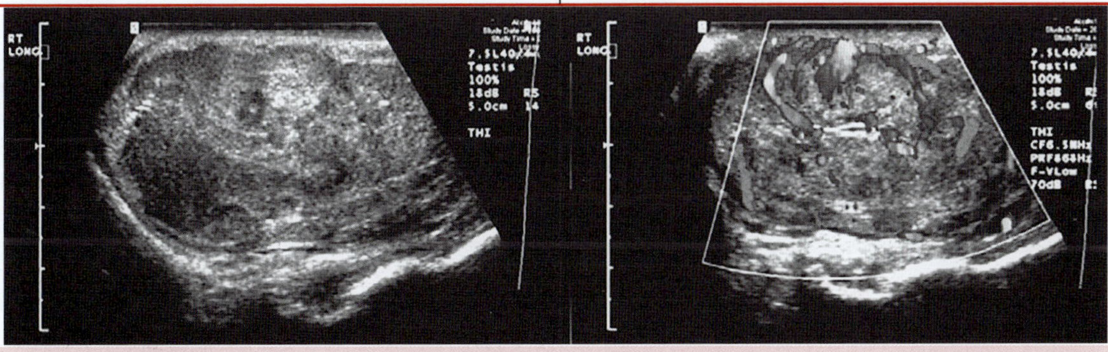

FIGURA 137.4 ■ Nódulo sólido em testículo com vascularização interna sugestivo de tumor de testículo. Anatomopatológico: tumor de células de Leydig.

11. Ringdahl E, Teague L. Testicular torsion. Am Fam Physician. 2006;74(10):1739-43.
12. Sessions AE, Rabinowitz R, Hulbert WC, Goldstein MM, Mevorach RA. Testicular torsion: direction, degree, duration and disinformation. J Urol. 2003;169(2):663-5.
13. Rabinowitz R, Hulbert WC, Jr. Acute scrotal swelling. Urol Clin North Am. 1995;22(1):101-5.
14. Phonsombat S, Master VA, McAninch JW. Penetrating external genital trauma: a 30-year single institution experience. J Urol. 2008;180(1):192-5.
15. Simhan J, Rothman J, Canter D, Reyes JM, Jaffe WI, Pontari MA, et al. Gunshot wounds to the scrotum: a large single-institutional 20-year experience. BJU Int. 2012;109(11):1704-7.
16. Gomes CM, Ribeiro-Filho L, Giron AM, Mitre AI, Figueira ER, Arap S. Genital trauma due to animal bites. J Urol. 2000;165(1):80 3. 17.
17. Jeong JH, Shin HJ, Woo SH, Seul JH. A new repair technique for penile paraffinoma: bilateral scrotal flaps. Ann Plast Surg. 1996;37(4):386-93.
18. Miller J, Cho J, Michael MJ, Saouaf R, Towfigh S. Role of imaging in the diagnosis of occult hernias. JAMA Surg. 2014;149(10):1077-80.

138

HEMATÚRIA

JORGE LUIS WILSON JUNIOR

Conceitua-se hematúria como a presença de sangue na urina, sendo um achado comum a várias patologias urológicas. A hematúria macroscópica ocorre quando o sangramento é visível a olho nu, sendo que apenas 1 mL de sangue por litro de urina já é suficiente para torná-la avermelhada. A hematúria microscópica é definida como a presença de mais de três hemácias por campo de aumento (400 vezes) em amostra de urina adequadamente colhida e centrifugada (em geral, trata-se de achado incidental em exame de sedimento urinário em paciente assintomático).

ATENÇÃO!

Quando a hematúria macroscópica manifesta-se com intensidade importante, havendo queda de hematócrito ou necessidade de transfusão sanguínea, refratária a medidas conservadoras, trata-se da hematúria incoercível.

Aproximadamente 5 a 20% dos casos de hematúria microscópica apresentam doença urológica importante e, destes, cerca de 13% são portadores de neoplasia urogenital, a maioria atribuída à bexiga e próstata. Já nos casos de hematúria macroscópica, a probabilidade de neoplasia urogenital aumenta para cerca de 22%, sendo considerados de alto risco pacientes com mais de 40 anos de idade, devendo-se proceder a uma avaliação por imagem e endoscópica completa.

CARACTERIZAÇÃO DA HEMATÚRIA

A hematúria pode ser diferenciada de acordo com alguns critérios, podendo auxiliar em sua caracterização:

- microscópica ou macroscópica;
- glomerular ou extraglomerular;
- assintomática ou sintomática (com outros sinais e sintomas);
- verdadeira ou falsa (fictícia);
- inicial, terminal ou total;
- contínua ou intermitente;
- presença ou não de coágulos;
- de acordo com a faixa etária.

ETIOLOGIA

A hematúria consiste em sintoma comum a várias doenças, algumas delas de importância clínica significativa e letais. As causas variam com a idade, sendo que a mais comum em todas as faixas etárias são as infecções e inflamação da próstata ou bexiga, litíase urinária e, nos pacientes idosos, as malignidades ou hiperplasia prostática benigna. O Quadro 138.1 mostra as principais causas de hematúria, dividas em glomerulares (avaliação nefrológica) e extraglomerulares (avaliação urológica).

Hematúria fictícia ocorre quando o sangue é adicionado à urina após a micção, geralmente em pacientes com algum transtorno psiquiátrico. Outra condição que simula hematúria é a pigmentúria, ocasionada por alimentos como derivados de caroteno, suplementos de vitamina B, beterraba, amora, ruibarbo, ou medicamentos como laxativos, fenolftaleína, clorpromazina, propofol, piridium, rifampicina, porfirinas, globinas e envenenamentos por chumbo e mercúrio.

QUADRO 138.1 ■ Etiologia das hematúrias: causas glomerulares e extraglomerulares

CAUSAS GLOMERULARES	CAUSAS EXTRAGLOMERULARES
Nefropatia por IgA (Berger)	Infecção do trato urinário (cistite, pielonefrite, prostatite, tuberculose, leptospirose, CMV e mononucleose)
Glomerulonefrites	Litíase
Vasculites (poliarterite nodosa, granulomatose de Wegener)	Neoplasias (bexiga, próstata, rim, via excretora)
Síndrome hemolítico-urêmica	Cistite hemorrágica
Doença genética de membrana basal	Hiperplasia prostática benigna
Síndrome de Alport	Causas vasculares (malformação arteriovenosa, infarto e trombose de veia renal, embolia artéria renal)
Exercício físico	Trauma urogenital
	Anomalia estrutural (doença renal policística e rim esponjomedular)
	Hipertensão maligna
	Coagulopatias e anemia falciforme
	Endometriose e fístula vesicouterina
	Anomalias congênitas
	Radiação
	Hipercalciúria e hiperuricosúria

Nos casos de hematúria grave e incoercível, em relação à quantidade de perda, as principais etiologias são a cistite actínica secundária à radioterapia externa ou intersticial (9% desenvolvem cistite hemorrágica), tumores vesicais e adenoma prostático. O hemangioma renal cavernoso representa outra causa nem sempre fácil de diagnosticar, pois os métodos de imagem não têm boa sensibilidade em sua detecção. Outras etiologias possíveis são agentes quimioterápicos como a ciclofosfamida e tiotepa, agentes químicos como o busulfam, tiotepa, éter, inseticidas, violeta genciana e anilina, cistite viral.

ATENÇÃO!

A hematúria induzida por anticoagulantes pode ocorrer em até 5 a 10% dos casos, porém não é esperada na faixa terapêutica. Esses casos merecem atenção especial, pois em até 25% das vezes há tumores associados.

AVALIAÇÃO CLÍNICA

ANAMNESE

A história clínica do paciente com hematúria permite elucidar sua etiologia e topografia na imensa maioria dos casos.

Hematúria microscópica e intermitente é condição comum, geralmente de causa benigna, principalmente em jovens. As possíveis causas são exercício físico, atividade sexual, trauma, infecção, menstruação. Quando há presença de fatores de risco como idade acima de 35 anos, tabagismo, histórico de doenças urológicas, exposição ocupacional a corantes, histórico de hematúria macroscópica, sintomas vesicais, abuso de analgésicos, irradiação, uso de ciclofosfamida e histórico de infecção, impõe-se a necessidade de avaliação urológica completa.

ATENÇÃO!

O momento da hematúria é informação valiosa, permitindo caracterizar a topografia provável do sangramento. Hematúria inicial sugere patologia uretral; hematúria terminal sugere patologia da próstata ou colo vesical; já hematúria total ocorre em patologias do trato urinário alto ou bexiga.

Hematúria macroscópica com presença de coágulos sugere sangramento de trato urinário inferior, principalmente bexiga ou próstata, quase sempre devido a sangramento de causa extraglomerular.

A presença de sintomas como disúria e polaciúria direcionam para hipótese de infecção do trato urinário, como nas cistites e prostatites, porém também podem estar presentes nas neoplasias de bexiga, como no carcinoma *in situ*. A presença de dor lombar de início súbito, de forte intensidade, seguida de hematúria sugere obstrução ureteral por cálculo ou coágulo.

Hematúria cíclica em mulheres no período perimenstrual deve levantar a suspeita de endometriose do trato urinário, sendo importante afastar hipótese de contaminação da amostra durante coleta nesta fase.

AVALIAÇÃO LABORATORIAL

A avaliação laboratorial inicial deve incluir exame de urina tipo I com pesquisa de dismorfismo eritrocitário, urocultura, hemograma, coagulograma, creatinina, ureia e citologia urinária.

O exame de urina tipo I com pesquisa de dismorfismo eritrocitário tem grande valor para diferenciação de hematúria glomerular ou extraglomerular, pois na primeira, em razão de mudanças do pH e osmolaridade, as hemácias se tornam dismórficas, o que não ocorre nas hematúrias não glomerulares. A presença de cilindros hemáticos é típica de hematúrias glomerulares. A urocultura se torna importante para diagnóstico diferencial de infecção, principalmente quando há sintomas de disúria, dor pélvica e urgência miccional, ou histórico de infecção urinária.

ATENÇÃO!

O exame de citologia urinária permite mostrar presença de células neoplásicas, com alta especificidade para câncer de bexiga. A sensibilidade é maior para os tumores de alto grau.

AVALIAÇÃO DE IMAGEM

Ultrassonografia

A US abdominal com enfoque para vias urinárias é um exame de fácil acesso, baixo custo, não invasivo e rápido, sendo geralmente a primeira ferramenta de imagem utilizada na avaliação das hematúrias. É possível identificar imagens como massas renais tumorais ou císticas, dilatação da via urinária e hidronefrose, tumor de bexiga, presença ou não de coágulos vesicais, lobo mediano prostático proeminente; esses achados podem esclarecer a etiologia do sangramento e ajudar na programação terapêutica. Outra vantagem é a segurança de seu emprego em gestantes.

Urografia excretora

Exame muito utilizado no passado, vem sendo cada vez menos utilizado e substituído pela urotomografia. Tem como limitação a má caracterização das massas renais pequenas.

Tomografia computadorizada (urotomografia)

Atualmente é considerada o melhor exame de imagem na avaliação das hematúrias, principalmente quando há provável origem em trato urinário superior (rins e ureteres).

ATENÇÃO!

Quando há forte suspeita de litíase urinária, a urotomografia é considerada o padrão-ouro. O emprego do contraste endovenoso com reconstrução da via urinária (fase tardia) melhora a sua acurácia diagnóstica.

Cistoscopia

Melhor método de avaliação do trato urinário inferior (uretra, bexiga, meatos ureterais). Permite identificar lesões vesicais pequenas, muitas vezes não detectáveis pelos outros métodos de imagem, evacuar coágulos vesicais, identificar de que lado provém o sangramento quando este tem origem renal ou ureteral ainda não esclarecida (lateralização), hemostasia e cauterização de lesões vesicais sangrantes.

Quando disponível o cistoscópio flexível, este ajuda na identificação de sangramento proveniente da região anterior da bexiga acima do colo vesical, área inacessível com o cistoscópio rígido.

Citologia urinária

O exame de citologia urinária auxilia na investigação da hematúria quando há forte suspeita de carcinoma urotelial de bexiga ou do trato urinário superior. Tem melhor sensibilidade para tumores de bexiga e de alto grau, porém a taxa de falso-negativo para trato urinário alto é maior que 50%.

TRATAMENTO

A abordagem terapêutica da hematúria deve sempre levar em consideração sua causa de base. Entre as medidas iniciais, deve-se sempre visar a compensação clínica e estabilidade hemodinâmica.

Nos casos de hematúria severa, classicamente, inicia-se o tratamento com medidas conservadoras, como a sondagem vesical com sonda calibrosa de três vias para irrigação vesical, com solução fisiológica gelada (vasoconstrição) e lavagem de coágulos se necessário. Após estabilizada a hematúria, exames de imagem para melhor esclarecimento do quadro são importantes; via de regra, a US acaba sendo realizada por ser exame rápido e de fácil acesso. Quando esta medida inicial não surte efeito na contenção da hemorragia, novas medidas se fazem necessárias, as quais serão abordadas a seguir.

CISTOSCOPIA COM EVACUAÇÃO DE COÁGULOS/HEMOSTASIA

Sempre que houver coágulos vesicais formados após sangramento, a evacuação adequada destes se faz necessária para evitar retenção urinária, consumo de fatores de coagulação pelo próprio coágulo e, sempre que possível, identificar o foco do sangramento e hemostasia direta com eletrocautério.

ALUMÍNIO INTRAVESICAL

Tem como vantagem ser um método simples, eficaz e seguro para cauterização química da bexiga. A instilação é contínua sob a forma de alúmen 1% (sulfato duplo de alumínio e potássio em água estéril). A quantidade para o efeito clínico máximo gira em torno de 6 L, e o tempo médio de tratamento é de 21 horas. Não é absorvido pela mucosa vesical e, aderindo-se à superfície desta, provoca diminuição do edema e da inflamação, colapsando os vasos locais por precipitação proteica. Os índices de sucesso variam entre 66 e 100% e devem ser instilados 250 a 300 mL/hora em 24 horas.

FORMOL (SOLUÇÃO)

Reservado para casos em que há uma derivação urinária ou cistite actínica com bexiga fibrótica, em razão do alto índice de complicações como insuficiência renal, fibrose peritoneal, redução da capacidade vesical, sintomas irritativos graves e lesão intestinal em caso de extravasamento para o peritônio. Seu índice de sucesso é maior que 90% para o tratamento de hematúria incoercível. Requer anestesia regional ou geral, devendo-se medir a capacidade máxima da bexiga antes da aplicação. Instila-se metade da capacidade vesical com uma solução de formol 4%, três ou quatro vezes a cada 10 minutos na bexiga, instalando-se, em seguida, irrigação vesical contínua com solução fisiológica por 24 horas.

CÂMARA HIPERBÁRICA

Usada com sucesso em tecidos de pouca vitalidade, provocando regeneração na mucosa vesical. A taxa de sucesso ocorre em até 85%, entretanto sua baixa disponibilidade e alto custo limitam o seu uso.

ÁCIDO AMINOCAPROICO

Agente inibidor da fibrinólise, sua ação ocorre por aumento na adesão dos coágulos sobre vasos sangrantes. Pode ser administrado via oral ou parenteral. A dose inicial é de 5 g, com doses posteriores de 1 g (a cada 6 horas). A resposta normalmente é observada de 8 a 12 horas após o início da medicação. Tem papel importante no controle de sangramento em casos de hemangioma cavernoso renal.

PROSTAGLANDINAS F2-ALFA (CARBOPROST)

A prostaglandina f2 (Carboprost) foi aprovada pelo FDA para uso em sangramento uterino. Ela age induzindo a contração do músculo liso nas paredes dos vasos sanguíneos. Pode ser usada via intravesical, sem necessidade de anestesia, nos casos de sangramento por cistite hemorrágica induzida pela ciclofosfamida, embora seja considerado uso *off-label*. Sua desvantagem é a produção de espasmos vesicais intensos. Respostas completas ocorrem entre 50 e 62% dos casos.

EMBOLIZAÇÃO ARTERIAL

Pode ser utilizada em qualquer etiologia com índice de sucesso de até 90%. Em casos de sangramento vesical incoercível, a oclusão angiográfica das artérias hipogástricas pode ser realizada e permite controle do sangramento. As complicações mais frequentes são a claudicação glútea e disfunção miccional.

REVISÃO

- A hematúria consiste em sintoma comum a várias doenças, algumas delas de importância clínica significativa e letais. As causas variam com a idade, sendo que a mais comum em todas as faixas etárias são as infecções e inflamação da próstata ou bexiga, litíase urinária e, nos pacientes idosos, as malignidades ou hiperplasia prostática benigna.
- A etiologia contempla causas glomerulares e extraglomerulares. A história clínica do paciente com hematúria permite elucidar sua etiologia e topografia na imensa maioria dos casos. A avaliação laboratorial e exames de imagem auxiliam no diagnóstico; a urocultura é relevante no diagnóstico diferencial de infecção, principalmente quando há sintomas de disúria, dor pélvica e urgência miccional, ou histórico de infecção urinária.
- A abordagem terapêutica da hematúria deve sempre levar em consideração sua causa de base. Entre as medidas iniciais, deve-se sempre visar a compensação clínica e estabilidade hemodinâmica. No tratamento inicial é feita a sondagem vesical; a depender do caso, a seguir, são tomadas medidas como citoscopia com evacuação de coágulos, alumínio intravesical, formol, câmara hiperbárica, ácido aminocaproico, prostaglandinas f2-alfa, embolização arterial.

LEITURAS SUGERIDAS

Cohen RA, Brown RS. Microscopic hematuria. N Engl J Med. 2003;348(23):2330-8.

Cury CA. Investigação do paciente com hematúria. In: Nardi AC, Nardozza JR A, Bezerra CA, Fonseca CEC, Truzzi JC, Rios LAS, et al., editores. Urologia Brasil. São Paulo: Planmark, 2013. p. 419-22.

Feldman AS, Kurtz M, Cho KC. Etiology and evaluation of hematuria in adults [Internet]. Waltham: UpToDate; 2016 [capturado em 20 set. 2016]. Disponível em: http://www.uptodate.com/contents/etiology-and-evaluation-of-hematuria-in-adults.

Grossfeld GD, Litwin MS, Wolf JS Jr, Hricak H, Shuler CL, Agerter DC, et al. Evaluation of asymptomatic microscopic hematuria in adults: the American Urological Association best practice policy-part II: patient evaluation, cytology, voided markers, imaging, cystoscopy, nephrology evaluation, and follow-up. Urology. 2001;57(4):604-10.

Iscaife A, Manzano JP. Hematúria. In: Ferreira LM, Odo LM, Schor N, editores. Guia de cirurgia: urgências e emergências. Barueri: Manole; 2011. p. 771-80.

139

SÍNDROMES OBSTRUTIVAS DO TRATO URINÁRIO

■ FERNANDO G. ALMEIDA
■ LUCIANO TEIXEIRA E SILVA
■ MILTON SKAFF JUNIOR

As principais doenças que levam à obstrução infravesical (OIV) em homens ocorrem, mais frequentemente, a partir da 5ª e 6ª décadas de vida. Os sintomas do trato urinário inferior (STUI) relativos à OIV são caracterizados por sintomas de esvaziamento vesical: jato urinário fraco; gotejamento terminal; hesitação e sensação de esvaziamento vesical incompleto. A presença de sintomas de armazenamento urinário (noctúria, polaciúria e urgência urinária) pode estar associada a quadros de OIV, levando ao aparecimento de sintomas urinários mistos. A OIV pode estar relacionada tanto a uma alteração anatômica como funcional do trato urinário.

A principal causa de OIV nos homens adultos é a HPB. A HPB é uma condição caracterizada pelo aumento benigno da próstata muito prevalente em homens a partir dos 40 anos, atingindo até 90% dos homens com idade superior a 80 anos,[1] é caracterizada histologicamente por proliferação de elementos estromais, glandulares e de células musculares lisas, sobretudo na zona de transição. Evidências apontam que prevalência histológica de HPB avaliada em autópsias pode chegar a 10% em homens de 30 anos, 20% aos 40 anos, 50 a 60% aos 60 anos e até 90% aos 90 anos. Entretanto, a HPB clínica ou sintomática, que é caracterizada pelo aumento prostático benigno associado a STUI, está presente em apenas 25 a 50% dos portadores de HPB histológica, mas, quando presentes, esses sintomas impactam negativamente a qualidade de vida, afetando o bem-estar geral, a função sexual e a qualidade do sono.

Como a HPB apresenta uma íntima relação com o envelhecimento masculino e tendo em vista o aumento da expectativa de vida do homem, espera-se que os aspectos relacionados à HBP serão cada vez mais relevantes do ponto de vista epidemiológico.

Curiosamente, os sintomas da HPB podem ser oscilantes com períodos de piora e de melhora espontânea, talvez isso possa estar relacionado ao fato de a progressão ser lenta e o homem se adaptar aos sintomas provocados pela HPB, o conhecimento da história natural da HPB nos fez perceber que o tratamento não deve somente focar o alívio dos sintomas clínicos, melhorando, assim, a qualidade de vida desses pacientes, mas também tentar evitar a progressão da doença impedindo o aparecimento de condições secundárias graves.[2]

Durante muito tempo, acreditou-se que os STUI em homens eram causados exclusivamente pela HPB. Nesse período, os termos obstrução prostática e prostatismo eram considerados sinônimos de STUI; porém, nos últimos anos, houve um crescente interesse dos estudos em identificar outros fatores etiológicos que também teriam o potencial de influenciar o surgimento de STUI, como o controle da função vesical (hiperatividade e hipocontratilidade detrusora).

Ao estudarmos os sintomas do STUI, é prudente classificá-los conforme proposto pela International Continence Society (ICS),[3] que os diferencia em três categorias: sintomas de armazenamento (polaciúria, urgência e nocturia); de esvaziamento (esforço miccional, hesitação, jato fraco e intermitência); pós-miccionais (esvaziamento incompleto e gotejamento terminal) de acordo com a fase da micção em que eles ocorrem. Na Figura 139.1 podemos observar um algoritmo para avaliação de pacientes com STUI.[4]

■ ETIOLOGIA

O conhecimento da etiologia da obstrução urinária é de suma importância para o adequado tratamento. As causas variam de acordo com a idade, topografia e antecedentes dos pacientes.

A seguir, as causas conforme a topografia:

- Bexiga:
  - Dissinergia vesicoesfincteriana (neurogênico);
  - Origem neuropsicologica (síndrome de Hinman);
  - Hipertrofia do colo vesical (Marion);
  - Estenose de colo vesical (pós-prostatectomia radical).
- Próstata:
  - HPB;
  - Câncer prostático;
  - Prostatite/abscesso prostático.
- Uretra:
  - Estenose;
  - Válvula de uretra posterior;
  - Parafimose.
- Outros:
  - Cálculo urinário;
  - Compressão extrínsecas (tumores);
  - Pós-operatório;
  - Medicações: anticolinérgicos, alfa-agonistas, entre outros.

■ FISIOPATOLOGIA

A OIV pode ser resultante de dois componentes, o estático e o dinâmico.

A obstrução causada pelo componente estático ocorre no momento em que há um componente anatômico, levando à redução do calibre uretral, o que ocasiona aumento da resistência ao fluxo urinário e consequentemente aumento da pressão detrusora.

Em contrapartida, o componente dinâmico ou funcional ocorre em consequência da resposta aos estímulos sobre os receptores alfa-1- adrenérgicos, localizados principalmente no colo vesical.

Em resposta à obstrução ao fluxo urinário, seja ela por um componente mecânico, funcional ou pela combinação de ambos, na fase inicial, ocorre uma hipertrofia compensatória do músculo detrusor. Neste momento, aproximadamente 15 a 20% dos pacientes apresentam um fluxo máximo acima de 15 mL/s.

A persistência da obstrução leva, no âmbito celular, a um aumento da presença de tecido conjuntivo e colágeno tipo III, além da diminuição das fibras elásticas, o que provoca diminuição da complacência vesical e, em alguns casos, sintomas de armazenamento, secundários à hiperatividade detrusora.

Estudos em modelos animais, apontam que o estágio final da doença resulta em diminuição da capacidade contrátil do detrusor, aumento do resíduo pós-miccional e até acontratilidade detrusora.

■ DIAGNÓSTICO

ANAMNESE E EXAME FÍSICO

A avaliação inicial dos pacientes portadores de STUI deve ser realizada com base na anamnese focada no tipo de sintoma, conforme proposto

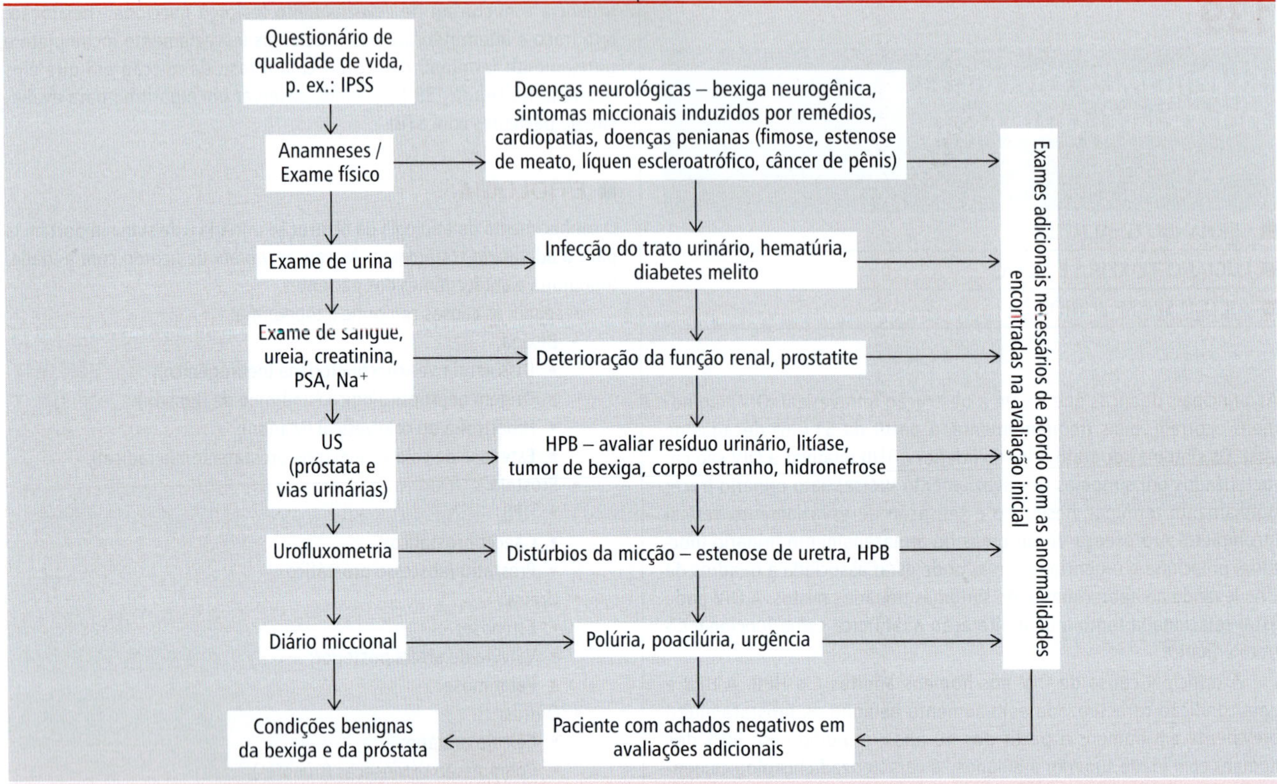

FIGURA 139.1 ■ Algoritmo de avaliação para pacientes com STUI.

Fonte: Adaptado de European Association of Urology.[4]

pela ICS e pode ser complementada mediante aplicação de questionários validados como o International Prostate Symptom Score (IPSS), entretanto, o tipo e o escore de sintomas não são específicos, sendo, assim, a história clínica e o IPSS não permite diferenciar com convicção, se os sintomas são derivados da OIV ou de outras causas de distúrbios miccionais.

ATENÇÃO!

História médica pregressa do paciente, como comorbidades e uso de medicações como anticolinérgicos e alfa-agonistas, bem como antecedentes de ITU, uretrites, trauma ou quedas a cavaleiro podem fornecer informações valiosas permitindo caracterizar a etiologia da obstrução.

O diário miccional tem seu papel, pois permite avaliar o intervalo urinário, frequência, o volume de líquido ingerido e eliminado em 24 horas.

Por fim, o exame físico, deve ser focado na presença de alterações neurológicas, globo vesical palpável, avaliação de estreitamento no meato uretral, bem como o exame digital retal da próstata.

EXAMES LABORATORIAIS

A avaliação laboratorial inicial deve incluir a dosagem do antígeno prostático especifico (PSA), creatinina, ureia, exame de urina tipo I com urocultura e citologia oncótica em casos de suspeita de tumor.

A dosagem do PSA tem importância, pois níveis acima de 1,6 se correlacionam com risco aumentado de progressão da HPB, retenção urinária e intervenção cirúrgica.[5]

O exame de urina tipo I com cultura e a citologia oncótica permitem avaliar diagnósticos diferenciais, principalmente na presença de sintomas de armazenamento, como infecção do trato urinário e carcinoma urotelial.

EXAMES COMPLEMENTARES

- **Uretrocistografia miccional e retrógrada (UCM)** – permite avaliar a presença de litíase vesical, na radiografia piloto, e durante a fase contrastada, retrógrada e miccional, podemos identificar presença de refluxo vesicoureteral, esvaziamento vesical e diagnosticar estenose uretral.
- **US dos rins, vias urinárias e próstata** – é um exame de fácil acesso, baixo custo e não invasivo, que traz informações importantes. Permite avaliar o trato urinário superior, morfologia vesical (espessura da parede, divertículos e tumores de bexiga), presença de litíase, tamanho prostático e mensuração de resíduo pós-miccional.
- **Urodinâmica** – vale ressaltar que o diagnóstico de OIV pode apenas ser realizado mediante estudo urodinâmico, alguns trabalhos têm mostrado que apenas cerca de 60% dos pacientes portadores de sintomas de esvaziamento, avaliados pela história clínica e IPSS, mostram-se realmente obstruídos, quando são submetidos à avaliação urodinâmica.[6]

O estudo urodinâmico consiste em três fases:

- Fluxometria livre: possibilita avaliar a velocidade do fluxo urinário, considerada normal > 25 mL/s em pacientes até 45 anos e > 15 mL/s em pacientes maiores de 65 anos, o padrão da curva normal é em forma de sino.

- Cistometria: nesta fase, temos informações sobre a capacidade vesical, sensibilidade, complacência e o comportamento do detrusor.
- Estudo fluxo/pressão: é a fase miccional da avaliação urodinâmica, a qual permite avaliar simultaneamente a pressão exercida pelo detrusor e a velocidade de fluxo urinário gerada por esta pressão. O diagnóstico de OIV ocorre na presença de pressão detrusora elevada associado a baixo fluxo urinário e hipocontratilidade detrusora quando há baixo fluxo e baixa pressão detrusora. Existem nomogramas que nos auxiliam na interpretação desta fase. O estudo urodinâmico é de suma importância, principalmente nos casos de falha no tratamento clínico e nos candidatos a tratamento cirúrgico.

COMPLICAÇÕES

INFECÇÃO URINÁRIA

O resíduo urinário elevado como consequência da obstrução é um fator que favorece e aumenta o risco de infecção urinária recorrente em homens.

LITÍASE VESICAL

A estase urinária decorrente do esvaziamento vesical incompleto predispõe à litogênese na bexiga. Cálculos vesicais podem ser observados em até 3% dos homens com HPB.

Os portadores de litíase vesical podem apresentar sintomas como hematúria, intermitência, disúria e até retenção urinária aguda. Infecção do trato urinário é comum em pacientes com cálculos vesicais visto que, cerca de 25 a 30% dos cálculos estão associados a bactérias produtoras de uréase, principalmente Proteus e Klebsiella.

FALÊNCIA VESICAL

Com a evolução da OIV, o detrusor inicia um processo de descompensação, iniciado pelo espessamento da musculatura detrusora, trabeculação e formação de divertículos, perda da complacência podendo evoluir com déficit da contratilidade detrusora, nesta fase os resultados terapêuticos são extremamente desfavoráveis.

RETENÇÃO URINÁRIA

Ocorre na presença de incapacidade de esvaziamento vesical e, consequentemente, formação de bexigoma. Pode ser condição aguda ou crônica. No caso do processo agudo, o paciente apresenta dor progressiva necessitando atendimento de urgência. No caso de retenção urinária crônica, o processo é lento, gradual e, muitas vezes, o paciente não apresenta dor relacionada à distensão vesical.

O estudo de Sarma e colaboradores,[7] em 2005 listou fatores que elevam o risco para retenção urinária aguda: idade, PSA elevado, intensidade dos STUI, resíduo pós-miccional aumentado e fluxo urinário menor que 12 mL/s.

HIDRONEFROSE E ALTERAÇÃO DA FUNÇÃO RENAL

Complicação extremamente rara e tardia, do estágio final da OIV. Pode acometer pacientes com retenção urinária aguda e crônica, bem como portadores de afecções neurológicas que levam à OIV.

TRATAMENTO

A abordagem terapêutica da OIV deve ser baseada na etiologia e topografia da obstrução.

Atualmente, a HPB sintomática é a principal causadora de OIV, sendo assim, será dado enfoque maior ao seu tratamento.

TRATAMENTO NÃO CIRÚRGICO DA HPB

Entre o tratamento não cirúrgico da HPB, podemos citar a conduta expectante, os fitoterápicos, os alfabloqueadores, que promovem o relaxamento da musculatura prostática e os inibidores da enzima 5-alfarredutase que levam à redução do volume prostático.

ATENÇÃO!

Estudos recentes comprovaram o benefício da associação dos alfabloqueadores com inibidores da 5-alfarredutase, tornando a terapia combinada o tratamento padrão para pacientes com HPB.

CONDUTA EXPECTANTE

Não implica necessariamente na ausência de tratamento, visto que o curso da HPB é lento, entretanto o médico deve ficar atento a mudanças de comportamento e evolução da doença, os principais beneficiados neste tipo de abordagem são os pacientes com PSA baixo, próstatas de baixo volume que apresentem sintomas leves e sem alteração em qualidade de vida.[8]

ATENÇÃO!

O seguimento inicial para pacientes tratados por conduta expectante deve ocorrer de 6 meses a 1 ano desde que não haja deterioração dos sintomas nem desenvolvimento de indicações absolutas para tratamento cirúrgico.

Outras estratégias não farmacológicas devem ser empregadas em conjunto com a conduta expectante como restrição hídrica, evitar consumo de álcool e cafeína e micção programada.[9]

FITOTERAPIA

Apesar de seu uso comum no tratamento da HPB em todo o mundo, apenas um pequeno número de estudos controlados e randomizados encontra-se disponível para a avaliação.

ALFABLOQUEADORES

A próstata e o colo vesical apresentam altos índices de receptores alfa-adrenérgicos e 98% dos receptores alfa-1A estão localizados nesta topografia. Receptores alfa-1B são localizados predominantemente na musculatura lisa vascular, o bloqueio desses receptores pode causar vasodilatação, tontura e hipotensão. Os medicamentos mais utilizados atualmente apresentam seletividade para os receptores alfa-1A.

As medicações que promovem o bloqueio dos receptores alfa visam promover o relaxamento da musculatura lisa do colo vesical e estromal prostática, ou seja, atuam no componente dinâmico da obstrução e estudos mostram reduções de 35 a 40% no IPSS e elevação de até 25% no fluxo máximo.

- Fenoxibenzamida, alfabloqueador não seletivo. Apesar de apresentar-se efetivo no tratamento de OIV, tem altas taxas de efeitos colaterais graves.

- Doxazosina: bloqueador adrenérgico alfa-1 seletivo, com efeito dose-dependente, sendo a melhora nos escore de sintomas em relação ao placebo, significativa apenas para doses de 4 e 8 mg.
- Tansulosina: outra geração de bloqueadores, com maior seletividade para os receptores alfa-1A, apresentando mínimos efeitos na pressão arterial. Estudos mostram um aumento do fluxo máximo em torno de 1 mL/s e melhora do escore de sintomas em 12%, para dose de 0,4 mg/dia. Os principais efeitos colaterais são tontura (14,9%), disfunção ejaculatória (8,4%) e fadiga (7,8%).

INIBIDORES DA 5-ALFARREDUTASE (I5AR)

Os inibidores da 5-alfarredutase atuam no componente anatômico ou estático da obstrução, mediante a redução do volume prostático. A enzima 5-alfarredutase é responsável pela conversão da testosterona em di-hidrotestosterona (DHT), é uma das substâncias responsáveis pela produção de fatores de crescimento, proliferação celular prostática e diminuição da morte celular. Acredita-se que um desequilíbrio entre a hiperplasia e morte celular desencadeado pela ação da DHT seja um dos fatores que levam à HPB.

Existem dois isoenzimas, 5-alfarredutase tipos 1 e 2. Sendo a tipo 1 encontrada em todo organismo e a tipo 2 predominantemente no tecido prostático. A partir do conhecimento da ação do DHT foram desenvolvidas medicações inibidoras dessa enzima. Sendo a finasterida inibidora seletiva da isoenzima tipo 2 e a dutasterida inibidora de ambas as isoenzimas. A inibição da DHT em médio prazo leva à redução de aproximadamente 20% no volume prostático e cerca de 50% dos níveis de PSA.

Estudo com o uso de finasterida na dose de 5 mg/dia mostrou uma melhora na escala de sintomas de 21% ante 2% do placebo e um aumento do fluxo urinário na ordem de 22 contra 8% do placebo. Outro estudo com a mesma dose de finasterida, mostrou um aumento médio de 1,9 mL/s na fluxometria livre, contra 0,2 mL/s no grupo placebo.

COMBINAÇÃO DE MEDICAMENTOS

Alguns estudos têm mostrado benefícios da terapia combinada com o uso de alfabloqueadores e inibidores da 5-alfarredutase no tratamento da HPB.

Um estudo duplo cego (MTOPS)[10] comparando o efeito da terapia combinada com finasterida e doxazosina foi publicado, em 2003, em que 3.047 homens com mais de 50 anos de idade foram avaliados. O tratamento com a finasterida, a doxazosina e a terapia combinada resultou em uma redução do risco de progressão da HBP em cerca de 34, 39 e 66%, respectivamente, em comparação com o placebo ($p < 0,005$). Quando comparadas com o grupo placebo, tanto a finasterida como a terapia combinada apresentavam uma redução significante do risco de desenvolver retenção urinária em 68 e 81% respectivamente, já a doxazosina não apresentou diferença estatística significante em relação ao placebo quando comparada ao risco de desenvolver retenção urinária ($p = 0,23$) segundo este estudo.

ATENÇÃO!

Embora as terapias medicamentosas tenham o mesmo nível de eficácia da prostatectomia, o que torna esta terapia extremamente atrativa são a menor morbidade e os efeitos reversíveis da medicação.

CIRÚRGICO

Segundo a literatura, o tratamento cirúrgico da OIV secundária à hiperplasia prostática está indicado na presença de STUI moderados a graves, falha no tratamento clínico, antecedente de ITU recorrente, hematúria recidivante, retenção urinária e lesão do trato urinário alto.

Entre as técnicas, estão:

- **Ressecção tansuretral da próstata (RTUp)**: procedimento considerado padrão-ouro para o tratamento da OIV. Indicado para próstatas de até 80 cm^3 e o tempo de ressecção não deve exceder 90 minutos. Vale ressaltar que cirurgiões experientes conseguem realizar tratamento por meio de RTUp em próstatas com maior volume. Apesar de ser uma abordagem que apresenta resultados excelentes quando bem indicada, não é isenta de complicações. Segundo estudo multicêntrico, o índice de complicações inerentes ao procedimento chegou a 11,1%.[11]
- **Incisão transuretral da próstata/prostatotomia**: técnica desenvolvida para tratamento de OIV em próstatas pequenas (> 30 g), cuja causa da obstrução é a hipertrofia do colo. Consiste na realização de duas incisões no parênquima e cápsula prostática (posições de 5 e 7 horas), usando como referências anatômicas os meatos ureterais e o veromontano, sem ressecção tecidual.
- **RTU bipolar e plasma vaporização**: com a introdução do aparelho bipolar, a energia utilizada na ressecção não é dissipada, sendo assim, permite com que o procedimento seja realizado com solução fisiológica (fluido condutivo de energia), minimizando os riscos da síndrome pós RTU e estendendo os limites de tempo de ressecção e, portanto, permitindo a realização do procedimento em próstatas maiores.

A partir desta tecnologia, foram desenvolvidos outros sistemas para realização do procedimento, como a plasma vaporização do adenoma prostático. A vaporização de plasma é realizada sem o contato direto do eletrodo com o tecido. Após o início do impulso elétrico, um campo de plasma é criado no eletrodo, que permite a vaporização e coagulação simultâneas do tecido, reduzindo risco de sangramento.

Estudos randomizados comparando essas técnicas com RTU monopolar têm mostrado eficácia e segurança desses novos métodos. Todavia, ainda são necessários estudos com longo *follow up*, para estabelecimento dessas técnicas como padrão para o tratamento da obstrução secundária à hiperplasia prostática.

- **Prostatectomia convencional**: o avanço da tecnologia envolvendo as técnicas endoscópicas vem permitindo, inclusive, a ressecção de próstatas de grandes volumes. Isso tem diminuído as indicações da abordagem convencional para o tratamento da OIV secundária à HPB. No entanto, a cirurgia convencional ainda tem seu espaço no tratamento de próstatas volumosas.

Segundo as recomendações da Associação Europeia de Urologia (EAU),[4] a prostatectomia convencional (transvesical ou retropúbica), permanece como tratamento-padrão para próstatas acima de 80 g. Tem como principais vantagens os melhores resultados a longo prazo e menor taxa de retratamento (2%). Porém, apresenta uma taxa de transfusão sanguínea na ordem de 3 a 5%, maior tempo de permanência hospitalar e afastamento das atividades. Com o aperfeiçoamento das técnicas minimamente invasivas, como laparoscopias e assistidas por robô, este tipo de cirurgia tem sido realizada com menor índice de complicações. Na Figura 139.2 podemos observar um algoritmo sobre o tratamento da HPB.[12]

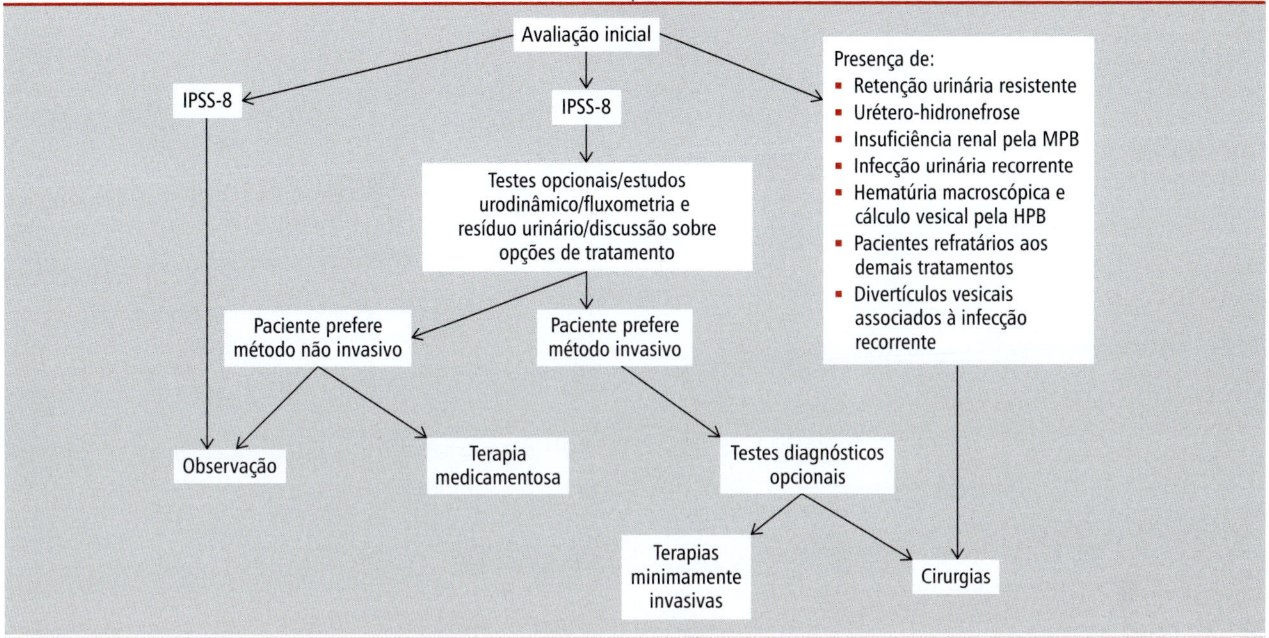

FIGURA 139.2 ■ Fluxograma de tratamento da HPB.

Fonte: Adaptado de Cavalcanti e colaboradores.[12]

REVISÃO

- Com a evolução da tecnologia, houve uma transposição das fronteiras e paradigmas em relação aos procedimentos cirúrgicos para OIV relacionada à hiperplasia prostática, tendo em vista a possibilidade de abordagem cirúrgica de pacientes em uso de anticoagulantes, além da utilização de solução fisiológica, minimizando o risco de complicações como a síndrome absortiva.
- As técnicas minimamente invasivas (laparoscópicas e assistida por robô), para enucleação do adenoma também apresentam bons resultados e com baixos índices de complicações, porém com uma longa curva de aprendizado.
- Atualmente existem outras propostas terapêuticas minimamente invasivas, em fase de testes, como embolização da artéria prostática, que vem mostrando resultados promissores. Entretanto, estudos com acompanhamento em longo prazo são necessários para comprovação da eficácia dessas terapêuticas.

■ REFERÊNCIAS

1. Chute CG, Panser LA, Girman CJ, Oesterling JE, Guess HA, Jacobsen SJ, et al. The prevalence of prostatism: a population-based survey of urinary symptoms. J Urol. 1993;150(1):85-9.
2. Wasson JH, Reda DJ, Bruskewitz RC, Elinson J, Keller AM, Henderson WG. A comparison of transurethral surgery with watchful waiting for moderate symptoms of benign prostatic hyperplasia. The Veterans Affairs Cooperative Study Group on Transurethral Resection of the Prostate. N Engl J Med. 1995;332(2):75-9.
3. International Continence Society (ICS) [Internet]. Bristol: ICS; c1971-2016 [capturado em 06 jul. 2016]. Disponível em: http://www.ics.org/.
4. European Association of Urology [Internet]. Arnhem: EUA; c2016 [capturado em 06 jul. 2016]. Disponível em: https://uroweb.org/.
5. Laniado ME, Ockrim JL, Marronaro A, Tubaro A, Carter SS. Serum prostate-specific antigen to predict the presence of bladder outlet obstruction in men with urinary symptoms. BJU Int. 2004;94(9): 1283-6.
6. Ezz el Din K, Kiemeney LA, de Wildt MJ, Debruyne FM, de la Rosette JJ. Correlation between uroflowmetry, prostate volume, postvoid residue, and lower urinary tract symptoms as measured by the International Prostate Symptom Score. Urology. 1996;48(3):393-7.
7. Sarma AV, Jacobson DJ, McGree ME, Roberts RO, Lieaber MM, Jacobsten SJ. A population based study of incidence and treatment of begin prostatic hyperplasia among residents of Olmsted County, Minnesota: 1987 to 1997. J Urol. 2005;173(6):2048-53.
8. Kaplan SA. AUA guidelines and their impact on the management of BPH: an update. Rev Urol. 2004;6 Suppl 9:S46-52.
9. Wiygul J, Babayan RK. Watchful waiting in benign prostatic hyperplasia. Curr Opin Urol. 2009;19(1):3-6.
10. McConnell JD, Roehrborn CG, Bautista OM, Andriole GL Jr, Dixon CM, Kusek JW, et al. The long-term effect of doxazosin, finasteride, and combination therapy on the clinical progression of benign prostatic hyperplasia. N Engl J Med. 2003;349(25):2387-98.
11. Reich O, Gratzke C, Bachmann A, Seitz M, Schlenker B, Hermanek P, et al. Morbidity, mortality and early outcome of transurethral resection of the prostate: a prospective multicenter evaluation of 10.654 patients. J Urol. 2008;180(1):246-9.
12. Cavalcanti AGLC, Errico G, Araujo JFC, Ribeiro JGA, Scaletsky R. Projeto diretrizes: hiperplasia prostática benigna. São Paulo: AMB/CFM; 2006.

ÍNDICE

Números de página seguidos de f referem-se a figuras, q a quadros e t a tabelas